AISTHESIS *psyche*

Reihe:
Vergleichende Psychotherapie, Methodenintegration, Therapieinnovation –
Studientexte Integrativer Therapie
Europäische Akademie für Biopsychosoziale Gesundheit, Naturtherapien
und Kreativitätsförderung (EAG)

Begründet 1979 von
Hilarion G. Petzold, Klaus Grawe (†), Eckart Wiesenhütter (†)

Hilarion G. Petzold / Bettina Ellerbrock /
Ralf Hömberg (Hgg.)

Die Neuen Naturtherapien

Handbuch der Garten-, Landschafts-, Wald- und Tiergestützten Therapie, Green Care und Green Meditation

Band I: Grundlagen – Garten- und Landschaftstherapie

AISTHESIS VERLAG

Bielefeld 2019

Bibliografische Information der Deutschen Nationalbibliothek
Die Deutsche Nationalbibliothek verzeichnet diese Publikation in der Deutschen Nationalbibliografie; detaillierte bibliografische Daten sind im Internet über http://dnb.d-nb.de abrufbar.

Postfach 10 04 27, D-33504 Bielefeld
Coverfoto: Archiv EAG (Bettina Ellerbrock), Shutterstock
Covergestaltung: nach einer Idee von Johanna Sieper
Lektorat: Horst Albers
Bilduntertexte: Johanna Sieper, Hilarion Petzold
Redaktionsassistenz: Jacqueline Blumberg, Bettina Mogorovic
Satz: Germano Wallmann, www.geisterwort.de
Druck: Druckhaus Bechstein GmbH, Wetzlar

ISBN 978-3-8498-1318-5
www.aisthesis.de

Inhaltsverzeichnis

Zum Geleit 9
Hilarion G. Petzold

Einführung 15
Hilarion G. Petzold, Bettina Ellerbrock, Ralf Hömberg

1 Theorie

Die „Neuen Naturtherapien“:
Formen, Konzepte, Perspektiven – eine Übersicht 31
Hilarion G. Petzold, Ralf Hömberg, Bettina Ellerbrock

1.1 Natur und Philosophie

Die menschenzentrierte Denkform der Moderne
und ihre zeitgenössische Revision.
Überlegungen zum Kontext der gegenwärtigen Neuentdeckung
von Naturtherapien 71
Wolfgang Welsch

Landschaft als Wahrnehmungsweise und Entlastung 83
Hermann Schmitz

1.2 Natur, Psychologie, wissenschaftliche Grundlagen der Naturtherapien

Bedeutung von Natur für psychische Gesundheit und Wohlbefinden.
Perspektiven der Psychologie 101
Rudolf Günther

Naturerleben zwischen Angst und Bedrohung einerseits
und Freude und Trost andererseits 131
Josef W. Egger

Tiere in der Therapie – wissenschaftliche Grundlagen 141
Andrea M. Beetz

Wissen-schaf(f)t-Garten-Therapie.
Was wissen wir bisher über die Wirkung von Gartentherapie? 159
Dorit Haubenhofer

Die Bedeutung der Umweltpsychologie für die Naturtherapie 179
Leonie Venhoeven, Linda Steg

Euthyme Therapie – Heilkunst und Gesundheitsförderung
in asklepiadischer Tradition.
Ein integrativer und behavioraler Behandlungsansatz
„multipler Stimulierung“ und „Lebensstilveränderung“ 189
Hilarion G. Petzold, Sabine Moser, Ilse Orth

1.3 Natur, Medizin, Psychotherapie, Ökopsychosomatik

Ökopsychosomatik und ökologische Neurowissenschaften.
Integrative Perspektiven für die „Neuen Naturtherapien“
und das Engagement „Pro natura!“ 257
Hilarion G. Petzold, Ralf Hömberg

Die Heilkraft des Waldes – Der Beitrag der Waldmedizin
zur Naturtherapie 273
Qing Li

Die positiven Auswirkungen des Erlebens von Natur 289
Manfred Spitzer

Naturentfremdung, bedrohte Ökologisation, Internetsucht –
psychotherapeutische und ökopsychosomatische Perspektiven 327
Hilarion G. Petzold, Susanne Orth-Petzold

2 Gartentherapie

Ansätze zu einer Integrativen Gartentherapie 449
Konrad Neuberger

Kinder und Garten.
Über Kinder-Garten-Erlebnistage 511
Andrea Wasolua

Familien in Balance.
Ein integratives Naturprojekt zur Unterstützung von Kindern und Jugendlichen aus belasteten Familien 565
Rainer Bethlehem

Gartentherapie im Feld der Gerontotherapie und Altenpflege 583
Alfred Vollmer, Andreas Niepel

Integrative Gartentherapie in der Arbeit mit biographisch belasteten Menschen 611
Susanne Krüskemper

Zur Qualitätssicherung und Dokumentation gartentherapeutischer Prozesse in der Praxis 689
Hilarion G. Petzold

3 Landschaftstherapie

Gärten und Landschaften – euthyme Orte für persönliche Entwicklungen und „Lebens-Kontext-Interventionen" 703
Hilarion G. Petzold

Die Heilkraft des Waldes.
Klinische Naturtherapie, erlebnisorientierte Psychotherapie und die Ökopsychosomatik der Waldlandschaft 741
Bettina Ellerbrock, Hilarion G. Petzold

Die Heilkraft der Berge aus Sicht der Integrativen Therapie 763
Susanne Heule

„Der Weg durch die Wüste ist kein Umweg!" 791
Gabriele Ramin

Wind – Wasser – Wolken: Meereserfahrungen, die heilsam sind.
Die heilende Kraft der Landschaft 805
Patricia Röttjer

Die heilende Kraft der Landschaft und der Natur.
Integrative Naturtherapie, Green Activity und Green Meditation® 827
Hilarion G. Petzold

4 Weiterbildung

Die Neuen Naturtherapien – Weiterbildungen an der EAG
als Green Learning zwischen Embodiment und Mentalisierung 869
Bettina Ellerbrock, Ilse Orth, Hilarion G. Petzold

Evaluationsergebnisse der naturtherapeutischen
Weiterbildungen im Integrativen Verfahren an der EAG
aus den Jahren 2010 bis 2017 879
Jacqueline Blumberg

Episkript: „ ... in a flow of green".
Green Meditation als Hilfe in belastenden Lebenssituationen
und bei schwierigen *Weg*erfahrungen 897
Hilarion G. Petzold

Literaturgesamtverzeichnis der Beiträge von Petzold
und MitarbeiterInnen in diesem Band 941

Bildnachweise 973

Biographische Kurznotizen zu den AutorInnen 974

Schlagwortverzeichnis 981

Zum Abschluss und Neuanfang.
„Green Care Manifesto" und „Ökologischer Imperativ" 1004
Hilarion G. Petzold

Zum Geleit

Wir sind Menschen des 21. Jahrhunderts und können Folgendes **wissen**: Wir sind Wesen, die aus kosmischem „Sternenstaub" (Urpartikeln) hervorgegangen sind, in denen der unendliche „Kosmos begonnen hat, über sich selbst nachzudenken" (*Carl Sagan* 1982). Wir wissen auch, dass wir evolutionär aus Urzellen, Archaeen, Eukaryoten geworden sind, in denen die „Evolution begonnen hat, über sich selbst nachzusinnen" (*Lynn Margulis* 1999). Das können Menschen mit hinlänglicher Sicherheit **wissen**. Anderes müssen sie **glauben** – und das steht jedem frei, solange dieser Glaube die **„Liebe zum Lebendigen"** und die Bewahrung der **„Integrität des Lebens"** nicht verletzt. Das ist ein „ökologischer Imperativ", den wir formuliert haben – bewusst in einer *säkularen* Ausrichtung (*Petzold* 2017m) für unsere säkularen Zeiten. Man kann das auch in einer spirituellen Weise tun, wie es *Vladimir Antonov* (2008) in seiner „Eco-Psychology" und seiner naturspirituellen „forest art"[1] religionsübergreifend unternommen hat! Dabei erweist sich: spirituelles und säkulares „geistiges Leben" konvergieren darin, dass sie im Blick auf die Natur und das Leben in zentraler Weise **ethisch** ausgerichtet sind durch *„love and caring for nature"*.

Die Evolution ist ein gigantischer, sich selbst organisierender Lernprozess, an dem wir teilhaben und zu dem auch wir Menschen beitragen, ohne diesen Prozess bislang auch nur annähernd zu verstehen. Und weil „Lernen Veränderung ist" (*Sieper, Petzold* 2002), sind wir an den Veränderungen dieses Planeten, unserer Welt, mit unterschiedlichen Absichten und Zielen in zentraler Weise beteiligt. Die Ziele sind schon untereinander oft recht kontrovers (z. B. monetäre Naturausbeutung versus ökologische Naturbewahrung). Sie stehen häufig mit den Selbstorganisationsprozessen der mundanen Natur in gravierenden Konflikten. Die Folgen sind **Destruktion**. Wir versuchen, das Leben durch unsere naturwissenschaftlichen Forschungen zu verstehen bis zum molekularen Niveau der Zellstrukturen und bis zu den Bausteinen der Materie und verändern durch dieses Forschen selbst das Leben auf diesem Planeten „anthropogen", mit den von uns Menschen gesetzten Zielen, ohne dass wir dabei die *in der Welt selbst* liegenden Ziele klar genug erfasst hätten. Ein neues Paradigma ist notwendig: „Die Welt von der Welt her, und nicht mehr nur vom Menschen her zu verstehen" (*Maurice Merleau-Ponty, Hilarion Petzold, Wolfgang Welsch*). Welche Aufgaben wir Menschen *in der Welt mit der Welt und für die Welt* haben, müssen wir uns erst *lebensfreundlich (ökophil)* und *weltgerecht* (*mundanotrop*) erarbeiten.

Die Menschheit im **Anthropozän** (*Crutzen*), d. h. in der vom Menschengeist geprägten **Noosphäre** (*Vernadskij, de Chardin*) mit der Vielzahl ihrer Wissenschaften handelt so, als stände sie im Zentrum der Welt und als könne

1 http://spiritual-art.info/film_ecopsychology.html; http://swami-center.org/en/photo/; http://swami-center.org/en/photo/otavolga.html.

sie steuern, regieren, dominieren. Aber ihre **Anthropologie**, das Menschenwissen über sich selbst, ihre Erkenntnisse über sich selbst und darüber, wie sich Menschheit selbst weiterentwickeln will oder muss, um auf und mit dieser Erde weiterleben zu können, ist – trotz der globalen ökologischen Bedrohung – noch sehr rudimentär und unbestimmt. Es ist bisher keinesfalls mit einer fundierten **Mundanologie** (*Wolfgang Welsch*), mit zureichendem Welt- und Naturwissen verbunden, geschweige denn mit kollektiven, welt- und naturgerechten, ökophilen Lebensstilen. In welche Richtung müssen wir Menschen uns entwickeln, zu erschaffen suchen, mit welchen Zielen und Metazielen? Das ist noch weitgehend unklar. Die Vorentscheidung einer theistischen Sicht, wie sie z. B. *Antonov* (2012b) in einer hesychastischen Position, d. h. auf innere Ruhe und Liebe des Herzens (*hesychia*) zu Gott und zu allem Lebendigen (*Küpper* 1984; *Petzold* 1969II l) getroffen hat, ist ein Weg. Nicht-theistische Wege „geistigen Lebens" und ethischer Grundhaltungen sind jedoch gleichfalls zu reflektieren (*Petzold* 2017m), denn diese fundamentalen ökologischen Themen können heute aus keinem wissenschaftlichen und zivilgesellschaftlichen Lebensbereich mehr ausgeblendet werden. Wir haben dazu **„Green Meditation"®** entwickelt.

Das gilt auch für die **Psychotherapie** und ihre Richtungen, die die Themen **Natur, Welt, Lebensführung/Ethik in der und mit der Natur** weitgehend ausgeblendet hat. Ich hatte das große Glück, Landschaft, Garten, Wald, Pflanzen und Tiere von Kindertagen an in meiner Sozialisation und Ökologisation intensiv zu erleben und seit den Anfängen meiner Entwicklungen der **Integrativen Therapie** bzw. der **Integrativen Humantherapie** in die therapeutische Arbeit einbeziehen zu können, denn der Mensch als **Leib-Subjekt** ist ja auch Biologie und Ökologie und ist unlösbar in die Zusammenhänge der **„Lebenswelt"** eingebettet (*embeddedness*), die er permanent aufnimmt und verkörpert (*embodiment*). So konnten wir die **„Neuen Naturtherapien"** in besonderer Weise ausarbeiten als **„Integrative Naturtherapie"(EAG)** und sie pflegen und war es mir möglich, dieses erste richtungsübergreifende Buch zum Themenkreis „Natur, Therapie, Psychotherapie" mit meinen MitarbeiterInnen auf den Weg zu bringen (vgl. die Beiträge von *Bettina Ellerbrock*, *Susanne Heule*, *Konrad Neuberger* u. a.) sowie KollegInnen aus anderen naturtherapeutischen Richtungen für die Mitarbeit zu gewinnen – ihnen allen sei gedankt.

Das Werk ist mein Geschenk an die Psychotherapie insgesamt, das ich in der „Dritten Welle der Integrativen Therapie" (*Sieper* 2000; *Petzold, Sieper, Orth* 2002) entwickeln konnte, ein Geschenk an eine moderne Psychotherapie, die sich hoffentlich mehr und mehr zu einer **differentiellen** und **integrativen Humantherapie** im Natur- und Weltbezug entwickeln wird.

Hinter dieser Arbeit in der, mit der und für die Natur steht natürlich auch eine persönliche Grundhaltung und Lebensphilosophie: Das Wissen um das ständige Werden und Vergehen, das Strömen des herakliteischen Flusses permanenter Veränderung (*Heraklit* B 12), die Vergänglichkeit, in der wir, „die

Schwindendsten“, stehen (*Rilke,* 9. Duineser Elegie). Wir wissen, dass wir auf einem sterbenden Planeten mit einer sterbenden Sonne leben, mit der Gewissheit, wieder zu ewigem „Sternenstaub“ zu werden (*Petzold* 1982g, 62; *Sagan* 1982). Viele säkulare Menschen müssen heute den Mut finden, ohne mythisch-magische oder metaphysische Vorstellungen einer überweltlichen Retterinstanz oder einer außerkosmischen Transzendenz zu leben. Andere haben einen religiösen Glaubensboden. Beide müssen aber – wo auch immer sie verortet sind – sich ganz und gar und mit aller Kraft für das Lebendige einsetzen, für die Natur und für die Menschenwesen, um ihre *Integrität* zu wahren. Sie konzentrieren sich damit auf das für sie Gewisse und in ihrem Handlungsraum liegende, sie bleiben „selbstwirksam“ und „souverän“ (*Petzold, Orth* 2014). Damit bewahren sie, bei aller Zerbrechlichkeit der menschlichen Existenz, ihre eigene *integritas* und gewinnen *wahrhafte Humanität im Welt- und Naturbezug,* die als Aufgabe vor jedem liegt. Damit ist in unserer begrenzten Lebenszeit sehr viel an „Lebenssinn“ zu gewinnen. Wir können **„Freude am Lebendigen“**, **„Freude am Schöpferischen“** erleben (*Petzold, Orth-Petzold, Orth* 2013; *Orth* 2018), wenn wir nicht in Resignation und Negativität verfallen, sondern den Mut finden, mit oder ohne religiöse Transzendenz*gewissheit* in „komplexer Achtsamkeit“ und aus einer „Ethik der Konvivialität“, des Miteinanders, *engagiert* für die Natur und aus „Liebe zum Lebendigen“ zu handeln (*Mark Aurel* VII, 31, XII, 28).

Das ist eine Grundhaltung, die NaturtherapeutInnen in sich entwickeln und pflegen sollten, und für die beispielhaft der Pionier tiergestützter Therapie *Erhard Olbrich* (*22.4.1941, †5.7.2016) steht, dem ich freundschaftlich verbunden war. Er lehrte die letzten Jahre auch in unserer Ausbildung für „tiergestützte Therapie“ an der EAG. Ich hatte mit ihm schon seit den 1970er Jahren im gerontologischen Bereich gute Kontakte (*Petzold, Bubolz* 1976, 1979), denn wir waren beide an der „Entwicklungspsychologie in der Lebensspanne“ (*Petzold* 1992e) und an „ökologischen Perspektiven“ (*Olbrich, Lehr* 1978; *Petzold, Petzold* 1991) interessiert.

„Die uralten, evolutionär bewährten Prinzipien des Zusammenlebens mit anderen Lebewesen sind für die Lebensgestaltung der Menschen im 21. Jahrhundert nach wie vor gültig. Sie prägen unser Leben ebenso wie die Kultur und das effiziente, nach wissenschaftlichen und technologischen Erkenntnissen geführte Leben. Wir sind auf eine Verbundenheit mit Tieren, mit dem gesamten belebten und unbelebten Kosmos angewiesen. Gehen wir aus dieser Verbundenheit heraus, dann reduzieren wir unsere Lebensmöglichkeiten, dann schränken wir unsere Gesundheit und unsere Lebensqualität selber ein.“ (*Erhard Olbrich*)

Wir geraten in die Gefahr irreversibler Naturzerstörung, einer **Devolution** (*Petzold* 1986h), in der das Sensorium für den Wert des Lebendigen, für das **„grüne Band“**, das uns verbinden sollte, verloren geht.

„Das Leben aber hat einen Wert und eine Schönheit in sich, die keiner Letztbegründung bedarf, weil das Leben vor jeder Begründung liegt" – so unsere Position (*Petzold, Orth* 1998).

„Was interessiert es mich – sagte *Epiktet* –, ob das Seiende aus Atomen, unteilbaren Teilchen, aus Feuer oder Erde besteht? Genügt es nicht, das Wesen des Guten und des Bösen und die Grenzen unserer Wünsche und Abneigungen und auch unseres Wollens und Nichtwollens kennenzulernen und nach dieser Richtschnur unser Leben einzurichten, aber die Dinge, die zu hoch für uns sind, sein zu lassen? Denn anscheinend sind sie dem menschlichen Erkenntnisvermögen (γνώμη) unzugänglich ... Was das Sein (οὐσης) ist und wie es die Welt verwaltet und ob es wirklich existiert oder nicht – das sind Fragen, mit denen man sich nicht mehr abzumühen braucht." (*Epiktet*, Diatriben I, 72f.)

„Die Menschen erwartet, wenn sie sterben, was sie weder erahnen noch annehmen." (*Heraklit*, DK 22 B 27)

Hilarion G. Petzold, Beversee 31.07.2018

Literatur

Beiträge von Petzold sowie Petzold und MitautorInnen finden sich im Literaturgesamtverzeichnis am Ende des Bandes.

Antonov, V. (2008): Classics of Spiritual Philosophy and the Present. Canada: New Atlanteans. www.swami-center.org/en/text/classics.pdf

Antonov, V. (2012b): Practice of the Modern hesychasm. http://www.new-ecopsychology.org/en/books/ecopsychology/practice-of-hesychasm.htm

Küpper, M. (1983): Psychologie und Meditation im Hesychasmus. In: *Petzold, H. G.* (1983d): Psychotherapie, Meditation, Gestalt. Paderborn: Junfermann, 311-344.

Margulis, L. (1999): Die andere Evolution. Heidelberg: Spektrum.

Olbrich, E., Lehr, U. (1998): The influence of ecology on older peoples behavior. Gerontology / היגולוטנורג, 8, 29-36.

Olbrich, E. (2003): Menschen brauchen Tiere: Grundlagen und Praxis der tiergestützten Pädagogik und Therapie. Stuttgart: Kosmos.

Orth, I. (2018): Freude am Schöpferischen. Collagierende Überlegungen zu Ko-kreativität, persönlicher Lebenskunst, Lebens- und Weltgestaltung. In: POLYLOGE 18/2018. http://www.fpi-publikation.de/polyloge/alle-ausgaben/18-2018-orth-i-freude-am-schoepferischen-collagierende-ueberlegungen-zu-ko-kreativitaet.html

Sagan, C. (1982): Unser Kosmos. München: Knaur, Droemer.

Sieper, J. (2000): Ein neuer „POLYLOG" und eine „Dritte Welle" im „herakliteischen Fluß" der INTEGRATIVEN THERAPIE – Transgressionen III. In: POLYLOGE 3/2000. http://www.fpi-publikation.de/polyloge/alle-ausgaben/03-2000-sieper-j-ein-neuer-polylog-und-eine-dritte-welle-im-herakliteischen-fluss.html.

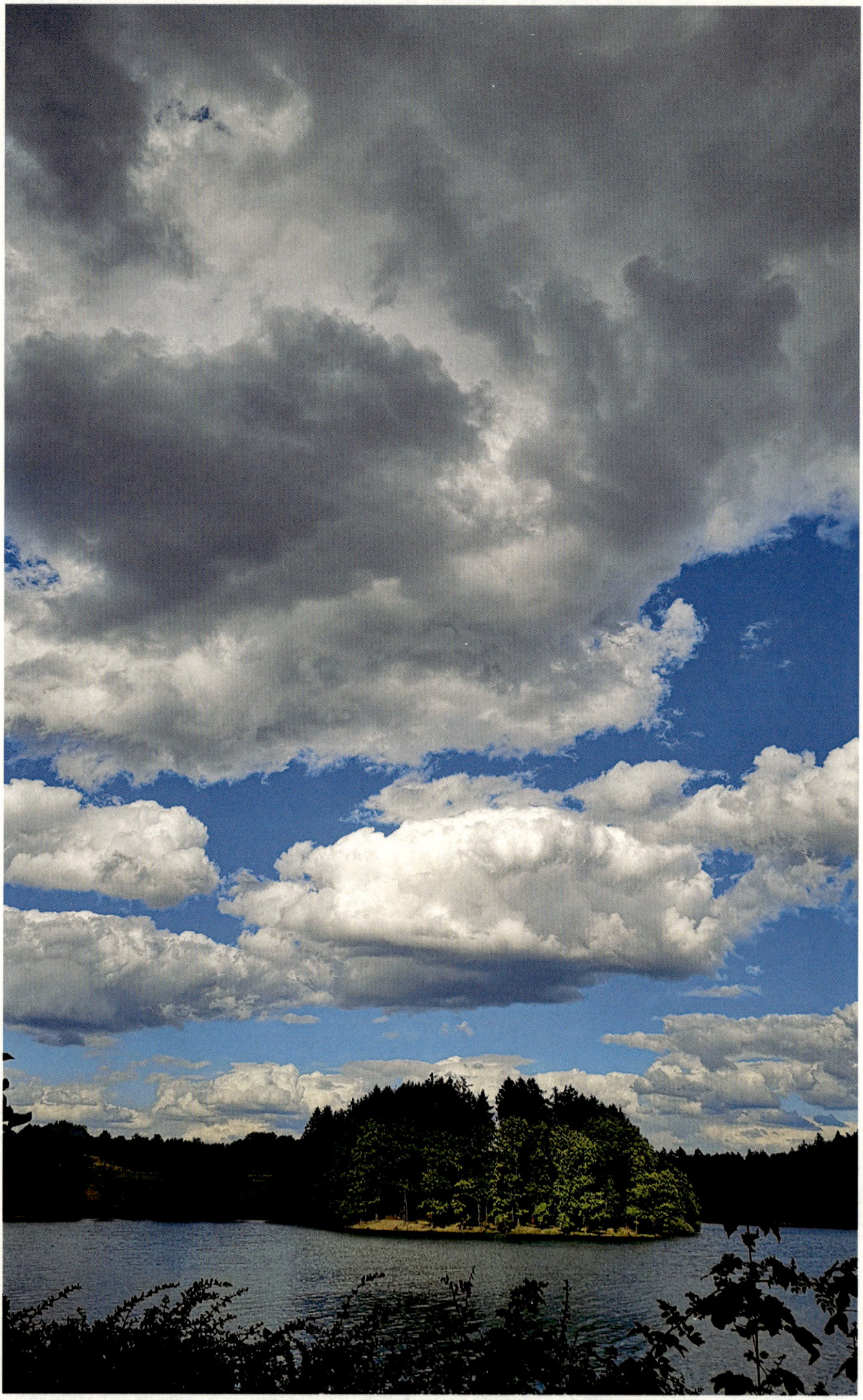

An einem solchen Ort lehren, lernen, sich entwickeln zu dürfen – ein Geschenk … …
Ufer der „Europäischen Akademie für Biopsychosoziale Gesundheit, Naturtherapien und Kreativitätsförderung", Beversee, Hückeswagen

Einführung

Ein Buch über die „Naturtherapien" herauszugeben, über Garten- und Landschaftstherapie, Waldtherapie und tiergestützte Interventionen, Green-Care-Aktivitäten und Green Meditation/Naturmeditation, war uns seit langem ein Anliegen, weil wir seit Ende der 1960er Jahren die **„Natur"** in unsere therapeutische und agogische Arbeit der **„Integrativen Therapie"** – wir sprechen auch von **„Integrativer Humantherapie und Kulturarbeit"** – einbeziehen. Wir vertreten absichtsvoll einen „schulen- und richtungsübergreifenden" Ansatz, der Psychotherapie, Körper- bzw. Leibtherapie, Soziotherapie und meditative Wege (Nootherapie) inkludiert und **methodenintegrativ** den Austausch mit Formen der Kunst- und Kreativitätstherapie, der Garten- und Landschaftstherapie, der personenbezogenen Bildungsarbeit und Gesundheitsförderung bzw. -beratung pflegt. Dabei haben wir immer auf die Berücksichtigung der Umweltdimensionen, der ökologischen Fragen Wert gelegt. Auch war uns stets wichtig, im Kontakt mit den verschiedenen Entwicklungen und Strömungen in den psychosozialen, psychotherapeutischen, kreativtherapeutischen und naturtherapeutischen Feldern zu sein, um die internationale Entwicklungsarbeit von Kolleginnen und Kollegen zu verfolgen und im Austausch zu bleiben, weil sich „Feldentwicklungen" letztlich immer als kollektive Prozesse vollziehen. Auch dieses Werk wäre nicht ohne die gute kollegiale Zusammenarbeit an gemeinsamen Anliegen mit TherapeutInnen, ForscherInnen, TheoretikerInnen und PraktikerInnen aus dem Gesamtfeld der **„Neuen Naturtherapien"** möglich geworden. Ihnen sei hier für ihre Mitarbeit und ihre Beiträge herzlich gedankt.

Warum arbeiten wir mit einem so weit ausgreifenden Spektrum an Ansätzen und Möglichkeiten? Aus einem *anthropologischen* und *mundanologischen* Vorverständnis, einem **Menschenbild**, das den Menschen in seiner Vielfalt zu erfassen sucht, und einem **Weltbild**, das den Menschen als Teil im großen Ganzen der Lebens- und Weltzusammenhänge zu verstehen sucht. Der Mensch – als Frau und Mann – ist **Körper** (**Soma**), verfügt über seelisch-emotionale Dimensionen (**Psyche**) und kognitiv-geistige Strebungen (**Nous**). Er lebt als **soziales** Wesen in sozialen Kontexten und als **ökologisches** Wesen in einer komplexen **Lebenswelt,** mit der er unlösbar verbunden ist. Damit sind die Dimensionen unserer „anthropologischen Grundformel" (*Petzold* 1965, 2003e, 2012l) benannt und auf jeder Dimension können Wachstum und positive Entwicklungen geschehen, die in salutogenetischer Zielsetzung gefördert werden können. Es können aber auch Verletzungen und Schädigungen eintreten, die der Hilfe, Unterstützung, Therapie bedürfen. Eine weitgreifende diagnostische Perspektive auf unsere PatientInnen, besonders auf die schwerer Erkrankten, macht das deutlich. Reine „Psychotherapie" für Menschen mit einer schwerwiegenden ICD- oder DSM-Diagnose kann oft alleine keine tragfähige Option mehr bieten. Eine Betrachtung sozioökologischer Zusammenhänge (ICF-Perspektive) ist angezeigt. Ein Blick auf die

Geschichte der Psychotherapie mit ihren vielfältigen Richtungen und Schulen und auf die Forschungslage in der Psychotherapie macht deutlich: Die Schulen haben *alle* mehr oder weniger gute Wirkungen – aller Polemiken und Überlegenheitsansprüche zwischen den Schulen ungeachtet –, und sie konnten fast alle jeweils spezifische theoretische Erkenntnisse über Gesundheit und Krankheit und über den Menschen und behandlungspraktische Ansätze zum Gesamt der Psychotherapie beisteuern – wir hatten die Therapieschulen deshalb in unserem großen, schulenvergleichenden Forschungsprojekt als „Wege zum Menschen" bezeichnet (*Petzold* 1984a). Aber die Schulen haben auch ihre Grenzen (*Grawe* 1998, 2004, 2005a, b), wie die neuere Psychotherapieforschung deutlich gemacht hat (*Wampold, Imel, Flückiger* 2018). Ja, offenbar kommt die Psychotherapie insgesamt an ihre Grenzen (*Petzold, Hömberg, Ellerbrock*, dieses Buch, 3.1/3.2) – und die können wohl nur überschritten werden, wenn der Bereich der „psychischen Störungen und Belastungen" in einen größeren Kontext gestellt wird. Wir haben in vier Jahrzehnten der Arbeit in therapeutischen, klinischen, rehabilitativen und psychosozialen Feldern beobachten können, wie in anderen interventiven Praxisbereichen, etwa im Bereich der Leib- bzw. Körpertherapien, der Bewegungs-, Psychomotorik- und Sporttherapien, Menschen mit z. T. schweren und chronifizierten Störungsbildern nützliche Hilfe und Unterstützung erhielten. Und die gleiche Beobachtung machten wir bei den sogenannten „kreativen Therapien" (Kunsttherapie, Musiktherapie, Poesietherapie), die für psychotherapeutische Arbeit ausgezeichnete Ergänzungen bieten (*Seiler* 2018). Wir haben deshalb seit den Anfängen der Integrativen Therapie versucht, diese therapeutischen Felder mit einzubeziehen, sie mit dem psychotherapeutischen Feld zu verbinden, ohne Überlegenheitsgestus oder eine Zweitrangigkeitszuweisung damit zu verbinden. Nur weil diese Therapieformen im universitären Bereich (noch) nicht so gut verankert sind, und deshalb nicht so breit mit empirischen Studien aufwarten können, heißt das keineswegs, dass sie schlechtere Wirkung zeigen als die traditionellen Therapieverfahren. Aus langjähriger Supervisionserfahrung in psychiatrischen, psychosomatischen und psychotherapeutischen Kliniken können wir sagen, dass deren Erfolge wesentlich von den in diesen Institutionen mitarbeitenden Leib-, Bewegungs- und KreativtherapeutInnen mitbestimmt sind. So haben wir seit den 1970er Jahren mehrere Innovationsprojekte im psychotherapeutischen und soziotherapeutischen Feld für die Verbindung der Psychotherapie mit anderen Methoden der Heilung und Förderung publikatorisch und durch berufsverbandliche Aktivitäten und Kongresse auf den Weg gebracht:

I. Wir haben **1974** die **„neuen Körpertherapien"** (*Petzold* 1977n) bekannt gemacht und dabei „Psychotherapie und Körperdynamik" verbunden (1974j). Es waren die ersten Buchpublikationen zur dieser Thematik. Sie hatten eine nachhaltige Wirkungsgeschichte, die durch die neueren Entwicklungen in der Forschung etwa zum „Embodiment-Konzept" und zur Interozeptionsforschung (*Craig* 2002, 2011) *sehr* gut bestätigt werden (*Petzold* 2009c; *Petzold, Sieper* 2012; *Petzold, Orth* 2017a).

II. Wir haben **1975** das „**neue Integrationsparadigma**" in der Psychotherapie inauguriert (*Petzold* 1975a, 1982, 1992g), den Versuch unternommen, methoden- und schulenübergreifende Modelle in der Psychotherapie zu entwickeln. Und auch dieses Unterfangen wird zunehmend durch die Erkenntnisse der Psychotherapieforschung unterstützt (*Grawe* 2004; *Wampold* et al. 2017; *Wyl* et al. 2016).

III. Wir haben **1990** nach bald dreißig Jahren kreativitätstherapeutischer klinischer Praxis und Ausbildungstätigkeit zwei grundlegende Bände zu den „**neuen Kreativitätstherapien**" (*Petzold, Orth* 1990a) herausgebracht, die diese so wichtigen und nützlichen Methoden in ihrer ganzen Breite darstellen.

IV. Jetzt, **2018**, bringen wir ein Werk zu den „**neuen Naturtherapien**" (*Petzold* 2014h) heraus, das das ganze Spektrum dieser im therapeutischen Feld international langjährig präsenten Methoden vorstellt, wie sie von verschiedenen Gruppierungen und Protagonistinnen entwickelt wurden und werden.

Wir hoffen, dass diese Innovationen dem Feld therapeutischer und psychosozialer Hilfeleistung und den Bereichen der Gesundheitsberatung und Gesundheitsförderung, Ressourcen- und Potentialentwicklung, ja der gesellschaftlichen Gesundheitskultur insgesamt zugutegekommen sind und zugutekommen werden.

Die „**NEUEN Naturtherapien**", die wir in verschiedenen methodischen Ansätzen (Garten-, Landschafts-, Waldtherapie, tiergestützte Interventionen) lehren, stehen in uralten Traditionen, denn die „Kräfte der Natur", mit denen die Menschen lebten und denen sie auch ausgeliefert waren, wurden über die Menschheitsgeschichte hin in allen Kulturen, wenn auch in unterschiedlicher Weise, verehrt, sie wurden genutzt für Nahrung, Schutz, sie wurden als Heilmittel eingesetzt. Seit der Frühzeit der Menschheit ist das ein Charakteristikum der „Naturreligionen". Dieser Begriff wird heute zu Recht in der neueren Religionswissenschaft problematisiert, weil er eine abwertende Konnotation enthalten kann, wenn man ihn zu den „höher stehenden" sogenannten „Kulturreligionen" kontrastierend gebraucht (*Tworuschka* 1992, 405). Wenn man den **Naturbegriff** in einem säkularen, klinischen Kontext verwendet, dann muss man klarmachen: hier geht es um keinen Schamanismus oder „Neoschamanismus" (*Barve* 1913; *Znamenski* 2004, 2007; *Sanson* 2012) und auch um keine Versuche einer Annäherung von moderner Psychotherapie und schamanistischer Heilkunst (*Picard* 2006) – da ist Zurückhaltung angesagt, u. a. wegen der sehr divergierenden Naturverständnisse. Der Naturbegriff und das Naturverständnis in diesem Werk über die „Neuen Naturtherapien", wie sie sich international im asiatischen Raum (*Li*, dieses Buch S. 273ff.), im angloamerikanischen Bereich, im russischen Raum (*Antonov* 2012a; *Petzold* 2018b) und natürlich in Europa (*Clinebell* 1998; *Shepard* 1971, 1992), im Rahmen der Heilkunde, der Gesundheitssorge und Gesundheitsberatung etabliert haben, müssen also anders fundiert werden als durch Bezüge zu Naturreligionen und ihren Praktiken des Heilens.

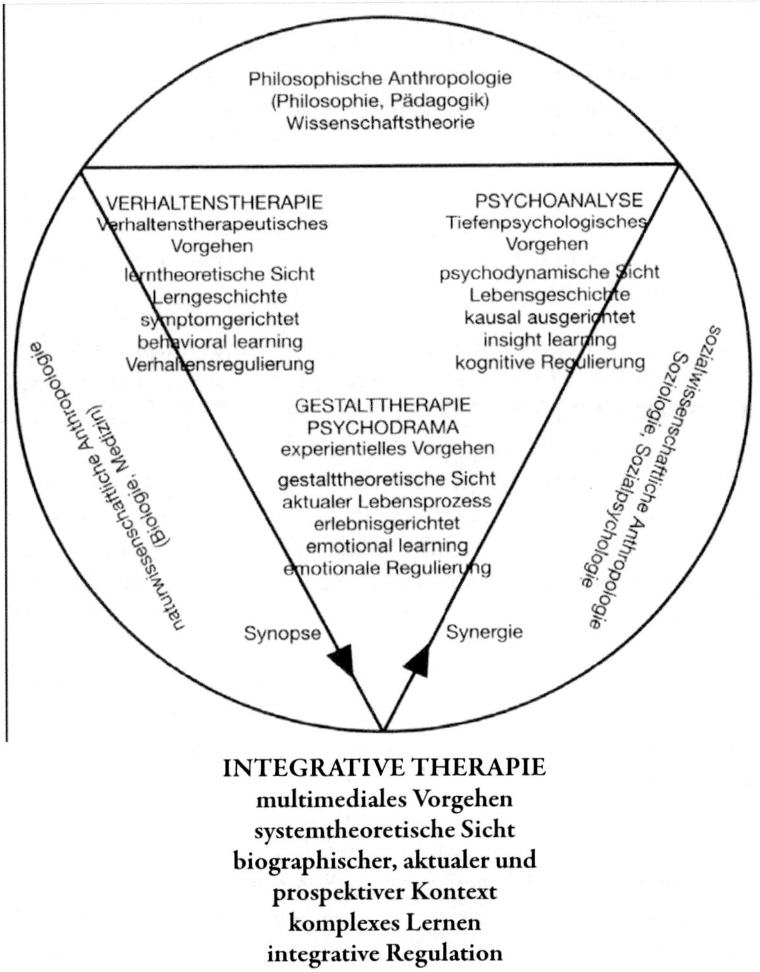

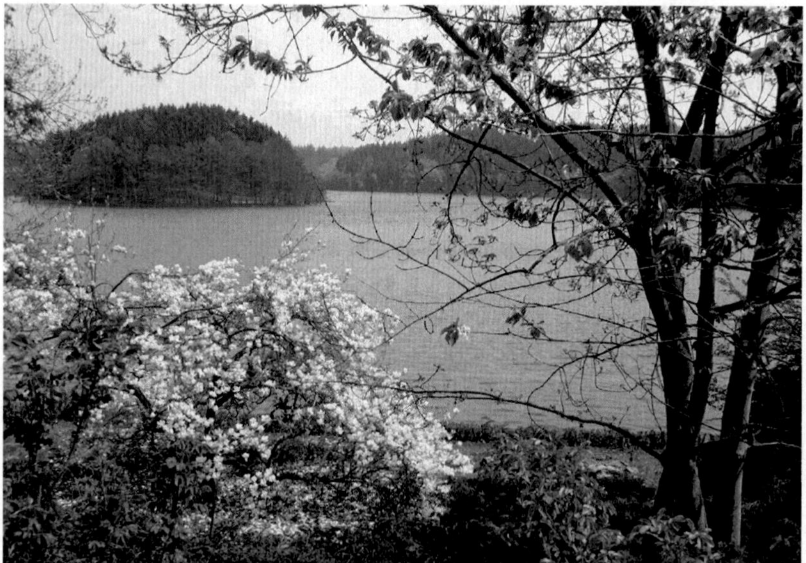

Wie alle komplexen Konzepte – Leiblichkeit, Bewusstsein, Sinn, Wille, Macht etc. (*Petzold* 2003a; *Petzold, Orth* 2005a; *Petzold, Sieper* 2008a; *Petzold, Orth, Sieper* 2014a) – muss auch ein Begriff wie „**Natur**" *mehrperspektivisch* und *interdisziplinär* betrachtet und bestimmt werden. Der von uns entwickelte „Integrative Ansatz", der einem „**biopsychosozialökologischen**" Modell verpflichtet ist (*Petzold* 1965, 2006p, 2017f; *Petzold, Orth* 2017a) und in einem komplexen **Menschenbild** und **Weltbild** gründet, hat in seiner Erkenntnistheorie/Epistemologie (*Petzold* 2017f), Anthropologie und Mundanologie (*Petzold* 2003e, 2006p, 2012f, 2015k) mit Bezug auf seine Referenzwissenschaften (*Welsch*, dieses Buch; *Günther*, dieses Buch) Grundlagen geschaffen, den Naturbegriff auch für die Bereiche zu explizieren, in denen wir ihn einsetzen: einerseits in den „angewandten Naturtherapien" mit integrativer oder systemischer Ausrichtung – also modernen klinischen Paradigmen verpflichtet – und andererseits in einem aktiven Engagement für die Natur, für Ökologien durch „Green Care/Eco Caring" – beides geht Hand in Hand. Es werden dabei konsequent Naturwissenschaften, Kulturwissenschaften, Sozialwissenschaften und Geisteswissenschaften berücksichtigt und reflektiert und in ihren Positionen *angenähert*, wohl wissend, dass immer Erklärungslücken, *„explanatory gaps"* (*Harding* 1987; *Levine* 1983), bleiben werden. Wir haben dazu umfangreiche Vorarbeiten geleistet, die Entwicklung einer „Metahermeneutik" (*Petzold* 2017f), die neben kulturtheoretischen Reflexionen auch die neurozerebralen Funktionen der Reflexionsprozesse mit in ihre Überlegungen einbezieht..

In dieser Reflexionsarbeit hatten wir **Natur** wie folgt definiert:

»**Natur** ist die Gesamtheit aller biologischen Lebensprozesse und Lebensformen mit ihren jeweiligen, Leben ermöglichenden geophysikalischen und ökologischen Mikro-, Meso-, Makro-Kontexten und ihren anorganischen und organischen Materialien sowie ihrem Kontinuum [...]. Dabei ist Natur nicht nur unberührte Biosphäre, sondern auch von Menschen, ihrem Denken, Planen und Handeln [...] gestaltete und überformte, ja sogar beschädigte und deformierte Natur. Weil der Mensch Teil der Natur ist, gehen auch immer sein Erleben von Natur und seine kulturellen Vorstellungen über Natur in ein Naturverständnis ein – nicht zu reden von seinem Handeln in der und an der Natur, seine eigene eingeschlossen« (*Petzold* et al. 2013, 7; 2017f).

Auch bei unserer klinisch-therapeutischen Orientierung gehen wir von einer grundsätzlichen, kritischen ökologischen Naturorientierung aus, die einerseits mit klarem und wachem Blick für die aktuellen Realitäten die *globalen Ökosysteme* durch destruktive, „devolutionäre" Aktivitäten des Menschen (*Petzold* 1986h) gefährdet sieht, andererseits aber auch erkennt, dass die Menschen durch ihre Zerstörungsarbeit selbst in Gefahr geraten sind. Eine solche Position macht *„eco caring/green care"*, einen achtsamen Umgang mit Ökologien, notwendig, deren **Integrität** geschützt werden muss, denn funktionierende Ökologien sind Grundlage unserer Gesundheit, ja sie sind unsere mundane Lebensgrundlage.

Aus solcher *Interdisziplinarität* kann man Einzelperspektiven für ein modernes Naturverständnis herausheben, die sich dann vielleicht *transdisziplinär* verbinden lassen (*Petzold* 2007a).

So kann man aus ***philosophischer Sicht*** sagen:

Das *Sein* der Natur ist in fundamentaler Weise *Mit-Sein* (*co-esse, Petzold* 1978c/1991a), ein ko-existives Netz alles Lebendigen.

Aus ***naturwissenschaftlicher Sicht*** (biologischer, biochemischer, physiologischer, ökologischer, geologischer etc.) affirmieren wir:

Unter **Natur** sind *alle* „Systeme des Lebendigen" in ihrer Interaktion und mit ihren für ihr Leben jeweils erforderlichen Lebens*kontexten* zu sehen (womit die Unterscheidung in „belebte" und „unbelebte" Natur relativiert wird), die sich in ihrem *konvivialen Zusammenspiel wechselseitig erhalten*, denn Natur ist von fundamentaler **Konvivialität** gekennzeichnet.

Aus ***sozialwissenschaftlicher Sicht*** muss dann ergänzt werden:

Da aber auch wir Menschen Wesen dieser Welt sind, unsere Natur Teil der Natur/Welt als Ganzer ist – so wie sie uns jeweils (Über)Lebensmöglichkeiten bietet und wir sie jeweils erleben, erfahren und reflexiv, ko-reflexiv und metareflexiv bzw. metahermeneutisch zu *verstehen* suchen (*Petzold* 2017f) –, kommen *kulturbestimmte SINNmomente* mit in jedes Konzept des *Naturverstehens* hinein: Naturverständnisse (Plur.). Sie müssen in *intersubjektiven, interdisziplinären*, ggf. *interkulturellen Diskursen,* in *Ko-respondenzprozessen* bzw. *Polylogen*, d.h. in „Gesprächen mit Vielen nach vielen Seiten über Vieles" geklärt werden in fortlaufenden Konsens-Dissens-Prozessen, um *Konvivialität* zu sichern (*Petzold* 1991e, 2002c).

Wir sind Lebewesen in dieser Welt des Lebendigen. Unsere Natur ist Teil der Natur/Welt/Mundanökologie als Ganzer und deshalb müssen wir lernen, uns in der Welt/Natur ökologiegerecht und *konvivialitätsbewahrend* zu verhalten, damit wir in ihr und mit ihr weiterleben können. „Natur ist überall dort, wo es Leben gibt, das einen Sinn hat, ... ohne dass dieser Sinn vom Denken gesetzt wurde. Es ist die Selbsthervorbringung eines Sinnes" (*Merleau-Ponty* 2000, 19). Das bedeutet, dass ***Sinn da ist, wo Leben mit Leben zu leben vermag*** (*Petzold* 2001k; *Petzold, Orth* 2004).

Aus einer ***ethiktheoretischen Sicht*** heben wir deshalb hervor:

Natur als ein Konzept des Menschengeistes und als Ergebnis jeweiliger Stände menschlicher Wissenschaft und Kulturarbeit beinhaltet immer die **Dimension** einer fundamentalen, **konvivialen**, ökologischen **Ethik**, einer mundanologischen und humanitär ausgerichteten **„Ethik pro natura"**, die die Verpflichtung einer „Praxis von Ethik" zur Bewahrung der **Integrität** des Lebendigen beinhaltet (*Petzold* 1978c/1991e; *Moser, Petzold* 2007; *Schneider* 1994).

Das integrative Naturverständnis (*Petzold, Orth-Petzold*, dieses Buch S. 357) ist damit *interdisziplinär* naturwissenschaftlich und sozial- bzw. kulturwissenschaftlich begründet und überschreitet damit jeden biologistischen Reduktionismus, aber auch alle mythologisierenden oder esoterischen oder völkischen Reduktionismen (auch diese gibt es nämlich, *Petzold, Orth, Sieper* 2014a). Es umfasst eine *transdisziplinär* begründbare Verpflichtung, lebensbewahrende Sinn- und Lebensverhältnisse in diesem mundanen Ökosystem „Natur/Welt" zu gewährleisten, denn das Absterben von Leben bedeutet den Verlust von Sinn und hat das Sterben weiteren Lebens zur Folge ... eine *devolutionäre* Tendenz (*Lovelock* 2001, 2014; *Petzold* 1986h), die letztlich dann auch ein Zugrundegehen von Natur insgesamt als Risiko birgt. Sie kann in der extrem prekären Situation der mundanen Ökologie heute nur durch *transdisziplinäre* Anstrengungen weltweit vielleicht gerettet werden.

Mit dem hier kurz umrissenen integrativen Naturverständnis, das noch in verschiedene Richtungen zu vertiefen ist, wird auch deutlich gemacht, dass man in den verschiedenen Formen der **Naturtherapie**, die sich international finden, darangehen muss, das jeweilige Verständnis von „**Natur**" und seine Hintergründe in den Blick zu nehmen (vgl. für unsere Position *Merleau-Ponty* 1995; *Welsch*, dieses Buch). Es kann dabei nicht darum gehen, ein eurozentrisches, romantisierend-idealisierendes Naturverständnis auf die so vielfältigen Kulturen in der Welt mit ihren jeweiligen Ideen zu „Kultur und Natur" zu übertragen. Jede Ethnie, jede Kultur, jede Zeit – zuweilen jede soziale Gruppe (Landbevölkerung/Stadtbevölkerung) – hat „ihr" Naturverständnis, bis hin in einzelne Familien von „nature lovers", ggf. mit Engagement in verschiedenen Naturbewegungen (Green Peace, WWF usw. usw.) oder vielleicht auch mit einer frei gewählten Einbettung in eine neopagane/neuheidnische Naturreligion (Odinismus, Neo-Druidentum usw., *Gründer* 2008) als Ausdruck „spätmoderner Spiritualität" (*Bräunlein* 2006, 136f.). Diese Vielfalt in einer globalisierten, „transversalen Moderne", einer Welt unterschiedlichster Wissens- und Bildungsstände und wirtschaftlicher und technologischer Entwicklungen, nicht zu reden von ideologischen, religiösen und ethnischen Differenzen, von Armut und Reichtum, ist alles andere als unproblematisch und erfordert auf Makro- wie auf Mikroebenen beständig kor-respondierende Gespräche, klärende Diskurse, Polyloge, an denen Viele beteiligt sind, um tragfähige Konsensbildungen zu erzielen als Grundlage für besonnenes, ökologisches Handeln.

Auf gesellschaftlichen Mikroebenen kommen dabei immer wieder auch Strömungen aus kulturellen Diskursen auf, die historisch belastet sind oder deren belastendes Erbe („Ahnenerbe", *Kater* 2006; *Reitzenstein* 2012) in den Hintergrund getreten ist oder ausgeblendet wurde und wird. Auch auf solche Phänomene gilt es zu schauen. Das ist in den Naturtherapien im deutschsprachigen Bereich bislang noch kaum geschehen (vgl. aber *Petzold* 2008b). Indes ein so zentraler Begriff wie der der „**Natur**" ist hierzulande nicht unbebürdet. Er kann Lasten der Geschichte tragen, kann Ideengeschichte transportieren oder man kann sie ihm zuschreiben. Und da muss man sich vorausschauend klar abgrenzen. Wir halten das bei Begriffen wie „Natur, Wald, Volk, Heimat" etc. gerade im Kontext aktueller politischer Diskussionen für so wesentlich, dass wir uns der Thematik auch in dieser Einführung zuwenden wollen. Mit den genannten Begriffen sind in der Vergangenheit in massiver Weise völkische Ideen und ein mythotropes Denken verbunden worden, deren Spuren sich heute noch in bestimmten Alt- und Neonazi-Szenen finden oder bei unbedarften Naturfreunden, die unbekümmert „die alten Lieder singen". Wir haben uns mit solchen Phänomenen in unserem kulturkritischen Werk „Mythen, Macht und Psychotherapie. Therapie als Praxis kritischer Kulturarbeit" (*Petzold, Orth, Sieper* 2014a) grundlegend auseinandergesetzt. Das ist unerlässlich, denn man muss den kulturgeschichtlichen und ideologiekritischen Blick auch auf seine eigenen Kernkonzepte richten. Das ist – so unsere Position (ebenda) – unverzichtbar. Und dabei wird man sich noch einmal deutlicher einer „Ideologisierung der Natur" und in Sonderheit des „deutschen Waldes" im Nationalsozialismus (*Kovacs* 2006; *Lehmann* 1999; *Zechner* 2006) bewusst, die einen der belastendsten, dysfunktionalen Mythen des „Dritten Reiches" hervorgebracht hat: Die rassistische Lehre vom arischen Herrenmenschen. In seiner „agrarischen Variante" sollte im Sinne der nationalsozialistischen „Blut und Boden"-Ideologie (*Darré* 1930; vgl. *Eidenbenz* 1993; *Jensen* 2007) eine rassische Erneuerung des deutschen Volkes vom Land her, von den Bauern her – und vom Wald her, so muss man ergänzen (*Kovacs* 2006) – betrieben werden. Die komplexen Zusammenhänge können hier nur kurz angesprochen werden. Sie sind im Kontext der Aufarbeitung der ideengeschichtlichen Entgleisungen und der damit verbundenen Verbrechen des „Dritten Reiches" erst relativ spät in den Blick genommen worden und haben bislang auch kein sehr breites Echo gefunden. Aber gerade bei der sich derzeit abzeichnenden „neuen Naturbewegung", bei dem in vielen Bereichen zurzeit stattfindenden *„nature turn"* (*Petzold, Orth-Petzold*, dieses Buch S. 332ff.), dem Hype der Waldbegeisterung und des Interesses an Natur- und Waldtherapie (*Arvay* 2016a, b) scheint es uns wichtig, diese Zusammenhänge zumindest ins Bewusstsein zu rufen. Man könnte bei *Rosenberg* und bei *Hitler* ansetzen oder bei *Göring*, dem „Reichsjägermeister", mit seinem „Reichsforstamt" und dem Projekt der „Wiederbewaldung des Ostens" (*Kovacs* 2006, 19), oder bei *Himmler* mit seinem berüchtigten „Rasse und Siedlungshauptamt der SS" (*Heinemann* 2003; *Koop* 2012; *Pringle* 2006), das gleichfalls auf den „Lebensraum im Osten" setzte, eine Doktrin, deren Wurzeln sich bis ins wilhelminische Kaiserreich verfolgen lassen u. a. zu *Paul de Lagarde, Friedrich Ratzel* mit seinem „Lebensraumkonzept" (*Baranowski* 2011; *Puschner* 2001), das von *Hitler* aufgenommen wurde (Mein Kampf 1943, 742; *Lange* 1962). Aber das würde hier zu weit greifen. Es sei deshalb auf eine heute weniger prominente Schlüsselperson eingegangen, die mit einer vorgeblich „grünen" NS-Bewegung in Verbindung gebracht wird, auf *Richard Walther Darré* (*Corni* 1999), der bei vielen Aktivitäten der braunen Eliten involviert war und ihnen in besonderer

Elaboration die „Blut und Boden"-Ideologie geliefert hatte. Als studierter Landwirt und Zuchtexperte war er „Reichsbauernführer" und 1933 bis 1942 „Reichsminister für Ernährung und Landwirtschaft". Seine Vision: mit einem arischen Bauernstand, Elite der nordischen Rasse, einen „Neuadel aus Blut und Boden" (*Darré* 1930, 1942) in einem „grünen Deutschland" hervorzubringen durch Rassenauswahl und Zucht! *Darré* ist in einer Biographie, die die britische Historikerin *Anna Bramwell* (1985) verfasst hat, als ein verirrter radikaler Agrarier und Naturschützer dargestellt worden, der Anhänger der anthroposophischen Landwirtschaft *Rudolf Steiner*s gewesen sei (nicht belegt, vgl. aber *Staudenmeier* 2014 zur Anthroposophie im Dritten Reich). *Darré* und seine Gruppe (u.a. die Artamanen, zu denen auch *Himmler* und *von Schirach* gehörten, vgl. *Brauckmann* 2006, 2008) hätten die Konzepte der Umweltbewegung der 1980er Jahre vorweggenommen und das ökologische Denken des 20. Jahrhunderts (sic!) geprägt. Wenn dann noch behauptet wird, das „grüne Denken" der Gegenwart stehe in der Tradition *Darré*s (so *Bramwell* 1989 in „Ecology in the 20th Century: A History", immerhin bei Yale University Press erschienen), so muss man solchen Fehldarstellungen konsequent entgegentreten, zumal es in der Tat gegenwärtig auch braune Gruppierungen im Bio-Kontext gibt – Neo-Artamanen besonders in Mecklenburg, aber nicht nur dort. Es sind Versuche „to reinvigorate the traditions of the Artman League" (*Connolly* 2012; *Pfaffinger* 2012; *Thiele, Weiss* 2012; *Kresta* 2017). Das Umweltthema ist ja auch von der NPD und ihrem Umfeld aufgegriffen worden, und dabei wird Umweltschutz im Nu mit „Heimatschutz" verbunden. Ja, es hat einen „Ökofaschismus" gegeben und es gibt auch heute noch Ansätze dazu (*Staudenmeier* 2011). Sie stehen in einem fundamentalen Gegensatz zu dem naturtherapeutischen und ökologischen Ansatz, den die „**Neuen Naturtherapien**" und die „Green Care- und Eco Care-Bewegung" erarbeitet haben (vgl. das Green Care Manifesto, dieses Buch S. 1004ff.). Im Zentrum von *Darré*s Denken haben Rasse und Blut gestanden, Umweltschutz für den „Siedlungsraum im Osten", in dem die nordischen Herrenmenschen über slawische Sklaven dominieren sollten (*Uekötter* 2006). „Zucht als Gebot", so seine programmatische Schrift im „Blut und Boden Verlag" (*Darré* 1944).

Die Hintergründe solcher Ideologisierungen reichen in eine romantisierende Natur-, Landschafts- und Waldideologie zurück, deren Wurzeln weit vor der Nazizeit liegen (*Kovacs* 2006; *Zechner* 2009, 2016), und eine vielschichtige Quellenlage ausweisen, wie dies etwa die interessanten Gedanken von *Wilhelm Heinrich Riehl*, einem der Begründer der Volkskunde (*Altenbockum* 1993), zeigen. In „Land und Leute" analysierte er die Zusammenhänge von Landschaft und Sozialstrukturen und stellte die umgebenden Umwelten zum Nationalcharakter der europäischen Völker in eine unmittelbare Beziehung (verbunden mit der naturtherapeutisch interessanten Idee, man müsse sich seinen Forschungsgegenstand gleichsam „erwandern"). Die Menschen mit ihren ökologischen Kontexten, die Betrachtung von Landschaften und Städten, das sind immer noch hochaktuelle Themen für die Naturtherapien.

Warum haben wir in einer Einführung zu einem Band über die „**Neuen Naturtherapien**" den Blick auf diese Hinter- und Untergrundbereiche von Naturideologien gewendet? Weil wir unsere Arbeit im Integrativen Ansatz stets geschichtsbewusst und kulturkritisch in Angriff nehmen (*Petzold, Orth, Sieper* 2014a) und weil wir uns des Faktums bewusst sind, dass sich die „anonymen Diskurse" als gedankliche Traditionen (sensu *Foucault,* vgl. *Bublitz* et al. 1999) in kulturellen Räumen in vielfältiger Weise fortschreiben können. Der dokumentarische deutsche Propagandafilm „**Ewiger Wald**" aus dem Jahr 1936 (Regie *Hanns Springer, Rolf von Sonjevski-Jamrowski*[1]) macht das sehr klar deutlich. Uraufgeführt am 16. Juni 1936 am „Tag des Volkstums" auf dem vierten und letzten Reichsparteitag der NSKG („Nationalsozialistische Kulturgemeinde") in München (*Linse* 1993), erzählt der Film die *Geschichte des deutschen Volkes als Geschichte des deutschen Waldes.* Eine so problematische, höchst dysfunktionale und in der jüngeren Geschichte Deutschlands aufgekommene Ideologie muss betrachtet und benannt werden, wenn man sich mit Naturtherapien befasst, denn aus diskursanalytischen Untersuchungen (sensu *Foucault*), wie sie der Integrative Ansatz praktiziert (*Petzold* 2014v), wissen wir, dass solche ideologischen Unterströme nicht einfach verschwinden. Themen wie Natur, Landschaft, Volk, Ackerboden, Wald sind erfüllt von Geschichte und umgeben von Geschichten, deren Hintergründe oft gar nicht mehr aufscheinen, aber dennoch Wirkung zeitigen. Es gibt immer wieder Aktualitäten von „alten Denkmustern" im 21. Jahrhundert (*Puschner, Großmann* 2009). Und es gibt Untergründe, mit denen *wollen wir* nichts zu tun haben, und müssen sie dennoch im Blick behalten, weil wir mit ihnen hierzulande geschichtliche Räume teilen – unentkommbar. Deshalb weisen wir auf solche Abgründe hin und betonen: Wir vertreten hier wirklich „**neue**" Naturtherapien, die mit der mythengesättigten Instrumentalisierung der Natur, der Landschaft, des Waldes, des Volkes, der Heimat etc., wie sie der Nationalsozialismus im Sinne seiner Rassenideologie und seiner elitären Ansprüche auf die Herrschaft der arischen Rasse sozialdarwinistisch und antisemitisch propagiert und blutig praktiziert hat, nichts, aber auch nichts gemein haben.

Es stehen, wie aufgezeigt wurde, auch Vorwürfe im Raum, die auf völkische Elemente in grünen Bewegungen hinweisen. Die „**Neuen Naturtherapien**" haben mit diesen irrationalen und gefährlichen kulturellen Unterströmungen, die zu millionenfachem Mord geführt haben, nichts zu tun (*Petzold* 1996j, 2008c), sondern treten ihnen deutlich entgegen.

Unsere Quellen für die Naturtherapie liegen überdies an anderen Orten: Bei der antiken, „asklepiadischen Medizin" (*Petzold, Moser, Orth,* dieses Buch S. 203) und in der aufkommenden modernen Psychiatrie und Psychotherapie zu Beginn des 19. Jahrhunderts, von der Garten- und Landschaftserfahrungen in Behandlungen einbezogen wurden (*Reil* 1803; *Orth, Petzold* 2008). Im 20. Jahrhundert

1 *Rolf von Sonjevski-Jamrowsk* war auch der Regisseur des Films *„Blut und Boden. Grundlagen zum Neuen Reich"* von 1933.

erlebten dann die naturtherapeutischen Wege der Behandlung und Gesundheitsförderung eine beständig wachsende Bedeutung. Die klinischen Anwendungsfelder weiteten sich aus, Forschung und Professionalisierung schritten voran, Fachgesellschaften auf nationaler und internationaler Ebene haben sich gebildet. Eine reiche Fachliteratur ist entstanden und curricular organisierte Aus- und Weiterbildungen sorgen dafür, dass ExpertInnen in den einzelnen Methoden solide Grundlagen für eine qualitativ hochwertige Ausübung naturgestützter Behandlungs- und Förderpraxis erwerben können. Die theoretische und praxeologische Ausarbeitung der einzelnen Methoden – Garten- oder Waldtherapie, tiergestützte Intervention oder Grüne Meditation – hat in den vergangenen beiden Jahrzehnten erhebliche Fortschritte gemacht, so dass man mit Fug und Recht von den „**N e u e n Naturtherapien**" sprechen kann, weil Forschung und Theorienbildung, Lehre und Methodenentwicklung eine neue Qualität gewonnen haben. Die Herausgabe eines übergreifenden Handbuchs war damit für uns angezeigt. Wir haben dieses Projekt in Angriff genommen, weil wir in diesem naturtherapeutischen Feld verwurzelt sind und in unserer psychotherapeutischen, soziotherapeutischen und sozialpädagogischen Praxis die positiven Wirkungen sehen, die die Naturtherapien bei der Förderung von Heilungs- und Gesundungsprozessen, von Ruhe und Ausgeglichenheit einerseits und von Kreativität, Vitalität und Frische andererseits möglich machen.

Die „**Neuen Naturtherapien**" sind interdisziplinär ausgerichtet und werden von unterschiedlichen Referenzdisziplinen unterstützt. Da sind einerseits die „*life sciences*", wie Biologie, Ökologie, Medizin, Psychologie, die Wissen bereitstellen, und andererseits die „klinischen Disziplinen" wie Psychotherapie und Psychiatrie und schließlich die Sozialwissenschaften wie Soziologie, Ethologie, Sozialarbeit und Sozialpädagogik, auf deren jeweiligen Fundus man zurückgreifen kann. Da es in den Naturtherapien um Menschen, nicht-humane Tiere, Pflanzen, die **Natur insgesamt** geht, kommen auch Menschenbilder, Tier- und Weltbilder ins Spiel, die in Theorie- und Methodenentwicklung berücksichtigt werden müssen.

Wir haben deshalb nach einem einleitenden Übersichtsartikel der Herausgeber und der Herausgeberin in diesem Band (**I, Teil 1**) die wesentlichen Referenzwissenschaften der Naturtherapien einbezogen mit einem Abschnitt über das Thema „Natur und Philosophie", dann mit den Themenbereichen „Natur – Psychologie, Psychotherapie, Medizin, Ökopsychosomatik". Aus den großen naturtherapeutischen Bereichen „Gartentherapie" und „Tiergestützte Therapie" vermitteln Kapitel mit grundlegenden Übersichtsreferaten den aktuellen Wissensstand aus den jeweiligen Ansätzen. Damit sind die Grundlagen für die methodenspezifischen Kapitel des Bandes (**I, Teil 2**) gelegt zu den Bereichen „Garten und Gartentherapie" sowie „Landschaft und Landschaftstherapie". Die Bereiche „Waldtherapie" und „Tiergestützte Interventionen" sollen in einem weiteren Band vorgelegt werden. Da Naturtherapien bei allen Altersgruppen eingesetzt werden, haben wir im Sinne der „Entwicklungspsychologie der

Lebensspanne" Beiträge aus der Arbeit mit Kindern, Jugendlichen, Erwachsenen und alten Menschen zusammengestellt. Der Band wird abgeschlossen mit einem Kapitel über Konzepte zu naturtherapeutischer Weiterbildung, mit einer empirischen Evaluation von Weiterbildungscurricula unterschiedlicher Methoden der Naturtherapie und einem persönlichen Episkript des Seniorherausgebers zur „Grünen Meditation".

Es war unsere Absicht, eine breite Information über die **„Neuen Naturtherapien"**, ihre Grundlagen, Referenzdisziplinen, Forschungsstände, Theorien und ihre Praxeologien vorzulegen, die einen Eindruck von diesen Möglichkeiten der Therapie und Gesundheitsförderung vermitteln. Sie finden bei den Menschen, die mit diesen Methoden Erfahrungen sammeln können, stets einen großen Anklang und bewirken immer wieder Veränderungen von gesundheitsabträglichen *Lebensstilen*, die mit anderen Therapieansätzen, z. B. traditioneller Psychotherapie oder Soziotherapie, nur schwer erreicht werden können. Naturtherapien bieten die Chance, die traditionellen Therapien in nützlicher Weise zu ergänzen. Eine wichtige Möglichkeit der Naturtherapien ist, dass sie kurativ-heilende und salutogene, entwicklungsorientierte Strategien verbinden und dabei für die Natur, ihre Schönheit und Verletzlichkeit, sensibilisieren. Sie bewirken, dass die Sorge um die Menschen mit einer Sorge um die Natur verbunden werden kann: *„Caring for people and caring for nature*!" Beides ist in einer Welt zunehmender Naturzerstörung und wachsender Stressbelastung von Menschen dringend notwendig.

Hilarion G. Petzold, Bettina Ellerbrock, Ralf Hömberg

Literatur

Altenbockum, J. von (1994): Wilhelm Heinrich Riehl 1823-1897. Sozialwissenschaft zwischen Kulturgeschichte und Ethnographie. Köln: Böhlau.

Antonov, V. (2008): Classics of Spiritual Philosophy and the Present. Canada: New Atlanteans.

Antonov, V. (2012a): Ecopsychology. Scotts Valley, Ca.: CreateSpace Independent Publishing Platform.

Antonov, V. (2012b): Practice of the Modern hesychasm. http://www.new-ecopsychology.org/en/books/ecopsychology/practice-of-hesychasm.htm

Arvay, C. G. (2016a): Der Biophilia-Effekt. Heilung aus dem Wald. Wien: Edition a.

Arvay, C. G. (2016b): Der Heilungscode der Natur. Die verborgenen Kräfte von Pflanzen und Tieren entdecken. München: Riemann.

Baranowski, S. (2011): Nazi Empire: German Colonialism and Imperialism from Bismarck to Hitler. New York: Cambridge University Press.

Barve, K. (2013): Neo-Schamanismus: Heilkunst oder Scharlatanerie? Über die sozialen und psychischen Wirkungslogiken neo-schamanischer Heilrituale. Hamburg: Dr. Kovač.

Bräunlein, P.J. (2006): Ethnische Religion. In: *Auffarth, C., Kippenberg, H. G., Michaels, A.* (Hrsg.): Wörterbuch der Religionen. Stuttgart: Kröner, 136-138.

Bramwell, A. (1985): Blood and Soil: Richard Walther Darré and Hitler's „Green Party". Abbotsbrook. Buckinghamshire: The Kensal Press.

Bramwell, A. (1989): Ecology in the 20th Century: A History. New Haven: Yale University Press.

Brauckmann, S. (2006): Artamanen als völkisch-nationalistische Gruppierung innerhalb der deutschen Jugendbewegung 1924-1935. In: Jahrbuch des Archivs der deutschen Jugendbewegung NF Bd. 2/05, 176-196.

Brauckmann, S. (2008): Die Artamanenbewegung in Mecklenburg. In: Zeitgeschichte regional. Mitteilungen aus Mecklenburg-Vorpommern 2, 68-78.

Bublitz, H. Bührmann, A. D., Hanke, C., Seier, A. (1999): Das Wuchern der Diskurse. Perspektiven der Diskursanalyse Foucaults. Frankfurt a. M.: Campus.

Clinebell, H. (1996): Ecotherapy – healing ourselves, healing the earth. New York, London: The Haworth Press.

Connolly, K. (2012): German far-right extremists tap into green movement for support. In: The Guardian 28.04.2012. https://www.theguardian.com/world/2012/apr/28/germany-far-right-green-movement (aufgerufen am 23.07.2018).

Corni, G. (1999): Richard Walther Darré. Der „Blut-und-Boden"-Ideologe. In: *Smelser, R., Syring, E., Zitelmann, R.* (Hrsg.): Die braune Elite I. 22 biographische Skizzen. 4. Aufl. Darmstadt: WBG, 15-27.

Craig, A. D. (2002): How do you feel? Interoception: the sense of the physiological condition of the body. In: Nat. Rev. Neurosci. 3, 655-666.

Craig, A. D. (2010): The sentient self. In: Brain Struct. Funct. 214, 563-577.

Darré, W. (1930): Neuadel aus Blut und Boden. München: Lehmanns.

Darré, W. (1940): Um Blut und Boden. Reden u. Aufsätze. Hrsg. v. *H. Deetjen, W. Clauß*. München: Eher.

Darré, W. (1944): Zucht als Gebot. Berlin: Verlag Blut und Boden.

Dauk, E. (1989): Denken als Ethos und Methode. Foucault lesen. Berlin: Reimer.

Eidenbenz, M. (1993): „Blut und Boden." Zur Funktion und Genese der Metaphern des Agrarismus und Biologismus in der nationalsozialistischen Bauernpropaganda R. W. Darrés. Bern: Lang.

Grawe, K. (1998): Psychologische Psychotherapie. Göttingen: Hogrefe.

Grawe, K. (2004): Neuropsychotherapie. Göttingen/Bern/Toronto: Hogrefe.

Grawe, K. (2005a): Alle Psychotherapien haben ihre Grenzen. In: Neue Zürcher Zeitung Nr. 43, 23.10.2005, 78.

Grawe, K. (2005b): (Wie) kann Psychotherapie durch empirische Validierung wirksamer werden? In: Psychotherapeutenjournal 1, 4-11.

Grawe, K., Donati, R., Bernauer, F. (1994): Psychotherapie im Wandel. Göttingen: Hogrefe.

Gründer, R. (2008): Germanisches (Neu-)Heidentum in Deutschland: Entstehung, Struktur und Symbolsystem eines alternativ-religiösen Feldes. Berlin: Logos.

Hardin, C. L. (1987): Qualia and Materialism: Closing the Explanatory Gap. In: Philosophy and Phenomenological Research 48, 281-298.

Heinemann, I. (2003): Rasse, Siedlung, deutsches Blut. Das Rasse- und Siedlungshauptamt der SS und die rassenpolitische Neuordnung Europas. Göttingen: Wallstein.

Hitler, A. (1943): MEIN KAMPF. 851.-855. Aufl. München: Frz. Eher Nachf.

Jensen, U. (1998): Blut und Boden. In: *Benz, W., Graml, H., Weiß, H.* (Hrsg.): Enzyklopädie des Nationalsozialismus. 3. Aufl. Stuttgart: Klett-Cotta, 399f. (Erw. u. aktual. Neuausgabe: 5. Aufl. München: dtv 2007).

Kater, M. (2006): Das „Ahnenerbe" der SS 1935-1945. Ein Beitrag zur Kulturpolitik des Dritten Reiches. 4. Aufl. München: Oldenbourg.

Koop, V. (2012): Himmlers Germanenwahn. Die SS-Organisation Ahnenerbe und ihre Verbrechen. Berlin: be.bra.

Kovacs, K. (2006): Der Wald als ideologisches Instrument im Dritten Reich. München: Grin.

Kresta, E. (2017): Rückwärtsgewandte Siedler: Die rechte Landlust. In: die tageszeitung, 15.01.2017. http://www.taz.de/!5370963/ (aufgerufen am 23.07.2017).
Lange, K. (1965): Der Terminus ‚Lebensraum' in Hitlers ‚Mein Kampf'. In: Vierteljahreshefte für Zeitgeschichte 4, 426-457. https://www.ifz-muenchen.de/heftarchiv/1965_4_4_lange.pdf
Lehmann, A. (1999): Von Menschen und Bäumen. Die Deutschen und ihr Wald. Reinbek: Rowohlt.
Lehmann, A. (2001): Mythos deutscher Wald, In: Landeszentrale für politische Bildung Baden-Württemberg (Hrsg.): Der deutsche Wald, 1, 4-9.
Lehmann, A., Schriewer, K. (2000): Der Wald – Ein deutscher Mythos? Berlin: Reimer.
Levine, J. (1983): Materialism and Qualia: The Explanatory Gap. In: Pacific Philosophical Quarterly 4, 354-361.
Linse, U. (1993): Der Film Ewiger Wald – oder: die Überwindung der Zeit durch den Raum. Eine filmische Umsetzung von Rosenbergs Mythus des 20. Jahrhunderts. In: *Herrmann, U., Nassen, U.* (1993): Formative Ästhetik im Nationalsozialismus. Intentionen, Medien und Praxisformen totalitärer ästhetischer Herrschaft und Beherrschung. Beihefte der Zeitschrift für Pädagogik Bd. 31. Basel: Beltz, 57-75.
Lovelock, J. (2001): Gaia: The Practical Science of Planetary Medicine. New York: Oxford University Press.
Lovelock, J. (2005): Gaia: Medicine for an Ailing Planet. New York: Oxford University Press.
Lovelock, J. (2014): A Rough Ride to the Future. London: Allen Lane.
Margulis, L. (1998): Symbiotic Planet: A New Look at Evolution. New York: Basic Books.
Margulis, L. (1999): Die andere Evolution. Heidelberg: Spektrum.
Pfaffinger, C. v. (2012): Braune Bio-Kameradschaft. In: Der Spiegel 03.04.2012. http://www.spiegel.de/politik/deutschland/rechtsextreme-entdecken-den-umweltschutz-a-814893.html (aufgerufen am 23.07.2018).
Picard, W. (2006): Schamanismus und Psychotherapie. Ahlerstedt: Param.
Pringle, H. (2006): The Master Plan: Himmler's Scholars and the Holocaust. New York: Hyperion.
Puschner, U. (2001): Die völkische Bewegung im wilhelminischen Kaiserreich. Sprache – Rasse – Religion. Darmstadt: WBG.
Puschner, U., Großmann, G. U. (2009): Völkisch und national. Zur Aktualität alter Denkmuster im 21. Jahrhundert. Darmstadt: WBG.
Reil, J. C. (1803): Rhapsodien über die Anwendung der psychischen Curmethode auf Geisteszerrüttung. Halle: Curtsche Buchhandlung.
Reitzenstein, J. (2014): Himmlers Forscher. Wehrwissenschaft und Medizinverbrechen im ‚Ahnenerbe' der SS. Paderborn: Schöningh.
Riehl, J. (1851-1869): Die Naturgeschichte des Volkes als Grundlage einer deutschen Social-Politik. 4 Bde. Stuttgart: Cotta.
Riehl, J. (1854): Land und Leute. Stuttgart: Cotta.
Sagan, C. (1982): Unser Kosmos. München: Knaur, Droemer.
Sanson, D. (2012): Taking the spirits seriously: Neo-Shamanism and contemporary shamanic healing in New-Zealand. Auckland (NZ): Massay-University. https://mro.massey.ac.nz/bitstream/handle/10179/3220/02_whole.pdf
Schneider, M. (1994): Die Natur integrieren, Gedanken zu einer konvivialen Ethik. In: Integrative Therapie 1-2, 43-67.
Shepard, P. (1992): Nature and Madness. San Francisco: Sierra Club Books.
Shepard, P. (1971): Environ/mental: Essays on the Planet as Home. Boston: Houghton Mifflin.
Sieper, J. (2000): Ein neuer „POLYLOG" und eine „Dritte Welle" im „herakliteischen Fluß" der INTEGRATIVEN THERAPIE – Transgressionen III. In: POLYLOGE 3/2000. http://www.fpi-publikation.de/polyloge/alle-ausgaben/03-2000-sieper-j-ein-neuer-polylog-und-eine-dritte-welle-im-herakliteischen-fluss.html

Staudenmaier, P. (2011): Right-Wing Ecology in Germany. Assessing the Historical Legacy. In: *Biehl, J., Staudenmaier, P.* (Hrsg.): Ecofascism Revisited. Lessons from the German Experience. Porsgrunn: New Compass Press.

Staudenmaier, P. (2013): Organic Farming in Nazi Germany. The Politics of Biodynamic Agriculture, 1933-1945. In: Environmental History 18, 383-411.

Staudenmaier, P. (2014): Between Occultism and Nazism: Anthroposophy and the Politics of Race in the Facist Era. Leiden: Brill.

Thiele, C., Weiss, M. (2012): Unterwanderung des Biolandbaus durch Rechtsextreme: Idylle in Grün-Braun. In: Süddeutsche Zeitung 13.04.2012. https://www.sueddeutsche.de/politik/unterwanderung-des-biolandbaus-durch-rechtsextreme-idylle-in-gruen-braun-1.1332321 (aufgerufen am 23.07.2018).

Tworuschka, U. (1992): Ethnische Religionen. In: *Tworuschka, M., Tworuschka, U.* (Hrsg.): Bertelsmann-Handbuch Religionen der Welt. Gütersloh: Bertelsmann.

Uekötter, F. (2006): The green and the brown: a history of conservation in Nazi Germany. Cambridge: Cambridge University Press.

Wampold, B., Imel, B., Flückiger, C. (2017): Die Psychotherapie-Debatte. Göttingen: Hogrefe.

Wyl, A. von, Tschuschke, V. et al. (2016): Was wirkt in der Psychotherapie? Ergebnisse der Praxisstudie zu 10 unterschiedlichen Verfahren. Gießen: Psychosozial.

Znamenski , A.A. (2004): Shamanism. 3 Bde. London: Routledge.

Znamenski, A.A. (2007): The Beauty of the Primitive. Shamanism and The Western Imagination. New York NY: Oxford University Press.

Zechner, J. (2006): Ewiger Wald und ewiges Volk: Die Ideologisierung des deutschen Waldes im Nationalsozialismus. Freising: Beiträge zur Kulturgeschichte der Natur.

Zechner, J. (2009): ‚Die grünen Wurzeln unseres Volkes': Zur ideologischen Karriere des ‚deutschen Waldes'. In: *Puschner, U., Großmann, G. U.* (Hrsg.): Völkisch und national. Zur Aktualität alter Denkmuster im 21. Jahrhundert. Darmstadt: WBG.

Zechner, J. (2016): Der deutsche Wald: Eine Ideengeschichte zwischen Poesie und Ideologie 1800-1945. Darmstadt: WBG.

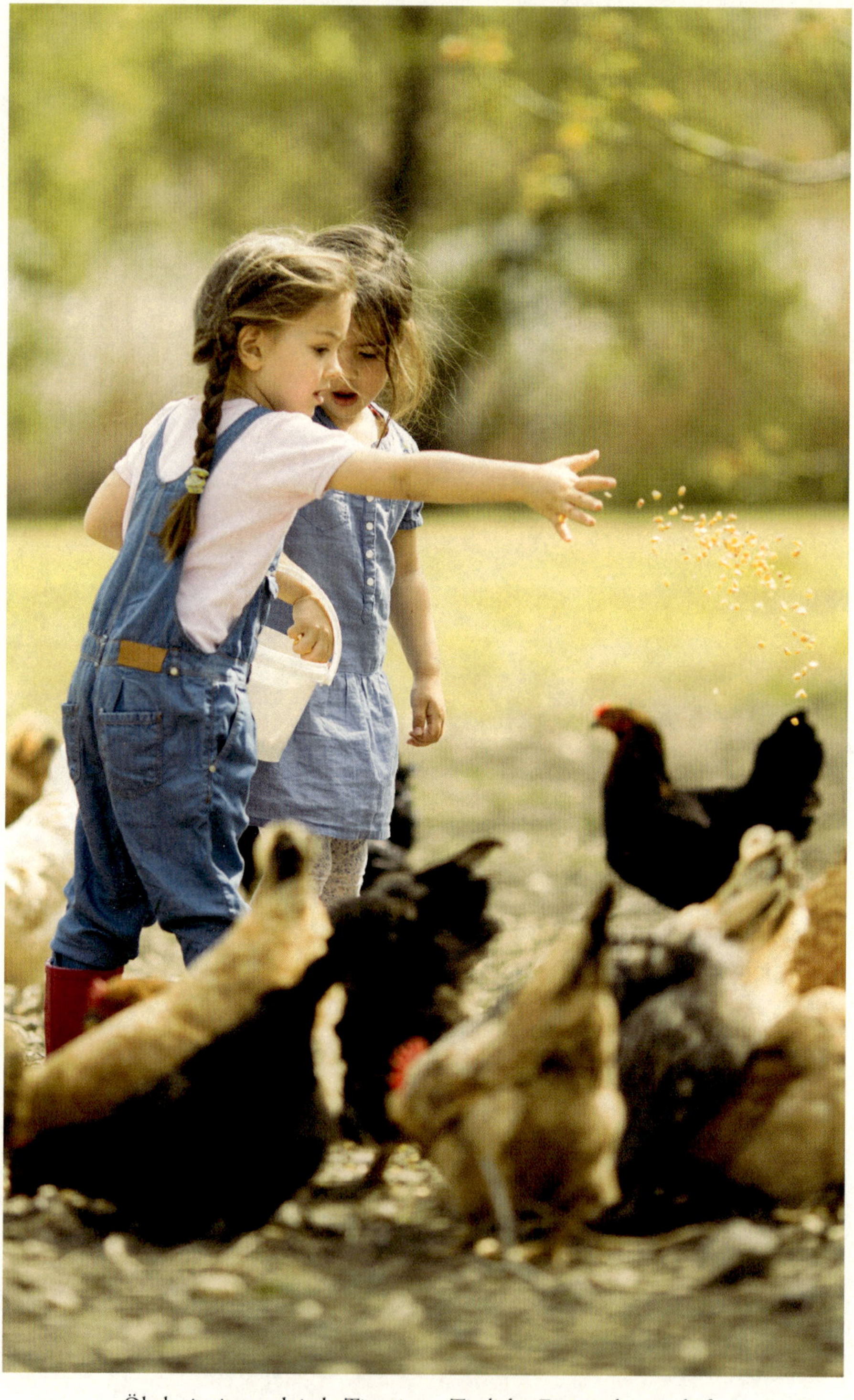

Ökologisation praktisch: Tierwissen, Tierliebe, Fürsorgebereitschaft, Schutz des Lebendigen und der Natur müssen gelehrt und gelernt werden – möglichst früh. Sie sind n i c h t angeboren.

Die „Neuen Naturtherapien“: Formen, Konzepte, Perspektiven – eine Übersicht

Hilarion G. Petzold, Ralf Hömberg, Bettina Ellerbrock

> Alles was zu viel ist, wird der Natur zuwider
> (*Hippokrates von Kos*)

> Naturtherapie hat immer ein doppeltes Ziel: *Caring for people* and *caring for nature.* Sie ist angewandte Ökophilie: Liebe zur Welt des Lebendigen.
> (*Hilarion G. Petzold* 2015a)

Inhalt

1. Der Kontext: „Ökologische Prekarität“ und „salutogenetisches Potential“ als Hintergrund der „Neuen Naturtherapien“
2. „Integrative Naturtherapie“ – ein richtungsübergreifender Ansatz
2.1 „Integrative tiergestützte Therapie“ (ITGT)
2.2 „Integrative Garten und Landschaftstherapie“ (IGLT)
2.3 „Integrative Waldtherapie“ (IWT)
2.4 Wasser- und Klimatherapie, Green Meditation (IGM)
3. Die „Neuen Naturtherapien“ in Kooperation mit Psychotherapie
3.1 Exkurs: Die Psychotherapie kommt an ihre Grenzen
3.2 Naturtherapien als wichtige Ergänzung im „Bündel“ therapeutischer Maßnahmen
4. Natura sanat
5. Literatur

1. Der Kontext: „Ökologische Prekarität“ und „salutogenetisches Potential“ als Hintergrund der „Neuen Naturtherapien“

Die **bio-psycho-sozio-ökologische** Verbundenheit des Lebendigen wird im Zeitalter des „Anthropozän“ (*Crutzen* et al. 2011) immer deutlicher erkennbar. In dieser vom Menschen bestimmten Epoche der Weltgeschichte, auch als Noosphäre benannt (*Vernadsky* 1926/1998), und in der gegenwärtigen „transversalen Moderne“ (*Petzold, Orth, Sieper* 2013a, 2014a), eine Zeit, die sich beständig und derzeit in immer noch anhaltender Beschleunigung (*Rosa* 2005, 2013) überschreitet, wird heute durch die naturwissenschaftliche Forschung unabweisbar das bestätigt, was die Menschen früherer Zeiten und die sogenannten „Naturvölker“ intuitiv und in sorgsamer Naturbeobachtung schon erkannt hatten: Welt/Natur sind ein Gesamtzusammenhang. Die beiden Begriffe müssen immer zusammengedacht werden, denn nach dem aktuellen Kenntnisstand sind die mannigfaltigen „global-regionalen Verschränktheiten“ als ein vielfältig vernetztes, ökologisches Gesamtsystem zu begreifen, in dem sich größere Veränderungen immer auch gesamtsystemisch auswirken. *Lovelocks* (2005) Gaia-Hypothese – wie immer man zu ihren ideologischen Ausprägungen in bestimmten Ökoszenen stehen mag – bietet unter einer dezidiert naturwissenschaftlichen und einer damit verbundenen modernen ökologiephilosophischen, „mundanologischen" Sicht, wie wir sie für die „Neuen Naturtherapien" vertreten (*Welsch*, dieses Buch S. 71), eine durchaus substantielle Gesamtperspektive.

Gegenwärtig dominieren wir mit unseren immensen Einwirkungen unsere Erde und beuten sie – und damit auch uns selbst – schonungslos aus. Wir vernutzen sie und entfalten eine **devolutionäre** Dynamik, die die Schätze aufzehrt und zerstört, die die Natur über Millionen von Jahren biologischer Evolution geschaffen hat. Wir manövrieren uns in eine „ökologische Prekarität", die das Leben, *unser Leben* auf dieser Welt gefährdet (*Petzold* 1986h). Das immense **„salutogenetische Potential"** der Natur gerät damit zunehmend in Gefahr.

„Unsere Verwendung fossiler Brennstoffe produziert Kohlendioxid, ein wirksames Treibhausgas, was unsere Atmosphäre verändert und zur Erwärmung unserer Erde führt. Mit von uns erzeugten Chemikalien (Überdüngungen), Abwasser und Müll verseuchen wir unser Land, unsere Luft und unsere Gewässer. Von uns gemachte, immer schnellere Transportmittel verbreiten Meinungen, Konsumgüter, Kulturen, fremde Tier- und Pflanzenarten sowie Krankheiten. Ideologien prallen aufeinander. Bewaffnete Auseinandersetzungen zerstören ganze Gesellschaften. Doch guter Wille, Lern- und Kompromissbereitschaft könnten das Schlimmste verhindern oder zumindest abmildern. Die Erde mit ihren tierischen und pflanzlichen Bewohnern, inklusive unserer Spezies, verändert sich permanent – die Frage ist nur, wie und in welche Richtung? Geht das riskante Abenteuer weiter oder setzt sich ein wirklich besonnenes Handeln des homo sapiens sapiens allmählich durch? Die Geographie protokolliert stets, was geschieht" (*Weltatlas* 2007, 14) – so exemplarisch eine naturwissenschaftliche Sicht aus der Geographie. Es gibt eigentlich keine bio-, öko- oder geowissenschaftliche Disziplin, die das Faktum der globalen anthropogenen Naturzerstörung, die Erderwärmung, die Vermüllung der Meere, den Verlust der Artenvielfalt usw. leugnet. All diese Fakten sind ja bekannt und werden in diesem Buch immer wieder benannt. Die Negativnachrichten nehmen akzeleriert zu, dennoch muss man sie immer wieder benennen, denn die kollektiven Verleugnungen und Dissoziationen scheinen im gleichen Maße zuzunehmen. Exemplarisch für die entstandene Dramatik sei eine neue entomologische Longitudinalstudie genannt. Diese insektenkundliche Längsschnittstudie wurde in dem renommierten Fachorgan *Plos one* publiziert: „More than 75 percent decline over 27 years in total flying insect biomass in protected areas" (*Hallmann* et al. 2017). Die Konsequenzen für unsere Singvögel sind fatal, sie verhungern. Und was wird mit uns, unseren Nahrungspflanzen ohne die Bestäuber?

Das weltweit lebenswichtige Grundwasser (ca. 30% des globalen Süßwasservorkommens) wird durch Abwasserrückstände, Pestizide und Schwermetalle sowie Rückstände aus der landwirtschaftlichen Düngung zunehmend belastet und damit rarer. Gegenwärtig sehen wir z. B. in NRW in Gegenden mit intensiver agrarindustrieller Nutzung (z. B. im Münsterland und am Niederrhein) einen dramatischen Anstieg der Nitratspiegel. Nitratgrundwasser wird zunehmend aufwendiger zu Trinkwasser aufbereitet. Die Verunreinigungsrisiken steigen. In tierischen und menschlichen Organismen (auch Menschen!) aufgenommen, verbinden Nitrate sich mit körpereigenen Aminen zu cancerogenen Nitrosaminen, womit sich hier speziell dieser ökologische Kreis zu potentieller Krankheitszunahme auch gerade für uns Menschen auf üble Weise schließt. Einige der multiresistenten Krankenhauskeime stehen, auch über den Einsatz von Antibiotika in der Lebensmittelindustrie (z. B. durch Tierfutterbeimischungen in der Nutztierhaltung), in Ursächlichkeitsverdacht („Multiresistenzerreger" 2014). Toxische und nicht-toxische Nahrungsmittelunverträglichkeiten (*adverse food reactions*) nehmen zu, verursachen Vergiftungen und diverse immunologische sowie nicht-immunologische Reaktionen. Es gibt ernstzunehmende Hinweise darauf, dass z. B. im sortenreduzierten (meist 10+/-) ertragswirtschaftlichen Apfelanbau produzierte Früchte häufiger Kreuzallergien bei Menschen hervorrufen als Äpfel, die im klassischen Kulturanbau bei jahrhundertealter Tradition heranreifen (*Moll* et al. 1994). **Ursachen von Ursachen und Folgen von Folgen** – so eine zentrale Perspektive des Integrativen Ansatzes (*Petzold* 1994c) – gilt es stets in den Blick zu nehmen – etwa auch hinsichtlich des Einsatzes von genmanipuliertem Getreide, z. B. der umstrittene transgene schädlingsresistente Bt[1]-Mais 1507 von Dupont Pioneer oder Bt-Mais MON810 von Monsanto. („Transgener Mais" 2014). Wir haben in Getreide, Reis, Gemüse Rückstände von Herbiziden und Pestiziden in komplexer, systembiologischer Weise zu berücksichtigen. Auch städtebaulich sind im Trend der rasanten Megametropolenbildungen (global ca. 30 Megastädte über zehn Millionen Einwohner) neuropsychologisch begründbare, pathopsychophysische Faktoren zunehmend deutlich geworden. Wenn Menschen tagtäglich nur Asphalt unter den Füßen und Beton vor den Augen haben, macht sie das krank, und sie fliehen eskapatorisch in die virtuellen Welten der Games und des Internets – und das macht sie noch kränker, bis hin z. B. zur Internet-Addiction (*Feng* et al. 2017; *Petzold, Orth-Petzold,* dieses Buch). Verordnet man ihnen Rezepte zu Grünerfahrungen (*green prescription*), haben sie gute Chancen, wieder zu gesunden (*Barton, Pretty* 2010; *Swinburn* et al. 1998; *New Zealand Ministry of Health* 2014). Anhand dieser wenigen Beispiele soll die erwähnte **bio-psycho-sozial-ökologische** Verschränktheit – so unser Fachterminus (*Petzold* 1965, 2006; *Petzold, Hömberg* 2017) – aller Lebenszusammenhänge angedeutet werden. Wenn wir versuchen,

1 „Bt" steht für Bacillus Thuringiensis, ein Bodenbakterium, dessen Genabschnitt biotechnologisch genutzt wird, um nach der Einschleusung in dem transgenen Mais („Bt-Mais 1507") einen insektiziden Stoff namens „Bt-Protein" zu bilden, um Fraßinsekten abzutöten – hier insbesondere den Maiszünsler („Bt-Mais" 2014).

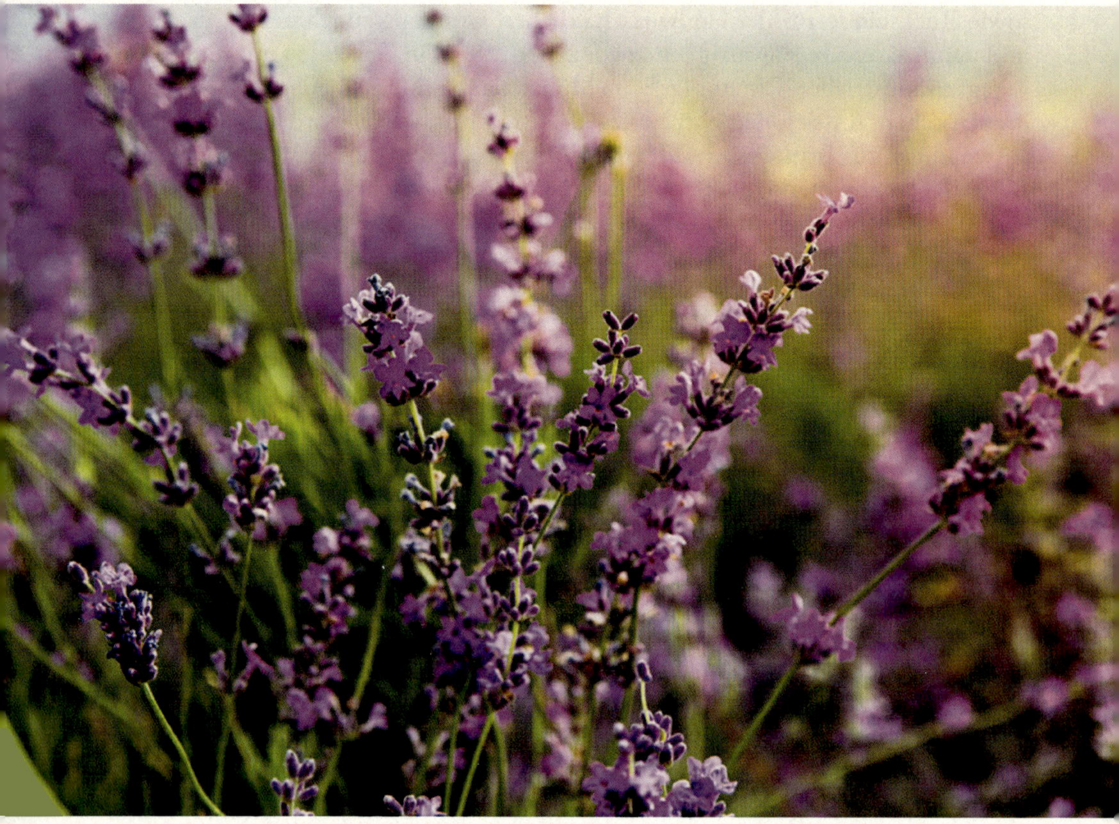

Den Duft „sehen" – Bienensummen „schmecken" – Sommerwärme „tasten" – Synästhesie und Multisensorik „im Kopf und im Herzen" kultivieren.

uns nüchtern bewusst zu machen, dass die Erdevolution nur in Milliarden Jahren zu denken ist, die Entwicklung des Menschen in Jahrmillionen, Entwicklungsschübe, wie die Sesshaftigkeit der Menschen zu Ackerbau- und Viehzucht in Jahrtausenden, die systematische Anwendung von wissenschaftlich unterstützter Technik in Jahrhunderten, die industriellen Prinzipien in Jahrzehnten, dann steht uns zur **sinnvollen Rückbesinnung** „auf unsere Natur", „für die Natur" und „in unsere Natur" nur ein geringes Zeitfenster zur Verfügung und für die Umsetzung greifender Handlungskonsequenzen ist die Zeit fast abgelaufen, um uns so zu verändern, dass wir uns selbst nicht weiterhin jeglicher Lebensgrundlagen berauben (*Hahlbrock* in: *Welzer* et al. 2011, 223f.). Dazu brauchen wir eine **Bewusstseins- und Handlungsrevolution**, eine Rück- und Neubesinnung auf den „**Respekt vor der Integrität**" des Lebendigen (*Petzold, Petzold-Orth, Orth* 2013). Wir brauchen eine „anthropoökosophische Sorge" um die Integrität der Natur/Welt, und das bedeutet auch, eine Sorge um die Mitbewohner dieser Welt, die pflanzlichen und die *„non-human animals"*, die der Natur genauso zugehören wie wir, das Menschentier (*human animal*). Wir stehen u. E. nicht „über" der Natur, sondern wir sind Teil von ihr (vgl. *Coccia* 2018). Deshalb müssen wir dringend beginnen, die **Welt von der Natur her** und nicht mehr primär vom Menschen her zu denken (*Petzold* 2015k; *Welsch* 2012, dieses Buch). Diese Einsicht ist in unserer Menschengemeinschaft teilbar, und müsste uns, auch um unser selbst willen, einen „weisen Umgang" mit den irdischen Ressourcen abverlangen (*Hüther, Petzold* 2012, 207). Somit gibt es sehr viele, sogar überlebenswichtige Gründe, sich gerade auch im therapeutischen Feld, über die Garten- und Landschafts- sowie die tiergestützten Therapieformen, in den **biopsychologischen, psychoökologischen** und **ökopsychosomatischen** Bereich hineinzubewegen und wissenschaftlich fundierte Angebote zu entwickeln, um das „**salutogenetische Potential**" der Natur zu nutzen und die psychotherapeutische bzw. humantherapeutische Praxis zu bereichern.

2. „Integrative Naturtherapie" – ein richtungsübergreifender Ansatz

Die Integrative Therapie als „**Verfahren**" (*Petzold* 1992a/2003a) hat in mehr als 40 Jahren klinisch-kurativer und gesundheitsfördernder Arbeit ein breites Instrumentarium an therapeutischen und agogischen **Methoden** (*Ch. Petzold* 1972; *Sieper, Petzold* 1993) sowie an **Behandlungstechniken** entwickelt (idem 1993h): Formen wie die „Integrative Leib- und Bewegungstherapie" (*Petzold* 1974j, 1988n; *Waibel, Jakob-Krieger* 2009), die „Integrative Tanztherapie" (*Willke, Hölter, Petzold* 1991/2013; eadem 2007), die „Integrative Musiktherapie" (*Frohne-Hagemann* 1999, 2004), die „Integrative Poesie- und Bibliotherapie" als kreatives Schreiben (*Petzold, Orth* 1985a/2005; *Petzold, Leeser, Klempnauer* 2017) oder die „Integrative Kunsttherapie" als **richtungsübergreifende, intermediale Kreativtherapie** mit **„kreativen Medien"** (*Petzold, Orth*

1990a/2007; vgl. *Seiler* 2018). Auch unsere Entwicklungen in der **„Integrativen Naturtherapie"** sind **richtungsübergreifend** – ihnen liegen die gleichen anthropologischen und klinischen Konzepte zugrunde. Als *„interanimal therapy"*, Therapie mit verschiedenen Tieren, kann sie auch mit garten-, wald-, landschaftstherapeutischen Interventionen kombiniert werden, zumal die Tierinterventionen ja immer in ökologischen Kontexten stattfinden. Es arbeiten dann ggf. eine Garten- oder Tiertherapeutin zusammen oder die Gartentherapeutin hat eine Aufbauausbildung für tiergestützte Interventionen absolviert. All diese methodischen Wege und Möglichkeiten können für sich oder im Rahmen einer theoriegeleiteten und indikationsspezifischen Zusammenstellung als **„Bündel von Maßnahmen"** (*„bundlings"*) in komplexen Behandlungsplänen diagnostisch und therapeutisch eingesetzt werden (*Jüster* 2007; *Petzold, Orth* 1994a/2012; *Petzold, Sieper* 2008c). Für multikausal verursachte Störungen in der Perspektive eines **biopsychosozialen** Ansatzes (*Egger* 2015, 2017; *Petzold* 2001a) bzw. einer **biopsychosozialökologischen** Sicht (*Petzold* 2015k) sind für das Entstehen von Gesundheit und Krankheit **biologische**, **psychologische**, **soziale** und ökologische Ursachen festzustellen, und daraus folgt, dass auch Maßnahmen der Behandlung diese Ebenen aufgreifen müssen. Psychotherapie alleine greift zu kurz. Perspektiven einer **„Ökopsychosomatik"** (*Petzold* 2006p; *Sieper, Petzold* 1975; *Petzold, Hömberg* 2016) und ökologischer Neurowissenschaften sind angesagt (*Petzold* 2018c). Vorlage bot hier die „asklepiadische Medizin", die in den griechischen Heilungs- und Gesundungstempeln vielfältige kreative Therapieansätze (Musik, Tanz, Theater, Poesie) zum Einsatz brachte (*Petzold, Sieper* 1990b; *Petzold, Moser, Orth* 2012; dieses Buch). Diese Tempel lagen meist in großartigen Landschaften (*Riethmüller* 2005) und nutzten landschaftsästhetische Qualitäten. Denen wurde auch schon in den Anfängen der modernen Psychiatrie und Psychotherapie, die gleichfalls kreative Behandlungsformen wie Poesie, Malerei, Musik nutzten (*Orth, Petzold* 2008), Bedeutung zugemessen, denn die Anstalten sollten „in einer anmuthigen Gegend liegen, die Seen, Flüsse, Wasserfälle, Berge und Felder, Städte und Dörfer in der Nähe hat. Sie muss Ackerbau, Viehzucht und Gärtnerey besitzen. [...] Eine solche Lage macht es möglich, jeden Kranken zu zerstreuen und zu beschäftigen, wie es seine Krankheit erfordert. Man kann ihm alle Lebensgenüsse, die stillen Freuden des Landes und die Ergötzung der Stadt verschaffen; ihn durch Gärtnerey und Feldbau oder durch Professionen und Künste des Städters beschäfftigen nach seinem Bedürfniss" (*Reil* 1803, 459).

Das alles unterstützt die Vitalität, die „Lebenskraft" der Patienten, wie *Reil* (1975) in seiner frühen vitalistischen Sicht meinte.

Zu diesen Formen **„kreativer Therapie"** bzw. **„künstlerischer Therapieverfahren"** (*creative arts therapy, Petzold, Orth* 1993d; *Orth, Petzold* 2011) und zu den Verfahren der **Naturtherapie** (Landschafts- und Gartentherapie, Green Meditation, Tiergestützte Therapie, *Green Out Door Training, Mei, Petzold, Busscher* 1997; *Neuberger* 2011, dieses Buch; *Petzold* 2011g, h) und ihrer Lehre,

Entwicklung und Verbreitung haben wir an der **„Europäischen Akademie für Biopsychosoziale Gesundheit, Naturtherapie und Kreativitätsförderung“** maßgeblich beigetragen.

Diese staatlich anerkannte Einrichtung der Weiterbildung im „Naturpark Bergisches Land“ am Beversee, Hückeswagen in NRW, mit ihren Instituten und Abteilungen, die an der Akademie mit den jeweiligen KollegInnengruppen und FachbereichsleiterInnen eingerichtet wurden, hat in Jahrzehnten der Forschung, Theorienbildung, Methodenentwicklung und klinischer Erprobung einen reichen Wissensfundus geschaffen. Er wird in differenzierten Curricula und Weiterbildungsangeboten für die genannten kreativtherapeutischen und naturtherapeutischen Methoden in einer **integrativen Ausrichtung** gelehrt (*Ellerbrock, Orth, Petzold,* dieses Buch) – mit sehr guten Ergebnissen (*Blumberg,* dieses Buch). Dabei werden **leibtherapeutische, psychotherapeutische, soziotherapeutische, kreativtherapeutische Dimensionen**, aber auch **agogische Bildungs- und Kulturarbeit** (*Sieper, Petzold* 1993c; *Petzold, Orth, Sieper* 2013a) in **„Theorie, Methodik, Praxis und Selbsterfahrung“** verbunden (*Petzold, Sieper, Orth* 2006). Das kennzeichnet unseren multimodalen und integrativen Ansatz (*Petzold, Sieper* 1993a; *Petzold, Frank, Ellerbrock* 2011; *Sieper, Orth, Schuch* 2007), der hiermit auch ein Modell für eine „ganzheitliche und differentielle Gesundheitsarbeit und Behandlung von Störungen“ bietet, wie wir sie in hyperkomplexen Lebenswelten mit zunehmend komplexen Störungen brauchen.

Kreativ- und naturtherapeutische Verfahren gewinnen in der modernen Psychotherapie und Psychiatrie eine immer größere Bedeutung, weil die in ihnen wirksam werdende „Erlebnisaktivierung“ (*Petzold* 1988f) als ein bedeutsamer „*WEG* der Heilung und Förderung“ – wir sprechen vom 3. Weg – erkannt und genutzt wird und mit ihm besonders auch Menschen aus benachteiligten Schichten, die oft „schwer zu erreichen“ sind *(hard-to-reach)*, angesprochen und behandelt werden können, nicht zuletzt auch Menschen mit chronifizierten Störungsbildern. In diesem Zusammenhang sind von uns auch Formen der **„Naturtherapie“** zugleich auch als Wege **„kreativer Therapie“** entwickelt worden, weil beide Ansätze große Schnittmengen haben (*Neuberger* 2011; *Petzold* 1969b, 2011g, h, 2013f), die als bedeutende Beiträge zur **„dritten Welle“** der Integrativen Therapie (*Sieper* 2000; *Petzold, Sieper, Orth,* 2002), ja insgesamt zur Psychotherapie – etwa in der Verhaltenstherapie (*Heidenreich* et al. 2007) –, zur Soziotherapie (*Deloie* 2011; *Petzold, Sieper* 2008, 2011) und Gesundheitsförderung (*Ostermann* 2010) angesehen werden können (*Günther* 2013; *Petzold* 2013f; *Stubbe* 2012). Darauf soll kurz eingegangen werden.

Seit den Anfängen integrativtherapeutischer Arbeit hatten Naturerfahrungen in Landschaft, Garten, Wald und der Kontakt mit Tieren in therapeutischen Kontexten eine Bedeutung im Gesamtspektrum von Behandlungsmaßnahmen. Das war einerseits den Zielgruppen geschuldet, mit denen wir gearbeitet haben – suchtkranke Jugendliche, aber auch ältere Drogenabhängige (*Petzold*

1967, 1974b; 2011l, 317), die – man sieht es immer wieder, wenn sie auf der Straße mit ihren Hunden leben – eine hohe Affinität zu Tieren zeigen, wie der Erfolgsseller „Bob der Streuner" von *James Bowen* (2013) unlängst dokumentierte. Auch bei AlterspatientInnen in der Heimsituation (*Niepel, Vollmer,* dieses Buch; *Petzold* 1969b/1988n, 481, 491; *Majoress* 2018; *Witzig* 2018) und bei Kindern und Jugendlichen in sozialen Brennpunkten und belasteten Familien oder in Schulsettings (*Leißing* 2018; *Stöter* 2018) konnten wir Tiere in der Therapie einsetzen. Die Wirkung heilsamer ökologischer Faktoren erlebten wir bei PatientInnen (aber auch in gesundheitsorientierten Angeboten in der Erwachsenenbildung), wenn sie an therapeutischen Landschaftserfahrungen und „Green Meditation" oder „Green Exercise"-Angeboten teilnahmen (*Ch. Petzold* 1972; *Petzold, Frank, Ellerbrock* 2011). Das war im Sinne unserer anthropologischen Grundformel: **Der Mensch als Mann und Frau ist Leibsubjekt, d. h. Körper-Seele-Geist-Wesen in einer sozialen und ökologischen Lebenswelt** (vgl. *Petzold* 1965, 2003e). Dieses Leibsubjekt hat die Welt verkörpert (***embodied***), in die es eingebettet ist (***embedded***) – so *Petzold* (2002j, 2009c). ***Embodiment*** und ***embeddedness*** sind zentrale Perspektiven in unserem Ansatz (*Petzold, Orth* 2017a, b).

Das alles führte uns dazu, in unserem **Integrativen Ansatz** die **„Integrative Naturtherapie"** (*Petzold* 2011g, l) als methodischen Schwerpunkt zu entwickeln. Sie fokussiert anthropologisch und psychologisch den „Menschen" in seinem „Naturbezug" (*Flade* 2010; *Merleau-Ponty* 1995; *Petzold* 2003e; *Petzold, Orth-Petzold, Orth* 2013). Sie nimmt weiterhin dabei den Humanprimaten, die mit dem Tierreich verbundene Menschennatur, in den Blick (*Darwin* 1872, 1882; *Hodge* 2009; *Hüther, Petzold* 2012). Der Mensch verfügt über ein differenziertes empathisches Wissen über die geistig-seelischen Regungen anderer Menschen und anderer Tiere (*Petzold* 2018e), über eine *„theory of mind"*, und natürlich über ein Bewusstsein seiner selbst (wir sprechen von einer *„theory of my mind"*; *Petzold* 2005r, 7; *Petzold, Orth* 2017b). Auch einige der höheren Säuger verfügen über eine gewisse Selbstrepräsentanz und eine „theory of mind" (*Premack, Woodruff* 1978; *Call, Tomasello* 2008). Hunde z. B. spüren und „wissen" darum, was in „unserem Menschenkopf" vorgeht, zumindest was unsere Stimmungen und Seelenlage angeht (*Petzold* 2018e). Diese sehr basalen Formen des *„mind readings"* gründen tief in unserer gemeinsamen Evolutionsgeschichte (ebenda; *Baron-Cohen* 1991; *Carruthers, Smith* 1996; *Goldman* 2005) als ein **Wahrnehmen** und **Erfassen** der „Gemütslage" von anderen Lebewesen. Es geht hier also nicht um komplexeres kognitives **Verstehen** und **Erklären**, was auch wichtig ist, ja unverzichtbar, aber dafür sind ja die HumantherapeutInnen in der tiergestützten Therapie mit ihrer **menschlichen** empathischen Kompetenz, ihrem Lebenswissen da (*Petzold, Ellerbrock* 2017), mit ihrer *„clinical wisdom"* (*Petzold* 2009f) und „Sinnerfassungs-, Sinnverarbeitungs- und Sinnstiftungskapazität" (*Petzold, Orth* 2005a). Folgendes wird im Integrativen Ansatz dezidiert vertreten: **Wir arbeiten menschenzentriert und naturzentriert, d. h.**

tiergestützt und pflanzengestützt, tierpädagogisch oder gartentherapeutisch. Immer, wo es um die Arbeit mit **PatientInnen** geht, die ja einen spezifischen rechtlichen Schutz genießen, **arbeiten wir patientInnenzentriert und tiergestützt** in einem heilkundlichen Rahmen (z. B. Klinik oder Rehaeinrichtung). Hier werden – ausgerüstet mit klinischem, nicht zuletzt störungsspezifischem Wissen – salutogenetische Dimensionen (*Ostermann* 2010; *Petzold* 2010g) mit pathologieorientierten kenntnisreich verbunden, werden **Risiko-** und **protektive Faktoren, Ressourcen** und **Potentiale** in **heilender, resilienz-** und **gesundheitsfördernder** Weise genutzt (ders. 2014h; *Petzold, Goffin, Oudhof* 1993; *Petzold, Müller* 2004). **Integrative naturgestützte Therapie** hat also eine deutliche humantherapeutische bzw. psychotherapeutische Dimension und sieht nicht nur den Faktor der landschaftsästhetischen Erfahrung oder der zwischenleiblichen Wärme und Zuwendung des Tieres, sondern sucht das Geschehen bei allen Beteiligten als **polyzentrisches empathisches Geflecht** insgesamt zu erfassen:

- die **Empathie des Therapeuten**/der Therapeutin zur Patientin/zum Patienten hin,
- die **Empathie des Patienten** zur Therapeutin hin (*patient empathy*), aber auch zum
- mitwirkenden Tier hin,
- und die Empathie des Tieres/Hundes zum Therapeuten und zur Patientin hin
- in der **prinzipiellen Wechselseitigkeit** (Mutualität), die durch das Faktum der situativen „**Zwischenleiblichkeit**" und „affilialen Aktivierung" aller Anwesenden, d. h. uns als Mit-Anwesenden, gegeben ist (*Petzold, Müller* 2005/2007);
- dazu kommen noch die Ein- und Rückwirkungen der Natur, in der das Geschehen stattfindet (*embeddedness, Petzold* 2002j, 2009c), als Garten oder Park etc.

Natürlich können Gärten und Landschaften nicht Menschen empathieren, aber sie können Menschen „ansprechen" in dem Sinne, dass sie in ihnen „Resonanzen" auslösen. Diese liegen dann zuweilen nahe an empathischen Phänomenen. Wir sprechen von **Naturempathie** (*Petzold, Orth-Petzold*, dieses Buch, 3.1).

„**Animal empathy**" ist ein Faktor, der in tiergestützter Therapie nicht unterschätzt werden darf, weil bei der Wechselseitigkeit empathischer Prozesse gerade auch die basalen Einfühlungen in leibliches Befinden und Empfinden wichtig sind. Und hier sind Tiere besonders feinspürig – nicht zuletzt auch in der Differenziertheit der Rückmeldung ihrer Zuneigung. Aber Empathie hat auch eine *kognitive* Seite (Verständnis, Verstehen), die neurowissenschaftliche Forschung konnte das zeigen, und nicht nur *emotionale* Qualitäten (Mitgefühl, Mitfühlen, vgl. grundlegend *Petzold* 2018e). Und bei der kognitiven Empathie des Verständnisses können auch die feinspürigen Hunde nicht mithalten (*Petzold* 2018d) und es müssen menschliches Verstehen, sinngeleitetes Zuwenden, Sprechen, Erzählen mit den emotionale Qualitäten zusammenwirken und verinnerlicht,

interiorisiert werden (*Gallagher, Hutto* 2008; *Moll, Tomasello* 2007; *Petzold, Orth* 2017b). Bei **Interiorisierungen** sensu *Vygotskij,* zu der in unserem integrativen Verständnis noch *Ferenczis* Dimension der „Verkörperung" berücksichtigt werden muss (*Petzold, Orth* 2017a), ist natürlich eingeschlossen, dass auch *„animal love"* **interiorisiert** werden kann. Sie hat als „unspezifisches" Wirkmoment so manches misshandelte Kind gerettet, aber in der professionellen tiergestützten Therapie (*Wohlfarth, Mutschler* 2017) ist es die **Doppelwirkung** von HumantherapeutIn und TierassistentIn, die die Effizienz der therapeutischen Arbeit unter fachlich fundiertem Einbezug von Tieren ausmacht. *Darwins* Werk „The Expression of the Emotions in Man and Animals" (1872) ist hier zum Verstehen der Hintergründe unverzichtbar.

2.1 Integrative tiergestützte Therapie (ITGT)

Tiere stehen uns nicht nur genetisch nahe, denn **Biosphäre** und **Noosphäre** (d.h. die Welt seit dem Erscheinen des Menschen, vgl. *Vernadskij* 1997; *Dobretsov* et al. 2008; *Grinevald* 1998) bleiben verschränkt. Der Mensch-Natur-Bezug ist und bleibt vital. Zerfällt er, zerfällt unsere Lebensgrundlage (*Petzold* 1978c; *Petzold, Orth-Petzold, Orth* 2013). Deshalb wird es in der „tiergestützten Therapie" auch wichtig, dass wir die Tiere richtig wahrnehmen, erfassen und verstehen, um die Qualität einer *„crossspecies communication"* nutzen zu können und zu einer **„ökosophischen"** Qualität (ibid.), einem **wissenden** und **weisen** Umgang mit dem Tier und mit der Natur zu kommen. In neuerer Zeit haben sich auch Philosophen mit dem Thema „Der Geist der Tiere" (*Annerl* 2006; *Perler, Wild* 2005) intensiv befasst, mit Ergebnissen, die für ein differentielles Verstehen des Umgangs mit verschiedenen Tieren Bedeutung haben, gerade auch für einen *„interanimal"* Ansatz, wie wir ihn in der ITGT vertreten, wichtig sind. Durch eine solche Sicht wird klarer, was es heißt, „Hunde" verstehen zu wollen oder „Katzen", oder eine „Pferdeflüsterin", ein *„horse whisperer"*, zu sein (*Birke* 2007; *Roberts* 1997, 2003) und wirklich kompetentes *„horsemanship"* zu praktizieren (*Miller* et al. 2005). Es werden Zupassungen notwendig jeweils auf die „pferdegestützte Therapie" (*Klein* 2017; *Petzold* 2017r) oder auf die „hundegestützte" (*Leißing* 2018; *Stöter* 2018) etc. Dabei wird deutlich, dass wir das jeweilige Tier nur *näherungsweise* verstehen und sein Denken und Fühlen nie wirklich erfassen können – allein schon aufgrund der so unterschiedlichen sensorischen Ausstattung und mnestischen Kapazität (*Petzold* 2018e).

Wir zielen in der Naturtherapie – ob mit Tier- oder Landschaftserfahrungen – immer auf ökopsychosomatische Effekte ab (*Petzold* 2006p; *Li* et al. 2008; *Li* 2010 und dieses Buch) durch vielfältige Wahrnehmungsangebote, aber auch durch mannigfaltige Ausdrucksmöglichkeiten. Quergänge zur *„land art"* bzw. *„forest art"* (*Schweiger* 2018; *Witzig* 2018) oder auch zur Ausdauertherapie als Waldlauf (*Mei, Petzold, Bosscher* 1997; *Waibel, Petzold* 2009) sind dabei möglich. Festzuhalten ist: Die jeweiligen Ökologien müssen in den tiergestützten Behandlungsformaten immer spezifisch mit berücksichtigt werden.

Die therapeutische Arbeit unter Einbezug von Tieren, die *„animal assisted therapy"* (*Fine* 2010; *Olbrich, Otterstedt* 2003; *Vernooij, Schneider* 2013; *Wohlfarth, Mutschler* 2017), haben wir in unserem Integrativen Format wie folgt beschrieben:

»**Integrative tiergestützte Therapie (ITGT)** ist eine theorie- und forschungsbasierte Behandlungs- und Fördermethode, die zu den sogenannten **„Naturtherapien"** zählt. Sie wird auf dem Boden der „Integrativen Therapie" als *biopsychosozialökologischem* Verfahren entwickelt und fördert als multianimal approach durch den konzeptgeleiteten, artspezifischen Einbezug von Tieren (z. B. Hunden, Pferden, Lamas, Kleintieren) und der gegebenen mikro- und mesoökologischen Kontexte (z. B. Stall, Platz, Wiese, Wald, Landschaft) Heilungs- und Entwicklungsprozesse durch eine integre, tragfähige **therapeutische** oder **agogische Beziehung. ITGT** kommt durch therapeutisch und/oder agogisch spezialisiert ausgebildete Fachkräfte bei PatientInnen und KlientInnen im Rahmen psychotherapeutischer, psychiatrischer, rehabilitationsmedizinischer, heil- und gesundheitspädagogischer sowie erwachsenenbildnerischer Maßnahmen zur Anwendung. Dabei werden evolutionspsychologisch bzw. -biologisch und ethologisch begründete Konzepte zur Mensch-Tier-Beziehung auf psychophysiologischer, psychologischer und psychosozialer Ebene genutzt, um kognitives, emotionales und sensumotorisches Verhalten in allgemeiner und in störungsspezifischer Hinsicht durch alternative und/oder korrektive Erfahrungen konstruktiv zu beeinflussen. Im therapeutischen Prozess zwischen (1.) **Klientin/Patientin**, (2.) zur **Therapeutin/Heilpädagogin** hin, (3.) zum **Tier** hin, (4.) im gegebenen **Kontext/Kontinuum** werden **multisensorisches** Erleben und **multiexpressives** Handeln möglich, was positive Entwicklungsprozesse anstoßen, unterstützen und nachhaltig fördern kann. **ITGT** eignet sich als übungszentrierte, supportive und salutogenetische Intervention im Kontext komplexer **Maßnahmebündel** *(bundles)* für Menschen aller Altersgruppen und bei einer Vielzahl von Störungsbildern, wie die Literatur zur *„animal assisted therapy"* ausweist, nicht zuletzt bei komplexen, schweren und chronifizierten Störungen und bei PatientInnen, die als *„hard-to-reach"* angesehen werden. Aber auch Enrichment-, Enlargement- und Empowerment-Effekte können mit dem salutogenetischen Ziel der Entwicklung von Potentialen der Persönlichkeit angezielt werden. Die Auswahl der Tiere, die z. T. besonders geschult sein müssen (Hunde, Pferde, Lamas), die Gestaltung der **Mensch-Tier-Kontext-Prozesse**, die Nutzung tierspezifischer Möglichkeiten in artgerechter Weise unter Wahrung „tierethischer Prinzipien" erfordert ein solides tierbiologisches bzw. tierpsychologisches und ein fundiertes allgemeinpsychotherapeutisches Wissen, für das die **Integrative Therapie** einen ausgezeichneten Boden bietet«. (*Petzold* 2013g)

In der tiergestützten Therapie werden Hunde (*Kirchpfennig* 2012; *Müller, Lehari* 2011; *Störr* 2011; *Wohlfarth, Mutschler* 2017) und Pferde (*Opgen-Rhein* et al. 2012; *Winkler, Beerman* 2013) besonders häufig eingesetzt, und deshalb liegen hier die meisten praxeologischen Veröffentlichungen – Erfahrungsberichte,

Einzelfallstudien (*Mittenegger* et al. 2011) – und viele empirische Forschungen vor (*Selby, Smith-Osborne* 2013; *Souter, Miller* 2007; vgl. *Beetz,* dieses Buch). Obwohl es erst sehr wenige empirisch anspruchsvolle Studien gibt und die Basis der Wirksamkeitsforschung noch schmal ist (*Bachi* 2012; *Opgen-Rhein* et al. 2012; *Wohlfarth, Mutschler* 2017), zeigen die hohe Akzeptanz auf der PatientInnenseite in allen Altersgruppen – bei Kindern wie bei alten Menschen (*Kahlish* 2010; *Prothmann* 2008) – und demonstrieren die zahlreichen positiven klinischen Berichte und auch ein Teil der empirischen Studien (*Beetz,* dieses Buch S. 141ff.; *Souter, Miller* 2007), dass die tiergestützte Therapie im „Bündel" therapeutischer Maßnahmen nicht fehlen sollte. Sie führt zu heilsamen Erfahrungen und zu Problembewältigungskompetenz und leistet für die **„Entwicklung persönlicher Potentiale"** und für das Wachstum des Menschen als Person *(personal growth)* substantielle Beiträge. Sie fördert Wege persönlicher „Lebenskunst" (*Schmid* 1998, 2004; *Petzold* 1999q). Besonders Menschen, die sich – verletzt, verbittert und vergrämt (*Linden* et al. 2006) – aus Sozialkontakten zurückgezogen haben und in diesem Sinne als *„hard-to-reach"* bezeichnet werden können – z. B. ältere Suchtkranke, chronifizierte PTBS- und Psychose-PatientInnen oder manche AlterspatientInnen –, sind durch Tiere immer wieder zu erreichen (*Kahlish* 2010; *Schöttler* 2017).

Der Term *„hard-to-reach"* sollte ohne stigmatisierende Konnotationen gebraucht werden – eine Gefahr, die bei solchen Begriffen und PatientInnengruppen (vgl. „Messies", *Rehberger* 2007) leicht gegeben ist (*Brackertz* 2007; eadem et al. 2005) –, sondern es soll damit das Rückzugsphänomen gekennzeichnet und auf die gesellschaftliche Verpflichtung verwiesen werden, solchen Menschen nachzugehen. Das ist eine Sache der Ethik! Die kommt bei der **ITGT** ohnehin ins Spiel, weil hier auch die „Rechte der Tiere" (*John* 2007), die Würde der Tiere (*Hoerster* 2004), Prinzipien der „Tierethik" berücksichtigt werden müssen (*Nida-Rümelin* 2005; *Wolf* 2008), ein Thema, das in der Literatur zur tiergestützten Therapie bislang kaum aufgegriffen wurde. Für den Integrativen Ansatz hat die Ethikthematik indes besondere Bedeutung, weil ihr Verständnis von **Naturtherapie** auch eine **„Sorge um die Natur"** (eine Natur, an der wir ja teilhaben) und eine Verpflichtung zu ihrer Pflege als ethischen Imperativ einschließt – und solche Fürsorge ist für viele PatientInnen und Menschen mit Belastungen geradezu heilsam. Sie ermöglicht vielen immer wieder einen Ausstieg aus der (erlernten) Hilflosigkeit, dem Erleben von Nutzlosigkeit und Sinnlosigkeit, indem das Gefühl vermittelt wird: „Ich kann etwas Sinnvolles tun." Der Umgang mit Tieren und Pflanzen, das Erleben von Landschaft und das Gestalten von Gärten erschließt eine „Freude am Lebendigen" (*Petzold, Orth-Petzold, Orth* 2013) und fördert einen Willen, sich für Lebendiges einzusetzen.

Albert Schweitzer hat mit seinen Maximen „Ehrfurcht vor dem Leben" und „Leben inmitten von Leben" einen breiteren Ansatz lebenszugewandter Ethik vertreten. Viele unserer PatientInnen müssen sich dem Leben wieder aktiv zuwenden, was für so manche nicht einfach ist. Im Kontakt mit der Natur gelingt ihnen das leichter, diese Erfahrung haben wir in der Praxis immer wieder gemacht. Es entsteht ein „Engagement für die Natur" – für Tiere und Pflanzen –, das manchmal für „Menschen", ja für sich selbst nicht mehr aufgebracht werden kann. Da war zu viel an Enttäuschung und Verletzung. Auch die Natur ist verletzt worden, wird beständig verletzt. Das hören wir immer wieder von den „*Hard-to-reach*-PatientInnen" und auch von anderen, weniger schwer geschädigten Menschen. Sie sehen heute mehr und mehr, dass Menschen das gravierendste Problem der „Biosphäre" sind und sind dann oft auch bereit, etwas zu tun. Es mobilisiert sie, wodurch sie selbst in konstruktive Aktivitäten einbezogen werden. Sie handeln dann im Sinne des in der Integrativen Therapie formulierten **„ökologischen Imperativs"**, der einen schon früh von *Hans Jonas* (1979) unternommenen Ansatz ökologischer Ethik über dessen Menschenzentriertheit hinaus weiterführt und die Natur, das Leben, nicht den Menschen in den Mittelpunkt stellt, denn heute müssen wir die Natur/Welt von der Welt her denken, nicht mehr nur oder primär vom Menschen her (*Petzold* 2015k). Unsere Sorge muss der Biosphäre gelten:

> „Handle so, dass durch deine Lebensweise keine Gefährdungen der Biosphäre eintreten können. Sei mit ‚Kontext-Bewusstsein' und ‚komplexer Achtsamkeit' wachsam für schädigendes Handeln, das den Fortbestand des Lebens und die Funktion der Ökosysteme auf dieser Welt bedrohen könnte. Trete ein, wo solches Handeln durch Menschen in der Noosphäre sichtbar wird und versuche, es zu verhindern. Pflege eine ökosophische Lebenspraxis, bewahre und schütze die Natur!" (*Petzold, Orth-Petzold, Orth* 2013, 60).

Derartige Gedanken, dem Sprachniveau und dem Bildungshorizont der PatientInnen angepasst, gewinnen oft die Qualität einer „nootherapeutischen Sinnorientierung" (*Orth* 1993; *Petzold, Orth* 2005; *Petzold* 1983e), die sich in der **Naturtherapie** erschließt und zu den Komponenten der **„multisensorischen Aktivierung"** und der heilenden **„ästhetischen Erfahrung"** (*Petzold* 1992m, 1999q; *Schweigert* 2018) im Landschaftserleben hinzukommt.

2.2 „Integrative Garten und Landschaftstherapie" (IGLT)

Die **Integrative Gartentherapie** (IGT) bzw. die **„Integrative Garten und Landschaftstherapie"**, **IGLT** genannt, haben große Schnittmengen mit den anderen Formen der Natur-, Landschafts-, Wald-, Hiking- oder Wilderness-Therapie im Feld der ökologischen bzw. ökotherapeutischen Bewegung. Im **Integrativen Ansatz** werden diese naturtherapeutischen Arbeitsformen, die sich meist noch in einem frühen Entwicklungsstadium der theoretischen Elaboration befinden, aus dem theoretischen Fundus der **Integrativen Therapie** (*Petzold* 2003a) konzeptuell unterfangen, mit einem breiten Spektrum von **Theoriekonzepten** angereichert und mit **Methoden, Techniken** und **Medien** ergänzt, über die die

Integrative Therapie verfügt (z. B. Lauftherapie, Atem- und Bewegungstherapie, Green-Gym-Training, vgl. *Petzold* 1974j, 1988n; *van der Mei, Petzold, Bosscher* 1997; *Petzold, Orth, Orth-Petzold* 2009; Green Writing, vgl. *Klempnauer* 2017; *Petzold, Leeser, Klempnauer* 2017) und die gut im naturtherapeutischen Kontext eingesetzt werden können.

Naturtherapien brauchen als **Praxeologien** einen klinisch-wissenschaftlichen Referenzrahmen, über den sie bislang meist nicht verfügen. Das Paradigma moderner, empiriegestützter **klinischer Psychologie** bietet hier Anschlussstellen mit ganzheitlich orientierten neobehavioralen Ansätzen wie die **„Salutotherapie"** (*Linden, Weig* 2009; *Egger*, dieses Buch), achtsamkeitsorientierten Ansätzen (*Huppertz, Schatanek* 2015) oder mit systemischen Therapieansätzen, die Versuche des Einbezugs von Natur machen (*Kreszmeier* 2011). Der biopsychosozialökologische Ansatz der **Integrativen Therapie** (*Hüther, Petzold* 2012; *Petzold* 2005r; *Sieper, Petzold* 2002/2011), bietet hier wohl die umfassendste Grundlage. Sie vertritt mit ihrem „erweiterten Lern- und Verhaltensbegriff" (*Sieper, Petzold* 2002) eine noch stärkere neurobiologische Orientierung als die „systemischen" Ansätze oder die **„Salutotherapie"** und hat darüber hinaus auch einen modernen epistemologischen, philosophisch-anthropologischen und evolutionstheoretischen Hintergrund (*Petzold* 2009a; *Petzold, Orth-Petzold*, dieses Buch). Damit bietet sie nützliche und weitgreifende Ansätze zur konzeptuellen Fundierung der Naturtherapie (*Petzold, Moser, Orth*, dieses Buch; *Petzold, Orth, Orth-Petzold* 2009). **IGT/IGLT** stehen demnach in einem elaborierten wissenschaftlichen Rahmen (*Neuberger* 2011, dieses Buch; *Petzold* 2011g, h), der in einer fachlich differenzierten Definition Ausdruck gefunden hat.

„Integrative Gartentherapie (**IGT**, auch **„Integrative Garten und Landschaftstherapie"**, **IGLT** genannt) ist die auf der Grundlage des **Verfahrens** der **Integrativen Therapie** als *multimethodischem, biopsychosozialökologischem Ansatz* durchgeführte Behandlung oder Mitbehandlung von Menschen aller Altersstufen mit **garten-/landschaftstherapeutischen Methoden**, d. h. gartenpraktischen Aktivitäten und Möglichkeiten des Naturerlebens im Indikationsspektrum psychischer, psychosomatischer oder psychosozialer Störungen. **IGT** umfasst aber auch die salutogene Förderung des Gesundheitsverhaltens und der Persönlichkeitsentwicklung in Behindertenhilfe, Rehabilitation, Sozialpädagogik, Gesundheitsbildung u. a. m. Diese Einsatzmöglichkeiten werden von garten- und landschaftstherapeutisch fachlich begleiteten Therapie-, Trainings- und/oder Fördermaßnahmen im Kontext gärtnerischer und landschaftlicher Settings und Erfahrungsräume durch das *multi-sensorische* Erleben in der Natur *(rezeptive Modalität)* und das konkrete *multi-expressive* Tun *(aktive Modalität)* praktisch umgesetzt: durch gärtnerischen Umgang mit Pflanzen, Bäumen, Sträuchern, Böden, mit Materialien, Reisern, Matten, Steinen, Werkzeugen usw. als **„Materialmedien"** oder auch Blättern und Blumen als **„kreativen Medien"**, stets in der sozialen Kommunikation und Kooperation mit anderen, gärtnernden Menschen (TherapeutInnen, Gruppenmitgliedern, Projektteams, ggf. mit Tieren). Zu den methodischen Ansätzen der **IGT/IGLT**

gehören z. B. Erlebnisaktivierung, multiple Stimulierung, multisensorische Erfahrung, psychophysische Entspannung, Konditionsaufbau, sozial-kommunikatives Training, kreativ-poietisches Gestalten. Aber auch naturästhetisches Erleben, meditative Erfahrungen (*green meditation*) und komplexe Achtsamkeit sind methodische Wege, um indikationsspezifisch Heilungs-, Gesundungs- und Entwicklungsprozesse von PatientInnen und KlientInnen im Gesamt institutioneller Therapie- und Förderprogramme oder in dyadischen oder gruppalen Behandlungsformen in der freien Praxis voranzubringen. Selbst-, Fremd- und Naturwahrnehmung, dynamische Regulationskompetenz (dieses Buch S. 857f.), Problemlösungsfähigkeit und alltagpraktische Lebensbewältigung, Gesundheit-Wohlbefinden-Fitness, Konzentrationsvermögen und emotionale und geistige **Frische** etc. werden so durch **Integrative Garten- und Landschaftstherapie** und angrenzende Methoden wie ‚green exercises‘, ‚nature therapy‘ etc. bei Kindern, Jugendlichen, Erwachsenen und alten Menschen nachhaltig gefördert. Der Mensch als **‚informierter Leib‘** – eingebettet *(embedded)* in die Lebenswelt und informiert durch Wahrnehmung und ihre Abspeicherungen im ‚Leibgedächtnis‘ – erhält durch Integrative Gartentherapie die Möglichkeit, die Potentiale seiner evolutionsbiologischen Ausstattung wieder und in neuer Weise zu nutzen. PatientInnen vermögen vielfältige Welt und aus ihr Anregendes und Heilsames aufzunehmen, zu verleiblichen *(embody)* und durch die Ausbildung neuer neuronaler Bahnungen und kognitiver, emotionaler und volitionaler Schemata und Stile dysfunktionale Erlebens- und Handlungs-Muster zu verändern. In der **IGT/IGLT** werden naturwissenschaftliche, sozialwissenschaftliche und kulturwissenschaftliche Wissens- und Forschungsstände im Sinne des Integrativen Ansatzes organisch in Theorie und Praxis verbunden und gelehrt“ (vgl. *Petzold, Orth, Sieper* 2008b; *Petzold, Orth, Orth-Petzold* 2009).

Diese komplexe „wissenschaftliche Definition“ der **„Methode“** greift auf den gesamten anthropologischen, leibphänomenologischen, aber auch evolutionsbiologischen und neurowissenschaftlichen Fundus des **„Verfahrens“** (vgl. zur terminologischen Differenzierung *Petzold* 1993h) zurück, wie er in vorliegendem Beitrag mit Bezug zu Leibtheorie (*Petzold* 2009b), Evolutionstheorie (*idem* 2009a), Ökologie (*idem* 2006p), Neurowissenschaften (*idem* 2002j; *Hüther, Petzold* 2012) dargestellt wurde und deshalb theoretisch fundiert in der **Praxeologie** und **Praxis** umgesetzt werden kann, wie eine zweite „praxeologische Definition“ verdeutlicht:

„**Integrative Gartentherapie** als eine der **Methoden** im **Verfahren** der **‚Integrativen Therapie‘** nutzt die leibliche Wahrnehmungs- und Ausdrucksfähigkeit des Menschen und seine evolutionsbiologische Ausgerichtetheit auf natürliche Kontexte wie Gärten und Landschaften, um durch vielfältige sensorische Anregungen den Leib mit **‚allen Sinnen‘** durch Pflanzen, Sträucher, Erde, Blumen, Früchte usw. anzusprechen und ihm breite Möglichkeiten des Ausdrucks zu eröffnen. Er vermag dann durch Graben, Rechen, Säen, Pflanzen, Anlegen von Beeten und Rabatten usw., seine Kräfte zu üben, schöpferisch zu werden und Freiräume zu erfahren, die kooperativ und ko-kreativ mit anderen Menschen gestaltet werden können. Der Garten wird zum Gestaltungsraum, wird Lebensraum. Das ermöglicht dem

Menschen – KlientInnen und PatientInnen –, in der Gartentherapie Zugang zur Natur und ihren Dingen und Lebewesen zu finden, die ihm auch Zugang zum Lebendigen und damit auch zu seinen inneren Lebensquellen eröffnen. In *Begegnungen* mit den anderen Menschen, Pflanzen und Tieren können Isolation durchbrochen, Ängste, Zwänge, Niedergeschlagenheit überwunden werden und vermag man die eigene Persönlichkeit zu entfalten. Der Mensch vermag sich im Kontakt mit der Natur, im Landschaftserleben, im Bezug zum Tier und in der Gartenarbeit, bzw. in der Kombination dieser drei Erfahrungsbereiche, selbst zu finden, Schönheit, Gemeinschaft und eine ‚Freude am Lebendigen' zu erleben, Erfahrungen, die ihm ‚Freude an sich selbst' und ‚Freude am Mitmenschen' erschließen" (vgl. *Petzold, Orth, Sieper* 2008b).

Mit diesen kompakten Definitionen wird, so hoffen wir, das faszinierende Potential deutlich, dass die naturtherapeutischen Methoden des Integrativen Ansatzes als solche oder in kombiniertem Einsatz (Landschaft-Garten-Tier) und als Elemente in **Bündeln** therapeutischer Maßnahmen (Psychotherapie, Soziotherapie, Leibtherapie) im Rahmen der „Dritten Welle" behandlungsmethodischer Innovation in der Integrativen Therapie bereitstellen können. Im Wechselspiel von Wahrnehmung/Eindrücken und Gestaltungen/Ausdrücken erschließen solche theoriegeleiteten, ko-kreativen Interventionen selbst eine „Freude am Schöpferischen" (*Orth* 2018).

Im Kontext wachsender „ökologischer Prekarität" und menschenverursachter devolutionärer Prozesse (*Petzold* 1986h) sind diese Ansätze ein Weg, Menschen die heilsame Kraft der Natur erfahrbar zu machen, so dass sie therapeutisch nutzbar wird, zugleich aber damit auch „psychoedukativ" eine Sensibilisierung für die ökologischen Probleme zu verbinden, so dass sie im Sinne einer lebensnotwendigen „Selbstsorge" des homo sapiens sapiens zu Handlungskonsequenzen führt, sich um einen naturbewussten, ökosophischen Lebensstil zu bemühen. Nur ein weiser und liebevoller Umgang mit der Natur wird ihr immenses heilendes Potential für uns weiter bewahren.

2.3 „Integrative Waldtherapie" (IWT)

Ein dritter Ansatz in den „Neuen Naturtherapien" ist seit 2014 mit einem standardisierten Ausbildungszweig entwickelt worden, um Erfahrungen weiterzugeben, die wir in der therapeutischen und agogischen Praxis seit den Anfangszeiten der Integrativen Therapie durch den Einbezug des Waldes machen konnten (*Petzold, Ch.* 1972; *Sieper, Petzold* 1975; *Petzold* 2016i; *Ellerbrock, Petzold,* dieses Buch). Walderfahrungen, Waldlauf wurde von uns zuerst 1967/68 in der Behandlung drogenabhängiger Jugendlicher im Forst von Rambouillet eingesetzt. Die Stille des Waldes und seine vielfältigen Atmosphären, seine besondere Luft und Frische hatten einen beeindruckenden Effekt auf diese schwer belasteten, naturentfremdeten PatientInnen. Andere Projekte haben wir in der intergenerationalen Familienarbeit durch Waldbesuche von „Alt und Jung" durchführen können (*Ch. Petzold* 1972). Dann kamen wir 2014 mit japanischen und russischen Projekten waldtherapeutischer Arbeit in Kontakt, vor allem mit dem sogenannten „Waldbaden" (*Petzold* 2014n), für das gute empirische Forschungen vorlagen (*Li*, dieses Buch; *Hömberg* 2017; *Hömberg, Petzold* 2017), was uns in unserer therapeutischen Wald-Praxis nochmals bestätigte.

»**Waldtherapie** ist eine forschungsbasierte Methode der Therapie und Prävention sowie der Gesundheitsförderung und Gesundheitsberatung im Rahmen der ‚**Neuen Naturtherapien**'. Waldtherapie zielt darauf ab, das Lebens- und Ökosystem ‚Wald' angeleitet und begleitet durch fachlich geschulte ExpertInnen (WaldtherapeutInnen, Wald-GesundheitsberaterInnen) als gesundheitsfördernden und heilsamen Erfahrungsraum zu nutzen. Die vielfältigen, positiven Einflussmöglichkeiten, die der Wald und das Walderleben im Sinne der *Salutogenese* für den ‚Menschen als Ganzen' in seinen körperlichen, emotionalen, kognitiven und sozialen Dimensionen bietet, sollen die Gesundheit kräftigen und Genesungsprozesse fördern. **Waldtherapie** kommt aber auch bei der Heilbehandlung von *Pathogenem*, von psychischen und psychosomatischen Störungen durch anerkannte Heilberufe (Ärztinnen, approbierte PsychotherapeutInnen, ErgotherapeutInnen, HeilpraktikerInnen) zum Einsatz in individualtherapeutischen, gruppen- und familientherapeutischen Formaten. Ihre Methoden und Techniken können als wichtige Komponenten einer *‚Waldmedizin'*, ‚Ökopsychosomatik' und *‚klinischen Ökologie'* im Kontext komplexer Therapieprogramme mit *‚multimodalen Bündeln'* von therapeutischen Maßnahmen verwendet werden, wie sie in moderne Ansätze der Psychiatrie und Suchttherapie, der Integrativen Therapie, Soziotherapie und Rehabilitation Eingang gefunden haben. – Der **Wald** als hochdifferenziertes Ökosystem bedarf jedoch selbst des achtsamen, ökophilen Umgangs im Sinne des für die Naturtherapien maßgeblichen ‚**erweiterten Ökologischen Imperativs**': „Trage Sorge, der Natur nicht zu schaden!" Dafür sensibilisiert Waldtherapie. Sie vermittelt in ihrer Praxis Sorgfalt der Natur gegenüber als *„caring for nature, eco-care"* und eine besonnene Achtsamkeit gegenüber anderen Lebewesen – eine „Ökosophie" –, sowie eine **Liebe für das Lebendige**, eine Liebe zum Wald – eine „Ökophilie" als *„caring for life, caring for people."* Das schließt auch eine achtsame Selbstsorge ein (*self caring*), denn der Mensch ist Teil der Natur« (*Petzold* 2015p).

Das kommt auch in dem Text zum Ausdruck, mit dem die „Deutsche Gesellschaft für Naturtherapie, Waldtherapie/Waldmedizin und Green Care e. V." folgende Umschreibung der „Waldtherapie" gibt:

»**Waldtherapie** ist eine Methode innerhalb der ‚Neuen Naturtherapien' und der ‚Green Care Bewegung', die auf dem Boden der Waldmedizin (Forest Medicine), der Umweltpsychologie, der Ökologie, der Gesundheitswissenschaften und Ansätzen der erlebnisaktivierenden Psychotherapie steht und durch empirische Forschung begründet wird. Waldtherapie nutzt unter Anleitung und Begleitung fachlich ausgebildeter „ExpertInnen für Waldtherapie und/oder Wald-Gesundheitsberatung“ in Einzel- und Gruppensettings die heilsam wirkenden Kräfte der Ökotope von Wäldern, ihre besonderen ‚Atmosphären‘ und ihre (mikro)-ökologischen Möglichkeiten (dichter Tann, Lichtungen, Waldränder, Quellgründe, Waldboden, Pflanzenwelt usw.). Sie will damit durch *salutogenetisch* und *präventiv* ausgerichtete Maßnahmen[2] und Gesundheitsberatung Gesundheit, Wohlbefinden und Naturbezug von Menschen fördern, aber auch durch heilkundlich ausgewiesene WaldtherapeutInnen bei psychischen und psychosomatischen Störungen Heilungsprozesse durch ‚ökopsychosomatisch‘[3] wirkende Methoden unterstützen. Waldtherapie setzt dabei auf die Erkenntnisse der **Waldmedizin**, wonach die natürlichen Düfte, Aromen und multisensorischen Stimulierungen des Waldes auf *physiologischer* Ebene eine Stärkung des Immunsystems[4] bewirken, den Abbau von physischem Stress erzielen und durch die körperlichen Aktivitäten im Wald Gesundheitsförderung und Konditionsaufbau erreichen (green exercises, green power training[5]). Auf der *psychophysiologischen* Ebene will sie durch *sensorisch-perzeptuelle* Aktivierung, das Ansprechen aller Sinne, Stressreduktion erreichen und gesundheitsfördernd Entspannung und Vitalisierung aufzubauen helfen. Auf der *psychologischen* Ebene will Waldtherapie kognitive, emotionale, motivationale Anregungen ermöglichen – z. B. Frischeerleben[6] –, aber auch beruhigend wirken – z. B. Trost, seelische Ausgeglichenheit und Beglückung durch Naturerleben vermitteln. Auf der *sozialen* Ebene fördert sie Kommunikation, Kooperation, Gemeinsinn und Naturverbundenheit. In der Arbeit mit PatientInnen wird über die unspezifischen Heilwirkungen und Präventionseffekte des Wald- und Naturerlebens im Sinne einer *„klinischen Ökologie“* hinausgegangen und es werden spezifische *psychotherapeutische, leibtherapeutische, soziotherapeutische* und ökopsychosomatische Therapieeffekte angestrebt, bei denen das **‚waldtherapeutische Funktionsdreieck‘** synergetisch zusammenwirkt:

PatientIn/KlientIn <> TherapeutIn/BeraterIn <> Wald/Natur

In der ‚therapeutischen und beraterischen Beziehung‘ von TherapeutIn und PatientIn, BeraterIn und KlientIn, der große Bedeutung zukommt[7], kann die ***in beiden* *‚aktualisierte Waldbeziehung‘*** (Naturliebe, Waldeslust, Waldfriede, Waldesruh) als gemeinsam erlebte Naturverbundenheit heilsam zum Tragen kommen. Wichtig ist, dass durch waldtherapeutische Maßnahmen das Ökosystem des Waldes nicht belastet wird, sondern im Sinne eines „erweiterten ökologischen Imperativs“[8] – „Verhindere Schaden für die Natur, pflege sie!“ – wird Sorgsamkeit für den Wald und ein achtsamer Umgang mit der Natur vermittelt. Mit den kostengünstigen, gesundheitsfördernden Maßnahmen der Waldtherapie können Überlastung, Burnout,

2 *Linden, Weig* 2009; *Petzold, Moser, Orth* 2012 und dieses Buch.

3 Siehe *Petzold, Hömberg* 2017; Hömberg, Petzold 2017.

4 *Li* 2010 und *Li,* dieses Buch.

5 Vgl. https://en.wikipedia.org/wiki/Green_exercise#Examples; *MacKay, Neill* 2010; *Pretty, Peacock, Sellens, Griffin* 2005.

6 *Petzold* 2010b.

7 *Petzold* 2012c.

8 Siehe *Petzold, Orth-Petzold, Orth* 2013.

Depressionen, Angststörungen, psychosomatische Beschwerden positiv beeinflusst und in ein ‚Bündel von Maßnahmen'[9] einbezogen werden, wie es zur Behandlung von komplexen und chronifizierten psychischen und psychosomatischen Störungen in Klinik und Praxis erforderlich ist. Gemeinschaftliches Walderleben in der Gruppe fördert soziale Kompetenz, den emotionalen Austausch und wechselseitige Empathie. Waldtherapie kann als naturtherapeutisches Angebot im Rahmen von klinischen Einrichtungen oder in psychotherapeutischen, soziotherapeutischen, krankengymnastischen und ergotherapeutischen Programmen und Praxen zum Einsatz kommen« (*Ellerbrock, Petzold* 2016).[10]

Ein solches komplexes Verständnis moderner Waldtherapie muss sich auch im Bild niederschlagen, das für das Selbstverständnis einer professionellen Anwendung der Waldtherapie zugrunde gelegt werden muss. Die Beschreibung der Methode durch die „Deutsche Gesellschaft für Naturtherapie, Waldtherapie/ Waldmedizin und Green Care e. V."[11] folgt dieser Definition:

»**WaldtherapeutInnen** sind naturverbundene, lebensbejahende, für das Leben, die Natur (den Wald, Landschaften, Tiere usw.) und die Mitmenschen engagierte ExpertInnen, die den Wald, positiv-empathische Zwischenmenschlichkeit und psychologisches, biologisches und ökologisches Fachwissen sowie ihre *waldtherapeutische*, ökopsychosomatische und *erlebnispädagogische* Schulung nutzen, um Menschen bei der Ausbildung und Realisierung eines *„gesundheitsbewussten, bewegungsaktiven, resilienzfördernden Lebensstils"* zu unterstützen (ökosalutogene Orientierung). Sie leisten einen Beitrag zu einem vitalen Lebensgefühl und zur Prophylaxe von „Zivilisationskrankheiten" (*diseases of affluence, lifstyle diseases*). Weiterhin wollen sie auf dem Boden psychologischen und naturtherapeutischen Fachwissens über Gesundheit, Krankheit, psychologische Entwicklungs- und Wahrnehmungsprozesse usw. dazu beitragen, Konflikte, Belastungen, Probleme der Lebensführung zu beraten und ihre Bewältigung zu unterstützen (ökopragmatische Orientierung). Bei psychotherapeutischen Behandlungen von psychischen bzw. psychosomatischen Störungen mit Krankheitswert durch Heilkundeberechtigte und im Rahmen klinischer Einrichtungen und Programme können WaldtherapeutInnen im indizierten „Bündel therapeutischer Maßnahmen" wichtige flankierende Beiträge leisten, indem sie mit Bezug auf biologische, ökologische und waldmedizinische Wissensstände und Methoden (Forest bathing, Forest Breathing, Green Meditation, therapeutischer Waldlauf/Green Running etc.) die Behandlungsziele unterstützen (ökopsychosomatische Orientierung). WaldtherapeutInnen tragen durch Erschließen waldästhetischer Erfahrungen und kulturgeschichtlicher Zusammenhänge,

---

9 *Petzold* 2013g.

10 Definition: „Deutsche Gesellschaft für Naturtherapie, Waldtherapie/Waldmedizin und Green Care e. V." https://www.eag-fpi.com/deutsche-gesellschaft-fuer-naturtherapie-waldmedizin-und-green-care-dgn/ unter Bezug auf Petzold (2015p) Grüne Texte 9/2015 http://www.fpi-publikation.de/artikel/gruene-texte/2.html

11 https://www.eag-fpi.com/deutsche-gesellschaft-fuer-naturtherapie-waldmedizin-und-green-care-dgn/

durch Aktivitäten der *„wood resp. forest arts"* und durch Sinngespräche usw. zur Förderung einer Ökophilie, einer Liebe zur Natur und zu einer persönlichen „Lebenskunst" bei (ökosophische und ***naturästhetische*** Orientierung). Ein wichtiges Ziel ist überdies die Sensibilisierung für ökologische Fragen und die menschenverursachten Probleme der Natur, besonders von Wald und Gewässern, um zum **Engagement** für die globale Ökologie, die regionale Umwelt und für den bedrohten oder beschädigten Wald zu ermutigen und damit aktiv Beiträge zu Kulturarbeit und Naturschutz zu leisten (ökopolit***ische*** Orientierung)« (*Petzold* 2015p).

2.4 Wasser- und Klimatherapie, Green Meditation (IGM)

Es gibt noch eine Reihe von naturtherapeutischen Methoden, die z. T. schon eine lange Tradition haben und die hier nur kurz erwähnt werden sollen. Die Erfahrung, dass es heilsame Quellen gibt, hat schon in der Antike zu einem „Badetourismus" geführt (*Heyll* 2006). Höhenluft und Seeluft sind für so manche Beschwerden lindernd und heilsam, so dass Luft- und Seekurorte entstanden sind. Das wurde zu einem naturheilkundlichen Fachgebiet, der „Klimatherapie" bzw. „Climatotherapy" (*Hodak* et al. 2003) und der „Thalassotherapie", die die Kräfte der „healing see" nutzt (*Charlier, Chaineux* 2009; *Hobert* 2003; *Schuh* 2004). Diese Ansätze sind in der Regel auf die Naturheilkunde zentriert (*Jütte* 1996; *Kraft, Stage* 2009). Es gibt auch integrativ orientierte Modelle (*Dobos* et al. 2006), die aber psychotherapeutische Aspekte kaum einbeziehen. Im Sinne der Integrativen Therapie wird das Landschaftselement „Wasser" (Gewässer, Seen, Meer u. a.) von *Christa Grube-Korth* (2018) und anderen KollegInnen an der EAG in Therapien einbezogen. Hier sind weitere Entwicklungen im Gange.

Eine besondere Form naturtherapeutischer und agogischer Arbeit haben wir mit dem integrativen *WEG* der **„Green Meditation"** IGM entwickelt, die als Meditationsweg und als Format der Naturtherapie (*Petzold* 2011m, 2014h, 2015b; *Sieper, Petzold* 1975) eingesetzt werden kann. Hintergrund ist langjährige eigene Meditationspraxis (*Petzold* 1981e; *Orth* 1993) sowohl in der Zen-Tradition als auch im daoistischen *WEG* sowie in der ostkirchlichen hesychastischen Tradition, verbunden mit nunmehr über sechzig Jahren Budo-Praxis (*Petzold, Bloom, Moget* 2004). Naturmeditation spielt in all diesen Traditionen eine große Rolle. Die Gedichte des *Han-Shan*, des Alten vom kalten Berg im Tiantai-Gebirge im Südosten Chinas (Hanshan, übers. *Schumacher* 2001), sind dafür ein beeindruckendes Beispiel. *Green Meditation* ist eine Form „säkularer Mystik" (*Petzold* 1981e). In der **IGM** – und letztlich in den meisten Formen der Meditation – ist der Ausgangspunkt der eigene **„Leib"**. Er ist Grundlage und der Anfang – und mit dem Blick auf den eigenen Tod ist er auch das Ende jeder meditativen Praxis. Der lebendige Körper mit seinem *neuroplastischen* Gehirn, Basis des Leib-Subjektes, der mit seiner über die „Lebensspanne" ausgebildeten Personalität (*Petzold* 1999b, 2012q; *Sieper* 2007b) in die Welt eingebettet ist, wird Ort der Übung, möglichst an „Grünen Orten der Natur" oder mit

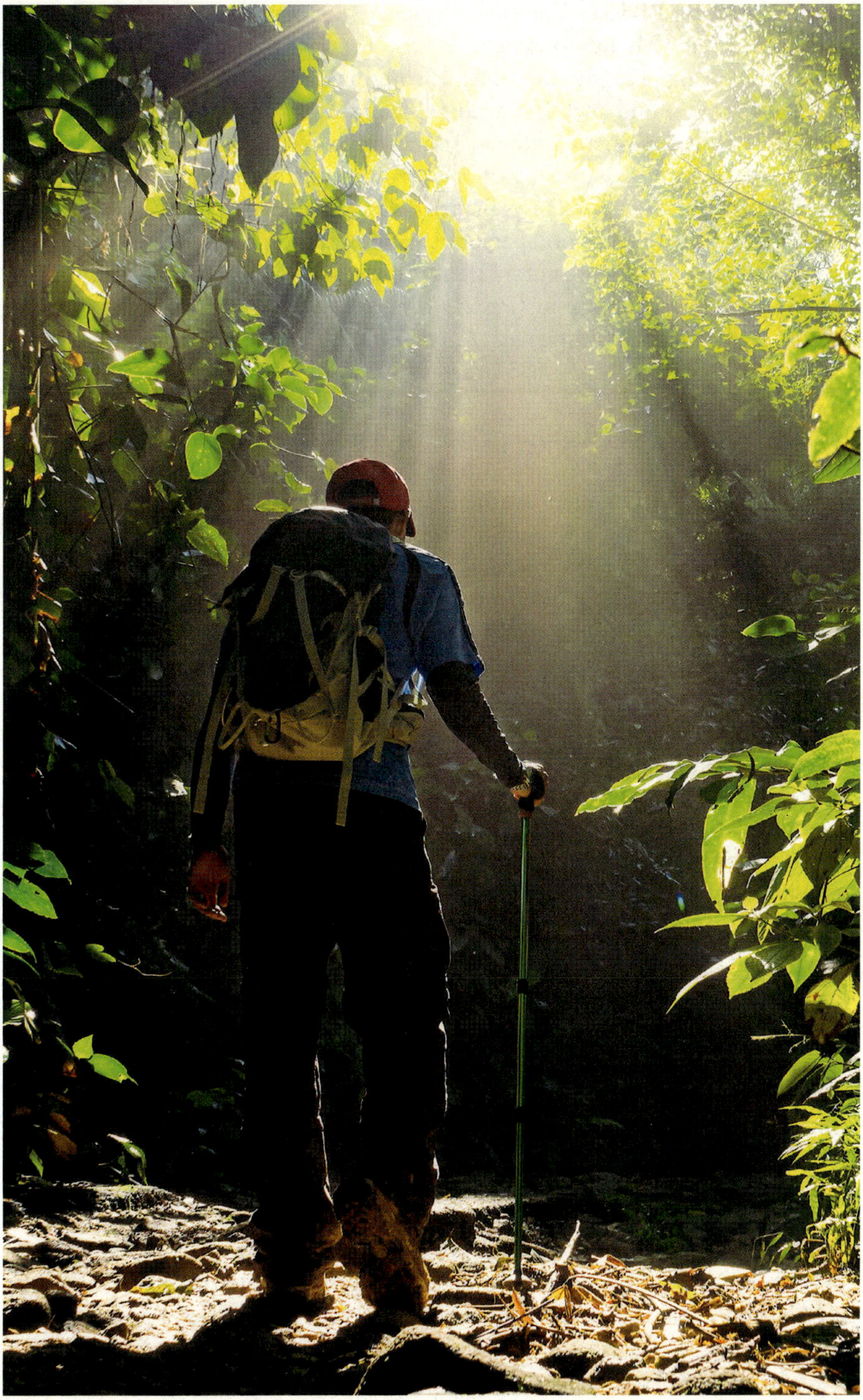

Immer den WEG unter den Füßen – mutig ausschreitend – innehalten – rasten –
und wieder weitergehen – semper in via … … that's life!

imaginären Grün-Bildern. Gut eingeübt jeden Tag oder nach Bedarf praktiziert man auf der ersten Meditationsebene der „**Besinnung**" (1) und der zweiten Ebene der „**Betrachtung**" (2), die mit einer leichten „meditativen Trance" verbunden sind. Sie schnell – und auch in unruhigen Kontexten – zu erreichen, ist wichtig. Die dritte Ebene der **Versunkenheit** (3) stellt sich ein oder muss spezifisch erarbeitet werden. In der Praxis entwickelt der Meditierende eine „**komplexe Achtsamkeit**" (*Petzold, Moser, Orth*, dieses Buch), die Entspannung, Entstressung bewirkt, Gelassenheit, innere Ruhe und persönliche Souveränität fördert. Damit ist dieser naturtherapeutische Ansatz gut in Therapieprozessen als zusätzliche Möglichkeit der Stabilisierung einzusetzen (*Petzold*, dieses Buch S. 914ff.), ähnlich wie das auch im Achtsamkeitstraining nach *Kabat-Zinn* (2013) geschieht.

3. Die „Neuen Naturtherapien" in Kooperation mit Psychotherapie

Die „Neuen Naturtherapien" werden zunehmend und in breiter Weise in der Gesundheitsförderung, Prävention und zur Verbesserung der Lebensqualität (*Fleury-Bahi* et al. 2017) eingesetzt und dabei sind unterschiedliche Berufsgruppen beteiligt – GesundheitspädagogInnen, FörsterInnen, Gartenbaufachleute, LandschaftsarchitektInnen, Gesundheits- und LebensberaterInnen, SozialpädagogInnen, SportpädagogInnen oder -therapeutInnen usw. Hier eröffnet sich ein weites Feld, wie die Entwicklungen in Japan, Korea, in den USA, der ehemaligen Sowjetunion, Kanada, Neuseeland etc. zeigen. Naturtherapeutische Arbeitsgruppen etablieren sich international[12] . Diese Entwicklungen sind auch nach Europa gekommen. Sie stehen zwar vielfach noch in den Anfängen, aber sie sind nicht mehr zu übersehen.

In der klinischen Anwendung sieht die Situation anders aus. Hier sind die Strukturen von den jeweiligen Gesundheitssystemen und Heilkundegesetzen bestimmt. Es sind ErgotherapeutInnen, KrankengymnastInnen, Pflegekräfte, die „**weißen Berufsgruppen**", wie es in der Szene heißt, die naturtherapeutisch im Rahmen ihrer Professionen tätig werden, und neuerdings auch ausgebildete „NaturtherapeutInnen", die im Rahmen von Kliniken Anstellungen finden und dabei durchaus den „**grünen Berufsgruppen**" angehören (GärtnerInnen, Landwirte, FörsterInnen usw.) und auf ärztliche Anweisung im Rahmen der Behandlungsprogramme tätig werden. Es werden aber auch PsychologInnen, ÄrztInnen, psychologische und ärztliche PsychotherapeutInnen, HeilpraktikerInnen, PsychiaterInnen im Rahmen ihrer Institutionen und ihrer freien Praxen selbst naturtherapeutische Methoden einsetzen und vielleicht auch mit NaturtherapeutInnen zusammenarbeiten. Das wird dazu führen, dass sowohl von Seiten der NaturtherapeutInnen in den verschiedenen Orientierungen als auch in den Gesundheitsberufen, besonders aber auch von Seiten der Psychotherapie

12 http://www.infom.org/forestmedicinebase/

Überlegungen angestellt werden müssen, wie Kooperationen und Einsatzmöglichkeiten aussehen könnten. Im Rahmen von Fachkrankenhäusern (etwa im Suchtbereich), in psychiatrischen und psychosomatischen Kliniken sind die Einsatzmöglichkeiten gut einzuplanen. Bei der „Gartentherapie" gestaltet sich das offenbar immer wieder in nützlicher Weise, wenn etwa Therapiegärten neu angelegt werden oder das von Gärtnern betreute Klinikgelände wieder für gartentherapeutische Aufgaben genutzt werden kann. Das alles sind Fragen von Organisation, Stellenplänen, Akzeptanz von neuen Möglichkeiten, die in den Institutionen als sinnvoll und nützlich erkannt werden. Die alten Vorstellungen von „Arbeits- und Beschäftigungstherapie" bieten da zuweilen ein Vorverständnis, stehen aber oft noch hinderlich im Raum. Für die Gartentherapie muss Gartengelände zur Verfügung stehen, für Waldtherapie müssen natürlich Wald oder Parkanlagen erreichbar sein. Und das kann Hindernisse aufwerfen.

Wird die Naturtherapie in die Psychotherapie integriert, dann ergeben sich weiter greifende Fragestellungen. Was sollen etwa Wald-, Garten-, Landschafts- oder tiergestützte Therapie für die Psychotherapie bringen? Es soll hier nicht die – durchaus wichtige – Frage der Abrechenbarkeit durch die Kassen und Versicherungen aufgegriffen werden. Die niedergelassenen VerhaltenstherapeutInnen hätten schon gewisse Möglichkeiten beim Assertiveness-Training, der Konfrontationspraxis in vivo etc. Man muss diese Frage grundsätzlicher angehen, weil es um Fundamentales geht, das hier nur knapp angesprochen werden kann, und eine andere, größere Arbeit erforderlich machen würde. Einige Positionen sollen in einem kleinen Exkurs vorgetragen werden.

3.1 Die Psychotherapie kommt an ihre Grenzen

Man kann mit Blick auf die Forschung durchaus die Position vertreten, dass die traditionelle Psychotherapie seit längerem an ihre Grenzen kommt. Der Seniorautor hat sich verschiedentlich zur „Zukunft der Psychotherapie" bzw. der „Psychotherapie der Zukunft" äußern dürfen, eingeladen auf Kongressen oder von Zeitschriften (*Petzold* 1995h, 1999p, 2012d). Dabei war das Plädoyer für *multimodale, methodenübergreifende* bzw. *integrative* Modelle immer ein wichtiges Moment in seinen Statements. Inzwischen sind solche neuen Modelle aufgekommen und neue Formen der Behandlung werden entwickelt. Die Traumatherapie, die „neurobiologische Wende" (so man denn von einer solchen auf der Ebene breiterer Praxis schon sprechen sollte, vgl. *Grawe* 2004; *Petzold, van Beek, van der Hoek* 1994; *Schiepek* 2011) und die empirische Therapieforschung haben bedeutsame Beiträge geleistet, so dass man heute sagen kann: Psychotherapie hat bei vielen Störungen eine gute, evidenzbasierte Wirksamkeit, zumindest bei PatientInnen aus Mittelschichtspopulationen mit halbwegs integrierter Lebenssituation und bei leichten bis mittelschweren Störungen – bei schweren und chronifizierten Störungen indes ist die Bilanz nicht so gut. Auch die Erklärungsmodelle zur Pathogenese und Behandlungsmethodik haben in bestimmten Bereichen des psychotherapeutischen Feldes eine zuvor nicht dagewesene Elaboration erreicht, wobei die Absicherung durch Longitudinalforschung noch nicht befriedigend ist und man auch nicht sagen kann, dass dieser Stand schon bei der Breite der tätigen Praktiker Eingang gefunden und zur Veränderung von Behandlungspraxis geführt hat. Die schon länger im Feld tätigen KollegInnen arbeiten in einem Stil, der sich durch die Erfahrung mit ihren PatientInnen entwickelt hat in einer mehr oder weniger eklektischen Weise mit einem Verfahren, das den Namen tragen könnte: „Alles was ich weiß und kann". Man kommt zumindest in Teilbereichen der Psychotherapie allmählich auch von monomethodischem, engem Schulendenken weg und sucht methodenübergreifende bzw. methodenplurale und integrative *WEGE* der Behandlung (*Egger* 2015; *Herpertz, Caspar, Lieb* 2017). Einen solchen *WEG* haben wir im Integrativen Ansatz seit Mitte der 1960er Jahre beschritten und hier Pionierarbeit geleistet (*Zundel* 1987; *Geuter* 2008). Was also in der modernen Psychotherapie im Argen liegt, sind die schweren und chronifizierten Störungen und die Behandlung von Menschen aus „benachteiligten Schichten" („Unterschicht") und in schlechten Lebenslagen, nicht zu reden von den „*hard to reach people*" (*Brackertz* 2007; *Szczygiel, Floren, Hüther, Petzold* 2015). Auch für die neuen Störungsbilder wie die „Internetbezogenen Störungen" bzw. „Social Media Disorder", auch als Mediensucht oder Game-Addiction bezeichnet – durchaus „komplexe Störungen" (*Feng* et al. 2017; *Petzold, Orth-Petzold,* dieses Buch) – haben die Mainstream- und Richtlinienverfahren bislang nur wenig anzubieten. Es gibt kaum evidenzbasierte Methodik und kaum Nachweise für erfolgreiche Behandlungen mit nachhaltiger Wirkung bei diesen Populationen (*Beushausen* 2014; *Dohery, Stott, Kinder* 2004; *Gahleitner* 2012). Naturkontakte sind für solche Familien durchaus ein Angebot, in das man investieren sollte, besonders was die Kinder in solchen Familien anbetrifft.

Was deutlich ist: **Multimodale** Ansätze haben bessere Wirksamkeiten als **monomethodische.** Zu den verschiedenen Listen von Heilfaktoren – ich habe einmal theorie- und forschungsgeleitet 14 zusammengestellt (*Petzold* 2012h), und man wird sicher noch weitere finden[13] – kann man einen sicher hinzufügen: **Multimethodik** oder **Multimodalität** (14 plus 3, *Petzold* 2016n/2018).

Man muss sich einfach einmal klarmachen: Über ein halbes Jahrhundert haben sich in der Psychotherapie – z. T. sogar im gleichen Paradigma – Glaubenskämpfe abgespielt: Kleinianer gegen Lacanianer, Freudianer gegen Adlerianer usw. usw. Theoretisch wurden immer neue Theologumena oder – wenn man so will – „Mytheme" (*Petzold, Orth, Sieper* 2014) in die Welt gesetzt: Ich-Psychologie, Selbst-Psychologie, Objekt-Beziehungstheorie, Intersubjektivisten, ohne dass eine dieser **Verbaltherapien** wirklich bessere Ergebnisse bei den

13 Mit einem anderen Faktoren-Verständnis wurden 35 Faktoren in der Literatur gefunden von *Grencavage, Norcross* (1990). Vgl. jetzt auch *Seiler* (2018).

Behandlungen hätte vorweisen können. Aber auch bei den „humanistischen Verfahren" kann weder die Gestalttherapie noch die Gesprächstherapie noch die Ego-State-Schule – letztlich alles **sprachzentrierte Ansätze** mit ein wenig Erlebnisaktivierung – irgendeine Überlegenheit in der Wirksamkeit geltend machen. Es wirken wohl, so nehmen die VertreterInnen *beziehungsorientierter und auf generalistische Wirkung von Therapie* setzenden Autoren an, überall die gleichen oder ähnliche **„unspezifische Wirkfaktoren"**, **„common factors"** wie eine positiv-empathische therapeutische Beziehung, Klärung, Entlastung, Ermutigung, Trost, Wertschätzung etc. (*Luborsky* et al. 2002). Was hat es deshalb für einen Sinn, immer „scheinbar neue" Annahmen und Theoreme über subtile „innere Prozesse" zu erfinden mit fragwürdiger Fundiertheit, deren Praxis keine besseren Ergebnisse bringt als all die anderen Verfahren, die mit anderen „Gedankenspielen" ansetzen?

Man kommt hier mitten in die unendlichen Diskussionen um das Dodo-Bird-Verdikt, dass alle Therapien in etwa gleich gut seien, und dass – so der Dodo-Vogel in *Lewis Carrolls* Geschichte „Alice's Adventures in Wonderland" – alle Läufer um den See den Lauf gewonnen haben: „Everybody has won, and all must have prizes" (Kapitel 3). *Saul Rosenzweig* (1936) hatte in einer ersten, berühmt gewordenen Veröffentlichung über „common factors in diverse methods of psychotherapy" dieses Bonmot zitiert. *Luborsky* (et al. 1975) und seine Gruppe hat es aufgenommen und seitdem wird gestritten: *„The dodo bird – again – and again"* (*Barlow* 2010). Da gibt es viele Studien, die die Annahme der „Generalisten" untermauern und noch mehr, die das in Frage stellen (*Wampold* 2001; *Wampold, Imel, Flückiger* 2017). Eine komplizierte Sache, weil hier viele Faktoren ins Spiel kommen wie Störungsspezifität, soziale Situation, Chronifizierung etc. Unstrittig ist, dass bei einigen Störungen, etwa bei den Angststörungen, die Kognitive Verhaltenstherapie (CBT) klar die besseren Ergebnisse bringt.[14] Man kann das aber nicht auf alle Störungen generalisieren und muss dabei Schwere der Störung, Grad der Chronifizierung, Lebenslage, Gender, ja Familienstand mit in den Blick nehmen – so die Studienlage, wie etwa die sehr detaillierte Metanalyse von *Ellen Driessen* und *Steven Hollon* (2010) zeigt. Bei leichteren und mittleren depressiven Störungen und dort in einer akuten Phase hat CBT mittlere Wirkung. Sie ist Medikationen leicht überlegen, wirkt in Kombination mit Medikation etwas besser, scheint Rückfallhäufigkeit zu vermindern und scheint auch von der Befundlage her anderen Therapieformen, für die allerdings auch nicht so viele Studien vorliegen (!!!), überlegen zu sein. Bei majoren Depressionen aber ist die Wirkung weniger gut bis gering, wobei die Erfahrenheit der behandelnden TherapeutInnen offenbar eine wichtige Rolle spielt – und hier kommen eben auch Qualitäten der generalistischen Sicht von Therapie zum Tragen. Die von *Driessen/Hollon* untersuchten Studien weisen

14 Um nur einige von vielen Metaanalysen aufzuführen: *Hofmann, Smits* 2008; *Norton, Price* 2007; *Otte* 2011.

auch bei den störungsspezifischen Behandlungen aus, dass der TherapeutInnen-Variable und der Beziehungsgestaltung Bedeutung zukommt. Sie stellen aber auch fest: „Little research has focused on age, gender, education and other demographic predictors of response to CBT for depression" (*Driessen, Hollon* 2010). Man muss Störungsspezifität und generelle Wirkungen indes nicht polarisieren, wenn man sich klarmacht, dass auch die störungsspezifischen „Ausreißer" wie die CBT meist nur **„mittlere Effektstärken"** bringen: „CBT generated an effect size of 0.51, which indicates a medium effect. That is a much larger effect compared to supportive therapy and other treatments." (ibid.).

Die voranstehenden Ausführungen – und sie sind einfach als Beispiel gedacht – zeigen, wie viel wir über differentielle Psychotherapiewirkungen *noch nicht* wissen und dass es sich hauptsächlich um Daten aus dominant verbalen Therapien aus dyadischen Settings („Einzeltherapien") handelt. Was wir über die Möglichkeiten und Notwendigkeiten von Veränderungen durch Psychotherapie wissen ist zudem störungsspezifisch, hier wurde der Bereich von *major depressions* angesprochen. Für die meisten Störungen könnte man solche Übersichten mehr oder weniger genau machen, je nach Datenlage, und man wird dabei wiederum viele „weiße Flecken" entdecken was Altersgruppen, Geschlecht, soziale Schichten, ethnische Zugehörigkeiten anbelangt. Man wird weiterhin dabei zahlreiche höchst verschiedene Psychotherapietheoreme zur Erklärung von Gesundheit/Salutogenese und zum Entstehen von Krankheit/Pathogenese finden. Die meisten gedanklichen Hintergrundkonstrukte sind, so wird man feststellen, **mittelschichtsbezogen** und an relativ gut organisierten PatientInnen orientiert. Und die therapeutischen Ansätze und Methoden, die man entwickelt hat, sind gleichfalls an diesen Modellpopulationen ausgerichtet. Was aber ist mit Menschen aus **benachteiligten** Schichten? Sind die Erklärungsmodelle auch für sie gültig und sind die Therapiemodelle und Methoden, die man entwickelt hat, auch für sie geeignet? – Meistens verlangen die Behandlungsformate ein gutes Introspektions- und Verbalisationsvermögen. Können Menschen aus benachteiligten Sozialisationsfeldern mit einer defizienten Sprachsozialisation – *Basil Bernstein* hatte vom „restringierten Sprachcode" gesprochen – überhaupt Gedankenspiele, wie sie etwa die Ego-State-Therapy verlangt (*Watkins* 1997), mitvollziehen und für sich nutzen?

Man kommt bei diesem Thema natürlich unweigerlich in die „Wer hat Recht?"- bzw. „Wer ist besser?"-Debatten. Wer hat gute Therapien für wen oder welche Therapien wirken überhaupt, und man gerät damit immer wieder in den nicht endenden Streit um das „Dodo-Bird-Verdikt" (Alle haben gewonnen und einen Preis verdient). Heute wissen wir mit Blick auf die Psychotherapieforschung: Bei den störungsspezifischen Behandlungen gibt es bei den Angst- und Zwangsstörungen für die VT etwas bessere Ergebnisse als bei den introspektionsorientierten, tiefenpsychologischen und humanistischen Verfahren. Und deshalb muss man im Sinne der PatientInnengerechtigkeit und -sicherheit (*Märtens, Petzold* 2002) abwägen, was man anwenden will und wie man Wirkungen eventuell noch verbessern kann. Verbesserungen sind nämlich notwendig, weil man große PatientInnenpopulationen nicht erreicht, denn bei schweren Formen der Störungen sind die Ergebnisse oft nicht gut. Die Rückfallquoten bei längeren Katamnesen sind häufig zu hoch.

Seit vielen Jahren liegen die Wirkungen der meisten Verfahren sehr eng beieinander. Selbst in der Traumatherapie können die Ansätze, die hohe Wirksamkeitsansprüche für sich reklamieren, wie das EMDR, gegenüber den vielen anderen Methoden der Traumabehandlung, ja sogar gegenüber nicht-störungsspezifischen Behandlungsmethoden in der Traumatherapie, nicht zeigen, dass sie *substantiell* besser wirken. Wir wissen, dass Selbsthilfegruppen und Laientherapeuten gegenüber professionellen Therapien nicht unbedingt abfallen. Und man kann sogar sagen, blickt man in die Traumaregionen der Welt, auf Kriege, Hungersnöte, Naturkatastrophen wie Erdbeben und Tsunamis, dass 99% der Schwersttraumatisierten ohne Traumatherapie auskommen und mit *traditional healing* und zwischenmenschlicher Hilfeleistung in ihren Sozialstrukturen zurechtkommen müssen und zurechtkommen.

Solche Perspektiven, wie die voranstehend ausgebreiteten, mindern nicht die guten Leistungen der Psychotherapie in den hochentwickelten Ländern, aber sie relativieren doch die Überlegenheitsansprüche bestimmter Richtungen und Schulen und sie werfen Fragen auf, ob diese Methoden denn auch wirklich in anderen Kulturräumen und anderen Schichten als denen, für die sie entwickelt wurden, wirksam werden. Nimmt man dann die Wirksamkeitseinschätzung aus der Psychotherapieforschung in den Blick, etwa die Angaben von *Lambert* (2013; *Asay, Lambert* 1999), dann muss man schon nachdenklich werden.

1-15% der Wirksamkeit werden da der **Therapiemethode** zugeschrieben, es gibt also gute und weniger gute Methoden. **1-15%** sind Placeboeffekte. **1-30%** der Wirksamkeit liegt bei der **„therapeutischen Beziehung"** (Welcher? Der abstinenten, der warmherzigen, der nondirektiven, direktiven, der konfrontierenden? Hier gibt es viele offene Fragen). Und wiederum, es gibt gute und weniger gute und offenbar auch schlecht wirkende Beziehungen und auch TherapeutInnen. **1-40%** der Wirkung liegen bei *extratherapeutischen* Einflüssen (Lebensereignisse, Patienteneigenschaften, Lebenslage, Lebensführung etc.).

Man kann diese Zahlen durchaus kritisch diskutieren, zumal mit Blick auf Einzelfälle, aber sie treffen wohl *grosso modo* die Situation der durchweg **sprachzentrierten** Therapieverfahren. Aus dem Bereich der Körpertherapien liegen noch zu wenig zuverlässige Studien vor, die belastbare Aussagen zulassen. Hier herrscht großer Forschungsbedarf. Und der liegt natürlich auch für die „Neuen Naturtherapien" vor. Die Zahl guter Studien ist noch sehr begrenzt (*Beetz*, dieses Buch; *Haubenhofer*, dieses Buch). Das hat wesentlich auch damit zu tun, dass die Naturtherapien noch nicht breit genug an den Universitäten verankert sind bzw. bei nicht-klinisch ausgerichteten Fächern der „life sciences" angebunden sind. Für die Kreativtherapien gilt das ja ähnlich. Daraus wird bei den dominierenden Psychotherapierichtungen oft das Argument: nicht hinreichend untersucht, also nicht brauchbar. Im Feld der Psychotherapie selbst liegt die Situation ähnlich. Kleinere Verfahren oder neue Ansätze haben strukturell keine Möglichkeiten mehr in eine Situation zu kommen, dass sie an den Hochschulen untersucht werden und die geforderte Zahl an Studien erbringen können. Gerade in Deutschland ist die Situation durch die Hegemonialstrukturen bestimmter Verfahren in den Anerkennungsprozeduren höchst problematisch, wie man an der unlängst erfolgten Ablehnung der „Humanistischen Psychotherapieverfahren" nach Jahrzehnten (etwa bei der wissenschaftlichen Gesprächstherapie nach *Rogers*) durch den „Wissenschaftlichen Beirat" ersehen kann. Er ist nur von Gutachtern der anerkannten „Richtlinienverfahren" besetzt und kommt dann zu Entscheidungen, die z. T. sehr kritisch gesehen werden[15] und wie sie in anderen europäischen Ländern und international so nicht gefällt worden sind, wo man die humanistischen Verfahren durchaus positiv bewertet (*Wampold* 2007). Die Naturtherapien stehen nicht in einem Konkurrenzfeld mit den Psychotherapieverfahren, sondern bieten für sie sehr nützliche ergänzende Möglichkeiten. Deshalb müssen Brücken geschlagen und Dialoge/Polyloge gesucht werden.

3.2 Naturtherapien als wichtige Ergänzung im „Bündel" therapeutischer Maßnahmen

Blickt man auf die Entwicklungen der letzten beiden Dezennien, dann sieht es nicht so aus, als ob die „Twenty-first century psychotherapies: Contemporary approaches to theory and practice" (*Lebow* 2008) einen wirklichen Durchbruch auf der Ebene der Methodenwirksamkeit erreicht hätten. Es dominieren mittelschichtsorientierte, dyadische, „*language ridden approaches*". Viel wird da auch in Zukunft nicht zu erwarten sein. Und empathischer als empathisch zu sein, ist wohl auch nicht möglich, so dass der Faktor der „therapeutischen Beziehung" gleichfalls nicht zu steigern sein wird. Es bleiben also die **40%** PatientInnenvariablen, das Extratherapeutische, die Lebenslage und der Lebensstil als ein Bereich, wo man ansetzen könnte, um die Effizienz von Therapien zu verbessern. Dabei muss man sich aber klarmachen, dass hier eines der größten Probleme für *nachhaltig* effiziente Psychotherapien darin liegt, einen süchtigen Lebensstil zu verändern oder einen chronifizierten depressiven Lebensstil bei *major depressions* oder einen chaotisierten Lebensstil bei BPS-PatientInnen umzustellen. Rein verbale Therapien haben hier nur wenig Handwerkszeug. Die erforderlichen Kooperationen mit Soziotherapie

15 Vgl. beispielsweise: „In der Kritik: Gutachten zur Anerkennung der Humanistischen Psychotherapie, Psychotherapeutenkammer NRW", *PTK-Newsletter* 1/2018.

(*Sieper, Petzold* 2011) bzw. Formen „klinischer Sozialarbeit", die körperorientierte Interventionen einsetzen (*Szczyigiel* et al. 2015), ist noch schwach beforscht. Bislang fehlen belastbare Untersuchungen, obwohl jeder in der Praxis weiß: Ohne eine solche Kooperation geht gar nichts. Hier aber liegen auch die Möglichkeiten für die „**Neuen Naturtherapien**" –, denn die könnten von den modernen Ansätzen der Psychotherapie, besonders der Verhaltenstherapie in der „Dritten Welle" (*Heidenreich, Michalak* 2013) und innovativer psychiatrischer Therapie (*Braus* 2014), die ohnehin multimodal arbeiten, beigezogen werden, um in „**Maßnahme-Bündeln**" eingesetzt zu werden, die man gemeinsam mit den PatientInnen zusammenstellt (*Petzold, Sieper* 2008c; *Petzold* 2014h,i). In der **Integrativen Therapie** haben wir diese Einsatzmöglichkeiten stets integriert, denn unsere Position hat immer affirmiert, dass für komplexe Störungen und komplizierte Lebenslagen auch komplexe Behandlungsansätze notwendig sind:

- um ökopsychosomatische Effekte, wie sie etwa für die Waldtherapie nachgewiesen sind (*Li* 2014 und dieses Buch; *Petzold, Hömberg* 2017), einzubeziehen;
- um konditionelle Gesundheitseffekte (etwa durch Waldlauf, Green Power Training) zu nutzen (*Waibel, Petzold* 2009; *van der Mei, Petzold, Bosscher* 1997);
- um Lebensstilveränderungen realisieren zu können, wo bislang keine Interventionsmöglichkeiten vorhanden waren, nämlich einen bewegungsaktiven, naturbezogenen Lebensstil aufzubauen;
- um fehlende Sozialbeziehungen zu fördern, wie das in Naturtherapieprojekten gut möglich ist usw.

Wo Defizite und Belastungen schadensetzend zur Wirkung gekommen sind, müssen kompensatorische Maßnahmen und Brücken hin zur Gesundheit ermöglicht werden. In unserer naturtherapeutischen Praxis hat der „**Dritte Weg der Heilung und Förderung**" (*Petzold* 2012h) eine solche Brückenfunktion, bei der es um „alternative Erfahrungen", um „ressourcenorientierte Erlebnisaktivierung" geht. Seine Ziele sind, den Erlebens- und Ausdrucksspielraum der PatientInnen u. a. durch „multiple Stimulierung" zu erweitern (idem 1988f), das Ressourcenpotential zu vergrößern (idem 1997p), Ressourcennutzung zu verbessern usw. Allerdings ist dabei wesentlich, dass diese Maßnahmen über die therapeutische Situation hinaus verlängert werden durch die Umsetzung in den Alltag. Naturtherapeutische klinische Interventionen können nur nachhaltige Wirkung gewinnen, wenn sie zu einer Veränderung eines naturfernen und bewegungspassiven Lebensstils führen, wenn etwa eine Erfahrung von Gartentherapie während der Behandlung in der Klinik nach dem Aufenthalt zu Hause zur Arbeit im eigenen Garten oder zur Mitarbeit in einem Urban-Gardening-Projekt führt (*Petzold, Orth-Petzold, Orth* 2013) oder wenn die waldtherapeutischen Exkursionen im klinischen Rahmen auch in regelmäßigen Waldbesuchen

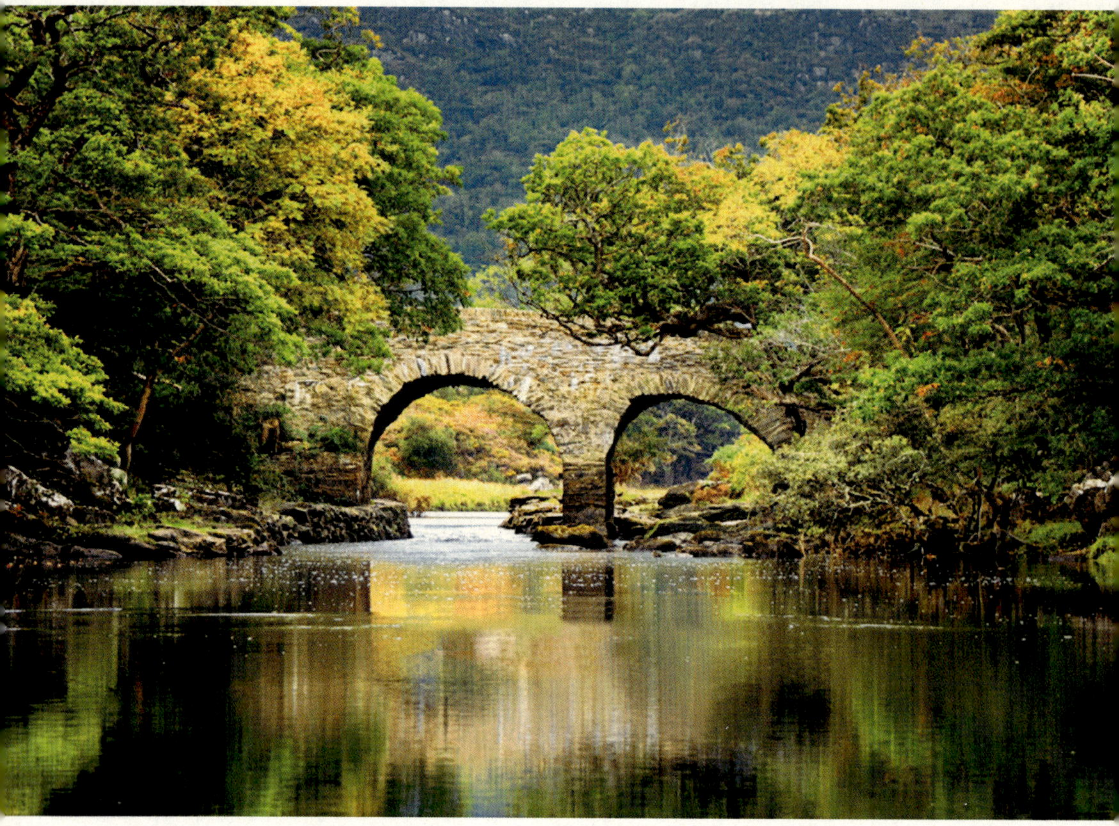

In der Natur, in der Therapie, im Leben ... was wäre ohne Brücken?

etwa mit einem Naturverein eine Fortschreibung finden und in den Lebensstil integriert werden.

4. Natura sanat – Entwicklungsperspektiven der „neuen Naturtherapien"

Die „**Neuen Naturtherapien**", das sollte deutlich geworden sein, verfügen über eine Fülle von Möglichkeiten, therapeutische Prozesse zu unterstützen und die Gesundheit von Menschen in salutogenetischer Ausrichtung zu fördern. Sie bieten den rein verbal orientierten Therapieformen Instrumente, die ihnen, wie in diesem Text ausgeführt, meist fehlen. Durch die „Neuen Naturtherapien" wie die Waldtherapie, die Wilderness Therapy, die Landscape Therapy (*Brunner* 2017; *Clinebell* 1996; *Ingegnoli* 2014) etc. wird die Chance geboten, eine Umstellung des Lebensstils zu fördern, denn nur das wird nachhaltig genug sein, um ggf. Wirkungen bis auf die epigenetische Ebene zu erzielen. Das alte Logion „*natura sanat, medicus curat*": die „Natur heilt, der Arzt kuriert" hat durch die „Neuen – alten – Naturtherapien" eine neue Bedeutsamkeit gewonnen. Naturtherapien tragen zur Lebensqualität von Menschen bei, weil erfrischende und beglückende Naturkontakte eine Bereicherung des Lebens, ein **Enrichment** bedeuten. Um zum Tragen zu kommen, ist eine nachhaltige Einflussnahme, wie regelmäßige Naturexkursionen, Waldwanderungen, ggf. auf einem waldtherapeutisch angelegten Pfad (*Brunner* 2017) in einem „Walking Forest Therapy Roads with a Doctor" erforderlich. Derartige spezielle Maßnahmen der Gesundheitsförderung werden in Japan vom „National Fund for Forest Greenery and Waters" unterstützt.[16] Das „**natura sanat**" braucht in der Anwendung Theorie und Praxis.

Naturtherapien erhalten zu ihrer theoretischen und praxeologischen Fundierung neben den schon erwähnten biowissenschaftlichen (ökologie- und forstwissenschaftlichen) Kenntnisständen wesentliche fachliche Inhalte aus der klinischen Psychologie und moderner (Psycho)Therapieforschung, aus aktuellen Entwicklungen klinischer Methodologien in der Waldmedizin und Naturheilkunde sowie aus den naturtherapeutisch orientierten Methodenentwicklungen im Feld der internationalen Naturtherapiebewegung. Auch aus dem Fundus der Integrativen Therapie (*Petzold* 2003a) kommen immer wieder nützliche Materialien und aus den Bereichen der vielfältigen naturtherapeutischen Bewegungen international. Hinzukommen muss für die „Neuen Naturtherapien" immer wieder auch der Bezug auf relevante Ergebnisse der **naturwissenschaftlichen** Forschung und der umwelt- und erlebnispädagogischen, kulturtheoretischen und sozialwissenschaftlichen Forschung und Praxeologie. Das ist unsere Position. **Natur-Erleben** und **Natur-Wissen** müssen zusammenwirken. Sie dürfen kein

---

16 Siehe http://www.infom.org/news/2015/03/walkingforesttherapyroads.html

Widerspruch sein oder in einen Antagonismus gebracht werden. Naturaufenthalte sind notwendig, um in der Stille und Bewegtheit von Feldern, Wäldern, Wiesen meditative Erfahrungen zu vertiefen, Übung der „Green Meditation" zu praktizieren (*Petzold* 2014h, 2015b, dieses Buch S. 897ff.) oder sich von heilsamen und aufbauenden, ästhetischen Erfahrungen – ein wichtiger Heilfaktor (idem 2016m) – berühren zu lassen. Und wenn man dazu die naturwissenschaftliche Wissensbasis – und auch die hat ihre Schönheit – beiziehen kann (MINT-Plus, *Petzold, Orth-Petzold,* dieses Buch), dann kommt es zu einem Zusammenwirken von scheinbar sehr Verschiedenem, zuweilen auch Widerstreitendem in einer „wunderbaren Harmonie" – so *Heraklit* (DK 22, B 18).

5. Literatur

Beiträge von Petzold sowie Petzold und MitautorInnen finden sich im Literaturgesamtverzeichnis am Ende des Bandes.

Annerl, F. (2006): Tiere erklären oder verstehen. Indizien für das Scheitern des Methodendualismus. In: e-Journal Philosophie der Psychologie. http://www.jp.philo.at/texte/AnnerlF2.pdf

Asay, T. P., Lambert, M. (1999): The Empirical Case for the Common Factors in Therapy: Quantitative Findings. In: *Hubble, M. A., Duncan, B. A., Miller, S. D.*: The Heart & Soul of Change. What Works in Therapy? Washington, DC: American Psychological Association.

Bachi, K. (2012): Equine-Facilitated Psychotherapy: The Gap between Practice and Knowledge. In: Society and Animals 20, 364-380.

Barlow, D. H. (2010): The dodo bird – again – and again. In: The Behavior Therapist 33, 15-16.

Baron-Cohen, S. (1991): Precursors to a theory of mind: Understanding attention in others. In: *Whiten, A.* (Hrsg.): Natural theories of mind: Evolution, development and simulation of everyday mindreading. Oxford: Basil Blackwell, 233-251.

Barton J., Pretty, J. (2010): What is the best dose of nature and green exercise for improving mental health? A multi-study analysis. In: Environmental Science and Technology 10, 3947-3955.

Beushausen, J. (2014): Hard to reach Klienten. (Sozial)Therapie 2. Klasse. Coburg: ZKS (Schriften zur psycho-sozialen Gesundheit). https://zks-verlag.de/hard-reach-klienten-sozial-therapie-2-klasse/

Birke, L. (2007): „Learning to Speak Horse": The Culture of „Natural Horsemanship". In: Society and Animals 15, 217-239.

Bowen, J. (2013): Bob, der Streuner: Die Katze, die mein Leben veränderte. Köln: Bastei Lübbe.

Brackertz, N. (2007): Who is hard to reach and why? In: ISR Working Paper, SISRQ/EL 06.07, 1-7. http://www.sisr.net/publications/0701brackertz.pdf

Brackertz, N., Zwart, I., Meredyth, D., Ralston, L. (2005): Community Consultation and the ‚Hard to Reach': Concepts and Practice in Victorian Local Government. Melbourne: Institute for Social Research, Swinburne University of Technology. http://www.sisr.net/cag/docs/HardtoReach_main.pdf

Braus, D. F. (2014): EinBlick ins Gehirn. Eine andere Einführung in die Psychiatrie. 3. Aufl. Stuttgart: Thieme.

Brunner, A. (2017): „Landschaftstherapie" – Integrative Reflexionen zu einem Umsetzungsprojekt in der „Niedersfelder Hochheide". In: Grüne Texte 1/2017. http://www.fpi-publikation.

de/images/stories/downloads/grueneTexte/brunner-landschaftstherapie-integrative-reflexionen-zu-einem-umsetzungsprojekt-gruene-texte-01-2017.pdf

Call, J., Tomasello, M. (2008): Does the chimpanzee have a theory of mind? 30 years later. In: Trends in Cognitive Science 12, 187-192.

Carruthers, P., Smith, P.K. (1996): Theories of theories of mind. Cambridge: Cambridge University Press.

Charlier R.H., Chaineux, M.-C.P. (2009): The Healing Sea: A Sustainable Coastal Ocean Resource: Thalassotherapy. In: Journal of Coastal Research 254, 838-856.

Clinebell, H.J. (1996): Ecotherapy: Healing ourselves, healing the earth. Philadelphia: Haworth Press.

Coccia, E. (2016): La Vie des Plantes. Paris: Rivages.

Coccia, E. (2018): Die Wurzeln der Welt: Eine Philosophie der Pflanzen. München: Hanser.

Crutzen, P.J., Davis, M., Mastrandrea, M.D., Schneider, S.H., Sloterdijk, P. (2011): Das Raumschiff Erde hat keinen Notausgang. Energie und Politik im Anthropozän. Berlin: Suhrkamp.

Darwin, C. (1872): The Expression of the Emotions in Man and Animals. London: John Murray. (Hrsg. *P. Ekman.* Oxford University Press, USA, 1998. Dtsch.: Der Ausdruck der Gemütsbewegungen bei dem Menschen und den Tieren. Kritische Edition. Einleitung, Nachwort und Kommentar von *P. Ekman.* Übers. *J. V. Carus, U. Enderwitz.* Frankfurt a.M.: Eichborn 2000).

Darwin, C. (1882): The Descent of Man, and Selection in Relation to Sex. 2. Aufl. London: John Murray.

Deloie, D. (2011): Soziale Psychotherapie als klinische Sozialarbeit. Gießen: Psychosozial.

Dobos, G., Deuse, U., Michalsen, A. (2006): Chronische Erkrankungen Integrativ. München: Elsevier, Urban & Fischer.

Dobretsov, N.L., Kolchanov, N.A., Rozanov, A., Zavarzin, G.A. (2008): Biosphere Origin and Evolution. New York: Springer.

Doherty, P., Stott, A., Kinder, K. (2004): Delivering services to hard to reach families in On Track areas: definition, consultation and needs assessment. In: Home Office Development and Practice Report 15.

Egger, J. (2015): Integrative Verhaltenstherapie. Wiesbaden: Springer VS.

Feng, W., Ramo, D.E., Chan, S.R., Bourgeois, J.A. (2017): Internet gaming disorder: trends in prevalence 1998-2016. In: Addictive Behaviors 75, 17-24. DOI: 10.1016/j.addbeh.2017.06.010.

Fine, A.H. (2010): Handbook on Animal-Assisted Therapy. Theoretical Foundations and Guidelines for Practice. Amsterdam: Elsevier.

Flade, A. (2010): Natur psychologisch betrachtet. Bern: Huber.

Fleury-Bahi, G., Pol, E., Navarro, O. (2017): Handbook of Environmental Psychology and Quality of Life Research. New York: Springer.

Frohne-Hagemann, I. (1999): Musik und Gestalt. Klinische Musiktherapie als integrative Psychotherapie. Göttingen: Vandenhoeck & Ruprecht.

Frohne-Hagemann, I. (2004): Rezeptive Musiktherapie. Wiesbaden: Reichert.

Gahleitner, S.B. (2012): „Und wenn es schwierig wird?" Therapeutische Beziehungsgestaltung im „hard to reach"- Bereich. In: Integrative Therapie 1/12, 37-60.

Gallagher, S., Hutto, D. (2008): Understanding others through Primary Interaction and Narrative Practice. In: *Zlatev, T., Racine, T., Sinha, C., Itkonen, E.*: The Shared Mind: Perspectives on Intersubjectivity. Amsterdam: John Benjamins, 17-38.

Goldman, A. (2005): Imitation, mind reading, and simulation. In: *Hurley, S., Chater, N.*: Perspectives on Imitation II. Cambridge, MA: MIT Press, 80-81.

Grawe, K. (2004): Neuropsychotherapie. Göttingen/Bern/Toronto: Hogrefe.

Grencavage, L.M., Norcross, J.C. (1990): Where are the commonalities among the therapeutic common factors? In: Professional Psychology: Research and Practice 5, 372-378.

Grinevald, J. (1998): Introduction: The Invisibility of the Vernadskian Revolution. In: *Vernadsky* (1926/1998), 20-32.

Grube-Korth, C. (2018): Wasser – das verbindende Element analog zur Wirkung der Integrativen Therapie. In: Grüne Texte 3/2018. http://www.fpi-publikation.de/artikel/gruene-texte/03-2018-grube-korth-c-wasser-das-verbindende-element-analog-zur-wirkung-der-integrativen.html

Günther, R. (2013): Natur wirkt! Potenziale für die Berufspraxis. In: Report-Psychologie 9, 38. http://www.psychologenverlag.de/product_info.php/info/p403_Report-Psychologie-9-2013--Erholung-in-der-Natur-und-Entspannung-mit-Yoga.html

Hallmann, C. A., Sorg, M., Jongejans, E. et al. (2017): More than 75 percent decline over 27 years in total flying insect biomass in protected areas. In: Plos One 18.10.2017. DOI: 10.1371/journal.pone.0185809.

Heidenreich, T., Michalak, J. (2013): Die „dritte Welle" der Verhaltenstherapie. Grundlagen und Praxis. Weinheim: Beltz.

Heidenreich, T., Michalak, J., Eifert, G. (2007): Balance von Veränderung und achtsamer Akzeptanz: Die dritte Welle der Verhaltenstherapie. In: Psychother. Psych. Med. 57, 475-486.

Herpertz, S., Caspar, F., Lieb, K. (2017): Psychotherapie. Funktions- und störungsorientiertes Vorgehen. München: Elsevier.

Heyll, U. (2006): Wasser, Fasten, Luft und Licht. Die Geschichte der Naturheilkunde in Deutschland. Frankfurt: Campus.

Hobert, I. (2003): Heilung aus dem Ozean. Vitalität, Kraft und Schönheit durch Algen- und Thalassotherapie, Thalwil: Oesch.

Hodak, E. et al. (2003): Climatotherapy at the Dead Sea is a remittive therapy for psoriasis: combined effects on epidermal and immunologic activation. In: J Am Acad Dermatol. 49(3), 451-457.

Hodge, J. (2009): Darwin, the Galapagos and his changing thoughts about species origins: 1835-1837. In: Proceedings of the California Academy of Sciences. Ser. 4, vol. 61, Supplement II, 7, 89-106.

Hoerster, N. (2004): Haben Tiere eine Würde? Grundfragen der Tierethik. München: Beck.

Hofmann, S. G., Smits, J. A. (2008): Cognitive-behavioral therapy for adult anxiety disorders: a meta-analysis of randomized placebo-controlled trials. In: Journal of Clinical Psychiatry 69, 621-632.

Huppertz, M./ Schatanek, V. (2015): Achtsamkeit in der Natur. Paderborn: Junfermann.

Ingegnoli, V. (2014): Landscape Therapy and Territorial Planning. In: ders., Landscape Bionomics Biological-Integrated Landscape Ecology. Mailand: Springer, 269-297.

John, J. (2007): Tierrecht. Dresden: Saxonia.

Jonas, H. (1979): Das Prinzip Verantwortung. Versuch einer Ethik für die technologische Zivilisation. Frankfurt a. M.: Suhrkamp.

Jüster, M. (2007): Integrative Soziotherapie. In: *Sieper, J., Orth, I., Schuch, W.* (Hrsg.)(2007): Neue Wege Integrativer Therapie. Klinische Wissenschaft, Humantherapie, Kulturarbeit – Polyloge – 40 Jahre Integrative Therapie. Festschrift für Hilarion G. Petzold. Bielefeld: Edition Sirius im Aisthesis Verlag, 491-528.

Jütte, R. (1996): Geschichte der Alternativen Medizin. Von der Volksmedizin zu den unkonventionellen Therapien von heute. München: Beck.

Kabat-Zinn, J. (2013): Gesund durch Meditation. Das große Buch der Selbstheilung mit MBSR. München: Knaur .

Kahlisch, A. (2010): Tiergestützte Therapie in Senioren- und Pflegeheimen: Ein Wegweiser mit Praxisbeispielen für Besuchshundeteams. Nerdlen: Kynos.

Kirchpfennig, M. (2012): Hunde in der Sozialen Arbeit mit Kindern und Jugendlichen. München: Reinhardt.

Klein, C. (2017): Der Integrative Ansatz der Humantherapie Konzept und Praxis einer „Integrativen Tier- und Pferdegestützten Therapie" In: Grüne Texte 9/2017. http://www.fpi-publikation.de/images/stories/downloads/grueneTexte/klein-humantherapie-konzept-praxis-integrative-tier-und-pferdegestuetzte-therapie-gruene-texte-09-2017.pdf

Kraft, K., Stange, R. (2009): Lehrbuch Naturheilverfahren. Stuttgart: Hippokrates.

Kreszmeier, A.H. (2011): Systemische Naturtherapie. 2. Aufl. Heidelberg: Carl Auer.

Lebow, J.L. (2008): Twenty-first century psychotherapies: Contemporary approaches to theory and practice. Hoboken, NJ: Wiley.

Leißing, A. (2018): Tiergestützte Therapie im integrativen Verfahren an einer Schule mit dem Förderschwerpunkt emotionale und soziale Entwicklung am Beispiel einer Therapiereihe mit einem Hund. In: Grüne Texte 1/2018. https://www.fpi-publikation.de/images/stories/downloads/grueneTexte/leissing-schule-foerderschwerpunkt-emotionale-soziale-entwicklung-therapie-mit-hund-gruene-texte-01-2018.pdf

Li, Q. (2010): Effect of forest bathing trips on human immune function. In: Environ Health Prev. Med. 15, 9-17.

Li, Q., Morimoto, K., Kobayashi, M. et al. (2008): Visiting a forest, but not a city, increases human natural killer activity and expression of anti-cancer proteins. In: Int.J. Immunopathol. Pharmacol. 1, 117-127.

Linden, M., Baumann, K., Schippan, B. (2006): Weisheitstherapie – Kognitive Therapie der Posttraumatischen Verbitterungsstörung. In: *Maercker, A., Rosner, R.* (Hrsg.): Psychotherapie der posttraumatischen Belastungsstörungen. Stuttgart: Thieme.

Linden, M., Weig, W. (2009): Salutotherapie in Prävention und Rehabilitation. Köln: Deutscher Ärzte-Verlag.

Lovelock, J. (2005): Gaia: Medicine for an Ailing Planet. New York: Oxford University Press.

Luborsky, L., Singer, B., Luborsky, L. (1975): Is it true that ‚everyone has won and all must have prizes?' In: Archives of General Psychiatry 32, 995-1008.

Luborsky, L., Rosenthal, R., Diguer, L. et al. (2002): The dodo bird verdict is alive and well – mostly. In: Clinical Psychology: Science and Practice 9, 2-12.

MacKay, G.J., Neill, J. T. (2010): The effect of ‚green exercise' on state anxiety and the role of exercise duration, intensity, and greenness: A quasi-experimental study. In: Psychology of Sport and Exercise 11 (3), 238-245.

Majoress, A.-L. (2018): Tiergestützte Therapie im Integrativen Verfahren bei einer Seniorin mit depressiver Symptomatik im Altenpflegeheim am Beispiel einer Therapiereihe mit Hund und multimodalem Ansatz. In: Grüne Texte 2/2018. http://www.fpi-publikation.de/artikel/gruene-texte/07-2018-majoress-a-l-tiergestuetzte-therapie-mit-hund-seniorin-depressiv-altenpflegeheim.html

Merleau-Ponty, M. (1995): La Nature. Notes de Cours de Collège de France. Hrsg. *D. Seglard.* Paris: Edition du Seuil (Dtsch.: Die Natur. München: Fink 2000).

Miller, R.M., Lamb, R.A., Lamb, R., Downs, H. (2005): The Revolution in Horsemanship. London: Lyon's Press.

Mittenegger, S.B., Eichberger, U., Egger, J.W. (2011): Evaluierung einer pferdegestützten psychologischen Therapie im Rahmen einer stationären psychosomatischen Rehabilitation. In: Psychologische Medizin 22, 14-21.

Miller, E.A. et al. (2005): ER-Golgi transport defects are associated with mutations in the Sed5p-binding domain of the COPII coat subunit, Sec24p. In: Mol Biol Cell 16 (8), 3719-3726.

Moll, H., Tomasello, M. (2007): Cooperation and human cognition: the Vygotskian intelligence hypothesis. In: Phil. Trans. R. Soc. B 362, 639-648.

Moll, R., Spiller, W. (1994): Schachmatt den Allergien. Offenburg: Schnitzer.

Müller, A. C., Lehari, G. (2011): Der Therapiehund: Vor, während und nach der Ausbildung. Reutlingen: Oertel & Spörer.

Neuberger, K. (2011): Ansätze zu einer Integrativen Gartentherapie. Zur Geschichte, Verbreitung, zu integrativem Gedankengut, Methoden, Praxis und Literatur. In: Integrative Therapie 4, 207-264.

New Zealand Ministry of Health – Manatū Hauora (2014): Green Prescription. http://www.health.govt.nz/our-work/preventative-health-wellness/physical-activity/green-prescriptions

Nida-Rümelin, J. (2005): Tierethik I: Zu den philosophischen und ethischen Grundlagen des Tierschutzes. In: ders., Angewandte Ethik. Die Bereichsethiken und ihre theoretische Fundierung. Ein Handbuch. 2. Aufl. Stuttgart: Kröner, 514-539.

Norton, P.J., Price, E. C. (2007): A meta-analytic review of adult cognitive-behavioral treatment outcomes across the anxiety disorders. In: The Journal of Nervous and Mental Disease 195, 521-531.

Olbrich, E., Otterstedt, C. (2003): Menschen brauchen Tiere. Grundlagen und Praxis der tiergestützten Pädagogik und Therapie. Stuttgart: Kosmos.

Opgen-Rhein, C., Kläschen, M., Dettling, M. (2012): Pferdegestützte Therapie bei psychischen Erkrankungen. Stuttgart: Schattauer.

Orth, I. (1993): Integration als persönliche Lebensaufgabe. In: *Petzold, Sieper* (1993a), 371-384 und in: *Petzold, Orth* (2005a).

Ostermann, D. (2010): Gesundheitscoaching. Wiesbaden: VS Verlag für Sozialwissenschaften.

Otte, C. (2011): Cognitive behavioral therapy in anxiety disorders: Current state of the evidence. In: Dialogues in Clinical Neuroscience 13, 413-421.

Perler, D., Wild, M. (2005): Der Geist der Tiere. Philosophische Texte zu einer aktuellen Diskussion. Frankfurt a. M.: Suhrkamp.

Premack, D. G., Woodruff, G. (1978): Does the chimpanzee have a theory of mind? In: Behavioral and Brain Sciences 4, 515-526.

Pretty, J., Peacock, J., Sellens, M., Griffin, M. (2005): The mental and physical health outcomes of green exercise. In: International Journal of Environmental Health Research 15 (5), 319-337.

Prothmann, A. (2008): Tiergestützte Kinderpsychotherapie – Theorie und Praxis der tiergestützten Psychotherapie bei Kindern und Jugendlichen. Frankfurt a. M.: Peter Lang.

Rehberger, R. (2007): Messies – Sucht und Zwang. Psychodynamik und Behandlung bei Messie-Syndrom und Zwangsstörung. Stuttgart: Klett-Cotta.

Reil, J. C. (1775): Von der Lebenskraft. Leipzig: Barth (Neuaufl. 1910). http://vlp.mpiwg-berlin.mpg.de/library/data/lit29167

Reil, J. C. (1803): Rhapsodien über die Anwendung der psychischen Curmethode auf Geisteszerrüttung. Halle: Curtsche Buchhandlung.

Riethmüller, J. W. (2005): Asklepios. Heiligtümer und Kulte. 2 Bde. Heidelberg: Archäologie und Geschichte.

Roberts, M. (1997): Der mit den Pferden spricht. Bergisch Gladbach: Bastei Lübbe.

Roberts, M. (2003): Das Wissen der Pferde und was wir Menschen von ihnen lernen können. Bergisch Gladbach: Bastei Lübbe.

Rosa, H. (2005): Beschleunigung. Die Veränderung der Zeitstrukturen in der Moderne. Frankfurt a. M.: Suhrkamp.

Rosa, H. (2013): Beschleunigung und Entfremdung. Entwurf einer Kritischen Theorie spätmoderner Zeitlichkeit. Berlin: Suhrkamp.

Rosa, H. (2016): Resonanz: Eine Soziologie der Weltbeziehung. Berlin: Suhrkamp.

Rosenzweig, S. (1936): Some implicit common factors in diverse methods of psychotherapy. In: American Journal of Orthopsychiatry 3, 412-415.

Schiepek, G. (2011): Neurobiologie der Psychotherapie. Stuttgart: Schattauer.

Schmid, W. (1998): Philosophie der Lebenskunst. Eine Grundlegung. 10. Aufl. Frankfurt a. M.: Suhrkamp.

Schmid, W. (2004): Mit sich selbst befreundet sein. Von der Lebenskunst im Umgang mit sich selbst. Frankfurt a. M.: Suhrkamp.

Schöttler, C. (2017): Die tiergestützte, soziotherapeutische Arbeit mit „Hard to Reach Klientel". In: Grüne Texte 21/2017. http://www.fpi-publikation.de/artikel/gruene-texte/21-2017-schoettler-c-die-tiergestuetzte-soziotherapeutische-arbeit-mit-hard-to-reach-klientel.html

Schuh, A. (2004): Klima- und Thalassotherapie. Grundlagen und Praxis. Stuttgart: MVS.

Schweiger, M. (2018): Nature & Arts – die eigenen Gestaltungskräfte wecken in der Green Meditation® und durch Integrative Naturtherapie. In: Grüne Texte. http://www.fpi-publikation.de/artikel/gruene-texte/04-2018-schweiger-m-nature-art-die-eigenen-gestaltungskraefte-wecken-in-der-green-meditation.html

Seiler, B. (2018): Wirkfaktoren menschlicher Veränderungsprozesse. Das ModiV in allgemeiner und kunstbezogener Beratung, Psychotherapie und Pädagogik. Wiesbaden: Springer.

Selby, A., Smith-Osborne, A. (2013): A systematic review of effectiveness of complementary and adjunct therapies and interventions involving equines. In: Health Psychology 32, 418-432.

Sieper, J., Orth, I., Schuch, H. W. (2007): Neue Wege Integrativer Therapie. Klinische Wissenschaft, Humantherapie, Kulturarbeit – Polyloge – 40 Jahre Integrative Therapie, 25 Jahre EAG – Festschrift für Hilarion G. Petzold. Bielefeld: Edition Sirius im Aisthesis Verlag.

Souter, M., Miller, M. D. (2007): Do Animal-Assisted Activities Effectively Treat Depression? A Meta-Analysis. In: Anthrozoos 20, 167-180.

Störr, M. (2011): Hunde helfen heilen: Einsatzmöglichkeiten in Physiotherapie, Ergotherapie und Logopädie. Nerdlen: Kynos.

Stöter, N. (2018): Tiergestützte Arbeit in einer integrativen Kindertageseinrichtung – Hunde im pädagogischen Kontext. Vorbemerkung von *Hilarion G. Petzold*: Naturtherapeutische Weiterbildung als „professionelle Sozialisation und Ökologisation". In: Grüne Texte 8/2018. http://www.fpi-publikation.de/artikel/gruene-texte/08-2018-stoeter-n-tiergestuetzte-arbeit-mit-hund-integrative-kindertageseinrichtung.html

Stubbe, J. (2012): Tiergestützte Interventionen in der Sozialen Arbeit. Die heilsame Wirkung der Mensch-Tier-Interaktion. In: POLYLOGE 7/2012. http://www.fpi-publikation.de/polyloge/alle-ausgaben/07-2012-stubbe-julia-tiergestuetzte-interventionen-in-der-sozialen-arbeit-die-heilsame.html

Swinburn, B. A., Walter, L. G., Arrol, B., Tilyard. M. W., Russell. D. G. (1998): The green prescription study: A randomized controlled trial of written exercise advice provided by general practitioners. In: American Journal of Public Health 2, 288-291.

Vernadsky, V. I. (1926/1998): The Biosphere. Berlin, Heidelberg, New York: Springer.

Vernadskij, V. I. (1997): Der Mensch in der Biosphäre. Zur Naturgeschichte der Vernunft. Hrsg. *W. Hofkirchner*. Frankfurt a. M.: Lang.

Vernooij, M., Schneider, S. (2013): Handbuch der Tiergestützten Intervention. Grundlagen – Konzepte – Praxisfelder. 3. Aufl. Wiebelsheim: Quelle & Meyer.

Waibel, M., Jakob-Krieger, C. (2009): Integrative Bewegungstherapie. Stuttgart: Schattauer.

Wampold, B. E. (2001): The great psychotherapy debate: models, methods, and findings. Mahwah, NJ: Erlbaum.

Wampold, B. E. (2007): Psychotherapy: the humanistic (and effective) treatment. In: American Psychologist 62, 857-873.

Wampold, B. E., Imel, B. Flückiger, C. (2017): Die Psychotherapie-Debatte. Göttingen: Hogrefe.

Watkins, C. E. (Hrsg.)(1997): Handbook of Psychotherapy Supervision. Hoboken: Wiley.

Welsch, W. (2012): Mensch und Welt. Eine evolutionäre Perspektive der Philosophie. München: Beck.

Welsch, W. (2015): Homo Mundanus. Jenseits der anthropischen Denkform der Moderne. 2. Aufl. Weilerswist: Velbrück Wissenschaft.

Weltatlas (2007): Der Große National-Geographic-Weltatlas. Hamburg: G + J/RBA.

Welzer, H., Wiegandt, K. (2011): Perspektiven einer nachhaltigen Entwicklung. Frankfurt a.M.: Fischer.

Willke, E. (2007): Tanztherapie: Theoretische Kontexte und Grundlagen der Intervention. Bern: Huber.

Winkler, N., Beermann, A. (2013): Der Einfluss pferdgestützter Therapie auf psychische Parameter. Eine quantitative Zusammenfassung des Forschungsstands. In: Mensch und Pferd international 5, 4-16.

Witzig, N. (2018): Geronto-Gartentherapie im integrativen Ansatz. Garten- und Landschaftserleben für ältere und betagte Menschen mit spezifisch gestalteten Gärten. In: Grüne Texte 5/2018. http://www.fpi-publikation.de/artikel/gruene-texte/05-2018-witzig-n-geronto-gartentherapie-im-integrativen-ansatz-garten-und-landschafts.html

Wohlfarth, R., Mutschler, B. (2017): Praxis der hundegestützten Therapie: Grundlagen und Anwendung. München: Reinhardt.

Wolf, U. (2008): Texte zur Tierethik. Stuttgart: Reclam.

Wyl, A., Tschuschke, V. et al. (2016): Was wirkt in der Psychotherapie? Ergebnisse der Praxisstudie zu 10 unterschiedlichen Verfahren. Gießen: Psychosozial.

Zundel, E., Zundel, R. (1987): Leitfiguren der Psychotherapie: Leben u. Werk. München: Kösel.

Internetquellen

„Bt-Mais" (2014): bioSicherheit – Bundesministerium für Bildung und Forschung. http://www.biosicherheit.de/basisinfo/561.mais.html (aufgerufen am 13.02.2014).

„Multiresistenzerreger": Wikipedia. http://de.wikipedia.org/wiki/Multiresistenz (aufgerufen am 12.02.2014).

„Transgener Mais" (2014): Wikipedia. http://de.wikipedia.org/wiki/Transgener_Mais#MON 810 (aufgerufen am 13.02.2014).

„WildlifeConservationSociety" (2002): Wild Life Conservation society. http://s3.amazonaws.com/WCSResources/file_20110823_034626_Sanderson+Human+Footprint+Last+Wild_MnZ.pdf (aufgerufen am 13.02.2014).

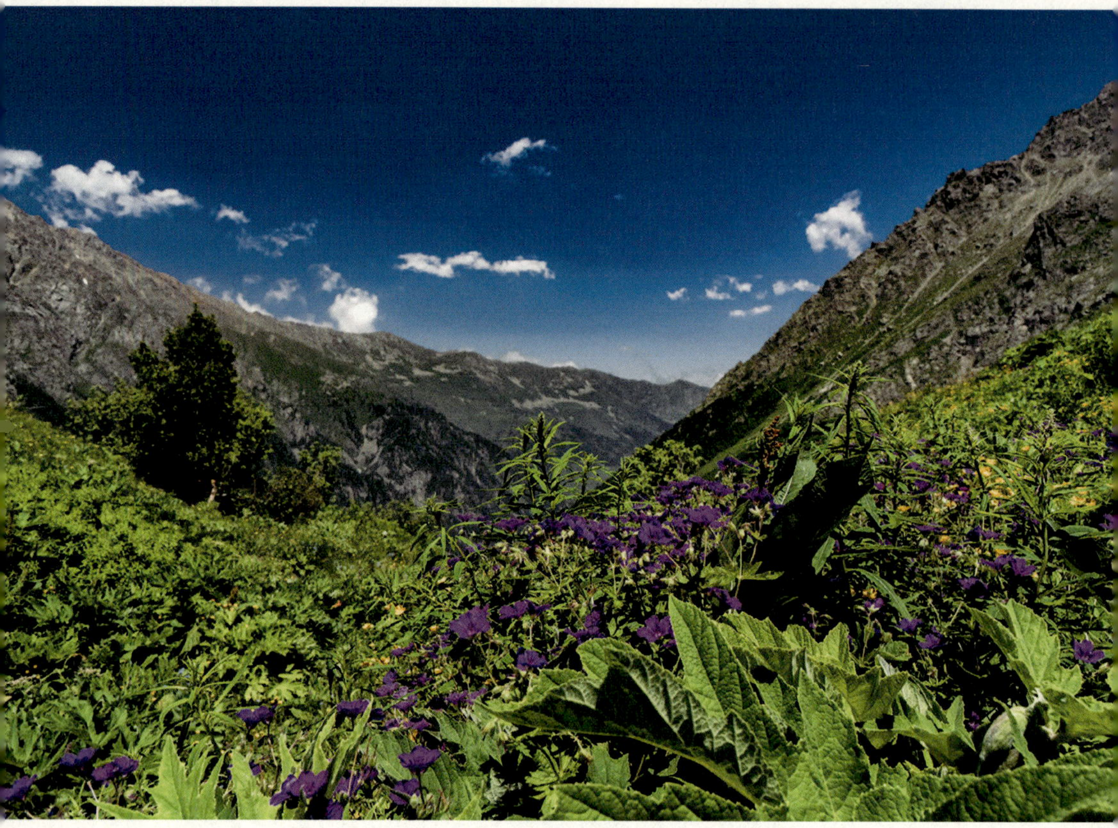

Die WELT schaut dich an – spüre ihren Blick!

Die menschenzentrierte Denkform der Moderne und ihre zeitgenössische Revision

Überlegungen zum Kontext der gegenwärtigen Neuentdeckung von Naturtherapien

Wolfgang Welsch

Inhalt

1 Das anthropische Prinzip der Moderne
2 Der tiefste Grund der modernen Denkweise: die Annahme eines Grabens zwischen Mensch und Natur
3 Die Obsoletheit des dualistischen Leitbildes der Moderne
4 Ausblick: Lobpreis des Organischen
5 Literatur

Aus philosophischer Perspektive ist es gut verständlich, warum Naturtherapien lange Zeit verfemt waren, und warum sie heute – und zu Recht – eine neue Zuwendung erfahren. Ultrakurz gesagt: Die Moderne hatte zwischen Mensch und Natur einen Graben gezogen, das zeitgenössische Denken hingegen hat diesen Graben überwunden. Modern sollte alles vom Menschen aus verstanden werden und die Natur nicht im Stande sein, uns irgendetwas zu sagen oder zu bedeuten – sie sollte uns allenfalls unser eigenes Echo zurückwerfen können. Heute sieht man das völlig anders: Der Mensch ist selbst Teil der Natur und kann nur im rechten Zusammenspiel mit den anderen Teilen der Natur ganz und gesund sein. Woher kam es, dass die Moderne diesen Graben zwischen Mensch und Natur zog, und wie gelang in unseren Tagen seine Überbrückung?

1 Das anthropische Prinzip der Moderne

Das moderne Denken, das um die Mitte des 18. Jahrhunderts feste Gestalt annahm, basierte auf einer grundlegenden Prämisse: In allem sollte es um den Menschen gehen. Der Mensch galt, wie *Diderot* dies 1755 paradigmatisch formuliert hat, als „der einzigartige Begriff, von dem man ausgehen und auf den man alles zurückführen muss." (*Diderot* 1961, 187) Ich nenne dies das anthropische Prinzip der Moderne. Der Mensch ist der Ausgangspunkt und Bezugspunkt von allem.

Diderot war überzeugt, dass alles in der Welt nur vom Menschen aus Sinn erhält. „Wenn man den Menschen [...] ausschließt, dann ist das erhabene und ergreifende Schauspiel der Natur nur noch eine traurige und stumme Szene. Das Weltall verstummt, Schweigen und Dunkelheit überwältigen es; alles verwandelt sich in eine ungeheure Einöde, in der sich die Erscheinungen [...] dunkel und dumpf abspielen. Das Dasein des Menschen macht die Existenz der Dinge doch erst interessant." (ebd., 186). Folglich, meint *Diderot*, muss man den Menschen zum „Mittelpunkt" von allem machen.[1]

Das moderne Denken ist diesem von *Diderot* ausgerufenen anthropischen Prinzip 250 Jahre lang gefolgt. Zur Moderne gehört gewiss eine stattliche Anzahl unterschiedlicher Positionen. An der Oberfläche sind sie einander oft radikal entgegengesetzt. Aber im Grunde folgen sie alle unisono dem anthropischen Prinzip.

Nehmen wir als erstes Beispiel *Kant*. In seiner *Kritik der reinen Vernunft* von 1781 hat er dargelegt, dass die uns bekannte Wirklichkeit *von Grund auf* ein Ergebnis menschlicher Hervorbringung ist. Alle Gegenstände sind nämlich durch die apriorischen Formen unseres Erkenntnisvermögens (durch unsere Anschauungsformen und Kategorien) bestimmt. Raum und Zeit, Vielheit und Kausalität oder Substanz und Notwendigkeit gehören nicht etwa zu den Dingen als solchen, sondern nur zu den basal schon durch unsere Erkenntnisformen geprägten Erscheinungen. Von daher erklärt *Kant* in einer berühmten Formulierung, dass sich nicht, wie man früher annahm, unsere Erkenntnis nach den Gegenständen zu richten habe, sondern dass, genau umgekehrt, „die Gegenstände [...] sich nach unserem Erkenntnis richten" müssen.[2] Das ist eben deshalb der Fall, weil wir den Gegenständen die Formen vorgegeben haben, unter denen sie überhaupt für uns erscheinen können. Somit sind alle Gegenstände grundlegend menschlich geprägt. Der Mensch ist gleichsam die Made im Speck der Welt, bildet das Maß der Welt.

Betrachten wir als nächstes *Nietzsche*, der, im Unterschied zu *Kants* aufklärerischer Transparenz, als dunkler und wilder Denker gilt. Bei aller Gegensätzlichkeit hat doch auch *Nietzsche* das anthropische Prinzip vehement vertreten. Er erklärte: „Wir sehen alle Dinge durch den Menschenkopf an und können

1 Ebd. – Zum Spezifikum dieses modernen Anthropozentrismus: Dass der Mensch das Zentrum bildet, ist modern nicht etwa deshalb der Fall, weil nicht-menschliche Instanzen (beispielsweise, wie man es früher sah, die Ordnung des Universums oder der Wille Gottes) dies verfügen, sondern einzig, weil der Mensch selbst es erklärt. Das anthropische Prinzip stellt gleichsam eine nackte, eine allein vom Menschen ausgehende und einzig auf den Menschen gestellte Version von Anthropozentrismus dar.

2 „Bisher nahm man an, alle unsere Erkenntnis müsse sich nach den Gegenständen richten; aber alle Versuche, über sie a priori etwas durch Begriffe auszumachen, wodurch unsere Erkenntnis erweitert würde, gingen unter dieser Voraussetzung zu nichte. Man versuche es daher einmal, ob wir nicht in den Aufgaben der Metaphysik damit besser fortkommen, dass wir annehmen, die Gegenstände müssen sich nach unserem Erkenntnis richten, welches so schon besser mit der verlangten Möglichkeit einer Erkenntnis derselben a priori zusammenstimmt, die über Gegenstände, ehe sie uns gegeben werden, etwas festsetzen soll" (*Kant* 1787, B XVI [Vorrede]).

diesen Kopf nicht abschneiden." (*Nietzsche* 1980c, 29 [9]) Deshalb ist Nietzsche zufolge all unsere sogenannte Wahrheit „durch und durch anthropomorphisch und enthält keinen einzigen Punct, der ‚wahr an sich', wirklich und allgemeingültig, abgesehen von dem Menschen, wäre".[3]

Blicken wir nun, im Unterschied zum dionysischen Denker *Nietzsche*, auf ein wiederum ganz anderes Lager, auf den Wiener Kreis mit seiner Orientierung an der Wissenschaft. *Otto Neurath*, ein Hauptvertreter, erklärte 1931, dass die „wissenschaftliche Weltauffassung [...] das stolze [...] Selbstbewusstsein" vermittelt, „dass der *Mensch das Maß aller Dinge sei*" (*Neurath* 1930/31, 125). – Erneut stimmen vordergründig absolut entgegengesetzte Positionen – der Artist *Nietzsche* und der Szientist *Neurath* – im Grundsatz der Moderne, im anthropischen Prinzip, überein.

Und noch die gesamte zeitgenössische analytische Philosophie (also die weltweit dominierende philosophische Richtung) folgt dieser Linie des Wiener Kreises, wenn prominente Vertreter wie *Davidson* und *Putnam* erklären, dass alles, was wir je erreichen könnten, bestenfalls eine *menschlich geprägte* Art von Wahrheit, Rationalität, Objektivität etc. sei.[4]

Auch die gegenwärtigen Human- und Kulturwissenschaften folgen weiterhin dem anthropischen Prinzip. Sie erklären, dass „das moderne Konzept von Kulturwissenschaft auf der Einsicht beruht, dass es nur ein Apriori gibt, das historische Apriori der Kultur" (*Böhme* et al. 2000, 106) – was offensichtlich noch immer der alte *Kant* ist, nur in neue, historistisch und kulturalistisch ausdifferenzierte Schläuche abgefüllt. Und diese zeitgenössische Perspektive will nicht nur höchst differenziert, sondern auch all-inclusive sein: noch die Natur soll ihr nicht entkommen, sondern ganz ins Human- bzw. Kulturkorsett gezwängt werden. Natur, erklärt man, wird „nicht mehr als vorgegebene Wirklichkeit verstanden, sondern als kulturell konstruiert erkannt" (ebd.).

Das ist die moderne Position: Alles ist unsere Konstruktion.[5] Welt und Natur haben uns nichts zu sagen, sie sind ja nur unser Konstrukt. Sie vermögen uns allenfalls unser Echo zurückzuwerfen, nicht von sich aus etwas zu sagen. Alles ist vom Menschen aus zu begreifen und auf diesen zurückzuführen. Aller

---

3 *Nietzsche* 1980b, 883. Vgl. auch: „Wenn man nur nicht ewig die Hyperbel aller Hyperbeln, das Wort: Welt, Welt, Welt, hören müsste, da doch Jeder, ehrlicher Weise, nur von Mensch, Mensch, Mensch reden sollte!" (*Nietzsche* 1980a, 312 [9]).

4 *Davidson*: Truth exists only „relative to language," and „that is as objective as can be" (*Davidson* 1984, 198). *Putnam*: „objectivity and rationality humanly speaking are what we have"; they are – despite not being objectivity and rationality in the proper sense – „better than nothing" (*Putnam* 1982, 55).

5 Und zwar nicht nur (was sich gut vertreten ließe) auf höheren Niveaus, die sich an einen nicht kulturell konstruierten, sondern invarianten Kern anlagern, sondern (und darin liegt die Übertreibung und der Irrtum) bis in den (in Wahrheit konstruktionsunabhängigen) Realitätskern hinein.

vermeintliche Weltbezug bewegt sich in den Spiegelspielen eines Humantheaters – und hinter tausend Spiegeln keine Welt.[6]

Dieses anthropische Prinzip war das Leitprinzip nicht nur im philosophischen und wissenschaftlichen Bereich, sondern ebenso in Politik und Ökonomie, Agrikultur und Verkehrswesen, es wirkte bis in Details der Lebenswelt und des Alltags hinein.

Um nur zwei Beispiele zu nennen: In der modernen Architektur wurde (seit der *Charta von Athen*) immer wieder der Maßcharakter des Menschen beschworen: „Für den Architekten [...] wird der menschliche Maßstab das Messinstrument sein. [...] Die Architektur muss [...] in den Dienst des Menschen gestellt werden." (*Hilpert* 1984, 162 [§ 87]) Das wird bis heute ad nauseam wiederholt.[7] – Auch die Ökologie ist von anthropischen Tendenzen keineswegs frei, sondern ist noch immer zumindest halb-anthropisch. Man sorgt für die Umwelt, damit es *uns Menschen* gut geht; man will die Biodiversität erhalten, weil sie für *uns* wichtig ist (etwa für die Produktion neuer Medikamente); man will verhindern, dass der Meeresspiegel steigt, weil dies etliche unserer Wohngebiete (Inseln und Küstenstädte) vernichten würde. Insgesamt: man will die Natur erhalten, damit es *uns* gut geht.

So bildet das anthropische Prinzip die Leitschnur für das Verständnis unserer selbst und unseres Verhältnisses zur Natur sowie zu anderen Lebewesen. Es stellt den Nährboden für ein technologisches Weltverhältnis dar. Da die Natur etwas ganz und gar von uns aus Konstruiertes ist, können wir mit ihr machen, was wir wollen, können in ihr frei schalten und walten. Wir können der Natur Vorschriften machen, sie ausbeuten, sie den von uns angerichteten Schäden überlassen – nur eines können wir nicht: auf die Natur hören, von ihr lernen, von ihr her oder zusammen mit ihr uns verstehen. Denn wir wissen doch seit *Diderot*, dass die Natur als solche stumm und dumpf ist, dass aller Sinn nur vom Menschen herrührt, dass alles Weltliche nichts anderes als ein Reflex unserer eigenen Verfassung sein kann.

In diesem modernen Kontext, das ist klar, können Naturtherapien keinen Sinn machen. Sie erscheinen allenfalls als bizarr, rückständig, outriert, bigott oder schlicht betrügerisch. – Wie konnte es geschehen, dass sich dies inzwischen so grundlegend verändert hat? Offenbar muss in unserem Verständnis von Natur und unserem Verhältnis zu ihr ein tiefgreifender Wandel eingetreten sein.

---

6 Vgl. *Rilkes* Gedicht „Der Panther" (1903): „und hinter tausend Stäben keine Welt" (*Rilke* 1976, 505).

7 Im Konzept einer *Norman Foster* gewidmeten Ausstellung (Köln, Museum für Angewandte Kunst, 2001) heißt es noch immer: „Der rote Faden ist hierbei das ‚menschliche Maß' als eines der Grundmaße der Architektur [...]. Norman Foster bezieht sich explizit und mit besonderer Konsequenz darauf."

2 Der tiefste Grund der modernen Denkweise: die Annahme eines Grabens zwischen Mensch und Natur

Machen wir uns klar, was der tiefste Grund des anthropischen Prinzips der Moderne war. Was war die eigentliche Basis, auf der die Überzeugungen von *Diderot, Kant, Nietzsche* und all den anderen bis zum heutigen Tag aufruhten? Diese Basis bestand in der Annahme, dass Mensch und Welt einander grundsätzlich fremd sind, dass sie von fundamental verschiedener Art sind.

Diese Sichtweise hatte sich zur Zeit der Renaissance herausgebildet. In Ablösung von älteren religiösen Vorgaben verstand man den Menschen jetzt zunehmend als ein Wesen sui generis, das autonom und von daher mit der Welt inkongruent ist. Das prototypische Zeugnis dafür ist *Pico della Mirandolas* Rede *De hominis dignitate* von 1486, wo *Pico* erklärte, dass wir Menschen, anders als alle anderen Wesen, nicht in die Schöpfung eingebunden sind, sondern ihr frei und ortlos gegenüberstehen – so dass wir uns unsere Bestimmung selbst zu geben haben (*Pico* 1496).

Kanonisch wurde die Heterogenität von Mensch und Welt schließlich mit dem cartesischen Dualismus von Geist und Materie. Die Welt (so die fortan jahrhundertelang geltende Auffassung) sollte allein durch Ausdehnung charakterisiert und eine rein materielle Angelegenheit sein – *res extensa*. Der Mensch hingegen sollte durch eine völlig andere Wesensart bestimmt sein: durch Rationalität, Denken, Geist – *res cogitans*.[8] So traten Mensch und Welt auseinander. Der Mensch wurde zum Weltfremdling.

Der Gegensatz zu älteren Auffassungen könnte kaum größer sein. Sowohl in der Antike als auch im christlichen Mittelalter war die Welt als geistbestimmt verstanden worden. Jetzt sah man sie auf einmal als bloße Materie an, die in all ihren Beständen und Abläufen rein mechanischen Prinzipien folgt. Die Natur wurde geistlos. Der Geist hingegen (einst der Regent der Welt und das innerste Prinzip der Natur) wurde zu einem naturexternen Prinzip, und der Mensch somit, eben als Geistwesen, zum Weltfremdling.

Und genau dadurch wurde das anthropische Prinzip unvermeidlich. Denn wenn der Mensch mit der Welt kein gemeinsames Maß hat, dann kann er sie nicht als solche erkennen, sondern nur von sich aus mit Sinn begaben. Dann kann er nur mit den Mitteln seiner Geistigkeit eine eigene Welt konstruieren – eine Menschenwelt, für die er dann konsequenterweise das Zentrum und Maß bildet. Wie sollte es denn anders sein? Wie sollte just dasjenige Vermögen, das mit der Welt nichts gemeinsam hat, aber andererseits dasjenige ist, wodurch wir uns mit der Welt erkennend befassen, in diesem Versuch etwas anderes zustandebringen können als die Konstruktion einer Welt nach unserer Art? Wenn der

8 Natürlich blieb unübersehbar, dass wir auch physische Wesen sind, einen Körper haben und insofern der Natur zugehören. Aber dies sollte praktisch bedeutungslos sein. Entscheidend sollte für uns allein die Tatsache sein, dass wir Geistwesen sind.

Mensch ob seiner Geistnatur grundlegend ein Weltfremdling ist, dann kann er gar nicht anders, als in allem nicht von der Welt, sondern von sich selbst auszugehen und alles auf seine eigene Verfassung zurückzubeziehen. Dann ist das anthropische Prinzip schlicht unumgänglich.

3 Die Obsoletheit des dualistischen Leitbildes der Moderne

Aber inzwischen hat sich herausgestellt, dass just die für Neuzeit und Moderne ausschlaggebende Annahme einer grundlegenden Disparität zwischen Mensch und Welt unhaltbar ist. Sie ist es von beiden Seiten her: weder ist der Mensch ein weltfremdes Wesen, noch ist die Natur geistlos.

Denn erstens stimmt es nicht, dass Rationalität ein exklusives Merkmal des Menschen wäre. Sie findet sich vielmehr, wie immer abgestuft, auch schon im sonstigen Tierreich. Alle Wirbeltiere sind zu elementaren Kategorisierungen imstande, Tauben sind ausgesprochene Experten der Abstraktion und Generalisierung, Säugetiere verstehen Objektpermanenz und Aspektivität, und Schimpansen und Bonobos erfassen darüber hinaus auch Kausalverhältnisse und die Intentionalität von Artgenossen, ja sie sind fähig, sich im Spiegel zu erkennen und vermögen sogar allein durch Überlegung Problemlösungen hervorzubringen.[9]

Unsere Geistigkeit ist also durchaus eine mundane, eine längst vor dem Menschen in der Welt sich findende Angelegenheit.[10] Sie beruht auf durchaus irdischen Vorläuferformen, ist aus diesen erwachsen. Folglich ist sie ganz und gar nicht geeignet, eine Weltdistanz oder gar Weltfremdheit des Menschen zu begründen. Sie bezeugt vielmehr umgekehrt unsere Weltzugehörigkeit.

Zweitens haben neuere Erkenntnisse der Naturwissenschaften gezeigt, dass Selbstbezüglichkeit und Reflexivität der Natur keineswegs fremd sind, sondern ein Produkt der kosmischen und biotischen Evolution darstellen. Unser reflexiver Geist ist die höchstentwickelte Form eines grundlegenden Musters, das sich schon in der kosmischen und biotischen Evolution findet und geradezu als Treiber dieser Evolution angesehen werden kann. Geist ist potenzierte Selbstorganisation und Selbstbezüglichkeit, und diese hat die Entwicklung des

9 Das ist seit *Wolfgang Köhlers* berühmten Experimenten auf Teneriffa belegt (1917 unter dem Titel *Intelligenzprüfungen an Anthropoiden* publiziert). Vgl. auch *Lorenz* 1977, 165-167.

10 So hat es übrigens schon *Aristoteles* gesehen: „Auch bei den meisten andern Geschöpfen nämlich finden sich Spuren seelischer Gesinnung, deren Abwandlungen nur beim Menschen deutlicher hervortreten. Denn auch für Zahmheit und Wildheit, Sanftmut und Gefährlichkeit, Tapferkeit und Feigheit, Furchtsamkeit und Frechheit, Entschlossenheit und List, und für Überlegungen der Vernunft gibt es bei vielen von ihnen ein Gegenstück, wie wir es auch für die Körperteile feststellen konnten. Nur im Grade unterscheiden sie sich vom Menschen und der Mensch von den andern Geschöpfen – manches ist beim Menschen, manches bei den Tieren besser entwickelt –, während für anderes wenigstens Entsprechungen vorliegen“ (*Aristoteles*, *Historia animalium*, VIII 1, 588 a 18-29).

Kosmos schon seit langem bestimmt – von der über 14 Milliarden Jahre zurückliegenden Bildung erster Atome über die Entstehung von Sternen und Galaxien bis hin zur Evolution des Lebens, die vor nahezu 4 Milliarden Jahren begann und zu immer komplexeren Formen von Selbstbezüglichkeit, Bewusstsein und Reflexivität führte (vgl. *Welsch* , 876-886).

Wenn Geist somit nichts Weltfremdes und Weltinkongruentes, sondern ein Produkt der Welt und die höchste Entwicklungsform eines fundamentalen Organisationsmusters des Universums ist, dann begründet unsere Geistnatur gerade nicht, wie Neuzeit und Moderne gemeint hatten, eine Weltfremdheit, sondern ganz im Gegenteil eine elementare Weltaffinität und Weltverbundenheit des Menschen. Geist – ein Emergenzprodukt der natürlichen Evolution – ist grundsätzlich weltaffin. Entsprechend stellt auch die menschliche Kultur, die die Potenziale des Geistes ausreizt, bei aller Besonderheit nicht etwas genuin anderes, sondern eine bewundernswerte Entwicklungsstufe dieses natürlichen Prinzips dar. Heute lässt sich im Übrigen gut rekonstruieren, wie unsere kulturelle Evolution aus einer natürlich angebahnten Entwicklung hervorgegangen ist und den Gang der Natur auf kulturelle Weise fortsetzt (vgl. ebd., 715-776).

Dies bedeutet zusammengefasst, dass die beiden Annahmen, die für den altmodernen Dualismus von Mensch und Natur ausschlaggebend waren – die Auffassung des Menschen als geistbestimmt und somit extranatural und die der Natur als schlicht geistlos –, inzwischen obsolet geworden sind. Der Mensch ist durchaus ein Naturwesen, er ist (mitsamt seiner Geistigkeit) aus der irdischen Evolution des Lebens hervorgegangen. Und die Natur steht dem Geist nicht entgegen, sondern geht mit Geist zusammen, ja sie hat ihrer eigenen Prozesslogik entsprechend Geist hervorgebracht. Kurzum: der Mensch ist intrinsisch naturaffin, und die Natur ist intrinsisch geistaffin (vgl. *Tewes, Vieweg* 2011).

Daraus ergibt sich eine neue Sicht des Mensch-Welt-Verhältnisses: eine der Kontinuität und Zusammengehörigkeit.[11] Alle Denkweisen, die noch immer auf dem alten Dualismus beruhen, sind obsolet geworden. Heute gilt es, die

11 Seit der Romantik bis hin zu zeitgenössischen Interventionen (*John McDowell*) hat man gemeint, wir bräuchten – nach der neuzeitlich-modernen mechanistischen Degradierung der Natur – eine „Wiederverzauberung der Natur“. Erst dann ließen sich Geist und Natur wieder zusammendenken. Man hat diese Wiederverzauberung dann von der Religion, der Philosophie, der Literatur, den Mythologien erwartet. Aber sie blieb – wenn man Proklamationen nicht schon für Einlösungen nehmen wollte – aus. Also klagt man noch immer, dass dieses Desiderat unerfüllt sei und wir noch immer in der jahrhundertealten Misere steckten. Wer so redet, hat freilich die Erkenntnisse der neueren Naturwissenschaft verschlafen. Nur so lässt sich erklären, dass er nicht sieht, dass die „Wiederverzauberung“ längst eingetreten ist – nur eben nicht seitens der Instanzen, auf die man gesetzt hatte, sondern just durch jene Instanz, von der man am wenigsten etwas Gutes erwartete und die man deshalb ignorierte: die Naturwissenschaft. Sie hat uns inzwischen sogar ein besseres Äquivalent einer „Wiederverzauberung“ beschert, nämlich eine wissenschaftliche Sicht der Natur, die alles bietet, was man sich, um über den alten Mechanismus und Dualismus hinauszudenken und hinauszukommen, nur wünschen kann.

Kontinuität zwischen Natur und Mensch zu erkennen und ihr Ausdruck zu verleihen. Das ist das Pensum des zeitgenössischen Denkens.[12]

4 Ausblick: Lobpreis des Organischen

Das neue Naturverständnis und die neue Sicht unseres Verhältnisses zur Natur machen es möglich, dass uns heute Naturtherapien als ein probater und geradezu selbstverständlicher, ja in vielem als der erste Therapieweg erscheinen (vgl. *Petzold, Hömberg* 2015; *Petzold* 2015c). Wir haben das von der Moderne verfügte technologische Verhältnis zur Natur und zu uns selbst hinter uns gelassen. Wir verstehen uns als Teil der Natur, und von daher leuchtet es uns ein, dass wir Menschen uns nur dann gut befinden können, wenn wir uns inmitten des Zusammenhangs unserer selbst mit der Natur gut befinden.

Zwei Schritte sind entscheidend. Zum ersten, dass wir uns als Menschen nicht mehr nur vom Menschen her verstehen, sondern von unserer evolutionären Genese und von unserer Verbundenheit mit der Natur her. Der Mensch ist mehr als bloß der Mensch, er ist ein Mitspieler im Geschehen der Natur. Genau genommen, begreift er mindestens drei Dimensionen in sich, die über die vordergründige Auffassung seiner als eines Individuums hinausgehen: eine evolutionäre Dimension, in der er mit dem ganzen Strom des Lebens, das zu uns geführt hat, verbunden ist[13]; eine holobiontische, in der er ganz real mit einer Vielzahl anderer Wesen koexistiert[14]; und eine kulturelle, wo er sich als Ergebnis

12 Im 20. Jahrhundert war *Merleau-Ponty* derjenige Philosoph, der dem Mensch-Welt-Dualismus und der daraus resultierenden anthropischen Denkweise am entschiedensten entgegentrat. Von früh an galt seine Aufmerksamkeit den latenten Verbindungen, die lange vor dem bewussten Verhalten bestehen und die mit den gewohnten philosophischen Dichotomien nicht zu erfassen, sondern nur zu verzeichnen sind. Für *Merleau-Pontys* Ausnahmestellung ist schließlich eine Feststellung bezeichnend, die der Freund *Sartre* – seinerseits ein engagierter Vertreter der anthropischen Denkform – in seinem Nachruf niederschrieb: „Es bleibt ein Ärgernis, dass heutzutage ein Mensch schreiben konnte, das Absolute sei nicht der Mensch" (*Sartre* 1962, 65). Ja, *Merleau-Ponty* war für die Heerscharen der modernen Homozentriker ein Stachel und ein Ärgernis.

13 Bekanntlich beginnt der menschliche Embryo nicht als menschlicher Embryo, sondern er sieht zunächst wie ein Fisch aus, dann wie ein Amphibium, daraufhin wie ein Molch oder Salamander, anschließend wie ein säugerähnliches Reptil, und erst Ende der achten Woche ahnt man, dass ein Mensch im Entstehen ist. Der menschliche Embryo durchläuft in seiner Entwicklung also den ganzen Weg, der evolutionär zum Menschen geführt hat – den Weg von den Fischen über die Amphibien und die Reptilien bis zu den Säugern – noch einmal. Insofern sind wir Menschen schon von unserer biologischen Konstitution her nicht einfachhin „human", sondern multipelanimalisch: Wir tragen in uns die Hox-Gene von Drosophila, das Kollagen der Quallen, die Lernmechanismen der Schnecken, das Objektwissen der Primaten usw.

14 Jeder Mensch ist ein Verbund zahlloser Organismen. Ohne die Bakterien, die unsere Haut und unseren Darm bevölkern, könnten wir gar nicht existieren. Das menschliche Genom ist nur ein Teil der genetischen Prägungen, von denen wir leben. Über 90 % unseres Hologenoms

und Kreuzungspunkt vieler kultureller Strömungen und Errungenschaften darstellt. Diese drei Dimensionen bewusst lebend, wird man erst ein ganzer Mensch sein können.

Zweitens gilt es, ein rechtes Verständnis des Organischen zu gewinnen. Im alten Dualismus von Geist versus Materie fiel das Organische sozusagen durch beide Raster: es ist ja weder rein geistig noch rein materiell zu fassen. Es besitzt eine eigene Seinsweise, die einerseits Geistartiges, wie beispielsweise Selbstbezüglichkeit, und andererseits Materieartigkeit, wie unsere ganze körperliche Stofflichkeit, umfasst und verbindet. Aber das Organische tut dies eben auf seine ganz besondere Art, wie sie die Ontologie des Organischen kennzeichnet: das Organische ist ein Selbstbetreiber, der mit der Materialität nach den eigenen Bedürfnissen umgeht und der zugleich seine Selbstbezüglichkeit ständig mit den Umweltverhältnissen abstimmt.

Vielleicht würden wir Menschen am besten einen Mittelweg einschlagen: uns nicht einfach als Geistwesen oder als Materiegebilde, sondern genuin als *Organismen* verstehen. Als Organismen sind wir aktiv und eingebunden zugleich. Und sind mit dem Schicksal anderer Organismen verbunden. Wenn wir nicht nur unsere Mitmenschen, sondern auch all die Lebewesen um uns wirklich als *Organismen* ansehen und begreifen, dann schwenken wir auf einen Denk-und Empfindungsweg des *Lebens* ein – zwischen bloßer Materialität und reiner Spiritualität. Dann werden wir diese beiden Pole recht, nämlich aus der Mitte der Lebendigkeit zu verstehen beginnen und anfangen, mit *Lebendigem* zu leben und so selbst wirklich *lebendig* zu sein.

5 Literatur

Aristoteles: Historia animalium.

Böhme, Hartmut, Matussek, Peter, Müller, Lothar (2000): Orientierung Kulturwissenschaft. Reinbek: Rowohlt.

Davidson, Donald (1984): On the Very Idea of a Conceptual Scheme. In: ders., Inquiries into Truth and Interpretation. Oxford: Oxford University Press, 183-198.

Diderot, Denis (1961): Artikel „Enzyklopädie". In: ders., Philosophische Schriften Bd. 1. Berlin: Aufbau, 149-234.

Hilpert, Thilo (Hrsg.)(1984): Le Corbusiers „Charta von Athen" [1933]. Kritische Neuausgabe. Braunschweig/Wiesbaden: Vieweg.

Kant, Immanuel (1787): Kritik der reinen Vernunft.

Köhler, Wolfgang (1917): Intelligenzprüfungen an Anthropoiden. Berlin: Kgl. Akad. d. Wiss.

Lorenz, Konrad (1977): Die Rückseite des Spiegels. Versuch einer Naturgeschichte menschlichen Erkennens. München: dtv. (1. Aufl. 1973).

sind bakteriell, nicht human. Wir haben ca. 10 Billionen Körperzellen, leben aber mit zehnmal mehr Bakterien zusammen. Genetisch macht der Mensch also weniger als 10 % des Menschen (des Hologenoms Mensch) und nur ein Tausendstel der Lebewesen aus, die ihn ausmachen.

Neurath, Otto (1930/31): Wege der wissenschaftlichen Weltauffassung. In: Erkenntnis 1, 106-125.

Nietzsche, Friedrich (1980a): Unzeitgemäße Betrachtungen. Zweites Stück: Vom Nutzen und Nachtheil der Historie für das Leben [1874]. In: ders., Sämtliche Werke. Kritische Studienausgabe in 15 Bänden, hrsg. von Giorgio Colli und Mazzino Montinari. Bd. 1. München: dtv, 243-334.

Nietzsche, Friedrich (1980b): Ueber Wahrheit und Lüge im aussermoralischen Sinne [1873 diktiert]. In: ders., Sämtliche Werke. Kritische Studienausgabe in 15 Bänden, hrsg. von Giorgio Colli und Mazzino Montinari. Bd. 1. München: dtv, 873-890.

Nietzsche, Friedrich (1980c): Menschliches, Allzumenschliches. Ein Buch für freie Geister. Erster Band [1878]. In: ders., Sämtliche Werke. Kritische Studienausgabe in 15 Bänden, hrsg. von Giorgio Colli und Mazzino Montinari. Bd. 2. München: dtv.

Pico della Mirandola, Giovanni (1496): De hominis dignitate (Von der Würde des Menschen) [entst. 1486].

Putnam, Hilary (1982): Reason, Truth and History. Cambridge, Mass.: Cambridge University Press.

Rilke, Rainer Maria (1976): Sämtliche Werke in 12 Bänden. Bd. 2. Frankfurt a. M.: Insel.

Sartre, Jean-Paul (1962): Freundschaft und Ereignis: Begegnung mit Merleau-Ponty [1961], Frankfurt a. M.: Insel.

Tewes, Christian, Vieweg, Klaus (Hrsg.)(2011): Natur und Geist. Über ihre evolutionäre Verhältnisbestimmung. Fs. f. *Wolfgang Welsch*. Berlin: Akademie.

Welsch, Wolfgang (2012): Homo mundanus. Jenseits der anthropischen Denkform der Moderne. Weilerswist: Velbrück.

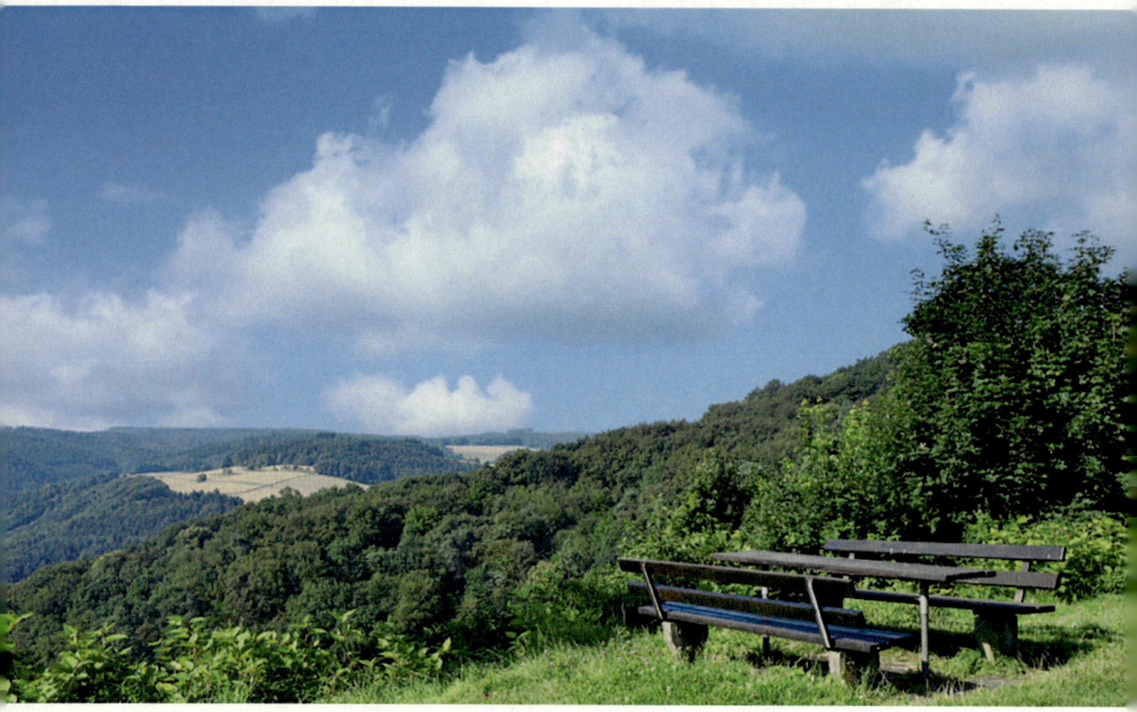

Sich niederlassen, zur Ruhe kommen, in die Weite versinken.
Die Landschaft und ich sind eins.

Landschaft als Wahrnehmungsweise und Entlastung

Hermann Schmitz

In diesem Aufsatz verbreite ich die These, dass etwas Landschaft wird nicht durch Zugehörigkeit zur sogenannten Natur und auch nicht durch eine spezielle ästhetisch-sentimentale Einstellung, sondern durch eine bestimmte Weise des Wahrnehmens. Um das zu verdeutlichen und zu erhärten, muss ich zunächst das Verständnis von Wahrnehmung revidieren. Dieses Verständnis wird heute von der Naturwissenschaft beherrscht. Demnach wäre Wahrnehmung der einzige Zugang von Informationen aus der Außenwelt zum Bewusstsein eines Bewussthabers in Gestalt von Signalen, die, als Licht- oder Materialwellen (im quantenphysikalischen Sinn) von Gegenständen ausstrahlend, auf Sinnesorgane treffen und von dort nach Umwandlung in elektrische Impulse über Nervenbahnen zum Gehirn geleitet werden, wo sie sich im Kreuzfeuer der Neuronen verlieren; dass ein Weg von da weiter zum Wahrnehmen und Bewussthaben führt, wird postuliert, ist aber eine empirisch nicht nachprüfbare Spekulation. Die Unzulänglichkeit dieses Modells für Wahrnehmung ist offensichtlich. Weder das Wahrgenommene noch das Wahrnehmen kommen darin vor. Das Wahrgenommene wird ersetzt durch Quantenfelder oder ähnliche Konstrukte der Naturwissenschaft, und statt beim wahrnehmenden Bewussthaber endet die Signalkette im Gehirn, das eine zweideutige Rolle spielt: einerseits als naturwissenschaftliches Konstrukt aus Elektronen, Atomen, Molekülen, Zellen usw., andererseits als das wahrnehmbare Gehirn, das nicht mehr der Signalkette angehört, sondern dem, was sich aus ihr im Bewusstsein (d. h. dem Bewusstgehabten) des Bewussthabers absetzen soll. Eine besondere Schwierigkeit hat das naturwissenschaftliche Modell mit der Konservierung der Information in der Signalkette: Eine ungeheuer große Menge von Signalen, z. B. Photonen, strahlt vom Gegenstand der Wahrnehmung aus; ein relativ sehr kleiner, aber absolut immer noch riesiger Bruchteil davon trifft die Netzhäute eines sehenden Individuums; ein winziger Bruchteil davon wandert in völlig verwandelter Gestalt durch die peripheren Nerven; ein winziger Bruchteil dieses Bruchteils kommt im Gehirn an und vermengt sich dort mit Signalen anderer Herkunft. Es ist nicht zu glauben, dass nach solchen Verlusten, Verschiebungen und Vermengungen etwas übrig bleibt, das dem Bewussthaber eine einigermaßen zuverlässige, für den Bedarf des lebendigen Umgangs genügende Auskunft darüber, womit er zu tun hat, geben könnte.

Der Kontrast zwischen dieser offensichtlichen Unzulänglichkeit und der überragenden Leistungsfähigkeit des naturwissenschaftlichen Modells ist so krass, dass sich ein Seitenblick auf die berechtigten Erwartungen an die Naturwissenschaft aufdrängt. Die Naturwissenschaft ist die Wissenschaft der schematischen Prognostizierbarkeit. Der Datenvorrat der Lebenserfahrung wird auf wenige Merkmalsorten eingeengt, die zur Bestätigung von Behauptungen mit Hilfe von Apparaten, die nach physikalischen Theorien konstruiert sind, verwendet werden. Es handelt sich um Merkmale wie Größe, Gestalt, Lage im Raum, Bewegungszustand und Bewegungsrichtung, die zuerst von *Aristoteles* als mehreren Sinnen gemeinsam aufgezählten, seit *Locke* „primär" genannten Sinnesqualitäten; sie sind besonders gut intermomentan und intersubjektiv identifizierbar, messbar und selektiv variierbar, daher für Experiment und Statistik geeignet. Auf dieser schematisch reduzierten Grundlage gelingen durch Zusatz erdachter Parameter und mathematischer Kalküle überraschend zuverlässige Prognosen im Bereich der unbelebten, mehr oder weniger auch der pflanzlich und tierisch belebten, Natur als Leitschienen für das sich vortastende Probieren der Technik, manchmal auch für Warnungen; die Extrapolation dabei beobachteter Regelmäßigkeiten zu allgemeinen Naturgesetzen erlaubt zudem Rückschlüsse auf ein vergangenes und gegenwärtiges Umfeld. Auf diese Weise konstruiert die Naturwissenschaft zu der Welt, in der wir leben, ein Paralleluniversum, das durch ungeheure Erweiterung des menschlichen Vorblicks und lehrreiche Fütterung menschlicher Neugier im Rückblick den Horizont der Orientierung nicht nur erweitert, sondern auch durch vielfältig sich bewährende Markierungen mit festen Bestimmungen absteckt. Dass dieses Paralleluniversum mit der Welt, in der wir leben, inhaltlich gleichwohl recht wenig zu tun hat, ergibt sich aus Überlegungen, die ich kürzlich breit ausgeführt habe (*Schmitz* 2010b, 24-72) und jetzt simplifizierend in zwei Punkten knapp skizzieren will.

1. Die Naturwissenschaft kennt nur Seiendes; wir leben dagegen in einer modalzeitlichen Welt, in der einiges ist, anderes noch nicht und anderes nicht mehr ist. Auf diese modalzeitliche Wirklichkeit ist die Naturwissenschaft angewiesen, weil ihre Beweismethode das Experiment ist, das nur funktioniert, wenn man am Anfang *noch nicht* weiß, was herauskommt, so dass dann der Kenntnisstand *nicht mehr* der alte ist. Sie kann die modalzeitlichen Unterschiede daher nicht, ohne sich selbst aufzuheben, als illusorisch hinstellen, aber auch nicht begreifen, denn sie hat keinen Begriff von Vergangenheit, Gegenwart und Zukunft – Beweis: Sie hat keinen Zugang zu dem Vorzug, den das dritte Jahrtausend christlicher Zeitrechnung vor allen anderen Jahrtausenden dadurch besitzt, dass es die Gegenwart beherbergt, d. h. die Masse alles dessen, was ist in der Weise, nicht mehr noch nicht und noch nicht nicht mehr zu sein. Sie handelt also von einer Welt, die von der Welt, deren wirklichen Bestand sie für die Begründbarkeit ihrer Behauptungen voraussetzen muss, nämlich von unserer modalzeitlichen Erfahrungswelt, verschieden ist.

2. Die Naturwissenschaft beschäftigt sich mit Einzelnem. Einzeln ist, was eine Anzahl um 1 vermehrt. Anzahlen sind Eigenschaften (Eignungen (*Schmitz* 2008, 11-20)) von Mengen, Mengen Umfänge von Gattungen; einzeln kann daher nur sein, was Element einer Menge und Fall einer Gattung ist.

Gattungen sind aber keine naturwissenschaftlichen Gegenstände, sondern etwas, das der Naturwissenschaftler zu diesen hinzudenkt, um sie auf Begriffe zu bringen, ohne sagen zu können, wie sie in die Natur hineinkommen. Dieses Unvermögen liegt an einem verkehrten Ansatz des Konkreten. Konkret oder zunächst gegeben sind bedeutsame Situationen, aus deren binnendiffuser Bedeutsamkeit die Menschen durch satzförmige Rede Bedeutungen (Sachverhalte, Programme, Probleme) und damit Gattungen herausholen. Die Naturwissenschaft geht von einzelnen, an sich bedeutungslosen Sinnesdaten (Ereignissen, Zuständen) aus, als ob solche von vornherein vorlägen und nicht erst an dritter Stelle, nach den Situationen mit binnendiffuser Bedeutsamkeit und den aus ihnen mit sprachlichen Mitteln herausgeschälten Gattungen.

Die Naturwissenschaft errichtet ihr Gedankengebäude mit so gewaltigem Aufwand von Scharfsinn und Sorgfalt, dass man triftigen Anlass hat, ihren Aufstellungen Glauben zu schenken und sich bei Prognosen im Allgemeinen danach zu richten; nur darf man dieses hypothetisch konstruierte Gebäude nicht mit der Erfahrungswelt verwechseln, ganz besonders nicht im Bereich der Wahrnehmung, deren wichtigste Gehalte – der spürbare Leib und die leibliche Kommunikation, die bedeutsamen Situationen mit verschiedenen Typen, die Atmosphären des Gefühls, die Halbdinge mit unterbrechbarer Dauer und einer Kausalität ohne Unterschied zwischen Ursache und Einwirkung, die Bewegungssuggestionen und synästhetischen Charaktere[1] – schon in der antiken Philosophie seit *Demokrit, Platon* und *Aristoteles*, erst recht aber in der Naturwissenschaft unter den Tisch gefallen sind. Man darf nicht hoffen, die Wahrnehmung selbst mit Hilfe der Naturwissenschaft studieren zu können, sondern diese hat es nur mit obligatorischen Begleitvorgängen zu tun, die sich zur Wahrnehmung etwa so verhalten, wie die Klaviermusik zur Stimme einer Sängerin beim Erklingen einer Schallplatte. Eine um Adäquatheit bemühte Phänomenologie der Wahrnehmung muss von deren seit der Antike vergessenen Beständen ausgehen, hauptsächlich von der leiblichen Kommunikation. Da ich diese und ihre Grundlage im eigenleiblichen Spüren eben erst noch einmal breit und eingehend behandelt habe[2], kann ich mich hier kurzfassen, muss aber das Wichtigste, sofern es für ein Verständnis des Folgenden unerlässlich ist, noch einmal knapp zusammenfassen.

Unter dem Leib (eines Menschen oder Tieres) verstehe ich den Inbegriff der leiblichen Regungen, d.h. alles dessen, was jemand von sich, als zu sich selbst gehörig, in der Gegend (nicht immer in den Grenzen) seines Körpers spüren kann, ohne sich der fünf Sinne und des aus ihren Erfahrungen (besonders denen des Sehens und Tastens) gebildeten perzeptiven Körperschemas (der

1 Überblick z.B. in: *Schmitz* 2009, 2003.

2 *Schmitz* 2011, 7-13: Die Ausdehnung des Leibes, 15-27: Die Dynamik des Leibes, 29-53: Leibliche Kommunikation.

habituellen Vorstellung vom eigenen Körper) zu bedienen. Dazu gehören erstens die bloßen leiblichen Regungen (wie Schreck, Angst, Schmerz, Hunger, Durst, Wollust, Ekel, Frische, Müdigkeit), zweitens die leiblichen Regungen, die affektives Betroffensein von Gefühlen sind, drittens die spürbare Motorik (Gehen, Tanzen, Schwimmen, Zittern, Zucken, Schlucken usw.) und viertens die unumkehrbar aus der Enge in die Weite führenden leiblichen Richtungen wie der Blick. Der Leib ist in einem flächenlosen Raum, wie der Schall und die einprägsame Stille, mit dynamischem (nicht dreidimensionalem) Volumen ausgedehnt; dieses Volumen ist gewöhnlich verteilt auf ein diskretes Gewoge verschwommener Leibesinseln. Außer den auf diesen untergebrachten teilheitlichen leiblichen Regungen gibt es die ganzheitlichen wie Frische und Mattigkeit (Schwunglosigkeit, Erschlaffung), Behagen und Missbehagen, die Launen des Morgens (muntere oder mühsam anlaufende Lebendigkeit) usw. Dynamisch ist das leibliche Volumen durch den vitalen Antrieb, in dem Engung als Spannung mit Weitung als Schwellung verschränkt ist; wenn die Engung aushakt, wie im heftigen Schreck, ist der Antrieb erstarrt und gelähmt, und wenn die Weitung aus dem Verband ausläuft, wie beim Dösen oder Einschlafen und nach der Ejakulation, ist er erschlafft. Die Bindung kann kompakt (zäh) oder rhythmisch sein: In Angst (rhythmisch) und Schmerz (kompakt), gehemmten expansiven Impulsen, überwiegt die Spannung, in Wollust (rhythmisch) und Zorn (kompakt) die Schwellung. Aus der Spannung kann Engung (privative Engung, Schreck) abgespalten werden, aus der Schwellung Weitung als privative Weitung (z.B. als Erleichterung, wohltätige Müdigkeit); wenn sich der vitale Antrieb aber vollständig zersetzt, schwindet das Bewusstsein. Leibliche Richtung führt unumkehrbar aus der Enge in die Weite und kann in die Weitung Engung mitnehmen. Unabhängig von, aber noch verwandt mit, Engung und Weitung wird der Leib von epikritischer (schärfender, zuspitzender) und protopathischer (verschwommen ausstrahlender) Tendenz durchzogen.

Aus dieser leiblichen Dynamik entspringt die leibliche Kommunikation in zwei Formen, als Einleibung im Kanal des vitalen Antriebs und als Ausleibung im Kanal privativer Weitung. Einleibung besteht darin, dass ein Leib entweder mit Begegnendem (externe Einleibung) oder auf Grund einer Spaltung in sich (interne Einleibung, Schmerz, Schwangerschaft) durch einen vitalen Antrieb, der beide Seiten umfasst, verbunden ist. Sie kommt nicht nur unter Leibern, sondern auch im Verhältnis zwischen Leib und Leiblosem vor. Das wird möglich durch leibnahe Brückenqualitäten, die sowohl am eigenen Leib gespürt als auch an begegnenden Gestalten wahrgenommen werden können. Solche Brückenqualitäten sind Bewegungssuggestionen und synästhetische Charaktere. Bewegungssuggestionen sind Vorzeichnungen oder Anmutungen von Bewegungen, die an ruhenden oder bewegten Gestalten oder an Bewegungen, aber immer über das Ausmaß der ausgeführten Bewegung hinaus, wahrgenommen und am eigenen Leib gespürt werden. Der Rhythmus ist eine solche Bewegungssuggestion, nämlich die einer (namentlich akustischen, aber auch optischen oder semantischen) Sukzession bloß als solcher zukommende; weil er eine leibnahe Brückenqualität ist, werden Gedichte, die ‚unter die Haut' gehen sollen, eher in rhythmischer (oder den Rhythmus noch verstärkender gereimter) Versform als in der minder rhythmischen Prosa verfasst. Synästhetische Charaktere sind intermodale Eigenschaften, die oft, aber nicht immer, den Namen spezifischer Sinnesqualitäten tragen, aber als Weite, Gewicht und Dichte einprägsamer Stille auch ohne solche auskommen, z. B. das Scharfe, Grelle, Sanfte, Spitze, Helle, Harte, Weiche, Warme, Kalte, Schwere, Massige, Zarte, Dichte, Glatte, Rauhe der Farben, Klänge, Gerüche, des Schalls und der Stille, des hüpfenden und schleppenden Ganges, der Freude, des Eifers, der Schwermut, der Frische und Müdigkeit. Das Vermittelnde zwischen Gestalten, Qualitäten, leiblichen Regungen und Gefühlen ist in allen diesen Fällen die Leibnähe und Leibverwandtschaft. Der Gang eines Menschen wird als flink, gespannt, geschmeidig, leicht oder als schleppend, schleifend, schwerfällig, wuchtig, schlaff, plump sowohl von ihm am eigenen Leib gespürt als auch vom Mitmenschen wahrgenommen; daran sind Bewegungssuggestionen und synästhetische Charaktere beteiligt.

Die Einleibung kann antagonistisch oder solidarisch sein, je nachdem, ob sie mit Zuwendung mindestens eines Partners zu einem anderen verbunden ist oder ohne solche auskommt. Bei solidarischer Einleibung sind mehrere Leiber (Menschen oder Tiere) durch einen gemeinsamen Antrieb zusammengeschlossen, ohne dass einer sich dem anderen zuwendet, Menschen etwa bei Aufruhr, Panik, stürmischem Mut einer Truppe, gemeinsamem Singen, Rudern und Musizieren, unter dem Einfluss rhythmischen Rufens, Klatschens und Trommelns; sie hat für Wahrnehmung weniger Wichtigkeit als die antagonistische Einleibung. Diese kann einseitig und wechselseitig sein. Bei einseitiger Einleibung dominiert beharrlich der Partner, dem der andere sich zuwendet, weil die dominante Seite des gemeinsamen Antriebs dessen Engepol besitzt, von dem die unumkehrbaren Richtungen, die den Partner einfangen, ausgehen. Einseitige Einleibung liegt immer vor, wenn man von etwas gefesselt ist und daran hängt, angezogen oder auch (wie bei Ekel) abgestoßen, und davon nicht loskommt. Ein gutes Beispiel ist das geschickte Ausweichen vor einer in drohender Näherung gesehenen wuchtigen Masse, das gelingt, obwohl man den nicht gesehenen eigenen Körper nicht der Lage und dem Abstand nach darauf einstellen kann, weil sich der Blick wie gebannt an das drohende Objekt hängt und die Bewegungssuggestion, die dessen bevorstehenden Kurs anzeigt, in das motorische Körperschema[3], zu dessen unumkehrbaren Richtungen er selbst gehört, so überträgt, dass unter dessen Führung das Ausweichmanöver gelingt. Bei wechselseitiger Einleibung fluktuiert die Dominanzrolle mit Wandern des Engepols, z. B. beim Blickwechsel, im Gespräch, beim Ballspiel, im gegenseitigen Hochschaukeln der Bewegungsimpulse von Reiter und Pferd, Fahrer und Motorrad

3 Zum motorischen Körperschema vgl. z. B.: *Schmitz* 2003, 30-34.

oder Auto. Wechselseitige Einleibung ist die Quelle des unwillkürlichen Eindrucks, mit einem anderen Bewussthaber zu tun zu haben, der so genannten Du-Evidenz.

Wichtig ist noch die Unterscheidung von latenter und patenter Einleibung. Die Einleibung ist patent, wenn der gemeinsame vitale Antrieb in teilheitlichen Regungen auf einzelnen Leibesinseln gespürt wird, dagegen latent, wenn er sich nur in den ganzheitlichen Regungen abspielt. Bei latenter Einleibung ist man gespannt oder lässig, eifrig oder angeödet, bei der Sache, aufgeschlossen und wie beflügelt oder schwerfällig und mühsam, ohne etwas davon speziell hier oder dort, etwa als dumpfen Kopf oder Stich in den Eingeweiden, zu spüren; man geht mehr oder weniger mit. Die häufige Leibvergessenheit besteht darin, dass die leibliche Dynamik sich nur noch in latenter Einleibung abspielt.

Einleibung ist Ausweitung des innerleiblichen Dialogs von Engung und Weitung, der der vitale Antrieb ist, auf partnerschaftliche Verhältnisse. Ausleibung entsteht, wenn aus der Schwellung, der im vitalen Antrieb an Engung gebundenen Weitung, privative Weitung abgespalten wird und die Engung in gestalt- und maßlose Weite mitzieht; man kann sie als leibliche Kommunikation mit solcher Weite charakterisieren. Ich habe gezeigt, dass die menschliche Person ihre Fähigkeit, etwas mit sich zu identifizieren (sich etwas zuzuschreiben, sich als Fall von Gattungen zu verstehen), einer vorangehenden nicht identifizierenden Kenntnis von sich verdankt, die im Maximum leiblicher Enge verankert ist, wenn der plötzliche Einbruch des Neuen Dauer zerreißt und eine Gegenwart exponiert, in der ich nur noch hier jetzt dieses in völliger Verschmelzung bin, aber nicht mehr Fall von etwas, als das ich mich verstehen könnte (*Schmitz* 2010a, 24-39). Dieser Ursprung von Sichbewussthaben und absoluter Identität, der aller leiblichen Engung als extreme Möglichkeit vorschwebt, läuft in der Ausleibung in einen Zustand der Versunkenheit aus. Ein Beispiel ist die Autobahntrance, die den Fahrer auf langen geraden, monotonen Strecken in Gefahr bringt, nach Verlust der wachen Aufmerksamkeit die Herrschaft über sein Fahrzeug zu verlieren. Zu Unrecht führt *Alfred Katzenstein* sie auf die bloße „Monotonie der Eindrücke" unter dem Zwang, wach zu bleiben, zurück (*Katzenstein* 1971, 81), denn wenn der Fahrer denselben Weg zu Fuß zurückgelegt hätte, würde er trotz ebensolcher Monotonie kaum die Kontrolle verloren haben, weil das andauernde Marschieren seinen vitalen Antrieb aktiviert hätte; dem Autofahrer wird seine bequeme Sitzlage zum Verhängnis, die solche Aktivierung verhindert und dadurch der Weitung Gelegenheit gibt, aus der Verschränkung mit der Engung privativ auszulaufen und diese mitzunehmen. Einen Zwischenzustand vor dem völligen Selbstverlust in Ausleibung bescheinigt *Goethe* seiner Romanfigur Ottilie in *Die Wahlverwandtschaften* beim Besuch einer Kapelle: „Endlich setzte sie sich auf einen der Stühle, und es schien ihr, indem sie auf und umher blickte, als wenn sie wäre und nicht wäre, als wenn sie sich empfände und nicht empfände, als wenn dies alles vor ihr, sie vor sich selbst verschwinden sollte; und nur als die Sonne das bisher sehr lebhaft beschienene Fenster verließ, erwachte Ottilie vor sich selbst und eilte nach dem Schlosse." (2. Teil, 3. Kapitel) Der Sonnenglanz im Fenster hat sie in ihrer Entrückung gehalten, und in der Tat ist Starren in Glanz eine der wichtigsten Versuchungen zur Ausleibung. Der mittelalterliche Mystiker *Heinrich Seuse* empfängt seine Berufung beim einsamen Besuch einer Kapelle am St.- Agnes-Tag: „Was er da sah und hörte, lässt sich nicht in Worte fassen. Es hatte weder Form noch besondere Art und hatte doch aller Formen und Arten freudenreiche Lust in sich. Des Dieners Herr verlangte danach und fühlte sich doch gestillt, sein Sinn war friedvoll und bewegt, Wünschen war ihm entfallen, Begehren entschwunden; er starrte nur in den hellen Abglanz, in dem er sich selbst und alles um sich vergaß."[4] Im Auslaufen der in der Enge des Leibes verankerten absoluten Identität, selbst und verschieden zu sein, ereignet sich in der Ausleibung eine Entdifferenzierung aller Formen und Arten, die beim Starren in Glanz auf paradox scheinende Weise aus intensiver Konzentration auf einen Lichtreiz hervorgeht. Die scheinbare Unverträglichkeit beruht auf einem verstehbaren Zusammenhang zwischen Ausleibung und einseitiger Einleibung. Die Passivierung des auf den dominanten Partner einseitig fixierten Teilnehmers begünstigt dessen Selbstverlust beim Auslaufen der Enge in privativer Weitung. Fixierung und Selbstverlust passen wie in der Hypnose, die für den Hypnotisierten selbst Ausleibung ist, zusammen.

Dieser Zusammenhang von Konzentration und Ausleibung gestattet auch verstehenden Zugang zur Produktivität der Ausleibung, nicht nur ein Verschweben und Verschwimmen in Weite zu sein, sondern auch absolute Eindrücke mit einer Intensität zu präsentieren, die anders nicht erreichbar ist. Ich nenne einen Eindruck „absolut", wenn er, gelöst von lokaler, dinglicher und situativer Einbindung in das momentane Umfeld, als reine Art vor der Inkarnation zu diesem oder jenem Einzelfall, aber desto eindringlicher und prägnanter begegnet. Von dieser Art ist die „sinnliche Ichhaltung", die *Hedwig Conrad-Martius* durch „vollständige Gelöstheit, Inaktivität und Entspanntheit" charakterisiert, wenn nur noch „der Wind, der mich umspielt, die Wärme, die mich einhüllt, der Duft, der in mich eingeht", gespürt wird (*Conrad-Martius* 1916, 404). Wind, Wärme, Duft, wie sie bei entspannt genießender Lagerung im Freien eines angenehmen Sommertages genossen werden, sind solche absoluten Eindrücke. Bei einer solchen Gelegenheit hat *Ernst Mach*, darin *Heinrich Seuse* ähnlich, die mystische Einweihung zu seinem das Ich auflösenden[5] Positivismus erhalten: „An einem heitern Sommertage im Freien erschien mir mit einmal die Welt samt meinem Ich als eine zusammenhängende Masse von Empfindungen, nur im Ich stärker zusammenhängend. Obgleich die eigentliche Reflexion sich erst später hinzugesellte, so ist doch dieser Moment für meine ganze Anschauung bestimmend geworden." (*Mach* 1902, 23) Tibetische Einsiedler suchen eine solche Erfahrung methodisch auf: „Um bei der Betrachtung der Sonne und des Himmels, die zu

4 *Seuse* 1966, 20f. (Das Leben des seligen Heinrich Seuse, 2. Kapitel).

5 „Das Ich ist unrettbar." (*Mach* 1902, 19).

ihren täglichen Übungen gehört, nichts als den Himmel zu sehen und durch kein Gebilde im Gesichtsfeld gestört zu werden, legen sie sich auf den Rücken. Der Brauch soll zur Verzückung führen und ‚ein Gefühl unbeschreiblicher Verbundenheit mit dem Weltall herstellen'." (*Ohm* 1948, 185f.) Die Entdifferenzierung – bei *Mach* als Verschmelzung von Ich und Welt in eine einzige Masse von Empfindungen –, der Selbstverlust und die ekstatische Ergossenheit verbinden sich hier mit den absoluten Eindrücken von Wärme und Licht bis hin zum himmlischen Leuchten. Entsprechendes gilt für den vertieften sinnlichen Genuss, der sich auf Qualitäten als reine Arten einstellt, etwa auf das Schmecken subtiler Weinaromen oder das sanfte Streichen über zarte Stoffe wie Pelz, Haut, japanisches Papier. Auch diese Hingabe ist Ausleibung, auch sie hat es nicht mit dem flüssigen Ding da im Weinglas zu tun, sondern mit dem Aroma als herausgeschmeckter Art.

Die Versunkenheit in der Ausleibung kann also, sofern diese konzentriert bleibt, zugleich eine Vertiefung sein, die dem Gegenstand prägnante absolute Eindrücke abgewinnt, aber nur als Arten, auf Kosten der Detailgenauigkeit der Einzelfälle, der Individuen, die nicht wieder Fälle unter sich haben. Diese Entdifferenzierung ist zugleich eine Befreiung aus der Verstrickung in die unübersichtlichen Ansprüche des gewöhnlichen Lebens, das Zutunhaben mit allerlei. Darin berührt sich die Ausleibung mit dem Erleben der Landschaft, und diese Berührung ist kein Zufall. *Das Spezifische der landschaftlichen Darbietung von etwas ist die Verschiebung der leiblichen Kommunikation, die Wahrnehmung ist, von der Einleibung zur Ausleibung.* Deswegen gehört zu einer Landschaft, die sich dem Blick öffnet, fast immer auch eine Weite, in der sich der Blick verlieren kann. Im reinen Fall geht solches Erleben ganz in Ausleibung über. Das ist der Fall in dem Zustand, den *Nietzsche* in den vier ersten Zeilen seines sechszeiligen Gedichtes *Sils Maria* festgehalten hat:

Hier saß ich wartend, wartend – doch auf Nichts,
Jenseits von Gut und Böse, bald des Lichts
Genießend, bald des Schattens, ganz nur Spiel,
Ganz See, ganz Mittag, ganz Zeit ohne Ziel.
(*Nietzsche* 1980, 649)

Der Dichter ist in der gelösten sinnlichen Ichhaltung nach *Conrad-Martius* dem Spiel von Licht und Schatten hingegeben, versunken in die Landschaft, die sich ihm auf die absoluten Eindrücke von See, Mittag und endloser Zeit zusammenzieht, ohne Ablenkung und Aufgliederung in Einzelfälle, so dass er das, worin er so versunken ist, ganz sein kann; mit der bewertenden Verteilung des thematischen Stoffes, mit Gut und Böse, hat er nichts zu tun, da er ungeteilt ganz das sein kann, in dem er aufgeht. Die räumliche Weite, in die sich die Enge des Leibes bei der Ausleibung ergießt, wird hier ersetzt durch die zeitliche Grenzenlosigkeit des Wartens. Dieser exemplarische Fall von Ausleibung in eine Landschaft lässt erkennen, wie Landschaft heilen kann, nämlich durch Entlastung von der verstrickenden Einleibung des Zutunhabens mit Begegnendem und Bedrängendem als Offenwerden für die Vertiefung des Eingehens in ungeteilte Eindrücke absoluter Qualitäten. Was man sonst nur in zerstreuten Anwendungen teilweise mitbekommt, ist in dieser Vertiefung mit einem Schlage ganz da. Das Erfahren streckt sich, wird groß und ganz, verliert den kurzen Atem wechselnder Zuwendungen an die Facetten des Andrangs.

Dafür ist aber nötig, dass die Ausleibung sich nicht in maßlose Weite verströmt, wie bei der gefährlichen Autobahntrance, sondern gesammelt bleibt, wozu ihr die besprochene Verbindung mit einseitiger Einleibung Gelegenheit gibt; andernfalls bleibt von ihr, auch wenn ein Unfall vermieden wird, die schaudernde Erinnerung des Untergangs in einen Abgrund, wie *Hegel* in seinem 1786 an *Hölderlin* gerichteten Gedicht *Eleusis* beschreibt.

Mein Aug' erhebt sich zu des ew'gen Himmels Wölbung,
Zu dir, o glänzendes Gestirn der Nacht!
Und aller Wünsche, aller Hoffnungen
Vergessen strömt aus deiner Ewigkeit herab.
Der Sinn verliert sich in dem Anschaun,
Was mein ich nannte, schwindet,
Ich gebe mich dem Unermesslichen dahin,
Ich bin in ihm, bin alles, bin nur es.
Dem wiederkehrenden Gedanken fremdet,
Ihm graut vor dem Unendlichen, und staunend fasst
Er dieses Anschauns Tiefe nicht.
(*Hegel* 1971, 230f.)

So ähnlich erging es angesichts einer in maßlose Weite sich ausbreitenden Landschaft einem Katalonien bereisenden Engländer, von dem *Hirschfeld* in seiner *Theorie der Gartenkunst* (Leipzig 1779ff.) berichtet, auf dem Berge Monserrat. „Von der Kapelle dort, so Hirschfeld, biete sich ein ‚fürchterlicher Anblick': ‚Von ihren beyden Türmen eröffnet sich ein unermesslicher Schauplatz, der für einen Menschen aus dem flachen Lande zu stark ist'." (*Schmoll* 1995) Die Landschaft braucht einen Rahmen, der dem Blick in die Weite entlastende Führung gibt, damit die Ausleibung nicht in den Abgrund maßloser Weite entgleitet. Besonders günstig ist dafür die Perspektive des Fahrgastes, der hinter einer Glasscheibe im Zug oder Auto entspannt die durchfahrene Landschaft an sich vorübergleiten lässt. Die für Ausleibung charakteristische Entdifferenzierung des Details macht sich in einem Gewichtsverlust der gesehenen Einzelobjekte bemerkbar. Die Dinge bleiben, verlieren aber an Gewicht gegenüber schwebenden, mehr ganzheitlich ergossenen Merkmalen des Panoramas, wie der Beleuchtung, dem verschwimmenden Hintergrund u. dgl. Die Natur wird zum Bilderbuch, man sieht etwa in ein hübsches Tal in warmem Sonnenlicht mit einzeln stehenden Häusern und grasenden Kühen hinein, oder das Land liegt in einer trüben

Atmosphäre da, Rauch zieht in bleiernes Grau eines diesigen Morgens usw. Ungeachtet des Wechsels der Szenen, durch diese hindurch, behält der Blick, von der Umrahmung eingestellt, seine gleichmäßige Richtung in die Tiefe des Raumes, wie gebannt von der Weite, die alles Vordergründige durchscheint.

Bollnow beschreibt diese schienende Leistung des Fensters für den Blick mit den Worten: „Fensterrahmen und Fensterkreuz (...) schneiden einen bestimmten Ausschnitt aus der Umwelt heraus und machen ihn zum ‚Bild'." (*Bollnow* 1963, 162) Der Bedarf nach dieser Schienung war schon den Römern empfindlich. *Cicero* erwidert dem *Atticus* auf dessen Vorwurf, die Fenster seiner Villa seien zu eng: Wenn das Sehen ein Empfang von Bildern wäre, die von den gesehenen Objekten zum Auge gelangen, wären enge Fenster in der Tat von Übel, da sich die vielen Bilder dort stauen würden; da es sich jedoch um ein sich ausbreitendes Vordringen der Blicke zu den Objekten handle, würden umgekehrt weite Fenster einen unangenehmen Eindruck machen.[6] Die Blicke bedürfen hinlänglich straffer rahmender Zusammenfassung. Wie wichtig diese Schienung für die architektonische Anlage des Ausblicks im Bauen der Römer war, hat *Heinrich Drerup* herausgearbeitet: „Die Dinge verändern sich in Requisiten eines für das betrachtende Auge hergerichteten Blickfeldes, sie werden zur Szenerie, die durch die vier Seiten des Fensters bildhaft begrenzt ist." (*Drerup* 1959, 150) „Die landschaftlichen Gegenstände (...) werden (...) von den Rändern des Ausschnitts her als einheitliches Bild erfasst (...)." (ebd., 152) Dasselbe Bedürfnis begegnet wieder in der Gartenkultur des 18. Jahrhunderts, wie *Goethe* sie im Anfang von *Die Wahlverwandtschaften* aus der Perspektive eines in jene Zeit, ins Ancien Régime, versetzten adligen Landeigentümerpaares darstellt: „An der Tür empfing Charlotte ihren Gemahl und ließ ihn dergestalt niedersitzen, dass er durch Tür und Fenster die verschiedenen Bilder, welche die Landschaft gleichsam im Rahmen zeigten, auf einen Blick übersehen konnte." Worauf es dabei ankommt, beschreibt auf der ersten Seite des Romans der Gärtner: „Man hat einen vortrefflichen Anblick: unten das Dorf, ein wenig rechter Hand die Kirche, über deren Turmspitze man fast hinwegsieht; gegenüber das Schloß und die Gärten. (...) Dann, fuhr der Gärtner fort, öffnet sich rechts das Tal, und man sieht über die reichen Baumwiesen in eine heitere Ferne. Der Steg die Felsen hinauf ist gar hübsch angelegt. Die gnädige Frau versteht es; man arbeitet unter ihr mit Vergnügen." Die Dinge werden gleichsam nicht ernst genommen, als das, was sie in gegenständlicher Nähe sind und vom Umgang verlangen; sie dienen nur noch als Staffage eines Landschaftstheaters, als harmlose Blickfänge für einen flüchtig verweilenden, in die Ferne schweifenden Blick.

Wer Bilder sehen kann, sieht rahmend, und wenn dieses Können ausgereift ist, braucht er keine künstlichen Rahmen mehr, sondern kann sich das Bild mit dem eigenen Blick ausschneiden. Der Erwerb dieser Kunst ist in der Geschichte des Sehens eine Revolution, die im 18. Jahrhundert einsetzt und auf der Schulung

6 Cicero an Atticus 23 (II 3), 2.

des Blicks einer gebildeten Schicht an den Landschaftsbildern von *Claude Lorrain*, *Poussin dem Jüngeren* (d. i. *Gaspard Dughet*) und *Salvator Rosa* beruht. Die jungen Conoisseurs der englischen Gentry reisen auf ihrer Kavalierstour, der Grand Tour, durch Frankreich über die Alpen nach Rom, bewaffnet mit einem seltsamen Hilfsmittel, um die Aussicht recht genießen zu können: einer Art Konvexspiegel, mit Anspielung auf *Claude Lorrain* „Claude Glass" genannt und genützt, um sich die jeweils eingefangene Naturszene als Amphitheater – mit einer Lieblingsmetapher der Zeit – zurechtzumachen. (*Dischner* 1972, 41-50) Auf diese Weise wird der Fensterrahmen in die Hand genommen, das rahmende Sehen als eigene Leistung eingeübt. Diese „pittoreske"[7] Betrachtungsweise wurde am Lake District in Cumberland eingeübt und dann auf den Rhein übertragen; sie beeinflusste auch die offene – auf eine Rahmung verzichtende – englische Landschaftsgärtnerei; so dass die malerischen Gegenden des Rheinlaufs dem Connoiseur wie große Landschaftsgärten vor Augen treten konnten (*Dischner* 1972, 40f., 51, 89). Am Ende dieser Entwicklung steht *Achim v. Arnim*, der 1802, von einem Aussichtspunkt am Eichenhang in eine prächtige Szenerie des Rheintals hinabschauend, sich darüber mit dem stolzen Selbstbewusstsein erhebt: „(...) und wir auf der Höhe nähren uns von alledem, als wenn es aus uns hervorgegangen wäre, als aus dem ewigen schöpfenden Geiste."[8] Abgesehen von der zeitgenössischen idealistischen Metaphysik eines ewig schöpfenden Geistes ist das insofern richtig, als der Blick, wenn er die Landschaft als Bild auffasst, dieses mit rahmendem Sehen sich zurechtgemacht hat.

Offenbar ist diese neue Kunst des Sehens auch anderen Lebensformen zugute gekommen. Nach 1709 galten in England Spaziergänge zur Betrachtung des Sonnenuntergangs als lächerliches pudendum (vgl. *Schücking* 1964, 133). „Merkwürdig spät ist die Sommerfrische und das Reisen in die Natur, als Selbstzweck statt als Nebenerscheinung bei dem Reisen nach heilsamen Bädern und von Berufs wegen, in die Erscheinung getreten." (*Rauers* 1942, 909, vgl. 909-917) *Addison*, der 1701-1703 u. a. die Schweiz bereist, verurteilt die Alpen, die seine „Seele mit einer angenehmen Art von Schauder erfüllen", als „eine der unregelmäßigsten, missgestaltetsten Szenen in der Welt", findet sie aber schön, als er sie von der Terrasse der Berner Kathedrale aus der Ferne betrachtet. (*Friedländer* 1873, 12) Spaziergänge zum Sonnenuntergang sind offenbar erst dann reizvoll, wenn der Mensch fähig ist, den optischen Andrang der Umgebung so zu vergegenständlichen, dass Szenen, die ihm Eindruck machen, vor seinem Blick von selbst zum abgehobenen, umrissenen Bild werden, dem er mit so viel Spielraum und Distanz gegenübertritt, als zum Genuss gehört. *Addison* bedurfte dafür noch der Hilfe, die ihm die Ferne und das Panorama lieferten; der romantische oder moderne Reisende, der sich z. B. in den Alpen ohne Weiteres wohlfühlt,

---

7 Das Wort, das namentlich auf die wild-abenteuerlichen Bilder *Salvator Rosas* Bezug nimmt, wurde ab 1782 durch *Gilpin* populär (*Clark* 1948, 32).

8 *Ludwig Achim v. Arnim* an Gräfin *Schlitz*, 28. VII. 1802 (in: *Steig* 1894, 35).

hat dagegen schon die Schule des rahmenden Sehens hinter sich, die u. a. den englischen Gartenstil begünstigte.

Nachdem das neue Sehenkönnen eingeübt und habituell geworden ist, fällt es den Menschen leicht, in geeigneter Umgebung ihre optische und sonstige (hörende, riechende) Wahrnehmungsweise von der üblichen Dominanz der Einleibung auf einen Zuwachs an Ausleibung umzustellen und dadurch einen Gewinn als leiblich spürbarer Weitung zu erfahren, die nicht mehr als Schwellung an die Auseinandersetzung mit Engung gebunden, sondern von dieser entlastet ist. Das ist der Kern des Geschehens, den man als Erholung bezeichnet, hier speziell als Erholung durch Landschaft, d. h. das Vermögen, etwas als Landschaft zu nehmen, das sich so nehmen lässt. Landschaft ist dann bestimmt als das Medium einer (mäßigen, nicht im Extrem der Selbstvergessenheit wie bei *Hegel* entgleitenden) Ausleibung. Der Mensch, der dieses Instrument bedient, fühlt sich befreit, gelockert, beschwingt, des Drucks beengender Schwere ledig und in diesem Sinne wohl. Das charakteristische Verhalten im Zeichen solcher privativ weitenden Entlastung ist das muntere, beschwingte Gehen, das Wandern, eventuell vom Singen eines Wanderliedes unterstützt oder gar zum Übermut des Steigens und Kletterns im Gebirge gesteigert. Dabei gibt der sich erholende Mensch sich nicht aus der Hand; er kann jederzeit aus der Erholung in den Normalzustand zurückkehren.

Intensiver ist die Ausleibung in eine Landschaft als Verschmelzung, als Versunkenheit bei der Vertiefung in die bestimmenden Züge ihrer Gestalt wie bei *Nietzsche*, wenn er in Sils Maria „ganz See, ganz Mittag" wird, oder bei *Novalis*, der rhetorisch fragt: „Und was bin ich anders als der Strom, wenn ich wehmütig in seine Wellen hinabschaue, und die Gedanken in seinem Gleiten verliere?"[9] Eine solche Unio mystica ist populär geworden als die von *Heine* ironisierte Magie des Sonnenuntergangs am Meer. *Dilthey* schreibt in einer Nachlassnotiz: „Ich blicke in eine Landschaft und fasse sie auf. Hier muss zunächst die Annahme ausgeschaltet werden, dass dies nicht ein Lebensbezug, sondern ein Bezug bloßen Auffassens sei. Daher darf man das Erleben des Momentes in Bezug auf die Landschaft nicht Bild nennen. Ich wähle den Ausdruck ‚Impression'. Im Grunde sind mir nur solche Impressionen gegeben. Kein von ihnen getrenntes Selbst und nicht etwas, von dem es Impression wäre. Das Letztere konstruiere ich nur hinzu." (*Dilthey* 1958, 229f.) Nicht zufällig gelangt *Dilthey* zur Aufhebung des Subjekt-Objekt-Gegensatzes bei der Reflexion auf den Anblick einer Landschaft. Am gedeckten Kaffeetisch oder angesichts einer Pferdekutsche (des Automobils seiner Zeit) hätte ihm die Einschmelzung in eine Impression nicht so unmittelbar eingeleuchtet. Die Landschaft lädt dazu ein.

Um das Geschehen solcher Versunkenheit in eine Landschaft verständlich zu machen, ist ein Ausflug in die Ontologie erforderlich. Ich unterscheide zwischen Verhältnissen und Beziehungen. Verhältnisse sind ungerichtet, Beziehungen

---

9 *Novalis* 1977, 100, Z. 34-36 (Die Lehrlinge von Sais).

gerichtet, nämlich von etwas, das sich bezieht, auf das, worauf es sich bezieht, eventuell (bei mehr als zweistelligen Beziehungen) durch Zwischenglieder. Der Stammbaum einer Familie ist ein Verhältnis, das in viele Verwandtschaftsbeziehungen aufgespalten werden kann. Im einfachsten Fall kommen nur zwei Beziehungen heraus, durch Aufspaltung des quadratischen Potenzverhältnisses z. B. die Beziehung der Wurzel zum Quadrat und die des Quadrats zur Wurzel. Alle Beziehungen gehen aus der Spaltung von Verhältnissen hervor. Das zeigt sich daran, dass ihre Richtung nach Belieben umgekehrt werden kann, weil sie auf dem frei wählbaren Zugang zu einem an sich ungerichteten Verhältnis beruht; dadurch unterscheiden sich Beziehungen von Abläufen, deren Richtung durch den Fluss der Zeit, dass die Masse des Vergangenen wächst, die Masse des Zukünftigen schrumpft und die Masse des Gegenwärtigen wechselt, erzwungen wird. Keineswegs sind aber alle Verhältnisse in Beziehungen spaltbar. Es gibt auch unspaltbare Verhältnisse (*Schmitz* 2010a, 54-69). Ein ganz prosaisches Beispiel ist das gemeinsame Sägen mit der zweigriffigen Baumsäge, wobei die Sägenden in subtiler Abstimmung aufeinander am Werk sind, aber so, dass keiner seinen Anteil daran während der Aktion von dem des anderen unterscheiden kann.[10] Das Verhältnis ist in diesem Fall nur relativ unspaltbar, indem zwar keiner aus dem gemeinsamen Sägen sein Sägen zu dem des anderen in Beziehung setzen kann, jeder aber außerhalb dieses Verhältnisses beliebiger Beziehungen fähig ist, indem er sich z. B. beim Sägen Gedanken darüber macht, was er nachher tun wird. Es gibt aber auch absolut unspaltbare Verhältnisse, in denen entweder alle Teilnehmer oder wenigstens einige während des Bestehens des Verhältnisses nicht in der Lage sind, sich durch Beziehungen nach außen teilweise davon zu lösen. In dieser Lage ist *Nietzsche* im Verhältnis mit dem Silser See am Mittag, *Novalis* im Verhältnis mit dem Strom, in den er wehmütig blickt, *Hegel* im Verhältnis mit dem Nachthimmel. Es handelt sich, gegen den Wortlaut der Bezeugungen, keineswegs um echte Identität, denn die müsste umkehrbar sein, als Identität von A mit B auch Identität von B mit A, aber zwar ist *Nietzsche* ganz See, ganz Mittag, durchaus nicht aber der See oder der Mittag ganz *Nietzsche*. So verhält es sich bei jeder Unio mystica und bei jeder Aufhebung der Gegenüberstellung von Subjekt und Objekt in einer Impression nach *Dilthey*: Keine Identität der Partner ist eingetreten, sondern der in das Verhältnis Eingefangene befindet sich in einem absolut unspaltbaren Verhältnis, das er weder durch eine Beziehung zum Partner spalten noch durch eine Beziehung nach außen überholen kann. Es kommt auch vor, dass alle Beteiligten in einem dann total absolut unspaltbaren Verhältnis verbunden sind, so dass sie nur noch als Paar oder größere Gruppe zu etwas in Beziehung treten können.

Von dieser Art ist die versunkene Ausleibung, z. B. in eine Landschaft, solange sie noch die Vertiefung in einen Gegenstand zulässt und nicht wie die gefährliche Autobahntrance ins Formlose zerläuft. Es ist merkwürdig, dass eine Ekstase

10 *Schmitz* 2010a, 59; nach: *Christian, Haas* 1949.

gleicher Art auch beim entgegengesetzten Typ leiblicher Kommunikation vorkommt, in gespanntester Aktivität antagonistischer Einleibung. Als Beispiel wähle ich das leidenschaftliche Fahren auf dem Motorrad, dessen Psychologie kürzlich ebenso kennerisch wie fachmännisch analysiert worden ist (*Znoj* 2011). „Idealerweise verschwindet das Motorrad aus dem Bewusstsein, es wird Teil des eigenen Ichs und damit der Persönlichkeit des Fahrers." (ebd., 27) „Das Motorrad wird durch den Gebrauch zum erweiterten Selbst, es fängt buchstäblich an zu leben, weil wir durch das Motorrad hindurch die Straße, die Umgebung wahrnehmen." (ebd., 37) Zur Ekstase wird dieses beiderseits unspaltbare Verhältnis in einem „flow" genannten Ausnahmezustand, wobei „die Selbstbewusstheit (...) in der Handlung völlig aufgeht, sich buchstäblich darin auflöst und ein ‚Glücksmoment' entsteht, das so stark ist, dass es immer wieder nach Wiederholung schreit." (ebd., 69f.) Der Autor beschreibt, wie er selbst einen solchen Zustand bei einem improvisierten Wettrennen, eine Beifahrerin hinter sich, mit französischen Motorradfahrern in den Pyrenäen durchmachte. „Ich war plötzlich ein Teil der Verbindung zwischen Reifen und Straße geworden, wobei ich deutlich das Gefühl der Klebrigkeit der Reifen wahrnahm, als ob ich selbst das Gummi wäre. Alles andere war wie weggeblasen, die Franzosen, meine Sozia, die prachtvolle Landschaft. Die Umgebung bestand nur noch aus Straßenoberfläche, Krümmung, Neigung und Körnung." (ebd., 71) Dazu gibt er folgendes Urteil ab: „In der oben geschilderten Form ist dieser Zustand unerwünscht für die aktive Teilnahme am Straßenverkehr und kann sehr gefährlich werden. In abgemilderter Form sollte diese Verbindung aber unbedingt stattfinden, denn sonst agiert der Motorradfahrer weitgehend ‚abgehoben' und hat kein ‚Feed-back' von der Maschine und deren Tätigkeit." (ebd., 78) Mit den eingeführten Begriffen kann ich präzisieren, was hier „abgemildert" genannt wird: Unerwünscht ist der Motorradflow als absolut unspaltbares Verhältnis, unentbehrlich für den guten Motorradfahrer aber als relativ unspaltbares Verhältnis, das ihm während seiner Versunkenheit in das Fahrzeug die Aufnahme von Beziehungen nach außen erlaubt.

Als „ein Trancezustand, der durch höchste Konzentration auf den Gegenstand erreicht wird", gleicht der Flow auf dem Motorrad trotz aller Unterschiede dem Starren in Glanz als Ausleibung; in beiden Fällen liegt ein absolut unspaltbares Verhältnis versunkener Vertiefung in etwas vor, eine Unio mystica, die den Fahrlehrer *Küre Werren* nicht zu hoch greifen lässt, wenn er im Gespräch mit dem Autor sagt: „Der Flow-Zustand, wenn er sich einstellt, ist ähnlich einer Erleuchtung in der Meditation, Aufheben von Subjekt und Objekt, Einswerden in der Tätigkeit!" (ebd., 124) Auf dem Motorrad erfährt der ekstatische Fahrer intensiv, was *Dilthey* als Impression beim Blick in eine Landschaft wenigstens ahnte. Die Realisierung dieser Ahnung an einer Landschaft in einer Ausleibung, die der antagonistischen Einleibung beim Flow als Ekstase gleicht, kann man der ersten Strophe des Gedichts *Im Grase* von *Annette v. Droste-Hülshoff* entnehmen:

Süße Ruh', süßer Taumel im Gras,
Von des Krautes Arom umhaucht,
Tiefe Flut, tief tief trunkne Flut,
Wenn die Wolke am Azure verraucht,
Wenn aufs müde schwimmende Haupt
Süßes Lachen gaukelt herab,
Liebe Stimme säuselt und träuft
Wie die Lindenblüt' auf ein Grab.

Die Dichterin erlebt ihre Ausleibung in die Landschaft nicht sitzend, wie *Nietzsche* am See, sondern im Grase liegend mit zum Himmel gerichtetem Blick, aber nicht nur optisch, sondern auch als Duft in der entspannten sinnlichen Ichhaltung nach *Conrad-Martius*, wenn nur noch gespürt wird, wie der Wind, die Wärme, der Duft in mich eingeht. Alles fließt als trunkene Flut, Lachen und Stimme als Blütenregen, in dem das müde Haupt schwer schwimmt, die Wolke als im Himmel vergehender Rauch; die Entdifferenzierung des Gegenständlichen ist für Ausleibung charakteristisch, ebenso aber das Hervortreten absoluter Eindrücke, die nicht mehr als Gegenstände in Situationen bestimmt, sondern zu reinen Qualitäten geworden sind: das Aroma des Krautes, süßes Lachen, eine Stimme, die säuselt wie der Wind und träuft wie Blütenregen, aber nicht mehr spricht. Und das alles ist süße Ruhe, ein Glückszustand unspaltbaren Verhältnisses wie der Flow auf dem Motorrad, aber nicht in konzentrierter Aktivität, sondern in intensiver Empfänglichkeit.

Diese Entlastung durch Ausleibung ist tiefer als die des Städters, der sich in der Sommerfrische, auf dem Land oder im Gebirge, an der Landschaft erholt, aber sie erfüllt, was in dieser flüchtigen und partiellen Ausleibung, wie in einem Anflug, nur angedeutet ist. So kann Landschaft in der Ausleibung die Empfänglichkeit vertiefen, das Motorrad in antagonistischer Einleibung die Konkurrenz von Engung und Weitung bis zum Extrem verdichten, und beide treffen sich in der Unio mystica des absolut unspaltbaren Verhältnisses.

Literatur

Bollnow, Otto Friedrich (1963): Mensch und Raum. Stuttgart.

Christian, Paul/Haas, Renate (1949): Wesen und Formen der Bipersonalität. Stuttgart.

Clark, H. F. (1948): The English Landscape Garden. London.

Conrad-Martius, Hedwig (1916): Zur Ontologie und Erscheinungslehre der realen Außenwelt. In: Jahrbuch für Philosophie und phänomenologische Forschung Bd. III.

Dilthey, Wilhelm (1958): Gesammelte Schriften Bd. VII. Stuttgart.

Dischner, Gisela (1972): Ursprünge der Rheinromantik in England. Frankfurt a. M.

Drerup, Heinrich (1959): Bildraum und Realraum in der römischen Architektur. In: Mitteilungen des deutschen archäologischen Instituts, Römische Abteilung, Band 66, 146-174.

Friedländer, Ludwig (1873): Über die Entwicklung des Gefühls für das Romantische in der Literatur. Leipzig.

Hegel, Georg Wilhelm Friedrich (1971): Frühe Schriften. Frankfurt a. M.
Katzenstein, Alfred (1971): Hypnose. Aktuelle Probleme in Theorie, Experiment und Kritik. Jena.
Mach, Ernst (1902): Die Analyse der Empfindungen. 3. Aufl. Jena.
Nietzsche, Friedrich (1980): Werke. Kritische Studienausgabe, hg. v. *Colli* und *Montinari*. Bd. III: Die fröhliche Wissenschaft. Lieder des Prinzen Vogelfrei. Berlin.
Novalis (1977): Schriften. Band I: Das dichterische Werk, hg. v. *Paul Kluckhohn* und *Richard Samuel*. 3. Aufl. Stuttgart.
Ohm, Thomas (1948): Die Gebetsgebärden der Völker und das Christentum. Leiden.
Rauers, Friedrich (1942): Kulturgeschichte der Gaststätte. Berlin.
Schmitz, Hermann (2003): Was ist Neue Phänomenologie? Rostock.
Schmitz, Hermann (2008): Logische Untersuchungen. Freiburg i.Br./München.
Schmitz, Hermann (2009): Kurze Einführung in die Neue Phänomenologie. Freiburg i.Br./ München.
Schmitz, Hermann (2010a): Bewusstsein. Freiburg i. B./München.
Schmitz, Hermann (2010b): Jenseits des Naturalismus. Freiburg i. Br./München.
Schmitz, Hermann (2011): Der Leib. Berlin.
Schmoll, Friedemann (1995): Der weite Blick macht schwindlig. In: Frankfurter Allgemeine Zeitung vom 2. März 1995, Reiseblatt Seite R 4.
Schücking, Levin L. (1964): Die puritanische Familie in literar-soziologischer Sicht. Bern/ München.
Seuse, Heinrich (1966): Deutsche mystische Schriften. Aus dem Mittelhochdeutschen übersetzt von *Georg Hofmann*. Düsseldorf.
Steig, Reinhold (Bearb.)(1894): *Achim v. Arnim* und die ihm nahe standen. Bd. I: Achim v. Arnim und Clemens Brentano. Stuttgart.
Znoj, Hansjörg (2011): Die Psychologie des Motorrads. Bern.

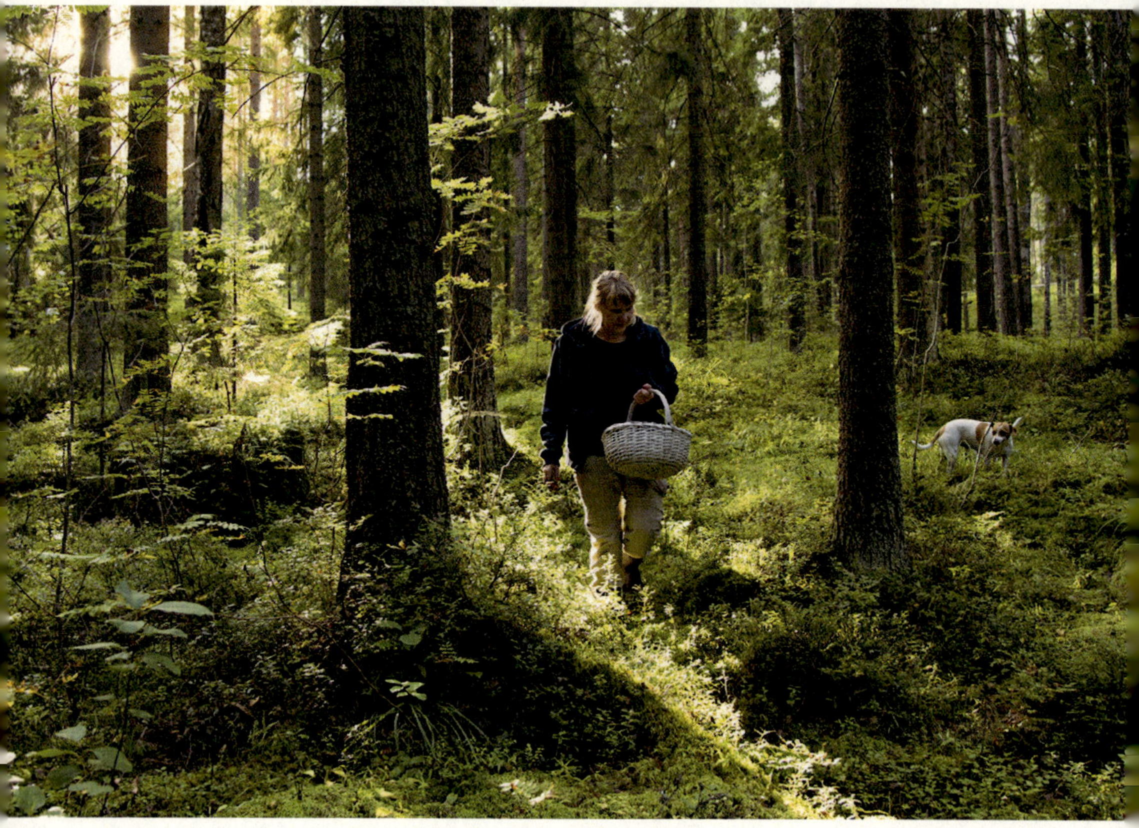

Achtsam suchen … … eine Lebenshaltung.

Bedeutung von Natur für psychische Gesundheit und Wohlbefinden

Perspektiven der Psychologie

Rudolf Günther

Inhalt

1. Einleitung
2. Psychologisch untersuchte Naturbereiche
2.1. Innerorts: Grünanlagen
2.2. Parkanlagen inner- wie außerorts
2.3. Außerorts: Grünbereiche
2.4. Naturkontakt für Innenräume
2.5. Gewässernahe Flächen („Blue Space")
2.6. Virtuell vermittelte Naturkontakte
3. Psychologische Wirkungsaspekte von Naturkontakten
4. Untersuchungspopulationen
5. Geprüfte sensorische Wirksamkeitsbedingungen
6. Forschungslücken und -desiderate
6.1. Thematische Lücken
6.2. Bereich Tierkontakte
6.3. Zeit und Rhythmus als naturhafte Einflussbedingungen
6.4. Aversiv empfundene Naturaspekte
7. Zusammenfassung und Ausblick
8. Literatur

1. Einleitung

Dem Ansatz der „Neuen Naturtherapien" liegt die zweifache Zielsetzung zugrunde, durch Aktivitätsformen des „Green Care" gleichermaßen den Anliegen des Umweltschutzes wie der Förderung persönlicher Gesundheit und Lebenszufriedenheit zu dienen, also gleichermaßen zu Dimensionen der „Naturpflege" und der „Gesundheitssorge" beizutragen (*Petzold* 2016, 10).

Daraus ergibt sich eine (von zwei) Kernfrage: Welche Bedeutung hat Natur als Teil unserer Alltagsumwelt für psychische Gesundheit und menschliches Wohlbefinden? Zu dieser interdisziplinär bearbeiteten Frage ist – v. a. in den letzten Jahren – eine außerordentliche Vielzahl von empirischen Studien, gerade auch aus der Psychologie, vorgelegt worden. Dabei ist allerdings das

Betrachtungsfeld dieser Studien zu „Natur“ oder zu „Landschaft“ recht unscharf definiert.[1]

1 Die wichtigsten für die vorliegende Darstellung bedeutsamen Definitionsansätze haben wir in dieser Anmerkung zusammengefasst.
Einschränkend sollte zunächst hervorgehoben werden, dass die zentralen Begriffe „Natur“ und „Landschaft“ eher unscharf zu definieren sind, ebenso die angenommene Wirkungsbreite des psychischen, mentalen und sozialen Wohlbefindens (*Abraham* u. a. 2010):
Landschaft: „‚Landscape‘ as an analytical term is difficult to define. The European Landscape Convention (*Council of Europe* 2000) currently defines landscape as a zone or area as perceived by local people or visitors, whose visual features and character are the result of the action of natural and/or cultural (that is, human) factors‘ (Art. 1)“ (*Thompson, Aspinall, Roe* 2014, 59).
Auch der Begriff „*Natur*“, deren Potenzial für menschliche Gesundheit und für Wohlbefinden untersucht wird, entstammt einem weitgehend alltagssprachlichen und pragmatischen Grundverständnis; eine etwas systematischere Betrachtung zeigt rasch, dass die Mehrzahl der durchgeführten Forschungen sich an relativ begrenzten Teilaspekten des komplexen Systems „Natur“ orientiert.
Gesundheit ist ein Zustand des vollständigen körperlichen, geistigen und sozialen Wohlergehens und nicht nur das Fehlen von Krankheit oder Gebrechen („Health is a state of complete physical, mental and social well-being and not merely the absence of disease or infirmity.“) – Verfassung der Weltgesundheitsorganisation 1946 in der Ratifikationsurkunde.
Dem Konzept der Salutogenese des israelisch-amerikanischen Medizinsoziologen *Aaron Antonovsky* folgend, wird Gesundheit nicht nur als Abwesenheit von Krankheit, sondern als einer der extremen Pole auf dem Kontinuum von Krankheit und Gesundheit verstanden. Gesundheit besitzt in den Gesundheitswissenschaften damit eine körperliche, psychische, soziale und ökologische Dimension.
Zum *Setting*-Konzept: Im Verständnis der WHO ist Setting ein Ort, wo Gesundheit „von den Menschen in ihrer alltäglichen Umwelt geschaffen und gelebt wird; dort wo sie spielen, lernen, arbeiten und lieben“ (*WHO, Ottawa-Charta*, 1986).
Metaanalyse: „Eine Metaanalyse ist eine Zusammenfassung von *Primär*-Untersuchungen zu Metadaten, die mit quantitativen und statistischen Mitteln arbeitet. Sie versucht frühere Forschungsarbeiten quantitativ bzw. statistisch zusammenzufassen und zu präsentieren. Der Unterschied zur systematischen Übersichtsarbeit (auch ‚Review‘ genannt) liegt darin, dass ein Review die früheren Forschungsdaten und -publikationen kritisch würdigt, während die Metaanalyse nur die quantitative und statistische Aufarbeitung der früheren Ergebnisse umfasst.“ (https://de.wikipedia.org/wiki/Metaanalyse, 10.08.2018).
Affordanzen: „The term affordance was created by psychologist *James J. Gibson* […] his best-known definition is taken from his seminal 1979 book, *The Ecological Approach to Visual Perception*: ‚The affordances of the environment are what it offers the animal, what it provides or furnishes, either for good or ill. The verb to afford is found in the dictionary, the noun affordance is not. I have made it up. I mean by it something that refers to both the environment and the animal in a way that no existing term does. It implies the complementarity of the animal and the environment.‘ – *Gibson (1979, p. 127)*“ (https://en.wikipedia.org/wiki/Affordance, 10.08.2018).
Fachgeschichtlich wurde das Konzept der *Biophilie* zunächst von *Erich Fromm* (1964) entwickelt; er versteht darunter, dass jede lebende Substanz die primäre (biophile) Tendenz hat, das Leben zu erhalten, sich zu vervollkommnen, zu wachsen und sich gegen nahenden Tod zu wehren. Gleichzeitig fühlt sich, wer das Leben liebt, von allen Wachstums- und Lebensprozessen angezogen. „Die produktive Orientierung ist die volle Entfaltung der Biophilie“ (*Fromm* 1964, 186; zit. n. *Becker* 2009). Fast durchgängig in der *Vielzahl* der herangezogenen Studien,

Ein wichtiges Anliegen des vorliegenden Beitrages ist es, eine gewisse Orientierung über die durch die Fachdisziplin der PsychologInnen mitgestalteten wissenschaftlichen Beiträge zu dem sehr heterogenen, interdisziplinär breit ausgelegten und rasch expandierenden Arbeits- und Interessenfeld zu ermöglichen, und zwar nicht allein einem fachlich interessierten öffentlichen Publikum (hierzu sind auch im deutschsprachigen Bereich in jüngster Zeit viele und informative Überblicksveröffentlichungen als Sachbücher erschienen, z. B. *Flade* 2018), sondern auch den einschlägig interessierten wissenschaftlichen FachkollegInnen.

Auch zu dieser enger fachwissenschaftlich ausgelegten Perspektive ist aber in den zurückliegenden Jahren eine beträchtliche Zahl von systematischen Überblicksarbeiten erschienen.[2]

Dennoch halten wir es für angezeigt, in dem folgenden, eher deskriptiven Überblick die Vielfalt der untersuchten naturnahen Alltagsbereiche etwas näher zu veranschaulichen, zu deren gesundheitlicher Bedeutung mittlerweile psychologische Beiträge vorgelegt wurden; der Grund dafür ist, dass nach unserer langjährigen Befassung mit Gegenständen der Umweltpsychologie[3] eine auch

---

die auf das Konzept von *Wilson* und *Kellert* (1993) verweisen, wird „Biophilie" in Richtung auf eine emotional positiv getönte „Natur"- oder „Tier"-Liebe interpretiert. Kritische Hinweise zu diesem Verständnis gibt insbesondere *Petzold* (2016, 34ff.; 2018e; *Petzold, Orth-Petzold*, dieses Buch). Für jedermann beobachtbar, steht die verbreitete Positiv-Interpretation zudem in Widerspruch zu der weltweit und allzeitig üblichen Praxis einer zweckmäßigkeitsdominierten Interaktion von Menschen mit Pflanzen und Tieren.

Post-Occupancy evaluation (POE) ist „eine nutzungsorientierte Form der Erfolgsüberprüfung [...] Mit Hilfe einer POE lässt sich feststellen, inwieweit die Bewohner oder sonstigen Nutzer eines Gebäudes oder Gebäudekomplexes dessen architektonisches Design annehmen. Sie kann daher erst nach der Ingebrauchnahme eines Gebäudes durchgeführt werden. Eine deutschsprachige Entsprechung des Begriffs existiert nicht." (https://de.wikipedia.org/wiki/Post_Occupancy_Evaluation, 10.08.2018).

2 Um fachwissenschaftlich orientierten KollegInnen einen raschen Überblick zu erleichtern, haben wir eine kurzkommentierte Zusammenstellung dieser Übersichtsarbeiten unter http://www.bdp-gus.de/aktuell/Natur-Psych_Gesundh_Reviews_aktualis.pdf zugänglich gemacht, wobei die Aktualisierung (März 2018) bereits zusätzliche Erweiterungen mit Hinweisen auf zwischenzeitlich erschienene (oder greifbar gewordene) Sammelarbeiten erfordert. Eine nur begrenzte Zahl von Überblicksarbeiten zu Themenaspekten stützt sich auf das Verfahren der Metaanalyse (vgl. Anm. 1).

3 Vgl. etwa die inhaltlichen Schwerpunkte bei *Günther* und *Winter* (1986) und die anschließend 1993-1996 von uns mit *Detlef Timp* herausgegebenen berufspraktisch ausgelegten „Umweltpsychologischen Mitteilungen" des bdp-Bundesausschusses Umweltpsychologie, in denen Ansatzpunkte zum psychologisch gestützten Umwelt- und Ressourcenschutz recht deutlich im Vordergrund stehen, vor allem auch aufgrund der zeitlich vorausgehenden gesellschaftspolitischen Impulse durch die kritischen und viel diskutierten Diskurse über „Grenzen des Wachstums" des Club of Rome (*Meadows* u. a. 1972), die auch in unserem Fach grundlegende Diskussionen zum erforderlichen Ressourcenschutz anregten (z. B. *Bergius* 1982). Fachgeschichtlich sei der Hinweis erlaubt, dass bereits sehr frühzeitig durch *Hellpach* (1902, 1911 und 1924) zentrale Problemaspekte der naturtherapeutischen Diskussion aufgegriffen wurden.

derzeit wohl noch relativ begrenzte Zahl von FachkollegInnen sich im Rahmen ihrer beruflichen Tätigkeiten mit solchen Themen befassten und befassen – und umgekehrt auch fachexterne LeserInnen solche Beiträge seitens der Psychologie vermutlich nicht ohne Weiteres erwarten. In vier weiteren Abschnitten sollen empirisch untersuchte psychologische Wirkungsaspekte von Naturkontakten und die dabei geprüften sensorischen Vermittlungswege und einbezogene Untersuchungspopulationen sowie Forschungslücken und -desiderate beschrieben werden. Die meisten theoretischen Hinweise und Begriffseingrenzungen haben wir als Anmerkungen in den Anhang ausgelagert.

Die hier vorgelegte Ausarbeitung versucht also, die derzeitigen Erkenntnisse über eine dieser beiden Säulen der „Neuen Naturtherapien" ansatzweise aufzuarbeiten – nämlich mögliche Beiträge des Naturkontaktes zur Gesundheitssorge.[4]

2. Untersuchte Typen von Grünflächen

Gemessen an der jahrzehntelang recht geringen Intensität der psychologischen Forschungen, die sich mit Formen der Alltagsvegetation und -natur des Lebensumfeldes befassen, hat in den direkt zurückliegenden Jahren das Fachinteresse in der Umweltpsychologie (und sicher auch in mehreren anderen Disziplinen) stark zugenommen; dies gilt gleichermaßen für vertraute Grünbereiche der Alltagsumwelt wie auch für eine Reihe von neuerdings entwickelten Begrünungsformen. Deutlich werden allerdings auch Forschungslücken, einige davon werden wir später (unter 6.) aufgreifen.

2.1. Innerorts: Grünanlagen

Hausgärten bildeten bis vor Kurzem einen wenig beachteten Gegenstand des (psychologischen) Fachinteresses. Zu gesundheitsförderlichen Wirkungen liegt neuerdings eine beträchtliche Anzahl empirischer Studien vor; einen systematischen Überblick geben *Cameron* u. a. (2012). Darüber hinaus versuchen

---

4 Die grundlegende Differenzierung zwischen diesen beiden Zielsetzungen, einer „egozentrischen" (also der eigenen Person nützlichen) und einer „ökozentrischen" Zielsetzung wurde in einem viel beachteten Beitrag von *Thompson* und *Barton* (1994) herausgearbeitet. Eine neue, zunehmend wahrgenommene theoretische Differenzierung zur Einordnung dieser beiden Zielsetzungen liefert die Theorie von *Deci* und *Ryan* (2008) mit ihrer Unterscheidung zwischen hedonistischen und „eudaimonischen" Motivationskomponenten (vgl. etwa *Cleary* u. a. 2017).
Innerhalb der psychologischen Forschung standen dabei zeitlich und auch quantitativ ökotherapeutisch ausgelegte Fragestellungen im Vordergrund (Anm. 3) und bilden bis heute einen Schwerpunkt der auf Politikberatung ausgerichteten psychologischen Beiträge (z. B. *Reese* u. a. 2015).
Mehrere Beiträge bemühen sich derzeit, die beiden Zielperspektiven hinsichtlich ihrer Vereinbarkeit zu überprüfen (z. B. *Haq* 2011; *Jorgensen* und *Gobster* 2010; *Carrus* u. a. 2015).

Davies u. a. (2009) in einer breit angelegten Studie (mit Verweis auch auf psychologische Untersuchungen), das Potential von Hausgärten für die Diversität – also einem zentralen Ziel des Umweltschutzes – sichtbar zu machen.

Nur vereinzelt befassten sich psychologische Studien mit dem Wirkungspotenzial von (privaten oder kommunalen) *Gartenkolonien* (Allotment Gardens; *Van den Berg* u. a. 2010). Eine Reihe von Arbeiten befasst sich eher konzeptionell mit dem psychologischen Wirkungspotenzial von kommunalen therapeutischen Gartenanlagen (*Egli* u. a. 2016; *Pitt* 2014).

Einen eigenständigen, teilweise auch von spezialisierten Berufsgruppen systematischer bearbeiteten Forschungsbereich bilden hingegen *therapeutische Gartenanlagen*, zu denen auch eine beträchtliche Zahl psychologischer Studien durchgeführt wurde (Übersichten geben *Clatworthy* u. a. 2013 sowie *Kamioka* u. a. 2014; für krebskranke Kinder *Sherman* u. a. (2005 als Post-Occupancy evaluation – zum Begriff vgl. Anm.1); für Senioren *Nicklett* u. a. 2016 sowie *Wang* u. a. 2013; am Lebensende *Marsh, Spinaze* 2016).

Möglichkeiten der Begrünung von *Gebäudefassaden* wurden recht frühzeitig von *Sigrun Preuss* in einer Studie aufgegriffen (vgl. *Preuss, Riedel, Szemeitzke* 1993), die auch jetzt durchaus noch Beachtung findet (vgl. *Thönnessen* 2006), allerdings schwerpunktmäßig in Hinblick auf das Potenzial der Luftverbesserung. Den Aspekt der ästhetischen Qualität von Gebäuden durch Begrünung untersuchten *White* und *Gatersleben* (2011).

Bepflanzungen auf Hausdächern fanden überwiegend das Interesse unter ökologischer Perspektive (*Cook-Patton, Bauerle* 2012; *Orsini* u. a. 2014), aber auch nach psychologischen Kriterien (*Jungels* u. a. 2013) und zur Prüfung der Vereinbarkeit dieser beiden Bewertungsebenen (*Francis, Lorimer* 2011).

Den überwiegend privat gestalteten Hausgärten und -fassaden steht ein weiterer, großer Forschungsschwerpunkt zur Seite – Untersuchungen über das psychologische Wirkungspotenzial von öffentlichen Grünräumen, ganz überwiegend des innerstädtischen Bereiches; auch hierzu liegt zur Auswertung der umfangreichen empirischen Befundlage eine ganze Reihe von Auswertungen vor: *Kondo* u. a. (2018), bezogen auf Kinder und Senioren *Kabisch* u. a. (2017), darunter auch eine kürzlich veröffentlichte Review-of-Reviews (*Van den Bosch* und *Sang* 2017), allgemein zu gesundheitlich bedeutsamen innerstädtischen Grünflächen *Vujcic* u. a. (2017) und unter Betonung von Bewohnerbedürfnissen *Matsuoka* und *R. Kaplan* (2008), zu offenen städtischen Räumen *Pleasant* u. a. (2013) und – ohne Verweis auf die beträchtliche Zahl psychologischer Studien – von *Brander* u. a. (2011).

Eine ganze Reihe von Einzelstudien befasst sich mit *Straßenrandbegrünung* (*De Vries* u. a. 2013; *Lindal* und *Hartig* 2015; *Säumel* u. a. 2016), häufig bezogen auf Straßenbäume (*Sheets* und *Manzer* 1991), aber durchaus auch andere Vegetationsarten (z. B. *Weber* u. a. 2014).

Umweltentlastende Funktionen von Straßenbäumen innerorts (keine Verweise auf psychologische Wirkungen) untersuchten *Splittgerber* und *Saenger* (2015).

De Kort u.a. (2006) untersuchen die Wirkung von virtuell dargebotenen Bäumen.

2.2. Parkanlagen inner- wie außerorts

Eine doch auffallend verminderte Zahl bisher durchgeführter psychologischer Studien befasst sich hingegen mit der Wirkung von kulturell gestalteten Parkanlagen (inner- wie außerorts); dies sollte einen Anlass bieten, diese Form von kulturell-historisch geprägten Grünanlagen stärker auch in der Forschung aufzugreifen, da die verfügbaren Befunde über psychische Wirkungen auch für solche „manikürten" Formen von Naturflächen Hinweise dafür bieten, dass positive psychische Wirkungen bei Besuchern systematisch belegbar sind (vgl. Befunde der Metaanalyse von *McMahan* und *Estes* 2015 oder von *Aasetre* u.a. 2016); Wirkungsunterschiede zwischen psychologisch definierten Subpopulationen untersuchen *Van den Berg* und *van Winsum-Westra* (2010).

Nach Befunden von *Smardon* (1988) oder *Konijnendijk* u.a. (2013) sind besonders bei Parkanlagen ökonomische Bewertungskriterien bedeutsam.

Beachtenswert sind ferner fachliche Analysen zu *kulturell* verankerte Lösungen der Park- und Gartengestaltung mit teilweise vielfältigen Verweisen auf psychologische Studien (z.B. persische Parks, Gärten: *Rostami* u.a. 2014, *Rostami* u.a. 2016, *Jani* u.a. 2015, *Kive* 2012, *Seddigh* (o.J.; kulturwissenschaftlich, aber keine psychologischen Verweise); pakistanische Parks: *Hussain* u.a. 2012; Japan: *Kohsaka* und *Flitner* 2004; *Park* u.a. 2010 (und weitere empirische Arbeiten zu Shinrin-yoku); China: *Bo* u.a. 2013); nicht zuletzt sind unterschiedliche kulturell eigenständig entwickelte Gestaltungsansätze als wesentliche Ansatzpunkte in naturtherapeutisch gestützten Vorgehensweisen tief verankert.

Einige Studien (z.B. *Vaughn* 2015 unter Verweis auf *Maslow* (1954)) befassen sich auch mit der Eindrucksqualität von *innerstädtischem Ödland* und der Wirkung ihrer Umwandlung in post-industrielle Grünflächen.

2.3. Außerorts: Grünbereiche

In Bezug auf außerstädtische Grünflächen und deren Bedeutung ist – gleichsam als Gegenpol zum vorausgehend diskutierten Gestaltungsansatz – das recht frühzeitige Interesse auch der Psychologie für *„Wilderness"*, also menschlich nicht oder kaum beeinflusste Naturräume, festzustellen (v.a. *Haas* u.a. 1980; *Talbot* und *Kaplan* 1986).

Die Konfrontation von Menschen mit urwüchsigen Naturformen hat sich mittlerweile zu einem systematisch aufgebauten Bereich der therapeutisch ausgelegten Erholungsinterventionen weiterentwickelt (vgl. *Levitt* 1998; *Weber* 2001; *Ewert* u.a. 2001; *Austin* 2004).

Ein mittlerweile umfangreicher Forschungsschwerpunkt bezieht sich auf gesundheitliche Wirkungen von *Wäldern*. Eine Übersicht geben *Karjalainen* u. a. (2010; vgl. auch *Hansmann* u. a. 2010), zu Grundlagen der Waldtherapie etwa *Ellerbrock* und *Petzold* (dieses Buch) sowie – zu meist waldgestützten Therapieformen – *Poulsen, Stigsdotter, Refshage* (2015) sowie kürzlich bei depressiven Symptomen *Lee* u. a. (2017) in einer systematischen Auswertung von 28 Studien. Ergebnisse mit klinisch relevanten Populationen berichten aus Einzeluntersuchungen etwa *Morita* u. a. (2011) oder *Park* u. a. (2011).

Vergleichsweise geringere Aufmerksamkeit fanden herkömmlich-*agrarwirtschaftlich* oder gemischt genutzte ländliche Grünbereiche in Hinblick auf ihr gesundheitsbezogenes Wirkungspotenzial. Immerhin zeigen einige der Studien nicht allein, welche visuellen Gestaltungsmerkmale die Qualität in diesen üblichen Landschaftsbereichen systematisch beeinflussen (*Arriaza* u. a. 2004; *Sevenant* und *Antrop* 2009).

Selbst sehr herkömmliche Agrarlandschaften weisen zudem eine vergleichsweise hohe Nutzungsintensität für die Erholungssuche auf (vgl. insbesondere eine Metaanalyse von *van Zanten* u. a. 2014; bei einigen demografischen Subgruppenunterschieden (*Strumse* 1996; *Kalivoda* u. a. 2014).

Zu verweisen ist auch auf mehrere psychologische Forschungsansätze, die sich mit dem Problem der *Landschaftszersiedelung* als Folge (auch) der Wertschätzung von Grünflächen im näheren alltäglichen Wohnumfeld befassen (*Kaplan* und *Austin* 2004).

2.4. Naturkontakt für Innenräume

Nicht zuletzt zu erwähnen sind schließlich zwei Ansatzpunkte der Zugänglichkeit zu alltagsnaher Natur in Innräumen (Ausstattung und Ausblick), die sich auch in den allgemeineren Kontext einer „biophilen" Architekturpsychologie (z. B. *Söderlund* und *Newman* 2015) einordnen lassen. Einen kritischen Überblick zum psychologischen Erkenntnisstand geben *Bringslimark, Hartig* und *Patil* (2009).

Eine ganze Reihe von Untersuchungen befasst sich mit der psychologisch günstigen Bedeutung von Pflanzen oder symbolisch präsenten Naturformen (auch in Form von z. B. Wandbildern) für Innenräume (vgl. *Ulrich* u. a. 1991 oder kürzlich *Yin* u. a. 2018), etwa in Arbeitszimmern (etwa *Shibata* und *Suzuki* 2004, *Chang* und *Chen* 2005; vgl. auch *Korpela* u. a. 2017).

Zweitens aber bildet einen intensiven Forschungsschwerpunkt die Abschätzung der psychischen Wirkung der *Sichtmöglichkeit* auf Begrünung aus dem Innenraum heraus, etwa – seit einer vielzitierten Studie von *Ulrich* (1984) – in einer Krankeneinrichtung oder aus Klassenräumen (*Küller* und *Lindsten* 1992).

Die Verbesserung der Luftqualität von Innenräumen durch Pflanzen analysiert außerhalb der Psychologie z. B. *Hall* (2010).

2.5. Gewässernahe Flächen („Blue Space")

Einen eigenständigen, systematischen Untersuchungsbereich bilden *gewässernahe Flächen* („Blue Space"); hierzu liegen eine Überblicksarbeit aus Sicht der psychologischen Forschung vor (*White* u. a. 2010; vgl. auch *Wolf* 2014) sowie mehrere sozial-geografische Überblicksarbeiten, in denen auch viele psychologische Studien berücksichtigt wurden (*Völker* und *Kistemann* 2011).

In einer bereits sehr frühzeitig durchgeführten psychologischen Untersuchung versuchte *Martha Muchow* (1925), Rehabilitationswirkungen von küstennahen Landschaften bei Jugendlichen näher zu analysieren.

Obwohl sich die zu diesen Naturfeldern durchgeführten Studien beispielsweise mit einer intensiveren Prüfung des handlungsbezogenen Aufforderungscharakters befassen (etwa *Bell* u. a. 2015; *Ashbullby* u. a. 2015) und dabei auf Affordanzen (zum Begriff vgl. Anm. 1) – neben psychologische Studien – verweisen, findet sich meist kein Hinweis auf den ökologisch-psychologischen Ansatz von *Gibson* (1966) und konkreter beschriebene, beobachtbare Handlungsmuster; augenfällig erscheint diese Lücke etwa für die – allgemein-präventive wie therapeutische – gesundheitliche Wirksamkeit des Schwimmens (*White* u. a. 2014) oder der Erholungseffekte sportlicher Aktivitäten in Naturräumen (*Hansmann* u. a. 2010).

2.6. Virtuell vermittelte Naturkontakte

Zu verweisen ist auch auf den Bereich der *virtuell* vermittelten (optischen oder multimedialen) Naturkontakte; eine Bereitstellung solcher Angebotsformen vermag beispielsweise eine wichtige Lücke für Menschen mit erheblichen Mobilitätsbeeinträchtigungen – etwa im hohen Lebensalter – zu schließen.[5]

Beispiele für praxisorientierte naturbezogene Verfahrensentwicklungen finden sich vor allem für schmerzreduzierende Interventionen, etwa bei *Hoffman* u. a. (2000), *Mühlberger* u. a. (2007) und *Furman* u. a. (2009), durch einen „virtuellen Küstenspaziergang" während der Zahnbehandlung durch *Tanja-Dijkstra* u. a. (2014).

Dijkstra u. a. (2008) oder *Beukeboom* u. a. (2012) versuchen Stressverminderung durch virtuelle Begrünung in Kranken-Wartezimmern zu erzielen. Einen Überblick über Ansätze in der Kinderheilkunde geben *Parsons* u. a. (2009), in

5 Erwartungsgemäß liegt eine Reihe von Übersichtsarbeiten zu virtuell gestützten psychotherapeutischen Interventionsformen – allgemein, ohne Bezug auf naturgestützte Ansätze – vor, etwa *von Berger* und *Andersson* 2009, *Andersson* u. a. 2014, *Pasarelu* u. a. 2017, spezieller zu Entspannungsverfahren *Villani* u. a. 2007.
Inhaltlich vielfältige konzeptionelle Diskussionen mit Bezug (auch) auf umwelt- oder naturpsychologische Grundlagen von virtuell gestützten Ansätzen finden sich etwa bei *Blanchard* und *Markus* 2007, *Alsop* 2016.

der Rehabilitation *Schultheis* und *Rizzo* (2001); ein mittlerweile recht breit ausgebautes Anwendungsgebiet sind hier Ansätze zur Behandlung von posttraumatischen Belastungsstörungen (z. B. *Difede* und *Hoffman* 2002; eine Literaturübersicht zu Studien der natur-, meist wald-gestützten posttraumatischen Behandlung geben *Poulsen, Stigsdotter, Refshage* (2015).

3. Psychologische Wirkungsaspekte von Naturkontakten

Die große Zahl mittlerweile vorliegender Studien ist gekennzeichnet auch durch eine hohe Bandbreite der zur Wirksamkeitsprüfung von Naturkontakten herangezogenen Indikatoren. Den dominierenden Modellen der empirisch orientierten Forschungen entsprechend, wurden aber positive Wirkungen von Naturkontakten zur Verminderung von stressbedingten Überlastungsformen (*Ulrich* u. a. 1991) und von kognitiven Überlastungsfolgen im Kontext von Aufmerksamkeitsdauerbeanspruchung (Attention-Deficit-Modell von *Stephen Kaplan*, vgl. *Berman, Jonides, Kaplan* 2008) untersucht. Einen Schwerpunkt der insgesamt durchgeführten Studien bildet damit die Prüfung, ob durch Naturkontakte – mithin Komponenten der (personexternen) Alltagswirklichkeit – gesundheitlich bedeutsame Erholungswirkungen nachzuweisen sind, also eben keineswegs allein durch individuell- psychologische oder soziale Verfahrensansätze der Salutogenese (vgl. *von Lindern, Lymeus, Hartig* 2017).[6]

Die wohl überwiegende Mehrzahl der methodisch sorgfältiger aufgebauten Untersuchungen stützt sich auf multiple Erhebungsverfahren (z. B. *Tsunetsugu* u. a. 2013); leider sind aber Mehr-Zeitpunkt-Erhebungen selten.

Daher finden sich viele Studien, in denen *psychophysiologische Veränderungen* geprüft werden (z. B. *Qin* u. a. 2013; *Ward Thompson* u. a. 2013; Übersichtsarbeit hierzu *Haluza, Schönbauer, Cervinka* 2014), sowie zur Verminderung von kognitiven Überlastungsfolgen durch Naturkontakte (vgl. dazu eine systematische Übersichtsarbeit vom *Bratman* u. a. 2012)

In Befragungen häufig eingesetzt werden inhaltlich breit angelegte, psychometrisch geprüfte Skalen über Aspekte der *subjektiven Gesundheit* und Lebenszufriedenheit (z. B. *Nordh, Grahn, Währborg* 2009).

Viele Studien prüfen indes ein breites Spektrum weiterer denkbarer Wirkungen von Naturkontakten; wir nennen als Beispiele:

---

6 Damit folgt das hier betrachtete Forschungsfeld überwiegend einer reiztheoretischen Grundorientierung, also einer Ausrichtung, die von der der meisten Fachvertreter der heutigen Umweltpsychologie abweicht (vgl. *Bechtel* und *Churchman* 2003; *Graumann* 1999; *Hellbrück* und *Kals* 2012; *Kaminski* 2008).
Die Auffassung steht aber in formaler Nähe zu einem anderen durchaus erfolgreichen Anwendungsfeld, der durch *G. B. Allport* (1954) maßgeblich mitformulierten sozialen „Kontakthypothese" zur Verminderung von negativen Affekten gegenüber sozialen Gruppierungen – mit einem umfangreichen, insgesamt aber bestätigenden Befundmuster (*Pettigrew* und *Tropp* 2006).

Somatische Veränderungen wie Blutzuckerkonzentration bei Diabetes-Patienten untersuchten *Ohtsuka* u. a. (1998).

Eine Reihe von Studien untersucht die denkbare Beeinflussung der *Kreativität* im Kontext von Naturkontakten (*Atchley* u. a. 2012; *Plambech* u. a. 2015).

Zu *sozialen* Wirkungsaspekten sind Studien von *Zhang* u. a. (2014) zu prosozialer Handlungsbereitschaft oder von *De Vries* u. a. (2013) zu nennen, in der geprüft wurde, inwieweit das Vorhandensein von Straßenbäumen soziales Interaktionsverhalten von VerkehrsteilnehmerInnen zu beeinflussen vermag. Ansätze der Bereitstellung von Kommunalgärten (z. B. *Kuo* u. a. 1998) verfolgen vor allem in benachteiligten Ortsteilen auch eine Erweiterung von Nachbarschaftsnetzwerken und des erhöhten Sicherheitsgefühls, also soziale Wirkungskomponenten.

Seltener wurden insgesamt positive soziale Effekte der Naturumgebung untersucht, vielmehr eher Problemaspekte, etwa Aggressionsbereitschaft als Folge von Umweltstressoren wie Hitze (*Lim* 2007) oder räumliche Beengung (personal space; z. B. *Evans* und *Wener* 2007; *Yildirim* und *Akalin-Baskaya* 2007); von *Lim* (2007) wurde geprüft, ob Vegetation kriminelles Handeln bei hoher personeller Dichte vermindern kann. Bereits recht frühzeitige Übersichtsarbeiten zu Formen und Auswirkungen von Umweltstressoren stammen von *Baum, Singer, Baum* (1981) oder *Evans* und *Cohen* (1987).

Ein wichtiger Wirkungsaspekt bei entwicklungspsychologisch ausgelegten Studien ist die Frage, inwieweit durch naturnah gestaltete Spielflächen für Kinder deren *motorische* Leistungsfähigkeit (z. B. *Krombholz* und *Scholz* 2007) oder kognitive Entwicklung (*Dadvand* u. a. 2015) gefördert wird.

Auffällig wenige Studien verwenden systematischere Erhebungsverfahren über den umweltbezogenen *Wissensumfang*, um dessen Bedeutung etwa für die individuelle Handlungssteuerung abzuschätzen (wenige Selbsteinschätzungen zum persönlichen Naturwissen werden etwa in der Skala von *Nohl* (2001) erhoben. Eine ungewöhnlich enge Kovariation (in einem verwandten Fragenbereich, *Fuller* u. a. 2007) findet sich in Bezug auf die quantitative Einschätzung der Artenvielfalt von unterschiedlichen innerstädtischen Naturarealen mit einer objektiv erhobenen Kenngröße zu diesem Merkmal – die Kovariationsstärke lag in dieser Studie bei r = .84, s. s.).

Ein recht beträchtliches Spektrum von Studien bezieht sich auch auf *spirituelle* Erfahrungen, die durch Naturkontakte angeregt werden (*Williams* und *Harvey* 2001; *Fredrickson* und *Anderson* 1999).

Wichtige Studien und Forschungsansätze (z. B. *Capaldi* u. a. 2015; *Kals* u. a. 1999; *Knecht* 2004) bemühen sich um den Nachweis von *emotionalen* Wirkungen von Naturkontakten oder induzierte *Stimmungs*veränderungen (z. B. *Hull* u. a. 1995).[7]

7 Hierzu sei etwa verwiesen auf die Entdeckung des emotional und kognitiv intensiven Erlebnispotenzials von Landschaftswahrnehmung in der Zeit der Frührenaissance (*Petrarcas*

Ein wichtiger Teilbereich der Studien zur Natur- oder Landschaftsbewertung und -beurteilung (vgl. *Moos* 1973; *Maderthaner* 1999) bezieht sich auf Untersuchungen zur Landschaftsästhetik (z. B. *Kohsaka* und *Flitner* 2004) und Aspekte des *Wohlbefindens*, sowie auf Studien, die sich mit dem Wohlgefallen von Form-Merkmalen bei Naturobjekten (etwa von Baumformen: *Lohr* und *Pearson-Mims* 2006) befassen.

Zwar wird *körperliche Aktivität* in einer Vielzahl von Studien erhoben (in statistischer Beziehung zu Gesundheitsstatus und Naturkontakten oder Umweltmerkmalen (etwa bei Kindern: *McCurdy* u. a. 2010; in qualitativen Studien für besuchte Parkanlagen: *McCormack* u. a. 2010; Gartentätigkeit bei Senioren: *van Stralen* u. a. 2009; höhere körperliche Aktivität in umweltästhetisch gestalteten Ortsbereichen: *Ball* u. a. 2001)); nur in wenigen dieser Untersuchungen ist jedoch klar, ob hier körperlicher Aktivitätsumfang als abhängige Größe anzusehen ist.

Eine interessante Zielsetzung verfolgt eine systematische Auswertung von *Coon* u. a. (2011), ob nämlich physisches und mentales Wohlbefinden durch körperliche Aktivität eher in der Natur oder in Innenräumen erzielt wird.

Auch quantitativ fassbare ökonomische Bewertungswirkungen von Naturgegebenheiten – insbesondere auf die Bewertung von innerstädtischen Häusern und Liegenschaften – wurden geprüft und zur Erklärung auch auf umweltpsychologische Erkenntnisse verwiesen (z. B. *Brander* u. a. 2011).

Dass aber neuerdings innerhalb der ökonomischen Wissenschaften der Themenbereich der „Natur" als eigenständiges Forschungsfeld zu etablieren versucht wird, wobei zur Begründung umfangreich die umweltpsychologischen Befunde berücksichtigt werden (*Richardson* u. a. 2016), erscheint beachtenswert.

Eine umfassende Bewertung von städtischem Grün oder Parkanlagen hat als wichtigen Einzelaspekt ökonomische Schnittstellen – etwa zum Tourismus – einzubeziehen (vgl. *Smardon* 1988; *Konijnendijk* u. a. 2013, 17f.).

Als eine wichtige Wirkungskomponente wird aber auch geprüft, ob *umweltsensible Einstellungen und Verhaltensmuster* durch Naturkontakte verändert werden können; diese Studien sind von besonderer Wichtigkeit für den dualen Zielansatz der „neuen Naturtherapien", um nämlich durch Aktivitätsformen des „Green Care" gleichermaßen zu Zielsetzungen des Umweltschutzes wie der Förderung persönlicher Gesundheit und Lebenszufriedenheit beizutragen (*Petzold* 2016, 10 und Anm. 4).

Eine wichtige Teilfragestellung betrifft danach die Klärung, inwieweit (und unter welchen Voraussetzungen) gesundheits- oder wohlbefindensförderliche

Mont-Ventoux-Besteigung; vgl. *Stierle* 2003, 330).
Solche kulturell bedingten Veränderungen der Landschaftswahrnehmung und ihrer bildlich-künstlichen Gestaltung für Jahrhunderte erscheinen im vorliegenden Zusammenhang auch deshalb wichtig, weil deutlich wird, dass der eigentliche Ansatzpunkt des naturtherapeutischen Konzeptes bei Weitem nicht auf die – erst viele Jahrhunderte später einsetzende – „romantisierende" Naturwahrnehmung bezogen werden darf (*Gebhard* 2010).

Naturkontakte im Alltag gleichermaßen auch umweltbewusste Handlungsbereitschaft zu fördern vermögen; Kovariationsbeziehungen zwischen beiden Kriterienbereichen belegen – vor allem im Rahmen des Konzeptes der Naturverbundenheit – mehrere Studien (etwa *Kals, Schumacher, Montada* 1999).

So wurde in Studien von *Hartig, Kaiser, Bowler* (2001) geprüft, ob naturgestützte Erholungserfahrung umweltbewusste Verhaltensänderungen vermitteln, von *Bruni* u. a. (2008), ob Tiergartenbesuche umweltbewusste Handlungsbereitschaft systematisch beeinflussen. Mehrere Studien prüften solche Wirkungen für Formen des Naturtourismus (*Houghes* 2013, mit vielen weiteren Literaturhinweisen; *Ramkissoon* u. a. 2013).

Ein systematischer Überblick zur Befundauswertung scheint noch nicht vorzuliegen. Eine vertiefende Klärung dieser Problemstellung ist nicht zuletzt entscheidend für die fachliche Konsolidierung eines „ökotherapeutischen" Berufsfeldes (vgl. den Beitrag von *Petzold, Orth-Petzold* in diesem Band).

4. Untersuchungspopulationen

Versucht sei ein knapper Überblick über das Profil der Untersuchungspopulationen, die sich mit gesundheitlichen Wirkungen von Alltagsnatur auf den Menschen befassen.

4.1. Altersschichtung

Die durchgeführten Studien erfassen alle Altersgruppen; quantitativ lassen sich drei Schwerpunkte der empirischen Forschungen festhalten:

(a) Kinder: Schwerpunkte bilden hier Studien über die Bedeutung von Grünkontakten auf die Entwicklung von *Kindern* (Übersichten z. B. *Gebhard* 2013, *Chawla* 2015; zu Schulgärten etwa bei *Blair* 2009, für motorische Entwicklung z. B. *Krombholz* und *Scholz* 2007) und über deren Gewicht für langfristig nachweisbare psychobiografisch fassbare Grundeinstellungen zur Natur (*Chawla* 1998, 2007; *Lohr* und *Pearson-Mims* 2005).

(b) Die beträchtliche Zahl von Studien über den Stellenwert von Alltagsnatur für Gesundheit und Lebensqualität von *Senioren* kommt nicht zuletzt in der größeren Zahl von Übersichtsarbeiten zum Ausdruck (allgemein: *Alves* und *Sugiyama* 2006, *Broek-huizen* u. a. 2013; Gartentätigkeit: *Wang* und *MacMillan* 2013 und *Nicklett* u. a. 2016).

Ein für praktische Umsetzungsperspektiven Erfolg versprechender Ansatzpunkt ist das in allen Altersgruppen verbreitet vorhandene Interesse an der

Beobachtung und Bestimmung von Pflanzen- und Tier (insbesondere Vogel)-Arten in der Alltagsumgebung, insbesondere auch als ein eigenständiges pädagogisch-psychologisches Lern-Kursangebot.[8]

Sehr viel größer ist allerdings die Zahl der Studien, die zur Klärung von Bedingungen für körperliche Aktivität von älteren Menschen – ohne den spezielleren Aspekt von Naturkontakten – beizutragen versuchen (vgl. z. B. eine umfangreiche Übersichtsarbeit von *van Stralen* u. a. 2009 mit Verweisen auch auf wenige psychologische Studien),

(c) sowie – vor allem auch aus forschungspraktischen Gründen – junge gebildete Erwachsene (=Studierende).

4.2. Klinische Untersuchungspopulationen

Einen wichtigen eigenen Forschungssschwerpunkt bilden naturtherapeutisch gestützte klinisch orientierte Studien (im engeren Sinn oder mit Allgemeinbeschwerden innerhalb der Gesamtbevölkerung) in Hinblick auf ein breites Spektrum von Beschwerde- und Störungsbildern (Schmerzbehandlung; Schlafbeschwerden; Depressionserkrankungen; psychische Erschöpfungszustände, posttraumatischen Belastungsstörungen; Aufmerksamkeitsstörungen (ADHS) dementieller Abbau und viele weitere).

Ein mittlerweile breites Spekturm an Wirksamkeitsprüfungen für naturgestützte therapeutische Interventionen liegt vor, hier geben *Annerstedt* und *Währborg* (2011) einen Überblick auf Grundlage von Studien mit methodisch kontrolliertem Untersuchungsdesign (auf mehrere weitere Arbeiten, die einen Überblick zum klinischen Forschungsstand vermitteln, wurde an verschiedenen Stellen verwiesen).

4.3. Weltweite Regionalverteilung der Erhebungsorte

Die weltweite regionale Verteilung der Untersuchungsorte zu betrachten, erscheint unter mehreren Gesichtspunkten beachtenswert. So sollte festzuhalten sein, dass psychologische (oder fachlich-psychologisch unterlegte) empirische

8 Ein aktuelles, derzeit in Bearbeitung befindliches Pilotprojekt auf dieser Angebotsgrundlage sei erwähnt: Ein vom Landesbund für Vogelschutz in Bayern und durch mehrere dortige Sozial- und Gesundheitsverbände unterstütztes Projekt „Naturbeobachtung, Wohlbefinden und Engagement in Pflegeeinrichtungen: Evaluation eines Präventionsprojekts" unter Leitung von *Elisabeth Kals*, Universität Eichstädt (Mitarbeiterinnen *S. Freund, P. Heinemann, V. Zwerger*) versucht empirisch zu prüfen, inwieweit durch Begegnung mit der Natur und indirekt durch die sozialen Außenkontakte die Lebensqualität älterer, pflegebedürftiger Menschen wirkungsvoll gefördert werden kann (vgl. http://fordoc.ku-eichstaett.de/2389/).

Studien mittlerweile eine außerordentliche Regionalstreuung aufweisen, allerdings mit Schwerpunkt bei den ökonomisch entwickelten Ländern.

Auf die Vielfalt damit verbundener, kulturell unterschiedlich verankerter Gestaltungsansätze für naturgestützte Alltagsbereiche oder Interventionen und deren Bedeutung für eine kulturpsychologisch offene Fachdiskussion zum vorliegenden Forschungsfeld – auch etwa in Feldstudien, z. B. in China: *Bo* u. a. (2013) – wurde bereits (im Zusammenhang mit Park- oder Waldarealen, s. o. 2.2) hingewiesen.

Eine weitere, mehrfach empirisch aufgegriffene Frage bezieht sich auf kulturell oder ethnisch feststellbare Einstellungs- oder Wirksamkeitsunterschiede zu Naturkontakten oder bei naturgestützten Interventionen (z. B. *Kaplan* und *Talbot* 1988).

5. Geprüfte sensorische Wirksamkeitsbedingungen

Die Studien über die sensorische Vermittlung von Naturkontakten werden bisher sehr stark dominiert durch den optischen Kanal der Informationsübertragung. Die problematische Gewichtung der optisch vermittelten Form der Informationsaufnahme wird auch aus Sicht anderer Fachdisziplinen kritisch kommentiert.[9]

Psychoakustische Studien befassen sich etwa mit der Vermittlung von Gefahrensignalen in der natürlichen Umwelt (z. B. *Wilson* u. a. 2016).

Eine verschwindend kleine Zahl von Studien befasst sich mit den durchaus nicht unwichtigen *taktilen* Schnittstellen Mensch – Natur. Zur Prüfung taktil vermittelter sensorischer Wirkungen bei Pflanzenberührung wurde von *Koga* und *Iwasaki* (2013) die Technik des „semantischen Differenzials" (*Osgood, Suci, Tannenbaum* 1957) eingesetzt, eines lange Zeit bewährten psychologischen Untersuchungsverfahrens.

Olfaktorische Einflusskomponenten werden vor allem in ganzheitlich ausgerichteten naturtherapeutischen Verfahrensansätzen, vor allem dem „Waldbaden" (jap. Shinrin-yoku), beachtet und – überwiegend in japanischen Studien – empirisch geprüft (*Park* u. a. 2010; *Tsunetsugu* u. a. 2010; *Li* 2010).

Auch *thermische* Untersuchungen (z. B. *Klemm* u. a. 2015) finden sich dabei, etwa zur Klärung von belastungsmindernden Natur-Potentialen, also als Beiträge zur Verminderung von Umweltstressoren.

9 Die problematische Gewichtung der optisch vermittelten Form der Informationsaufnahme wird auch aus Sicht anderer Fachdisziplinen kritisch kommentiert und beispielsweise auf die „ausnahmslos für die gesamte erkenntnistheoretische Tradition der europäischen Philosophie" geltende Einseitigkeit, bis zu dem Höhlengleichnis in Platons Politeia (*Ehrenforth* 2005, 62f.), zurückgeführt.

6. Forschungslücken und -desiderate

6.1. Thematische Lücken

Fragt man sich, ob bei der – ja ohnehin weitgehend alltagssprachlichen Verwendung des „Natur"-Begriffes (vgl. Anm. 1) – wichtige Lebensfelder mit starkem Naturbezug in der Forschung übersehen wurden, so lässt sich zur Klärung (auch) auf eine wohl unerwartet ausgelegte psychologische Übersichtsarbeit zurückgreifen: *Kesebir* und *Kesebir* (2017) untersuchten, inwieweit im zeitlichen Trendverlauf Facetten des „Natur"-Motivs in der populären Musik über den Zeitraum der zurückliegenden Jahrzehnte hinweg an Bedeutung gewonnen oder verloren haben (mit einer statistisch hochgesichert rückläufigen Trendkomponente).

Vor allem wird dort (a. a. O., 261) die beträchtliche inhaltliche Bandbreite der Facetten von Alltags-„Natur" veranschaulicht, die in den verfügbaren Forschungen *nicht* oder kaum Berücksichtigung fanden (in den dort verwendeten vier Kategorien General nature words (n = 60) – von animal(s) bis winter und wood –, Bird names (n = 34), Tree names (n = 37), Flower names (n = 55)).

6.2. Bereich Tierkontakte

Nicht mehr so ausgeprägt betrifft diese Forschungslücke mittlerweile den umfangreichen Bereich der *Tierkontakte* in ihrer Bedeutung für Gesundheit und psychisches Wohlbefunden; immerhin ist allerdings die Zahl psychologisch veranlasster Studien – etwa über Eindruckswirkungen des optischen und insbesondere akustischen Kontaktes zu Vögeln – nach wie vor nicht besonders eindrucksvoll (zu verweisen wäre etwa auf Studien von *Luck* u. a. 2011; *Luck* u. a. 2012; *Ratcliffe* u. a. 2013).

Insbesondere fanden Kontakte zu unterschiedlichen Haustieren im Kontext ihrer psychotherapeutischen Wirkungen intensivere Beachtung (vgl. vor allem eine zu der einschlägigen Befundlage durchgeführte Metaanalyse von *Nimer* u. a. (2007), die sich auf n = 49 relevante Studien stützt, eine neuere Übersichtsarbeit von *Luhmann* und *Kalitzki* (2016) sowie den inhaltlichen Beitrag im vorliegenden Band).

6.3. Zeit und Rhythmus als naturhafte Einflussbedingungen

Sehr wenige Studien – und in den hier betrachteten Arbeiten kaum jemals zitiert – sind hingegen jene vielfältigen Themenbereiche, die sich auf *zeitliche* und vor allem *rhythmische* Aspekte der alltäglichen Naturerfahrung (im Tages-, Wochen- und insbesondere Jahresverlauf; nur bedingt in unserem Zusammenhang einschlägig etwa *Zhao* u. a. 2017; psychologie-extern z. B. *Junge* u. a. 2015) beziehen. Diese Forschungslücke könnte nicht zuletzt auch bei der Suche nach psychologischen Erklärungen für die Facetten von Naturwirkung auf den Menschen bedeutsam sein. Immerhin wurde aber zur Prüfung der Wirksamkeit von Arbeitspausen (z. B. *Felsen* 2009; *Lee* u. a. 2015) auf die Aufmerksamkeits-Defizit-Theorie von *Kaplan* (*Berman, Jonides, Kaplan* 2008) zurückgegriffen. Zur Langzeitwirkung von naturgestützten Interventionen liegt eine systematische Übersicht von *Gascon* u. a. (2015) mit allerdings unklarer Gesamteinschätzung vor.

6.4. Aversiv empfundene Naturaspekte

Mit Ausnahme einer sorgfältigen forstwissenschaftlichen Studie (*Colfer, Sheil, Kishi* 2006) werden weder in der beträchtlichen Zahl von Überblicksarbeiten noch in den meisten Einzelstudien mögliche – physische wie psychische – *naturbedingte_Gesundheitsgefährdungen* (und hierauf zu beziehende Befürchtungen von Nutzern) diskutiert, dies steht in Einklang mit der selektiv positiven Interpretation des Biophilie- Konzeptes (vgl. Anm. 1, „Biophilie").

Daher sollte auf ein breites Spektrum vorhandener, aversiv empfundener Naturaspekte hingewiesen werden, die gerade auch in psychologischen Studien systematisch erforscht wurden. Auf spezifische Naturerfahrungen bezogene Untersuchungen dazu wurden etwa von *Bixler* und *Floyd* (1997) oder *Gatersleben* und *Andrews* (2013) durchgeführt. Einen eigenständigen Forschungsschwerpunkt bildet das Sicherheitserleben in Wald- und Parklandschaften (z. B. *Jorgensen* u. a. 2002; *Maas* u. a. 2009); auf eine beträchtliche Zahl weiterer Studien, etwa auf *Blöbaum* und *Hunecke* (2005), verweisen *Jansson* u. a. (2013).

Wenig plausibel erscheint, das große Feld der Umweltkatastrophen aus dem Blickfeld zu halten.[10] *Tidball* (2015) geht allerdings der – bisher kaum beachteten – Frage nach, ob bei Betroffenen sogar direkt nach Katastrophenereignissen die Herstellung von Alltagsnatur aktiv versucht wird und möglicherweise einen Verarbeitungsbeitrag leistet.

Nicht zuletzt werden in einem breiten Forschungsfeld mit einer Vielzahl von empirischen Studien umweltbedingte Stressformen und hierauf bezogene

---

10 Zu Naturkatastrophen als Gegenstand psychologischer Forschungen geben *Linneweber* und *Lantermann* (2010) einen Überblick. Naturkatastrophen sind eines der großen Themen der bildenden Kunst und der Literatur. Verwiesen sei etwa auf die Ausstellung (Hamburger Kunsthalle 2018) „Entfesselte Natur. Das Bild der Katastrophe seit 1600", mit sechs großen Themenschwerpunkten (u. a. Mythische Katastrophen, Elementare Gewalt, Katastrophen als neue Mythen, Eruptionen, Erschütterungen, Feuersbrünste, 1842: Hamburg brennt, Schiffsuntergänge, Endzeit). Aus kunstgeschichtlicher Sicht wurde aber durch *Freya Strecker* andererseits darauf hingewiesen, dass Naturkatastrophen kein Thema für die moderne Kunst seien (https://www.mopo.de/kunst-naturkatastrophen-kein-thema-fuer-die-moderne-kunst-20245586).

Problembereiche der Ökopsychosomatik – also gesundheitliche Ursachen, Erscheinungsformen und Auswirkungen von Umweltbelastungen – untersucht (vgl. *Preuss* 1995; *Petzold* o. J.)

7. Zusammenfassung und Ausblick

Die hier vorgelegte Ausarbeitung versucht, die derzeitigen Erkenntnisse über eine der beiden Säulen der „Neuen Naturtherapien" ansatzweise aufzuarbeiten – nämlich empirisch begründbare Beiträge des Naturkontaktes zur Gesundheitssorge.

Die eher deskriptive Befundübersicht belegt zunächst in einer quantitativ eindrucksvollen Weise die Einschätzung von *Petzold* (2016, 57), wonach naturtherapeutisch gestützte Verfahrensansätze zunehmend auch einer systematischen Prüfung unterzogen werden und bei (akuten oder chronifizierten) Störungen als Einzelmaßnahme oder Bestandteil eines Maßnahmenbündels aussichtsreich in Betracht gezogen werden sollten. Ein wesentliches Grundanliegen der in diesem Band vertretenen „transdisziplinären" Fachkonzeption bildet ferner die Zusammenführung von natur- und geisteswissenschaftlichen Forschungsperspektiven, insbesondere in Hinblick auf kulturelle wie auch kulturhistorische Einflussbedingungen (*Petzold* 2016, 7, 34f.). Auch in dieser Hinsicht bestätigend, fand sich in der hier vorgelegte Auswertung empirischer Studien mancher Beitrag für kulturell verankerte, empirisch geprüfte, auf Naturerfahrung und -kontakt gestützte Interventionsansätze (im japanischen, chinesischen, persischen kulturellen Umfeld), ebenso ein zahlenmäßig doch recht breites Spektrum von naturästhetischen Studien; sie belegen die Fruchtbarkeit dieser disziplinären Breite des Forschungsinteresses im Kontext von Naturwahrnehmung und „Neuen Naturtherapien".

Zwei auf diesen Analysen und dem mittlerweile umfangreichen Bestand an empirischen Erkenntnissen aufbauende Desiderate konnten aus Zeit- und Umfangsgründen hier nicht vertiefend behandelt werden.

Zum einen vermissen wir eine Darstellung, die einer wissenschaftlichen Systematik folgt, um für praxisorientierte Mitglieder eines Berufsfeldes (innerhalb wie außerhalb der Psychologie) anschaulich zu machen, welche erweiterten Lösungsperspektiven und -anregungen sich in etablierten Berufsfeldern der Psychologie und in verwandten Kooperationsdisziplinen durch Erkenntnisse einer naturgestützten Gesundheitsförderung konkret abzeichnen und zu einer Erweiterung des eigenen Kompetenzspektrums führen können (ebenso aber auch, an welchen Stellen dafür noch erhebliche Lücken oder auch Barrieren bestehen).

Zweitens fehlen bislang an vielen Stellen offensichtlich die theoretischen (und teilweise methodischen) Verknüpfungen und Brücken zwischen den „naturpsychologisch" verfolgten Fragestellungen und den etablierten, über Jahrzehnte sich konstituierenden Erklärungsmöglichkeiten. Hier gilt es, eine teilweise unnötig eingeengte Betrachtungsperspektive auf das Problem der Bedeutung von Natur für psychische Gesundheit und für Wohlbefinden zu überwinden. Diese versuchte Brückenfunktion zwischen tradierten und neu aufgegriffenen Fragestellungen gerade in theoretischer Hinsicht zu überwinden, erscheint zum einen besonders nahegelegt, weil in jüngster Zeit eine ganze Reihe theoretischer Diskussionsbeiträge gerade zu diesem Problemaspekt verdichtend nachgereicht wurden (exemplarisch genannt seien *Frumkin* u. a. 2017 und *van den Berg* und *van den Berg* 2012).

Näher zu klären ist ferner, inwieweit und unter welchen Voraussetzungen gesundheitsförderliche Naturkontakte im Alltag zugleich umweltbewusste Handlungsbereitschaft zu fördern vermögen; ein systematischer Überblick zur Auswertung verfügbarer Befunde scheint hierzu noch nicht vorzuliegen. Zunehmend finden sich aber Veröffentlichungen, in denen hierzu neue Forschungsperspektiven zur Diskussion gestellt werden. Eine vertiefende Klärung ist nicht zuletzt entscheidend für die fachliche Konsolidierung eines „ökotherapeutischen" Berufsfeldes. Diese Lücken möglichst rasch zu schließen, ist uns auch persönlich ein wichtiges Anliegen.

8. Literatur

Abraham, A., Sommerhalder, K., Abel, T. (2010): Landscape and well-being: a scoping study on the healthpromoting impact of outdoor environments. In: Int J Public Health 55 (1): 59-69.

Aasetre, J. et al. (2016): Recreational preferences along a naturalness-development continuum: Results from surveys in two unequal urban forests in Europe. In: Journal of Outdoor Recreation and Tourism 16, 58-68.

Allport, G. W. (1954): The nature of prejudice. Reading, MA: Addison Wesley.

Alsop, R. (2016): SOUND, SHADOW AND LIGHT: generating the experience of a natural environment Paper Topic: Audio visual installation.

Alves, S., Sugiyama,T. (2006): Literature review on the benefits of access to outdoor environments for older people. http://www.idgo.ac.uk/useful_resources/for_other_researchers.htm#contact

Andersson, G., Cuijpers, P., Carlbring, P., Riper, H., Hedman, E. (2014): Guided Internet-based vs. face-to-face cognitive behavior therapy for psychiatric and somatic disorders: a systematic review and meta-analysis. In: World Psychiatry. Official Journal of the World Psychiatric Association (WPA) 13 (3), 288-295.

Annerstedt, M., Währborg, P. (2011): Nature-assisted therapy: Systematic review of controlled and observational studies. In: Scandinavian journal of public health 39, 371-388.

Arriaza, M., Cañas-Ortega, J. F., Canas-Madueno, J. A., Ruiz-Aviles, P. (2004): Assessing the visual quality of rural landscapes. In: Landscape and urban planning 69 (1), 115-125.

Ashbullby, K.J., Pahl, S., Webley, P., White, M.P. (2013): The beach as a setting for families' health promotion: A qualitative study with parents and children living in coastal regions in Southwest England. In: Health & place 23, 138-147.

Atchley R. A., Strayer D. L., Atchley P. (2012): Creativity in the wild: improving creative reasoning through immersion in natural settings. In: PLoS ONE 7:e51474.

Austin, D. R. (2004): Therapeutic recreation: processes and techniques. No. Ed. 5. Sagamore Publishing.

Ball, K., Bauman, A., Leslie, E., Owen, N. (2001): Perceived environmental aesthetics and convenience and company are associated with walking for exercise among Australian adults. In: Preventive Med. 33, 434-440.

Baum, A., Singer, J. E., Baum, C. S. (1981): Stress and the environment. In: Journal of Social Issues 37, 4-35.

Bechtel, R. B., Churchman, A. (Hrsg.) (2003): Handbook of environmental psychology. John Wiley & Sons.

Becker, M. (2009): Wie zeitgemäß ist Biophilie? Erich Fromm und die Pädagogik in der Postmoderne. Tübingen.

Bell, S. L., Phoenix, C., Lovell, R., Wheeler, B. W. (2015): Seeking everyday wellbeing: The coast as a therapeutic landscape. In: Social Science & Medicine 142, 56-67.

Berger, T., Andersson, G. (2009): Internetbasierte Psychotherapien: Besonderheiten und empirische Evidenz. In: PPmP – Psychotherapie Psychosomatik Medizinische Psychologie 59 (3/4), 159-170.

Bergius, R. (1982): Untersuchungen zum Energiekonsum als Aufgabe der Sozialpsychologie. In: *Seeger, F.* et al. (Hrsg.), Die Gesellschaftliche Verantwortung der Psychologen II. Darmstadt: Steinkopff, 72-82.

Berman, M. G., Jonides, J., Kaplan, St. (2008): The cognitive benefits of interacting with nature. In: Psychological science 19 (12), 1207-1212.

Beukeboom, C. J., Langeveld, D., Tanja-Dijkstra, K. (2012): Stress-reducing effects of real and artificial nature in a hospital waiting room. In: The Journal of Alternative and Complementary Medicine 18 (4), 329-333.

Birbaumer, N., Schmidt, R. F. (2006): Zirkadiane Periodik, Schlaf und Traum. In: Biologische Psychologie, 535-569.

Bixler, R. D., Floyd, M. F. (1997): Nature is scary, disgusting, and uncomfortable. In: Environment and behavior 29 (4), 443-467.

Blair, D. (2009): The child in the garden: An evaluative review of the benefits of school gardening. In: The Journal of Environmental Education 40 (2), 15-38.

Blanchard, A. L., Markus, M. L. (2007): Technology and community behavior in online environments. In: Communities and Technologies, 323-350.

Blöbaum, A., Hunecke, M. (2005): Perceived danger in urban public space. The impacts of physical features and personal factors. In: Environment and Behavior 37 (4), 465-486.

Bo, Chen, Lu Shan, Hu Shaoqing (2013): Assessing the public recreational space in the urban park from the psychological and behavioral aspects, a case study of Quyuan Park, Hangzhou, China.

Brander, L. M., Koetse, M. J. (2011): The value of urban open space: Meta-analyses of contingent valuation and hedonic pricing results. In: Journal of environmental management 92 (10), 2763-2773.

Bratman, G. N., Hamilton, J. P., Daily, G. C. (2012): The impacts of nature experience on human cognitive function and mental health. In: Ann N Y Acad Sci 1249 (1), 118-136.

Bringslimark, T., Hartig, T., Patil, G. G. (2009): The psychological benefits of indoor plants: A critical review of the experimental literature. In: Journal of Environmental Psychology 29 (4), 422-433.

Broekhuizen, K., de Vries, S. I., Pierik, F. H. (2013): Healthy aging in a green living environment: A systematic review of the literature (TNO rep. R10154). Leiden: TNO.

Bruni, C. M., Fraser, J., Schultz, P. W. (2008): The value of zoo experiences for connecting people with nature. In: Visitor Studies 11 (2), 139-150.

Cameron, R. W. F., Blanuša, T., Taylor, J. E., Salisbury, A., Halstead, A. J., Henricot, B., Thompson, K. (2012): The domestic garden – Its contribution to urban green infrastructure. Urban Forestry In: Urban Greening 11 (2), 129-137.

Capaldi, C. A., Passmore, H. A., Nisbet, E. K., Zelenski, J. M., Dopko, R. L. (2015): Flourishing in nature: A review of the benefits of connecting with nature and its application as a wellbeing intervention. In: International Journal of Wellbeing 5 (4).

Carrus, G., Scopelliti, M, Lafortezza, R., Colangelo, G., Ferrini, F., Salbitano, F., Sanesi, G. (2015): Go greener, feel better? The positive effects of biodiversity on the well-being of individuals visiting urban and peri-urban green areas. In: Landsc Urban Plan 134 (0), 221-228.

Chang, C. Y., Chen, P. K. (2005): Human response to window views and indoor plants in the workplace. In: HortScience 40 (5), 1354-1359.

Chawla, L. (1998): Significant life experiences revisited: A review of research on sources of environmental sensitivity. In: The Journal of Environmental Education 29 (3), 11-21.

Chawla, L. (2007): Childhood experiences associated with care for the natural world: A theoretical framework for empirical results. In: Children Youth and Environments 17 (4), 144-170.

Chawla, L. (2015): Benefits of nature contact for children. In: CPL bibliography 30 (4), 433-452.

Clatworthy, J., Hinds, J., Camic, P. M. (2013): Gardening as a mental health intervention: a review. In: Mental Health Review Journal 18 (4), 214-225.

Cleary, A., Fielding, K. S., Bell, S. L., Murray, Z., Roiko, A. (2017): Exploring potential mechanisms involved in the relationship between eudaimonic wellbeing and nature connection. In: Landscape and Urban Planning 158, 119-128.

Colfer, C., Sheil, D., Kishi, M. (2006): Forests and human health. Assessing the evidence. CIFOR Occasional Paper No. 45.

Cook-Patton, S. C., Bauerle, T. L. (2012): Potential benefits of plant diversity on vegetated roofs: a literature review. In: Journal of environmental management 106, 85-92.

Coon, J. T., Boddy, K., Stein, K., Whear, R., Barton, J., Depledge, M. H. (2011): Does Participating in Physical Activity in Outdoor Natural Environments Have a Greater Effect on Physical and Mental Wellbeing Than Physical Activity Indoors? A Systematic Review. In: Environmental Science & Technology 45 (5), 1761-1772.

Dadvand, P. et al. (2015): Green spaces and cognitive development in primary schoolchildren. In: Proceedings of the National Academy of Sciences 112 (26), 7937-7942.

Davies, Z. G., Fuller, R. A., Loram, A., Irvine, K. N., Sims, V., Gaston, K. J. (2009): A national scale inventory of resource provision for biodiversity within domestic gardens. Biological Conservation, 142 (4), 761-771.

De Kort, Y. A. W. et al. (2006): What's wrong with virtual trees? Restoring from stress in a mediated environment. In: Journal of environmental psychology 26 (4), 309-320.

De Vries, S., Van Dillen, S. M., Groenewegen, P. P., Spreeuwenberg, P. (2013): Streetscape greenery and health: stress, social cohesion and physical activity as mediators. In: Social Science & Medicine 94, 26-33.

Difede, J., Hoffman, H. G. (2002): Virtual reality exposure therapy for World Trade Center posttraumatic stress disorder: A case report. In: Cyberpsychology & Behavior 5 (6), 529-535.

Dijkstra, K., Pieterse, M. E., Pruyn, A. (2008): Stress-reducing effects of indoor plants in the built healthcare environment: The mediating role of perceived attractiveness. In: Preventive medicine 47 (3), 279-283.

Egli, V., Oliver, M., Tautolo, E. S. (2016): The development of a model of community garden benefits to wellbeing. In: Preventive medicine reports 3, 348-352.

Ehrenforth, K. H. (2005): Geschichte der musikalischen Bildung. Mainz: Schott.

Evans, G. W., Cohen, S. (1987): Environmental Stress. In: *D. Stokols, I. Altman* (Hrsg.), Handbook of environmental psychology (Vol. 1). Wiley, New York, 571-610.

Evans, G. W., Wener, R. E. (2007): Crowding and personal space invasion on the train: Please don't make me sit in the middle. In: Journal of Environmental Psychology 27 (1), 90-94.

Ewert, A. W., McCormick, B. P., Voight, A. E. (2001): Outdoor experiential therapies: Implications for TR practice. In: Therapeutic Recreation Journal 35 (2), 107.

Felsten, G. (2009): Where to take a study break on the college campus: An attention restoration theory perspective. In: Journal of Environmental Psychology 29 (1), 160-167.

Flade, A. (2018): Zurück zur Natur? Erkenntnisse und Konzepte der Naturpsychologie. Springer.

Francis, R. A., Lorimer, J. (2011): Urban reconciliation ecology: the potential of living roofs and walls. In: Journal of Environmental Management 92 (6), 1429-1437.

Fredrickson, L. M., Anderson, D. H. (1999): A qualitative exploration of the wilderness experience as a source of spiritual inspiration. In: Journal of environmental psychology 19 (1), 21-39.

Fromm, E. (1964): Die Seele des Menschen. Ihre Fähigkeit zum Guten und zum Bösen. GA II.

Frumkin, H. et al. (2017): Nature contact and human health: A research agenda. In: Environmental health perspectives 125 (7).

Fuller, R., Irvine, K., Devine-Wright, P., Warren, P., Gaston, K. (2007): Psychological benefits of greenspace increase with biodiversity. In: Biol Lett 3 (4), 390-394.

Furman, E., Jasinevicius, T. R., Bissada, N. F., Victoroff, K. Z., Skillicorn, R., Buchner, M. (2009): Virtual reality distraction for pain control during periodontal scaling and root planing procedures. In: The Journal of the American Dental Association 140 (12), 1508-1516.

Gascon, M., Triguero-Mas, M., Martínez, D., Dadvand, P., Forns, J., Plasència, A., Nieuwenhuijsen, M. J. (2015): Mental health benefits of long-term exposure to residential green and blue spaces: a systematic review. In: International journal of environmental research and public health 12 (4), 4354-4379.

Gatersleben, B., Andrews, M. (2013): When walking in nature is not restorative – The role of prospect and refuge. In: Health & place 20, 91-101.

Gebhard, U. (2010): Wie wirken Natur und Landschaft auf Gesundheit, Wohlbefinden und Lebensqualität? In: Bundesamt für Naturschutz (Hrsg.), Naturschutz & Gesundheit. Bonn: Bundesamt für Naturschutz, 22-28.

Gebhard, U. (2013): Kind und Natur, die Bedeutung der Natur für die psychische Entwicklung. Springer.

Gibson, J. J. (1973): Die Sinne und der Prozeß der Wahrnehmung. Bern: Huber (The senses considered as perceptual systems. Houghton Mifflin, Boston 1966).

Graumann, C. F. (1999): Ökologische Perspektiven in der Retrospektive. Vortrag anlässlich der 3. Fachgruppentagung Umweltpsychologie 26.-28.09.1999, Universität Magdeburg.

Günther, R., Winter, G. (Hrsg.)(1986): Umweltbewusstsein und persönliches Handeln. Der Bürger im Spannungsverhältnis zwischen Administration, Expertentum und sozialer Verantwortung. Weinheim: Beltz.

Haas, G., Driver, B. L., Brown, P. (1980): Measuring wilderness recreation experiences. Proceedings of the Wilderness Psychology Group. Durham, NC: Wilderness Psychology Group, 20-40.

Hall, S. (2010): Assessment of the Performance of Green Commercial Buildings: A Sustainable Built Environment National Research Centre Literature Review. (2010): 2.

Haluza, D., Schönbauer, R., Cervinka, R. (2014): Green Perspectives for Public Health: A Narrative Review on the Physiological Effects of Experiencing Outdoor Nature. In: International Journal of Environmental Research and Public Health 11 (5), 5445.

Hansmann, R. et al. (2010): Erholungseffekte sportlicher Aktivitäten in stadtnahen Wäldern, Parks und Fitnessstudios. Restorative effects of sports activities in suburban forests, parks, and fitness centres. In: Schweizerische Zeitschrift für Forstwesen 161 (3), 81-89.

Haq, S. (2011): Urban green spaces and an integrative approach to sustainable environment. In: J Environ Prot 2, 601-608.

Hartig, T., Kaiser, F. G., Bowler, P. A. (2001): Psychological restoration in nature as a positive motivation for ecological behavior. In: Environment and Behavior 33 (4), 590-607.

Hellbrück, J., Kals, E. (2012): Umweltpsychologie. Wiesbaden: Springer.

Hellpach, W. (1902): Nervosität und Kultur (Kulturprobleme der Gegenwart, hg. von Leo Berg, Bd. 5). Berlin: Johannes Räde.

Hellpach, W. (1911): Die geopsychischen Erscheinungen. Die Menschenseele unter dem Einfluß von Wetter und Klima, Boden und Landschaft. Leipzig: Engelmann. (Stuttgart: Enke 1977; ab 4. Aufl. 1935 als Geopsyche).

Hellpach, W. (1924): Psychologie der Umwelt. In: *Abderhalden, E.* (Hrsg.), Handbuch der biologischen Arbeitsmethoden. Abt. VI: Methoden der experimentellen Psychologie. C,3. Berlin: Urban & Schwarzenberg.

Hoffman, H. G., Doctor, J. N., Patterson, D. R., Carrougher, G. J., Furness III, T. A. (2000): Virtual reality as an adjunctive pain control during burn wound care in adolescent patients. In: Pain 85 (1), 305-309.

Home, R. K. (1990): Town planning and garden cities in the British colonial empire 1910-1940. Planning Perspective 5 (1), 23-37.

Hughes, K. (2013): Measuring the impact of viewing wildlife: do positive intentions equate to long-term changes in conservation behaviour? In: Journal of Sustainable Tourism 21 (1), 42-59.

Hull I. V., Bruce, R., Michael, S. E. (1995): Nature-based Recreation, mood change, and stress restoration. In: Leisure Sciences 17 (1), 1-14.

Hussain, G., Nadeem, M., Younis, A., Riaz, A., Khan, M. A., Naveed, S. (2010): Impacts of public parks on human life: a case study. In: Pakistan Journal of Agricultural Sciences 47, 225-230.

Jani, H. H. M., Harun, N. Z., Mansor, M., Zen, I. (2015): Exploring the Islamic Garden Concept as Inspirational Landscape Design. In: Procedia-Social and Behavioral Sciences 170, 359-368.

Jansson, M., Fors, H., Lindgren, T., Wiström, B. (2013): Perceived personal safety in relation to urban woodland vegetation – A review. In: Urban forestry & urban greening 12 (2), 127-133.

Jorgensen, A., Hitchmough, J., Calvert, T. (2002): Woodland spaces and edges: their impact on perception of safety and preference. In: Landscape and urban planning 60 (3), 135-150.

Jorgensen A., Gobster, P. H. (2010): Shades of green: measuring the ecology of urban green space in the context of human health and well-being. In: Nature Cult 5 (3), 338-363.

Junge, X. et al. (2015): Aesthetic quality of agricultural landscape elements in different seasonal stages in Switzerland. In: Landscape and Urban Planning 133, 67-77.

Jungels, J., Rakow, D. A., Allred, S. B., Skelly, S. M. (2013): Attitudes and aesthetic reactions toward green roofs in the Northeastern United States. In: Landscape and Urban Planning 117, 13-21.

Kabisch, N., van den Bosch, M., Lafortezza, R. (2017): The health benefits of nature-based solutions to urbanization challenges for children and the elderly – A systematic review. In: Environmental Research 159, 362-373.

Kahn Jr., P. H., Severson, R. L., Ruckert, J. H. (2009): The human relation with nature and technological nature. In: Current Directions in Psychological Science 18 (1), 37-42.

Kalivoda, O., Vojar, J., Skrivanová, Z., Zahradník, D. (2014): Consensus in landscape preference judgments: The effects of landscape visual aesthetic quality and respondents' characteristics. In: Journal of environmental management 137, 36-44.

Kals, E., Schumacher, D., Montada, L. (1999): Emotional affinity toward nature as a motivational basis to protect nature. In: Environment and behavior 31 (2), 178-202.

Kaminski, G. (2008): Das Behavior-Setting-Konzept – Entstehungsgeschichte und Weiterentwicklungen. In: *Lantermann, E.-D., Linneweber, V.* (Hrsg.), Grundlagen, Paradigmen und Methoden der Umweltpsychologie 1, 333-376.

Kamioka, H. et al. (2014): Effectiveness of horticultural therapy: a systematic review of randomized controlled trials. In: Complementary therapies in medicine 22 (5), 930-943.

Kaplan, R., Austin, M.E. (2004): Out in the country: sprawl and the quest for nature nearby. Landscape and urban planning 69 (2), 235-243.

Kaplan, R., Talbot, J.F. (1988): Ethnicity and preference for natural settings: A review and recent findings. In: Landscape and Urban Planning 15 (1), 107-117.

Karjalainen, E., Sarjala, T., Raitio, H. (2010): Promoting human health through forests: overview and major challenges. In: Environmental health and preventive medicine 15 (1), 1-8.

Kellert, S., Wilson, E.O. (1993): The Biophilia Hypothesis. Washington, DC: Island Press.

Kesebir, S., Kesebir, P. (2017): A growing disconnection from nature is evident in cultural products. In: Perspectives on Psychological Science 12 (2), 258-269.

Kive, S.M. (2012): The other space of the Persian garden. In: Polymath. An Interdisciplinary Arts and Sciences Journal 2 (3).

Kjellgren, A., Buhrkall, H. (2010): A comparison of the restorative effect of a natural environment with that of a simulated natural environment. In: Journal of environmental psychology 30 (4), 464-472.

Klemm, W., Heusinkveld, B.G., Lenzholzer, S., Jacobs, M.H., Van Hove, B. (2015): Psychological and physical impact of urban green spaces on outdoor thermal comfort during summertime in The Netherlands. In: Building and Environment 83, 120-128.

Knecht, C. (2004): Urban Nature and Well-Being: Some Empirical Support and Design Implications. In: Berkeley Planning J 17(1).

Koga, K., Iwasaki, Y. (2013): Psychological and physiological effect in humans of touching plant foliage-using the semantic differential method and cerebral activity as indicators. In: Journal of physiological anthropology 32 (1), 1.

Kohsaka, R., Flitner, M. (2004): Exploring forest aesthetics using forestry photo contests: case studies examining Japanese and German public preferences. In: Forest Policy and Economics 6 (3), 289-299.

Kondo, M.C., Fluehr, J.M., McKeon, T., Branas, C.C. (2018): Urban green space and its impact on human health. In: International journal of environmental research and public health 15 (3), 445.

Konijnendijk, C., Annerstedt, M., Nielsen, A., Maruthaveeran, S. (2013): Benefits of Urban Parks: A systematic review. A Report for IFPRA (pp. 1-70): The International Federation of Parks and Recreation Administration.

Korpela, K., De Bloom, J., Sianoja, M., Pasanen, T., Kinnunen, U. (2017): Nature at home and at work: Naturally good? Links between window views, indoor plants, outdoor activities and employee well-being over one year. In: Landscape and Urban Planning 160, 38-47.

Krombholz, H., Scholz, U. (2007): Untersuchung zur körperlichen Leistungsfähigkeit von Kindern aus Waldkindergärten und Regelkindergärten. In: Motorik 30 (1), 17-22.

Küller, R., Lindsten, C. (1992): Health and behavior of children in classrooms with and without windows. In: Journal of Environmental Psychology 12, 305-317.

Kuo, F.E., Sullivan, W.C., Coley, R.L., Brunson, L. (1998): Fertile ground for community: Inner-city neighborhood common spaces. In: American Journal of Community Psychology 26 (6), 823-851.

Lee, K.E., Williams, K.J., Sargent, L.D., Williams, N.S., Johnson, K.A. (2015): 40-second green roof views sustain attention: The role of micro-breaks in attention restoration. In: Journal of Environmental Psychology 42, 182-189.

Lee, I., Choi, H., Bang, K.-S., Kim, S., Song, M., Lee, B. (2017): Effects of forest therapy on depressive symptoms among adults: A systematic review. In: Int.J. Environ. Res. Public Health 14, 321.

Levi, D., Kocher, S. (1999): Virtual nature: The future effects of information technology on our relationship to nature. In: Environment and Behavior 31 (2), 203-226.

Levitt, L. (1989): Therapeutic value of wilderness. Wilderness Benchmark 1988: Proceedings of the National Wilderness Colloquim (1989): 156-168.

Li, Q. (2010): Effect of forest bathing trips on human immune function. In: Environmental health and preventive medicine 15 (1), 9-17.

Lim, J. (2007): The moderating effects of vegetation on human violent behavior caused by environmental stressors.

Lindal, P.J., Hartig, T. (2015): Effects of urban street vegetation on judgments of restoration likelihood. In: Urban forestry & urban greening 14 (2), 200-209.

Linneweber, V., Lantermann, E.-D. (2010): Psychologische Beiträge zur (Natur-)Katastrophenforschung. In: *Linneweber, V., Lantermann, E.-D., Kals, E.* (Hrsg.), Spezifische Umwelten und umweltbezogenes Handeln. Enzyklopädie der Psychologie, C, IX. Band 2. Göttingen: Hogrefe, 883-907.

Logan, A. C., Selhub, E. M. (2012): Vis Medicatrix naturae: does nature „minister to the mind"? In: BioPsychoSocial medicine 6 (1), 1.

Lohr, V.I., Pearson-Mims, C.H. (2005): Children's active and passive interactions with plants influence their attitudes and actions toward trees and gardening as adults. In: HortTechnology 15 (3), 472-476.

Lohr, V.I., Pearson-Mims, C.H. (2006): Responses to scenes with spreading, rounded, and conical tree forms. In: Environment and Behavior 38 (5), 667-688.

Luck, G., Davidson, P., Boxall, D., Smallbone, L. (2011): Relations between urban bird and plant communities and human well-being and connection to nature. In: Conserv Biol 25 (4), 816-826.

Luck, G., Smallbone, L., Sheffield, K. (2012): Environmental and socio-economic factors related to urban bird communities. In: Austral Ecol 38 (1), 111-120.

Luhmann, M., Kalitzki, A. (2016): How animals contribute to subjective well-being: A comprehensive model of protective and risk factors. In: The Journal of Positive Psychology, 1-15.

Maas, J., Spreeuwenberg, P., Van Winsum-Westra, M., Verheij, R.A., Vries, S., Groenewegen, P.P. (2009): Is green space in the living environment associated with people's feelings of social safety? In: Environment and Planning A 41 (7), 1763-1777.

Maderthaner, R. (1999): Ökopsychologische Bewertung des Raumes und der Landschaft. In: Angewandte Landschaftsökologie, 511-526.

Marsh, P., Spinaze, A. (2016): Community gardens as sites of solace and end-of-life support: a literature review. In: International journal of palliative nursing 22 (5), 214-219.

Maslow, A.H. (1943): A theory of human motivation. Psychological review 50 (4), 370-396.

Matsuoka, R.H., Kaplan, R. (2008): People needs in the urban landscape: analysis of landscape and urban planning contributions. In: Landscape and urban planning 84 (1), 7-19.

McCormack, G.R. et al. (2010): Characteristics of urban parks associated with park use and physical activity: A review of qualitative research. In: Health & place 16 (4), 712-726.

McCurdy, L.E., Winterbottom, K.E., Mehta, S. S., Roberts, J.R. (2010): Using nature and outdoor activity to improve children's health. In: Current problems in pediatric and adolescent health care 40 (5), 102-117.

McMahan, E.A., Estes, D., (2015): The effect of contact with natural environments on positive and negative affect: a meta-analysis. In: J. Posit. Psychol. 10, 507-519.

Meadows, D. L., Meadows, D. H., Milling, P., Zahn, E. (1972): Die Grenzen des Wachstums: Bericht des Club of Rome zur Lage der Menschheit.

Miller, M. (2002): Garden cities and suburbs: at home and abroad. In: Journal of planning history 1(1), 6-28.

Moos, R. H. (1973): Systems for the Assessment and Classification of Human Environments: An Overview.

Morita, E., Imai, M., Okawa, M., Miyaura, T., Miyazaki, S. (2011): A before and after comparison of the effects of forest walking on the sleep of a community-based sample of people with sleep complaints.

Muchow, M. (1925): Psychologische Untersuchungen über die Wirkung des Seeklimas. Zentralstelle Balneologie. https://www.ew.uni-hamburg.de/mmb/ressourcen/08-wirkung-des-seeklimas-red.pdf

Mühlberger, A., Wieser, M. J., Kenntner-Mabiala, R., Pauli, P., Wiederhold, B. K. (2007): Pain modulation during drives through cold and hot virtual environments. In: CyberPsychology & Behavior 10 (4), 516-522.

Nicklett, E. J., Anderson, L. A., Yen, I. H. (2016): Gardening activities and physical health among older adults: A review of the evidence. In: Journal of Applied Gerontology 35 (6), 678-690.

Nohl, W. (2012): Naturverbundenheit im Spiegel der Zeit. https://www.landschaftswerkstatt.de/dokumente/Naturverbund.-heit-hp-2012.pdf

Nordh, H., Grahn, P., Währborg, P. (2009): Meaningful activities in the forest, a way back from exhaustion and long-term sick leave. In: Urban forestry & urban greening 8 (3), 207-219.

Ohtsuka, Y., Yabunaka, N., Takayama, S. (1998): Shinrin-yoku (forest-air bathing and walking) effectively decreases blood glucose levels in diabetic patients. In: International Journal of Biometeorology 41 (3), 125-127.

O'Mara-Eves, A., Brunton, G., McDaid, G., Oliver, S., Kavanagh, J., Jamal, F., Thomas, J. (2013): Community engagement to reduce inequalities in health: a systematic review, meta-analysis and economic analysis. In: Public Health Research 1 (4).

Orsini, F. et al. (2014): Exploring the production capacity of rooftop gardens (RTGs) in urban agriculture: the potential impact on food and nutrition security, biodiversity and other ecosystem services in the city of Bologna. In: Food Security 6 (6), 781-792.

Osood, C. E., Suci, G. J., Tannenbaum, P. H. (1957): The measurement of meaning. Urbana.

Park, B. J., Furuya, K., Kasetani, T., Takayama, N., Kagawa, T., Miyazaki, Y. (2011): Relationship between psychological responses and physical environments in forest settings. In: Landscape and Urban Planning 102 (1), 24-32.

Park, B. J., Tsunetsugu, Y., Kasetani, T., Kagawa, T., Miyazaki, Y. (2010): The physiological effects of Shinrin-yoku (taking in the forest atmosphere or forest bathing): evidence from field experiments in 24 forests across Japan. In: Environmental health and preventive medicine 15 (1), 18-26.

Parsons, T. D., Rizzo, A. A., Rogers, S., York, P. (2009): Virtual reality in paediatric rehabilitation: A review. In: Developmental Neurorehabilitation 12 (4), 224-238.

Pasarelu, C. R., Andersson, G., Bergman Nordgren, L., Dobrean, A. (2017): Internet-delivered transdiagnostic and tailored cognitive behavioral therapy for anxiety and depression: a systematic review and meta-analysis of randomized controlled trials. In: Cognitive Behaviour Therapy 46 (1), 1-28.

Pettigrew, T. F., Tropp, L. R. (2006): A meta-analytic test of intergroup contact theory. In: Journal of Personality and Social Psychology 90 (5), 751-783.

Pitt, H. (2014): Therapeutic experiences of community gardens: putting flow in its place. In: Health & place 27, 84-91.

Plambech, T., CC. Konijnendijk Van Den Bosch (2015): The impact of nature on creativity – A study among Danish creative professionals. In: Urban Forestry & Urban Greening 14 (2), 255-263.

Pleasant, A., Scanlon, M. M., Pereira-Leon, M. (2013): Literature review: Environmental design and research on the human health effects of open spaces in urban areas. In: Human Ecology Review, 36-49.

Poulsen, D. V., Stigsdotter, U. K., Refshage, A. D. (2015): Whatever happened to the soldiers? Nature-assisted therapies for veterans diagnosed with post-traumatic stress disorder: A literature review. In: Urban Forestry & Urban Greening 14 (2), 438-445.

Preuss, S. (1995): Ökopsychosomatik. Umweltbelastungen und psychovegetative Beschwerden. Heidelberg: Asanger (Umweltbewusstsein – Umwelthandeln).

Preuss, S., Riedel, U., Szemeitzke, B. (1993): Fassadenbegrünung als stadtökologische Bewohneraktivität. Polis.

Qin J, Zhou X, Sun C, Leng H, Lian Z (2013): Influence of green spaces on environmental satisfaction and physiological status of urban residents. In: Urban Forestry & Urban Greening.

Ramkissoon, H., Smith, L. D. G., Weiler, B. (2013): Relationships between place attachment, place satisfaction and pro-environmental behaviour in an Australian national park. In: Journal of Sustainable Tourism 21 (3), 434-457.

Ratcliffe, E., Gatersleben, B., Sowden, P. T. (2013): Bird sounds and their contributions to perceived attention restoration and stress recovery. In: Journal of Environmental Psychology 36, 221-228.

Reese, G., Fritsche, I., Wiersbinski, N., Mues, A., Römpke, A. K. (2015): Psychologie in der Naturschutzkommunikation. In: BfN Skripten, 423.

Richardson, M. et al. (2016): Nature: a new paradigm for well-being and ergonomics. In: Ergonomics, 1-14.

Rostami, R., Lamit, H., Khoshnava, S. M., Rostami, R. (2014): The Role of historical Persian gardens on the health status of contemporary urban residents. In: Ecohealth 11 (3), 308-321.

Rostami, R., Lamit, H., Khoshnava, S. M., Rostami, R. (2016): Successful public places: A case study of historical Persian gardens. In: Urban Forestry & Urban Greening 15, 211-224.

Säumel, I., Weber, F., Kowarik, I. (2016): Toward livable and healthy urban streets: Roadside vegetation provides ecosystem services where people live and move. In: Environmental Science & Policy 62, 24-33.

Schultheis, M. T., Rizzo, A. A. (2001): The application of virtual reality technology in rehabilitation. In: Rehabilitation psychology 46 (3), 296.

Seddigh, M., Karimiazari, A., Ghanaati, M. (o. J.): Analyses of Iranian Garden Design Art from Geometrical Structure View Case Study: Shahzade Mahan Kerman in Iran.

Sevenant, M., Antrop, M. (2009): Cognitive attributes and aesthetic preferences in assessment and differentiation of landscapes. In: Journal of Environmental Management 90 (9), 2889-2899.

Sheets, V. L., Manzer, C. D. (1991): Affect, cognition, and urban vegetation some effects of adding trees along city streets. In: Environment and Behavior 23 (3), 285-304.

Shibata, S., Suzuki, N. (2004): Effects of an Indoor Plant on Creative Task Performance and Mood. In: Scandinavian Journal of Psychology 45, 373-381.

Smardon, R. C. (1988): Perception and aesthetics of the urban environment: review of the role of vegetation. In: Landsc Urban Plan 15 (1-2), 85-106.

Söderlund, J., Newman, P. (2015): Biophilic architecture: a review of the rationale and outcomes. In: AIMS Environmental Science 2 (4), 950-969.

Splittgerber, V., Saenger, P. (2015): The CityTree: a vertical plant wall. In: WIT Transactions on Ecology and the Environment 198, 295-304.

Stierle, K.H. (2003): Francesco Petrarca. Ein Intellektueller im Europa des 14. Jahrhunderts. München, Wien: Hanser.

Strumse, E. (1996): Demographic differences in the visual preferences for agrarian landscapes in western Norway. In: Journal of Environmental Psychology 16 (1), 17-31.

Talbot, J.F., Kaplan, S. (1986): Perspective on wilderness: Re-examining the value of extended wilderness experiences. In: Journal of Environmental Psychology 6, 177-188.

Tanja-Dijkstra, K. et al. (2014): Improving dental experiences by using virtual reality distraction: a simulation study. In: PloS one 9 (3), e91276.

Thompson, S.C. Gagnon, Barton, M.A. (1994): Ecocentric and anthropocentric attitudes toward the environment. In: Journal of environmental Psychology 14 (2), 149-157.

Thönnessen, M. (2006): Staubfilterung und immissionshistorische Aspekte am Beispiel fassadenbegrünenden Wilden Weines (Parthenocissus tricuspidata). In: Umweltwissenschaften und Schadstoff-Forschung 18 (1), 5.

Tidball, K. (2012): Urgent biophilia: human-nature interactions and biological attractions in disaster resilience. In: Ecology and Society 17 (2).

Tsunetsugu, Y., Park, B.J., Miyazaki, Y. (2010): Trends in research related to „Shinrin-yoku" (taking in the forest atmosphere or forest bathing) in Japan. In: Environmental health and preventive medicine 15 (1), 27-37.

Tsunetsugu, Y., Lee, J., Park, B.J., Tyrväinen, L., Kagawa, T., Miyazaki, Y. (2013): Physiological and psychological effects of viewing urban forest landscapes assessed by multiple measurements. In: Landscape and Urban Planning 113, 90-93.

Ulrich, R.S. (1984): View through a window may influence recovery from surgery. In: Science 224 (4647), 420.

Ulrich, R.S., Simons, R.F., Losito, B.D., Fiorito, E., Miles, M.A., Zelson, M. (1991): Stress recovery during exposure to natural and urban environments. In: Journal of environmental psychology 11 (3), 201-230.

Valtchanov, D., Barton, K.R., Ellard, C. (2010): Restorative effects of virtual nature settings. In: Cyberpsychology, Behavior, and Social Networking 13 (5), 503-512.

van den Berg, A.E., van Winsum-Westra, M. (2010): Manicured, romantic, or wild? The relation between need for structure and preferences for garden styles. In: Urban forestry & urban greening 9 (3), 179-186.

van den Berg, A.E., van Winsum-Westra, M., De Vries, S., Van Dillen, S.M. (2010): Allotment gardening and health: a comparative survey among allotment gardeners and their neighbors without an allotment. In: Environmental Health 9 (1), 74.

van den Berg, A.E., van den Berg, M.M. (2012): Health benefits of plants and green space: Establishing the evidence base. In: XI International People Plant Symposium on Diversity: Towards a New Vision of Nature 1093, 19-30.

van den Bosch, M., Sang, Å.O. (2017): Urban natural environments as nature-based solutions for improved public health – A systematic review of reviews. In: Environmental Research 158, 373-384.

van Stralen, M.M., De Vries, H., Mudde, A.N., Bolman, C., Lechner, L. (2009): Determinants of initiation and maintenance of physical activity among older adults: a literature review. In: Health Psychology Review 3 (2), 147-207.

van Zanten, B.T., Verburg, P.H., Koetse, M.J., van Beukering, P.J. (2014): Preferences for European agrarian landscapes: a meta-analysis of case studies. In: Landscape and Urban Planning 132, 89-101.

Vaughn, A.C. (2015): Aesthetics and Performance Evaluation of Post-Industrial Public Parks.

Villani, D., Riva, F., Riva, G. (2007): New technologies for relaxation: The role of presence. In: International Journal of Stress Management 14 (3), 260.

Völker, S., Kistemann, T. (2011): The impact of blue space on human health and well-being – Salutogenetic health effects of inland surface waters: A review. In: International journal of hygiene and environmental health 214 (6), 449-460.

von Lindern, E., Lymeus, F., Hartig, T. (2017): The Restorative Environment: A Complementary Concept for Salutogenesis Studies. In: *Mittelmark, M. B., Sagy, S., Eriksson, M., Bauer, G. F., Pelikan, J. M., Lindstrom, B., Espnes, G. A.* (Hrsg.): The Handbook of Salutogenesis. Springer, 181-196.

Vujcic, M., Tomicevic-Dubljevic, J., Grbic, M., Lecic-Tosevski, D., Vukovic, O., Toskovic, O. (2017): Nature based solution for improving mental health and well-being in urban areas. In: Environmental Research 158, 385-392.

Wang, D., MacMillan, T. (2013): The benefits of gardening for older adults: a systematic review of the literature. In: Activities, Adaptation & Aging 37 (2), 153-181.

Ward Thompson, C., Roe, J., Aspinall, P., Mitchell, R., Clow, A., Miller, D. (2012): More green space is linked to less stress in deprived communities: evidence from salivary cortisol patterns. In: Landsc Urban Plan 105 (3), 221-229.

Weber, F., Kowarik, I., Säumel, I. (2014): A walk on the wild side: Perceptions of roadside vegetation beyond trees. In: Urban forestry & urban greening 13 (2), 205-212.

Weber, K. (2001): Outdoor adventure tourism: A review of research approaches. In: Annals of tourism research 28 (2), 360-377.

Weinmaster, M. (2009): Are green walls as „green" as they look? An introduction to the various technologies and ecological benefits of greenwalls. In: Journal of Green Building 4 (4), 3e18.

White, E., Gatersleben, B. (2011): Greenery on residential buildings: does it affect preferences and perceptions of beauty? In: J Environ Psychol 31, 89e98.

White, M. P., Wheeler, B. W., Herbert, S., Alcock, I., Depledge, M. H. (2014): Coastal proximity and physical activity: Is the coast an under-appreciated public health resource? In: Preventive medicine 69, 135-140.

White, M., Smith, A., Humphryes, K., Pahl, S., Snelling, D., Depledge, M. (2010): Blue space: The importance of water for preference, affect, and restorativeness ratings of natural and built scenes. In: Journal of Environmental Psychology 30 (4), 482-493.

Wilkinson, P. (2013): Gartenstadt. 50 Schlüsselideen Architektur. Heidelberg: Springer Spektrum.

Williams, K., Harvey, D. (2001): Transcendent experience in forest environments. In: Journal of environmental psychology 21 (3), 249-260.

Wilson, J. D., McGinnis, N., Latkova, P., Tierney, P., Yoshino, A. (2016): Urban Park Soundscapes: Association of Noise and Danger With Perceived Restoration. In: Journal of Park and Recreation Administration 34 (3).

Wolf, K. (2014): Water and wellness: green infrastructure for health co-benefits. Stormwater Report.

Yildirim, K., Akalin-Baskaya, A. (2007): Perceived crowding in a café/restaurant with different seating densities. In: Building and Environment 42 (9), 3410-3417.

Yin, J., Zhu, S., MacNaughton, P., Allen, J. G., Spengler, J. D. (2018): Physiological and cognitive performance of exposure to biophilic indoor environment. In: Building and Environment.

Zhang, J. W., Howell, R. T., Iyer, R. (2014): Engagement with natural beauty moderates the positive relation between connectedness with nature and psychological well-being. In: Journal of Environmental Psychology 38, 55-63.

Zhao, J., Xu, W., Li, R. (2017): Visual preference of trees: The effects of tree attributes and seasons. In: Urban Forestry & Urban Greening 25, 19-25.

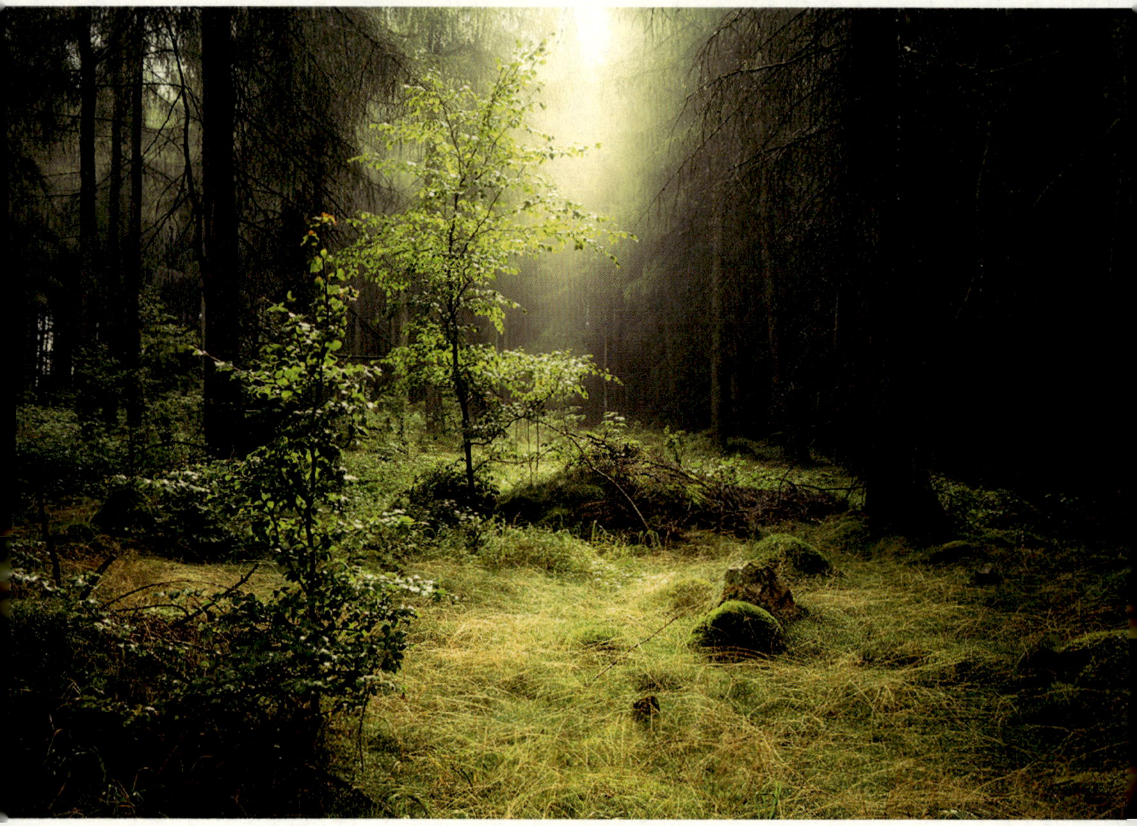

Der Wald ... voller Geheimnisse.

Naturerleben zwischen Angst und Bedrohung einerseits und Freude und Trost andererseits

Josef W. Egger

Inhalt

1 Natur und Kultur
2 Der Mensch als Teil der Natur und seine Rückwirkung auf dieselbe
3 Stadt und Natur
4 Natur als Quelle von Angst und Trost
5 Natur als neuer Wert
6 Natur aus zweiter Hand
7 Literatur

1 Natur und Kultur

Wie bei jeder ernsthaften Diskussion muss man sich zuvor einigen, was man unter den Begriffen verstehen will, mit denen man operiert. So ist es auch für dieses Thema wichtig, den Begriff *Natur* zu definieren, da er sehr unterschiedlich gebraucht wird.

Für unseren Zweck am einfachsten wäre es, unter *Natur* die vom Menschen unbeeinflusste Entwicklung der physikalisch-chemischen und biologischen Welt zu verstehen. In der Umgangssprache meinen wir mit *Natur* meist die natürlich gewachsene Erdoberfläche mit ihrer Fauna und Flora. *Kultur* dagegen wäre die Gesamtheit der vom Menschen mit seinen geistigen und materiellen Werkzeugen geschaffene Umgestaltung des menschlichen Lebensraumes. Es ist leicht zu sehen, dass es auf unserem Planeten kaum noch Räume gibt, die nach dieser Definition vollkommen *natürlich* sind, also gänzlich vom Menschen unberührt geblieben wären. Auch die Meere und die Atmosphäre werden zusehends vom Menschen verändert, zumeist „verschmutzt“. So geht es heute mehr um das Ausmaß der Einflussnahme des Menschen auf seine irdische Umwelt.

Die Begriffe Kultur und Zivilisation werden in unterschiedlichen Sprachfamilien unterschiedlich verwendet. Für den deutschsprachigen Bereich gilt, dass man mit Kultur sich auf geistige, künstlerische oder religiöse Fakten bezieht, Leistungen, auf die man als Angehöriger einer Nation stolz ist und die andererseits auch die politischen, wirtschaftlichen und gesellschaftlichen Fakten einschließen. Das Etikett *kulturell* zeichnet auch Wert und Charakter bestimmter menschlicher Produkte aus, während *kultiviert* die höchste Form des Zivilisiertseins benennt. Dabei ist Zivilisation als Prozess oder zumindest als Resultat eines Prozesses zu verstehen. Der Zivilisationsbegriff betont, was allen Menschen gemeinsam ist, während der Kulturbegriff eher die nationalen Unterschiede oder Eigenarten von Gruppen hervorhebt (siehe z. B. *Elias* 1976).

2 Der Mensch als Teil der Natur und seine Rückwirkung auf dieselbe

Nun ist aber der Mensch selbst Teil dieser Natur, er ist ein Produkt dieser Natur und wirkt als deren „Ergebnis" offensichtlich massiv auf dieselbe zurück. Psychologisch interessant ist dabei, dass dort, wo die Natur noch Natur ist – beispielsweise in den (noch weitestgehend) unberührten Teilen eines alten Urwaldes oder in den Tiefen eines Meeres – sie für den Menschen gleichermaßen *bedrohlich* wie unwiderstehlich *anziehend* ist. Die Geschichte des Säugetiers Mensch zeigt, dass sein Aufstieg mit einem beständigen Streben verknüpft ist, sich die Natur anzueignen. Es scheint, als ob der Mensch (der homo sapiens sapiens der Gegenwart) seinem Wesen nach die Natur erobern, verwerten (d. h. nutzbringend ausbeuten) und damit zerstören muss, um dann an den Folgen dieser Zerstörung zu erkennen, welche Bedeutung eine weitgehend naturbelassene Umwelt für sein körperliches, seelisches und soziales Wohlergehen hat. – Die Flucht in eine Romantisierung der Natur oder eine spät einsetzende Trauerreaktion über den Verlust sind hier auffällig. – Es ist trivial, aber offenkundig ein psychologisches Faktum: Was der Mensch woran gehabt hat, merkt er offenbar erst, wenn er es nicht mehr hat.

Die gegenwärtige, unerhört rasante Bevölkerungsexplosion auf dieser Erde wird die Natur so dramatisch verändern, wie dies sonst nur ganz große Naturkatastrophen in Jahrtausenden und Jahrmillionen vollbracht haben. Angesichts dieser berechenbaren Katastrophe benötigt die Menschheit eine neue Ethik, die nicht den Menschen, sondern das Leben auf dieser Erde in das Zentrum stellt. Dass die westlichen Weltregionen dabei größte Schwierigkeiten haben, wurde oftmals, im großen Stil seit der 1994 abgehaltenen Kairo-Tagung (Wieviel Menschen verträgt die Erde?), sichtbar.

Wenn ein Mensch ein Stück originäres, d. h. „wildes" Land in Besitz nimmt, beginnt er es nach seinen Vorstellungen zu verändern. Mit Hilfe seiner technischen Möglichkeiten kann er dieses Stück Natur mit Beharrlichkeit und technischer Gewalt in eine sog. Kulturlandschaft umbrechen, er kann Bagger anrücken lassen und ein künstliches Stück Land schaffen und vielleicht Gebäude darauf errichten. Handelt es sich beispielsweise um die Nutzung als Wohnareal, wird er – kaum dass die Wunden an der Erdoberfläche geschlossen sind – sich nun bemühen, Grünflächen, Sträucher oder Bäumchen zu züchten, um so *Natur aus zweiter Hand* zu schaffen, die ihm genehm ist. Jetzt erst stellt sich Zufriedenheit ein, er mag sich geborgen fühlen, denn es ist seine von ihm gestaltete Natur, also gezähmte Natur. (*Marc Augé* spricht hier von einer unbändigen Ästhetisierungstendenz des Menschen.) Der Mensch versteht sich nicht als Gast, Pächter oder Verwalter, der die vorgefundene Natur zu schützen oder zu besorgen trachtet;

nein, er muss sie – soweit er es jeweils kann – als „Bewohner“ bezwingen und nach seinem Willen formen, um sich darin wohlzufühlen.

3 Stadt und Natur

Eine plakative Gegenüberstellung macht deutlich, dass die *Stadt* im Vergleich zur ländlichen Wohnumgebung möglichst alles bieten soll: Arbeitsmöglichkeiten, Freizeitmöglichkeiten, Nahrungsversorgung und Wohnraum mit einem zunehmenden Anspruch an positivem Wohngefühl. Viele fordern eine „menschliche Stadt“. Was aber ist eine menschliche Stadt? Dies ist sehr stark zeitgeistabhängig und muss von jeder Zeit aufs Neue definiert werden. (Denken wir bspw. an die Schlagworte von der *autogerechten Stadt* der 60er und 70er Jahre des vorigen Jahrhunderts oder die *menschengerechte Stadt* der Gegenwart). Welche Aspekte dabei an Wichtigkeit gewinnen, hängt von den Leitideen einer Gesellschaft ab. Sind es Kinder, ältere Menschen oder Kranke oder ist es die Wirtschaft bzw. die Industrie und der Verkehr oder ist es der Wohnbau, die Gestaltung von Wohnumwelten oder die Freizeitkultur – in jedem Fall entsteht die Verwirklichung aus dem Spiel der mächtigsten Interessen und wird so zur konkretisierten Weltanschauung.

Die Psychologie als akademische Disziplin an unseren Universitäten ist die Wissenschaft vom Erleben und Verhalten des Menschen. Zwar wird die Welt – als persönliche Erfahrung – von jedem Einzelnen von uns individuell erlebt, der größte Teil der Welterfahrung ist aber durch angeborene Wahrnehmungsmöglichkeiten des Menschen bestimmt (a-priori-Anschauungsformen nach *Kant*). Die große Ähnlichkeit zwischen Menschen in der Interpretation, was „wirklich“ ist, liegt maßgeblich im Jahrmillionen langen evolutionären Prozess der Anpassung unserer Vorfahren an vorgefundene Lebensbedingungen begründet (dies macht uns die evolutionäre Erkenntnistheorie sehr anschaulich klar) und andererseits im aktuellen sozialen Anpassungsprozess (der Sozialisation). Dort aber, wo Menschen die gleichen Bedingungen unterschiedlich erleben oder sich unterschiedlich dazu verhalten, liegt das primäre Arbeitsgebiet der Psychologie. So ist auch die Frage, was dem Menschen adäquat ist oder ihm guttut, nicht einfach zu beantworten, sondern muss auf mehreren Ebenen angegangen werden. Eine Ebene wäre die evolutionsbiologische, sie meint die genetische Programmierung des Menschen auf bestimmte Umweltgegebenheiten, so wie die Gattung Mensch dies aus ihrer Geschichte erfahren hat und mit erblichen Anpassungsleistungen (bestimmte Ausrüstung mit Sinnen und Fähigkeiten) beantworten konnte. Eine zweite Ebene wäre die allgemeinpsychologische, welche die Grundbedürfnisse der meisten Menschen umfasst, eine dritte Ebene wäre die individuelle Ebene, d. h. die persönlichkeitsspezifischen und situativ-aktuellen Bedürfnisse des Einzelnen. *Maslow*, ein Vertreter der sog. humanistischen Psychologie, hat dazu eine Bedürfnispyramide entwickelt: Zuerst drängen die primären Bedürfnisse,

d. s. die physiologischen bzw. psychobiologischen Grundbedürfnisse wie essen, trinken, schlafen. Dann kommen die Bedürfnisse nach Gruppenzugehörigkeit und sozialer Integration, nach Schutz vor Wetter oder vor Bedrohung durch andere Lebewesen. Erst wenn diese Bedürfnisse halbwegs gesättigt sind, entwickelt sich normalerweise die Motivation zur Entfaltung der eigenen Welt i. S. von „Selbstverwirklichung" und individueller Sinngebung für das eigene Leben.

Fragt man die Menschen nach ihren Vorlieben an *Wohnumwelten*, so sieht man, dass sie überwiegend in überschaubaren Einheiten wohnen möchten (*Albrecht* 1994). Das Maß der Dinge ist hier der Mensch: Er bevorzugt Größenordnungen und strukturelle Anordnungen, die er überschauen kann. Er will nicht von den Strukturen überfordert werden, sondern erleben können, dass er dazugehört. Handelt es sich um größere Einheiten, dann gilt, dass auch hier das *Dorf in der Stadt* bevorzugt wird. Erst die Substrukturen, d. h. Gebiete mit überschaubaren und funktional gegliederten Wohneinheiten, zusammengefasst in kleinen Bezirken, vermitteln Heimatgefühle. Zusammen mit einer menschenfreundlichen Architektur und einem sinnstiftenden sozialen Leben können uns auch das Grün der Pflanzen, Wiesen, Parks und Wasser jenes archaische Erleben vermitteln, dass es so stimmt.

Ein psychologisches Grundprinzip des menschlichen Erlebens besteht darin, dass der Mensch *Kontraste* wahrnimmt. Lebt er über längere Zeit in einer ruhigen, nur in gewohnten Jahreszeiten sich verändernden (relativ monotonen) Umgebung, so entwickelt sich ein Bedürfnis nach Begegnung, nach Sinnestaumel, nach Lärm oder Licht, wie dies alles etwa die Stadt bieten kann. Lebt der Mensch aber in einer lauten, hektischen, ständig sich ändernden Umgebung mit hoher sozialer Dichte (deutlich vermehrte menschliche Kontakte) entsteht in ihm die Sehnsucht nach Ruhe, Erholung, Geborgenheit und Sicherheit im Sinne des Beständigen, wie dies etwa im Gegensatz zur Stadt die ländliche Landschaft vermitteln kann. Alle diese Dinge sind in eine Dynamik zwischen Spannung und Entspannung eingebettet: Nervenkitzel, Aufregung und Stress stehen der Erholung, der Ruhe, des kreativen Nichtstuns und dem Trost in der Natur gegenüber.

So bedeutet die *Verstädterung* nicht nur ein (soziologisches) Zusammenwachsen von Menschen unter einem künstlichen Dach (*Augé* 1994), sondern paradoxerweise auch eine (psychologische) Isolierung des Einzelnen von früher gewohnten Beziehungsmöglichkeiten. Dennoch: Bereits mehr als die Hälfte der gesamten Menschheit lebt in Städten oder städteähnlichen Zusammenballungen (Menschenansammlungen). Die Vorhersagen für die nächsten hundert Jahre lauten, dass bis zu 80% aller Menschen in städteähnlichen Strukturen leben werden.

Nun ist der Mensch – als Gattung – extrem anpassungsfähig. Wenn man nicht in Zeiträumen eines menschlichen Lebens, sondern in evolutionären Räumen, d. h. in Jahrhunderten und Jahrtausenden rechnet, so lässt sich sagen, dass der Mensch sich praktisch alle Lebensräume erobert hat. (Selbst große Städte sind uns mindestens seit dem Mittelalter bekannt, der Preis dafür allerdings ebenfalls, bspw. Seuchen und in deren Gefolge eine vorübergehende Dezimierung der Bevölkerung.) Diese Anpassungsfähigkeit muss allerdings in Zusammenhang mit der Bedürfnisstruktur des Menschen i. a. gesehen werden. Dabei muss er sich anfänglich an Lebensbedingungen anpassen, die er vorfindet, und schafft sich in der Folge nach eigenen Vorstellungen Lebensumwelten, an die er sich wiederum anzupassen hat.

4 Natur als Quelle von Angst und Trost

Dass gewaltige Emotionen provoziert werden können, wenn sich die Natur nicht den Wünschen des Menschen gefügig zeigt und durch Erdbeben, Erdrutsche, Verwüstungen und Überschwemmungen bemerkbar macht, ist offenkundig. Die in den letzten Jahren zunehmende Erfahrung mit solchen Ereignissen (oder zumindest deren schnelle Informationsverbreitung) macht uns erlebbar: Erst eine gezähmte Natur wird zu einer menschlichen oder menschenfreundlichen Natur. Der Mensch versucht fortwährend – und aus seiner Sicht des Lebens verständlich –, seine Ängste, die aus den Bedrohungen durch Naturgewalten resultieren, mit seinen Techniken zu vertreiben (siehe beispielsweise die Zerstörung der letzten Urwälder auf dieser Erde, die „Nutzbarmachung" bzw. Ausbeutung der Naturschätze sowie die Urbanisierung großer Landflächen). Auch die entferntesten Gegenden der Erde werden durch irdische oder Luftstraßen, durch Aufstiegshilfen und sonstige infrastrukturelle Einrichtungen zugängig bzw. gefügig gemacht. Es scheint, als ob er fortwährend und auch den letzten Winkel der Erde umgestalten und seinen Vorstellungen anpassen muss.

In den letzten 10 000 Jahren hat der Mensch ungefähr gleichviel an Umgestaltung bewirkt wie allein im letzten Jahrhundert und die Spirale dreht sich dramatisch schnell weiter, da neben der unerhört rasanten Vermehrung der Weltbevölkerung und den riskanten technischen Entwicklungen nun auch über die vom Menschen gesteuerte Beeinflussung der Gene eine neue Dimension der Umgestaltung von Lebensmöglichkeiten beginnt.

Dieses Phänomen mag u. a. daher rühren, dass die Entwicklung des Menschen untrennbar mit seinen natürlichen Umgebungsbedingungen verbunden ist, ja seine *Evolutionsbiologie* nur in der Wechselwirkung zwischen genetischer Ausstattung und irdischen Lebensbedingungen zu verstehen ist. Die Natur – als vom Menschen nicht gebändigte, unberührte Natur zu verstehen – war über die längste Zeit der Menschheitsgeschichte auch eine Quelle von Bedrohungen und Ängsten. Gerade die nicht überschaubare Umwelt, der dunkle Wald, die tiefen Schluchten, die hohen Berge oder die weiten Meere wurden als Orte unzähliger Gefahren erlebt. Witterungsbedingungen, Raubtiere, Schlangen, Insekten oder Artgenossen haben dem Menschen das Territorium streitig gemacht und dieser war aufgrund seiner schwachen Ausstattung in Bezug auf körperliche Kraft, Geschwindigkeit, Zähne und Krallen – zumindest als Einzellebewesen – oftmals nicht imstande, die Auseinandersetzung als Sieger zu bestehen (*Albrecht* 1994).

So ist es evolutionsbiologisch gut verständlich, dass noch heute ein Großteil der Menschen sich in buschsavannenartigen Gegenden und auf erhöhter Position im leicht übersehbaren hügeligen Gelände am wohlsten fühlt! Diese landschaftliche Konfiguration – mit ihrer dem Menschen zuvorkommenden Kontrollmöglichkeit seiner äußeren Umwelt – stellt gleichsam den Archetypus einer wohlempfundenen Naturlandschaft dar. Bei den meisten Menschen stellt sich in solchen Lebensumwelten ein unbändiges, archaisches euthymes Erleben ein. Hier ist die Natur – primär genetisch bzw. evolutionsbedingt – eine echte Quelle von Trost und Freude für den Menschen.

Erst die Zusammenrottung zu Gruppen und die Nutzbarmachung von Techniken brachten eine dramatische Änderung von der ursprünglichen Notwendigkeit zur Anpassung hin zur aktiven Umgestaltung von Umwelten.

Noch bis ins vorige Jahrhundert lesen wir von den weit verbreiteten Ängsten der Menschen – auch in unseren Breitengraden – vor der Durchquerung von unbewohnten Gebieten. In diesen Berichten ist keine Spur von verträumten Naturerlebnissen, von romantischen Naturvorstellungen oder von der Natur als Quelle des Lebens. Vielmehr lauerten unzählige und vielgestaltige Gefahren in Form von wilden Tieren, Räubern, Hilflosigkeit durch Verirren oder Verletzungen oder von anderen tödlichen Bedrohungen (wie wir z. B. bei *Elias* eindrucksvoll nachlesen können).

Naturerleben im heutigen Sinne ist untrennbar verbunden mit der Reduktion dieser Ängste auf ein erträgliches Maß durch unsere *Technologien*. Die Hingabe an romantische Fantasien ist geknüpft an eine Einstellung oder ein Wissen, dass der Mensch sich mit seinen technischen Möglichkeiten der Natur gegenüber behaupten kann und dass sie ihn nicht „verschlingen wird". Dies ist eine relativ neue Erfahrung in der Geschichte des Menschen (*Albrecht* 1994, *Augé* 1994). Extrem-Abenteurer suchen weiterhin jene Angstlust, die sich einstellt, wenn sie sich den Gefahren in den letzten verbleibenden Winkeln unberührter Natur auf dieser Erde aussetzen.

5 Natur als neuer Wert

Auf Dauer scheint es keinen unschuldigen Genuss an der Natur zu geben. (Alles, was viele gleichzeitig wollen, hat eine ungewollt destruktive Komponente.) Es ist heute ein Grad der Zerstörung erreicht, der immer mehr Menschen dazu bringt, die natürlich gewachsenen Umwelten (Natur als nicht-artifizielle Welt) als ein sehr hohes – wenn nicht höchstes – Gut zu schätzen. Eine neue Form von *Naturreligion* ist denkbar – eine Geisteshaltung, in der nicht der Mensch das

Maß aller Dinge ist, sondern in der der Mensch sich wieder der Natur unterordnet – oder besser: sich ihr anpasst! – und seine Bedürfnisse am langsamen Puls der Natur orientiert. Eine solche Geisteshaltung, wie sie sich in Ansätzen in den grün-ideologischen Bewegungen unserer politischen Kultur und in nationalen wie internationalen Initiativen zum *Naturschutz* niederschlägt, wäre in ihrer erdumspannenden Umsetzung tatsächlich für das Überleben der Menschheit und für das Gedeihen des Lebens auf diesem Planeten gleichermaßen sinnvoll. Bis dahin werden wir unsere hauchdünne, lebensnotwendige Erdkruste wohl weiter schinden und zu einem gigantischen Müllhaufen umformen, wie dies *Albrecht* schon 1994 ausgedrückt hat.

Auf der anderen Seite beobachten wir auch extreme Formen einer Vergötterung von Natur. Darin kann man psychologisch eine Sehnsucht des Menschen nach einem höheren als dem menschlichen Wirken und nach Beständigkeit erkennen – allerdings nur in menschlichen Zeiträumen gemeint; in Wirklichkeit ist (auch) die Erdoberfläche, wie wir wissen, in einem andauernden, gewaltigen Umbruch. Nichts wird so bleiben, wie es uns geläufig ist, alles ist in Bewegung (pantha rhei), wenngleich diese Veränderungen über viele Jahrtausende und Jahrmillionen – und damit jenseits unserer Erlebniswelt – vonstatten gehen. Aber auch eine Sehnsucht nach vermeintlicher Geborgenheit und nach archaischer Gewissheit über den Lauf des Lebens kann in der Naturanbetung verborgen sein, sowie Schuldgefühle gegenüber dieser malträtierten Natur, die nach Wiedergutmachung und Sühne schreien.

Wenn wir den Experten glauben dürfen, war für viele alte Naturvölker die *Natur* eben *Natur* so wie die *Zeit* eben *Zeit* ist und keine anbetungswürdige Besonderheit an sich, wenngleich bestimmte Gegebenheiten aufgrund ihres wahrnehmbaren oder vermuteten Einflusses eine Sonderstellung haben konnten, wie etwa die Sonne, der Regen, bestimmte Pflanzen oder eine Wasserstelle.

Der Mensch bleibt eingespannt in die Dichotomie, wonach die Natur sowohl lebensspendend als auch gleichzeitig lebensbedrohend ist. Unverschuldete und verschuldete Umweltkatastrophen machen dies auch heute immer wieder erlebbar. Die Idee, jede beliebige Umwelt wäre durch die menschliche Technik zugunsten seiner Bedürfnisse zu kontrollieren, ist naiv. Verwüstung, Erdbeben, Sturmfluten oder großflächige Feuer trotzen diesen Allmachtsfantasien des Menschen. Wer könnte das angesichts der letzten Katastrophen leugnen? Hat man in alten Zeiten versucht, die Natur mit abergläubischen Riten (Mythen) zu zähmen, so versuchen wir es heute mit unserer Technik. Damit sind wir im Kleinen und im Einzelnen tatsächlich erfolgreich, lassen uns aber gleichzeitig von der irrealen Vorstellung verleiten, wir hätten die Erde im Griff, d. h. unter unserer willentlichen Kontrolle. Richtig ist, dass der Mensch imstande ist, in praktisch alle Lebensräume auf der Erdoberfläche einzugreifen, ohne dass er aber dabei seine mittel- und langfristigen Folgen wirklich abschätzen und erst recht verantworten könnte.

6 Natur aus zweiter Hand

Mit der Globalisierung der menschlichen Einflussnahme wächst allerdings auch das Bedürfnis nach dem Erleben von ursprünglicher, unberührter Natur – was sich bei genauerer Betrachtung als ein Bedürfnis nach einer *Natur aus zweiter Hand* im Sinne von naturnahen Reservaten und überschaubaren Biotopen herausstellt. Dies mag uns zwar beruhigen, aber die Erfahrung mit den Reservaten für Eingeborenenstämme oder Wildtiere lässt uns vermuten, was auch das mittelfristige Schicksal unserer Naturreservate sein könnte. Einzelne Stücke heiler Welten als Minimundus zu bewahren wird schwer möglich sein, wenn die Welt rundherum massive destruktive Veränderungen erfährt. (Die Erkenntnis, dass die Erde ein funktional geschlossenes System ist, lässt uns erwarten, dass *alles*, was wir an konkreten Einflussnahmen setzen, auch seine Auswirkungen hat, egal, ob wir sie erkennen können oder nicht; s. die Bevölkerungsexplosion, die globale Luft- und Gewässerverschmutzung etc.).

Es darf die Prognose gewagt werden, dass der Mensch als technisch höchst versiertes Raubtier die Erde weiter umformen wird, dabei aber vermehrt ein Bewusstwerden von unwiederbringlichen natürlichen Lebensräumen entwickelt und als Gegenreaktion auf diese Erkenntnis vermehrt einzelne wenige Schöpfungen der Natur, die von wissenschaftlicher, geschichtlicher oder volkskundlicher Bedeutung sind, als Naturdenkmäler in Kleinstform zu schützen beabsichtigt. So werden in diesen Reservaten einzelne Naturgebilde, die durch eigenartige Entwicklung, Seltenheit oder als Zeugnis der Vergangenheit bemerkenswert sind und erhalten werden sollen (wie z. B. Felsen, Wasserfälle oder seltene alte Bäume usw.) – wie schon bisher – nun vermehrt unter sog. *Naturschutz* gestellt werden. Wir werden in Zukunft also vermehrt Freilandmuseen aufsuchen müssen, um historisch gewachsene Naturdenkmäler bestaunen zu können.

Dabei ist der Wert einer biologisch intakten Umwelt nichts Abstraktes, sondern vielmehr etwas konkret Erlebbares: Als Medizinpsychologe ist es für mich beständige Berufserfahrung, dass angesichts von Krisen, Krankheit, Leid und Sterben die Natur als Trost-Quelle von überragender Bedeutung ist – nur vergleichbar mit einer liebenden sozialen Umgebung oder einer ermutigenden Lebensphilosophie. Die meisten kranken Menschen schöpfen Kraft und Zuversicht, Versöhnung und Beruhigung dann, wenn sie – bspw. als Kranke in einem Spital – aus dem Fenster schauen können und dort (blühende) Sträucher und Bäume sehen, Vögel zwitschern hören und den Lauf des Wetters mitverfolgen können (vgl. auch *Petzold, Hömberg* 2014).

Wir können resümierend festhalten, dass der Mensch nicht die originäre, wilde Natur als Lebensumwelt bevorzugt. Er kann dies gar nicht, da er für die Befriedigung seiner komplexen Bedürfnisse einen fortdauernden Einfluss auf alles, was ihn umgibt, ausüben muss. Am wohlsten scheint er sich in einer naturnah umgestalteten (von ihm kontrollierbaren) Umwelt zu fühlen. In ihr hat er die archaischen Ängste gezähmt und aus ihr vermag er vielfältige Kraft zu schöpfen.

7 Literatur

Beiträge von Petzold sowie Petzold und MitautorInnen finden sich im Literaturgesamtverzeichnis am Ende des Bandes.

Albrecht, J. (1994): Zukunft: Stadt. In: ZEITmagazin, 12-20.

Augé, M. (1994): Orte und Nichtorte. Frankfurt a. M.: Fischer.

Egger, J. W. (1994): Naturerleben – zwischen Angst und Geborgenheit. In: Psychologie in der Medizin 5, 4, 37-40.

Elias, N. (1976): Über den Prozess der Zivilisation, Frankfurt a. M.: Suhrkamp.

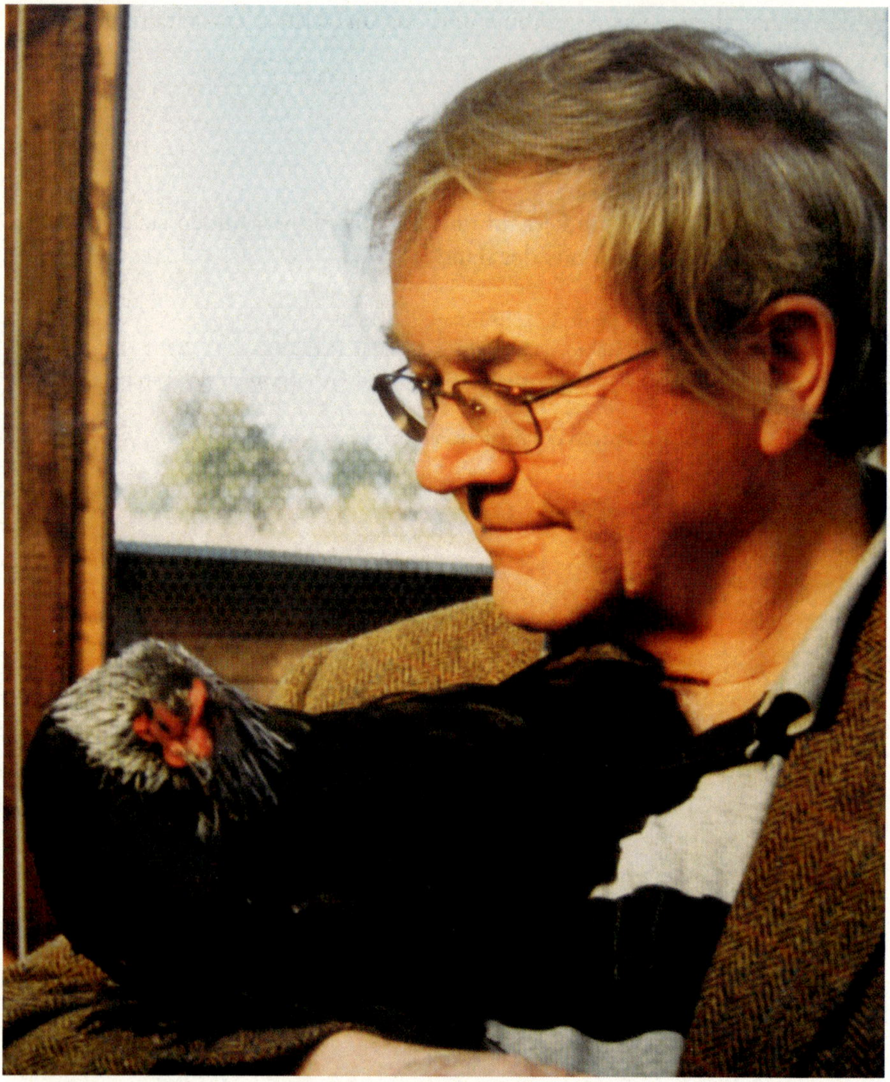

„Die uralten, evolutionär bewährten Prinzipien des Zusammenlebens mit anderen Lebewesen sind für die Lebensgestaltung der Menschen im 21. Jahrhundert nach wie vor gültig. Sie prägen unser Leben ebenso wie die Kultur und das effiziente, nach wissenschaftlichen und technologischen Erkenntnissen geführte Leben. Wir sind auf eine Verbundenheit mit Tieren, mit dem gesamten belebten und unbelebten Kosmos angewiesen. Gehen wir aus dieser Verbundenheit heraus, dann reduzieren wir unsere Lebensmöglichkeiten, dann schränken wir unsere Gesundheit und unsere Lebensqualität selber ein."

Prof. Dr. *Erhard Olbrich*, Entwicklungspsychologe, Gerontologe, Pionier im Bereich der „tiergestützten Therapie". Für ihn war Kontakt mit Tieren über die Lebensspanne hin bis ins hohe Alter ein Geschenk.

(Foto: © Carola Otterstedt)

Tiere in der Therapie – wissenschaftliche Grundlagen

Andrea M. Beetz

Inhalt

1 Geschichte und Definitionen tiergestützter Interventionen
2 Positive Effekte von Mensch-Tier-Interaktion
3 Soziale Effekte
4 Psychologische Effekte
5 Neurobiologische Effekte
6 Mechanismen und Theorien der positiven Effekte der Mensch-Tier-Interaktion
7 Biophilie
8 Ablenkung
9 Anthropomorphisieren
10 Aktivierung des Oxytozin-Systems
11 Bindung, Fürsorge und Stressregulation über soziale Unterstützung
12 Erfahrungssystem versus verbal-symbolisches System
13 Motivation
14 Tiere fördern gute Voraussetzungen für Lernen
15 Tiergestützte Interventionen – Einsatzgebiete und Voraussetzungen
16 Literatur

1 Geschichte und Definitionen tiergestützter Interventionen

Tiergestützte Interventionen erfreuen sich heute großer Beliebtheit in der Therapie und Pädagogik. Der Einsatz von Tieren für das Wohl des Menschen, der in den 1980ern in den USA, dann in Europa weite Verbreitung fand, ist jedoch keine neue Idee, sondern erste Berichte darüber stammen bereits aus dem späten 18. Jahrhundert. Im York Retreat, einer Einrichtung für psychisch kranke Menschen, wurde regelmäßiger Kontakt mit Tieren ermöglicht, da dieser das Wohlbefinden und die Kommunikation der Patienten förderte (*Serpell* 2015). Auch Sigmund Freud hatte seine Hündin Jofi während der Psychotherapie dabei und beobachtete, dass sie einen besonderen Sinn für den Charakter und die psychische Befindlichkeit eines Patienten zeigte sowie beruhigend wirkte (*Coren* 2015). Als Beginn der „Neuzeit" der tiergestützten Interventionen werden üblicherweise die ersten Publikationen des Kinder- und Jugendpsychotherapeuten *Boris Levinson* angeführt (*Levinson* 1969), in denen er die kommunikationsfördernde und therapieunterstützende Wirkung seines Hundes Jingles beschreibt (*Coren* 2015).

Im deutschsprachigen Raum etablierten sich tiergestützte Ansätze in der Therapie seit ca. 1970 und reichen vom therapeutischen Reiten (Hippotherapie), der Tierhaltung oder Tierbesuchsdiensten in Kliniken, therapeutischen

Wohngemeinschaften, Pflege- und Seniorenheimen oder der stationären Jugendhilfe bis hin zum gezielten Einsatz von Hunden, Pferden, Kleintieren, Katzen und Farmtieren in Psycho-, Physio-, Ergotherapie und Rehabilitation sowie der Pädagogik. Die Vielfalt tiergestützter Interventionen wird von der internationalen Dachorganisation für Organisationen im Bereich der Mensch-Tier-Interaktion (*IAHAIO*, www.iahaio.org; *Jegatheesan* et al. 2014) in tiergestützte Aktivitäten, tiergestützte Therapie und tiergestützte Pädagogik eingeteilt (*Beetz, Hediger, Turner* 2016, 4-6):

Tiergestützte Intervention (TGI):
Eine tiergestützte Intervention ist eine zielgerichtete und strukturierte Intervention, die bewusst Tiere in Gesundheitsfürsorge, Pädagogik und Sozialer Arbeit einbezieht und integriert, um therapeutische Verbesserungen bei Menschen zu erreichen. Tiergestützte Interventionen beziehen Teams von Mensch und Tier in formale Ansätze wie Tiergestützte Therapie (TGT) und Tiergestützte Pädagogik (TGP) ein, unter bestimmten Voraussetzungen auch Tiergestützte Aktivitäten (TGA).

Tiergestützte Therapie (TGT):
Tiergestützte Therapie ist eine zielgerichtete, geplante und strukturierte therapeutische Intervention, die von professionell im Gesundheitswesen, der Pädagogik oder der Sozialen Arbeit ausgebildeten Personen angeleitet oder durchgeführt wird. Fortschritte im Rahmen der Intervention werden gemessen und professionell dokumentiert. TGT wird von beruflich (durch Lizenz, Hochschulabschluss oder Äquivalent) qualifizierten Personen im Rahmen ihrer Praxis innerhalb ihres Fachgebiets durchgeführt und/oder angeleitet. TGT strebt die Verbesserung physischer, kognitiver verhaltensbezogener und/oder sozio-emotionaler Funktionen bei individuellen Klienten an. Die Fachkraft, welche TGT durchführt (oder der Betreuer der Tiere unter Supervision dieser Fachkraft) muss adäquate Kenntnisse über das Verhalten, die Bedürfnisse, die Gesundheit und die Indikatoren/der Regulation von Stress der beteiligten Tiere besitzen.

In modernen Formen methodenintegrativer Psychotherapie werden tiergestützte Interventionen in den psychotherapeutischen Prozess integriert, wobei die Beziehung zur Therapeutin vorrangig bleibt und das Tier in der Position eines unterstützenden Mediums mitwirkt (*Petzold, Hömberg* 2014).

Die Beliebtheit tiergestützter Interventionen fußt auf den vielen positiven Wirkungen, die Tierkontakt auf den Menschen haben kann. Eine Übersicht über diese Effekte, soweit wissenschaftlich dokumentiert, wird im Folgenden vorgestellt, bevor auf die zugrundeliegenden möglichen Mechanismen und theoretischen Erklärungsansätze für diese positiven Wirkungen eingegangen wird. Abschließend werden kurz wichtige Voraussetzungen für die erfolgreiche tiergestützte Arbeit angesprochen, die allen Beteiligten, den Tieren und Menschen, gerecht werden sollte.

2 Positive Effekte von Mensch-Tier-Interaktion

Die folgenden Effekte der Interaktion mit Tieren auf den Menschen sind über kontrollierte experimentelle Studien zu Tierkontakt und Heimtierbesitz oder Evaluationen tiergestützter Interventionen dokumentiert (für eine ausführlichere Übersicht und Referenzen, falls nicht anderweitig angegeben, s. *Beetz, Uvnäs-Moberg, Julius, Kotrschal* 2012).

3 Soziale Effekte

Personen, die von freundlichen bzw. freundlich und „süß" (Kindchenschema) aussehenden Hunden begleitet werden, bekommen mehr positive soziale Aufmerksamkeit von anderen, d. h., sie werden öfter angelächelt und angesprochen. Dies kann besonders bedeutsam für Menschen mit sichtbaren Behinderungen oder mit Problemen in der sozialen Kontaktaufnahme sein (*Hart, Hart, Bergin* 1987; *Eddy, Hart, Boltz* 1988). Die Anwesenheit von Tieren fördert bei Menschen aller Altersgruppen soziale Interaktionen, auf der verbalen und nonverbalen Ebene. Dies wird als „sozialer Katalysator-Effekt" bezeichnet. Bemerkenswert ist auch, dass die Begleitung durch ein freundliches Tier das Vertrauen zur begleiteten Person verstärkt (*Gueguen, Ciccotti* 2008). Dies ist besonders wichtig für Therapeuten, die mit Tier als vertrauenswürdiger von den Klienten wahrgenommen werden (*Schneider, Harley* 2006), was den Aufbau einer guten therapeutischen Beziehung erleichtern sollte.

4 Psychologische Effekte

Obwohl nur wenige eindeutig interpretierbare Studien dazu vorliegen, scheint es, als ob Interaktionen mit Tieren die Empathie fördern (*Poresky, Hendrix 1990*; *Daly, Morton* 2003, 2006) und Aggression (*Kotrschal, Ortbauer* 2003) und die Wahrnehmung von Schmerzen (*Braun, Stangler, Narveson, Pettingell* 2009; *Marcus, Bernstein, Constantin* et al. 2012) reduzieren. Besser etabliert sind die positiven Auswirkungen von Tierkontakt auf Konzentration und Motivation (*Hediger, Turner* 2014; *Wohlfarth, Mutschler, Beetz, Schleider* 2014), die von besseren Leistungen bei Kindern und Jugendlichen in verschiedenen Settings wie Sportprogrammen, Leseförderung oder Experimenten abgeleitet werden. Auch die Stimmung verbessert sich durch Tierkontakt und depressive Symptome werden reduziert. Dies ist für Kinder und Senioren mit und ohne psychische und physische Erkrankungen belegt (s. Review von *Souter, Miller* 2007). Zudem kann die Anwesenheit eines Tieres Angst, vor allem vor und während stressauslösenden Situationen wie z. B. medizinischen Eingriffen (*Barker, Pandurangi, Best* 2003; *Barker, Rasmussen, Best* 2003; *Lang, Jansen, Wertenauer* et al. 2010), deutlich reduzieren.

Alle diese Effekte sind potentiell relevant für Therapien, insbesondere bei chronischen Erkrankungen und in der Rehabilitation und Psychotherapie.

5 Neurobiologische Effekte

In zahlreichen Studien wurde der dämpfende Effekt von Mensch-Tier-Interaktionen auf die menschlichen Stress-Systeme (Hypothalamus-Hypophysen-Nebennierenrinden-Achse, autonomes Nervensystem) untersucht. Es ist gut belegt, dass Mensch-Tier-Interaktion den Blutdruck und die Herzfrequenz senken (*Friedmann, Katcher, Thomas* et al. 1983), die Herzratenvariabilität steigern (*Motooka, Koike, Yokoyama, Kennedy* 2006) und den Spiegel des Stresshormons Kortisol reduzieren kann (*Beetz, Kotrschal, Hediger* et al. 2011; *Odendaal* 2000; *Viau, Arsenault-Lapierre, Fecteau* et al. 2010), insbesondere in stressauslösenden Situationen. Zudem sind Heimtierbesitzer, vor allem Besitzer von Hunden und Katzen, gesünder (*Headey* 1999; *Headey, Grabka* 2007; *Headey, Na, Zheng* 2008), was wiederum auf physiologische Effekte hinweist. Sie machen weniger Arztbesuche, sind fitter und haben höhere Überlebenschancen nach einem Herzinfarkt.

Insgesamt unterstützen Tiere die psychische und physische Gesundheit, wie diese im Konzept der Salutogenese (*Antonowsky* 1997) als Prozess und als Zustand vollständigen körperlichen, geistigen und sozialen Wohlergehens beschrieben wird (*WHO* 1946).

6 Mechanismen und Theorien der positiven Effekte der Mensch-Tier-Interaktion

Bei der Betrachtung der oben beschriebenen Effekte von Mensch-Tier-Interaktionen sollte man bedenken, dass in der Forschung versucht wird, ideale Bedingungen zu schaffen, z. B. über die Auswahl des Tieres und ein störungsfreies Setting, so dass dabei vor allem das Potential von Tierkontakten aufgezeigt wird. In der Praxis tiergestützter Interventionen gibt es viele Einflussfaktoren, und um diese Effekte zu erreichen, ist eine hohe Qualität der Intervention unabdingbar (s. Kapitel 15). Bei manchen Wirkungen scheint auch der Bekanntheitsgrad bzw. die Beziehung zum Tier eine Rolle zu spielen, ebenso wie die Art des Kontakts – bei eigenen Tieren sind die Wirkungen oft intensiver und ebenso, wenn die Interaktion Körperkontakt beinhaltet (*Beetz* et al. 2011; *Odendaal* 2000; *Odendaal, Meintjes* 2003).

Die im Folgenden beschriebenen Theorien und Mechanismen helfen zu erklären, 1) wieso Menschen heute überhaupt noch Interesse am Kontakt zu Tieren haben, 2) wie Menschen zu Tieren Beziehung herstellen, 3) wie die beschriebenen Effekte der Mensch-Tier-Interaktion zustande kommen könnten.

7 Biophilie

Wilson (1984) prägte den Begriff der „Biophilie" und beschreibt damit die Affinität von Menschen aller Altersstufen zu Natur, Leben und lebensähnlichen Prozessen, die ein hohes Interesse an Tieren beinhaltet. Biophilie beschreibt nicht, wie der Begriff missverständlicherweise nahelegt (philia = Liebe, Freundschaft), die Liebe zu Natur und Tieren, sondern „the urge to affiliate with other forms of life" (*Kellert, Wilson* 1995, 416). Dieser Bezug zu Tieren und Natur kann sehr verschiedene Formen annehmen und von Ekel, Dominanz, Nutzung bis hin zur Wertschätzung ästhetischer Aspekte reichen.

Die Annahme der Biophilie wird durch Studien gestützt, die zeigen, dass schon Babys Tieren deutlich mehr Aufmerksamkeit und Interesse widmen als Objekten (*DeLoache, Pickard, LoBue* 2010). Biophilie entwickelte sich wahrscheinlich im Laufe der menschlichen Evolution, während der Menschen immer gemeinsam mit Tieren in der gleichen Umgebung und in Kontakt mit ihnen lebten. Daher war es für das Überleben des Individuums wichtig, auf Tiere zu achten, da sie Gefahr oder Nahrungsquelle darstellen konnten, aber auch Gefahren wie Erdbeben und Raubtiere in der Nähe anzeigten. So trug Biophilie zur Fitness der Menschheit bei (*Wilson* 1984). Auf einer vorbewussten Ebene achten Menschen daher auf das Verhalten von Tieren in ihrer Nähe und interpretieren ruhige, ruhende Tiere (die beim jeweiligen Individuum keine Angst auslösen, z. B. aufgrund von Phobien oder Gefahr) als Anzeichen für eine sichere Umgebung. Dies löst wiederum physiologische Entspannung und ein Gefühl der Sicherheit im Menschen aus, ein Phänomen, das „Biophilie-Effekt" genannt wird (*Julius, Beetz, Kotrschal, Turner, Uvnäs-Moberg* 2013).

8 Ablenkung (s. *Beetz, Bales* 2016)

Da Tiere aufgrund der Biophilie die Aufmerksamkeit des Menschen auf sich ziehen, können sie auch gut als Ablenkung dienen. Dieser Mechanismus der Ablenkung wirkt sich insbesondere auf den Kontext tiergestützter Interventionen aus, die z. B. auf die Reduktion von Schmerzwahrnehmung, Angst, negativer Stimmung und negativer Befindlichkeiten generell abzielen. Die Forschung belegt die positive Wirkung von Ablenkung z. B. durch Musik, Cartoons, Clowns und spannende Videospiele. Der Grad der Involvierung mit dem ablenkenden Objekt, der Aktivität oder dem Tier steht wahrscheinlich in positivem Zusammenhang mit der Abmilderung von Stress und negativem Befinden. Es scheint jedoch auch individuell verschieden zu sein, was eine Person am meisten berührt, und bisher liegen keine Studien direkt zur ablenkenden Wirkung von Tieren vor, wobei stressreduzierende Effekte nach Operationen (*Braun, Stangler, Narveson, Pettingell* 2009; *Marcus, Bernstein, Constantin* et al. 2012) wohl zumindest teilweise darauf zurückzuführen sind.

9 Anthropomorphisieren (s. *Urquiza-Haas, Kotrschal* 2015)

Häufig wird das Anthropomorphisieren als eine unerfreuliche Tendenz von Menschen angesehen, Tiere, vor allem Heimtiere, wie Menschen zu behandeln, z. B. sie in menschenähnliche Kleidung zu stecken oder ihnen Wünsche anzudichten, die wohl eher Projektionen sind. Vom wissenschaftlichen Standpunkt jedoch ist das Anthropomorphisieren per se einfach nur ein Prozess, der Menschen erlaubt, mit relevanten Umweltaspekten generell und mit Tieren im Besonderen in Beziehung zu treten. Anthropomorphisieren mag durchaus legitim sein und vielleicht sogar der einzige Weg für Menschen, die Bedürfnisse, Verhaltensweisen und Intentionen von Tieren, oft sogar relativ korrekt, zu verstehen. Die neuronale Hardware dafür ist ein spezialisiertes Modul für soziale Intelligenz, das sich wahrscheinlich für den Umgang mit komplexen sozialen Interaktionen in Gruppen entwickelte und die Fitness verbesserte, z. B. über mehr Jagderfolge (*Mithen* 1996). Das Anthropomorphisieren ist eine Reaktion auf menschenähnliche Verhaltensweisen (*Caporael, Heyes* 1997) oder Eigenschaften (*Guthrie* 1997), die sowohl auf impliziten als auch expliziten Mechanismen basiert. Menschen zeigen eine starke implizite Motivation, den Aktionen anderer Lebewesen einen Sinn zuzuschreiben und eine soziale Verbundenheit aufrechtzuerhalten (*Epley, Waytz, Cacioppo* 2007). Sie utilisieren implizite automatisierte Prozesse, um das Verhalten von Tieren zu interpretieren, wobei sie implizit aufgrund eigener Erfahrungen und Vorstellungen „wissen" was andere empfinden (*Goldman* 2006). Dies wird wahrscheinlich über Spiegelneuronen vermittelt, wobei neuere Erkenntnisse zur Theorie der Spiegelneuronen nahelegen, dass hier noch vieles mit mehr Vorsicht interpretiert werden sollte (*Hickok* 2009, 2015).

Untrennbar mit diesen impliziten Prozessen verbunden, umfasst das Anthropomorphisieren auch das Erstellen einer kognitiv repräsentierten Theorie über den Geist von Tieren (*Goldman* 2006). Dies ist eher ein expliziter Prozess, der rationales Denken und höhere Hirnfunktionen einbezieht. Je phylogenetisch näher eine Spezies dem Menschen steht, desto spontaner reagieren Menschen auf z. B. das Leiden von Tieren und desto eher schreiben sie dieser Spezies komplexe mentale Zustände zu (*Westbury, Neumann* 2008). Dies legt nahe, dass es wahrscheinlich „leichter" fällt, in Bezug auf phylogenetisch eng verwandte Spezies wie Heimtiere „korrekt" zu anthropomorphisieren und darüber zu Tieren eine echte Sozialbeziehung aufzubauen.

10 Aktivierung des Oxytozin-Systems

Während bisher die Theorien zur psychologischen Beziehung von Menschen zu Tieren angesprochen wurden, sollen nun zugrundeliegende physiologische Mechanismen vorgestellt werden. Die Aktivierung des Oxytozin-Systems stellt so einen neurobiologischen Mechanismus dar, der viele der dokumentierten Effekte von Mensch-Tier-Interaktion erklären kann (*Beetz, Uvnäs-Moberg* et al. 2012; *Julius* et al. 2013). Betrachtet man das Spektrum der Effekte von Oxytozin und das der Effekte von Mensch-Tier-Interaktion fallen die vielen Parallelen bzw. Überschneidungen auf, welche die Aktivierung des Oxytozin-Systems als einen wichtigen Schlüsselmechanismus von Mensch-Tier-Interaktions-Effekten nahelegen.

Das Hormon Oxytozin wird im Gehirn und in den Blutkreislauf vor allem über sensorische Stimulation wie z. B. sexuelle Aktivität, Orgasmen, Stillen, bei der Geburt und generell bei angenehmen Körperkontakt ausgeschüttet (s. *Beetz* et al. 2012; *Insel* 2010; *Uvnäs-Moberg* 2003). Zu den Effekten von Oxytozin zählt das Abpuffern von Stressreaktionen (*Heinrichs, Baumgartner, Kirschbaum, Ehlert* 2003). Es reduziert Angst und Depressionen, fördert die Schmerztoleranz, soziale Interaktionen, Kommunikation, Vertrauen und die Bindung zwischen Eltern und ihren Kindern ebenso wie Paarbindungen (s. *Beetz, Bales* 2016; *Uvnäs-Moberg* 2003). Mehrere Studien belegen, dass die Interaktion mit Tieren, insbesondere Hunden, den Oxytozin-Spiegel beim Menschen steigern kann. Dies ist selbst beim Streicheln eines unbekannten Hundes der Fall, wobei beim Streicheln des eigenen bzw. eines bekannten Hundes die Erhöhung des Serumspiegels von Oxytozin bei Hundebesitzern noch deutlicher ausfällt (*Handlin* et al. 2011; *Odendaal* 2000; *Odendaal, Meintjes* 2003).

Aufgrund dieser Befunde ist es plausibel, dass Oxytozin zur Erklärung der berichteten Effekte von Mensch-Tier-Interaktion herangezogen werden kann. Zum einen reduziert es Angst und Stress und fördert soziale Interaktion und Bindung, was wiederum die Voraussetzung für Stressregulation über soziale Unterstützung darstellt. Die Aktivierung des Oxytozin-Systems kann erklären, wieso die Effekte stärker ausgeprägt sind bei Interaktion mit Tieren als bei Interaktionen mit Menschen. Berührung ist über das Streicheln ein integraler Part der Interaktion mit Tieren, zumindest mit Spezies, die für die Heimtierhaltung in der jeweiligen Kultur und für tiergestützte Interventionen geeignet sind (domestizierte soziale Spezies; *Beetz, Hediger, Turner* 2016), während Körperkontakt in zwischenmenschlichen Interaktionen über soziale Normen streng reguliert ist und außerhalb enger Freundschaften und der Kernfamilie kaum stattfindet. Die Normen, die Berührung im zwischenmenschlichen Bereich regeln, betreffen vor allem auch therapeutische Settings. Darüber hinaus wird nicht jede freundlich gemeinte Berührung einer anderen Person, selbst in engen Sozialbeziehungen, unter Stress als positiv wahrgenommen und aktiviert so nicht das Oxytozin-System, wenn z. B. negative Vorerfahrungen mit Bindungsfiguren und unsichere Bindungsmuster über die Berührung reaktiviert werden.

Das Oxytozin wird derzeit weiter erforscht, so dass in Zukunft einige damit verbundene Mechanismen noch differenzierter, v. a. in Abhängigkeit verschiedener Situationen, Kontexte und Einflussfaktoren, betrachtet werden müssen (z. B. *Grillon, Krimsky, Charney* et al. 2013). So treten Affiliationseffekte des

Oxytozins, wie Stärkung der Bindung, z. B. nur in Bezug auf Mitglieder der eigenen Gruppe auf, während ein höherer Oxytozinspiegel eher Ablehnung bzw. Täuschung gegenüber Gruppen, die in Konflikt mit der eigenen Gruppe stehen könnten, erhöht (*Carsten, De Dreu* et al. 2011; *De Dreu, Shalvi, Greer* et al. 2012; *Shalvi, De Dreu* 2014).

Leider gibt es bisher kaum kulturspezifische Untersuchungen zur Aktivierung des Oxytozin-Systems und Mensch-Tier-Interaktionen, so dass die meisten Studien zur Mensch-Tier-Interaktion und im Besonderen zum Oxytozin nicht einfach auf Personen aus anderen Kulturkreisen als die in den Studien untersuchten (kaukasisch, europäisch bzw. nordamerikanisch) übertragbar sind. Dabei wären Erkenntnisse dazu überaus bedeutsam, da Kultur und Religion die Einstellung zu bestimmen Spezies (v. a. Hund, Schwein) und damit wahrscheinlich auch die potentiellen Effekte von Mensch-Tier-Interaktion stark beeinflussen.

11 Bindung, Fürsorge und Stressregulation über soziale Unterstützung (s. *Julius* et al. 2013)

Die Bindungstheorie von *Bowlby* (1969) und *Ainsworth* (1963) stellt eine breite Basis für die Erklärung von Mensch-Tier-Beziehungen und deren positive Effekte dar (*Beetz* et al. 2011, 2012).

Während der ersten Lebensjahre entwickeln Kinder eine spezifische Bindung an ihre Bindungsfiguren (*Bowlby* 1969). Bindung kann als Verhaltenssystem beschrieben werden, das darauf abzielt, Nähe zu Fürsorgepersonen zu etablieren und aufrechtzuerhalten, um Schutz und Versorgung zu gewährleisten (*George, Solomon* 2008; *Marvin, Britner* 2008), aber auch, um Stress und negatives Befinden zu regulieren. Basierend auf den Erfahrungen mit den Bindungsfiguren, insbesondere deren Feinfühligkeit und Effektivität bei der Versorgung, entwickeln Kinder eine mentale Repräsentation, ein internales Arbeitsmodell von Bindung, das jedoch überwiegend unbewusst Erleben und Verhalten steuert und nicht bewusst zugänglich ist. Dieses internale Arbeitsmodell erlaubt es dem Kind, bisherige Erfahrungen zu ordnen und auf dieser Basis sein Verhalten zu planen, je nach Erwartung hinsichtlich des Fürsorgeverhaltens der Bindungsfiguren.

Bei einer sicheren Bindung dient die Bindungsfigur als sicherer Hafen bei Gefahr oder stressauslösenden Situationen, und ebenso als sichere Basis für die Exploration der Umwelt, was eine wichtige Voraussetzung für Lernprozesse darstellt. Sekundäre, unsichere Strategien des Bindungsverhaltenssystems entwickeln sich als Anpassungsreaktion auf suboptimales, nicht-feinfühliges Fürsorgeverhalten der Bindungsfiguren. Unsicher gebundene Kinder können den Kontakt zu Bindungsfiguren nicht oder nur schlecht nutzen, um Stress und negative Emotionen zu regulieren. Zusätzlich können unverarbeitete Bindungstraumata vorliegen, wie z. B. Verlust einer Bindungsfigur, Missbrauch, Vernachlässigung oder generell angstauslösendes oder ängstliches Verhalten der

Bindungsfigur. Dies geht mit einer Bindungsdesorganisation einher, so dass in Situationen, in denen das Bindungsverhaltenssystem aktiviert wird, keine klare Strategie mehr verfolgt und Stress nicht mehr adäquat reguliert werden kann.

Aufgrund der Übertragung, sog. Transmission, des internalen Arbeitsmodells auf alle neuen engen Beziehungen im Leben, wie Partner, Lehrer oder Therapeuten (*Howes, Hamilton* 1992; *Sroufe, Egeland, Carlson, Collins* 2005), profitieren Personen mit unsicherer oder desorganisierter Bindung deutlich weniger von sozialer Unterstützung durch solche sekundären Bezugspersonen (Lehrer, Therapeuten) als Menschen mit sicherer Bindung (*Maunder, Hunter* 2001). Das ist insbesondere für die Therapie von Bedeutung, da die Prävalenz unsicherer Bindung zwischen 60-90% bei klinischen Stichproben mit psychischen Auffälligkeiten liegt (*van Ijzendoorn, Bakermans-Kranenburg* 1996).

Neben der Bindungstheorie beschäftigt sich auch die Theorie der sozialen Unterstützung mit der Regulation von Stressreaktionen. Soziale Unterstützung kann in verschiedener Form gegeben werden: über Information, durch instrumentelle Hilfe oder als emotionale Unterstützung. Körperkontakt ist eine Sonderform der sozialen Unterstützung (*Ditzen* et al. 2007), die im Kontrast zu Dyaden mit sicherer Bindung nur selten in Beziehungen mit unsicherer Bindung zu beobachten ist (*Hazan, Zeifmann* 1999). Körperkontakt in Kombination mit emotionaler Unterstützung ist jedoch am effektivsten hinsichtlich der Regulation von Stressreaktionen (*Ditzen* et al. 2007).

Vor dem Hintergrund der Bindungstheorie und der Theorie der sozialen Unterstützung ergeben sich mehrere Vorteile tiergestützter Interventionen: Das internale Arbeitsmodell von Bindung scheint kaum spontan auf Tiere übertragen zu werden (*Kurdek* 2008, 2009). Stattdessen begegnen Menschen Tieren mit einer Offenheit, sichere Beziehungen aufzunehmen, was Berührung und Vertrauen beinhaltet (*Beetz* et al. 2011, 2012). Das bietet die Möglichkeit, dass sichere Bindungsstrategien in Bezug auf das Tier erprobt und entwickelt werden können, vor allem wenn die Interaktion durch einen Therapeuten im Rahmen tiergestützter Interventionen angeleitet und notfalls korrigiert wird. Ein weiterer Vorteil von Tieren besteht darin, dass sie meist willige Empfänger von Fürsorgeverhalten des Menschen sind. Das Fürsorgeverhaltenssystem ist komplementär zum Bindungssystem und entwickelt sich bereits während der Kindheit (*George, Solomon* 2008; *Solomon, George* 1999). Auch erfolgreich Fürsorge für die Nachkommen zu erbringen ist mit positiven Emotionen, Stressreduktion und Aktivierung des Oxytozin-Systems assoziiert (*George, Solomon* 2008; *Feldman* et al. 2011). Das Zeigen von Fürsorge, was Füttern und Versorgen bzw. Pflegen des Tieres miteinschließt, hat wahrscheinlich ähnlich positive Effekte wie das Erhalten von Fürsorge (*Dunbar* 2010; *Julius* et al. 2013). Da die Rollen von Bindungsfigur und Kind, und ebenso von Klient und Therapeut, klar verteilt sind und nicht umgekehrt werden sollten, bieten Tiere eine sehr passende Alternative, um die positiven physiologischen, sozialen und psychologischen Effekte von erfolgreichem Fürsorgeverhalten zu nutzen.

12 Erfahrungssystem versus verbal-symbolisches System

Zwei weitere Theorien, die Parallelen aufweisen und Prozesse der Informationsverarbeitung beschreiben, können zum Verständnis der positiven Effekte von Tieren auf Menschen beitragen: Die Unterscheidung zwischen dem Erfahrungssystem und dem verbal-symbolischen System (*Schultheiss* 2001) beziehungsweise zwischen dem implizit-erfahrungsgeleiteten Modus und dem explizit-kognitiven Modus der Informationsverarbeitung (*Epstein* 1994; cognitive-experiential self-theory of personality).

Das Erfahrungssystem verarbeitet die Erfahrungen der phänomenalen Welt direkt, über die Sinneseindrücke wie Gerüche, Geräusche, Bilder, Berührung, während das verbal-symbolische System die Wirklichkeit indirekt über Worte und Symbole zu erfassen sucht (*Schultheiss* 2001). In ähnlicher Weise basiert der implizit-erfahrungsgeleitete Funktionsmodus auf direkten Erfahrungen, implizitem Gedächtnis und phylogenetisch alten Prozessen, die eng mit Emotionen und Motiven verknüpft sind und nicht immer bewusst repräsentiert sind (*Epstein* 1994). Dagegen ist der explizit-kognitive Funktionsmodus verbal und bewusst repräsentiert, nutzt digitale Kommunikation, rational-analytisches Denken und das deklarative Gedächtnis und entwickelte sich erst relativ spät in der Menschheitsgeschichte (*Epstein* 1994). Es ist offensichtlich, dass die Interaktion mit Tieren vor allem das Erfahrungssystem bzw. den implizit-erfahrungsgeleiteten Modus der Informationsverarbeitung involviert, während explizit-kognitive Prozesse von geringerer Bedeutung sind. Damit unterscheiden sich Mensch-Tier-Interaktionen deutlich von zwischenmenschlichen Interaktionen, die gerade in therapeutischen Settings den Schwerpunkt auf digitale Kommunikation, explizit-kognitive Verarbeitung bzw. das verbal-symbolische System nutzen. Die Interaktion mit Tieren in Form von tiergestützten Interventionen hilft, wieder eine gesunde Balance zwischen den beiden Arten der Informationsverarbeitung herzustellen und vor allem über implizite Prozesse und das Erfahrungssystem Klienten zu emotionalisieren und zu motivieren.

13 Motivation (s. *Wohlfarth, Mutschler, Beetz, Kreuser, Korsten-Reck* 2013)

In der Motivationspsychologie wird üblicherweise zwischen intrinsischer und extrinsischer Motivation unterschieden (*McClelland* 1985), bzw. zwischen impliziten und expliziten Motivationssystemen (*Schultheiss* et al. 2012). Während implizite Motivationssysteme mit Handlungen assoziiert sind, die mit positiven Gefühlen und Zufriedenheit bei der eigentlichen Ausführung einhergehen, sind explizite Motivationssysteme durch Handlungen zum Erhalt von Belohnungen oder Vermeidung von Strafen charakterisiert, bei der der Akteur die eigentliche Aufgabenausführung nicht an sich als positiv empfindet. Diese beiden Motiv-Systeme können miteinander im Konflikt stehen. Jedoch nur, wenn sie kongruent zueinander sind, zeigen Personen eine hohe intrinsische Motivation, wenig innere Konflikte und eine gute Leistung bei der Aufgabenausführung (*Schultheiss, Brunstein* 2010). Implizite Motive sind eng mit Affekt und Verhalten verbunden, entwickeln sich basierend auf der Assoziation mit affektiven, über angeborene Trigger ausgelöste und überwiegend nonverbal vermittelten Erfahrungen (s. o. Erfahrungssystem), sog. natürliche Anreize (*McClelland* et al. 1989). Sie werden auf einer unbewussten Ebene angesprochen, überwiegend über nonverbale Stimuli (*Stanton* et al. 2010) und die Verfolgung von Zielen, die mit impliziten Motiven in Zusammenhang steht, und erfolgen in einem affektiv geladenen, „heißen" Modus (*Schultheiss* et al. 2008). Dagegen werden Ziele, die nur mit expliziten Motiven verknüpft sind, meist in einem affektiv neutralen, „kalten" Modus verfolgt.

Wohlfarth und Kollegen (2013) nehmen an, dass das Aktivieren von impliziten Motiven und dadurch der intrinsischen Motivation einen wichtigen Mechanismus in tiergestützten Interventionen darstellt. Implizite Motive werden vor allem über das Erfahrungssystem angesprochen, das, wie oben beschrieben, immer in der Mensch-Tier-Interaktion aktiviert wird. Die Körpersprache bzw. das Tier an sich zu sehen mag implizite Motive anregen, je nach Aufgabe oder Setting, z. B. das Affiliationsmotiv oder das Leistungsmotiv. Darüber hinaus tragen die Biophilie und Gehirnstrukturen und -mechanismen, die bei Mensch und sozialen Säugetieren zu finden sind, vor allem das „soziale" bzw. das „emotionale Gehirn" (*LeDoux* 1996), welches nah mit impliziten Motiven verbunden ist, zur Aktivierung impliziter Motive über Tierkontakt bei. In der Therapie, insbesondere wenn Klienten schon Misserfolge erlebt haben, kann eine gering ausgeprägte (intrinsische) Motivation ein Problem darstellen. Tiere könnten hier eine Änderung herbeiführen, indem sie die intrinsische Motivation und damit zielbezogene Anstrengung erhöhen.

14 Tiere fördern gute Voraussetzungen für Lernen

In der Pädagogik ist es weitgehend akzeptiert, dass erfolgreiches Lernen Settings bedarf, die gute Stimmung, Motivation, Konzentration, Aufmerksamkeit sowie die Freiheit von Angst und Stress fördern. Tiere können diese Faktoren nachweislich positiv beeinflussen und somit optimale exekutive Funktionen, wie z. B. Impulskontrolle, Selbstreflexion, Motivation, Arbeitsgedächtnis, unterstützen, die durch Stress und Angst deutlich beeinträchtigt werden (*Diamond, Lee* 2011; *Miyake* et al. 2000). Gerade in langwierigen Therapien oder sonderpädagogischen Förderprogrammen haben die Klienten oft Misserfolge erlebt und gehen mit Ängsten, schlechter Stimmung und niedriger Motivation an die „Lerngegenstände" heran, seien diese Traumata, Auseinandersetzungen mit der eigenen Lebensgeschichte oder psychische Erkrankungen. Damit sinkt aber wiederum die Wahrscheinlichkeit erfolgreicher Lernerlebnisse und ein

Teufelskreis entsteht, der mit Vermeidungsverhalten einhergeht. Tiere können diesen Teufelskreis durchbrechen und fördern zudem als soziale Katalysatoren eine vertrauensvolle Beziehung zwischen Klient und Therapeut, eine weitere zentrale Voraussetzung für den Therapieerfolg.

Die Forschungsergebnisse und vorgestellten Theorien und Mechanismen legen nahe, dass Tiere eine duale Funktion hinsichtlich der Regulation der Aktivierung eines Menschen erfüllen können. Je nach Klient, Setting und Art der Interaktionen können sie zum einen Stress und Angst reduzieren, wirken also dämpfend, während sie zum anderen motivieren, emotionalisieren und aktivieren können. Ein und dasselbe Tier kann diese kontrastierenden Wirkungen erbringen, was das Tier so wertvoll als Medium in tiergestützten Interventionen macht. Gemäß einer relativ alten, aber nicht veralteten Theorie, dem Yerkes-Dodson-Gesetz (*Yerkes, Dodson* 1908), besteht eine positive Korrelation zwischen dem optimalen Grad der Aktivierung (physiologisch oder psychisch) und der gezeigten Leistung. Zu hohe ebenso wie zu niedrige Aktivierung gehen mit niedrigen Leistungen einher. Tiere können also Therapie und Pädagogik effektiv unterstützen, indem sie helfen, einen optimalen Grad der Aktivierung des Klienten und damit eine gute „Leistung" bei der Bearbeitung des Therapiegegenstandes herbeizuführen.

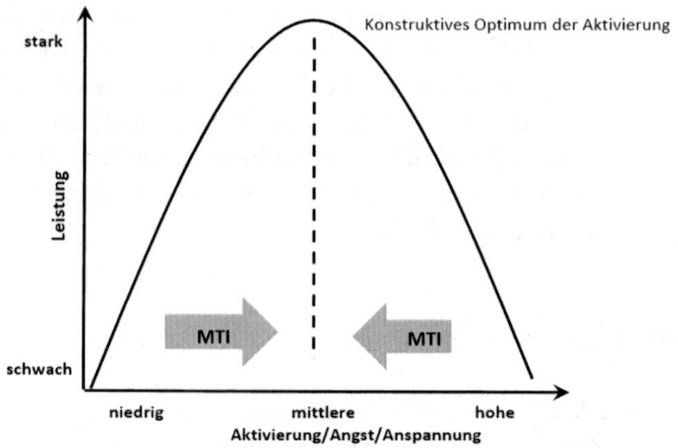

Yerkes-Dodson-Gesetz (1908), adaptiert für die Effekte von Mensch-Tier-Interaktion (MIT) – Regulation der Aktivierung um ein konstruktives Optimum der Aktivierung zu erreichen

15 Tiergestützte Interventionen – Einsatzgebiete und Voraussetzungen

Aufgrund der oben dargestellten Zusammenhänge ist es also nicht verwunderlich, das tiergestützte Interventionen heute in vielen Bereichen zu finden sind: Psychotherapie, Ergotherapie, Physiotherapie, Pflege, Palliativmedizin und medizinische Eingriffe wie Zahnarztbehandlungen, Leseförderung, Pädagogik (Schulhunde), Sprachtherapie und Logopädie sowie Rehabilitation. Ebenso vielfältig sind die Probleme und Erkrankungen der Klienten, bei deren Therapie Tiere gewinnbringend eingesetzt werden: Depression, Demenz, Autismus-Spektrum-Störungen, Schizophrenie, allg. psychiatrische Störungsbilder, Entwicklungsstörungen, Trauma, Posttraumatische Belastungsstörung, Symptome, die gehäuft bei Patienten in Langzeitpflege oder Seniorenheimen zu finden sind, Schmerzmanagement bei chronischen Schmerzen oder nach Operationen, bei körperlichen Behinderungen oder Einschränkungen (mit Spastik oder fehlender Rumpfspannung, Feinmotorik), Rehabilitation z. B. nach Schlaganfall, Unfällen, Schädel-Hirn-Trauma.

Tiergestützte Arbeit ist oft entweder in die übliche, leitliniengerechte Therapie integriert oder wird ergänzend zu den validierten Standardinterventionen durchgeführt, um bestimmte Aspekte zusätzlich zu fördern. Damit tiergestützte Interventionen mit hoher Qualität und guten Erfolgschancen für das jeweilige Interventionsziel durchgeführt werden, bedarf es einer gründlichen Ausbildung. Denn es muss bei der durchführenden Fachkraft ein breites Wissen zu Themen wie Zoonosen, besondere Techniken, wie das Tier sinnvoll einzusetzen ist, Gesundheit, natürliches Verhalten und Bedürfnisse der eingesetzten Tierart, sicheres Erkennen von Stress beim Tier, Versicherungsfragen, Dokumentation, Hintergrundwissen über die Psychologie und Neurobiologie der Mensch-Tier-Beziehung vorliegen. Nur dann können Risiken minimiert und das Wohl aller Beteiligten – Menschen, Tiere, Institutionen – gesichert werden (s. www.aat-isaat.org; www.esaat.org).

Der „One-Health"-Gedanke sollte im Vordergrund stehen, d. h., dass das Wohlergehen von Mensch und Tier in ihrer Interaktion unmittelbar miteinander verknüpft sind. Für tiergestützte Interventionen bedeutet das, dass nur dann positive und nachhaltige Effekte für den Klienten möglich sind, wenn es auch dem Tier bei dieser Arbeit gut geht, es nicht überfordert wird und aufgrund seiner geprüften Eignung auch Spaß an dieser Art der Interaktion mit Menschen mit verschiedenen Bedürfnissen und Besonderheiten hat. Wenn diese Voraussetzungen erfüllt sind, kann die tiergestützte Intervention eine sinnvolle, effiziente alternative Therapieform darstellen, die durch die ihr zugrundeliegenden Besonderheiten Vorgänge im Patienten anstoßen und Ressourcen aktivieren kann, die durch andere Therapieformen nur schwer oder gar nicht zu erreichen sind.

16 Literatur

Beiträge von Petzold sowie Petzold und MitautorInnen finden sich im Literaturgesamtverzeichnis am Ende des Bandes.

Ainsworth, M. D. S. (1963): The development of infant–mother interaction among the Ganda. In: *B. M. Foss* (Hg.), Determinants of infant behavior. New York: Wiley, 67-104.

Antonowsky, A. (1997): Salutogenese. Zur Entmystifizierung der Gesundheit. Tübingen: dgvt.

Barker, S. B., Pandurangi, A. K., Best, A. M. (2003): Effects of animal-assisted therapy on patients' anxiety, fear, and depression before ECT. In: The Journal of ECT 19 (1), 38-44.

Barker, S. B., Rasmussen, K. G., Best, A. M. (2003): Effect of aquariums on electroconvulsive therapy patients. In: Anthrozoös 16 (3), 229-240.

Beetz, A., Bales, K. (2016): Affiliation and attachment in human-animal relationships. In: *L. Freund, S. McCune, P. McCardle, L. Esposito, N. Gee* (Hg.): Social Neuroscience and Human-Animal Interactions. Washington, DC: American Psychological Association.

Beetz, A., Hediger, K., Turner, D. (2016): IAHAIO Weissbuch 2014. Definitionen der IAHAIO für tiergestützte Interventionen und Richtlinien für das Wohlbefinden der beteiligten Tiere. Deutsche Übersetzung der IAHAIO definitions for animal assisted intervention and guidelines for wellness of animals involved. www.aat-isaat.org, www.iahaio.org

Beetz, A., Kotrschal, K., Hediger, K., Turner, D., Uvnäs-Moberg, K., Julius, H. (2011): The effect of a real dog, toy dog and friendly person on insecurely attached children during a stressful task: An exploratory study. In: Anthrozoös 24 (4), 349-368.

Beetz, A., Uvnäs-Moberg, K., Julius, H., Kotrschal, K. (2012): Psychosocial and psychophysiological effects of human-animal interactions: The possible role of oxytocin. Frontiers in Psychology / Psychology for Clinical Settings. DOI: 10.3389/fpsyg.2012.00234.

Bowlby, J. (1969): Attachment and Loss. Vol. 1: Attachment. New York: Basic Books.

Braun, C., Stangler, T., Narveson, J., Pettingell, S. (2009): Animal-assisted therapy as a pain relief intervention for children. In: Complementary Therapies in Clinical Practice 15 (2), 105-109.

Caporael, L. R., Heyes, C. (1997): Why anthropomorphize? Folk psychology and other stories. In: *R. W. Mitchel, N. S. Thompson, H. L. Miles* (Hg.), Anthropomorphism, anecdotes, and animals. Albany, NY: University of New York Press, 59-73.

Coren, S. (2015): Foreword. In: *A. H. Fine* (Hg.), Handbook on Animal-Assisted Therapy. 4th edition. New York: Academic Press, xix-xxii.

Daly, B., Morton, L. L. (2003): Children with pets do not show higher empathy: A challenge to current views. In: Anthrozoös 16 (4), 298-314.

Daly, B., Morton, L. L. (2006): An investigation of human-animal interactions and empathy as related to pet preference, ownership, attachment, and attitudes in children. In: Anthrozoös 19 (2), 113-127.

De Dreu, C. K., Greer, L. L., Handgraaf, M. J., Shalvi, S., Van Kleef, G. A. (2011): Oxytocin modulates selection of allies in intergroup conflict. In: Proc R Soc B 14. DOI: 10.1098/rspb.2011.1444.

De Dreu, C. K., Shalvi, S., Greer, L. L., Van Kleef, G. A., Handgraaf, M. J. (2012): „Oxytocin motivates non-cooperation in intergroup conflict to protect vulnerable in-group members". In: PLOS ONE 7 (11): e46751.

DeLoache, J. S., Pickard, M. B., LoBue, V. (2011). How very young children think about animals. In: *P. McCardle, S. McCune, J. A. Griffin, V. Maholmes* (Hg.), How animals affect us: Examining the influence of human-animal interaction on child development and human health. Washington, DC: American Psychological Association, 85-99.

Diamond, A., Lee, K. (2011): Interventions shown to aid executive function development in children 4 to 12 years old. In: Science 333, 959-964.

Ditzen, B., Neumann, I. D., Bodenmann, G., von Dawans, B., Turner, R. A., Ehlert, U., Heinrichs, M. (2007): Effects of different kinds of couple interaction on cortisol and heart rate responses to stress in women. In: Psychoneuroendocrinology 32, 565-574.

Eddy, J., Hart, L., Boltz, R. P. (1988): The effects of service dogs on social acknowledgements of people in wheelchairs. In: Journal of Psychology: Interdisciplinary and Applied 122 (1), 39-45.

Epley, N., Waytz, A., Cacioppo, J. T. (2007): On seeing human: a three-factor theory of anthropomorphism. In: Psychological Review 11 (4), 864-886.

Epstein, S. (1994): Integration of the cognitive and the psychodynamic unconscious. In: American Psychologist 49, 709-724.

Dunbar, R. I. (2010): The social role of touch in humans and primates: Behavioural function and neurobiological mechanisms. In: Neuroscience and Biobehavioural Reviews 34, 260-268.

Feldman, R., Gordon, I., Zagoory-Sharon, O. (2011): Maternal and paternal plasma, salivary, and urinary oxytocin and parent-infant synchrony: Considering stress and affiliation components of human bonding. In: Developmental Science 14, 752-761.

Friedmann, E., Katcher, A. H., Thomas, S. A., Lynch, J. J., Messent, P. R. (1983): Social interaction and blood pressure: Influence of animal companions. In: Journal of Nervous and Mental Disease 171 (8), 461-464.

George, C., Solomon, J. (2008): The caregiving system. A behavioral systems approach to parenting. In: *J. Cassidy, P. Shaver* (Hg.), Handbook of attachment: Theory, research and clinical applications. New York: Guilford, 833-856.

Goldman, A. I. (2006): Stimulating minds: The philosophy, psychology, and neuroscience of mindreading. New York, NY: Oxford University Press.

Goodson, J. L. (2005): The vertebrate social behavior network: evolutionary themes and variations. In: Hormones and Behavior 48(1), 11-22.

Grillon, C., Krimsky, M., Charney, D. R., Vytal, K., Ernst, M., Cornwell, B. (2013): „Oxytocin increases anxiety to unpredictable threat“. In: Molecular Psychiatry 18 (9), 958-960.

Grossmann, K., Grossmann, K., Huber, F., Wartner, U. (1981): German children's behavior towards their mothers at 12 months and their fathers at 18 months in Ainsworth's Strange Situation. In: International Journal of Behavioral Development 4, 157-181.

Gueguen, N., Cicotti, S. (2008): Domestic dogs as facilitators in social interaction: an evaluation of helping and courtship behaviors. In: Anthrozoös 21 (4), 339-349.

Guthrie, S. E. (1997): Anthropomorphism: a definition and a theory. In: *R. W. Mitchel, N. S. Thompson, H. L. Miles* (Hg.), Anthropomorphism, anecdotes, and animals. Albany, NY: University of New York Press, 50-58.

Hart, L. A., Hart, B., Bergin, B. (1987): Socializing effects of service dogs for people with disabilities. In: Anthrozoös 1 (1), 41-44.

Hazan, C., Zeifman, D. (1999): Pair bonds as attachments: Evaluating the evidence. In: *J. Cassidy, P. R. Shaver* (Hg.), Handbook of attachment: Theory, research and clinical application. New York: Guilford, 436-455.

Headey, B. (1999): Health benefits and health cost savings due to pets: Preliminary estimates from an Australian national survey. In: Social Indicators Research 47, 233-243.

Headey, B., Grabka, M. M. (2007): Pets and human health in Germany and Australia: National Longitudinal Results. In: Social Indicators Research 80 (2), 297-311.

Headey, B., Na, F., Zheng, R. (2008): Pet dogs benefit owners' health: a „natural experiment“ in China. In: Social Indicators Research 84, 481-493.

Hediger, K., Turner, D. (2014): Can dogs increase children's attention and concentration performance? A randomized controlled trial. In: Human-Animal Interaction Bulletin 2 (2), 21-39.

Heinrichs, M., Baumgartner, T., Kirschbaum, C., Ehlert, U. (2003): Social support and oxytocin interact to suppress cortisol and subjective responses to psychosocial stress. In: Biological Psychiatry 54, 1389-1398.

Hickok, G. (2009): Eight problems for the mirror neuron theory of action understanding in monkeys and humans. In: Journal of cognitive neuroscience 7, 1229-1243.

Hickok, G. (2015): Warum wir verstehen, was andere fühlen: Der Mythos der Spiegelneuronen. München: Carl Hanser.

Howes, C., Hamilton, C. (1992): Children's relationships with child care teachers: Stability and concordance with parental attachments. In: Child Development 63, 867-878.

Insel, T.R. (2010): The Challenge of translation in social neuroscience: A review of oxytocin, vasopressin, and affiliative behavior. In: Neuron 65 (6), 768-779.

Jegatheesan, B., Beetz, A., Ormerod, E., Johnson, R., Fine, A.H., Yamazaki, K., Choi, G. (2015): The IAHAIO definitions for animal assisted intervention and guidelines for wellness of animals involved. In: *A.H. Fine* (Hg.), Handbook on Animal-Assisted Therapy. 4th edition. New York: Academic Press, 415-418.

Julius, H., Beetz, A., Kotrschal, K., Turner, D., Uvnäs-Moberg, K. (2013): Attachment to pets – An integrative view of human-animal relationships with implications for therapeutic practice. New York: Hogrefe.

Kellert, S. R., Wilson, E. O. (Hg.) (1995): The Biophilia Hypothesis. Washington D.C.: Island Press.

Kotrschal, K., Ortbauer, B. (2003): Behavioral effects of the presence of a dog in a classroom. In: Anthrozoös 16 (2), 147-159.

Kurdek, L. (2008): Pet dogs as attachment figures. In: Journal of Social and Personal Relationships 25, 247-266.

Kurdek, L. (2009): Pet dogs as attachment figures for adult owners. In: Journal of Family Psychology 23, 439-446.

Lang, U.E., Jansen, J.B., Wertenauer, F., Gallinat, J., Rapp, M.A. (2010): Reduced anxiety during dog assisted interviews in acute schizophrenic patients. In: European Journal of Integrative Medicine 2 (3), 123-127.

LeDoux, J.E. (1996): The Emotional Brain. New York: Simon and Schuster.

Marcus, D.A., Bernstein, C.D., Constantin, J.M., Kunkel, F.A., Breuer, P., Hanlon, R.B. (2012): Animal-Assisted Therapy at an Outpatient Pain Management Clinic. Pain Medicine. DOI: http://dx.doi.org/10.1111/j.1526-4637.2011.01294.x; 45-57.

Marvin, R.S., Britner, P.A. (2008): Normative development: The ontogeny of attachment. In: *J. Cassidy, P.R. Shaver* (Hg.), Handbook of attachment: Theory, research and clinical applications. 2nd edition. New York: Guilford, 269-294.

Maunder, R. G., Hunter, J.J. (2001): Attachment and psychosomatic medicine: Developmental contributions to stress and disease. In: Psychosomatic Medicine 63, 556-567.

McNicholas, J., Collis, G. (2006): Animals as social supporters. Insights for understanding animal-assisted therapy. In: *A.H. Fine* (Hg.), Handbook on animal-assisted therapy. San Diego, CA: Elsevier, 49-71.

Mithen, S. (1996): The prehistory of the mind. A search for the origins of art, religion and science. London, UK: Thames and Hudson.

Miyake, A., Friedman, N.P., Emerson, M.J., Witzki, A.H., Howerter, A., Wager, T.D. (2000): The unity and diversity of executive functions and their contributions to complex frontal lobe tasks: A latent variable analysis. In: Cognitive Psychololgy 41 (1), 49-100.

Motooka, M., Koike, H., Yokoyama, T., Kennedy, N.L. (2006): Effect of Dog-Walking on Autonomic Nervous Activity in Senior Citizens. In: Medical Journal of Australia 184 (2), 60-63.

Odendaal, J.S. (2000): Animal-assisted therapy – Magic or medicine? In: Journal of Psychosomatic Research 49 (4), 275-280.

Odendaal, J. S., Meintjes, R. A. (2003): Neurophysiological correlates of affiliative behavior between humans and dogs. In: Veterinary Journal 165, 296-301.

Poresky, R. H., Hendrix, C. (1990): Differential effects of pet presence and pet-bonding on young children. In: Psychological Reports 67, 51-54.

Rost, D. H., Hartmann, A. (1994): Children and their pets. In: Anthrozoös 7, 242-254.

Schneider, M. S., Harley, L. P. (2006): How dogs influence the evaluation of psychotherapists. In: Anthrozoös 19 (2), 128-142.

Schultheiss, O. C., Brunstein, J. C. (2010): Introduction. In: *O. C. Schultheiss, J. C. Brunstein* (Hg.), Implicit Motives. New York, NY: Oxford University Press, ix-xxvii.

Schultheiss, O. C., Jones, N. M., Davis, A. Q., Kley, C. (2008): The role of implicit motivation in hot and cold goal pursuit: effects on goal progress, goal rumination, and depressive symptoms. In: J. Res. Pers. 42, 971-987. DOI: 10.1016/jrp. 2007.12.2009.

Schultheiss, O. C., Strasser, A., Rösch, A. G., Kordik, A., Graham, S. C. C. (2012): Motivation. In: *V. S. Ramachandran* (Hg.), Encyclopedia of Human Behavior. 2nd edition. Oxford: Elsevier, 650-656.

Serpell, J. A. (2015): Animal-Assisted Interventions in Historical Perspective. In: *A. H. Fine* (Hg.), Handbook on Animal-Assisted Therapy. 4th edition. New York: Academic Press, 11-19.

Shalvi, S., De Dreu, C. K. (2014): Oxytocin promotes group-serving dishonesty. In: Proceedings of the National Academy of Sciences of the United States of America 111 (15), 5503-5507.

Solomon, J., George, C. (1999): Attachment disorganization. New York: Guilford.

Souter, M. A., Miller, M. D. (2007): Do animal-assisted activities effectively treat depression? A meta-analysis. In: Anthrozoös 20 (2), 167-180.

Sroufe, L. A., Egeland, B., Carlson, E. A., Collins, W. A. (2005): The development of the person. New York: Guilford.

Urquiza-Haas, E., Kotrschal, K. (2015): The mind behind anthropomorphic thinking: attribution of mental states to other species. In: Animal Behaviour 109, 167-176.

Uvnäs-Moberg, K. (2003): The oxytocin factor. Tapping the hormone of calm, love, and healing. Cambridge: Da Capo Press.

Van Ijzendoorn, M., Bakermans-Kranenburg, M. (1996): Attachment representations in mothers, fathers, adolescents, and clinical groups: A meta-analytic search for normative data. In: Journal of Consulting and Clinical Psychology 64, 8-21.

Viau, R., Arsenault-Lapierre, G., Fecteau, S., Champagne, N., Walker, C.-D., Lupien, S. (2010): Effect of service dogs on salivary cortisol secretion in autistic children. In: Psychoneuroendocrinology 35 (8), 1187.

Westbury, H. R., Neumann, D. L. (2008): Empathy-related responses to moving film stimuli depicting human and non-human animal targets in negative circumstances. In: Biological Psychology 78 (1), 66-74.

Wilson, E. O. (1984): Biophilia. Cambridge, MA: Harvard University Press.

Wohlfarth, R., Mutschler, B., Beetz, A., Kreuser, F., Korsten-Reck, U. (2013): Dogs motivate obese children for physical activity: Key elements of a motivational theory of animal-assisted interventions. In: Frontiers in Psychology (Frontiers in Movement Science and Sport Psychology) 4 (796). DOI:10.3389/fpsyg.2013.00796.

World Health Organization (WHO) (1946): Verfassung der Weltgesundheitsorganisation. New York.

Yerkes, R. M., Dodson, J. D. (1908): The relation of strength of stimulus to rapidity of habit-formation. In: Journal of Comparative Neurology and Psychology 18, 459-482. DOI: 10.1002/cne.920180503.

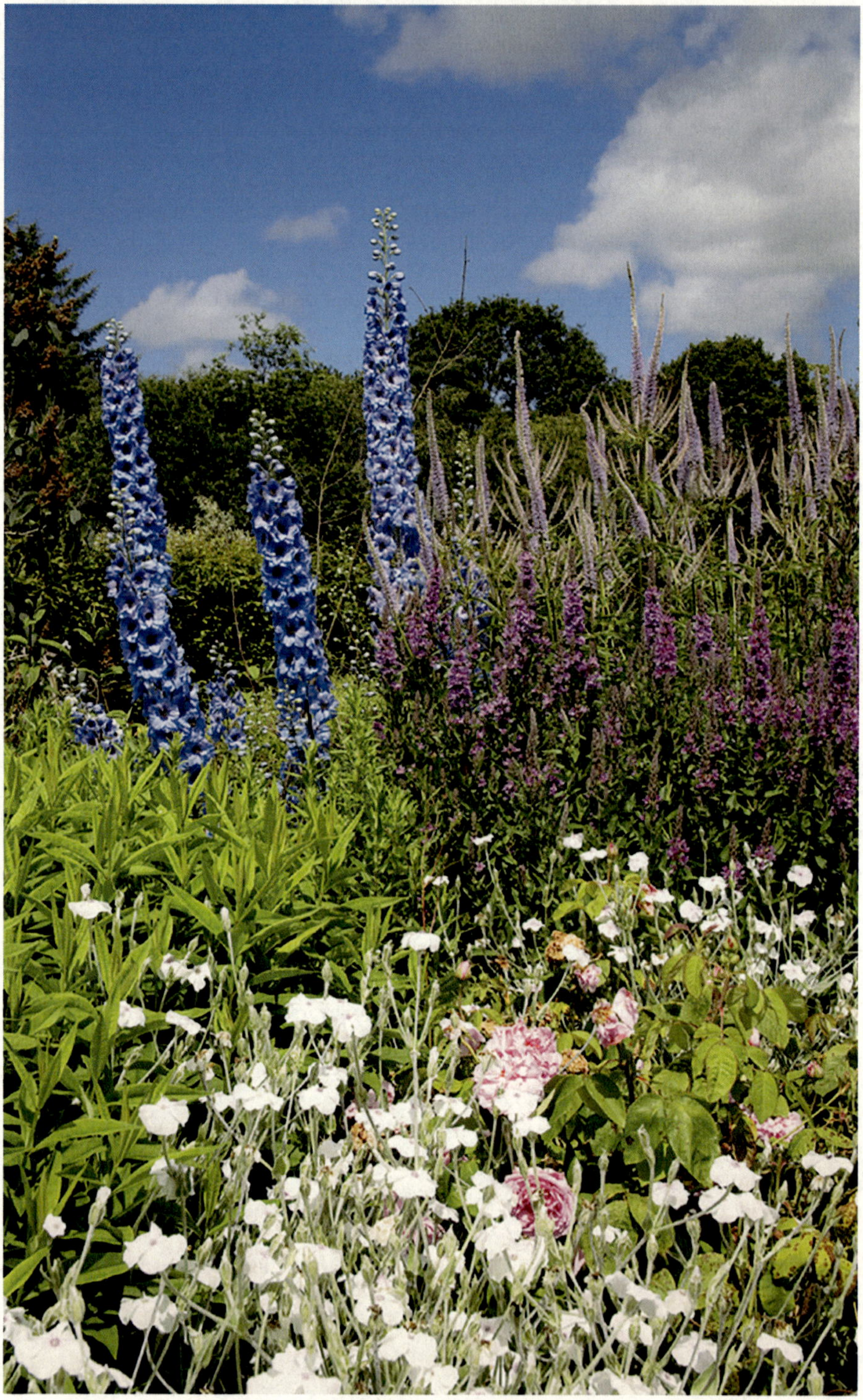

Gärten – Orte, um Schönheit zu trinken

Wissen-schaf(f)t-Garten-Therapie

Was wissen wir bisher über die Wirkung von Gartentherapie?

Dorit Haubenhofer

Inhalt

1 Gartentherapie – Garten und Therapie, oder?
2 Was ist Gartentherapie und was nicht?
3 Gartentherapie und Green Care
4 Warum kann Gartentherapie wirkungsvoll sein?
4.1 Die Beziehung des Menschen zur Natur
4.2 Die Beziehung des Menschen zu Landschaften
4.3 Die Beziehung des Menschen zum Garten
4.4 Die Beziehung des Menschen zu Pflanzen
5 Wie kann Gartentherapie wirken?
6 Schlussgedanken
7 Literatur

1 Gartentherapie – Garten und Therapie, oder?

Wenn man gebeten wird, einen Fachbeitrag über Gartentherapie und den aktuellen Wissensstand auf diesem Forschungsfeld zu verfassen, möchte man annehmen, dass dies eine klare Aufgabenstellung ist. Zunächst erklärt man einleitend einige Begrifflichkeiten und Terminologien, bevor man tiefer in die inhaltliche Materie eintaucht, Zielgruppen, Settings und schlussendlich Ergebnisse aus Wirkungsstudien schildert und abschließend das Ganze zusammenfasst.

Leider ist dies im Bereich der Gartentherapie nicht so einfach, denn schon beim ersten Schritt – der Darlegung der grundlegenden Terminologien – wird ersichtlich, dass es sich hierbei um ein sehr heterogenes und interdisziplinäres Feld handelt, das auch ebenso heterogen und interdisziplinär von den inzwischen über die ganze Welt verteilten ExpertInnen aus Wissenschaft und Praxis verstanden und gelebt wird.

Nicht nur außerhalb unseres eigenen Kulturkreises, auch innerhalb wird der Begriff Gartentherapie von Fachleuten teilweise recht unterschiedlich interpretiert und gehandhabt – sowohl bei der wissenschaftstheoretischen Festlegung von Begrifflichkeiten als auch bei ihrer Umsetzung in Forschungsprojekten und natürlich auch der Praxis. Dies liegt unter anderem, wie bereits erwähnt, an der Interdisziplinarität des Fachgebietes. Mit der Zusammenführung der beiden Worte Garten und Therapie werden auf den ersten Blick ‚nur' die beiden Disziplinen Gärtnern und Heilen miteinander in Verbindung gebracht. In der Praxis jedoch sind noch viele andere Berufssparten damit verbunden, und alle betrachten das Feld aus ihrem Blickwinkel und geben ihm ihren eigenen individuellen Schliff (vgl. die Beiträge von *Neuberger, Vollmer, Niepel* u. a., dieses Buch).

Aus diesem Grund habe ich mich dazu entschieden, an dieser Stelle auf eine genaue Definition des Begriffes zu verzichten. Sich für einen der bestehenden zu entscheiden, erscheint mir nicht sinnvoll, und alle zu nennen, dafür fehlt hier der Raum. Diese Aufgabe war für den damaligen State of the Art bereits ausführlich von *Renata Schneiter-Ulmann* in ihrem „Lehrbuch Gartentherapie" aus dem Jahr 2010 in Angriff genommen worden.

Leichter ist es, zunächst die Elemente, Faktoren bzw. verschiedenen Prozesse zu umschreiben, die Gartentherapie ausmachen (vgl. dazu auch *Haubenhofer* et al. 2013):

1. Die Teilnehmenden: Als interdisziplinäres Feld über alle Altersstufen spricht Gartentherapie viele Personengruppen an. Die vielen Sinnesreize und Bewegungsmuster, die in einem Garten bzw. mit Pflanzen möglich sind, ergeben vielfältige Aktivitätsmöglichkeiten, die sehr individuell und flexibel gestaltet werden können: in der Geriatrie, Kinder- und Jugendlichentherapie und in therapeutischen Bereichen wie Physio-, Ergo-, Logo- und Psychotherapie, (Heil)Pädagogik, psycho-sozialen Initiativen, Maßnahmen zur Förderung der Wahrnehmung und Motorik für Menschen mit sensomotorischen Störungen, Interventionen in der Rehabilitation, bei Suchterkrankungen, Burnout, Stresserkrankungen, psychischen Erkrankungen oder anderen körperlichen und/oder geistigen Beeinträchtigungen sowie bei der Resozialisierung von Menschen im Strafvollzug, bei der Rückfallprävention usw.
2. Die ExpertInnen: Gartentherapeutische Interventionen verbinden unterschiedliche Disziplinen miteinander, deshalb müssen auch die ExpertInnen in unterschiedlichen Bereichen geschult sein: Gärtnerische Qualifikationen müssen ebenso gegeben sein wie medizinisch-therapeutische bzw. pädagogische oder (psycho-)soziale, abhängig vom jeweiligen Einsatzgebiet. Darüber hinaus sind spezielle gartentherapeutische Kenntnisse notwendig, die diese grundlegenden Fachkenntnisse miteinander in Beziehung setzen. U. a. zählen dazu Kenntnisse über Therapiegärten und deren Anforderungen, Anwendungsgebiete, Besonderheiten der einzelnen Zielgruppen, Potentiale und Grenzen der Gartentherapie, Qualitätssicherung, Evaluation und Dokumentation, Sicherheitsstandards sowie Kenntnisse über Recht, Wirtschaft und Versicherungen. Zudem benötigen die ExpertInnen die entsprechenden so genannten Soft Skills, wie etwa Kommunikationsfähigkeiten und Umgangsformen mit den jeweiligen Zielgruppen.
3. Der Ort bzw. das Setting: Gartentherapie wird von selbstständigen Fachleuten oder in Institutionen, Vereinen, medizinischen und pädagogischen Einrichtungen angeboten – dementsprechend vielfältig sind die Orte, an denen sie stattfindet. Es kann sich um einen (geschlossenen, privaten oder öffentlichen) Garten handeln, um Parzellen in einer Anlage, aber auch einen Balkon, oder nur um

einzelne Töpfe, Kistchen oder Pflanzenteile, die intramural zum Einsatz kommen. In diesem Fall spricht man von mobiler Gartentherapie für Menschen, die selbst nicht in der Lage sind, nach draußen zu gehen – hier wird das Grün also mobil zu den Personen gebracht. Beispiele dafür sind WachkomapatientInnen oder bettlägerige Menschen, Sträflinge ohne Freigang oder Kinder in pädagogischen Einrichtungen ohne den Zugang zu einer Freifläche.

4. Die Zielsetzungen: Diese sind individuell und werden zumeist zu Beginn des jeweiligen Programms von den Teilnehmenden und den ExpertInnen in gemeinsamer Abstimmung festgelegt. Sie können im motorischen, sensorisch-perzeptiven, geistig-kognitiven, psychisch-emotionalen, sozialen, kulturellen, ökologischen, pädagogischen und/oder interaktiven Bereich liegen und sich auch im Laufe der Zeit – besonders bei längerfristigen Programmen – ändern. Insofern ist es also ratsam, nicht nur zu Beginn gemeinsam Zielsetzungen zu erarbeiten, sondern diese laufend während des Programms zu dokumentieren, ihre Erreichung zu evaluieren und gegebenenfalls zu adaptieren oder neu zu formulieren. Grundsätzliches Ziel der Gartentherapie ist – wie auch bei Green Care allgemein, die Erhaltung bzw. Förderung des körperlichen und psychischen Wohlbefindens eines Menschen, seines sozialen und ökologischen Umfeldes und/oder seiner persönlichen (pädagogischen) Entwicklung; alle Bereiche, die für den Erhalt bzw. die Verbesserung der persönlichen Lebensqualität von Belang sind (vgl. auch *Haubenhofer* et al. 2013; *Niepel, Pfister* 2010). Es wird aber – mit Blick auf die auch prekäre ökologische Situation unserer Lebenswelt – auf eine Sensibilisierung für ökologische Zusammenhänge und für eine ökologisch bewusste Lebensführung, ein „Eco Caring", abgezielt (*Petzold, Hömberg* 2014).
5. Gartentherapeutische Aktivitäten: Die Basis der Gartentherapie ist ein Prozess, der im Zuge individuell abgestimmter Aktivitäten in Gang gesetzt und durchgeführt wird und der Zielsetzung einer heilenden und förderlichen Wirkung folgt. Das alles geschieht unter fachlicher Anleitung in einem gartentherapeutischen Setting. Aussäen, gießen oder ernten sind nicht das Ziel der Gartentherapie, sondern Mittel dieses Prozesses (vgl. auch *Haller, Kramer* 2006). Natürlich kann die Produktion und Verarbeitung von pflanzlichen Nahrungsmitteln ein erwünschter Nebeneffekt sein, aber eben auch nicht mehr. Ein gartentherapeutisches Programm sollte immer Angaben zu den jeweiligen Aktivitäten, aber auch über die dafür nötigen Anforderungen und den Aufwand enthalten. Dadurch ist eine gewissenhafte Planung Grundvoraussetzung, die sowohl den Anwendungsort (das Setting inkl. allfälliger Ausweichorte, z.B. bei ungeeigneter Witterung) als auch die Werkzeuge, Materialien und Abläufe, Ziele, Ausschlusskriterien, Fähigkeiten und Kenntnisse der Teilnehmenden, Dokumentation, Evaluation und zeitlichen Aufwand inkludiert.
6. Effekte: Grundsätzlich ist es wichtig, die zu erreichenden – also bei den Teilnehmenden gewünschten bzw. von ExpertInnen anzustrebenden – Ziel-

setzungen nicht mit tatsächlich erreichten Effekten zu verwechseln, oder bei der Dokumentation und Evaluation gartentherapeutischer Programme zu vermischen. Die Zielsetzungen betreffen jene Bereiche, die man durch das Programm gerne erreichen möchte und werden somit im Vorfeld von den ExpertInnen definiert. Wirkungsweisen oder Effekte sind jene Bereiche, die tatsächlich durch die Prozesse in den gartentherapeutischen Aktivitäten erreicht wurden und können somit nur im Nachhinein festgestellt werden. Natürlich betreffen sie dieselben Bereiche wie die Zielsetzungen (Erhalt bzw. Verbesserung des Wohlbefindens, der Entwicklung und der Lebensqualität – siehe oben), aber der Zeitpunkt zu ihrer Bestimmung ist ein anderer und ebenso die Methoden zu ihrer Erhebung. Zielsetzungen entsprechen individuellen (subjektiven) Einschätzungen und Wünschen seitens der Teilnehmenden, der ExpertInnen oder anderer Akteure. Effekte oder Wirkungsweisen können mit quantitativen und/oder qualitativen wissenschaftlichen Methoden erhoben und ausgewertet werden.

Wie stehen nun diese einzelnen Elemente bzw. Faktoren, die gartentherapeutische Programme ausmachen, miteinander in Verbindung? Die Teilnehmenden, die einer spezifischen (wie auch immer gearteten) Hilfestellung oder Förderung bedürfen, treffen an einem bestimmten Ort mit ExpertInnen zusammen. Diese ExpertInnen können therapeutisch (z. B. psychotherapeutisch, ergotherapeutisch usw.) oder pädagogisch (natur- oder erlebnispädagogisch, sozialpädagogisch) tätig sein, je nachdem, aus welcher Berufssparte sie kommen (Medizin, Psychologie, Therapie, Pflege, soziale Dienste, Pädagogik, Gärtnerei) und welche Zielsetzung das Programm hat. Sie sollten jedoch, unabhängig von der Grundausbildung, über ExpertInnenstatus durch eine gartentherapeutische Ausbildung oder adäquate Erfahrungen verfügen. Gemeinsam werden Ziele festgesetzt und dementsprechende (gartentherapeutische) Aktivitäten, um diese Ziele zu erreichen. Das gartentherapeutische Programm wird also geplant und festgelegt und im nächsten Schritt in die Tat umgesetzt. In gartentherapeutischen Einheiten werden gezielt Prozesse in Gang gesetzt, die die gewünschten Effekte bei den Teilnehmenden bewirken sollen. Während und nach dem Programm sollten Dokumentationen und Evaluationen erfolgen, ob die im Vorfeld festgelegten Zielsetzungen auch tatsächlich erreicht werden konnten. Während der Umsetzung des Programms ist natürlich laufend auf die nötigen Sicherheits- und Qualitätsstandards zu achten. Dies ist einer der Schlüsselfaktoren, der ein gartentherapeutisches Programm von privatem Gärtnern unterscheidet: jegliche gärtnerische Aktivitäten, besonders in Ruhe und an der frischen Luft durchgeführt, können der menschlichen Gesundheit und dem Wohlbefinden Gutes tun. Zur Gartentherapie werden diese Aktivitäten jedoch erst, wenn sie zielgerichtet nach einem bestimmten vorab festgelegten Plan ablaufen und gartentherapeutisch von ExpertInnen begleitet werden. Die Ausrichtung des Programms muss dabei auf die individuellen Bedürfnisse der Teilnehmenden abgestimmt werden und den Zielsetzungen der Institution (z. B. Heim, Klinik), in denen das Programm durchgeführt wird, entsprechen (vgl. *Haubenhofer* et al. 2013).

2 Was ist Gartentherapie und was nicht?

Wie aus dem eben Umschriebenen ersichtlich, handelt es sich bei Gartentherapie also um ein sehr flexibles Feld mit unterschiedlichen möglichen Maßnahmen, die vielfältig anwendbar sind. Dennoch gibt es Grenzen, die man niemals außer Acht lassen sollte. Einige Beispiele sind: Erreichbarkeit (des Ortes durch die Teilnehmenden), Witterungsverhältnisse, Allergien oder medizinische Kontraindikationen. Grundsätzlich sollten niemals hoch-allergene oder toxische Pflanzen in der Gartentherapie zum Einsatz kommen.

Wenn man sich bei dem Versuch, den Begriff der Gartentherapie von anderen Aktivitäten abzugrenzen, daran orientiert, dass die drei großen Eckpfeiler ‚Teilnehmende', ‚gartentherapeutische ExpertInnen' und ‚überprüfbare Ziele' gegeben sein müssen, so gibt es zumindest zwei Aktivitätsbereiche, die vielleicht herausfallen (vgl. *Schneiter-Ulmann* 2010):

a. Das *sozial-therapeutische Gärtnern* nach *Sempik, Aldridge, Becker* (2003) ist ein Prozess zur Steigerung des Wohlbefindens durch aktives oder passives Gärtnern. Weder werden im Vorfeld spezifische Ziele festgelegt, noch findet eine von Fachleuten durchgeführte Therapie statt. Meist werden die Tätigkeiten nicht in einer standardisierten Art und Weise durchgeführt. Dennoch kommen wichtige *unspezifische Wirkfaktoren* zum Tragen (*Asay, Lambert* 1999; *Lambert* 2013; *Petzold* 2012h).
b. Bei der *pflanzengestützten Gesundheits- und Krankenpflege* fehlen ebenfalls spezifische gartentherapeutische Zielsetzungen, wie sie in professioneller Gartentherapie festgelegt und auch überprüft werden. Es liegt der Fokus auf der Pflege, es sind keine gartentherapeutischen ExpertInnen involviert und die Therapieeinheiten beschränken sich zumeist auf 10-15 Minuten.

In den vergangenen Jahren wurde auch diskutiert, ob pädagogische Programme als ein eigener Bereich der *Gartenpädagogik* geführt werden sollte; mit dem Argument, dass der Begriff der Gartentherapie hier zu Verwirrung führen könnte. Es handelt sich ja nicht um therapeutisch-medizinische bzw. psycho- oder ergotherapeutische Aktivitäten, sondern um pädagogische oder heilpädagogische. Dieses Argument hat durchaus seine Berechtigung und sollte nicht außer Acht gelassen werden. Eine genaue Abhandlung über das Themenfeld der Gartenpädagogik findet sich in der Literaturstudie von *Wolf* und *Haubenhofer* aus dem Jahr 2015. Hier wird eine Definition geboten und Abgrenzungen zu anderen pädagogischen Programmen werden dargestellt sowie der zum damaligen Zeitpunkt aktuelle Forschungsstand.

Da in diesem Kapitel die Festlegung des Begriffs Gartentherapie bewusst breit gehalten und wie erwähnt an den drei Eckpunkten Teilnehmende, gartentherapeutische ExpertInnen und überprüfbare Ziele festgemacht wird, werden auch pädagogische Programme hier der Gartentherapie zugerechnet. Gartentherapie in diesem Verständnis inkludiert also nicht nur medizinische oder therapeutische Programme, sondern ebenso pädagogische und psycho-soziale. Das entspricht auch einem modernen Therapiebegriff, der neben klinisch-kurativen, auf die Beseitigung von *Pathogenese* gerichteten Zielen, auch *saltutogenetische* und präventive sowie ggf. persönlichkeitsbildende Ziele verfolgt (*Egger* 2015; *Petzold* et al. 1998).

3 Gartentherapie und Green Care

Bei dem Begriff *Green Care* handelt es sich um ein theoretisches Konzept, das vor einigen Jahren im Zuge der Cost Action 866 „Green Care in Agriculture" geprägt wurde und seitdem innerhalb und außerhalb Europas in Wissenschaft und Praxis zunehmend Verbreitung findet. Detaillierte Informationen zu dieser Cost Action und den damit in Verbindung stehenden Begriffsentwicklungen und Definitionen können in dem Buch „Green Care: A Conceptual Framework" von *Sempik, Hine, Wilcox* aus dem Jahr 2010 nachgelesen werden.

Die folgende Definition von Green Care kann herangezogen werden:

> Green Care umfasst jegliche präventiven und gesundheitsfördernden Interventionen für Menschen mit Hilfe von Tieren, Pflanzen und Natur. Ziel ist, das physische, psychische oder soziale Wohlergehen eines Menschen, beziehungsweise seine pädagogische oder persönliche Entwicklung zu erhalten oder zu verbessern. Die positiven Effekte wirken auf Gesundheit, Wohlergehen und Lebensqualität. Das Konzept inkludiert ein breites Spektrum an Maßnahmen, die allesamt belebte Natur (Tiere, Pflanzen) bzw. unbelebte Naturelemente (Wasser, Steine) beinhalten. Green Care umfasst Interventionen im Bereich der Betreuung, Rehabilitation, Therapie, Pädagogik und Gesundheitsvorsorge. (*Haubenhofer* et al. 2013; *Wiesinger* et al. 2013)

Derzeit schon vielerorts – besonders im deutschsprachigen Raum, bzw. in Mittel- und Nordeuropa und den USA – bekannte (beziehungsweise stark anwachsende) Einsatzgebiete von Green Care sind (in alphabetischer Reihenfolge):

1. Gartentherapie und Gartenpädagogik (zum Beispiel (interkulturelle) Gemeinschaftsgärten, Urban Gardening, Gärten bei pädagogischen Einrichtungen oder heilsame Gärten bei medizinischen und therapeutischen Institutionen).
2. Interventionen im Wald und im offenen Gelände (etwa Outdoorpädagogik, Kräuterpädagogik oder Kräuterwanderungen, Forst- und Waldtherapie).
3. Soziale Landwirtschaft, bestehend aus Care Farming (Pflege, Therapie, Rehabilitation und andere soziale Dienste auf landwirtschaftlichen Betrieben) und

Bauernhofpädagogik (Besuche von Kinder- und Jugendgruppen auf landwirtschaftlichen Betrieben mit unterschiedlicher Dauer und Intensität).
4. Tiergestützte Interventionen (etwa mit Heim-, Reit- oder Nutztieren an unterschiedlichsten Orten wie pädagogischen Einrichtungen, medizinischen und therapeutischen Institutionen oder landwirtschaftlichen Betrieben).
5. Seit neuestem werden auch Interventionen, die für die bedrohte Natur und einen ökologiebewussten Lebensstil sensibilisieren (Eco Care), als Element von Green Care betont (vgl. *Petzold*, Eingangskapitel dieses Buches; *Petzold* 2016b).

Obwohl auch dieses theoretische Konzept von Green Care bewusst offen gehalten wird, ist nicht jeder Kontakt mit Naturelementen automatisch Green Care. Das ausschlaggebende Kriterium ist, dass immer zumindest die Erhaltung, optimalerweise jedoch die Verbesserung der momentanen Verfassung einer Person und ihrer ökopsychosomatischen und sozioökologischen Situation erreicht werden soll. Man hat demnach auch hier eine konkrete Zielsetzung, die mit Hilfe und der Unterstützung natürlicher Elemente erreicht werden soll (*Haubenhofer* et al. 2013). Auch hier wird analog zur Gartentherapie sehr flexibel und individuell gearbeitet und die Wünsche und Bedürfnisse der einzelnen Teilnehmenden als zugrundliegendes Element wahrgenommen. Ebenso sollten hohe Sicherheits- und Qualitätsstandards eine Selbstverständlichkeit für alle Personen sein, die Green-Care-Aktivitäten anbieten, auch wenn solche derzeit oftmals in vielen Teilbereichen leider noch nicht einheitlich geregelt, vorgeschrieben oder kontrolliert werden.

Wer sich näher mit dem Konzept von Green Care befassen möchte, sei auf die Website www.greencare.at verwiesen. Diese wird von der Hochschule für Agrar- und Umweltpädagogik in Wien betrieben (www.agrarumweltpaedagogik.ac.at), die sich als Kompetenzzentrum für Green Care in Österreich entwickelt hat. Auf praktischem Gebiet wird hier seit Jahren durch den Verein Gartentherapie-Werkstatt ein Therapiegarten betrieben, in der Lehre gibt es den Hochschullehrgang Gartentherapie und den Master Green Care und im wissenschaftlichen Bereich wurde im Jahr 2015 der Forschungsknoten Green Care gegründet, über den laufend themenbezogene Forschungsvorhaben umgesetzt werden. Forschungs- und ausbildungsrelevante Themenschwerpunkte in Deutschland bieten die Europäische Akademie EAG/FPI in Hückeswagen, die Universitäten in Witzenhausen, Karlsruhe und Gießen sowie die PH in Osnabrück an. In der Schweiz richtet man den Blick in dieser Frage am besten nach Wädenswil bzw. Zürich an die ZHAW (Hochschulen für Angewandte Wissenschaften).

4 Warum kann Gartentherapie wirkungsvoll sein?

Bevor wir uns dem schlussendlichen Thema dieses Beitrages – den Wirkungsweisen von Gartentherapie – widmen können, muss man sich zunächst einmal die wissenschaftstheoretische Frage stellen, *warum* Gartentherapie wirkungsvoll sein kann.

Die Beziehung des Menschen zu seiner pflanzlichen Umwelt kann auf unterschiedlichen Ebenen betrachtet werden (vgl. auch *Haubenhofer* et al. 2013).

1. Die Beziehung des Menschen zur Natur.
2. Die Beziehung des Menschen zu Landschaften.
3. Die Beziehung des Menschen zum Garten.
4. Die Beziehung des Menschen zu Pflanzen.
5. Die Beziehung des Menschen zu Tieren.

Die ersten vier Ebenen sollen im Weiteren kurz dargestellt werden. (Die fünfte Ebene ist in den Beiträgen von *Beetz, Klein/Petzold, Olbrich* u. a. in diesem Buch beschrieben).

4.1 Die Beziehung des Menschen zur Natur

Der Mensch ist so wie alle Lebewesen Teil unserer im Laufe der Evolution gemeinsam entstandenen Natur. Wegweisende wissenschaftliche Theorien, die sich mit dieser gemeinsamen Entwicklung auseinandersetzen, sind

a.) Die Biophilia-Hypothese nach *Wilson* (1984; 1993): *Wilson* versteht unter Biophilie eine angeborene Anziehungskraft des Menschen zu anderen Lebewesen und der ihn umgebenden Umwelt. Es handelt sich dabei nicht um einen Instinkt, sondern um komplexe Verhaltensmuster, die sich der Mensch im Laufe seiner Entwicklung angeeignet und genetisch abgespeichert hat, da sie seine Überlebenswahrscheinlichkeit vergrößert haben. Der zugrundeliegende Gedanke ist der, dass wir durch die Biophilie ein großes Interesse an Informationen aus der Umwelt haben, die uns umgibt. Wenn wir all diese Informationen, die unsere Sinne aufnehmen, passend verarbeiten und interpretieren, können wir situationsgerecht agieren und damit unsere Überlebenswahrscheinlichkeit erhöhen. Deshalb ist es sinnvoll, sich mit der uns umgebenden Umwelt und den Signalen, die sie uns sendet, auseinanderzusetzen.

b.) Die Attention Restoration Theory nach *Kaplan* (1983) erklärt den Erholungseffekt der Natur durch verschiedene Faktoren. Grundsätzlich unterscheidet er zwei Arten von Aufmerksamkeit, die der Mensch auf etwas richten kann: die willkürliche, gerichtete Aufmerksamkeit und die mühelose, ungerichtete Aufmerksamkeit. Die gerichtete Aufmerksamkeit ermöglicht es uns zu fokussieren und andere Stimuli auszublenden. Das kostet viel Energie und führt zu mentaler Ermüdung. Über die Natur kann diese Ressource regeneriert werden, denn sie bietet uns Situationen der ungerichteten Aufmerksamkeit. Diese kostet keine Energie und der Geist kann sich erholen. Bei dieser ungerichteten Aufmerksamkeit kommen die folgenden Faktoren zum Tragen:

a. Milde Faszination, die Raum für Freude bietet und dadurch die ungerichtete Aufmerksamkeit hervorruft.
b. Weg-Sein, im Sinne von Distanz zum Alltag im zeitlichen und/oder räumlichen Sinne (als mentale Entfernung zur alltäglichen Routine zu verstehen).
c. Weite/Ausdehnung im Sinne eines reichhaltigen Angebotes an Eindrücken, die in der Summe erholsam wirken.
d. Kompatibilität/Vereinbarkeit, die dann gegeben ist, wenn die vorherrschenden Gegebenheiten der Umwelt mit den Bedürfnissen des Menschen übereinstimmen.

c.) Die Psychoevolutionäre Theorie und Erregungstheorie von *Ulrich* (1983, 1993) befasst sich mit der Naturerholungsforschung, mit besonderem Augenmerk auf die stressreduzierende Wirkung von Natur. Im Fokus sind die emotionalen, physiologischen, kognitiven und verhaltensbezogenen Reaktionen der visuellen Wahrnehmung von Natur. Ulrich postuliert, dass beim Anblick von Natur bzw. natürlichen Umgebungen Stressindikationen (Gefühle, Gedanken) durch positive Gefühle ersetzt werden. Durch diese stressreduzierende Wirkung von Natur kann es zu Erholung kommen.

d.) Bewegungstheorie (u. a. nach *Pretty* 2004; *van der Mei* et al. 1997; *Waibel, Petzold* 2009): (Moderate) Bewegung in der Natur kann Angstzustände, Unruhe und Depression reduzieren, wodurch sich negative Gemütszustände verringern und positive verstärken.

Bezogen auf die Frage, warum Gartentherapie effektvoll sein kann, kann man die Kernaussagen der eben vorgestellten Theorien folgendermaßen auslegen und zusammenfassen: Der Mensch hat ein angeborenes Interesse an Natur – diesem Interesse nachzukommen und sich somit mit der Natur auseinanderzusetzen und Zeit darin zu verbringen, sollte also nach *Wilson* im Laufe der Evolution entstandene und genetisch fixierte Verhaltensmuster in uns wachrufen. Fügt man die Gedankengänge von *Kaplan, Ulrich* und *Pretty* hinzu, liefern diese Aufenthalte und besonders auch die Bewegung in der Natur nicht nur lebenswichtige Informationen für uns, sondern haben gleichzeitig auch eine erholende und stressreduzierende Wirkung – der Geist entspannt sich und der Körper wird angeregt.

4.2 Die Beziehung des Menschen zu Landschaften

Bestimmte Landschaftsformen sprechen uns Menschen an, andere nicht. Warum ist das so? *Berlyne* (1971) fand heraus, dass es bestimmte Reize bzw. Qualitäten von Reizen sind, die Empfindungen über eine Landschaft hervorrufen, nämlich Komplexität, Neuartigkeit, Überraschungsgehalt und Ungewissheit.

Es gibt unterschiedliche wissenschaftliche Theorien, die sich mit der Frage befassen, warum das so ist: Die Gruppe der evolutionären Theorien geht davon aus, dass alle Menschen Landschaftstypen bevorzugen, die Elemente und Strukturen ausweisen, die den frühen Menschen das Überleben und die weitere Entwicklung ermöglicht haben. Diese wichtige Bedeutung für den Menschen wurde durch genetische Selektion von Generation zu Generation weitervererbt. Zu diesen Theorien zählen u. a. die Savannen-Hypothese (*Orians* 1980), die Prospect-Refuge-Theorie (*Appleton* 1975) oder die Information-Processing-Theory (*Kaplan, Kaplan* 1989).

Die evolutiven Theorien stehen im Gegensatz zur Gruppe der sozio-kulturellen Theorien, die davon ausgehen, dass die Präferenz für Landschaften erlernt wird, ohne dass dies genetisch abgespeichert wird. Hier wären die Place-Identity-Theorie (*Proshansky* et al. 1983), die Ortsbindung (*Korpela* 1989), die Vertrautheit, die Berufsbedingtheit und das Konzept der Interessen (vgl. *Hunziger* 2010) zu nennen.

Wahrscheinlich ist, dass beide Lager ihre Berechtigung haben und sowohl evolutiv vererbte als auch kulturell geprägte Präferenzmuster in uns ablaufen und unser persönliches Empfinden und unsere individuelle Wahrnehmung davon, was uns an einer Landschaft gefällt und was nicht, prägen, wie es auch *Bourassa* 1991 postuliert hat.

4.3 Die Beziehung des Menschen zum Garten

Die Sesshaftwerdung des Menschen war die Geburtsstunde des Gartens (vgl. *Haubenhofer* et al. 2013). Durch sie kam es zu einem Wandel des Naturverständnisses und in Folge auch des Selbstverständnisses des Menschen. Ein Nomade nimmt die ihn umgebende Natur anders wahr und geht anders mit ihr um als ein sesshafter Mensch. Letzterer ist ortsgebunden und somit auch gebunden an die dort vorherrschenden natürlichen Bedingungen. Um diese bestmöglich für sich zu nutzen, beginnt er, sie in dem ihm zur Verfügung stehenden Maße zu kontrollieren: Die Natur wird den eigenen Wünschen, Vorstellungen und Bedürfnissen angepasst. So gesehen kann auch heute noch ein Garten als Ausdruck der Beziehung des Menschen zur Natur und auch der eigenen Beziehung zu sich selbst gesehen werden (vgl. *Niepel, Pfister* 2010).

Jeder Garten ist einzigartig und ändert sich mit den Bedürfnissen, Fähigkeiten und Ressourcen seiner BesitzerInnen. Studien und Berichte über die wohltuende Wirkung von Gärten und Gärtnern gibt es schon lange. 1983 hat *Kaplan* die Gründe für das positive Erleben der Gartenarbeit zusammengefasst: Es handelt sich um eine kreative Tätigkeit, bei der Erfolge zumeist recht schnell, einfach und direkt sichtbar sind. Wichtig ist auch, dass Kontrolle ausgeübt werden kann (vgl. *Kaplan* 1983). Dadurch wird das Bedürfnis der Selbstverwirklichung befriedigt. Laut *Flade* (2004) kann man sich in einem Garten um Wachsendes kümmern und kreativ sein, er ist ein Ort, der sich laufend weiterentwickelt und die eigene Identität widerspiegelt, an dem man produktiv sein und in den man sich zurückziehen kann.

DEN Garten gibt es also nicht. *Pizzoni* umschreibt ihn als „einen Ort für unterschiedliche Nutzungsmöglichkeiten, die mit Gartenbau und der Zucht von Nahrungsmitteln und medizinischen Kräutern zu tun haben, aber er kann auch ein Ausdruck zierender, religiöser und sogar politischer Zwecke sein" (*Pizzoni* 1999, zitiert aus *Wright*, *Wadsworth* 2014, 3).

Ein Garten endet auch nicht am Gartenzaun, sondern inkludiert (den Blick in) seine Umgebung und die Nachbarschaft, die Witterung, Luft, Temperatur, Jahreszeiten, die vorbeigehenden Menschen und die Interaktion mit ihnen.

4.4 Die Beziehung des Menschen zu Pflanzen

Ohne Pflanzen gäbe es kein Leben. Sie produzieren Sauerstoff und bilden unsere Nahrungsgrundlage, sei es über den direkten Verzehr oder indirekt über Tiere und ihre Produkte, die der Mensch konsumiert. Zudem regeln sie die Temperatur und den Feuchtigkeitsgehalt hier auf der Erde entscheidend mit, deshalb ist ein Eco Caring, eine Sorge um die Natur, wesentlich (*Petzold*, Eingangskapitel dieses Buches). Einzelne Pflanzen oder ihre Bestandteile können Heil- und Würzmittel, Informationslieferanten, Sinnesanreger oder Gift sein, sie liefern uns Wärme (Holz, Öl, Kohle), Kühle (Schatten), Kleidung (Leinen, Baumwolle, etc.) Schutz (Hausbau) und Papier.

Kein Wunder also, dass die Interaktion mit Pflanzen – denn dies ist es ohne Zweifel, immer eine in beide Richtungen wirkende Interaktion und niemals nur eine einseitige Handlung – vielfache Sinneseindrücke und Reaktionen in uns hervorruft. Pflanzen wirken auf all unsere Sinne mit ihren Farben, ihrem Duft und Geschmack, ihrer Form, Größe, Struktur, Textur, Beschaffenheit und Geräuschen, die sie hervorrufen.

Durch regelmäßige Interaktionen mit Pflanzen können viele grundlegende Bedürfnisse des Menschen gedeckt werden (vgl. *Haubenhofer* et al. 2013). Unter anderem sind dies:

a.) Das Bedürfnis nach Sinnhaftigkeit – zu etwas nütze zu sein und sich um jemanden kümmern zu können.

b.) Das Bedürfnis nach Rhythmus und Regelmäßigkeit vom Tages- bis hin zum Jahresverlauf.
c.) Das Bedürfnis nach Zugehörigkeit zu einer bestimmten Gruppe von Gleichgesinnten mit ähnlichen Anschauungen und einem vergleichbaren Weltverständnis.
d.) Das Bedürfnis nach ästhetischem Erleben und kreativem Gestalten (vgl. *Petzold*, Ökologisches Lernen, dieses Buch).

5 Wie kann Gartentherapie wirken?

Menschen, die Gartentherapie in der Praxis anbieten oder in Anspruch genommen haben, berichten von vielfältigen positiven Effekten, die die jeweiligen Programme bewirken können. Wie sieht es aber mit wissenschaftlich belegbaren Erkenntnissen aus?

Gärtnern an sich – also ohne spezielles Programm – kann schon wohltuende und gesundheitsfördernde Effekte haben, wie vielfältige Studien aus privaten Gärten und Schrebergärten zeigen (z. B. Review von *Genter* et al. 2015; vgl. für umfassendere Informationen dazu auch *Haubenhofer* et al. 2016).

Auch urbane Gärten und Gemeinschaftsgärten zeigen positive Wirkungen. Solcherlei Programme können, sofern sie nach den zu Beginn dieses Beitrages genannten Eckpfeilern der Gartentherapie gestaltet sind, schon als solche bezeichnet werden. Solche Programme sprechen im Prinzip alle Alters- und Personengruppen an, von Kindern bis Erwachsenen mit unterschiedlichem kulturellem Hintergrund. Viele Programme dienen primär der Nahrungsmittelproduktion, andere jedoch werden auch bewusst zur Erhaltung oder Verbesserung der eigenen psychischen und/oder physischen Gesundheit genutzt. In den USA werden solche Programme oft im Rahmen schulischer Aktivitäten eingesetzt, um den Kindern und Jugendlichen Wissen über Nahrungsmittelproduktion und -verarbeitung zu vermitteln und ihr Ernährungsverhalten positiv zu beeinflussen. Da viele Initiativen, die in den USA bzw. Australien stattfinden, keine klare Trennung zwischen urbanen Gärten bzw. Gemeinschaftsgärten auf der einen Seite und Schulgärten auf der anderen Seite zeigen, sind diese Grenzen auch bei den Studien, die aus diesen Teilen der Welt stammen, stark verwischt und kaum bis gar nicht voneinander zu trennen.

Interessante und lesenswerte Reviews, die die relevantesten Erkenntnisse der vergangenen Jahre zu den Motiven für Gemeinschaftsgärten bzw. urbane Gärten und zu tatsächlich bis dato messbaren Wirkungsweisen aufgearbeitet haben, sind zum Beispiel jene von *Draper*, *Freedman* (2010) und *Guitart* et al. (2012). In der Publikation von *Haubenhofer* et al. (2016, 30) sind sie wie folgt zusammengefasst:

Motive

- Zugang zu frischen (eigenen) Lebensmitteln
- Nahrungsmittelsicherheit
- Förderung der Lebensqualität
- Freizeit- und Outdoor-Aktivitäten
- Natur genießen
- Reduktion von Stress
- erhöhte Biodiversität
- Nutzung/Erhalt öffentlicher (Grün) Flächen
- Verschönerung der Nachbarschaft
- Gründung/Pflege von Gemeinschaften
- weniger Verbrechen/mehr Sicherheit
- neue (interkulturelle) Bekanntschaften
- Geld sparen/verdienen

tatsächlich gemessene Effekte

physisch

- mehr körperliche Aktivität
- gesündere Ernährungsgewohnheiten

sozial

- mehr gemeinschaftliche Wirkungskraft
- Netzwerkbildung auch außerhalb des Gartens
- interkultureller Austausch
- Steigerung des Gemeinschaftssinns
- Erhalt und Vermittlung kultureller und religiöser Bräuche

pädagogisch

- Wissen über Gärtnern, gesunde Ernährung, Herkunft der Lebensmittel
- Verbesserung schulischer Leistungen
- persönliche Entwicklung der Kinder (Selbstvertrauen, Haltung gegenüber Natur, Respekt gegenüber anderen, Teamwork, Verantwortung übernehmen)
- Ausbildung/Beschäftigung von Jugendlichen (in Risikogruppen)

Studien, die eindeutig dem Aktionsfeld der Schulgärten zugeordnet werden können, unterteilen ihre Erkenntnisse oftmals in Wirkungsweisen auf

a. direkte schulische Leistungen (Naturwissenschaften, Sprache, Mathematik, Schreiben, Sozialkunde);
b. indirekte schulische Leistungen (soziale Entwicklung, Wissen über Ernährung, Selbst-Konzept, Haltung gegenüber wissenschaftlichen Fächern, Bindung zur Schule, Neukunde, Lebenskunde, Probleme lösen, Motivation, Anwesenheit, Disziplin, Lernstrategien);
c. andere Ergebnisse (Haltung gegenüber dem Gärtnern, ökologische Empathie, Nahrungsmittel anbauen, Haltung gegenüber Ernährung, gesunde Ernährung, Ort der Kontrolle, moralische Entwicklung, körperliche Aktivität).

Diese Schlüsse kann man auch aus einigen der bekanntesten Reviews auf diesem Gebiet ziehen, nämlich *Berezowitz* et al. (2015), *Davis* et al. (2015), *Ozer* (2007) oder *Williams*, *Dixon* (2013). Schulgartenprogramme richten sich bevorzugt an Kinder und Jugendliche, andere schulinterne Akteure und weitergreifend auch an schulexterne Personen, die mit dem Schulgarten in Verbindung stehen (Familien der Kinder und Jugendlichen oder die Nachbarschaft).

In der Publikation von *Haubenhofer* et al. (2016, 39) werden die Motive für die Teilnahme an bzw. die Durchführung von Schulgartenprogrammen und die bis heute tatsächlich gemessenen Wirkungsweisen wie folgt aufgearbeitet:

Motive

- Wissensvermittlung zu Natur- und Ernährungskunde
- Kennenlernen/Kosten von (lokalen) Obst- und Gemüsesorten und ihre Anzucht/Ernte/Verarbeitung
- eigenständige Produktion von Nahrungsmitteln
- vermehrter Konsum von (lokalem selbst produziertem) Obst und Gemüse bzw. die Bereitschaft, dies zu tun (in der Schule und außerhalb)
- Erhalt landwirtschaftlicher Vielfalt (besonders bei Obst- und Gemüsesorten)
- Bekämpfung der Überernährung/Übergewicht
- Vorbeugung/Bekämpfung körperlicher Erkrankungen (z. B. Diabetes Typ 2)
- in der Natur spielen
- draußen aktiv sein
- Natur entdecken
- verbesserte/neue Beziehungen aller Akteure

tatsächlich gemessene Effekte

physisch

- vermehrte körperliche Aktivität
- gesündere Lebensweise

psychisch

- persönliche Entwicklung (Motivation, Selbstwertgefühl, Selbstwahrnehmung)
- mehr Empathie/bessere Haltung gegenüber Natur
- positivere Haltung gegenüber Obst und Gemüse und gesündere Ernährung/Lebensweise

sozial

- Verringerung von Verhaltensauffälligkeiten oder Problemen in der Schule
- mehr positive soziale Interaktionen, Bildung neuer Netzwerke
- Stärkung der Schulgemeinschaft (von Kindern, Eltern, Lehrkörper, etc.)
- verstärkte Bindung an LehrerInnen und Schule und Gefühl der Schulzugehörigkeit

pädagogisch

- selbst anbauen – selbst verarbeiten – selbst essen
- Verbesserung der schulischen Leistungen
- Vermittlung von Kompetenzen zur ökologischen Nachhaltigkeit

Das Forschungsfeld der klassischen Garten-*Therapie* – sprich die heilsamen Gärten und gartenähnlichen Anlagen mit ihren jeweiligen Programmen rund um medizinische, therapeutische, rehabilitierende und pflegende Einrichtungen – hat seinen Blick bis dato hauptsächlich auf zwei Zielgruppen gerichtet: (ältere und/oder geriatrische) Menschen mit demenziellen Erkrankungen einerseits und Personen mit Stresssymptomatik bzw. mit psychischen und körperlichen Beeinträchtigungen andererseits, obwohl sie prinzipiell natürlich alle Alters- und Personengruppen anspricht. Davon zeugen einige der aktuellsten und bekanntesten Reviews auf diesem Gebiet, nämlich unter anderen die von *Clathworthy* et al. (2013), *Gonzales, Kirkevold* (2013); *Kamioka* et al. (2014) und *Wang, McMillan* (2013).

In der Publikation von *Haubenhofer* et al. (2016, 49) wurden die Motive für die Teilnahme an bzw. die Durchführung von gartentherapeutischen Aktivitäten im Rahmen heilsamer Behandlungen und die bis heute tatsächlich gemessenen Wirkungsweisen wie folgt aufgearbeitet:

Motive

- Prävention, Rehabilitation von körperlichen, psychischen und neurologischen Erkrankungen
- Rehabilitation nach Schlaganfall
- Verbesserung subjektiver Gesundheit und Wohlbefinden
- Vorbeugung und Linderung von Demenzsymptomen
- Erhaltung körperlicher und geistiger Kapazität
- Verringerung von Verlustgefühlen
- Ermöglichung von Kreativität und Selbstverwirklichung
- Möglichkeiten für soziale Kontakte

tatsächlich gemessene Effekte

physisch
- körperliche Aktivität
- besserer Schlaf
- körperliche Stärke, verbesserte Gehfähigkeit
- verbesserte Grob- und Feinmotorik
- reduziertes Sturzrisiko

psychisch
- Affekt, Emotion, depressive Symptome
- Kognition und Orientierungsfähigkeit
- Sinnerleben und Spiritualität
- Selbstwert, Freiheit und Lebensqualität
- Stressreduktion
- Reduktion von Angstzuständen
- Verbesserung der subjektiven Gesundheit und des Wohlbefindens

sozial
- soziale Kontakte
- beruflich
- bessere soziale Interaktion

6 Schlussgedanken

So divers die Auffassung und Interpretation der Themen *Garten* im Allgemeinen und *Gartentherapie* im Speziellen ist – ich habe zu Beginn dieses Beitrages bereits darüber gesprochen – so komplex ist auch die Aufarbeitung der aktuellen wissenschaftlichen Erkenntnisse. Dem liegen einige Faktoren zugrunde:

1. Viele Studien stammen aus den USA bzw. Australien oder dem asiatischen Raum. Studien aus Europa, besonders dem deutschsprachigen Raum, sind selten. Da in den anderen Kulturräumen andere Auffassungen und Begrifflichkeiten von Gartentherapie und gartentherapeutischen Programmen herrschen, ist es schwierig, Erkenntnisse zu übertragen. Deshalb möchte ich an dieser Stelle dafür plädieren, vermehrt Studien in Deutschland, Österreich und der Schweiz zum Thema Gartentherapie (und Gartenpädagogik) durchzuführen und die Ergebnisse auch publik zu machen.

2. Die Anzahl der in den vergangenen 30 Jahren durchgeführten Studien ist zwar kontinuierlich gestiegen und wird es angesichts der Tatsache, dass die Felder weiterhin im Wachsen sind, mit aller Wahrscheinlichkeit auch weiterhin tun, allerdings ist die Qualität vieler Studien unzureichend. Es herrscht derzeit noch ein Mangel an qualitativ hochwertigen Studien mit klaren Forschungsfragen, passenden Designs und ebensolchen Methoden zu Datenerhebung und Auswertung. Auch hier herrscht also Handlungsbedarf.
3. Ein weiterer Mangel vieler Studien ist, wie bereits erwähnt, eine unzureichende Trennung zwischen (gewünschten bzw. anzustrebenden) Zielsetzungen und Motiven auf der einen Seite und tatsächlich erreichten (dokumentierten und evaluierten) Wirkungsweisen. Diese werden nicht nur in der Praxis, sondern auch bei Forschungsvorhaben nur allzu oft durcheinandergemischt oder gleichgesetzt.

Zu guter Letzt möchte ich allen Kolleginnen und Kollegen noch den Vorschlag mit auf den Weg geben, auch über den Tellerrand der gebräuchlichen Fragestellungen hinwegzublicken. Warum zum Beispiel wird so oft nach möglichen positiven Effekten geforscht, nicht jedoch nach potentiellen Risiken oder negativen Wirkungsweisen? Warum greift man bei der Wahl der Methoden so gerne auf jene zurück, die man bereits mehrfach durchgeführt hat, bei denen man sich als WissenschaftlerIn sicher und wohl fühlt, statt mit anderen Personen – womöglich sogar aus anderen wissenschaftlichen Disziplinen – zu kooperieren und sich dadurch neue Wege der Fragestellung, Methodik und Denkweise zu eröffnen? Und warum lässt man sich ein ums andere Mal vom Druck der zeitlichen und finanziellen Ressourcen, die sich besonders gegen Ende wissenschaftlicher Projekte in den Vordergrund schieben, bezwingen und widmet der schriftlichen und mündlichen Aufbereitung bzw. Dissemination der mühsam erarbeiteten Resultate nicht ebensolche Hingabe wie ihrer Findung?

Die wissenschaftliche Aufbereitung gartentherapeutischer Aktivitäten ist umfangreich, höchst komplex und dadurch meines Erachtens nach nur in Kooperation, Schritt für Schritt und in ständigem Austausch untereinander möglich. Die erzielten Erfolge kommen nicht nur der Wissenschaft zugute, sondern helfen auch dem Feld in der Praxis, sich weiterzuentwickeln. Die *Wissenschaft Gartentherapie* „schafft Wissen in der Gartentherapie", wie der Titel dieses Beitrages schon sagt. Eine spannende Aufgabe, die bisher noch in den Kinderschuhen steckt. Gehen wir sie an!

7 Literatur

Beiträge von Petzold sowie Petzold und MitautorInnen finden sich im Literaturgesamtverzeichnis am Ende des Bandes.

Appleton, J. (1975): The experience of landscape. 2nd revised edition 1995. New York: Wiley. Zitiert nach *Hunziker, M.* (2000). Einstellungen der Bevölkerung zu möglichen Landschaftsentwicklungen in den Alpen. Birmensdorf: Eidgenössische Forschungsanstalt.

Asay, T. P., Lambert, M. (1999): The Empirical Case for the Common Factors in Therapy: Quantitative Findings. In: *Hubble, M. A., Duncan, B. A., Miller, S. D.* (1999). The Heart & Soul of Change. What Works in Therapy? Washington, DC: American Psychological Association.

Berezowitz, C. K., Bontrager Yoder, A. B., Schoeller, D. A. (2015): School gardens enhance academic performance and dietary outcomes in children. In: Journal of School Health 85, 508-518.

Berlyne, D. E. (1971): Aesthetics and psychobiology. New York: Appleton-Century-Crofts. Zitiert nach *Flade, A.* (2004). Parks und Natur in der Stadt. Konzepte und Wirkungen. Darmstadt: IWU.

Bourassa, S. C. (1991): The Aesthetics of Landscape. Zitiert nach *Hunziker, M.* (2000). Einstellungen der Bevölkerung zu möglichen Landschaftsentwicklungen in den Alpen. Birmensdorf: Eidgenössische Forschungsanstalt.

Clatworthy, J., Hinds, J., Camic, P. (2013): Gardening as a Mental Health Intervention: A Review. In: Mental Health Review Journal 18 (4), 214-225. doi:10.1108/MHRJ-02-2013-0007.

Davis, J. N., Spaniol, M. R., Somerset, S. (2015): Sustenance and sustainability: maximizing the impact of school gardens on health outcomes. In: Public Health Nutrition 18 (13), 2358-2367.

Draper, C., Freedman, D. (2010): Review and Analysis of the Benefits, Purposes, and Motivations Associated with Community Gardening in the United States. In: Journal of Community Practice 18, 458-492.

Egger, J. (2015): Integrative Verhaltenstherapie und psychotherapeutische Medizin. Ein biopsychosoziales Modell. Heidelberg: Springer.

Flade, A. (2004): Parks und Natur in der Stadt. Konzepte und Wirkungen. Darmstadt: IWU.

Genter, C., Roberts, A., Richardson, J., Sheaff, M. (2015): The contribution of allotment gardening to health and wellbeing: A systematic review of the literature. In: British Journal of Occupational Therapy 78 (10), 593-605.

Gonzalez, M. T., Kirkevold, M. (2014): Benefits of Sensory Garden and Horticultural Activities in Dementia Care: A Modified Scoping Review. In: Journal of Clinical Nursing 23, 2698-2715. doi:10.1111/jocn.12388.

Guitart, D., Pickering, C., Byrne, J. (2012): Past results and future directions in urban community gardens research. In: Urban Forestry & Urban Greening 11, 364-373.

Haller, R. L., Kramer, C. L. (2006): Horticultural Therapy Methods. Binghampton, New York: Haworth Press.

Haubenhofer, D., Cervinka R., Schwab M., Schlieber, H., Steininger, B., Wolf, R. (2016): Gesundheitsfördernde Wirkung von Gärten. Hochschule für Agrar- und Umweltpädagogik, Eigene Rechtspersönlichkeit, Wien. http://www.greencare.at/wp-content/uploads/2016/05/Publikation-Gesundheitsf%C3%B6rdernde-Wirkung-G%C3%A4rten.pdf

Haubenhofer, D., Enzenhofer, K., Kelber, S., Pflügl, S., Plitzka, E. (2013): Gartentherapie. Praxis, Wissenschaft, Theorie. ETZ-Projekt Gartentherapie: Österreich. http://www.greencare.at/wp-content/uploads/2015/10/gartentherapie_theorie-wissenschaft-praxis.pdf

Hunziker, M. (2010): Die Bedeutungen der Landschaft für den Menschen: objektive Eigenschaft der Landschaft oder individuelle Wahrnehmung des Menschen? In: Forum für Wissen, 33-41.

Kamioka, H., Tsutani, K., Yamada, M., Park, H., Okuizumi, H., Honda, T. et al. (2014): Effectiveness of horticultural therapy: A Systematic Review of Randomized Controlled Trials. In: Complementary Therapies in Medicine 22 (5), 930-943. doi:10.1016/j.ctim.2014.08.009.

Kaplan, R. (1983): The role of nature in the urban context. In: *Altman, I., Wohlwill, J. F.* (Hrsg.) (1983). Behavior and the Natural Environment. New York: Plenum Press, 127-161.

Kaplan, R., Kaplan, S. (1989): The experience of nature – a psychological perspective. Cambridge: Cambridge University Press.

Korpela, K. M. (1989): Place-identity as a product of environmental self-regulation. In: Journal of Environmental Psychology, 9, 241-256.

Lambert, M. J. (2013): Bergin and Garfield's Handbook of Psychotherapy and Behavior Change. 6. Aufl. New York: Wiley.

Niepel, A., Pfister, T. (2010): Praxisbuch Gartentherapie. Idstein: Schultz-Kirchner.

Orians, G. H. (1980): Habitat selection – general theory and application to human behaviour. In: *Lockard, S. J.,* The evolution of human social behaviour. New York: Elsevier.

Ozer, E. J. (2007): The Effects of School Gardens on Students and Schools: Conzeptualization and Considerations for Maximizing Health Development. In: Health Education & Behavior 34 (6), 846-863.

Pretty, J. (2004): How nature contributes to mental and physical health. In: Spirituality and Health, 5, 68-78.

Proshansky, H. M., Fabian, A. K., Kaminoff, R. (1983): Place identity: Physical world socialization of the self. In: Journal of Environmental Psychology, 3 (1), 57-83.

Schneiter-Ulmann, R. (Hrsg.)(2010): Lehrbuch Gartentherapie. Bern: Hogrefe.

Sempik, J., Aldridge, J., Becker, S. (2003): Social and Therapeutic Horticulture: Evidence and Messages from Research. Leicestershire, UK Media Services, Loughborough University (in association with Thrive).

Sempik, J., Hine, R., Wilcox, D. (Hrsg.)(2010): Green Care: A Conceptual Framework. A Report of the Working Group on the Health Benefits of Green Care. Cost 866, Green Care in Agriculture. Loughborough: Loughborough University. http://www.umb.no/statisk/greencare/green_carea_conceptual_framework.pdf

Ulrich, R. S. (1983): Aesthetic and affective response to natural environment. In: *Altman, I., Wohlwill, J. F.* (Hrsg.)(1983). Behavior and the Natural Environment. New York: Plenum Press, 85-125.

Ulrich, R. S. (1993): Biohilia, Biophobia and Natural Landscapes. In: *Kellert, S., Wilson, E. O.* (Hrsg.)(1993). The Biophilia Hypothesis. Washington D. C.: Island Press, 73-136.

Wang, D., MacMillan, T. (2013): The Benefits of Gardening for Older Adults: A Systematic Review of the Literature. In: Activities, Adaptation & Aging 37 (2), 153-181. doi:10.1080/01924788.2013.784942.

Wiesinger, G., Quendler, E., Hoffmann, Ch., Martino Di, A., Egartner, S., Weber, N., Hambrusch, J. (2013): Soziale Landwirtschaft: Situation und Potenziale einer Form der Diversifizierung land- und forstwirtschaftlicher Betriebe in Österreich, Südtirol und Trentino. Wien: Bundesanstalt für Bergbauernfragen. http://www.berggebiete.eu/cm3/de/home/22-themen/soziale-verhaeltnisse/710-fb66-soziale-landwirtschaft.html.

Williams, D. R., Dixon, P. S. (2013): Impact of Garden-Based Learning on Academic Outcomes in Schools: Synthesis of Research Between 1990 and 2010. In: Review of Educational Research 83 (2), 211-235.

Wilson, E. O. (1983): Biophilia. The human bond with other species. Cambridge: Harvard University Press.

Wilson, E. O. (1993): Biophilia and the conservation ethic. In: *Kellert, S., Wilson, E. O.* (Hrsg.) (1993). The Biophilia Hypothesis. Washington DC: Island Press, 31-41.

Wolf, R., Haubenhofer, D. (2015): Lernen und Lehren im Garten. Analyse über Ursprung, Definition, Abgrenzung und Wirkung von Gartenpädagogik. Hochschule für Agrar- und Umweltpädagogik, Wien. http://www.greencare.at/wp-content/uploads/2015/07/Analyse-Lernen-und-Lehren-im-Garten_Wolf-Haubenhofer.pdf

Wright, S. D., Wadsworth, A. M. (2014): Gray and Green Revisited: A Multidisciplinary Perspective of Gardens, Gardening, and the Aging Process. In: Journal of Aging Research, 1-13.

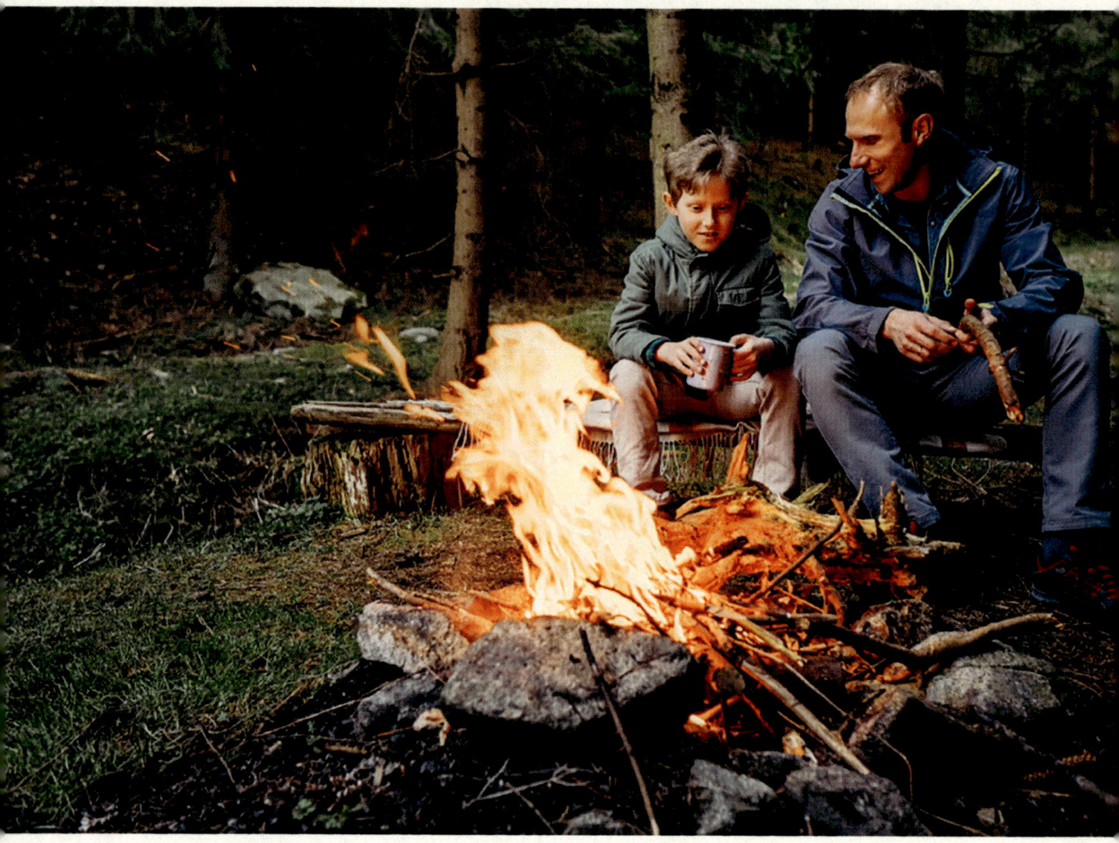

Geteiltes Naturerleben schafft Herzenswärme

Die Bedeutung der Umweltpsychologie für die Naturtherapie

Leonie Venhoeven, Linda Steg

Inhalt

1 Umweltbedingungen und Wohlbefinden
2 Umweltfreundliches Verhalten als Quelle des Wohlbefindens
3 Das positive Signal verstärken, das vom Verhalten ausgeht
4 Positive Gefühle, die zukünftiges Verhalten beeinflussen
5 Soll man umweltfreundliches Verhalten damit bewerben, dass es ein gutes Gefühl vermittelt?
6 Schluss
7 Literatur

Die Umweltqualität zu erhöhen, ist für viele Regierungen weltweit ein wichtiges Ziel. Zum Beispiel wurde auf der Pariser Klimakonferenz 2015 (COP 21) vereinbart, den Anstieg der globalen Durchschnittstemperatur auf deutlich unter 2°C über dem vorindustriellen Niveau zu begrenzen (*Europäische Kommission,* 23. Dezember 2015). Zugleich betrachtet eine wachsende Zahl von Regierungen das Wohlergehen ihrer Bürger als wichtigen Indikator für den Wohlstand des Landes. Deshalb wird die Wohlfahrtsforschung mittlerweile häufiger als Orientierungshilfe herangezogen, um Konzepte zur Erhöhung der Lebensqualität zu entwickeln (*Helliwell, Layard, Sachs* 2012). Dennoch werden das Streben nach verbesserter Umweltqualität und das nach höherem menschlichen Wohlbefinden bisweilen als getrennte, womöglich sogar divergierende Ziele angesehen, da umweltgerechtes Handeln häufig ein gewisses Maß an Mühe und Unannehmlichkeit beinhaltet. Wie *De Young* bemerkt: „Genügsamkeit [ein spezifischer Typ umweltgerechten Verhaltens] mag als Erfordernis der Zukunft akzeptiert sein, gilt aber gemeinhin als beschwerliches Unterfangen, das in höchstem Maße mit persönlichem Verzicht verbunden ist. Man verlange von den Menschen, so heißt es, eine moderne hochtechnologisierte Existenz gegen einen kargen, dürftigen, aber notwendigen Ersatz einzutauschen“ (*De Young* 1990-1991, 216). Im Gegensatz dazu behaupten wir, dass Umweltqualität und menschliches Wohlbefinden nicht zwangsläufig im Widerspruch zueinander stehen. Tatsächlich ist es so, dass umweltfreundliches Verhalten, also ein Verhalten, das die Umwelt so wenig wie möglich belastet oder ihr sogar zugutekommt, zum individuellen Wohlbefinden beitragen kann.

Verschiedene Forscher haben darauf hingewiesen oder gezeigt, dass Umweltfreundlichkeit und Wohlbefinden eng miteinander verknüpft sind. Zum Beispiel haben Korrelationsstudien ergeben, dass umweltgerechter Konsum zu größerem persönlichen Wohlbefinden (*Brown, Fraser* 2005), höherer Lebenszufriedenheit (*Xiao, Li* 2011) und mehr Glück (*Kasser, Shedlon* 2002) führt. Eine wichtige theoretische Frage, die dabei noch zu klären bleibt, ist, warum und unter welchen Umständen umweltfreundliches Verhalten und Wohlbefinden zusammenhängen.

1 Umweltbedingungen und Wohlbefinden

Eine der Erklärungen, warum umweltfreundliches Verhalten und Wohlbefinden positiv korrelieren, lautet, dass umweltfreundliches Verhalten zu besseren Umweltbedingungen führt und Menschen unter solchen Bedingungen angenehmer leben können (*Clayton, Brook* 2005). Wie Renaturierungsstudien gezeigt haben, kann der direkte Kontakt mit der Natur oder der Anblick von Naturbildern die Gemütsverfassung positiv beeinflussen, kognitive Ressourcen regenerieren, den Stress- und Angstabbau fördern und den Genesungsprozess nach einer Krankheit beschleunigen (*Ulrich* 1993; *Van den Berg, Hartig, Staats* 2007; *Van den Berg, Joye, De Vries* 2013). Deshalb tritt *Keller* (1993) dafür ein, dass „Vielfalt und Funktionsfähigkeit der Natur erhaltenswert sind, weil sie die besten Voraussetzungen bieten, um den Menschen ein befriedigendes und sinnerfülltes Leben zu ermöglichen" (60). Das bedeutet, dass umweltfreundliches Verhalten auf der Makroebene das Wohlbefinden erhöht, indem es die Umweltbedingungen, unter denen die Menschen leben, verbessert.

Es gibt in der Tat einige Belege für diesen Zusammenhang. Zum Beispiel haben flächendeckende Umweltverschmutzung (*Arvin, Lew* 2012) und der Verlust von Biodiversität (*Balmford, Bond, Cowling* 2005) in einem Land negative Auswirkungen auf das Wohlbefinden seiner Bewohner. Zudem korrelieren geringere CO_2-Emissionen pro BIP-Einheit mit höherem Wohlbefinden (*Zidanšek* 2007) und die durchschnittliche Lebenszufriedenheit ist größer in Ländern, die auf dem Umwelt-Nachhaltigkeitsindex höher rangieren – auch wenn dieser Effekt sehr gering ist (*Bonini* 2008). Die erwähnte Literatur scheint allerdings darauf hinzudeuten, dass umweltfreundliches Verhalten auf der Makroebene das Wohlbefinden durch Verbesserung der Umweltbedingungen erhöhen könnte.

Jedoch sind alle erwähnten Studien korrelativer Art, was den Nachweis erschwert, dass bessere Umweltbedingungen zu erhöhtem Wohlbefinden führen. Außerdem vollzieht sich der Wandel der Umweltbedingungen nur langsam und hängt vom umweltfreundlichen Handeln einer großen Personengruppe ab. Zudem wirken sich die Umweltbedingungen auch auf diejenigen aus, die sich nicht umweltgerecht verhalten. Deshalb kann eine Verbesserung der Umweltqualität nicht erklären, warum sich gerade das Wohlbefinden derer, die umweltbewusst handeln, erhöhen soll. Um den Zusammenhang zwischen umweltfreundlichem Verhalten und dem Wohlbefinden auf individueller (Mikro-) Ebene zu erklären, sind andere Mechanismen womöglich geeigneter.

2 Umweltfreundliches Verhalten als Quelle des Wohlbefindens

Um den Zusammenhang zwischen umweltfreundlichem Verhalten und individuellem Wohlbefinden zu erklären, ist es wichtig, zwischen dem hedonischen und dem eudämonischen Weg zu Erreichung von Wohlbefinden zu unterscheiden (*Venhoeven* et al. 2013). Der hedonische Weg zielt im Allgemeinen auf Gefühle von *Annehmlichkeit* ab, der eudämonische Weg hingegen auf Gefühle von *Sinnhaftigkeit*. Wir behaupten, dass Annehmlichkeit und Sinnhaftigkeit in unterschiedlichem Ausmaß mit umweltfreundlichem Verhalten verknüpft sind. Annehmlichkeit und Behaglichkeit sind womöglich nur mit ganz speziellen Formen umweltfreundlichen Verhaltens verbunden. Während zum Beispiel Radfahren an einem warmen Frühlingstag vermutlich als sehr angenehm empfunden wird, so gilt dies für eine kalte Dusche im Winter wahrscheinlich nicht. Es ist wohl eher das letztere Spektrum umweltfreundlicher Verhaltensweisen, das viele zu der Annahme verleitet, umweltbewusstes Handeln beeinträchtige das Wohlbefinden. Sinnhaftigkeit hingegen steht im Zentrum umweltfreundlichen Verhaltens. Da umweltbewusstes Handeln die Qualität der Natur und das Wohlbefinden anderer fördern kann, kann es als ethisches und daher sinnvolles Verhalten beurteilt werden (*Heberlein* 1972). Während es also andere Faktoren eines spezifischen umweltfreundlichen Verhaltens sind, die für Behagen oder Unbehagen sorgen, sind es vermutlich seine positiven Auswirkungen auf die Umwelt als solche, die ein Gefühl von Sinnhaftigkeit erzeugen.

3 Das positive Signal verstärken, das vom Verhalten ausgeht

Wenn die Sinnhaftigkeit umweltfreundlichen Verhaltens ein Faktor zur Erklärung des Wohlgefühls ist, das jemand bei dieser Art von Verhalten empfindet, dann stellt sich als nächstes die Frage, was der Sinnhaftigkeit diese Wirkung verleiht. Eine mögliche Antwort auf diese Frage lautet, dass sinnvolles Verhalten deshalb Wohlbefinden auslösen könnte, weil es *etwas Positives darüber aussagt, wer man ist*. Das Bild, das eine Person von sich hat, beinhaltet eine Reihe von Komponenten, die in ihrer Gesamtheit das Selbstverständnis dieser Person ergeben. Dieses Selbstverständnis hängt unter anderem davon ab, was die Person aus eigenem Antrieb entscheidet und tut (*Bem* 1972). Als wie sinnvoll man das eigene Verhalten wahrnimmt, hat folglich einen Einfluss darauf, wie positiv das Selbstbild ausfällt. Da umweltfreundliches Verhalten als sinnvoll empfunden wird, stärkt entsprechendes Handeln das eigene Selbstbild und ruft dadurch positive Gefühle und Wohlbefinden hervor (*Taufik* et al. 2015; *Venhoeven, Bolderdijk, Steg* 2016).

Je stärker positives Verhalten, wie umweltbewusstes Handeln, auf die eigene Person zurückwirkt, umso mehr wird ihr Selbstbewusstsein gefördert und das Wohlbefinden, das dieses Verhalten erzeugt, erhöht. Nach *Venhoeven* et al.

(2016) hat die freie Willensentscheidung möglicherweise einen Einfluss darauf, wie stark ein Verhalten auf seinen Urheber zurückwirkt. Teilnehmer der Studie, die über ein freiwillig eingegangenes umweltfreundliches Handeln nachdachten, hatten eine deutlich positivere Einschätzung ihrer selbst als solche Teilnehmer, die zu ihrem Handeln durch äußere Umstände gezwungen worden waren. Sich selbst für umweltfreundliches Handeln *zu entscheiden*, scheint deshalb eine wichtige Voraussetzung dafür zu sein, den Grad der eigenen Zufriedenheit mit diesem Handeln zu erhöhen. Daraus folgt jedoch nicht zwangsläufig, dass alle staatlichen Maßnahmen, die Bürger zu umweltfreundlichem Handeln zwingen, abgeschafft werden sollten, um dafür zu sorgen, dass sie mit sich und ihrem Verhalten zufrieden sind. Vielmehr sollten die politischen Entscheidungsträger nicht nur darüber nachdenken, ob eine bestimmte Maßnahme geeignet ist, das erwünschte Verhalten herbeizuführen, sondern auch in Betracht ziehen, ob sie den Bürgern ermöglicht, die Entscheidung, sich in der erwünschten Weise zu verhalten, ihrem eigenen Willen zuzuschreiben.

4 Positive Gefühle, die zukünftiges Verhalten beeinflussen

Es gibt verschiedene Ansichten darüber, ob das Wohlbefinden, das umweltbewusstes Handeln auslöst, auch in der Zukunft zu umweltfreundlichem Verhalten führt – und dadurch einen positiven Kreislauf mit kontinuierlichen Vorteilen für Umwelt und Gesellschaft in Gang setzt. Die Forschungsrichtung, die sich mit dem *moral licensing* („moralischer Freibrief") beschäftigt, legt nahe, dass ein gutes Gefühl, das durch ethisches Handeln hervorgerufen wird, nicht zwangsläufig eine Kettenreaktion weiterer positiver Verhaltensweisen auslöst. Wenn, dieser Literatur zufolge, das Bedürfnis nach positiver Selbsteinschätzung durch eine gute Tat befriedigt ist, besteht kein unmittelbarer Anlass mehr, weiterhin ein gutes, aber aufwändiges Verhalten an den Tag zu legen. Der Mechanismus, der diesen Effekt erklärt, wird als „moralischer Bilanzausgleich" bezeichnet: Menschen hören auf, sich ethisch zu verhalten, sobald sie glauben, „genug getan zu haben", um ihren erwünschten Moralpegel zu erreichen. Insofern kann ein moralisches Verhalten im Augenblick zu einem weniger moralischen Verhalten bei zukünftigen Gelegenheiten führen (*Sachdeva* et al. 2009). Vor allem dann, wenn ein moralisches Verhalten erfordert, dass man etwas Unangenehmes tut, könnte der Wunsch, eine positive Stimmung zu bewahren, moralisches Nachfolgeverhalten erschweren (*Isen, Simmonds* 1978). Einige Studien legen sogar den Schluss nahe, dass eine positive Stimmung als solche zu unmoralischem Verhalten führt, da sie für die nötige kognitive Flexibilität sorgt, um Unmoral zu rationalisieren (*Vincent, Emich, Goncalo* 2013). Diese Forschungsrichtung würde also dafür plädieren, dass der durch umweltfreundliches Verhalten bewirkte Wohlfühleffekt nicht zwangsläufig zu langfristigen Vorteilen für die Gesellschaft führt, sondern ihr womöglich sogar schadet.

Im Unterschied zu dieser Forschungsmeinung tritt die Affektheuristik (*Slovic, Finucane, Peters, MacGregor* 2007) dafür ein, dass die Gefühle, die Menschen mit einem Verhalten assoziieren, ausschlaggebend für ihr Handeln sind. Wenn ein umweltfreundliches Verhalten ein gutes Gefühl erzeugt, werden sie sich bei späterer Gelegenheit voraussichtlich wieder umweltfreundlich verhalten, da sie aus ihrer früheren Erfahrung ableiten, dass sie sich erneut gut fühlen werden. Die Erwartung von Gefühlen des Stolzes kann zu umweltgerechten Handlungen animieren (*Onwezen* et al. 2013) und umgekehrt kann die Erwartung negativer Gefühle, sofern man nicht umweltgerecht handelt, als Folge zu umweltfreundlichem Verhalten motivieren (*Carrus* et al. 2008).

In einem umfassenderen Sinne behauptet die Boaden-and-build-Theorie (*Frederickson* 2001), dass positive Emotionen „das momentane Denk- und Handlungsrepertoire eines Menschen" erweitern. Genauer gesagt, positive Emotionen sorgen dafür, dass Menschen mit der Zeit kreativer, kompetenter, belastbarer, sozial integrierter und gesünder werden, womit sie – wie manche meinen – den Weg zu positivem Verhalten frei machen. Tatsächlich zeigt die Forschung, dass gute Taten nicht nur gute Gefühle verschaffen, sondern dass Menschen, die sich wohlfühlen, auch eher ein gutes Verhalten an den Tag legen (*Aknin* et al. 2012). Diese Argumentation läuft also darauf hinaus, dass der Wohlfühleffekt durch umweltfreundliches Verhalten auch zukünftig ethisches Verhalten initiiert und damit der Gesellschaft langfristige Vorteile bringt.

5 Soll man umweltfreundliches Verhalten damit bewerben, dass es ein gutes Gefühl vermittelt?

Es wäre verlockend, aus dem vorliegenden Text den praktischen Schluss zu ziehen, dass man umweltfreundliches Handeln dadurch fördern könnte, dass man seine positiven Auswirkungen auf das persönliche Wohlbefinden hervorhebt. Es gibt bereits die ersten Beispiele für eine Werbung, die diesen Zusammenhang explizit herstellt: so bewarb kürzlich eine große holländische Supermarktkette ihre Bioprodukte mit dem Slogan „Bio: für das gute Gefühl". Allerdings gibt es eine praktische Überlegung, die gegen ein solches Vorgehen spricht. Es ist nämlich unklar, ob die Menschen mit ihrem ethisch sinnvollen Verhalten immer noch zufrieden wären, wenn Wohlbefinden der einzige und ausdrückliche Zweck dieses Verhaltens wäre. Die aristotelische Sichtweise sinnvollen Tuns beinhaltet, dass sich jemand aus den richtigen Gründen tugendhaft verhält – wobei unter „richtigen Gründen" zu verstehen ist, dass die Person sich bewusst dafür entscheidet, auf eine bestimmte Weise zu handeln, und es weder aus Zwang oder Begehrlichkeit noch aus Unwissenheit tut (*Ryan* et al. 2008). Sich nur ethisch zu verhalten, weil dieses Verhalten vermutlich für Wohlbefinden sorgt, und nicht, weil es das Richtige ist, wäre deshalb, nach Aristoteles, wenig sinnvoll.

Ob und unter welchen Umständen das Streben nach mehr Glück zum Wohlbefinden beiträgt, ist in der aktuellen Literatur umstritten. Wenn man, wie einige Voruntersuchungen zeigen, die Teilnehmer darauf hinweist, dass gutes Verhalten das Wohlbefinden erhöht, dann wird dadurch die tatsächliche Wirkung dieses Verhaltens auf den Grad ihres Wohlbefindens nicht unbedingt beeinträchtigt (*Anik, Aknin, Norton, Dunn* 2009). Der Glaube, dass ein bestimmtes Verhalten zum eigenen Wohlbefinden beitragen kann, ist tatsächlich eine der Voraussetzungen dafür, dass dieses Verhalten eine Auswirkung auf das Wohlbefinden hat (*Lyubomirsky, Dickerhoof, Boehm, Sheldon* 2011). Nach Meinung anderer Forscher ist wahres Glück jedoch nicht dadurch zu finden, dass man sich darauf konzentriert, es zu erlangen. Dieser Argumentation zufolge ist Glück stets das Nebenprodukt eines persönlichen Engagements zugunsten einer Sache, die größer ist als wir und die das Leben, das wir führen, völlig ausfüllt (*Csikszentmihalyi* 1992). Weitere Forschungen sind erforderlich, um die Wirksamkeit eines direkten Glücksstrebens zu untersuchen. Allerdings legt die Argumentation dieses Textes den Schluss nahe, dass ein umweltgerechtes Handeln um des eigenen Wohlbefindens willen, und nicht, um etwas Sinnvolles zu tun, womöglich nicht die erwünschte Wirkung hat. Wenn man sich ganz auf das eigene Interesse konzentriert, etwa darauf, wie das Verhalten sich auf das Fühlen auswirkt, könnte die Vorstellung, dass dieses Verhalten gut und sinnvoll ist, in den Hintergrund gedrängt werden. Ironischerweise könnte dadurch sogar verhindert werden, dass das versprochene Wohlbefinden sich einstellt. Wenn man sich allein auf die positiven Gefühle fokussiert, die man durch umweltgerechtes Handeln zu erlangen hofft, gerät die eigentliche Quelle dieser Gefühle – die Vorstellung, dass man etwas Gutes und Sinnvolles tut – nämlich aus dem Blick.

6 Schluss

Sich umweltfreundlich zu verhalten, mag mitunter aufwändig, unbequem und frustrierend sein und deshalb den Eindruck erwecken, als würde man auf Wohlbefinden verzichten. Der vorliegende Text hat jedoch gezeigt, dass es auch eine andere, positivere Seite dieses Verhaltens gibt: Umweltfreundlichkeit kann sich auch förderlich auf das Wohlbefinden auswirken. Da umweltfreundliches Verhalten als ein sinnvolles Verhalten erlebt wird, kann es sich positiv auf das eigene Selbstverständnis auswirken, besonders wenn man aus eigenem Antrieb handelt. Wenn umweltfreundliches Verhalten demnach als sinnvoll gilt, kann entsprechendes Handeln ebenfalls ein gutes Gefühl vermitteln.

7 Literatur

Aknin, L. B.; Dunn, E. W.; Norton, M. I. (2012): Happiness runs in a circular motion: Evidence for a positive feedback loop between prosocial spending and happiness. In: Journal of Happiness Studies 13 (2), 347-355. DOI:10.1007/s10902-011-9267-5.

Anik, L.; Aknin, L. B.; Norton, M. I.; Dunn, E. W. (2009): Feeling good about giving: The benefits (and costs) of self-interested charitable behavior. In: Harvard Business School Marketing Unit, Working Paper No. 10-012. DOI:10.2139/ssrn.1444831.

Arvin, B. M.; Lew, B. (2012): Life satisfaction and environmental conditions: Issues for policy. In: International Journal of Global Environmental Issues 12 (1), 76-90. DOI:10.1504/IJGENVI.2012.047876.

Balmford, A.; Bond, W.; Cowling, R. (2005): Trends in the state of nature and their implications for human well-being. In: Ecology Letters 8 (11), 1218-1234. DOI:10.1111/j.1461-0248.2005.00814.x.

Bem, D. J. (1972): Self-perception theory. In: L. Berkowitz (Hrsg.), Advances in experimental social psychology. New York, 1-62.

Bonini, A. N. (2008): Cross-national variation in individual life satisfaction: Effects of national wealth, human development, and environmental conditions. In: Social Indicators Research 87 (2), 223-236.

Brown, K. W.; Kasser, T. (2005): Are psychological and ecological well-being compatible? the role of values, mindfulness, and lifestyle. In: Social Indicators Research 74 (2), 349-368. DOI:10.1007/s11205-004-8207-8.

Carrus, G.; Passafaro, P.; Bonnes, M. (2008): Emotions, habits and rational choices in ecological behaviours: The case of recycling and use of public transportation. In: Journal of Environmental Psychology 28 (1), 51-62.

Clayton, S.; Brook, A. (2005): Can psychology help save the world? A model for conservation psychology. In: Analyses of Social Issues & Public Policy, 5 (1), 87-102. DOI:10.1111/j.1530-2415.2005.00057.x.

Csikszentmihalyi, M. (1992): Flow: The psychology of happiness. London.

De Young, R. (1990-1991): Some psychological aspects of living lightly: Desired lifestyle patterns and conservation behavior. In: Journal of Environmental Systems, 20 (3), 215-227.

European Commission (December 23, 2015): Paris agreement. http://ec.europa.eu/clima/policies/international/negotiations/future/index_en.htm.

Fredrickson, B. L. (2001): The role of positive emotions in positive psychology: The broaden-and-build theory of positive emotions. In: American Psychologist 56 (3), 218-226. DOI:10.1037/0003-066X.56.3.218.

Heberlein, T. A. (1972): The land ethic realized: Some social psychological explanations for changing environmental attitudes. In: Journal of Social Issues 28 (4), 79-87.

Helliwell, J.; Layard, R.; Sachs, J. (2012): World happiness report. New York.

Isen, A. M.; Simmonds, S. F. (1978): The effect of feeling good on a helping task that is incompatible with good mood. In: Social Psychology, 41 (4), 346-349. DOI:10.2307/3033588.

Kasser, T.; Sheldon, K. M. (2002): What makes for A merry christmas? In: Journal of Happiness Studies 3 (4), 313-329. DOI:10.1023/A:1021516410457.

Kellert, S. R. (1993): The biological basis for human values of nature. In: S. R. Kellert, E. O. Wilson (Hrsg.), The biophilia hypothesis. Washington, 42-69.

Kesebir, P.; Diener, E. F. (2013): A virtuous cycle: The relationship between happiness and virtue. Abrufbar unter SSRN 2309566.

Lyubomirsky, S.; Dickerhoof, R.; Boehm, J.K.; Sheldon, K.M. (2011): Becoming happier takes both a will and a proper way: An experimental longitudinal intervention to boost well-being. In: Emotion 11 (2), 391-402. DOI:10.1037/a0022575.

Onwezen, M.C.; Antonides, G.; Bartels, J. (2013): The norm activation model: An exploration of the functions of anticipated pride and guilt in pro-environmental behavior. In: Journal of Economic Psychology 39, 141-153.

Ryan, R.M.; Huta, V.; Deci, E.L. (2008): Living well: A self-determination theory perspective on Eudaimonia. In: Journal of Happiness Studies 9 (1), 139-170. DOI:10.1007/s10902-006-9023-4.

Sachdeva, S.; Iliev, R.; Medin, D.L. (2009): Sinning saints and saintly sinners the paradox of moral self-regulation. In: Psychological Science, 20 (4), 523-528.

Slovic, P.; Finucane, M.L.; Peters, E.; MacGregor, D.G. (2007): The affect heuristic. In: European Journal of Operational Research 177 (3), 1333-1352. DOI:10.1016/j.ejor.2005.04.006.

Steg, L.; Vlek, C. (2009): Encouraging pro-environmental behaviour: An integrative review and research agenda. In: Journal of Environmental Psychology, 29 (3), 309-317.

Taufik, D.; Bolderdijk, J.W.; Steg, L. (2015): Acting green elicits a literal ‚warm-glow'. In: Nature Climate Change 5, 37-40. DOI:10.1038/nclimate2449.

Ulrich, R.S. (1993): Biophilia, biophobia, and natural landscapes. In: S. Kellert, E.O. Wilson (Hrsg.), The biophilia hypothesis. Washington (DC), 73-137.

Van den Berg, A.E.; Hartig, T.; Staats, H. (2007): Preference for nature in urbanized societies: Stress, restoration, and the pursuit of sustainability. In: Journal of Social Issues 63 (1), 79-96. DOI:10.1111/j.1540-4560.2007.00497.x.

Van den Berg, A.E.; Joye, Y.; De Vries, S. (2013): Health benefits of nature. In: L. Steg, A.E. van den Berg, J.I.M. de Groot (Hrsg.), Environmental psychology. An introduction. West Sussex, 47-56.

Venhoeven, L.A.; Bolderdijk, J.W.; Steg, L. (2013): Explaining the paradox: How pro-environmental behaviour can both thwart and foster well-being. In: Sustainability 5, 1372-1386. DOI:10.3390/su5041372.

Venhoeven, L.A.; Bolderdijk, J.W.; Steg, L. (2016): Why acting environmentally-friendly feels good: Exploring the role of self-image. In: Frontiers in Environmental Psychology. DOI:10.3389/fpsyg.2016.01846.

Vincent, L.C.; Emich, K.J.; Goncalo, J.A. (2013): Stretching the moral gray zone: Positive affect, moral disengagement, and dishonesty. In: Psychological Science 24 (4), 595-599. DOI:10.1177/0956797612458806.

Xiao, J.J.; Li, H. (2011): Sustainable consumption and life satisfaction. In: Social Indicators Research 104 (2), 323-329.

Zidanšek, A. (2007): Sustainable development and happiness in nations. In: Energy 32 (6), 891-897. DOI:10.1016/j.energy.2006.09.016.

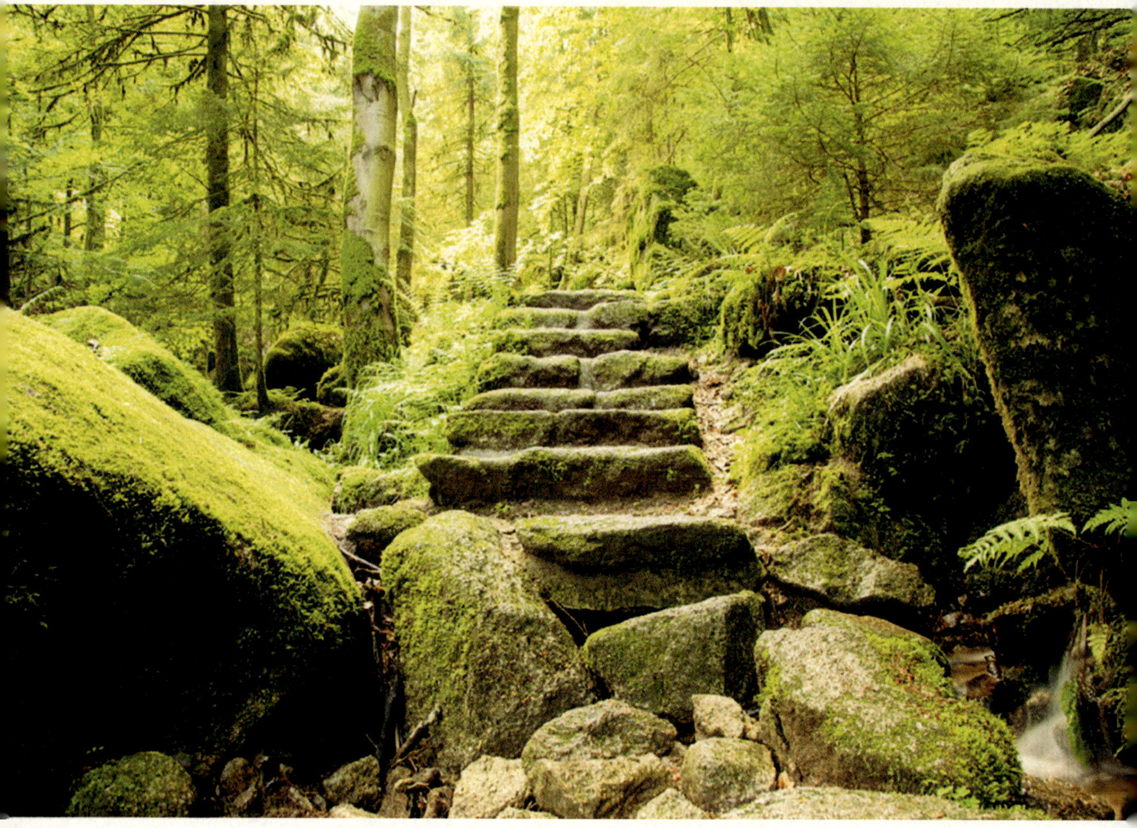

Naturerfahrung: Stufen der Erkenntnis ohne Ende

Euthyme Therapie – Heilkunst und Gesundheitsförderung in asklepiadischer Tradition

Ein integrativer und behavioraler Behandlungsansatz „multipler Stimulierung" und „Lebensstilveränderung"

Hilarion G. Petzold, Sabine Moser, Ilse Orth

> Therapeutik „hat zwei prinzipielle und besondere Teilgebiete. Zum einen ist dies die Gesundheitspflege, zum anderen ist dies die Heilkunst"
> (Galenus, Perì diaítes hygieinès, Kap. 9, hg. v. Green 1982).

> „Der Mensch ist ein multi-sensorisches und multi-expressives Wesen, eingebettet in intersubjektive und ökologische Bezüge. Er ist ein durch Umwelt und Mitmenschen in seiner Lebensspanne über alle seine Sinnessysteme *informiertes Leib-Subjekt*, das auf *Sicherheit/Integrität, Lebensglück/Liebe,* auf *Freiheit/Souveränität* und auf *Sinnerleben* gerichtet ist. Er will sein Leben als ‚eubios', als ‚gutes Leben' mit denen, die ihm am Herzen liegen, erfolgreich gestalten in gelingender ‚Lebenskunst'. Das gilt es in der Therapie zu unterstützen und zu fördern"
> (*H. G. Petzold* 2002h).

Inhalt

1. Über Hintergründe – Schlaglichter zum Kontext „akzelerierter Moderne"
1.1 Die Euthymie der einen ist das Desaster der anderen – globaler Konsum und Destruktion oder besonnene Transversalität?
1.2 Meliorismus und „Sorge um Integrität" – Euthymie in globaler Perspektive und in gelebter Praxis „vor Ort"
1.3 Euthymie auf Rezept – Lifestyle medication und biotechnologische Selbstoptimierung
2. Die antiken Traditionen des ganzheitlichen und differentiellen Heilens und Förderns – asklepiadische Weisheit der „multiplen Stimulierung" aller Sinne
2.1 Die Asklepios-Tradition
2.2 Hippokratische Medizin und die philosophische Therapeutik
3. Perspektiven der „Integrativen Therapie und Agogik" für Heilen und Gesundheitsarbeit durch Ressourcenaktivierung und Potentialaktualisierung
3.1 Das Konzept der „multiplen Stimulierung"
3.2 Multiple Stimulierung des Leibes auf allen Leibebenen
4. Euthyme Therapie – ein integrativer und behavioraler Ansatz auf dem Boden asklepiadischer und demokritischer Therapeutik
4.1 Die „Euthymie" des Demokrit – „gute Fülle und Maß"
4.2 Thymopraktik in der Integrativen Therapie: aufarbeitende Konfliktzentriertheit, euthyme Erlebniszentriertheit, bahnende Übungszentriertheit, komplexes katathymes Erleben
4.3 Integrativ-behaviorale Praxis euthymer Therapie
4.3.1 Balance von Gesundheit und Krankheit und die Entwicklungsdynamik im euthymen Konzept
4.3.2 Indikation

4.4 Euthyme Therapie im akutklinischen Setting
4.4.1 Ankündigung der Euthymen Therapie
4.4.2 Inhalt und therapeutische Schwerpunkte der Euthymen Therapie
4.4.3 Identifizierung und Modifizierung von „dysfunktionaler Euthymie"
4.4.4 Gruppenzusammensetzung und Gruppengröße
4.4.5 Dauer des Therapieprogramms
4.5 Evaluation der Genusstherapie
5. Entwicklung komplexer Achtsamkeit, euthyme Praxis und Lebensstilarbeit
5.1 Mindfulness und Budo-Praxis
5.2 Gindler-Ehrenfried-Selver-Arbeit, Sensory Awaress, eigenleibliches Spüren
5.3 Komplexe Achtsamkeit und Kontext-Bewusstsein – „die Welt spüren"
6. Abschluss
7. Literatur

1. Über Hintergründe – Schlaglichter zum Kontext „akzelerierter Moderne"

In diesem Text geht es um **Euthyme Therapie** und Behandlungen, die das Wohlbefinden von Menschen wiederherstellen, und mehr noch, zu ihrem Wohlgefühl, ja ihrer Genussfähigkeit beitragen sollen. Ist das Therapie für „Klagen auf hohem Niveau?" – eine zynische Entgleisung in westlichen Wohlstandsgesellschaften angesichts des Mangels in den Elendsgebieten der Welt? Man könnte das so sehen, und es ist sicher ein Risiko gegeben, dass es zu der angesprochenen „zynischen Praxis" kommen kann. Deshalb soll das Thema der **Euthymie** in der Therapie des Wohlseins, Wohlfühlens, Genießens in einem größeren Zusammenhang dargestellt und erörtert werden. Natürlich kann man schnell argumentieren, dass das Wohlbefinden eine wesentliche Grundlage von Gesundheit sei (*Ostermann* 2010; *Petzold* 2010g) und das Fehlen dieser Lebensqualität in die Krankheit führe, ihre „salutotherapeutische" Wiederherstellung (*Linden, Weig* 2009) deshalb eine berechtigte therapeutische Maßnahme sein müsse. Dem können wir zustimmen. Wir stimmen *Freud* zu, dass Psychotherapie neben ihrem kurativen Auftrag auch die Aufgabe und Funktion von „**Kulturarbeit**"[1] hat, haben aber sein Konzept um die politische Reflexion gesellschaftlicher Zusammenhänge erweitert (*Petzold* 1996j, *Petzold, Orth, Sieper* 2014a; *Petzold, Orth-Petzold* 2009). Deshalb nutzen wir diesen Beitrag, um die so wichtige Frage des „Wohlergehens" in einem größeren Zusammenhang zu erörtern. Euthymie soll nicht, wie es zu oft geschieht, nur auf der Ebene der Erweiterung hedonistischer Potentiale betrachtet werden. Das sähen wir als einen unzulässigen Reduktionismus an. Es sind nämlich die benignen oder destruktiven Qualitäten soziokultureller Kontexte, die Kälte oder Wärme von Kulturen, die maßgeblich Gesundheit und Krankheit, Zugehörigkeit und Entfremdung mitbestimmen (*Hecht, Petzold, Scheiblich* 2014; *Petzold, Schuch* 1991).

1 „Wo Es war, soll Ich werden. Es ist Kulturarbeit etwa wie die Trockenlegung der Zuydersee" (*Freud* 1933a, StA I, 516, vgl. idem 1923/2000).

Seit den frühesten Zeiten heilkundlicher Tätigkeit entwickelte sich die *ars medicinae* in ganzheitlicher u n d in differentieller Weise, wurde der Mensch leibhaftig als Ganzer in und mit seiner Lebenswelt gesehen – also in einer leibzentrierten und kontextualisierten Perspektive. Mit zunehmender Spezialisierung wurden dann immer kleinere Sektoren und minutiösere Details in den Blick genommen, in stets anwachsender Beschleunigung und verkürzten Halbwertszeiten des Wissens, ermöglicht durch stets weiter verfeinerte Untersuchungsmethoden und Diagnoseebenen. Lebenskontext und biographisches Kontinuum wurden dabei zunehmend ausgeblendet. Heute greifen die diagnostischen und therapeutischen Prozesse in der Medizin bis auf die molekulare Ebene in einer meistens einseitig auf Pathologie gerichteten Mikrofragmentierung, vielfach einhergehend mit einer Megaökonomisierung des institutionalisierten und kommerzialisierten Medizinbetriebes. Das sind Dynamiken, hinter denen der Mensch zu verschwinden droht. Diese Entwicklungen werden von Medizinkritikern seit langem bemerkt und beklagt. Wir haben in unseren kulturkritischen Überlegungen (*Petzold* 1982d, 1985m, 2008b) stets betont, dass solche Phänomene im Kontext übergeordneter Gesellschaftsverhältnisse, ja globaler Prozesse fortschreitender Destruktion von Lebensgrundlagen dieser Erde, gesehen werden müssen, als Dynamiken „multipler Entfremdung" (*Petzold* 1987d) und problematischer Machtverhältnisse in einer „Moderne im Übergang", einer „transversalen Moderne", in der sich die Risiken potenzieren. Dabei ist nicht allein die (auch mit der Zunahme der Weltbevölkerung) rasant anwachsende, menschengemachte Komplexität das Problem, die in beständigen Durchquerungen aller Wirklichkeitsbereiche *wahrzunehmen*, zu *erfassen*, zu *verstehen*, zu *erklären* und praktisch *handelnd* zu bewältigen ist (*Petzold* 1991/2003a, 171ff., 404) – diesen Prozess nennen wir „**Transversalität**" –, sondern die dabei entstehende Dynamik. Denn **transversale Prozesse** klären und ordnen nicht nur, sondern generieren auch Neues. Und hier tritt zuweilen eine immense **Akzeleration** bzw. **Hyperakzeleration** ein, eine dysfunktionale Beschleunigung, die besonnene, geordnete, organische Entwicklungen, die für ultrakomplexe, globalisierte Prozesse erforderlich sind, nicht mehr möglich macht.

Transversalität steht für ein offenes, nicht lineares, fortschreitendes, vielschichtiges Denken, Handeln, Produzieren, das Erkenntnis- und Wissensstände, Methodologien und Technologien vernetzt und in „systematischen Suchbewegungen" die Erkenntnishorizonte und Handlungsspielräume erweitert. Dadurch entstehen beständig neue, andere Sichtweisen, ereignet sich ein beständiges „komplexes Lernen", das in Handeln und Produzieren (Stichwort Wirtschaftswachstum) führt. **Transversalität** ist eine Systemqualität lebendiger Systeme, sich im Rahmen ihrer Potentiale – und die enthalten auch immer **Grenzen** (*constraints*) – zu entwickeln. Das gilt natürlich auch für den Menschen als „personales System" (*Petzold* 1974j) und für das „System der menschlichen Gemeinschaft" mit der Besonderheit, dass Menschen aufgrund ihrer Möglichkeit zur „Exzentrizität" (vgl. exzentrische Positionalität, *Plessner* 1928) in die transversalen Entwicklungsdynamiken eingreifen können. Menschen sind **Grenzüberschreiter** – mit allen dadurch gegebenen Gefährdungen und Gefahren, denn natürlich gibt es bei einem ressourcen-, expansions- und belastungsbegrenzten Planeten auch Grenzwerte, die nicht überschritten werden dürfen. Sie sind aber auch **Selbstbegrenzer.** Beides, Grenzüberschreitung und Grenzwahrung, kennzeichnet das Wesen des Menschen (auf das hier aufscheinende Freiheitsproblem wurde an anderer Stelle ausführlich eingegangen, mit der Position, dass der Mensch über „bedingte Freiheit" verfügt, vgl. *Petzold, Sieper* 2008a, Bd. 1; *Bieri* 2001).

Transversalität ist ein komplexes, epistemologisches und anthropologisches Kernkonzept des Integrativen Ansatzes, das auch diesen Ansatz selbst in spezifischer Weise kennzeichnet, nämlich sein „offenes, nicht-lineares, prozessuales, pluriformes Denken, Fühlen, Wollen und Handeln, das in permanenten Übergängen und Überschreitungen (*transgressions*) die wahrnehmbare Wirklichkeit und die Welten des Denkens und der Imagination, die Areale menschlichen Wissens und Könnens durchquert, um Erkenntnis- und Wissensstände, Methodologien und Praxen zu konnektivieren, ein ‚Navigieren' als ‚systematische Suchbewegungen' in Wissenskomplexität und Praxisbereichen, in denen die Erkenntnishorizonte und Handlungsspielräume ausgedehnt werden können. Ziel ist der Gewinn an **Hominität** für den Einzelnen (d. h. die Aktualisierung seiner Potentiale als Subjekt) und das Wachstum an **Humanität** für das Kollektiv durch die **Humanisierung** von Lebenszusammenhängen und die Sicherung der sozialen und ökologischen Lebensbedingungen auf Mikro- wie auch auf globalen Makroebenen" (vgl. *Petzold* 2005r).

Geschieht die Handhabung von **Transversalität** nicht mit einer guten „Exzentrizität", d. h. emotional intelligent, engagiert und distanziert zugleich, mit Vernunft (*I. Kant, J. Habermas, J. Shklar*), Verständnis (*G. Marcel, P. Ricœur, S. Weil*) und Besonnenheit (*H. Arendt, M. Merleau- Ponty, H. Schmitz*) können Ereignisse der Überbeschleunigung oder **Hyperkomplexität** auftreten**, die von uns verursacht sind**. Sie können durch fehlende *Exzentrizität*, *Mehrperspektivität* und *sinnliche Reflexivität* (*Petzold* 2007a; *Heuring, Petzold* 2003) riskant, ja gefährlich werden. Wir geben in vielen Bereichen „zu viel Gas", andere lassen wir in riskanter Weise „schleifen". *Ulrich Beck* hat von einer „Weltrisikogesellschaft" gesprochen, einer radikalisierten Moderne, die *ihre eigenen Grundlagen aufhebt*, wenn sie die Probleme der Globalisierung und die damit verbundenen, weiterführenden Schwierigkeiten in den sozialen Strukturierungsprozessen nicht in den Griff bekommt (*Beck* 1997, 2007). Der WWF Report 2012 zeigt die desaströse Situation auf, in der wir stehen und die als Hintergrundfolie für alle Ausführungen zum Thema **Gutes Leben**, **Euthymie**, **Genusstherapie**, **Wohlergehen** im Bewusstsein präsent gehalten werden muss.

1.1 Die Euthymie der einen ist das Desaster der anderen – globaler Konsum und Destruktion oder besonnene Transversalität?

Wir „genießen", konsumieren, fressen, verschleißen mehr, als unsere Erde hergeben kann – oder genauer gesagt: die solventen Schichten der reichen Industrie- und High-Tech-Nationen mit ihren potenten Volkswirtschaften vernutzen in einer nicht mehr durch die natürlichen Regenerationsprozesse zu kompensierenden Weise die Rohstoffe, die natürlichen Ressourcen (Luft, Wasser, Boden, Meere, Wälder, Eisbestände etc.) und verbrauchen und verschleudern Nahrungsmittel, obwohl zwei Drittel der Menschheit nicht ausreichend ernährt werden oder hungern. Der WWF-Report zeigt differenziert den „ökologischen Fußabdruck", den wir Menschen auf unserem Planeten hinterlassen. Und da ist zu sehen: „The Footprint of high-income countries is 3 times that of middle-income countries, and 5 times that of low-income countries" (WWF 2012).[2] Wir müssen auf den „ungeheuerlichen Druck schauen, mit dem die Menschheit unseren Planeten belastet. Seit 2007 verbrauchen wir 50% mehr an Ressourcen, als die Erde bereitstellen kann. 2030 werden sogar zwei Planeten nicht ausreichen" (ibid.).

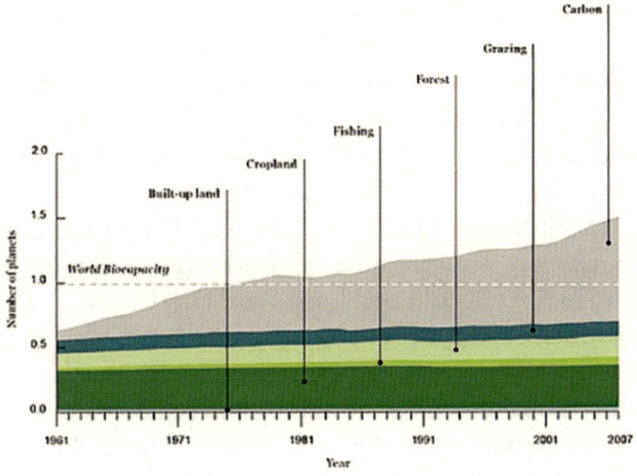

Figure 16 aus dem WWF-Report 2012: Ecological Footprint by component, 1961-2007. The Footprint is shown as number of planets. Total biocapacity, represented by the dashed line, always equals one planet Earth, although the biological productivity of the planet changes each year. Hydropower is included in built- up land and fuel wood in the forest component.
„During the 1970s, humanity as a whole passed the point at which the annual Ecological Footprint matched the Earth's annual biocapacity. This situation is called „ecological overshoot", and has

2 http://wwf.panda.org/about_our_earth/all_publications/living_planet_report/demands_on_our_planet/; https://www.footprintnetwork.org/; www.overshootday.org/newsroom/country-overshoot-days/

continued since then. An overshoot of 50% means it would take 1.5 years for the Earth to regenerate the renewable resources that people used in 2007 and absorb CO2 waste ... Rising consumption trends in high-income groups around the world and in BRIICS countries, combined with growing population numbers, provide warning signs of the potential for even larger footprints in the future."[3]

Es ist im Bereich der wissenschaftlichen Psychotherapie gemeinhin nicht Usus, politische Positionen einzunehmen, man verlasse damit die „wissenschaftliche Objektivität und Neutralität", wird gesagt. In der Integrativen Therapie haben wir diese Auffassung nie vertreten. Wohin politische Abstinenz und Schweigen geführt hat, haben wir in der nationalsozialistischen Vergangenheit gesehen (*Petzold* 1996j; *Petzold, Orth, Sieper* 2010, 2012). Wir haben vielmehr in unserer Arbeit immer versucht, mit klaren, für die ***„Integrität** von Menschen, Gruppen und Lebensräumen*" eintretenden, politischen Standpunkten *„engagierte Verantwortung*" (*Petzold* 1978c; *Leitner, Petzold* 2010) zu übernehmen, sei es in der „Friedensarbeit" (*Petzold* 1986) oder in der Arbeit mit Randgruppen und benachteiligten Schichten in „Minusmilieus" – Suchtkranken, Migranten, Langzeitarbeitslosen (*Hecht* et al. 2014; *Petzold* 1968b, 1974c; *Hartz, Petzold* 2010), mit Jugendlichen, Familien und alten Menschen in Problemlagen (idem 2005, 2007d; idem, *Josić, Ehrhardt* 2006). Und so kann man auch bei den Themen **Euthymie** und **Genusstherapie** nicht politisch abstinent bleiben, wenn man weiß, dass etwa die Hälfte der Lebensmittel in Industrieländern weggeworfen wird.

Die „Studie des Instituts für Siedlungswasserbau, Wassergüte- und Abfallwirtschaft der Universität Stuttgart" (März 2012) im Auftrag des deutschen Bundesverbraucherministeriums geht von einer jährlichen Lebensmittelverschwendung in Höhe von 11 Millionen Tonnen aus, davon etwa 60% in Privathaushalten, ca. 82 kg pro Einwohner jährlich.[4] Die Ernährungs- und Landwirtschaftsorganisation der Vereinten Nationen (FAO) kommt 2011 in ihrer internationalen Studie „Global Food Losses and Food Waste"[5] zu dem Ergebnis, dass weltweit jährlich etwa 1,3 Milliarden Tonnen Lebensmittel verloren gehen oder entsorgt werden, d. h. etwa ein Drittel der weltweiten Jahresproduktion. Aber die „Produktion läuft auf Hochtouren" und so gibt es Profiteure der Misswirtschaft, die immer noch mehr „Gas geben". Der Begriff „Produktion" ist hier sehr weit gefasst. Er betrifft nicht nur Handys, Autos oder Milchprodukte, die in eine Übermaßdynamik geraten, er betrifft auch „Forschungsproduktion". Bei begrenzten Ressourcen – in allen Bereichen finden sich solche *constraints* – müssen überall die besonnenen und kritischen Fragen gestellt werden: „Ist das notwendig, was ist notwendiger, wo liegen die Prioritäten?" Wobei man in

3 http://wwf.panda.org/about_our_earth/all_publications/living_planet_report/2012_lpr/

4 Die wichtigsten Ergebnisse der Studie im Überblick: www.bmelv.de/lebensmittelabfaelle_fakten.

5 http://www.fao.org/ag/ags/ags-division/publications/publication/en/?dyna_fef%5Buid%5D=74045.

die unendlich schwierigen Folgefragen gerät, wer die Prioritäten setzt und über die Mittelvergabe bestimmt. Was ist wichtiger, das nächste „Space-Programm" oder die nachhaltige Sanierung der „Sahelzone" mit Projekten wie der „Großen Grünen Mauer, Grande muraille verte, Great Green Wall" (*Hesgaart* 2011)[6], was ggf. nicht teurer würde? Wenn man nicht im semiariden Sahel lebt, leben muss, bedroht von fortschreitender Desertifikation (*Johnson* et al. 2006; *Geist* 2005), stattdessen in einem Großraum von hinlänglicher Euthymie zu Hause ist – am Bodensee oder in Florida –, ist das vordergründig betrachtet kein vitales Problem. Aber auch wir partizipieren heute, in einer Zeit globaler klimatischer Wechselwirkungen, durch unser Konsumverhalten und unsere energievergeudenden Lebensstile an der weitgehend menschenverursachten Desertifikation (*Wittig* et al. 2007).

Die Ferne ist nämlich zum Nahraum geworden, der ganze Globus ist nahe herangerückt. Das vermittelt sich heute bereits Kindern. In diesem Sinne ist unsere Zeit mit keiner anderen je zuvor vergleichbar, was erhebliche Risiken, aber auch Herausforderungen und Chancen birgt. Zu keiner anderen Zeit stand man z. B. vor der Aufgabe, die Weiten der Welt, die fernen Länder gänzlich neu zu betrachten. Früher waren sie Orte, wo „die Wilden" hausten, waren Gegenstand von militärischer Eroberung, von Ausplünderung, Verwüstung, Raub, Sklaverei. Heute, nach dem Ende der Kolonialzeit, sind sie das auch noch, mäßig verdeckt durch die Rohstoffausbeutung der Industrienationen. Wir müssen diese wilden Fernländer heute mit den positiven Qualitäten des Nahraumbezuges, der Heimatliebe verbinden, aus Sorge für den Erhalt unserer „grünen Lungen". Aus Heimatgefühlen erwächst die Pflege des „deutschen Waldes", der „Schweizer Berge", der jeweils vertrauten und **vital relevanten Lebenswelt**. Zu der aber ist heute unser Globus insgesamt geworden. Gelingt solche „ökologische Affiliation" nicht, lassen uns z. B. die Megarodungen im Amazonas unberührt, bleiben sie ausgeblendet, dann erreicht uns das auf uns zukommende Klimadesaster in nicht mehr zu dissoziierenden Stadien der Irreversibilität. Die Landverödung und der Hunger in Afrika haben ganz gewiss Konsequenzen für unseren jeweiligen Nahraum, an den das „Elend der Welt" nahe heranrückt, wie die Ströme der Notmigration (zynisch oft auch „Wirtschaftsflüchtlinge" genannt) und die angeschwemmten Leichen der schiffbrüchigen Bootsflüchtlinge an den Mittelmeerküsten zeigen. Das fordert uns auf, „dazwischenzugehen", etwas zu tun (*Bourdieu* 1993; *Leitner, Petzold* 2005/2010). Wir beginnen das allmählich zu verstehen, und wir müssen das verstehen, im eigenen, vitalen Überlebensinteresse. Deshalb müssen wir den Problemen der progredierenden, scheinbar unendlichen Ausuferung von Produktion (so unsere Ideologie des unendlichen

6 Vgl. http://www.csf-desertification.org/index.php/desertification-et-son-combat/fiche-actualite/grande-muraille-verte; http://www.lemonde.fr/planete/article/2010/06/17/l-afrique-s-engage-pour-la-grande-muraille-verte_1374747_3244.html; http://news.nationalgeographic.com/news/2009/12/091228-great-green-wall-trees-senegal-sahara-desert_2.html.

Wachstums) und der beständigen Akzeleration der Konsum-Produktions- Spirale ins Auge schauen und dysfunktionale Transgressionen, zerstörerische Überschreitungen angehen.

Transversalität gewinnt heute oftmals eine von uns in Gang gesetzte, transgressive Veränderungsdynamik, die ein immens destruktives Potential hat. Statt als Prozess der Wissensgenerierung und des menschen- und ökologiegerechten Fortschritts zu dienen, entgleist sie als Wissensexplosion, als wuchernde Produktivität, die zu einer massiven Transformation unserer Lebenswelten führt, zu Folgen, deren Folgen wir oft nicht übersehen – Fukushima war voraussehbar und ist nicht in den „Bereich des Vorstellbaren" gezogen worden. In einer „transversalen Moderne" muss viel mehr vorstellbar gemacht werden, als wir uns gemeinhin vorstellen. Deshalb brauchen wir eine komplexe und weitergreifende **Achtsamkeit**, als wir sie bislang entwickelt haben und pflegen (vgl. Abschn. 5). Aber Erkenntnis muss Handeln folgen. **Transversalität** muss in unserer Moderne, die sich beständig überschreitet und vernetzt, die unterschiedlichste Stile des Denkens, Fühlens, Wollens, Handelns, Produzierens zur Verfügung hat, in besonnenen und kontrollierenden Bahnen gehalten werden, dann ist sie fruchtbar. Ansonsten beginnt sie zu wuchern in entgrenzter Dynamik, die in **alle Bereiche** dieser Welt und unseres Lebens vordringt, über alle Grenzen hinaus, eben weil die Welt als solche, die heute kommunikativ hypervernetzte Welt zumal, beständig Vielfalt generiert. Das ist eine grundsätzlich neue Qualität, die in unserer Zeit aufgekommen ist.

Ähnliche Diskussionen sind im Kontext der *Habermas-Luhmann*-Debatte (1971) am Anfang der 1970er Jahre zum Thema **Komplexität** geführt worden, als klar wurde, dass jede **Komplexitätsreduktion** neue Komplexität schafft (*Maciejewski* 1974; *Petzold* 1978c). Damals zog *Hartmut von Hentig* (1975) wohl den richtigen Schluss: man müsse darüber nachdenken, wo darauf zu verzichten sei, neue Komplexität zu schaffen.

Bei den aufgezeigten Problemen im Bereich der Nahrungsmittelverschwendung und -vernichtung (*Stuart* 2009; *Bloom* 2010), der hier exemplarisch für viele andere Problembereiche aufgegriffen wurde, ist davon auszugehen, dass neben Fehlplanungen und Misswirtschaft auf gesellschaftlichen *Makroebenen* in ganz wesentlicher Weise – und das ist für die Psychotherapie interessant – auch auf den individuellen *Mikroebenen* dysfunktionale Dynamiken am Werke sind, nämlich ein ungebremster, **konsumorientierter, „maligner Lebensstil"**, der einerseits zu einem exzessiven Verbrauch von Nahrungs- und Genussmitteln führt und zugleich zu ihrer Verschwendung. Dabei wird in der Regel keinerlei Rücksicht auf die eigene Gesundheit oder die von Familienangehörigen genommen mit den bekannten katastrophalen Folgen der „Life Style Diseases", die die WHO als „non-communicable diseases" (NCDs) bezeichnet. Diese Krankheiten waren 2008 für ca. 36 Millionen der 57 Millionen Todesfälle weltweit verantwortlich, davon 9 Millionen vor dem 60. Lebensjahr. Alarmierende Zahlen kommen aus allen Prosperitätsländern (vgl. „The United Kingdom Health and

Lifestyle Survey“, *Kvaavik* et al. 2010). Von der UN wurde 2011 ein Gipfeltreffen wegen der Verbreitung der Lifestyle Diseases einberufen[7], denn obwohl der Zusammenhang von gesundem Lebensstil und Gesundheit in vielen Studien nachgewiesen wurde (z. B. *Ford* et al. 2009), muss festgestellt werden: „Despite the well known benefits of a healthy lifestyle, only a small proportion of adults follow such a routine; in fact, the numbers are declining. Unfortunately, there is very little public awareness of the association between health and lifestyle“ (*Al-Maskari* 2010).

„Der Lebensstil ist ‚verkörperte Kultur‘“ (*Petzold* 2012a, 545), das ist eine der wesentlichen Konklusionen aus meinen identitätstheoretischen Untersuchungen. Und in der Tat, die destruktiven Lebensstile der Menschen, die ihre Leiblichkeit vernachlässigen – sehr häufig kommen sie aus benachteiligten Schichten –, sind oft genug ein Spiegel destruktiver Lebenskontexte. Diese Daten zu individuellen und kollektiven „dysfunktionalen Lebensstilen“ müssen nun mit den Fakten über die globalen ökologischen Probleme zusammengebracht werden, dem übermäßigen Fleischkonsum, der für 18% des Treibhauseffektes verantwortlich ist und natürlich die progredierende Verarmung der Dritten und Vierten Welt beschleunigt. Es ist aber auch der Blick auf die Situation der Medizin und der Psychotherapie zu werfen. Auch sie stehen in massiven Entfremdungsprozessen und zunehmend unter sogenannten „Sachzwängen“ ökonomischer Auslastung und maximaler Fallzahlen im Interesse einer „Rentabilität“, die nie zu erreichen ist, denn: Menschen sind keine Sachen und keine Fälle. Sie haben in demokratischen Solidargemeinschaften eine grundrechtliche Zusicherung des Schutzes ihres Lebens und ihrer **Integrität** (z. B. über GG Art. 2, Abs. 2, auch GG Art. 104, Abs. 1). Das kostet und darf kosten, weil ihre Gesundheit und ihr Gesunden ein Kapital für die Gesellschaft ist. Wo aber Menschen nicht gesunden können – auch hier liegen Grenzen – ist ihre menschengerechte Versorgung eine Investition in die **Humanität** unserer Gemeinwesen. Und Humanität brauchen wir dringlich in vielen Bereichen spätmoderner Lebenswelten mit ihrer dynamischen *Transversalität,* damit Wachstum nicht zu Wucherung, zu Entgrenzung wird. Das im Wesen der Welt liegende, beständige veränderungsdynamische Fließen[8] (*Heraklit*: *Diels, Kranz* 1951/52, fr. 22 B 12, 22 B 49a; *Petzold, Sieper* 1988b) und die daraus folgenden beständigen, *transversalen* Überschreitungen können nur positiv weiterführen, wenn sie besonnen im Dienste der Menschen und der Welt des Lebendigen gelenkt werden! Die Aufgaben **besonnener Transversalität** liegen vor uns.

---

7 Vgl. The Guardian, 16. September 2011: http://www.guardian.co.uk/society/2011/sep/16/un-summit- spread-lifestyle-diseases.

8 *Diels, Kranz* 1951/52, 22 B 12: „Wer in dieselben Flüsse hinabsteigt, dem strömt stets anderes Wasser zu“ – „ποταμοῖσι τοῖσιν αὐτοῖσιν ἐμβαίνουσιν ἕτερα καὶ ἕτερα ὕδατα ἐπιρρεῖ“.

1.2 Meliorismus und „Sorge um Integrität" – Euthymie in globaler Perspektive und in gelebter Praxis „vor Ort"

Im Integrativen Ansatz nehmen wir eine dezidiert demokratietheoretische Position ein, die sich auf Grund- bzw. Menschenrechte „in weltbürgerlicher Absicht" (*Kant* AA VIII, 105) bezieht, also eine Generalisierung über den Nationalstaat hinaus denkt (*Habermas* 2011; *Petzold, Orth* 2004b). Gut, wir haben keinen *„pursuit of happiness"* (*Wills* 2002) wie die politische Zusicherung einer „Euthymie-Chance" in der „American Declaration of Independence" – auch „American Dream" (*Cullen* 2004; *Hanson, White* 2011) genannt. Seine Prekarität zeigt sich indes an allen Ecken und Enden in „God's own Country" (*Bates* 2008): Armut, massiver Analphabetismus, abgeschriebene Schichten, schlechte Chancengleichheit und natürlich Klassenprivilegien und unermesslicher Reichtum (*Brueggemann* 2010; *Johnson* 2006). Aber mit dem Recht auf Leben, mit Freiheit, Gleichheit und Brüderlichkeit/Mitmenschlichkeit[9] sind wir eigentlich in Europa ganz gut ausgestattet, um in einer ganzheitlichen Sicht von „*Human*medizin" PatientInnenrechte zu schützen und zu sichern. Allerdings droht derzeit auch die Gefahr eines „European Dream" oder auch seines Scheiterns. Das muss in einem Beitrag über „Euthymie" erwähnt werden, nicht nur mit Blick auf die schwachen und krisengeschüttelten Länder der Eurozone. Denn im Detail sieht es immer wieder nicht so gut aus. So ist eine Qualität menschengerechter Medizin, in der das *humanum* im Zentrum steht, immer schwieriger zu gewährleisten. Und solche Qualität wird nicht nur durch Gesetze und Verordnungen gesichert, sondern bedarf der mitmenschlichen Zuwendung, der Ansprache, des Gesprächs, der Zeit zum Zuhören, bedarf der Menschen – ÄrztInnen und Pflegepersonal –, die Zeit haben, eine „komplexe Achtsamkeit" zu pflegen (*Petzold, Orth, Sieper* 2010, 185). **Komplexe Achtsamkeit** (vgl. Abschn. 5) ist darum bemüht, zu erfassen, was der Patient/die Patientin, was **der Mensch** braucht. Sie versucht mit „kritisch-sensibler Aufmerksamkeit" Unrecht, Benachteiligungen, Beschädigungen zu erkennen, um dagegen etwas zu tun, in **melioristischer** Absicht Situationen zu verändern und zu verbessern. Dabei sind wir einer säkular-humanitären Ausrichtung des „Meliorismus" verpflichtet, wie sie z. B. von *Hannah Arendt, Henry Dunant, George Herbert Mead, Martha Nussbaum, Amartya Sen, Judith N. Shklar, Bertha von Suttner, Lester Frank Ward* vertreten wird, um nur einige bedeutende säkulare MelioristInnen zu nennen (*Petzold, Sieper* 2011; *Brauch* 2006).[10]

---

9 „Brüderlichkeit" fehlt in der Amerikanischen Verfassung!! Wir lesen hier fraternité genderbewusst als „Mitmenschlichkeit" (*Petzold, Orth* 2011).

10 Die religiösen Meliorismusdoktrinen in der Nachfolge großer Religionsstifter (*Buddha, Christus*) oder die erlösungsideologischen Weltanschauungen (*Marx, Engels, Mao, Guevara de la Serna* etc.) liefen meistens auf blutige Formen missionarischer, gewaltsamer Durchsetzung hinaus (vgl. den Arzt *Che Guevara de la Serna* 1960, 1973; *Massari* 1992; *Anderson*

»**Meliorismus** ist eine philosophische und soziologische Sicht (philosophiegeschichtlich in vielfältigen Strömungen entwickelt), die danach strebt, die Weltverhältnisse, die Gesellschaften oder den Menschen zu ›verbessern‹, indem man sich für die Entfaltung und Nutzung von Potentialen engagiert. Meliorismus setzt dabei voraus, dass im Verlauf historischer Prozesse und kultureller Evolution Gesellschaften v e r b e s s e r t werden können, Fortschritt im Sinne einer kontinuierlichen Entwicklung zum Besseren möglich ist und mit Vernunft, Menschenliebe, wissenschaftlichen Mitteln, materiellen Investitionen und potentialorientiertem sozialhumanitärem und ökologischem Engagement vorangetrieben werden kann.« (vgl. *Petzold* 2009d)

Pflegen Menschen komplexe Achtsamkeit, dann gelingt es ihnen besser, in systematischer Lebensarbeit im Umgang mit sich und mit den Mitmenschen ein „rechtes Maß im Leben“ (βίου συμμετρίη, *Demokrit* fr. 191: *Mansfeld* 1987, 593) zu finden und in den oft schwierigen Situationen mit den Mitmenschen und im komplexen Geschehen in der Umwelt hinlänglich ausgewogen zu handeln: *good enough* (*Winnicott*). Man muss dabei bereit sein oder werden, sich zu engagieren, einzutreten, und „dazwischenzugehen“ (*Leitner, Petzold* 2005/2010), wo es notwendig wird. Und solches Engagement droht unter dem Diktat der Ökonomisierung, des Zeitdrucks und der Ressourcenverknappung zunehmend verloren zu gehen. Es handelt sich um schleichende Prozesse. Zu knappe Personalressourcen führen zu Erschöpfung, zur Erosion der HelferInnenmotivation, immer wieder auch zum Burnout bis hin zu malignen Formen des Ausgebranntseins wie etwa durch gefährliche Pflege und riskante Medizin (*Petzold* 1993g; *Petzold, Müller* et al. 2005). „Ausgebrannte Schwestern spenden keine Wärme.“[11]

Schon früh wurden derartige Entwicklungen aufgezeigt, etwa von *Jacques Attali* (1979, „Die kannibalische Ordnung“) oder von *Michel Foucault* (1963, „Die Geburt der Klinik. Eine Archäologie des ärztlichen Blicks“[12]) u. a. Mit dem Fortschritt einer reparativen Medizintechnik, der sogenannten Apparate-Medizin, heute High-Tech-Medizin (*Vogd* 2008; *Krüger-Brandt* 2011) – für Patientinnen und Patienten[13] schon längst unüberschaubar geworden –, ist in einer überwiegend technologieorientierten Krankenhauskultur die Gefahr gegeben, dass der Mensch selbst einen quasi- apparativen Status erhält und in seiner Ganzheitlichkeit reduziert wird. Diese Entwicklung war schon lange absehbar

2002), die gescheitert sind und scheitern mussten. Frieden lässt sich nicht mit Folter durchsetzen und Demokratie nicht herbeibomben.

11 Transparent streikender Krankenschwestern.

12 Er distanzierte sich später in „Die Ordnung der Dinge“ von Teilen des Werkes.

13 Wir halten eine genderbewusste Reflexion und eine gendersensible Praxis, nebst diversitätstheoretischen Überlegungen prinzipiell und im therapeutischen Kontext für unverzichtbar zur Gewährleistung von *Genderintegrität* – so unser Konzept (*Petzold, Orth* 2011). Wir wechseln deshalb immer wieder die Gender, schreiben (mit Unbehagen) zuweilen das Binnen-I, reflektieren Exklusionsmomente und setzen auf den emanzipatorischen Blick unserer Leserinnen und Leser.

und hat in den ausgehenden siebziger Jahren in der Integrativen Therapie zu Initiativen geführt, die zu einer „Humanisierung des Krankenhauses" aufgerufen haben (*Petzold* 1983j), denn „Kranke lassen sich nicht ‚recyceln'" – so ein Essay zum Thema (*idem* 1982d). Immerhin hat das deutsche „Bundesministerium für Bildung und Forschung" 2011 einen Bürgerdialog initiiert zum Thema „Welche Gesundheit wollen wir?" Bürgerinnen und Bürger können im Netz unter www.buergerdialog-bmbf.de über Hightech-Medizin und die Zukunft der Gesundheitsversorgung diskutieren. Wird dadurch klarer werden, welche Gesundheit man wollen kann und welche Maßnahmen der Gesundheitsfürsorge zu welchen Kosten zur Verfügung stehen?

1.3 Euthymie auf Rezept – Lifestyle medication und biotechnologische Selbstoptimierung

Heute kommt noch eine andere Problematik ins Spiel, die der medikamentösen „Selbstoptimierung". Gesundheit, Lebenszufriedenheit, Glück sogar, wird von immer mehr Menschen unter dem Druck von Lebensstress, der Rastlosigkeit und Hyperflexibilisierung von Lebensvollzügen (*Sennett* 1998), den Anforderungen permanenten Multitaskings (vgl. *Hallowell* 2007; *Klingberg* 2009; *Gorlik* 2009) in einer **„akzelerierten Moderne"** mit dem Griff nach Lifestyle-Präparaten angegangen, um die aus solcher „Beschleunigung" folgenden psychophysischen Erschöpfungszustände und Dysphorien (*Ehrenberg* 2004; *Han* 2010) zu beherrschen. Man „nimmt" sich Zeit, so glaubt man, aber sie wird beim „nehmen" immer weniger (vgl. Momo, *Ende* 2009), wo man sich doch „Zeit geben", ja schenken sollte. Stattdessen greift man zu zentral beruhigenden oder zentral stimulierenden oder befindlichkeitsoptimierenden Substanzen, um mit Hast und Hetze, mit Zeitnot fertigzuwerden. Als Beispiel seien die selektiven Serotonin-Wiederaufnahmehemmer (SSRI) wie Fluoxetin (Prozac®) genannt. Sie werden heute von mehr als 30 Millionen Menschen weltweit konsumiert, inzwischen vielfach ohne die Indikation einer ICD-10-Störung, sondern mit dem Ziel, „besser drauf" zu sein, *biotechnologisch optimiert* zu funktionieren: „Prozac for all" (*Mauro* 1994; *Kramer* 1997). „Das Antidepressivum hört auf, ein Medikament zu sein, so wie die Depression aufhört, eine Krankheit zu sein", wie *Alain Ehrenberg* (2004) in seinem Buch „Das erschöpfte Selbst. Depression und Gesellschaft in der Gegenwart" (2004) feststellt. Wir schlagen vor, bei nicht indiziert verordnetem Konsum *nicht* von Medikamenten, sondern von „Präparaten" zu sprechen, bei exzessiv missbräuchlichem Konsum auch von Lifestyle-Drogen. Es vollzieht sich eine „medikamentöse Cyborgisierung"[14], so meint *Bradley E. Lewis* (2003; vgl. *De Grazia* 2003), wenn er die

14 *Cyborg*, ein Mischwesen aus lebendigem Organismus und Maschine (*Mann, Niedzviecki* 2001; *Clark* 2002; *Streb-Lieder* 2004).

„Prozac-Gesellschaft“ in der Optik von *Donna Haraways* (1990, 1991) Cyborg-Perspektive analysiert und auf die Frage zentriert, wer durch das Medikament was gewinnt oder verliert, und ob er und wo er durch den Gebrauch sozial einbezogen oder ausgegrenzt wird? „Euthymie auf Rezept“, Ruhe, Glück, Hoffnung wird versprochen, *Burnout* – kein Thema! Die Pharmafirma Eli Lilly bewarb Prozac® mit dem Slogan „Neuroscience: Improving Lives, Restoring Hope“. 1996 erzielte sie mit Fluoxetin 32% ihrer Gesamteinnahmen von 2,3 Milliarden US Dollar (*Lewis* 2003, 57). Ein erfolgreiches Produkt. Das Medikament entlastet die Belasteten, sind sie in die Depression geraten, ist also für viele Menschen eine wichtige Hilfe, aber es „peppt“ auch die *noch nicht Auffälligen*, aber in subtiler „Erosion“ ihrer psychophysischen Tragkraft Befindlichen, auf. Es bewahrt sie vor einem Absturz, aber zu welchem Preis und wie lange?

Überwindungsleistungen und Resilienzbildungen (*Petzold* 2012c) durch Gewinn von neuen **Kompetenzen** (Fähigkeiten) und **Performanzen** (Fertigkeiten) erfolgen nicht, es sei denn, es würde eine bimodale Therapie in der Kombination von Psycho- und Pharmakotherapie durchgeführt. Steigerung von Wohlbefinden als neurochemisch induzierte „Flatrate-Emotion“ reicht nicht, ersetzt nicht das natürliche Wohlsein, eine „**Euthymie**“ aus gespürter, erlebter Gesundheit, sondern ist eine Notmaßnahme bei einer Dysregulation. Hier liegt die ganze Zwieschlächtigkeit der Lifestyle-Präparate, wenn sie nur Probleme übertünchen. SSRIs beseitigen nicht die Ursachen der Depressionen in ihrer ganzen Komplexität, sondern wirken auf die Symptome. Sie ermöglichen, belastende Situationen zu distanzieren, was für belastete Menschen durchaus eine Hilfe bieten kann – auf Zeit –, denn sie helfen meist nicht, Problemlagen zu verändern, Konflikte zu lösen, einen dysfunktionalen Lebensstil zu modifizieren, denn dafür ist die Auseinandersetzung mit Problemen, sind Selbstmotivations- und Willensarbeit erforderlich (*Petzold, Sieper* 2008), und wo notwendig, das Durchleiden von Trennung, der Mut zur Abgrenzung, die Mühen um Ausgewogenheit (εὐστάτεια), vor allem aber das Entwickeln einer „Liebe zu sich selbst“, die immer den Weg über den anderen gehen muss. Im Nahraum einer zugewandten therapeutischen Beziehung können Zuwendungsqualitäten „interiorisiert“ und sich selbst gegenüber zur Anwendung gebracht werden (*Vygotskij* 1992; *Petzold* 2009h). Das bietet das Präparat, aber auch das Medikament nicht. Die Fragen der Persönlichkeitsveränderungen durch SSRI-Dauergebrauch sind überdies noch nicht vom Tisch, da fehlen Langzeitstudien – obwohl es das Medikament seit 1987 gibt. Vielleicht sind wir ja auch auf dem Weg zu neuen, subtilen Pathologien, wie *Byung-Chul Han* (2010) in seinem Essay über die „Müdigkeitsgesellschaft“ nahelegt, wenn er das westliche Individuum unter einem „Übermaß an Positivität“ zusammenbrechen sieht, unter seinen Erfolgen und Leistungsfeedbacks, die immer neue Leistungen triggern – wenn es nicht mehr geht, eben medikamentengestützt“–, bis der Mensch sich im Kreuzfeuer der Multitaskingreize verliert und letztlich doch in Depressionen gerät, in psychosomatische Reaktionen, in Burnouts.

Der Begriff hat Hochkonjunktur (*Kaschka* et al. 2011; *Seidel* 2011; *Petzold, van Wijnen* 2010; vgl. aber *Rösing* 2003). Die mediale Überflutung, die Handy-Kultur, die Absorbierung durch die virtuellen Räume, die inflationäre „Facebook-Intimität" ohne gefühlte Nähe tun ein Übriges. Wir begegnen zunehmend PatientInnen, denen wir nicht zu „begegnen" vermögen, ja mit denen wir kaum in „Kontakt" kommen, weil sie das nicht können, weil sie auch mit sich kaum in Kontakt sind. Sie sind flach, nicht resonanzfähig, weil sie sensorisch erlebnisreduziert und zwischenmenschlich beziehungsarm leben und oft auch emotional vernachlässigt aufgewachsen sind, mit nährstoffarmer „digitaler Zuwendung" überschüttet, TV-geflutet, statt durch wechselseitige Empathie, durch mitmenschliche Zuwendung und Liebe genährt und satt geworden zu sein. *Petzold* (2010k) hat hier von einem *„shallow personality syndrome"* gesprochen, dem Syndrom einer „flachen Persönlichkeit", wie sie im Song von *Tic Tac Toe* beschrieben wird: „Ich wär so gern so blöd wie du / 'ne richtig blöde dumme Kuh. / Dann bräucht' ich nich' mehr viel zu denken. / Und ließ die andren für mich lenken ..."[15] Und wenn sie „etwas nicht versteh[]t / dann wird es einfach weggelacht / Ha-ha-ha-ha", wird dann die innere Leere und Öde gespürt, dann ist der Griff zu legalen und illegalen Drogen (*Petzold, Scheiblich, Lammel* 2012) oder zu Lifestyle- Präparaten die „Lösung" der Probleme. Risiken und Nebenwirkungen? Uninteressant! (*Gölz* 2005; *Harth* et al. 2003, 2008). Wir sehen das in den spätmodernen High-Tech-Gesellschaften als Phänomene eines akzelerierten Verfalls von **Zugehörigkeiten** und der Entwicklung von fortschreitenden Verdinglichungen, einer **„multiplen Entfremdung"**: von der Leiblichkeit, von den Mitmenschen, von der Natur, vom staatlichen Gemeinwesen (*Petzold* 1987d; *Petzold, Schuch* 1991). Der unbedingt durch die eingetretene **Globalisierung**[16] (*Beck* 1997) erforderliche, ja not- wendige Aufbau von **Zugehörigkeit** zu dieser „Welt als ganzer", als mundanem ökologischem Großraum und als Weltbürgergesellschaft (*Petzold, Orth* 2004b), findet noch in sehr unzureichendem Maße statt. Es ist sicher für die vitalen Bereiche dieser Welt noch lange keine Sicherheitslage erreicht, die wir brauchen, um auf zukunftsfähige Entwicklungen vertrauen zu können, die uns eine **beruhigte Grundstimmung** und ein **euthymes Lebensgefühl** gewährleisten (idem 2003a, 630f.). Es liegt also noch viel Arbeit vor uns, die eine **komplexe Achtsamkeit** und ein hohes Engagement erfordert. Von jedem/jeder!

---

15 Der Text bei: http://www.golyr.de/tic-tac-toe/songtext-ich-waer-so-gern-so-bloed-wie-du-547530.html

16 Die in weiten Bereichen n i c h t reversibel ist, allein schon, weil die weltweit eingetretenen Umweltbelastungen – auch durch die wachsende Weltbevölkerung – nur durch weltweite Kooperationen und ein weltweites, besonnenes Wirtschaften vielleicht bewältigt werden können. Zurück kann das Rad nicht gedreht werden, aber Richtung und Geschwindigkeit der Vorwärtsbewegung können von uns gesteuert werden.

2. Die antiken Traditionen des ganzheitlichen und differentiellen Heilens und Förderns – asklepiadische Weisheit der „multiplen Stimulierung" aller Sinne

Petzold und *Sieper* hatten in den Anfängen ihrer psychosozialen Arbeit, aus der sich die Integrative Therapie entwickelte, Projekte durchgeführt: mit Suchtkranken, Drogenabhängigen, dissozialen Familien, mit Elendspopulationen unter der Armutsgrenze in schlechten Quartieren in der Pariser Banlieue. In diesen „Minus-Milieus" (*Hecht, Petzold, Scheiblich* 2014) hatten sie schon Entfremdungserscheinungen durch **„multiple Deprivation"** kennengelernt (*Petzold* 1969c, 1971c). Sie hatten zugleich dabei durch ihre kreativitätstherapeutische und naturtherapeutische Arbeit erfahren, dass **„multiple Stimulierung"** hervorragende Möglichkeiten bietet, verödetes Seelenleben, zugrundegerichtete Leiblichkeit, ruinierte soziale Netzwerke zu einer *„revitalisation"*, zu einer neuen Lebendigkeit und Produktivität zu führen. Durch vielfältige helfende, heilende, fördernde Maßnahmen konnte das erreicht werden. Wichtige Hinweise kamen durch die Auseinandersetzung mit der Heilkunst der Antike in das integrative Denken, angeregt durch die „Paideia", das klassische Werk von *Werner Jäger* (1934-1947), und durch *Karl Kerényi*s (1956) „Der göttliche Arzt. Studien über Asklepios und seine Kultstätten" (vgl. auch *Hart* 2000). Die antike Heilkunst und Menschenführung ist für *Petzold* und *Sieper* (1990) ein Bereich des Interesses geblieben (vgl. *Garrison* 1966; *Kollesch, Nickel* 1994; *Sigerist* 1987; *Wöhrle* 1990), nicht zuletzt durch die Integration der Methoden der antiken Seelenführung (*Sokrates, Epiktet, Seneca*), die in die Praxis der Integrativen Therapie (*Petzold* 2001m, 2004l) u. a. über das Werk von *Pierre* und *Ingelore Hadot* (1969, 1991) Eingang fanden. Eine Studienreise 1964 zum Asklepieion in Bergama (Pergamon), dem Tempel des *Asklepios* und seiner Tochter *Hygieia* (*Hart* 2000), eines der bedeutendsten Tempelkrankenhäuser und Gesundheitsstätten der Antike (*Hoffmann, de Luca* 2011; *Riethmüller* 2005), brachte eine grundlegende Erkenntnis: **Therapie** und **Gesundheitsförderung** müssen den Menschen seiner „Natur" gemäß ganzheitlich und differentiell ansprechen mit **all seinen Sinnen**, denn er ist ein **multiperzeptives Wesen**, und sie müssen **all seinen Ausdrucksmöglichkeiten** Raum geben, denn er ist ein **multiexpressives Wesen**, das auf Eindruck mit Ausdruck reagiert.

2.1 Die Asklepios-Tradition

Die *Asklepios*-Tempel hatten ein Theater für heilsames Spiel (dramatische Therapie), ein Odeon für heilsame Klänge (Musiktherapie), ein Stadion und Gymnastikon für Tanz und Bewegung (Tanz-/Bewegungstherapie), Räucherschalen für Spezereien (Aromatherapie), die heilige Quelle und Tauchbecken (Hydrotherapie), den Raum für den Tempelschlaf, die εγκοίμησις/Enkoimesis/incubatio, wo der Gott/die Göttin den Schläfern Träume und Visionen bescherte. Sie waren dann Grundlage für die Traumdeutung, die Oneiromantie, durch die Priesterärzte (*Näf* 2004). Wichtig ist, die voranstehend genannten, heute oft partikularisiert angewandten, modernen Verfahren nicht gleichzusetzen mit dem, was in diesen Tempeln geschah, nämlich eine abgestimmte kurative Behandlung und fördernde Anleitung, eine „paideía" in allen Bereichen als umfassende „Anthroplastik", als Menschenbildung (*Petzold* 1988n, 216), in der sich **Therapie** und **Agogik** verbinden, wie es den Integrativen Ansatz kennzeichnet (*Petzold, Sieper* 1993a, *Sieper* et al. 2007).

Die ganzheitliche und zugleich differentielle Sicht der Medizin spiegelt sich auch in der griechisch- römischen Mythologie wider. So war *Apollon* Gott des Lichts, des Frühlings, der Heilung – als *Apollon Epikurios* (*Dumézil* 1982) –, aber er war auch Gott der Künste (Musik, Poesie, Gesang, Heil*kunst*, vgl. *Kerenyi* 1937). *Apoll* ist Vater des *Asklepios*, den er dem heilkundigen Zentauren *Cheiron* (*Kaschnitz* 2001) zur Erziehung übergab und der zum wichtigsten griechisch-römischen Heilgott aufstieg, zuständig für alle Aspekte der Heilkunst und der Förderung guter Gesundheit (vgl. *Hart* 2000; *Riethmüller* 2005; *Lopez* 2004). *Grants* and *Hazels* „*Who's Who in Classical Mythology*" (1979) und die großen Enzyklopädien, z. B. „Paulys Realencyclopädie der classischen Altertumswissenschaft" oder *Nigel Guy Wilsons* „Encyclopedia of ancient Greece" (2005), informieren in breiter Weise über die göttliche Heilerdynastie. Mit seiner Frau *Epione* (Ηπιόνη), Göttin der Linderung (*von Sybel* 1886), hatte *Asklepios* fünf Töchter, die jeweils für einen Aspekt einer *diffentiellen Heilkunst* standen. Die Göttin *Hygieia*, Υγίεια, (*Beumer* 2008; *Sobel* 1990), die Hygiene, ist die bekannteste Mitbewohnerin der Tempelanlagen. Sie steht für die Gesundheit und Krankheitsvorbeugung. *Panakeia*, Πανάκεια, beschirmt das Heilen durch Kräuter und Pflanzen (*Thraemer* 1902, 1082f.). *Iaso*, Ιασώ, ist die Göttin der Erholung und Gesundung (*Grimal* 1951; *Smith* 1867, 552), *Aceso*, Ακεσώ, ist Göttin des Heilungsprozesses (*Wilson* 2005, 335) und *Aglaia*, Αγλαΐα, ist Göttin der „strahlenden Gesundheit" (*Smith* 1867, 27).

Die Tempelanlage in Bergama ist noch heute zu sehen. Dieser Ort multisensorischer und multiexpressiver **Therapie** und **Förderung** hatte einen nachhaltigen Eindruck hinterlassen. *Petzold* und *Orth* haben dann in den achtziger Jahren mehrfach auf der Tagung der türkischen psychiatrischen Gesellschaft im Tempel Weiterbildungsgruppen in Bewegungs-, Traum- und Dramatherapie durchgeführt (*Petzold, Sieper* 1990), den *genius loci* genutzt, der sicher zur Formulierung der integrativen „Anthropologie des schöpferischen Menschen" (*Petzold* 1988n, 190-198; *Orth, Petzold* 1993) mit den Konzepten des **perzeptiven**, **expressiven** und **memorativen Leibes** beigetragen hat. Das führte zu einer Position, die im Integrativen Ansatz dann als „asklepiadische Therapeutik" (*idem* 1988n, 216) bezeichnet wurde, in Erinnerung an die frühen Entwicklungen der Medizin im antiken, europäischen Kulturraum mit ihrem *ganzheitlichen* und *differentiellen* Ansatz der **Gesundheitssorge** und **Krankheitsheilung**. Ziel von beidem war der

„Eubios“, ein „gutes Leben“ ohne Beunruhigung, d.h. in Athambie (ἀθαμβία) und in einem Zustand glücklicher und heiterer Gelassenheit der Euthymie (ευθυμίη, *Demokrit*: *Diels, Kranz* 1951/52, fr. B3, B191, B174; *Mansfeld* 1987, fr.18-20, 592-597), Frucht einer ausgewogenen Lebensführung in rechtem Maß (εὐστάτεια, βίος συυμμετίρη) mit dem Ziel persönlicher „Lebenskunst“ (*Hadot* 1999; *Petzold* 1999q; *Schmid* 1998). Die griechischen Termini *„techné tou biou, téchne perì bion“* (lat. *ars vitae, ars vivendi*), also Lebenskunst, bezeichnen für den antiken Menschen ein Programm, eine Aufgabe der persönlichen Lebensarbeit, die es zu realisieren gilt, um ein gutes, ein glückliches Leben zu gewinnen.

2.2 Hippokratische Medizin und philosophische Therapeutik

Von *Sokrates, Epikur, Musonius, Epiktet, Cicero, Marc Aurel, Seneca* geht eine Traditionslinie durch die Philosophiegeschichte bis *Montaigne, Herder, Goethe, Nietzsche* weiter zu *Hadot, Foucault, Orth/Petzold/Sieper,* die neuerlich beachtliche Resonanz gefunden hat (vgl. *Fellmann* 2009; *Foucault* 2007; *Hadot* 1999; *Nehamas* 2000; *Petzold* 1999q; *Schmid* 1998) und die der Weisheit der antiken Ärzte und der philosophischen Seelenführer folgt, welche aus ihrem Wissen um den Menschen damals schon die Perspektiven der Pathogenese und Salutogenese verbunden haben. In der Sache findet man auch schon die vier Orientierungen, die wir in der modernen integrativen Gesundheitslehre fokussieren (*Petzold* 2010b): die Fürsorge für die Gesundheit (*health*), für das Wohlbefinden (*wellness bzw. well-being*), für die Kraft (*fitness*) und die Förderung von Glücksfähigkeit (*happiness*) als wichtige Aufgaben der θεραπεία/*therapeia,* was Dienen, Pflegen, achtsames Umsorgen, Behandeln, Heilen, Fördern, Kultivieren (lat. *colere*) bedeutete. In der eher *klinischen* Ausrichtung von Therapie zielt man auf *Heilung* und *Linderung* von Krankheit, durch ein κλινεῖν, ein „Hinwenden“, liebevolles Zuwenden zu dem, der auf der κλίνη/klíne, dem Kranken- bzw. Ruhebett liegt. Da ist keine Reduktion auf kühle, aseptische Sterilität, wie es den modernen Begriff „klinisch“ kennzeichnet (vgl. *Duden*, Deutsches Universalwörterbuch 2005) – welch ein Bedeutungsverlust! In der *agogischen* Ausrichtung (von ἄγειν/ágein, führen, leiten, begleiten) wird Heilkunst eine Anleitung zur δίαιτα/*diaita*, zur rechten Lebensführung, und der Therapeut, der Arzt wird zum Lehrer für Gesundheit (*Schipperges* 1996), und diese schloss durchaus ein „glückerfülltes Leben“ ein, wie das bekannte Werk des antiken Seelenführers *Seneca* (2009), *„de vita beata“*, über das glückselige Leben, zeigt. Gerade das Thema „Glück“ ist heute wesentlich. Es war bei *Demokrit*, *Seneca* und *Marc Aurel* an eine „rechte“, d.h. maßvolle und ethisch integre Lebensführung, „der Natur gemäß“ gebunden:

„Die Natur (φύσις) und die Erziehung (διδαχὴ) kommen einander gleich. Denn auch die Erziehung gestaltet den Menschen um, und dabei schafft sie im Prozess der Umgestaltung wiederum Natur" (*Demokrit*: *Diels, Kranz* 1951/52, fr. 33). „Solemus dicere summum bonum esse secundum naturam uiuere: natura nos ad utrumque genuit, et contemplationi rerum et actioni." / „Wir sagen, das höchste Gut sei, gemäß der Natur zu leben: die Natur hat uns zu beidem geschaffen, zur Betrachtung der Welt und zum Handeln" (*Seneca*, De otio IV 2). „Durchlebe demnach diese kleine Spanne Lebenszeit in Übereinstimmung mit der Natur (κατὰ φύσιν), dann scheide heiter von hinnen, gleich der gereiften Olive! Sie fällt ab, ihre Erzeugerin preisend und voll Dankes gegen den Baum, welcher sie hervorgebracht hat" (*Marc Aurel,* Selbstbetrachtungen IV, 48.4).

Heilen und Kräftigen/Fördern waren die Funktionen, die von den Heilkundigen, den schamanistischen Medizinmännern, den Heilerinnen und Hebammen der Neanderthalkulturen wohl seit dem jüngeren Paleolithikum und wohl auch in noch älteren Hominidenkulturen ausgeübt wurden. Versorgte Wunden, Knochenbrüche, Trepanationen im Neolithikum – mehr als 450 konnten in Schädelfunden nachgewiesen werden – dokumentieren eine schon recht entwickelte kurative Heilkunst (*Brothwell* 1963; *Arnott* et al. 2002), wie die beeindruckende Ausstellung des Neanderthal-Museums Mettmann: „Loch im Kopf" 2008 dokumentierte (*Maaßen* 2008). In historischer Zeit, so in den Anfängen priesterlicher Medizin in den Heiltempeln der Antike und eines aufkommenden Ärztestandes, wird eine *ganzheitliche* und *differentielle* Heilkunst deutlich, etwa bei den pythagoreischen Ärzten des 5. und 6. Jhs. v. Chr. aus Kroton *Demokedes* (*Michler* 1966) oder *Alkmaion*, Arzt und bedeutender Naturwissenschaftler und -philosoph (*Perilli* 2001; *Andriopoulos* 1990), der das Gehirn als Ort der Erkenntnis entdeckte (nicht das Herz, den Thymos, wie sonst in dieser Zeit angenommen), den Effekt externaler Stimulierung und traumatischer Überstimulierung der Sinne als Krankheitsursache erkannte und das Prinzip der „isonomía", des Gleichgewichts oder der Ausgewogenheit einführte (*Triebel-Schubert* 1984), eine ganzheitliche und differentielle „systemtheoretische" Betrachtung (*Debernardi* et al. 2010). Der Lehrer des *Hippokrates* in der Mitte des 5. Jahrhunderts v. Chr., *Herodicus*, Sportlehrer (παιδοτρίβης) und pythagoreischer Arzt, hat seinen Patienten körperliche Bewegung, Wanderungen, Massagen und Diät verordnet. Er wird als Begründer der Sportmedizin und der Diätetik gesehen (*Georgoulis* et al. 2007) und ist einer der antiken Referenzen der Integrativen Bewegungstherapie (*Petzold* 1974j, 2008c). Auch der Begründer einer modernen Psychiatrie, *Johann Christian Reil* (1803), verwandte mit dem Bezug auf die antike Medizin Gymnastik, „welche *Herodikus* zuerst zu einem Zweige der Heilkunde gemacht hat". Die genannten Ärzte und natürlich *Hippokrates* (1994) mit seinem ganzheitlichen Ansatz der Medizin (*Jori* 1996; *Lopez* 2004; *Pinault* 1992) sowie das unter seinem Namen laufende Konvolut antiker medizinischer Schriften, das „Corpus Hippocraticum" (*Adams* 1891; *Irigoin* 2003), lassen für unseren Kontext erkennen, dass es den *Iatroi*, den professionellen Heilkundigen, keineswegs nur um Wundversorgung und die Bekämpfung der Krankheiten ging (*Majno* 1975), sondern auch um eine Anleitung (*Agogik, Paideia*) zu einem *gesundheitsbewussten* und *bewegungsaktiven* Lebensstil, durch das Zusammenwirken von gesundheitsfördernden Maßnahmen wie richtiger Ernährung und Stressregulation, Atemarbeit und Entspannung, sozialen Kontakten und Gemeinschaftserleben als Grundlagen für ein gelingendes, „glückliches Leben". Auch aus heutiger Sicht hat **multiple Stimulierung** durch körperliche Aktivität, die Herz, Kreislauf, Gefäße, Atmung einbezieht, einen kardiovasculopulmonären Trainingseffekt. Wenn dies in Sport und Spiel, in einem konvivialen, freundlichen Miteinander (*Orth* 2010), umgesetzt wird, erreichen wir ein Ergebnis der Gesundheits-Vierheit: „health, wellness/well-being, fitness, happiness".

Im „Eid des Hippokrates" (*Edelstein* 1943; *Lichtenthaeler* 1984) werden *Apollon* und *Asklepios* angerufen. Beiden wird das Epitheton „Παιάν, *Paian*", Heiler, Helfer, zugeschrieben (*Mitchel-Boyask* 2008, 141; *Krefeld* 2002, 70), als Repräsentanten der gesamten, „ganzheitlichen" Heilkunst, die aber immer zugleich in ihrer Vielfältigkeit gesehen werden muss, denn neben ihnen werden die Heil- und Gesundheitsgöttinnen genannt und repräsentieren differentielle Aspekte der Heil- und Gesundheitskunst. So werden **Gesundheit** und **Krankheit** zusammengeschaut und werden Gesundheit und Wohlbefinden/Euthymie gleichermaßen angestrebt, eine Sicht, die man sich heute wieder aneignen muss – zum Nutzen der Kranken!

„Ομνυμι Απόλλωνα ἰητρον, καὶ Ασκληπιν, καὶ Υγείαν, καὶ Πανάκειαν, καὶ θεους πάντας τε καὶ πάσας ...." „Ich schwöre bei Apollon dem Arzt und bei Asklepios, Hygeia und Panakeia sowie unter Anrufung aller Götter und Göttinnen ... Ich werde ärztliche Verordnungen treffen zum Nutzen der Kranken nach meiner Fähigkeit und meinem Urteil, hüten aber werde ich mich davor, sie zum Schaden und in unrechter Weise anzuwenden ..." Hipporatischer Eid (*Lichtenthaeler* 1984). Die Versuche, seelische Erkrankungen zu behandeln und Gesundheit zu fördern, sind in der Antike vielfältig. Musik, Tanz, Gestaltung mit „kreativen Medien", die Wirkungen „heilsamer Landschaften", von Wasser, Licht, Luft und Bewegung waren bereits im Altertum traditionelle und offenbar wirksame „Wege der Heilung und Förderung", die Gesundheit (*health*), Wohlbefinden/ Euthymie (*wellness/well-being*), Leistungsfähigkeit (*fitness*) und Glück (*happiness*) erhalten und entwickeln bzw. eingetretene Beeinträchtigungen und Erkrankungen lindern oder beseitigen sollten. Auch die frühe Psychotherapie in der neuzeitlichen Psychiatrie war sich der heilsamen Wirkung solcher „natürlichen Wirkmittel" wohlbewusst (*Orth, Petzold* 2008; *Reil* 1803; *Reil, Hoffbauer* 1808). Die Vielfalt der Ansatzmöglichkeiten war dabei keine Polypragmasie, sondern entsprach der komplexen Sicht des Menschen und seiner personalen Leiblichkeit. Eine solche Sicht muss natürlich heute in einem modernen therapeutischen Rahmen aktualisiert werden. Dazu dienen die nachstehenden Ausführungen.

3. Perspektiven der „Integrativen Therapie und Agogik“ für Heilen und Gesundheitsarbeit durch Ressourcenaktivierung und Potentialaktualisierung

Im Integrativen Ansatz haben *Petzold, Orth* und *Sieper* an diese Traditionen „asklepiadischer Therapeutik“ (*Petzold* 1988n, 190) Anschluss gesucht, nicht aus humanistischer Bildungstümelei, sondern weil für sie – gerade auch mit Blick auf *Merleau-Pontys* (1945, 1995) Konzept des „Leibes“ als „totalem Sinnesorgan“ und sein Verständnis der „Natur“, aber auch mit Referenz zur neuropsychologischen Sicht der russischen Schule (*Bernsteijn, Lurija, Vygotskij*, vgl. *Petzold, Michailowa* 2008) – ein solcher Ansatz höchst modern und stimmig war und zum integrativen Kernkonzept des **„informierten Leibes“** (*Petzold* 1988n, 192, 2009c) passte, weiterhin weil ihnen die Verbindung von **Therapie** und **Agogik**, des **klinischen Heilens** und der **Gesundheitsarbeit** als unverzichtbar erschien und auch von ihnen praktiziert wurde und bis heute praktiziert wird (*Petzold, Sieper* 1970; *Sieper, Orth, Schuch* 2007).

Die Integrative Therapie (IT) hat ihren Ursprung Mitte der sechziger Jahre des vergangenen Jahrhunderts in Paris, wo *Hilarion G. Petzold* und *Johanna Sieper* sich damit beschäftigt haben, verschiedene Psychotherapien, Kreativ- und Körpertherapieverfahren auf gemeinsame und unterschiedliche Wirkfaktoren hin zu untersuchen. Daraus entstand das neue Therapieverfahren einer „Integrativen Humantherapie“, das ausgehend von philosophischer Anthropologie (*Marcel, Merleau-Ponty, Ricoeur*), von psychophysiologischer und neuropsychologischer Grundlagenforschung (*Lurija, Bernšteijn*) wirkkräftige Elemente verschiedener Therapieschulen wie der „ungarischen Schule“, der Psychoanalyse (*Ferenczi, Balint, Iljine*), den sogenannten „humanistisch-psychologischen“ Ansätzen des Psychodramas (*Moreno*) und der Gestalttherapie (*Perls, Goodman*), der Bewegungs- und Leibtherapie (*Gindler, Ehrenfried, Raknes*), der Budo-/Wushu-Kampfkünste (*Petzold, Bloem, Moget* 2004), der psychiatrischen Psychotherapie (*Janet*) sowie der Verhaltenstherapie (*Kanfer*) unter einer phänomenologisch-hermeneutischen und systemischen Sicht verband (*Petzold*, 2010g). Mit dem Rückgriff auf die neurowissenschaftliche, klinisch-psychologische und sozialwissenschaftliche Forschung wurden originär neue Theoriebildungen und eine sehr breite, innovative Praxeologie entwickelt (vgl. *Petzold* 1974j, 1988n, 2003a; *Waibel, Petzold, Orth, Jakob-Krieger* 2009).

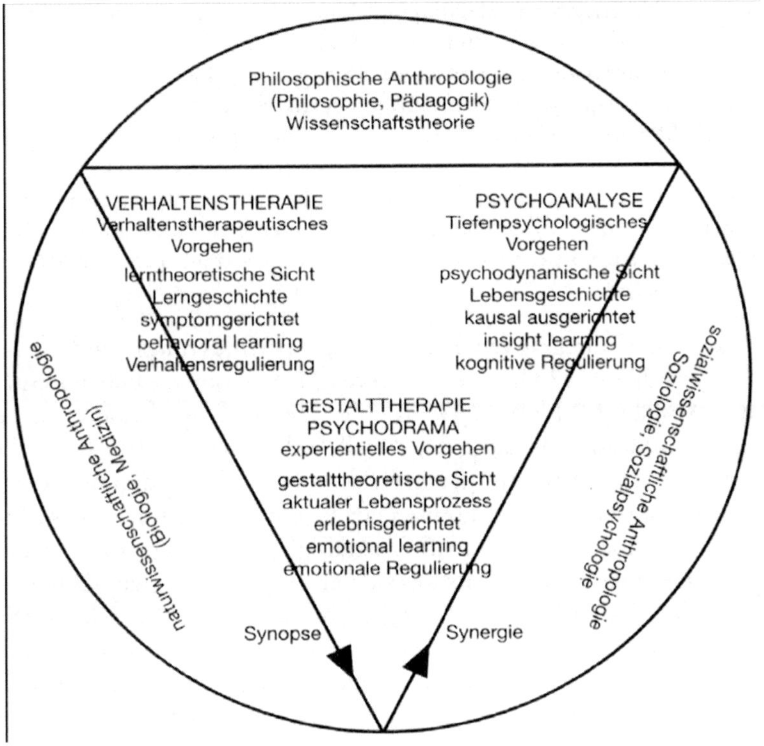

INTEGRATIVE THERAPIE
multimediales Vorgehen
systemtheoretische Sicht
biographischer, aktualer und
prospektiver Kontext
komplexes Lernen
integrative Regulation

Abb. 1: Entwicklung der IT als biopsychosozialer Ansatz (aus *Petzold* 1974j, 302/2003a)

Der Integrativen Therapie liegt ein **biopsychosoziales** bzw. **biopychosozialökologisches Gesundheits- und Krankheitsverständnis** zugrunde. Krankheit und Gesundheit werden aus einer entwicklungsorientierten Sicht gesehen unter den Perspektiven der **Salutogenese**, **Pathogenese**, weiterhin der **Defizitgenese** und **Resilienzgenese** sowie der **Ressourcenaktivierung** und **Potentialaktualisierung** (*Petzold* 2012b; *Waibel, Jakob-Krieger* 2009; *Petzold, Müller* 2004). Dieser komplexe Ansatz schöpft aus vielen Quellen und Referenzdisziplinen:

Ziel der Integrativen Therapie ist es, körperliche, emotionale, volitionale, geistige und soziale Beweglichkeit und Kraft wiederzugewinnen, vorhandenes Potential zu erhalten und zu entfalten. Folgende Dimensionen sind dabei von grundlegender Bedeutung:

„Die **kurative Dimension** zur Heilung und Linderung seelischer und psychosomatischer Störungen und Leidenszustände mit Krankheitswert …
Die **gesundheitsfördernde Dimension** zur Entwicklung einer gesundheitsbewussten Lebensführung und eines gesundheitsaktiven Lebensstils …
Die **persönlichkeitsentwickelnde Dimension**, um die eigene Lebensführung aktiv zu planen und zu gestalten, d. h. seine persönliche Souveränität zu entwickeln …
Die **Dimension der Kulturarbeit**, um sich kulturkritisch mit der eigenen Geschichte auseinander zu setzen – (…) sich mit einer „Kultur der Vernachlässigung des Körpers" und mit einem neuen Körperverständnis auseinander zu setzen" (*Petzold* 2001a und vgl. *Schay* et al. 2006, 162).

Im Kontext einer integrativen Belastungs-, Überforderungs- und Krisentheorie (*Petzold* 1975m, 1993g) werden in der IT **Ressourcen** und **Potentiale** in helfender Absicht erschlossen. Gemäß der „Integrativen Ressourcentheorie" (*Petzold* 1997p) werden **Ressourcen** als „alle erdenklichen Mittel der Hilfe und Unterstützung angesehen, mit denen Belastungen, Überforderungssituationen und Krisen bewältigt werden können" (z. B. innere Ressourcen bzw. Stützen wie physische Vitalität, emotionale Tragfähigkeit, Willensstärke, Intelligenz, geistige Werte, aber auch äußere Ressourcen bzw. Stützen wie Freunde, soziale Netzwerke, Unterkunft, Geld etc.), nicht zuletzt um das Selbstwert- und Selbstwirksamkeitsbedürfnis (*Flammer* 1990; *Keller* 2007) der PatientInnen zu befriedigen. Dabei wird ein Blick auf das jeweilige persönliche **Ressourcenreservoir** notwendig. Darunter versteht man den aktuellen Ressourcenbestand einer Person im Hinblick auf Quantität und Qualität, Sortiertheit und Vielfalt. Der **Ressourcengebrauch** eines Menschen setzt voraus, dass er seine Ressourcen wahrnimmt und diese von ihm als verfügbare Ressourcen eingestuft werden, so dass sie zugänglich und mobilisierbar sind. Die Fähigkeit, eigene Ressourcen und Potentiale nutzen zu können, wird als **Ressourcen**- und **Potentialkompetenz** bezeichnet (Zugänglichkeit, Anwendbarkeit, Nachschubmöglichkeit und Erneuerbarkeit gilt es zu sehen und zu nützen). Den gesamten Prozess des systematischen Erschließens von Ressourcen wird in der IT *ressourcing* genannt.

Ressourcen dienen dem Menschen dazu, auf wahrgenommene, kontextbedingte Probleme adäquat und effektiv antworten zu können oder aber innere Bedürfnisse und Interessen, d. h. individuelle oder kollektive Volitionen durch Bewältigungsverhalten (*coping*) und/oder schöpferische Gestaltung (*creating*) zu realisieren (*Petzold* 1997p, vgl. *Waibel, Jakob-Krieger* 2009). **Potentialkompetenz** umfasst die Fähigkeit, Möglichkeitsräume zu nutzen oder zu schaffen: „**Potentiale** sind Möglichkeiten meiner Persönlichkeit, die ich bislang noch nicht erkannt und aktualisiert habe oder zwar sah, aber nicht als ‚Entwicklungschance' nutzen konnte: vielleicht aus Mangel an Mut (*assertiveness*), aufgrund decouragierter Neugierde oder dem Fehlen eines ‚potential space' (*Winnicott*), ggf. auch wegen einer Blindheit gegenüber vorhandenen Umweltchancen, vielleicht auch durch Unerfahrenheit, wirkmächtig Chancen zu ergreifen und sie aus solcher Macht poietisch zu gestalten. **Potentiale** sind also ungenutzte

Möglichkeitsräume in der eigenen Person und in ihrem Kontext/Kontinuum, Räume, die der Erschließung harren und zu einem Engagement für sich selbst, zur Investition in sich selbst und in Andere genutzt werden sollten, indem ich die Entfaltung meiner Potentiale zu realisieren strebe und damit ‚**mich selbst zum Projekt**' mache" (*Petzold* 2009k, 46). Ausgehend von *Petzold*s Modell der „Vier Wege der Heilung und Förderung" (1988n, 1996a) wird durch den Ansatz der **Multiplen Stimulierung** der dritte Weg und zwar der, der Erlebnis- bzw. **Ressourcenaktivierung** und **Potentialaktualisierung** wirksam (*Petzold* 1997p, 2009d; vgl. auch *Grawe* 2004).

3.1 Das Konzept der „multiplen Stimulierung"

Im Integrativen Ansatz wird der Mensch im Sinne der „asklepiadischen Therapeutik" als ein „multisensorisches und multiexpressives Wesen" gesehen, das „**multiple Stimulierungen**" benötigt (*Petzold, Sieper, Orth* 2006; *Petzold* 2009c), die den Menschen gleichsam mit Informationen über die Welt „nähren".

> Mit dem Basiskonzept des „**Informierten Leibes**" bietet die Integrative Therapie eine moderne Position zum „psychophysischen Problem", verstanden als „Körper-Seele-Geist-Welt-Verhältnisse", die neurobiologische, leibphilosophische Perspektiven verbindet und die „implizierten Dualismen" und „individualisierenden" Tendenzen der Begriffe „Körper-therapie" oder „Psycho-therapie" vermeidet. Stattdessen wurde das Leitbild eines in die ökologische und soziale Welt eingebetteten (*embedded*) Menschen entwickelt, der Mensch-Welt-Verhältnisse erlebniskonkret wahrnimmt, verarbeitet und sich – sie verkörpernd (*embody*) – als „Leibsubjekt" konstituiert (*Petzold* 2009c).

Informationale Stimulierungen werden über die Sinne des Leibes im interpersonalen Kontakt, im Kontakt zur Umgebung, zur Natur, in Landschaftserfahrungen (*Petzold* 2011g) oder über die Arbeit mit „kreativen Medien" (*Petzold, Orth* 1990a) vermittelt. Stimulierungen versorgen den „Informierten Leib" mit lebenswichtigen Eindrücken. Diese führen in der Regel zu menschlichem Ausdrucksverhalten, das sich in multiexpressiver Form zeigt: in Sprache, Gesang, Gestik, Mimik, Haltung etc. (*Orth, Petzold* 1998a). Eindruck und Ausdruck werden als Informationen aufgezeichnet. Die Stimulierung wird dabei als komplexe erregende außenweltbedingte (*exterozeptive*) und innersomatische (*propriozeptive*) Reizkonfiguration mit spezifischem Informationswert verstanden (*Petzold* 2003a, 2009c; *Bumiller, Waibel* 2009).

Hier ergeben sich Schnittmengen zur Gestalttherapie, wenn *Fritz Perls* (1969a), ihr Begründer, schreibt: „Awareness *per se* ist heilsam". Es geht ihm um wahrnehmende „Bewusstheit" (*Petzold* 1988a), durch die der Mensch mit sich selbst und der Welt verbunden ist (*Waldenfels*, 1985). Isolationistischem Rückzug, Selbstentfremdung und Entfremdung von der Welt wird durch Awareness gegengesteuert. Das Wahrgenommene löst im Menschen etwas aus, wenn es vom *Selbst* und *Ich* (vgl. *Petzold*, 1992a, 1988b) wahrgenommen wird und in die Bewusst*heit*, ins Selbst- bewusste (*awareness*) gelangt, weiter zu Bewusstsein kommt, ins Ich-Bewusste (*consciousness*) tritt und damit „aufgenommen", „verinnerlicht" wird, so dass der Betrachter „erfüllt" wird, einen „inneren Reichtum" empfängt und behalten kann. Es kommt natürlich darauf an, welche Materialien in die *awareness*, die Bewusst*heit* des *Selbst* und die *consciousness*, das Bewusst*sein* des *Ich* treten und wie sie dann emotional bewertet (*valuation*) und kognitiv eingeschätzt (*appraisal*) werden, als gut oder als schlecht (*Petzold* 2009c). Deshalb ist es wesentlich, was dem Patienten, Kranken, Leidenden als Information angeboten wird, damit ein „*therapeuein*", im Sinne des griechischen Verbes möglich wird, das pflegen, umsorgen, lindern, kräftigen, heilen, aufbauen, erbauen bedeutet (*Petzold* 1999q).

Durch **multiple Stimulierung** in der erlebniszentrierten Modalität werden neue kognitive, emotionale, volitionale und aktionale „Alternativerfahrungen" vermittelt. Dabei können u. a. Verknüpfungen zu guten (*benignen*) Vergangenheitserfahrungen hergestellt werden, die heilendes Potential haben. Durch erlebnisaktivierende Arbeit können sich die Prozesse **dynamischer Regulation** (dieses Buch S. 857f.), die lebendige Organismen steuern, stabilisieren und verbessern. Neue, funktionale neuronale Bahnungen können gebildet und gefestigt werden. Regulation ist abhängig von multiplen innersomatischen und extrasomatischen Stimulierungen aus dem sozioökologischen Feld, die idealiter den Leib in „guter Passung" mit Informationen füllen (*Petzold, Sieper, Orth* 2006).

> „Stimulierung wird verstanden als komplexe erregende exterozeptive, außenweltbedingte und *propriozeptive*, innersomatische Reizkonfiguration mit spezifischem Informationswert – z. B. durch die Amygdala als ‚gefährlich' oder ‚ungefährlich' bewertet (emotionale *valuation*) und durch den Hippocampus und den präfrontalen Cortex aufgrund archivierter Erfahrung eingeschätzt (kognitives *appraisal*). Durch die stimulierungsausgelösten mnestischen Resonanzen im Gedächtnis des ‚informierten Leibes', des ‚Leibgedächtnisses', einerseits sowie durch die Qualität des weiterlaufenden und aufgenommenen Stromes von stimulierender Information andererseits werden Regulationsprozesse beeinflusst und die psychophysiologische Erregungslage des Menschen (Organismus und Leibsubjekt zugleich!) intensiviert, weiter erregt (*up regulation, kindling, hyperarousal*, z. B. durch adversive Faktoren) oder abgeschwächt, beruhigt, gehemmt (*down regulation, quenching, relaxation*, z. B. durch protektive Faktoren), was mit dem entsprechenden neurohumoralen Geschehen verbunden ist und Bahnungen bestärkt oder schwächt. Das hat für die Konzipierung konkreter Interventionspraxis erhebliche Bedeutung, denn der Therapeut und das therapeutische Setting müssen entsprechende Stimulierungskonfigurationen bereitstellen können, um die Prozesse *dynamischer Regulation* (dieses Buch S. 857f.) adäquat zu beeinflussen" (vgl. *Petzold, Sieper, Orth* 2006).

Mit einem solchen regulations- und stimulierungstheoretischen Hintergrund (dieses Buch S. 857f.), der die Anschlussfähigkeit an die modernen Bio- und Neurowissenschaften gewährleistet und konsistent in das „erweiterte biopsychosoziale Modell" mit seiner „humanökologischen" Orientierung eingepasst ist, hat man eine solide Basis, um die praxeologischen Weisheiten der „asklepiadischen Therapeutik" in einer modernen Behandlungspraxis fundiert einzusetzen, wie es im Integrativen Ansatz geschieht.

3.2 Multiple Stimulierung des Leibes auf allen Leibebenen

Im Sinne der „asklepiadischen Therapeutik" geht es in der integrativen Gesundheitsförderung und Krankenbehandlung um die Förderung der Erlebens- und Ausdrucksmöglichkeiten und um die Nutzung und Weiterentwicklung von Ressourcen und Potentialen und der damit verbundenen protektiven Faktoren und Resilienzen (*Petzold* 2012b; *Petzold, Goffin, Oudhof* 1993). Das geschieht durch die Arbeit mit **multipler Stimulierung** in der „erlebnisaktivierenden Modalität" des integrativen Vorgehens, dem sogenannten „3. Weg der Heilung und Förderung" (*Petzold* 1988n), bei dem der Patient/die Patientin über die Wahrnehmungen der Sinne neue Erlebnisse aufnehmen oder vergessene Erfahrungen wiederentdecken kann. Dabei wird das in der „Anthropologie des schöpferischen Menschen" (*Orth, Petzold* 1993) unter Rekurs auf die antiken Praxen des Heilens (*Petzold, Sieper* 1990b) entwickelte Konzept der „Leibebenen" zugrunde gelegt, mit der Zielsetzung, dass der **Leib** durch neue Informationen bereichert wird, die im „Leibgedächtnis" des **„informierten Leibes"** für weitere Nutzung gespeichert werden (*Petzold* 2009c). Die Wirkfaktoren *Ressourcenaktivierung* und *Potentialaktualisierung* können dabei so eingesetzt werden, dass durch **multiple Stimulierungen** therapeutische Erfahrungen auf allen Leibebenen in einer Weise dargeboten werden sollten, dass sie letztendlich wieder zur Aktivierung selbstregulatorischer Prozesse führen können (*Bumiller, Waibel*, 2009).

Folgende Ebenen werden angesprochen:

Memorative Leibebene: Beim genussvollen Wahrnehmen der vermittelten angenehmen Erfahrungen werden vorgängige, im Leibgedächtnis gespeicherte, positive Gedächtnisinhalte aktiviert und nutzbar, die ggf. von negativen Erinnerungen überlagert waren.

Expressive Leibebene: Es wird angestrebt, dass sich PatientInnen öffnen, statt in sich zu versinken oder in Verkrampfung zu erstarren, wie man das oft bei depressiven PatientInnen findet. Deshalb werden in erlebnisaktivierenden Angeboten PatientInnen ermutigt, sich auszuprobieren und zu zeigen – etwa durch tanz- und dramatherapeutische Angebote (*Willke, Petzold, Hölter* 1991; *Petzold* 1982a) –, wodurch die eigene Identität prägnanter erlebt wird (*Petzold* 2012a).

Reflexive Leibebene: Das Bewusstmachen und Benennen von Empfindungen. Der verbale Austausch über das „eigenleibliche Spüren" lenkt die Aufmerksamkeit weg von grüblerischen Gedanken hin zum Hier und Heute (*Orth, Petzold* 2008; *Waibel, Petzold* et al. 2009). Auf diesem Weg können protektive Faktoren zum Tragen kommen, werden **Ressourcen** aktiviert, **Defizite** kompensiert und **Potentiale** erschlossen, ohne dass unbedingt „Ursachen" und biographische Hintergünde thematisiert werden müssen. Das ist für den „Dritten Weg der Heilung und Förderung" charakteristisch. Er setzt auf die Wirkung „alternativer Erfahrungen" (*Petzold* 2003a), wobei andere Heilungswege natürlich nicht ausgeschlossen werden. In der „erlebnisaktivierenden Modalität" ermutigen die Erfolgserlebnisse und fördern angenehme Überraschungen die Dopaminausschüttung und damit die Motivation und das Wollen (*Grawe* 2004; *Petzold, Sieper* 2008a).

4. Euthyme Therapie – ein integrativer und behavioraler Ansatz auf dem Boden asklepiadischer und demokritischer Therapeutik

Das Wort „euthym" kommt, wie dargelegt, vom griechischen **Euthymie** (ευθυμίη) und bedeutet so viel wie: was der Seele guttut, ein gutes, glückliches Lebensgefühl, eine gelassene Heiterkeit und Fröhlichkeit, ein gut gegründetes Wohlbefinden, eine Glückseligkeit; der Begriff deckt dieses ganze Spektrum ab – inkludiert allerdings nicht die Euphorie, da die das „gute Maß" übersteigt. *Demokrit* ist wohl der gewichtigste antike Referenzautor für den Euthymiebegriff und wohl einer der umfassendsten Denker zu diesem Thema. Es ist bedauerlich, dass – wenn man schon „seinen" Begriff in den behavioral und humanistisch-psychologisch orientierten Euthymie-Therapien verwendet (vgl. *Fava* et al. 2009; *Lutz* 2007, 2009; *Koppenhöfer, Lutz* 1984; *Koppenhöfer* 1998) – man sich diesem Autor nicht näher zugewandt hat. Ähnlich steht es auch mit der behavioralen „Weisheitstherapie" (*Linden* et al. 2006), die – ungeachtet ihrer verdienstvollen empirischen Arbeit – die antiken Quellen philosophischer Therapeutik und Seelenführung nicht berücksichtigt hat (*Baumann, Linden* 2008). Mit zwei Sätzen über Äskulap, zuständig für Heilung von Krankeiten, und *Hygieia*, zuständig für Förderung von Gesundheit – so *Linden* und *Weig* (2009, 2) –, ist es u.E. nicht getan, und so bleiben Weisheits- und Euthymiekonzept bei diesen Therapierichtungen seltsam flach und verschenken viel von ihren Möglichkeiten. Im Integrativen Ansatz wurde den antiken Therapeuten, ihrem Kontext (*Petzold, Sieper* 1990b; *Petzold, Orth, Sieper* 2010a), ihrem Denken, der Aktualität ihrer Ideen und ihrer Praxis aufgrund unserer philosophischen Ausbildung und einer von Jugend auf durch das Elternhaus (vgl. *Petzold* 2011 i, j, 2004l; *Petzold, Orth, Sieper* 2014a) vermittelten guten Kenntnis der Stoa – *Epiktet, Seneca, Marc Aurel* – weitaus größere Bedeutung zugemessen, als das in anderen Therapierichtungen der Fall ist, was zur Entwicklung einer „klinischen Philosophie" und

„philosophischen Therapeutik" im Rahmen des Integrativen Ansatzes führte (*Petzold* 1991a, 2009f, 2010k; *Kühn, Petzold* 1991). Hier kann natürlich keine differenzierte Darstellung der Euthymielehre *Demokrits* erfolgen – eine philosophiegeschichtlich und altphilologisch anspruchsvolle Aufgabe, zu der *Lautaro Roig-Lanzilotta* (2001) eine grundlegende Arbeit geleistet hat.

4.1 Die „Euthymie" des Demokrit – „gute Fülle und Maß"

Demokrit hatte im Diskurs der Antike erkannt, dass „Glück" – *Eudaimonie* (*Diels, Kranz* 1951/52, B140, vgl. *Warren* 2000, 41) bzw. mit anderen Tönungen *Euthymie, Euesto* (*Paul* et al. 1998, 51) – ein zentrales, wenn nicht gar d a s zentrale Thema des menschlichen Lebens ist. Er hatte ein – verlorenes – Buch *„Peri euthymies"* (Über das Gutfühlen), vielleicht eines über *„Euesto"* (Wohlsein) geschrieben (der Aufstellung des *Kallimachos von Kyrene* über die Bestände der Alexandrinischen Bibliothek zufolge; *Blum* 1977, 149). Glück hat eine innerseelische Seite (*Eustō*/εὐεστῶ) und eine soziale (*Euthymie*/ευθυμίη). Beides, die innere Seelenlage und die äußeren Umstände, müssen in ausgewogenem Verhältnis (*Eustatheia*/εὐστάθεια) stehen. Menschen müssen darauf achten, dass sie ihre Haltungen und Werte mit denen des Kontextes abgleichen und beides evaluieren, um ihr Handeln so auszurichten, dass keine Spannungen entstehen, die ein glückliches Leben behindern. Ein gutes Lebensgefühl entspringt aus einer der „eigenen Natur gemäßen Lebensführung", „aus einer guten Fülle" (εὐογκίη), nicht etwa „Überfülle" (*Diels, Kranz* 1951/52, fr. B3; *Mansfeld* 1987, 592), sondern aus „gemäßigtem Genuß und rechtem Lebensmaß/ κὰι βίου συμμετρίη" (*Diels, Kranz* 1951/52, fr. 191; *Mansfeld* 1987, 592). Der rechte Umgang mit den Genüssen steht im Zentrum von *Demokrits* Euthymie-Lehre, wie das Fragment B235 zeigt: Beim Genießen muss man wissen, „wann man aufhören soll", denn „die Grenze des Zuträglichen ist das Genießen und die des Unzuträglichen ist das Nichtgenießen" (*Diels, Kranz* 1951/52, fr. B188; *Mansfeld* 1987, 596). Die Genügsamkeit macht selbst einfache Dinge zu süßem Genuss (*Diels, Kranz* 1951/52, fr. 246; *Mansfeld* 1987, 598). Im Unterschied zu einer allein hedonistischen „Schule des Genießens" (*Koppenhöfer* 2004) wird bei *Demokrit* eine **weise Lebensführung** gelehrt, in der sinnliche Wahrnehmungen und Begehren von der **Weisheit** (τῆς σοφίης) geleitet sein müssen (*Diels, Kranz* 1951/52, fr. B197) und durch die **Athambie** (ἀθαμβία), die Unerschütterlichkeit und ruhige Sicherheit (*Diels, Kranz* 1951/52, fr. 216), als hohes Gut einer alles unterfangenden „athambischen Weisheit" (σοφίης 'άθαμβον ἀξίη πάντων, ibid.), die aktiv anzustreben sei. Sie nämlich begründet eine **Eustatheia**/Ausgewogenheit (εὐστάθεια), die zu **Euestō**/Wohlsein und zur **Euthymie**/Glückseligkeit führt. Damit kann, wie *Roig-Lanzillotta* (2001, 54) in seinem differenzierten Beitrag schreibt, *„la correcta relación entre la dimensión individual y la dimensión social de la persona"* erreicht werden, und er fügt hinzu, das „sei eine

Widerspiegelung des inneren Gleichgewichtes in den Strebungen der Seele und Ausdruck der ευθυμίη, der Glückseligkeit/felicidad" (ibid., 55).

Weiterhin ist eine Auseinandersetzung mit dunklen Seiten der Seele wie *Neid, Ehrgeiz* und *Feindseligkeit* notwendig (*Diels, Kranz* 1951/52, fr. 191; *Mansfeld* 1987, 594). Das erfordert auch ein kluges Abgleichen von Situationen, ein Vergleichen mit den Lebenslagen anderer und ein besonnenes Urteilen. Die *Demokrit*forschung hat die komplexen und differenzierten Argumentationen des Philosophen für eine solche ethisch fundierte Lebenshaltung herausgearbeitet (*Löbl* 1989; *Roig-Lanzillotta* 2001; *Warren* 2000). Diese praktischen Ethikmaßstäbe bzw. die Praxen solchen sittlichen Handelns, solcher Tugenden, haben ingesamt durchaus Relevanz für moderne euthyme Therapiekonzeptionen, wenn diese mehr sein wollen, als nur ein Einüben schlichter Genussfähigkeit für Individuen. Es geht in der Ethik als geregeltem, durch Sozialisation vermitteltem und verinnerlichtem Verhalten als ἦθος, Ēthos, d. h. als „Charakter, Sinnesart", immer um Soziales. Das trifft gleichermaßen für ἔθος als sozialisatorischer Vorgabe durch Gewohnheit, Sitte, Brauch zu. *Demokrit* verfügt über eine Theorie sozialen Lernens durch μίμησις, durch Nachahmung (*Diels, Kranz* 1951/52, fr. B154, B39, B79), was auf Vorbilder verweist: „Des Vaters Selbstbeherrschung ist der Kinder bestes Modell" (*Diels, Kranz* 1951/52, B208) und es ist „nicht die Zeit, die denken lehrt, sondern frühzeitige Bildung zusammen mit natürlicher Veranlagung" (*Diels, Kranz* 1951/52, 183, vgl. B278) – ein früher *nature-nurture approach.*[17] So ist auch für das Glücklichsein Anleitung und Vorbildfunktion wesentlich, durch die wir Menschen vermittels unserer Natur gestaltet werden und uns zugleich auch selbst gestalten, *Demokrits „didaché metarismoi"* als die den Menschen umgestaltende Kraft (*Diels, Kranz* 1951/52, B33) der Selbst- und Fremdbildung macht das deutlich. Stets kommt gedeihlichem, euthymem sozialen Miteinander Bedeutung zu, sind doch „im gemeinsam genossenen Fisch keine Gräten", wie *Demokrit* sagt (*Diels, Kranz* 1951/52, fr. B151).

„Eu" steht für Positives, Wohltuendes, Gutes. „Thymos" (θυμός) steht für Lebenskraft, Lebensenergie und bezeichnet auch die *Gemütsanlage,* die „emotionale Seele" eines Menschen. Das *„eu"* in **Euthymie** und **Euestō** schloss bei *Demokrit* ein „sittlich Gutes" ein, das „Hingezogensein zu gerechtem, gesetzlichem Handeln" (*Diels, Kranz* 1951/52, B 174; *Mansfeld* 1987, 594), aber auch zu einem Interesse am anderen (*Diels, Kranz* 1951/52, B293). „Menschen, die Not oder Unrecht leiden, muss man nach Kräften helfen und nicht ruhig zusehen" (*Diels, Kranz* 1951/52 fr. 261). Heute wissen wir durch sozialpsychologische Forschung, dass praktizierter Altruismus heilsam und sinnstiftend ist (*Petzold, Sieper* 2011). Die Sorge für das Gemeinwesen (πόλις), die „unter allen Pflichten die wichtigste ist", wie das berühmte Fragment B252 (*Diels, Kranz* 1951/52; *Mansfeld* 1987, 600) heraushebt, muss durch die Selbstsorge, das Kümmern um

---

17 Vgl. zu Anlage/Umwelt z. B. *de Waal* 2000; *Joseph* 2004; *Plomin* et al. 2001.

die eigenen Dinge (*Diels, Kranz* 1951/52, B253; *Mansfeld* 1987, 600) ergänzt werden. Immer werden von *Demokrit* zwei Seiten aufgezeigt, die ausgeglichen zum Tragen kommen müssen. So ist ihm neben der unverzichtbar maßvollen Haltung Genuss durchaus wichtig, denn „ein Leben ohne Festlichkeiten ist ein langer Weg ohne Herbergen“ (*Diels, Kranz* 1951/52, fr. B230; *Mansfeld* 1987, 596). Insgesamt geht es darum, sein Leben in Ordnung zu halten bzw. zu bringen, denn „wie es eine Krankheit des Leibes gibt, so gibt es eine des Hauses und der Lebensführung“ (*Diels, Kranz* 1951/52, fr. B288; *Mansfeld* 1987, 604). Das alles kann „messy“ sein. Menschen müssen ihre innere Dynamik von Begehren und Sich-Bescheiden zu einem ausgewogenen Verhältnis führen (*Diels, Kranz* 1951/52, fr. B219, B284), und sie müssen ihre sozialen Beziehungen klären. Dann können sie **Euthymie** erreichen.

In der *platon*ischen Psychologie war **Thymos** eine der drei menschlichen Seelenkräfte (*Brinker* 2008; *Gill* 1996; *Jaynes* 1976), und zwar die sterbliche, weil leibnahe, im Unterschied zur unsterblichen „Psyche“ (ψυχή) und zum „Nous“(νοῦς) als geistigem Fassungsvermögen. In der antiken Medizin war der „Thymos“ (θυμός) in der Herzregion angesiedelt und mit dem Atem, dem Blut, dem Bries assoziiert, diesem primären bzw. zentralen *Organ des lymphatischen Systems,* das beim Menschen im anterioren superioren Mediastinum, d. h. oberhalb des Herzens, gelegen ist. Es ist in der Kindheit bis zur Pubertät an der Regulation der Wachstumsprozesse beteiligt und dient der Primärentwicklung der T-Lymphozyten (*Nishino* et al. 2006), ist insgesamt also für die Entwicklung des Immunsystems zentral. Nach der Pubertät bildet es sich zurück. Die alten Griechen vermuteten den Sitz der empfindenden Seele in der Thymusdrüse. Das wird erlebbar, wenn sich das Herz zusammenkrampft oder im Zorn rast und im Liebeskummer schmerzt oder wenn das Herz vor Freude springt.

4.2 Thymopraktik in der Integrativen Therapie: aufarbeitende Konfliktzentriertheit, euthyme Erlebniszentriertheit, bahnende Übungszentriertheit, komplexes katathymes Erleben

In der **Integrativen Therapie** hat *Petzold* (2005r, 2010k) diese im „eigenleiblichen Spüren“ phänomenal zugänglichen sanften und heftigen Regungen in der therapeutischen Praxis durch „multiple Stimulierung“ aufgegriffen und 1970 „**Thymopraktik**“ genannt: „Thymopraktik bedeutet die direkte Arbeit am Körper, mit der Zielsetzung einer ganzheitlichen, psychosomatischen Einwirkung“ (*Petzold* 1974j, 351). Sie kann **konflikt-, übungs-** und **erlebniszentriert** eingesetzt werden. **Konfliktzentrierung** will durch Traumata und Belastungen bewirkte Selbstanästhesierungen des Erlebens und muskuläre Verspannungen durch Bewusstmachen und psychophysisches Durcharbeiten auflösen, denn das „bewirkt eine Mobilisierung der gesamten psychophysischen Struktur des Menschen im Sinne einer Vitalisierung, von Spannkraft, Lebensfreude,

Genußfähigkeit und Kreativität“ (ibid., 352), die freigesetzt werden. Ausgearbeitet wurde der Ansatz in der „**Integrativen fokalen Kurzzeittherapie**“ (IFK: *Petzold* 1993p). **Erlebniszentrierung** hingegen setzt „potentialorientiert“ bei einer grundsätzlichen Erweiterung der Fähigkeiten und Fertigkeiten von Menschen an. In der **Thymopraktik** der „Integrativen Leib- und Bewegungstherapie“ (ibid., 287-404) wurde ein breites Repertoire an Methoden entwickelt, um *dysthyme* Erlebnisstile (*Hofmann* 2002) biographisch-aufdeckend „durchzuarbeiten“ und/oder *euthyme* Erfahrungen **erlebniszentriert** zu vermitteln und *neuromotorisch* übungszentriert zu bahnen, so dass thymopraktische „Umstimmungen“ oder „Feinstimmungen“ (*Petzold* 2003a, 642ff.) möglich werden. „Um Dysphorien[18] zu beeinflussen, die durch belastende Lebensumstände ausgelöst wurden oder in einem depressiven Krankheitsgeschehen die Vitalität des Thymos herabziehen und die Kreativität zum Versiegen bringen, ist die intermediale Arbeit mit *kreativen Mitteln* und eine vielfältige *Stimulierung aller Sinne* des ‚perzeptiven Leibes‘ ein Weg, um eine euthyme Stimmungslage herbeizuführen (cave, nicht bei Zyklothymien indiziert). In ihr sollen alle Möglichkeiten des ‚expressiven Leibes‘ – Bewegung, Tanz, dramatisches Spiel, Gesang, Aktionsmalen etc. – *erlebniszentriert* erschlossen und übungszent*riert,* d. h. in täglicher Übung, praktiziert (*Dürckheim* 1964) die ‚Stimmung heben‘, damit sich die euthyme Stimmungslage generalisiert und stabilisiert. Singen, Bewegen, Malen, Gartenarbeit sollen deshalb als ‚Hausaufgaben‘ den Patienten in einen kreativen Conflux führen“ (*Petzold* 1975h). Dieses übende und erlebnisfördernde Vorgehen hatten wir als „**Integrative Supportive Kurzzeittherapie**“ (**ISK**) bezeichnet, die wir – ressourcen- und potentialorientiert (idem 1997p) – in der Garten- und Landschaftstherapie (idem 2011g, h), in der „euthymen Praxis“, die in diesem Beitrag beschrieben wird, und in der willenstherapeutischen Arbeit praktizieren (*Petzold, Sieper* 2008a, 558-568) und natürlich in unseren budo-, sport- und bewegungstherapeutischen Ansätzen (*Petzold, Bloem, Moget* 2004; *van der Mei, Petzold, Bosscher* 1997; *Waibel, Petzold* 2009).

Bei den „Hausaufgaben“, die seit Anfang der 1970er Jahre wie das Führen eines Therapietagebuches zum technischen Arsenal der Integrativen Therapie in „supportiver Ausrichtung“ (ISK) gehörten, weil wir auf „Transfertraining“, das Übertragen von Gelerntem in den Alltag, großen Wert legen (idem 1974j; *Petzold, Orth* 1993a), ist es wichtig darauf zu achten, dass keine belastenden Schulerinnerungen evoziert werden, sondern eine positive Ressourcenaktivierung konnotiert wird (*Fehm, Helbig* 2008; *Flückiger, Wüsten* 2008; *Petzold* 1997p). Es wird aber nicht nur die **direkte Stimulierung** eingeführt, die sich schon bei den antiken Ärzten findet, etwa in Form der Aromatherapie, über die *Dioscorides* ausführlich berichtet (*Gunther* 1959; *Belaiche* 1979) und die auch in der arabischen Medizin oder bei *J. C. Reil* (1803) im psychiatrisch- psychotherapeutischen Kontext

18 Der Begiff Dysthymie war damals noch nicht bekannt, er wurde Ende der 1970er Jahre von *Robert Leopold Spitzer* im Kontext seiner Arbeiten am DSM-III eingeführt.

eingesetzt wurde (vgl. auch *Franchomme* 1999; *Steflitsch, Steflitsch* 2007), sondern wir haben auch **indirekte Stimulierung** eingesetzt in Form von „**komplexem katathymem Erleben** bzw. **Imaginieren**" (*Petzold* 1972f, 1990w). In der Vorstellung werden Gerüche, Farben, Kinästhesien, Klänge etc. aufgerufen und intensiviert erlebbar gemacht. Alles sensorisch-perzeptiv Aufgenommene wird ja im „perzeptiven Gedächtnis" abgespeichert und kann „getriggert" werden. Wir haben in der Drogen- und in der Gerontotherapie (idem 2005a) mit diesen „kata-thymen", d.h. der „Seele entsprechenden" Mitteln gearbeitet, was nicht etwa von *Leuner* (1981) – den wir seit Anfang der 1970er Jahre auch persönlich kannten – inspiriert war, sondern durch unsere imaginationstherapeutische Ausbildung in der Tradition von *Pierre Janet, Robert Desoille, André Virell* (*Frétigny, Virell* 1968) in den 1960er Jahren in Paris. Wir haben uns dann besonders mit den kinästhetischen und vestibulären Bewegungsimaginationen befasst, die später im sporttherapeutischen Kontext als „mentales Training" an meiner (*Petzold*) Abteilung der FU Amsterdam beforscht wurden (*Boschker* 2001), und haben komplexe katathyme Imaginationen in den Zeiten der „kognitiven Wende" auch mit behavioralen Ansätzen verbunden, z. B. in der Krisentherapie (idem 1975m; *Petzold, Osterhues* 1972), weiterhin in der neurobiologisch fundierten „Integrativen Willenstherapie" (*Petzold, Sieper* 2008a). Euthyme Erfahrungen müssen polyästhetisch/multisensorisch sein, sie müssen aber in der therapeutischen Arbeit auch multimemorierend/polymnestisch eingesetzt werden etwa durch imaginale, übende Wiederholungen als Hausaufgaben – nur so kann Nachhaltigkeit der euthymen Erfahrungen als **neuronale Neubahnungen** gefördert werden (*Petzold* 2003a, 1079-1085; *Grawe* 2004; *Hüther, Petzold* 2012), was in den behavioralen Euthymiekonzeptionen bislang vernachlässigt wurde.

Grundlage dieser Methodiken war die „Anthropologie des schöpferischen Menschen" (*Orth, Petzold* 1993) der Integrativen Therapie, die ihre Wurzeln in unserer experimentellen Theaterarbeit der 1960er Jahre und unserer Auseinandersetzung mit der antiken Heilkunst hatte. Die in diesem Kontext entwickelten Konzepte der Ko-Kreativität und der Conflux-Methode (*Iljine, Petzold, Sieper* 1967; *Petzold, Brühlmann-Jecklin* et al. 2007) waren darauf gerichtet, nicht nur heilend zu wirken, sondern durch eine „gehobene Stimmung" schöpferische Potentiale in gemeinsamen Aktionen zum Fließen zu bringen. Im Milieu der Happenings und des Fluxus[19] kreierten wir in unserer multi- bzw. intermedialen Theaterarbeit in Düsseldorf und Paris 1962-1967 (*Oeltze* 1997) das Konzept und die Praxis des „Conflux", einer ko-kreativen Gruppenarbeit, die Erfahrungen von Hochgefühl ermöglichte – *Mihály Csíkszentmihályi* (1975, 1996) beschrieb dieses Phänomen später als Flow-Erlebnis. Im Integrativen Ansatz war

---

19 Es sei erinnert: das multimediale „FESTUM FLUXORUM. FLUXUS. Musik und Antimusik. Das Instrumentale Theater" fand am 2. und 3. Februar mit *Joseph Beuys, Nam June Paik, Wolf Vostell* u. a. in der Kunstakademie Düsseldorf statt. Zum Fluxus vgl. *Smith* 1998; *Block, Knapstein* 1995; *Schneede* 1994.

also eine frühe Form *euthymer Therapie* entwickelt, lange bevor in der neueren Verhaltenstherapie *Methoden* zur Vermittlung euthymen Erlebens erarbeitet und beforscht wurden und im klinischen Feld *unter TherapeutInnen* und *PatientInnen* nach und nach Anklang fanden als ein kreativer Weg verhaltenstherapeutischer Praxis. In der Integrativen Therapie als biopsychosozialökologischem Verfahren wurde seit ihren Anfängen auch mit behavioralen Ansätzen gearbeitet (*Petzold* 1971e), mit einer elaborierten Theorie „komplexen Lernens" (*Sieper, Petzold* 2002; *Lukesch, Petzold* 2011; *Chudy, Petzold* 2011), in der „Lernen als ein mehrdimensionaler Vorgang angesehen [wird], der Veränderungen auf verschiedenen Ebenen bewirkt, nämlich Veränderungen der körperlichen, der psychischen und der kognitiven Struktur" (*Petzold* 1974j, 307). So ergeben sich gute Schnittmengen zwischen den integrativen und behavioralen Ansätzen, wobei Letztere durch die empirische Beforschung der Praxis nützliche Bestätigungen eines solchen Vorgehens lieferten und die Intuitionen und Erfahrungen der Tradition „asklepiadischer Therapeutik" untermauern konnten. Inzwischen hat sich dieses Vorgehen weiterentwickelt zu einem breiten Konzept behavioraler „Salutotherapie", die „alle Behandlungsmaßnahmen zur Förderung von Gesundheit" umfasst, d. h. „alle somatischen, psychischen und sozialen Lebensumstände eines Menschen" (*Linden, Weig* 2009, IX). Zwischen unseren frühen Ansätzen und den heutigen Entwicklungen sind 30 Jahre ins Land gegangen, und es gibt in den verschiedenen Entwicklungen natürlich unterschiedliche Akzentuierungen. *Weig* und *Linden* sehen für die Salutotherapie notwendigerweise als „Voraussetzung, dass aktuell eine Krankheit vorliegt, die zu behandeln ist" (ibid. 5).

Der asklepiadische Ansatz sieht weiterhin Prävention und Stärkung von genuiner und erworbener Resilienz (*Bonanno* 2012; *Petzold* 2012b) als eine wesentliche Aufgabe und darüber hinaus die Motivierung von Noch-nicht-Kranken zur Pflege einer **gesundheitsbewussten Kultur,** eines **bewegungsaktiven Lebensstils** und einer **persönlichen Lebenskunst** (*Petzold* 1999q), denn Gesundheit ist ein kostbares Gut, das man lieben und „genießen" sollte – das überschreitet den Präventionsgedanken! In diese Richtung geht auch die „Wohlbefindenstherapie" (Well-being Therapy: *Fava* et al. 2009; *Ryff, Singer* 1996), die anstrebt, dass Zeiten des Wohlbefindens gesteigert, Vulnerabilität vermindert und Potentiale erkannt werden (*Fava* et al. 2009, 147). Genusstherapeutische Ansätze (*Lutz* 2009, 138f.; *Handler* 2010) wollen Selbstfürsorge, Einrichtung einer persönlichen „hedonistischen Nische", Genussbejahung als „Voraussetzung für ein gutes Leben" (ibid.) erreichen und nehmen damit die antiken Themen des „Eubios" und der „Euthymie" auf, um die es in der integrativen „asklepiadischen Therapeutik" und der „philosophischen Lebensführung" immer wieder geht (*Hadot* 2001; *Petzold* 1999q; *Schmid* 2004, 2008). Das geschieht von den eher verhaltenstherapeutisch oder humanistisch-psychologisch orientierten AutorInnen allerdings oft in einer hedonisierend verkürzten Weise, die an dem antiken Weisheitsdiskurs vorbeigeht, dass Genuss immer auch mit dem „rechten Maß" und mit „Überschau" zu verbinden ist und in eine besonnene und ethisch ausgerichtete, sinnstiftende Lebensführung eingebettet werden muss, wie wir es im Integrativen Ansatz in Theorie und Praxis vertreten (*Petzold, Orth* 2005a; *Petzold, Orth, Sieper* 2010). Da wird es auch unumgänglich, dass man eine „komplexe Achtsamkeit" für übergeordnete Lebenszusammenhänge entwickelt, statt sich zu anästhesieren, zu skotomisieren und in einer sich generalisierenden Vergleichgültigung oder im eskapistischen „Gut-drauf-Lifestyle" zu versuchen, sich den Problemen zu entziehen, vor denen es letztlich kein Ausweichen und Entkommen gibt.

4.3 Integrativ-behaviorale Praxis euthymer Therapie

Euthyme Praxisprojekte haben in den letzten 20 Jahren eine stetig wachsende Anhängerschaft gefunden und werden im ambulanten wie im stationären Setting (Psychosomatische Kliniken, Psychiatrische Einrichtungen) angeboten. Aus diesem Grund ergaben sich in der Auseinandersetzung mit diesem Thema in einer integrativen kreativitätstherapeutischen Ausbildung und in der Supervision bei *Ilse Orth* und *Hilarion Petzold* in Südtirol die Überlegungen zu einem Projekt „Genusstherapie und multisensorische Aktivierung", das für PatientInnen der psychiatrischen Abteilung des Krankenhauses in Bozen konzipiert und umgesetzt wird, wobei in der Realisierung gezielt an forschungsgestützte Modelle angeknüpft wird. Damit kommt die behaviorale Seite des Integrativen Ansatzes mit seinem Konzept des „komplexen Lernens" (*Sieper, Petzold* 2002; *Lukesch, Petzold* 2011; *Chudy, Petzold* 2011) und die forschungsgestützte Genuss- und Salutotherapie der neueren verhaltenstherapeutischen Praxeologieentwicklung (Achtsamkeit, Commitment, Weisheit: *Linden, Weig* 2009) in eine interessante klinisch-praxeologische Verbindung.

4.3.1 Balance von Gesundheit und Krankheit und die Entwicklungsdynamik im euthymen Konzept

Euthyme Behandlungsansätze orientieren sich vom theoretischen Standpunkt aus nicht an dem traditionellen medizinischen, pathogeneseorientierten Modell, sondern an sogenannten Balancemodellen (*Antonowsky* 1979; *Becker* 1982; *Egger* 2010; *Menninger* 1968) oder auch an Entwicklungs- und Wachstumsmodellen (*Petzold, Schuch* 1991; *Petzold* 1999q), wie sie in der sogenannten Humanistischen Psychologie vertreten werden (*Gendlin, Perls, Rogers*). In der Integrativen Therapie beziehen wir uns auf den von uns entwickelten Ansatz einer „life span developmental therapy" (*Sieper* 2007b; *Petzold* 1994j), nach der sich Menschen lebensalterspezifisch entwickeln und in „sensiblen Phasen" besonders ansprechbar sind (idem 2007d). Schon in der Antike finden sich

Entwicklungsmodelle. Das „Rätsel der Sphinx" (*Edmunds* 1981) in der Ödipuslegende etwa verwies auf die Idee der Lebensalterstufen, auf eine „Lebenstreppe" (*Joerissen, Will* 1981; *Raschke* 2010), und es finden sich zahlreiche entwicklungsbezogene Schriften über die Jugend oder das Alter (*Petzold, Müller* 2004b). Von *Sokrates* über *Epikur* bis *Marc Aurel* wurde der Entwicklung einer ausgewogenen Persönlichkeit und ihrer Tugenden zentrale Bedeutung zugemessen, in der Regel verbunden mit Balance- Modellen, wie sie *Demokrit,* aber auch *Alkmaion von Kroton* vertreten haben. Diese Modelle wollen im medizinischen Bereich Gesundheit und Krankheit als eigenständige Dimensionen eines Spektrums verstanden wissen, so dass mehrere Kontinua entstehen, auf denen jeder einzelne Mensch platziert werden kann (vgl. *Frank*, 2007).

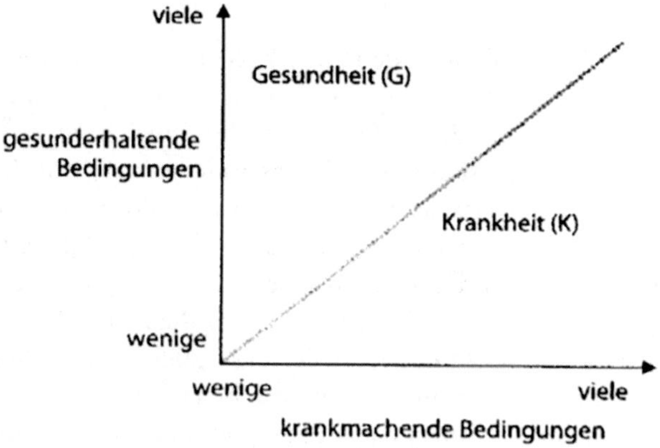

„Krankheit und Gesundheit erscheinen hier nicht als ein Zustand, sondern als ein dynamisches Geschehen. So gesehen muss Gesundheit in jeder Sekunde des Lebens ‚geschaffen' werden" (*Egger* 2010, 38).

Der Gesamtzustand eines Individuums wird demnach durch gesundheitserhaltende und krankmachende Einflussgrößen bestimmt – und je nachdem, welche stärker ausgeprägt sind, führen sie zum jeweiligen subjektiven Gesundheits- und/oder Krankheitsempfinden. „Man ist subjektiv krank oder behandlungsbedürftig, wenn die Balance zwischen gesundheitserhaltenden und krankmachenden Bedingungen zu Ungunsten von Gesundheit verschoben ist. Das absolute Maß an Belastungen und Symptomen ist noch kein zwingender Hinweis auf Krankheit im Sinne von Behandlungsbedürftigkeit. Entscheidend sind Verfügbarkeit und Einsatz von Ressourcen" (*Lutz* 2007, 58).

Diese Sichtweise schließt somit die Wahrnehmung wechselnder Befindlichkeiten, prozesshafter Gegebenheiten oder das Vorliegen organischer oder psychischer Grunderkrankungen ohne vollkommene Heilungsaussicht mit ein, und obgleich sich an der Krankheit bzw. am Krankheitsempfinden nichts ändert, kann sich doch ein größeres Ausmaß an Gesundheit entwickeln. Im „erweiterten" Gesundheitsbegriff der Integrativen Therapie (*Petzold* 2003a, 447f.; idem 2010f) werden psychophysiologische, aber auch philosophische Perspektiven einbezogen. So wird der Qualität der *Frische/freshness* (körperliche, seelische, geistige *Frische*) besondere Beachtung als Merkmal von Gesundheit geschenkt. Der Verlust von *Frische* wird als Risiko für „umfassende Gesundheit" angesehen. Dieser Begriff erfährt noch folgende Differenzierung (*Petzold* 2010g; *Ostermann* 2010): *Health* (psychophysische Gesundheit) umfasst neben *fitness* (Leistungsfähigkeit) auch *wellness/well-being* (Wohlbefinden/Euthymie) und *happiness* (Glück/Eudaimonie). Praxeologisch sollte man im klinischen Kontext eine rein behavioral orientierte euthyme Therapie mit diesen Differenzierungen ergänzen, weil im Wohlbefinden (εὐθυμίη) und im Glück (εὐδαιμονία) auch Qualitäten der Sinnhaftigkeit und des ethisch Guten, dem aristotelischen Diskurs folgend (*Broadie* 1991; *Robinson* 1989), mitgedacht werden können, ja sollten.

Das integrative Gesundheitsmodell von *Josef Egger* (2010) beschreibt ein multidimensionales Wechselwirkungsgeschehen, in dem „Risiko- und protektive Faktoren" auf allen beteiligten (externen wie Organismus-internen) Systemebenen das Produkt „Gesundheit" generieren. Nicht die Abwesenheit von Störung bedeutet demnach Gesundheit, sondern die selbstregulative Fähigkeit, mit diesen Störungen umzugehen (ibid. 48), wobei immer wieder auch „Resilienzen" durch unterstützende „protektive Faktoren" bestärkt oder neu gebildet werden (*Petzold, Goffin, Oudhof* 1993; *Petzold* 2012b).

4.3.2 Indikation

Das Ziel einer Euthymen Therapie ist in erster Linie, die Entwicklung gesunden Verhaltens, Ressourcen- und Resilienzbildung und Potentialerschließung anzuregen (*Petzold* 2012b), unabhängig von der jeweiligen Erkrankung. Daher tritt oft die Frage nach einer krankheitsspezifischen Indikation eher in den Hintergrund, denn selbst wo ein Krankheitsgeschehen vorliegt, werden dysfunktionale Bahnungen ohnehin besonders wirksam verändert, wenn neue Bahnungen aufgebaut werden können, wichtiger werden und so die alten Muster schwächen (*Grawe* 2004). Allerdings müssen Entwicklungsperspektiven berücksichtigt werden, denn in der multisensorischen und multimedialen Arbeit im Vorschulbereich (*Petzold* 1972e) wird man anders vorgehen als in der gerontotherapeutischen Arbeit (idem 2005a). Und auch die **Interiorisierung** (*Vygotskij* 1992; *Petzold, Orth* 2017b) von benignen Erfahrungen durch ein euthymes Training, durch wohltuend wirkende „multiple Stimulierung" hat ihre positiven Auswirkungen auch in Abhängigkeit von der Qualität der „therapeutischen Beziehung". Mit dem Einbezug entwicklungspsychologischer, beziehungstheoretischer und sinnorientierter Perspektiven ergänzt die integrative Euthymiekonzeption die behaviorale. Euthymes Training kann indiziert sein, z. B. bei Personen,

- die sich stark unter Druck setzen und wenig Möglichkeiten zum Gegensteuern mitbringen;
- denen es schwerfällt, ihre Freizeit erfüllend zu gestalten oder dem Alltag kleine Pausen (Lichtblicke) abzugewinnen und einen zu hohen Zeittakt zu „entschleunigen";
- die lernen sollen, Zeiten des Alleinseins als regenerierende Kraftquelle zu entdecken und zu nutzen;
- die die Fähigkeit entwickeln sollen, „achtsam im Hier und Heute" zu verbleiben;
- die von Grund auf einen neuen Zugang zur Körperwahrnehmung durch „eigenleibliches Spüren" finden müssen;
- oder die als Wahrnehmungstraining für unsere Sinne ihr Erlebensspektrum erweitern wollen.

Exkurs: Für einige Krankheitsbilder werden im Folgenden spezifische Effekte des forschungsgestützten euthymen Behandlungsansatzes von *Koppenhöfer* und *Lutz* näher betrachtet. Es ist in der Integrativen Therapie Usus, bei verwandten Ansätzen immer auf evaluierte bzw. evidenzbasierte Modelle zuzugreifen: Die „Kleine Schule des Genießens" dieser AutorInnen wurde ursprünglich für *depressive* Patienten entwickelt (*Koppenhöfer, Lutz* 1984; *Koppenhöfer* 1998). *Lewinsohn* et al. (1982) haben in empirischen Studien belegt, dass ein „Verstärkerverlust" als ganz wesentliches Moment für die Entstehung und Aufrechterhaltung **depressiver Symptome** anzusehen ist. Vertreter der kognitiven Therapie, allen voran *Aaron T. Beck* et al. (2001), haben den Zusammenhang zwischen depressionsfördernden Denkverzerrungen und entsprechenden Gefühlszuständen eindrücklich nachgewiesen. *Seligman* und *Petermann* (2000) beschreiben in der Depressionstheorie der „erlernten Hilflosigkeit" eine situationsübergreifende, lebensgeschichtlich begründete Einstellung, im Zweifelsfall unangenehmen Ereignissen gegenüber machtlos zu sein. Aus *Eva Koppenhöfers* Beschreibung ihres methodischen Ansatzes der „kleinen Schule" sei zitiert:

„In alle diese Modellvorstellungen zur Entstehung der Depression fügt sich die Genusstherapie gut ein: Sie bietet Möglichkeiten der Gegenregulation. Mit ihrer Hilfe kann der gedanklichen Fixierung auf belastete Bereiche, die die Vielfalt der tatsächlich vorliegenden Gegebenheiten ausblendet, entgegengewirkt werden. Die aktuelle Erfahrung, kurzfristig auf emotionales Erleben Einfluss nehmen zu können, führt zu einer Infragestellung blockierender bzw. negativistischer Grundüberzeugungen. PatientInnen, die an ***psychosomatischen*** **Krankheitsbildern** leiden und PatientInnen mit ***somatoformen Schmerzstörungen*** lernen in der Genusstherapie durch die Vermittlung angenehmer sinnlicher Erfahrungen ganz nebenbei auch eine Form von Aufmerksamkeitsumzentrierung. (...) Patienten, die durch eine ***funktionelle Schlafstörung***, eine ***psychophysiologische Insomnie*** in ihrer Lebensqualität beeinträchtigt sind, müssen lernen, Phasen des Wachseins zwischen den Einschlafzeitpunkten in der Nacht angstfrei und angenehm zu gestalten. (...) Für Patienten, die an einer ***Anorexie*** oder ***Bulimie*** leiden, ist es notwendig zu lernen, von dem zentralen Bedürfnis, über alles und jeden Kontrolle auszuüben, Abstand zu nehmen und stattdessen Formen eines flexibleren Fühlens und Handelns zu entwickeln. (...) Patienten, die an einer ***Schizophrenie*** erkrankt sind, können nach Abklingen der akuten Episode im Rahmen der Genusstherapie lernen, mit vulnerabilitätsbedingten kognitiven Überforderungssituationen flexibel umzugehen. Die begrenzte Auswahl der vorgegebenen Stimulanzien, die Beschränkung auf je einen Sinnesbereich sowie die regelhaft vorgegebene Art und Weise des Herangehens an die Materialien fördern eine Strategie zur Strukturierung und Ordnung von zunächst komplex erscheinendem Informationsmaterial (vgl. Vulnerabilitäts-Stress-Hypothese). Der Patient lernt, selbst das Ausmaß des Informationsgehaltes zu steuern und damit Reizüberflutungssituationen vorzubeugen oder entgegenzuwirken. (...) Patienten, die an einer ***Suchtmittelabhängigkeit*** leiden, wissen: (...) je variationsreicher ihre Genussfähigkeit entwickelt ist, je differenzierter sie bereit sind, kleine genüssliche Erlebnisse wertzuschätzen, umso resistenter sind sie in Versuchungssituationen. Die Genusstherapie ermöglicht die Wiederentdeckung von Nuancen. In den Assoziationsübungen werden vergessene oder verschüttete Wünsche nach Klarheit, Ordnung, Beständigkeit und Normalität möglich: ein bedeutender Schritt in die Richtung, aktiv den Umgang mit der Erkrankung zu gestalten. Das Verharren in Schuldgefühlen oder entlastenden Erklärungsversuchen tritt dagegen in den Hintergrund. Die Kleine Schule des Genießens kann auch im Rahmen der Behandlung von ***Borderline-Störungen*** eingesetzt werden. Diesen Patienten fällt es schwer, über einen gewissen Zeitraum hinweg bewusst in einem gegebenen gefühlsmäßigen Zustand zu verweilen. Für sie enthalten die Genussübungen Gelegenheit, kleine, wenig spektakuläre Empfindungen im Hier und Jetzt aufzuspüren und für eine gewisse Zeit festzuhalten" (*Koppenhöfer* 2004, 135ff.).

Das klingt zunächst wie ein „Allheilmittel", aber hier muss unterstrichen werden, dass ein solcher Anspruch nicht erhoben wird, wenn die Arbeit mit Gesunden im Präventivbereich erfolgt. In der PatientInnenarbeit ist das Programm eine „adjunktive", eine unterstützende Maßnahme zu dem Gesamtbukett eines komplexen therapeutischen Programmes, wie man es in modernen Kliniken findet (*Matakas* 1992). Außerdem können aus dem Spektrum der integrativen Zielsetzungen die Erschließung einer „Lebenskunst", eines „gesundheits- und sinnorientierten Lebensstils", der Entwicklung „kreativer Potentiale" erweiternd in das therapeutische Programm einbezogen werden, wenn auf Seiten der PatientInnen Interesse an diesen Themen vorliegt (*Petzold, Orth* 1990a, 2005a). Dabei bietet die Arbeit mit „kreativen Medien" und der Einbezug von garten- und landschaftstherapeutischen Erlebens- und Erfahrungsmöglichkeiten (*Petzold* 2011g; *Neuenberger* 2011) ausgezeichnete Möglichkeiten euthymer Praxis. Es handelt sich im Übrigen hier um ein gruppentherapeutisches Programm, das in einer „übungs- bzw. **erlebniszentrierten Modalität**" durchgeführt wird, also keine „**konfliktzentrierte Modalität**" zum Einsatz bringt – so unsere praxeologische Systematik (*Petzold* 1988n; *Petzold, Bühlmann-Jecklin* et al. 2007). Das schließt aber nicht aus, dass auch in dyadischen Therapien (sogenanntes Einzelsetting) euthyme Sequenzen eingebaut oder als Begleitmaßnahmen (Hausarbeiten) beigezogen werden können, wie wir es seit Anfang der 1970er Jahre in sogenannter „bimodaler Therapie" oder als „vierte Phase der Neuorientierung" des „Tetradischen Modells" praktizieren (*Petzold* 1974j). Weiterhin kann sich aus einer **erlebniszentrierten** Therapiearbeit auch eine **konfliktzentrierte** Arbeit ergeben oder eine vertiefte „Biographiearbeit"[20] mit dem Ziel intensivierter Entwicklungsarbeit an der eigenen Persönlichkeit, für die man in den euthymen Erfahrungen eine komplexe Achtsamkeit (siehe 4.3.3) gewonnen hat.

4.4 Euthyme Therapie im akutklinischen Setting

Im Folgenden werden einige Aspekte der Implementierung eines „euthymen" Programms mit **erlebniszentrierter** und übungszentrierter Ausrichtung im akutklinischen psychiatrischen Setting beschrieben, wobei das Fremdwort „Euthymie" vermieden und eine Entscheidung für den Begriff „Genusstherapie" getroffen wurde, der in einem anderen Setting auch durchaus anders präsentiert werden kann – etwa als „multisensorisches Training" –, wenn es andere „Erfordernisse der Passung" gibt.

4.4.1 Ankündigung der Euthymen Therapie

Im stationären Bereich werden die PatientInnen entweder von ihren EinzeltherapeutInnen oder den behandelnden ÄrztInnen auf die Genusstherapie aufmerksam gemacht. Die Teilnahme sollte lediglich vorgeschlagen werden, so dass das Therapieprogramm als „Angebot" verstanden werden kann. Die Genussgruppen sollten zunächst ihrem übergeordneten symptomunspezifischen Ansatz gemäß unverbindlich angekündigt werden: „Sie können dort erfahren oder wiederentdecken, was Ihnen guttut und wie und wo Sie sich Kraft und Erholung holen können".

4.4.2 Inhalt und therapeutische Schwerpunkte der Euthymen Therapie

In Anbetracht der Unvorhersagbarkeit der stationären Aufenthaltsdauer und somit auch der Teilnahmemöglichkeit eines Patienten wird jede Gruppensitzung als in sich stimmige Einheit dargeboten. Dabei wird jeweils ein Sinnesbereich in den Mittelpunkt gestellt, wobei die anderen Sinne auch miteinbezogen werden, ganz dem Konzept der „Multiplen Stimulierung" entsprechend:

- Riechen
- Tasten (Grundlagen, Bewegungsimpuls, Berühren) – zwei Einheiten

20 Zur integrativen Biographiearbeit vgl. *Petzold* 2001b, 2003g; *Petzold, Müller* 2004a; *Swanton* 2010.

- Schmecken (Wahrnehmen von Konsistenzen, geschmackszentriertes Wahrnehmen)
- Schauen (Wahrnehmen von Farben, von Bewegungsabläufen, Strukturwahrnehmung)
- Horchen (Lautstärken, Geräusch- und Klangqualitiät, Tonfolgen, Rhythmen)
- Gleichgewichtssinn (Richtungs- und Lagesinn; vestibuläre Wahrnehmung)

Es werden die „Genussregeln" erörtert und anhand von entsprechenden Animationsmaterialien nacheinander Übungen zu den einzelnen Sinnesbereichen durchgeführt. Dann wird neben der **direkten Reizdarbietung** auch mit **„indirekter Stimulierung"** gearbeitet – der real dargebotene Apfel wird „aus dem Nachhall" *polymnestisch* vergegenwärtigt, Gewicht, Geruch, Geschmack, Farbe etc. werden als „komplexes katathymes Erleben" evoziert (*Petzold* 1972f, 1990w). Auch werden Instruktionen für das „Üben zu Hause" mit direkter und indirekter Stimulierung gegeben, verbunden mit psychoedukativen Informationen über das Lernen des Gehirns (*Sieper, Petzold* 2002; *Lukesch, Petzold* 2011). Im weiteren Ablauf der Sitzungen erfolgt u. a.:

- Thematisierung eines Sinnesbereiches und Erläuterung verschiedener Aspekte dieser Sinnesmodalität
- Einführende gemeinsame Übungen mit thematisch passendem Animationsmaterial
- Die Patienten wählen aus dem breiten Angebot ihre bevorzugte Stimulanz aus
- Geleitete Vorstellungsübungen (der Therapeut/die Therapeutin instruiert modellhaft die den
- „Genussregeln" entsprechende Form des Umgangs mit den Materialien)
- Exploration der Eindrücke, Bilder und Vorstellungen jedes einzelnen Teilnehmers
- Der Ablauf soll sowohl für den Therapeuten als auch für die Patienten genügend Raum bieten zur individuellen Ausgestaltung der einzelnen inhaltlichen Abschnitte

Dieser gruppentherapeutische Ansatz bietet viel Anregung und Anleitung zur Ausgestaltung individueller und souveräner Handlungen. Es geht darum, ganz persönliche Genüsse zu entdecken, dazu passende *lebensgeschichtlich* mehr oder weniger bedeutsame Vorerfahrungen zu erinnern und diese als wesentliche Besonderheit in das Wissen über sich selbst zu integrieren. Es erfolgt damit die entwicklungspsychologisch ausgerichtete biographische und aktuelle lebenskontextuelle sowie ggf. prospektive Einbettung des Erlebten, wodurch auch die **Sinnwahrnehmungs-**, **Sinnerfassungs-** und **Sinnverarbeitungskapazität** (ggf. auch die **Sinnschöpfungsmöglichkeiten**) der TeilnehmerInnen gesteigert werden (*Petzold, Orth, Sieper* 2010, 28, 168) und die Erfahrungen als **sinnhaft**,

sinnvoll bewertet und wertgeschätzt werden können (*Petzold, Orth* 2005a). Die persönliche Andersartigkeit jedes Einzelnen gegenüber den Gruppenmitgliedern soll als Zeichen der persönlichen Selbstfindung wahrgenommen werden und hält zugleich zum „Respekt vor der Andersheit des Anderen" (*Levinas* 1983) und zur „Sorge um seine Integrität" an, was gerade unter Gender- und Diversity-Perspektiven wichtig ist (*Orth* 2010; *Petzold, Orth* 2011). Die Fähigkeit, Verantwortung für die eigene Befindlichkeit zu übernehmen, wird erhöht unter der integrativtherapeutischen Devise: „Mache dich selbst zum Projekt" (*Hartz, Petzold* 2010).

Therapeutische Schwerpunkte:

- Sensibilisierung für die Sinnesmodalitäten. Damit angenehmes Erleben möglich wird, müssen bestimmte Wirkfaktoren gegeben sein. Unsere Sinne sind dabei von wesentlicher Bedeutung. Sensibilisierung und Differenzierung der sinnlichen Wahrnehmungsfähigkeit sind diesbezüglich übergreifende Lernziele.
- Vermittlung eines ganz spezifischen Umgangs mit potentiell Genussvollem. Die Genussregeln ermöglichen und erleichtern dabei, sich in einer überschaubaren Abfolge konkreter Schritte auf angenehme Angebote für die Sinne einzulassen und die Entstehung einer positiven *Empfindung* in kleinen Abschnitten beobachten und schätzen zu lernen.
- Aktualisierung angenehmer Vorerfahrungen in der Vorstellung. Der Zugang zu angenehmen Bildern, Erinnerungen, Phantasien usw. wird oft durch die vorwiegende Beschäftigung mit belastenden Aspekten des Lebens erschwert und wertet deren Bedeutung gleichzeitig ab. Die Aufmerksamkeitsfokussierung ist auf „*shared* resp. *joint attention*" (*Tomasello* 2002; *Striano, Stahl* 2005; *Eilan* et al. 2005) und benigne Vergangenheitsvergegenwärtigung gerichtet wie im 3. Weg der Heilung und Förderung. Potentiell wohltuendes, sinnvolles Erleben ermöglicht es, frühere Erfahrungen zu erinnern, zu aktualisieren und aufzuwerten. Gleichzeitig wird die Sicht auf die aktuelle Lebenssituation und die bisherige Lebensgeschichte vervollständigt.

4.4.3 Identifizierung und Modifizierung von dysfunktionaler Euthymie

Viele Menschen haben Formen des Wohlfühlens entwickelt und sich an sie habitualisiert, die *Petzold* (1975h) als „dysfunktionale Euthymie" bezeichnet hat: vor der „Glotze" sitzen mit Bier, Schinkenröllchen, Chips und Snickers essend Fußball schauen. Da geht's einem „saugut", man fühlt sich „sauwohl". Schon „voll überzuckert", spurtet man „mental" und Spiegelneuronen-getriggert über den Platz, die Leber setzt Glukose frei, adrenerge Ausschüttungen, Puls und Blutdruck gehen in bedenkliche Höhen (bekanntlich steigen die Infarktraten bei den großen Spielen).[21] Derartige dysfunktionale Euthymien haben einen hohen Grad an Habitualisierung und müssen identifiziert und modifiziert werden (statt Alkohol Wasser oder Tee, ggf. das Spiel auf dem Heimtrainer verfolgen, Ergometer plus TV ist eine durchaus sinnvolle Alternative). Dysfunktionaler Euthymie wird entgegenstellt:

- Aufbau von Eigenverantwortung, Stärkung der Souveränität (*Petzold, Orth* 1998). Durch die Erfahrung, sich selbst angenehmes Erleben erschließen zu können, möglichst mit anderen Personen, im Sinne von „*joint* resp. *shared attention*" (*Hobson* 2005), wird die Tendenz zur Außenattribuierung relativiert und die Bereitschaft, eine eigenverantwortliche und souveräne Haltung zu entwickeln, erhöht. Letztendlich trägt dies auch zur Vervollständigung des Selbstbildes bei, und dies wiederum wirkt sich auf die Interaktion und Beziehungsgestaltung aus.
- Entwicklung und Förderung der Selbstfürsorge. Durch Selbstfürsorge als erlernte Steuerungskompetenz (*Kanfer* 1975; *Kanfer, Reinecker, Schmelzer* 1996) wird u. a. geregelt, wann, wie, was, wie viel, wie lang genossen wird, wann es genug ist und wann bzw. wie lange Enthaltsamkeit, Belastung, Anstrengung sinnvoll und gut sind. Hier wird das Prinzip des „guten Maßes" von *Demokrit* (*Diels, Kranz* 1951/52, B235) eingeführt und auch für Kontexteinflüsse, soziale Sog- und Zwangswirkungen sensibilisiert.

Diese Prinzipien gelten natürlich nicht nur für die Modifikation dysfunktionaler Verhaltensweisen, sondern für das ganze Euthymie-Programm, in dem insgesamt Achtsamkeit für die eigenen Bedürfnisse und die Erlaubnis zum guten Leben vermittelt wird.

4.4.4 Gruppenzusammensetzung und Gruppengröße

Die Euthyme Therapie kann als halbstandardisiertes Gruppenkonzept angeboten werden, durchführbar bei offenen, aber auch bei geschlossenen Gruppen, deren Prozessdynamik es indes zu beachten gilt, um eine optimale Gruppenarbeit zu erreichen (*Orth, Petzold* 1995b). In Anbetracht der Unvorhersagbarkeit der stationären Aufenthaltsdauer empfiehlt sich im akutklinischen Setting die Durchführung einer offenen Gruppe. Die teilnehmenden Personen können hinsichtlich des Krankheitsbildes sowohl homogen als auch heterogen zusammengestellt sein, Geschlecht und Alter können variieren.

---

21 „**Herzinfarkt-Risiko steigt bei Fußball-Übertragung.** Eine Studie der Bundesvereinigung Deutscher Apothekerverbände (ABDA) während der Fußball-Weltmeisterschaft 2006 zeigte, dass an Spieltagen der deutschen Nationalmannschaft fast dreimal so häufig ein Notarzt wegen des Verdachts auf einen akuten Herzinfarkts [sic!] gerufen wurde." (http://www.edizin.de/de/news/archive,s-1MF.herzinfarkt-risiko-steigt-bei-fussball-uebertragung.html)

Die Gruppengröße sollte sich auf acht Personen beschränken, da ein wichtiger Effekt des Gruppenprogramms u. a. darin besteht, jeder Teilnehmerin bzw. jedem Teilnehmer immer wieder die Möglichkeit zu geben, mit ihren/seinen ausgewählten Genussmaterialien und ihren/seinen Berichten über die dazugehörigen Eindrücke, Bilder und Erinnerungen im Mittelpunkt des Gruppeninteresses zu stehen. Um dabei die Aufmerksamkeit der Gruppenmitglieder nicht allzu sehr zu belasten und um Leerläufen vorzubeugen, hat sich eine solche Teilnehmerbegrenzung bewährt.

4.4.5 Dauer des Therapieprogramms

Aufgrund der zeitlichen und personellen Ressourcen wird das Training zunächst einmal pro Woche zu je 60-90 Minuten in deutscher Sprache in der Turnhalle der Tagesklinik abgehalten. Die Teilnehmerzahl ist begrenzt (acht Personen) und die Teilnahme freiwillig. Für einen Teil der Materialbeschaffung wird eine kleine finanzielle Unterstützung benötigt. Imaginationsübungen als „Hausaufgaben" werden je nach Teilnehmerzusammensetzung aufgegeben – wichtig dabei: Es soll Spaß machen.

4.5 Evaluation der Genusstherapie

Euthyme Interventionen wurden im Rahmen des Therapieprogramms „Kleine Schule des Genießens" (*Lutz* & *Koppenhöfer* 1983) in zwei Untersuchungen an der Psychosomatischen Fachklinik Bad Dürkheim mit insgesamt 80 depressiven Patienten evaluiert. Bei der ersten Untersuchung (*Brotzler* 1983; *Koppenhöfer* 1990) mit 30 Patienten wurde eine Experimentalgruppe (Standardtherapieprogramm; zusätzlich Genussgruppe) mit einer Kontrollgruppe (nur Standardtherapieprogramm) verglichen. Neben der Erfassung der Depressionswerte mit der Depressivitätsskala von *Zerssen* (1976) wurden weitere Variablen untersucht, die Aufschluss über die Spezifität möglicher neu erworbener Verstärkerquellen liefern sollten: die Imaginationsfähigkeit (*Fydrich* 1981), die Selbstkontrollverlustangst mit der Subskala Genuss-/Entspannungsfähigkeit (*Gössl* 1981; *Krüger* 1981) sowie die Tendenz zu positiver und negativer Selbstbeschreibung (*Spielberger* et al. 1970).

Ein Vergleich der beiden Gruppen ergab für die Experimentalgruppe hochsignifikant höhere Werte sowohl für die Genuss- und Entspannungsfähigkeit als auch für die Tendenz zu positiver Selbstbeschreibung. „Die negative Selbstbeschreibung hatte sich dagegen nicht in gleichem Ausmaß verringert" (*Koppenhöfer* 2004, 140). Das nimmt nicht Wunder, da in unserem Kulturraum Menschen gegenwärtig kaum lernen, sich selbst zu lieben und zu genießen, an sich Freude zu haben. Solcher „Selbstgenuss" kann nicht einfach wie olfaktorische oder gustatorische Wahrnehmungen erschlossen werden – er ist zu komplex, um ihn zu erfassen. In der Antike war die Freude an sich selbst und die Selbstliebe eine wichtige Zielvorstellung für das Lebensglück. Es sei exemplarisch an die vielen Stellen der Nikomachischen Ethik zu dieser Thematik erinnert, wie z. B.: „Ein guter Mann/Mensch sollte ein Liebender seiner selbst sein, denn er wird damit beidem nützen, sich selbst, indem er edel handelt, aber auch seinen Mitmenschen" (*Aristoteles*, NE 1169 12, *Rackham*, IX, viii, 6).

Negatives Selbsterleben muss durch positive, selbstbezogene Mentalisierungen verändert werden (*Petzold, Orth* 2007; *Petzold, Sieper* 2008a). Immerhin: Diese Ergebnisse lassen sich folgendermaßen interpretieren:

- Die Abnahme des Gefühls der Benommenheit lässt darauf schließen, dass die Genusstherapie einen positiven Einfluss im Sinne einer kognitiven Strukturierung ausübt. Gleichzeitig kommt es zu einer Verbesserung des körperlichen Befindens.
- Die Abnahme der Introvertiertheit weist darauf hin, dass der sozialen Zurückgezogenheit, mangelnder Mitteilungsfähigkeit und Passivität entgegengewirkt werden konnte.
- Der Anstieg des allgemeinen Wohlbefindens spricht dafür, dass es zu einer Verschiebung von unlust- zu lustbetonten Empfindungen gekommen ist. Da diese Skala eine Kombination der Subskalen ‚gehobene Stimmung' und ‚Selbstsicherheit' ist, finden wir unseren klinischen Eindruck bestätigt, dass durch das Genussprogramm auch selbstbewusstes Verhalten gefördert und stabilisiert wird.
- Eine Erklärung für die Abnahme der Ärgerwerte ist darin zu sehen, dass durch die Genusstherapie die Bereitschaft und Fähigkeit gefördert wird, sich auf sich selbst zu konzentrieren und sich unabhängig von anderen wohlzufühlen (Entwicklung von Autonomie, Verringerung der Außenattribuierung). Dadurch kann überhöhten Erwartungen an andere Personen vorgebeugt werden. Mit Ärger verbundene Enttäuschungserlebnisse werden verhindert.

„Die Ergebnisse dieser Untersuchungen zeigen, dass der Einsatz des Genussprogramms nicht nur zu einer Reduktion der Symptomatik führt, sondern darüber hinaus übergeordnete Fähigkeiten vermittelt, psychische Belastungen konstruktiv zu bewältigen und damit psychische Gesundheit fördert" (*Koppenhöfer* 2004, 140).

5. Entwicklung komplexer Achtsamkeit, euthyme Praxis und Lebensstilarbeit

Eine Besonderheit Integrativer Therapie ist die Förderung **komplexer Achtsamkeit**, ein Konzept, in dem mehrere Achtsamkeitsansätze unter einer übergreifenden Idee verbunden wurden. Grundlage ist, wie für die „Integrative Therapie,

Agogik und Kulturarbeit" kennzeichnend, die **Leiblichkeit** als in die **Lebenswelt** eingebettete (*Petzold* 1965, 2003a, 2009c; *Petzold, Orth, Sieper* 2014a).

> **Komplexe Achtsamkeit** muss auf den **Leib** und auf die **Lebenswelt** gerichtet sein. Das eine ist nicht ohne das andere zu begreifen, zu haben oder interventiv zu beeinflussen. Zielrichtung soll dabei die Entwicklung einer **euthymen Achtsamkeit** sein, einer Sensibilität für das „eigene Wohlsein" und das „Wohlergehen anderer" (vgl. *Petzold* 2005r).

Damit ist ein neurobiologischer Bezug unabdingbar, denn das Gehirn ist ein Organ der Achtsamkeit (*Lurija* 1992; *Siegel* 2007), ein Beziehungsorgan (*Fuchs* 2008a, b), und das wiederum erfordert den sozioökologischen Weltbezug des Menschen in einem Achtsamkeitskonzept immer mitzudenken, von Uterus- und Säuglingszeiten an bis ins hohe Senium (*Petzold* 2006p; *Petzold, van Beek, van der Hoek* 1994; *Petzold, Horn, Müller* 2010). Weil Menschen in **Polyaden** zu Menschen geworden sind – Psychoanalyse und tiefenpsychologisch imprägnierte Bindungsforschung haben mit ihrer Fixierung auf Dyade und Triade unzulässigerweise den Menschen aus der Netzwerkverflochtenheit genommen (*Hass, Petzold* 1999), keine Dyade/Triade hätte evolutionär überleben können, sie überleben nur in der Polyade –, muss auch der polyadische Bezug immer mit im Fokus und am Horizont der Achtsamkeit bleiben.

Überdies muss die persönliche Achtsamkeit immer wieder um die Perspektive der **gemeinsamen Achtsamkeit** ergänzt werden. Ohne „*joint* resp. *shared attention*" (*Moore, Dunham* 1995; *Eilan* et al. 2005) können Humanbabies nicht zu vollsinnigen Kindern heranwachsen. Sie müssen achtsam erfasst werden, achtsam den/die anderen erfassen und natürlich die Gegenstände und ihre Zusammenhänge (*Hobson* 2005; *Reddy* 2005). *Michael Tomasello* (2008, 2010) hat in seinen Untersuchungen zur „*shared intentionality*" zeigen können, dass es sich hier um humanspezifische Eigenschaften handelt (*Tomasello, Carpenter* 2007), die die Grundlagen menschlicher Kommunikation und Interaktion bilden. Sie bestimmen die Prozesse der „wechselseitigen Empathie", wie sie im „sensitive caregiving" der Kleinkindzeit zum Tragen kommen und Basis **sozialer Empathie** werden (*Petzold, van Beek, van der Hoek* 1994). Die Achtsamkeit – zwar genetisch disponiert – könnte sich gar nicht entfalten, ginge sie nicht durch die Entwicklungsprozesse früher dyadischer/triadischer/polyadischer Interaktionen, in denen sie wächst. Jede solipsistische Konzeption, wie sie sich in manchen Mindfulness-Ansätzen findet, ist unangebracht. Komplexe Achtsamkeit ist die Frucht gemeinsamer Achtsamkeitserfahrungen und Achtsamkeitspraxis, die **interiorisiert** wird (*Petzold, Orth* 2017a, b). Deshalb darf die „therapeutische Beziehung" in Dyade und Gruppe bei der euthymen Praxis nicht vernachlässigt werden. Reizdarbietung genügt nicht, es ist auch wichtig, *w e r* einen Stimulus *w i e* darbietet, welche Qualität die therapeutische Beziehung hat (idem 2003a,

781-808; 2012b). Das muss bei den Ausführungen dieser Arbeit stets als Hintergrund präsent sein.

5.1 Mindfulness und Budo-Praxis

Es wird im Integrativen Ansatz ein Achtsamkeitstraining im Sinne der (buddhistischen) „Mindfulness Praxis" aufgenommen, für die es verschiedene methodische Wege gibt. *Kabat-Zinn* (2004) hat aus den fernöstlichen Traditionen einen pragmatischen, klinisch gut einsetzbaren Übungsweg entwickelt, empirisch evaluiert und verbreitet – mit einer großen internationalen Resonanz. Unsere Quellen fließen aus dem gleichen kulturellen Großraum, sind aber spezifisch andere, nämlich die Praxis von zen- und daoistisch orientierten Budo-Künsten von Kind auf, Wege wie Aikido, Formen des Kung Fu und auch des russischen Kolo (*Petzold, Bloem, Moget* 2004; *Bloem, Moget, Petzold* 2004). Hier liegt ein übungszentrierter Aspekt unserer Arbeit, in der wir **Budo** wie folgt sehen.

> „**Budo** ist die Praxis eines Dreiklangs von asiatischer Kampfkunst, Gesundheitsförderung und Bewegungsmeditation, eines ‚ganzheitlichen' **Weges** achtsamer, gesundheitsbewußter und heilsamer Lebensführung und Lebenskunst. In seiner Tiefendimension kann **Budo** ein Pfad persönlicher Entwicklung, schöpferischer Integration, Sinnfindung und engagierter Arbeit für Brüderlichkeit, Mitmenschlichkeit und Frieden werden, ein **‚Weisheitsweg zu Wesentlichem'**. Das Erleben dieses Weges ist die **‚fundamentale Budoerfahrung'**". (*Petzold* 1993, *Petzold* et al. 2004)

„Die ‚**fundamentale Budoerfahrung**' ist ein Begriff, der ein leibhaftiges ‚Zu-sich-Kommen', ein ‚In-Kontakt-Kommen' mit der Welt und den anderen Menschen durch einen Weg der Übung in einem Kampfstil meint, eine Erfahrung, die das *Erleben* und *Handeln* auf dem gesamten Lebensweg verändern kann und zu einem Wahrnehmen und Tun in einer klaren und unverstellten, einer *wesentlichen* und *sinnstiftenden Weise* zu führen vermag. Solche Erfahrungen können in besonderer Weise in der konstruktiven Auseinandersetzung mit sich selbst und in der weiterführenden Auseinandersetzung mit dem Anderen gewonnen werden. Es sind Erfahrungen eines *klarsichtigen Herzens* und eines *aufrechten Geistes*" (*Petzold, Bloem, Moget* 2004). Es wird aus diesen Zitaten deutlich, dass hier die reiche Tradition fernöstlicher Kampfkünste mit ihren persönlichkeitsbildenden Aspekten zum Tragen kommt und damit **Euthymie** sehr deutlich in die Richtung einer „Gelassenheit des Geistes" orientiert werden kann, wenn dies Menschen anspricht, ohne dass dabei eine buddhistische Ausrichtung vermittelt wird – die Beziehung zur Stoa liegt für uns AbendländerInnen hier näher. Der Reichtum der meditativen Bewegungsübungen des Budo ermöglicht intensives Erleben und findet bei PatientInnen guten Anklang.

5.2 Gindler-Ehrenfried-Selver-Arbeit, Sensory Awaress, eigenleibliches Spüren

Eine weitere Quelle unserer Konzeption komplexer Achtsamkeit ist für uns die *Gindler*-Tradition, in der wir durch *Lily Ehrenfried* (1956) und *Charlotte Selver* ausgebildet wurden – ihr mit ihrem Mann *Charles Brooks* geschriebenes Buch „Sensory Awareness" wurde von *Hilarion Petzold* in deutscher Übersetzung herausgebracht (*Brooks* 1974). Dieser *Gindler-Ehrenfried-Selver*-Ansatz (vgl. *Ludwig* 2002; *Haag, Rohloff* 2006; *Petzold* 2005m) ist ein hervorragendes „euthymes Training" – wir kennen kein besseres –, weil er eine „Feinspürigkeit" in jedem Sinnesvermögen zu kultivieren vermag, die tiefe, sinnenhafte Erfahrungen und wahrhafte „Sinnenfreude" erschließt, vor allen Dingen aber ein „In-Kontakt-Kommen" mit der eigenen leibhaftigen Natur ermöglicht, d. h. mit der Qualität des „personalen Leibsubjektes", das man **ist** (*embodied*), eingebettet in Kontext/Kontinuum der Lebenswelt (*embedded, Petzold* 2009d). Deshalb muss **komplexe Achtsamkeit** in unserem Verständnis über die bloße Sensibilisierung von Körperwahrnehmungen hinausgehen. Wir haben das mit *Hermann Schmitz* und seinem Konzept des „**eigenleiblichen Spürens**" (*Schmitz* 1989) getan, das wiederum auch noch den bloßen Selbstbezug überschreiten muss, wenn es im Sinne des Eingangskapitels zu diesem Beitrag die Situation der **Lebenswelt** zu Bewusstsein bringt, in die jeder ja als Matrix seines Lebens eingebettet ist, und wenn diese Spürigkeit für die Mitmenschen in der **Sozialwelt** sensibilisiert, die jeder für sein Leben und Überleben unabdingbar braucht. Dann wird der Körper/Leib politisch. *Bourdieu, Foucault, Merleau-Ponty, Petzold* haben das gezeigt: Wir brauchen „Neue Körpertherapien für den bedrohten Körper", für „Leiblichkeit und Zeitlichkeit", die von Entfremdung bedroht sind.

5.3 Komplexe Achtsamkeit und Kontext-Bewusstsein – „die Welt spüren"

Für solche Achtsamkeit den Weltzusammenhängen gegenüber ist eine resonanzfähige und wache Persönlichkeit mit einem geschärften Bewusstsein (nepsis) Voraussetzung. Sie entwickelt und verfeinert sich beständig in ihrer Praxis komplexen Achtsamwerdens. In ihr *„sinnt* man nach" – über den Zustand der Natur. Man *„spürt* nach", wenn man Nachrichten über ökologische Zerstörung oder Katastrophen hört, die Menschen betroffen haben. Wir machen uns hier achtsam, berührbar. *Simone Weil* hatte eine solche Berührbarkeit gelebt, ja kultiviert. *Simone de Beauvoir* (1968, 229) schrieb, sie beneide *Weil* um ihr Herz, das „für den Erdkreis schlagen könne". *Weil* zeigt in ihrem gesamten Werk, dass sie die „Welt spürte", ihre Mitmenschen als Menschen spürte. Das „Fabriktagebuch" (*Weil* 1978) macht deutlich, was es heißt, sich vom Leid anderer berühren zu lassen – nicht nur abstrakt! Ihr letzter Text, kurz vor ihrem Tod (4. Aug. 1943) geschrieben: „L'Enracinement", „Die Verwurzelung. Vorspiel zu einer Erklärung der Pflichten dem Menschen gegenüber" (*Weil* 1949/2011) zeigt eine ungeheuer komplexe Achtsamkeit. Ihre Prämisse ist, der Mensch solle Möglichkeiten finden, wieder **Wurzeln** zu fassen. Wir vertreten das als „**Wurzeln** in der Leiblichkeit, in der Lebenswelt, in der Mitmenschlichkeit, in der gelebten Zeit". Es müssen „**Wertschätzung, Wurzeln, Wachheit** und **Würde**" (*Petzold*, 2003, 768) entwickelt werden, und wo Entfremdung eingetreten ist – *Weil* (1949, 58) spricht von „*déracinement*" – müssen diese Qualitäten wieder aufgebaut werden (*Petzold* 1987d; *Petzold, Schuch* 1991). „*La juive Weil*", so wurde sie stigmatisierend genannt, wird dann in näheren Ausführungen sehr realistisch und konkret: die Arbeit und das soziale Leben müsse humanisiert werden, „... un tel mode de vie sociale ne serait ni capitaliste ni socialiste", das sei aber weder kapitalistisch noch sozialistisch, sondern auf **die Würde des Menschen** gerichtet. Und zu der gehört auch menschenwürdige Arbeit, ohne quälenden Zeitdruck und mit einer Einsicht in den Gesamtzusammenhang der einzelnen Tätigkeiten – wieder eine Aussage aus komplexer Achtsamkeit gegen Entfremdungsdynamiken. Auch wenn man den Weg der Mystik der *Simone Weil* nicht mitgehen kann oder will[22], können viele ihrer Aussagen mit Gewinn genutzt werden, so z.B. ihre Position, dass die Menschenwürde in der Arbeit („*dignité de l'homme dans le travail*") auch mit einem spirituellen Wert (*valeur spirituelle*, eadem 1949, 58) verbunden sein müsse. Wir übertragen das mit „erfüllende Sinnhaftigkeit", die sich „komplexer Achtsamkeit" erschließt, denn in sinnentleerter Arbeit, stupider Maloche, verschleißendem Jobstress lag und liegt seit jeher ein gravierendes Problem industrieller Arbeit. Als Fabrikarbeiterin hatte *Weil* die Entfremdungsdynamiken hautnah erlebt, im spanischen Bürgerkrieg erlebte sie dehumanisierende Kriegsgräuel. Das hat sie aktiviert, denn man kann sich da entweder abwenden, kann ausblenden, resignieren oder man schärft die Achtsamkeit gegenüber den Formen der Unmenschlichkeit, der Verdinglichung und Entfremdung, aber auch der *Verwüstung*, denn granatenzerfetzte Bäume, chemisch entlaubte Wälder, von Bombentrichtern aufgewühlte Wiesen, mit zerrissenem, totem Vieh übersäht – auch das sind verheerende Folgen, wenn Heere aufeinandertreffen. Solche zerstörten Landschaften zu sehen, zerreißt, empört, und ruft auf, sich für ein Engagement gegen jede Form devolutionärer Destruktion und für eine melioristische Lebenspraxis zu entscheiden. Das ist machbar und geht auch im eigenen kleinen Kontext. Da kann man beginnen.

Das ist auch *Weil*s Maxime, wenn sie fordert, dass jeder Einzelne sich der Verantwortung dem anderen und der Gesellschaft gegenüber stellen solle. Das schwächt nicht, es stärkt. Das habe ich in unseren Selbsthilfeprojekten mit sehr belasteten Menschen aus benachteiligten Schichten, Langzeitarbeitslosen, z.T. multimorbide, gesehen (*Petzold, Heinl, Walch* 1983; *Hartz, Petzold* 2010).

22 *Heinrich Böll* (1979, 28) nannte ihr Vorbild und ihre Konsequenz „*Eine Last auf meiner Seele*".

Wenn man achtsam wird und bemerkt, in welche Lagen man hinein gekommen ist, wenn man das dann ausdrückt, nicht „schluckt", sondern mitteilt, teilt, was die Chance gemeinsamer Achtsamkeit und **geteilter Intentionalität** und Grundlage von **Kooperation** bietet (*Tomasello* 2010). Und wenn man dann ins Handeln kommt, wird man stärker. „Mais l'expression n'est qu'un commencement. L'action est un outil plus puissant de modelage des âmes" (Der Ausdruck aber ist nur ein Anfang, das Tun ist ein stärkeres Werkzeug, um die Seelen zu formen; *Weil* 1949, 134). „Beweggründe der Seele werden aber nur wirklich real, wenn sie eine vom Leib ausgeführte Handlung hervorrufen" (ibid.). Das wird von den PatientInnen, die sich auf die Übungen komplexer Achtsamkeit einlassen, die den persönlichen Nahraum überschreiten (sie haben Angebotscharakter, sind freiwillig), immer wieder berichtet. Ist dann noch genügend Kraft im familialen und amicalen sozialen Netzwerk vorhanden (*Hass, Petzold* 1999), oder kann man zu Selbsthilfeinitiativen Verbindungen herstellen (*Petzold, Schobert* 1991), dann lässt sich oft etwas bewegen. Etwas einsehen, reflektieren, in kreativer Weise Alternativen in komplexen katathymen Szenarien und inneren Filmen imaginieren, sich in **Polylogen**, „Gesprächen nach vielen Seiten" (*Petzold* 2002c) mit anderen austauschen und solidarisieren, und dann in „Aktionen der vielen Hände" konkret tätig werden, das bringt weiter. Man kann dann etwas tun, gemeinsam, das ist wesentlich. „L'initiative et la responsabilité, le sentiment d'être utile et même indispensable, sont des besoins vitaux de l'âme humaine"[23]. Das bedeutet aber keineswegs nur ein Streben in die Aktion, die dann vielleicht zu einem Agieren, einem unrastigen Aktionismus gerät, der euthyme Qualitäten verliert. Es geht auch um ein Besinnen, ein Betrachten, um Versunkenheit – „für sich gemeinsam", denn wir sind in die Gemeinschaft des Lebendigen, in die Natur, in die Lebenswelt, der wir angehören, eingebunden. Wir Menschen sind von der Welt, die wir in Phylogenese und Ontogenese interiorisiert, inkorporiert, inkarniert haben (*Lurija, Vygotskij* 1930/1992; *Petzold, Orth* 2017a), durchtränkt, gehören durch solches „embodiment" dem „Fleisch der Welt" (*chair du monde*) zu, wie *Merleau-Ponty* (1969) es metaphorisierend formulierte: *„Mon corps est la même chair que le monde"*. Mit dieser „leiborientierten" Sicht hat sich eine bedeutsame Strömung in der neueren Kognitionswissenschaft entwickelt, ein Paradigmenwechsel, das **Embodiment-Paradigma** (*Clark* 2008; *Gallagher* 2005; *Petzold* 2002j), das affirmiert: Geist benötigt einen Körper, gründet in der Interaktion des Leibes mit der Welt als „être-au-monde" (*Merleau-Ponty* 1945/1966, 1964). Leib und Welt generieren Geist.

Das eröffnet auch noch eine andere Dimension, die des **Mystischen**; nicht als einer versponnenen Schwärmerei, eines mytothrophen Eskapismus (*Petzold, Orth, Sieper* 2014a), der die Augen vor dem „Elend der Welt" (*Bourdieu* 1993) verschließt, sondern einer **„säkularen Mystik"**, die sich für das „Herz der

---

23 „Die Initiative und die Verantwortlichkeit, das Gefühl, nützlich, ja unentbehrlich zu sein, das sind vitale Bedürfnisse der menschlichen Seele" (*Weil* 1949, 16).

Dinge“ zu öffnen versucht, einer Welt zuwendet, die uns „am Herzen“ liegen sollte (idem 2010k), denn es ist unsere Welt, die uns hervorgebracht hat, und die wir uns „eingeleibt“, inkorporiert haben (*Petzold, Orth* 2017a, b). Deshalb ist es durchaus nicht von ohngefähr, dass viele Traditionen des Mystischen mit der Kontemplation des eigenen Herzens beginnen (*Petzold* 1969II), und das ist nicht der Beginn einer Irrationalität, sondern einer komplexen Achtsamkeit. Man kann durchaus von einer „Achtsamkeit des Herzens“ sprechen.

Man ist geneigt, hier den Mathematiker und Mystiker *Blaise Pascal* zu zitieren: „Le cœur a ses raisons que la raison ne connaît pas“ (Pensées IV, 277). Der Satz klingt schön, aber hat auch eine harte Seite: „A mesure qu'on a plus de lumière, on découvre plus de grandeur et plus de bassesse dans l'homme." – „Je mehr Einsicht man hat, desto mehr Größe und Niedrigkeit entdeckt man im Menschen." (Pensées VII, 443) und durchaus auch in sich selbst. Schon *Pittakos von Mitylene,* einer der „Sieben Weisen von Athen“, sagte: „Schwer ist es, gut zu sein!“ (*Capelle* 1968, 64), und *Demokrit* schreibt unmissverständlich, dass Menschen in ihrem Innersten „eine reiche Vorratskammer von bösen Trieben verschiedenster Art und viele schlimme Leidenschaften finden“ (fr. 149: *Mansfeld* 1987, 463). „Wer das Gute sucht, der findet es nur mit Mühe“ (*Mansfeld* 1987, fr. 108). Eine „säkulare Mystik“ (*Petzold* 1983e) muss auch den Mut aufbringen, **dunkle Seiten** zu meditieren. Die Euthymie wird nicht geschenkt. Sie bedarf der Arbeit, der Klärung und des Aufbaus einer geklärten **„Kernzone des Thymos“.** Dies ist die Aufgabe einer bewusst angestrebten Lebenskunst (idem 1999q), auf dem *WEG* des Lebens. Die Lebens*WEG*-Konzeption der Integrativen Therapie ist von herausragender Bedeutung für therapeutische Prozesse, Selbsterfahrung und Selbstentwicklung (*Petzold, Sieper, Orth* 2006), denn in der Faktizität der Lebensspanne vollzieht sich die Subjektwerdung „auf dem Wege“ – das ist nicht nur eine Metapher –, ein *WEG,* der hoffentlich überwiegend ein „euthymer“ ist. Diese Idee wird für einen persönlichen Lebensverlauf durch eine „Philosophie des *WEGES*“ unterfangen (idem 2005t, 2006ü; *Petzold, Orth* 2004b; *Petzold, Orth, Sieper* 2008; *Buytendijk* 1980) und durch die empirische „Entwicklungspsychologie der Lebensspanne“, Leitparadigma der Integrativen Therapie (*Petzold* 1992e, 1999b; *Sieper* 2007b), durch die wir die protektiven, resilienzbildenden Faktoren erkennen oder bereitstellen können (*Petzold, Müller* 2004c, d). **Menschen brauchen euthyme Lebens*WEGE*, reich an protektiven Ereignissen und entwicklungsfördernden Erfahrungen.** Gefördert werden solche *WEGE* durch komplexe Achtsamkeit und die Pflege einer differenzierenden und integrierenden „meditativen Praxis“ (idem 1983e) – etwa durch die Praxis einer Kampfkunst, die eine „fundamentale Budoerfahrung“ vermittelt (vgl. hier 5.1; *Petzold, Bloem, Moget* 2004) oder durch das Praktizieren von Naturmeditation, „green meditation“ (*Petzold* 2011g).

Die „Kernzone des Thymos“ bildet sich durch Differenzierungs- und Integrationsprozesse über die Lebensspanne hin, meist ohne dass wir uns ihrer gewahr werden (*Eagleman* 2012), auf der Grundlage unserer Lebensprozesse.

Sie werden uns durch die Faktizität des vollzogenen „Lebens im Lebendigen" hin und wieder bewusst. Es ist das eine Dimension, die sich vielleicht dem annähern lässt, was *Michel Henry* (1992) in seiner „Phänomenologie des Lebens" als das „**Leben**" bezeichnet und bei ihm (idem 1963, 1965) nicht biologistisch zu verstehen ist. Der Lebensphilosoph *meint nicht* die belebte Natur im Sinne der Biologie. Wir indes im Integrativen Ansatz *meinen sie mit*, weil wir sie als „Boden des Lebendigen" sehen. *Henry* sieht ein *vor* aller alltäglichen Erfahrung und wissenschaftlichen Erkenntnis liegendes, unmittelbares Phänomen, das der Mensch an sich selbst erfährt als ein ursprüngliches „Sich-Selbst-Erscheinen des Menschen", ein unmittelbares Sich-Selbst-gegeben-Sein. Mit *Albert* (1972) könnte man von einer „ontologischen Erfahrung seiner Selbst" sprechen. Solches ursprüngliche Erscheinen bezeichnet *Henry* (2000) also als „Leben".

Im Integrativen Ansatz sehen wir das ***Leben*** immer mit seinem prozessualen, lebendigen Grund in der „Natur" verbunden, denn Natur ist permanenter Lebensprozess für alles Leben und in allem Leben. Es wird hier konsequent in einem agnostisch-säkularem Rahmen – den wir im Kontext von Wissenschaft und klinischer Arbeit für unverzichtbar ansehen (*Petzold, Sieper, Orth* 2009) – argumentiert, und es soll nicht unter der Hand eine metaphysische Ebene eingezogen werden. Deshalb der Verweis auf die monistische Basis „Natur"; und deshalb rechnen wir aber dem Leben auch das im Lebensvollzug Erworbene als „transmaterielle" geistig-menschliche Seite zu, das, was die „innere poiesis" erarbeitet und an personaler Subjekthaftigkeit in unbewussten, vorbewussten und ich-bewussten Prozessen gestaltet hat (*Petzold* 2003a). Denn wo nichts oder wenig in der Sozialisation/Enkulturation vermittelt wurde und aufgenommen, verleiblicht werden konnte, kann auch keine Fülle sein oder generiert werden, entsteht weder „Fülle noch rechtes Maß" (vgl. *Demokrit*, hier 4.1), und es bildet sich eine „flache" Persönlichkeit aus. Ich hatte von einem *„shallow personality syndrome"* (*Petzold* 2010k) gesprochen, das Ressourcen zuführende Arbeit und Strategien des **„enlargements, enrichments, empowerments"** (*Petzold, Leitner* et al. 2009) erforderlich macht, wie wir sie im Integrativen Ansatz entwickelt haben. Das **Leibselbst** hat in den Lebensprozessen alles, was uns wichtig, wertvoll und uns zugehörig ist, in den Gedächtnisarchiven des Leibes gesammelt und uns ein „Grundgefühl des Selbst", ein „Selbstgefühl", dann ein *euthymes Selbstwertgefühl* (*Petzold* 2003a, 539ff., 630ff.) vermittelt, das so „selbst-verständlich" ist, dass es uns oft erst zu Bewusstsein kommt, wenn wir in Krisen neben uns stehen, „neben der Spur" sind, oder wenn wir uns in der meditativen *Besinnung, Betrachtung, Versunkenkeit* (ibid., 250; idem 1983e) diesem *„inneren Boden"* oder *„Ort der Souveränität"*, wie wir ihn genannt haben (*Petzold, Orth* 1998), zuwenden. Wir haben hier von der **„Thymoszone tiefstinnerlicher Regungen"** oder auch im Sinne einer *metaphorischen Verdichtung* von „Herzensgedanken und Herzensgefühlen" gesprochen (idem 2010k), oder von Erfahrungen, die sich in „dichten Beschreibungen" (*Petzold* 2010f), in der Sprache der Poesie, der Malerei, der Musik, der Geste, des Tanzes fassen lassen (*Petzold, Orth* 1985,

1990a). Herzenssprache hat nichts mit gefühliger Verschwommenheit zu tun, sondern mit einer Klarheit, die ein Spektrum von tiefster Seelenruhe bis zu einer glühenden und doch glasklaren Empörung umgreift (*Hessel* 2011). Solche Mystik kann auch politisch werden, sie muss es sogar, wenn die **„Integrität des Lebendigen“** – um es ganz weit zu fassen – bedroht ist. Da wir dem Lebendigen zugehören, erschließt die meditative Erfahrung „säkularer Mystik“ vermittels der Übung komplexer Achtsamkeit sehr konkret, dass auch wir bedroht sind, wo Leben bedroht wird. Das wird unausweichlich deutlich. Es geht also nicht nur um „Wohlfühl-Achtsamkeit“ und „Gelassenheitsmystik“, sondern um die Liebe zum Lebendigen und die engagierte Sorge um das Lebendige. Das lässt Menschen kämpferisch werden – und sie erleben sich dabei **„euthym“**. Solche Erfahrungen in der komplexen Achtsamkeit, die zum Handeln führen, stärken die Bereitschaft und den Willen (*Petzold, Sieper* 2008a), etwas zu verändern. Und wird das wieder durch Achtsamkeit, gemeinschaftliche gar, begleitet, motiviert das Menschen, in ihrem Leben, ihrem Verhalten, in ihrem **Lebensstil** eine **melioristische** Qualität zu entwickeln. Sie erkennen nämlich in einer durch „shared intentionality“ (*Tomasello, Carpenter* 2007) weitgreifenderen Achtsamkeit: Das ist so offen-sichtlich und so überlebens-logisch, dass es keiner religiösen Gebote mehr bedürfte. „Die einzige Autorität, die heute sagen darf: ‚Du musst dein Leben ändern‘, ist die globale Krise“ (*Sloterdijk* 2009, 701). Dem stimmen wir vollauf zu. Die komplexe Achtsamkeit ist mit einem *Durchspüren, Durchfühlen, Durchsinnen, Durchdenken* des eigenen Lebensstils verbunden, um ihn differentiell zu erfassen. Im therapeutischen Kontext kann dies durch eine methodisch spezifisch durchgeführte *„life style analysis“* begleitet werden (vgl. *Petzold* 2012, 543ff.). Durch sie und in ihr können die starken und problematischen Seiten des Lebensstils mit ihrem biographischen Herkommen bis in die Herkunftsfamilien betrachtet und bewertet werden, aber es werden auch die Vielfältigkeit und dominante Momente des Lebensstils hier und heute deutlich. Meist genügt es schon, für das Thema Lebensstil zu sensibilisieren. *„Der Lebensstil ist die Gesamtheit der kognitiven, emotionalen, volitionalen, sozial-kommunikativen und alltagspraktisch-performativen Muster/Schemata, die ein Mensch in seinem Lebensalltag realisiert“* (ibid., 545). Genau das heißt aber komplexe Achtsamkeit sich selbst gegenüber, nämlich sich in einer derart differenzierten Weise mit seinem Denken, Fühlen und Wollen **im Bezug zum anderen** zu befassen. Beginnt man sich dann *wahrzunehmen*, zu *erfassen* und zu *verstehen* (*Petzold* 1991a), erschließen sich auch Wege der Modifikation dysfunktionaler Lebensstile.

Die euthymen Übungen an der Basis des sinnenhaften Leibes (*sensory awareness*), Budoübungen der Bewegungsformen (*kata*), bieten aufgrund ihrer perzeptiven Konkretheit gute Ansatzpunkte, etwas zu ändern, und sei es noch so wenig. Und das wiederum verweist immer über ein „Hier und Heute“ hinaus, wobei die Horizontweite allmählich vergrößert werden kann. Konkrete Übungen des „Andersseins“ müssen deshalb nicht mit großen und schwierigen Umstellungen von komplexen Haltungen und Verhaltensweisen beginnen!

Bestimmte euthyme Basisübungen, die von *Petzold/Orth* für die Arbeit an komplexer Achtsamkeit entwickelt wurden, seien genannt:

Intense-Audio: Hin-und-Zuhören, „ganz Ohr sein", um *feinhöriger* für die Botschaften von Anderen zu werden, dabei auch aufmerksam zu werden für die Reaktionen des Weg- oder Überhörens, des selektiven Hörens. Dabei wird methodisch immer zwischen **aktivem Wahrnehmungsmodus** („**Ich** lausche aufmerksam hin und **ich** höre bewusst zu") und **rezeptivem Wahrnehmungsmodus** gewechselt („Ich bin offen, lasse die Geräusche, Klänge an mein Ohr dringen, meine Ohren sind weit offen zur Welt"). Der Wechsel der Modalitäten intensiviert und vertieft das Hören, aktiviert dabei auch Gedächtnisspeicher, die dann auditive Information mit subliminalen, mnestischen Materialien anreichern, so dass auch das „Hören von Zwischentönen", von „Mitgesagtem" verfeinert wird.

Intense-Visio: Hin-und-Zuschauen, „ganz Auge sein". Hier werden Beobachtungsfelder mit dem **aktiven** Wahrnehmungsmodus betrachtet („**Ich** sehe genau hin, **ich** schaue bewusst zu!") oder man stellt sich offen für die Erfahrung, dass „Dinge mir in den Blick geraten, mir ins Auge fallen" – **rezeptiver** Modus. In der **Intense-Visio** kann ich z. B. Aufmerksamkeit für die „Sprache der Hände" des Gegenübers entwickeln, indem ich meine *„awareness"* auf die Gestik richte. Das macht *klarsichtiger* für die Befindlichkeit des anderen, für sein Sich-Beziehen usw. Ein unaufmerksamer Lebensstil, der andere nicht wahrzunehmen gelernt hat, kann durch solche übende Achtsamkeitspraxis verändert werden. Für jede Sinneswahrnehmung gibt es derartige Intense- Übungs-Sets bzw. können solche entwickelt werden – auch für **polyästhetische** Kombinationen (*Orth, Petzold* 1993).

Intense-Sensio: Feinspüriges Hin-Spüren, sich ganz auf das „eigenleibliche Spüren" (*H. Schmitz* 1990) einlassen, **aktiv** in sich Hineinloten, **rezeptiv** sich selbst leibhaftig „ins Gespür" kommen lassen, das vermittelt diese Übung integrativer Leib-Meditation. Sie nutzt die Techniken des „sensory awareness" (*Brooks* 1997) und der IBT-Spür-Übungen (*Hausmann, Neddermeyer* 2003) dazu, mit der „Grundqualität des Lebendigen" im „Eigenleben" in Kontakt zu kommen. Im Sitzen, Liegen, Stehen, Gehen sind solche Erfahrungen differentiell anzuleiten. Dabei sind z. B. Übungen des „Gehens auf einer dünnen Linie", eventuell mit der Imagination eines schwer zu erreichenden Zieles, zur Stimulierung des vestibulären Systems und um Erfahrungen des „inneren Gleichgewichts/Ungleichgewichts" anzuregen, von großem Nutzen für die euthyme Erfahrung der Balanciertheit und Ausgewogenheit. In der **Intense-Sensio** geht es aber auch um die Auseinandersetzung mit den **Inkorporationen**, dem durch **Interiorisierungen** Aufgenommenem (*Petzold, Orth* 2017a), dem, was ich mir „zu eigen" gemacht habe, das, was sich in der **„euthymen Kernzone"** verdichtet hat. *Core zone*, Herzzone, ist hier nicht unbedingt pektoral lokalisiert zu verstehen, obgleich das Erleben hier oft zentriert ist, sondern als Bereich der Dinge, die mir „am Herzen liegen". Mit solcher Anleitung zur **Innenerfühlung** machen wir es einem Menschen möglich, seine **„fungierende" Lebensgestaltung, Person- und**

Subjektgestaltung in „**komplexer Selbstachtsamkeit**" *wahrzunehmen*, zu *erfassen*, und in diesem integrativen, hermeneutisch-metahermeneutischen Prozess (idem 2003a, 34, 60) immer besser und ich- bewusster, ja klar-bewusster zu *verstehen* (idem 2003a, 220, 254ff.) und daranzugehen, sein Inneres mit seinem äußeren Lebensvollzug – b e i d e s wird dann „**euthyme Kernzone**" (contemplatio et actio) – immer **bewusster** zu gestalten. Das heißt dann im Integrativen Ansatz „nootherapeutische Arbeit" (idem 2003a), in der „säkulare mystische" Erfahrungen in tiefste Erlebens- und Erfahrungsmöglichkeiten des Menschen führen können (idem 1983e). Je nach innerer Ausrichtung können sie durchaus religiöse Bereiche einschließen. Sie müssen es nicht, wie unsere langjährigen Erfahrungen in dieser Form meditativer Praxis auch mit bewusst agnostisch oder atheistisch ausgerichteten Menschen zeigt. Und das ist wichtig: Niemand ist aus solchen Bereichen der **euthymen Erfahrungen der Tiefe, der Weite und der Höhe ausgeschlossen**. Aus solchen Erfahrungen entfließt dann eine „Lebenskunst" (idem 1999q), in der das Selbst sich zum „Kunstwerk" zu gestalten vermag und in der der Mensch in der Welt schöpferisch, melioristisch und altruistisch tätig zu werden vermag und zur Verbesserung ihrer euthymen Qualität beitragen kann (*Petzold, Sieper* 2011).

In dieser Form therapeutischer Arbeit spielt nicht zuletzt die erlebte, „**komplexe Achtsamkeit** der Therapeutin/des Therapeuten eine Rolle, die wahrgenommen und **interiorisiert** wird (*Vygotskij* 1992; vgl. *Petzold, Orth* 2017a): Weil ich in komplexer Achtsamkeit erfasst worden bin, beginne ich mich selbst in komplexer Weise achtsam zu erfassen, entdecke ich meine eigene Vielfalt, meine euthymen Potentiale und entwickle sie. Das heißt **Interiorisierung**.

Ein Schwerpunkt komplexer Achtsamkeitsarbeit liegt auf der Erarbeitung „psychologischer Medikationen" (*Pierre Janet* 1919), d. h. von Übungen und Methoden, für die ich veränderungssensibel bin bzw. bei denen ich merke: die sind für mich euthym. Der Patient hat für seine Selbstunsicherheit (Ängstlichkeit, Schuldhaftigkeit, Aggressivität usw.) Achtsamkeit gewonnen, erkennt, was ihm fehlt oder was verändert werden müsste und fragt sich (und den Therapeuten), was ihm helfen könnte. Dann gilt es, Übungen, Erlebniseinheiten, Experimente zu erfinden und „achtsam-feinspürig" auszutesten, was greift, was anschlägt, was als „stimmig" und „passend" erlebt wird, was ein „gutes Gefühl" macht, das k l a r ist, mit dem Denken gut „in eins" geht, so dass keine Gedanken-Gefühl-Konflikte aufkommen, verwirrtes „**Fühldenken**" entsteht (*Petzold, Sieper, Orth* 2012), wie es für Belastungen und Überlastungen kennzeichnend ist. Vielmehr soll innere Klarheit gewonnen werden, die erforderlich ist, das eigene Leben zu strukturieren, und durch engagiert-verantwortliches Handeln in die Welt zu wirken. Gelungene Therapie ist immer auch dadurch gekennzeichnet, dass Menschen einen klareren und tatkräftigeren Weltbezug haben. Ziel der Nutzung „psychologischer Medikamente" (z. B. Entspannen/Anspannen, Bewegen, Imaginieren, Rollen wechseln, Autosuggestionen, Atemübungen, Detraktoren, innere Beistände: *Petzold* 1975m) und von Performanzübungen

(z. B. bewusstes Grüßen, Besänftigen, Forderungen stellen, Auflehnen, Empören, Klänge genießen, Lachen genießen etc.) ist die Kräftigung einer „emotionalen Fitness" durch Aufbau und Nutzen von emotionaler Regulationskompetenz (dieses Buch S. 857f.; *Petzold* 1995g, 2009d), die in die Welt wirkt. *Pierre Janet* hat diese Dimension, anders als *Freud,* nie ausgeblendet (*Petzold* 2007b). Weltbezogene, komplexe Achtsamkeit vermag das leibliche Wohlbefinden, einen **guten Thymos**, die selbstreferentiellen Emotionen (idem 2003, 633, 1038) zu stärken, denn Gefühle, Empfindungen, Stimmungen sind basal leibliche Phänomene. Sie unterfangen auch die selbstreferentiellen Kognitionen, ja den gesamten **Lebensstil** und das **Identitätserleben** und vermögen es damit auch zu verändern, was auch immer Kontextveränderung mit sich bringt (idem 2012a).

Eine solche feinkörnige euthyme „Arbeit am Lebensstil", und sie wird meistens in einer „dyadischen" Therapie (Therapeutin/Patientin) angeboten, in der erlebniszentrierte und konfliktzentrierte Sequenzen wechseln, kann in jede Form psychodynamischer oder auch humanistischer Psychotherapie eingebracht werden und erweist sich also in schulenübergreifender Weise als nützlich.

6. Abschluss

Insgesamt hat dieser Beitrag gezeigt, dass es in der Psychotherapie wesentlich um **Lebensstilveränderungen** geht. Lebensstile haben mit den kollektiven, übergeordneten Strömungen der Gesellschaft zu tun, die reflektiert und in konstruktiver, melioristischer Weise beeinflusst werden müssen. Die Menschen müssen ihren **Lebensstil** betrachten und darüber nachsinnen, ob er für sie und ihren Lebenszusammenhang im Nahraum wie in ihrem übergeordneten Kontext gesund, „euthym" und sinnvoll oder „weise" ist. Sie sind durchaus in der Lage zu erfassen, was eine „weise Lebensführung" ist, die ihrer persönlichen **„Integrität"** – Kernbegriff des Integrativen Ansatzes (*Boesel* 2009; *Petzold, Orth* 2011; *Sieper, Orth, Petzold* 2010) – guttut und was für die **Integrität** ihrer Lebenswelt förderlich ist. Sie können auch beurteilen, ob die Entwicklungsdynamiken ihres Lebens und ihrer Gesellschaft überhitzt oder in organischen Prozessen des Fortschreitens verlaufen, in guter Transversalität die Vielfalt gesellschaftlichen Lebens einbeziehen. Auch der Gedanke, dass eine persönliche **Euthymie** ohne Sorge um den kollektiven **Eubios** nicht zu haben ist, bedarf – das ist unsere Erfahrung – keiner großen Vermittlungsarbeit. Er ist unmittelbar einleuchtend, wird verstanden, wenn psychoedukativ die erforderlichen Informationen in guter „Passung" bereitgestellt und mit zielgruppenangemessener Didaktik vermittelt werden. Hier wird deutlich, dass euthyme Behandlung eingebunden ist in die integrative Theorie und Praxis mit ihrer philosophischen Therapeutik, Weisheitstherapie und ihrer melioristischen Orientierung (*Petzold* 1991a, 2009f; *Kühn, Petzold* 1991; *Petzold, Orth, Sieper* 2010). Das bedeutet keineswegs eine konservative, humanistisch-bildungsbürgerliche Rückwendung, sondern eine differentielle und ganzheitliche Sicht aus einer multi- und intertheoretischen Orientierung auf die jeweils neuesten Wissensstände (z. B. zu Ökologie, Sprache, Identitätsbildung etc.), um auf ein „**Ensemble**", ein Gesamt von **Informationen** zu schauen (*Sieper* 2006) und transtheoretische Erkenntnisse gewinnen zu können, die handlungsleitend werden (*Oyama* 2000a, b; *Petzold* 2003a, 2010f).

Wir stehen da in einer guten Tradition. Schon in der Antike gab es um Überschau bemühte Autoren wie *Demokrit, Zeno, Epiktet.* Sie waren stets auf dem neusten Stand der naturwissenschaftlichen Erkenntnisse ihrer Zeit. Und so schauen auch wir darauf, was die neuen Entwicklungen in der Erforschung der globalen Ökologie oder in den Biowissenschaften bringen, z. B. in den Evolutionswissenschaften (*Brune* et al. 2003; *Oyama* 2002; *Richerson, Boyd* 2005), in der Neurobiologie und der Neuropsychiatrie (*Braus* 2004). Die neuen, „kombinatorischen" Disziplinen zeigen die gewachsene Komplexität auf, etwa die Entwicklungspsychoneurobiologie (*Lemke* 2009; *Teicher* et al. 2002) oder die Soziopsychoneuroimmunologie (*Schubert* 2011). Hinzu kommen neue Erkenntnisse aus der Epigenetik (*Bradbury* 2003; *Jablonka, Lamb* 2002; *Kegel* 2009; *Reik* 2007; *Spork* 2009) und in der molekularen Genetik (*Shapiro* 2011; *Hasselquist, Nilsson* 2009; *Holliday* 1989; *McClintock* 1987). Die aktuellen Ergebnisse der letztgenannten Disziplinen könnten für die Psychotherapie durchaus in der Zukunft einmal – zumindest in unspezifischer Weise – Relevanz gewinnen, verweisen sie doch auch auf die Möglichkeit der transgenerationalen Weitergabe von massiven Einflüssen der erlebten Biographie (und das müssen nicht nur traumatische sein!!) auf nachfolgende Generationen. Sie zeigen in der Tendenz die Notwendigkeit einer intensivierten Sorge für einen **gesundheitsbewussten Lebensstil** (*Petzold* 2010b) und für eine **euthyme Achtsamkeit** auf. Für eine **Integrative Humantherapie** (idem 2005r) mit ihrer modernen Somatotherapie, Psychotherapie, Soziotherapie und Ökopsychosomatik (*Petzold* 2006p; *Leitner, Sieper* 2008; *Sieper, Petzold* 2011) bedeutet das in therapeutischer Hinsicht, stärker den Fokus auch auf diesen Bereich salutogenetischer Ressourcen und Potentiale zu richten. Das aber wird sicher Maßnahmen verlangen, die über das Spektrum der konventionellen, pathologieorientierten Psychotherapien in ihrer überwiegend verbal ausgerichteten Arbeitsweise weit hinausgehen müssen, um bei risikobelasteten Gruppen und Familien in präventiver Hinsicht zu gesundheitsbewussten Lebensstilen anzuleiten.

„Bei schon eingetretenen Störungen bzw. Erkrankungen werden nach einer *Analyse der Lebenszusammenhänge* vielfach nachdrückliche ‚*Umstellungen des Lebensstils*' angestrebt in Richtung eines gesundheitsbewussten, bewegungsaktiven, sozial-kommunikativen, kreativen und wertebewussten, also Gesundheit und Sinn generierenden Lebensstils, der körperliche, seelische und geistige ‚Frische' ermöglicht (*Petzold* 2010b; *Ostermann* 2010), wie wir das mit unserem integrativen Menschenbild seit Mitte der sechziger Jahre vertreten" (*Petzold, Orth, Sieper* 2010, 12). Es gibt – das tritt mit Blick auf die ökologischen Desaster mehr in das öffentliche Bewusstsein – damit in der Tat genügend

Notwendigkeiten und ausreichend Ansatzpunkte für uns Menschen, nicht nur aus individuellem Gesundheitsstreben, sondern auch aus übergeordneter, auf die Menschheitsgemeinschaft gerichteten Perspektive unsere dysfunktionalen und destruktiven Lebensstile zu verändern und unserer Pflicht nachzukommen, für die Integrität unserer Lebenswelt zu sorgen.

Das Zusammenwirken der drei Komponenten: 1. antiker Vorstellungen aus der „asklepiadischen Therapeutik", 2. moderner integrativer Konzeptbildungen und bewegungs- und erlebnisaktivierender Methodik (*Petzold* 1988n; *Waibel, Petzold* 2009) und 3. behavioraler, teilmanualisierter und forschungsgestützter Praxis, ergibt eine interessante Vernetzung von Ideen und methodischen Ansätzen, die Menschen – TherapeutInnen und PatientInnen – eine differenzierte Sicht auf Gesundheit, Krankheit, Wohlbefinden, Leistungsfähigkeit und Glück ermöglichen und die Entwicklung einer **komplexen und euthymen Achtsamkeit** erforderlich machen.

Psycho- und KreativitätstherapeutInnen, Sport- und BewegungstherapeutInnen, die in dieser Weise geschult worden sind und selbst einen **gesundheitsbewussten, bewegungsaktiven** und **sinnorientierten Lebensstil** erworben haben und sich an euthymen Erlebnissen erfreuen (*Dreke, Petzold* 1988), vermögen PatientInnen zu überzeugen und zu motivieren (*Jäckel* 1991), an Heilung, Gesundung und Selbstentwicklung mitzuarbeiten, wissend, dass zu allen Zeiten Menschen sich diesen Aufgaben gestellt haben und mit guter Begleitung auch gute Erfolge erzielen konnten.

7. Literatur

Beiträge von Petzold sowie Petzold und MitautorInnen finden sich im Literaturgesamtverzeichnis am Ende des Bandes.

Adams, F. (1891): The Genuine Works of Hippocrates. New York: William Wood.

Al-Maskari, F. (2010): Lifestyle Diseases: An Economic Burden on the Health Services. In: UN Chronicle. http://www.un.org/wcm/content/site/chronicle/home/archive/issues2010/achieving_global_health/economi cburdenonhealthservices

Albert, K. (1972): Die ontologische Erfahrung. Heidelberg: Academia.

Anderson, J. L. (2002): Che. Die Biographie. München: Ullstein.

Andriopoulos, D. Z. (1990): Alcmeon's and Hippocrates's Concept of Aetia. In: *Nicolacopoulos Pantelis*, Greek Studies in the Philosophy and History of Science. Dordrecht: Kluwer.

Anderson, W. T. (1983): The Upstart Spring: Esalen and the American Awakening. Boston: Addison Wesley.

Antonowsky, A. (1979): Health, stress, and coping. San Francisco: Jossey-Bass.

Arnott, R., Finger, S. et al. (2002): Trepanation: discovery, history, theory. Lisse: Swets & Zeitlinger.

Attali, J. (1979): L'ordre cannibale, Paris: Grasset. (Dtsch.: Die kannibalische Ordnung. Von der Magie zur Computermedizin. Frankfurt a. M.: Campus1981).

Bates, S. (2008): God's Own Country: Power and the Religious Right in the USA. London: Hodder Paperbacks.

Baumann, K., Linden, M. (2008): Weisheitskompetenzen und Weisheitstherapie. Die Bewältigung von Lebensbelastungen und Anpassungsstörungen. Lengerich: Pabst Science Publishers.

Bausch, I. (1984): Das Selbstbild depressiver Patienten in Abhängigkeit von angewandter Therapie. Unveröffentlichte Diplomarbeit: Universität Konstanz.

Beauvoir, S. de (1968): Memoiren einer Tochter aus gutem Hause. Reinbek: Rowohlt.

Beck, U. (1986): Risikogesellschaft. Auf dem Weg in eine andere Moderne. Frankfurt a. M.: Suhrkamp.

Beck, U. (1997): Was ist Globalisierung? Irrtümer des Globalismus – Antworten auf Globalisierung. Frankfurt a. M.: Suhrkamp.

Beck, U. (2007): Weltrisikogesellschaft. Auf der Suche nach der verlorenen Sicherheit. Frankfurt a. M.: Suhrkamp.

Beck, A. T., Rush, A. J., Shaw, B. F. (2001): Kognitive Therapie der Depression. Weinheim: Beltz.

Becker, P. (1982): Psychologie der seelischen Gesundheit. Göttingen: Hogrefe.

Belaiche, P. (1979): Traité de phytothérapie et d'aromathérapie. 3 Bde. Paris: éd. Maloine.

Beumer, M. (2008): Hygieia: Godin of personificatie. In: Geschiedenis der Geneeskunde 4, 221-227.

Bieri, P. (2001): Das Handwerk der Freiheit. Über die Entdeckung des eigenen Willens. München: Hanser.

Block, R., Knapstein, G. (1995): Eine lange Geschichte mit vielen Knoten. Fluxus in Deutschland. 1962-1994. Stuttgart: Institut für Auslandsbeziehungen.

Bloom, J. (2010): American Wasteland – How America Throws Away Nearly Half of Its Food (And What We Can Do About It*)*. Jackson, TN: Perseus Books Group.

Blum, R. (1977): Kallimachos und die Literaturverzeichnung bei den Griechen. Untersuchungen zur Geschichte der Biobibliographie. Frankfurt a. M.: Buchhändler-Verein.

Böll, H. (1979): Eine Last auf meiner Seele. In: idem, Literatur als Gepäck. Aufsätze und Gedichte. Mainz: v. Hase und Koehler.

Boesel, B. (2009): Was heißt Integrität? In: POLYLOGE 7/2009. https://www.fpi-publikation.de/downloads/download-polyloge/download-nr-07-2009-boesel-bernd.html

Boltanski, L., Chiapello, E. (1999): Le Nouvel esprit du capitalisme. Paris: Gallimard. (Dtsch.: Der neue Geist des Kapitalismus. Konstanz: UVK 2003).

Bonanno, G. (2012): Die andere Seite der Trauer. Bielefeld: Edition Sirius im Aisthesis Verlag.

Boschker, M. S. C. (2001): Action-Based Imagery. On the Nature of Mentally Imagined Motor Actions. Enschede/Amsterdam: PrintPartners Iskamp.

Bradbury, J. (2003): Human Epigenome Project – Up and Running. In: PLoS Biol. Vol. 1, e82.

Brauch, A. (2006): Im Namen einer besseren Welt. Rosa Luxemburg, Hannah Arendt, Simone Weil, Dorothee Sölle. Karlsruhe: Evangelische Akademie Baden.

Brinker, W. (2008): Platons Ethik und Psychologie. Philologische Untersuchungen über thymetisches Denken und Handeln in den platonischen Dialogen. Frankfurt a. M.: Peter Lang.

Brooks, C. V. W. (1997): Erleben durch die Sinne (Sensory Awareness). In der deutschen Bearbeitung von *Charlotte Selver*, hg. v. *H. G. Petzold*. Paderborn: Junfermann.

Brothwell, D. R. (1963): Digging up Bones; the Excavation, Treatment and Study of Human Skeletal Remains. London: British Museum (Natural History).

Brotzler, D. (1983): Empirische Untersuchung eines Therapieprogramms zur Entwicklung von „Genussfähigkeit" bei Depressiven. Unveröffentlichte Diplomarbeit: Universität Heidelberg.

Broadie, S. W. (1991): Ethics with Aristotle. Oxford: Oxford University Press.

Braus, D. F. (2004): EinBlick ins Gehirn: Bildgebung in der modernen Psychiatrie. Stuttgart: Thieme.

Brune, M., Ribbert, H., Schiefenhovel, W. (2003): The social brain: evolution and pathology. Hoboken, NJ: Wiley & Sons.

Bumiller, S., Waibel, M.J. (2009): IBT mit älteren Menschen in der Akut- und Rehaklinik. In: *Waibel, J.M., Jakob-Krieger, C.* (Hrsg.), Integrative Bewegungstherapie. Stuttgart: Schattauer.

Bourdieu, P. (1993): La misère du monde. Paris: Éditions du Seuil. (Dtsch.: Das Elend der Welt. Zeugnisse und Diagnosen alltäglichen Leidens an der Gesellschaft. Konstanz: UVK 1997).

Bourdieu, P. (1997): Der Tote packt den Lebenden. Hamburg: VSA.

Brueggemann, J. (2010): Rich, Free, and Miserable: The Failure of Success in America. Lanham: Rowman & Littlefield.

Buytendijk, F.J.J. (1980): Aandenken – Bezinning over de Levensloop. Baarn: Ambo.

Callahan, J.F. (2009): Manual of Gestalt Practice in the tradition of Dick Price. https://sites.google.com/site/gestaltlegacy/

Capelle, W. (1968): Die Vorsokratiker. Stuttgart: Kröner.

Clark, A. (2003): Natural-Born Cyborgs. Minds, Technologies, and the Future of human Intelligence. Oxford: Oxford University Press.

Clark, A. (1997): Being There: Putting Brain, Body and World Together Again. Cambridge, MA: MIT Press.

Clark, A. (2008): Supersizing the Mind: Embodiment, Action, and Cognitive Extension. New York: Oxford University Press.

Csíkszentmihályi, M. (1975): Beyond bordo and anxiety: The experience of play in work and games. San Francisco: Jossey-Bass.

Csíkszentmihályi, M. (1996): Creativity: Flow and the Psychology of Discovery and Invention, New York: Harper Perennial.

Cullen, J. (2004): The American dream: a short history of an idea that shaped a nation. New York: Oxford University Press.

Debernardi, A., Sala, E. et al. (2010): Alcmaeon of Croton. In: Neurosurgery 66, 247-252.

DeGrazia, D. (2003): A Reply to Bradley Lewis's „Prozac and the Post-human Politics of Cyborgs". In: Journal of Medical Humanities 1-2, 65-71.

De Waal, F.B.M. (2000): Wer beherrscht den Menschen: Gene oder Umwelt? In: Spektrum der Wissenschaft 2, 68-73.

Diels, H., Kranz, W. (1951/1952): Die Fragmente der Vorsokratiker. Griechisch und Deutsch. Bd. 1-3. Hildesheim: Weidmann.

Drefke, H., Petzold, H.G. (1988): Die Integrative Bewegungstherapie und ihre Bedeutung in der Ausbildung von Sportlehrern und Bewegungswissenschaftlern. In: *Hölter, G.*, Bewegung und Therapie – interdisziplinär betrachtet. Dortmund: modernes lernen, 106-125.

Dumézil, G. (1982): Apollo Medicus. In: idem, In Apollon sonore et autres essais: Vingt-cinq esquisses de mythologie. Paris: Payot, 36-42.

Dürckheim, K. v. (1964): Der Alltag als Übung. Bern: Huber.

Eagleman, D. (2011): Inkognito. Das geheime Eigenleben unseres Gehirns. Frankfurt a.M.: Campus.

Edelstein, L. (1943): The Hippocratic oath: text, translation and interpretation. Baltimore: Johns Hopkins Press.

Edmunds, L. (1981): The Sphinx in the Oedipus Legend. Königstein im Taunus: Hain.

Egger, J.W. (2010): Gesundheit – Aspekte eines komplexen biopsychosozialen Konstrukts und seine Korrelation zu Optimismus und Glückserleben. In: Psychologische Medizin 1, 38-48.

Ehrenberg, A. (2004): Das erschöpfte Selbst. Depression und Gesellschaft in der Gegenwart. Frankfurt a.M.: Campus.

Ehrenberg, A. (2011): Das Unbehagen in der Gesellschaft. Berlin: Suhrkamp.

Ehrenfried, L. (1957): Körperliche Erziehung zum seelischen Gleichgewicht. Berlin. (Neuaufl.: Atmen, Bewegen, Erkennen. Berlin: Goralewski-Gesellschaft e.V.).

Eilan, N., Hoerl, C., McCormack. T., Roessler, J. (2005): Joint attention: Communication and other minds. Oxford, UK: Oxford University Press.

Ende, M. (1979): Momo. Die seltsame Geschichte von den Zeit-Dieben und von dem Kind, das den Menschen die gestohlene Zeit zurückbrachte. München: Piper.

Fava, G.A., Ruini, C., Linden, M. (2009): Wohlbefindens-Therapie (Well-being Therapy). In: *Linden, Weig* (2009), 143-147.

Fehm, L., Helbig, S. (2008): Hausaufgaben in der Psychotherapie: Strategien und Materialien für die Praxis. Göttingen: Hogrefe.

Fellmann, F. (2000): Philosophie der Lebenskunst zur Einführung. Hamburg: Junius.

Flammer, A. (1990): Erfahrung der eigenen Wirksamkeit. Einführung in die Psychologie der Kontrollmeinung. Bern: Huber.

Flückiger, C., Wüsten, G. (2008): Ressourcenaktivierung. Ein Manual für die Praxis. Bern: Huber.

Foucault, M. (1963): Naissance de la clinique. Une archéologie du regard médical. Paris: Presses Universitaires de France. (Dtsch.: Die Geburt der Klinik. Eine Archäologie des ärztlichen Blicks. Frankfurt a.M.: Suhrkamp 1988).

Foucault, M. (1978): Dispositive der Macht. Berlin: Merve.

Foucault, M. (1983): Der Wille zum Wissen. Sexualität und Wahrheit 1. Frankfurt a.M.: Suhrkamp.

Foucault, M. (1986): Die Sorge um sich. Sexualität und Wahrheit 3. Frankfurt a.M.: Suhrkamp.

Foucault, M. (1996): Diskurs und Wahrheit. Berkeley-Vorlesungen 1983. Berlin: Merve.

Foucault, M. (1998): Foucault. Ausgewählt und vorgestellt von *P. Mazumdar*. Düsseldorf, München: Diederich.

Foucault, M. (2007): Ästhetik der Existenz. Schriften zur Lebenskunst. Frankfurt a.M.: Suhrkamp.

Ford, E.S., Bergmann, M.M., Kroger, J. et al. (2009): Healthy Living Is the Best Revenge: Findings From the European Prospective Investigation Into Cancer and Nutrition-Potsdam Study. In: Arch. Intern. Med. 15, 1355-1362.

Franchomme, P. (1999): L'Aromathérapie: Thérapeutique de pointe en médecine naturelle. Paris: éd. Amyris.

Frank, R. (2007): Therapieziel Wohlbefinden. Ressourcen aktivieren in der Psychotherapie. Heidelberg: Springer.

Frétigny, R., Virell, A. (1968): L'imagerie mentale. Introduction à l'onirothérapie. Lausanne: Editions du Mont-Blanc.

Freud, S. (1923): Das Ich und das Es. Leipzig: Internationaler Psychoanalytischer Verlag. (Auch in: idem (2000): Studienausgabe Bd. 3. Psychologie des Unbewussten. Frankfurt a.M.: Fischer).

Fuchs, T. (2008a): Das Gehirn – ein Beziehungsorgan. Eine phänomenologisch-ökologische Konzeption. Stuttgart: Kohlhammer.

Fuchs, T. (2008b): Leib und Lebenswelt. Neue philosophisch-psychiatrische Essays. Kusterdingen: Die Graue Edition.

Galenus (1982): A Translation of Galen's Hygiene (De Sanitate Tuenda). Übers.v. *Robert M. Green*. Randburg: Porcupine Press.

Gallagher, S. (2005): How the Body Shapes the Mind. New York: Oxford University Press.

Garrison, F.H. (1966): History of Medicine. Philadelphia: W.B. Saunders.

Geist, H. (2005): The Causes and Progression of Desertification. Abingdon: Ashgate.

Georgoulis, A.D., Kiapidou, I.S., Velogianni, L., Stergiou, N., Boland, A. (2007): Herodicus, the father of sports medicine. In: Knee Surgery, Sports Traumatology, Arthroscopy 3, 315-318.

Gill, C. (1998): Personality in Greek Epic, Tragedy and Philosophy. New York: Oxford University Press.

Gölz, J.H. (2005): Antiretrovirale Therapie und Lifestyle-Medikamente. http://www.hivandmore.de/archiv/2005- 1/hivandmore_2005_A1_S12_S13_S15.pdf
Gorlick, A. (2009): Media multitaskers pay mental price, Stanford study shows. In: Stanford Report, 24. August 2009. http://news.stanford.edu/news/2009/august24/multitask-research-study-082409.html
Grant, M., Hazel, J. (1979): Who's Who in Classical Mythology. New York: David McKay.
Grawe, K. (2004): Neuropsychotherapie. Göttingen: Hogrefe.
Grimal, P. (1951): Dictionnaire de la mythologie grecque et romaine. Paris: PUF.
Guevara de la Serna, Ernesto Che (1960): La Guerra de Guerillas. Havanna: Departamento de instrucción del MINFAR. http://www.marxists.org/espanol/guevara/guerra/dedica.htm.
Guevara, Ernesto Che (1973): Obras completas. 3. Aufl. Buenos Aires: Distribuidora Baires.
Gunther, R. T. (1959): The Greek Herbal of Dioscorides. Übers. v. *John Goodyer* 1655. New York: Hafner Publishing.
Habermas, J. (2011): Zur Verfassung Europas. Berlin: Suhrkamp.
Habermas, J., Luhmann, N. (1971): Theorie der Gesellschaft oder Sozialtechnologie? Was leistet die Systemforschung. Frankfurt: Suhrkamp.
Hadot, I. (1969): Seneca und die griechisch-römische Tradition der Seelenleitung. Berlin: de Gruyter.
Hadot, P. (1991): Philosophie als Lebensform. Geistige Übungen der Antike. Berlin: Gatza.
Hadot, P. (1997): Die innere Burg. Anleitung zu einer Lektüre Marc Aurels. Frankfurt a. M.: Eichborn.
Hadot, P. (1999): Wege zur Weisheit oder Was lehrt uns die antike Philosophie? Frankfurt a. M.: Eichborn.
Hadot, P. (2001): La philosophie comme manière de vivre. Entretiens avec Jeannine Carlier et Arnold I. Davidson. Paris: Albin Michel.
Haag, M., Rohloff, B. (2006): Arbeiten bei Elsa Gindler – Notizen Elsa Gindlers und Berichte einer Teilnehmerin. Berlin: Schriftenreihe der Heinrich Jacoby-Elsa Gindler-Stiftung Bd. 2/3.
Hallowell, E.M. (2007): Crazy Busy: Overstretched, Overbooked, and About to Snap! Strategies for Handling Your Fast-Paced Life. New York: Ballantine Books.
Han, B.-C. (2010): Müdigkeitsgesellschaft. Berlin: Matthes & Seitz.
Handler, B. (2010): Mit allen Sinnen leben: Tägliches Genusstraining. 2. Aufl. Wien: Goldegg.
Hanson, S. L., White, J.K. (2011): The American Dream in the 21st Century. Philadelphia: Temple University Press.
Haraway, D. (1990): A Manifest for Cyborgs. Science, Technology and Socialist Feminism in the 1980s. In: *Nicholson, L.* (Hrsg.), Feminism, Postmodernism. New York: Routledge, 190-233.
Haraway, D. (1991): Simians, Cyborgs, and Women. The Reinvention of Nature. New York: Routledge.
Harper, S. (1995): The Way of Wilderness. In: *Roszak* et al. (1995).
Hart, G. (2000): Asclepius: The God of Medicine. London: Royal Society of Medicine Press.
Harth, W., Seikowski, K., Hermes, B., Gieler, U. (2008): Lifestyle-Medikamente in der Medizin. Lifestyle drugs in medicine. In: Wiener Medizinische Wochenschrift 3-4, 110-115.
Harth, W, Wendler, M., Linse, R. (2003): Lifestyle-Medikamente und körperdysmorphe Störungen: Ein neues medizinisches Phänomen am Beispiel der Dermatologie. In: Deutsches Ärzteblatt 100 (3), A-128/B-116/C-112.
Hartz, P., Petzold, H. G. (2010): Chancen für arbeitslose Frauen und Männer, die ihr Leben neu gestalten wollen. In: Zeitschrift für Medizinische Psychologie 2, 47-67. http://www.minipreneure.de/
Hass, W., Petzold, H. G. (1999): Die Bedeutung der Forschung über soziale Netzwerke, Netzwerktherapie und soziale Unterstützung für die Psychotherapie – diagnostische und therapeutische

Perspektiven. In: *Petzold, H. G., Märtens, M.* (Hrsg.)(1999a), Wege zu effektiven Psychotherapien. Psychotherapieforschung und Praxis.: Modelle, Konzepte, Settings. Opladen: Leske + Budrich, 193-272. http://www.fpi-publikation.de/artikel/textarchiv-h-g-petzold-et-al-/hass-w-petzold-h-g-1999-neueinst-2011-die-bedeutung-der-forschung-ueber-soziale-netzwerke.html

Hasselquist, D., Nilsson, J. A. (2009): Maternal transfer of antibodies in vertebrates: transgenerational effects on offspring immunity. In: Philosoph. Transact. Royal. Soc. London. B Biol. Science 364, 51-60.

Hausmann, B., Neddermeyer, R. (2002): Bewegt Sein. Integrative Leib- und Bewegungstherapie. Paderborn: Junferfmann. (Neuaufl. Kornwestheim: Reichert 2011).

Hecht, A., Petzold, H. G., Scheiblich, W. (2014): Theorie und Praxis differentieller und integrativer, niedrigschwelliger Arbeit (DINA) – die „engagierte Perspektive" Integrativer Suchthilfe. In: POLYLOGE 13/2014. https://www.fpi-publikation.de/polyloge/alle-ausgaben/13-2014-hecht-a-petzold-h-scheiblich-w-theorie-praxis-dina-integrative-suchthilfe.html

Henry, M. (1963): L'Essence de la manifestation. Paris: PUF.

Henry, M. (1965): Philosophie et Phénoménologie du corps. Paris: PUF.

Henry, M. (1992): Radikale Lebensphänomenologie. Ausgewählte Studien zur Phänomenologie. Übers., hg. u. eingel. v. *Rolf Kühn*. Freiburg: Alber.

Henry, M. (2000): Incarnation. Une philosophie de la chair. Paris: Éditions du Seuil.

Henting, H. v. (1974): „Komplexitätsreduktion" durch Systeme oder „Vereinfachung" durch Diskurs? In: *Maciejewski* (1974), 115-144.

Hertsgaard, M. (2011): Quer durch Afrika. In: Le Monde diplomatique (dt. Ausg.), November 2011, 9-10.

Hessel, S. (2011): Empört Euch! Berlin: Ullstein.

Heuring, M., Petzold, H. G. (2003): Emotion, Kognition, Supervision „Emotionale Intelligenz" (Goleman), „reflexive Sinnlichkeit" (Dreizel), „sinnliche Reflexivität" (Petzold) als Konstrukte für die Supervision. In: SUPERVISION 11/2005; auch in: POLYLOGE 18/2007. http://www.fpi-publikation.de/downloads/download-polyloge/download-nr- 18-2007-heuring-m-petzold-h-g.html

Hippokrates (1994): Ausgewählte Schriften. Übers. u. hg. v. *H. Diller*. Stuttgart: Reclam.

Hobson, R. P. (2005). „What puts the jointness in joint attention?" In: *Roessler, J.*, Joint attention: Communication and other minds. Oxford: Oxford University Press, 185-204.

Hoffmann, A., Luca, G. de (2011): Das Asklepieion. Die Platzhallen und die zugehörigen Annexbauten in römischer Zeit. Altertümer von Pergamon, Band XI 5. Berlin: de Gruyter.

Hofmann, P. (2002): Dysthymie. Diagnostik und Therapie der chronisch depressiven Verstimmung. Wien: Springer.

Holliday, R. A. (1989): Different Kind of Inheritance. In: Scientific American 260, 60-73.

Irigoin, J. (2003): Quelques problèmes relatifs à la Collection hippocratique. La Tradition des textes grecs. Pour une critique historique. Paris: Belles Lettres.

Hüther, G., Petzold, H. G. (2012): Auf der Suche nach einem neurowissenschaftlich begründeten Menschenbild. In: *Petzold, H. G.* (2012f), Die Menschenbilder in der Psychotherapie. Interdisziplinäre Perspektiven und die Modelle der Therapieschulen. Wien: Krammer. (2. Aufl. Bielefeld: Aisthesis 2015).

Iljine, V. N., Petzold, H. G., Sieper, J. (1967): Kokreation – die leibliche Dimension des Schöpferischen, Arbeitspapiere. Seminar Prof. Dr. Iljine, Institut St. Denis, Paris. Auswahl in: *Petzold, H. G., Orth, I.* (1990a): Die neuen Kreativitätstherapien. Handbuch der Kunsttherapie Bd. 1. Paderborn: Junfermann, 203-212. (3. Aufl. Bielefeld: Aisthesis 2007).

Jablonka, E., Lamb, M. J. (2002): The Changing Concept of Epigenetics. In: Annals of the New York Academy of Sciences Vol. 981, 82-96.

Jäckel, B. (2001): Überlegungen zu einer integrativen Motivationstheorie. In: Integrative Therapie 1-2, 145-172.

Jaeger, W. (1934-1947): Paideia. Die Formung des griechischen Menschen. 3 Bde. 3. Aufl. Berlin: de Gruyter 1954-1959.

Janet, P. (1919): Les médications psychologiques. Paris: Alcan.

Jaynes, J. (1976): The Origin of Consciousness in the Breakdown of the Bicameral Mind. New York: Houghton Mifflin.

Johnson, H.B. (2006): The American Dream and the Power of Wealth: Choosing Schools and Inheriting Inequality in the Land of Opportunity. New York: Routledge.

Johnson, P.M. et al. (2006): Governing global desertification: linking environmental degradation, poverty and participation. Abingdon: Ashgate Publishing.

Jori, A. (1996): Medicina e medici nell'antica Grecia. Saggio sul ‚Perì téchnes' ippocratico. Bologna: il Mulino.

Joseph, J. (2004): The Gene Illusion: Genetic Research in Psychiatry and Psychology Under the Microscope. New York: Algora.

Kabat-Zinn, J. (2004): Die heilende Kraft der Achtsamkeit. Freiamt: Arbor.

Kaschka, W.P., Korczak, D., Broich, K. (2011): Modediagnose Burn-out. In: Deutsches Ärzteblatt 46, 781-787.

Kanfer, F.H. (1975): Self-management methods. In: *F.H. Kanfer, A.P. Goldstein* (Hrsg.), Helping people change. New York: Pergamon Press, 309-355.

Kanfer, F.H., Reinecker, H., Schmelzer, D. (1996): Selbstmanagement. Heidelberg, New York: Springer.

Kaschnitz, M.L. (2001): Chiron. In: eadem: Griechische Mythen. Frankfurt a.M.: Insel.

Kegel, B. (2009): Epigenetik. Wie Erfahrungen vererbt werden. Köln: Dumont.

Keller, D. (2007): Konzept und Konstrukt des Selbstwertes und seine Relevanz für die Psychotherapie. In: POLYLOGE 15/2007. http://www.fpi-publikation.de/polyloge/alle-ausgaben/index.php

Kerényi, K. (1937): Apollon. Studien über antike Religion und Humanität. Leipzig: Harrassowitz. (Rev. Ausg. Düsseldorf: Eugen Diederichs1953).

Kerényi, K. (1956): Der göttliche Arzt. Studien über Asklepios und seine Kultstätten. Darmstadt: H. Gentner.

King, H. (2005): Health in antiquity. London: Routledge.

Klingberg, T. (2009): The Overflowing Brain: Information Overload and the Limits of Working Memory. Oxford: Oxford University Press.

Kollesch, J., Nickel, D. (Hrsg.)(1994): Antike Heilkunst. Ausgewählte Texte. Stuttgart: Reclam.

Koppenhöfer, E. (1998): Depressionsbehandlung (Audio-Kassette). In: *Kosarz, P.* (Hrsg.): Verhaltenstherapie. Heidelberg: Carl-Auer-Systeme (Autobahn-Universität).

Koppenhöfer, E. (1990): Therapie und Förderung genussvollen Erlebens und Handelns. In: *Zielke, M., Mark, N.* (Hrsg.): Fortschritte der angewandten Verhaltensmedizin, Bd. 1. Heidelberg: Springer.

Koppenhöfer, E. (2004): Kleine Schule des Genießens. Ein verhaltenstherapeutisch orientierter Behandlungsansatz zum Aufbau positiven Erlebens und Handelns. Groß Umstadt: Pabst Science Publishers.

Koppenhöfer, E., Lutz, R. (1984): Therapieprogramm zum Aufbau positiven Erlebens und Handelns bei depressiven Patienten. Weinsberg: Weißenhof.

Kramer, P. (1997): Listening to Prozac. New York: Penguin.

Krefeld, H. (2002): Hellenika. Einführung in die Kultur der Hellenen. Berlin: Cornelsen.

Krüger, A. (2009): Alexithymie und Anhedonie bei psychosomatischen Patienten – eine klinische Untersuchung. Dissertation: Universität Hamburg. http://ediss.sub.uni-hamburg.de/volltexte/2000/758/

Krüger-Brand, H. E. (2011): Apparatemedizin: Mehr Aufklärung und Informationsmaterial gewünscht. In: Deutsches Ärzteblatt 108(8): A-400/B-324/C-324.

Kühn, R., Petzold, H. G. (1991): Psychotherapie und Philosophie. Paderborn: Junfermann.

Kvaavik, E., Batty, G. D., Ursin, G. et al. (2010): Influence of Individual and Combined Health Behaviors on Total and Cause-Specific Mortality in Men and Women: The United Kingdom Health and Lifestyle Survey. In: Arch. Intern. Med. 8, 711-718.

Leitner, A., Sieper, J. (2008): Unterwegs zu einer integrativen Psychosomatik. Das biopsychosoziale Modell des Integrativen Ansatzes. In: Integrative Therapie 3, 199-242.

Lemke, G. (2009): Developmental Neurobiology. London: Academic Press.

Leuner, H. C. (1981): Katathymes Bilderleben. Einführung in die Psychotherapie mit der Tagtraumtechnik. 2., überarb. u. erw. Aufl. Stuttgart: Thieme.

Levinas, E. (1963): La trace de l'autre. In: En découvrante l'existence avec Husserl et Heidegger. Paris: Vrin. (Dtsch.: Die Spur des Anderen. Freiburg: Alber 1983).

Lewinsohn, P. M., Munoz, R. F., Youngren, M. A. (1982): Der Weg zum seelischen Gleichgewicht. Depressionen erkennen, überwinden, vermeiden. Salzburg: Otto Müller.

Lewis, B. E. (2003): Prozac and the Post-human Politics of Cyborgs. In: Journal of medical humanities 1-2, 49-63.

Lichtenthaeler, C. (1984): Der Eid des Hippokrates. Köln: Deutscher Ärzte-Verlag.

Linden, M., Baumann, K., Schippan, B. (2006): Weisheitstherapie – Kognitive Therapie der Posttraumatischen Verbitterungsstörung. In: *A. Maercker, R. Rosner* (Hrsg.), Psychotherapie der posttraumatischen Belastungsstörungen. Stuttgart: Thieme.

Linden, M., Weig, W. (2009): Salutotherapie in Prävention und Rehabilitation. Köln: Deutscher Ärzte-Verlag.

Loas, G. (2002): L'Anhédonie: L'Insensibilité au plaisir. Paris: Doin.

Löbl, R. (1989): Demokrit: Texte zu seiner Philosophie. Würzburg: Königshausen & Neumann.

Lopez, F. (2004): Il pensiero olistico di Ippocrate. Percorsi di ragionamento e testimonianze. Vol. I. Cosenza: Edizioni Pubblisfera.

Ludwig, S. (2002): Elsa Gindler – von ihrem Leben und Wirken. Wahrnehmen, was wir empfinden. Hamburg: Christians.

Lurija, A. R. (1970): Die höheren kortikalen Funktionen des Menschen und ihre Störungen bei örtlichen Hirnstörungen. Berlin: DVW.

Lurija, A. R. (1992): Das Gehirn in Aktion. Einführung in die Neuropsychologie. Reinbek: Rowohlt.

Lutz, R. (2007): Euthyme Therapie und Salutogenese. In: *Frank, R.* (2007), Therapieziel Wohlbefinden. Ressourcen aktivieren in der Psychotherapie. Heidelberg: Springer.

Lutz, R. (2009): Genussfähigkeit, Maßnahmen zur Förderung der Genussfähigkeit und Genusstherapie. In: *Linden, Weig* (2009), 125-141.

Lutz, R., Koppenhöfer, E. (1983): Kleine Schule des Genießens. In: *Lutz, R.* (Hrsg.): Genuss und Genießen. Weinheim: Beltz.

Lutz, R., Mark, N. (1994): Wie gesund sind Kranke? Bern: Huber.

Maaßen, U. (2008): Wie Steinzeitmenschen Köpfe operierten. In: Westdeutsche Zeitung, 1. August 2008. http://www.wz-newsline.de/home/kultur/kunst/wie-steinzeitmenschen-koepfe-operierten-1.235740

Maciejewski, F. (1974): Theorie der Gesellschaft oder Sozialtechnologie. Beiträge zur Habermas-Luhmann- Diskussion, Bde. 1 u. 2, Bd. 3, 1975. Frankfurt a. M.: Suhrkamp.

Majno, G. (1975): The Healing Hand: Man and Wound in the Ancient World. Cambridge, MA: Harvard University Press.

Mann, S., Niedzviecki, H. (2001): Cyborg: digital destiny and human possibility in the age of the wearable computer. New York: Doubleday.

Mansfeld, J. (Hrsg.)(1987): Die Vorsokratiker. Griech./Deutsch. Stuttgart: Reclam.

Marc Aurel (2003): Wege zu sich selbst. Übers. v. *Rainer Nickel*. München: Piper.

Massari, R. (1992): Che Guevara. Pensamiento y política de la utopía. Tafalla: Txalaparta.

Matakas, F. (1992): Neue Psychiatrie. Integrative Behandlung: psychoanalytisch und systemisch. Göttingen: Vandenhoeck & Ruprecht.

Mauro, J. (1994): And Prozac for all. In: Psychology Today 27, 44-52.

McClintock, B. (1987): Discovery and characterisation of transposable elements. The collected Papers of Barbara McClintok. New York: Garland.

Mei, S. van der, Petzold, H. G., Bosscher, R. (1997): Runningtherapie, Streß, Depression – ein übungszentrierter Ansatz in der Integrativen leib- und bewegungsorientierten Psychotherapie. In: Integrative Therapie 3/1997, 374-428.

Menninger, K. (1968): Das Leben als Balance. Seelische Balance als Lernprozess. München: Kindler.

Merleau-Ponty, M. (1945): Phénoménologie de la perception. Paris: Gallimard. (Dtsch.: Phänomenologie der Wahrnehmung. Berlin: de Gruyter 1966).

Merleau-Ponty, M. (1964): Le visible et l'invisible. Paris: Gallimard. (Dtsch.: Das Sichtbare und das Unsichtbare. München: Fink 1986).

Merleau-Ponty, M. (1969): La prose du monde. Paris: Gallimard. (Dtsch.: Die Prosa der Welt. München: Fink 1983).

Merleau-Ponty, M. (1995): La Nature: Notes Cours du Collège de France. Paris: Seuil. (Dtsch.: Die Natur. München: Fink 2000).

Michler, M. (1966): Demokedes von Kroton. In: Gesnerus 23, 213-229.

Mitchell-Boyask, R. (2008): Plague and the Athenian Imagination: Drama, History and the Cult of Asclepius. Cambridge: Cambridge University Press.

Moore, C., Dunham, P. J. (Hrsg.)(1995): Joint Attention: Its Origins and Role in Development. Mahwah, NJ: Lawrence Erlbaum.

Näf, B. (2004): Traum und Traumdeutung im Altertum. Darmstadt: WBG.

Nehamas, A. (2000): Die Kunst zu leben. Sokratische Reflexionen von Platon bis Foucault. Hamburg: Rotbuch.

Nishino, M., Ashiku, S. K. et al. (2006): The thymus: a comprehensive review. In: Radiographics 2, 335-48.

Nussbaum, M. C. (1999): Gerechtigkeit oder Das gute Leben. Frankfurt a. M.: Suhrkamp.

Nussbaum, M. C., Sen, A. (1993): The Quality of Life. Oxford: Clarendon Press.

Oeltze, H.-J. (1997): Intermediale Arbeit. In: *Müller, L., Petzold, H. G.* (1997): Musiktherapie in der klinischen Arbeit. Integrative Modelle und Methoden. Stuttgart: Gustav Fischer.

Orth, I. (2010): Weibliche Identität und Leiblichkeit – Prozesse „konvivialer" Veränderung und Entwicklung – Überlegungen für die Praxis II. In: *Petzold, Orth, Sieper* (2010), 245-278.

Ostermann, D. (2010): Gesundheitscoaching. Wiesbaden: Verlag für Sozialwissenschaften.

Oyama, S. (2000a): The Ontogeny of Information. Developmental Systems and Evolution. 2. erw. Aufl. Durham, N. C.: Duke University Press.

Oyama, S. (2000b): Evolution's eye: a systems view of the biology-culture divide. Durham, N. C.: Duke University Press.

Paul, E. F., Miller, F. D., Paul, J. (1998): Virtue and vice, Part 1. Cambridge: Cambridge University Press.

Perls, F. S. (1969): Gestalt Therapy Verbatim. Lafayette: Real People Press. (Dtsch.: Gestalttherapie in Aktion. Stuttgart: Klett 1974, 1986).

Perilli, L. (2001): Alcmeone di Crotone tra filosofia e scienza. Per una nuova edizione delle fonti. In: Quaderni Urbinati di Cultura Classica 69, 3, 55-79.

Plessner, H. (2003): Conditio humana. Gesammelte Schriften VIII. Frankfurt a. M.: Suhrkamp.

Plessner, H. (1975/1928): Die Stufen des Organischen und der Mensch. Berlin: de Gruyter.

Pinault, J. R. (1992): Hippocratic Lives and Legends. Leiden: Brill.

Plomin, R., DeFries, J. C., McClearn, G. E., McGuffin, P. (2001): Behavioral Genetics. 4. Aufl. New York: Freeman.

Price, R., Hudson, W: (1985): An interview with Dick Price. http://www.esalen.org/air/essays/dick_price.html

Rackham, H. (1947): The Nicomachean ethics. Cambridge: The Loeb Classical Library.

Reddemann, L. (2005): Psychodynamisch Imaginative Traumatherapie, PITT – Das Manual. 3. Aufl. Stuttgart: Pfeiffer bei Klett-Cotta.

Reik, W. (2007): Stability and flexibility of epigenetic gene regulation in mammalian development. In: Nature 447 (7143), 425-32.

Reil, J. Ch. (1803): Rhapsodieen über die Anwendung der psychischen Curmethode auf Geisteszerrüttung. Halle: Curtsche Buchhandlung. (Nachdruck: Amsterdam: Bonser). https://archive.org/details/rhapsodieenber00reil

Reil, J.Ch., Hoffbauer, J. C. (1808): Beyträge zur Beförderung einer Curmethode auf Geisteszerrüttungen. Leipzig: Curt'sche Buchhandlungen.

Riethmüller, J. W. (2005): Asklepios. Heiligtümer und Kulte. 2 Bde. Heidelberg: Archäologie und Geschichte.

Robinson, D. N. (1989): Aristotle's psychology. New York: Columbia University Press.

Reddy, V. (2005): Before the third element: Understanding attention to self. In: *Eilan* et al. (2005), 85-109.

Roig-Lanzillotta, L. (2001): Didaché metarismoì. Proceso comparativo y cuadro axiológico de la ética democritea. In: Cuadernos de filología clásica: Estudios griegos e indoeuropeos 11, 49-78.

Rösing, I. (2003): Ist die Burnout-Forschung ausgebrannt? Analyse und Kritik der internationalen Burnout-Forschung. Heidelberg: Asanger.

Roszak, T., Gomes, M. E., Kanner, A. D. (1995): Ecopsychology: Restoring the earth healing the mind. San Francisco: Sierra Club Books.

Schay, P., Petzold, H. G., Jakob-Krieger, C., Wagner, M. (2006): Lauftherapie als übungs- und erlebniszentrierte Behandlungsmethode der Integrativen Therapie in der medizinischen Rehabilitation Drogenabhängiger. In: *Petzold H. G., Schay, P., Scheiblich W.* (Hrsg.), Integrative Suchtarbeit. Wiesbaden: Verlag für Sozialwissenschaften.

Schipperges, H. (1986): Der Arzt als Pädagoge. In: Integrative Therapie 4, 264-283.

Schmid, W. (1998): Philosophie der Lebenskunst. Eine Grundlegung. Frankfurt a. M.: Suhrkamp.

Schmid, W. (2004): Mit sich selbst befreundet sein. Von der Lebenskunst im Umgang mit sich selbst. Frankfurt a. M.: Suhrkamp.

Schmitz, H. (1990): Der unerschöpfliche Gegenstand. Grundzüge der Philosophie. Bonn: Bouvier.

Schneede, U. M. (1994): Joseph Beuys. Die Aktionen. Kommentiertes Werkverzeichnis mit fotografischen Dokumentationen. Ostfildern-Ruit: Gerd Hatje,.

Schubert, C. (2011): Soziopsychoneuroimmunologie – Integration von Dynamik und subjektiver Bedeutung in die Psychoneuroimmunologie. In: idem, Psychoneuroimmunologie und Psychotherapie. Stuttgart: Schattauer, 374-405.

Seidel, W. (2011): Burnout: Erkennen, verhindern, überwinden. Die eigenen Emotionen steuern lernen. Wie neueste Erkenntnisse helfen. Hannover: Humboldt.
Seligman, M. E. P., Petermann, F. (2000): Erlernte Hilflosigkeit. Weinheim: Beltz.
Seneca (1993): Philosophische Schriften. 3 Bd. Übers., mit Einl. und Anm. versehen v. *Otto Apelt*. Hamburg: Meiner.
Seneca (2002): De tranquillitate animi. Über die Ausgeglichenheit der Seele. Übers. und hrsg. v. *Heinz Gunermann*. Stuttgart: Reclam.
Seneca (2009): De vita beata/Vom glücklichen Leben. Hg. u. übers. v. *Fritz-Heiner Mutschler*. Rev. u. bibl. erg. Ausg. Stuttgart: Reclam.
Sennett, R. (1998): Der flexible Mensch. Die Kultur des neuen Kapitalismus. Berlin: Berlin.
Sen, A. (1982): Poverty and Famines. An Essay on Entitlement and Deprivation. Oxford: Clarendon Press.
Sen, A. (2000): Ökonomie für den Menschen. Wege zu Gerechtigkeit und Solidarität in der Marktwirtschaft. München: Hanser.
Sen, A. (2005): Human Rights and Capabilities. In: Journal of Human Development 6, 151-166.
Sen, A. (2007): Ökonomie für den Menschen. München: dtv.
Shapiro, J. A. (2011): Evolution. A View from the 21rst Century. Upper Saddle River, NJ: FT Press.
Shklar, J. N. (1984): Ordinary Vices. Cambridge, MA: Harvard Univ. Press.
Shklar, J. N. (1990): The Faces of Injustice. New Haven, CT: Yale University Press.
Siegel, D. (2007): Das achtsame Gehirn. Freiamt: Arbor.
Sieper, J. (2006): „Transversale Integration": Ein Kernkonzept der Integrativen Therapie – Einladung zu ko- respondierendem Diskurs. In: Integrative Therapie 3,4/2006, 393-467 und erg. in: *Sieper, Orth, Schuch* (2007), 393-467. Auch in: POLYLOGE 14/2010. http://www.fpi-publikation.de/polyloge/alle-ausgaben/14-2010-sieper-johanna- transversale-integration-ein-kernkonzept-der-integrativen-therapie.html
Sieper, J. (2007): Integrative Therapie als „Life Span Developmental Therapy" und „klinische Entwicklungspsychologie der Bezogenheit" mit Säuglingen, Kindern, Adoleszenten, Erwachsenen und alten Menschen. In: Gestalt & Integration, Teil I 60, 14-21, Teil II 61 (2008), 11-21. Update 2011 in: POLYLOGE 5/2011.
Sieper, J., Orth, I., Schuch, H. W. (Hrsg.)(2007): Neue Wege Integrativer Therapie. Klinische Wissenschaft, Humantherapie, Kulturarbeit – Polyloge – 40 Jahre Integrative Therapie, 25 Jahre EAG – Festschrift für Hilarion G. Petzold. Bielefeld: Edition Sirius im Aisthesis Verlag.
Sigerist, H. E. (1987): A History of Medicine. Bd. 2: Early Greek, Hindu, and Persian Medicine. Oxford: Oxford University Press.
Sloterdijk, P. (2009): Du mußt dein Leben ändern. Frankfurt a. M.: Suhrkamp.
Smith, O. (1998): Fluxus: The History of an Attitude. San Diego, CA: San Diego State University Press.
Smith, W. (1867): Dictionary of Greek and Roman Biography and Mythology. Boston: Little, Brown.
Spitzer, R. L. (1981): DSM III Casebook. Washington: American Psychiatric Publications.
Spork, P. (2010): Der zweite Code. Epigenetik oder: Wie wir unser Erbgut steuern können. Reinbek: Rowohlt.
Steflitsch, M., Steflitsch, W. (2007): Aromatherapie. Wissenschaft – Klinik – Praxis. Heidelberg: Springer.
Streb-Lieder, C. (2004): Wie therapiert man einen „Cyborg"? Integrative Therapie und die Herausforderungen des Posthumanismus. In: Integrative Therapie 3, 195-215.
Striano, T., Stahl, D. (2005): Sensitivity to triadic attention in early infancy. In: Developmental Science 4, 333-343.

Stuart, T. (2009): Waste: Uncovering the Global Food Scandal: The True Cost of What the Global Food Industry Throws Away. New York: Penguin.

Swanton, H. (2010): Die Bedeutung von Biographie in der Integrativen Supervision. In: SUPERVISION 10/2010. http://www.fpi-publikation.de/supervision/alle- ausgaben/10-2010-swanton-helga-die-bedeutung-von-biographie-in-der-integrativen-supervision.htm

Sybel, L. V. (1886): Chione. In: *Roscher, W.H.* (Hrsg.): Ausführliches Lexikon der griechischen und römischen Mythologie. Band 1,1. Leipzig: Teubner.

Thraemer, E. (1902): Panakeia. In: *Roscher, W.H.* (Hrsg.): Ausführliches Lexikon der griechischen und römischen Mythologie. Band 3,1. Leipzig: Teubner, 1482-1491.

Teicher, M. H., Andersen, S. L., Polcari, A., Anderson, C. M., Navalta, C. P. (2002): Developmental neurobiology of childhood stress and trauma. In: Psychiatr. Clin. North. America 2, 397-426.

Tomasello, M. (2002): Die kulturelle Entwicklung des menschlichen Denkens. Frankfurt a. M.: Suhrkamp.

Tomasello, M. (2008): Origins of Human Communication. Cambridge: MIT Press.

Tomasello, M. (2009): Why We Cooperate. Cambridge: MIT Press. (Dtsch.: Warum wir kooperieren. Frankfurt a. M.: Suhrkamp 2010).

Tomasello, M., Carpenter, M. (2007): Shared intentionality. In: Developmental Science 10, 121-125.

Triebel-Schubert, Ch. (1984): Der Begriff der Isonomie bei Alkmaion. In: Klio 66, 40-50.

Vogd, W. (2008): Moderne Mythen der Medizin: Studien zur organisierten Krankenbehandlung. Wiesbaden: VS.

Vygotskij, L. S. (1978): Mind in Society: The Development of Higher Psychological Processes. Cambridge: Harvard University Press.

Vygotskij, L. S. (1992): Geschichte der höheren psychischen Funktionen [Orig. 1931]. Hamburg, Münster: Lit.

Waldenfels, B. (1985): In den Netzen der Lebenswelt. Frankfurt a. M.: Suhrkamp.

Waibel, J. M., Jakob-Krieger, C. (2009): Diagnostik, Behandlungsplanung und Dokumentation. In: *Waibel, J. M., Jakob-Krieger, C.* (Hrsg.), Integrative Bewegungstherapie. Stuttgart: Schattauer.

Warren, J. (2002): Epicurus and Democritean ethics: an archaeology of ataraxia. Cambridge: Cambridge University Press.

Weil, S. (1949): L'Enracinement. Prélude à une déclaration des devoirs envers l'être humain [1943]. Paris: Gallimard. (Dtsch.: Die Verwurzelung. Vorspiel zu einer Erklärung der Pflichten dem Menschen gegenüber. Übers. v. *Marianne Schneider*. Zürich: diaphanes 2011). http://classiques.uqac.ca/classiques/weil_simone/enracinement/weil_Enracinement.pdf

Weil, S. (1975): Unterdrückung und Freiheit. Politische Schriften. München: Rogner & Bernhard.

Weil, S. (1978): Fabriktagebuch und andere Schriften zum Industriesystem. Frankfurt a. M.: Suhrkamp.

Willke, E., Hölter, G., Petzold, H. G. (1991): Tanztherapie – Theorie und Praxis. Ein Handbuch. Paderborn: Junfermann.

Wills, G. (2002): Inventing America: Jefferson's Declaration of Independence. Boston: Houghton Mifflin.

Wilson, N. G. (2005): Encyclopedia of ancient Greece. London: Routledge.

Wöhrle, G. (1990): Studien zur Theorie der antiken Gesundheitslehre. Stuttgart: Franz Steiner. (Hermes Einzelschriften Heft 56).

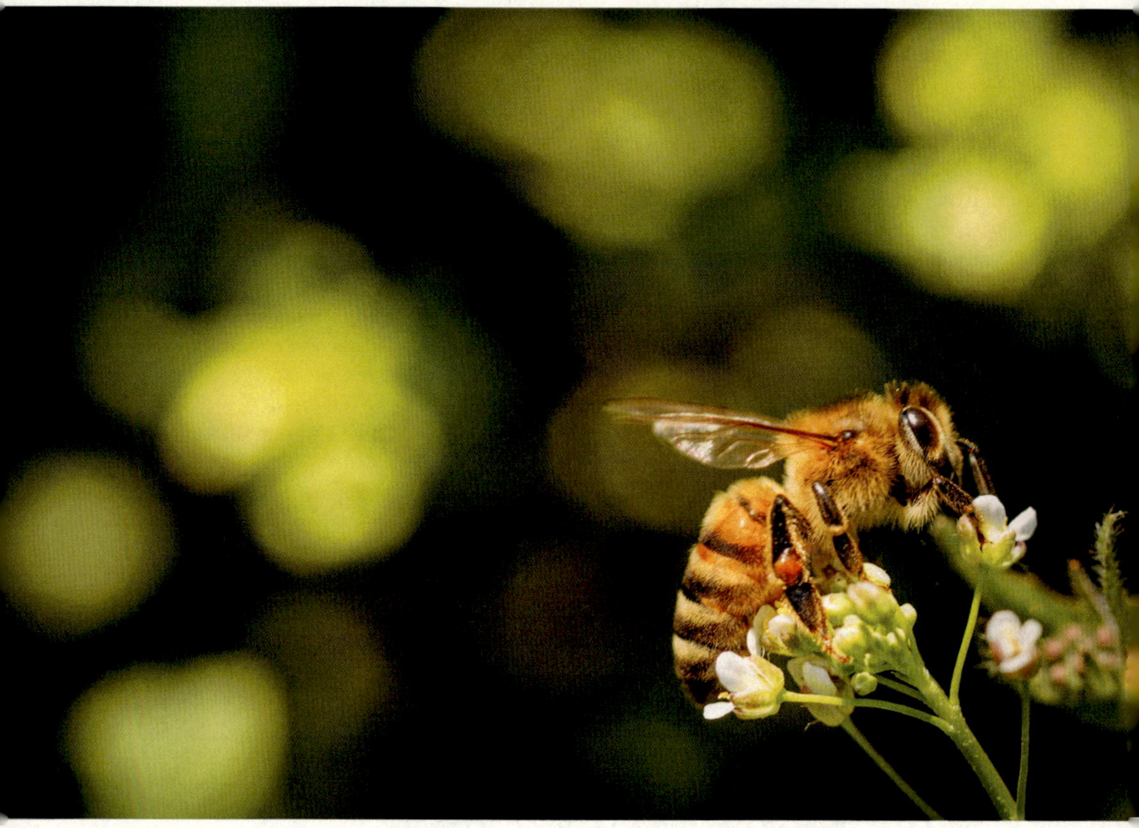

Lernen, die Schönheit der kleinen Dinge zu entdecken

Ökopsychosomatik und ökologische Neurowissenschaften

Integrative Perspektiven für die „Neuen Naturtherapien" und das Engagement „Pro natura!"

Hilarion G. Petzold, Ralf Hömberg

*„**Ökopsychosomatik** ist eine für eine integrative Therapie und Gesundheitsförderung unverzichtbare Perspektive und Handlungsaufgabe, die positive und belastende Umweltfaktoren berücksichtigen muss, positive Umweltpotentiale nutzen und destruktive beseitigen sollte, wie wir das durch das Einbeziehen von **Natur** – Gärten, Wälder, Felder, Tiere, Pflanzen – in der Integrativen Therapie stets tun als Garten-, Wald-, Landschaftstherapie, um ‚**alternatives und korrektives ökologisches Erleben**' zu ermöglichen. Ökopsychosomatik will auch für umweltzerstörende menschliche Aktivitäten sensibilisieren und zugleich verletzte **Natur** heilen und das heilsame Potential der Natur nutzen lehren."*

(*Sieper, Petzold* 1975)

Inhalt

1. Ökopsychosomatische Effekte
2. Ökopsychosomatik – Definitionen in Entwicklung
3. Orientierungen und Formen der Ökopsychosomatik
4. Integrative Ökopsychosomatik
5. Gesundheit und Krankheit in ökologischer Perspektive
6. Ökopsychosomatik als „Green Care" ist „caring for people and caring for nature"
7. Literatur

1. Ökopsychosomatische Effekte

Wer kennt nicht das „Im Frühtau zu Berge"-Gefühl, wenn Menschen „aus voller Kehl' und frischer Brust" zu singen beginnen? Wer wurde noch nie von Enge und Unwohlsein in einem überfüllten und schlecht belüfteten Warteraum überfallen? Wer wurde nie von tiefer Ruhe, „Waldesruh", erfüllt, wenn er die Hallen eines alten Buchenwaldes betrat? So mancher Koronarpatient verspürt, wenn er aus der warmen Stube hinaus in die Winterkälte tritt, den leichten retrosternalen Schmerz der Kälteangina, wo der Gesunde, obwohl noch gut durchwärmt, vielleicht nur einen kleinen „Kälteschauer" verspürt und eine „Gänsehaut" bekommt – ökopsychosomatische Effekte. Wir alle kennen sie, obwohl der Begriff „Ökopsychosomatik", den wir (*Hilarion Petzold, Hildegund Heinl* und unsere MitarbeiterInnen und SchülerInnen) seit Mitte der 1970er Jahre gebrauchen (*Sieper, Petzold* 1975; *Petzold* 2006p; *Petzold, Hömberg* 2017) noch keine sehr große Verbreitung gefunden hat, inzwischen aber eine wachsende Beachtung erfährt. Wir wissen immer mehr darüber, wie der „Aufforderungscharakter“ der Dinge, Umgebungsfaktoren – *J.J. Gibson* (1977, 1982) spricht von „affordance“ –, und sich daraus ergebende Handlungsnotwendigkeiten („effectivities“) das Handeln von Menschen und Tieren in spezifischer Weise bestimmen. Dies zeigen die „ökologischen Neurowissenschaften“ in der Biologie, z. B. in Studien zu den Lernprozessen im Orientierungsverhalten etwa von Ameisen (*Zeil* et al. 2014), Bienen (*Menzel, Eckholdt* 2016) und Wespen (*Collet* et al. 2016; *Stürzel* et al. 2016). Diese (und andere) Insekten stellen in Erkundungsflügen oder bei Arbeitsgängen Umgebungsbilder her und orientieren sich an Landmarken, um wieder zum Nest zu finden (*homing*) – komplexe kognitive Leistungen der Raumorientierung, die mit GPS-Technologie und synchronisierten High-Speed-Cameras live untersucht werden (ibid.). Auch höhere Säugetiere verfügen über komplexe Formen der Umwelt- bzw. Raumorientierung und Raum-Bewegungsabstimmung, „spatial cognitions“ des „way findings“ (*Devlin* 2012). Wer hat noch nicht, wenn – auf dem Hügelkamm angekommen – sich eine großartige Landschaft eröffnet, den Schritt verhalten? Wer wurde noch nie zu einer besonders schönen Rose am Strauch „hingezogen“, von ihr angezogen? Bei einer aufziehenden Wetterwand werden gleichsam automatisch die Schritte beschleunigt. Der erfahrene Wanderer orientiert sich wie selbstverständlich im Gelände und der Free Climber durchklettert weitgehend intuitiv eine unbekannte Wand. Feine Spuren, kaum sichtbare Trittsiegel, Fährten, Geläufe „springen dem Jäger ins Auge“, wo der Stadtmensch „nichts“ sieht. „Geschärfte Sinne, erhöhte Aufmerksamkeit“ sind Ergebnis „ökologischen Lernens“, das in den Naturtherapien u. a. durch Orientierungstraining und multiple sensorische Stimulierung gefördert wird. „Immer wenn wir einen neuen Raum betreten, verändert sich unsere Physiologie, verändert sich unser Gehirn, verändern wir uns. Der umgebende Raum eröffnet uns neue Handlungsmöglichkeiten und neue Sinnzusammenhänge und wir geben ihm eine neue Bedeutung, es vollzieht sich – meist unbemerkt, vorbewusst – eine fungierende ökologische Hermeneutik, die uns zuweilen auch zu Bewusstsein kommt“ (*Petzold* 2000e). Die „ökologische Psychologie“ von *James J. Gibson* (1969, 1979) und die Forschungen in seiner Tradition (*Heft* 2001, 2013), die „Environmental and Conservation Psychology“ (*Clayton* 2012) und die „ökologische Neuropsychologie“, die Lernumgebungen untersucht und für Interventionen nutzt (*Amato* et al. 2005), weisen neue Wege. Ganz neue Felder haben sich aufgetan und tun sich weiterhin auf (Neuroethology, Neuroökologie etc.; *Zimmer, Derby* 2011) an den Schnittflächen von Biologie, Neurowissenschaften, Ökologie, Psychologie, Psychotherapie und naturtherapeutischen Praxeologien. Die Ökopsychosomatik gehört dazu, bzw. trägt zu ihrer Fundierung bei. Sie fördert eine „ökosophische **Grundhaltung**“ für einen „weisen Umgang mit der Natur“ (*Petzold, Orth-Petzold, Orth* 2013), erschließt eine „**komplexe Achtsamkeit**“ für das Lebendige, die Natur, das eigene Leben (*Petzold, Moser, Petzold* 2012) und das bedrohte Leben der

Natur heute. Die Plastikmüllbelastung der Meere ist dramatisch, die Mikroplastikbelastung unseres Trinkwassers ist bedrohlich[1] und diese Teilchen mit einer Größe im Mikro- und Nanobereich mit unklarer Toxizität und Auswirkungen auf unsere hormonalen Steuerungssysteme sind schon im menschlichen Organismus angekommen. Nicht anders steht es mit den Pestiziden, wir alle in der Informationsgesellschaft wissen das. Die Pestizidbelastung der Umwelt mit ihren Gefahren für Mensch und Tier wächst rasant und weitgehend ungesteuert. Einen Gesamtindex für die multiplen Belastungen gibt es noch nicht. Das führt dazu, dass Einzelwerte, (fragwürdige) Obergrenzen für einzelne Substanzen oder Belastungsfaktoren bekannt sind – meistens sind sie zu hoch angesetzt –, dass man aber über die Gesamtbelastung lebendiger Organismen und des Menschen, der an der Spitze der Nahrungskette die höchsten Kumulationswerte ansammelt, im Unklaren gelassen wird. Ein Referenzwert wurde 2017 durch eine entomologische Longitudinalstudie geliefert, publiziert in dem renommierten Fachorgan *Plos one*: „More than 75 percent decline over 27 years in total flying insect biomass in protected areas" (*Hallmann* et al. 2017). Die FAZ titelte: „75 PROZENT WENIGER INSEKTEN: WIR BEFINDEN UNS MITTEN IN EINEM ALBTRAUM" (*Müller-Jung*, FAZ 18.10.2017). Ja, wir leben auf einem „ailing planet", wie der bedeutende Umweltmediziner und Naturforscher *James Lovelock* (2005) sein Buch benannte, auf einem kranken, vielleicht bald schon siechenden Planeten, der auf eine anthropogene „Sixth Extinction" zutreibt (*Kolbert* 2014). Wir verletzen **unsere** Natur, *deren Schmerzen wir empfinden lernen müssen*, um aus ökologischer, ökopsychosomatischer Bewusstheit endlich zu handeln, weil die Natur all unser Engagement braucht, um nicht zugrunde zu gehen (und wir mit ihr). Die Psychotherapie muss hier die Augen öffnen – sie scheint von einem kollektiven Skotom befangen – und sie muss sich in ihren Theorien und in ihrer Praxeologie neu positionieren mit einem klaren **„Pro natura!"**

2. Ökopsychosomatik – Definitionen in Entwicklung

Ökopsychosomatische Effekte sind eigentlich trivial. Jeder kann sie, wie aufgezeigt wurde, bei sich und anderen beobachten. Aber solange man sich nur auf „Innerseelisches" richtet, werden Umgebungsfaktoren gering geachtet. Da wir aber einen leib- und bewegungstherapeutischen Ansatz entwickelt hatten (*Petzold* 1974k) und Bewegung sich im Raum vollzieht, konnten wir die ökologische Dimension nicht ausblenden. Sie ist ein zentrales Moment, wie wir in

1 Vgl. Bund für Umwelt und Naturschutz Deutschland e.V. (BUND): https://www.bund.net/fileadmin/user_upload_bund/_migrated/publications/130411_bund_meeresschutz_muell_manifest.pdf; https://www.bund.net/fileadmin/user_upload_bund/publikationen/meere/meere_mikroplastik_faltblatt.pdf

unserem Grundsatzbeitrag „Integrative Leib- und Bewegungstherapie – ein humanökologischer Ansatz. Das ‚erweiterte biopsychosoziale Modell' und seine erlebnisaktivierenden Praxismodalitäten: therapeutisches Laufen, Landschaftstherapie, Green Exercises" (*Petzold, Orth, Orth-Petzold* 2009) herausgearbeitet haben. In ihm wird die Integrative Therapie als ein „humanökologischer Ansatz" dargestellt, in dem alle Dimensionen des Menschen durch das Ökologische bestimmt sind. Erkannt hatten wir das schon in unserer frühen Arbeit mit Drogenabhängigen Ende der 1960er Jahre in Paris, als wir mit Jugendlichen, die nur Elendsquartiere in den Vorstädten kannten, im Forêt de Rambouillet Waldlauferfahrungen und Naturerlebnisse als Mittel in der Therapie eingesetzt haben, aber auch in der erlebnisaktivierenden Erwachsenenbildung, wo wir Wald- und Landschaftserfahrungen einsetzten (*Ch. Petzold* 1972b). Bei den Teilnehmern solcher Projekte waren beim Eintreten in die Natur immer wieder Phänomene beobachtbar (Ruhe und Entspannung, wo zuvor Unruhe, Nicht-abschalten-Können, Angespanntheit vorherrschten), die wir als „ökopsychosomatische Effekte" identifizieren können. Im naturtherapeutischen Kontext wurden diese Effekte auf unseren zwei- bis vierwöchigen Intensivseminaren (Gestaltkibbuzim) in den neunzehnhundertsiebziger Jahren auf der dalmatischen Insel Dugi Otok sehr prägnant erlebbar. Jeden Morgen leitete *Hilarion Petzold* in Luka, einem abgelegenen Dorf der Insel, nahe dem Seminarhaus im Grün der Olivenhaine unmittelbar an der Bucht Naturmeditationen an (*Sieper, Petzold* 1975), verbunden mit meditativen Bewegungsformen aus Budo, Kolo, Wushu – Formen der Kampfkünste (*Petzold, Bloem, Moget* 2004) – und meditierendem Sitzen. Das waren frühe Erfahrungen mit der „Green Meditation" (*Petzold* 2011m; 2015b). Wichtig war dabei einerseits, eine innere Ruhe und Ausgeglichenheit (*hesychia*) der Übenden zu fördern, die ökopsychosomatischen Effekte einer einzigartigen Landschaft erlebbar machen, deren Schönheit weitgehend unversehrt war. Das führt dabei aber auch für Viele zu Kontrasterfahrungen mit der Naturferne ihrer Lebensräume in Großstädten. Es erfolgte damit eine Sensibilisierung (nepsis) für wachsende Naturentfremdung schon in den 1970er Jahren, ein Anliegen, das wir bis heute verfolgen (*Petzold* 2015c). Wir schrieben aus dem Kontext dieses Naturerlebens auf Dugi Otok: „Zu einer hinlänglichen Harmonie mit der Natur müssen wir vielmehr dringend wiederfinden. Das ist eines unserer Ziele in der Naturerfahrung, die wir in unserer Arbeit – etwa auf dem ‚Kibbuz', dem Intensivseminar in Luka – als alternative und ggf. ‚**korrektive ökologische und soziale Erfahrung**'[2] erschließen wollen" (*Sieper, Petzold* 1975). Auf diesen

2 Hier wurde auf *Franz Alexanders* 1946 in der Folge von *Ferenczi* entwickelte Konzept der *„corrective emotional experience"* angespielt (*Alexander, French* 1946, Kapitel 2, 4, 17), das wir später als „**Nachsozialisation**" im 2. Weg der Heilung und Förderung (*Petzold* 1988n, 236ff.) erweitert haben durch *korrektive „kognitive, emotionale, volitionale"*, ja als *korrektive „somato-motorische, sozial-kommunikative und ökologische Erfahrung"*, denn all diese Bereiche, waren sie defizitär oder gestört, bedürfen der Korrektur durch *korrektive* oder *alternative* Erfahrungen (*Petzold* 1993a, 701). Vgl.: Biographisch Belastendes kann also 1. durch durcharbeitende „korrektive

Intensivseminaren in Luka 1974 und 1975 entstand in Diskussionen, an denen *Hildegund Heinl*, *Johanna Sieper* und *Ilse Orth* beteiligt waren, eine erste Definition als gemeinsames Arbeitsergebnis. Sie wurde diesem Text vorangestellt.

In ihr sind schon wichtige Aspekte zusammengetragen. Vor allem wurde im Unterschied zur alleinig *pathologieorientierten* traditionellen Psychosomatik in unserer Definition bei den Umwelteinflüssen auch eine *salutogeneseorientierte* Perspektive einbezogen und die Bedeutung von Gesundheitserfahrungen als alternatives Erleben für die *korrektiven ökologischen* Wirkungen betont. Mit dem Blick auf die so fruchtbare Idee der *Ferenczi*-Tradition, die *F. Alexander* mit der Formel der „korrigierenden emotionalen Erfahrung" auf den Begriff gebracht hat, haben wir von einem ***„alternativen und korrektiven ökologischen Erleben"*** gesprochen sowie von der die Notwendigkeit eines achtsamen Umgangs mit der Natur. Später sprachen wir dann von einem *„caring for nature"* (*Petzold* 2015c, k) und entwickelten das Konzept „komplexer Achtsamkeit" (*Petzold, Orth, Sieper* 2013a) und ein „Green Care Manifest" (*Petzold* 2016i, dieses Buch S. 1004ff.), das zu konkretem ökologischem Engagement auffordert.

Bis zur Ausarbeitung einer tragfähigen ökopsychosomatischen Konzeption verging dann doch einige Zeit (*Petzold* 2006p). Je nach Kontext der Publikation haben wir die Definitionsversuche zugepasst und unseren Gegenstand, die „Ökopsychosomatik", gleichsam umkreist und mit Perspektiven und Entwicklungen angereichert, wie mit dem Konzept einer „ökologischen Entwicklungstheorie" (*Petzold* 1992a, 544ff.) und der Idee der „Ökologisation", die neben **„Sozialisation** und **Enkulturation"** als dritte bedeutende Einflussgröße für die Entwicklung des Menschen, seiner Persönlichkeit und Identität in den Blick genommen werden muss (*idem* 2012q). Das fand in den folgenden Definitionsversuchen seinen Niederschlag, die mit Bezug auf die ökologische Psychologie (*Wohlwill, Carson* 1972) besonders mit ihrer Umsetzung im sozialgerontologischen bzw. gerontotherapeutischen Kontext (*Lawton* 1980, 1981; *Petzold* 19979k; *Saup* 1992) von *Petzold* erarbeitet wurden:

» **Ökopsychosomatik** untersucht die positiven, aufbauenden und negativen, schädigenden Auswirkungen von Mikro-, Meso- und Makrokontexten (Wohn- und Arbeitsräumen, Heim und Klinik, Quartieren, Stadt, Landschaften) *lebensalterspezifisch* auf den Menschen *in allen seinen Dimensionen* (Körper, Seele, Geist, soziales Netzwerk, ökologische Eingebundenheit) mit dem Ziel, belastende Einwirkungen (Lärm, Hitze, Feuchtigkeit, Schadstoffe, Beengung, *Hässlichkeit*, Reizdeprivation) aufzufinden und zur Veränderung solcher Wirkungen beizutragen. Diese

---

emotionale, kognitive und volitionale Erfahrungen" – wir erweitern hier die nur Emotionales fokussierende Konzeption von *F. Alexander* – korrigiert werden, dadurch, dass neue benigne **Interiorisierungen** stattfinden, oder 2. dadurch, dass vermittels experimentierender **„alternativer emotionaler, kognitiver und volitionaler Erfahrung"** Veränderungen erlebbar werden und Eingang in das eigene Verhaltensrepertoire finden. Das sind zwei mögliche Wege für Therapie und künstlerische Heilpädagogik; siehe *Petzold, Koch* (2013).

können psychische, psychosomatische und somatische Störungen bzw. Erkrankungen durch **„ökologischen Stress"** (Negativstimulierung aus dem Kontext) zur Folge haben, welche oft noch durch problematische Sozialverhältnisse (soziale Brennpunkte, Elendsquartiere, Slums, beengte Wohnverhältnisse etc.) verstärkt werden. Andererseits haben helle, freundliche, ökologisch gesunde und *schöne* Umgebungen einen aufbauenden, entspannenden, stressmindernden Charakter und fördern eine **„ökologisch salutogene Stimulierung"**, Gesundheit und Wohlbefinden« (*Petzold* 1990g, aus *idem* 2006p).

Besonders vulnerable Lebensphasen, wie sie Senium und frühe Kindheit oder Notzeiten, Zeiten der Krankheitsbelastungen darstellen, machen aus ökopsychosomatischer Sicht die Notwendigkeit einer guten „Mensch-Umwelt-Passung" deutlich und zeigen, dass fehlende Passung in physischer und psychischer Hinsicht sich höchst negativ auswirken kann, wie wir für den Heimbereich über Jahrzehnte beobachten und dokumentieren konnten (*Petzold* 1979k; *Petzold, Müller* et al. 2005).

»Ökopsychosomatik ist eine Konzeption „ökologischer Gesundheits- und Krankheitslehre", die auf der Verschränkung von informiertem Leib mit informierender Umwelt gründet und bei adäquater Umweltstimulierung (Anregung) und Bedürfnisversorgung (Erhaltung) – bei guter Passung also – eine *salutogene* Qualität für die menschliche Entwicklung und Lebensführung gewährleistet sieht. Hingegen wird bei schlechter Passung durch dysfunktionale Umweltstimulierung (traumatische Überlastung, konfligierende Stimulierung u.a.) und Mangel- bzw. Unterversorgung – durch „ökologischen Stress" also – ein Risiko von pathogenen Entwicklungen angenommen. Ökopsychosomatische **Interventionen** haben deshalb in präventiver Ausrichtung Umweltressourcen mit guter Passung und in kurativer Ausrichtung fehlende Ressourcen bereitzustellen, dysfunktionale Passungen zu verändern und die durch sie ausgelösten Störungen zu behandeln« (*Petzold, Orth* 1998b).

Heute in der „Dritten Welle" der Integrativen Therapie (*Sieper* 2000) in Zeiten einer sich verschärfenden Umweltkrise (*Petzold, Orth-Petzold, Orth* 2013) formulieren wir – Elemente der vorausgehenden Definitionen aufnehmend – unsere Position wie folgt:

»**Ökopsychosomatik** ist ein Konzept in Psychotherapie-, **Körper- und** Naturtherapie, in der Umweltmedizin und in der alternativen Umwelt-, Ökologie- und Green Care-Bewegung, das die unlösbare Verbindung von Mensch und Umwelt, von Mensch und Natur untersucht und interventiv beeinflussen will. Sie befasst sich mit gesundheitsschädigenden Umgebungsfaktoren und ihren Auswirkungen und mit gesundheitsfördernden Einflüssen von Umwelt und Natur auf den Menschen. Sie ist darauf gerichtet, positive ökologische Einflüsse durch ökopsychosomatisch, d.h. auf Körper, Seele, Geist und Sozialverhalten wirkende Methoden wie Naturtherapien, Waldmedizin, Green Exercises, Lauftherapie, Green Care-Aktivitäten usw., in heilender Weise und gesundheitspädagogisch als Health Enrichment zu nutzen. Sie ist aber auch darauf gerichtet, Belastungsfaktoren durch „alternative bzw. korrektive ökologische Erfahrungen" entgegenzuwirken, für umweltzerstörende Aktivitäten zu sensibilisieren und das heilsame Potential der Natur und ihre Bedeutung für Salutogenese und Prävention zu bewahren. Sie greift dabei neue Erkenntnisse und Forschungen aus dem Bereich der *ecological neuroscience*, der Umweltpsychologie und -biologie auf, um zu einer sich entwickelnden „klinischen Ökologie" beizutragen«.

Die heilsamen Wirkungen von wohltuenden Naturerfahrungen sind in allen Kulturen bekannt und führten zur Verehrung heiliger Berge, Haine, Bäume, heilender Quellen und Flüsse (*Petzold, Sieper* 1975); Orte mit „guter Luft", heilsamem Klima zur Wiederherstellung der körperlichen und seelischen Gesundheit, des Wohlbefindens, der Euthymie (ευθυμίη, *Demokrit*, fr. DK B3, B191, B174). Die antiken Heiltempel des *Asklepios* und seiner Töchter (*Petzold, Moser, Orth* 2012, Nachdruck dieses Buch) standen in großartigen Landschaften mit all den Wirkungen der Natur. *Herodicus*, einer der Lehrer des *Hippokrates* (5. Jh. v. Chr., *Georgoulis* et al. 2007), nutzte das durch Lauftherapie in der Landschaft, verbunden mit Diäten, Massagen in einer ganzheitlichen, als „ökopsychosomatisch" zu bezeichnenden Praxis. Durch Ökologien wird Somatisches und Psychisches, wird das „dynamische System" Mensch <-> Umwelt beeinflusst. „Betrete ich einen Raum, verändert er mich, verändere ich mich, verändere ich den Raum, verändert mich der Raum" (*Petzold* 2016p). Das zeigen neurobiologische Befunde und Denkmodelle (*Kelso* 1995) und das erfordert die Entwicklung einer „klinischen Ökologie". Das alles sind „junge Ansätze", die aber vielversprechende Perspektiven aufweisen.

3. Orientierungen und Formen der Ökopsychosomatik

Das Konzept einer Ökopsychosomatik wurde in drei Orientierungen und in unterschiedlichen Formen entwickelt[3]:

I. In der Integrativen Psychotherapie, der integrativen Körperpsychotherapie und den Naturtherapien als eine Erweiterung der traditionellen Psychosomatik mit Blick auf die evolutionäre Verwurzelung des Menschen in seiner Leiblichkeit und in seinen ökologischen Kontexten. Mit umwelttheoretischen Überlegungen zur Umwelt-Person-Passung werden bei psychosomatischen Störungen für „ökologische/kontextuelle Ursachen" ökologische Maßnahmen (*environmental modelling*) und „ökopsychosomatische" Interventionen entwickelt und angewandt. Sie können auf die „neuen Naturtherapien" und auch auf Ansätze der Green Care-Bewegung und auf die Forschungen der „Environmental Psychology" und des „Quality of Life Research" zurückgreifen (vgl. *Fleury-Bahi* et

3 Es wird hier zusammenfassend auf *Petzold, Hömberg* (2017) zurückgegriffen.

al. 2016; *Günther* und *Venhoeven, Steg,* dieses Buch). Und das muss über den therapeutischen Bereich auch hinaus in den Bildungsbereich, die Agogik (*Sieper, Petzold* 1993c) und die Supervision getragen werden (*Petzold* 2007a; *Brinker* 2016; *Lindermann* 2016).

II. Eine weitere Sicht der Ökopsychosomatik wurde in der Umweltmedizin erarbeitet, z.B. von *Theron G. Randolph* (1906-1995), dem „Vater der **klinischen Ökologie**" (*Randolph* 1962, 1987), besonders mit Blick auf Umweltbelastungen, die zu somatischen Erkrankungen und psychovegetativen Störungen führen können (*Sigrun Preuss* 1995).

III. Der Begriff „eco-psychosomatics" wurde in der Bewegung alternativer Ökologie und Naturspiritualität verwendet, etwa von *Werner Sattmann Freese* und *Stuart Hill* (2008). Im Kontext der Naturtherapie-Bewegung vertritt der Biologe und Autor *Clemens Arvay* (2016a) das Konzept der „Ökopsychosomatik" mit Verweis auf die Biophilie-Hypothese von *E. O. Wilson*, auf Ergebnisse der Waldmedizin/Waldtherapie und auf die psychotherapeutische Ökopsychosomatik von *Petzold* u.a. *Vladimir Antonov* (2008, 2012a, b), ein russischer Biologe und Weisheitslehrer, hat in seiner „Ecopsychology" ökopsychosomatische Perspektiven und Methoden entwickelt, die spirituelle Erfahrungen und Naturerleben verbinden und die versuchen, in vergleichender religionswissenschaftlicher Betrachtung gemeinsame Prinzipien des Erlebens herauszuarbeiten. In der russisch-orthodoxen Tradition hesychastischer Mystik stehend (*hesychia* – innere Ruhe und Hingabe des Herzens, *Küpper* 1983; *Petzold* 1969II l) und Biologie und Perspektiven vergleichender Religionswissenschaft verbindend, versucht *Antonov* (2012b) einen Weg ökospiritueller Lebensführung zu entwickeln.

Viele dieser Konzepte zur Ökopsychosomatik sind noch in Entwicklung.

4. Integrative Ökopsychosomatik

In der Integrativen Therapie wird in der anthropologischen Grundformel (*Petzold* 1965) in der Folge von *Merleau-Ponty* (1960, 1964, 1992) der Mensch als in die Lebenswelt eingelassen gesehen und ein **biopsychosozialökologischer** Ansatz vertreten (*Petzold* 1965, 3, 19). Damit war einerseits ein psychosomatischer Ansatz theoriestrukturell vorgegeben (*Leitner, Sieper* 2008), andererseits aber auch eine sozioökologische Perspektive: der Mensch, biologisches, psychologisches, noetisches Wesen in der und mit der sozialen und ökologischen Umwelt muss – all diese Dimensionen einbeziehend – betrachtet, verstanden, beraten, begleitet und, wo notwendig, behandelt werden. Der **Leib** muss kontextualisiert mit seiner Einbettung (*embeddedness*) im Blick der TherapeutInnen stehen. Verinnerlichte/verkörperte negative Umwelten hinterlassen negative Spuren im Leib: *negative embodiments*, im „interozeptiven Gedächtnis" (*Petzold, Orth* 2017a, b). Die **Interiorisierung** positiver Umwelteindrücke durch

„korrektive ökologische Erfahrungen“ kann und muss das verändern: Deshalb sind Naturtherapien im „Bündel therapeutischer Maßnahmen“ (idem 2014i) unverzichtbar. Das verlangt ein komplexes Konzept, zu dem wir mit dem Begriff „Ökopsychosomatik“ gefunden haben (*Sieper, Petzold* 1975), der das Soziale und Noetische einschließt. Wenn man in der Praxis eine „Therapie vom Leib her“ (*Petzold* 1974k, 1985g) betreibt, wie das besonders von einer der MitbegründerInnen des Integrativen Ansatzes, *Hildegund Heinl* († 27.12.2005, vgl. *Sieper* 2005), gepflegt worden ist (*Heinl* 1993), kann man beginnen, von einer „integrativen Psychosomatik“ zu sprechen (*Leitner, Sieper* 2008; *Leitner, Ludwig* 2016). Dabei muss zugleich beachtet werden, dass das Ökologische immer mit einbezogen ist (*Petzold, Orth* 2017a, b) und in der Praxis zentral zum Tragen kommt (*Petzold, Orth, Orth-Petzold* 2009), weil wir Leiblichkeit als *„embodied and embedded“* verstehen (*Petzold* 2002j; *Petzold, Sieper* 2012a).

Der Integrative Ansatz hat das „psychophysische Problem“, das bei der Mehrzahl psychotherapeutischer Ansätze nicht vertieft bearbeitet wurde, als „Körper-Seele-Geist-**Welt**-Problem“ im Sinne eines „emergenten Monismus“ ausgearbeitet (*Petzold*, 2009c; *Petzold, Sieper* 2012a; *Petzold, Orth* 2017a, b; *Hüther, Petzold* 2012). Aus dem in die Natur eingewurzelten biologischen Organismus des Menschen als materieller Grundlage *emergieren* durch die zerebrale Aktivität in der Interaktion mit anderen Menschen seelisch-emotionale und geistig-kognitive Phänomene, z. B. erlebnishaft gespürte Wirklichkeit, Gedanken, Phantasien, die dem Leib-Subjekt bewusst werden. **Integrative** Ökopsychosomatik geht vom Konzept des „informierten Leibes, der informierenden Lebenswelt“ und dem lebendigen, globalen Lebenszusammenhang des „Miteinander-Lebens“ aus (d. h. einer mundanen Konvivialität; *Petzold* 2015k; *Welsch* 2012). Ausgrenzungen, „ökologische Deprivation“ (Naturdefizit) und aggressive Bedrohungen (Naturzerstörung) wirken deshalb stressbelastend. Das gilt für alle Lebewesen. „Nicht artgerechte“ Lebensbedingungen schaffen pathogenen Stress (Massentierhaltung und Großraumbüros kann man hier durchaus zusammen nennen).

Mit dem Brückenkonzept der Ökopsychosomatik werden Leib- und Naturphilosophie mit Neurobiologie und Ökologie verbunden (*Fleuri-Bahi* et al. 2017) und es werden in einem „**biopsychosozialökologischen** Ansatz“ (*Petzold* 1965) neben somatischen und den psychologischen bzw. psychosozialen Interventionen auch ökopsychosomatische therapeutische Behandlungsangebote in abgestimmten „Bündeln von Maßnahmen“ (*Petzold* 2014i) möglich als „**korrektive ökologische Erfahrungen**“ (*Sieper, Petzold* 1975). Benigne ökologische und soziale Situationen etwa bei gemeinsamen Naturerfahrungen, Wanderungen, Festen und Feiern in der Natur, Atem- und Bewegungsarbeit schaffen Erlebnisräume mit wohltuenden Atmosphären, positiven *exterozeptiven* und *interozeptiven* Eindrücken, die **interiorisiert** (sensu *Vygotskij*) werden können und in ihrer *erfüllenden Qualität* Menschen im Leben zu tragen vermögen. Solche Erfahrungen ergänzen etwaig erforderliche medikamentöse oder andere medizinische Interventionen.

5. Gesundheit und Krankheit in ökologischer Perspektive

Die „multiplen Naturentfremdungen" sind ein erhebliches Gesundheitsrisiko für moderne Menschen, Ursachen alter und neuer „Zivilisationskrankheiten", – so die „ökologische Gesundheits- und Krankheitslehre". In einem integrativen „**bio-psycho-sozial-ökologischen**" Theorieansatz werden Lebewesen nicht von ihrem Lebenskontext und Lebenskontinuum abstrahiert. Deshalb braucht man lebensalterspezifische, positiv aufbauende **Lebenskontexte.** Kinder brauchen auf jeder Altersstufe spezifische Angebote (*Louv* 2011) und ältere Menschen natürlich auch, um negative, schädigende oder gar toxische Auswirkungen von Lebens-, Wohn- und Arbeitsräumen zu kompensieren. Wohnungen, Gärten, Ställe, Heime und Kliniken, Quartiere, Städte, Landschaften, Wälder, Gewässer, Meere, Luft etc. müssen auf belastende Umgebungseinflüsse hin untersucht werden, um psychische, psychosomatische und somatische Störungen bzw. Erkrankungen durch „ökologisch pathogene Stimulierung" aufgrund von chemischer Kontamination – so schon *Randolph* (1962) –, durch Strahlenbelastung, Luftverschmutzung, Lärm, Übergrellungen mit Licht usw. zu verhindern. Oft werden solche Negativbelastungen noch durch problematische Sozialverhältnisse (soziale Brennpunkte, Elendsquartiere, Slums, beengte Wohnverhältnisse etc.) verstärkt. Helle, freundliche, ökologisch gesunde und schöne Umgebungen haben einen ökopsychosomatisch aufbauenden, entspannenden, stressmindernden Charakter und fördern eine „ökologisch **salutogene Stimulierung**", die alle Naturwesen – Mensch und Tier – brauchen. Das ist die Grundlage einer ökologisch orientierten Therapie im Sinne der **Neuen Naturtherapien** (Garten- und Landschafts- und Tiergestützte Therapie, Green Meditation, Green Power Training) und von **naturpädagogischen** und von **Green Care**-Aktivitäten. Waldmedizin bzw. Waldtherapie hat überzeugende Forschungsergebnisse zum beruhigenden, stresspuffernden und das Immunsystem stärkenden Einfluss von Waldaufenthalten geliefert (*Li* 2014, 2016; *Petzold* 2017e), und das ist nur eine von vielen Möglichkeiten einer sich entwickelnden „klinischen Ökologie und Ökopsychosomatik", die durch die ökologischen Bio- und Neurowissenschaften unterstützt werden.

Ökopsychosomatik mit ihrer Konzeption einer „ökologischen Gesundheits- und Krankheitslehre" gründet auf der Verschränkung von informiertem Leib mit informierender Umwelt (*Petzold* 2006p) und gewährleistet bei adäquater Umweltstimulierung (Anregung) und Bedürfnisversorgung (Erhaltung/maintainance) sowie bei solider Ressourcenlage – bei guter Passung also – eine **salutogene** Qualität für die menschliche Entwicklung und Lebensführung. Hingegen wird bei schlechter „Passung" durch dysfunktionale Umweltstimulierung (traumatische Überlastung, konfligierende Stimulierung u. a.) und Mangel- bzw. Unterversorgung (defiziente Stimulierung, Ressourcenverlust) – durch „ökologischen Stress" also – ein Risiko von pathogenen Entwicklungen angenommen. Sowohl pathogene Stimulierung als auch bedrohliche Ressourcenlage erzeugen

Stress im Sinne von Überforderungserlebnissen und von *Hobfolls* (1988) ökologischer Stresstheorie. Person-Umwelt-Konflikte lösen Beunruhigung aus, aktivieren die Stressachse, was das Immunsystem massiv belastet und pathogen wirken kann (*Segerstrom, Miller* 2004).

Der Mensch als von seinen Umwelten (*enviroments*) „informierter Leib" (Leib-Subjekt, *Petzold* 2009c) wird immer in seiner strukturellen, lebensweltlichen Eingebettetheit (*embeddedness*) in eine ihn umgebende Ökologie gesehen, die er in komplexen biographischen Lernprozessen (Ökologisation, *Petzold* 2016i) aufnimmt, **interiorisiert** und zugleich „mentalisiert" und „verkörpert" (*mentalization & embodiment, Petzold, Orth* 2017a, b). Das sind Prozesse, die bis in unsere Neurobiologie, die Arbeit unseres Zerebrums, ja bis in unsere Zellbiologie (Genetik, Genexpressionen, Epigentik) hineinwirken, und in diesem Sinne ist „die Welt um uns" auch immer „Welt in uns". In moderner Anthropologie wird der Mensch deshalb „von der Welt her" betrachtet und spricht man vom *homo mundanus* (*Welsch* 2012) oder vom *homo oecologicus* (*Petzold* 2017f), weil Menschen, wie die paläobiologischen und humanbiologischen Befunde zeigen, immer von ihrer Umgebung geprägt worden sind und geprägt werden und von dieser Ökologizität (idem 2016i) bestimmt sind. Man kann sie deshalb nur in ihrer „Lebenswelt" und in ihrer „Lebensspanne" mit einem „biopsychosozial-ökologischen Ansatz" betrachten.

6. Ökopsychosomatik als „Green Care" ist „caring for people and caring for nature"

„Ökopsychosomatik" und eine „klinische Ökologie" können nur interdisziplinär entwickelt werden und das mit einer doppelten Zielsetzung eines „**caring for people**" und „**caring for nature**", denn auch unser Planet und seine/unsere Natur bedürfen achtsamer Sorge (*Lovelock* 2001, 2005). Das bedeutet letztlich in einem umfassenden Sinne „Green Care" (*Petzold*, 2016i), denn nur wo Grün ist, ist Leben. Der Mensch ist seit über 85.000 Generationen in der Natur tief verwurzelt und hat dadurch eine enge und spürbare Verbundenheit mit ihr ausgebildet, die aber von Phänomenen progredierender, „multipler Entfremdungen" (*Petzold* 1987d/2017) bedroht ist. Sie bringen Zerrissenheit, Zerstörung, Leidenszustände für die Menschen und die anderen Tiere, ja für alle Lebewesen hervor. Sinnvolle Verbindungen, das Erleben von **Zugehörigkeit** wieder herzustellen, ermöglichen vielfältige Heilungswege, auf denen zentrale Lebensqualitäten wie **Frische** durch Grün- und Wasserwirkung, **Kraft** und Vitalität, **Freude** an der Natur und Verbundenheit mit ihr, Zauber und Glück durch naturästhetische Erfahrungen erlangt oder wieder gewonnen werden können. Hier muss die Kraft des „Engagements für die Natur" entstehen, damit sie, ihre Ökotope und wir wieder gesunden können. Allein, wir dürfen nicht mehr zögern, zu handeln: **Pro natura!**

7. Literatur

Alexander, F. G., French, T. M. (1946): Psychoanalytic Therapy: Principles and Application. New York: Ronald Press. http://www.psychomedia.it/pm/modther/probpsiter/alexan-2.htm

Amato, R. C., Crepeau-Hobson, F. et al. (2005): Ecological Neuropsychology: An Alternative to the Deficit Model for Conceptualizing and Serving Students with Learning Disabilities. In: Neuropsychology Review 2, 97-103.

Antonov, V. (2008): Classics of Spiritual Philosophy and the Present. Canada: New Atlanteans.

Antonov, V. (2012a): Ecopsychology. Scotts Valley, Ca.: CreateSpace Independent Publishing Platform.

Antonov, V. (2012b): Practice of the Modern hesychasm. http://www.new-ecopsychology.org/en/books/ecopsychology/practice-of-hesychasm.htm

Arvay, C. G. (2016a): Der Biophilia-Effekt. Heilung aus dem Wald. Berlin: Ullstein.

Arvay, C. G. (2016b): Der Heilungscode der Natur. Die verborgenen Kräfte von Pflanzen und Tieren entdecken. München: Riemann.

Brinker, P. (2016): Die ökologische Dimension in der Supervision – Beiträge der ökologischen Psychologie und Ökotheorie. In: Supervision 13/2016. http://www.fpi-publikation.de/supervision/alle-ausgaben/13-2016-brinker-p-die-oekologische-dimension-in-der-supervision-beitraege-der-oekologischen.html

Clayton, S. D. (2012): The Oxford Handbook of Environmental and Conservation Psychology. Oxford: Oxford Univ. Press.

Collet, T. S., Philippides, A., Hempel de Ibarra, N. (2016): Insect Navigation: How Do Wasps Get Home? In: Curr Biol. 26(4): R166-8. DOI: 10.1016/j.cub.2016.01.003.

Devlin, A. S. (2012): Environmental Perception: Wayfinding and Spatial Cognition. In: *S. D. Clayton*: The Oxford Handbook of Environmental and Conservation Psychology. Oxford: Oxford Univ. Press.

Fleury-Bahi, G., Pol, E., Navarro, O. (2017): Handbook of Environmental Psychology and Quality of Life Research. New York: Springer International Publishing.

Gibson, J. J. (1977): The Theory of Affordances. In: *R. Shaw, J. Bransford* (Hg.): Perceiving, Acting, and Knowing: Toward an Ecological Psychology. Hillsdale, NJ: Erlbaum, 67-82.

Gibson, J. J. (1982): The concept of affordance in development: The renaissance of functionalism. In: *Collins, N.* A., The concept of development. Hillsdale: Erlbaum, 51-81.

Georgoulis, A. D., Kiapidou, I. S. et al. (2007): Herodicus, the father of sports medicine. Knee Surg. Sports. Traumatol. Arthrosc. 3, 315-318. J. S. 2017.

Hallmann, C. A., Sorg, M., Jongejans, E. et al. (2017): More than 75 percent decline over 27 years in total flying insect biomass in protected areas. In: Plos One 18.10.2017. DOI: 10.1371/journal.pone.0185809.

Heft, H. (2001): Ecological Psychology in Context. Mahwah, NJ, London: Erlbaum.

Heft, H. (2013): An ecological approach to psychology. In: Review of General Psychology 17, 162-167.

Heinl, H. (1993): „Therapie vom Leibe her“ – körperbezogene Behandlung in der Praxis. In: *Petzold, H. G., Sieper, J.* (1993a): Integration und Kreation. 2 Bde. Paderborn: Junfermann, 341-350.

Hobfoll, S. E. (1988): The ecology of stress, New York: Hemisphere.

Hobfoll, S. E. (1989): Conversation of resources: A new attempt at conceptualizing stress. In: American Psychologist 44, 513-524.

Kelso, J. A. S. (1995): Dynamic patterns. The self-organization of brain and behavior, Cambridge, Massachusetts: MIT-Press.

Kolbert, E. (2014): The Sixth Extinction: An Unnatural History. London: Henry Holt & Company.

Küpper, M. (1992): Psychologie und Meditation im Hesychasmus. In: *Petzold, H. G.* (1993): Psychotherapie, Meditation, Gestalt. Paderborn: Junfermann, 311-344.

Lawton, M. P. (1980): Psychosocial and environmental approaches to the care of senile dementia patients. In: *Cole, W. E.* et al., Psychopathology in the aged. New York: Raven Press, 265-280.

Lawton, M. P. (1981): Sensory Deprivation and the effect of the environment on management of the patient with senile dementia. In: *Miller, N. E., Cohen, G. D.* (Hrsg.), Clinical aspects of Alzheimer's Disease and Senile dementia, Aging. Vol. 15. New York: Raven Press.

Leitner, A., Ludwig, H. (2016): Leib versus Körper in körper- und bewegungsorientierten Therapiemethoden. Erkenntnisse der Integrativen Therapie über den „Informierten Leib". In: Körper, Tanz, Bewegung 1, 29-38.

Leitner, A., Sieper, J. (2008): Unterwegs zu einer integrativen Psychosomatik. Das bio-psycho-soziale Modell des Integrativen Ansatzes. In: POLYLOGE 34/2008 und Integrative Therapie, 34. Jg. 2008 / Heft 3. http://www.fpi-publikation.de/downloads/download-polyloge/download-nr-34-2008-leitner-a-sieper-j.html

Li, Q. (2014): Forest Medicine. New York: Nova Science Publishers.

Li, Q. (2016): Die Heilkraft des Waldes – Der Beitrag der Waldmedizin zur Naturtherapie. In: Grüne Texte 16/2016. http://www.fpi-publikation.de/images/stories/downloads/grueneTexte/qing-li-die-heilkraft-des-waldes-der-beitrag-der-waldmedizin-zur-naturtherapie-gruene-texte-16-2016.pdf (aufgerufen am 07.01.2017).

Lindermann, N. (2016): Globalisierung, Gewissen und Supervision. Perspektiven Jean Zieglers und des Integrativen Ansatzes. In: Supervision 5/2016. http://www.fpi-publikation.de/supervision/alle-ausgaben/05-2016-lindermann-n-globalisierung-gewissen-und-supervision-perspektiven-jean-zieglers.html

Louv, R. (2011): Das Letzte Kind im Wald. Weinheim: Beltz. (Orig.: Last Child in the Woods. New York: Algonquin Books 2005).

Lovelock, J. (2001): Gaia: The Practical Science of Planetary Medicine. New York: Oxford University Press.

Lovelock, J. (2005): Gaia: Medicine for an Ailing Planet. New York: Oxford University Press.

Menzel, R., Eckholdt, M. (2016): Die Intelligenz der Bienen: Wie sie denken, planen, fühlen und was wir daraus lernen können. München: Knaus.

Merleau-Ponty, M. (1964): Le visible et l'invisible. Gallimard, Paris. (Dtsch.: Das Sichtbare und das Unsichtbare. München: Fink 1986).

Merleau-Ponty, M. (1969): La prose du monde, Paris: Gallimard. (Dtsch.: Die Prosa der Welt. München: Fink 1983).

Merleau-Ponty, M. (1995): La Nature. Notes de Cours de Collège de France. Hrsg. v D. Seglard, Paris: Edition du Seuil. (Dtsch.: Die Natur. München: Fink 2002).

Müller-Jung, J. (2017): „75 PROZENT WENIGER INSEKTEN: Wir befinden uns mitten in einem Albtraum". In: FAZ 18.10.2017. http://www.faz.net/aktuell/wissen/leben-gene/insektensterben-75-prozent-weniger-insekten-in-deutschland-15250672.html

Petzold, Ch. (1972b): Lebendige Geschichte – alte Menschen berichten. Anleitung zur Arbeit mit Biographie und biographischen Erfahrungen nach *Hilarion G. Petzold*. Büttgen: VHS Büttgen. http://www.fpi-publikation.de/artikel/textarchiv-h-g-petzold-et-al-/index.php

Preuss, S. (1995): Ökopsychosomatik. Umweltbelastungen und psychovegetative Beschwerden. Heidelberg: Asanger.

Randolph, T. G. (1987): Environmental medicine: beginnings and bibliographies of clinical ecology. Fort Collins, CO: Clinical Ecology Publications.

Randolph, T. G. (1962): Human ecology and susceptibility to the chemical environment. Springfield, Ill: Thomas.

Saup, W. (1993): Alter und Umwelt. Eine Einführung in die ökologische Gerontologie. Stuttgart: Kohlhammer.

Segerstrom, S. C., Miller, G. E. (2004): Psychological stress and the human immune system: a meta-analytic study of 30 years of inquiry. In: Psychol Bull 130, 601-630.

Sieper, J. (2000): Ein neuer „POLYLOG" und eine „Dritte Welle" im „herakliteischen Fluß" der INTEGRATIVEN THERAPIE – Transgressionen III. In: Polyloge 3/2000. http://www.fpi-publikation.de/polyloge/alle-ausgaben/03-2000-sieper-j-ein-neuer-polylog-und-eine-dritte-welle-im-herakliteischen-fluss.html

Sieper, J. (2005): Zum Andenken an Hildegund Heinl 27.12.2005. http://www.fpi-publikation.de/polyloge/alle-ausgaben/13-2005-sieper-j-prof-dr-zum-andenken-an-hildegund-heinl-27-12-2005.html

Stürzl, W., Zeil, J. et al. (2016): How Wasps Acquire and Use Views for Homing, Current Biology, 4, 470-482.

Welsch, W. (2012): Menschen und Welt. Eine evolutionäre Perspektive der Philosophie. München: Beck.

Wohlwill, J. F., Carson, D. (1972): Environment and the social sciences. American Psychological Association, Washington.

Zeil, J., Narendra, A., Stürzl, W. (2014): Looking and homing: how displaced ants decide where to go. In: Philos. Trans. R. Soc. B Biol. Sci. 369:20130034. DOI: 10.1098/rstb.2013.0034

Zimmer, R. K., Derby, C. D. (2011): Neuroecology and the need for broader synthesis. In: Integr. Comp. Biol. 51: 751-755.

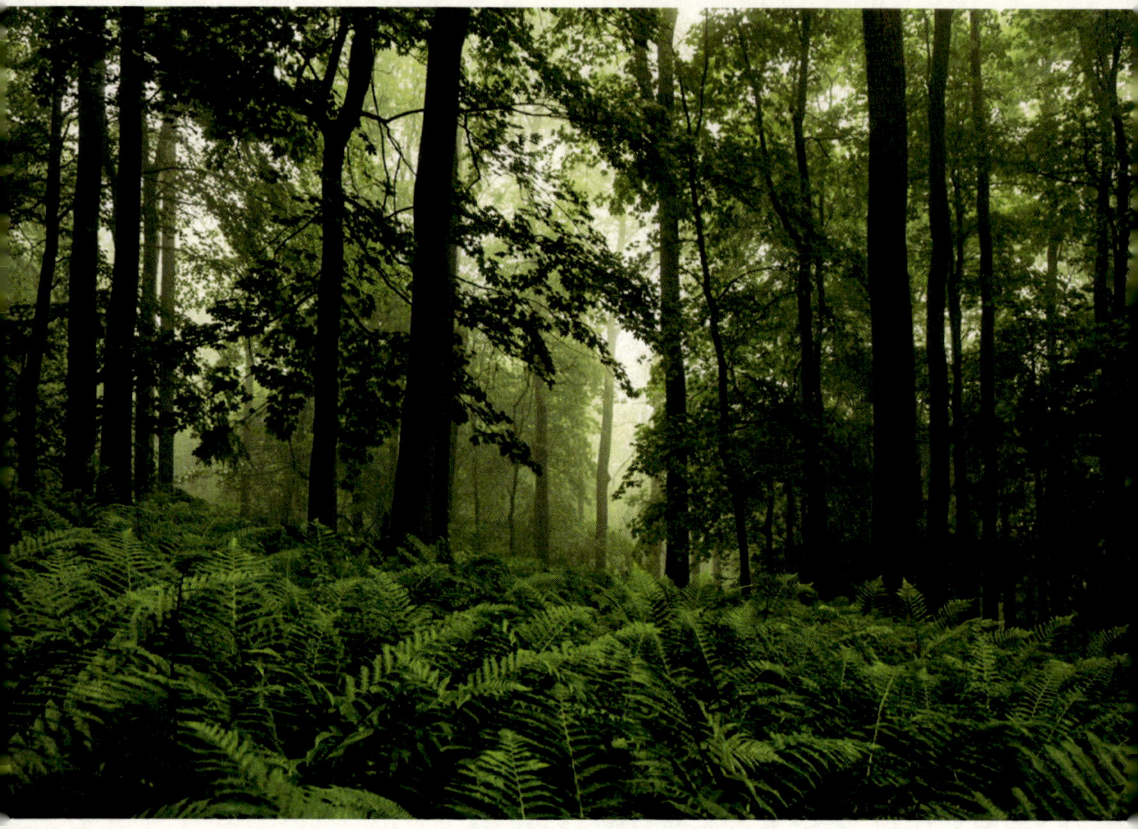

Wald – grünes Leben all überall, in den Moosen, in den Wipfeln, in mir

Die Heilkraft des Waldes – Der Beitrag der Waldmedizin zur Naturtherapie

Qing Li

Inhalt

1 Einleitung
2 Auswirkungen von Waldumgebungen auf die menschliche Gesundheit
2.1 Das psychoneuroendokrinoimmunologische Netzwerk
2.2 Die sympathische und parasympathische Nerventätigkeit
2.3 Der Blutdruck
2.4 Psychische Reaktionen
2.5 Das Hormonsystem
2.6 Das Immunsystem
2.7 Zivilisationskrankheiten
3 Resümee
4 Literatur

1 Einleitung

Die Menschen schätzen von alters her die Umgebung des Waldes wegen seiner friedlichen Atmosphäre, seiner landschaftlichen Schönheit, seines mildes Klimas, seiner angenehmen Gerüche und seiner frischen, sauberen Luft. In Japan werden seit 2004 Reihenuntersuchungen durchgeführt, um die Auswirkungen von Waldumgebungen auf die menschliche Gesundheit zu untersuchen. Wir haben eine neue medizinische Wissenschaft begründet, die „Waldmedizin" – eine interdisziplinäre Wissenschaft, die unter die Rubriken Alternativmedizin, Umweltmedizin und Präventivmedizin fällt und sich mit den Auswirkungen von Waldumgebungen auf die menschliche Gesundheit befasst. Studien zufolge haben Waldumgebungen folgende positive Auswirkungen auf die menschliche Gesundheit:

1. Anstieg der Aktivität natürlichen Killerzellen des Menschen, der NK-Zellen-Anzahl und der intrazellulären Konzentration krebshemmender Proteine, was auf eine krebspräventive Wirkung hindeutet;
2. Senkung des Blutdrucks und der Herzfrequenz sowie Reduzierung von Stresshormonen wie Harnadrenalin und Noradrenalin und Speichelcortisol;
3. Zunahme der parasympathischen und Abnahme der sympathischen Nerventätigkeit;
4. Anstieg des Serum-Adiponektin- und des Dehydroepiandrosteronsulfat-Spiegels [DHEA-S];

5. Beim Profile-of-Mood-States-Test (POMS): Reduzierung der Werte für Spannung, Niedergeschlagenheit, Reizbarkeit, Müdigkeit und Verwirrung, Anstieg des Werts für Tatkraft, was auch psychologische Auswirkungen beweist.

Diese Befunde deuten darauf hin, dass Waldumgebungen möglicherweise präventive Wirkungen bei Zivilisationskrankheiten haben.

Japanische Forscher haben die Präventivwirkung von Wäldern auf Zivilisationskrankheiten untersucht und dabei ein neues Konzept namens *Shinrin-yoku* oder „forest bathing" (wörtlich: „Waldbaden") entwickelt (*Li* 2012; *Li, Morimoto, Nakadai* et al. 2007). Was ist Waldbaden? In Japan ist ein „forest bathing trip" ein kurzer, geruhsamer Ausflug in einen Wald, auf Japanisch als „Shinrin yoku" bezeichnet, ähnlich einer natürlichen Aromatherapie. Man spricht auch von „Waldtherapie" als einer Form der Naturtherapie. Ein Waldbadeausflug beinhaltet den Besuch eines Waldes zu Entspannungs- und Erholungszwecken, verbunden mit dem Einatmen flüchtiger organischer Substanzen, den sogenannten Pythonziden, wie Alpha-Pinene oder Limonene, die von Bäumen ausgehen (vgl. z. B. *Li* 2012).

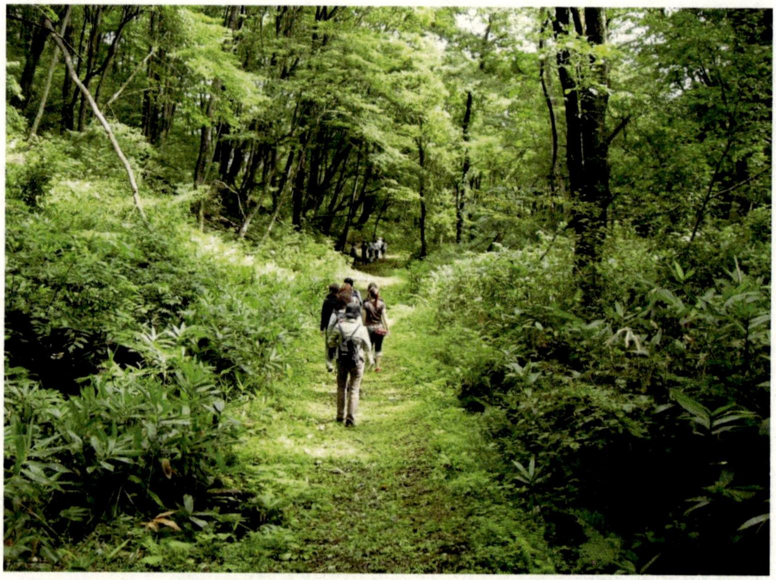

Foto 1: Frauen genießen das Waldbaden

Waldbadeausflüge in eine gesunde Lebensführung zu integrieren, wurde erstmals 1982 von der japanischen Forstverwaltung vorgeschlagen. Inzwischen sind sie in Japan zu einer anerkannten Entspannungs- und/oder Stressbewältigungsmethode geworden (vgl. z. B. *Li* 2012). Da 67% der japanischen Landfläche von

Wäldern bedeckt sind, ist das Waldbaden hier leicht zu praktizieren (*Li* 2012). Doch auch überall sonst in der Welt, wo ähnliche Waldumgebungen existieren, ist das Waldbaden möglich.

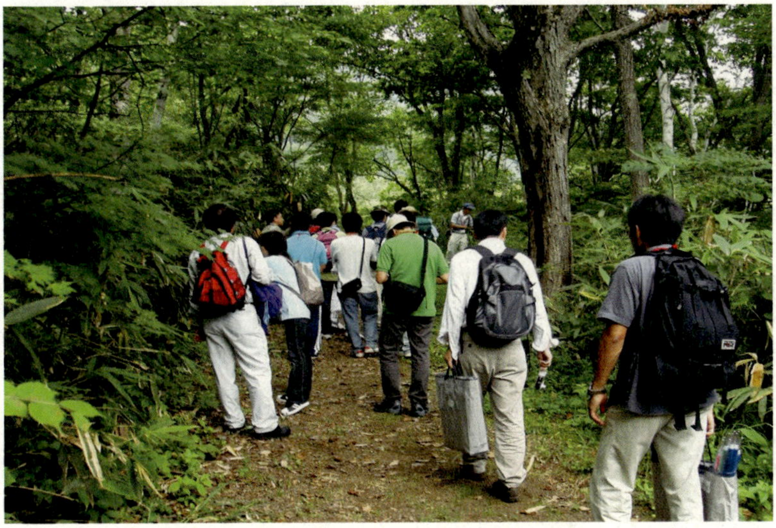

Foto 2: Menschen beim Waldspaziergang (Japanischer Eichenseidenspinner, Japanische Birke, Bambusgras)

2 Auswirkungen von Waldumgebungen auf die menschliche Gesundheit

2.1 Das psychoneuroendokrinoimmunologische Netzwerk

Das Nervensystem, das Hormonsystem und das Immunsystem wurden lange als unabhängige Einheiten betrachtet. Inzwischen ist jedoch weithin anerkannt, dass die Aktivierung peripherer Immunzellen zu Veränderungen der Gehirnfunktion führen. Umgekehrt führt die Aktivierung gewisser Gehirnnervenzellen zu immunregulatorischen, neuroendokrinen Reaktionen. Aktuelle Befunde deuten darauf hin, dass solche Wechselwirkungen in hohem Maße durch hirngestützte Zytokine, wie IL-1 [Interleukin-1] und IL-6, vermittelt werden (*Besedovsky, Del Rey* 2011). Das zentrale Nervensystem übt eine direkte endokrine Tätigkeit aus oder kontrolliert endokrine Zellen: Es schüttet über den Hypothalamus Neurotransmitter in den hypothalamo-hypophysischen Pfortaderkreislauf aus. Neurotransmitter regulieren die Sekretionstätigkeit des Hypophysenvorderlappens und letzten Endes der endokrinen Drüsen im ganzen Körper über die Hypothalamus-Hypophysen-Nebennierenrinden-Achse.

Das Nebennierenmark gibt Adrenalin und Noradrenalin an den Blutkreislauf ab, was zur systemischen Regulierung der Immunfunktion beiträgt (*Garland* et al. 2003; *Yokota, Uehara, Nomoto* 2004). Darüber hinaus setzen Immunzellen Zytokine frei, die wiederum Signale an das zentrale und das periphere Nervensystem senden (*Di Comite* et al. 2007). Ferner werden in einem „gesunden" Gehirn auch ursprünglich als Immunprodukte gedachte Zytokine, wie IL-1 und IL-6, von Gliazellen und sogar von manchen Neuronen produziert (*Besedovsky, Del Rey* 2011).

Waldumgebungen haben über das psychoneuroendokrinoimmunologische Netzwerk zahlreiche Auswirkungen auf die menschliche Gesundheit (*Li* 2012; *Li, Kawada* 2011b), wie Abb. 1 zeigt.

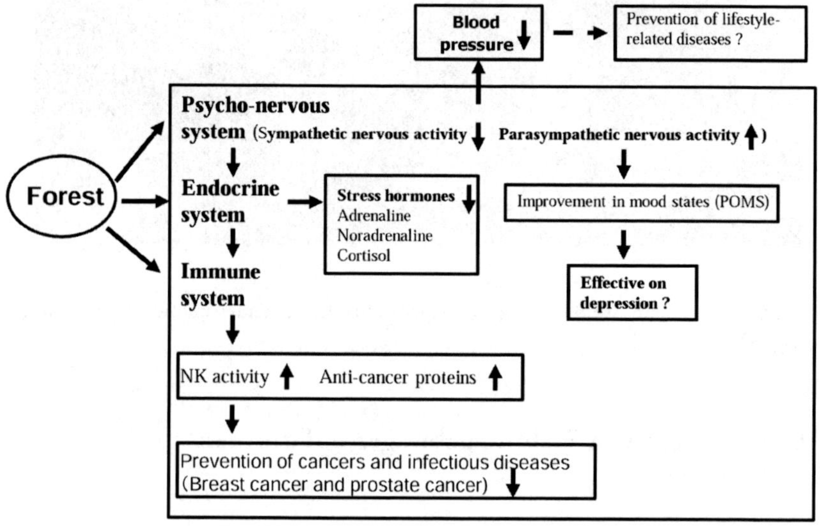

Abbildung 1: Auswirkungen von Waldumgebungen auf das psychoneuroendokrinoimmunologische Netzwerk.

2.2 Die sympathische und die parasympathische Nerventätigkeit

Sympathikus und Parasympathikus spielen eine Schlüsselrolle bei der Regulierung von Blutdruck und Herzfrequenz: die sympathische Nerventätigkeit erhöht, die parasympathische Nerventätigkeit senkt den Blutdruck und die Herzfrequenz (*Mena-Martín* et al. 2006). Die Herzfrequenzvariabilität (HFV) sowie Blutdruck und Pulsschlag werden häufig herangezogen, um Veränderungen der vegetativen Nerventätigkeit zu beurteilen. Das RR-Intervall des Elektrokardiogramms dient dazu, die HFV zu bestimmen. Die Stärke der Niedrigfrequenz- und der Hochfrequenz-Komponenten (NF: 0.04-0.15 Hz; HF: 0.15-0.4

Hz) des erhaltenen Herzfrequenz-Messspektrums wird im Allgemeinen für jede Minute errechnet. Die HF-Stärke gilt als Ausdruck der parasympathischen Nerventätigkeit, NF/HF oder NF/(NF+HF) als Index der sympathischen Nerventätigkeit (*Task Force* 1996). Der Sympathikus kann auch durch Messung des Harnadrenalin- und/oder Noradrenalinspiegels ermittelt werden.

Wie festgestellt wurde, senken Waldumgebungen die sympathische Nerventätigkeit, erhöhen die parasympathische Nerventätigkeit und regulieren die Balance der autonomen Nerven (*Park, Tsunetsugu, Kasetani* et al. 2010; *Tsunetsugu, Park, Miyazaki* et al. 2010; *Lee, Tsunetsugu, Takayama* 2014; *Song, Ikei* et al. 2015). Infolgedessen senken Waldumgebungen den Blutdruck und die Herzfrequenz und haben eine entspannungsfördernde Wirkung.[1] Zusätzlich beeinflussen diese Effekte auch indirekt das Hormon- und Immunsystem über das psychoneuroendokrinoimmunologische Netzwerk, durch die Reduzierung der Harnadrenalin- und/oder Noradrenalin-Produktion und die Erhöhung der Natürlichen-Killerzellen-Aktivität im peripheren Blut (vgl. z. B. *Li* 2012).

2.3 Der Blutdruck

Um die Auswirkungen von Waldumgebungen auf den Blutdruck zu untersuchen, wurden 16 gesunde männliche Probanden (Durchschnittsalter: 57,4±11,6 Jahre) nach Einholung einer Einverständniserklärung ausgewählt. Die Probanden unternahmen im September 2010 Tagesausflüge in einen Waldpark am Stadtrand von Tokio sowie, als Kontrolle, zu einem Ort im Stadtgebiet von Tokio (*Li, Otsuka, Kobayashi* et al. 2011). Beide Ausflüge umfassten zweistündige Spaziergänge an einem Sonntagmorgen und -nachmittag. Am Morgen vor und nach jedem Ausflug wurden Blut- und Urinproben genommen. Der Blutdruck wurde um 8 Uhr morgens vor jedem Ausflug gemessen, um 13 Uhr, um 16 Uhr nachmittags während des Ausflugs sowie um 8 Uhr am Morgen nach dem Ausflug. Der Tagesausflug in den Waldpark senkte den Blutdruck (Abb. 2) und den Noradrenalin- bzw. Dopaminspiegel im Urin signifikant (*Li, Kobayashi, Inagaki* et al. 2010; *Li, Otsuka, Kobayashi* et al. 2011), während der Stadtausflug keine derartigen Wirkungen erkennen ließ (Abb. 2), was nahelegt, dass Waldumgebungen, nicht jedoch städtische Umgebungen, eine blutdrucksenkende Wirkung haben könnten. Es wurde festgestellt, dass es einen signifikanten Zusammenhang zwischen dem Blutdruck und dem Adrenalin- bzw. Noradrenalinspiegel im Urin gibt (*Mena-Martín* et al. 2006). Auch unsere Befunde ergaben, dass Waldumgebungen den Adrenalin bzw. Noradrenalinspiegel im Urin signifikant senkten, was den Schluss nahelegt, dass die Abnahme

1 *Li, Otsuka, Kobayashi* et al. 2011; *Park, Tsunetsugu, Kasetani* et al. 2010; *Tsunetsugu, Park, Miyazaki* et al. 2010; *Lee, Tsunetsugu, Takayama* et al. 2014; *Song, Ikei* et al. 2015.

von Adrenalin und Noradrenalin im Urin zur Senkung des Blutdrucks beiträgt.[2] Ergänzend dazu berichten *Mao, Cao* et al. (2012), dass das Waldbaden therapeutische Effekte auf den Bluthochdruck bei älteren Menschen hat, das Renin-Angiotensin-Aldosteron-System blockiert sowie entzündungshemmend und damit vorbeugend gegen Herz-Kreislauf-Erkrankungen wirkt. *Parks* et al. (2010) berichten ferner, dass bei jungen, männlichen Studenten, die für 20 Minuten in Waldumgebungen spazieren gingen, eine geringe, aber signifikante Senkung des systolischen und diastolischen Blutdrucks eintrat, anders als bei Spaziergängen in städtischen Umgebungen, was unsere Befunde bestätigt. *Ochiai* et al. (2015a) haben kürzlich darauf hingewiesen, dass Waldaufenthalte eine vielversprechende Behandlungsstrategie sind, um den Blutdruck auf den Optimalwert zu senken und möglicherweise der Entstehung chronischen Bluthochdrucks bei Männern mittleren Alters mit hochnormalem Blutdruck vorzubeugen.

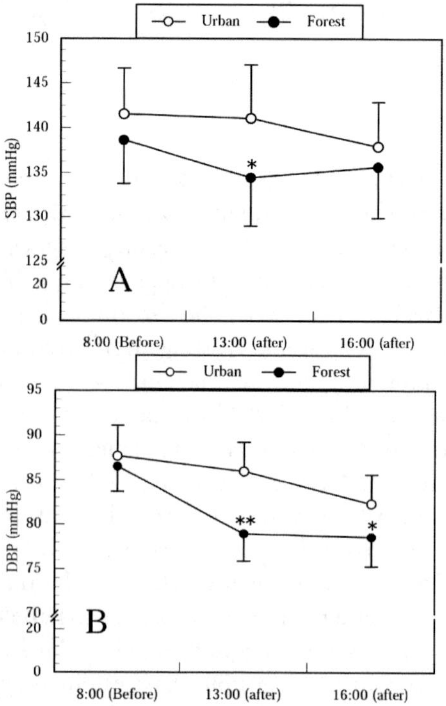

Abbildung 2: Auswirkungen von Spaziergängen in einem Waldpark und in einer städtischen Umgebung auf den systolischen (A) und den diastolischen (B) Blutdruck. Die Daten werden als Mittelwert + Standardfehler (SF) wiedergegeben: (n = 16). *: $p<0.05$, **: $p<0.01$, signifikante Abweichung zwischen Wald- und Stadtausflug, gemäß t-Tests bei verbundenen Stichproben. Zitiert nach *Li* et al., European journal of applied physiology 111 (2011), 2845-2853; mit Genehmigung von Springer.

2 *Li, Morimoto, Kobayashi* et al. 2008; *Li, Morimoto, Kobayashi, Inagaki* et al. 2008; *Li, Kobayashi, Inagaki* et al. 2010; *Li* 2010; *Li, Kawada* 2011a; *Li, Otsuka, Kobayashi* 2011.

2.4 Psychische Reaktionen

Waldumgebungen können psychische Reaktionen über das Gehirn und das Nervensystem beeinflussen. Untersuchungen zeigen, dass das Waldbaden im Profile-of-Mood-States-Test sowohl bei weiblichen als auch bei männlichen Probanden die Werte für Spannung, Niedergeschlagenheit, Reizbarkeit, Müdigkeit und Verwirrung signifikant senkt und den Wert für Tatkraft signifikant erhöht (Abb. 3).[3] Darüber hinaus ist das *forest bathing* besonders wirksam bei psychischen Belastungen (geistiger Erschöpfung) (*Li* 2012), was darauf hindeutet, dass es eine vorbeugende Wirkung bei Menschen mit depressiven Stimmungen hat. Zu prüfen wäre die präventive Wirkung bei Patienten mit Depressionen.

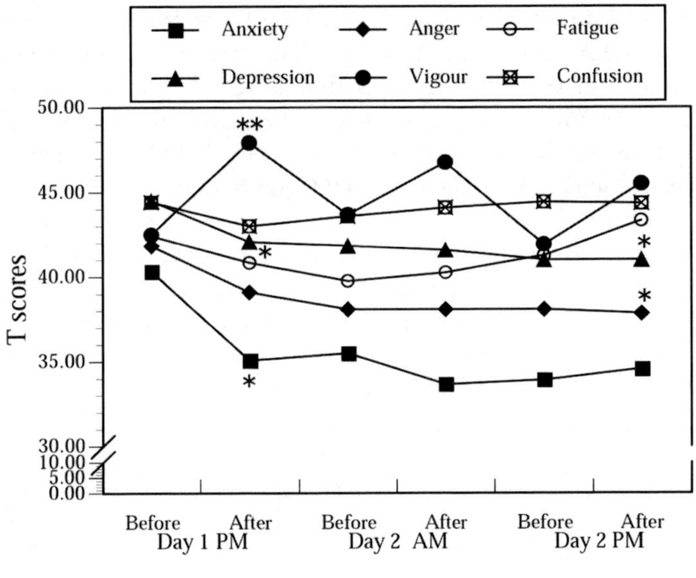

Abbildung 3: Auswirkungen eines drei Tage/zwei Nächte dauernden Waldbadeausflugs auf die POMS-Werte bei männlichen Probanden. Die Daten werden als Mittelwert wiedergegeben: (n = 12). *: $p<0.05$, **: $p<0.01$, signifikante Abweichung gegenüber Wert am Tag 1 um 13 Uhr, gemäß t-Test bei verbundenen Stichproben. Zitiert nach *Li* et al., International Journal of Immunopathology and Pharmacology 20, S2 (2007), 3-8; mit Genehmigung von Biolife.

3 *Li, Morimoto, Kobayashi* et al. 2008; *Li, Morimoto, Kobayashi, Inagaki* et al. 2008; *Li, Kobayashi, Inagaki* et al. 2010; *Li* 2010; *Li, Kawada* 2011a; *Li, Otsuka, Kobayashi* 2011; *Park* et al. 2010; *Tsunetsugu* et al. 2010; *Takayama* et al. 2014; *Lee* et al. 2014; *Ochiai* et al. 2015a, 2015b; *Song* et al. 2015.

2.5 Das Hormonsystem

Waldumgebungen beeinflussen das Hormonsystem, indem sie den Pegel von Stresshormonen, wie Harnadrenalin und -noradrenalin[4] (Abb. 4), Speichelcortisol (*Park* et al. 2010) und Blutcortisol (*Li, Kobayashi, Inagaki* et al. 2010; *Song* et al. 2015; *Mao, Lan* et al. 2012), senken und sich entspannungsfördernd auswirken (Abb. 3, 4).[5] Die Eignung des Waldbadens zur Stressbewältigung muss in der Zukunft geklärt werden. Darüber hinaus erhöhen Waldumgebungen auch signifikant den *Serum-Adiponektin-* sowie den *Dehydroepiandrosteronsulfat-Spiegel* (*Li, Otsuka, Kobayashi* et al. 2011). Adiponektin ist ein Peptidhormon, das besonders vom Fettgewebe hergestellt wird. Studien haben gezeigt, dass unternormale Blutadiponektinkonzentrationen für verschiedene Stoffwechselstörungen verantwortlich sind, wie Fettsucht, Diabetes mellitus Typ 2, Herz-Kreislauf-Erkrankungen sowie das metabolische Syndrom (*Simpson* et al. 2008). Der DHEA und DHEA-S-Spiegel, hauptsächliche Sekretionsprodukte der Nebenniere, sinken mit dem Alter dramatisch ab, parallel zum Einsetzen degenerativer Veränderungen und chronischer Erkrankungen im Zuge des Alterungsprozesses (*Bjørnerem* et al. 2004; *Tsai* et al. 2006). Epidemiologische Befunde beim Menschen belegen, dass DHEA-S herzschützende und Fettsucht und Diabetes vorbeugende Eigenschaften hat (*Bjørnerem* et al. 2004). *Mao, Lan* et al. (2012) berichten ferner, dass die Konzentration von Endothelin-1-Plasma bei Probanden, die einer Waldumgebung ausgesetzt waren, wesentlich geringer liegt. Andererseits hatten Waldumgebungen keinen Einfluss auf den Serum-Estradiol- bzw. Progesteronspiegel bei Frauen oder den Serum-Insulin-, freies Triiodthyronin- oder Thyreotropinspiegel bei Männern (*Li* 2012).

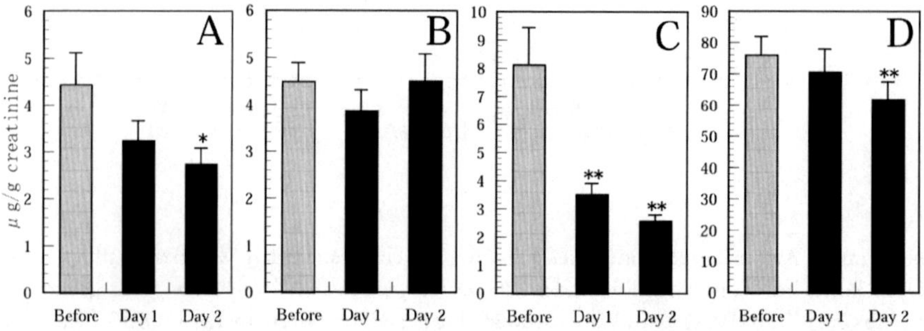

Abbildung 4: Auswirkungen eines Waldbadeausflugs auf die Adrenalin- und Noradrenalinkonzentrationen im Urin. A: Harnadrenalinkonzentrationen bei Männern (n = 12), B: Harnnoradrenalinkonzentrationen bei Männern (n = 11), C: Harnadrenalinkonzentrationen bei Frauen (n = 13), B:

4 *Li, Morimoto, Kobayashi* et al. 2008; *Li, Morimoto, Kobayashi, Inagaki* et al. 2008; *Li, Kobayashi, Inagaki* et al. 2010; *Li* 2010; *Li, Kawada* 2011a; *Li, Otsuka, Kobayashi* 2011.

5 *Li, Morimoto, Nakadai* et al. 2007; *Li, Morimoto, Kobayashi, Inagaki* et al. 2008; *Li, Kobayashi, Inagaki* et al. 2010; *Li, Otsuka, Kobayashi* 2011; *Park* et al. 2010; *Tsunetsugu* et al. 2010; *Takayama* et al. 2014; *Lee* et al. 2014; *Ochiai* et al. 2015a, 2015b; *Song* et al. 2015.

Harnnoradrenalinkonzentrationen bei Frauen (n = 13). Die Daten werden als Mittelwert + Standardfehler (SF) wiedergegeben. *: p<0.05, **: p<0.01, signifikante Abweichungen gegenüber dem Wert vor dem Ausflug, gemäß t-Test bei verbundenen Stichproben. Zitiert nach *Li* et al., International Journal of Immunopathology and Pharmacology 21 (2008), 117-128; und *Li* et al., Journal of Biological Regulators and Homeostatic Agents 22, (2008), 45-55; mit Genehmigung von Biolife.

2.6 Das Immunsystem

Vorliegenden Studien zufolge spielt das Immunsystem, einschließlich NK-Zellen, eine wichtige Rolle bei der Abwehr von Bakterien, Viren und Tumoren. Menschen mit höherer NK-Aktivität weisen eine geringere Krebshäufigkeit auf, während sich bei Personen mit geringerer NK-Aktivität eine größere Auftretenshäufigkeit zeigt (*Imai* et al. 2000), was die Bedeutung der NK-Zellentätigkeit für die Krebsprävention unterstreicht. Darüber hinaus hat sich erwiesen, dass Patienten in fortgeschrittenem Krankheitszustand signifikant weniger granulysin-positive NK-Zellen haben als gesunde Kontrollpersonen. Eine verminderte Granuyslin-Expression bei NK-Zellen korreliert mit einem Fortschreiten der Krebserkrankung, sodass die Ermittlung der Granulysinexpression Aufschlüsse über den immunologischen Zustand von Krebspatienten geben und die Bedeutung von Granulysin bei der Krebsprogression aufzeigen könnte (*Kishi* et al. 2002). Sowohl bei männlichen als auch bei weiblichen Probanden wurde nachgewiesen, dass Waldumgebungen sich direkt auf das Immunsystem auswirken, indem sie die menschliche NK-Aktivität anregen und zur Erhöhung der NK-Zellen-Anzahl (Abb. 5B und 6B) sowie der intrazellulären Konzentration von krebshemmenden Proteinen wie Perforin, Granulysin und Granzymen führen (Abb. 7).[6]

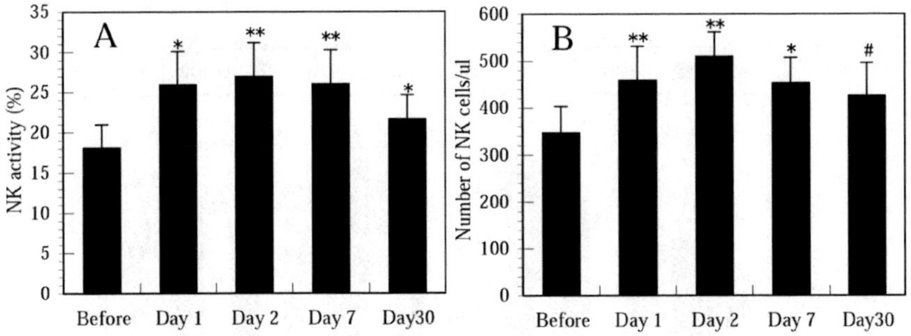

Abbildung 5: Auswirkungen eines Waldbadeausflugs auf die NK-Aktivität (A) und die NK-Zellen-Anzahl (B) bei Männern. Mittelwert + SF (n = 12). *p<0.05, **: p<0.01, #: p=0.054, signifikante Abweichung gegenüber Wert vor dem Ausflug, gemäß t-Test bei verbundenen Stichproben. Zitiert nach *Li* et al., International Journal of Immunopathology and Pharmacology 21 (2008), 117-128; mit Genehmigung von Biolife.

6 *Li* 2012; *Li, Morimoto, Nakadai* et al. 2007; *Li, Morimoto, Kobayashi* et al. 2008; *Li, Morimoto, Kobayashi, Inagaki* et al. 2008; *Li, Kobayashi, Inagaki* et al. 2010; *Li* 2010; *Li, Kawada* 2011a.

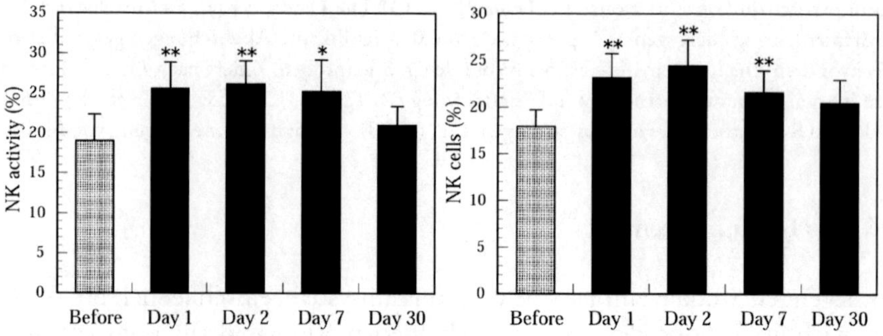

Abbildung 6: Auswirkungen eines Waldbadeausflugs auf die NK-Aktivität (A) und den prozentualen Anteil von NK-Zellen (B) bei Frauen. Mittelwert + SF (n = 13). *: p<0.05, **: p<0.01, signifikante Abweichung gegenüber Wert vor dem Ausflug, gemäß t-Test mit verbundenen Stichproben. Zitiert nach *Li* et al., Journal of Biological Regulators and Homeostatic Agents 22, (2008), 45-55; mit Genehmigung von Biolife.

Die erhöhte NK-Aktivität ließ sich für mehr als 30 Tage nach dem Ausflug nachweisen (*Li, Morimoto, Kobayashi* et al. 2008; *Li, Morimoto, Kobayashi, Inagaki* et al. 2008), was darauf hindeutet, dass ein Waldbadeausflug pro Monat genügen könnte, um die NK-Aktivität auf einem erhöhten Niveau zu halten. Umgekehrt hat ein Stadtausflug zu keiner Erhöhung der menschlichen NK-Aktivität, der NK-Zellen-Anzahl oder der Expression ausgewählter interzellulärer Proteine wie Perforin, Granulysin und A- und B-Granzyme geführt, was belegt, dass die erhöhte NK-Aktivität während eines Waldbadeausflugs nicht auf den Ausflug selbst, sondern auf die Waldumgebungen zurückzuführen ist (*Li, Morimoto, Kobayashi* et al. 2008).

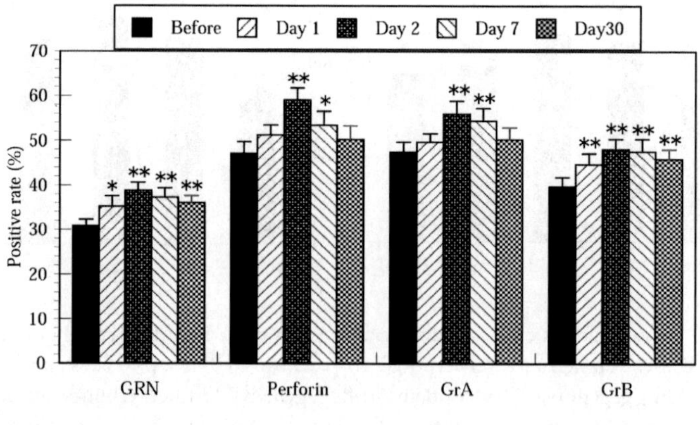

Abbildung 7: Auswirkungen eines Waldbadeausflugs auf positive Raten bei Granulysin-, Perforin- und A/B-Granzyme-exprimierenden Zellen in B-Lymphozyten bei Männern. Daten wiedergegeben als Mittelwert + SF (n = 12). *: p<0.05, **: p<0.01, signifikante Abweichung gegenüber Wert

vor dem Ausflug, gemäß t-Test mit verbundenen Stichproben. Zitiert nach *Li* et al., International Journal of Immunopathology and Pharmacology 21 (2008), 117-128; mit Genehmigung von Biolife.

Außerdem hat sich bei einer Waldbade-Gruppe ein leichter prozentualer Anstieg von B-Lymphozyten im Vergleich zu einer städtischen Gruppe gezeigt, was auf eine erhöhte humorale Immunität hindeuten könnte (*Mao, Lan* et al. 2012).

Da Stress und Stresshormone zudem die Immunfunktion blockieren, während Waldumgebungen die Konzentration von Stresshormonen reduzieren, wirken Waldumgebungen auch indirekt auf das Immunsystem ein, um vermittelt durch Stresshormone die NK-Aktivität über das vegetative Nervensystem und das Hormonsystem zu erhöhen (*Li* 2010; *Li, Kawada* et al. 2011) (Abb. 8).

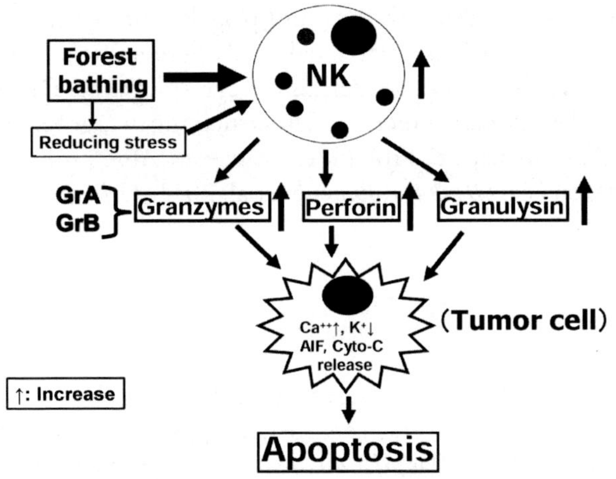

Abbildung 8: Mechanismus der durch Waldumgebungen angeregten NK-Aktivität. Zitiert nach *Li, Kawada*, International Journal of Immunopathology and Pharmacology 24, S1 (2011), 39-44.

Da NK-Zellen durch Freisetzung krebshemmender Proteine Turmorzellen abtöten können und Waldumgebungen die NK-Aktivität und die Konzentration krebshemmender Proteine erhöhen, legen die obigen Befunde auch nahe, dass das Waldbaden eine präventive Wirkung auf die Krebsbildung hat. Tatsächlich haben Menschen, die in weniger bewaldeten Gegenden leben, eine signifikant höhere Standardmortalitätsrate (SMR) für Krebs als Menschen, die in stärker bewaldeten Gegenden leben. Zusätzlich gibt es signifikante inverse Korrelationen zwischen dem prozentualen Anteil von Waldflächen und den Standardmortalitätsraten für Lungen-, Brust- und Gebärmutterkrebs bei Frauen sowie Prostata-, Nieren- und Darmkrebs bei Männern in allen japanischen Präfekturen, selbst wenn die Auswirkungen des Rauchens und des sozioökonomischen Status bereits einberechnet sind. Diese Befunde signalisieren, dass die Zunahme von Waldflächen mit zu einem Rückgang krebsbedingter Sterbefälle in Japan beitragen könnten (*Li, Kobayashi, Kawada* 2008).

2.7 Zivilisationskrankheiten

Es ist belegt, dass viele Zivilisationskrankheiten wie Bluthochdruck, ischämische Herzerkrankungen, Magen-Darm-Geschwüre und Depressionen durch Stress hervorgerufen und/oder verschlimmert werden können (*Li, Kawada* 2014). Wie oben erwähnt, können Waldumgebungen die Konzentration von Stresshormonen, wie Harnadrenalin und -noradrenalin[7] (Abb. 4), Speichelcortisol (*Park* et al. 2010) und Blutcortisol (*Li, Kobayashi, Inagaki* et al. 2010; *Ochiai* et al. 2015a; *Mao, Lan* et al. 2012, reduzieren, was nahelegt, dass Waldumgebungen durch Senkung des Stresshormonspiegels womöglich eine präventive Wirkung bei Zivilisationskrankheiten haben. Außerdem berichteten *Ohtsuka* et al. (1998), dass Waldspaziergänge den Blutzuckerspiegel bei Diabetespatienten senken können. Ferner haben mehrere Untersuchungen ergeben, dass Waldumgebungen den Blutdruck bei Probanden mittleren Alters mit hochnormalem Blutdruck senkten (*Li, Otsuka, Kobayashi* et al. 2011; *Ochiai* et al. 2015a; *Mao, Cao* et al. 2012).

3 Resümee

Alles in allem haben Waldumgebungen, vermittelt über das psychoneuroendokrinoimmunologische Netzwerk, verschiedene positive Auswirkungen auf die menschliche Gesundheit. Das *Waldbaden* hat vermutlich eine vorbeugende Wirkung bei Zivilisations- und Krebserkrankungen. Darüber hinaus wird die Waldmedizin zur Entwicklung der Naturtherapie beitragen.

4 Literatur

Besedovsky, H. O., Del Rey, A. (2011): Central and Peripheral Cytokines Mediate Immune-Brain Connectivity. In: Neurochemical Research 36 (2011), 1-6.

Bjørnerem, A. et al. (2004): Endogenous sex hormones in relation to age, sex, lifestyle factors, and chronic diseases in a general population: The Tromso Study". In: Journal of Clinical Endocrinology and Metabolism 89 (2004), 6039-6047.

Di Comite, G. et al. (2007): Conversation galante: how the immune and the neuroendocrine systems talk to each other. In: Autoimmunity Reviews 7 (2007), 23-29.

Frankenhauser, M. (1975): Experimental approach to the study of catecholamines and emotion. In: *Levi, L.* (Hg.): Emotions, Their Parameters and Measurement, New York 1975.

7 *Li, Morimoto, Kobayashi* et al. 2008; *Li, Morimoto, Kobayashi, Inagaki* et al. 2008; *Li, Kobayashi, Inagaki* et al. 2010; *Li, Otsuka; Kobayashi* 2011.

Garland, M. et al. (2003): Stress-related hormonal suppression of natural killer activity does not show menstrual cycle variations: implications for timing of surgery for breast cancer. In: Anticancer Research 23 (2003), 2531-2535.

Imai, K. et al. (2000): Natural cytotoxic activity of peripheral-blood lymphocytes and cancer incidence: an 11-year follow-up study of a general population". In: Lancet 356, 9244 (2000), 1795-1799.

Kishi, A. et al. (2002): Diffential expression of granulysin and perforin by NK cells in cancer patients and correlation of impaired granulysin expression with progression of cancer. In: Cancer Immunology, Immunotherapy 50 (2002), 604-614.

Lee, J., Tsunetsugu, Y., Takayama, N. et al. (2014): Influence of forest therapy on cardiovascular relaxation in young adults. In: Evidence-Based Complementary and Alternative Medicine 2014 (2014), Article ID 834360.

Li, Q. (2010): Effects of forest bathing trips on human immune function. In: Environmental Health and Preventive Medicine 15 (2010), 9-17.

Li, Q. (2012): Forest Medicine. In: *Li* (Hg.), Forest Medicine, New York, 1-316.

Li, Q., Kawada, T. (2011a): Effect of forest environments on human natural killer (NK) activity. In: International Journal of Immunopathology and Pharmacology 24, S1 (2011), 39-44.

Li, Q., Kawada, T. (2011b): Effect of forest therapy on the human psycho-neuro-endocrino-immune network. In: Nihon Eiseigaku Zasshi 66 (2011), 645-650 (japanisch).

Li, Q., Kawada, T. (2014): The possibility of clinical applications of forest medicine. In: Nihon Eiseigaku Zasshi 69, 2 (2014), 117-121 (japanisch).

Li, Q., Kobayashi, M., Inagaki, H. et al. (2010): A day trip to a forest park increases human natural killer activity and the expression of anti-cancer proteins in male subjects. In: Journal of Biological Regulators and Homeostatic Agents 24 (2010), 157-165.

Li, Q., Kobayashi, M., Kawada, T. (2008): Relationships between percentage of forest coverage and standardized mortality ratios (SMR) of cancers in all prefectures in Japan. In: The Open Public Health Journal 1 (2008), 1-7.

Li, Q., Kobayashi, M., Wakayama, Y. et al. (2009): Effect of phytoncide from trees on human natural killer function. In: International Journal of Immunopathology and Pharmacology 22 (2009), 951-959.

Li, Q., Liang, Z., Nakadai, A., Kawada, T. (2005): Effect of electric foot shock and psychological stress on activities of murine splenic natural killer and lymphokine-activated killer cells, cytotoxic T-lymphocytes, natural killer receptors and mRNA transcripts for granzymes and perforin. In: Stress 8 (2005), 107-116.

Li, Q., Morimoto, K., Kobayashi, M. et al. (2008): Visiting a forest, but not a city, increases human natural killer activity and expression of anti-cancer proteins. In: International Journal of Immunopathology and Pharmacology 21 (2008), 117-128.

Li, Q., Morimoto, K., Kobayashi, M., Inagaki, H. et al. (2008): A forest bathing trip increases human natural killer activity and expression of anti-cancer proteins in female subjects. In: Journal of Biological Regulators and Homeostatic Agents 22, 45-55.

Li, Q., Morimoto, K., Nakadai, A. et al. (2007): Forest bathing enhances human natural killer activity and expression auf anti-cancer proteins. In: International Journal of Immunopathology and Pharmacology 20, S2, 3-8.

Li, Q., Nakadai, A., Matsushima, H. et al. (2006): Phytoncides (wood essential oils) induce human natural killer cell activity. In: Immunopharmacology and Immunotoxicology 28 (2006), 319-333.

Li, Q., Otsuka, T., Kobayashi, M. et al. (2011): Acute effects of walking in forest environments on cardiovascular and metabolic parameters. In: European journal of applied physiology 111 (2011), 2845-2853.

Mao, G.X., Cao, Y.B. et al. (2012): Therapeutic effect of forest bathing on human hypertension in the elderly. In: Journal of Cardiology 60 (2012), 495-502.

Mao, G.X., Lan, X.G. et al. (2012): Effects of short-term forest bathing on human health in a broad-leaved evergreen forest in Zhejiang Province, China. In: Biomedical and Environmental Sciences 25 (2012), 317-324.

Mena-Martín, F.J. et al. (2006): Influence of sympathetic activity on blood pressure and vascular damage evaluated by means of urinary albumin excretion. In: Journal of Clinical Hypertension 8 (2006), 619-624.

Ochiai, H., Ikei, H., Song, C. et al. (2015a): Physiological and psychological effects of forest therapy on middle-aged males with high-normal blood pressure. In: International Journal of Environmental Research and Public Health 12, 3 (2015), 2532-2542.

Ochiai, H., Ikei, H., Song, C. et al. (2015b): Physiological and Psychologcial Effects of a Forest Therapy Program on Middle-Aged Females. In: International Journal of Environmental Research and Public Health 12, 12 (2015), 15222-15232.

Ohtsuka, Y., Yabunaka, N. Takayama, S. et al. (1998): Shinrin-yoku (forest-air bathing and walking) effectively decreases blood glucose levels in diabetic patients. In: The International Journal of Biometerology 41 (1998), 125-127.

Park, B.J., Tsunetsugu, Y., Kasetani, T. et al. (2010): The physiological effects of Shinrin-yoku (taking the forest atmosphere or forest bathing): evidence from field experiments in 24 forests across Japan. In: Environmental Health and Preventive Medicine 15 (2010), 18-26.

Simpson, K.A., Singh, M.A. (2008): Effects of exercise on adiponectin: a systematic review. In: Obesity 16 (2008), 241-256.

Song, C., Ikei, H. et al. (2015): Effects of forest walking on autonomic nervous system activity in middle-aged hypertensive individuals: a pilot study. In: International Journal of Environmental Research and Public Health 12, 3 (2015), 2687-2699.

Takayama, N., Korpela, K., Lee, J. et al. (2014): Emotional, restorative and vitalizing effects of forest and urban environments at four sites in Japan. In: International Journal of Environmental Research and Public Health 11, 7 (2014), 7207-7230.

Task Force of the European Society of Cardiology the North American Society of Pacing Electrophysiology (1996): Heart rate variability. Standards of measurement, physiological interpretation, and clinical use. In: Circulation 93 (1996), 1043-1065.

Tsai, Y.M. et al. (2006): Effect of resistance exercise on dehydroepiandreosterone sulfate concentrations during a 72-h recovery: relation to glucose tolerance and insulin response. In: Life Science 79 (2006), 1281-1286.

Tsunetsugu, Y., Park, B.J., Miyazaki, Y. (2010): Trends in research related to ‚Shinrin-yoku' (taking the forest atmosphere or forest bathing) in Japan. In: Environmental Health and Preventive Medicine 15 (2010), 27-37.

Yokota, T., Uehara, K., Nomoto, Y. (2004): Addition of noradrenaline to intrathecal morphine augments the postoperative suppression of natural killer cell activity. In: Journal of Anesthesia 18 (2004), 190-195.

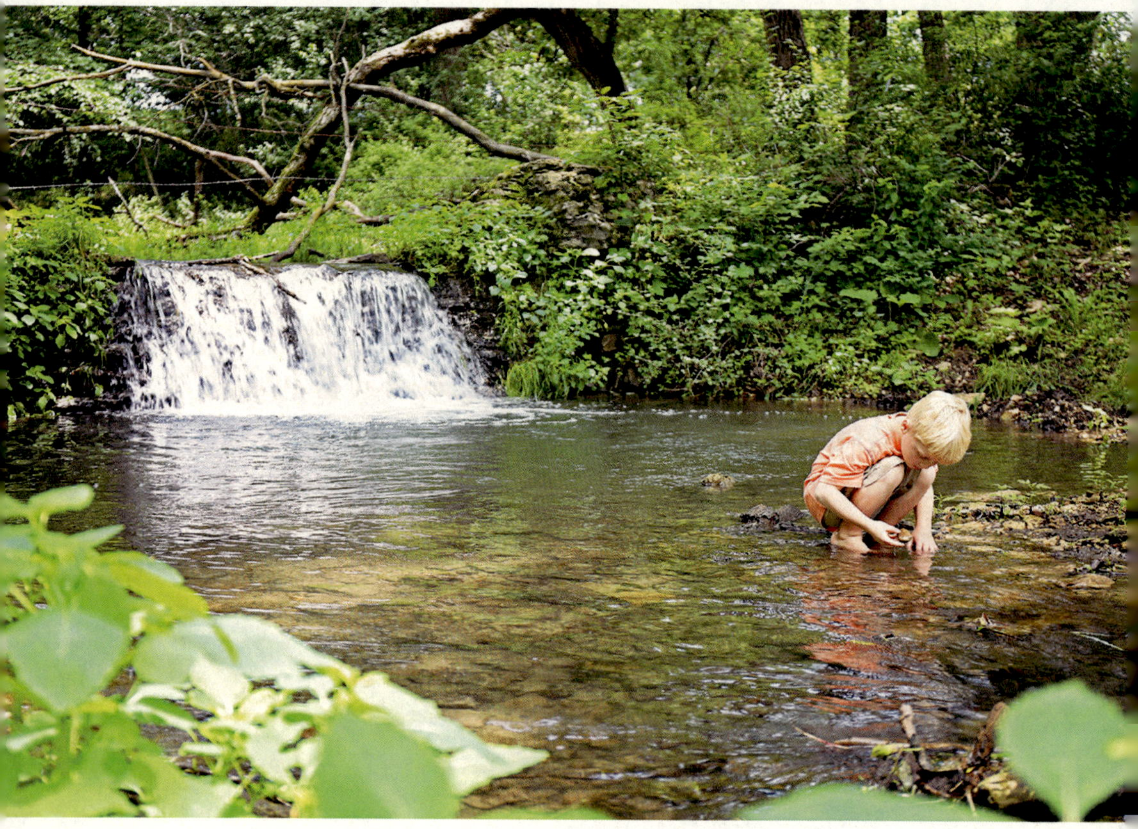

Explorative Neugier – Natur will entdeckt werden

Die positiven Auswirkungen des Erlebens von Natur

Manfred Spitzer

Inhalt

1. Einleitung
2. Ästhetik und Evolution
3. Entfremdung, Urbanisierung, Mediatisierung
4. Abnehmende Bedeutung
5. Wirkungen des Erlebens von Natur auf den Menschen
6. Kreativität
7. Waldbaden
8. Ehrfurcht und Empathie
9. Gemeinschaftliche versus materielle Motive
10. Literatur

Zusammenfassung

Das Erleben von Natur hat günstige Auswirkungen auf den Menschen, insbesondere auf den sich noch in Entwicklung befindenden jungen Menschen. Die positiven Wirkungen beziehen sich dabei auf die körperliche und seelische Gesundheit, den sozialen Zusammenhalt der Gemeinschaft sowie die Verminderung von Aggressivität, Gewalt und Kriminalität.

Die überall zu beobachtende Abnahme des Aufenthalts der Menschen im Freien und die seit Mitte des letzten Jahrhunderts nachgewiesene Abnahme der Bedeutung der Natur in der Kultur (Literatur, Musik und Filmkunst) geben daher Anlass zur Besorgnis. Wenn Natur sich positiv auf den Menschen auswirkt und wir uns deutlich seltener in die Natur begeben und uns mit ihr beschäftigen, müssen negative Auswirkungen auf die Gesundheit, das Wahrnehmen und das Denken, einschließlich so unterschiedlicher Bereiche wie der Kreativität und der Solidarität, resultieren – vor allem bei jungen Menschen. Um Stress (und damit eine Reihe von Krankheiten), Angst, Depression, Haltungsschäden, Übergewicht, Aufmerksamkeitsstörungen sowie eine selbstbezogene materialistische Grundhaltung einzudämmen und Gesundheit, Glück, Zufriedenheit, Solidarität, Vertrauen und nicht zuletzt die Wertschätzung einer nachhaltigen Lebensweise zu fördern, sollte daher dem Erleben von Natur größere Bedeutung beigemessen werden.

Wenn wir uns in die Natur begeben und uns wirklich auf sie einlassen, dann fühlen wir uns besser gestimmt, haben unsere Emotionen besser im Griff, können uns wieder besser konzentrieren, fühlen uns weniger gestresst und anderen Menschen näher verbunden. Wir bringen mehr Mitgefühl auf und sind großzügiger. Wer sich mit der Natur verbunden fühlt, kann sich besser in einen anderen Menschen hineinversetzen und verhält sich anderen gegenüber wohlwollender.

Ganz kurz könnte man die hier vorgestellten mit wissenschaftlichen Methoden gewonnenen Erkenntnisse wie folgt auf den Punkt bringen: Das Naturerlebnis macht den Menschen gesünder, glücklicher, kreativer, pfiffiger und (in moralischer Hinsicht) besser. Grübeln, Angst und Stress werden dagegen durch den Aufenthalt in der Natur verringert.

1. Einleitung

Jeder möchte gern in einem Häuschen im Grünen wohnen; und wenn man verreist, um sich zu entspannen, fährt man ins Blaue. – Warum eigentlich wollen die Menschen nicht ins Gelbe oder Rote, Graue oder Violette, sondern immer ins Grüne (steht für Pflanzen) und ins Blaue (steht für den Himmel und für Wasser), also in die Natur? Man spricht allgemein davon, dass es einen Reiz der Natur gibt bzw. einen Hang zur Natur oder gar ein Bedürfnis nach Natur. Aber warum eigentlich?

Man könnte dies als „längst nicht mehr zeitgemäße romantische Naturbegeisterung" abtun, die dem modernen Leben in Städten und vor Bildschirmen nun wirklich nicht mehr entspräche. Heutzutage gehe man sowieso ins Internet und sonst nirgendwo mehr hin.

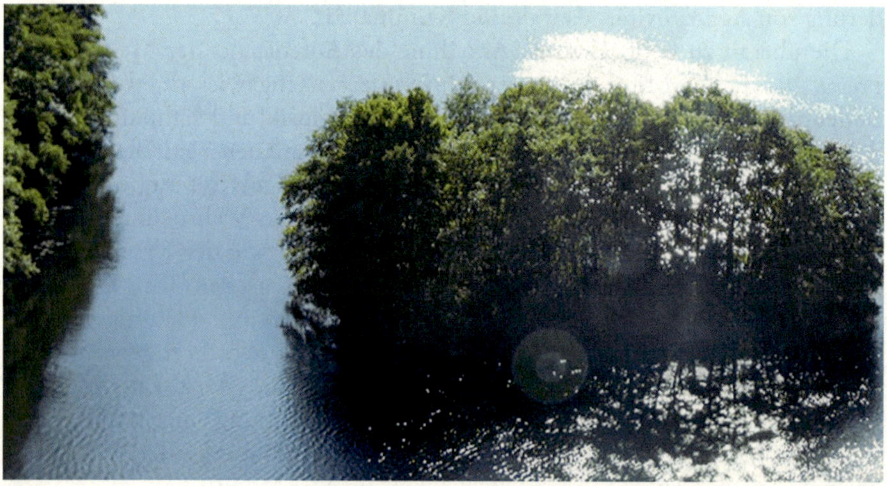

Abb. 1: Dieses Bild aus der Werbung für eine bekannte Biermarke schnitt in einer von Januar 2015 bis Oktober 2016 durchgeführten Onlinebefragung zur Messung der Aufmerksamkeitsstärke und Durchsetzungskraft von mehr als tausend Motiven aus der Print- und Onlinewerbung (pro Motiv wurden 400 Personen im Alter von 14 bis 69 Jahren in Deutschland befragt, die das

Internet mindestens einmal in den letzten drei Monaten genutzt haben) am besten von allen ab: Seine Werte sowohl für die Werbeerinnerung (Recognition: 84% hatten die Anzeige gesehen), für „ansprechende visuelle Gestaltung“ (87%) und „langfristige Erinnerung“ (71,5%) lagen am höchsten (GIK 2016).

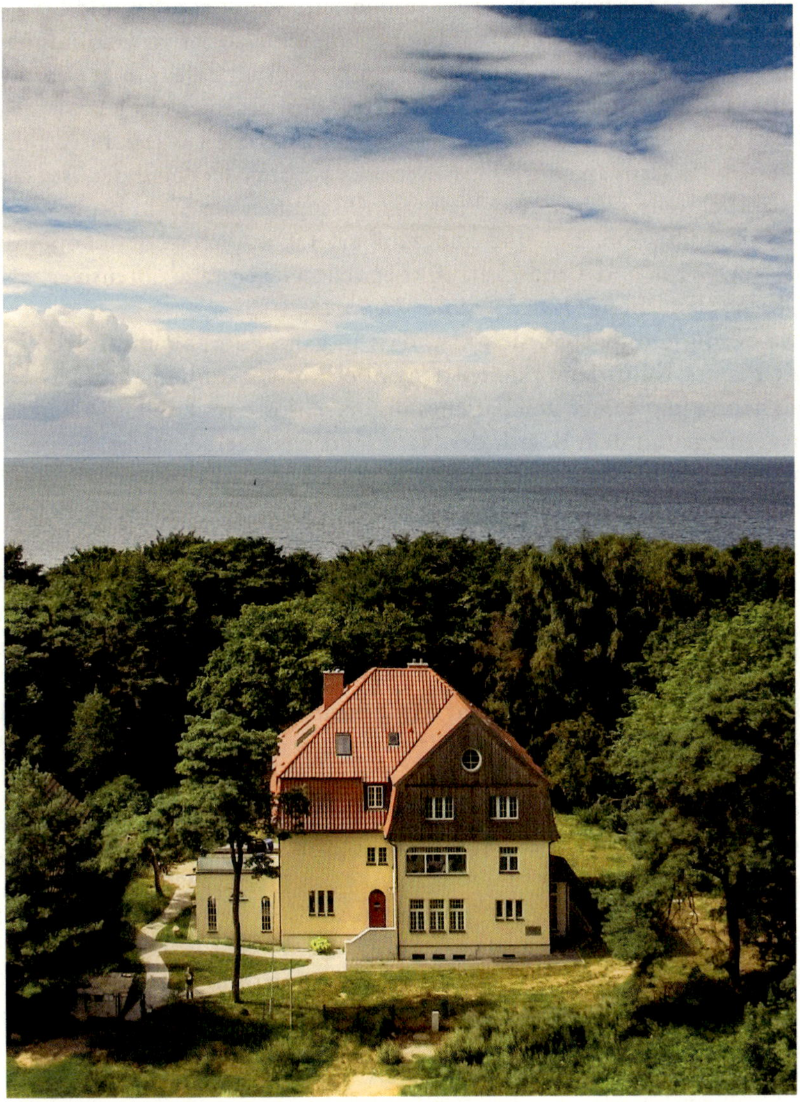

Abb. 2: Haus im Grünen und Blauen, ein Ort der Sehnsucht, an dem sich schon vor hundert Jahren *Albert Einstein*, *Gerhart Hauptmann*, *Thomas Mann* und viele andere mehr die Klinke in die Hand drückten (Foto: Autor).

Jeder auch noch so flüchtige Blick (1) in die Werbung oder (2) auf die Preise von Immobilien zeigt jedoch überdeutlich, wie real und wertgeschätzt Natur ganz offenbar ist:

(ad 1) Natur spricht uns an und bleibt im Gedächtnis hängen, weswegen die Werbung voller Naturbilder ist (Abb. 1). Bilder von Bäumen, Wäldern, Seen, Flüssen oder dem Meer stehen für Gesundheit, Wohlbefinden und Stressfreiheit. Das beworbene Produkt wird daher in eine assoziative Verbindung mit Natur gebracht, so dass deren positive Eigenschaften auf das Produkt übertragen.

(ad 2) Ein Haus mitten in einem grauen Industriegebiet verkauft sich längst nicht so gut, wie genau das gleiche Haus auf einer grünen Wiese am Waldrand. Wenn sich das Haus an einem Fluss, See oder gar am Meer befindet, ist es ebenfalls deutlich teurer. Grün und Blau – ein Häuschen am Wald beim Wasser – sind ein Traum (Abb. 2) – und unbezahlbar! Tatsächlich ist der ökonomische Wert von Natur und Landschaft mittlerweile Gegenstand intensiver wissenschaftlicher Forschung (*Von der Heide, Heijman* 2013).

Die Wenigsten machen sich klar, dass in ganz Europa nahezu jede Landschaft bereits Kulturlandschaft ist, nämlich durch Rodung, Entwässerung, Bepflanzung und Pflege geschaffenes und erschlossenes Land.[1] So betrachtet ist heutzutage mit dem Begriff der Naturlandschaft gerade nicht das gemeint, wohin wir uns begeben, wenn wir sagen, dass wir „mal schnell" ins Grüne gehen (Wanderwege durch angelegte Felder und Wälder!) oder ins Blaue fahren (Straßen!). Wer heutzutage für ein Stündchen „in die Natur" geht, betritt nicht Natur-, sondern Kulturlandschaft – man macht sich das nur sehr selten klar! Vielleicht sollten wir einfach sagen, wir gehen mal „raus ins Grüne und Blaue", egal, ob angepflanzte Bäume, die Frucht auf dem Felde oder gar eine Hütte unser Ziel ist.

In zunehmendem und insgesamt sehr hohem Maße erleben wir Natur damit als gestaltete Natur. Innerstädtische Parks wurden vom Menschen bewusst angelegt; die Bäume am Straßenrand, die einen großen Unterschied im Hinblick darauf machen, wie gern wir uns dort aufhalten, ebenfalls. Mancherorts hat man durch die Begrünung der Außenwände größerer Häuser im Stadtbild ganz ungewohnte und zugleich willkommene Akzente gesetzt, wie beispielsweise vor gut zehn Jahren mit dem vertikalen Garten am CaixaForum in Madrid, einem Museum und Konferenzzentrum (Abb. 3). Dieser vertikale Garten wurde von dem französischen Botaniker *Patrick Blanc* konzipiert und enthält rund 15.000 Pflanzen bzw. 250 Pflanzenarten. Stadtnatur lässt sich also sehr vielgestaltig realisieren.

---

1 Im angloamerikanischen Sprachraum weist das Wort für Landschaft auf diese Tatsache hin: „landscape" ist von „land shaped" abgeleitet, bezeichnet also „gestaltetes Land" und gerade *nicht* „naturbelassenes Land".

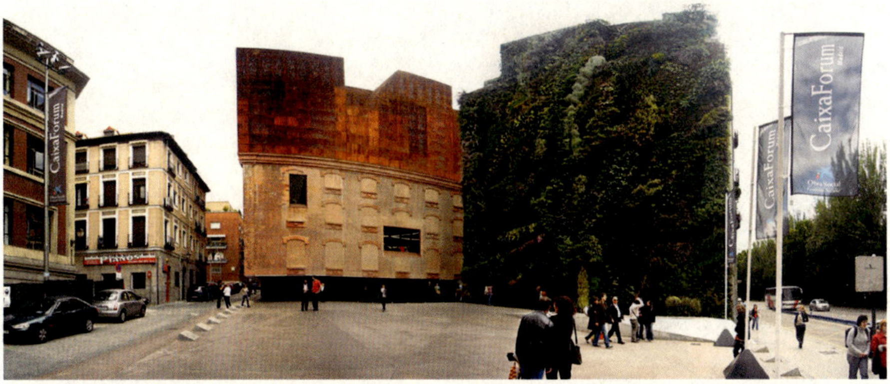

Abb. 3: Der vertikale Garten am *CaixaForum* in Madrid (Foto: Autor).

Erst mit der zunehmenden Entfernung des Menschen von der Natur wurde diese Thema, beispielsweise in der Kunst: Landschaftsmalerei sucht man in prähistorischen Fels- oder Höhlenzeichnungen vergebens. Tiere waren den Leuten damals wichtig – ob als Bedrohung oder als Nahrung. Dazwischen allenfalls ein – eher angedeuteter und im Vergleich zu den Tieren weniger detailreich dargestellter – Baum (Abb. 4). Ab dem 15. Jahrhundert wurde Landschaft zunehmend Gegenstand der Malerei, entwickelte sich im 17. und 18. Jahrhundert zu einem Genre, dessen Popularität umso mehr zunahm, je mehr die Natur durch den Menschen verändert wurde (Abb. 5). Der „röhrende Hirsch am Waldrand" wurde zwar mittlerweile aus den deutschen Wohnzimmern von Wasserfällen, Bergen, Seen und Sonnenuntergängen, wenn möglich selbst und im Urlaub fotografiert, abgelöst. Die Grundidee – man hängt sich in die Stube, woran man sich gerne erinnert und wonach man sich sehnt – blieb dieselbe und hat im heutigen Alltag zwischen Betonwänden und Flachbildschirmen, privat und beruflich, keineswegs an Bedeutung verloren. Was hat es mit dem Grünen und dem Blauen auf sich, dass es uns so lieb und wortwörtlich teuer ist? Warum mögen wir „Natur" so sehr? Und welche Auswirkungen hat sie auf uns? Was weiß man darüber aus wissenschaftlicher Sicht?

Im vorliegenden Text sollen diese geklärt werden. Es wird sich dabei zeigen, dass das Erleben von Natur keine zufällige oder gar „modische" Zeiterscheinung ist. Vielmehr ist es tief in der „conditio humana", also dem, was uns als Menschen ausmacht, verwurzelt. Und daher hat es eine ganze Reihe positiver Auswirkungen auf unsere Gesundheit, unser Denken und Fühlen, auf Kreativität und Empathie, ja sogar auf unsere Moral!

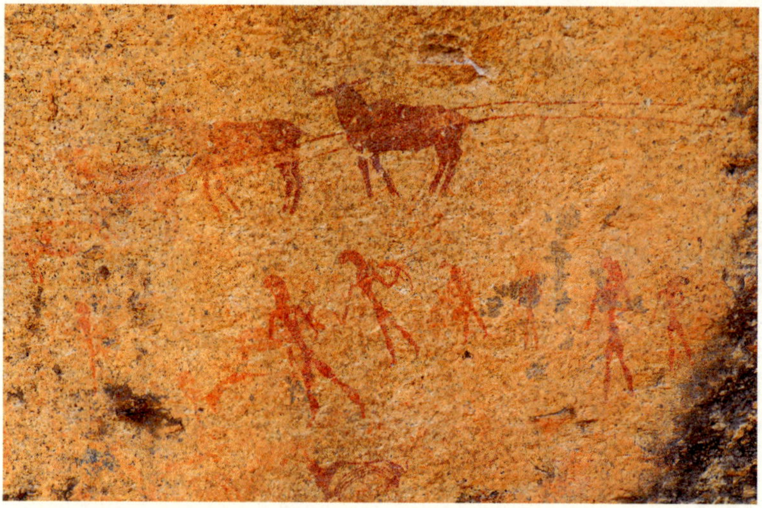

Abb. 4: Felszeichnung, wie man sie in Südafrika (hier: in Namibia) häufig findet. Tiere und Menschen sind in der Regel sehr deutlich dargestellt, so dass man die Art (und beim Menschen zudem das Alter, Geschlecht und die ausgeübte Tätigkeit) klar erkennen kann (Foto: Autor).

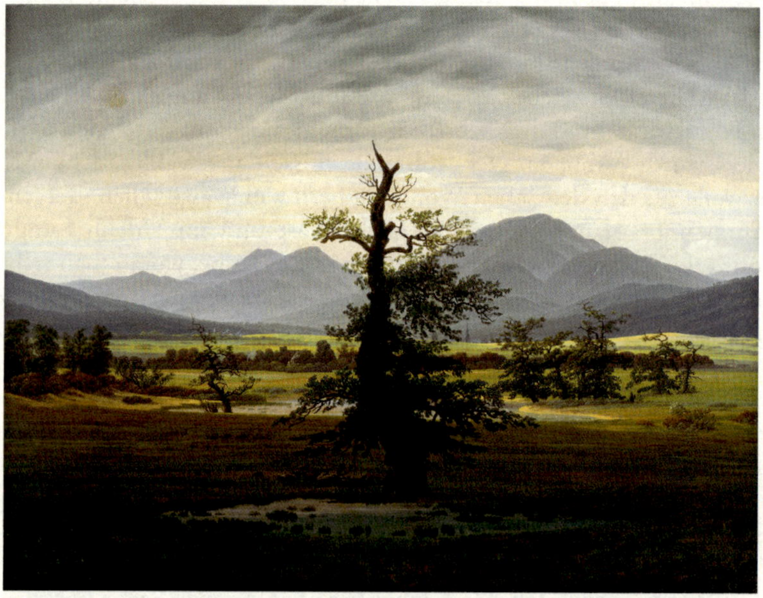

Abb. 5: Der einsame Baum (Gemälde von *Caspar David Friedrich*, 1822, Öl auf Leinwand, Nationalgalerie, Berlin), wie es ihn in der Natur ohne die Einwirkung des Menschen eigentlich gar nicht gibt. Solche einsamen Bäume findet man in Parks oder anderen Kulturlandschaften, nicht hingegen in der Natur. Dennoch erscheinen sie den meisten von uns »natürlicher« als Bäume, wie sie ohne Zutun des Menschen in der Natur vorkommen. Bäume stehen natürlicherweise nicht allein, und wenn sie dies nicht tun, sehen sie ganz anders aus, nämlich schmal, hoch und mit einer kleinen Krone.

2. Ästhetik und Evolution

Über Jahrmillionen entwickelte sich die Art Mensch in der Natur. Für Jahrhunderttausende lebten unsere Vorfahren in und mit ihr. Bäume spendeten Schatten und verliehen Sicherheit, wenn man hinaufkletterte. Dann war man nicht nur vor manchen Gefahren sicher, sondern konnte auch weiter sehen und damit Gefahren früher erkennen. Da Menschen über lange Zeiträume ihrer Entstehungsgeschichte in der Savanne zwar auch Jäger, aber vor allem Gejagte waren, wurde die Nähe von Bäumen zu einem wichtigen Qualitätskriterium (Schatten und Sicherheit) für jeglichen Aufenthaltsort. Hinzu kommt, dass Menschen zwar wochenlang ohne Nahrung, jedoch nur wenige Tage ohne Wasser auskommen können. Daher ist auch die Nähe zu einem Gewässer (Quelle, Fluss, Teich, See) ein weiteres unverzichtbares Qualitätskriterium von lebensfördernder Gegend.

Mit dem Begriff der Landschaft verbindet der in entwickelten Ländern lebende Mensch heute Schönheit, Unberührtheit, Erholung, Ruhe, Frieden und Gesundheit, also insgesamt sehr positive Werte. Doch nicht zu allen Zeiten und nicht überall war das Erleben von Natur mit Wohlbefinden und Gesundheit verbunden. Naturkatastrophen wie der Tsunami vom 26. Dezember 2004 im Indischen Ozean mit mehr als einer viertel Millionen Todesopfern machen vielmehr deutlich: Natur ist nicht nur Naturschönheit, sondern auch Naturkatastrophe. Und je deutlicher der Mensch der Natur ausgeliefert war bzw. (in bestimmten Gegenden der Welt) ist, desto eher scheint Natur negativ besetzt zu sein.

Dies war beispielsweise im antiken Griechenland der Fall: *Aristoteles* definierte ein Haus als Schutzhütte für Mensch, Tier und Gerät. Und dieser Schutz galt im Wesentlichen den Naturgewalten wie Regen, Kälte und Sturm, vor denen sich der Mensch zu schützen suchte. Es finden sich in antiken Texten (geschrieben in den heutigen Urlaubsländern Italien, Griechenland und Türkei!) kaum Belege für Naturschönheit oder gar Naturgesundheit, wohl aber das menschliche Bedürfnis nach Schutz *vor* der Natur. Schon *Friedrich Schiller* bemerkte, dass man in der Antike „so wenige Spuren von dem sentimentalischen Interesse" findet, „mit welchem wir Neueren an Naturszenen [...] hängen können" (*Ritter* 1978, 149).

Auch im Mittelalter war Landschaft noch widerständig, gefährlich und alles andere als erbaulich. Es ist also noch gar nicht so lange her, da galt die Naturlandschaft als roh, feindlich und dem Menschen abträglich. Dies änderte sich – so die auf die Interpretation des Philosophen *Joachim Ritter* (1974, 1980) zurückgehende, heute gängige Auffassung – mit der Besteigung des südfranzösischen Berges *Mont Ventoux* durch den italienischen Humanisten, Dichter und Gelehrten *Francesco Petrarca* im Jahr 1336. Er beschrieb dies als ästhetische Erfahrung der Natur und leitete damit eine neue Sicht (sic!) der Landschaft ein (*Mittelstraß* 1995), die Landschaft als „Prozess zwischen Mensch und Natur" begreift, wie es im Positionspapier der Europäischen Akademie für Landschaftskultur, die den Namen *Petrarca* trägt, nachzulesen ist (http:// www. petrarca.info/de).

Landschaft im Sinne von „Natur, die im Anblick für einen fühlenden und empfindenden Betrachter ästhetisch gegenwärtig ist“ (*Ritter* 1978, 151), wurde erst für den Kulturmenschen der Neuzeit zur gesunden, das Wohlbefinden steigernden Naturlandschaft. Erst dann kamen auch Begriffe bzw. Institutionen wie Landschaftspflege, Natur- und Landschaftsschutz, Landschaftsarchitektur, Landschaftsplanung oder Naturschutzgebiet auf, bei denen es sich um relativ neue „Erfindungen“ aus den vergangenen etwa 150 Jahren handelt. Soweit der oft zitierte kulturgeschichtliche Hintergrund von Natur und Landschaft.

Er wurde in den vergangenen Jahrzehnten ergänzt, erweitert und teilweise korrigiert durch eine auf die Evolutionsbiologie von *Charles Darwin* zurückgehende naturwissenschaftliche Deutung des Verhältnisses von Mensch und Natur(-Landschaft), die mittlerweile im Bereich der evolutionären Psychologie sehr klar ausformuliert wurde. Der Grundgedanke ist ganz einfach: Wie für alle Tierarten auch, so ist es auch für den Menschen nicht egal, in welchem Lebensraum er sich befindet. Dieser wird nicht dem Zufall überlassen, sondern unterliegt klaren Auswahlkriterien, die sich auf bestimmte (überlebens-)wichtige Eigenschaften der Umgebung beziehen. Um die richtige Auswahl dieser Schlüsseleigenschaften zu garantieren, ist es sinnvoll, dass sie gleichsam automatisch erfolgt und nicht aufgrund langwierigen Nachdenkens. (Nicht anders verhalten wir uns ja auch bei der Suche nach Nahrung oder einem Geschlechtspartner: Wir gehen dabei gerade *nicht* lange Listen erwünschter oder unerwünschter Eigenschaften durch und entscheiden dann nach sehr langem Überlegen. Vielmehr reagieren wir rasch und direkt auf Schlüsselreize, die Nährstoffreichtum bzw. Fruchtbarkeit anzeigen. Diese automatische Reaktion wird durch unsere Emotionen bewerkstelligt: Wir mögen Süßes und haben sogar eigene Rezeptoren dafür auf der Zunge; und wir verlieben uns in Menschen des anderen Geschlechts, die jung und symmetrisch sind sowie weitere Körpermerkmale haben, die auf Fruchtbarkeit bei der Frau und Stärke beim Mann hinweisen. Geht es um Nahrung oder Nachkommen, hat die Evolution also – durch angeborene bzw. in uns „eingebaute“ Präferenzen – dafür gesorgt, dass wir nicht nachdenken brauchen, sondern automatisch richtig handeln. Nicht anders hat man sich automatische, emotional bedingte Reaktionen auf Landschaften vorzustellen. Lebensräume, die dem Menschen zuträglich sind, rufen daher positive Emotionen hervor.

„Die strukturellen Eigenschaften einer Umgebung stehen mit bestimmten Voreinstellungen des menschlichen Wahrnehmungssystems in Beziehung, so dass die wesentlichen allgemeinen Charakteristika eines Settings rasch und mit sehr wenig Informationsverarbeitung ermittelt werden. Hinweisreize für den Tiefeneindruck, Kohärenz, Komplexität, zeitliche Entwicklung sowie bestimmte Inhalte wie Wasser und Vegetation werden daher sehr schnell wahrgenommen, denn sie liefern wichtige Informationen darüber, ob eine Umgebung das bietet, was Menschen brauchen", fassen *Ruso* und Mitarbeiter (2003, 283, Übersetzung durch den Autor) diesen Ansatz zusammen.

Etwas vereinfachend könnte man diese Auffassung wie folgt charakterisieren: Unsere Vorfahren lebten während einer langen Periode in der Steinzeit als Jäger und Sammler, und die damals vorhandenen Rahmenbedingungen ihrer Existenz formten im Sinne der Evolution nicht nur unseren Körper sondern, auch unsere kognitiven Fähigkeiten und vor allem auch unsere Emotionen und Werte. Wer ständig nur nährstoffarme Nahrung präferierte oder unfruchtbare Geschlechtspartner oder sich nicht dort niedergelassen hat, wo ihm die Landschaft Schutz, Überblick und Wasser geboten hat, gehörte nicht zu unseren Vorfahren. Wir stammen vielmehr von denen ab, die Bäume, Begrünung, eine gute Übersicht und Wasser aufsuchten.

Diese Überlegungen – genannt *Prospect-Refuge Theory* – gehen auf den britischen Geografen *Jay Appleton* (1975, 1984) zurück und wurden in der Folge empirisch konkretisiert und überprüft. Der Biologe *Gordon H. Orians* schlug seinerseits mit ganz ähnlichen Argumenten die *Savannen-Theorie* vor, der zufolge die Menschen heute die Umgebung mögen, in der sie evolutionsbiologisch entstanden sind. Als Beleg führt *Orians* unter anderem Beschreibungen in der Literatur an: Dunkle Wälder sind gefährlich, baumlose Landschaften (Steppe, Wüste) auch. Irgendwo dazwischen (Savanne, d.h. Gras und Bäume) fühlen wir uns hingegen wohl.

Experimentelle Studien zur Landschaftspräferenz von Versuchspersonen bestätigten dieser Überlegungen (*Hagerhall* 2000; *Kuo* et al. 1998; *Misgav* 2000; *Ulrich* 1979, 1981), d.h. die folgenden Variablen sind für das Bewerten einer Landschaft als *schön* verantwortlich:

(1) Moderate bis hohe Komplexität.
(2) Komponenten, die einen Fokus bilden, und Muster, die eine Strukturierung erlauben.
(3) Eine gewisse, klar wahrnehmbare Tiefe.
(4) Gleichmäßig strukturierte Oberfläche, über die man einfach laufen kann.
(5) Gute Aussicht.
(6) Natürliche Landschaften mögen wir lieber als solche mit vielen Zivilisationsartefakten.
(7) Andererseits mögen die meisten Menschen die (kontrollierte) Parklandschaft (mit geschnittenem Rasen) lieber als die wilde, unwegsame Natur.

Kultivierte Naturlandschaft (wie wir sie in Parks gestalten) zeigt für uns ganz allgemein eben auch an, dass wir hier die Natur unter Kontrolle haben – in einer Zeit von Klimawandel und einer Zunahme von Naturkatastrophen kein unwesentlicher Gesichtspunkt. Die Trockenheit der Sommer 2003 und 2018 mit allein in Frankreich (im Jahr 2003) etwa 15.000 hitzebedingten Toten macht klar, warum die Anwesenheit von Wasser in einer Landschaft (in kontrollierter bzw. kontrollierbarer Form) prinzipiell positiv bewertet wird.

Auf eindrucksvolle Weise bestätigt werden diese Erkenntnisse, wie eingangs schon erwähnt, durch die Preise von Immobilien, die zeigen, wie wertvoll Bäume, Ausblick und Wasser tatsächlich sind.

3. Entfremdung, Urbanisierung, Mediatisierung

Erst vor wenigen Jahrtausenden – einem Augenblick aus evolutionärer Sicht – begann der Mensch mit dem Bau von Hütten und Häusern und erst seit wenigen Jahrhunderten befindet sich ein zunehmender Anteil der Menschen für einen zunehmenden Teil der Lebenszeit in Innenräumen, also in einer künstlichen Umgebung. Hinzu kommt: Standen die meisten Häuser früher mehr oder weniger frei in der Natur, so änderte sich dies im letzten Jahrhundert grundlegend: Im Jahr 1900 betrug der Anteil der in Städten lebenden Bevölkerung weltweit 13%; heute sind es etwa 50%, und im Jahr 2050 werden es 70% sein. Damit kommt dem Naturerleben in Städtern eine zunehmende Bedeutung zu.

Die Zeit, die insbesondere Kinder und Jugendliche in der Natur verbringen, nimmt drastisch ab: Der Nachmittag wurde früher vor allem draußen verbracht. Seit einigen Jahrzehnten gilt jedoch für Kinder und Jugendliche: Sie befinden sich entweder in der Schule oder zu Hause. Auch der Hin- und Rückweg wird im Inneren eines Fahrzeugs zurückgelegt, und das direkte Eintauchen in die Natur und damit Erleben von Natur, das früher einen großen Teil des Lebens junger Menschen einnahm und damit ihre Entwicklung bestimmte, hat zeitlich dramatisch abgenommen. Nicht nur der Vormittag wird drinnen (in der Schule) verbracht, sondern auch der Nachmittag (entweder ebenfalls in der Schule oder zu Hause). Wie stark „reduziert" Kinder ihre Welt erleben, wenn sie nur mit dem Auto in die Schule gefahren werden, anstatt ihre Welt selbst zu erlaufen oder mit dem Rad zu „erfahren", zeigen Zeichnungen, die der Schweizer Erziehungswissenschaftler und Kunsthistoriker Dr. *Marco Hüttenmoser* gesammelt und ausgewertet hat (Abb. 6).

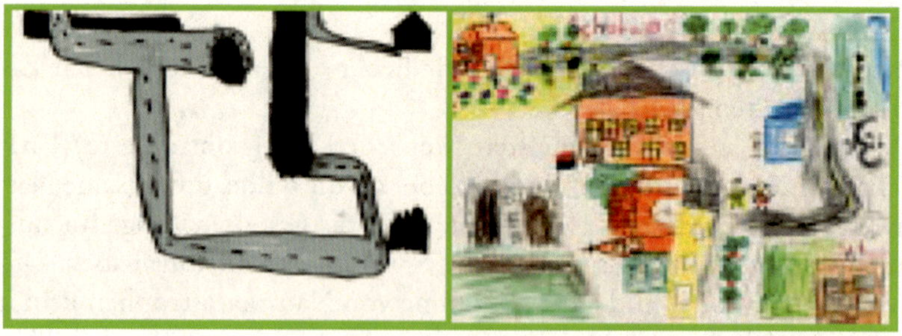

Abb. 6: „Zeichne Deinen Schulweg" war immer die gleiche Aufgabe, die man Kindern stellte. Je nachdem, ob sie gefahren werden (Bild links) oder den Weg selbst gehen (Bild rechts), ist ihre Umwelt in den Köpfen und damit auch in den Zeichnungen repräsentiert.

In den westlichen Industrienationen hat der Aufenthalt von Kindern und Jugendlichen in der Natur während der vergangenen zwei bis drei Jahrzehnte dramatisch abgenommen. So gingen beispielsweise im Jahr 1971 noch etwa 80% der Sieben- bis Achtjährigen den Schulweg zu Fuß (allein oder mit Freunden), wohingegen 20 Jahre später nur noch 10% der Kinder dieses Alters zu Fuß zur Schule gingen – fast alle von ihren Eltern begleitet (*Moss* 2012). Während vor einer Generation noch fast die Hälfte aller Kinder regelmäßig draußen in der Natur spielten, tun dies heute nur noch 10%.

Die Urbanisierung unserer Lebenswelt schreitet unaufhaltsam fort. Private Gärten werden mit der Urbanisierung kleiner und zu einem für sozial schwache Schichten weniger zugänglichem Privileg. Gerade dort lernen Kinder jedoch die Natur kennen (*Hand* et al. 2017).

Neben der Urbanisierung bewirkt auch die Mediatisierung der Lebenswelt, dass gerade junge Menschen täglich sechs bis acht Stunden (je nach Studie) ihrer Freizeit vor Bildschirmen verbringen (und damit in Gebäuden), was die im Freien verbrachte Zeit verdrängt. Hinzu kommt eine Abnahme der Motivation zum Rausgehen: „Why go outside when you have an iPhone?"[2] betitelte der *Economist* schon im Jahr 2013 einen Bericht, dem zufolge die US-amerikanischen Nationalparks um ihre jungen Besucher bangen. Dort wird auch hervorgehoben, dass junge Menschen meist zunächst mit ihren Eltern die Natur kennenlernen und diese Tradition dann mit ihren eigenen Kindern zwei bis drei Jahrzehnte später fortsetzen. Wenn die Tradition jedoch abbricht, wie man derzeit beobachten kann, würde das zu einer massiven existentiellen Bedrohung der Parks (sie finanzieren sich durch ihre Nutzer, die Wanderurlauber) führen (*Anon* 2013).

„Eines von drei Kindern weiß nicht, was eine Elster ist, und die Hälfte kann eine Biene nicht von einer Wespe unterscheiden; aber 9 von 10 Kindern erkennen einen Dalek" (Abb. 7), also einen Roboter aus einer Science-Fiction-Serie, fand eine britische Studie heraus (*Moss* 2012, 5). Dies passt zur Beobachtung ebenfalls britischer Wissenschaftler aus dem Jahre 2002, dass Kinder ab dem achten Lebensjahr mehr Pokémon-Phantasie-Monsterchen (Abb. 8) benennen können als Tiere und Pflanzen zusammengenommen (*Balmford* et al. 2002). Eine französische Studie an 251 Schulkindern ergab ebenfalls, dass sie nur wenige lokale Tierarten kannten und ihr Wissen über Tiere nur einige exotische Arten (einschließlich virtueller Wesen) betraf, die sie über das Internet kannten. Zu denken gibt, dass sie diese virtuellen Wesen auch eher für schützenswert hielten als Arten, die es tatsächlich in ihrer lokalen Umgebung gibt (*Ballouard* et al. 2011).

2 „Warum rausgehen, wenn man ein iPhone hat?" (Übersetzung durch den Autor).

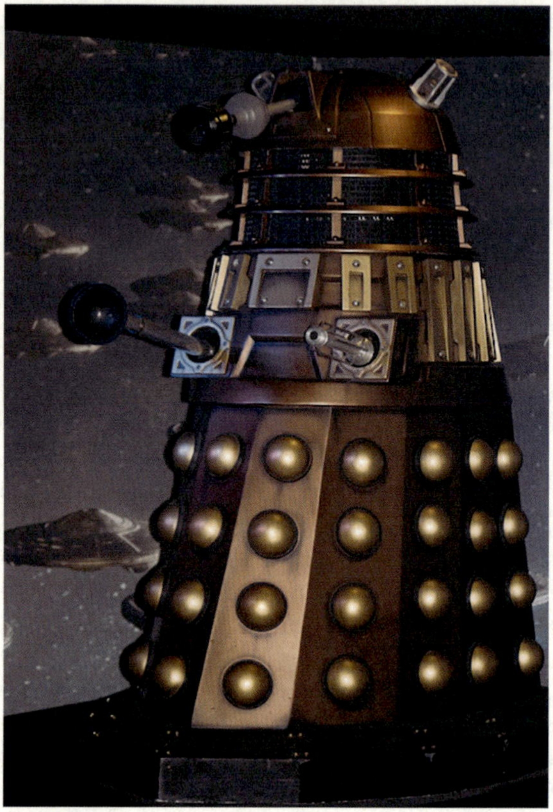

Abb. 7: Ein Dalek (abgebildet) ist ein nicht menschlicher außerirdischer Krieger aus der britischen Science-Fiction-Kultserie *Doctor Who*, dessen größte Feinde die Menschen sind (Wiki commons).

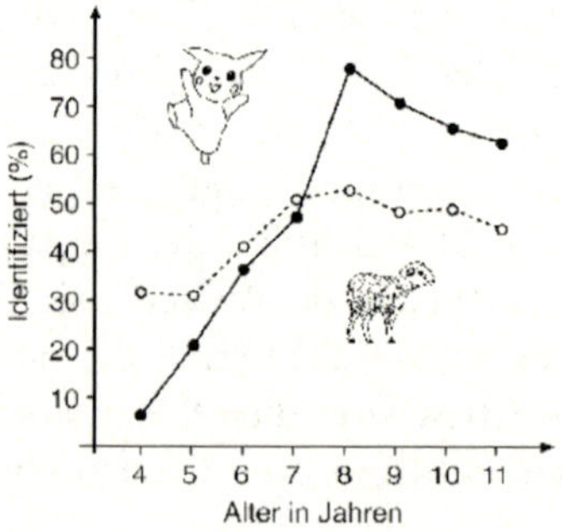

Abb. 8: Abhängigkeit der Anzahl korrekt identifizierter Bilder (in Prozent) von Pokémon-Figuren (schwarze Kreise und durchgezogene Linie; das dargestellte Beispiel zeigt Pikachu, persönliche Mitteilung meiner Söhne) sowie natürliche Tiere und Pflanzen (weiße Kreise und gestrichelte Linie). Mit acht Jahren kannten die Kinder deutlich mehr künstliche Pokémon-Figuren als natürliche Tiere und Pflanzen (nach *Balmford* et al. 2002, aus *Spitzer* 2018).

4. Abnehmende Bedeutung

Die kanadische Schriftstellerin *Margaret Atwood*, die im Jahr 2017 sowohl mit dem Friedenspreis des Deutschen Buchhandels als auch mit dem internationalen Literaturpreis der Franz-Kafka-Gesellschaft ausgezeichnet wurde, wandte sich schon vor einigen Jahren zusammen mit mehr als 20 Schriftstellerkollegen mit einer Beschwerde an Oxford University Press. Dieser weltbekannte Verlag überarbeitet alle paar Jahre sein *W*örterbuch der englischen Sprache *für Kinder ab sieben Jahre*, d. h. lässt „alte" Wörter weg und führt neue ein. Dem waren mit den Jahren Dutzende Wörter zum Opfer gefallen, die mit Natur und Landleben in Beziehung stehen, wie beispielsweise „blackberry" (Brombeere), „buttercup" (Butterblume), „cauliflower" (Blumenkohl) oder „clover" (Klee). Stattdessen finden die Kinder nun Wörter wie „Blog", „Chatroom", „broadband", „analogue" und „BlackBerry" – gemeint ist das Mobiltelefon (!) des gleichnamigen Herstellers.

Es sei beunruhigend, dass man Kindern naturbezogene Wörter wegnehme und durch innenraumbezogene Wörter ersetze, schreiben die Autoren (nach *Flood* 2015) und heben hervor, dass es ihnen nicht „um ihren romantischen Wunsch geht, den jungen Menschen von heute ihre eigenen rosigen Erinnerungen zu spiegeln." Sie beziehen sich vielmehr auf eine Studie des britischen *National Trust Fund* (*Moss* 2012), die bereits im Jahr 2012 gezeigt hatte, wie wenig Kinder noch mit der Natur zu tun haben bzw. sich in ihr auskennen: Seit den 70er Jahren des letzten Jahrhunderts hat sich der Aktivitätsradius von Kindern – die Gegend um ihre Wohnung, in der sie sich ohne Aufsicht frei bewegen dürfen – in Großbritannien um 90% verkleinert.

Die Autoren sehen den normativen Aspekt jeder Kultur[3] sehr klar: „Die Oxford Wörterbücher haben zu Recht Autorität und einen kulturellen Führungsanspruch. Wir glauben daher, dass das Oxford Junior Dictionary dies ernst nehmen sollte und dass es den Kindern beim Verständnis der Welt behilflich sein sollte, anstatt einfach nur deren Trends widerzuspiegeln" (*Flood* 2015; Übersetzung durch den Autor).[4]

Sie stützen sich dabei auch auf Erkenntnisse zu den positiven Auswirkungen des Naturerlebens, und den negativen Auswirkungen, wenn es abhanden kommt: Die Störung mit dem Namen *Nature Deficit Disorder* wurde bereits vor mehr als zehn Jahren bei Kindern beschrieben (*Louv* 2005) und mittlerweile nicht nur immer wieder diskutiert (*Egan* 2015), sondern auch empirisch untersucht (*Warber* et al. 2015). „Im Lichte dessen, was wir über die positiven

3 Kultur beschreibt nie einfach nur, was Menschen tun, sondern auch, was sie tun sollen. Wäre dies nicht so, brauchte man keine Kultur*förderung*, denn aus einer Beschreibung ohne jegliche Bewertung folgen keine Handlungen.

4 „The Oxford Dictionaries have a rightful authority and a leading place in cultural life. We believe the OJD should address these issues and that it should seek to help shape children's understanding of the world, not just to mirror its trends."

Auswirkungen des Spielens in der freien Natur und die [dadurch geförderte] Verbundenheit mit der Natur und über die Gefahren von deren Abwesenheit wissen, halten wir die Auswahl der weggelassenen Wörter für unüberlegt und schockierend“[5], schrieben die britischen Autoren daher zu Recht an Oxford University Press (nach *Flood* 2015; Übersetzung durch den Autor). Den Verlag beeindruckte das allerdings wenig. Wie für viele Medien heute ist auch für ihn Kultur lediglich das, was die Menschen tun, und explizit *nicht* das, was sie tun sollten. Daher müsse man eben auch nur den Tatsachen (des Nicht-Gebrauchs von „Butterblume“ etc.) Rechnung tragen, ohne sie zu bewerten.

Man könnte es dabei belassen, wären da nicht Studien, die nicht nur auf der individuellen Ebene von Kindern und Erwachsenen (*Richardson* et al. 2017; siehe Abschnitt 3), sondern auf der kulturellen, gesellschaftlichen Ebene gezeigt haben, dass unsere Beziehung zur Natur schwächer geworden ist. Hierzu verwendeten britische und US-amerikanische Wissenschaftler die „kulturellen Fußabdrücke“[6], die Menschen in Büchern und Zeitschriften nicht nur in den „offiziellen“ Texten, sondern beispielsweise auch in der Werbung hinterlassen (*Kesebir, Kesebir* 2017). Der zugrundeliegende Gedanke ist einfach: „Das bedeutet, dass naturbezogene Begriffe immer dann Eingang in kulturelle Produktionen finden, wenn sie im Geist der Produzenten von Kultur gespeichert und für das Denken damit verfügbar sind. Da diese geistige Verfügbarkeit davon abhängt, wie häufig und wie nahe in der Vergangenheit der Begriff verwendet wurde [...] sollten wiederholte Begegnungen mit der Natur eine höhere Verfügbarkeit von naturbezogenen Begriffen zur Folge haben und dadurch die Wahrscheinlichkeit erhöhen, dass sie in kulturellen Produktionen auftauchen“[7] (*Kesebir, Kesebir* 2017, 259f., Übersetzung durch den Autor).

Zudem würden sich Schriftsteller, Komponisten, Filmemacher eher auf die Natur beziehen, wenn sie davon ausgehen, dass diese beim Publikum Interesse und Reaktionen bewirkt. Wenn sie demgegenüber nicht davon ausgingen, würden sie sich auch nicht darauf beziehen.

Um diese Überlegungen empirisch zu überprüfen, generierten die Autoren daher zunächst eine Art Natur-Wörterbuch mit 186 Wörtern aus vier Kategorien: (1) allgemeine auf Natur bezogene Wörter (wie beispielsweise *Strand,*

---

5 „In light of what is known about the bene!ts of natural play and connection to nature; and the dangers of their lack, we think the choice of words to be omitted shocking and poorly considered.“

6 Dieser Ausdruck ist mehr als eine schöne Metapher, denn gedruckte Sprache ist letztlich nichts anderes als festgehaltene und damit materiell gewordenes flüchtiges Sprechen, wie Fußabdrücke in Materie abgebildetes und verfestigtes Laufen sind.

7 „This means that nature-related concepts can make their way into cultural products if they are stored in the minds of cultural creators and are cognitively accessible to them. As cognitive accessibility is a function of a concept's recency and frequency of use [...], recurring encounters with nature would render nature-related concepts more accessible and thereby increase the odds that they will feature in cultural creations.“

Blatt, Berg, Regen, Wind, Welle etc.; n = 60) sowie die Namen von (2) Vögeln (*Ente, Fink, Flamingo, Falke, Specht, Spatz* etc.; n = 34) (3) Bäumen (*Birke, Buche, Eiche, Ahorn, Weide, Pappel* etc.; n = 37) und (4) Blumen (*Butterblume, Sonnenblume, Aster, Tulpe, Rose, Gänseblümchen* etc.; n = 57). Zum Vergleich wurden Wörter verwendet, die menschengemachte Produkte der Umgebung bezeichnen (n = 40), wie beispielsweise *Straße, Ziegelstein, Möbel, Küche, Treppe* oder *Fenster.*

Ausgestattet mit diesen Listen verwendeten sie dann die Funktion Ngram der Firma Google (*Google Ngram Viewer;* http://books.google.com/ngrams) und bestimmten damit den Prozentsatz des Vorkommens dieser naturbezogenen Wörter an allen Wörtern in der englischsprachigen Literatur (Genre: *Fiction*) für jedes Jahr einzeln, beginnend mit dem Jahr 1900 bis zum Jahr 2000. Über diesen gesamten Zeitraum ergab sich eine hoch signifikante negative Korrelation (r= -0,72, p < 0,0001) der Verwendung naturbezogener Wörter mit dem Erscheinungsjahr der untersuchten Bücher, also eine Abnahme der Verwendung naturbezogener Wörter im Zeitraum des vergangenen Jahrhunderts. Diese Abnahme war bei den Blumen am größten (Abb. 9).

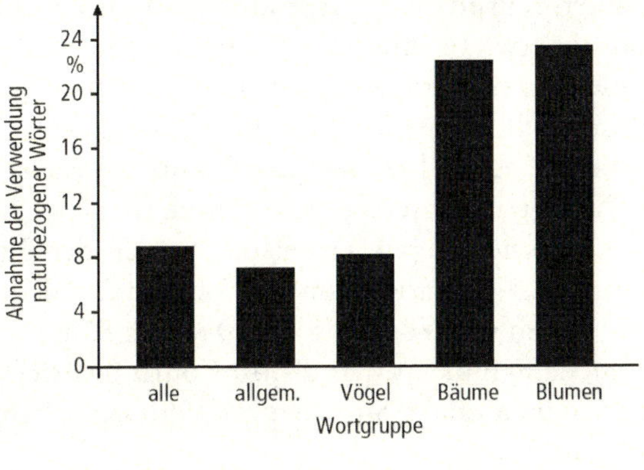

Abb. 9: Abnahme der relativen Häufigkeit naturbezogener Wörter (Differenz der relativen Häufigkeit zwischen der ersten (1900-1949) und zweiten (1950-2000) Hälfte des vergangenen Jahrhunderts (nach Daten aus *Kesebir, Kesebir* 2017, 263).

Bei den Kontrollwörtern (menschengemachte Produkte der Umgebung) gab es dagegen eine positiven Korrelation von 0,62 (p < 0,0001), d. h. einen signifikanten Zuwachs ihres Auftretens in der Literatur.

Für eine zweite Untersuchung wurden Liedertexte aus den Jahren 1950 bis 2011 herangezogen. Man bestimmte für jedes Jahr die 100 Top-Hits, also insgesamt 6.200 Titel. Da manche der Hits Instrumentalstücke waren und manche älteren Texte nicht mehr verfügbar waren, verringerte sich die Zahl der auswertbaren Texte auf 5.924, also auf 95,5% aller Top-Hits. Diese entsprachen verschiedenen musikalischen Genres (z. B. Country oder Jazz) und trugen zum untersuchten Gesamtkorpus von etwa 1,7 Millionen Wörtern aus den Liedtexten der bekanntesten Lieder bei. Man bestimmte dann für die oben erwähnte Liste von 186 naturbezogenen Wörtern sowie den 40 Kontrollwörtern deren relative Häufigkeit in diesem Textkorpus für jedes Jahr getrennt. Auch hier zeigte sich eine klare Abnahme der naturbezogenen Wörter über die Zeit (r= -0,76; p < 0,001). Wieder verschwanden die Namen von Blumen in stärkerem Ausmaß als die Namen von Bäumen oder Vögeln.

Insgesamt war das Ausmaß des Effekts in der Musik deutlich größer als in der Literatur. In den Worten der Autoren: „Die relative Häufigkeit des Erscheinens naturbezogener Wörter fiel von 1,07% in den 50er Jahren des letzten Jahrhunderts (1950-1959) auf 0,40% im ersten Jahrzehnt des 21. Jahrhunderts (2000-2009) – was einem Abfall um 63% entspricht. Das bedeutet, dass auf drei naturbezogene Wörter in den 50er Jahren des letzten Jahrhunderts ein halbes Jahrhundert später gerade einmal ein solches Wort kommt“[8] (*Kesebir, Kesebir* 2017, 265, Übersetzung durch den Autor).

In einer dritten Untersuchung ging es um insgesamt 274.011 Filme (alle Filme einer entsprechenden Datenbank englischsprachiger Filme aus Australien, Großbritannien, Irland, Kanada, Neuseeland und den USA aus den Jahren 1930 bis 2014, deren schriftlich vorliegende Handlungen („film storylines“) einen Text-Korpus aus etwa 16 Millionen Wörtern bildeten. Bei 18% der Filme (n = 49.246) handelte es sich um Dokumentarfilme. Wie in den beiden Untersuchungen zuvor wurden relative Häufigkeiten (jährlich) mittels der genannten Software bestimmt. Auch hier zeigte sich eine deutliche Abnahme aller naturbezogenen Wörter im untersuchten Zeitraum (r= -0,70; p < 0,0001). Bei den Dokumentarfilmen waren wieder die Namen der Blumen mit einer signifikanten negativen Korrelation von -0,23 besonders deutlich rückläufig, die Abnahme der Namen von Vögeln (r = -0,04) und Bäumen (r = -0,11) war hingegen jeweils nicht signifikant. Für die 40 Kontrollwörter gab es über den gesamten Zeitraum keinen Effekt. Sie fielen vor 1950 signifikant ab und stiegen danach signifikant an.

Insgesamt ergab sich damit über unterschiedliche Kulturprodukte bzw. kulturelle Genres hinweg, dass Natur in der Kultur seit Mitte des letzten Jahrhunderts eine abnehmende Rolle spielt. Gerade vor diesem Hintergrund sind die im Folgenden vorgestellten Daten zu den positiven Auswirkungen von Natur so bedeutsam.

---

8 „The appearance ratio of nature-related words dropped from 1.07% in the 1950s (1950-1959) to 0.40% in the first decade of the 21st century (2000-2009) – a decline of 63%. This means that for every three nature-related words in the popular songs of the 1950s, there was only barely more than one 50 years later.“

5. Wirkungen des Erlebens von Natur auf den Menschen

Menschen profitieren aus vielerlei Gründen vom Kontakt mit der Natur: Sie fühlen sich wohler, gesünder, ruhiger, energiegeladen, und sie haben weniger Stress.

In einem Experiment hat man beispielsweise Versuchspersonen einen Film von Arbeitsunfällen gezeigt, was bekanntermaßen Stress auslöst. Danach wurden sie zufällig verschiedenen Gruppen zugeordnet (Entspannung, Naturbetrachtung, Betrachtung anderer Bilder) und es wurden unter anderem körperliche Parameter der Stressreaktion gemessen. Hierbei zeigte sich, dass die Naturbetrachtung den durch den Film ausgelösten Stress am deutlichsten minderte, denn dies führte zur Aktivierung des parasympathischen Nervensystems – dem Teil des vegetativen Nervensystems, der für den Erhalt und die Regeneration des Körpers zuständig ist, im Gegensatz zum sympathischen Nervensystem, das bei Stress aktiviert wird (*Tarrant* 1996).

Wissenschaftler von der kalifornischen Stanford University ließen 60 Probanden per Zufall 50 Minuten lang entweder in der Stadt oder in der Natur spazieren. Jeweils vorher und nachher wurde eine Reihe psychologischer Tests vorgenommen. Wie diese im Vorher-Nachher-Vergleich zeigten, führte der Aufenthalt in der Natur (im Gegensatz zum Aufenthalt in der Stadt) zu einer Minderung von Angst, Grübeln und negativer Gestimmtheit. Auch das Denkvermögen war in einem Test, in dem es um Mathematik und Gedächtnis ging, durch das Naturerlebnis verbessert (*Bratman* et al. 2015a).

Ein 90-minütiger Spaziergang in der Natur reduziert insbesondere auch das Grübeln, also das fast zwanghaft erfolgende ängstliche Nachdenken über sich selbst, das viele depressive Menschen so quält. Ein Spaziergang in der Stadt hatte diesen Effekt nicht, wobei die Zuordnung zur Umgebung (Natur oder Stadt) per Zufall erfolgte. Weil man die das Grübeln begleitende Gehirnaktivierung bei depressiven Patienten schon mittels funktioneller Magnetresonanztomografie (fMRT) gemessen hat, lag es nahe, dies auch vor und nach dem Spaziergang zu tun. Hierbei zeigte sich tatsächlich, dass die Aktivierung eines bestimmten Gehirnareals – des subgenualen präfrontalen Kortex – nach dem Spaziergang in der Natur, nicht aber nach dem Spaziergang in der Stadt, abgenommen hatte (*Bratman* et al. 2015b). Da gerade das Grübeln sich im Laufe der Zeit zu einer Depression auswachsen kann, kommt den Autoren des Experiments zufolge dem Naturerleben eine prophylaktische Wirkung zu.

Befriedigende Erlebnisse hat man vor allem mit anderen Menschen und draußen in der Natur. „Blickt man einen Wasserfall hinauf oder von einem Berggipfel ins Tal hinab, stellt sich ein ganz besonderes Gefühl der Freude, Entspannung und Befriedigung ein, das für manche Menschen bis ins Religiöse gehen kann", schrieben die amerikanischen Psychologinnen *Laura Fredrickson* und *Dorothy Anderson* bereits im Jahr 1999. Sie hatten mit zwei Gruppen von insgesamt 12 Frauen zwei Expeditionen in die Natur unternommen (5 verbrachten Zeit in der *Boundary Waters Canoe Area Wilderness* im nördlichen Minnesota und 7 im *Grand Canyon* in Arizona) und alle Teilnehmer gebeten, über ihre Eindrücke Tagebuch zu führen. Daneben wurden noch Interviews geführt und Fragen gestellt, so dass ein recht tiefgehendes Bild der Erlebnisse aller Beteiligten gewonnen werden konnte. Die gemeinsam als Gruppe in der Natur gemachten Erfahrungen wurden insgesamt sehr positiv bewertet und hatten für die meisten Teilnehmerinnen einen spirituellen Charakter.

Es ist kein Zufall, dass die Bewegungen der Pfadfinder und Wandervögel vor gut 100 Jahren von naturverbundenen jungen Menschen ins Leben gerufen wurden und sich innerhalb weniger Jahre über den gesamten Erdball verbreitet hatten. Gäbe es nicht schon Wandervögel und Pfadfinder, dann müsste man sie aufgrund der heute vorliegenden Erkenntnisse rasch erfinden. Neue Studien zeigen, wie gut sich das gemeinschaftliche Leben in der Natur auf die Menschen auswirkt: In den USA wurden im Rahmen einer Gallup-Umfrage 134 Eagle Scouts (also eine Untergruppe herausragender Pfadfinder), 853 normale Pfadfinder (Scouts) sowie 1.502 Personen, die nicht bei den Pfadfindern waren (non-Scouts), befragt und miteinander verglichen. Man erhob zunächst, wie viele Jahre die Männer vor ihrem 18. Lebensjahr bei den Pfadfindern waren (von „0“ bis „5 und mehr“). Danach wurden die Fähigkeiten der Zielorientierung und Vorausplanung sowie das soziale Netzwerk und das Eingebundensein in Gruppen erfasst. Auch das Freizeit- und Gesundheitsverhalten sowie das subjektive Wohlbefinden wurden mittels standardisierter Verfahren erfasst. Man erfragte dazu einzeln 12 Freizeitaktivitäten, die man draußen ausführt (z. B. Wandern, Kanu fahren, Fischen, Camping, Wintersport), sowie 4 weitere Freizeitbeschäftigungen (Besuch von Veranstaltungen wie Theater, Konzerte, Besuch von Fort- und Weiterbildungsveranstaltungen, ein Instrument spielen, Bücher lesen). Sportliche Aktivitäten wurden dadurch erfragt, dass man die Anzahl der Tage/Woche (von „0“ bis „7“) erhob, an denen der Proband mindestens eine halbe Stunde Sport trieb. Das subjektive Wohlbefinden wurde in soziales, emotionales und körperliches Wohlbefinden eingeteilt und jeweils einzeln erfasst. Zudem wurde noch nach Alter, Familienstand, sozioökonomischem Status (SES), also Einkommen (in 1.000 US-$/Jahr), Bildung (in Jahren der Ausbildung) und Arbeitslosigkeit (ja, nein) sowie nach Religiosität (Häufigkeit von Gottesdienstbesuchen), ethnischer Herkunft („white/non-white“) und Herkunft (Northeast, Midwest, South, West) gefragt.

Die Erhebung dieser Kontrollvariablen war wichtig, da es hier viele bekannte Zusammenhänge gibt: Verheiratete sowie religiöse Männer sind gesünder und fühlen sich wohler als unverheiratete bzw. nicht religiöse. Gleiches gilt in den USA für die weiße Bevölkerung im Vergleich zu Menschen anderer Herkunft. Bildung und Einkommen sowie ein bestehendes Arbeitsverhältnis (sozioökonomischer Status) haben ebenfalls einen deutlichen Einfluss.

Das wichtigste Ergebnis der Studie bestand darin, dass die Anzahl der als Pfadfinder in der Jugend verbrachten Jahre positiv mit allen drei Maßen des

Wohlbefindens im Erwachsenenalter (sozial, emotional und körperlich) zusammenhing. Die Teilnahme bei den Pfadfindern hatte also noch 30 Jahre später (!) messbare positive Auswirkungen auf das Leben der Menschen – ein bemerkenswertes Ergebnis! Im Einzelnen fassen die Autoren ihre Ergebnisse wie folgt zusammen: „Unsere Resultate ergaben, dass das ausgedehnte Eingebundensein bei den Pfadfindern positiv mit Human- und Sozialkapital sowie gesundem Freizeitverhalten im Erwachsenenalter verknüpft war, was wiederum eine positive Verknüpfung mit subjektivem Wohlbefinden zeigte." (*Jang* et al. 2014, 254; Übersetzung durch den Autor).

Vor allem der Befund, dass nicht nur gesundes Freizeitverhalten die körperliche Fitness positiv beeinflusst (das hatte man erwartet), sondern dass auch die – bei den Pfadfindern gelernte – Zielorientierung das körperliche Wohlergehen positiv beeinflusste, macht deutlich, dass bei den Pfadfindern das gelernt wird, was man heute unter *exekutiven Funktionen* versteht. Deren positiver Effekt auf Gesundheit und Lebensglück wiederum ist gut untersucht (*Mischel* et al. 1989; *Moffitt* et al. 2011).

Anders formuliert: Die Auswirkungen der Pfadfinderzeit in der Jugend auf das Wohlbefinden 30 Jahre später waren nicht direkt, sondern verliefen indirekt über eine bessere, gelungene Entwicklung von (Charakter-)Eigenschaften wie Planungsvermögen, Zielorientierung sowie gesundes Sozial- und Gesundheitsverhalten.

Was die Autoren abschließend hervorheben, erscheint mir bemerkenswert: „Von Anfang an hat die Pfadfinderbewegung Kinder, Heranwachsende und junge Erwachsene dazu erzogen, gesunde und zur Gemeinschaft beitragende Mitglieder der amerikanischen Gesellschaft zu sein. Trotz ihrer langen Geschichte (Eintragung im Jahr 1910) und landesweiter Mitgliedschaft von mehr als 2,7 Millionen Jungen und jungen Erwachsenen (im Alter von 7 bis 21 Jahren) wurden jedoch kaum Anstrengungen unternommen, den Beitrag der Pfadfinderbewegung auf die amerikanische Jugend und Gesellschaft zu untersuchen. Die vorliegende Studie stellt einen ersten Schritt in diese Richtung dar" (*Jang* et al. 2014, S. 259).

Glücklicherweise blieb es nicht bei dieser einen. Eine britische Arbeitsgruppe um *Chris Dibben* berichtete im Herbst 2016 im Journal of Epidemiology and Community Health über eine prospektive Studie der Geburtskohorte des Jahres 1958 (*Dibben* et al. 2016). Diese stammte aus der National Child Development Study und untersuchte den Zusammenhang zwischen der Mitgliedschaft bei den Pfadfindern in der Jugend und der seelischen Gesundheit im Alter von 50 Jahren. In dieser Studie waren alle in einer Woche des Jahres 1958 Geborenen – etwa 17.500 Personen – erfasst worden, und im Jahr 2008 wurde mit 9.790 dieser Personen (sie waren nun 50 Jahre alt) ein Interview geführt, um ihre seelische Gesundheit (mental health) mittels eines standardisierten Erhebungsinstruments zu erfassen. Von allen befragten Personen waren tatsächlich etwa 28% bei den Pfadfindern, und diese Mitgliedschaft war unabhängig von der sozialen Stellung. Sie hing jedoch von der Gegend ab: In Wales war der Prozentsatz der Pfadfinder vergleichsweise geringer, in Schottland dagegen höher.

Das wichtigste Ergebnis der Studie: Wer in jungen Jahren (im vorliegenden Fall also in den 70er Jahren) Mitglied einer Pfadfindergruppe war, wies im Alter von 50 Jahren – nahezu 40 Jahre später! – eine höhere geistige Gesundheit auf. Die Effekte wurden bei Mädchen (Guides) gleichermaßen festgestellt wie bei Jungen (Scouts).

Von besonderer Bedeutung erscheint zudem der Befund, dass die Mitgliedschaft bei den Pfadfindern auf sozioökonomische Unterschiede ausgleichend wirkt: Bei denjenigen, die nicht bei den Pfadfindern waren, gab es eine starke Abhängigkeit der Wahrscheinlichkeit, als Erwachsener an einer psychischen Störung zu leiden, vom sozioökonomischen Status ihrer Eltern. Kurz: Armut wirkte sich ungünstig auf ihr Leben aus. Bei den Pfadfindern war dies nicht so.

Wie schon in der amerikanischen Studie gab es einen „Dosiseffekt": Eine längere Mitgliedschaft bei den Pfadfindern hatte deutlichere positive Auswirkungen. Dies spricht in beiden Studien dagegen, dass die Auswahl der Menschen (wer wird Pfadfinder und wer nicht?) die Befunde auch erklären könnte (gegen einen Selektionseffekt). Insgesamt liefert die Studie damit aufgrund ihrer methodischen Qualität und der Anzahl der untersuchten Personen den bis heute stärksten Nachweis der positiven Auswirkungen des Pfadfindertums auf die Entwicklung von Kindern und Jugendlichen hin zu gesunden Erwachsenen. Ihre Ergebnisse bestätigen und ergänzen die der amerikanischen Studie.

Im Hinblick auf die Wandervogel-Bewegung (es wurde viel gesungen) kann man ergänzen, dass durch eine größere Zahl von Studien belegt ist, dass aktives Musizieren (Singen, Instrumentalspiel) einen positiven Einfluss auf die geistige und soziale Entwicklung junger Menschen hat.

Da es Pfadfinder und Wandervögel ja längst gibt, braucht man sie also nicht zu erfinden. Aber man sollte diese Institutionen besser fördern! Es braucht nämlich vergleichsweise wenig Mittel, um schon Vorhandenes zu fördern und dort, wo es nicht mehr vorhanden ist, wieder aufzubauen.

Sozialarbeiter in Jugendzentren leisten heutzutage in vielerlei Hinsicht Abhilfe. Dabei sollte gar nicht erst Schaden aufkommen, sondern durch aktives Handeln in Gruppen mit der Unterstützung freiwillig mitwirkender Erwachsener nachhaltig gefördert werden. Denn mit sozialer Arbeit verhält es sich wie mit der Medizin: Am billigsten, effektivsten und für die Betroffenen am wenigsten schmerzhaft ist die Prophylaxe, nicht die Therapie! Es stehen zahlreiche Methoden zur Verfügung, materialistische Tendenzen und Werte, durch die Menschen langfristig unglücklich werden (wie wissenschaftliche Studien deutlich zeigen; vgl. *Kasser* et al. 2014; *Kasser* 2016), zu reduzieren und intrinsische Werte – Gemeinschaft, Vertrauen, Orientierung an nicht-materiellen Werten – zu fördern. Bewegung (wandern, klettern), Musizieren und Singen, Theaterspielen, und „händische Projekte" (ein Wasserrad oder ein Baumhaus bauen, Steine, Pilze oder Blätter sammeln, malen etc.) – immer *gemeinsam und draußen* – seien beispielhaft genannt; nur die Phantasie aller Beteiligten kann dem Grenzen setzen.

Wenn dies alles sich so verhält, stellt sich zwangsläufig die Frage, warum die Menschen angesichts der vielfältigen positiven Auswirkungen der Natur auf Körper und Geist sich nicht viel öfter gezielt ins Freie begeben. Die Antwort gibt eine kleine Untersuchung, in deren Rahmen herausgefunden wurde, dass sich die Menschen systematisch irren, wenn sie den Zusammenhang zwischen Natur und ihrem eigenen Zustand einschätzen sollen (*Nisbet, Zelenski* 2011). 150 Studenten sollten zunächst einschätzen, wie sie sich gerade fühlten und wie ein Spaziergang entweder im Gebäude oder im Wald auf ihr Befinden wirken würde. Anschließend wurde dieser Spaziergang tatsächlich gemacht, und danach wurden sie erneut nach ihrem Befinden gefragt. Es zeigte sich dabei, dass die Studenten vorab ihr Befinden nach dem Spaziergang als nur geringgradig besser einschätzten, dabei war es nach dem Spaziergang tatsächlich deutlich besser. Eine Replikation mit einer anderen Gruppe von 80 Studenten, die jeweils einen anderen Weg (drinnen oder draußen) liefen und ihre Erfahrung zugleich vorhersagen und nachher berichten mussten, kam zum gleichen Ergebnis. Man muss also einfach nur rausgehen, auch wenn man meint, dass das doch gar nichts oder nur wenig bringe.

Eltern werden übrigens genau diese Erfahrung mit ihren Kindern gemacht haben: „Kinder lasst uns nach dem Mittagessen doch einen Spaziergang machen", werden sie schon öfters sonntags nach dem Nachtisch zu ihren Kindern gesagt haben und dafür nur müde Äußerungen wie „Muss das sein?" – „Wie langweilig, nicht schon wieder!" – „Sonst noch was? Ich möchte lieber abhängen!" geerntet haben. Wenn die Eltern sich dann (im eher seltenen Fall) dennoch durchsetzen, können sie erleben, wie sehr sich die Kinder über die Auswirkungen ihres Spaziergangs getäuscht hatten. Denn danach sind sie fröhlich, angenehm gesprächig, voller neuer Erfahrungen und haben sogar wieder Hunger auf eine ordentliche Mahlzeit (statt Chips und Keksen). Wirklich! Man muss das nur machen: „Hinaus in die Natur – jetzt!"

6. Kreativität

Auch die Kreativität nimmt beim Aufenthalt in der Natur zu, wie britische Wissenschaftler in einer Arbeit mit dem schönen Titel *Kreativität in der Wildnis* berichten. Man verwendete hierzu Kreativitätstests, bei denen man zu drei vorgegebenen Wörtern ein viertes Wort finden muss, das mit den drei Wörtern in Verbindung steht. Hierbei kann es sich um ein Synonym, eine gemeinsame Wortbildung oder einen assoziativen Zusammenhang handeln. Das hört sich kompliziert an und ist tatsächlich gar nicht so einfach. Man versteht die Aufgabe am besten anhand von Beispielen: Welches Wort „passt" zu den folgenden drei Wörtern: „Wald, Frosch, Säge". Die Antwort: „Laub" („Laubwald",

„Laubfrosch“ und „Laubsäge“ sind Wortbildungen). Und noch ein Beispiel: Welches Wort „passt“ zu den folgenden drei Wörtern: „Schach, Bahn, Charakter“. Die Antwort: „Zug“ (denn den gibt es bei der Bahn und beim Schach, und dann gibt es noch die Wortbildung „Charakterzug“).

Jeweils 10 solcher standardisierter kreativer Problemlöseaufgaben hatten 24 Probanden *vor* einer viertägigen Wanderung durch die Natur – „ohne Verbindung zu Multimedia und Technik“, wie die Autoren eigens hervorheben – und 32 Probanden *nach* einer solchen Wanderung zu lösen (*Atchley* et al. 2012). Hierbei zeigte sich eine Verbesserung der Kreativität in der Gruppe, die den Test nach dem Wandern ausführte, um beachtenswerte 50% gegenüber der Gruppe, die den Test vor dem Wandern absolvierte.

Eine weitere Studie ging der Frage nach, ob beim Laufen in der Natur die Kreativität durch das Laufen oder durch die Natur gesteigert wird. Denn sowohl für körperliche Aktivität (*Blanchette* et al. 2005; *Gondola* 1986, 1987; *Kuo, Yeh* 2016; *Steinberg* et al. 1997) als auch für das Naturerlebnis (*Atchley* et al. 2012; *Oppezzo, Schwartz* 2014) wurden jeweils positive Auswirkungen auf die Kreativität nachgewiesen. Die Wissenschaftler wurden hierzu selbst kreativ und ersannen zwei weitere Kontrollbedingungen. Man verglich also nicht einfach das Sitzen drinnen am Schreibtisch mit dem Laufen draußen in der Natur, sondern zudem das Laufen drinnen auf einem Laufband und ‚in einem Rollstuhl durch den Wald geschoben werden‘. Hierbei zeigte sich, dass sowohl das Laufen als auch die Natur einen jeweils eigenen positiven Effekt auf die Kreativität haben. Will man also sehr kreativ sein, dann geht nichts über Joggen im Wald!

Von diesen im Experiment gefundenen kurzfristigen Auswirkungen des Naturerlebens sind langfristige Effekte auf die Gesundheit zu unterscheiden. Der Aufenthalt in der Natur reduziert Stress und hat positive Wirkungen auf die körperliche und seelische Gesundheit (siehe hierzu Tabelle 1). Zudem wurde ermittelt, dass die Umgebung mit zunehmender Naturnähe eine gesündere Ausstrahlung hat. Es geht dabei ganz konkret um Pflanzen (Rasen, Büsche, Bäume) und Wasser, weswegen in der englischsprachigen Literatur auch von *Green Space* und *Blue Space* die Rede ist. Je begrünter die Umgebung in Münchner Stadtteilen ist, desto geringer ist der Blutdruck der dort lebenden zehnjährigen Kinder (*Markevych* et al. 2014). Engländer, die in der Nähe der Küste leben, sind im Vergleich zu ihren weiter vom Meer entfernt wohnenden Landsleuten gesünder (*White* et al. 2013). Die Wissenschaft und insbesondere die Medizin hat damit bestätigt, was viele Menschen spüren: Natur tut uns gut.

Autoren, Jahr	***Land***	***Anzahl der untersuchten Personen***	***Was?***	***Effekt***
Alcock et al. 2014	Großbritannien	1.064	Umzug in grünere Gegend	bessere seelische Gesundheit
Beyer et al. 2014	USA	2.479	Baumbestand in der Wohngegend (%)	je höher, desto bessere seelische Gesundheit
Cohen-Cline et al. 2015	USA	4.338	Index der Vegetation	geringeres Auftreten von Depression
Maas et al. 2009	Niederlande	345.143	Grünflächen in der Wohnumgebung	je mehr, desto weniger Depression und Angst
Markevych et al. 2014	Deutschland	2.078	Begrünung der Wohngegend im Stadtgebiet (%)	je weniger, desto höher der Blutdruck von 10jährigen Kindern
Nutsford et al. 2013	Neuseeland	(keine Angaben)	Begrünung der Gegend (%)	je höher, desto weniger Angststörungen und affektive Störungen
Park et al. 2010	Japan	280	15 Minuten Aufenthalt im Wald	Verminderung von Cortisol, Puls und RR
Roe et al. 2013	Schottland	106	Begrünung der Wohngegend (%)	je höher, desto weniger Cortisol im Speichel
Stigsdotter et al. 2010	Dänemark	11.238	mehr als 1 km von Bäumen entfernt wohnen	Stress (Self-Report) um 42% erhöht; geringere seelische und körperliche Gesundheit, Vitalität, mehr Schmerzsymptome
White et al. 2013	Großbritannien	12.360	Lebensraum in Küstennähe	bessere körperliche und seelische Gesundheit

Tabelle 1: Studien zu den Auswirkungen der Natur auf die Gesundheit.

Eine Studie aus Großbritannien (*Faber Taylor* et al. 2002) brachte das Kunststück fertig, 169 Familien mit Kindern (91 Jungen, 78 Mädchen) im Alter von sieben bis zwölf Jahren aus sozial schwachen Verhältnissen per Zufall in Sozialwohnungen unterzubringen, die sich in zwölf verschiedenen Wohnblöcken mit unterschiedlicher unmittelbarer Nähe von Begrünung befanden: Manche Wohnungen waren von Asphalt, Beton und Mauern, andere hingegen von Rasen und/oder Bäumen umgeben. Gemessen wurde die Selbstregulationsfähigkeit bzw. Selbstdisziplin der Kinder, d. h. deren Konzentrationsfähigkeit, sowie ihre Fähigkeit zur Impulskontrolle und zum Gratifikationsaufschub. In allen drei Kategorien zeigten Mädchen einen deutlichen und statistisch signifikanten Effekt: Wohnten sie im Grünen, war ihre Selbstregulationsfähigkeit größer; sie waren konzentrierter und hatten sich und vor allem ihre Emotionen besser im Griff. Bei Jungen wurde kein Effekt festgestellt.

Ebenfalls aus Großbritannien kommt eine Studie, welche die Möglichkeiten der Digitaltechnik (Smartphones) auf kreative Weise nutzte, um die Auswirkungen der Umgebung auf das Befinden von Menschen zu messen (*MacKerron, Mourato* 2013). Mehr als 20.000 Personen wurden über ihr Smartphone zu zufällig ausgewählten Zeitpunkten aufgefordert, ein paar Fragen am Bildschirm zu ihrem Befinden zu beantworten. Gleichzeitig zeichnete das im Smartphone eingebaute Satellitennavigationssystem (GPS) den genauen Standort der Person auf. Die Standortdaten wurden verwendet, um für jede Person einzeln Unterschiede ihres Befindens in Abhängigkeit von der Begrünung der jeweiligen unmittelbaren Umgebung zu messen. Um nicht Irrtümern aufzusitzen, wurden zugleich auch das Wetter, die Tageszeit und die jeweils von der Person gerade unternommene Aktivität erfasst und ob sie allein oder in Begleitung war. Die Daten zeigten eines ganz klar: Die Leute fühlen sich wohler und sind glücklicher, wenn sie sich draußen in der Natur aufhalten – im Gegensatz zum „lebensfeindlichen Grau“ von Beton und Asphalt (*Logan* (2015) spricht von „dysbiotic grey space“).

7. Waldbaden

Betrachtet man sich die in Tabelle 1 angeführten Studien etwas genauer, so fällt zunächst auf, dass es vielfältige Auswirkungen zu geben scheint, die jedoch Überlappungen aufweisen. Diese deuten klar darauf hin, dass die Natur einen stressreduzierenden Effekt hat. Dies haben japanische Wissenschaftler auch direkt zeigen können, die den physiologischen Auswirkungen des Aufenthaltes im Wald – sitzend oder gehend – nachgingen (*Park* et al. 2010). Auf Anregung des dortigen Ministeriums für Land- und Forstwirtschaft sowie Fischereiwesen spricht man in Japan seit 1982 – etwa analog zum hiesigen „Sonnenbaden“

– vom „Waldbaden“ *(Shinrin-yoku)*. Man nimmt den Wald ja *mit allen Sinnen* auf, wie das Wasser beim Tauchen.[9]

Um herauszubekommen, was dabei geschieht, saßen oder liefen jeweils zwölf männliche Studenten im Alter von etwa 21 Jahren für etwa eine Viertelstunde im Wald. Man machte das Ganze 24-mal in unterschiedlichen bewaldeten Arealen des Landes, um auszuschließen, dass es um die Effekte irgendeines bestimmten Waldes geht. Nein, man wollte schlicht wissen, wie der Wald auf uns einwirkt. Es wurden also jeweils vorher und nachher Puls, Blutdruck (systolisch und diastolisch), Pulsvariabilität und Cortisol im Speichel gemessen. Zudem wurde die Stimmung der Probanden mit Hilfe von 30 Adjektiven erfasst, deren Zutreffen auf das eigene momentane Befinden auf einer Skala von 0 bis 4 einzuschätzen war. Daraus wurden statistisch sechs Dimensionen gewonnen: Angst und Anspannung (A), Depression und Niedergeschlagenheit (D), Wut und Aggressivität (W), Müdigkeit (F), Verwirrtheit (C) und Vitalität (V). Insgesamt zeigte die Studie, dass der Aufenthalt im Wald die Konzentration des Stresshormons Cortisol im Speichel, den Puls und den Blutdruck vermindert. Zugleich fühlen sich die Menschen ausgeglichener und wohler.

Nicht jeder wohnt in der Nähe eines Waldes. Daher ist es von Bedeutung, dass sogar zunächst klein erscheinende Veränderungen in der Umgebung messbare Auswirkungen auf die Gesundheit und das Wohlbefinden eines Menschen haben.

In einer großangelegten Untersuchung aus den Niederlanden (*Maas* et al. 2009) wurde gemessen, wie viel Prozent Grünfläche im Umkreis von einem bzw. drei Kilometer um die Wohnung einer betreffenden Person vorhanden ist. Man verwendete hierzu Daten zu 24 häufigen Erkrankungen bei insgesamt 345.143 Patienten aus 96 Hausarztpraxen. In einer Umgebung mit 10% mehr Begrünung als der Durchschnitt war bei 15 der 24 Krankheiten das Erkrankungsrisiko vermindert. Betrachtete man die weitere Umgebung (drei Kilometer Umkreis), so gab es kaum noch Auswirkungen. Für die Gesundheit der Wohngegend ist also die *nähere* Umgebung der Wohnung entscheidend!

Dies zeigte sich besonders deutlich, wenn man Menschen, die 10% Grün in ihrer Umgebung (1 Kilometer Umkreis) haben, mit Menschen mit 90% Grün in der Umgebung verglich: Bei nur 10% Grün war im Vergleich zu einer starken Begrünung eine Depression um 25% und eine Angststörung um 30% wahrscheinlicher. Ganz allgemein war der Zusammenhang zwischen der Begrünung der Umgebung und der durch den Hausarzt eingeschätzten Morbidität eines Menschen etwa so stark wie der Zusammenhang zwischen dem Alter und der Morbidität. „Ein Prozent mehr Begrünung hat dabei etwa die gleiche Auswirkung auf den Gesundheitszustand eines Menschen wie ein um ein Jahr jüngeres Alter“, kommentieren die Autoren ihre Ergebnisse (*Maas* et al. 2009, 970). Zudem wurde festgestellt, dass der Zusammenhang zwischen Begrünung der

9 „The term Shinrin-yoku (taking in the forest atmosphere or forest bathing) was coined by the Japanese Ministry of Agriculture, Forestry, and Fisheries in 1982“ (*Park* et al. 2010, 18).

unmittelbaren Umgebung der Wohnung und dem Vorhandensein von Krankheiten bei denjenigen am größten ist, bei denen man dies auch erwarten würde, nämlich bei Kindern und bei Menschen aus sozial benachteiligten Schichten. Hilft es, wenn man in eine grünere Gegend – mehr Bäume am Straßenrand, mehr private Gärten und öffentlichen Parks in der gleichen Stadt – umzieht?

Aus wissenschaftlicher Sicht kann man diese Frage tatsächlich mit „Ja" beantworten, denn genau dies wurde in einer Längsschnittstudie untersucht (*Alcock* et al. 2014). Man fand heraus, dass dies die Menschen glücklicher und zufriedener mit ihrem Leben macht, mindestens für die folgenden drei Jahre. Der Effekt war nicht besonders groß, hatte doch der Umzug in eine grünere Gegend für das persönliche Glück nur etwa ein Zehntel der Bedeutung des eigenen Arbeitsplatzes und ein Drittel der Bedeutung einer Paarbeziehung (zwei gut untersuchte Faktoren, die das Lebensglück und die langfristige Zufriedenheit eines Menschen sehr deutlich beeinflussen). Gegenüber einem anderen bekannten Indikator des erlebten Glücks – der Kriminalität in der Wohngegend – war der Effekt der grüneren Umgebung jedoch stärker ausgeprägt. Insgesamt zeigt die Studie, dass der Umzug in eine grünere Umgebung sich positiv auf die Gesundheut auswirkt. „Der Effekt ist in ärmeren Gemeinden am größten. Reiche Leute sind sowieso schon recht gesund", stellte hierzu der Sozial- und Umweltpsychologe Mathew White von der University of Exeter, Großbritannien, in einer in der Zeitschrift *Nature* publizierten Übersicht erst kürzlich fest (*Gilbert* 2016, 57).

Vor dem Hintergrund der genannten Erkenntnisse verwundert es übrigens nicht, dass die langfristige Naturverbundenheit eines Menschen mit dessen Glück zusammenhängt, wie eine Metaanalyse von 30 Studien mit insgesamt 8.523 Personen ergab (*Capaldi* et al. 2014) Das Naturerleben bewirkt Glück, Zufriedenheit und Gesundheit.[10]

Im Hinblick auf unser Thema ist jedoch von größter Bedeutung, dass sich das Naturerlebnis auch günstig auf den sozialen Zusammenhalt einer Gemeinschaft auswirkt. Menschen werden zu „besseren Menschen", wenn sie sich in der Natur aufhalten; sie können nicht nur klarer und kreativer denken und sind besser

10 Zusätzlich zu den Studien über die gesunden Auswirkungen der Natur gibt es auch direkte Nachweise der krankmachenden Effekte der Stadt. Eine Metaanalyse aus dem Jahr 2010, die Daten aus 20 populationsbasierten, nach 1985 publizierten Studien zusammenfasst, ergab beispielsweise, dass Städter mit 20% höherer Wahrscheinlichkeit an Angststörungen und mit fast 40% höherer Wahrscheinlichkeit an affektiven Störungen erkranken als die auf dem Land lebende Bevölkerung (*Peen* et al. 2010). Das Risiko, an einer Schizophrenie zu erkranken, ist bei Menschen, die in Städten geboren und aufgewachsen sind, etwa verdoppelt (*Lederbogen* et al. 2011). Hinzu kommt, dass sich die Städte sehr deutlich im Hinblick darauf unterscheiden, wie weit es der Bewohner im Durchschnitt zur nächsten Grünfläche hat. Im Mittel von vier untersuchten europäischen Städten liegt dieser Wert bei 180 Metern (*Smith* et al 2017). Insbesondere für Kinder und deren gesunde Entwicklung ist Natur ein wichtiger Faktor. Liegt er nicht vor, sprechen manche sogar von *Nature Deficit Disorder* (*Louv* 2005), ein nichtklinischer Ausdruck, der die Sache dennoch ziemlich gut trifft.

gestimmt sowie langfristig gesünder, sondern sie verhalten sich sogar in moralischer Hinsicht menschlicher in dem Sinne, dass sie sich etwas weniger um sich selbst und etwas mehr um andere kümmern. In der Natur sind ihnen Werte wie Gemeinschaft und Verbundenheit wichtiger und materielle Werte unwichtiger. Dies hat zur Folge, dass es durch das Naturerlebnis nachweislich zu einer Verminderung von Aggressivität, Gewalt und Kriminalität kommt (*Beyer* et al. 2014). Warum ist das so?

8. Ehrfurcht und Empathie

„Zwei Dinge erfüllen das Gemüt mit immer neuer und zunehmender Bewunderung und Ehrfurcht, je öfter und anhaltender sich das Nachdenken damit beschäftigt: Der bestirnte Himmel über mir, und das moralische Gesetz in mir." Dieses bekannte Zitat stammt von *Immanuel Kant* (1724-1804), dem wichtigsten deutschen Philosophen der Aufklärung (Schlusswort der *Kritik der praktischen Vernunft*, Kapitel 34).

Das *Kant*-Zitat mutet schon formal aufgrund der verwendeten Sprache eigenartig an. Auch inhaltlich tut sich der heutige Mensch schwer mit der hier behaupteten Verbindung von Sternenhimmel einerseits (einem Phänomen der Natur bzw. der Physik) und dem Menschen als sozialem Gemeinschaftswesen andererseits (d. h. unter dem Blickwinkel von moralischer Handlung und damit Ethik). Wie meint Kant das? Oder: Was meint er überhaupt?

Liest man weiter in Kants Text (man muss sich Mühe geben, um nicht formal zu stolpern), so erfährt man durchaus genauer, was er hier meint: Zunächst die Sinnlichkeit des unmittelbaren Erlebens – ich sehe die Sterne vor mir; es geht also nicht bloß um Gedanken oder Vermutungen, sondern um das Naturerlebnis. Und in diesem Erleben wird zweierlei wahrgenommen, nämlich Größe[11] und Kleinheit, zugleich! Wer hätte dies nicht schon genau so erlebt, wenn man in einer klaren Sternennacht den Bick zum Himmel wendet? Und wenn man dann noch ein bisschen naturwissenschaftliche Grundbildung genossen hat, dann weiß man zudem, dass die hellen Punkte keine Löcher in einer dunkelblauen Wand sind, die nachts die Sonne verdunkelt, sondern riesige Sonnen in nicht vorstellbaren Weiten des Raums – mit Ausnahme der wenigen „Wandelsterne" (d.h. Planeten) und der vielen schnell dahinfliegenden Satelliten. Im Vergleich zu diesem Anblick wird man selbst unendlich klein.[12] Im Erleben des

11 *Kant* sei hier kurz im Original zitiert: „Das Erste [der Sternenhimmel] fängt von dem Platze an, den ich in der äußeren Sinnenwelt einnehme, und erweitert die Verknüpfung, darin ich stehe, ins unabsehlich Große mit Welten über Welten und Systemen von Systemen, überdem noch in grenzenlosen Zeiten ihrer periodischen Bewegung, deren Anfang und Fortdauer."

12 Mit *Kant*: „Der erstere Anblick einer zahllosen Weltenmenge vernichtet gleichsam meine Wichtigkeit als eines tierischen Geschöpfs, das die Materie, daraus es ward, dem Planeten (einem bloßen Punkt im Weltall) wieder zurückgeben muss [...]."

Großen, des (zumindest gefühlten) „Unendlichen“ wird die eigene Kleinheit und Endlichkeit überdeutlich.

Auch im Bereich der Moral werden Größe und Kleinheit zugleich erlebt, aber in umgekehrter Reihenfolge, denn das Erleben beginnt bei der eigenen Winzigkeit. Wenn ich mich als Person begreife, die handelnd in das Weltgeschehen eingreift, dann erlebe ich zunächst meine Begrenztheit („Wer bin ich denn schon im Vergleich zu allen anderen?“), denke aber auch die Offenheit der Gesellschaft und ihren Wandel in der Zukunft mit. Und so komme ich nicht wie beim Weltall vom Großen zum Kleinen, sondern vom Kleinen im Hier und Jetzt zum Großen, dem räumlich und zeitlich Unendlichen.[13]

Beim Anblick der Natur – Sternenhimmel, Wald, Wasserfälle, Meer, weites Land, Berge, Täler – erleben wir uns als Teil eines größeren Zusammenhangs. Dabei wird uns bewusst, wie winzig klein wir einerseits sind, doch zugleich auch wieder riesengroß (als Teil des Ganzen, zu dem wir gehören). *Kant* vermutete, dass uns dieses Gefühl dazu bringt, uns mitmenschlicher zu verhalten, und brachte diese Vermutung in dem oben zitierten Satz (sowie den in den Anmerkungen zitierten Worten) zum Ausdruck. Dies ist für das Funktionieren einer Gemeinschaft von erheblicher Bedeutung, denn sie funktioniert überhaupt nur aufgrund allgemeiner einzuhaltender Normen und Werte, die nicht aus den Gesetzen der Natur folgen, sondern die wir uns selbst geben.

Man könnte es mit diesen Gedanken an den engen Zusammenhang zwischen Naturerlebnis und moralischem Handeln bewenden lassen, gäbe es da nicht gerade heute in beiderlei Hinsicht so abgrundtiefe Defizite!

1) *Defizite im Naturerleben:* Der Stadtmensch (immerhin drei Viertel der Menschheit, mit steigender Tendenz) hat kaum noch Kontakt zur Natur: Im Frühling blühen zwar die Blumen im Vorgarten, im Sommer wird die Hitze ertragen und der Rasen gegossen, im Herbst das Laub zusammengerecht, und vielleicht werden noch bei einem Waldspaziergang die bunten Farben bewundert. Im Winter schimpft man aber eher über Schneetreiben, Glatteis und andere „Launen“ der Natur und genießt allenfalls im Skiurlaub den Anblick der verschneiten Berglandschaft.

Vor allem jüngere Menschen sehen gar nicht mehr ein, warum man sich überhaupt in die Natur begeben sollte: *Warum rausgehen, wenn man ein iPhone hat?* (s. o.; *Anon* 2013). Hierzulande ist es kaum anders: Meine Generation verbrachte in der Kindheit und Jugend einen wesentlichen Teil der freien Zeit an den Nachmittagen draußen, ganz selbstverständlich, denn irgendwo war immer etwas los, und sonst gab es ja nichts zu erleben. Heute verbringt der durchschnittliche Jugendliche täglich fünf bis sieben Stunden vor einem Bildschirm (TV,

---

13 Nochmals mit *Kant*: „Das Zweite [das Prinzip meines sittlichen Handelns] fängt von meinem unsichtbaren Selbst, meiner Persönlichkeit, an und stellt mich in einer Welt dar, die wahre Unendlichkeit hat, aber nur dem Verstande spürbar ist, und mit welcher […] ich mich […] in […] allgemeiner und notwendiger Verknüpfung erkenne.“

Spielkonsole, Video, Computer, Tablet, Smartphone) – und am Bildschirm lässt sich Empathie und Mitmenschlichkeit nicht erlernen.[14]

2) *Empathische und moralische Defizite:* Im Januar 2015 wurde berichtet, dass ein 32-jähriger Mann in Taiwan in einem Internet-Café gestorben war, nachdem er drei Tage ununterbrochen Computerspiele gespielt hatte. Die Todesursache war Herzversagen, wahrscheinlich lagen akuter Flüssigkeitsmangel und eine bereits bestehende Erkrankung des Herzens vor. Es war schon der zweite Fall dieser Art, nachdem am 1. Januar ein 38-jähriger Mann nach fünftägigem Computerspielen tot zusammengebrochen war. Der letzte Satz der Zeitungsmeldung lautete wie folgt: „Nach Polizeiangaben reagierten andere Computerspieler in beiden Fällen völlig gleichgültig. Sie spielten teilweise sogar weiter, als die Spurensicherung für die Beweisaufnahme Tische absperrte."[15] Da stirbt also jemand in einem belebten Internet-Café, und an den umliegenden Rechnern wird unverdrossen weitergespielt.

Wer nun glaubt, es handele sich hier um Einzelfälle in Ostasien, die uns nichts anzugehen brauchen, der irrt. Einer Meldung des WDR vom 1. Februar 2015 zufolge fuhr ein unaufmerksamer Autofahrer nachts auf der A2 in der Nähe von Magdeburg mit überhöhter Geschwindigkeit in ein Stauende. Das Auto überschlug sich und kam auf dem Dach zum Liegen; es gab sechs Verletzte. In der Meldung konnte man hierzu Folgendes lesen: „Nach Angaben der Polizei fuhren zahllose Autofahrer an der Unfallstelle vorbei, ohne zu helfen; einige machten sogar noch Fotos. [...] Die Polizei spricht von einem unbeschreiblichen Verhalten."

Im Herbst 2017 schließlich starb ein Motorradfahrer nach einem schweren Verkehrsunfall – und wurde dabei mit einem Smartphone gefilmt. Mitten unter uns befinden sich hierzulande also ganz offensichtlich Menschen, deren Mitgefühl für das Leiden anderer eingeschränkt oder gar nicht mehr vorhanden ist.

Wollen wir in einer Gesellschaft von Menschen leben, die zu wirklichem Mitgefühl, zu moralischem Empfinden und darauf basierendem Handeln nicht mehr fähig sind? Ich glaube fest daran, dass die wenigsten Menschen eine solche Welt einer Gemeinschaft empathiefähiger Menschen vorziehen würden.

Die Defizite des heutigen Menschen im Hinblick auf Naturerleben und Empathie sind deutlich und von jedem erfahrbar, der mit etwas Aufmerksamkeit durch die Straßen geht. Aus meiner Sicht ist es daher eine bedeutende Einsicht, dass ein systematischer Zusammenhang zwischen Naturerleben und Sozialverhalten nicht nur vermutet werden kann, sondern tatsächlich auch empirisch gefunden wurde.

---

14 Die Literatur hierzu habe ich in *Digitale Demenz* (2012), *Cyberkrank!* (2015) und *Die Smartphone-Epidemie* (2018) ausführlich diskutiert.

15 https://www.welt.de/newsticker/news1/article136476109/Mann-in-Taiwan-stirbt-nach-Dauer-Computerspielen.html (aufgerufen am 29.08.2018).

9. Gemeinschaftliche versus materielle Motive

Amerikanische Psychologen von der Universität Rochester interessierten sich für die Frage, welche Auswirkungen das Naturerlebnis auf die Einstellung von Menschen zu ihren Mitmenschen hat. Sie unterschieden hierzu zunächst zwei generelle Lebensziele, solidarische (sie sprechen etwas irreführend von „intrinsischen" Motiven) und konkurrierende (die Autoren nennen sie „extrinsisch"). Solidarische Motive betreffen unsere ureigenen Grundbedürfnisse wie das Bedürfnis nach Gemeinschaft, nach Vertrautheit und nach persönlichem Wachstum; sie sind nicht von diesen Bedürfnissen irgendwie abgeleitet. Konkurrierende Motive hingegen betreffen Dinge, die nicht selbst einen Wert haben, sondern deren Wert davon abgeleitet ist, dass alle danach streben. Geld oder ein guter Ruf sind Beispiele für derartige Motive.

Letztlich beziehen sich solidarische („intrinsische") Motive auf die Gemeinschaft, wohingegen konkurrierende („extrinsische") Motive sich auf uns selbst beziehen. Interessanterweise hängt das persönliche Glück sehr stark davon ab, ob man eher auf die Gemeinschaft oder auf sich selbst fokussiert ist: Gibt man beispielsweise Geld für andere aus, dann steigert dies das persönliche Glück. Gibt man hingegen Geld für sich selbst aus, nimmt das persönliche Glück hierdurch nicht zu (*Dunn* et al. 2008).

Wenn es nun so ist, dass unser Naturerlebnis eher Gedanken an das Aufgehobensein in einem größeren Zusammenhang, Gedanken an Gemeinschaft und an andere Menschen als Teil dieser Gemeinschaft weckt, wohingegen das Erleben von künstlichen Umgebungen uns eher an Einschränkungen auch durch andere und an letztlich egoistische Wertvorstellungen erinnert, dann sollten sich entsprechende Effekte auch nachweisen lassen.

Künstliche Umgebungen bringen wir eher mit unserem alltäglichen Leben und dem Stress, der damit einhergeht, in Verbindung: Druck, Hast, Interessen und deren Konflikte, Verkehrsstau und Konsum, Abhängigkeiten und Schwierigkeiten. All das erleben wir in der Stadt. Naturerleben schenkt uns demgegenüber Ruhe, Stressfreiheit, Autonomie und Freiheit. Die Autoren formulieren dies wie folgt: „Aus phänomenologischer Sicht wird Autonomie erfahren als Verbindung mit sich selbst bzw. als Gefühl der Übereinstimmung mit sich selbst und Gefühl der Selbst-Autorenschaft sowie der Freiheit von externem und internem Druck [...]. Insbesondere kann die Natur unsere Autonomie direkt stärken, indem sie uns mit stimulierenden Empfindungen, das heißt, interessanten und persönlich befriedigenden Umgebungsreizen, die uns an der Gegenwart orientieren, sowie Gelegenheiten, diese Erfahrungen mit aufmunternder Introspektion und einem kohärenten Sinn für sich selbst zu integrieren, versorgt. Zudem gibt uns die Natur eine Alternative zum Stress des täglichen Lebens" (*Weinstein* et al. 2009, 1316).

Zur empirischen Überprüfung dieser Gedanken führten die Autoren vier einfache Experimente durch. In allen Fällen wurden die Probanden zunächst zufällig der Natur- bzw. Nichtnaturgruppe zugeordnet. Anschließend sollten sie eine ganze Reihe von Fragebögen auszufüllen, in die entsprechende Fragen nach extrinsischen oder intrinsischen Motiven eingestreut waren. Dann erfolgte in den ersten drei Experimenten eine Bildbetrachtung mit gleichzeitiger akustischer meditativer Anweisung über Kopfhörer, wonach sich wiederum Fragebögen anschlossen, die erneut intrinsische und extrinsische Motive sowie den Grad ihres Eintauchens (Immersion) in die jeweils betrachteten Landschaften und das Vorhandensein positiver Emotionen wie Freude und Glück abfragten.

Beim ersten Experiment schauten sich die 98 Versuchspersonen vier Bilder an, entweder vier Landschaftsbilder (natürliche Landschaften) oder vier Bilder von Städten, also von Umgebungen, die von Menschenhand gestaltet wurden, jeweils für zwei Minuten, begleitet vom folgenden über Kopfhörer dargebotenen Text:

„Stellen Sie sich vor, Sie befinden sich an diesem Ort [Pause]. Schauen Sie sich um und achten Sie auf alle Aspekte Ihrer Umgebung [Pause]. Richten Sie Ihre Aufmerksamkeit auf die Farben [Pause]. Achten Sie auf die Strukturen. Stellen Sie sich vor, Sie würden die Luft atmen; achten Sie auf Gerüche in der Luft [Pause]. Stellen Sie sich Geräusche vor, die Sie hören könnten [Pause]. Nehmen Sie alle Aspekte der Umgebung vor Ihnen tief in sich auf."

Danach wurden die Probanden nach dem Grad ihres Eintauchens in das Bild befragt: „Wie stark waren alle Ihre Sinne dabei?" – „Wie stark fühlten Sie, dass Sie an dem Ort, den Sie sahen, wirklich waren?" – „Wie stark beeindruckten Sie die visuellen Aspekte der Umgebung?" Diese Fragen waren jeweils auf einer Skala von 1 (gar nicht) bis 5 (sehr stark) zu beantworten. Danach wurden Motive abgefragt, intrinsische (soziale Beziehungen und Gemeinschaft, wie beispielsweise „tiefe und andauernde Beziehungen haben" oder „für die Verbesserung der Gesellschaft arbeiten") und extrinsische (Geld und Ruf, wie beispielsweise „finanziell erfolgreich sein" oder „von anderen Menschen bewundert werden"). Naturerleben führte in diesem Experiment zu gesteigerter intrinsischer Motivation und persönlicher Autonomie (beinhaltete Sätze wie: „Ich fühle mich gerade frei und in der Lage, für mich selbst zu entscheiden, wie ich mein Leben führen will." oder: „Gerade jetzt fühle ich, dass ich ich selbst sein kann.").

Ein zweites Experiment mit anderen Bildern hatte den gleichen Effekt. Der war allerdings nicht mit spezifischen Bildern verbunden, sondern damit, dass Landschaften versus artifizielle Stadtbilder gezeigt wurden. Weiterhin zeigte sich, dass die Effekte des Eintauchens in die Natur (versus in die Stadt) durch den Grad der Verbundenheit mit der Natur sowie den Grad der Autonomie, die jemand erlebt, bestimmt werden.

Ein drittes Experiment mit 85 Probanden wies nach, dass das Naturerleben direkte Verhaltenskonsequenzen im Sinne von Großzügigkeit bei Geldspenden für andere Menschen hatte. „Je mehr die Probanden in die Naturbilder eintauchten, desto wahrscheinlicher fällten sie großzügige Entscheidungen; und je mehr sie in Nichtnaturbilder eintauchten, desto weniger großzügig bzw. desto geiziger wurden sie" (*Weinstein* et al. 2009, 1324).

In einem vierten Experiment mit 72 Probanden gingen die Autoren schließlich noch der Frage nach, ob diese Effekte auch durch „reale“ Natur anstatt durch Naturbilder hervorzurufen sind. Dies war der Fall.

Das Naturerleben lässt also nachweislich unseren Egoismus schrumpfen, als würde unser Ego angesichts von Bergen und Tälern, Bäumen und Flüssen kleiner, wie andere Studien zeigen konnten (*Frantz* et al. 2005) Lassen wir abschließend noch einmal die Autoren der Studie zu Wort kommen: „Insgesamt legen unsere Befunde nahe, dass der Kontakt mit der Natur menschliche Auswirkungen auf uns hat und unsere Authentizität und Verbundenheit stärkt, was zu einer Orientierung im Hinblick auf andere versus auf uns selbst führt, die zu deren Wertschätzung und zur Großzügigkeit ihnen gegenüber führt. [...] Unsere Daten legen nahe, dass wir in dem Maße, wie wir unsere Verbindung mit der Natur verlieren, auch unsere Verbindung zu anderen Menschen verlieren“ (*Weinstein* et al. 2009, 1328).

10. Literatur

Alcock, I., White, M.P., Wheeler, B.W., Fleming, L.E., Depledge, M.H. (2014): Longitudinal effects on mental health of moving to greener and less green urban areas. In: Environ SciTechnol 48, 1247-1255.

Anonymus (2013): Why go outside when you have an iPhone? America's national parks struggle to attract young visitors. In: The Economist 17.08.2013. http://www.economist.com/news/united-states/21583689-americas-na...uggle-attract-young-visitors-why-go-outside-when-you-have/print (aufgerufen am 19.08.2013).

Anonymus (2016): In praise of parks. In: Nature 529, 437-438.

Atchley, R.A., Strayer, D.L., Atchley, P. (2012): Creativity in the Wild: Improving Creative Reasoning through Immersion in Natural Settings. In: PLoS ONE 7(12), e51474. DOI:10.1371/journal.pone.0051474.

Ballouard, J.M., Brischoux, F., Bonnet, X. (2011): Children prioritize virtual exotic biodiversity over local biodiversity. In: PLoS One 6(8), e23152. DOI: 10.1371/journal.pone.0023152.

Balmford, A., Clegg, L., Coulson, T., Taylor, J. (2002): Why conservationists should heed Pokémon. In: Science 295, 2367-2367.

Berman, M. G., Jonides, J., Kaplan, S. (2008): The Cognitive Benefits of Interacting With Nature. In: Psychological Science 19, 1207-1212.

Beyer, K., Kaltenbach, A., Szabo, A., Bogar, S., Nieto, F.J., Malecki, K.M. (2014): Exposure to neighborhood green space and mental health. In: Int J Environ Publ Health Res 11, 3453-3472.

Bjerregaard, L. G., Jensen, B. W., Ängquist, L., Osler, M., Sørensen, T.I.A., Baker, J.L. (2018): Change in Overweight from Childhood to Early Adulthood and Risk of Type 2 Diabetes. In: N Engl J Med 378, 1302-1312.

Blanchette, D.M., Ramocki, S. P., O'del, J. N., Casey, M. S. (2005): Aerobic Exercise and Cognitive Creativity: Immediate and Residual Effects. In: Creativity Research Journal 17, 254-264.

Bratman, G.N., Hamilton, J.P., Hahn, K.S., Daily, G.C., Gross, J.J. (2015a): Nature experience reduces rumination and subgenual prefrontal cortex activation. In: PNAS 112, 8567-8572.

Bratman, G.N., Daily, G.C., Levy, B.J., Gross, J.J. (2015b): The benefits of nature experience: Improved affect and cognition. In: Landscape and Urban Planning 138, 41-50.

Bundesamt für Naturschutz: Naturschutzgebiete. www.bfn.de/0308_nsg.html (aufgerufen am 24.03.2016).

Capaldi, C. A., Dopko, R. L., Zelenski, J. M. (2014): The relationship between nature connectedness and happiness: a meta-analysis. In: Frontiers in Psychology 5, 976.

Cherrie, M. P. C., Shortt, N. K., Mitchell, R. J., Taylor, A. M., Redmondc, P., Ward Thompson, C., Starr, J. M., Deary, I. J., Pearce, J. R. (2018): Green space and cognitive ageing: A retrospective life course analysis in the Lothian Birth Cohort 1936. In: Social Science & Medicine 196, 56-65.

Cohen-Cline, H., Turkheimer, E., Duncan, G. E. (2015): Access to green space, physical activity and mental health: a twin study. In: J Epidemiol Community Health 269, 523-529.

Dibben, C., Playford, C., Mitchell, R. (2016): Be(ing) prepared: Guide and Scout participation, childhood social position and mental health at age 50 – a prospective birth cohort study. In: J Epidemiol Community Health, November 10th, 1-7. DOI: 10.1136/jech-2016-207898.

Dunn, E. W., Aknin, L. B., Norton, M. I. (2008): Spending money on others promotes happiness. In: Science 319, 1687-1688.

Egan, T. (2015): Nature-deficit disorder. In: The New York Times, The Opinion Pages section, The Opinionator blog, 29.03.2012. http://opinionator.blogs.nytimes.com/2012/03/29/nature-deficit-Disorder (aufgerufen am 31.10.2017).

Faber Taylor, A., Kuo, F. E., Sullivan, W. C. (2002): Views of nature and self-discipline: Evidence from inner city children. In: Journal of Environmental Psychology 22, 49-63.

Faber Taylor, A. F., Kuo, F. E. (2009): Children with attention deficits concentrate better after walk in the park. In: Journal of Attention Disorders 12, 402-409.

Faber Taylor, A. F., Kuo, F. E. (2011): Could exposure to everyday green spaces help treat ADHD? Evidence from children's play settings. In: Applied Psychology: Health and Well-Being 3, 281-303.

Faber Taylor, A. F., Kuo, F. E., Sullivan, W. C. (2001): Coping with ADD. The surprising connection to green play settings. In: Environment and Behavior 33, 54-77.

Flood, A. (2015): Oxford Junior Dictionary's replacement of ‚natural' words with 21st-century terms sparks outcry. In: The Guardian, 13.01.2015. https://www.theguardian.com/books/2015/jan/13/oxford-junior-dictionary-replacement-natural-words (aufgerufen am 21.10.2017).

Frantz, C. M., Mayer, F. S., Norton, C., Rock, M. (2005): There is no „I" in nature: The influence of self-awareness on connectedness to nature. In: Journal of Environmental Psychology 25, 427-436.

Fredrickson, L. M., Anderson, D. H. (1999): A qualitative exploration oft he wilderness experience as a source of spiritual inspiration. In: Journal of Environmental Psychology 19, 21-39.

Gascon, M., Triguero-Mas, M., Martínez, D., Dadvand, P., Forns, J., Plasència, A., Nieuwenhuijsen, M. J. (2016): Mental health benefits of long-term exposure to residential green and blue spaces: a systematic review. In: Int J Environ Res Public Health 12, 4354-4379.

Gascon, M., Triguero-Mas, M., Martínez, D., Dadvand, P., Rojas-Rueda, D., Plasència, A., Nieuwenhuijsen, M. J. (2016): Residential green spaces and mortality: A systematic review. In: Environ Int 86, 60-67.

GIK, Gesellschaft für integrierte Kommunikationsforschung (2016): b4t Kreativtracking: Auswertung Krombacher. München (www.b4t.media).

Gilbert, N. (2016): Green space: A natural high. In: Nature 531, 56-57.

Gondola, J. C. (1986): The enhancement of creativity through long and short term exercise programs. In: J Soc Behav Pers 1, 77-82.

Gondola, J. C. (1987): The effects of a single bout of aerobic dancing on selected tests of creativity. In: J Soc Behav Pers 2, 275-278.

Hand, K. L., Freeman, C., Seddon, P. J., Recio, M. R., Stein, A., van Heezik, Y. (2017): The importance of urban gardens in supporting children's biophilia. In: PNAS 114, 274-279.

Herrera, R., Markevych, I., Berger, U., Genuneit, J., Gerlich, J., Nowak, D., Schlotz, W., Vogelberg, C., von Mutius, E., Weinmayr, G., Windstetter, D., Weigl, M., Heinrich, J., Radon, K. (2018): Greenness and job-related chronic stress in young adults: a prospective cohort study in Germany. In: BMJ Open 8(6), e021599. DOI: 10.1136/bmjopen-2018-021599.

Jang, S. J., Johnson, B. R., Kim, Y.-I., Polson, E. C., Smith, B. G. (2014): Structured voluntary youth activities and positive outcomes in adulthood: An exploratory study of involvement in scouting and subjective well-being. In: Sociological Focus 47, 238-267.

Kant, I. (1788/1995): Kritik der praktischen Vernunft. Stuttgart: Reclam.

Kesebir, S., Kesebir, P. (2017): A growing Disconnection from nature is evident in cultural products. In: Perspectives on Psychological Science 12, 258-269.

Kondo, M. C., Fluehr, J. M., McKeon, T., Branas, C. C. (2018): Urban Green Space and Its Impact on Human Health. In: Int J Environ Res Public Health 15 pii, E445. DOI: 10.3390/ijerph15030445.

Korpela, K. M., Pasanen, T., Repo, V., Hartig, T., Staats, H., Mason, M., Alves, S., Fornara, F., Marks, T., Saini, S., Scopelliti, M., Soares, A. L., Stigsdotter, U. K., Ward Thompson, C. (2018): Environmental Strategies of Affect Regulation and Their Associations With Subjective Well-Being. In: Front Psychol 9, 562. DOI: 10.3389/fpsyg.2018.00562. eCollection 2018.

Kuo, C.-Y., Yeh, Y.-Y. (2016) Sensorimotor-conceptual integration in free walking enhances divergent thinking for young and older adults. In: Front Psychol 7, 1580. DOI: 10.3389/fpsyg.2016.01580.

Lachowycz, K., Jones, A. P. (2014): Does walking explain associations between access to greenspace and lower mortality? In: Soc Sci Med 107, 9-17.

Lange, E., Schaeffer, P. V. (2001): A comment on the market value of a room with a view. In: Landscape & Urban Planning 55, 113-120.

Lederbogen, F., Kirsch, P., Haddad, L. et al. (2011): City living and urban upbringing affect neural social stress processing in humans. In: Nature 474(7352), 498-501.

Logan, A. C. (2015): Dysbiotic drift: mental health, environmental grey space, and microbiota. In: Journal of Physiological Anthropology 34, 23.

Logan, A. C., Katzman, M. A., Balanzaý-Martiýnez, V. (2015): Natural environments, ancestral diets, and microbial ecology: is there a modern „paleo-deficit disorderö? In: Part I. J Physiol Anthropol 34, 1.

Louv, R. (2005): Last Child in the Woods: Saving Our Children from Nature-Deficit Disorder. Chapel Hill, NC: Algonquin Books.

Luttik, J. (2000): The value of trees, water and open spaces as reflected by house prices in the Netherlands. In: Landscape and Urban Planning 48, 161-167.

Maas, J., van Dillen, S. M. E., Verheij, R. A., Groenewegen, P. P. (2009): Social contacts as a possible mechanism behind the relation between green space and health. In: Health Place 15, 586-595.

Maas, J., Verheij, R. A., de Vries, S., Spreeuwenberg, P., Schellevis, F. G., Groenewegen, P. P. (2009): Morbidity is related to a green living environment. In: J Epidemiol Community Health 63, 967-973.

Maas, J., Verheij, R. A., Groenewegen, P. P., de Vries, S., Spreeuwenberg, P. (2006): Green space, urbanity, and health: how strong is the relation? In: J Epidemiol Community Health 60, 587-592.

MacKerron, G., Mourato, S. (2013): Happiness is greater in natural environments. In: Global Environmental Change. DOI: 10.1016/j.gloenvcha.2013.03.010.

Markevych, I., Thiering, E., Fuertes, E., Sugiri, D., Berdel, D., Koletzko, S. et al. (2014): A cross-sectional analysis of the effects of residential greenness on blood pressure in 10-year old children: results from the GINIplus and LISAplus studies. In: BMC Publ Health 14, 477.

McEachan, R. R. C., Yang, T. C., Roberts, H., Pickett, K. E., Arseneau-Powell, D., Gidlow, C. J., Wright, J., Nieuwenhuijsen , M. (2018): Availability, use of, and satisfaction with green space, and children's mental wellbeing at age 4 years in a multicultural, deprived, urban area: results from the Born in Bradford cohort study. In: Lancet Planet Health 2(6): e244-e254. DOI: 10.1016/S2542-5196(18)30119-0.

McKenzie, K., Murray, A., Booth, T. (2013): Do urban environments increase the risk of anxiety, depression and psychosis? An epidemiological study. In: Journal of Affective Disorders 150, 1019-1024.

Mehta, R., Zhu, R. (2009): Blue or red? Exploring the effect of color on cognitive task performances. In: Science 323, 1226-1229.

Mischel, W., Shoda, Y., Rodriguez, M. I. (1989): Delay of gratification in children. In: Science 244, 933-938.

Mitchell, R. (2013): Is physical activity in natural environments better for mental health than physical activity in other environments? In: Social Science & Medicine 91, 130-134.

Mitchell, R., Popham, F. (2008): Effect of exposure to natural environment on health inequalities: an observational population study. In: The Lancet 372, 1655-1660.

Moffitt, T. E., Arseneault, L., Belsky, D., Dickson, N., Habcox, R., Harrington, H. et al. (2011): A gradient of childhood self-control predicts health, wealth, and public safety. In: PNAS 108, 2693-2698.

Moss, S. (2012): Natural Childhood. Natural Trust Fund. Park Lane Press. https://www.nationaltrust.org.uk/documents/read-our-natural-childhood-report.pdf (aufgerufen am 22.10.2017).

Mytton, O. T., Townsend, N., Rutter, H., Foster, C. (2012): Green space and physical activity an observational study using Health Survey for England data. In: Health & Place 18, 1034-1041.

Nisbet, E. K., Zelenski, J. M. (2011): Underestimating nearby nature. In: Psychol Sci 22, 1101-1106.

Nutsford, D., Pearson, A. L., Kingham, S. (2013): An ecological study investigating the association between access to urban green space and mental health. In: Publ Health 127, 1005-1011.

Nutsford, D., Pearson, A. L., Kingham, S., Reitsma, F. (2016): Residential exposure to visible blue space (but not green space) associated with lower psychological distress in a capital city. In: Health Place 39, 70-78.

Oppezzo, M., Schwartz, D. (2014): Give your ideas some legs: The positive effect of walking on creative thinking. In: Journal of Experimental Psychology: Learning, Memory, and Cognition 40, 1142-1152.

Park, B. J., Tsunetsugu, Y., Kasetani, T., Kagawa, T., Miyazaki, Y. (2010): The physiological effects of Shinrinyoku (taking in the forest atmosphere or forest bathing): evidence from field experiments in 24 forests across Japan. In: Environ Health Prev Med 15, 18-26.

Peen, J., Schoevers, R. A., Beekman , A. T., Dekker, J. (2010): The current status of urban-rural differences in psychiatric disorders. In: Acta Psych Scand 121, 84-93.

Peter Kareiva, P. (2008): Ominous trends in nature recreation. In: PNAS 105, 2757-2758.

Richardson, E. A., Pearce, J., Shortt, N. K., Mitchell, R. (2017): The role of public and private natural space in children's social, emotional and behavioural development in Scotland: A longitudinal study. In: Environ Res 158, 729-736.

Richardson, E. A., Shortt, N. K., Mitchell, R., Pearce, J. (2018): A sibling study of whether maternal exposure to different types of natural space is related to birthweight. In: Int J Epidemiol 47, 146-155.

Roe, J.J., Thompson, C. W., Aspinall, P. A., Brewer, M.J., Duff, E. I., Miller, D. et al. (2013): Green space and stress: evidence from cortisol measures in deprived urban communities. In: Int J Environ Res Publ Health 10, 4086-4103.

Ruso, B., Atzwanger, K. (2003): Measuring immediate behavioral responses to the environment. In: The Michigan Psychologist 4, 12.

Sarkar, C., Webster, C., Gallacher, J. (2018): Residential greenness and prevalence of major depressive disorders: a cross-sectional, observational, associational study of 94 879 adult UK Biobank participants. In: Lancet Planet Health 2(4), e162-e173. DOI: 10.1016/S2542-5196(18)30051-2.

Smith, G., Cirach, M., Swart, W., Dėdelė, A., Gidlow, C., van Kempen, E., Kruize, H., Gražulevičienė, R., Nieuwenhuijsen, M. (2017): Characterisation of the natural environment: quantitative indicators across Europe. In: Int J Health Geogr 16, 16.

Soga, M., Gaston, K.J., Yamaura, Y., Kurisu, K., Hanaki, K. (2016): Both Direct and Vicarious Experiences of Nature Affect Children's Willingness to Conserve Biodiversity. In: Int J Environ Res Public Health 13(6). pii: E529. DOI: 10.3390/ijerph13060529.

Spitzer, M. (2009): Die Farben des Denkens. In: Nervenheilkunde 28, 320-323.

Spitzer, M. (2017a): Pokémon go away. In: Nervenheilkunde 36, 500-507.

Spitzer, M. (2017b): Ins Grüne und Blaue. Natur: Geschützt, gesund und teuer! In: Nervenheilkunde 36, 689-694.

Steinberg, H., Sykes, E.A., Moss, T., Lowery, S., LeBoutillier, N. (1997): Exercise enhances creativity independently of mood. In: Br J Sports Med 31, 240-245.

Stigsdotter, U.K., Ekholm, O., Schipperijn, J., Toftager, M., Kamper-Jørgensen, F., Randrup, T.B. (2010): Health promoting outdoor environments-associations between green space, and health, health-related quality of life and stress based on a Danish national representative survey. In: Scand J Pub Health 38, 411-417.

Sugiyama, T., Leslie, E., Giles-Corti, B., Owen, N. (2008): Associations of neighbourhood greenness with physical and mental health: do walking, social coherence and local social interaction explain the relationships? In: J Epidemiol Community Health 62, e9.

Tarrant, M.A. (1996): Attending to past outdoor recreation experiences: Symptom reporting and changes in affect. In: Journal of Leisure Research 28, 1-17.

Taylor, M.S., Wheeler, B.W., White, M.P., Economou, T., Osborne, N.J. (2015): Research note: Urban street tree density and antidepressant prescription rates – A cross-sectional study in London, UK. In: Landscape and Urban Planning 136, 174-179.

Thompson, C.W., Roe, J., Aspinall, P., Mitchell, R., Clow, A., Miller, D. (2012): More green space is linked to less stress in deprived communities: evidence from salivary cortisol patterns. In: Landsc Urban Plan 105, 221-229.

Triguero-Mas, M., Dadvand, P., Cirach, M., Martínez, D., Medina, A., Mompart, A., Basagaña, X., Gražulevičienė, R., Nieuwenhuijsen, M.J. (2015): Natural outdoor environments and mental and physical health: relationships and mechanisms. In: Environ Int 77, 35-41.

Turrell, G., Haynes, M., Wilson, L.A., Giles-Corti, B. (2013): Can the built environment reduce health inequalities? A study of neighbourhood socioeconomic disadvantage and walking for transport. In: Health and Place 19, 89-98.

Vemuri, A.W., Grove, M.J., Wilson, M.A., Burch, W.R. (2011): A tale of two scales: Evaluating the relationship among life satisfaction, social capital, income, and the natural environment at the individual and neighbourhood levels in metropolitan Baltimore. In: Environ Behav 43. 3-25.

Villeneuve, P.J., Jerrett, M., Su, J.G., Burnett, R.T., Chen, H., Wheeler, A.J. et al. (2012): A cohort study relating urban green space with mortality in Ontario, Canada. In: Environmental Research 115, 51-58.

Von der Heide, C.M., Heijman, W.J.M. (2013): The Economic Value of Landscapes. London: Routledge.

Vorster, H.H. (2002): The emergence of cardiovascular disease during urbanisation of Africans. In: Public Health Nutrition 5, 239-243.

Warber, S. L., DeHudy, A.A., Bialko, M.F., Marselle, M.R., Irvine, K.N. (2015): Addressing „Nature-Deficit Disorder": A Mixed Methods Pilot Study of Young Adults Attending a Wilderness Camp. In: Evid Based Complement Alternat Med 2015, 651827. DOI: 10.1155/2015/651827.

White, M.P., Alcock, I., Wheeler, B.W., Depledge, M.H. (2013): Coastal proximity, health and well-being: Results from a longitudinal panel survey. In: Health Place 23, 97-103.

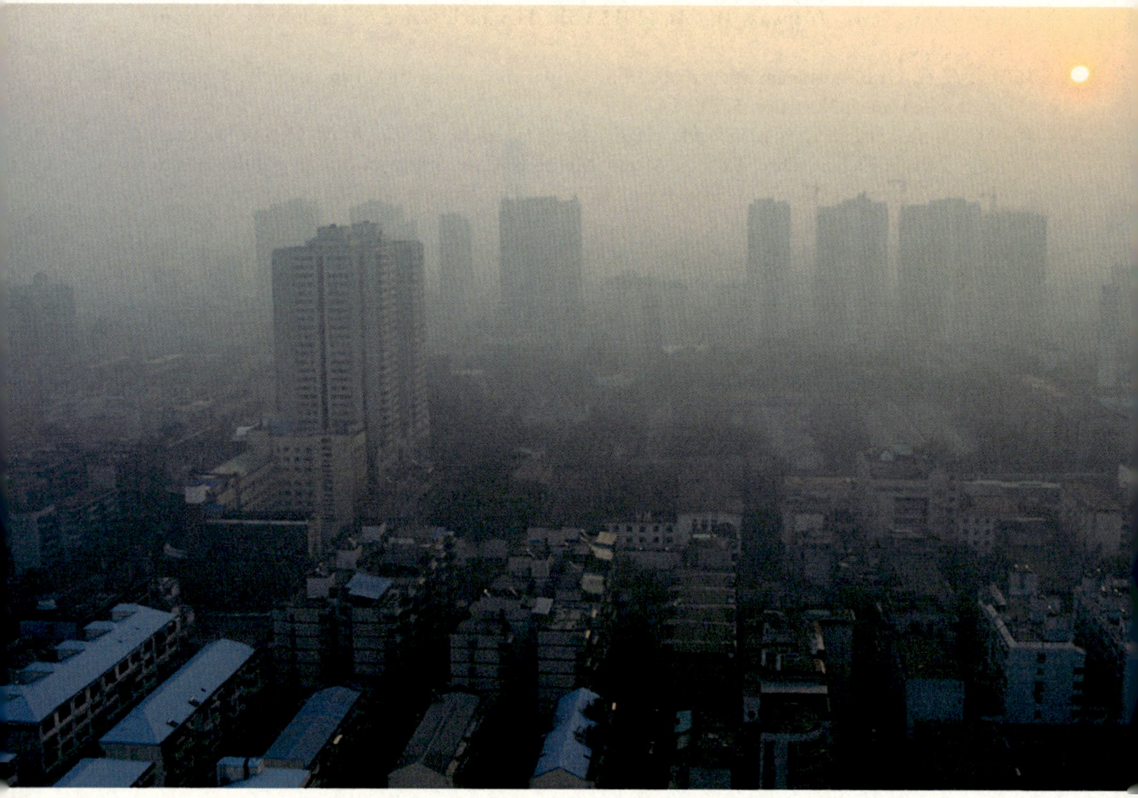

Smog durchgiftet den Körper und verdüstert die Seele

Naturentfremdung, bedrohte Ökologisation, Internetsucht – psychotherapeutische und ökopsychosomatische Perspektiven

Hilarion G. Petzold, Susanne Orth-Petzold

> *Going Green and Doing Social – that's it.*
> (*Hilarion G. Petzold* 2014)

> *Aber wie kommt die Philosophie zur Empirie? ... Nur dadurch, daß sie die empirische Tätigkeit auch als eine philosophische Tätigkeit anerkennt – anerkennt, daß auch das Sehen Denken ist, auch die Sinneswerkzeuge Organe der Philosophie sind.*
> (*Ludwig Feuerbach* 1846)

Inhalt

Der Kontext: Naturentfremdung, Green Turn – Ökologisation & Green Learning pro natura (*Hilarion G. Petzold, Susanne Orth-Petzold*)

Teil I Theoretische Perspektiven für die „Neuen Naturtherapien" (*Hilarion G. Petzold*)
1. Ein beginnender gesellschaftlicher „***Nature Turn***" – ist eine „Neuökologisierung" des Lebens auf dem Wege?
2. Naturferne und Naturentfremdung oder eine „Grüne Wende" zu „Green Learning" und zu „MINT-Plus"?
2.1 Personalisiertes „Green Learning" des „Informierten Leibes" – zu Grundlagen einer „konvivialen Ethik" pro natura
2.2 Von reduktionistischen MINT-Konzeptionen zu MINT-Plus-Modellen
2.3 Eine Exkursion „grünen Lernens" als „MINT-Plus-Lektion"
3. Die ökologische Bedrohung, bedrohte Ökologisation: Risiken der Naturzerstörung erfordern Bewusstsein für die eigene „Ökologizität" und gelingendes „Green Learning"
3.1 Ökologizität, die Muster „passenden Zusammenlebens" und der „Naturempathie" als Basis des „grünen Lernens"
3.2 Wege „grüner Agogik und Therapie" – ökologisches Lernen in der Lebensspanne

Teil II Praxeologische Perspektiven der Naturtherapien für das Problemfeld: Mediensucht, Internet-Addiction – Ursachen und Hilfen (*Hilarion G. Petzold, Susanne Orth-Petzold*)
4. Die neuen Probleme in Erziehung und Kinder-/Jugendlichentherapie: Mediensucht und Internet-Addiction – Hilfen durch tiergestützte Therapie, ***Green Learning*** als Naturinterventionen?
4.1 Exkurs: Evolutionstheoretische und ökologieneurowissenschaftliche Perspektiven – „Ökologische evolutionäre Entwicklungsbiologie"
4.2 Exkurs: Medienkompetenz für mediensüchtige Kinder – Eine unsinnige Mär?

5. Einige integrative Konzepte zur Therapie von Internet-Addiction mit „Bündeln von Maßnahmen" – Vielfalt erhalten und fördern, die Belohnungssysteme nutzen
6. Literatur

Der Kontext: Naturentfremdung, Green Turn – Ökologisation & Green Learning pro natura

Hilarion G. Petzold, Susanne Orth-Petzold

> *Geht „**Naturempathie**", das Spüren der Natur, das Mitempfinden ihres Zustandes und ihrer Leiden verloren, sind wir Menschen verloren. Wir sterben als Naturgeschöpfe mit der Natur, weil wir uns nicht als die größten „Naturzerstörer-Selbstzerstörer" und Akteure einer **Devolution** erkennen wollen. Nur wir können den Prozess des gigantischen Aussterbens stoppen, wenn wir endlich und rigoros Handeln: **Pro natura!***
> (*H. G. Petzold* 2015a)

Wir leben gegenwärtig in Zeiten grundlegender *Kulturveränderungen* durch sozioökonomische Umbrüche (*Trojanow* 2013), dramatische globalökologische Krisen (*WWF* 2018) und durch rasant akzelerierte Neuentwicklungen in Forschung, Technik und Lebensstilen (*Rosa* 2005), die zum Teil mit extremer Naturzerstörung verbunden sind[1] und weltweit enorme Belastungen und Verwerfungen sozialer und politischer Verhältnisse nach sich ziehen. Diese komplexen globalen Einflüsse transformieren *heute* die Welt und die Natur mit

1 Exemplarisch für vieles: Die Dramatik wird durch eine neue Untersuchung des WWF unterstrichen (WWF-Studie 2018, 1): „Manmade climate change is real, it's happening now, and it's among the greatest challenges we face on planet Earth." – *„Der WWF warnt in einer Studie: Jede zweite Tier- oder Pflanzenart verschwindet bis 2080, wird die Klimaerwärmung nicht gebremst. Selbst wenn die Pariser Klimaziele erreicht werden, verschwinden 25 Prozent aller Arten"* (*Krummenacher* 2018). Und das Sterben geschieht nicht irgendwo, sondern derzeit in jedem deutschen Fluss. In „93 Prozent der deutschen Bäche und Flüsse leben nicht mehr die Tiere und Pflanzen, die man dort eigentlich vorfinden müsste ... vier von fünf Gewässern [sind] in ihrer Struktur deutlich bis vollständig verändert", so ein aktuelles Schreiben der Bundesregierung. „In einem nach EU-Richtlinien ökologisch guten Zustand seien noch 6,6 Prozent der Fließgewässer, als sehr gut könne der Zustand in 0,1 Prozent der Fälle bezeichnet werden" (*Die Zeit* 02.04.2018. http://www.zeit.de/wissen/umwelt/2018-04/gewaesserschutz-fluss-zustand-bundesregierung-gruene-umweltbundesamt (aufgerufen am 02.04.2018). Die Pariser Klimaziele sind viel zu niedrig angesetzt und haben dennoch gegenwärtig keine realistische Chance, erreicht zu werden! Die EU-Richtlinien für den Gewässerschutz können in breiter Weise hierzulande nicht erreicht werden, denn: „Kleinste Plastikpartikel kommen in Deutschland inzwischen nahezu flächendeckend an der Oberfläche von Fließgewässern vor. Das ist das Ergebnis einer länderübergreifenden Pilotstudie, bei der Binnengewässer überwiegend im Einzugsgebiet von Rhein und Donau untersucht wurden. Die Studie: http://www4.lubw.baden-wuerttemberg.de/servlet/is/274206/. Vgl. http://www.zeit.de/wissen/umwelt/2018-03/umweltverschmutzung-mikroplastik-kunststoffe-wasser-studie (aufgerufen am 02.04.2018).

Wirkungen, die weit in *künftige* Zeiträume hineingreifen und zu **Ursachen** werden, deren Hintergründe wir als Verursacher noch nicht hinreichend verstehen und die das Risiko massiver devolutionärer Potentiale haben (*Petzold* 1986h/2016). Die **„Ursachen hinter den Ursachen"** und die **„Folgen nach den Folgen"** (*Petzold* 1994c/2015) übersehen wir nur sehr unzureichend – eine höchst prekäre Situation. Sie hat Auswirkungen für alle Lebewesen und natürlich auch für uns selbst. Die Digitalisierung, Virtualisierung, Robotisierung unserer Lebensverhältnisse beispielsweise schafft Situationen auf gesellschaftlichen Mikro- und Makroebenen, für die es historisch keine Vorerfahrungen oder Modelle gibt. Es entstehen derzeit globalisiert massive *anthropogene* Veränderungsdynamiken in allen Lebensbereichen und bewirken *Transgressionen*, Überschreitungen oder, so die weitere Bedeutung dieses Begriffes, auch „Übertretungen", die zum Teil schon absehbare, aber mehr noch unabsehbare Risiken bieten – und auch Chancen, so wird gesagt. Diese Chancen sind aber noch nicht wirklich greifbar, und ihre Bedingungen und Gesetzmäßigkeiten – so es denn solche handlungssichernden Maßstäbe gibt – müssen wir erst noch begreifen (*Lovelock, Plüss* 2016), um sie konstruktiv zu nutzen und sie mitgestalten zu können. Ungeregelte *Transgressionen* bergen unwägbare Gefahren (*Petzold, Orth, Sieper* 2000).

Das alles ist nun kein Grund für Resignation oder Fatalismus. Die können wir uns gar nicht leisten – auch keinen „kreativen Fatalismus" (*Dobrinski* 2018)! Sondern es ist eine Herausforderung, die kämpferisch machen, Empörung aufrufen muss (*Hessel* 2010), eine Challenge, etwas zu tun, „dazwischenzugehen" (*Leitner, Petzold* 2005/2010) – eigentlich für jeden! Auch für jede Profession, besonders die der „Menschenarbeiter", der „helfenden Berufe", der medizinischen, pflegenden, sozialen, pädagogischen Berufsgruppen. Aber die theoretischen und praxeologischen Arbeiten für diese Aufgaben stehen noch in den Anfängen. Veränderungen müssen aber massiv auch „von unten" kommen, aus jeder Berufsgruppe, jeder Disziplin – letzlich von jedem.

Deshalb befassen wir uns in der **Integrativen Therapie** und ihrer Bildungs- und engagierten Kulturarbeit mit diesen Fragen für **Menschen und Natur** (*Petzold, Orth, Sieper* 2013a, 2014a). In diesem Text wollen wir uns in einem **ersten Teil** mit Fragen der Veränderung unserer Lebenswelten und der Weisen der Lebensführung befassen, mit Naturentfremdung und -zerstörung und mit der erneuten – ***neuen*** – Ausrichtung auf die Natur, mit einer neuen Ökologisation, d. h. eines neuen, **„grünen Lernens"** für den Umgang mit der Natur. Wir stellen dabei durchaus grundsätzliche Überlegungen an und führen theoretische und praxeologische Materialen zusammen, die im Integrativen Ansatz schon seit langem vorbereitet wurden, Neuland beschritten haben und an verschiedensten Stellen publiziert worden sind.[2] Es sind Konzepte, die schon in den Anfängen

2 *Petzold* 2006p, 2015c; *Petzold, Orth, Sieper* 2015a, 2017; *Petzold, Orth-Petzold, Orth* 2013; *Sieper, Petzold* 1975.

unserer integrativen Arbeit Relevanz hatten und die besonders in der **„Dritten Welle“** der Integrativen Therapie vertiefend entwickelt wurden.[3] Hier sollen in einem grundsätzlichen **Theorieteil (I)** zentrale Konzepte vorgelegt und mit einem darauf aufbauenden **Praxeologieteil (II)** verbunden werden.

Uns ist als Privatpersonen und als Integrativen TherapeutInnen, wie vielen Menschen heutzutage, seit langem klar: Wir können nicht mehr so weitermachen wie bisher. Wir müssen in vielen Bereichen etwas tun. Der **Theorieteil (I)** geht diesen Themen nach und trägt Perspektiven, die uns wichtig sind, zusammen. Die zentrale, eigentlich unbestreibare Erkenntnis, die aber in unglaublicher kollektiver Skotomisierung übergangen wird, ist: Wir können nicht mehr auf Wachstum setzen, wo die Ressourcen endlich sind. Wir verbrauchen in unserer Weltsituation derzeit 1,7 Erden und wir haben nur eine. Jeder halbwegs informierte Zuschauer der Nachrichten oder Leser des Boulevards weiß das. 2017 lag der „Welterschöpfungstag“, der Tag, ab dem wir auf diesem Planeten mit ungedecktem Konto leben, beim 2. August (1987 beim 19. Dezember!). In Deutschland mit seinem Verbrauch von 3,2 Erden lag er schon beim 24. April![4] Die rasante Beschleunigung weltweit von 1990 bis 2017 lässt für 2050 den Verbrauch von drei Erden prognostizieren. In der gegenwärtigen Situation „... the average world citizen has an eco-footprint of about 2.7 global average hectares while there are only 2.1 global hectare of bioproductive land and water per capita on earth. This means that humanity has overshot global biocapacity by 30%“[5]. Jede naturpädagogische und naturtherapeutische Arbeit hat dieses Wissen als unübergehbaren Hintergrund für die jeweilige Zielgruppe in didaktisch zugepasster Weise zu vermitteln, um als Metaziel ihrer Praxis ein *„caring for nature“* anzustreben und durch ihre Arbeitsbereiche ein Leben mit der Natur, nicht gegen sie, zu fördern (*Moscovici* 1972): **pro natura** oder auch **„nature first“**.

Die „America-First-Mentaliät“ mit einem Fußabdruck 2014 von 8,4 – bei Global Footprint Network am 28.03.2018 (http://data.footprintnetwork.org/#/) veröffentlicht – zeigt, wie man einen Weg in die Katastrophe geht, die Weltbevölkerung rücksichtslos mitbelastet und mitgefährdet. Das muss benannt werden. Zugleich lässt man auch die eigene Bevölkerung in einer ökologischen Desinformation und vernachlässigt die notwendige Aufklärungsarbeit über die globale Naturgefährdung, statt die Aufgabe einer Förderung ökologischer Bewusstheit und alternativer Lebensstile in Angriff zu nehmen, was bei einem so extrem hohen Global Footprint eine unabdingbare Aufgabe wäre. Eine solche Vernachlässigung vitaler Probleme globaler Lebenszusammenhänge steht

3 *Sieper* 2000; *Petzold* 2013g; *Petzold, Orth, Orth-Petzold* 2009.

4 Vgl. *Focus* 02.08.2017 https://www.focus.de/wissen/natur/welterschoepfungstag-2017-ab-dem-2-august-lebt-die-menschheit-oekologisch-auf-pump_id_7427976.html; Global Foodprint Network https://www.footprintnetwork.org/ (aufgerufen am 28.02.2018).

5 „The Human Nature of Unsustainability“ (aufgerufen am 28.02.2018).

in Gefahr, dass sich in vielen Bereichen Entfremdungstendenzen ausbilden und verbreiten.

In dem **Praxeologieteil** (II) dieser Arbeit soll eine Folge der entfremdenden Veränderungen in modernen Technologiegesellschaften anhand eines Beispiels untersucht werden: am Phänomen der „Internetbezogenen Störungen", der „Game-Addiction", die besonders für Kinder und Jugendliche ein Risikobereich ist, der für große Populationen schon zu sehr ernsten Belastungen führt. Es soll über Formen, Ursachen und mögliche Hilfen berichtet und nachgedacht werden. In beiden Teilen sind die Naturbezüge, die ökopsychosomatischen Dimensionen und die *biopsychosozialökologischen* Perspektiven, die Natur-/Kulturverhältnisse durchgängig als ein *„polyzentrisches Netz von Themen"* präsent. Es sind vielfältige, interdependente Einflüsse und Einflusssphären, in denen sich unsere Lebensprozesse vollziehen. In dieser **„transversalen Moderne"** (*Petzold, Orth, Sieper* 2014a, b; *Welsch* 2006), die sich derzeit noch höchst beschleunigt und ungebremst wieder und wieder überschreitet, gilt es stets aufs Neue neue Orientierungen und „Positionen auf Zeit" zu finden (*Petzold, Orth, Sieper* 2000), um sich auftuende ***Probleme*** etwa der Naturzerstörung, der Migrationsströme, der Ressourcenverknappung usw. usw. zu erfassen und die damit entstehenden ***Aufgaben,*** z. B. der Naturbewahrung, des nachhaltigen Wirtschaftens, des globalisierten interkulturellen Miteinanders b e s o n n e n und b e h e r z t anzugehen. Auf Mikrobenen geht es um in diesen Pozessen entstandene Störungen wie Drogensucht, Internetsucht oder Erschöpfung/Burnout oder Sinnverlust etc. etc., die angegangen werden müssen. Einige dieser Themen werden in dieser Arbeit aufgegriffen, andere haben wir in anderen Schriften behandelt[6], viele sind noch unbearbeitet und warten darauf, *proaktiv* angegangen zu werden, wie die Frage, warum die „Grenzen des *Wachstums*" nicht gesehen werden wollen, wohin das – in allen Bereichen des Lebens – auch in globaler Hinsicht konkret führt, d. h. was auf uns alles zukommt und dann zu tun wäre.

6 Vgl. *Petzold, Orth-Petzold, Orth* 2013; *Petzold, Orth, Orth-Petzold* 2009; *Petzold, Orth* 2005a.

Teil I – Theoretische Perspektiven für die „Neuen Naturtherapien"

Hilarion G. Petzold

> *Wir müssen anfangen, uns in dieser Welt völlig neu zu denken, als das zu denken, was wir sind: Teil der Ökologie, in die wir eingewurzelt sind – wir können ihr nicht entkommen! Das gilt es zu begreifen und das ist nicht einfach. Wir können sie nicht verletzen, ohne uns selbst zu verletzen. Ihre Zerstörung bedeutet Selbstzerstörung. Ihre Bewahrung und Pflege bedeutet die Fülle des Lebens erhalten.*
> (*H. G. Petzold* 2015a)

1. Ein beginnender gesellschaftlicher „*Nature Turn*" – ist eine „Neuökologisierung" des Lebens auf dem Wege?

Derzeit lassen sich an vielen Orten unserer modernen, urbanen Technologiegesellschaften Hinwendungen zur Natur feststellen. Bürgerinitiativen für die Natur, NGOs, neue Berufe entstehen (UmweltberaterInnen, NaturtherapeutInnen usw.). Gesetzliche Initiativen zum Schutze der Ökologie (Klimaziele, Luftqualität, Lebensmittelsicherheit etc.) verfehlen zwar immer noch wichtige Ziele, aber der Protest gegen solche Fehlentscheidungen wächst. Die Lobbyisten haben es schwerer und den Politikern gelingen die halbherzigen Lösungen immer weniger. Die Menschen wollen die Naturzerstörung nicht mehr. Sie verhalten sich aber in vielen Lebensbereichen weiterhin sehr nachlässig. „2,8 Milliarden Coffee-to-go-Becher werden in Deutschland durchschnittlich im Jahr verbraucht. Das sind 320.000 pro Stunde"[7] – ein Beispiel für viele. Es drängt Menschen zunehmend in die Natur (*Plattner* 2015; *Sparmann* 2017), ob der das gut tut, ist allerdings fraglich, solange nicht gleichzeitig in eine sorgsame Naturnutzung und in deutliche Verbesserungen des Naturschutzes investiert wird. Das geschieht zwar zunehmend, aber oft nicht hinreichend, geschweige denn in umfassender Weise, wie es die Natur/Lebenswelt erfordert, denn es ist doch die Welt/Natur, in der wir leben, leben müssen. Wir haben keine andere! Wir schreiben die Begriffe „Welt/Natur" oder „Natur/Welt" oder „Leib/Natur" in dieser Form, um anzuzeigen: das sind keine separierbaren Größen, sie müssen zusammengedacht werden. Die „neue Naturorientierung" macht sich an vielen Stellen bemerkbar, wird erkennbar am betrügerischen „Bio-Etikettenschwindel" einerseits und am ernsthaften Bemühen um solide Bioqualität andererseits, an ökologischen Pseudomaßnahmen und an Regelungen zu strengem und

7 Weitere Zahlen dazu: https://www.stern.de/panorama/gesellschaft/coffee-to-go--so-sehr-leidet-die-umwelt-unter-den-einwegbechern-6440640.html#ktg-0_slide-9 (aufgerufen am 11.01.2018).

wirksamem Umweltschutz. Es zeichnet sich – aufs Ganze gesehen – doch zaghaft ein Bewusstseinswandel ab hin zu einem gesellschaftlichen „***Nature Turn***" in den High-Tech-Nationen der Welt. Eine „**Reökologisierung**", eine „**Neuökologisierung**" gar, die wir in so vielen Bereichen brauchen, ist das noch nicht, aber es ist etwas „auf dem Wege", das allerdings aufmerksam-kritisch in den Blick genommen werden muss: Ist das wirklich ein Wandel zu einer „**Pro-natura-Haltung**", die sich durch aktives „**caring for nature**" auszeichnet und unterstützt werden muss, oder ist es ein Etikettenschwindel? Die „Neuen Naturtherapien" und die Initiativen der Natur- und Umweltpädagogik gehören zu den vielen kleinen Pflänzchen, die derzeit wachsen. Dagegen stehen allerdings massive **devolutionäre** Tendenzen (*Petzold* 1986h/2016; *Verbeek* 1998) zu einer „**multiplen Entfremdung**" – Entfremdung von der Natur, von den Mitmenschen, von der eigenen Leiblichkeit/Natur usw. (*Petzold* 1987d/2017). Die progredierende Digitalisierung und Virtualisierung der Welt, Second Life, Games ohne Ende, die Kontrolle der Gehirne durch die Möglichleiten medialer Manipulation, die Big Data ermöglicht, bleibt nicht ohne Konsequenzen: Internet-Addiction, Game-Dependency – besonders von Jugendlichen – haben sich zu veritablen Gefahren für die Jugendgesundheit (und nicht nur für diese) entwickelt. Es sind Gefahren, die keineswegs nur „psychischer Art" sind, sondern bis in die Physiologie der Gehirne wirken. Sie betreffen die gesamte somatische Befindlichkeit der exzessiven User, die oft in ungesunden, von Elektrosmog gesättigten Räumen vegetieren. Sie entwickeln Störungen, Beeinträchtigungen der individuellen, kollektiven und ökologischen Gesundheit, die mit Fug und Recht als „ökopsychosomatische **Störungen**" bezeichnet werden müssen (*Petzold, Hömberg* 2017; *Petzold* 2018c). Ihre Behandlung erfordert damit auch immer eine Veränderung der mikroökologischen Gegebenheiten, d. h. ein Heilen von verletzter Natur und eine Sanierung destruktiver Environments (*Petzold* 2006p), zum Beispiel von Orten süchtiger Lebenspraxis (*Hecht* et al. 2012), von verkommenen Arealen, Abbruchhäusern, die verlassen bzw. gemieden oder umgestaltet oder abgerissen werden müssen. Immer müssen die Perspektiven auf individuelle Probleme um soziale und ökologische Perspektiven erweitert werden.

Weil diese generellen Probleme so brennend sind und sich auf so vielfältigen Ebenen und in so unterschiedlichen Bereichen manifestieren, insgesamt aber Ausdruck der wachsenden Tendenzen „multipler Entfremdung" sind (*Petzold* 1994c/2015), haben wir uns in diesem Beitrag zum Thema „Naturtherapien" zugleich exemplarisch einem aktuellen und brennenden Entfremdungsthema zugewandt, der „Internetsucht und den Suchtpotentialen und Abhängigkeiten von den ‚Neuen Medien'" und beides mit einer ökopsychosomatischen Perspektive verbunden.

Zu diesen Überlegungen wurden wir in Diskursen mit Kolleginnen und Kollegen in der psychotherapeutischen Praxis und in klinischen Einrichtungen angeregt, die Naturtherapie verwenden, weiterhin durch Diskussionen auf Fachtagungen und auch durch das Gespräch mit Studierenden in den

Aufbaustudiengängen für „Integrative Garten- und Landschaftstherapie" (*Petzold* 2011g,h), für „Waldtherapie" (idem 2016i, 2017d; *Ellerbrock, Petzold*, dieses Buch) und für „tiergestützte Therapie und Pädagogik" (*Petzold, Ellerbrock* 2017; *Petzold* 2018e) an der „Europäischen Akademie für biopsychosoziale Gesundheit, Naturtherapien und Kreativitätsförderung" (EAG), staatlich anerkannte Weiterbildungsakademie. Es war der Austausch mit Menschen, die sich mit der therapeutischen Gartenarbeit und dem Einsatz von Tieren in pädagogischen, naturtherapeutischen und psychotherapeutischen Kontexten, Kliniken und freien Praxen befassen, in Rehaeinrichtungen, heilpädagogischen und frühpädagogischen Settings. Das alles sind Bereiche, in denen an der Entwicklung von Methoden der „**Neuen Naturtherapien**" gearbeitet wird (*Petzold* 2018).[8] Wir wollen mit unserem Text **Materialien** für all diese KollegInnen bereitstellen, die als PsychotherapeutInnen, NaturtherapeutInnen, KindertherapeutInnen, Heil- und FrühpädagogInnen, ErgotherapeutInnen, Gesundheits- und KrankenpflegerInnen schon in der Praxis mit Naturinterventionen arbeiten, um ihnen Anregungen zu geben, ihr Wissen und ihre Arbeit praxeologisch noch zu vertiefen. Auch für die Studierenden bzw. die in naturtherapeutischer Aus- und Weiterbildung befindlichen KollegInnen werden diese Materialien von Nutzen sein, greifen sie doch Themen auf, die immer wieder angesprochen werden und in Diskussionen aufkommen. Und in Bereichen der biopsychosozialen Hilfeleistungen und Behandlungen, die sich noch näher mit naturtherapeutischen Methoden befassen wollen, wird man in diesen „Materialien" Nützliches finden, gerade weil es auch um Themen geht, bei denen die traditionellen Therapieformen derzeit selbst noch auf der Suche sind und Anregungen gebrauchen könnten. Die **Game**- und **Internetsucht** sind hier zu nennen, aber auch ganz generell die Phänomene der **Naturentfremdung**. Für sie sollte sensibilisiert werden, denn sie müssen unseres Erachtens mehr und mehr in den Bereich der herkömmlichen Psychotherapie Eingang finden, weil viele der psychischen Störungen von sogenannten **Lifestyle Diseases, Diseases of Affluence**, von Zivilisationskrankheiten also, als Komorbiditäten begleitet werden, denen mit Psychotherapie allein schwer beizukommen ist. Exzessiver Mediengebrauch bzw. -mißbrauch, Bewegungsarmut, dysfunktionale Konsumgewohnheiten, Fehlernährung usw. (*Orth-Petzold* 2016; *Spaargaren, Van Vliet* 2000) kommen negativ zum Tragen. Liegen dann noch bei den psychischen Störungen Chronifizierungen vor (meist mit dysfunktionalen Verleiblichungen/embodiments verbunden, etwa bei *major depressions*), wird es schwer, Verhaltensänderungen zu erzielen und einen „depressiven Lebensstil" zu verändern (*Petzold* 2014i). Und kommen weitere Belastungen durch die „Lebenslage" hinzu, wie Armut (*Singh, Singh* 2008), Langzeitarbeitslosigkeit (*Hartz, Petzold* 2012), Wohnprobleme, dann ist das herkömmliche Interventionsarsenal sehr schnell ausgeschöpft. Viele der hier angesprochenen Probleme haben zudem noch Zeitgeistphänomene als

8 Vgl. *Klein, Petzold* 2017; *Krüskemper, Petzold* 2017; *Leißing* 2018; *Stöter* 2018.

unspezifischen Hintergrund: Beschleunigung und Überstressung im beruflichen und familiären Alltag, Schreckensnachricnten aus aller Welt schaffen ein Klima *generalisierter Lebensunsicherheit* und *subtiler Beunruhigung* (*Petzold* 2016l), ein mikrostressorisches Hintergrundrauschen, das sich zu den *dayly hassles* addiert (*Kanner* et al. 1981). Das sind ökopsychosomatische Belastungen und Krankheitsursachen (*Sin* et al. 2016), die beachtet werden können bzw. müssen und für die es Hilfen zu entwickeln gilt. *Just talking is not enough.* Man muss das *Freud*'sche Paradigma der „talking cure", eigentlich von der „Anna O." entdeckt, so *Sigmund Freud*[9], ergänzen durch eine „Kur komplexer Behandlungsmöglichkeiten" mit „Bündeln von Maßnahmen" (*Petzold, Sieper* 2008c), die wir mit den PatientInnen und für sie zusammenstellen und erproben.

Unsere Ausführungen in diesem Text stehen auf dem Boden der **biopsychosozialökologisch** und ökopsychosomatisch ausgerichteten **„Integrativen Therapie**" (*Petzold* 2003a)[10] und ihrer naturtherapeutischen Methoden (*Klein, Petzold* 2017; *Petzold, Ellerbrock* 2017), die besonders in ihrer „Dritten Welle" (*Sieper* 2000; *Petzold* 2013g) zunehmend Bedeutung gewonnen haben. Aber auch schon in der **„ersten Welle**" haben wir Naturkontexte wie Gärten, Parks, Waldareale und auch Tiere, Hunde, Katzen, Ziervögel in der Behandlung und Gesundheitsförderung bei Kindern, Jugendlichen und alten Menschen oder in intergenerationaler Projektarbeit eingesetzt (*Petzold, Ch.* 1972; *Petzold* 1969/1988, 491). „Wir verwenden des öfteren lebendige Tiere in der Therapie; mit ausgezeichneten Erfolgen als Übergangsobjekte" (ibid. 481). Diese positiven Erfahrungen haben uns darin bestärkt, an dieser Praxis festzuhalten. Die „Neuen Naturtherapien" mit ihrer ökologischen und ökopsychosomatischen Orientierung[11] sind insgesamt ein noch „junger" Bereich im modernen Gesundheitswesen, obwohl ihre Quellen bis in die Antike zurückgehen (*Petzold, Moser, Orth* 2012). Es ist noch viel an Entwicklungsarbeit zu leisten im naturtherapeutischen Feld, sei es im tiergestützten Ansatz (*Petzold* 2018e), sei es in der Garten- oder Waldtherapie (*Petzold* 2017d). Überall wird es nur vorangehen, wenn PraktikerInnen, ForscherInnen und TheoriespezialistInnen zusammenarbeiten, ja wenn diese unterschiedlichen naturtherapeutischen Richtungen selbst in Kooperationen eintreten: inhaltlich, methodisch, verbandlich. Aus diesem Grunde haben wir die Internetzeitschrift **„Grüne Texte**" ins Leben gerufen für die verschiedenen Richtungen der Naturtherapie. So können Arbeiten aus unterschiedlichen naturtherapeutischen Bereichen die Sache der *„nature therapies*" insgesamt voranbringen.

Der Einbezug von Natur, der Einsatz von Tieren – insbesondere Hunden – in pädagogischen und kinderpsychotherapeutischen Kontexten (*Petzold* 1995a),

9 Vgl. *Breuer, Freud* 1991, 22 und kritisch *Borch-Jacobsen* 1996.

10 Vgl. *Petzold* 2013g, 2018c; *Orth, Petzold* 2000; *Petzold, Orth, Sieper* 2017.

11 *Petzold* 2006p, 2014h, 2018c; *Petzold, Hömberg* 2017.

in Schulen, Kitas, Heimen für die Förderung und Betreuung von Kindern und im klinischen Raum für die Behandlung von Kindern und Jugendlichen, erfährt mit den „naturorientierten Interventionen“ wie „pflanzen- und tiergestützter Therapie“ (*Waldboth* et al. 2017; *Wohlfarth, Mutschler* 2017; *Petzold* 2018e) zurzeit zunehmend Beachtung und Verbreitung. Waldkindergärten, Waldschulen haben Konjunktur, Schulgärten kommen wieder in Mode und das **„going green“** mit den Kids wird Programm (*Petzold, Ellerbrock* 2017).

Hier ist deutlich ein ***„Nature Turn“*** bzw. ***„Green Turn“*** auf dem Wege, in dem sich soziale Aktivitäten der Hilfeleistung, Entwicklungsförderung, der Lebensstilpflege, d. h. eines **„doing social“**, mit ökologischen Initiativen und Projekten verbinden, mit einem **„going green“** auf der beides fundierenden Basis einer kritisch reflektierten, **„konvivialen Ethik“** [12] (vgl. hier 2.1). Das ist kein „Zurück zu den Quellen“ als einer neo-rousseauschen Renaissance in der Pädagogik. Eine solche Sicht ist desillusioniert worden. Das *„Retour à la nature!“*, *Jean-Jacques Rousseau* zugeschrieben, von ihm jedoch nie so formuliert, entspricht dem Geist seiner Erziehungsphilosophie, wie er sie in dem vielleicht einflussreichsten Werk der Pädagogik ***„Émile ou De l'éducation“*** (1762) als Werk über „die Kunst, Menschen zu bilden“ (*l'art de former les hommes*) beschrieben hat. Ihm ging es um eine natürliche und deshalb „negative“, nicht intervenierende Erziehung. Das Kind solle wie pflanzliches Leben bei entsprechenden Umweltbedingungen von allein wachsen, dann nämlich könne sich seine ursprüngliche Natur gleichsam von selbst entfalten ohne Einflussnahme von außen. Die freie Natur, so *Rousseau,* biete dazu die besten Lernmöglichkeiten, man müsse nur hineinwandern. „Nous naissons sensibles, et, dès notre naissance, nous sommes affectés de diverses manières par les objets qui nous environnent“ (**Œuvres Jean-Jacques Rousseau, Paris: Belin 1817, I, 9**). „Wir werden feinspürig geboren, und von unserer Geburt an werden wir in unterschiedlicher Weise von den Dingen angesprochen, die uns umgeben“, so *Rousseau,* der glaubte, sich damit begnügen zu können, dass Kinder ihre natürliche Umgebung untersuchen und dabei alles Wesentliche über die Natur lernen. Wir teilen das überhaupt nicht, sondern vertreten, dass Kinder den achtsamen Umgang mit der Natur durch naturliebende und kenntnisreiche Naturfreunde (Eltern, LehrerInnen, Geschwister) vorbildhaft vermittelt bekommen müssen und dass ihnen bewusst gemacht werden muss, wie sie ihren Bezug zur Natur gestalten. Das ist eine wichtige Dimension von „Ökologisation“.

*Rousseau*s Visionen kann man heute bei einer Weltbevölkerung von über 7,5 Milliarden Menschen ohnehin nicht übernehmen. Man konnte diese Ideen schon damals, zu *Rousseau*s Zeiten, nicht umsetzen und verwirklichen. Es waren seine Idealvorstellungen und Utopien. Kinder in der Natur entwickeln ohne Anleitung immer wieder auch destruktive Tendenzen, zerstören Lebendiges. In der Romantik wurde ein solches idealisierendes Denken zwar

12 Vgl. *Petzold* 1978c/1991e, 2003e; *Moser, Petzold* 2007; *Schneider* 1994.

in breiter Weise aufgenommen (*McKusick* 2000), konnte aber keine Nachhaltigkeit gewinnen. Kommt heute mit dem „***Nature Turn***" ein neuer Romantizismus auf? Ein wenig vielleicht, aber die Naturorientierung heute hat einen völlig anderen Kontext – den Kontext drohender weltweiter Zerstörung der Natur, die um 1800 noch recht unbelastet war, blickt man auf den damaligen Kontext einer Weltbevölkerung von 0,98 Milliarden Menschen und auf die seitdem erfolgte Bevölkerungsexplosion auf 7,55 Milliarden im Jahr 2017. Der „***Nature Turn***" 2015/18 hat ein neues Gesicht (*Weber* 2018). Es wird in den Medien, auf dem Buchmarkt, im Freizeitbereich sichtbar und kennzeichnet, so *Andreas Weber*, „das Heraufdämmern einer neuen Weltsicht". Aus unserer Sicht bezieht sie die Naturwissenschaften in einer neuen, nicht nur versachlichenden Weise ein, greift die „Erkenntnisse der Biologie [auf], die sich vom Maschinenmodell der Natur verabschiedet hat" (*ebenda*). Sie sieht die Nähe zwischen der Natur des Menschen-Tieres und der Natur der „non-human animals" (*Morton* 2017, 2018), die „fühlende Wesen" sind (*Safina* 2017), ohne dass romantisierend und anthropomorphisierend Unterschiede verwischt werden – obwohl das natürlich auch vorkommt. Ein Tierarzt und Rechtsprofessor aus Oxford, *Charles Foster* (2017), zieht in den Wald, lebt und ernährt sich wie ein Dachs, dann auch wie ein Rothirsch und wie ein Otter. Seine Erlebnisse „aus der Tierperspektive", allerdings aus „seiner Perspektive" aufgezeichnet, faszinieren die Menschen und konfrontieren sie zugleich mit ihrer Naturentfremdung und ihrem naturzerstörenden Wirken. Man wendet sich heute der Natur „informiert erlebend" zu und partizipativ an „ihrem Fleisch" teilhabend, um diese Formulierung von *Merleau-Ponty* (1945) aufzugreifen. Das zeigt das „Nature Writing" (*Mabey* 1995; *Lyon* 1989), eine angloamerikanische Tradition des Schreibens: in der Natur, über die Natur, im Dialog oder – mehrperspektivisch ausgerichtet, wie der in verschiedene Tieridentitäten gestiegene und im *Nature Writing* belesene *Charles Foster* (2017a, b) – im ***Polylog*** mit der Natur (*Petzold* 2002c). „Nature Writing" ist heute auch in der Literaturszene in Deutschland angekommen.[13] Im therapeutischen Raum wurde „Schreiben in der Natur", „Green Writing", im „Rahmen der Integrativen Poesie- und Bibliotherapie" seit den 1970er Jahren praktiziert (*Klempnauer* 2017; *Ch. Petzold* 1972). Es geht dabei einerseits darum, unter klinisch-psychologischen und psychotherapeutischen Perspektiven Störungen zu behandeln, zugleich aber auch *naturästhetische Erfahrungen* zu vermitteln, die über die heilende Wirkung hinaus persönlichkeitsbildende Zielsetzungen haben. Das objektivierende Paradigma naturwissenschaftlich begründeter, medizinischer bzw. psychologischer Behandlung wird hier ergänzt durch die subjektive Dimension persönlichen Erlebens (*Coccia* 2016, 2018). *Beides* ist für erfolgreiche Behandlung notwendig. *Andreas Weber* (2018) hat mit Blick auf neuere Entwicklungen in der Biologie Ähnliches beschrieben:

13 Ein „Deutscher Preis für Nature Writing" wird als Literaturpreis seit 2017 jährlich vom Verlag Matthes & Seitz, Berlin, und dem Bundesamt für Naturschutz (BfN) verliehen.

„Der Bioforscher ist mit seinen Subjekten auf untrennbare Weise verschränkt. Denn wer Lebewesen erforscht, ist selbst eins. Wer Leben untersucht, spricht auch über sich selbst. Was gestern noch kühle Naturwissenschaft war, wird dadurch zur Biopoetik, zu einer Wissenschaft des Lebens in der ersten Person" (*Weber* 2018).

Das ist eine Position, die der Sicht der Integrativen Naturtherapie verwandt erscheint, wenn sie affirmiert: Wir sind Teil der Natur/Welt, betrachten die Welt „von der Welt her" (*Petzold* 2015k; *Welsch* 2012, 2015), nicht mehr bloß anthropozentrisch. Wir sehen dabei den Menschen als Teil der Natur von seinen Aktionen der Naturzerstörung selbst in seiner ökopsychosomatischen Natur betroffen. Er wird selbst Opfer seiner Täterschaft der Natur/Welt gegenüber. Er muss das Steuer herumreißen, denn nur er vermag das, wie das *Lovelock* richtig feststellt (*Lovelock, Plüss* 2016). Der Mensch muss deshalb auch zum „**Retter der Natur**" werden, indem er „sein Leben ändert" (*Sloterdijk* 2009) zu einer grundsätzlichen „Pro-natura-Haltung" und -Lebensführung. Vier Prinzipien können dabei für sein Handeln leitend sein:

1. ***„Sorge um das Lebendige"*** (***eco-caring, caring for nature***), weil es gefährdet ist; sein eigenes Leben und dessen Gefährdung sind damit eingeschlossen;
2. ***„liebevolle Fürsorge für das Lebendige (ecophilia)"***, weil es wertvoll ist;
3. ***„komplexe Verantwortung für die Vielfalt des Lebendigen"***, weil es vorausschauender Planungen und Schutzmaßnahmen ***pro natura*** bedarf, und dazu ist nur der Mensch fähig, der Ursachen und Folgen abschätzen kann;
4. ***„Freude am Lebendigen"***, weil lebendige Natur für Menschen bereichernd, erkenntnisstiftend, inspirierend und immer wieder auch schön und beglückend ist.

Diese vier Prinzipien begründen damit eine neue, natur- und weltbezogene „**Lebenskunst**" (*Petzold* 1999q; *Schmid* 2004), eine neue, natur- und weltbezogene „Ästhetik der Existenz" (*Foucault* 2008, *Welsch* 2015), die aus „Freude am Lebendigen" Kraft, Lebenszufriedenheit, Glück und Sinn schöpft[14] und immer wieder Anregungen gibt für eigenes, kreatives Schaffen, wie man es in der Land-Art findet (*Pouyet* 2008) oder der kreativen Gestaltung in der von uns entwickelten „Green Meditation" (*Petzold* 2015b; *Schweigert* 2018; *Sieper, Petzold* 1975) oder im „Green Writing" unserer Poesie- und Bibliotherapie (*Klempnauer* 2017; *Petzold, Klempnauer, Leeser* 2017). Hier wird an Traditionen angeknüpft, denn seit der Antike ließen sich die Menschen, die Dichter, Maler, Komponisten von der Natur inspirieren. Besonders deutlich kam das in der Romantik zum Tragen (vgl. hierzu *McKusick* 2000).

Solchermaßen begründete Veränderung der persönlichen *Haltung* und *Lebenspraxis* ist die eigentliche *Wende*, um die es geht, und deshalb wird der

14 Vgl. *Petzold, Orth* 2004b, 2005a; *Petzold, Orth-Petzold, Orth* 2013.

Begriff „***Nature Turn***" hier ersetzt durch den Begriff „***Green Turn***", die *Wende* zu einem „ökologischen, ökophilen" Engagement und zu einer „ökologischen Ethik und Ästhetik", die von unserem „ökologischen Imperativ", unserer „Freude an der Schönheit" dieser Welt (*Petzold* 2016i; *O'Donohue* 2004) bestimmt ist. **Grün** steht dabei als Metapher für das Lebendige, um das es geht und gehen muss. Man ist dann nicht mehr nur „mit sich selbst befreundet" (*Schmid* 2004) – eine durchaus wichtige Dimension –, *man ist mit der Welt, der gesamten Natur befreundet.* Die Kraft dieses **Grüns**, die Kraft mundanen Lebens, um die *Hildegard von Bingen* wusste (*Hildegard Bingensis, Sölle* 1989; *Strack* 2011) muss uns beflügeln, diese unsere Welt zu retten. „Wir sind die einzige Art, die etwas unternehmen kann, um das Leben auf Erden zu erhalten. Wir wissen noch nicht, wie, aber wir haben das Potenzial dazu" – so *Lovelock, Plüss* (2016).

Es steht als Gegenströmung zu diesem grünen Bemühen aber eine „doppelte Beschleunigung" im Raum: die der rasant fortschreitenden anthropogenen Naturzerstörung und die der akzeleriert wachsenden technischen Möglichkeiten:

> „Das Anthropozän, also das Zeitalter, in dem der Mensch dominierenden Einfluss auf die Erde hat, begann erst vor dreihundert Jahren, aber seither läuft die Entwicklung in rasendem Tempo, eine Million Mal schneller als die natürliche Evolution." (*Lovelock*, ebenda)

Es müsste umgehend und rigoros ökologierettend gehandelt werden. Ob der Mensch das tun wird – rechtzeitig –, ist eine andere Frage. Es kann also bei dem erforderlichen „***turn***" nicht um eine „lustige Seefahrt" gehen, schon gar nicht auf einem der ökologisch höchst destruktiven Kreuzfahrtschiffe.[15] Eine Hinwendung zur Natur nur, um ihren Erholungswert zu nutzen, hat mit einem „**Caring for Nature**" wenig bis nichts zu tun, sondern verdeckt die dringlichen Notwendigkeiten eines wirklichen „***Green Turn***", der eine harte Sache werden wird (*Lovelock* 2013), denn „Green Care erfordert Eco Care" – und das mit großem Einsatz –, wie *Petzold* in seinem „**Green Care Manifesto**" (*Petzold* 2015c, dieses Buch S. 1004ff.) aufgezeigt hat. Dabei wird der Beitrag von NaturwissenschaftlerInnen, die am Leben und für das Leben *engagiert* sind und vom **Leiden der Natur** im **Mitleiden** Betroffenheit empfinden, unerlässlich. Ohne ihren Einsatz wird ein „***Green Turn***" genauso wenig gelingen wie ohne die Beteiligung der Alltagsmenschen, die die Ergebnisse der Naturwissenschaften über den Zustand unserer Natur/Welt, über unsere beschädigten Ökologien, ernsthaft und in Sorge aufnehmen, als sei es *eine Diagnose ihres eigenen ökopsychosomatischen Gesundheitszustandes*: **Das ist es nämlich!** Darüber muss sich jeder klar werden. Und hier liegt wohl ein gewisser

15 *Victoria Scherf*: 10 Dinge, die jeder über Kreuzfahrten wissen sollte. In: Utopia.de, 26.11.2017. https://utopia.de/ratgeber/kreuzfahrten-kreuzfahrtschiffe/ (aufgerufen am 20.02.2018); *Till Bartels*: Umweltsünder Kreuzfahrtschiff: Dicke Luft auf dem Sonnendeck, In: stern.de, 02.05.2017. https://www.stern.de/reise/deutschland/kreuzfahrtschiffe-als-dreckschleudern--sonnendeck-mit-schattenseiten-7436134.html (aufgerufen am 20.02.2018).

Unterschied zur Konzeption einer „Biopoetik“, wie sie *Andreas Weber* (2018) vorträgt: Wir vertreten eine **Verschränkung** der „Erste-Person-Perspektive“ und der „Dritte-Person-Perspektive“. Der Mensch als in Leib/Natur und Lebenswelt/Natur **zentriertes**, unablösbar verwurzeltes Wesen, das in **Konvivialität** mit der Natur zum Menschen geworden ist, hat dabei in seiner Hominisation die Fähigkeit zur „**Exzentrizität**“ ausgebildet, nämlich zu sich und zur Lebenswelt/Natur „in Abstand zu gehen“, sie in „Besitz zu nehmen“, Natur „zu haben“ wie ein Ding. Der Mensch hat diese Fähigkeit in Zivilisationsprozessen *hypertroph* entwickelt bis hin zu einer „**toxischen Exzentrizität der Entfremdung**“, die mit einer zunehmend naturdestruktiven und devolutionären Lebenspraxis (*Petzold* 1986h/2016) einhergeht. Menschen handeln dann, als wären sie nicht mehr Teil der Natur, und sie täuschen sich dabei in gefährlicher Weise, denn man kann am eigenen Leibe die Grenzerfahrung machen, dass sich „das *Lebendige der Besitznahme letztlich entzieht*“, wie *Schneider* (1994, 59f.) mit Bezug auf *Petzold* (1988n) aufzeigt: „Den Bezug zur Lebenswelt über den Bezug zum eigenen Leib wiederzugewinnen, bedeutet die Erfahrung zu machen, dass es genauso wenig möglich ist, die Lebenswelt zu besitzen, zu dominieren, auszubeuten, wie es möglich ist, den eigenen Leib oder den eines anderen zu *haben* im Sinne eines Objektbesitzes, einer Leibeigenschaft, *ohne Zerstörung des Lebendigen*“ (*Petzold* 1988n, 311). Diese Sicht kennzeichnet unsere anthropologische und mundanologische Grundkonzeption (*Petzold* 2003a, 494, 2003e). Es liegt hier eine ähnliche Situation vor wie beim Problem des „Körper *haben* und Leib *sein*“: In der Nausea, im Schmerz, im Altern, im Sterben *hat* uns der Körper/Natur und nicht wir ihn, und wir sind als Leibsubjekte an diese **Basis der Natur in uns** ausgeliefert (*Petzold, Sieper* 2012a). Deshalb wird es überlebenswichtig, dass Menschen aus der Erkenntnis der letztlichen Unverfügbarkeit des lebendigen Leibes und der lebendigen Natur/Welt die Dialektik ihrer **Zentrizität** und **Exzentrizität** meistern lernen und erkennen, dass „die Natur uns *hat*“, und nicht „wir die Natur *haben*“. Sie wird uns nämlich überdauern! Deshalb ist ein pfleglicher Umgang mit der Natur angesagt: Erkennen Menschen ihr „Natur-sein“ erlebniskonkret und existentiell, dann müssten sie es zuweilen auch mental zulassen, die Naturzerstörung gleichsam „am eigenen Leib“ zu spüren, weil das ein starkes Motivans werden kann, damit anzufangen, in neuer Weise in der Natur/Welt und für die Natur zu handeln. Das ist der „***Green Turn***“, den wir brauchen: eine Veränderung der *inneren Haltung* und des *konkreten Verhaltens* als Pro-natura-Ausrichtung und kein naives „zurück zur Natur“, denn *wir stehen ja in ihr*. Jeder hier und heute steht in einer *verwundeten Natur*. Wir leben auf einem „*ailing planet*“ (*Lovelock* 2005) und müssen ihn **und** uns heilen. „Hin zur Natur“, **going green**, erweist sich damit als Postulat eines „**doing social**“, die Verpflichtung zu einem **fundamental-sozialen** Umgang mit der Natur und ihren Lebewesen. Wir müssen uns darüber klar sein: auf diesem Planeten sind wir „*just another animal*“, das den anderen Lebewesen mit Respekt, Sorgfalt und Liebe zugetan sein muss. *Timothy Morton* (2017) tritt dafür ein, sich gegen all die gesellschaftlichen Kräfte, Industrien, Interessengruppen, Lobbyisten zur Wehr zu *setzen, „who would rob us of our kinship with people beyond our species“*. Ja, er spricht von „Leuten“ (*people*), die jenseits unserer Spezies stehen. Es ist ungewohnt, so zu denken, aber man muss es einfach einmal wagen, um sich klar zu machen, dass wir nicht alleine auf diesem Planeten leben, sondern „Mitbewohner“ haben – so kann man „people“ ja auch wiedergeben. Sie teilen mit uns einen globalen **Konvivialitätsraum**, der nicht nur die Menschen, sondern auch die Tiere umfassen und einbeziehen muss. Ohne die anderen, nicht-menschlichen Mitbewohner (*people*) wären wir gar nicht lebensfähig. Das **„doing social“** muss sich deshalb auch auf diese Mitbewohner richten. Es sei daran erinnert: eine entomologische Longitudinalstudie, publiziert in dem renommierten Fachorgan *Plos one,* berichtet: „More than 75 percent decline over 27 years in total flying insect biomass in protected areas“ (*Hallmann* et al. 2017). Die Konsequenzen für unsere Singvögel sind fatal und was wird mit uns, ohne die Bestäuber?

Derartige Nachrichten über anthropogene Zerstörung, **von uns** angerichtete Desaster, finden heute verstärkt Resonanz. Die fehlenden Insekten hat man ja schon bemerkt, aber solche Zahlen? In einer Zeit, die vom Smog der Großstädte – in Deutschland[16] geht es um zwanzig Städte – und von den Gasglocken über Megametropolen wie Delhi, Kairo, Peking usw. usw.[17] gekennzeichnet ist, wird uns nach und nach die Luft abgeschnitten. Die Atemluft in den Klüften der Hochhäuser, die vom Tageslicht nur unzureichend erhellt werden, wird knapp, so dass Menschen immer mehr auf künstliche Lichtquellen angewiesen sind. **Wir** haben die Natur immer weiter von uns entfernt und werden letztlich Opfer dieser selbstverursachten Entfremdung, durch die wir riskieren, uns zunehmend selbst fremd zu werden und uns zu verändern bis in unsere Physiologie, Epigenetik und Genetik. Wie vielen derart entfremdeten Menschen wird ein persönlicher „***Green Turn***“, eine Veränderung von Haltung und Verhalten, von Konsum- und Ernährungsgewohnheiten[18], d. h. der Lebensführung insgesamt, gelingen? Wie vielen aus benachteiligten Schichten? Und wie wird sich die Situation der Menschheit insgesamt entwickeln? Gelingt uns ein kollektiver „***Green Turn***“? Das darf man nicht „abwarten“. Das muss man gestalten!

Mit unserem Auftauchen in der Welt/Natur haben wir Menschen-Tiere die natürlichen Lebensräume verändert wie kein anderes Lebewesen vor uns. Wir

---

16 Luft in 20 deutschen Städten weiterhin zu dreckig. In: stern.de, 30.01.2018. https://www.stern.de/panorama/weltgeschehen/luftverschmutzung-in-deutschland--20-deutsche-staedten-zu-dreckig-7843964.html (aufgerufen am 20.02.2018).

17 Vgl. die Aufstellung von 1200 Städten weltweit mit der stärksten Luftverschmutzung: https://de.wikipedia.org/wiki/Liste_der_St%C3%A4dte_mit_der_weltweit_st%C3%A4rksten_Luftverschmutzung (aufgerufen am 20.02.2018).

18 „Mit fast 15 Prozent der schädlichen Emissionen ist die Fleischindustrie laut den Vereinten Nationen mitverantwortlich für den Klimawandel – und zwar mehr noch als Transport und Verkehr. Eine vierköpfige Durchschnittsfamilie in den USA beispielsweise verursacht durch ihren Fleischkonsum mehr Treibhausgase als durch ihre beiden Autos. Eine Studie der Universität Oxford kommt zu dem Ergebnis, dass eine fleischlose Ernährung 60 Prozent weniger Emissionen verursacht als eine fleischhaltige“ (*Koch* 2017).

haben in der „Noosphäre" (*Vernadsky* 1926, 1998), in der vom Menschengeist beherrschten und geprägten Weltepoche, man spricht auch vom „Anthropozän" (*Crutzen* et al. 2011; *Steffen* et al. 2007), durch unsere Kulturen und Zivilisationen die Welt so umgestaltet, dass es keine „**Reökologisierung**" im Sinne eines Rückgangs in frühere Zeiten geben kann (wo vorgeblich alles „gut" war, das war es nicht!). Wenn, dann wird es um eine „**Neuökologisierung**" gehen, darum, wie wir mit unseren 7,55 Milliarden Menschen als ökopsychosomatischen Wesen **und** der Natur/Welt in ökologiegerechter, ökosophischer Weise leben lernen, ohne sie mit unserer globalen Destruktivität in einer „**Devolution**" herunterzuwirtschaften bis zum ökologischen Total-Burnout[19], was mit dem Ruin unserer eigenen ökopsychosomatischen Natur einhergehen wird. In einem solchen weitgreifenden Zusammenhang muss man die Fragen zum „***Nature Turn***" in unserer Zeit auf Makro- und Mesoebenen reflektieren. Ist dieser ***Turn*** wirklich ein „***Green Turn***", der mit „komplexer Achtsamkeit" (*Petzold, Orth, Sieper* 2013a und dieses Buch S. 232) auf das Wohl der Natur gerichtet ist? Ist er nicht nur auf den eigenen ökologischen Nahraum und den Kulturraum zentriert, sondern hat er auch globale Zusammenhänge im Blick, die man nicht ausblenden kann und darf – wir müssen auch von Zentralafrika oder der Arktis/Antarktis reden. Das globale Klima erfordert globale Betrachtung.

Vor dem hier entfalteten Hintergrund kann man dann auch auf die Mikroebenen blicken, auf die Naturtherapien und ihre Einsatzbereiche, etwa auf die „Schulhund- und Schulgartenbewegung", die „Heimtierbewegung" mit den pflanzen- und tiergestützten Interventionen (*Waldboth* et al. 2017; *Wohlfarth, Mutschler* 2017; *Petzold* 2018e), und man kann sagen: Wenn Ökologie verstärkt in den pädagogischen/agogischen und rehabilitativen Raum geholt wird, dann wird das im Sinne einer „**Neuökologisierung**" geschehen müssen. Natur, bislang Gegenstand der Ausbeutung und wenig bewusster Nutzung, oft der Vernutzung, muss in neuer Weise begriffen und behandelt werden (*Petzold* 2015k) – von Kindesbeinen an. Deshalb müssen NaturtherapeutInnen immer zugleich auch UmweltpädagogInnen und Anwälte der Natur sein.

Und das ist dann kein Romantizismus, denn unsere Augen sind evolutionär ausgebildet, um die Welt/Natur zu sehen – *auf Menschenweise* –, und die Ohren, um Klänge der Welt/Natur zu hören – nicht auf die Weise der Fledermaus. Wir werden niemals wissen „*What is it like to be a bat*?", wie *Thomas Nagel* (1974) in seinem berühmten Aufsatz zeigt. Und allen „NaturtherapeutInnen", allen „Tiergestützten" muss klar sein: Wir werden niemals wissen, *ob* der Apfelbaum und *was* dieser Baum in unserem Garten „denkt", oder *was* – in der Feinabstimmung – unser Hund denkt oder *wie* er fühlt (*Petzold* 2018e). Der Baum folgt Licht und Wasser, Photo- und Geotropismen, der Hund denkt und fühlt *auf Hundeweise*, und das können wir nur näherungsweise erfassen. Von der Art und Weise, *wie* Hund erlebt, von der Art seiner „Qualia" (*Beckermann* 2001; *Michel* 2011),

19 Vgl. *Hömberg* 2016; *Lovelock* 2009; *Petzold* 1986h/2016; *Verbeek* 1998.

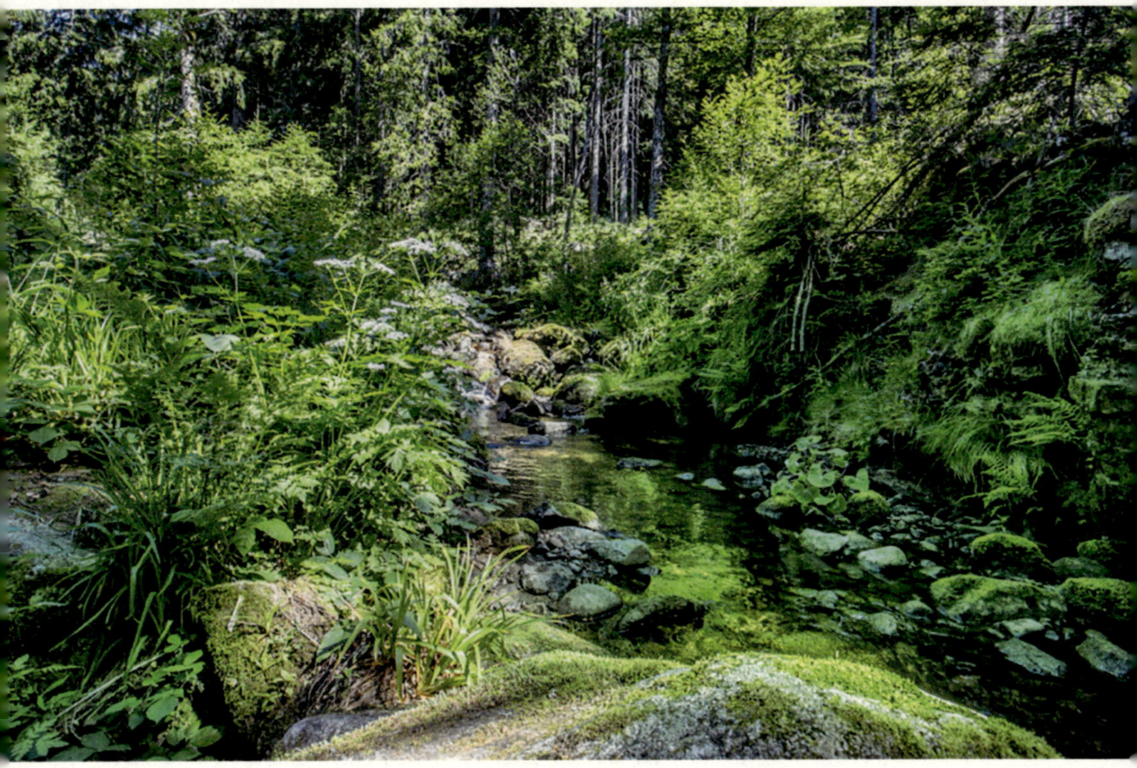

In Grün versunken das Leben spüren – wieder und wieder

d. h. dem qualitativen Charakter seines Hundeerlebens, bleiben wir letztlich doch recht weit entfernt, obwohl die neuere Forschung immer genauere Informationen über die außerordentlichen Fähigkeiten des besten „Menschenverstehers" unter den nicht-humanen Tieren herausfinden.[20]

Unsere Weise des Welterlebens hat sich aus unserer Weltzugehörigkeit in der evolutionären Hominisation entwickelt: im Umgang mit der Welt und ihren Ökologien als unsere „Lebenswelt", und deshalb ist uns eine spezifische menschliche Ökologizität eigen – das ist die Weltverbundenheit bzw. „Passung" mit der jeweiligen „Nahraumwelt", aber heute auch der „Fernraumwelt". Unsere Leiblichkeit und ihre Somatik ist deshalb im eigentlichen Sinne eine Ökopsychosomatik. So kann man die Intuitionen *Rousseaus* heute lesen, so lesen wir sie. Der Mensch muss sich als **„homo oecologicus"** (*Immler* 1989; *Petzold* 2017f) entdecken und entwickeln und ein Leben lang zu einem neuen, naturbestimmten **Weltbild** – nicht nur Menschenbild (*Meinberg* 1995; *Welsch* 2015) – finden, die Welt/die Natur und sich in seinem regionalen Lebensraum, d. h. seinen Nahräumen, verstehen, aber auch die Welt/Natur als „mundanen Lebensraum" zu verstehen suchen, weil heute diese „Gesamtwelt" unser Lebensraum ist. Die Medien machen das in nie zuvor dagewesener Weise deutlich mit Reportagen „aus aller Welt", nur müssen wir das auch realisieren. Wir reagieren immer noch überwiegend nahraumbezogen. Es muss dem Einzelnen und den regionalen Bevölkerungen zu Bewusstsein kommen, dass man sich in globalen Zusammenhängen „ökologisch" verstehen, verhalten und regulieren muss, denn heute gilt es zu begreifen: *Es gibt kein wirkliches Selbstverstehen ohne Weltverstehen, was immer auch Naturverstehen bedeutet* (deshalb schreiben wir immer wieder im Integrativen Ansatz „Welt/Natur", „Natur/Welt" oder „Leib/Natur/Welt", um diese Verbindung zu betonen).

2. Naturferne und Naturentfremdung oder eine „Grüne Wende" zu „Green Learning" und zu „MINT-Plus"?

Nature Turn, Green Turn, „Green Learning®"[21]: bei solchen neuen Phänomenen ist es nützlich, Fragen nach den „Ursachen hinter den Ursachen" (*Petzold* 1994c/2015), d. h. nach den tieferen Hintergründen dieses aktuellen Interesses zu stellen. Es ist offenbar ja kein *Fad*, kein kurzlebiger *Hype*, sondern

20 Die „Süddeutsche Zeitung" bringt seit einigen Jahren immer wieder aktuelle Ergebnisse kynologischer Forschung: http://www.sueddeutsche.de/thema/Hunde (aufgerufen am 03.03.2018).

21 „Green Learning"® und das damit verbundene didaktische Modell, das an der „Europäischen Akademie für biopsychosoziale Gesundheit, Naturtherapien und Kreativitätsförderung" (EAG, staatlicht anerkannte Einrichtung Weiterbildung (NRW) im beruflichen und wissenschaftlichen Bereich) entwickelt wurde, ist seit 2017 als Registered Trademark für die Akademie geschützt.

dieser „Turn" scheint einige Stabilität zu entwickeln. Schulgärten, Schulhunde, Naturexkursionen, warum jetzt? Es gab ja immer schon engagierte Pädagogen, die einen alten Schulgarten erhalten haben, sich für Wanderfahrten eingesetzt haben. Es gab *„dog lover"* unter den LehrerInnen, die mit dem eigenen „Familienhund" die positiven Auswirkungen von Hunden auf Kinder und das Familienklima erlebt haben und dabei auf den Gedanken gekommen sind: Man müsste den Hund auch mal mit in diese oder jene schwierige Klasse nehmen. Das wurde dann auch gelegentlich gemacht. Hier liegen sicher Wurzeln der Schulhundbewegung, aber sie erklären nicht ein europaweit vorfindliches Breitenphänomen, das vielleicht – und da liegen Probleme – dazu führen könnte, mit einem schmalen ***„Nature Turn"*** zu kleinen „Inseln des domestizierten Naturerlebens" die brennenden, großen Fragen zu verdecken und einen wirklich ***„Green Turn"*** zu vermeiden. Die Gefahr besteht, wir müssen sie verhindern, indem wir den großen ökologischen Kontext bei tier- oder gartengestützten Interventionen immer mitthematisieren, um „vermeidende Idylle" zu demaskieren.

Hinter den Hinwendungen zum Tier, das wir in die Schule holen oder in die Kindertherapie, hinter der Einrichtung eines Schulgartens mit dem Ziel, Natur wieder in erlebbare Nahräume zu holen, lassen sich wohl sehr verschiedene Motive finden. Einige seien aufgewiesen:

Die wachsende **Naturferne** des modernen Menschen in den verstädterten Technologiegesellschaften, die sich derzeit in einem Digitalisierungsschub befinden, wird für viele Menschen allmählich spürbar. Tiere sollen offenbar Beiträge gegen diese zunehmende Naturferne leisten, denn man erkennt ein sogenanntes *„nature deficit"*, das Menschen nicht gut tut, Kindern und Jugendlichen zumal (*Brämer* 2006; *Louv* 2005). Im klinischen Sinne kann man noch nicht von *„nature deficit syndrome* bzw. *disorder* „ (*Louv* 2011) sprechen, aber die **Naturentfremdung** nimmt mit erheblicher „Beschleunigung" (*Rosa* 2005, 2016) in der medialisierten, virtualisierten und digitalisierten Welt zu und zwar als ein Kulturphänomen, das sich seit langem in Formen „multipler Entfremdung" (*Petzold* 1987d/2017, 1994c/2015), einem entgleist beschleunigten „Zeitgeist" (ders. 2061l) herausgebildet hat, wie *Elisabeth Dickinson* (2013) vertiefend und in kritischer Reflexion von *Louv*s Konzept aufzeigt: Es hat sich die „Seelenlage" der Menschen verändert, so schreibt sie und belegt das mit ihren Analysen. *Dickinsons* Überlegungen stützen durchaus unsere integrative, auf dem Boden ökologiepsychologischer Erkenntnisse und Forschungen gründende Sicht (*Clayton* 2012; *Fleury-Bahi* et al. 2017; *Heft* 2001, 2013; *Brinker* 2016), dass **R ä u m e** das Selbsterleben verändern, weil sie die zerebrale Neurophysiologie beeinflussen, zum Teil nachhaltig. Mit der Verkörperung (*embodiment*) dieser Räume, in die wir eingebettet sind (*embeddedness*), durch das Raumerleben und Raumerinnern werden wir bis in unsere **ö k o p s y c h o s o m a t i s c h e** Befindlichkeit beeinflusst – zum Guten wie zum Schlechten (*Petzold* 2018c; *Petzold, Hömberg* 2017, dieses Buch S. 257ff.).

Ökopsychosomatik[22] ist sowohl in ihren *salutogenen* als auch in ihren *pathogenen* Qualitäten zu sehen. Sie ist ein relativ neues Konzept (*Sieper, Petzold* 1975; *Petzold* 2006p; *Preuss* 1995; *Hömberg* 2017), das sich in einer **„doppelten Zielsetzung des Naturbezugs"** (*Petzold* 2018c) einerseits mit den Einflüssen der Natur durch Tiere, Pflanzen, Ökotope auf den Menschen befasst – wohltuenden und belastenden –, andererseits aber auch mit den Einflüssen des Menschen auf die Natur – pflegenden und zerstörenden (*Lovelock* 2005). Gegen Naturdefizite, Naturentfremdung will *Dickinson* (2013) das konkrete, *unmittelbare Erleben* stellen, nicht nur *naturkundliche* bzw. *naturwissenschaftliche* Information. Wir brauchen aber beides, einerseits ein immer tieferes *wissenschaftliches Verstehen* der Natur und ihrer Lebewesen und Lebensprozesse (***Dritte-Person-Perspektive***, deren Erkenntnisse dann die *Psychoedukation* als Fachinformation vermittelt), und andererseits auch einen *erlebniszentrierten* Zugang zur Natur über die „unmittelbare" und *„existentiell-partizipative Erfahrung"* (***Erste-Person-Perspektive***, multisensorische Selbsterfahrung, meditativ-auslotende Selbsterkundung), denn wir sind ja Teil der Natur. Für die therapeutische „Selbst-Erfahrung" haben wir – über das Standardrepertoire der Integrativen Therapie (*Petzold, Steffan* 1999a, b) hinausgehend – integrative Methoden der multisensorischen Naturerkundung, der Naturmeditation („Green meditation" *Petzold* 2011m, 2015b), der Naturtherapien entwickelt (*Petzold* 2013g), weiterhin Informations- und Studienmaterialien, die insgesamt dieser **„doppelten Zielsetzung"** verpflichtet sind. Wir müssen unseren Naturbezug, unser Verhältnis zur Natur im Erspüren unserer eigenen Wirklichkeit, die „zum Fleisch der Welt" (*chair du monde, Merleau-Ponty* 1945, 1964) gehört, aufs Neue „neu" erfassen, in neuer Weise bestimmen und in neuem Handeln ***pro natura*** konkretisieren, wollen wir unsere Welt bewahren – in vielen Bereichen muss man heute sogar schon von „retten" sprechen (*Hömberg* 2016; *Petzold, Orth-Petzold, Orth* 2013; *Welsch* 2015). Darum muss es vor allem um **„Green Learning"** gehen, nämlich darum, über das Kennenlernen der Natur, das Wissen über und um die Natur – auch um ihre Verletzung und Zerstörung – hinaus diese existentielle Dimension erfahrbar zu machen. Als Teil der Natur sind wir Mitbetroffene von Naturzerstörung und das Aufsuchen solcher Zerstörungsorte sollte auch zum **„Green Learning"** gehören als Lernen, *naturempathisch* mitzufühlen, genauso wie das ***„pro natura"*** als ein ***„gefühltes*** für uns" vermittelt werden muss. Sonst entsteht keine nachhaltige Handlungskonsequenz. Menschen reagieren meist erst, wenn sie Schäden „am eigenen Leibe" spüren und selbst dann nicht immer (etwa bei selbstschädigendem Suchtverhalten).

Die Bedeutung von Naturerfahrungen für die **biopsychosozialökologische** Entwicklung von Kindern, aber auch von erwachsenen Menschen – sie stehen in einem *Lifelong Learning* –, die Unverzichtbarkeit von Naturerleben für ihre

22 Vgl. Ökopsychosomatik: https://de.wikipedia.org/wiki/%C3%96kopsychosomatik#cite_ref-14 (aufgerufen am 11.01.2018).

ökopsychosomatische **Gesundheit** und **Lebensqualität** über die Lebensspanne insgesamt[23] ist unabweisbar. Das zeigt die Forschung eindrücklich. Publikationen zu Natur und Gesundheit haben Konjunktur und werden auch in der breiten Öffentlichkeit aufgenommen, wie z. B. das voluminöse „Handbook of Environmental Psychology and Quality of Life Research" (*Fleury-Bahi, Pol, Navarro* 2017). In Deutschland hat das *Bundesamt für Naturschutz* (BfN 2008) reagiert und ein „Handbuch für Kommunalpolitiker, Planer sowie Eltern und Agenda-21-Initiativen: Kinder und Natur in der Stadt. Spielraum Natur" herausgegeben. Öffentliche Aufmerksamkeit ist da. Man hat erkannt, dass „die Natur und das gute Leben" zusammengehören (*Schloßberger* 2015).

Anke Sparmann hat unlängst im ZEITmagazin (20/2017) zum Thema „Natur – Draußen sein" getitelt: „**Was braucht der Mensch zu seinem Glück? Beziehungen, Arbeit und – die Natur**". Das „**Going Green**" – es gehörte stets zu unserer Arbeit im Integrativen Ansatz[24] – ist *fashionable* geworden, wie u. a. ein Projekt der „Österreichischen Bundesforsten" und der „Naturfreunde Internationale" zeigt: „Naturerleben und Gesundheit. Eine Studie zur Auswirkung von Natur auf das menschliche Wohlbefinden unter besonderer Berücksichtigung von Waldlebensräumen" (*Plattner* et al. 2015). In der materialreichen Übersicht wird deutlich: Vielerorts entwickelt sich derzeit ein neuer, *„grüner Lifestyle"*, der die Identität von immer mehr Menschen zu beeinflussen beginnt.

„**Lifestyles** sind durch Menschen in sozialen Gruppen, sozialen Mikro- und Mesowelten über eine hinlängliche Synchronisierung von kollektiven Kognitionen, Emotionen und Volitionen inszenierte Formen des sozialen Lebens. In ihnen werden durch *‚lifestyle marker'*, d. h. geteilte Praxen, Symbole, Präferenzen (in Kleidung, Ernährung, Sexualität, Körperkultur, Freizeitverhalten, Musik, Lektüre, Film- und Videovorlieben, Internetuse etc.), durch spezifische Interaktionsformen und Rituale, Ziele und Werte, Affiliationen und Feindbilder Verbindungen zwischen Individuen geschaffen, die sich von diesem *lifestyle* angezogen fühlen und *Angrenzungen*, aber auch *Abgrenzungen* zu anderen sozialen Gruppen und *lifestyle communities* in Virtual- und Echtzeit inszenieren. Persönliche **Identitätsstile** werden so intensiv mit den *lifestyle markern* versorgt, dass die Adepten in die *‚lifestyle community'* aufgenommen werden und aus der so entstandenen Zugehörigkeit eine *Stärkung* ihrer Identität erfahren. Diese Stärkung ist effektiv, solange es nicht zu einer Fixierung auf einen eingegrenzten *lifestyle* kommt, sondern eine Partizipation an verschiedenen *‚lifestyle communities'* möglich bleibt oder gar gefördert wird" (*Petzold* 2012a).

„**Lifestyles** als Möglichkeit frei gewählter und selbstbestimmter Lebensformen für die Mehrzahl der Bürger moderner demokratischer Prosperitätsstaaten sind ein Phänomen der Moderne, sie sind Ausdruck postmoderner Pluralität, Lebensvielfalt und risikogesellschaftlicher Flexibilitätschancen und -zwänge ..." (ebenda).

---

23 *Bowler* et al. 2010; *Gebhard* 2009; *Pretty* et al. 2009.

24 *Petzold, C.* 1972; *Petzold* 2011k, m; *Sieper, Petzold* 1975; *Sieper* 2000.

„*Lifestyle* als modernes Phänomen fokussiert auf die möglichen Lebensformen, Moden, Trends, die dem Streben heutiger Menschen nach Selbstfindung und Selbstverwirklichung, aber auch nach Selbstbetäubung, Selbstvergessen und Selbstdestruktion zur Verfügung stehen und von einer produktions- und konsumbestimmten, kapital- und mehrwertgesteuerten Gesellschaft angeboten werden. Im ‚lifestyle' können Selbstverwirklichung, wirtschaftlicher Gewinn (oft mit ‚Sicherheit' gleichgesetzt) und Selbstkonsum konvergieren. Deshalb ist der diagnostischen Erfassung seiner positiven Potentiale (*self-enlargement, -enrichment, -empowerment*) sowie seiner destruktiven (*self-curtailment, -impovrishment, selfdestruction*) und ihrer Berücksichtigung in der Therapie besondere Aufmerksamkeit zu schenken [...], [weil] Lebensstile und -formen für die individuelle und kollektive Entwicklung von Menschen, ihre Gesundheit und Krankheit zentral [sind, sc.]. Unter sozialisationstheoretischer und identitätstheoretischer Optik müssen diese Phänomene auch für die klinische Praxis Konsequenzen haben" (*Petzold* 2005ö).

Diese – im soziologischen Sinne – neuen Formen der Vergesellschaftung (*Richter* 2005; *Petzold* 2012a) führen dazu, dass sich ***„lifestyle communities"*** (Vereine, Clubs, informelle Netzwerke, kurzlebige oder auch beständigere) von Menschen in unterschiedlichen Interessenfeldern bilden, u. a. auch solche, die mit unterschiedlichen Zielsetzungen und in unterschiedlichen Formen „in die Natur gehen": mit der Familie, mit Freunden, mit Bekannten zum „mal raus", Picknicken – Müll hinterlassend oder gemäßigt umweltbewusst –, zum Biken mit Mountain-Bikes oder Enduros, zum Gärtnern als Freizeitgestaltung, Geselligkeitspflege, zum Running und Rudern als Gesundheitstraining oder einfach zum „Chillen". Das sind Phänomene eines ***„Nature Turn"***, der durchaus konsumptorisch sein kann und dann zum weiteren **Verbrauch von Natur** beiträgt. Das Aufkommen „grüner Lebensstile" sehen wir anders orientiert und an einen ***„Green Turn"*** im voranstehend umrissenen Sinne einer „achtsamen Hinwendung" zur Natur gekoppelt, oft und richtigerweise mit einer Lebenspraxis des „*sustainable living*" verbunden (*Kahle, Gurel-Atay* 2014; *McDilda* 2007; *Winter* 2007).

„Ein **‚grüner Lebensstil' (green lifestyle)** ist gekennzeichnet von dem Bemühen um eine Lebensführung ***pro natura***, die sich in **‚komplexer Achtsamkeit'** mit der Natur/Lebenswelt befasst und im Sinne des **‚ökologischen Imperativs'** darauf gerichtet ist, so zu leben, dass der Natur nicht geschadet wird und sie auch künftigen Generationen erhalten bleibt. Bewusster und sparsamer Ressourcenverbrauch, eine ökosophische Lebenspraxis, ein ökologisches Wirtschaften ist genauso mit einem **‚grünen Lebensstil'** verbunden wie konkretes Engagement für die Umwelt und für umweltschützende Politik möglichst unter aktiver Mitwirkungen in ökologieorientierten Organisationen" (*Petzold* 2015a).

Inzwischen hat es die Idee eines „Grünen Lebensstils" sogar in die angloamerikanische Wikipedia geschafft:

> „... green lifestyle means holding beliefs and engaging in activities that consume fewer resources and produce less harmful waste (i. e. a smaller ecological footprint), and deriving a sense of self from holding these beliefs and engaging in these activities." https://en.wikipedia.org/wiki/Lifestyle_(sociology) (aufgerufen am 10.04.2018).

In der Tat ist ein **„Grüner Lebensstil"** oft auch mit Mitgliedschaften in ökologischen NGOs wie WWF, Greenpeace, NFI, AVAAZ, Aktivitäten in Bürgerprojekten oder grünen politischen Initiativen etc. verbunden, mit einem ökologischen Engagement und einem „Caring for Nature" im Sinne unserer Bestimmung des ***„Green Turn"*** aus einer ökophilen Haltung und einem „Eintreten für die Natur um der Natur Willen". Das alles mögen dann auf Mikroebenen auch Hintergründe dafür sein, Tiere oder Gärten in pädagogischen Kontexten zu implementieren und Kindern schon früh einen „grünen Lebensstil" nahezubringen.

Und natürlich gibt es auch ganz andere gesellschaftliche Initiativen und Trends: die einseitige Förderung der MINT-Kompetenzen (Mathematik, Informatik, Naturwissenschaften und Technik). Sie sind sehr wichtig, denn ohne solides, allerdings ökologisch-ethisch fundiertes (!) MINT-Wissen ist die schwer geschädigte Natur nicht zu retten (*Lovelock, Plüss* 2016). Nicht zuletzt wurde sie durch den nicht verantwortlichen Gebrauch von MINT-Disziplinen schwer geschädigt – man könnte geradezu von **„Dark-MINT" sprechen, denkt man** an die durch missbrauchtes oder durch demokratische Instanzen unzureichend kontrollierten Anwendungen von MINT-Wissen wesentlich mitverursachte Erderwärmung, Desertifikation, Verschmutzung der Luft und der Meere, Forest Dieback, Artensterben, Belastung der Gewässer und der Böden mit Giften.[25] Es ist klar, MINT-Disziplinen als solche sind **wertneutral**. In ihrem Einsatz indes ist wertegeleitetes Handeln unverzichtbar: 1. von Seiten der Auftraggeber (in Industrie, Wirtschaft, öffentlichen Händen); 2. von Seiten der Wissenschaftler selbst und ihrer Gremien und Fachverbände; 3. von Seiten der staatlichen/behördlichen Aufsicht und Kontrolle; 4. von Seiten der Politik, die für die Sicherheit und Zukunftsfähigkeit der Gemeinwesen zu sorgen hat; 5. durch die gesellschaftlich verantwortlich wirkenden Religionsgemeinschaften; 6. durch NGOs (WWF, Greenpeace etc.), Verbraucherorganisationen; 7. last but not least durch die Verbraucher, die Konsumenten in ihrem Alltagsverhalten. Konzertierte Kontrolle durch kooperierende Kontrollinstanzen wäre ein „Muss", und davon ist noch wenig zu sehen.

---

25 Vgl. *Blaustein* 2011; *Geist* 2005; *Hallmann* et al. 2017; *McCauley* et al. 2015; *Kolbert* 2014; *Metzger* 2015; *WWF* 2018 usw. usw.

Das ganze vorfindliche Desaster ist ohne MINT-Wissen nicht zu stoppen. Jede Dämonisierung oder Abwertung des MINT-Wissens bzw. der MINT-Disziplinen ist daher fehlgeleitet, naiv und kontraproduktiv, denn es müssen natürlich zwei Fragenkomplexe bearbeitet werden:

- Wer missbraucht MINT-Wissen mit welchen Interessen, zu welchem und wessen Nutzen und mit billigender Inkaufnahme schwerwiegendster Schäden an Natur, Umwelt, Menschen? Und:
- Wer kontrolliert MINT-Wissen, bestimmt seine Verwendung und seinen sicheren (oder risikoreichen) Einsatz und handelt dabei verantwortlich im Interesse der Natur/Ökologie/Umwelt, der Menschen und Lebewesen bzw. wer hat die bislang völlig unzureichenden Kontrollen zu verantworten? – Die Desaster der CO_2-Emission, des Eintrags von Umweltgiften, von Mikroplastik weltweit etc. etc. sind Faktum!

Die herkömmlichen Antworten auf die erste Frage: das Kapital, die Superreichen, die Hedgefonds[26], die Industrie, die Internationalen Konzerne etc., oder: die Politiker, die Behörden, die Verbraucher, sind so richtig wie unzureichend. Was fehlt ist die verantwortliche Kooperation aller Kräfte, weil MINT-Wissen natürlich auch immense Gefahrenpotentiale birgt. Und wo immer „hohe Risiken für alle" vorhanden sind, muss auch kooperative Kontrolle *aller Beteiligten* installiert werden. Man wird daran nicht vorbei kommen. Darüber sollte Bildungsarbeit auf allen Ebenen auch nachdrücklich informieren. Die mit Mikroplastik bis in die entlegensten Bereiche dieses Planeten durchseuchte Welt, die Erderwärmung, die Defaunation sind *auch* MINT-Resultate. Das Aufzeigen der Umweltrisiken, der „Planetary Boundaries" (*Steffen* et al. 2015) durch die Forschergruppe um *Johan Rockström* et al. (2009) hat deutlich gemacht, dass wir im Bereich der Artengefährdung um mehr als 1000% über dem Grenzwert liegen (dieselben), und wir erfahren heute aus den erwähnten Studien von *Hallmann* et al. (2017), *WWF* (2018) und vielen anderen mehr, dass alles noch schlimmer geworden ist.[27] Das ist wichtiges MINT-Wissen. Aber MINT-orientierte Pädagogik setzt die Schwerpunkte meist anders, sie vermittelt nur Wissen, das für

26 Nach dem OXFAM-Armutsbericht 2015 hat 1 Prozent der reichen Weltbevölkerung mehr Vermögen als die restlichen 99 Prozent zusammen. Nach einer OECD-Studie verfügen die reichsten 10 Prozent in Deutschland über 60 Prozent des Vermögens. Die ungleiche Vermögensverteilung wächst rasant. http://www.zeit.de/wirtschaft/2015-01/oxfam-armutsbericht-ein-prozent-der-weltbevoelkerung-reicher-als-der-rest OECD-Bericht vgl. DIE ZEIT: http://www.zeit.de/wirtschaft/2015-05/oecd-vermoegen-deutschland-soziale-ungleichheit (aufgerufen am 28.02.2018).
Vgl. Handelsblatt: http://www.handelsblatt.com/politik/konjunktur/nachrichten/oecd-studie-kluft-zwischen-arm-und-reich-bremst-deutschland/11092886.html (aufgerufen am 28.02.2018).

27 NABU, Okt. 2017: Wissenschaftler bestätigen dramatisches Insektensterben. https://www.nabu.de/news/2017/10/23291.html

die Wirtschaft interessant ist, und Forschung wie die Pisa-Studien greifen nur diese Kompetenzen ab (*Liessmann* 2006; *Lesch* 2018). Dieser Trend, „industrie- und ökonomietaugliche Intelligenz" einseitig zu fördern, zeigt sich auch in der neuen **Stiftung „Haus der kleinen Forscher"**, die „größte Frühbildungsinitiative Deutschlands", die 2006 im „Umfeld der Helmholtz-Gemeinschaft und der Initiative ‚McKinsey bildet' [entstand]. Die Gründer hatten die Vision, jede Kita in Deutschland zu einem ‚Haus der kleinen Forscher' zu machen"[28]. Das „Haus der kleinen Forscher", eine Stiftung, gefördert vom Bundesministerium für Bildung und Forschung, „engagiert sich für gute frühe Bildung in den Bereichen (MINT) [...] mit dem Ziel, Mädchen und Jungen stark für die Zukunft zu machen und zu nachhaltigem Handeln zu befähigen" (ebenda). So lautet die Programmatik der Stiftung, orientiert am Dagstuhl-Dreieck der digitalen Bildung der „Gesellschaft für Informatik"[29] mit seinen drei Dimensionen: 1. einer anwenderorientierten Perspektive: Wie nutzt man das?, 2. einer gesellschaftlichen Perspektive: Wie wirkt das?, 3. einer technologischen Perspektive: Wie funktioniert das?

Die Positionierung der Stiftung wird dann klar benannt: „Das ‚Haus der kleinen Forscher' als MINT-Bildungsinitiative konzentriert sich auf die technologische Perspektive" (ebenda). Die so wichtigen gesellschaftskritischen und ethischen Fragen aus einer anderen Perspektive, nämlich der einer **„transversalen Vernunft"** (*Welsch* 1996; *Petzold, Orth, Sieper* 2013b, 2014a), werden nicht gestellt: „Wessen Interessen stehen dahinter?", „Wem dient das?" und „Wem nicht?", oder gar: „Wem schadet das?". Diese Fragen nach den „Ursachen hinter den Ursachen und den Folgen nach den Folgen" (*Petzold* 1994c) für die Ökologie und für die Menschen müssen aber gestellt werden. Eine solche **transversale Perspektive**, die – die relevanten Bereiche der Wissenschaften durchquerend – breit informiert ist und ökologische, ökonomische, *humanitäre, soziale und politische* Wissensstände einbezieht und konnektiviert, muss das MINT-Wissen ergänzen und mitvermittelt werden, wenn man **„Nachhaltigkeit"** im Denken und Handeln für **„people and nature"** vermitteln will (*Petzold* 2016i). Es ist eigentlich eine faszinierende Initiative, Kinder an die „Natur-Wissenschaft für eine gute Zukunft" heranzuführen, aber dafür ist unserer Auffassung nach eine **„MINT-Plus-Konzeption"** erforderlich, denn sind *Isaac Newton*[30], *Charles*

28 Siehe https://www.haus-der-kleinen-forscher.de/de/ueberuns/die-stiftung/ (aufgerufen am 10.04.2018).

29 Siehe https://gi.de/themen/beitrag/dagstuhl-erklaerung-bildung-in-der-digital-vernetzten-welt-1/ (aufgerufen am 10.04.2018).

30 Die Geschichte des vom Baum gefallenen Apfels wurde von *Newton,* Sohn eines Schafzüchters, selbst erzählt. Als Junge vom Gutshof war er mit der Natur vertraut, und obwohl nicht klar ist, ob es eine wahre Geschichte oder eine Legende zu seiner Entdeckung ist, auf jeden Fall ist sie ein Dokument guter Naturbeobachtung (vgl. http://www.spiegel.de/wissenschaft/natur/historisches-manuskript-der-apfel-des-isaac-newton-a-672494.html (aufgerufen am 10.04.2018).

Darwin[31], *Konrad Lorenz*[32] nur durch MINT-Wissen in Kindertragen zu so großen Naturforschern geworden? Das kann sicher verneint werden.

2.1 Personalisiertes „Green Learning" des „Informierten Leibes" – zu Grundlagen einer „konvivialen Ethik" pro natura

Bei diesen Protagonisten der Naturwissenschaften war wohl die schon in Kinderzeiten *er-lebte* Faszination an der konkret „be-griffenen" Natur in einem „**Green Learning**", an das die Eltern oder andere Vorbilder herangeführt hatten, für ihren weiteren Lebensweg bestimmend. Für diese Forscher war das Wichtige die Natur, die entdeckt wurde

- aus einem Antrieb „**explorativer Neugier**" (I) in „schöpferischen Erkundungen" der Natur mit allem, was sie umfasst, die
- aus einem Antrieb „**poietischen Gestaltungsstrebens**" (II) geformt und bearbeitet werden konnten, und das
- mit einem Antrieb zur „**Affiliation**" (III), d. h. zu möglichst gemeinsamem Tun und Schaffen.

Damit sind drei wesentliche „**Grundantriebe**" des Menschen aus der anthropologischen Sicht der „Integrativen Therapie" benannt (*Petzold* 2003e). Sie ermöglichen in ihrer Verbindung „**komplexes Lernen**" (*Sieper, Petzold* 2002) durch Erfahrungen von „**vitaler Evidenz**" (*Petzold* 1993a, 751).

Komplexes Lernen erfolgte auf den erlebten und erfahrenen ***Lebenswegen*** in den sich vollziehenden Lebensgeschichten/Narrationen – wir sprechen hier zur Kennzeichnung dieser Prozessualität von ***Biosodie*** (griech. *bíos* = Leben, *odos* = Weg, idem 2003a, 330ff.). „Biosodische Narrationen" bilden und formen in diesem Vollzug ***Lebensgeschichte,*** d. h. ***Biographie*** als leiblich verkörpertes und neurozerebral und mental durch *embodiment* und *mentalization* aufgezeichnetes „Ensemble von Strukturen/Narrativen". Diese sind in der jeweiligen persönlichen ***Biographie*** (von griech. bíos = Leben, *gráphō* = schreiben) als Resultat lebensgeschichtlicher Formungen im „autobiographischen Gedächtnis" eingeschrieben.[33] Sie werden natürlich im weiterlaufenden Lebensgeschehen, d. h. in der ***Biosodie,*** auch weitergestaltet. Das ist der „Plastizität des neurozerebralen Systems" geschuldet.[34] Biosodie und Biographie sind das Ergebnis umfassender Synergien von *leibhaftigem Erleben* (***embodiment***), von *emotionaler Erfahrung*

31 Vgl. zum Sammeln von Muscheln, Steinen etc. The Autobiography of Charles Darwin 1809-1882. Hg. *Barlow* (1958), 23.

32 Vgl. schon als Kind seine Liebe zu Tieren, Garten, Hinführung zur Natur durch den „green thump" seines Kindermädchens (*Lorenz* 1973a).

33 Vgl. *Conway* 1990; *Markowitsch, Welzer* 2006; *Petzold* 2016f; *Swanton* 2010.

34 Vgl. zu *neuroplasitcity Jäncke* 2013; *Keller, Just* 2016; *Pasual-Leone* et al. 2011.

und *rationaler, kognitiver Einsicht* (***mentalization***) *in interpersonaler Bezogenheit (**affiliation**) und ökologischer Einbettung* (*embeddedness/situatedness*) – so unsere aktuelle Konzeption (*Petzold, Orth* 2017a,b[35]), wie wir sie auch in der Praxeologie und Praxis der Integrativen Therapie nutzen, denn:

Therapie ist in integrativer Sicht eine auf Heilung und Förderung gerichtete Begleitung von Menschen mit Störungen (DSM, ICD), Belastungen (ICF), destruktiven Lebensstilen (*self-curtailment, self-impovrishment, self-destruction*) und schwierigen Entwicklungsaufgaben, wie sie sich in ihren „komplexen Lernprozessen" auf ihrer biographischen Lebensstrecke (*Sozialisation, Enkulturation*) und in ihren sozioökologischen Lebensräumen (Ökologisation) finden. Therapie will zu der gelingenden Handhabung solcher Prozesse und zu der Sicherung ihrer Wirkung beitragen. Während der Zeit der Behandlung und der Fördermaßnahmen umfasst Therapie dabei:
- ***„Biographiearbeit"*** u.a. als Bearbeitung kritischer Lebensereignisse und ihrer Nachwirkungen in durcharbeitender, heilsamer, stützender Karrierebegleitung (*curing, supporting, coping*), weiterhin
- ***„Biosodie-/Biographieerarbeitung"*** als Eröffnung von Perspektiven und als Entwicklung eines gesundheitsbewussten, sozial-partizipativen und ökologisch sensiblen Lebensstils (*enlargement*),
- ***„Biosodie-/Biographiegestaltung"*** als Hilfe bei der Lebensplanung und als Unterstützung der Persönlichkeitsentwicklung auf dem Lebensweg (*enlargement, enrichment*) in den Prozessen gelingenden „Selbstlernens", „Weltlernens" und des Entwickelns einer beglückenden „Lebenskunst" (*Foucault* 2008; *Petzold* 1999q; *Schmid* 2004). Schließlich
- ***„Kontextsicherung"*** als Sensibilisierung für die Gefährdung sozialer und ökologischer Lebenskontexte und mit der Ermutigung (*empowerment*), sich für ihre Sicherung in sozialen Initiativen zu engagieren, denn Gesundheit braucht gesunde Kontexte.

Das alles geschieht durch die „WEGbegleitung" in einer guten therapeutischen Beziehung mit der Qualität einer *„friendly companionship"*, für die wir evolutionsbiologisch ausgestattet sind (*Petzold* 1994j; *Trevarthen* 2001; *Tomasello* 2010), und in einem „Konvivialitätsraum", einem gastlichen Raum (*Petzold* 2012c, 11; 2016f), der Schutz, Sicherheit, Anregung und Möglichkeiten des **persönlichen** und **gemeinschaftlichen Wachstums** bietet. Ein solcher Möglichkeitsraum ist ***„grün"*** im metaphorischen Sinne dieses Adjektivs[36] und bedarf gemeinschaftlicher Bemühungen zu seiner Sicherung in solidarischen Aktionen.

35 Vgl. *Petzold* 1993a/2003a, 633, 694; *Sieper, Petzold* 1993, 2002.

36 „Jemandem grün sein", an die „grüne Seite", die Seite der Liebe rücken lassen, wie „schön grünt mir der Maien", „nach güner Farb mein Herz verlangt", „Grün, grün, grün, ist alles was ich hab" – die Volkslieder sind voll von dieser Metaphorik. Vgl. https://de.wikipedia.org/wiki/Gr%C3%BCn,_gr%C3%BCn,_gr%C3%BCn_sind_alle_meine_Kleider (aufgerufen am 24.04.2018).

In dieser komplexen Definition, die im Kontext der „Neuen Naturtherapien“ formuliert ist, aber auch durchaus für jede Form moderner Psychotherapie und Humantherapie greifen kann, sind Strategien der Integrativen Therapie berücksichtigt, die *Pathogenese* zu verändern suchen (*curing, supporting, coping,* vgl. *Petzold* 2012h) und die *Salutogenese* fördern wollen (*enlargement, enrichment, empowerment,* idem 2005ö). Weiterhin werden „Entwicklungsaufgaben“ (*Havighurst* 1948) und Möglichkeiten zu einer „Ästhetisierung der persönlichen Existenz“, zu einer „Lebenskunst“ einbezogen (*Foucault* 2008; *Petzold* 1999q) sowie Perspektiven, die soziales und ökologisches Engagement unterstützen.[37] Das ist ein breit ausgreifender Ansatz, der von reduktionistischen Gesundheits- und Krankheitskonzepten abgeht und anthropologische, sozialwissenschaftliche und ethiktheoretische Betrachtungen einbezieht (*Petzold* 2003a, 447-460, 2010b).

Bei den heutigen prekären sozialen und ökologischen Weltverhältnissen erscheint es uns nicht mehr möglich und angemessen, Gesundheit und Krankheit allein individualisierend und privatistisch zu denken, sondern es ist immer die Situation der Welt/Natur in ihrer sozialen und ökologischen Situation auf Makro- und Mikroebenen mitzubedenken – von jedem Einzelnen. Ist nämlich die Natur/Welt krank und Zerstörungen ausgesetzt und ist die globale Menschheitsgemeinschaft gefährdet und bedroht, dann ist jeder bedroht und es wird eine gemeinschaftliche „Sorge um Menschen, Gruppen, Lebensräume“ (*Petzold* 1978c/1991e), um ihre sozioökologische Sicherheit und Gesundheit erforderlich. Ein *sicheres Miteinanderleben* erweist sich damit als Grundlage des Überlebens und verlangt deshalb, dass man sich gemeinschaftlich für diese Sicherheit einsetzt – im eigenen Interesse. Diese fundamentale Einsicht betrachten wir als eine wesentliche Basis für unsere „**konviviale Ethik**“ (lat. *conviva*, Gast), die jeden ethischen Solipsismus und jede Individualisierungstendenz überschreitet. Sie sieht die Erde als „gastlichen Raum“ für alle Lebenden und Überlebenssicherung **für alles Lebendige** als grundsätzliche Notwendigkeit und kollektive Aufgabe! Wir verbinden diese Einsicht mit unserer Konzeption des **personalisierten „Green Learnings“**, das selbst bei aller persönlichen Zupassung individueller Lernprozesse immer auch das Moment der Anderen und des Anderen zu sehen hat, ohne die es letztlich nichts zu lernen gäbe. Daraus folgt auch die Notwendigkeit „ethischen Lernens“, und das muss dezidiert vermittelt werden. Die ethische Prämisse des grundsätzlichen Respekts vor der „Andersheit des Anderen“ bei *Levinas* (1963), sein Argument, dass der „Andere immer vor mir sei“ (ebenda; *Petzold* 1996k), ist nicht nur ethiktheoretisch, sondern auch evolutionsbiologisch zutreffend. Der Respekt vor der Alterität führt zu einer Sorge für die Anderen, aber auch für das Andere (Tiere, Pflanzen in der Natur) und wird damit von uns auf das Lebendige in der Natur insgesamt ausgedehnt, eine Ausdehnung, die noch vertiefend auf

37 Vgl. *Lindermann* 2017; *Petzold* 2016i; *Trojanow* 2013; *Ziegler* 2015.

den Grad ihrer Radikalität und in ihren Konsequenzen überdacht werden muss, nicht zuletzt auch umsetzungspraktisch. Gegen einen solchen Anspruch mag sich vieles sperren, dennoch fühlt er sich für uns als im Grunde „richtig" an – eine Position, über die noch weiter nachzudenken und nachzusinnen ist.

Dieses ganzheitliche und differentielle, *biopsychosozialökologische* „Lernen in Bezogenheit", wie es Ökologisation kennzeichnet, ist auf die Lebenszusammenhänge, die Lebewesen (Tiere, Menschentiere, Pflanzen) und Lebensformen der Natur/Welt gerichtet, die *mentalisierend* aufgenommen und verinnerlicht werden (*internalisation/interiorisation*). Sie werden dabei aber zugleich *verkörpernd* eingeleibt (*embodiment/incorporation*, vgl. *Petzold, Orth* 2017b, 899, 922-26). Ein wesentliches Ziel von **„Green Learning"** ist, dass Menschen Folgendes begreifen sollten: Man muss Gesundheit und Wohlergehen der Natur und ihrer Lebewesen schützen, bewahren und fördern; man muss wissen und erarbeiten, welche ökosophischen, ökologie- und bioethischen Prinzipien dabei zu berücksichtigen sind und welche Mittel und Wege dazu eingesetzt werden müssen. Man muss sich klarmachen, soweit das möglich ist, welche ungelösten Aufgaben heute und in absehbarer Zukunft noch vor uns liegen – sie müssen immer wieder neu erfasst, bestimmt und lösungsorientiert angegangen werden. Damit wird auch deutlich, dass „personalisiertes Green Learning" nicht allein auf einer individuellen Ebene angesiedelt werden kann, sondern dass es wesentlich auch in kollektive und kooperative Lernprozesse eingebettet sein muss, weil es um Aufgaben in gemeinsamen und übergreifenden Lernprojekten geht, in denen Menschen die sehr umfassenden Herausforderungen dieses gesamten gewaltigen Problembereiches an vielen Stellen angehen müssen, weltweit, und dabei muss jeder seinen Beitrag leisten. Anders wird es nicht gehen.

Hinter einer solchen Sicht des **personalisierten Green Learnings** steht »eine evolutionäre Perspektive im Bezug auf *Darwin* und die moderne integrative Konzeption evolutionärer Genetik und Kulturtheorie, wie sie u. a. *Susan Oyama* (2000) repräsentiert (*Petzold* 2006j, 2009a). Das integrative Verständnis von **Leiblichkeit** gründet gleichfalls mit der „Triplexperspektive" [des Bio-Psycho-Sozialen, *Egger* 2015, 2017, *Petzold* 2001a, sc.] in einem **„komplexen Leibbegriff"** mit der Idee des **„Informierten Leibes"** – auch durch Ökologie, Kultur, Ethnie informiert –, das macht sein „Situiert sein" aus. „Das Subjekt ist ... in Situation, es ist selbst nichts anderes als eine Möglichkeit von Situationen, weil es seine Selbstheit nur verwirklicht als wirklich Leib seiendes und durch diesen Leib in die Welt eingehendes" (*Merleau-Ponty* 1966, 464). Zugleich geht die Welt beständig in den Leib ein [*embodiment* sc.]. Leib und Welt sind in beständigen physiologischen und informationalen Austauschprozessen verschränkt. Das „être-au-monde", als welches *Merleau-Ponty* den Menschen charakterisiert, dieses „Zur-Welt-Sein" ist ein beständiges prozessuales Fließen (ebenda, 73). Begriffe wie „embeddedness", „situatedness" (*Clark* 1997, 1999, 2008; *Petzold* 1992a, 2002j), sind von diesem Denken *Merleau-Ponty*s bestimmt und ermöglichen es, die Erträge phänomenologischer und hermeneutischer Leibphilosophie *und* der Psychophysiologie/Neurobiologie zu konnektivieren, welche in den Körpertherapien oft polarisiert oder unverbunden nebeneinander stehen. Daraus folgt zwingend, den Menschen als Leiblichen im unauflöslichen Weltbezug zu sehen, in Kontext/Kontinuum eingelassen (*Petzold* 1974j). *Jede Leibtheorie muss deshalb immer auch Theorie der Lebenswelt sein und muss als Leibtheorie stets auch ökologische Theorie sein* (idem 1988n; *Tiemersma* 1989)« – so *Petzold, Orth, Orth-Petzold* (2009, 16).

Unser Konzept eines **„personalisierten Green Learning"** betont ein „leibhaftiges Lernen" von personalen Subjekten und Gemeinschaften von Subjekten, ein Lernen, dass in Lebensvollzügen und Lebenssituationen durch Lebensprozesse erfolgt, in denen ***exterozeptiv*** aus der Außenwelt, der **Natur/Welt**, „Informationen" aufgenommen werden (*Oyama* 1985/2000) und zugleich ***interozeptiv*** „Informationen" aus der Binnenwelt des **Leibes** kommen und *Sinn-schaffend* verarbeitet werden (*Petzold* 2001k; *Petzold, Orth* 2005a). Das Erfassen und allmählich tiefere Durchdringen dieser miteinander verschränkten Prozesse – in denen vieles noch nicht vollends geklärt ist – haben uns zu unserer Konzeption des **„Informierten Leibes"** geführt (*Petzold* 2002j, 2009c).

Der Mensch wird durch das „Kennenlernen der Welt" (*Weltlernen*) und das „Lernen, ein Selbst zu werden" (*Selbstlernen*) im Verlauf seiner Biosodie/Biographie zum **„informierten Leibsubjekt"** und dabei immer auch **„Selbstgestalter"**, aber auch **„Weltgestalter"** (und sei es in der Bestellung seines Feldes oder mit der Pflege seines Gartens). Wir sehen im Konzept des „personalisierten Green-Learning" den Menschen in dieser Breite als auf allen Ebenen seines personalen Daseins in Kontext/Kontinuum „lernendes Wesen". Es berücksichtigt die menschlichen Grundantriebe (s. o.) und ihre Welt/Naturbezogenheit und trägt zu ihrer **Kultivierung** bei. Und das geschieht auch und wesentlich durch ein **„going green"**, das sorgend, pflegend und heilend in die Natur geht und das durch ein **„doing social"** neben den Menschen auch die anderen Lebewesen der Natur in die Fürsorge, in das Caring einbezieht. Wir orientieren uns dabei an der Idee eines **„sozioökologischen Gemeinsinns"**, der für immer mehr Menschen, die ökologiebewusst und natursensibel werden, erkennbar wird, ein Gemeinsinn, der mühsam erarbeitet werden muss, damit er an Breite und Verbreitung gewinnt und der zu der unausweichlichen Forderung führt: **„Wir müssen die Integrität der Natur bewahren, die ihre eigene Würde hat, an der wir partizipieren!"** Mit der Beschädigung der Integrität und dem devolutionären Verlust dieser Würde ist auch unsere eigene Existenz vital gefährdet (*Sieper, Orth, Petzold* 2009). Wir können, wie ausgeführt wurde, nicht ohne die anderen Lebewesen existieren und haben deshalb ein **„Koexistenzaxiom"** formuliert: **„Sein ist Mit-Sein"** (*Petzold* 1978c/1991e, 116[38]). Es begründet einen

38 „1. Alles Sein ist Mit-Sein, das auch bei prinzipieller Zugehörigkeit und Konnektivierung ein unaufhebbares Moment der Differenz impliziert, differentielles Mit-Sein ist (sonst wäre ein ‚mit' nicht möglich) Koexistenzaxiom, Prinzip individualisierter Kommunalität" (*Petzold* 1978c/1991e, 116).

„konvivialen Sinn" (*Petzold, Orth* 2005a; *Petzold, Orth, Sieper* 2010a). Aus diesem wird erkennbar: **In dieser Welt des Lebendigen kann das Lebendige nur miteinander existieren. Es muss lebensbewahrend koexistieren, sonst wird das mundane Leben insgesamt nicht überleben können, sondern zugrunde gehen!** Auf dieser von uns dargelegten, grundlegenden, aber größtenteils ausgeblendeten bzw. verleugneten Erkenntnis und Einsicht müssen die Prinzipien einer **konvivialen,** ökologischen und **humanitären Ethik** – einer **Ethik pro natura** – aufbauen (*Petzold* 1978c; *Moser, Petzold* 2007; *Schneider* 1994), die in einer für das Lebendige engagierten **Kulturarbeit** und **Politik** umgesetzt werden muss (*Petzold, Orth, Sieper* 2014a). Sie muss auf die **Bewahrung der Natur** und auf die **Integrität des Lebendigen in dieser Welt** gerichtet sein (*Sieper, Orth, Petzold* 2010). Dazu gibt es keine Alternative. In der Arbeit zum integrativen Modell der „Ko-respondenz" (*Petzold* 1978c) wurde schon vor vierzig Jahren das anthropologische **Integritäts-** und **Würde-Kriterium** (vgl. zu diesen *Petzold, Orth* 2011) *mundanologisch* auf das Lebendige in dieser Welt insgesamt erweitert aus folgender Einsicht:

„Wer existentiell erfahren hat, daß, wo immer die *Integrität* eines Menschen bedroht ist, auch seine eigene *Integrität* gefährdet wird, wo immer die *Integrität* unseres ökologischen Lebensraumes zerstört wird, auch sein Leben gefährdet ist, der wird mit aller Kraft und allem Engagement, dessen er für sein eigenes Überleben fähig ist, auch für den anderen und diese Welt eintreten; denn sie ist unser Haus (*oikos*) [...]. Wir leben in einem Haushalt und partizipieren am ‚Fleisch der Welt' (*Merleau-Ponty* 1964). *Integrität* bedeutet nicht nur die Erhaltung der Identität von Menschen, Gruppen, ökologischen Gegebenheiten, sondern sie schließt immer auch ihre Entwicklung und Entfaltung ein [...] Wird durch die Verletzung ökologischer Zusammenhänge und Gesetzmäßigkeiten die *Integrität* meines Lebensraumes bedroht, so wird auch mein Leben bedroht – und heute ist mein Lebensraum mehr als zu jeder anderen Zeit die gesamte Welt. Deshalb müssen ökosophische Prinzipien, d. h. Prinzipien, die den natürlichen Lebensraum erhalten, weil sie ihm entsprechen, uneingeschränkt und unumstößlich eingehalten werden" (*Petzold* 1978c/1991e, 98) – so unsere Positionen damals wie heute.

Deshalb ist es »auch für PsychotherapeutInnen und alle helfenden Berufe [...] notwendig, immer wieder über **Natur** *um uns und in uns* nachzudenken, über die Sicherung ihrer **Integrität**, die uns im „Integrativen Ansatz" ein zentrales Anliegen ist: die Integrität von Menschen und Lebensräumen (*Petzold* 1978c; *Sieper, Orth, Petzold* 2010). Von uns wird „Natur als eine Gegebenheit von Lebendigem" verstanden. „Natur ist überall dort, wo es Leben gibt, das einen Sinn hat, [...] ohne dass dieser Sinn vom Denken gesetzt wurde. Es ist die Selbsthervorbringung eines Sinnes" (*Merleau-Ponty* 2000, 19)« (*Petzold, Orth-Petzold, Orth* 2013, 5).

Auf diesem Boden **„konvivialer Ethik** für die Natur" muss man eine engagierte öko- und sozialpolitische Position vertreten, die in **„komplexer Achtsamkeit"** auf den Schutz alles Lebendigen gerichtet ist (*Petzold, Orth, Sieper* 2013a; *Trojanow* 2013).

2.2 Von reduktionistischen MINT-Konzeptionen zu MINT-Plus-Modellen

Viele MINT-Konzeptionen lassen in ihren Grundpositionen und ihrer didaktischen Umsetzung eine solche Breite, wie sie voranstehend umrissen wurde, vermissen, ja sie sind in dieser Hinsicht oft *reduktionistisch* und geradezu defizient. Deshalb ist es an der Zeit, über reduktionistische MINT-Konzeptionen hinauszugehen und eine MINT-orientierte Pädagogik breiter aufzustellen, die durch Ideen eines **Green Learning®**, ökologischer und sozialer Verantwortung und Prinzipien **„konvivialer Ethik"** (*Schneider* 1994; *Moser, Petzold* 2007) ergänzt und angereichert wird. Das alles muss heute eine Idee des **„MINT-Plus"** umfassen: Ethik, **H**umanität, **Ö**kologie, **K**ultur (**EHÖK**) bezogen auf den „Ökologischen Imperativ" (*Petzold, Orth-Petzold, Orth* 2013)[39], das „Green Care Manifesto" (*Petzold* 2015c) und das „Manifest integrativer Kulturarbeit" (*Petzold, Orth, Sieper* 2013a). Wir halten es für geradezu problematisch, wenn MINT-Vermittlung nicht mit einer breiteren Vermittlung von Kultur – auch in Betonung künstlerischer Fächer, so wichtig für die Kreativitätsentwicklung – verbunden wird.

Isaac Newton – Physiker, Mathematiker, Astronom, Chemiker, ein universeller Erkunder der Natur (*Brewster* 1855; *Gleik* 2004; *Westfall* 1983) – hat **„schöpferische Erkundung"** von Kinderzeiten bis ins Senium so beschrieben: Er sei „als alter Mann immer noch wie ein Kind, das am Meeresufer spiele und sich freue, wenn es einen noch glatteren Stein oder eine noch schönere Muschel finde. Zugleich liege der große Ozean noch völlig unerforscht vor ihm"[40]. Warum also nicht solches spielerische Naturerleben und exaktes, gründliches Forschen verbinden? Aber wie war der „große Ozean" zu *Newtons* Zeiten? Er war nicht, wie heute, mit Mikroplastik verseucht und befand sich nicht in einem Prozess der „Defaunation" (*McCaule* et al. 2015), des progredierenden Verlustes

39 „Handle so, dass durch deine Lebensweise keine Gefährdungen der Biosphäre eintreten können. Sei mit ‚Kontext-Bewusstsein' und ‚komplexer Achtsamkeit' wachsam für schädigendes Handeln, das den Fortbestand des Lebens und die Funktion der Ökosysteme auf dieser Welt bedrohen könnte. Trete ein, wo solches Handeln durch Menschen in der Noosphäre sichtbar wird und versuche es zu verhindern. Pflege eine ökosophische Lebenspraxis, bewahre und schütze die Natur!" (*Petzold, Orth-Petzold, Orth* 2013, 60)

40 „I do not know what I may appear to the world; but to myself I seem to have been only like a boy playing on the seashore, and diverting myself now and then in finding a smoother pebble or prettier shell than ordinary, while the great ocean of truth lay all undiscovered before me." (*Isaac Newton*, zitiert nach *Brewster* 1855).

von Lebewesen, der die Nahrungsquelle von über einer Milliarde Menschen bedroht.[41] Darüber hätte der skrupulöse „*master of the Mint*" – *Newton* hatte dieses Amt des „Leiters der königlichen Münze" von 1699 bis 1727, Jahr seines Todes, inne – sehr ernsthaft nachgedacht, sicherlich auch mit einer rigorosen ethischen Fundierung.

In jedem MINT-Modell – so unsere Position – muss eine **konviviale**, ökologisch-humanitäre Ethikkonzeption und eine Konzeption **demokratisch-zivilgesellschaftlicher Kulturarbeit** (*Petzold, Orth, Sieper* 2013a) explizit benannt werden. Aber von einer solchen Verbindung sieht man wenig in MINT-Programmen wie etwa in dem der Stiftung „Haus der kleinen Forscher". Der Vorstand der Stiftung *Michael Fritz* zeigt die Orientierung sehr prägnant:

„Uns geht es darum, Kinder zum Denken und zum Verstehen zu bringen. Wir nutzen das, was in der Welt der Kinder ist, um sie zum Selberdenken, zum Verstehen zu bringen. Zum Gestalten. Und wenn uns Computer, Robotik-Programme, Bildschirme, digitale Medien dabei helfen, dass Kinder ihre Welt besser verstehen, vielleicht mehr darüber wissen und zudem noch ihre Denkfähigkeit steigern, und das *vielleicht sogar miteinander* entwickeln und dann sehen: ‚Wow, ich hab's geschafft!', dann ist es uns wert, dass sie dafür ein digitales Medium nutzen. Es geht nicht um mehr digitale Medien. Sondern es geht um mehr selbständiges Denken! Das ist unser entscheidender Ansatz bei der informatischen Bildung." (*M. Fritz,* unsere Hervorheb.)[42]

Das klingt wie ein Anti-Rousseau-Programm. Nun gut, aber auch von moderner Entwicklungspsychobiologie und „embodied cognitive science" (*Clark* 1998; *Gallagher* 2005) ist in diesen Ausführungen nichts zu finden, denn: Menschen-Kinder denken selber (was sonst?). Man muss sie nicht „zum Verstehen bringen", das machen die schon selbst, aber sie brauchen neben guten Erlebnismöglichkeiten auch gute Erklärungen von kompetenten Eltern, engagierten Pädagogen, älteren Kindern in einer „Zone der nächsten Entwicklung" (sensu *L. S. Vygotskij* 1971, 1987, vgl. *Textor* 1999; *Tudge* 1990), mit denen sie den „nächsten richtigen Schritt" über das schon vorhandene „***Wissen** (Fähigkeiten, Kompetenzen) und **Können** (Fertigkeiten, Performanzen)*" hinaus machen können (vgl. *Sieper, Petzold* 2002). Sie brauchen Menschen, die ihnen Materialien und „Baugerüste" zu optimalem Lernen zur Verfügung stellen (*scaffolding* im Sinne von *Jerome Brunner* und der Scaffoldingforschung[43]). Dabei spielen Interaktion, Intersubjektivität und Sprache/Sprechen bei all den hier genannten

41 Vgl. dazu Bundeszentrale für Politische Bildung, 27.1.2009: http://www.bpb.de/apuz/32214/nahrungsquelle-meer (aufgerufen am 28.02.2018).

42 So der Vorstand der Stiftung: https://www.haus-der-kleinen-forscher.de/de/ueberuns/neuigkeiten/aus-der-stiftung/2017/informatik-interview-mit-michael-fritz (aufgerufen am 28.02.2018). Das „vielleicht miteinander" zeigt ein grundsätzliches Missverstehen des pädagogischen Prozesses, dessen Gelingen – auch durch Forschung bestens abgesichert (*Hattie* 2009, 2014) – von der Qualität des intersubjektiven Geschehens bestimmt ist.

43 Vgl. *Hammond, Gibbons* 2005; *Saxena* 2010; *van de Pol* et al. 2010; *Van Lier* 1996.

Autoren eine große Rolle (unter Rückgriff auf *Vygotskij* 1986, *Bachtin* 1981 u. a.). **Lehren-und-Lernen** (*Lukesch, Petzold* 2011), Denken und Sprache/Sprechen, Handeln und Sprechen, **Leib und Sprache** als *polylogisches, interaktionales,* verbal-nonverbales Reden-Erzählen-Handeln (*Petzold* 2010f) müssen in solchen Prozessen *„persönlichen und gemeinschaftlichen Lernens“* ← → *„Lehrens“* bzw. *„Lehrens ← → Lernens“* als Wissensvermittlung und Kulturarbeit berücksichtigt werden. Dabei ist ein Konzept **„komplexen Lernens“** zugrunde zu legen, wie wir es im Ansatz „Integrativer Agogik“ (*Sieper, Petzold* 1993c/2011, 2002/2011) vertreten, denn wir lernen lebenslang auf den unterschiedlichen **Lernebenen**, die genutzt werden müssen: *immunologisches, sensumotorisches, emotionales, volitionales, motivationales Lernen, kognitives* und *metakognitives* sowie *soziales* und ökologisches *Lernen.* Der größte Teil dieses Lernens erfolgt **implizit**, im fungierenden Vollzug (wie auf der immunologischen Ebene in der „stillen Feiung“, wobei in der aktiven Immunisierung das Lernen des Immunsystems durch Anregung zur Bildung einer erregerspezifischen Immunkompetenz gezielt genutzt wird, vgl. *Hahn* et al. 2005; *Zündorf* et al. 2008). *Fungierendes* Lernen kann auf allen Ebenen *intentional* ergänzt werden durch didaktisch geplantes und methodisch unterstütztes Üben. Mit genügend MINT-Wissen sollte solches „komplexes Lernen“ auch in der Didaktik der MINT-Pädagogik genutzt werden. Bislang sieht man davon wenig. Interessante Projekte wie das der PH St. Gallen mit der Zielsetzung, für MINT *„zu begeistern und Schule und Industrie einander näherzubringen“*[44] – so im Webauftritt –, sind auf Vermittlung von MINT-Wissen zentriert. Warum eigentlich nicht: *„Schule, Ökologie, Kultur und Industrie/Wirtschaft“ auf demokratietheoretischem Boden miteinander zu verbinden*? Warum nicht für diese einzigartige, kulturtragende und vielleicht überlebenssichernde Mischung begeistern? Von emotionalem und sozialem Lernen, von ökologischer Ethik und politischer Verantwortung findet man e x p l i z i t nichts in dem Internetauftritt, und das müsste doch dort an *prominenter Stelle* stehen. Man sollte in solchen Programmen auch über **Dark-MINT** sprechen: über die durch unverantwortlich gebrauchtes MINT-Wissen von nicht verantwortlich und ökologiebewusst handelnden Wissenschaftlern, Wirtschaftsmagnaten, Managern, Politikern angerichteten Schäden, vor denen wir heute und vor deren aggravierenden Folgen die kommenden Generationen stehen. Ist man da blind? Oder wer will, dass solches, offenliegendes Wissen ausgeblendet wird und nicht oder nur marginal in Erscheinung tritt?

Faszination am MINT-Lernen ist nicht alles, im **MINT-Plus-Lernen** muss, wie aufgezeigt wurde, noch viel mehr hinzukommen und wesentlich auch, dass über die Gefahrenpotentiale und Missbrauchsrisiken der Wissensstände in den MINT-Disziplinen informiert wird. Die Resultate sind ja sichtbar und gehören mit Beispielen für die erfolgten und noch andauernden Fehlentwicklungen, **ihren Ursachen und Ursachen hinter den Ursachen sowie den Folgen nach**

44 Siehe https://www.phsg.ch/de/dienstleistung/mint-macht-schule (aufgerufen am 28.02.2018).

den Folgen in den Unterrichtskanon der Kita-, Schul- und Hochschulcurricula. Die Möglichkeiten von **Dark-MINT** dürfen nicht nur Themen der Science-Fiction und der Comic-Literatur bleiben, die das Thema der wahnsinnigen Wissenschaftler und Informatikfreaks und der verbrecherischen Technologiekonzerne ja schon in breiter Weise ausgeschlachtet hat. *That's not fiction, that's real,* muss man da sagen, blickt man auf „Cambridge Analytica" mit ihrem unzulässigen Zugriff auf 87 Millionen Nutzer (*Rosenberg* 2018)[45] und schaut man zur Agrarchemie: „Mit Gift und Genen" (vgl. *Robin* 2010) – Monsanto und kein Ende des „globalen Gangstertums" (*Schlepper* 2008)[46] und der Probleme einer „käuflichen Wissenschaft" durch die Chemie- und Pharmakonzerne (*Bodderas* 2017; *Kreiß* 2015). Es ist frappierend, dass bei Bayer offenbar die ethische Frage nicht gestellt wurde, was es heißt, ein derartig moralisch belastetes Unternehmen zu übernehmen und eine „Ko-Stigmatisierung" einzukaufen. Zu reden wäre auch über durchaus mögliche künftige Regressansprüche in nicht absehbarer Größe wegen der faktischen Zerstörungen, die angerichtet wurden (und noch werden).

Das St. Galler Projekt zeigt interessante Ansätze erlebnisaktivierender Vermittlung von MINT-Wissen mit der mobilen „**Forscherkiste**" auf einem mietbaren Hänger mit „300 gebrauchsfertigen Experimenten zum entdeckenden und handlungsorientierten Lernen zu den fünf Sinnen sowie zur Mathematik", orientiert an der diskussionsbedürftigen Maxime: *„Erkläre mir, und ich vergesse, zeige mir, und ich erinnere mich, lass es mich tun, und ich verstehe*!"[47] Klingt gut auf den ersten Blick, auf den zweiten schon weniger. Tunlassen ohne vorherige Erklärung von Sinn, Zweck, Zusammenhängen und Gefahren? Wie soll es da bitte bei komplexeren Gegenständen zu kognitivem oder gar metakognitivem „Verstehen" kommen – ohne komplexe Versprachlichung zumal, oder kommen die Begriffe, die Lexeme, die Termini „aus den Dingen"? Natürlich kommt es auf das „Wie" des Erklärens und des Begleitens von Tun an, damit es zu einem komplexen bzw. hinlänglich umfassenden Verstehen kommt. Hinter allem MINT-Wissen muss doch das **Erklären** einer modernen kognitionstheoretisch, sozial- und neurowissenschaftlich unterfangenen Phänomenologie, Hermeneutik und

45 Siehe Tagesanzeiger, 05.04.2018: https://www.tagesanzeiger.ch/digital/social-media/rund-87-mio-facebooknutzer-betroffen/story/11327132 (aufgerufen am 06.04.2018); *Ruth McKee*: Cambridge Analytica suspends CEO Alexander Nix. In: The Guardian 20.03.2018. https://www.theguardian.com/uk-news/2018/mar/20/cambridge-analytica-suspends-ceo-alexander-nix (aufgerufen am 04.04.2018); *Carole Cadwalladr*: The Cambridge Analytica Files: ‚I made Steve Bannon's psychological warfare tool' meet the data war whistleblower. In: The Observer 17.03.2018.

46 Vgl. „Monsanto-Tribunal: Monsanto wird verklagt wegen Verbrechen gegen die Menschlichkeit – Monsanto Going to Trial for Crimes Against Humanity", 23. Dezember 2015: https://netzfrauen.org/2015/12/23/monsanto-tribunal-monsanto-wird-verklagt-wegen-verbrechen-gegen-die-menschlichkeit-monsanto-going-to-trial-for-crimes-against-humanity/ und https://netzfrauen.org/2016/11/21/bayer-monsanto/ (aufgerufen am 04.04.2018).

47 2010 mit dem Worlddidac-Award ausgezeichnet. https://www.phsg.ch/de/dienstleistung/regionale-didaktische-zentren/forscherkiste (aufgerufen am 04.04.2018).

Metahermeneutik stehen (*Petzold* 2017f), die den neuen Entwicklungen zu einer Neurophänomenologie und Neurohermeneutik Rechnung tragen, wie sie u. a. von *Francisco Varela* (1996), *Thompson* (2007) u. a.[48] angestoßen worden sind, die aber gleichzeitig kultur- und sozialkritische Perspektiven berücksichtigen.

Wichtige Fragen sind hier: „***Warum, wozu, in wessen Interesse, zu wessen Nachteil, mit welchen Zielen, mit welchen Risiken und Gefahrenpotentialen, unter wessen Verantwortung, mit welchen Kontrollen***?" Zu diesen Themen müssen kritische Wissensstände vermittelt und kritische Recherchen angeleitet werden (durchaus auch „investigative", ein Faszinosum für Jugendliche), und das muss von den Lehrenden *persönlich und intersubjektiv glaubwürdig* vermittelt werden. Die Rolle und Verantwortung der Lehrenden kommt hier in den Fokus.

Die Mega-Metaanalysen von *John Hattie* (2009; 2014; *Hattie, Zierer* 2016), der mehr als 800 Metaanalysen ausgewertet hat, haben unabweisbar gezeigt, dass die Person der LehrerInnen, ihr Engagement und ihr Vorbild, der wichtigste Faktor für gelingendes Lernen ist (*Spiewack* 2013). Das Kind lernt vom Lehrenden, der *leiblich konkret* mit ihm zusammen in einem Lernraum, einer Lernumgebung anwesend ist und sich mit ihm als Person und dem Lerngegenstand in dessen Kontextbezug befasst. Mit seiner Präsenz und seinem Handeln kann der Lehrende dann als „persönlich bedeutungsvoller Mensch **interiorisiert**" werden (*Petzold* 2018d; *Petzold, Orth* 2017b); zugleich lernt aber auch der *lernoffene Lehrende* vom *lernenden Kind,* das damit zugleich auch ein *„lehrendes Kind*" ist.

Ganz wichtig wird die Vorbildfunktion bei der *empathischen* Vermittlung einer achtsamen, konvivialen ethischen „**Haltung**" – im Sinne von *Bourdieus* (2011) „**Habitus**". Auch das muss in die MINT-Pädagogik explizit Eingang finden, und zwar nicht als Überbleibsel „verstaubter geisteswissenschaftlicher Pädagogik", wie das oft mit Hybris abgetan wird, sondern als durch die medizinpsychologische und neurobiologische Empathieforschung gestützte agogische Zieldimension (*Decety* 2012; *Hojat* et al. 2004, 2009; *Batt-Rawden* et al. 2013). Denn im Bereich der Wertevermittlung sind die Lehrenden, ihr Erklären und glaubwürdiges Vorleben grundlegender ethischer Prinzipien und kultureller Normen, ein zentrales Moment. Man könnte natürlich davon ausgehen, dass dies von „selbstverständlich" engagierten PädagogInnen und DozentInnen „fungierend" mitvermittelt wird. Aber so sicher sollte man sich da nicht sein, wie die beachtliche Zahl empirischer Untersuchungen zur „**Erosion der Empathiefähigkeit**" im MINT-zentrierten Medizinstudium und in der medizinischen Praxis zeigt (*Bellini, Shea* 2005; *Bombeke* et al. 2010; *Singh* 2005), u. a. mit bildgebenden Verfahren (*Decety* 2012) und auch durch

48 Vgl. *Olivares* et al. 2015; *Varela* 1999; *Roy* et al. 1999. Die Diskussionen zu einer Neurophänomenologie und Neurohermeneutik sind ja schon lange im Gange und werden in breiter Interdisziplinarität geführt, vgl. *Laughlin* et al. 1992; *Donald* 2001 und das Review von *Winkelman* 2002.

Longitudinalstudien (*Hojat* et al. 2009). Ein „*hardening of the heart*“ (*Newton* et al. 2008; *Neumann* et al. 2011) sollte doch nicht bei einem medizinischen Studium, voll mit MINT-Wissenschaften, herauskommen, zumal gut untersucht ist, dass empathische Begleitung durch den Arzt Kooperation (*adherence*) und Heilungserfolg fördern (*Kim* et al. 2004; *Rakel* et al. 2011), u. a. weil klinische Zuwendung (*klinisch* von griech. *klinein* = hinwenden, zu dem, der auf der *klinē*, auf dem Bette liegt), Mitgefühl, das oxytocinerge System anregt (*Decety* et al. 2013; *Gilbert* 2017; *Smith* et al. 2014). Oxytocin fördert Affiliation (*Nagasawa* et al. 2017) und Heilungsprozesse (*Detillion* et al. 2004; *Gouin* et al. 2010). Das Empathie-Thema ist komplex und verbindet naturwissenschaftliche, sozialwissenschaftliche und ethiktheoretische Dimensionen in einer Weise, die exemplarisch in MINT-Plus-Modellen vermittelt werden kann. Überall nämlich, wo Menschen miteinander umgehen oder Menschen und Tiere und Naturkontexte zusammenwirken, sind komplexe Empathie- und oxytocinerge Prozesse im Spiel. Das kann und muss durch einen interpersonal zugewandten Habitus des Lehrens durch die Lehrenden an die Kinder herangebracht werden und eröffnet dabei die Möglichkeit des persönlichen Präsentierens von Werten in glaubwürdiger Weise.

Im „komplexen Lehren und Lernen“ ist es aus integrativer Perspektive weiterhin wichtig zu beachten, dass Kinder uns permanent mit ihren Rückmeldungen auch etwas lehren in den Prozessen „**zwischenleiblichen, wechselseitigen Lernens**“, die ja immer auch Prozesse „**zwischenleiblicher, wechselseitiger Empathie**“ sind (*Petzold, van Beek, van der Hoek* 1994/2016; *Petzold, Orth* 2017a) und als solche auch Grundlage ökopsychosomatischer Gesundheit. Dehnt man diese Sicht auf die **Natur** aus, wie im Integrativen Ansatz, kommt man zu einem Konzept von **Naturempathie** (*nature empathy*, vgl. 3.1), bei dem Natur auch „outdoor“ leiblich-konkret, gleichsam „zwischenleiblich“ erfahren werden muss.

Das weitgehende Ausblenden des „**Interpersonalen**“, der „**Intersubjektivität**“, des zwischenmenschlichen Moments, der „**Zwischenleiblichkeit**“ (*intercorporalité, Merleau-Ponty*, vgl. *Petzold, Orth* 1993g/2015), das Abblenden der „**konvivial erlebten konkreten Natur/Welt/Ökologie**“ als „dreidimensionalen Realitäten“ in vielen MINT-orientierten Programmen – zumindest im expliziten Material, wo man sehr stark auf die Zweidimensionalität der Bildschirme zentriert, führt zum Vernachlässigen der „**Leiblichkeit**“, ihrer biopsychosozialökologischen Qualität und ökopsychosomatischen Realität, und zur Marginalisierung des Emotionalen oder haptischer Erfahrungen und der Multisensorik.[49] Die erwähnte „Forscherkiste“ aus St. Gallen bietet hier nützliche Möglichkeiten

49 In jüngster Zeit zeichnen sich Innovationen in dem Bereich der Digitalisierung der Haptik ab, weil man sich mit der Neurobiologie der Berührung und ihrer Digitalisierung intensiv auseinandersetzt (*Griffiths, Gillespie* 2005; vgl. *Wolfangel* 2018). Insbesondere in der chirurgischen medizinischen Robotik (Da-Vinci-Operationssystem) werden große Fortschritte gemacht, die auch den „touch“ einbeziehen (*Rosen* et al. 2010).

für die Praxis. Sie bringt Materialien für die „fünf Sinne". Die Proprio- und Interozeptionen und das Interpersonale sollten indes nicht vergessen werden.

MINT-Frühpädagogik hofft mit dem Einbringen elektronisch-informationaler Medien Brücken zu schlagen zwischen der Welt der Dinge und der virtuellen Welt, und das ist sicher ein Desiderat:

„Eventuell schaffen die Kinder so die Verbindung zwischen der dreidimensionalen Welt, dem Erlebten, und der Zweidimensionalität der digitalen Medien. Das kann sinnvoll sein. Aber von dort geht es wieder zurück in die Dreidimensionalität und vielleicht auf den Baum, von dem wir wieder runter springen" (*M. Fritz*)[50]

Aber beides ist doch erlebt, nur in anderer Weise. Wäre das „eventuell" nicht didaktisch anders zu konkretisieren mit Anleihen bei der Natur- und Umweltpädagogik? Die Ausdünnung des Kulturellen, des Sozialen, des Zwischenleiblichen und Ökologischen und das Fehlen einer leiblich erlebbaren, zwischenleiblich geteilten und bewusst gemachten „**Konvivialität mit der Natur**" in vielen MINT-Konzeptionen, zumal wenn sie keine ökologische, konviviale Ethik vermitteln, ist schon beunruhigend. Da muss gegengesteuert werden, so meinen wir.

2.3 Eine Exkursion „grünen Lernens" als „MINT-Plus-Lektion"

Es sei als ein kleines Beispiel über ein **Exkursionsmodell zum „grünen Lernen"** mit Schulkindern (geeignet 9-14 Jahre) berichtet, ein „**going green**" (*Petzold* 2011m) und eine „Pro-natura-Aktion". Man muss solche Modelle spezifisch für Alters- und Zielgruppen ausarbeiten als Waldexkursionen, Feldrainexkursionen, Ruderalexkursionen, Moorexkursionen – Exkursionen zu allem, was die Natur zu bieten hat und gefahrlos zu erreichen ist. Solche Exkursionen können variable Schwerpunkte haben, sind aber folgenden übergreifenden Zielsetzungen verpflichtet:

- **Naturverbundenheit** und Naturzugehörigkeit *erfahrbar* machen (*leiblich, sinnlich, aktional*);
- **Naturempathie** und Aufmerksamkeit für die erlebte Natur/Ökologie (siehe 3.1) und für ihren Zustand wecken und schulen, *Resonanzen* entwickeln (*motivational, emotiv, kognitiv, aktional*);
- **Naturerkenntnis** phänomenologisch-hermeneutisch eröffnen und **Naturkenntnisse** mit Fokus bei MINT-Wissen vermitteln und beides zu verbinden lernen (*kognitiv, emotiv*), um auf dieser Basis

50 https://www.haus-der-kleinen-forscher.de/de/ueberuns/neuigkeiten/aus-der-stiftung/2017/informatik-interview-mit-michael-fritz (aufgerufen am 28.02.2018).

- **Nature Caring**, d. h. Achtsamkeit, Sorge und Engagement für die Natur anregen (*motivational, volitional, aktional*);
- **Naturliebe** wecken, darüber sprechen, ihr Ausdruck verleihen z. B. durch Land-Art, Forest-Art, Green Writing und sie konkretisieren durch Projekte und Pro-natura-Aktionen (*emotional, kognitiv, motivational, aktional*).

Ausrüstung für Exkursionen: Eine Flasche für Wasser oder Tee – Trinken will gelernt und geübt sein –, eine „Futterkiste" mit Brot, Nüssen, Obst – Essen ist wichtig bei Exkursionen und immer wieder Thema (*Orth-Petzold* 2016). Dann kommen noch Vergrößerungsgläser, ein Bestimmungsbuch, ein Notebook/Tablet hinzu. Jeder hat eine Bio-Öko-Kladde zum Aufschreiben und Zeichnen oder Malen „von Hand", ein Päckchen Buntstifte. Einige Müllsäcke und Müllzangen kommen mit. Die Lehrer/Begleiter haben noch ein Exkursionslogbuch dabei, in dem Verlauf, Erfahrungen, didaktische Ideen, Themen für die Nachbereitung festgehalten werden, weiterhin die Erste-Hilfe-Utensilien und ein kleines Mikroskop.

Es wird eine Einstimmung gegeben. Sie motiviert dazu, dass man mit einer guten „Achtsamkeit und Wertschätzung" unterwegs sein will, denn *„man ist sich grün"*. Motto: Wir wollen **Naturliebe** entdecken, von der Natur lernen, „naturschlau" werden, ein „Gefühl für die Natur, für Tiere, Pflanzen, Standorte kriegen", „**Naturempathie**" (siehe hier 3.1) entwickeln. (Das Konzept der Naturempathie wird immer wieder im Unterricht erklärt und vor Ort im Naturkontext vermittelt).

Bei dieser Exkursion ins Grüne haben wir am Stadtrand nahe der Schule eine Grünfläche, eine ruderale Staudenflur (*Hard* 1998) besucht, die leider auch ziemlich vermüllt war, aber artenreich. Tauber Trespe (*Bromus sterilis*), Melden (*Atriplex*), Weg-Rauken (*Sisymbrium officinale*) und vieles mehr waren da zu finden, typische Ruderalpflanzen, und an einer feuchteren, lehmigen Stelle standen auch „grüne Minzen" (*Mentha spicata*), satt grün und stark duftend, eine Gruppe. Wie die dahin gekommen ist? Wir wählen sie als einen „**Attraktionspunkt**" für die Kinder. Anschauen, Betasten, Riechen, Kosten. Minze, klar, und welche? Im Bestimmungsbuch suchen: Vierkantiger Stengel, ungestielte Laubblätter, ährenartiger Blütenstand usw. usw., am Tablet in der Wikipedia stöbern, da ist sie ja: https://de.wikipedia.org/wiki/Gr%C3%BCne_Minze. Die Vergrößerungsgläser heraus, auf die Blüten geschaut, und man bekommt Begriffe für das, was man sieht und Erklärungen, was z. B. eine „zygomorphe", spiegelgleiche Blüte ist. Scheu vor botanischen Fachbegriffen gilt nicht, ist eben Bio. Diese zygo..., Wie war das noch? ... zygomorphen Blüten haben sich für ihre Bestäuber, die Honigsammler (Bienen, Hummeln) gastlich und freundlich ausgestattet „melittophil" (also „phil", das heißt nett, lieb, freundlich). Blüten, Blätter, die Pflanze werden in der Kladde gezeichnet.

Für die dichtstehende Gruppe der Minzen wird das Sprossachsensystem des Wurzelwerks, das Rhizom erklärt – auch so ein Fachbegriff. „Geht's nicht auch ohne? Ne, ist Biounterricht!". Rhizome finden sich ja bei vielen krautartigen Pflanzen. Einige herumliegende leere Dosen, Scherben und Plastiktüten werden ganz bewußt in den Müllsack getan, auch das gehört zum „**Green Learning**", das Aufzeigen der Beschädigung von Natur. Der Müll tut den Pflanzen nicht gut, den können die nicht brauchen. Das sieht man doch, das stört, findet man doof, schade für den Ort. Das so zu empfinden, ist „**Naturempathie**", wird so erklärt, spürbar gemacht. Auch die Lehrer äußern, dass es sie traurig mache und besorgt, wenn so viel Plastik und Dosen herumliegen, denn das Plastikmaterial sei nicht abbaubar und gelange sogar in die Nahrungskette und sei als Mikroplastik schon in gefährlicher Menge eine Belastung der Flüsse, Meere, Ackerböden auf der ganzen Welt. Das Areal wird dann zu zweit oder zu dritt mit genügend Zeit erkundet. Und es wird von einigen auch vermehrt Müll gesammelt. In der Bio-Öko-Kladde werden „Beobachtungen und Gedanken vor Ort" aufgeschrieben. Man kommt zurück, tauscht sich in drei Gruppen von fünf bis acht Kindern mit je einem Begleiter aus, bespricht die Beobachtungen, die „**eigenleibliche Erlebnisresonanz**" – das integrative Resonanz-Konzept *(Petzold, Orth* 2017a, b) gehört zur Naturempathie und ist sehr wichtig in unserer Arbeit – es wurde zuvor schon oft vermittelt und ist somit bekannt und wird hier konkretisiert, um es zu verankern. Das Erzählen und Fragen und Erklären geht weiter. Man schaut wieder einmal in die Wikipedia-Links und einer landet dann bei den Bienen und der einzigen deutschen Ölbiene (*Macropis europaea*), die am liebsten den Gilbweiderich (*Lysimachia*) aufsucht, aber den gibt's hier ja nicht. Der Schüler ist in der Wiki an die Grenze unseres „**Attraktionsgebiets**" gekommen. Die wollen wir nicht weiter ausdehnen, sonst ufert es aus. Das signalisieren wir. (Man käme zu den südamerikanischen Ölbienen usw. usw. Dahin wollen wir nicht!). So wird Begrenzung der Suche im Netz mit dem Erkennen und Fokussieren von Attraktionsgebieten *en passant* vermittelt. Im Kontext einer Exkursion kann dann beim „going green" gutes MINT-Wissen vermittelt werden und in der Nachbereitung, wieder in der Schule, kann mit den Logbuchnotizen dann Vieles vertieft werden: Wissen über Bienen, über die ätherischen Öle der Minzen, die man im Kaugummi oder in Spearmintpastillen verwendet. Über Menthol und Carvone (monocyclische Monoterpen-Ketone), und über Wasserdampfdestillation, wird man eher wenig bis nichts erzählen, wohl aber über die Wege „von der Minze zur Pfefferminze" (*Sgoll* 1973). Ein Schüler aus Marokko erzählte von der durstlöschenden Wirkung des heißen Minze-Tees in seiner glutheißen Heimat usw. usw. Pfundsweise nützliches MINT-Wissen kann hier den Schülern zugänglich gemacht werden.

Über den Standort der Gruppe von Minzen, über diese vermüllte Ruderalfläche gibt es so manches zu sagen und zu lernen: über die Ruderalpflanzen, die der Devastierung, der Verödung ein „dennoch" entgegenstellen und sich nicht unterkriegen lassen und auch über die Nachlässigkeit und Destruktivität der Menschen, die ihren Müll rumschmeißen – ohne „Naturempathie". Klar, man muss den Müll mitnehmen und entsorgen.

Essenspause. Die muss gut getimed sein. Danach halten dann alle inne und werden angehalten, still zu werden. Wir gehen für sieben bis zehn Minuten in eine „Green Meditation" (*Petzold* 2015b; *Schweiger* 2018). Auch die kennen die Kinder schon und wurden dafür mit Übungen geschult. Danach schreibt jeder seine Gedanken auf, vielleicht als ein kleines Gedicht oder als ein Kurzportrait der Landschaft oder einer Pflanze oder auch als eine „Forschungsnotiz" – alles Techniken aus dem „Green Writing" (*Klempnauer* 2017). Im Austausch sprechen die SchülerInnen dann auch über das eigene Erleben dieser „verunkrauteten", „verwilderten", „häßlichen", „doofen" Ruderalfläche – so die einen – oder über dieses „mutige", „vielfältige", „schöne", „trotzige" Ödgelände und seine tapferen Pflanzen – so die anderen, die Meinungen sind geteilt. Das darf auch sein, ist sogar wichtig. Es gibt eben unterschiedliche „Resonanzen". Der Begriff wird wieder einmal erläutert. Einige sagen, dass man auch hier oder gerade hier die „Liebe zur Natur" wirklich fühlen kann und die Begleiter stimmen zu, „outen" sich mit ihren Gefühlen. Das ist wichtig.

Dann schneiden wir bei den Minzen Pflanzen aus, um nach der Rückkehr oder zu Hause einen feinen Tee frisch aufzugießen und gemeinsam in kleinen Schlucken schlürfen zu können.

Man geht dann nicht vom Beobachtungsort, ohne ein bewußt ausgesprochnes „Danke" an all diese wundervollen Pflanzen und ein „Danke" an alle, die bei der Exkursion dabei waren und mitgewirkt haben in einem freundlichen, zugewandten Klima und mit einer achtsamen und wertschätzenden Haltung, die zum „going green" gehört. Man ist sich ja „grün", und deshalb dankt man einander, auch den spannenden Erklärungen der Lehrer, denn die „sind superwichtig" (*Spiewack* 2013).

Eine solche Exkursion ist dann in unserem Verständnis eine „MINT-**Plus**-Lektion".

Dass solche Initiativen auf Mikroebenen – so wichtig sie in ihrer unmittelbaren Erlebbarkeit auch sind – nur ein Minimalprogramm darstellen, muss evident bleiben, sonst werden die Probleme, vor denen wir heute stehen, wie die immer deutlicher wahrnehmbare globale „ökologische Prekarität", ja die faktische Bedrohung, verdeckt und verniedlicht. Die MINT-Minze-Exkursion kann nur als ein kleines Beispiel für ein **„grünes Lehren und Lernen"** gelten – in der Integrativen Agogik gehören Lehren und Lernen zusammen (*Lukesch, Petzold* 2011; *Petzold, Sieper* 1993c/2011). Es zeigt das Bemühen um ein Verstehbarmachen von zu heilender Natur und Erkennbarmachen der eigenen Entwicklungsaufgaben und -potentiale, wie es für integrativ orientierte naturtherapeutische und -pädagogische bzw. tiergestützte Interventionen charakteristisch ist (*Petzold* 2018e). Wenn man im Naturkontext über Naturzerstörung, Naturliebe, Naturempathie spricht, dann sollte das auch „spürbar" werden. Erlebnisaktivierende Arbeit mit multisensorischer Stimulierung kann eingesetzt werden, das Erzählen von Geschichten, das Malen in ein Skizzenbuch, das Fotografieren – all das sind Möglichkeiten der Intensivierung. Auch „ökologische" Fremdwörter wie „Ökotop", „Konvivialität", „Bio- und Ökophilie" usw. können neben biologischem und botanischem MINT-Wissen als Fachbegriffe eingeführt werden. Wenn der Blick bei solchen Aktionen nicht auch auf die global gefährdete Natur gerichtet wird, wenn nicht *erklärt* wird, dass in der Natur alles zusammengehört – man kann da zusammen WWF (2018) ansehen und diskutieren –, wenn nicht die Motivation zum Einsatz für die Natur angeregt, „**Naturempathie**" geschult und die „**Liebe zur Natur**" geweckt wird, fehlt etwas Wesentliches. Dann können solche Aktionen selbst auch zur schon erwähnten „vermeidenden Idylle" und zu einem Symptom von **Entfremdung** werden.

3. Die ökologische Bedrohung, bedrohte Ökologisation: Risiken der Naturzerstörung erfordern Bewusstsein für die eigene „Ökologizität" und gelingendes „Green Learning"

Ökologisation ist die Beeinflussung und Prägung von Menschen (ggf. nichthumanen Tieren) durch ökologische Einwirkungen und Informationsflüsse, die als materielle „Lebensbedingungen" (Klima, Landschaft, Pflanzenwelt etc.) „aus der **Natur**", d. h. *aus einer ökologischen Umwelt*, kommen und als „multiple Stimulierung" wirksam werden, indem sie Menschen und Menschengruppen durch die „Gegebenheiten der **Natur**" und durch „Interaktionsmöglichkeiten mit der **Natur**"[51] bestimmen und formen. Ökologisation geschieht weiterhin auch durch *soziokulturelle* Einwirkungen und Informationsflüsse, die „aus der **Kultur**", *aus einer sozialen Umwelt*, kommen und wirksam werden, indem sie symbolvermittelt (z. B. mit Sprache) Menschen als symbolverstehende Wesen „über die **Natur**" informieren und dadurch ihr Verhältnis und Verhalten zur Natur und zu sich selbst in kulturspezifischer Weise bestimmen und formen.

„Ökologisation" ist ein im Integrativen Ansatz entwickeltes Konzept mit Bezug auf unterschiedliche Anregungen und Quellen wie die ökologische Psychologie (*Gibson* 1979; *Heft* 2001), Umweltpsychologie (*Graumann* et al. 1996; *Fleury-Bahi* et al. 2017), die ökologische Entwicklungspsychologie (*Bronfenbrenner* 1979) und die Sozialisationstheorie (*Hurrelmann* 1995, 2015, 2018). Es wird damit dem Faktum Rechnung getragen, dass nicht alle auf Lebewesen/Menschen einwirkenden Außeneinflüsse aus der *sozialen Welt bzw. Humanwelt* kommen, sondern auch aus anderen Bereichen und Prozessen der belebten und unbelebten Umwelt/Natur, d. h. aus dem ökologischen Kontext, was auch seit langem von den Kultur- und Sozialwissenschaften zur Kenntnis genommen wurde (*Dünne, Günzel* 2006; *Wohlwill, Carson* 1972), eigentlich schon von *Kurt Lewin* (1917) mit seinem ingeniösen Text „Kriegslandschaften". In der Wüste oder am Polarkreis, im Hinterhof oder im Park einer Villa, in einer zerbombten Trümmerstadt

51 Vgl. *Konrad Lorenz,* Rückseite des Spiegels, 1973/1987, 99.

oder in einem friedlichen Dorf in sanfter Landschaft aufzuwachsen, bedeutet durch nachdrücklich wirkende Umwelten in seiner Entwicklung geprägt zu werden. Die ökologische Entwicklungspsychologie in der Lebensspanne war immer eine Leittheorie des Integrativen Ansatzes (*Petzold* 1993a, 544ff.; *Sieper* 2007b) und unsere Praxis in den verschiedensten Arbeitsfeldern zeigte uns, dass die ökologischen Kontexte, die *„ecological environments"*, einen so wesentlichen Einfluss auf Menschen und Tiere haben, dass ein Konzept der Ökologisation uns unverzichtbar erschien (*Petzold* 2006p). Da in den meisten ökologischen Kontexten auch soziale Gruppen leben, die gleichfalls aus dem Kontext wirken, ergibt sich eine Überschneidungszone mit der **Sozialisation.** Die Arbeit mit dem Ökologisationskonzept hat durch die naturtherapeutischen Methoden in der Integrativen Therapie für uns zunehmend an Bedeutung gewonnen. Aus ihm folgt zwingend: Ist die ökologische Umwelt bzw. die Natur bedroht, ist auch die Ökologisation bedroht, denn es kommen dann gestörte oder störende und destruktive Einflüsse aus dem ökologischen Kontext zur Wirkung. Dabei war uns stets klar, dass die „Information durch die Welt" aufgrund unserer biologischen Ausstattung und deren Möglichkeiten erfolgt, wie sie sich im Verlauf der Evolution aus unserer „Interaktion mit der Welt", also einer *primordialen Informationsaufnahme*, ausgebildet haben (vgl. *Lorenz* 1973 und hier 4.1). Die „Natur war zuerst!" und ermöglicht durch die in den *phylogenetischen* Hominisationsprozessen erworbenen Fähigkeiten zur Entwicklung und Lebensbewältigung jedem Menschen *seine* je spezifische *ontogenetische* Ökologisation als erlebte und erlittene Beeinflussung durch die ökologischen Umweltbedingungen (die die sozialen einschließen) in sich lebenslang vollziehenden Prozessen der Auseinandersetzung mit den Umwelten, in denen er lebt.

Ursprünglich war es die Lektüre in den 1960er Jahren von *Petzold* und *Sieper,* die sich mit Autoren der Antike, vor allen Dingen stoischen, zur Kosmopolites-Idee befasste, auf die ein Teil unserer ökologischen Überlegungen zurückgeht. Ein anderer, wesentlicher Teil waren das Aufwachsen in der Natur, in einer naturverbundenen Familie, und eine landwirtschaftliche Lehre von *Petzold* als Erstausbildung. Die Idee stoischer Denker, „Bürger der Welt zu sein"[52], hatte uns fasziniert, und dadurch kamen wir mit dem Konzept der *Oikeiosis* (οἰκείωσις), der „Selbstentwicklung", des „Selbstbesitzes und der Zugehörigkeit", des „Bei-sich-zu-Hause-Seins" in Kontakt. *Oikeiosis* sieht *Maximilian Forschner* (1993, 51; 2008) als einen „Prozeß, durch den ein Lebewesen schrittweise seiner selbst inne und dadurch mit sich selbst vertraut und einig wird". Uns war klar, das geht nur in der Auseinandersetzung mit der Natur, und wir lasen dann die Forderung der Stoa, „der Natur gemäß" (*secundum naturam*) zu leben, in der Weise, wie wir sie z. B. in *Seneca*s Schriften an vielen Stellen, etwa den „Epistolae Morales" (Ep.

52 Schon vor der Stoa definierte sich *Diogenes von Sinope* als Weltbürger. „Gefragt, wo er herkomme, antwortete er: ‚Ich bin ein Bürger der Welt'" (*Diogenes Laertios*, Über Leben und Lehren der Philosophen 6,63).

41, *Kuhlmann* 2016), finden oder bei *Cicero* (45 v. Ch./2008, *De finibus bonorum et malorum* lib. III, 31[53]) in seiner Darstellung der Stoa. Gemäß der eigenen Natur und der Universalnatur zu leben, sei das Höchste, *„extremum, congruenter naturae convenienterque vivere"* (ibid. 21). Dabei muss man sich natürlich mit den Lesarten des stoischen Naturbegriffs auseinandersetzen. Das Konzept der *Oikeiosis*/οἰκείωσις kann man als „Gerichtetsein auf sein eigenes Sein" begreifen, „nicht konstituiert durch eigene Zwecksetzung oder Wahl", sondern als „aller Erfahrung und jedem Entschluß vorgeordnet". Es „wird gestiftet durch die schöpferische Universalnatur" – so *Chang-Uh Lee* (2002) in seiner Untersuchung zur Lehre der Stoa.

Bei sich selbst zu Hause zu sein, „Herr im eigenen οἶκος/Haus" zu werden und zu sein (also schon lange vor *Freud* [1917, GW XI, 294-95] in der stoischen Seelenführung gedacht), „**Selbstaneignung**" ist das Ziel der οἰκείωσις, die dabei immer zugleich „**Weltaneignung**" bedeutet: in der Welt zu Hause sein und damit Kosmopolites/Weltbürger sein (*Richter* 2011). Es kann hier nicht weiter auf diese ideengeschichtlich sehr interessanten Zusammenhänge eingegangen werden. Erwähnt sei aber der Einbezug der Tiere in dieses Denken (vgl. grundlegend *Sorabji* 1993) etwa bei dem stoischen Philosophen *Hierokles* (2. Jh. n. Ch., vgl. *Ramelli* 2009), der lehrte, dass alle Tiere: Vögel, Reptilien, Säuger von Geburt an über eine Selbstwahrnehmung und *Oikeiosis* (οἰκείωσις, Selbstverfügbarkeit) verfügen, Qualitäten, die ihnen im Bezug zu den anderen Lebewesen ein überlebenssicherndes Verhalten ermöglichen (*Long* 1996). Heute würde man das als *„Selbststeuerung"* bzw. *„Selbstregulation"* bezeichnen (dieses Buch S. 857f.), wir sprechen von einer „Ökologizität". Bei *Hierokles* findet sich auch noch der interessante Gedanke, dass jeder Mensch – im Zentrum konzentrischer Kreise von Nahraumbeziehungen (z. B. Familie, Freunde) bis zu Fernraumbeziehungen stehend[54] – bemüht sein müsse, alle Menschen/Lebewesen von der Peripherie in den Nahraum des Zentrums hineinzuziehen, denn der ist ein Bereich der Zugehörigkeit, der *Oikeiosis*/οἰκείωσις, der Sicherheit, der Fürsorge – wir sprechen heute von „Gastfreundschaft" und „Konvivialität" (*Derrida* 2001; *Petzold* 2007s, 2012c). Aus diesem Nahraum kann dann eine Weltbürgergesellschaft gesicherter Zugehörigkeit wachsen.

Dieser kurze Abstecher in die Philosophiegeschichte sollte aufzeigen, dass die Fragen der Mensch-Welt-Verhältnisse und Mensch-Tier-Beziehungen das Denken seit der Antike immer wieder bestimmt haben. Uns hatte in der Integrativen Therapie das *„secundum naturam"* angesprochen, das man in moderner Form denken muss und das von uns mit *Ludwig Andreas Feuerbach* (1846, 1850), *Maurice Merleau-Ponty* (1995), *Serge Moscovici* (2002a, b) modern gedacht

53 Text bei https://la.wikisource.org/wiki/De_finibus_bonorum_et_malorum/Liber_Tertius (aufgerufen am 28.02.2018).

54 Das erinnert an *Morenos* (1934) Soziometrie, das soziometrische Zonenrangprofil „Kern-, Mittel-, Randzone" (*Petzold* 1979c).

wurde oder von *Wolfgang Welsch* (2012, 2015) in einer aktuellen Form ausgearbeitet worden ist.

Auch im Bereich der Philosophiegeschichte selbst wurde der Versuch einer modernen Lesart gemacht, wenn *Robert Bees* (2001) die *Oikeiosis* mit der „Soziobiologie" zu begründen sucht. Es sei „ein angeborener Mechanismus, der eine (instinktive) Hinwendung zu etwas bewirkt, das per definitionem ‚eigen', d. h. der Natur angemessen ist, in dem Sinne, daß die ausgelöste Handlung der Erhaltung des Individuums und der Art nützt. Stoische Oikeiosis bezeichnet eine genetische Programmierung [...] des Verhaltens, die die Anweisungen zur Liebe zu sich selbst, zu den Nachkommen und zu den Mitmenschen (daraus resultierend zum jeweiligen Streben nach deren Erhaltung) gibt." (ibid., 258). Diese Programmierung habe nach Vorstellung der Stoa „die göttliche Allnatur im Menschen wie in allen Lebewesen angelegt" (ibid., 338). Das war natürlich nicht ein Konzept der Stoiker. Für sie war die Idee genetischer Programmierung noch nicht denkbar und es ist immer problematisch, Konzepte der Moderne zur Explikation von Konzepten anderer Zeiten und Kulturen zu verwenden, außer mit der Wendung: „Aus heutiger Sicht könnte man sagen ...". Wir sagen: Es kommt durchaus dem nahe, was wir gegenwärtig unter Ökologizität verstehen, wenngleich wir nicht von „göttlicher Allnatur" sprechen, sondern von phylogenetischen und ontogenetischen Entwicklungsprozessen (*Petzold* 2018d).

Mit unseren Konzepten der Ökologisation und Ökologizität werden Entwicklungsprozesse **„von der Natur/der Welt/der Ökologie her"** gedacht, nicht mehr primär vom Menschen her. Darin liegt eine gewisse Originalität (*Petzold* 2015c, *Petzold, Orth, Sieper* 2017), die auch *Wolfgang Welschs* (2012, 2015) Priorisierung der „Mundanologie" gegenüber der Anthropologie kennzeichnet. Ökologisation erfolgte zunächst für alle Tiere, das Menschentier eingeschlossen, in ihren „primordialen" evolutionsbiologischen Entwicklungen mit ihren Umwelten im Sinne der **„Ecological evolutionary developmental biology"** (*Jablonka, Lamb* 2005; *Schlichting* 2009, vgl. 4.1), durch die sie eine prinzipielle „Kontextpassung", eine Ausstattung für ihr Habitat erhielten (so könnte man auch *Hierokles* mit heutigem Wissen lesen, vgl. die Texte bei *Ramelli* 2009). Das begründet dann sowohl die *fungierende Ökologisation* des Tieres aufgrund der durch die Sensorik aufgenommenen Umwelteinflüsse vom uterinen Mikrokosmos an über die Lebensspanne. Hinzu kommt dann beim *„human animal"* noch die *intentionale Ökologisation,* einerseits mit der Vermittlung von Umweltwissen durch die soziale Umgebung zusammen mit Sozialisationsprozessen und andererseits, beginnend in der späteren Kindheit, durch Prozesse lebenslanger Selbstaneignung von Wissen über die Welt des Lebendigen. Das Ergebnis beider Ökologisationsprozesse, der *fungierenden* wie der *intentionalen*, ist die jeweils spezifische Ökologizität des jeweiligen Menschen, die deshalb *differentiell* betrachtet werden muss. Sie kann je nach Region (Polargebiet oder Sahelzone, Gebirgs- oder Küstenregion etc.) und je nach sozialen Milieus und Bildungsständen (benachteiligte, informationsarme

Drittweltmilieus, privilegierte Erstweltbildungsschichten) recht unterschiedlich ausgerichtet sein.

In den Ökologisationen moderner Informationsgesellschaften, die die **Problemlagen der Bedrohung** der globalen Ökologie im „Anthropozän" durch das Empfinden der prekären ökologischen Verhältnisse nicht nur erlebbar machen (Wetterextreme, Orkane, Hitzeperioden usw.), sondern mit den medial anflutenden Informationen über die Phänomene des bedrohlichen Klimawandels verbinden, kommen Faktoren von „fungierender Ökologisation" zum Tragen. Das mediale Rauschen wird von vielen meist nicht mehr bewusst wahrgenommen, geschweige denn reflektiert. Es wirkt aber dennoch, wenn es über die „Nachrichten", Printmedien etc. oder durch Lebenskontexte *en passant* in ***„fungierendem, implizitem Lernen"*** aufgenommen wird (*Lukesch, Petzold* 2011). Man spricht auch von unbewusstem, prozeduralem, informellen etc. Lernen (*Schumacher, Stern* 2007; *Stangl* 2009), wie es sich die sogenannte „Neurodidaktik" zunutze machen will (*Hermann* 2006; *Spitzer* 2003). Diese Flut subliminaler, belastender Informationen schafft einen *beunruhigenden Zeitgeist* (*Petzold* 2016l), der durch das *fungierende Aufnehmen/Lernen* seiner Botschaften in einem beunruhigt „**informierten Leib**" zum Tragen kommt. Das ***lebenslange Lernen*** in *lebenslanger Sozialisation, Enkulturation* und *Ökologisation* ist immer auch durch diese „subliminalen" Einflussebenen der „fungierenden" Lernprozesse bestimmt, die meist zu wenig beachtet werden. *Merleau-Ponty* sprach, *Husserl* weiterführend, von „fungierender Intentionalität", die eine fundamentale, der Natur des Menschen innewohnende Voraussetzung auch für die „Intentionalität des Bewusstseins" sei, ja sogar eine vorbewusste Grundlage menschlicher Selbstreflexivität. Wir sind als permanent „leibhaftig informationsaufnehmende Wesen" in der Tat auch *permanent Lernende – sozialisatorisch, enkulturativ, ökologisatorisch* – ob wir es wollen oder nicht. Auch die weitgehend, aber nicht völlig abgeblendeten Bedrohtheitsanmutungen, was die Zerstörung der Natur anbetrifft, mögen ursächlich hinter dem gegenwärtigen ***„Nature Turn"*** stehen, der auch die Therapiehunde in die Kliniken und Praxen und die Schulhunde in Klassenzimmer oder Kitas bringt oder zum Anlegen eines neuen Schulgartens führt – Maßnahmen, die zu positiven Ökologisationsprozessen beitragen sollen. Hofft man, dass daraus ein **naturempathisches** *„caring for nature"* und ein ***„Green Turn"*** als Lebenshaltung erwachsen wird? Ohne spezifische Information über die gleichzeitig laufenden Prozesse der Naturbeschädigung bzw. -zerstörung sollte man eher nicht darauf hoffen. Man lasse sich da nicht täuschen. Wagt man aber auch immer wieder auf Orte der Destruktion zu blicken, vermag der gepflegte, bezaubernde Stadtpark im Frühling „aus dem Kontrast" zu den Situationen in verwahrlosten Vorstädten Dissonanzen zu verschärfen. Das muss kein Schaden sein, kann es doch bei mehr und mehr Menschen die Erkenntnis vertiefen, dass die belastenden Probleme weder durch das Anlegen von Schutzzonen und Reservaten noch alleinig technologisch gelöst werden können. Sie machen vielmehr eine neue „Humanökologie" erforderlich (*Manemann* 2014), wo die Gesellschaften aufhören, „gegen die Natur" zu agieren (*Moscovici* 1972, 2002a), sondern mit neuen politischen Entscheidungen auf der gesellschaftlichen Makroebene auch konkrete methodische Handlungsansätze für die Mikroebene der Praxisfelder erarbeiten, die umgesetzt werden müssen. *Serge Moscovici* (2002b) verweist uns darauf, dass heute die Natur auch „unser Werk" ist, *„la nature est aussi notre œuvre"*, denn wir stehen nicht „draußen", wir sind „hommes *dans* la nature", ob wir wollen oder nicht. Wir überleben oder sterben mit ihr.

Für praktische Maßnahmen auf der Mikroebene haben die moderne „Natur-, Umwelt und Erlebnispädagogik"[55] und die „Neuen Naturtherapien"[56] schon einiges an Materialien und Praxiskonzepten erarbeitet und zu bieten, und das ist durchaus wichtig, denn Veränderungen müssen „von unten und von oben" kommen. Neben vielen anderen Maßnahmen und Aktivitäten will man durch „Naturexkursionen", „Schulgärten" und den Einsatz von Tieren in Kitas und Schulen die Kinder wieder durch ein naturbezogenes **„grünes Lernen"** an die Natur heranführen und sie für ihre eigene Naturgegründetheit als „ökopsychosomatische Wesen" sensibilisieren. Das ist gut und wesentlich, muss aber mit Begründungen versehen werden: wir tun das aus „Freude am Lebendigen" und „Liebe zur Natur", aber auch, um der massiven Naturzerstörung etwas entgegenzusetzen. Es muss „der Ernst" der Lage vermittelt werden, auch für Kinder. Man schadet ihnen damit nicht, sondern wirkt „Naturentfremdung" entgegen, betreibt ein „empowerment for nature" (*Petzold* 2015c). Wenn Kinder und Jugendliche wissen und vertreten, das *jeder*, der sich nachlässig oder zerstörerisch in der Natur verhält, für diese ein Risiko und Schadensverursacher wird, und damit auch ein Selbstbeschädiger, werden sie in ihrer „Selbstwirksamkeit *pro natura*", und das heißt auch für das eigene Leben und die eigene Zukunft, gestärkt. Es geht ja um fundamentale Wissensprozesse einer **„offensiven Ökologisation"**, und die brauchen wir heute. Gegen Naturentfremdung gilt es also, durch ein ***Lehren und Lernen*** aus einem „multiperspektivischen Naturbezug" ***in der Natur, von der Natur, durch die Natur, mit der Natur und über die Natur*** ein neues „Sich-Vertrautmachen" (*oikeiosis*) mit der Welt des Lebendigen auf den Weg zu bringen, eine **„Naturempathie"**, und die brauchen wir dringend. Sie sollte möglichst früh ökologisiert werden, denn mit Vertrautem geht man zumeist achtsam um. **Natur heute** bedarf der Achtsamkeit und der Sorgfalt **eines jeden**. Das muss begriffen werden und ist kein übertriebener Anspruch angesichts der in dieser Arbeit mit breiten Literaturverweisen immer wieder aufgezeigten, gigantischen ökologischen Krise, in der wir uns befinden. Sie kommt ja nicht erst, sie ist schon viel länger da, als es sich die meisten klarmachen (*Lovelock* 2009, 2014; *Kolbert* 2014; *Hömberg* 2016), und erfordert ökologiebewusstes Handeln von jedem informierten Menschen. Und auch deshalb müssen Kinder schon früh informiert werden in Hinführungsprozessen zu *naturbewusstem*,

55 Vgl. *Fischer, Ziegenspeck* 2008; *Paffrath* 2012; *Zielke* 2010.

56 Vgl. *Petzold, Hömberg* 2014; *Petzold, Orth, Orth-Petzold* 2009; *Petzold* 2017e.

naturempathischem, ökosophischem Handeln, zu einem „weisen Umgang“ mit der Natur, der vorbildhaft zu vermitteln ist, je früher, desto besser. Das ist eine wichtige Aufgabe von naturtherapeutischen, z. B. tiergestützten Interventionen. Wir sprechen fachsprachlich hier von einer die „**basale Humanökologizität**“ formenden und bereichernden „**primären** Ökologisation“ (*Petzold* 2006p, 2016i, 2018e; *Petzold, Ellerbrock* 2017; *Hömberg* 2018), d. h. von einer Einführung von kleinen Menschenwesen in ein naturnahes, naturverstehendes Leben durch

- **phänomenologisch-hermeneutische Naturerkenntnis**, in Prozessen, die darauf gerichtet sind, die ökologischen Welten, die Lebensräume und Lebensformen der Natur sinnenhaft und erlebniskonkret zu vermitteln (etwa in Waldkindergärten und Waldschulen), Erkenntnisse, die dabei zugleich unterfangen sein sollten von
- **empirisch-naturwissenschaftlich fundierter Naturkenntnis** durch Lerneinheiten, in denen mit altersgruppenspezifischer Didaktik MINT-Wissen vermitteltet wird. – Wir brauchen diese beiden Ansätze.

Mit der **Ökologisation** steht es hier ähnlich wie mit der „**Sozialisation**“, die die Welt des Sozialen *phänomenologisch-erlebend* und *hermeneutisch-verstehend* vermittelt. Auch das geschieht ja überwiegend „fungierend“ in den Lebensvollzügen der Sozialwelten, aber nicht nur. Durch die sozialisatorische Arbeit der Bildungssysteme – Kita, Schule, Studium, öffentliche Medien – wird in modernen, demokratischen Zivilgesellschaften **Sozialisation/Enkulturation** durch sozial- und politikwissenschaftliche, demokratie- und kulturtheoretische Wissensstände fundiert und permanent erweitert in *„lifelong socialization“* und auch durch *„lifelong enculturalization“* in einer zunehmend *multi-* und *interkulturellen* Welt mit interagierenden *Kulturräumen*. Sie durchmischen sich durch Globalisierung, Welthandel, internationalisierte Wissenschaft, Global Net, Migration etc. und sie geraten immer wieder auch in Konflikte (*Petzold* 2016l, q), Prozesse, in denen hoffentlich ein *transkulturelles* Klima des „Miteinanders“ (*Petzold* 2007s; *Petzold, Sieper* 2007g) in der Welt wächst. Das, was weitblickende und tiefgründige DenkerInnen seit der Antike über **Weltbürgergesellschaft** geschrieben haben – von *Diogenes, Demokrit, Zeno, Hierokles, Seneca, Marc Aurel* bis zu *Herder, Kant, Lessing* und in unsere Zeit zu *Kwame Anthony Appiah, Ulrich Beck, Judith Butler, Rachel Corrie, Jacques Derrida, Jürgen Habermas* – ist immer noch Programm (*Archibugi, Held* 1995; *Habermas* 2011; *Some* 2014).[57] Seine Realisierung angesichts der ökologischen und weltbevölkerungspolitischen Situation des 21. Jahrhunderts bedarf aller Anstrengungen auf allen Ebenen.

57 Vgl. auch *Albrecht* 2005; *Archibugi* 2003; *Brock, Brighouse* 2005; *Coulmas* 1990; *Habermas* 1998.

Ökologisation heute muss ein „Wieder-Vertrautwerden mit der Natur" durch Naturerleben fördern und durch das Vermitteln vertiefter Kenntnisse über die Natur. Dieses Ziel muss – so unsere integrative Sicht – mit dem Erkennen beginnen, dass die eigene Leiblichkeit eines jeden grundsätzlich der Natur entspricht, und dass jeder Mensch – ungeachtet aller so wichtigen und ernst zu nehmenden Differenzierungen – vom Wesen her über eine „**strukturelle** Ökologizität" verfügt, d. h. über eine Zugehörigkeit zur Welt und eine Ausgerichtetheit auf sie (*Petzold* 2016i). Die Erkenntnis, die *Hierokles* aus der Sicht der Stoa zur *Oikeiosis* formulierte, ist hier durchaus heute noch sinntragend.

Es lässt sich eine solche Position indes noch anders begründen als mit der Soziobiologie, die *Bees* (2004) zur Rekonstruktion stoischen Denkens bemüht hatte, nämlich mit Rekurs auf eine ontologische Argumentation, die affirmiert, dass „Sein Mit-Sein" ist (*Petzold* 1978c/1991e), oder mit dem späten *Merleau-Ponty* (1964) in „Le visible et l'invisible", dass der Mensch dem „Fleisch der Welt" zugehöre oder dem „Stoff der Welt" (*Feuerbach* 1850). Aus dieser unabteilbaren Zugehörigkeit ergibt sich in ethischer Hinsicht eine grundsätzliche Verantwortung für die Welt und das in ihr anwesende eigene Mit-Sein (*Bischlager* 2016; *Mogorovic* 2017a). Man schafft in diesem Kontext einen tragfähigeren Boden als z. B. mit der Soziobiologie *Wilsons* (1984), seiner „Biophilie-Hypothese" (kritisch *Kahn* 1999, *Petzold* 2018e), die von tiergestützten TherapeutInnen gerne als Begründungsargument für ihre Praxis angeführt wird: „The biophilia hypothesis proposes that human beings have an innate propensity to attend to and be attracted by other animals and living things" (*Wilson* 1984). Das hätte Nutzen für die Überlebenssicherung. „Evolutionarily, attention to animals would enhance an individual's chances of survival because animal behavior acts as an environmental sentinel indicating safety or danger" (*O'Haire* 2010, 227). Bei *Wilsons* Konzept steht der Mensch in klassischer Weise der Natur *gegenüber*. Hier Mensch, dort Natur. Das ist bei *Merleau-Ponty* und *Feuerbach* und auch im Integrativen Ansatz anders. Bei den genannten Autoren steht der Mensch mitten in der Natur. „Man ist, was man ißt", schrieb *Ludwig Feuerbach* (1866; vgl. *Lemke* 2016). Aber man darf ihn dabei nicht bloß als einen Philosophen leiblichen Wohlbehagens (Gastrosophie) sehen. *Feuerbachs* Denken ist mit diesem Logion tiefgründig: Wir essen die Produkte der Natur/Welt und machen sie metabolisierend zu unserem Stoff! „Das Sein ist eins mit dem Essen; Sein heißt Essen; was ist, ißt und wird gegessen" (*Feuerbach*, Die Naturwissenschaft und die Revolution, 1850). *Feuerbach* ist, was wenig gesehen wurde, ein früher Protagonist einer naturwissenschaftlich orientierten „Philosophie der Natur" (*Lemke* 2004; *Tomasoni* 2011; *Weckwerth* 2002) und der „Leiblichkeit und Sinnlichkeit" (*Kern* 1998; *Reitemeyer* 1998), mit der er seine „neue Philosophie" – gegen *Hegel* und die Idealisten – begründet hat (*Lemke* 2016; *Schmidt* 1973; *Wahl* 1998) und mit der er auch einen bedeutenden Einfluss auf *Marx* ausübte (*Schmidt* 1962). Mit *Feuerbachs* Position, dass „Leibsein Weltsein heißt" und wir „durch den Leib der Welt gegenüber offen" sind (vgl. *Lemke* 2004, 26), stimmen wir überein. *Die Beziehung des Menschen zur Welt ist damit immer auch eine Beziehung zu sich selbst.* Das muss wieder und wieder zu Bewusstsein gebracht werden. Wir verwenden deshalb häufig den Term **Leib/Welt** bzw. **Leib/Natur,** der das verdeutlicht.[58] Mit *Feuerbach* und *Merleau-Ponty* können wir, ja müssen wir auch **Welt/Leib** bzw. **Natur/Leib** schreiben und damit unsere unaufhebbare Zugehörigkeit zur **Natur/Welt** unterstreichen.[59] Das ist genau die „philosophy", die wir Menschen und schon Kindern vermitteln wollen. *Feuerbach* (1846, Über den Anfang der Philosophie) affirmiert: „Soviel Sinne – soviel Poren, soviel Blößen. Der Leib ist nichts anderes als das poröse Ich." Im theoretischen Rahmen der Integrativen Therapie würden wir statt vom Ich vom „porösen" **Selbst** bzw. vom zur Welt hin durchlässigen „Leibselbst" sprechen (*Petzold, Sieper* 2012a; *Höhmann-Kost, Siegele* 2004). Der menschliche Leib ist über seine **Multisensorik** bzw. **Multisensomotorik** und die damit verbundene **Multimnestik**, die vielfältig im Leibgedächstnis archivierten Welterfahrungen, mit der Welt *verschränkt*, lebt koexistiv mit der Welt (*Petzold* 1978c/1991e). „Der Leib ist die Existenz des Menschen; den Leib nehmen, heißt die Existenz nehmen; wer nicht mehr sinnlich ist, ist nicht mehr" (*Feuerbach* 1985, 81).

Feuerbachs Theorie sinnlicher Leiblichkeit bzw. leiblicher Sinnlichkeit hatte schon einmal in den 1970er Jahren durch die „Wiederentdeckung des Sinnlichen" (*Schmidt* 1973; *Wahl* 1978) eine „kleine Aktualität", eine Zeit, in der von der humanistischen Pädagogik und Psychotherapie (*Brooks* 1974; *Brown, Petzold* 1978; *Stevens* 1975; vgl. auch *Rumpf* 1981) dazu passende Formen der Praxis verbreitet wurden (ohne auf ihn Bezug zu nehmen). Im Lichte moderner Neurowissenschaften, Interozeptions- und Sensu-Neuromotorik- und Praxeologieforschung (*Craig* 2002, 2010; *Wolpert* 2018; *Petzold, Orth* 2008, 2017a) ist das Denken *Feuerbachs* durchaus wieder aktuell. Der Mensch reagiert ja auf die mikro-, meso- und makroökologischen Kontexte der Welt/Natur, d.h. auf die Umgebungseinflüsse, immer „leibhaftig" inmitten der Welt, u.a. auch mit interozeptiven Resonanzphänomenen, also „ökopsychosomatisch". So haben wir das im Integrativen Ansatz benannt (*Sieper, Petzold* 1975; *Petzold* 2018c). Das bedeutet, er reagiert vornehmlich mit seinem Sinnes- und seinem Bewegungssystem: **sensumotorisch, neuromotorisch** bzw. **neuroökologisch** (*Bernstein* 1967, 1988, 1990; *Petzold* 2018c). Solche Einsichten zu vermitteln, wird damit zentrales Ziel ökologisatorischer Praxis in Naturtherapie und Naturpädagogik.

---

58 Besonders in seiner Spätphilosophie (*Das Sichtbare und das Unsichtbare* 1964/1994) macht *Merleau-Ponty* das deutlich mit dem Konzept des *Chiasmus,* der Verschränkung bzw. des Verflochtenseins: „[...] die gesehene Welt ist nicht ‚in' meinem Leib, und mein Leib ist letztlich nicht ‚in' der sichtbaren Welt: als Fleisch, das es mit einem Fleisch zu tun hat, umgibt ihn weder die Welt, noch ist sie von ihm umgeben. [...] Es gibt ein wechselseitiges Eingelassensein und Verflochtensein des einen ins andere." (*Merleau-Ponty* 1994, 182/1964). Vgl. zur „integrativen" Lektüre dieses zentralen Referenztheoretikers der IT *Bischlager* (2016), *Mogorovic* (2017a).

59 Es sei hier an den Schlussakkord von *Merleau-Ponty* (1964, 204/1994) in „Le visible et l'invisible" erinnert: *„die letzte Wahrheit sei die Umkehrbarkeit."*

3.1 Ökologizität, die Muster „passenden Zusammenlebens" und der „Naturempathie" als Basis des „grünen Lernens"

In seiner **Biosphäre** (*Vernadsky* 1926) als „Sphäre des Lebendigen" hat jedes Lebewesen mit der ihm eigenen „Ökologizität" – d.h. mit seinen artspezifischen basalen Mustern/Programmen „passenden Zusammenlebens" – in seinem Lebensraum/Ökotop wichtige Funktionen, für die es auch genetisch ausgestattet ist, was „grünes Lernen" überhaupt erst ermöglicht. Deshalb ist die „**Ökologizität**" des Menschen, das sollte mit den voranstehenden Ausführungen deutlich geworden sein, genauso wenig ein „Außen" wie seine „**Sozialität**" und seine „**Kultur**" ein „Außen" ist. Der biologisch-ökologische Naturraum und der sozio-kulturelle Kulturraum überschneiden sich, durchdringen sich – wenngleich in unterschiedlichen „Dichten" und „Qualitäten", und Menschen in ihrer „**Ökologizität**" mit deren jeweiligen Spezifikationen sind das Ergebnis solcher Durchdringungen und Verschränkungen. Es gibt eben nicht nur eine **individuelle Ökologizität**, sondern auch eine **kollektive Ökologizität**, die von Menschen einer sozialen Gruppe und eines Habitats geteilt und weitergegeben wird (wobei die ökologischen Habitatseinflüsse als solche wirksam werden). Hier kommt es zu Überschneidungen von Sozialisations- und Ökologisationseinflüssen, und diese Überlappungen entstehen auch dadurch, dass die Menschen zur Ökologie gehören und Sozialität/Kultur und Natur/Biologie/Ökologie nicht in einen prinzipiellen Antagonismus gebracht werden dürfen, wie *Serge Moscovici,* der bedeutende Sozialpsychologe und Pionier der ökologischen Bewegung in Frankreich, in seinen Arbeiten zum Bezug von Gesellschaft und Natur aufgezeigt hat.

„Nature et société ne s'excluent pas mutuellement. La première nous comprend, résultant de notre intervention. La seconde existe partout: elle n'est pas née avec l'homme, et rien ne laisse supposer qu'elle mourra avec nous. L'homme se situe à la confluence de leur structure et de leur mouvement : biologique parce que social, social parce que biologique, il n'est pas le produit spécifique de l'une ou de l'autre. Dégagée du problème de ses origines, de l'opposition de ses deux ordres de réalité, la discontinuité postulée à leur propos se déplace du plan horizontal au plan vertical. Elle n'est plus entre nature et société, elle est à la fois dans celle-ci et dans celle-là, conséquence des changements que nous y avons introduits. Événements, faits et phénomènes se disposent d'une manière différente sur la grille ainsi déplacée." (*Moscovici* 1972, Introduction IV).

„Natur und Gesellschaft schließen sich nicht wechselseitig aus. Die erste versteht uns, als Ergebnis unserer Eingriffe. Die zweite existiert überall: Sie wurde nicht mit Menschen geboren, und nichts deutet darauf hin, dass sie mit uns sterben wird. Der Mensch steht am Zusammenfluss ihrer Struktur und ihrer Bewegung: ist biologisch, weil sozial, ist sozial weil biologisch, nicht das spezifische Produkt des einen oder anderen. Losgelöst vom Problem ihres Ursprungs, von der Gegensätzlichkeit ihrer beiden Realitätsordnungen bewegt sich die ihnen zugeordnete Diskontinuität von der Horizontalebene in die

Vertikalebene. Sie besteht nicht mehr zwischen der Natur und der Gesellschaft, sie ist sowohl in dieser als auch in jener, infolge der Veränderungen, die wir eingeführt haben. Ereignisse, Fakten und Phänomene sind auf dem so verschobenen Raster anders angeordnet" (ibid., Übers. H. P.).

Der Mensch ist als Teil der „Lebenswelt" durch und durch ein soziales bzw. soziokulturelles und ein ökologisches Wesen (*Petzold* 1965, 20) und muss als solches naturwissenschaftlich biologisch/ökologisch und sozialwissenschaftlich sozial/kulturell verstanden werden. Ein rigoroser **Biologismus** – auch ein neurowissenschaftlicher (*Schuch* 2014) – wird genauso zu kurz greifen wie alleinig soziologisch ausgerichtete Versuche des Verstehens. Die sich im ausgehenden 19., beginnenden 20. Jahrhundert entwickelnde neuere anthropologische Sicht auf den Menschen begreift ihn eben nicht mehr nur naturdeterminiert, nicht „instinktgesichert", sondern antriebsüberschüssig und grenzüberschreitend, so *Gehlen* (1940), der *Schelers* (1928) Attribut einer „Weltoffenheit" übernimmt. Wir betonen lieber mit *Feuerbach* (1850) die Aufnahmefähigkeit und Durchlässigkeit des Leibes, der allerdings durch seine evolutionäre Entwicklung sensorisch und funktionsanatomisch dafür ausgerüstet ist, Welt aufzunehmen – als Teil der Welt, auf Menschenweise, reflexionsfähig, aber stets in einem „inmitten". Wir fokussieren deshalb auch immer in unserer agogischen und therapeutischen Arbeit auf die in dieser Leiblichkeit begründete *zentrische* Weltgebundenheit etwa in der Praxis der *Gindler*'schen „Spürarbeit" (*Arps-Aubert* 2010; *Petzold* 2005m), der „sensory awareness" (*Brooks* 1974/1979; *Petzold* 1974j) oder der „Green Meditation" (*Petzold* 2015b, dieses Buch S. 857ff.). Wir nehmen mit *Plessner* (1928) aber auch die Idee der *„exzentrischen Positionalität"* des Menschen auf, die sie gleichfalls evolutionsbiologisch ausgebildet hatten (*Petzold, Orth* 2004b). In unserer Praxis konkretisieren wir Exzentrizität mit Imaginations- und Phantasieübungen der „Mehrperspektivität" (*Petzold* 2007a), Übungen zur „inneren Distanzierung", zur „Vogelperspektive" (schon in der Antike praktiziert und von uns von dort übernommen, *Hadot* 1991), heute auch mit der „Raumschiffperspektive" des Blicks aus Apollo 8 auf den blauen Planeten (*Grothe* 2013). Im Menschen kollidieren, wie schon *Plessner* sah, Umweltgebundenheit und Weltoffenheit, **Zentrizität** und **Exzentrizität**, die aber in einer Dialektik bzw. einer Verschränkung der Perspektiven zum Ausgleich gebracht werden können, ja müssen. Darin liegt seine Chance gelingender Ökologizität. Der Mensch vermag die Welt/Natur exzentrisch, d. h. reflexiv und metareflexiv in den Blick zu nehmen, ohne sich je aus der Zentriertheit in seiner *embeddeness*, seiner Eingebundenheit in die Natur/Welt lösen zu können. Er muss lernen, „Muster passenden Zusammenlebens" mit dem „anderen Leben" auf dieser Welt zu finden, lebbare „Passungen" herzustellen. Er vermag ja Welt/Natur in hinlänglicher Entscheidungsfreiheit (*Bieri* 2001; *Petzold, Sieper* 2008a; *Moscovici* 2002a) zu gestalten, was ihm aber auch misslingen kann bis hin zur Zerstörung.

Diese Metareflexivität, aber auch seine Fähigkeit zur Entgrenzung, Grenzüberschreitung, unterscheidet ihn von anderen Tieren und den programm- und habitatsgebundenen Lebensformen ihrer Ökologizität (vgl. oben 3).

Die Ökologizität des Menschen hat eine Grundstruktur – wir sprechen von seiner **„basalen Ökologizität"**. Darunter ist die evolutionär entwickelte Art und Weise (vgl. 4.1) zu verstehen, die **Welt/Natur**, die die Binnenwelt des menschlichen **Leibes** einschließt, durch *Exterozeptionen*, *Propriozeptionen* und *Interozeptionen* auf Menschenweise wahrzunehmen und mnestisch aufzunehmen und das Aufgenommene zu verarbeiten und mit Mitmenschen zu teilen, so dass **kollektive Ökologizität**, geteiltes Naturwissen entsteht. Zur evolutionären Ausstattung basaler Humanökologizität gehört auch, sich mit der Verschränkung von Sensorik und Motorik in der Welt (d. h. in verschiedensten Habitaten) bewegen zu können, um dort gemeinsam zu überleben und Umwelt zu formen. **Menschliche** Ökologizität ist dadurch in hohem Maße *kontextbestimmt*, nicht zuletzt von den Kontexten, die die Menschen jeweils selbst geschaffen haben (Äcker, Weiden, Forste, Dörfer, Städte, Megametropolen, Deponien, atomverseuchte Sperrzonen usw.).

In einer Welt höchst diverser Lebensbedingungen, Ökologie-, Sozial- und Kulturzusammenhängen kann Humanökologizität daher sehr variable Ausprägungen haben. Ökologizität kann allgemein wie folgt bestimmt werden:

Unter **Ökologizität** wird die fundamentale Zugehörigkeit eines Lebewesens bzw. von Gruppen von Lebewesen – etwa von Tieren, die Menschen eingeschlossen – zu ihrem jeweils spezifischen Ökotop, ggf. zu Ökotopen verstanden. Lebewesen sind **neuroökologisch** und **ökopsychosomatisch** mit ihren konkreten Lebensräumen verbunden, die wiederum mit dem mundanen Ökosystem in seiner Gesamtheit vernetzt sind. Ohne den *spezifischen* Ökologiebezug, der auch als *Zentriertheit* in einem evolutionsbiologischen Entwicklungsraum (Nische, Habitat, Ökotop) mit spezifischen Verhaltens- bzw. Handlungsmöglichkeiten (*affordance/effectivity*[60]) gesehen werden muss, ist ein Lebewesen nicht zu verstehen. Die Ökologizität des *homo sapiens* ist durch seine Möglichkeiten zu Exzentrizität, Reflexivität und zu intentionalem Handeln gekennzeichnet und bedarf deshalb einer beständigen Herstellung *funktionaler Passungen* an die vorhandenen, natürlich gegebenen Ökotope, sowie an die menschengeschaffenen Lebensräume und die mundane Ökologie insgesamt. Ökologizität heute erfordert vor allen Dingen eine Auseinandersetzung mit den gravierenden anthropogenen Veränderungen von Lebensräumen und ihren Auswirkungen für die Ökologiebezüge der verschiedenen Pflanzen, Tiere und der Menschentiere selbst in der *transversalen Moderne* – lokal, regional und global.

Das Bewusstmachen der eigenen Ökologizität, d. h. des zentrischen und exzentrischen Bezuges zur Welt/Natur, und das Erkennen und Nutzen der eigenen positiven Potentiale ökologischen, „grünen" Lernens wird mit Blick auf unsere

---

60 Vgl. *Gibson* 1982; *Heft* 2001.

oft gewaltsamen Eingriffe in die Ökologie unbedingt erforderlich, um unserem wachsenden „Fußabdruck" mit massiven „Springerstiefeln" eine sanftere Gangart entgegenzusetzen. Die anstehenden, dringlichen ökologischen Gestaltungsaufgaben erfordern ein **neues Lernen**, ein naturzentriertes, über Natur und durch Natur informiertes Lernen im Dienste der Natur, durch Investitionen in eine „neue Ökologisation", für die wir Menschen „nachgeschult", ja oftmals „neu geschult" werden müssen. Wir haben deshalb bewusst den Begriff und das Konzept des **„Green Learning"** entwickelt. Es verbindet Folgendes:

Auf einer ***primären Ebene*** der Ökologisation werden vielfältige Naturerfahrungen von hoher Erlebnisintensität verbunden, ein vertieftes Kennenlernen durch „Nahraumerfahrungen" **in der Natur von Natur und mit Natur und durch Natur.** Schon in Babyzeiten tauchen Kinder mit ihrem zur Welt offenen Leib erlebend in die Umwelt, erkennbar am Staunen, und suchen mit dem menschlichen Grundantrieb „explorativer Neugier" nach Erfahrungen. Lernen ist deshalb als ein aktiver Prozess zu sehen, wie *James J. Gibson* (1979) argumentiert. Wahrnehmung ist nicht „passiv", sondern allenfalls „rezeptiv" für die Welt, die gleichsam aufgenommen werden will. Natur vermittelt sich an ihre Lebewesen selbst, z. B. durch ihr Wachsen, Blühen und Vergehen. Was aber, wenn man auf Müllhalden von Megametropolen aufwächst (*Castillo* 1990)? Zu welcher Ökologizität sind Menschen dort verurteilt?

Auf einer ***sekundären Ebene*** wird ökologisatorisches Lerngeschehen im Prozess ontogenetischer Entwicklung mit wachsender Exzentrizität auch zunehmend *reflexiv*. Natur kann überdacht werden, will gleichsam „verstanden" werden. Wie sie erkannt und verstanden wird, ist heute weitgehend von soziokulturellen Einflüssen bestimmt. Diese müssen vermitteln, dass „Selbstverstehen" und „Weltverstehen" nicht voneinander zu trennen sind. Die Prozesse der Vermittlung von Wissen über „die Natur und das Leben" sind heute von naturverbundenen Menschen (in Elternhaus und Schule) mit hohen Kenntnisständen an Naturwissen abhängig, weil auch dadurch die Qualität der Ökologizität auf dieser *sekundären* Ebene bestimmt wird.

Aber auch auf einer ***tertiären Ebene*** erfolgt Ökologisation in Jugend- und Erwachsenenalter ein Leben lang, *lifelong ecologization* durch die gesellschaftliche, ökologiebezogene Wissenschaft und **Kulturarbeit** (interdisziplinäre Information, Medien, Politik) und die dadurch bereitgestellten Informationen. Informationen auf dieser tertiären Ebene sind aber oft genug – statt fundiert und risikoaufklärend, auch in vitalen Bereichen etwa der Ernährung, Medikamente, Umweltsicherheit – „fake news", manipuliert, gekauft, um irrezuführen (Monsanto sei nochmals erwähnt, siehe oben, vgl. *Robin* 2010).

Zentral ist auf der *sekundären* und *tertiären* Ebene auch der persönliche Wissensdurst, der eine selbstgesteuerte Ökologisation in aller Breite der Erarbeitung eigener Wissensstände motiviert – besonders im „Exzentrizitätsschub" der Adoleszenz (*Petzold* 2007d). In ihm kann in modernen Informationsgesellschaften auch schon von Jugendlichen erkannt werden, dass Ökologieverstehen im heutigen Anthropozän einer „transversalen Moderne" unausweichlich die geographischen „Fernräume" im Blick haben muss, z. B. das abschmelzende polare Eis, weiterhin, dass man die sich auftuenden Zukunftsräume berücksichtigen muss – z. B. das akzelerierte Artensterben (*Hallmann* et al. 2017; *McCauley* et al. 2015; *WWF* 2018). Dass alles muss deutlich machen: Wir müssen die „Welt als Ganze" denken, mit „antizipatorischer Kompetenz" und „proaktiven Strategiebildungen". Reaktivität kommt meistens zu spät. Die Konsequenz wird dann hoffentlich überdeutlich: Wir müssen die Welt/Natur bewahren! Das muss zu einer geradezu existentiellen Erkenntnis werden, auf breitester Ebene, in der begriffen wird: Wir sind Wesen dieser Welt, unsere Natur ist Teil der Natur/Welt als Ganzer, und deshalb müssen wir lernen, uns in der Welt/Natur ökologiegerecht zu verhalten. Das muss als Überlebensnotwendigkeit (*Sloterdijk* 2008) erkannt werden und ist nicht allein eine abstrakte philosophische Einsicht. Unsere **moderne** Ökologizität besteht genau darin, dass wir unsere Lebensweisen den gegenwärtigen prekär gewordenen Weltverhältnissen anpassen. Sie ist nicht mehr die Ökologizität der wandernden „Steinzeitmenschen" oder die der Kontinente entdeckenden Seefahrer oder die Ökologizität in der Zeit der forschenden Weltentdecker wie *Alexander von Humboldt* oder *Charles Darwin*. Es ist eine **neue Ökologizität des 21. Jahrhunderts**, die durch interdisziplinäre Geo-, Bio- und Öko-Forschung geprägt wird, aber auch durch die globale Mobilität, den Tourismus der Fernreisen, durch die TV-Reisen „in alle Welt" vor dem Bildschirm mit Dokumentarfilmen aus den entlegensten Gebirgen, Tiefseegräben, Urwäldern. Auch die Dokumentationen der Naturzerstörung zählen dazu. Sie erreichen uns immer häufiger, in der Regel aber nur in der mediatisierten sensorischen Ausdünnung. Wer ist schon bei den Brandrodungen oder den Kahlschlägen der Urwälder „vor Ort" oder durchsegelt die maritimen Megamüllfelder? Regionen der Zerstörung sind keine Reiseziele. Die **prekäre Ökologizität** der Gegenwart bleibt gefährlich abstrakt. Welterfahrung von „prekären Zonen der Welt" kann indes am nächsten verseuchten Bach gewonnen werden und an jeder „wilden Müllkippe". Sie beginnt an unseren Abfalleimern.

Ökologisation ist ein fortlaufender Prozess, dem man nicht entkommen kann, weil wir durch unser Dasein in der Welt beständig an ihm mitwirken – oft in schädigender Weise, immer wieder auch devolutionär und zumeist in wenig reflektiertem Agieren. Das aber kann man, ja muss man ändern, denn Ökologisation ermöglicht auch intentionale Lern- und Gestaltungsprozesse und bietet so Chancen der Einflussnahme, die durchaus ausbaufähig sind. Sie umfasst wesentlich unsere Möglichkeit, in funktionalem, konstruktivem Miteinander mit der Natur/Welt und ihren Lebewesen ökologiegerecht zu koexistieren und öko**sophisch** zu handeln im Sinne einer konstruktiven „**Konvivialität**" als einer Möglichkeit des „guten Miteinanders", die immer wieder hergestellt werden muss, weil die Ökologizität des Menschen eine zwar disponierte, aber keine stabile Größe ist. Sie ist, es sei wiederholt, in hohem Maße umweltbestimmt und erfordert immer wieder eine Anpassung an die Gegebenheiten der jeweiligen Umwelt, in deren Rahmen natur- bzw. ökologiegerechtes Leben und Handeln zur Aufgabe wird, *Ciceros „congruenter naturae convenienterque vivere"*. Die dynamischen Regulationsprozesse in der Natur/Welt (dieses Buch S. 857f.) müssen verstanden und im Einklang mit ihren Gegebenheiten mitvollzogen werden. Ökologizität bedeutet nicht ein invariantes Programm, wie es sich bei vielen anderen Tieren – in der Regel habitatsbestimmt – inszeniert, und darf auch durchaus nicht mit einer prinzipiell naturfreundlichen Verhaltensorientierung gleichgesetzt werden. Eine solche Annahme einer gleichsam „angeborenen Naturliebe" wurde von *Kahn* (1999) schon beim „Biophilie-Konzept" *Wilson*s (1984) kritisiert, der zunächst ja nur als Hypothese ein „angelegtes Interesse an der Natur" postulierte – nicht mehr und nicht weniger. Wenn damit aber ein genetisches Programm der „Natur**liebe**" (*bios* = Leben, *philia* = Liebe) unterstellt wird (*Kellert, Wilson* 1993 kann so verstanden werden), dann wird es problematisch. Wo denn soll sie auf dem Genom angesiedelt sein? Die Behauptung einer angelegten Natur**liebe** führt zu einer gefährlichen Ausblendung oder Leugnung des Faktums, dass über die Menschheitsgeschichte hin die Hominiden insgesamt nicht „naturschützend" und nicht prinzipiell „naturliebend" waren, sondern eher naturausbeutend, ja zerstörend. Natürlich hatten und haben Menschen ein „Interesse" an der Natur, das ist geradezu trivial, und immer wieder sind einige auch naturliebend, besonders wenn das mit Heimatliebe und Habitatstreue verbunden ist. Natur bietet uns ja Nahrung und Schutz, hat aber auch erhebliche Gefahren und macht uns immer wieder Angst. Allein deshalb muss man sich schon „aufmerksam" *auf Natur richten,* was nicht unbedingt schon „achtsam" oder „fürsorglich" heißt. Liebe, *„philia"* hingegen muss entwickelt werden. **Liebevolle Achtsamkeit** für die Natur und ihre Lebewesen und Ökotope und daraus resultierende „**Naturempathie**" müssen gelehrt, gelernt und erarbeitet werden. Wenn man einen Wald betritt, muss man ein „Feeling" dafür entwickelt haben, wie man sich an den jeweiligen „Orten und Zeit-Kontexten" (bei Sonnenaufgang oder -untergang) zu verhalten hat. Wenn man mit Wildtieren oder Haustieren umgeht, muss man mit den jeweiligen Tieren Erfahrungen gemacht und gesammelt haben, spüren können, wie man sich ihnen in ihrer Umgebung nähert und mit ihrer jeweiligen Verfassung angemessen umgeht. Wenn man Pflanzen pflegt, muss man ihren Zustand erfassen, sehen, was sie brauchen. In all diesen Prozessen sind *kognitives Wissen* – durchaus auch art- und rassenspezifisches Fachwissen – und *emotionale Erfahrung*, das Erfassen des anderen Lebewesens, ja auch zwischenleibliches, *neurosensumotorisches Erspüren* in verständiger Weise unerlässliche Qualitäten stimmiger Naturempathie. Bei Kindern müssen diese naturempathischen **Fähigkeiten** (**Kompetenzen**) und **Fertigkeiten (Performanzen)** durch erfahrene Menschen mit Vorbildfunktion angeleitet und gelehrt werden.

Naturempathie ist die Fähigkeit, durch aufmerksame, achtsame Naturbeobachtung Prozesse des Lebens von *Tieren* und *Pflanzen* in und mit ihren *Habitaten* a) kenntnisreich zu *verstehen* (=Verständnis, *kognitive* Empathie; *Eres* et al. 2015) und b) mit einem empfindsamen Beteiligtsein ihren Zustand – sei er gesund oder beeinträchtigt bzw. beschädigt – affektiv zu *erfassen* (= Berührtsein, *emotionale* Empathie; ibid., *Decety, Ickes* 2009). Weiterhin soll c) im *zwischenleiblichen* Mitschwingen (= Bewegtsein, *somato-sensumotorische* Empathie; *Petzold, Orth* 2017a) der körperliche Erregungs-, Spannungs-, Entspannungszustand *begriffen* werden. Auf dieser Grundlage wird es dann möglich, bei prekären Situationen in passgenauer, stimmiger und wirkungsvoller Weise *empathisch* zu intervenieren und dem gerecht zu werden, was das empathierte Lebewesen in seiner Situation *braucht*.

In diesem Konzept der **Naturempathie** werden Erkenntnisse moderner Empathieforschung zur **Humanempathie** u. a. mit bildgebenden Verfahren einbezogen (*Decety, Ickes* 2009; *Decety, Svetlova* 2012), wobei beim **empathischen** *Verstehen* (*kognitiv*), empathischen *Erfassen* (*emotional*) und beim empathischen *Begreifen* (*somato-sensumotorisch*) zwischen Menschen eine „Perspektivenübernahme" wichtig ist (*Lamm* et al. 2007) – Humanempathie ist immer eine wechselseitige: dem Empathierenden kommt Empathie des Empathierten entgegen. Das ist bei Pflanzen nicht und nur bei wenigen Tieren möglich. Und auch da, bei Hunden etwa, ist ein Empathieren nur mit Einschränkungen gegeben – wir können nicht auf Hundeweise riechen, sie können nicht auf Menschenweise sehen. Es können deshalb leicht unangemessene Anthropomorphisierungen aufkommen, gerade bei Kindern. Wir versuchen solche Tendenzen in fachlich richtige Bahnen zu lenken mit der Frage: Was *braucht* diese Pflanze oder dieses Tier in dieser Situation. Wir erklären dann, was eine Menschenperspektive ist und was für das nicht-menschliche Lebewesen – nach unserem Wissen – gerade notwendig ist (oder auch nicht). Ein solches Vorgehen fördert das Naturverstehen und **naturempathische Kompetenzen/Fähigkeiten** und **Performanzen/ Fertigkeiten,** die in vielfältiger Weise in der Natur und im Umgang mit Tieren, Pflanzen und Naturkontexten geübt werden müssen.

Für die Entwicklung solcher **Naturempathie** ist die Familie bzw. sind naturerfahrene und kenntnisreiche Nahraumpersonen (Eltern, ältere Geschwister, PatInnen, LehrerInnen, Freunde) von grundlegender Wichtigkeit. Die MitarbeiterInnen und PädagogInnen von Kitas und Schulen müssen bei naturpädagogischen oder naturtherapeutischen Maßnahmen deshalb dringend die Eltern einbeziehen, aber dafür auch entsprechend geschult sein.

Eine türkische Studie mit 238 Kindern (davon 129 Mädchen) und ihren Eltern stützt diese Aussage. Sie kam mit Pfadanalysen zu dem Ergebnis, „that parents' importance of children's outdoor and nature connection was significant predictor of children's biophilia. In addition, child biophilia and parent education significantly predicted importance of being in nature. Children's biophilia and importance of nature and outdoor activities differed depending on parent education level, favouring higher education levels" (*Ahmetoglu* 2017).

Wir müssen „**Biophilie**" bzw. „**Ökophilie**" vor dem Hintergrund solcher Forschungen „**als Aufgabe**"[61] von *naturkundlich* fundierter Bildungsarbeit ansehen (*Petzold* 2016i, vgl. hier 3.2) und damit verbunden von *naturempathischer* Schulung, bei der die Politik gerade für Familien und Kinder aus benachteiligten Schichten investieren und Programme auf den Weg bringen muss, um ihre Ökologizität zu erweitern.

Ökologizität als Ergebnis ökologisatorischen, „grünen Lernens" in spezifischen, vielfach vernetzten Umwelten ist, wie ausgeführt, variabel. In der frühen Hominisation bedeutet sie, über eine „fitness" im Umgang mit dem Habitat zu verfügen, z. B. um mit den Qualitäten eines guten Jägers, Sammlers, Hirten etc. die Natur zu nutzen. Die Natur wurde dadurch aufgrund der kleinen Zahl der Menschen nicht nachhaltig zerstört. In der Frühzeit der Menschheit war mit einer Weltbevölkerung von 5-10 Millionen Menschen eine Nutzung der Flüsse und Meere mit Angel und Wurfnetz oder der Wälder mit Wurfspeer, Bogen, Blasrohr durchaus noch ökologisch funktional. Dieses „Programm anthropogener Naturnutzung" mit jeweils zugepasster bzw. passender Ökologizität war für die Natur unbedenklich. Mit 1-7,5 Milliarden Menschen von 1800 bis heute und High-Tech-Fangmethoden wie Sonarortung und Grundschleppnetze, um gegenwärtig ca. eine Milliarde Erdenbewohner „aus dem Meer" zu ernähren, ist das „steinzeitliche Programm" menschlicher Nutzungen der Natur und ihrer Ressourcen ökologisch dysfunktional geworden, völlig aus dem Ruder gelaufen und zu einer destruktiven, „devolutionären Vernutzung" geraten (*Petzold* 1986h; *Verbeek* 1998). Ähnlich steht es mit unserem exorbitanten Fleischkonsum. Was für eine kleine Nomadengruppe erbeutet werden musste oder durch wenige Herdentiere zum Lebensunterhalt beigetragen wurde, reichte zum Leben aus und belastete die Ökotope nicht. Die derzeitige Massentierhaltung jedoch kann die globale Ökologie nicht verkraften (*Koch* 2017), es ist eine **kollektive Ökologizität** jenseits aller Passung entstanden und deshalb ist dringend eine **Nach- und Neuschulung unseres ökologischen Verhaltens** auf diesem Planeten erforderlich – in allen Schul- und Bildungssystemen weltweit –, um neue Formen der Ökologizität zu entwickeln, ein Überlebensprogramm.

Glücklicherweise sind unsere evolutionären Programme hinlänglich flexibel, und wir sind auf sie nicht so strikt festgelegt wie die anderen Tiere, sondern wir könnten unser Verhalten intentional steuern und verändern, um ökologiegerechte Funktionalität wieder herzustellen. Aber werden wir es tun?

---

61 Wir ziehen den Begriff der „Ökophilie" dem der „Biophilie" vor, weil das Leben gute ökologische Kontexte braucht, um zu gedeihen, und die Ökotope das Lebendige, den *bios* mit einschließen.

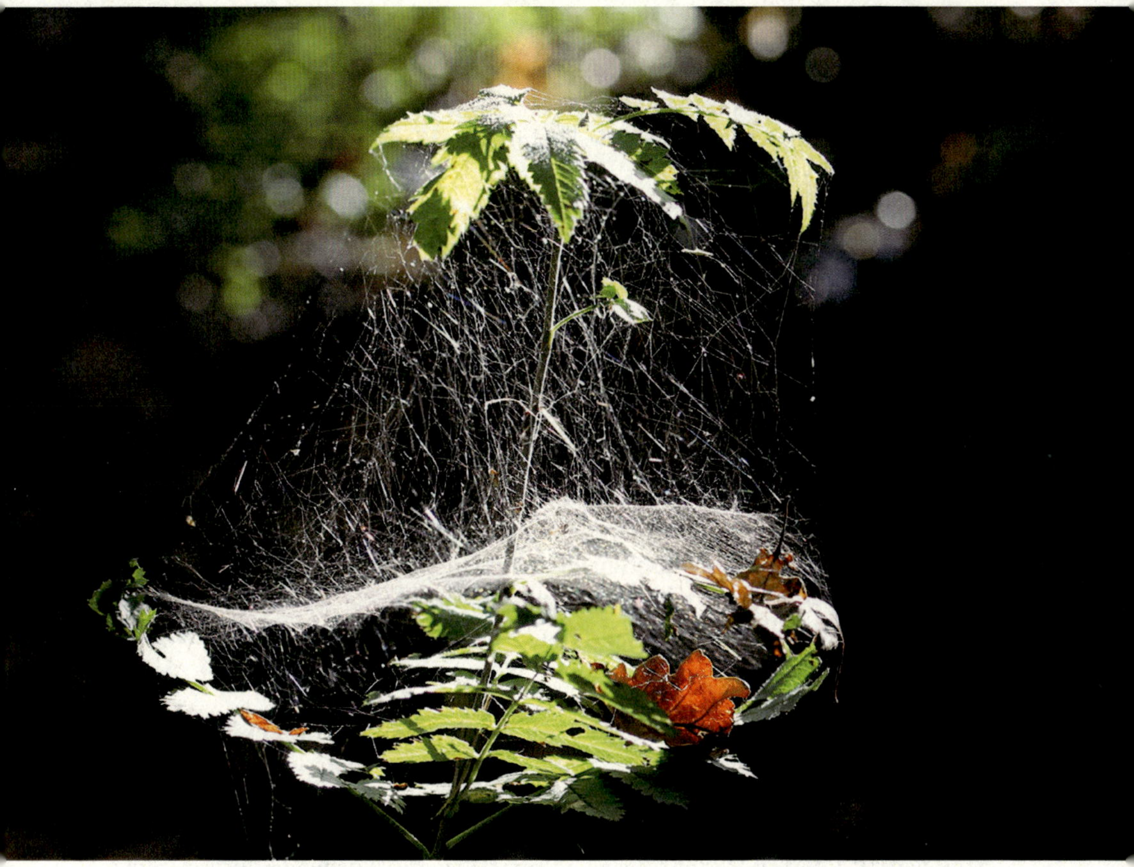

„Wir müssen neue Narrative erfinden, ein neues Zusammenspiel der Disziplinen. Manchmal sollte ich aufhören, ein Künstler zu sein, du solltest aufhören, Journalistin zu sein, das Gleiche gilt für Wissenschaftler. Denn wir müssen doch anerkennen, dass wir alle, jeder für sich, scheitern in unseren Erzählungen über den Zustand des Planeten und der Lebewesen, die ihn bewohnen. Wer nicht mehr weiter weiß, sollte anfangen, mit anderen zusammenzuarbeiten." (*Thomás Saraceno* 2018)

Funktionale Ökologizität ist durch eine gelungene „Passung" („good for fit") von Lebewesen und Habitat (Mensch/Natur/Welt) gekennzeichnet als ein *konviviales Miteinander* funktionierenden, ökologiegerechten Verhaltens/Handelns. Bei nicht-humanen Tieren wird das durch ihre Verhaltensdispositionen und ihre evolutionären Programme (Antriebe) gewährleistet. Das Menschen-Tier hingegen muss **funktionale Ökologizität**, d. h. sein Handeln in der Natur/Welt unter *exzentrischer* und *reflexiver* Berücksichtigung des Zustandes von Ökotopen (*Petzold* 2006p) und ihrer Ressourcen, immer wieder neu herstellen sowie mit Blick auf die mundane Situation der Natur/Welt insgesamt – und die ist höchst prekär.

Überall nutzen die Menschen die Natur. Sie „verbrauchen Natur", meist ohne einen kritischen Blick auf den Zustand der Ökologie und immer noch weitgehend unreflektiert. Sie zerstören dabei die Wälder, die Böden der landwirtschaftlichen Nutzflächen, die Meere. Sie verhalten sich – mit Blick auf die globale Situation des „Ökosystems Welt" – immer noch weit entfernt von einer exzentrisch/hyperexzentrisch reflektierten, **funktionalen Ökologizität.** Es beginnt sich zwar mit dem „**Nature Turn**" ein gewisser Wandel abzuzeichnen, der sich aber immer noch viel zu langsam und zu schmalgreifend vollzieht, von Rückschlägen (z. B. *Trumps* Ausstieg aus dem Klimaschutzabkommen) beeinträchtigt wird und ein ökologiegerechtes Wirtschaften verfehlt (aktuell: Hambacher Forstrodung).

3.2 Wege „grüner Agogik und Therapie" – ökologisches Lernen in der Lebensspanne

In den Prozessen der Ökologisation als „**Green Learning**", d. h. Vermittlung von Natur durch Selbsterfahrung als Selbsterleben der eigenen ökopsychosomatischen Natur und der Selbsterkenntnis (***Selbstlernen***) und von Naturerleben und Naturerkenntnis, ergänzt durch Naturwissen und Naturkenntnis (***Natur-/Weltlernen***, vgl. *Petzold, Orth* 2017b, 354) spielen die „Umweltpädagogik", die „Neuen Naturtherapien" und „Green Care Aktivitäten"[62] eine besondere Rolle mit ihren Formen wie garten-, landschafts-, wald- und tiergestützter Therapie und Agogik. Sie haben dabei spezifisch für Kinder und Jugendliche – und natürlich nicht nur für sie – ein wichtiges, übergeordnetes Ziel: sie wollen Naturentfremdung entgegenwirken und einen naturbezogenen, ökopsychosomatisch sensiblen und gesundheitsbewussten „**grünen Lebensstil**" (siehe oben) fördern. Sie sind dabei immer auch „**angewandte** Ökologisation" und leisten für Naturbewusstsein, persönliche Ökologizität, Naturverbundenheit und ein *„caring for nature"* sicherlich wichtige Beiträge.

Dafür sind Wege eines „ökologischen **Lernens**", eines „**Green Learning**", wie es schon umrissen wurde, zu beschreiten. Sie sollen positive Effekte des Naturkontaktes bewusst und gezielt nutzen. Hierbei spielt die „strukturelle

62 Vgl. https://de.wikipedia.org/wiki/Green_Care (aufgerufen am 11.01.2018).

Ökologizität" natürlich eine grundlegende Rolle. In der „Integrativen Agogik" (*Sieper, Petzold* 1993c) – Agogik, ein Begriff, worunter Bildungsarbeit mit allen Altersgruppen verstanden wird (*Sieper* 2007c) – wurden stets auch ökologische Interventionen einbezogen. Kinder sind natürlich immer auch „Kinder der Natur" (*Kahn, Keller* 2002), und deshalb wurden in unserer intergenerationalen Bildungsarbeit stets Alt und Jung auch in Naturkontexten – Wald- und Feldexkursionen, Gartensettings etc. – zusammengebracht, um gemeinsam Erfahrungen zu machen und gemeinsames Erleben zu teilen (*Ch. Petzold* 1972).

»**Integrative Agogik** (die Integrative Pädagogik, Andragogik, Geragogik) ist ein ganzheitlicher und differentieller, lebensalterspezifischer Ansatz der Bildungsarbeit als „éducation permanente". Sie versucht, *kognitive, emotionale, somatomotorische, [ökologische, sc.]* und *soziale* Lernprozesse und -ziele im *lebensweltlichen* Kontext/ Kontinuum zu verbinden, integriert also rationale Einsicht, emotionale Berührtheit, leiblich konkretes Erleben und soziale Interaktion zu „persönlich bedeutsamem Lernen" als Erfahrungen von „vitaler Evidenz"« (*Sieper, Petzold* 1993c).

Diese kompakte Definition, die den „lebensweltlichen Kontext" einbezieht, wird dann durch die Erläuterung ergänzt:

»Die ökologische Dimension kann heute, wo sich die Menschheit am Rande einer ökologischen Katastrophe befindet, in der Erziehungsarbeit nicht mehr ausgeklammert werden. Kinder, Erwachsene und alte Menschen müssen dafür sensibilisiert werden, daß sie mit ihrer Leiblichkeit der Natur, der Lebenswelt, dem Lebendigen zugehören. Ökologische Erziehung durch Erfahrungen der „Lebensgemeinschaft mit der Natur", als eine „Praxis der Sorge um die Dinge", als ein Entdecken der „Schönheit des Lebendigen", als ein Fördern der „Ehrfurcht vor dem Leben" und einer „Ökosophie" ist ein Schwerpunkt Integrativer Pädagogik« (*Sieper, Petzold* 1993c).

So wurde der Text 1993 formuliert mit den generellen Bildungszielen einer *„prägnanten personalen Identität, einem funktionsfähigen sozialen Netzwerk, Engagement für die Integrität von ökologischen und sozialen Zusammenhängen"* für *„einen positiven Zukunftshorizont"* (ebenda). Man muss nun 2018 doch feststellen: Die ökologische Risikosituation hat sich drastisch verschärft und im öffentlichen Raum ist in diesem recht langen Zeitraum keineswegs nichts und doch deutlich zu wenig geschehen. Und dennoch hat sich auch vieles entwickelt. Wir haben über diese Zeit in unserem Rahmen Pionierarbeit geleistet und „**Wege grüner Agogik und Therapie**" erarbeitet, die „es als ihre zentrale Aufgabe ansehen, zur Entwicklung bewußter, sozialer, freiheitsliebender und kreativer Persönlichkeiten beizutragen, die im gesellschaftlichen Miteinander eine klare Identität gewinnen, durch Intersubjektivität zu einer unentfremdeten Identität anderer beitragen und die sich selbst mit den anderen im Lebenszusammenhang verwirklichen können. Deshalb wird dieses Ziel der Persönlichkeitsbildung und Identitätsentwicklung allen anderen kognitiven, emotionalen, somatomotorischen, sozialen und ökologischen Lernzielen vorgeordnet" (*Sieper, Petzold* 1993c). Inzwischen sind international an vielen Orten große Bewegungen der Umweltpädagogik aufgekommen und haben sich Schulgarten-, Waldkindergarten-, Waldschulprojekte und Initiativen tiergestützter Pädagogik und Therapie entwickelt (*Petzold* 2018e), die – so ist zu hoffen – noch mehr an Fahrt aufnehmen. Und auch Forschung kommt allmählich auf den Weg. *Liz O'Obrien* (2009) berichtet über Erfahrungen aus 100 Forest-Schools in England, 20 in Schottland, 20 in Wales. „Forest School involves children having regular contact with woodland over an extended period of time; it allows them to become familiar, and have contact, with the natural environment. The recent *Learning outside the classroom manifesto* highlights the importance of children and young people gaining experience of the world beyond the classroom" (ebenda). Es gibt inzwischen eine Fülle von Erfahrungsberichten aus Projekten, die komplexere Zielsetzungen verfolgen als „nur mal ins Grüne zu gehen". *Miranda* et al. (2016) postulieren: „The outdoor environment should promote social participation as well as gender equality and inclusion, and consequently it should be designed to offer both access to a natural environment and multiple opportunities for play". Waldschulen sollen „eine Beziehung zur Natur *fördern* und nachhaltige *pro-environment attitudes* durch regelmäßige persönliche Erfahrungen in der Natur fördern" (*Smith* et al. 2017), aber es fehlt noch an „robuster Evidenz" durch Langzeitstudien, um das zu belegen (ebenda). Sie wären erforderlich, und auch Untersuchungen, wie optimal die avisierten Ziele in der Praxis denn angesteuert werden oder wie Kombinationen von Settings und Angeboten genutzt werden können (*Zamani* 2016). Und da zeigen Studien auch „missed opportunities" (*Maynard, Waters* 2007), u. a. weil Lehrpersonal nicht ausreichend auf diese Arbeit vorbereitet ist (*Davies, Hamilton* 2016). Es ist sehr erfreulich, dass auch solche kritischen Untersuchungen vorliegen und nicht nur Erfolgsberichte, und dass sie Verbesserungsmöglichkeiten aufzeigen. Nur so kann es konstruktiv weitergehen.

Menschen werden positiv beeinflusst, haben sie mit der **Natur** Kontakt: mit *Landschaft* (*Brunner* 2017; *Petzold* 2011m), Gewässern (*Grube-Korth* 2018), *Wäldern* (*Li* 2012; *Hömberg* 2017; *Petzold* 2017e), *Tieren* (*O'Haire* 2010; *Olbrich, Otterstedt* 2003; *Petzold, Ellerbrock* 2017). Die heilsame und aufbauende Wirkung von Bäumen (*Sieper, Petzold* 1975), von grünen Auen, Wiesen und Feldern wird in der Literatur und im Liedgut aller Völker beschrieben und besungen, und auch die Forschung zeigt die förderlichen Effekte des *„green environment"* (*Flade* 2010; *Günther*, dieses Buch; *Irvine* et al. 2013). Beispielhaft soll eine große und aufwendige Studie mit 2593 SchülerInnen (zwischen 7-10 Jahre) in Barcelona stehen. Sie zeigte für Schulen in grünen Kontexten bessere Lernleistungen bei den Schülerinnen und Schülern und das nicht nur wegen der geringeren Luftverschmutzung, die gegeben war und eine Rolle spielte. Offenbar hatte auch das Grün einen entstressenden Einfluss (*Dadvand* et al. 2015). Die positive Outdoor- und Grünwirkung wurde von verschiedenen Studien belegt (*Bowler* et al. 2010; *Maas* et al. 2006; *Ulrich* et al. 1991; *Thompson, Coon* et al. 2011). Grüne Umgebungen fördern physische Aktivität, wirken stimmungsaufhellend (*James* et al. 2015) und kreativierend, sie fördern körperliche, emotionale und geistige **„Frische"** (*Petzold* 2010b). Solche Effekte müssen systematischer genutzt werden, damit durch ***Grünerfahrungen*** der Aufenthalt in der „freien Natur" von klein auf als wohltuend erlebt und damit auch „gelernt" werden kann und die **„basale und strukturelle Ökologizität"** von Kindern bekräftigt wird. Ziel ist, durch das ökologisatorische **„Green Learning"** auf allen Lernebenen die wichtigen emotionalen Erlebnisinhalte positiver **Naturerfahrungen** zu verbinden mit dem durch **Naturempathie** geförderten **„caring for nature"** und mit dem durch Biologie und Ökologie fundierten **„grünen MINT-Plus-Wissen"** zur Gesamtqualität einer hohen **„nature competence"**, einem umfassenden Wissen über die Natur und die ökologischen Weltverhältnisse. Mit solcher Kompetenz konvergieren all diese vielfältigen Informationen in einem **„grünem Natur- und Kulturwissen"** und in einer **„informierten und integrierten Ökologizität"**. Beides brauchen wir zu einer Veränderung unserer für die vulnerabel gewordene mundane Ökologie so riskanten und schädigenden Lebensstile und für den Aufbau von nachhaltig wirkenden Strategien **„pro natura"**, die rettend wirken können.

Teil II – Praxeologische Perspektiven der Naturtherapien für das Problemfeld: Mediensucht, Internet-Addiction – Ursachen und Hilfen

Hilarion G. Petzold, Susanne Orth-Petzold

4. Die neuen Probleme in Erziehung und Kinder-/Jugendlichentherapie: Mediensucht und Internet-Addiction – Hilfen durch tiergestützte Therapie, *Green Learning* als Naturinterventionen?

Neben den voranstehend thematisierten Hintergründen der Naturentfremdung und der ökologischen Krise für den „***Green Turn***", zu dem die Schulhund-, Schulgarten-, Waldschulbewegungen gehören, und für die Hinwendung bestimmter pädagogischer Richtungen zu einer **„neuen Naturorientierung"**, die man als **Neuökologisierung** pädagogischer Arbeit sehen könnte, sind sicher auch die zunehmenden **„neuen Erziehungsprobleme"** ein Motiv, sich dem **„Rettungsanker Naturtherapie und tiergestützter Hilfen"** (*Leißing* 2018; *Petzold* 2018e) zuzuwenden. Es sind vor allem die mit der Welt der Neuen Medien verbundenen Problemlagen, der exzessive Mediengebrauch, der sich bis zum Störungsbild einer Mediensucht oder Internet-Addiction (*Potera* 1998; *Moreno* et al. 2013; *Dreier* et al. 2014; *Kuss, Griffiths* 2017) auswachsen kann. Wir sind mit den Anfängen dieser Störung zuerst in der Jugendlichentherapie 1998/99 über das „Dark Projekt" der „Meisterdieb" in Kontakt gekommen (*Petzold, Orth* 1999, 28), ein frühes „stealthvideo game" von den „Looking Glass Studios" entwickelt. Es wurde von einem dreizehnjährigen Patienten, völlig überidentifiziert mit dem schleichenden Bogenschützen *Garret,* „süchtig" gespielt, wieder und wieder. Damals war das noch ein Ausnahmefall in unserer Praxis, wir hatten noch keine Diagnosen wie *„exzessives Onlineverhalten, Internetsucht, Internetabhängigkeit, Onlinesucht"*[63]. Heute ist das hingegen Alltag von JugendlichenpsychotherapeutInnen, und man hat sich auf den Terminus „Internetbezogene Störungen" (*Rumpf* et al. 2017) geeinigt, eine Störung, die sich über ganz Europa (und nicht nur dort) gleichsam pandemisch verbreitet hat und überall ähnliche „patterns of use" zeigt (*Tsitsika* et al. 2014).

Diese Störungen sollen hier wegen ihrer Aktualität exemplarisch aufgegriffen und kurz dargestellt werden, da sich bei ihnen eine gute Indikation für den Einsatz naturtherapeutischer, z. B. tiergestützter Arbeit mit ökopsychosomatischer Zielsetzung findet – man könnte auch die *major depressions* oder Angststörungen wählen, aber weil mit Gaming- und Internet-Addiction gerade für den Bereich der Arbeit mit Kindern und Jugendlichen ein gesellschaftliches Brennpunktthema vorliegt, wird dieses Thema hier fokussiert.

Aktuelle Ergebnisse aus der Hirnforschung geben überdies einen weiteren Anlass, sich mit diesem Thema zu befassen. In Studien mit bildgebenden Verfahren konnte gezeigt werden, dass Computerspiele zu hirnstrukturellen Veränderungen bei den Spielern führen (*Yuan* 2011; *Zhou* et al., 2017; vgl. *Mosher* 2014; *Stang* 2017). Es kann hier durchaus von ökopsychosomatischen **Negativeffekten** einer „neuen Zivilisationskrankheit" gesprochen werden.

> „So konnten die Wissenschaftler in einer prospektiven Studie zeigen, dass bereits eine Stunde tägliches Spielen des beliebten Online-Spiels ‚World of Warcraft' (WoW) zu einer Abnahme des Hirnvolumens im orbitofrontalen Kortex führt – mit negativen Auswirkungen auf Emotionsregulation und Entscheidungsfindung" (*Stang* 2017).

Schaut man auf das klinische Bild der von **Internet-Addiction** betroffenen Jugendlichen, so findet man sehr häufig eine schlechte physische Kondition u. a. durch Bewegungsmangel, Mangel- bzw. Fehlernährung und ihre Folgen, gastrointestinale Beschwerden, metabolisches Syndrom bis zu einem Typ-2 Diabetes, weiterhin Schlafstörungen, chronische Verspannungen, depressive Störungen, Angstzustände, aber auch aggressive Gereiztheit. Die vielen Stunden täglich vor dem Bildschirm, die ganze Woche lang in kleinen, schlecht belüfteten Kinder- und Jugendzimmern oder in Großräumen mit großen Mengen an Rechnern

---

63 Vgl. *Wachs, Wolf* 2015.

in hochgestresster Arbeitssituation, ihrer Abluft und der erhöhte CO_2-Gehalt zeigen Wirkung. Hinzu kommt ihr „Elektrosmog" – ein strittig diskutierter Bereich, aber es gibt elektromagnetische Hypersensitivitäten, und Bildschirme und W-LAN strahlen ja auch, und sei es nur minimal. Es kommt auf die Expositionszeit, die Nähe zum Gerät etc. an (vgl. *Leitgeb* 2000; *Schröttner* et al. 2007). Stickige Kinderzimmer in verwahrlosten Kontexten mit Messie-Charakter, in denen eine Playstation im Dauereinsatz ist, können durchaus Qualitäten eines *„sick building syndrome"* schaffen (*Burge* 2004; WHO 1994, 2008) – eine destruktive Atmosphäre, die nach Licht, Luft, Sonne und „Indoor Greenery" schreit, die nach einer „Begrünung der Seele" verlangt (*Bounds* et al. 1989; *Petzold* 2014q), aber solches Verlangen ist vielen dieser Netzsüchtigen abhanden gekommen.[64] Die negativen Einflüsse belastender Mikroökologien sind unabweisbar und die Sekundäreffekte solcher Internetsettings fördern Symptombildungen, so dass man durchaus sagen kann: **Internet-Addiction ist eine „neue Zivilisationskrankheit" mit gewichtigen ökopsychosomatischen Komponenten bei den Beeinträchtigungen**, die in Therapien Berücksichtigung finden müssen.

Internetgebrauch und vor allem das Gaming kann eben Suchtverhalten auslösen – zwischen 5-10% der User sind betroffen. Bei Kindern und Jugendlichen – besonders in China, Japan, Südkorea – liegen die Zahlen höher und weltweit gibt es auch noch besonders gefährdete, vulnerable Populationen (*Rehbein, Mößle* 2012, 2013). Seit langem ist bekannt, dass Computerspiele die Schulleistung beeinträchtigen: „Wer Spielekonsolen schenkt, schenkt schlechte Noten", und die Jungen sind dabei besonders betroffen (*Karg/Spitzer* 2010; *Mößle* et al. 2006), weil bei ihnen Gewalt-Games die Gewaltbereitschaft und aggressives Verhalten fördern usw. usw. Die KFN-Schülerbefragungen geben hier immer einen aktuellen Überblick, und der sieht nicht gut aus. Seit 2013 wurde pathologische Bildschirmmediennutzung als Computerspielsucht unter der Bezeichnung „Internet Gaming Disorder" in den Internationalen Diagnosekatalog DSM 5 (Amer. Psy. Assn. 2013) aufgenommen. Die Prävalenz lag 2013 in Deutschland bei ca. 1% für die Gesamtbevölkerung, für männliche Jugendliche um das Drei- oder Mehrfache darüber (*Rehbein, Mößle, Arnaud, Rumpf* 2013). Nach der vom „Deutschen Zentrum für Suchtfragen am Universitätsklinikum Hamburg-Eppendorf" (UKE, Prof. Dr. *Rainer Thomasius*) mit einer Krankenkasse durchgeführten repräsentativen DAK-Studie (2018b) „erfüllen 2,6 Prozent der Kinder und Jugendlichen in Deutschland die Kriterien für eine Abhängigkeit nach der sogenannten ‚Social Media Disorder Scale'. [...] Laut Studie verbringen Jungen und Mädchen zwischen zwölf und 17 Jahren durchschnittlich rund zweieinhalb Stunden täglich mit sozialen Medien. Es ist bei dieser Studie von einem hohem Prozentsatz an sozial erwünschten Antworten auszugehen,

64 Das alte Volkslied besingt da anderes: „Nach grüner Farb mein Herz verlangt in dieser trüben Zeit". Text: Karlsruher Handschrift des 15. Jahrhunderts. Musik: Michael Praetorius „Musae Sioniae", 1610. https://www.volksliederarchiv.de/nach-gruener-farb-mein-herz-verlangt/ (aufgerufen am 01.03.2018).

so dass die tatsächlichen Zahlen vermutlich deutlich höher liegen. Durch die intensive Nutzung entstehen gesundheitliche Probleme. Es gibt einen ernstzunehmenden Zusammenhang zwischen Social-Media-Sucht und Depressionen. Die sozialen Probleme sind vielfältig: zu wenig Schlaf, Realitätsflucht und Streit mit den Eltern." (DAK-Studie 2018b). Im Sinne einer Bidirektionalität begünstigt eine vorbestehende Depression aber auch einen intensiven Medienkonsum.

Weiterhin zeigt die „Medienwirkungsforschung, dass problematische Bildschirmmediennutzung, gerade in frühen Entwicklungsphasen, bereits weit unterhalb der Grenze zur Sucht in einem komplexen Wirkgefüge einen Risikofaktor für beeinträchtigte körperliche, sozioemotionale und kognitive Entwicklung darstellt" (*Mößle* 2012). Die „weiter anwachsenden Nutzungszeiten, gerade auch in den jüngere Altersgruppen, lassen hier einen dringenderen Handlungsbedarf als je zuvor erkennen" (*Bitzer* et al. 2014). *Thomas Mößle* (2012), einer der führenden Forscher in diesem Bereich, wählte einen drastischen Buchtitel für die Berliner Längsschnittstudie: „dick, dumm, abhängig, gewalttätig? Problematische Mediennutzungsmuster und ihre Folgen im Kindesalter." Wenn man differenzierter in die süchtige Mediennutzung einsteigt, sind natürlich Unterscheidungen notwendig. Abhängigkeit von „**Social Media**" ist anders zu sehen als „**Game-Addiction**", und bei dieser Abhängigkeit ist dann auch noch die thematische Orientierung wesentlich. In den Usergruppen sind Altersdifferenzen zu berücksichtigen, Genderaspekte, ethnische Populationen, Komorbiditäten wie ADHS und ADS, S- und E-Störungen und substanzgebundene Süchte. Hier sind die Fragen nach Populationsspezifität noch weitgehend ungeklärt. Wenn man in Deutschland ca. 100 000 Jugendliche zwischen 12 und 17 Jahren als **süchtig nach sozialen Medien** (WhatsApp, Instagramm, Snapchat) annimmt, so ist es klar, dass damit keine homogene Gruppe vorliegt. Man muss vielmehr die sich durchaus abzeichnenden, aber auch in den neueren Untersuchungen noch nicht prägnant erfassten Subgruppen herausziehen und feinkörniger untersuchen: was Suchtintensität (Stunden im Netz, Kontrollverlust etc.) oder depressive Symptomatik und ökopsychosomatische Reaktionsbildungen anbelangt.

Die DAK-Studie (2018b) referiert: „Besonders alarmierend sei der Zusammenhang zwischen Social-Media-Sucht und Depressionen, sagt Thomasius: Wer von sozialen Medien abhängig ist, hat ein um den Faktor 4,6 Prozent höheres Risiko, an einer Depression zu erkranken als Nicht-Süchtige [...:] Jeder dritte Jugendliche mit einer Social Media Disorder berichtet über Symptome einer Depression. ‚Über Ursache und Wirkung haben wir noch keine Erkenntnisse' [...] ‚Natürlich kann es auch sein, dass sich depressive Kinder und Jugendliche häufiger in die virtuelle Welt zurückziehen und deshalb ein Suchtverhalten entwickeln. In jedem Fall verstärken sich die beiden Faktoren, so dass eine ernste gesundheitliche Gefahr droht'." (DAK-Studie 2018b).

Das trifft auch die europäische Situation insgesamt, wie eine Untersuchung von *Tsitsika* (et al. 2014) in sechs europäischen Ländern (n = 10.930) mit jugendlichen Schülern zeigt. Bei Jugendlichen mit hohen Verweilzeiten in sozialen Medien fand man erhöhte Ängstlichkeit, Depressivität, soziale Zurückgezogenheit sowie schlechtere Schulleistungen und ein geringeres Ausmaß an Freizeitinteressen und -aktivitäten.

Für einen therapeutischen Zugang besagen solche Befunde aber noch nicht viel. Die Verschiedenheit, was den Grad der Abhängigkeit, die Spezifität der Abhängigkeitsbereiche (z. B. Social Media/Games) und die Art der Chronifizierung anbelangt, etwaige Vorschädigungen und Komorbiditäten, die familialen und amikalen sozialen Netzwerke, die materiellen Ressourcen, die Schul- und Arbeitssituation sind derart breit gefächert, dass man über eine IDC-10/11- bzw. DSM-V-Diagnose und ein ICF-Assessment hinausgehen muss und auf ein feinkörniges Einzelfall-Assessment der jeweiligen Gesamtsituation verwiesen ist. Die damit aufkommenden massiven Schwierigkeiten im Alltag von Familie und Schule lassen Eltern, Lehrer und oft die Kinder bzw. Jugendlichen selbst hilflos dastehen. Was tun? Zunehmend wird offenbar von den Betroffenen selbst erkannt: Ich müsste etwas ändern. Eine andere DAK-Studie (2018a) zeigt das: „Gute Vorsätze 2018 – jeder Sechste will Smartphone weniger nutzen". Ob die „guten Vorsätze gelingen", oder ob sie – wie meist, so der Volksmund – den „Weg zur Hölle pflastern", hat die Studie noch nicht feststellen können. Hier brauchen wir prospektive Studien, die die Willensperformanz auf „Umsetzen" und „Durchhalten" hin untersuchen (ein vernachlässigter Forschungsbereich; *Petzold, Sieper* 2008a), durch die man ggf. über Muster des Gelingens und Muster des Scheiterns mehr erfährt, um daraus zu lernen.

Die Ursachen der Mediensucht sind vielfältig. Bei der Heterogenität der Populationen von Betroffenen ist auch gar nichts anderes möglich. Aus der Vielzahl von Quellen und Positionen seien kurz wesentliche Perspektiven zusammengestellt:

- schwierige Temperamentdispositionen und besondere Vulnerabilitäten des Kindes (oft ausgeblendet, aber Genetik und Epigenetik sind zentrale Faktoren)
- seelische Probleme der Eltern, besonders wenn sie schwerwiegend sind, ohne deren Veränderung/Behandlung auf der Kindebene wenig erreicht werden kann
- destruktive Familiendynamiken, ohne deren Sanierung sich kaum etwas zum Besseren wenden kann
- schulischer Stress und Druck aus den sozialen Netzwerken des Kindes, Mobbing-Attacken
- fehlende Netzwerkkontakte auf der Peer- und Freundschaftsebene, Vereinsamung
- Fehl- und Falschernährung (regelhaft unterschätzt), unbeachtete Mangelzustände
- fehlende oder mangelhafte kind- und jugendlichengemäße Freizeitangebote, oft auch falsche Angebote
- Bewegungs- und Erlebnisarmut, bewegungsvermeidender Lebensstil, in diesem Kontext dann auch Naturdefizite usw. usw.

Je nach Zielgruppe muss man nach weiteren Ursachen schauen.

Die DAK-Studie (2018b) fand folgende Merkmale mit einer problematischen Nutzung sozialer Medien statistisch signifikant assoziiert:

- niedrigeres Lebensalter
- stärker ausgeprägte depressive Symptomatik
- schlechtere Funktionalität der Familie

Man folgerte aus diesem Befund, dass ein multifaktorieller Erklärungsansatz für eine problematische Nutzung sozialer Medien zugrunde gelegt werden müsse.

Die hier aufgelisteten Negativfaktoren schaffen **psychosoziale, psychophysische, ökopsychosomatische** und **neuroökologische** Probleme (*Petzold* 2018c), aus denen dann Störungen – durchaus auch mit Krankheitswert – resultieren können: Dysregulationen des *„personalen Systems Kind"* oder präziser des Systems *„Kind–Familie–Schule"* (*Petzold* 2010g). Einfache Lösungen für diese „neue Zivilisationskrankheit" wird es nicht geben. – *Ihre multiplen Ursachen haben vielfältige Folgen und bedürfen vielfältiger Hilfeleistung*, die bei den verschiedenen „Bereichen der Dysregulation" ansetzen und dafür wohl abgestimmte **„Bündel von Maßnahmen"** (*Petzold* 2014i; *Petzold, Sieper* 2008c) zusammenstellen und einsetzen müssen. Diese sozialinterventiven Maßnahmen sollen ein „Schutzschild" bieten (*shielding*, vgl. *Petzold* 1995a), protektive Prozesse in Gang setzen, konstruktive sozioökologische Modellierungen möglich machen und Resilienzen fördern (*Petzold, Müller* 2004c). Zu diesen Maßnahmen zählen auch die tiergestützten Interventionen (*Petzold, Ellerbrock* 2017; *Petzold* 2018e). Die sich ausbreitende Hilflosigkeit und die wachsende Zahl von Kindern mit medienaddiktiven Störungen führen zu einer – oft verzweifelten – Suche nach Hilfen. Und dabei ist man auch „auf den Hund gekommen".

Zunächst einige Materialien zum Thema Mediensucht. Sie verbreitet sich zurzeit epidemisch. „*Trapped in the Web*?" (*Potera* 1998) – immer mehr Kinder, Jugendliche und Erwachsene finden sich in dieser Falle. Die Zahl internetabhängiger Menschen erhöht sich exorbitant. Es wird bei unterschiedlichen Erhebungen und Hochrechnungen inzwischen von etwa 600.000 Internetabhängigen und 2,5 Millionen problematischen Nutzern (nicht nur jugendlichen) in Deutschland ausgegangen. Weltweit findet sich ein ähnliches Bild: Menschen werden mediensüchtig. „6-10% der geschätzten 189 Millionen Internetnutzer in den USA haben eine Abhängigkeit entwickelt, die so destruktiv sein kann wie Alkoholismus und Drogenabhängigkeit", schrieb die *New York Times* (*Kershaw* 2005), und die Situation hat sich weiter verschärft, besonders in den asiatischen Ländern (*Feng* et al. 2017), wo z. B. in Korea 14% der Jugendlichen Internet-addicted sein sollen (*Power* 2015). Ein großer Smartphoneproduzent hat aktuell das erste internetfreie Smartphone auf den Markt gebracht, allerdings vorerst nur in Südkorea und dort auch nur auf Druck der Regierung.

In Deutschland wurden „unter der Schirmherrschaft der Drogenbeauftragten und mit Förderung des Bundesministeriums für Gesundheit im Projekt ‚BLIKK-Medien' 5.573 Eltern und deren Kinder zum Umgang mit digitalen Medien befragt und gleichzeitig im Rahmen der üblichen Früherkennungsuntersuchungen die körperliche, entwicklungsneurologische und psychosoziale Verfassung umfangreich dokumentiert. Die Studie geht weit über die üblichen Befragungen zu Mediennutzung hinaus." (BLIKK 2017)

Die wesentlichen Ergebnisse im Überblick:

- „70 % der Kinder im Kita-Alter benutzen das Smartphone ihrer Eltern mehr als eine halbe Stunde täglich.
- Es gibt einen Zusammenhang zwischen einer intensiven Mediennutzung und Entwicklungsstörungen der Kinder.
- Bei Kindern bis zum 6. Lebensjahr finden sich vermehrt Sprachentwicklungsstörungen sowie motorische Hyperaktivität bei denjenigen, die intensiv Medien nutzen.
- Wird eine digitale **Medienkompetenz** nicht frühzeitig erlernt, besteht ein **erhöhtes Risiko, den Umgang mit den digitalen Medien nicht kontrollieren zu können.**" (ebenda, unsere Hervorhebung).

Bedrohliche Zahlen und Perspektiven und kein Ende in Sicht. Die Situation wird sich wohl noch verschlechtern – eine neue „Zivilisationskrankheit"!

Das Thema kann im vorliegenden Kontext nur kurz abgehandelt werden. Es liegt inzwischen eine immense Literatur vor. Internetabhängigkeit wird oft zu den sogenannten „substanzungebundenen Süchten" gezählt, zu denen man Formen psychischer Zwänge und Abhängigkeiten rechnet, die nicht an die Einnahme von Substanzen (Drogen, Alkohol etc.) gebunden sind (*Batthyány, Pritz* 2009). Wir stimmen dieser Sicht **n i c h t** zu. Das Thema ist in der Diskussion (*Potenza* 2006), und die ist nicht abgeschlossen. „Eine wachsende Zahl wissenschaftlicher Studien weist darauf hin, dass die exzessive Nutzung sozialer Netzwerke mit Symptomen einhergehen kann, die traditionell mit substanzbezogenen Störungen bzw. Substanzabhängigkeiten in Zusammenhang gebracht werden" (DAK-Studie 2018b).

Die User oder besser Misuser werden abhängig von ihren *„körpereigenen Substanzen"* (Dopamin, Adrenalin, Noradrenalin, Cortisol, erhöhte Sympathikusaktivität; die dabei erlebten „Flow-Zustände" sind dem Runners-High vergleichbar), die sie in der Mediennutzung produzieren. Sie werden durch die dabei entstehenden Bahnungen bestimmt, auch abhängig von der Art ihres Medienkonsums und der Art der konsumierten Produkte (Porno, Gewalt, Snuff, Shooter-Games etc.) sowie durch suchtfördernde soziale Aktivitäten (gesehen und beachtet werden wollen, gehört werden wollen, Dabei-Sein, Number-One-Sein, Spielen etc.). Menschen suchen nach sozialer Bestätigung, wollen im „sozialen Vergleich" gut dastehen (*Suls, Wheeler* 2000) – hier geht es um psychologische bzw. sozialpsychologische Faktoren. Die Prozesse und Effekte auf der psychologischen Ebene, das gilt es zu beachten, sind *immer auch mit einer physiologischen*

Grundlage verbunden: leibliche Veränderungen in *sozioökologischen* Kontexten, die ökopsychosomatische Charakteristik aufweisen. Biochemische „Substanzen" sind immer mit im Spiel. Nichts da also mit „Substanzungebundenheit"! Mit einer Sicht des „bloß Psychischen" geht man an der gravierenden Problematik gründlich vorbei: No drugs no crime. Also alles halb so schlimm? Sicher, bei den Games nimmt man kein Crack ein, verstößt nicht gegen das Betäubungsmittelgesetz, spritzt sich nichts in die Vene, stattdessen aber kommen vielfältige biologische und neurochemische Prozesse zum Tragen, die addiktive und überadditive Wirkungen haben. Die Betroffenen, *„hooked on action and crime"*, sprechen oft von sich als „Adrenalin Junkies". Auch im Medien-Misuse bildet sich ein spezifisches Suchtgedächtnis durch epigenetische Effekte aus (*Nestler* 2013, 2014; *Winkler* et al. 2013). Dem User entgleitet im süchtigen Medienkonsum – ähnlich wie im Drogenkonsum – Impuls- und Handlungskontrolle und das wahrscheinlich besonders bei Menschen mit einer genetischen Disposition bzw. Vulnerabiltät (*Brewer* et al. 2008).

Es wird im „gaming" oder im „talkaholism" und den exzessiven „Chats" von *„compulsive talkers"* (*Axsom* 2006; *Bolstrom* et al. 1999) oder im angespannten „searching" und dann beim „Finden" im Netz das Belohnungssystem durch die *„natural rewards"* (*Olsen* 2011) etwa von Dopaminausschüttungen aktiviert: beim Gelingen, Entdecken, Gewinnen etc. in ähnlicher Weise getriggert wie beim Konsum von Suchtmitteln, etwa Alkohol, Kokain etc. (*Pitchers* et al. 2013). „Research suggests that there are several similarities between neuroplasticity induced by natural and drug rewards and that, depending on the reward, repeated exposure to natural rewards might induce neuroplasticity that either *promotes or counteracts* addictive behavior" (*Olsen* 2011, unsere Hervorhebung). Die Aktivierung des mesolimbischen Systems (*Blum* et al. 2012) durch das suchtbildende Verhalten führt dann in repetitive Verhaltensmuster, die sich stabilisieren. Das dopaminerge System wird damit dysfunktional gebahnt (*Dichiara, Bassero* 2007). Der genetische Transkriptionsfaktor DeltaFosB spielt bei diesen Prozessen der Ausbildung süchtigen Verhaltens, wie man heute weiß, eine entscheidende Rolle (*Robison, Nestle* 2011; *Ruffle* 2014). Die ΔFosB-Wirkung im *nucleus accumbens* kommt bei *natural rewards* wie im Extremsport, Glücksspiel, Medienmissbrauch genauso zum Tragen wie bei dem durch den Konsum von Drogen ausgelösten Belohnungseffekt und führt zur sich chronifizierenden Suche nach diesen Belohnungen. Beim Videospiel wird deutlich Dopamin im Striatum ausgeschüttet (*Koepp* et al. 1998), und so führt massiver Internetgebrauch letztlich auch auf der Mikroebene zu neurozerebralen Veränderungen (*Mosher* 2011; *Yuan* et al. 2011; *Zhou* et al. 2017) – ein Effekt der Neuroplastizität des Gehirns (*Jäncke* 2013; *Keller, Just* 2016).

In der Population der DAK-Studie „sind 2,6 Prozent der Befragten bereits süchtig nach Social Media – Mädchen mit 3,4 Prozent etwas häufiger als Jungen (1,9 Prozent). Auf alle 12- bis 17-Jährigen in Deutschland hochgerechnet entspricht dieser Prozentsatz etwa 100.000 Betroffenen. Mädchen sind länger in sozialen Medien unterwegs als Jungen – im Schnitt knapp über drei Stunden pro Tag (Jungen: 2,5 Stunden pro Tag). Je älter die Befragten werden, desto mehr Zeit verbringen sie bei WhatsApp, Instagram und Co.: Mädchen zwischen 16 und 17 Jahren sind fast 3,5 Stunden pro Tag in sozialen Medien, gleichaltrige Jungen nur 2,75 Stunden. [...] Je länger und häufiger die Kinder und Jugendlichen online sind, desto höher ist das Suchtrisiko." Man kann bei dieser Studie von einem hohen Anteil an sozial erwünschten Antworten ausgehen, kommen doch andere Studien noch zu deutlich höheren Prävalenzen. *Lindenberg* et al. (2018) berichten z. B.:

„Epidemiological studies have identified prevalence rates up to 5.7% among adolescents in Germany. However, little is known about the risk development during adolescence and its association to education. ... *N* = 5387 adolescents out of 41 schools in Germany aged 11-21 were assessed using the Compulsive Internet Use Scale (CIUS). Latent profile analyses showed five profile groups with differences in CIUS response pattern, age and school type. **IUD was found in 6.1% and high-risk Internet use in 13.9% of the total sample.** Two peaks were found in prevalence rates indicating the highest risk of IUD in age groups 15-16 and 19-21. Prevalence did not differ significantly between boys and girls. High-level education schools showed the lowest (4.9%) and vocational secondary schools the highest prevalence rate (7.8%). The differences between school types could not be explained by academic level."

Das verschärft sich dann bei „hard core gamers", die im süchtigen Verhalten – zehn Stunden am Tag sechs Tage lang – die genutzten Funktionen permanent verstärken (*West* et al. 2015). Eine Konsequenz dabei ist auch, dass die User lieber online bleiben, als sich in die Realwelt zu begeben (*Mosher* 2011), u. a., weil nach und nach die Kompetenzen und Performanzen, sich im Alltagsleben adäquat zu bewegen, geschwächt worden sind. Sie wurden nicht oder zu wenig gebraucht. Dem neurowissenschaftlichen Basisprinzip des „**Use it or loose it**"[65] werden wir in diesem Kontext immer wieder begegnen. Mit bildgebenden Verfahren wurde dieser Befund zerebraler Veränderung in einer wichtigen Untersuchung von *Kühn* (et al. 2011) bestätigt. Weil süchtiges Verhalten zu einseitigen zerebralen Aktivitäten führt, resultieren aus neurophysiologischen Festschreibungen auch Konsequenzen im offenen Verhalten. So kann man bei den Betroffenen oft eine massive **Vereinseitigung** des Verhaltensspektrums beobachten. Das Belohnungssystem springt z. B. an der Playstation eben nicht bei einer

65 Das ist ein oft zitierter Leitsatz, der seit den Zeiten des *Hippokrates* als richtig erkannt worden ist: Funktionen, die gebraucht werden, bleiben erhalten, die nicht gebraucht werden, gehen durch *disuse* verloren. *Rohracher* (1963, 1967) sprach von der Inaktivitätsatrophie und Aktivitätshypertrophie. *Use it or loose it* ist heute Konsensannahme der Community der Neurowissenschaftler. So fasste *Lutz Jäncke* die Ergebnisse des internationalen Kongresses «From neural plasticity to neurorehabilitation» von 26.-30. Juni 2006 zusammen: http://www.news.uzh.ch/de/articles/2006/1822.html (aufgerufen am 11.01.2018).

Vielfalt von Aktivitäten an, zu denen uns die natürliche Umwelt auffordert, wie es z. B. die Natur den Jägern und Sammlern in der Frühzeit abverlangte.

Kindern wurde und wird diese **Vielfalt** beim Spiel in komplexen natürlichen Umgebungen, heute schmalspurig bei gelegentlichen „grünen Exkursionen" in Wald und Feld oder im Waldkindergarten, angeboten; es sei an das in der Einleitung angeführte *Rousseau*-Zitat erinnert: multiperzeptiv werden wir in die Welt hineingeboren, um sie multisensorisch zu explorieren – so in der Sprache unserer Zeit. Durch diese Möglichkeiten des Explorierens, des Entdeckens von Natur mit unserem Programm der „explorativen Neugier" (*Petzold* 2003e) wird aus dem ökologischen Kontext eine Fülle von Information bereitgestellt, die ***„internalisiert"*** und damit im Gedächtnis abgespeichert werden kann –von trivialem bis zu wichtigem Wissen. In einer solchen Ökologisation bildet sich eine reiche Innenwelt an perzeptiven Erfahrungen, Empfindungen, Gefühlen, Stimmungen, Bildern, Symbolen, Begriffen. Werden solche multisensorischen Explorationen von naturbegeisterten, naturliebenden, wichtigen **Nahraumpersonen** begleitet, die diese Qualitäten vorleben, Imitationsmodelle bieten, ihr Naturwissen in überzeugender Weise weitergeben, so können sie **„interiorisiert"** werden. **Interiorisierungen** gehen über bloße ***Internalisierungen*** hinaus, weil sie eine so beeindruckende und persönlich bedeutsame Qualität gewinnen, dass sie **verleiblicht** werden (*embodiment, Gallagher* 2005; *Petzold* 2002j, 2009c). Deshalb ist die Unterscheidung dieser beiden Begriffe so wichtig.

Vater: „Schau mal die Berge, sind die nicht schön im Morgenrot, die kann man nie vergessen!" – Kind: „Ja, nie, wunderschön!" (**Internalisierung**). – Vater zum Kind: „Wir beide lieben die Natur!" – Kind dann zum Vater: „Das stimmt, Papa, wir lieben die Natur!" – Kind dann zu sich selbst: „Ja, ich liebe die Natur!" (**Interiorisierung**). Das Kind wird in solchen Sprechhandlungen ein „nature lover" wie sein Vater/seine Mutter/seine Familie, denn ist die gesamte Familie in dieser Qualität unterwegs, so wird die gesamte Familienszene, ja die gesamte Ereignisfolge mit dem Naturkontext als „safe place" **interiorisiert,** d. h. mental aufgenommen (*Mentalisierung*) und verkörpert/eingeleibt (*embodiment,* vgl. *Petzold* 2006v): „Wir in unserer Familie sind alle Naturliebhaber, sehen Natur als Heimat an!"

Jeder **Interiorisierung** liegt zwar eine ***Internalisierung*** zugrunde, aber die wird intensiviert etwa dergestalt, dass die Einstellungen der Vorbildperson, ihr leibhaftiger **Habitus** übernommen wird oder dass der von einem bedeutsamen Anderen (*significant caring other*) vermittelte Zuspruch zum Selbstzuspruch werden kann.[66]

66 Klassische Beispiele dafür sind: Durch erfahrenen Trost entsteht die Möglichkeit der Selbsttröstung, aus erlebter Liebe entsteht „Philautie", Selbstliebe, aus *interiorisierter* Wertschätzung Selbstwert. Erfahrungen der Ablehnung und Abwertung bergen das Risiko, dass es durch ihre *Interiorisierung* zu Selbstabwertung und Selbstzweifel kommt (*Petzold, Orth* 2017a, b). Gelungene Therapien gründen wesentlich auf *korrektiven positiven Interiorisierungen* der von TherapeutInnen vermittelten Zuwendung, Wertschätzung, Ermutigung etc.

Sozialisation und **Ökologisation** wirken im gemeinsamen Erleben von „natural environments" im Spiel mit Tieren in der eigenen Familie „draußen" oder im häuslichen Raum zusammen. Das bietet eine Fülle von Anregungen, Explorationsmöglichkeiten, Handlungsoptionen – vielfältige Herausforderungen (*affordances, challenges*), auf die unser Belohnungssystem mit Verhaltensmöglichkeiten (*effectivities, performances*) reagieren kann – um den theoretischen Rahmen der ökologischen Psychologie von *James Gibson* (1979; *Heft* 2001), ein Vorläufer der *„embodied cognitive science"* (*Clark* 1997; *Gallagher* 2005), beizuziehen. Für diese Möglichkeiten hat uns die **Evolution** der Hominiden ausgestattet, auf dieser Basis in „Prozessen komplexen Lernens", die sich an vorhandenen Umwelten orientiert haben, beständig Neues zu lernen (*Sieper, Petzold* 2002/2011). So entstanden zu auffordernden Umweltgegebenheiten (*affordances*) entsprechende Handlungsmöglichkeiten (*effectivities*), die es zu nutzen galt und gilt. Funktionales Zusammenspiel von ***affordance* <--> *effectivity*** ermöglicht Optimierungen bei Problemlösungen und Bewältigung von Entwicklungsaufgaben. Umwelten haben durch Anregungen, Herausforderungen, positive Einwirkungen und Feedbacks – aber auch durch negative Rückmeldungen, auf die mit adäquaten Bewältigungsmechanismen (*coping*) oder intelligenten Lösungsstrategien (*creating*) reagiert werden kann (*Petzold* 2007a, 297ff.) – unsere physiologischen/ökologischen und sozialen/kulturellen Belohnungssysteme angeregt und unterstützt.

Hier sei ein kurzer Exkurs zu evolutionstheoretischen Perspektiven eingefügt, die für unseren naturtherapeutischen Kontext wichtig sind.

4.1 Exkurs: Evolutionstheoretische und ökologieneurowissenschaftliche Perspektiven – „Ökologische evolutionäre Entwicklungsbiologie"

Die Integrative Therapie hat eine durchaus starke evolutionstheoretische Ausrichtung im Zugriff auf darwinistische/neodarwinistische und evolutionspsychologische Modelle und Konzepte (*Petzold* 2006i, 2007d, 2009a). Sie weiß darum: Evolutionstheorie ist selbst in Evolution (*Bowler* 2003). Vor allem die **„evolutionary developmental biology"** (**evo-devo**) hat für das Verstehen tierischen/menschlichen Verhaltens grundlegend neue Einsichten gebracht (*Caroll* 2006; *Hall* 2003; *Held* 2014), und die ökologische Genomik informiert über die Evolution von Genen und Genom im Bezug zur Umwelt (*Landry, Aubin-Horth* 2014). Nicht alles ist genetisch vorgegeben, vielmehr werden Basisstrukturen (wie Nerven oder Blutgefäße) *explorativ* ausgebaut, bilden „verzweigte Strukturen" (*Kirschner, Gerhart* 2009), ganz wie es die Umweltanforderungen notwendig machen. Und hier tritt die **„Evolutionäre Entwicklungsbiologie"** (**ecological evolutionary developmental biology, eco-evo-devo**, vgl. *Schlichting* 2009) auf den Plan, deren „Zeit gekommen ist" (*Abouheif* et al. 2014), um gerade in unserer Zeit auf der Mikro- und Makroebene bedrohter Ökologien genau diese

Umwelteinflüsse, besonders auch ihre Auswirkungen auf die Epigenetik, zu untersuchen (*Gilbert, Epel* 2009; *Gilbert* et al. 2015). Man hat heute begriffen, dass man unter einer ökoneurowissenschaftlichen bzw. *neuroökologischen* Perspektive den „**Leib** in Kontext und Kontinuum *embodied* und *embedded*" (*Petzold* 2002j, 2009c, 2018c; *Hüther, Petzold* 2012) als komplexes, nicht-lineares, interdependentes, offenes System sehen muss, in dem Genom (→ Genetik, Epigenetik) und soziale und ökologische Umwelt (→ Sozialpsychologie, Ökologie) in multikausal bestimmten Entwicklungsprozessen auf dem Boden modifizierbarer evolutionsbiologischer Vorgaben interagieren (vgl. *Jablonka, Lamb* 2005: „*Evolution in four Dimensions. Genetic, Epigenetic, Behavioral and Symbolic Variation in the History of Life*"). Die „ökologische evolutionäre Entwicklungsbiologie" liefert mit ihren Erkenntnissen auch eine wesentliche Grundlage für das Konzept der Ökopsychosomatik und unterstreicht ihre Bedeutung, denn dieser evolutionstheoretische Diskurs macht unabweisbar deutlich, dass alle ökologischen Räume qua informationaler Umwelteinflüsse, durch *exterozeptiv* vermittelte Informationen und der *interozeptiven* Resonanz auf diese tief in die Soma eingreifen, zum Guten wie zum Schlechten. Schlechter Wohnraum, schlechte Quartiere, Elendsviertel zeitigen z. T. massive ökopsychosomatische Konsequenzen – nicht nur in den Slums der Megametropolen oder bei den „Cartoneros" und „Scavangers", den Müllsuchern (darunter Abertausende von Kindern) auf ihren „Megadeponien" (*Castillo* 1990; *Le Goff* 2011; *Medina* 2007), sondern auch hierzulande, wie wir aus der niedrigschwelligen Drogenarbeit wissen (*Hecht, Petzold, Scheiblich* 2014). All das sind Wissensstände, auf die NaturtherapeutInnen und besonders die tiergestützte Therapie werden zurückgreifen müssen, zumal in dieser evolutionstheoretischen Forschungstradition für sie bedeutende Projekte durchgeführt wurden und werden. Erwähnt sei nur die Arbeit von *Dmitry Konstantinovich Belyayev* (et al. 1981) und seiner Forschergruppe, der über 40 Jahre an der Zähmung von Silberfüchsen arbeitete, die schon nach vier Generationen anfingen, haushundeähnliches Verhalten auszubilden. Er konnte in diesem „*arguably the most extraordinary breeding experiment ever conducted*" – so die New York Times (*Wade* 2006) – eine Entwicklung reproduzieren, wie sie ähnlich vom Wolf zum Haushund stattgefunden hatte (vgl. seine Mitarbeiterin *Lyudmila Trut* 1999; *Trut, Dugatkin* 2017; *Goldman* 2010). Es ließen sich in den Fuchsexperimenten Steigerungen der sozialkognitiven Leistungsfähigkeiten der Tiere zeigen (*Hare* et al. 2005), die bei unseren Haushunden nach 20.000 Jahren Domestikation zu ihren so beeindruckenden sozialen Fähigkeiten geführt haben (*Pyritz* 2018a, b). Genetik und Epigenetik, Polymorphismen und Genexpressionen haben Veränderungspotentiale, die es zu nutzen gilt. Und vor diesem Hintergrund kommen wir zurück zum Thema der mediensüchtigen Kinder und Jugendlichen. – Was tun?

4.2 Exkurs: Medienkompetenz für mediensüchtige Kinder – Eine unsinnige Mär?

Für das Leben in Wald und Flur brauchten die Menschen der Frühzeit keine „Medienkompetenz“. Sie waren dafür durch ihre Ökologizität ausgerüstet. Für die Welt der Neuen Medien und der „virtuellen Räume“ indes gab es keine Erfahrungsräume, in denen über Jahrtausende ökologisatorischen Lernens „*evolutionary narratives*“, Geschichten funktionalen Miteinanders, und damit auch Handlungsmuster mit hoher „Passung“ entstehen konnten, wie *Konrad Lorenz* (1973/1987) das mit der Idee der „*Gen-Kultur-Koevolution*“ beschrieben hat. Wir sehen das in gleicher Weise: Körperliche und intellektuelle Fähigkeiten haben sich im Mesokosmos (*Vollmer* 1975) über die Evolutionsgeschichte hin in Auseinandersetzung mit der realen Welt und den vorhandenen Ökologien entwickelt. Der menschliche Erkenntnisapparat als neurozerebrales, physiologisches Organ passt nach *Lorenz* (Rückseite des Spiegels, 1973/87, 99) auf die Außenwelt wie der ‚Huf des Pferdes auf den Steppenboden‘ und die ‚Flosse eines Fisches ins Wasser‘ (ibid., vgl. *Petzold* 1996r, 34).

Diese fehlende Koevolution mit den „virtual environments“ stellt die Kinder unserer Zeit, die Menschen dieser Zeit, die Menschheit insgesamt vor immense Herausforderungen. Es müssen neue Möglichkeiten, die wir geschaffen haben, mit den alten Möglichkeiten der multisensorisch erlebten und durchlebten basalen und funktionalen Ökologisation verbunden werden, ohne ihre evolutionsbiologischen basalen Qualitäten zu vernachlässigen. Damit nämlich würden wir sie schwächen, schädigen nach dem schon erwähnten neurowissenschaftlichen Basisprinzip: ***Use it or loose it***! Wenn wir sie schädigen, schädigen wir uns in gravierender Weise. Wenn wir sie verlieren, stehen wir in der Gefahr, uns dabei selbst zu verlieren.

Das Problem, vor dem man steht, ist das Faktum, dass die Neuen Medien unsere Alltagswelt in einem Maße infiltriert haben, dass wichtige Lebensvollzüge ohne sie nicht mehr möglich sind. Man kann das Rad nicht mehr zurückdrehen und die Erfindung des Rades – und die Neuen Medien sind dieser Erfindung durchaus vergleichbar – nicht ungeschehen machen. **Das Problem ist derzeit unlösbar**. Einerseits wissen wir um die Gefahren des Entstehens von Mediensucht bei Kindern (und nicht nur bei diesen), andererseits wird die „Digitalisierung der Schule“ gefordert. Deutschland sei hier schon völlig im Hintertreffen, wird geklagt. Und das hat natürlich Konsequenzen für die Wachstumsgesellschaften, die in einem unerbittlichen internationalen Konkurrenzkampf stehen, wo jedes Volk letztlich nach dem Prinzip „*me first*“ handelt. *Donald Trump* hatte die Chuzpe auszusprechen, was für „God's own Country“ (*Bates* 2008) in weiten Bereichen immer schon galt: „America first“. Das „Me-first-Prinzip“ steht hinter dem American Dream (*Hanson, White* 2011) vom Reichtum für die Ultratüchtigen. Man kommt hier an sehr grundsätzliche Fragestellungen, zu Wachstumsideologien und den „Grenzen des Wachstums“ (*Lindermann*

2016; *Trojanow* 2013; *Ziegler* 2015), zu kryptoreligiösen Erlösungsvorstellungen (*Petzold* 2015l), denen hier nicht weiter nachgegangen werden kann, aber die zumindest erwähnt seien, denn eine rein individualisierte Betrachtung der Probleme greift zu kurz. Hier liegen Aufgaben „übergreifender Kulturarbeit" (*Petzold, Orth, Sieper* 2013a).

Die Kontroversen, etwa über *Manfred Spitzer*s (2006, 2012) rigorose Positionen, haben zu keinen Lösungen geführt, denn die zeitliche und inhaltliche Einschränkung des Medienkonsums ist auch bei Kindern nicht oder doch nur sehr unzureichend realisierbar. Das Alltagsleben wie das Schulleben stehen dagegen. Man setzt auf Medienpädagogik. „**Medienkompetenz**" soll vermittelt werden mit überwiegend kognitiven Strategien der Reflexion/Metareflexion, die kleineren Kindern überhaupt noch nicht zugänglich sind. Sie haben, sind sie mediensüchtig geworden, dem durch das Spielen ausgelösten „Suchtdruck" (*craving*) nichts entgegenzusetzen. Ihre Willensentwicklung ist ja noch im Frühstadium (*Petzold, Sieper* 2008a; *Pupato* 2006) und wird durch die Spielsucht schwerwiegend gestört.

Eine Pädagogenzeitschrift zeigt das ganze Dilemma auf:

> „Ob nun die von der Medienpädagogik postulierten positiven Effekte, die der Umgang mit digitalen Medien hat oder haben kann, eine aus der Not entstandene Tugend sind oder echter innerer Überzeugung entspringen, spielt dabei keine Rolle. Der einzig gangbare Weg ist die Flucht nach vorne. Lehren wir die Jugend, gute Mediennutzer/innen zu sein. *Und wenn sie ab und zu mal zum Fußballspielen rausgehen oder ein Buch lesen, ist das sicher überhaupt nicht verkehrt*" (unsere Kursive).[67]

Auch die Politiker – offensichtlich uninformiert über die entwicklungspsychologische Leistungsfähigkeit von Kindern in den verschiedenen Altersstufen – blasen in dieses Horn (die Medienindustrie ohnehin). Das darf doch wohl keine verantwortungsethische Basis für Interventionen sein, die Kinder schützen sollen. Wenn schon bislang keine Belege durch Forschungen zu erfolgreichen Interventionen für „frühe Medienkompetenz" (die erst einmal altersgruppenspezifisch definiert werden müsste) beigebracht werden können, dann sollte zumindest der Alltagsverstand wissen, was Kinder brauchen: Sie brauchen Natur und liebevolle Zuwendung, zwischenmenschlichen Austausch und überzeugende Führung, d. h. sie brauchen immer wieder auch Grenzen und eine konsistente Willenssozialisation! Die so notwendige „multiple Stimulierung", wie sie „outdoor" stattfindende Familien- und Gruppenaktivitäten, reich an „natural rewards" und „social reinforcement", bieten können und müssen, und zwar möglichst täglich, um Nachhaltigkeit zu gewinnen, wird völlig unterbewertet. Natürlich gibt es Nachweise dafür, dass durch den Mediengebrauch bestimmte

---

67 BÖSE MEDIEN – ODER GUTE MEDIENPÄDAGOGIK? Die Wahrheit über Manfred Spitzers ‚Digitale Demenz'. https://www.lehrerfreund.de/schule/1s/manfred-spitzer-digitale-demenz/4236 (aufgerufen am 11.01.2018).

Fähigkeiten im kognitiven Leistungsbereich gefördert werden und zunehmen (*Greenfield* 2015). Die Neuroplastizität des Gehirns lässt ja gar nichts anderes zu (*Jäncke* 2013)! Die dabei entstehende dysfunktionale Vereinseitigung und die mitverursachten Nebenwirkungen und Schäden werden dann einfach übergangen, ausgeblendet, ignoriert und die aufgezeigten, höchst bedenklichen Wirkungen der Neuen Medien auf die Kinder und Jugendlichen werden wegargumentiert. Die Probleme der Inhalte, die für Kinder im Internet zugänglich sind und von ihnen „konsumiert" werden, wie debilisierende Youtube-Filmchen, exzessive Gewalt und Szenen extremer Aggression, Hardcore-Pornographie und Cybersex, sind damit noch gar nicht angesprochen, zumal von auch nur annähernd wirksamem Kinder- und Jugendschutz im Internet überhaupt keine Rede sein kann (der „Are you 18?"-Button ruft schon bei 7.-Klässlern Heiterkeitsstürme hervor). Das wird der elterlichen Kontrollverpflichtung zugeschoben, und wie es um die bestellt ist, belegen zwar keine belastbaren Studien (man hat dafür wohl keine Forschungsaufträge vergeben und Forschungsmittel bereitgestellt), aber die Praxis der Arbeit mit Problemfamilien zeichnet ein düsteres Bild. Die Medienpädagogik hat für die gefährdeten Problemgruppen, besonders im jüngeren Alter und in der Pubeszenz, noch keine belastungsfähigen Nachweise beigebracht, geschweige denn positive Wirkungen bei m e d i e n s ü c h t i g e n Kids belegt. Das gilt übrigens auch für die Kinderpsychotherapie, die das Thema bislang praxeologisch vernachlässigt, so dass auch aus diesem Bereich keine Wirksamkeitsforschung zu erprobten Behandlungsmethoden vorliegt. Diese müssen natürlich auch „Medienkompetenz" als ein Behandlungsziel einschließen, denn eine generelle „Medienabstinenz" kann es ja nicht sein. Vorübergehende bzw. partielle Abstinenzzeiten, „Time-outs" wird es dabei sicherlich geben müssen. Insofern ist der Begriff der „Medienkompetenz" durchaus fragwürdig. Er wird leider auch leichtfertig in der BLIKK-Studie verwendet. Er ist vieldeutig, unscharf, vieldiskutiert – eben oft ein „Plastikbegriff" (*Bleckmann* 2012, sensu *Pörksen* 2011), der leicht von der Medienindustrie und ihren Lobbyisten zu instrumentalisieren und zu missbrauchen ist. Geschickt wurden auch die Begriffe „digital natives" versus „digital immigrants" installiert und verbreitet, suggerieren sie doch auf Seiten der Kinder eine schlechthin angeborene Kompetenz, wohingegen die digitalen Zuwanderer („ihr seid letztes Jahrtausend") sich bitte bescheiden zurückhalten mögen und staunend von ihren Kindern lernen. Nur die entstehenden Kosten sind selbstverständlich – dann doch wieder in klassischer Tradition – von den Eltern zu tragen, ebenso die Verantwortung für mögliche Kollateralschäden und Spätfolgen. Sie haben ja schließlich einen Erziehungsauftrag.

Die anspruchsvolle Bestimmung von *Baake* (1997, 98f.) – „Medienkritik, Medienkunde, Mediennutzung und Mediengestaltung" – ist für die Interventionsebene für Kita und Grundschule nicht ergiebig, weil zu abgehoben. Auf der Problemebene der Mediensucht geht es nicht um die Frage der „E-Skills" oder um medientheoretische Metareflexion zu gesellschaftlichen Mediendiskursen, sondern um die Frage der Handhabung und Steuerung des Mediengebrauchs im täglichen Leben. Hier greift *Bernd Schorbs* (2005, 262) Bestimmung von Medienkompetenz ein wenig besser: „[...] die Fähigkeit, auf der Basis strukturierten zusammenschauenden Wissens und einer ethisch fundierten Bewertung der medialen Erscheinungsformen und Inhalte, sich Medien anzueignen, mit ihnen kritisch, genussvoll und reflexiv umzugehen und sie nach eigenen inhaltlichen und ästhetischen Vorstellungen, in sozialer Verantwortung sowie in kreativem und kollektivem Handeln zu gestalten." Das aber sind Kompetenzen, die allenfalls in der Hochadoleszenz erreicht werden können. Für Vorschul- und Schulkinder bis in die Pubeszenz sind das irreale Zielsetzungen. Wer auf einem solchen Kompetenzbegriff für diese Altersgruppen zugreift, geht – das sei nochmals unterstrichen – an der Entwicklungspsychologie und zerebralen Neurobiologie der Zielgruppe gründlich vorbei.

Die makroskopische Hirnentwicklung ist erst mit Mitte zwanzig (Frauen im Durchschnitt mit 21, Männer mit 23 Jahren) abgeschlossen, in vielen Fällen erst um das 30. Lebensjahr. Schon viele Erwachsene verfügen nicht über eine solche Medienkompetenz, wie dann Kinder? Wie soll man Medienkompetenz als „umfassenden Prozess der Medienaneignung als ein bewusstes und reflektierendes Handeln" gestalten, so *Schorb* (2007, 19), wenn die psychologischen und neurobiologischen Grundlagen dafür noch gar nicht ausgebildet sein können, und stattdessen Prozesse der Suchtentstehung in Gang gesetzt werden, die jede Reflexivität und volitionale Steuerung aushebeln, wenn der soziale Druck aus den Whatsapp-Communities der SchülerInnen und die gezielte aggressive Werbung die Kinder und ihre Familien beherrscht. Und dann braucht man ja das Internet auch zum Lernen, um Informationen zu suchen, um sich über Social Media zu vernetzen (*Wampfler* 2013) – alles wichtig, eine Zwickmühle, Zwickmühlen gar ohne Ende. Wer da gut greifende Lösungen zu haben behauptet und sichere Hilfen verspricht, erzählt Märchen. Vor allem, wenn man weiß, dass durch „retrograde Löschung" – der stärkere Eindruck überlagert den schwächeren – circa 50% des zuvor mühsam erworbenen Wissens durch PC-Spiele oder Actionfilmkonsum überschrieben und damit zunichte gemacht werden. Bei unmittelbarem Medienkonsum VOR einer Lernsequenz leiden dagegen Konzentration und Aufmerksamkeitsspanne. Bei chronischem Konsum bleibt sie permanent und zunehmend reduziert.

Auch inhaltlich durchaus diskutierbare Ansätze, wie der von *Manfred Spitzer* (2006, 2012), der eine massive Einschränkung der Medienexposition bei Kindern fordert, sind so in breiter Weise nicht realisierbar. Er erhielt deshalb immer wieder auch harsche, oft generalisierende Kritik, womit man die von ihm aufgezeigte grundsätzliche Problematik vom Tisch wischt. Exemplarisch sei die des „Landesmedienzentrums Baden-Württemberg", einer staatlichen Stelle also, zitiert:

„Digitale, interaktive Medien öffnen die Tore zur Welt, *stärken* die Menschen und erweitern ihre Möglichkeiten der (Mit-)Gestaltung. Wir meinen: Wer ihre *positiven*

Eigenschaften nutzt, bereichert sein Leben in vielerlei Hinsicht, unter anderem sozial, kreativ und kommunikativ. [...]
Wichtig ist allerdings, dass die Menschen sich die Medien zu Dienern und gekonnt genutzten Werkzeugen machen und sich nicht von ihnen dominieren lassen. *Dazu trägt Medienbildung entscheidend bei.*
Anzulasten ist Manfred Spitzer [...] nicht, dass er Probleme benennt. Anzulasten ist Spitzer vielmehr, dass er keine *zukunftsorientierten Lösungen* bietet, dass er all jenen, die sich mit großem Engagement, mit viel Ernsthaftigkeit um eine sinnvolle und verantwortliche Nutzung der digitalen Medien bemühen, in die Parade fährt [...]
Wer versucht, seine Kinder vor *allen schwierigen Einflüssen fernzuhalten*, wird lebensuntüchtige Kinder erziehen. Das Leben eines Kindes ist kein goldener Käfig, der als lebenslanger Schutzbunker dienen könnte.
Wir fordern daher mehr Medienkompetenzförderung und nicht Medienabstinenz. *Medienkompetente Kinder verstehen die Wirkungsweisen von Medien besser, können sie einordnen und einschätzen, ob sie ihnen gut tun.* Medienpädagogik unterstützt Jugendliche daher, damit sie Einordnen, in Beziehung setzen und *Verarbeiten-lernen*." (unsere Kursive, zitiert nach „Lehrerfreund"[68]).

Unsere Kursivierungen heben die neuralgischen Punkte hervor, und es stellt sich die Frage: Hatten die AutorInnen des Landesmedienzentrums überhaupt die entwicklungspsychobiologische Kompetenz, solche Aussagen zu machen? Es sieht nicht danach aus! Sind sie gar Parteigänger der Medienindustrie, *könnte man geradezu fragen*. Denn von den *negativen Eigenschaften und Einflüssen* im virtuellen Raum wird nicht gesprochen. Das Faszinosum der „dunklen Macht", „The walking dead" oder das extrem blutige „Game of Thrones"[69] haben für viele Kinder, für Jugendliche ohnehin die enorme Anziehungskraft der „Angstlust" (*Balint* 1972). Was kann *Medienbildung* mit welcher Wirkung auf die Problemgruppen nachweislich dagegensetzen? Das ist noch völlig offen. Bei mediensüchtig gewordenen Kindern und Jugendlichen sind die *„schwierigen Einflüsse"* zu einem Störungsbild entgleist, weil Kinder eben **nicht** unbedingt einschätzen können, was *„ihnen gut tut"*. Und was das *„Verarbeiten lernen"* anbelangt, so ist das, *„on the brain level"* betrachtet, für Kinder nicht steuerbar. Das Gehirn verarbeitet autonom nach Stimulierungslage und bildet dabei spezifische Natur- bzw. Weltverhältnisse (Ökologizitäten) aus, die sich in vielen Bereichen als defizient erweisen. Und die Stimulierungslage wird von den Mediendesignern gezielt und absichtsvoll so getuned, dass Abhängigkeiten mit Suchtcharakter entstehen – so die Selbstaussagen aus der Branche (*Bosker* 2016; *Kühl* 2018). So hat der sogenannte „Game-balancer" in der Spieleindustrie einzig die Aufgabe, die Spiele so auszutarieren, dass die „Kids" möglichst lange online bleiben:

68 Siehe vorausgehende Fußnote.

69 Als Beispiele: „The final season of ‚Game of Thrones' promises to be just as bloody, if not more so, than the past seasons that gave the HBO blockbuster a reputation for bloodletting". – ‚Game of Thrones' Is Going to Kill Off Just About Everyone ‚One by One'. https://www.thewrap.com/game-of-thrones-kill-off-everyone-one-by-one-hbo-exec-teases/ (aufgerufen am 03.03.2018).

Unberechenbarkeit, schnelle Entscheidungsprozesse, wachsender Schwierigkeitsgrad, künstlich kreierter Ressourcenmangel, der vom Spieler bekämpft werden muss. Wenn dies gelingt, erlebt der Spieler womöglich den „Flow", jenen rauschhaften Glückszustand, den alle an „guten" (sic) Spielen so lieben. Und der Spieler antreibt, immer weiterzumachen, weil sie nicht genug bekommen können und also möglichst viel Werbung sehen, bzw. „Tools" zukaufen müssen, um ihre Spielelevel zu verbessern. Bezahlt wird dann mit der Kreditkarte der Eltern.

In dem zitierten Text der Landesmedienstelle und vielen anderen mit ähnlichem Tenor wird eine *Medienkompetenz* behauptet, die de facto oft nicht vorliegt und *entwicklungspsychobiologisch für die jüngeren Kinder auch* gar nicht vorliegen kann. Dysfunktionaler Medienkonsum wird in uninformierten oder vergleichgültigten, aber auch in durch Werbung gezielt desinformierten Familien schon früh gebahnt, so dass in der Zeit, wo Medienkompetenz ausgebildet werden könnte, die Mediensozialisation schon weitgehend gelaufen ist und die neurobiologischen Habitualisierungen, die Bahnungen der Reward-Systeme schon stattgefunden haben. Ungeklärt ist ohnehin, *von wem* und *wo* diese „Kompetenz" vermittelt werden soll. Die Schule, heute unter Digitalisierungsdruck stehend, ist damit überfordert. Man wird deshalb durchaus Einschränkungen vertreten müssen, gerade für den Frühbereich sogar strikte – hier ist *Spitzer* zuzustimmen und steht er als Neurowissenschaftler nicht allein. Vor allem die Exposition von gewaltbildenden Medien ist ein „No-Go", so *Anderson, Bushman* (2002). Diese Forscher empfehlen auch das Reflektieren mit den Kindern über Gewaltinhalte, um Einstellungen zu verändern. Das ist nicht falsch, aber reicht u. E. nicht. Man wird Erlebnisalternativen mit *„social reward systems"* – etwa den Besuch von Kindern im Krankenhaus oder von alten Menschen im Heim – anbieten müssen oder *„natural reward systems"* wie regelhaftes Naturerleben (nicht nur okkasionelles), hautnahe Tierkontakte (vor allem mit Hunden). Da viele Familien Tierkontakt nicht gewährleisten können oder wollen (Armut, Kleineinkommen, Wohnraumbeschränkungen, Unerfahrenheit, Unwillen – „Tiere machen Dreck" – Unengagiertheit und/oder Bequemlichkeit der Eltern), sind hier Kitas und Schulen gefordert, mehr im Bereich der *Ökologisation* zu tun. Schulhund, Schafe, Schulgarten, häufige Wandertage (auch konditionell fordernde, vgl. *Arvay, Beer* 2016) mit Einführungen in das „Waldbaden" (vgl. *Petzold* 2014h; *Miyazaki* 2018) und in die *„Green Meditation"*, in *Waldatmen* und *Waldlauf* (*Petzold* 2017e) als Wege „**I**ntegrativer und **D**ifferentieller **R**egulation" (**IDR**) psychophysischer Spannung-Entspannung (*Petzold* 2000g, 2015b) sind hier methodisch angesagt.

Auf diese Weise würden „**Lebenskompetenz**" und „**nature competence**" geschult durch menschengerechte, kindgerechte, naturgerechte Sozialisation und Ökologisation und die Förderung einer ökopsychosomatischen Achtsamkeit, einer Sensibilisierung für Belastungen der eigenen Leiblichkeit und zugleich für die Belastungen der Natur, die meine Umwelt ist. Und in solche „**Lebens- und Naturkompetenz**" müsste die „**Medienkompetenz**" eingebettet sein, nur dann wird sie den richtigen Boden haben. Kinder müssen – es sei nochmal betont – die **Natur/Welt** verstehen lernen, **das Leben/die Biosphäre** verstehen lernen, die **Menschen-Natur** in ihren problematischen und positiven Seiten verstehen lernen. Das Problematische wurde hier absichtsvoll vorangestellt, und auch das Destruktive, Devolutionäre gilt es zu vermitteln (*Petzold* 1986h). Kinder müssen wissen, was in Menschen steckt und dass man auch eine Seite der **Destruktivität** in sich hat, die man anderen, der Natur und sich selbst gegenüber „im Zaume" halten muss. Schon *Pittakos* (*651/650 v. Chr.; † um 570 v. Chr.), einer der Sieben Weisen von Athen, sagte: „Schwer ist es, gut zu sein!" (*Capelle* 1968).[70] Es geht darum, in all diesem „sich selbst im Lebensganzen" immer besser verstehen zu lernen und „persönliche Souveränität" zu gewinnen, so die Position des Integrativen Ansatzes (*Petzold, Orth* 2014, 2017b). In der Diskussion muss das Thema **Lebens- und Naturkompetenz** ganz klar vor das Thema **Medienkompetenz** gestellt werden.

Dabei kommt, wir haben das in **Teil I** dieser Arbeit mit den Ausführungen zur Bedrohtheit der Ökologie deutlich gemacht, dem *ökologisatorisch vermittelten* Wissen um die Natur, *wie sie jetzt noch ist*, besondere Bedeutung zu. Das gehört zur „**nature competence**". Die kommenden Generationen werden ja versuchen müssen, das, was ihre Eltern und Großeltern an der Natur zerstört haben, wieder auszugleichen. Das „**caring for nature**" der heutigen Kinder und Jugendlichen wird für ihre und unsere Zukunft dringend gebraucht, und darauf müssten sie vorbereitet werden. In das Erleben der Natur (*Arvay* 2016) müsste deshalb sehr viel investiert werden, um Probleme meistern zu können, deren Ausmaß und weiteren Folgen im Moment erst vage absehbar sind. *Lovelock* (2014) hat sehr richtig von einem „Rough Ride to the Future" gesprochen. Aber vielleicht intensiviert sich der „***Green Turn***" ja noch – nicht nur im Bereich von Kita und Schule natürlich, aber gerade auch dort, um die heranwachsenden Generationen zukunftsbewusster und zukunftsfähiger zu machen, als wir es waren und vielfach noch sind, und eine „integrierte Ökologizität" zu fördern.

Bei nüchterner Betrachtung wird die Internetsucht wohl eine vergleichbare Entwicklung erleben wie Alkoholismus, Nikotinsucht und Drogenabhängigkeit. Die Gesellschaften werden mit den Menschen leben müssen, die ihr Suchtproblem nicht in den Griff bekommen können, dadurch Schäden davontragen. Es sind aber dies auch Menschen, deren grundrechtlich zugesichertes „***Recht auf Leben und körperliche Unversehrtheit***" (Art. 2 II 1 GG) von den demokratischen Gesellschaften nicht hinreichend geschützt und gewährleistet wurde. So garantiert z. B. in der Schweiz Art. 10 Abs. 2 der Bundesverfassung der Schweizerischen Eidgenossenschaft das „Recht auf körperliche und geistige Unversehrtheit". Was aber, wenn die Medienindustrie und die großen Plattformbetreiber

70 So auch *Demokrit*. Man findet, wenn man sein Innerstes „öffnet einen reichen Vorrat an bösen Impulsen verschiedenster Art und viele schlimme Leidenschaften" (*Demokrit*, Fragment 149, *Capelle* 1968).

gezielt und absichtsvoll die Gehirne der Menschen manipulieren (*Kühl* 2018) und die Gesetzgebung nicht einschreitet und Grenzen setzt? Was geschieht mit diesen „Opfern" und jenen, denen durch (unzureichende) Präventions- und fehlende oder schlechte Therapieprogramme keine Hilfe gebracht worden ist oder gebracht werden konnte? Und das ist doch ein erheblicher Anteil – „ ... *and those that earnestly are lost, are lost and lost again*" (*Leonard Cohen,* The Guest 1979). Wollen wir das? Die Gesellschaften werden die Kosten für die zerstörten Leben tragen müssen, es sei denn, sie wären zu sehr rigorosen Maßnahmen der Vorbeugung, der Beschränkung und Kontrolle und der weitgreifenden Hilfeleistung bereit, die sich indes derzeit wohl nicht gesellschaftlich durchsetzen lassen. Aber vielleicht beginnen sich doch mehr und mehr Menschen diesen destruktiven Verhältnissen zu widersetzen. „Empört euch!" rief *Stéphane Hessel* (2010) uns zu. Und vielleicht finden genügend Menschen die Kraft, sich zu solidarisieren und sich gegen das „Leiden an der Gesellschaft" zu wehren (*Dreitzel* 1968).

Offenbar liegt die Manipulation durch Medien im Interesse mächtiger Gruppen der Medienindustrien und ist Teil ihrer Praxis, die von der fragwürdigen Sammlung und Verwertung ungeheurer Datenmengen von Bürgern ohne deren Zustimmung, über die illegale Beeinflussung von Wahlen durch solche Daten – wie etwa durch die britisch-amerikanische Firma Cambridge Analytica (CA) – bis hin zur absichtsvollen Ausnutzung von Suchtpotentialen, um Media-Addiction zu erzeugen und dadurch Profite zu machen, reicht.

Anbieter von Social Media betreiben so fahrlässig und gewissenlos „millionenfachen Datenmissbrauch", wie die neuerlichen Skandale dieser „industry" zeigen, etwa die Ermittlungen der britischen Datenschutzbehörde und der US-Handelskommission gegen Facebook (*Finke* 2018), und auch Google und Twitter standen Anhörungen der Justizkommission des US-Senats ins Haus (*Niederberger* 2018). „Das Mißtrauen wächst. Immer drängender werden Fragen zum Datenschutz bei Facebook gestellt" (*Hurtz* 2018), und die internationale Presse diskutierte das Gebahren von CA-Chef *Alexander Nix* oder von Facebook-Chef *Marc Zuckerberg* und der ganzen Branche[71], deren wirtschaftliche Dominanz 2017 so angewachsen ist, „dass die sechs grössten Unternehmen der Welt aus diesem Sektor stammen: Apple, Alphabet (Google), Microsoft, Amazon, Facebook, Tencent, wobei die Top 5 alle mehr als 500 Milliarden US-Dollar wert sind"[72].

---

71 Vgl. die *New York Times* vom 17.03.2018: „How Trump consultants exploited the data of millions." https://www.nytimes.com/2018/03/17/us/politics/cambridge-analytica-trump-campaign.html oder *The Guardian* vom 18.03.2018 https://www.theguardian.com/news/2018/mar/17/data-war-whistleblower-christopher-wylie-faceook-nix-bannon-trump Beides abgerufen am 20.03.2018; *Tagesanzeiger* 22.03.2018: https://www.tagesanzeiger.ch/wirtschaft/unternehmen-und-konjunktur/zuckerbergs-offensive-im-check/story/17486606 *Der Standard* vom 21.03.2018: https://derstandard.at/2000076460054/Cambridge-Analytica-Chef-suspendiert-Investoren-klagen (beides abgerufen am 22.03.2018).

72 https://www.tagesanzeiger.ch/wirtschaft/unternehmen-und-konjunktur/so-eroberten-tech-firmen-die-welt/story/18722965 (aufgerufen am 22.03.2018).

Man kann von diesem Skandalbereich nahtlos zur Game-Industrie hinübergehen, die in vollem Wissen millionenfache Mediensucht produziert. Sie konnte in Deutschland 2015 einen Umsatz von 2,9 Milliarden Euro machen – und war nicht zufrieden damit, obwohl sie die Musikindustrie (1,55 Milliarden Euro) und auch die Filmwirtschaft (1,17 Milliarden Euro) weit überflügelt. In der „Studie zur Computer- und Videospielindustrie in Deutschland. Daten und Fakten zum deutschen Entwicklungs- und Vertriebsmarkt für digitale Spiele" der Hamburg Media School (*Castendyk, Müller-Lietzkow* 2017) wird auf 250 Seiten eine Fülle von Daten und Informationen geboten. Eine Erfolgsstory, die nur von den in Deutschland – im Unterschied zum übrigen Europa – besonders strengen Bestimmungen des Jugendschutzes beeinträchtigt scheint. Das Thema Game- bzw. Mediensucht von Kindern und Jugendlichen findet indes nur marginale Erwähnung an drei Stellen in Fußnoten (ebenda, 3, 120, 196).

Wenn man dann die Hintergründe der weltumspannenden Industrie der Internetkommunikation betrachtet, wie sie von einigen ehemaligen Führungskräften, Aussteigern und jetzigen Kritikern offengelegt werden, kann man erschrecken. *Tristan Harris,* vormals selbst in dieser „industry" unter anderem für Google tätig, hat aufgezeigt, wie systematisch Erkenntnisse der Neurowissenschaften und Motivationspsychologie zur Manipulation der Verbraucher genutzt bzw. missbraucht werden, so dass die Forderung, „User, Du musst Selbstkontrolle üben!", zynisch und fruchtlos ist, weil Tausende von Spezialisten als Produktentwickler am Werke sind, „whose job is to break down whatever responsibility I can maintain." Kurzum: „we've lost control of our relationship with technology because technology has become better at controlling us" (so *Harris* in *Bosker* 2016). Und hier geht es um Erwachsene! All das sind Informationen, die in der internationalen Presse gut zugänglich sind und von den Entscheidungsträgern in souveräner Ignoranz übergangen werden – oder sollte man Schlimmeres annehmen? Einer der Facebook-Gründer, *Sean Parker,* bestätigt: Die Entwickler wussten, „they were creating something addictive that exploited ‚a **vulnerability** in human psychology' from the outset" (in *Solon* 2017, unsere Hervorheb.). Ein leitender Facebook-Executive, *Chamath Palihapitiya,* jetzt ein scharfer Kritiker dieser Technologien weltweit, warnt: „The short-term, dopamine-driven feedback loops we've created are destroying how society works [...] No civil discourse, no cooperation; misinformation, mistruth. And it's not an American problem – this is not about Russians ads. This is a global problem." (in *Vincent* 2017).

Das Gehirn ist in Pubeszenz und Frühadoleszenz besonders **vulnerabel** für dopaminerge Überstimulierung (*Lambe* et al. 2000; *Shaw* et al. 2006), und weil die Forschung das belegt hat, wäre eine besondere Verantwortung der Politik gefordert, zumal viele Wissenschaftsjournalisten (*Bosker, Solon, Vincent, Kühl* usw.) die Informationen gut aufbereitet und in relevanten Medien veröffentlicht haben. Kein Entscheidungsträger kann sagen, er habe nichts gewusst. – Oder doch? Der „Schweizer Bundesrat" meinte unlängst, dass die „Game-Industrie" mit ihren „digitalen Kulturgütern" ein „großes Innovationspotential, sowohl in kultureller als auch in wirtschaftlicher Hinsicht", habe und er deshalb eine „stärkere Förderung der Game-Industrie" betreiben wolle, auch um eine „bessere Integration der Entwickler von Computerspielen zu ermöglichen" und „die internationale Promotion der Schweizer Games" voranzubringen, „[...] quantitativ sei die jährliche Produktion hierzulande [CH] noch bescheiden". Deshalb noch mehr Fördermittel! (*Tagesanzeiger* 22.03.2018, 7). Das wurde hier exemplarisch zitiert, um einmal die Extreme der Positionen aufzuweisen. Kein Wort über die Gefahren von Computerspielen aus Politikermund, nichts über Auflagen und Kontrollen in diesem Artikel aus der Schweiz. Insgesamt findet man in den deutschsprachigen Ländern bei den medienpädagogischen und medienpolitischen BefürworterInnen des **Kompetenzmodells** von solchen Fakten zu Risiken nichts oder wenig, und das Wenige wird oft genug abgetan – als „noch nicht genug gesichert", es „gebe da ja auch andere Studien" etc. etc. Solange man noch über keine bewährten und breit wirkenden Mittel und Wege der Schadensverhinderung verfügt – und das ist unsere derzeitige Situation –, darf mit so immensen Gefährdungspotentialen, wie sie durch die Mehrzahl der Computerspiele unabweisbar gegeben sind, nicht so unbedarft umgegangen werden! Hier müssen *„risk prevention"* und *„harm reduction"* als Leitprinzipien gelten. Es geht uns hier keineswegs um eine „Verteufelung von Computerspielen", sondern um die realistische Bewertung ihrer Gefahren und um daraus zu ziehende Konsequenzen, Entscheidungen und Regelungen. Wenn *Harris* als Mahner der Branche einen „Hippocratic oath for software designers" vorschlägt und hofft, das würde „the exploitation of people's psychological vulnerabilities" (in *Bosker* 2016) bei diesen Profis stoppen, dann ist das doch eine sehr schlichte Vorstellung, denn das „Geldmachen" und „Umsätzesteigern" hat doch sicher kein geringeres Suchtpotential als die Games. Die Zocker in den Investmentabteilungen der Banken haben das zu Genüge gezeigt, und die von ihnen verursachten Schäden sind zum Teil gigantisch. Schon *Pittakos von Mytilene* sagte: „Απληστον κέρδος. Gewinn ist unersättlich" (vgl. *Cobet* 2000). Worin sich *Tristan Harris* und eine sich vielleicht entwickelnde kritische Szene in der Softwarebranche einig zu sein scheinen – wir formulieren das hier sehr zurückhaltend – ist Folgendes: „Um das Problem anzugehen, sei ein radikales Umdenken notwendig. Und zwar nicht bei den Nutzern, die sich durchaus auch bewusst gegen bestimmte Verhaltensmuster entscheiden könnten, sondern bei den Plattformbetreibern, den Interface-Designern und Softwareentwicklern" (*Kühl* 2018). Wir meinen, dass auch ein radikales Umdenken auf der Ebene von politischen Entscheidungen, Gesetzgebung und Rechtsprechung erfolgen muss. Internetsucht ist auf eine Stufe mit den anderen Suchterkrankungen zu stellen und das ganze Spektrum gesetzgeberischer Maßnahmen, das bei Rauchen, Alkohol und anderen Drogen in Anschlag gebracht wird, müsste für die „Internetbezogenen Störungen" adaptiert werden und zur Anwendung kommen: strenge Genehmigungspflicht von Produkten, die auch auf ihr Suchtpotential geprüft werden müssten, Verbot von Produktwerbung, Warnhinweise auf den und **in den** Produkten – Einblendungen in den Spielen, verpflichtender Einbau von zeitbegrenzenden Slots in den Spielen etc. –, Verbot des bewussten Einbringens suchtfördernder Mechanismen in den Spielen durch die Designer bzw. Hersteller. Auch die Anwendung des Verursacherprinzips bei hoch süchtig machenden Produkten, hohe Besteuerung[73] und auch Strafen müssten Optionen sein. In den USA sollten Klagegemeinschaften von Geschädigten ihr Recht suchen und auch hierzulande müssten solche Wege eingeschlagen werden. Spiele wie „*World of Warcraft*" wurden vielfach ausgezeichnet.[74] Andererseits wurde das Sucht- und Schädigungsrisiko von WoW empirisch belegt (*Stang* 2017). Sollte man vielleicht nicht auch einmal daran denken, Gefährdungspotentiale solcher Produkte zu bewerten und öffentlich anzuzeigen und zugänglich zu machen? Manches müsste man geradezu anprangern. Aber in einer Gesellschaft, die den *Rapper Bushido* mit einem Bambi für Integration auszeichnet und die beiden sexistischen und antisemitischen Rapper *Kollegah* und *Farid Bang* mit dem Echo, müsste ein grundlegender Diskussions- und Umdenkprozess stattfinden. Ja, es geht auch um Normen und Werte! Das Laissez-faire im öffentlichen Raum hat kulturgefährdende Ausmaße angenommen.

Was steht nun gegen solche mediale Macht, solche Finanz- und Wirtschaftsmacht mit ihrer gewaltigen Lobby? – Der ***„Green Turn"***, die Schulgärten, die Grüne Bewegung, die Menschen mit einem „Grünen Lebensstil", der Schulhund? – Alles ein wenig, denn jedes Wenig trägt zu einem kleinen Viel bei. Veränderungswirksame Bewegungen müssen **„von unten und von oben"** kommen. Bewusstseinsbildung muss auf allen Ebenen beginnen und Raum greifen.

Schulhunde finden inzwischen ja durchaus ein mediales Echo. Die „Welt" (07.12.2014) ernennt „Hunde im Klassenzimmer zu Hilfspädagogen"[75], denn mit diesen „haarigen Helfern", den „Hunden, lernen die Schüler besser", titelt der „Stern"[76] und affirmiert die Forschungen von *Andrea Beetz* (2012), eine der ProtagonistInnen in diesem Bereich in den deutschsprachigen Ländern: „Für

---

73 Um die Dimension von **WoW** (Blizzard Entertainment) zu verdeutlichen: „Bis Juli 2012 generierte das Spiel über zehn Milliarden US-Dollar Umsatz und machte es damit zum erfolgreichsten Computerspiel. Um *World of Warcraft* spielen zu können, muss ein monatliches Entgelt entrichtet werden. Daneben gibt es eine mit Einschränkungen verbundene *Starter Edition* für ein kostenloses Spielerlebnis. Das Spiel ist mit jährlich mehr als einer Milliarde US-Dollar Umsatz eines der lukrativsten Unterhaltungsmedien und hält momentan 5,5 Millionen Abonnenten (Stand: November 2015)" (https://de.wikipedia.org/wiki/World_of_Warcraft#cite_ref-84 (aufgerufen am 02.03.2018). „In January 2014, Blizzard announced that more than 100 million accounts had been created over the game's lifetime." (https://en.wikipedia.org/wiki/World_of_Warcraft (aufgerufen am 02.03.2018).

74 eu.blizzard.com: Übersicht über die Auszeichnungen. Abgerufen am 28.01.2018.

75 https://www.welt.de/wissenschaft/article135113227/Hunde-im-Klassenzimmer-als-Hilfspaedagogen.html, (aufgerufen am 28.01.2018).

76 https://www.stern.de/familie/kinder/hunde-im-schulunterricht--mit-den-vierbeinern-lernen-schueler-besser-7619486.html (aufgerufen am 28.01.2018).

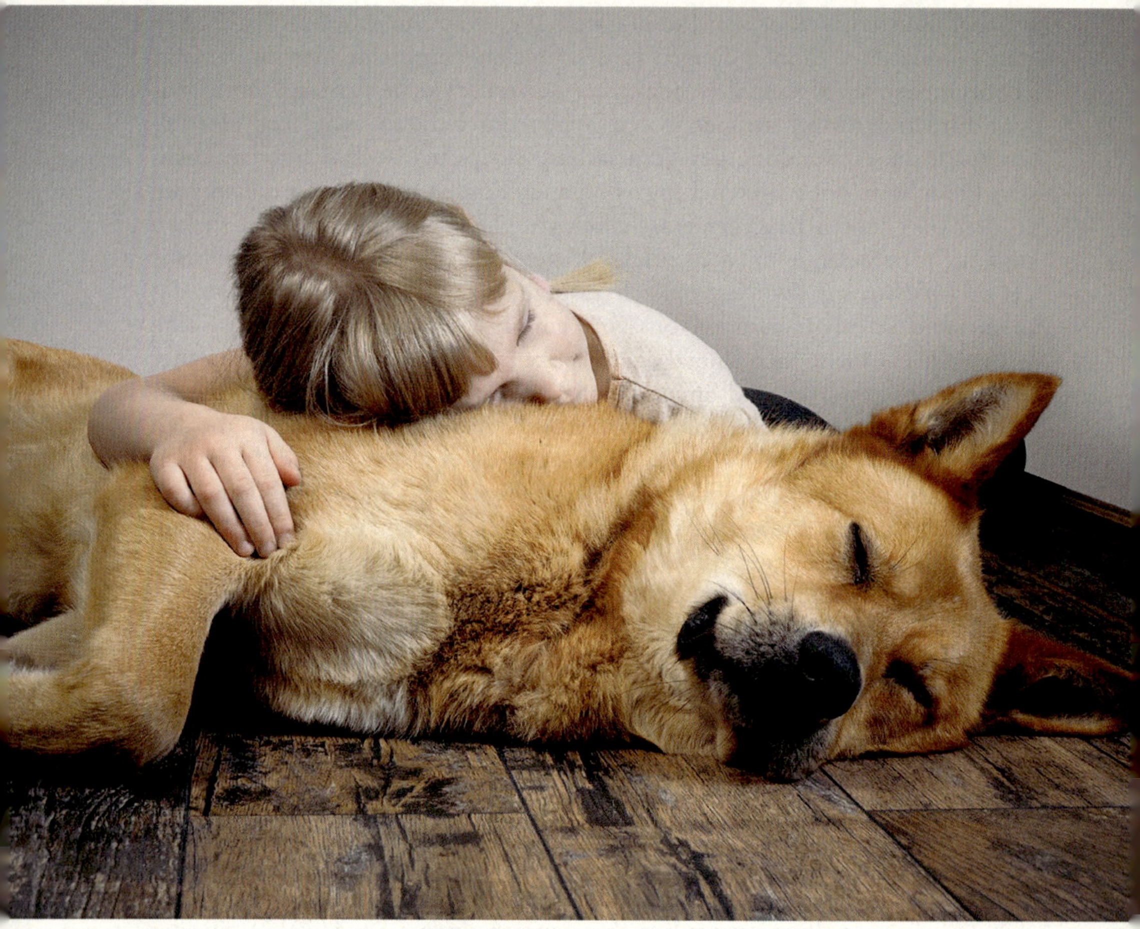

Geborgenheit – Zugehörigkeit – Safe Place für Kind und Hund

Hunde tun die Schüler fast alles" (ebenda). Wo es aber nur um die Verbesserung der Lernleistungen geht, da greift solche „Kynopädagogik" zu kurz, denn zugleich muss ein vertieftes und ein breiteres Verstehen der Natur und der ökologischen Situation mit vermittelt werden: **Lebenskompetenz, Naturkompetenz, ökologisches Wissen, Naturempathie,** eine **ökosophische Grundhaltung** und eine **konviviale Ethik** gilt es aufzubauen, und ihre Umsetzung in **Performanz,** in **gelebte Praxis** muss vorangetrieben werden. NaturtherapeutInnen, das sei nochmals unterstrichen, müssen dafür zugleich als UmweltpädagogInnen wirken und als Anwälte der Natur auftreten. Sie müssen Eltern für ein solches Denken gewinnen, wo immer das möglich ist. Sie müssen zur Persönlichkeitsbildung der Kinder beitragen, um ihnen mit dem Naturverstehen ein Selbstverstehen zu vermitteln, das deutlich macht: **Ich bin Teil der Natur.** Das **„Lernen, ein Selbst zu werden"**, das um seine ökopsychosomatische Wirklichkeit weiß und mit einem „grünen Lebensstil" für sich Sorge trägt (*Foucault* 1986, 2008) und zu einer persönlichen, welt- und naturbezogenen **„Lebenskunst"** findet (*Petzold* 1999q), wird dann mit dem **„Lernen über die Natur/Welt"** verbunden (*Petzold, Orth* 2017b). Kann eine solche Pädagogik und Therapeutik etwas gegen die Wirkungen der digitalen Welt ausrichten? Auf der Makroebene gewiss nicht, auf der Mikroebene des unmittelbaren Mensch-Natur-Bezugs, des Mensch-Tier-Kontaktes in den Familien, in der Kind-Hund-Beziehung der „Tiergestützten Therapie und Pädagogik" sicherlich (dieses Buch S. 855). Aber da ist immer noch sehr viel an Bewusstsein zu schaffen – auch bei Professionellen – und Entwicklungsarbeit zu leisten, wie in allen jungen Bewegungen.

5. Einige integrative Konzepte zur Therapie von Internet-Addiction mit „Bündeln von Maßnahmen" – Vielfalt erhalten und fördern, die Belohnungssysteme nutzen

Die Formen der Naturtherapie, wie die Garten-, Wald-, Landschaftstherapie und tiergestützten Interventionen, stehen in Entwicklungen, deren Verlauf noch nicht ganz abzusehen ist (*Petzold* 2017d, 2018e). Die Ergebnisse der Grundlagenforschung in Biologie, Neuro- und Ökowissenschaften einerseits und die Therapieforschung im Bereich der Naturtherapien selbst, aber auch im Bereich der Psychotherapie (*Wampold* et al. 2018), nicht zuletzt über die Verbindung von Naturtherapie und Psychotherapie, generieren beständig neue Wissensstände. Behandlungen von komplexen Störungen erfordern immer komplexe Maßnahmen. Insofern bieten naturtherapeutische Ansätze gute Ergänzungen zu traditionellen Therapieverfahren. Im Integrativen Ansatz wird auf differentielle Behandlungen mit sogenannten „Bündeln von Maßnahmen" ggf. in einer Casework-Konzeption abgestellt (*Jüster* 2007; *Petzold* 2014i; *Petzold, Sieper* 2008c). Die „Internetbezogenen Störungen" (*Rumpf* et al. 2016, 2017) bzw. „Social Media Disorder" (DSM-V, Amer. Psy. Assn. 2013; *van den Eijnden* et al. 2016), auch als Mediensucht oder Game-Addiction bezeichnet, müssen als „komplexe Störungen" gesehen werden, weil sie Auswirkungen auf alle Lebensbereiche und auf die mikrosozialen Zusammenhänge haben (*Mößler* 2012). Das verschärft sich noch bei besonderen Konstellationen wie bei extremer Hochbegabung, die ein Vulnerabilitätsfaktor sein kann (*Petzold* 2010p), oder bei Komorbiditäten wie ADHS. Bei dieser Störung wird die Situation auch durch die Frage nach der Henne und dem Ei schwierig. Es besteht nämlich „eine klare Evidenz, dass ADHS mit einer hohen Rate an Mediensucht verbunden ist und andererseits bei Mediensucht eine hohe Rate an ADHS-Symptomen gefunden wird. Die meisten Studien belegen nur diese Korrelation ohne Kausalitätsnachweis" (*Barth, Renner* 2015) – und der dürfte auch schwer zu finden sein. Man läuft dabei in alle Probleme der ADHS-Forschung. Professionelle Hilfe muss hier darauf gerichtet sein, die **Neuroplastizität des Gehirns** in konstruktiver Weise durch den intelligenten Einbezug seiner Belohnungssysteme zu nutzen, bzw. sich überhaupt hinreichende Kenntnis über diese Zusammenhänge anzueignen.

Für die Behandlungspraxis sind Versuche zu einer Beantwortung *monokausal* orientierter Fragen nach der Ursache wenig ergiebig, denn es ist von einer prinzipiellen **Multikausalität** auszugehen, und deshalb wird man viele Optionen zu prüfen haben. Man wird die familiale Situation prüfen und, wo sie belastet oder destruktiv, chaotisch oder toxisch ist, an ihrer Klärung und Sanierung arbeiten müssen: Um das Kind zu entlasten (auch von Schuldzuweisungen, es sei für die marode Situation der Familie kausal) und um die „Eltern mit im Boot" zu haben. Sie müssen ihren eigenen Medienkonsum, wo er unreguliert und ausgeufert sein sollte, in den Griff bekommen und ihre potentiellen eigenen Impulskontrollverluste steuern lernen – oft sind es entnervte Reaktionen auf das Verhalten des ADHS-Kindes. Nur dann können Eltern die notwendige Funktion des „liebevollen Unterstützens" und der „nicht verletzenden Grenzsetzung" wahrnehmen und wieder oder vielleicht sogar erstmalig ein tragfähiges, überzeugendes Imitationsmodell werden. Schon *Demokrit* (* 460/459 v. Chr., † um 371 v. Chr.) wusste: „Des Vaters [der Eltern] Selbstbeherrschung ist für das Kind die stärkste Mahnung" (fr. 208, *Capelle* 1968, 452), und die moderne Neuropsychiatrie doppelt empiriegestützt nach: „ ... der wichtigste Prädikator für Fernsehkonsum bei Kindern [ist] das Vorbild der Eltern" (*Braus* 2014, 31). *Demokrit* betonte dann: „Es werden mehr Menschen durch Übung tüchtig als durch ihre ursprüngliche Anlage" (fr. 242). Auch das ist richtig, nicht zuletzt mit Blick auf die Neuroplastizität, um die wir heute wissen. Um die Bedeutung des Übens wusste man aber schon immer, in allen Kulturen, genauso wie man den Wert des guten Beispiels kannte. Gelingt den Eltern eine nachhaltige Verhaltens- und Lebensstiländerung, beides muss miteinander verbunden sein, so können die **Entwicklungsaufgaben** (*Havighurst* 1948), vor denen das Kind steht, um seinen Lebens- und Verhaltensstil zu ändern, besser gelingen: mit kompetenter kinderpsychotherapeutischer Hilfe und ggf. medikamentöser Unterstützung, mit sozialtherapeutischen und naturtherapeutischen Maßnahmen (Tages- und

Wochenstrukturierung, Sport, Wochenendwandern mit der Familie, Familienhund, Reiten, konsistentes Freizeitprogramm, ausgewogene Ernährung, eventuell durch Substitution ergänzt etc.). Ohne kontinuierliche Begleitung durch Familientherapie bzw. Familienberatung, die auf ein solches Bündel von Maßnahmen abgestimmt ist (*Petzold* 2006v, 2010g) und unterstützend wirkt, wird die Veränderung dysfunktionalen Verhaltens kaum gelingen, den Eltern nicht und dem Kind nicht. Auch die Teilnahme an einer guten Selbsthilfegruppe kann Unterstützung bieten.

Familientherapie kann sogar auf der neurozerebralen Ebene Wirkung zeigen, wie *Han* (et al. 2012) aus ihrer Studie berichten:

> „With evidence of brain activation changes in response to on-line game playing cues and images depicting parental love, the present findings suggest that family cohesion may be an important factor in the treatment of problematic on-line game playing" (ebenda).

In der Therapie Drogenabhängiger ist ein zentrales Therapieziel, vollständige Abstinenz vom stofflichen Suchtmittel zu erreichen. Das ist bei der Medien- oder Internetsucht nicht zu realisieren, denn im Alltagsleben und auch zunehmend in der Schule sind Computer und elektronische Medien „allgegenwärtig". Das macht abstinenzorientierte Behandlungen praktisch unmöglich. Aus der Suchttherapie bei Alkohol- und Nikotinmissbrauch wissen wir, dass es mit dem „mäßigen Gebrauch" (moderates bzw. kontrolliertes Trinken) in der Behandlung von Jugendlichen praktisch keine Erfolge gibt, zumindest keine nachhaltigen. Sollte das in der Behandlung von Internet- bzw. Gaming-Disorder anders sein? Die Studienlage (*Cash* et al. 2012) ist, wie neuere Übersichten zeigen, noch recht unbefriedigend (*King* et al. 2017; *Zajac* et al. 2017), was Studiengröße, Designqualität und Outcome anbelangt. Man hat in den Anfängen therapeutischer Arbeit wesentlich auf Behandlungen mit kognitiver Verhaltenstherapie gesetzt (*Young* 2007, 2013; *Young, De Abreu* 2011) und versucht, diese Vorgehensweise auch theoretisch zu untermauern (*Dong, Potenza* 2014). Besonders die große Studie von *Brand, Young, Laier* (2014), die vom Konstrukt einer „Generalized Internet Addiction" GIA ausgeht und dieses getestet hat (mit *Young*s „Internet Addiction Test"), konnte belegen: „a person's specific cognitions (poor coping and cognitive expectations) increased the risk for GIA" (ebenda). Es konnte weiterhin gezeigt werden, dass „Individuen mit hohen Coping-Fähigkeiten und wenig Erwartungen, das Internet könne gebraucht werden, um positive Stimmungen zu heben und negative zu mindern, weniger wahrscheinlich in einen problematischen Internetgebrauch geraten" (ebenda), selbst wenn andere psychische Probleme vorlagen. Die Schlussfolgerung aus diesem Befund war, dass hier klare „kognitive Komponenten" bei der Entwicklung von GIA vorliegen, was für Behandlungen bedeute: „to assess a patient's coping style and cognitions and improve faulty thinking to reduce symptoms and engage in recovery" (ebenda). Wenn man in einer Untersuchung aber nur auf kognitive Komponenten gerichtet ist, findet man auch keine anderen. Solche sind aber klar vorhanden – physiologische, emotionale und volitionale, soziale und ökologische. Der Internetgebrauch ist häufig auch an die Mikroökologie des Userraumes adaptiert, in dem man „vor der Kiste" sitzt. Sicher wird man auf kognitive Strategien nicht verzichten dürfen, sie sind eine wichtige Komponente, aber sie treffen die motivationale Lage vieler Jugendlicher nicht in ausreichendem Maße, wenn überhaupt. Und so muss man über komplexere Ansätze nachdenken und mit ihnen experimentieren, damit es nicht zu Auswüchsen kommt wie in China, wo die Probleme mit der Internetsucht besonders gravierend sind. In China schätzt man, dass 23 Millionen Menschen internetsüchtig sind. Eine ganze „industry" von unkontrollierten Bootcamps ist entstanden, die mit Drill und harter Hand anbieten, die Jugendlichen zu „kurieren". Es ist zu Misshandlungen und Todesfällen gekommen (*Hersey* 2017; *Wang* 2017). Diese Camps sind keine gangbaren Wege. In Korea hat man verschiedene Behandlungsmodelle entwickelt (*Cho* 2017), u. a. ein Regierungsprogramm mit Bootcamps, die die dysfunktionale Gewohnheit – so wird das süchtige Verhalten gesehen – des Netzgebrauchs verändern sollen (*Ahn* 2007). Auch in den Vereinigten Staaten wurden Bootcamps in der Umerziehung schwererziehbarer, z. T. drogenabhängiger Jugendlicher eingesetzt, Lager, die sich durch brutalen Drill auszeichneten. Es gab Misshandlungen, Missbrauch, Todesfälle – seit 1980 sind etwa 30 Jugendliche in den amerikanischen Bootcamps umgekommen (*Langer* 2007). Verlässliche Wirksamkeitsnachweise gibt es praktisch nicht, weil keine unabhängige Forschung vorliegt – ein höchst umstrittener Weg (*Rhue* 2006; *Grummt* et al. 2010), der für eine Störung mit Krankheitswert nicht umsetzbar ist. Der Begriff Bootcamp kommt aus der Grundausbildung der Marines, deren Leitidee es ist, den *Willen der Rekruten zu brechen, um ihn später wieder aufzubauen* und mit militärischem Drill unbedingten Gehorsam zu erreichen. „Kadavergehorsam", gehorsam wie ein Toter ohne eigenen Willen, wie ihn *Ignatius von Loyola* für die Regel des Jesuitenordens erarbeitet hat (*Polit* 1947). Drill und Schliff war ein Mittel totaler Unterwerfung in allen Militärsystemen in der Geschichte bis in die Gegenwart. Für die Rehabilitation von Jugendlichen in einer Zivilgesellschaft müssen andere Ansätze gefunden werden. In den koreanischen und japanischen „therapeutic residential camps" (*Sakuma* et al. 2016; *Mihara* et al. 2018), sie werden auch „Self-Discovery Camps" (SDiC) genannt, liegt eine therapeutisch-pädagogische Orientierung vor, die Ängste, Selbstwert, Wichtignehmen fokussiert, durchaus auch mit einer strengen disziplinarischen Ausrichtung. Es handelt sich um Intensivprogramme, in denen die Jugendlichen über ca. zwei Wochen ein hochstrukturiertes, therapeutisches Kurzcurriculum mit verschiedenen therapeutischen Maßnahmen durchlaufen („including psychotherapy, psychoeducational therapy, and cognitive behavioral therapy", ebenda). Diese Camps scheinen einige Wirksamkeit zu haben. Über die Nachhaltigkeit der berichteten Wirkungen liegen noch keine verlässlichen Angaben vor. Insbesondere ob, wie und wie nachhaltig der Transfer in den Alltag bewerkstelligt wird und gelingt, ist offen. Repressive Bootcamp-Konzepte, die darauf abzielen, junge Menschen „zu brechen", sind aus ethischen, rechtlichen und klinischen Gründen inakzeptabel und hierzulande keine Möglichkeit für therapeutische und pädagogische Maßnahmen, obgleich es immer wieder Versuche gibt, solche Modelle in der Öffentlichkeit zu propagieren. Die Reality-Soap-Doku ***„The World's Strictest Parents"***, von „TwentyTwenty Television" für die BBC entwickelt, dann in einer amerikanischen, deutschen, dänischen, polnischen Version übernommen[77], sei hier als Beispiel genannt. Bootcamp-Modelle stehen zu Recht in kritischer Diskussion (*Rhue* 2006; *Grummt* et al. 2010).

Immerhin sind solche Intensiv- bzw. Kompaktbehandlungen als therapeutische und sozialpädagogische Wohngruppen-Programme – am besten in Naturkontexten – als eine Möglichkeit in Betracht zu ziehen, weil strikte Medienfreiheit, alternative Erlebnismöglichkeiten, strukturierte Tätigkeitsaufgaben und gruppentherapeutische Interventionen eine Situation des „time out" bieten können, die einen Entzug durchstehbar machen und einen Ausstieg ermöglichen können. Solche Programme sollten als „intermittierende Interventionen", also mit mehreren Kompaktaufenthalten, stattfinden (z. B. 4-6 Wochen Initialphase, 2 x eine Woche Nacharbeit als Jahresturnus, Rückfallprophylaxe und, je nach Notwendigkeit, Emergency-Aufenthalte), um eine Kette von „protective events" aufzubauen und Resilienz zu stärken (*Petzold, Müller* 2004c). Mit derartigen Maßnahmen, wie sie aus der frühen Drogentherapie bekannt sind (*Petzold* 1974b; *Petzold, Hentschel* 1991) und durch die Veränderung der Klientel, aber auch der Politik der Kostenträger etwas aus der Mode kamen, kann man wahrscheinlich mit akzeptablen Erfolgen rechnen. Die langjährigen Erfahrungen aus der hochschwelligen Drogentherapie in therapeutischen Wohngemeinschaften (bevor sie zu „Fachkrankenhäusern" wurden, vgl. *Petzold, Vormann* 1980) oder aus therapeutischen Jugendwohngemeinschaften, wie sie aus der Arbeit mit problematischen und verhaltensauffälligen bzw. verhaltensgestörten Jugendlichen bekannt sind (*Petzold* et al. 2007d), könnten hier als Modelle dienen, die auf das Thema Internetsucht zugepasst werden könnten.

---

77 Schwer erziehbare bzw. verzogene Jugendliche (Jungen und Mädchen) werden nach Afrika, Asien etc. in lokale Familien – oft in der Landwirtschaft – gesandt, wo niemand ihre Sprache spricht. Sie müssen sich dort dem Familien- und Arbeitsalltag einordnen ohne Zigaretten, TV, Komfort. Dann folgt: Krise, Überwindung. Geläutert kehren sie zurück in die Familie, alle glücklich, alles paletti. Vgl. https://en.wikipedia.org/wiki/The_World%27s_Strictest_Parents (aufgerufen am 02.03.2018); als **„Die strengsten Eltern der Welt"** von 2009 bis 2012 bei „Kabel eins" ausgestrahlt, seit 2014 wieder unter dem Titel **„Erziehung extrem: Die strengsten Eltern der Welt Spezial"**, https://de.wikipedia.org/wiki/Die_strengsten_Eltern_der_Welt (aufgerufen am 02.03.2018). Das Format wurde von der Kommission für Jugendmedienschutz KJM 2012 scharf kritisiert, wegen des vermittelten Eindrucks, Erziehungsarbeit könne durch Extremsituationen geleistet werden. Kinder würden aber verängstigt und verunsichert: https://www.express.de/news/reality-doku-in-der-kritik-jugendschuetzer-greifen--die-strengsten-eltern-der-welt--an-5318382 (aufgerufen am 02.03.2018).

Interessant ist ein Behandlungskonzept, das von *Torres-Rodríguez* (et al. 2017) entwickelt worden ist, derzeit erprobt wird und unter dem Namen PIPATIC Programm läuft, „a contemporary and integrative treatment based on CBT for the specialized treatment of adolescents with IDG. Its design is based on a theoretical robust empirical base, on previous treatment studies, and on a combination of perspectives and psychotherapeutic strategies that have proven to be effective" (ebenda). Das Programm ist auf sechs Monate mit 22 Sitzungen à 45 Min. in wöchentlichem Abstand ausgelegt mit einer flexiblen, kognitiv-behavioralen Ausrichtung. Die Ergebnisse bleiben abzuwarten.

Was bei all diesen Ansätzen auffällt, ist, dass kaum auf die neurobiologische Seite des Suchtgeschehens, wie sie voranstehend hier kurz referiert wurde, bei der Internet- bzw. Game-Addiction Bezug genommen wird – trotz *Grawes* (2004) Versuch, eine „neuropsychotherapeutische Wende" herbeizuführen. Die Behandlungsansätze bleiben mehr oder weniger an der Kognitiven Verhaltenstherapie und ihrer Anwendung in der Suchttherapie von Drogen und Alkoholismus oder in der Angst- und Depressionsbehandlung ausgerichtet. Gelegentlich gibt es eklektische Therapieversuche, die noch Hypnose oder Mindfullness-Techniken einsetzen (*Yao* et al. 2017), die aber gleichfalls keine ökologische Perspektiven aufgreifen.

Von der konzeptuellen Basis und der Behandlungsmethodik der Integrativen Therapie und ihren naturtherapeutischen Methoden ausgehend sowie unseren langjährigen Erfahrungen im Bereich der Drogentherapie (*Petzold* 1974b; *Petzold, Schay, Scheiblich* 2006) schlagen wir einen anderen Weg vor: In einer **lebensweltbezogenen** Analyse der Situation des Patienten, seines familialen und amikalen sozialen Netzwerkes (*Hass, Petzold* 1999/2011), seiner mikroökologischen Lebensbedingungen (Wohnung, Quartier, Arbeitsplatz) und seiner sozioökonomischen „Lebenslage" (*Petzold* 2006p) mit den vorhandenen **P**roblemen, **R**essourcen und **P**otentialen (**PRP**, *Petzold* 2007a, 297f.) werden die Fakten gesammelt, die seine **soziale** und ökopsychosomatische Situation belasten. Dann wird das Störungsbild (ICD/DSM), seine Chronizität und – genderspezifisch (*Petzold, Orth* 2011) – die persönliche Verfassung des Patienten/der Patientin mit der Methodik des ICF und der **„prozessualen Diagnostik"** untersucht (*Osten* 2000; *Petzold, Osten* 1998). Damit werden *Probleme*, aber auch die *Stärken* der PatientInnen erkennbar. Auf dieser Basis kann dann eine differentielle, höchst individualisierte bzw. personalisierte Behandlungsplanung erfolgen (*Braus* 2014). Es können für viele der als relevant erkannten Problembereiche Maßnahmen ins Auge gefasst werden: familientherapeutische Unterstützung, leibtherapeutische Interventionen (Bewegung, Entspannung), kognitive, emotionale und volitionale Behandlungsmethoden (*Petzold, Sieper* 2008c), soziotherapeutische Hilfen, kreativtherapeutische Aktivierung etc., und natürlich und wesentlich auch naturtherapeutische Angebote und Interventionen. Für diese Erfordernisse wird versucht, **mit** den PatientInnen und **für** sie ein **„Bündel von Maßnahmen"** zusammenzustellen, dass die Chancen der Betroffenen, zu gesunden, vorbereitet und unterstützt. Es will gewährleisten, dass die vorhandenen oder zu erschließenden Ressourcen optimal genutzt werden – dazu gehören auch Bildungsmaßnahmen, z. B. Angebote der Jugend- oder Erwachsenenbildung, des Breiten- und Budo-Sports (*Bloem, Moget, Petzold* 2004), der Natur- und Wandervereine usw., sowie das Nutzen von ökologischen Ressourcen der Umgebungen (Wälder, Parks, Gewässer etc., *Brunner* 2016).

Wenn wir unter **evolutionstheoretischer** Perspektive davon ausgehen, dass sich die natürlichen *neurozerebralen* Belohnungssysteme und in unlösbarer Verbindung mit ihnen die *psychologischen* und *sozialen* Belohnungssysteme über die Hominisation hin funktional ausgebildet haben, dann müssen sie auch genutzt werden, und zwar nicht nur im Sinne des **„use it or loose it"**, sondern auch im Sinne eines **„care for it, foster it, cultivate it"**. Was man pflegt, fördert und kultiviert, vermag sich zu entwickeln. Die Neuroplastizität wirkt nicht primär kompensatorisch, sondern adaptiv und auch kreativ/ko-kreativ. Wie insgesamt die Evolution in allen Bereichen ko-kreativ ist (*Iljine, Petzold, Sieper* 1967; *Vollmer* 2002). Neurobiologische Systeme nutzen Gegebenheiten und eröffnen immer wieder neue Möglichkeiten. „Emergenzphänomene" treten auf (*Petzold, Sieper* 2012a), denn Evolution ist ko-kreativ. Die Humanevolution dokumentiert das beeindruckend (*Boeing* 2014; *Richerson, Boyd* 2005). Und dabei können kreative und pathologische Entwicklungen durchaus eng beieinander liegen, wie *Power, Steinberg* (et al. 2015) in der bekannt gewordenen DNA-Studie mit 87.000 Isländern herausgefunden haben (*Hausen* 2015). Sie wurde durch weitere Untersuchungen mit holländischen und schwedischen Populationen bestätigt.

Von dieser Position ausgehend vertreten wir, dass in Therapieprogrammen die Vielfalt der menschlichen Möglichkeiten, unseres **multisensorischen, multimnestischen** und **multiexpressiven Wesens** genutzt und entwickelt werden. Der **„Informierte Leib"** – so unsere Integrative Grundposition (*Petzold* 2009c, *Petzold, Sieper* 2012a) – bedarf vielfältiger Information, um gesund zu sein und zu bleiben, bedarf weiterhin positiver, lebensförderlicher Informationen, die seine für solche Vielfalt ausgerüsteten Gedächtnisspeicher füllen. Videospiele bieten keine hinreichende Informationsbreite für die menschliche **Multimnestik**, und ein sitzender Lebensstil vor dem Bildschirm erlaubt keine **Multiexpressivität**. Der mannigfaltige „Aufforderungscharakter", die „Affordance-Struktur" der natürlichen Umwelten (*Gibson* 1982; *Lewin* 1969) aktiviert „ökologische Belohnungssysteme" für vielfältiges Handeln und führt dann zu **„natürlichen Belohnungen"** für vollzogene, **erfolgreiche Handlungen**, die der Sicherung des Überlebens und der Entwicklung der **Kultur** gedient haben. Dafür waren und sind die Belohnungssysteme ausgelegt und wurden in ihren exekutiven Funktionen erhalten, ja gestärkt. In den jeweiligen **Natur-** und **Kulturkontexten** haben sich auf dieser Basis eigene, z. T. höchst kultur- und umweltspezifische **„soziale und ökologische Belohnungssysteme"** ausgebildet, die es zu nutzen gilt, denn sie sind wichtig und dürfen nicht vernachlässigt werden. Der Mensch und sein Gehirn, *brain and subject,* in dessen **Leiblichkeit** seine *biologische/ ökologische* und *soziale/kulturelle* Natur zusammengebunden sind – wir sind ja zugleich Natur- und Kulturwesen (*Petzold* 2009c; *Petzold, Orth-Petzold, Orth* 2013) – braucht die **„natural rewards"** (*Olsen* 2011), die die Neurowissenschaften identifiziert haben, für die ganze Breite des menschlichen Verhaltensspektrums. Gaming und hochfrequenter Internetgebrauch in *Social Media* führen aber zu gefährlichen **Vereinseitigungen**, wie die voranstehend dargestellten neurowissenschaftlichen Studien überzeugend zeigen. Das Gehirn lernt auch in diesen Vereinseitigungen – allerdings zu Lasten der anderen Funktionen. Zweifelsohne fördert das Gaming spezifische kognitive Leistungen (und auch motorische, etwa die „schnellen Finger") – theoretisch hätte er Neurochirurg werden können, aber leider fehlte der Schulabschluss, aber das reicht nicht, um den menschlichen Organismus, die menschliche Person, das **„Leibsubjekt als Beziehungswesen"** (*Petzold* 2012c; *Petzold, Müller* 2007) und das **„Gehirn als Beziehungsorgan"** (*Fuchs* 2010, 2016) funktionstüchtig, gesund und „menschlich" zu erhalten. Die gravierenden Folgen exzessiver Internetsucht zeigen das. Wir sind keine Androiden, keine Robots und keine abgerichteten Replikanten, sondern Wesen mit einer hohen Neuroplastizität. Dafür sei noch einmal eine Untersuchung angeführt, eine prospektive Longitudinalstudie von *Johnson* et al. (2002). Bei 707 Jugendlichen und Erwachsenen, die über einen langen Zeitraum (im Durchschnitt 17 Jahre) beobachtet wurden, zeigte sich bei 10% der vierzehnjährigen Jungen, die weniger als eine Stunde täglich TV schauten, und von den Mädchen bei 5% der Untersuchten, aggressives Verhalten. Bei 1-3 Stunden täglich schon ♂ 50% und ♀ 25%, Tendenz bei den Jungen noch wachsend mit steigendem Medienkonsum, und zwar unabhängig von sozialer Schicht und Familiensituation. *Braus* (2014, 31) weist bei dieser Untersuchung noch einmal darauf hin, dass „Umweltvariablen – und hierzu gehören natürlich auch der Fernsehkonsum und computerbasierte Videospiele – die Hirnfunktion von Kindern und Jugendlichen enorm beeinflussen."

In der Integrativen Therapie als **biopsychosozialökologisch** und **ökopsychosomatisch** fundiertem Verfahren (*Petzold, Orth, Orth Petzold* 2009) setzen wir deshalb mit ihren natur- und kreativtherapeutischen Methoden und ihren **„Bündeln von Maßnahmen"** auf **„multiple Stimulierung"** und **„multiple Expressivität"**, auf *somato-emotional-kognitiv-aktional* verschränkte Prozesse, auf emotionale **und** kognitive Empathie (*Eres* et al. 2015), auf zwischenleibliche Resonanzen und Bezogenheit (*Petzold* 2012c), auf interpersonale Ko-Kreativität, auf Mensch-Natur-Verbundenheit in **sozialisatorischen** und **ökologisatorischen** Prozessen. All das kann ein rein kognitiver Therapieansatz nicht gewährleisten. Er triggert nur in unzureichender Weise die physiologischen, ökologischen und psychologischen – die ökopsychophysischen – Belohnungssysteme des menschlichen Wesens, die Tierseite des Menschen. Mit einer solchen Aussage wird die Bedeutung der basalen kognitiven Prozesse weder ausgeblendet noch herabgespielt – die der höheren Kognitionen (das Lösen komplexer Probleme, Wertesysteme,

Lebensphilosophien) ohnehin nicht. Ohne *Kognitionen* geht nichts in Therapien und ohne *Emotionen* und ohne *Volitionen* auch nichts (*Petzold, Sieper* 2008a), und ohne das Zusammenwirken, die **„Synergie"** (*Petzold* 1974k/1994, 303) all dieser vielfältigen „leiblichen und zwischenleiblichen Prozesse" mitmenschlicher Verbundenheit im *sozialen* und *ökologischen* Natur/Weltbezug – was soll da gelingen? Diese integrative Sicht hat für die praktische Arbeit in der Therapie fundamentale Bedeutung, denn sie ist keineswegs nur eine *theoretische* Position, sie ist auch eine *praxeologische*, die verlangt, dass in der *Praxis* die Belohnungssysteme in vielfältiger Weise genutzt werden durch

- Anleitung zu einem bewegungsaktiven Lebensstil vermittels Ausdauersport, therapeutisches Running, Walking, Hiking, Waldlauf (durchaus mit Hund), Schwimmen (*Mei, Petzold, Bosscher* 1997; *Schay* et al. 2004; *Waibel, Petzold* 2009); Ziel ist nicht nur Konditionsaufbau, sondern die Faszination am *„nature running"*, an den *„green exercises"* (*Petzold* 2014h; *Petzold, Orth, Orth-Petzold* 2009) – Aktivierung des Belohnungssystems durch multisensorische Naturerfahrung und Lauferfolg;
- Anleitung zu einer Kreativierung des Lebens durch kreativtherapeutische Maßnahmen (*Petzold, Orth* 1990/2007), Creative Writing, Green Writing (*Petzold, Leeser, Klempnauer* 2017), Theater- und Puppenspiel (*Petzold* 2017q) – Aktivierung des Belohnungssystems in Erfahrungen von kreativem Gestalten mit vielfältigen Medien;
- Anleitung zum aktiven Umgang mit Tieren, Pferden, Hunden, möglichst in der Natur durch tiergestützte Therapie (*Klein, Petzold* 2017; *Leißing* 2018; *Petzold* 2018e; *Petzold, Ellerbrock* 2017; *Stöter* 2018) – Aktivierung des Belohnungssystems durch den Tierkontakt, Faszination durch Spiel und Beziehungserfahrung mit dem Tier;
- Erleben einer anregenden und ko-kreativen Beziehung in einer liebevollen, sicheren Beziehungsqualität mit den BegleiterInnen in der therapeutischen und pädagogischen Arbeit (*Petzold* 1995a, 2012c) – Aktivierung des so zentralen Belohnungssystems, das mit *Affiliationen* verbunden ist (*Petzold, Müller* 2007).

Diese Form der *theoriegeleiteten* multi- und intermethodischen bzw. multi- und intermedialen Arbeit (*Petzold, Brühlmann-Jecklin* et al. 2007) in zwischenmenschlicher Bezogenheit ist **keine** eklektische Polypragmasie, sondern eine **biopsychosozialökologische** Arbeitsform auf dem Boden von Konzepten longitudinaler Entwicklungsforschung, die protektive Faktoren und die menschlichen Belohnungssysteme mit **„natural rewards"** (*Olsen* 2011) sowie die Kraft **ökologisatorischer Naturerfahrungen** auf vielfältige Weise nutzt und bekräftigt. Das hat schon in den Anfängen unserer **intermedialen Arbeit** und **naturbezogenen Praxis** Ausdruck gefunden (*Petzold* 1965, 1972e) und über die Jahre und Jahrzehnte zu weiteren Entwicklungen geführt, von denen einige

Innovationen gebracht haben, die für das gesamte Feld der Therapie nützlich sind – einige haben auch gute Verbreitung gefunden, andere müssen noch wachsen. Erwähnt seien

- die „**Neuen** Körpertherapien" (*Petzold* 1974j, 1977n),
- die „**Neuen Kreativitätstherapien**" (*Petzold, Orth* 1990a),
- die „**Neuen Naturtherapien**" (*Sieper, Petzold* 1975; *Petzold* 2013g, 2014h; *Petzold, Ellerbrock, Hömberg* 2018).

Diese Ansätze werden selbst wiederum in integrativen Modellen *lebensalterspezifisch* eingesetzt und können gut zusammenwirken und sich ergänzen (*Sieper* 2000, 2006, 2007b; *Petzold* 1999b), wie wir das praktizieren und lehren (*Orth, Sieper, Petzold* 2014).

Wir hoffen, dass die vorliegende Arbeit, die einen der komplexen Problemlage entsprechenden weiten Rahmen ausgespannt und versucht hat, für die Naturtherapie auch theoretische Grundlagenarbeit zu leisten, dazu ermutigt, naturtherapeutische Methoden in der Therapie und Pädagogik mit Kindern und Jugendlichen vermehrt und systematisch einzusetzen, mit jungen Menschen, die in *„exzessives Onlineverhalten"* und dadurch in zerrüttete Verhältnisse geraten sind, wodurch ihre weitere Zukunft auf dem Spiel steht.

Für diese Menschen, die eine *Internetabhängigkeit,* eine *Game Addiction, Internet- bzw. Onlinesucht* ausgebildet haben oder die gefährdet sind, eine solche Störung zu entwickeln, haben wir noch viel zu wenig Behandlungsansätze und Hilfsangebote. Wir stehen aber – wie im ersten Teil dieser Arbeit verdeutlicht wurde – in der Gefahr, dass große Teile der gegenwärtigen Kinder- und Jugendlichen-Populationen in ihrer körperlich-seelisch-geistigen, sozialen und ökologischen Gesundheit durch defiziente Ökologisation, fehlende Naturbezüge schon vorgeschädigt sind und durch ihre „internetbezogenen Störungen" weiter belastet werden, so dass sie schwerwiegende und langzeitig wirkende Schäden davontragen *können.* Hier muss unbedingt in Maßnahmen der Hilfeleistung und Forschung zu solchen Programmen investiert werden. Solange wir politisch keine effektiven Schutzmaßnahmen auf den Weg bringen, wir keine Therapiemodelle mit nachhaltigen positiven Wirkungen entwickeln und mit den erforderlichen „**Bündeln von Maßnahmen**" (*Petzold* 2014i) Erfahrungen sammeln, die dann durch Forschung überprüft und verbessert werden müssen, riskieren wir in vielen Bereichen eine „**lost generation**". Das klingt düster und ist eine düstere, aber leider wohl realistische Perspektive, wenn nichts oder zu wenig oder das Falsche unternommen wird. Hier muss noch sehr viel von vielen Seiten investiert werden.

Wir wollten mit diesem Text in seinem **ersten Teil** Dimensionen einer Kontextanalyse von Phänomenen „multipler Entfremdung", insbesondere von den ökologischen Lebenszusammenhängen aufweisen, wollten einen theoretischen

Bezugsrahmen mit den Konzepten der „*Ökologisation*", der „*Ökologizität*" und des „**Green Learning**" zur Verfügung stellen. Wir haben Hintergründe eines sich abzeichnenden „Green Turn" reflektiert und die Notwendigkeit eines solchen „turns" als einer neuen Weise der Hinwendung zur Natur aufgezeigt, in der neue, ökologische „**grüne Lebensstile**" entwickelt werden müssen. Im **zweiten Teil** wurde die **Internetsucht** als schwerwiegendes Entfremdungsphänomen unserer Zeit aufgegriffen. Mit der Darstellung unserer konzeptuellen Basis und den praxeologischen Erfahrungen aus unserem integrativtherapeutischen, biopsychosozialökologischen und ökopsychosomatischen Ansatz haben wir versucht, einige Beiträge zu diesem riesigen Problem der „**internetbezogenen Störungen**" zu leisten, zu dem noch von vielen Seiten weitere Beiträge kommen müssen. Wir wollten mit unserem therapeutischen Konzept auch Wege der Behandlung für dieses komplexe Störungsbild aufzeigen, das **komplexe Humantherapie** (*Petzold* 2001a) erforderlich macht, bei der man keine reduktionistischen Konzeptionen einsetzen sollte. Wir hoffen, dass naturtherapeutische Wege die vielen Seiten von Menschen ansprechen können, die belastet und geschädigt worden sind und bislang mit rein verbalen Ansätzen nicht erreicht werden konnten. Natur und ihre Möglichkeiten in Behandlungen einzubeziehen ist eigentlich ein naheliegendes, geradezu triviales Unterfangen. Es ist verwunderlich, dass noch so wenig auf diese Möglichkeiten zugegriffen wurde. Ein *multiperspektivischer* und *multimodaler* Ansatz, wie wir ihn hier umrissen und konzeptuell begründet haben, hat, davon sind wir überzeugt, große Potentiale, weil er „Bündel von Maßnahmen" in konsistenter Weise so zu verbinden mag, dass die menschliche **Neuroplastizität**, die konstruktiven Kräfte **sozialer Hilfeleistung** und die heilsamen, **ökologisatorischen Einflüsse der Natur** integrierend genutzt werden können. In einer Synergie der zerebralen, sozialen und ökologischen „**natural awards**" in Prozessen komplexen und integrativen „grünen Lernens" sollen Wege ko-kreativer Heilung und Förderung genutzt werden, um Wirkungen „multipler Entfremdung" zu überwinden, um Störungen zu beseitigen und Gesundheit wiederzugewinnen – durch „Geschenke der Natur"!

Um zusammenzufassen: Der Beitrag befasst sich mit einer Kontextanalyse der gegenwärtigen multiplen Entfremdungsphänomene von der Natur und der dadurch entstandenen Naturzerstörung. Er zeigt auch Anfänge eines Bewusstseinswandels auf, das Aufkommen eines „**Green Turn**" und der „**Neuen Naturtherapien**". Er entwickelt theoretische Basiskonzepte wie die der Ökologisation, der Ökologizität, des „grünen Lernens". Sie werden als Hintergrund integrativer Ökopsychosomatik mit dem Bezug zur ökologischen evolutionären Entwicklungsbiologie dargestellt. Die Neurobiologie der Internetsucht mit ihrem fehlgeleiteten dopaminergen Belohnungssystem dient dann als Basis für Konzepte zur Behandlung dieses Suchtverhaltens in „Bündeln von Behandlungsmaßnahmen" und mit Wegen der Naturtherapie und Naturempathie im Rahmen der Integrativen Therapie.

6. Literatur

Beiträge von Petzold sowie Petzold und MitautorInnen finden sich im Literaturgesamtverzeichnis am Ende des Bandes.

Abouheif, E., Favé, M.-J., Ibarrarán-Viniegra, A. S. et al. (2014): Eco-Evo-Devo: The Time Has Come. In: *Landry, C. R., Aubin-Horth,* N. (2014): Ecological Genomics: Ecology and the Evolution of Genes and Genomes. Heidelberg: Springer, 107-125.

Agsten, L. (2009): Hupäsch – Hunde in die Schulen – und alles wird gut? Norderstedt: Books on Demand.

Ahmetoglu, E. (2017): The contributions of familial and environmental factors to children's connection with nature and outdoor activities. In: Early Child Development and Care, 1-11. DOI: 10.1080/03004430.2017.1314273.

Ahn, D. (2007): Korean policy on treatment and rehabilitation for adolescents' Internet addiction. In: International Symposium on the Counseling and Treatment of Youth Internet Addiction. Seoul, 49-69.

Albrecht, A. (2005): Kosmopolitismus. Berlin: de Gruyter.

American Psychiatric Association (2013): Diagnostic and statistical manual of mental disorders (DSM-5), 5th edition. Washington, DC, VA: American Psychiatric Association.

Anderson, C. A., Bushman, B. J. (2002): The effects of media violence on society. In: Science 295, 2377 -2379.

Anderson, J., Bucher, B., Chijiiwa, H. et al. (2012): Third-party social evaluations of humans by monkeys and dogs. In: Neuroscience & Biobehavioral Reviews 82, 95-109.

Appiah, K. A. (2006): Cosmopolitanism: Ethics in a World of Strangers. New York: W. W. Norton.

Appiah, K. A. (2009): Der Kosmopolit – Philosophie des Weltbürgertums. München: Beck.

Archibugi, D. (2003): Debating Cosmopolitics. New York: Verso.

Archibugi, D., Held, D. (1995): Cosmopolitan Democracy. An Agenda for a New World Order. London: Polity Press.

Arps-Aubert, E. (2010): Das Arbeitskonzept von Elsa Gindler (1885-1961), dargestellt im Rahmen der Gymnastik der Reformpädagogik. Hamburg: Kovač.

Arvay, C. G. (2015): *Der Biophilia-Effekt.* Heilung aus dem Wald. Wien: Edition a.

Arvay, C. G. (2016): Der Heilungscode der Natur. Die verborgenen Kräfte von Pflanzen und Tieren entdecken. München: Riemann.

Asay, T. P., Lambert, M. (1999): The Empirical Case for the Common Factors in Therapy: Quantitative Findings. In: *Hubble, M. A., Duncan, B. A., Miller, S. D.* (1999): The Heart & Soul of Change. What Works in Therapy? Washington, DC: American Psychological Association.

Axsom, J. R. (2006): Compulsive talkers: Perceptions of over talkers within the workplace. University of Nebraska at Omaha. https://digitalcommons.unomaha.edu/studentwork/205

Baacke, D. (1997): Medienpädagogik.Tübingen: Niemeyer.

Balint, M. (1972): Angstlust und Regression. Reinbek: Rowohlt (ab der 2. Aufl. 1988 Stuttgart: Klett-Cotta).

Barth, G. M., Renner, T. J. (2015): ADHS und Mediensucht bei Kindern und Jugendlichen. In: SUCHT 61, 293-301.

Bates, S. (2008): God's Own Country: Power and the Religious Right in the USA. London: Hodder Paperbacks.

Batt-Rawden, S. A., Chisolm, M. S., Anton, B., Flickinger, T. E. (2013): Teaching Empathy to Medical Students: An Updated, Systematic Review. In: Academic Medicine 8, 1171-1177.

Batthyány, D., Pritz, A. (2009): Rausch ohne Drogen: Substanzungebundene Süchte. Wien/ New York: Springer.

Baumgartner, M., Koch, P. (2015): Spielekartei Hund: Für die tiergestützte pädagogische Praxis. München: Reinhardt.

Beck, U. (2004): Der kosmopolitische Blick. Frankfurt: Suhrkamp.

Beckermann, A. (2001): Analytische Einführung in die Philosophie des Geistes. 2. Aufl. Berlin: de Gruyter.

Bees, R. (2004): Die Oikeiosislehre der Stoa. Rekonstruktion ihres Inhaltes. Würzburg: Königshausen und Neumann.

Beetz, A., Bales, K. (2016): Affiliation and attachment in human-animal relationships. In: *L. Freund, S. McCune, P. McCardle, L. Esposito, N. Gee* (Hrsg.): Social Neuroscience and Human-Animal Interactions. Washington, DC: American Psychological Association.

Beetz, A., Kotrschal, K., Hediger, K., Turner, D., Uvnäs-Moberg, K., Julius, H. (2011): The effect of a real dog, toy dog and friendly person on insecurely attached children during a stressful task: An exploratory study. In: Anthrozoös 24 (4), 349-368.

Bellini, L. M, Shea, J. A. (2005): Mood change and empathy decline persist during three years of internal medicine training. In: Acad Med. 80, 164-167.

Belyayev, D. K. (1979): Destablizing selection as a factor in domestication. In: J. of Heredity 5, 301-308.

Belyaev, D. K., Ruvinsky, A. O., Trut, L. N. (1981): Inherited activation/inactivation of the star gene in foxes. In: J. of Heredity 72, 264-274.

Bernštejn, N. A. (1967): The co-ordination and regulation of movements. Oxford: Pergamon Press.

Bernstein, N. A. (1988): Biodynamik der Lokomotionen. Genese, Struktur, Veränderungen. In: *L. Pickenhain, G. Schnabel* (Hrsg.)(1988): Bewegungsphysiologie von N. A. Bernstein. 2. Aufl. Leipzig: Barth, 21-66. (Original 1940).

Bernstein, N. A. (1990): Физиология движений и активность. Научное издание. Hrsg. *O. G. Gazenko, I. M. Feygenberg*. Moskau: Nauka.

BfN, Bundesamt für Naturschutz (Hrsg.)(2008): Kinder und Natur in der Stadt. Spielraum Natur: Ein Handbuch für Kommunalpolitiker, Planer sowie Eltern und Agenda-21-Initiativen. BfN-Skripten 230, Bonn. http://naturerfahrungsraum.de/pdfs/kinder_u_natur_in_der_stadt.pdf (aufgerufen am 10.04.2018).

Bieri, P. (2001): Das Handwerk der Freiheit: Über die Entdeckung des eigenen Willens. München, Wien: Hanser.

Bischlager, H. (2016): Die Öffnung der blockierten Wahrnehmung. Merleau-Pontys radikale Reflexion. Bielefeld: Aisthesis.

Bitzer, E. M., Bleckmann, P., Mößle, T. (2014): Prävention problematischer und suchtartiger Bildschirmmediennutzung. Eine deutschlandweite Befragung von Praxiseinrichtungen und Experten. Hannover: Kriminologisches Forschungsinstitut Niedersachsen.

Blaustein, R. J. (2011): Amazon Dieback and the 21st Century. In: Bioscience 3, 176-182.

Bleckmann, P. (2012): Medienmündig. Stuttgart: Klett-Cotta.

BLIKK (2017): Ergebnisse der BLIKK Studie 2017. https://www.drogenbeauftragte.de/presse/pressekontakt-und-mitteilungen/2017/2017-2-quartal/ergebnisse-der-blikk-studie-2017-vorgestellt.html (aufgerufen am 10.04.2018).

Bloem, J., Moget, P., Petzold, H. G. (2004): Budo, Aggressionsreduktion und psychosoziale Effekte: Faktum oder Fiktion? – Forschungsergebnisse Modelle psychologische und neurobiologische Konzepte. In: Integrative Therapie 1-2, 101-149. http://www.fpi-publikation.de/images/stories/downloads/textarchiv-petzold/bloem-moget-petzold-2004-budo-forschungsergebnisse-psychologische-neurobiologische-konzepte-modelle.pdf (aufgerufen am 10.04.2018).

Blum, K., Werner, T., Carnes, S., Carnes, P. et al. (2012): Sex, drugs, and rock 'n' roll: hypothesizing common mesolimbic activation as a function of reward gene polymorphisms. In: J. Psychoactive Drugs 1, 38-55.

Bodderas, E. (2017): GEKAUFTE FORSCHUNG. „Glyphosat vergiftet die Wissenschaft". In: Die Welt 18.03.2017. https://www.welt.de/wissenschaft/article162953499/Glyphosat-vergiftet-die-Wissenschaft.html (aufgerufen am 10.04.2018).

Boeing, N. (2014): Der Mensch ist noch nicht fertig. Wird die Evolution weitergehen? Und was ist ihr Ziel? In: Die ZEIT Wissen 1/2014. http://www.zeit.de/zeit-wissen/2014/01/mensch-evolution-zukunft/komplettansicht (aufgerufen am 10.04.2018).

Bolstrom, R. N., Harrington, N. G. (1999): An exploratory investigation of characteristics of compulsive talkers. In: Communication Education 1, 73-80.

Bombeke, K., Symons, L., Debaene, L. et al. (2010): Help, I'm losing patient-centredness! Experiences of medical students and their teachers. In: Med Educ. 44, 662-673.

Borch-Jacobsen, M. (1996): Remembering Anna O.: A Century of Mystification. London: Routledge.

Bosker, B. (2016): The Binge Breaker. Tristan Harris believes Silicon Valley is addicting us to our phones. He's determined to make it stop. In: The Atlantic, Nov. 2016. https://www.theatlantic.com/magazine/archive/2016/11/the-binge-breaker/501122/ (aufgerufen am 10.04.2018).

Bounds, K., Johnsons, A., Wolferton, B. C. (1989): Interior Landscape Plants for Indoor Air Pollution Abatement. NASA Technical Reports. September 15th. https://ntrs.nasa.gov/archive/nasa/casi.ntrs.nasa.gov/19930073077.pdf (aufgerufen am 10.04.2018).

Bourdieu, P. (2011): Zur Genese der Begriffe Habitus und Feld. In: ders., Der Tote packt den Lebenden. Hamburg: VSA.

Bowler, P. J. (2003): Evolution: the history of an idea. Berkeley: University of California Press.

Bowler, D. E., Buyung-Ali, L. M., Knight, T. M., Pullin, A. S. (2010): A systematic review of evidence for the added benefits to health of exposure to natural environments. In: BMC Public Health 10, 456. https://bmcpublichealth.biomedcentral.com/articles/10.1186/1471-2458-10-456 (aufgerufen am 10.04.2018).

Brämer, R. (2006): Natur obskur. Wie Jugendliche heute Natur erfahren. München: Oekom.

Brand, M., Laier, C., Young, K. S. (2014): Internet addiction: coping styles, expectancies, and treatment implications. In: Front. Psychol. 11.11.2014. DOI: 10.3389/fpsyg.2014.01256.

Brand, M., Young, K. S., Laier, C. (2014): Prefrontal control and Internet addiction: a theoretical model and review of neuropsychological and neuroimaging findings. In: Front. Hum. Neurosci. 8, 375. DOI: 10.3389/fnhum.2014.00375.

Braus, D. F. (2014): EinBlick ins Gehirn. Eine andere Einführung in die Psychiatrie. 3. Aufl. Stuttgart: Thieme.

Breuer, J., Freud, S. (1991): Studien über Hysterie. Frankfurt: Fischer.

Brewster, D. (1855): Memoirs of the life, writings, and discoveries of Sir Isaac Newton. Edinburgh: Constable and Co.

Brisch, K. H. (1999): Bindungsstörungen: Von der Bindungstheorie zur Therapie. Stuttgart: Klett-Cotta.

Brisch, K. H., Grossmann, K. E., Grossmann, K., Köhler, L. (2002): Bindung und seelische Entwicklungswege. Stuttgart: Klett-Cotta.

Brinker, P. (2016): Die ökologische Dimension in der Supervision – Beiträge der ökologischen Psychologie und Ökotheorie. In: Supervision 13/2016. http://www.fpi-publikation.de/supervision/alle-ausgaben/13-2016-brinker-p-die-oekologische-dimension-in-der-supervision-beitraege-der-oekologischen.html (aufgerufen am 10.04.2018).

Brock, G., Brighouse, H. (2005): The Political Philosophy of Cosmopolitanism. Cambridge: Cambridge University Press.

Bronfenbrenner, U. (1979): The Ecology of Human Development: Experiments by nature and design. Cambridge, MA: Harvard University Press.

Brooks, C. (1974): Sensory Awareness. New York: Viking Press. (Dtsch.: Erleben durch die Sinne. Hrsg. *H. G. Petzold*. Paderborn: Junfermann 1979).

Brunner, A. (2016): Kultur- und Naturerlebnisse mit Heimbewohnern. Umsetzung Integrativer Therapie in der Praxis der Landschaftstherapie. Rückblickende Betrachtung von geplanten und umgesetzten Führungen mit Heimbewohnern unter Berücksichtigung der 14 Faktoren der Heilung und Förderung und den fünf Säulen der Identität. In: Grüne Texte 3/2016. http://www.fpi-publikation.de/artikel/gruene-texte/03-2016-brunner-a-kultur-und-naturerlebnisse-mit-heimbewohnern-umsetzung-integrativer.html (aufgerufen am 10.04.2018).

Burge, P. S. (2004): Sick building syndrome. In: Occup Environ Med. 2, 185-190.

Butler, J. (2004): Precarious Life: The Powers of Mourning and Violence. New York: Verso.

Capelle, W. (1968): Die Vorsokratiker. Stuttgart: Kröner.

Caroll, S. B. (2006): Endless Forms Most Beautiful: The New Science of Evo Devo. New York: W. W. Norton.

Carter, C. S., Lederhendler, I. I., Kirkpatrick, B. (1999): The integrative neurobiology of affiliation. Cambridge, MA: MIT Press.

Cash, H., Rae, C., Steel, A., Winkler, A. (2012): Internet Addiction: A Brief Summary of Research and Practice. In: Current Psychiatry Reviews 4, 292-298.

Castillo, H. (1990): La Sociedad de la Basura: Caciquismo Urbano en la Ciudad de México. 2. Aufl. Mexico City: UNAM.

Castendyk, O., Müller-Lietzkow, J. (2017): Studie zur Computer- und Videospielindustrie in Deutschland. Daten und Fakten zum deutschen Entwicklungs- und Vertriebsmarkt für digitale Spiele. Hamburg: Hamburg Media School. http://docs.dpaq.de/13008-abschlussbericht_games-studie_v1.0_2017-11-28.pdf (aufgerufen am 10.04.2018).

Cho, E. (2017): Therapeutic Interventions for Treatment of Adolescent Internet Addiction – Experiences from South Korea. In: *Montag, C., Reuter, M.* (Hrsg.), Internet Addiction. Studies in Neuroscience, Psychology and Behavioral Economics. Heidelberg: Springer.

Cicero, Marcus Tullius (45 v.Ch./2008): Vom höchsten Gut und vom größten Übel. Köln: Anaconda Verlag. Lat. Text: https://la.wikisource.org/wiki/De_finibus_bonorum_et_malorum/Liber_Tertius (aufgerufen am 10.04.2018).

Clark, A. (1997): Being There: Putting Brain, Body and World Together Again. Cambridge: MIT Press.

Clayton, S. D. (2012): The Oxford Handbook of Environmental and Conservation Psychology. Oxford: Oxford Univ. Press.

Cobet, J. (2000): Pittakos. In: Der Neue Pauly Bd. 9. Stuttgart: Metzler, Sp. 1054-1056.

Coccia, E. (2016): La Vie des Plantes. Paris: Rivages.

Coccia, E. (2018): Die Wurzeln der Welt: Eine Philosophie der Pflanzen. München: Hanser.

Conway, M. A. (1990): Autobiographical memory. An introduction. Philadelphia: Open University Press.

Coulmas, P. (1998): Les citoyens du monde. Histoire du cosmopolitisme. Paris: Albin Michel.

Craig, A. D. (2002): How do you feel? Interoception: the sense of the physiological condition of the body. In: Nat. Rev. Neurosci. 3, 655-666.

Craig, A. D. (2010): The sentient self. In: Brain Struct. Funct. 214, 563-577.

Crutzen, P. J., Davis, M., Mastrandrea, M. D., Schneider, S. H., Sloterdijk, P. (2011): Das Raumschiff Erde hat keinen Notausgang. Energie und Politik im Anthropozän. Berlin: Suhrkamp.

Custance, D., Mayer, J. (2012): Empathic-like responding by domestic dogs (*Canis familiaris*) to distress in humans: An exploratory study. In: Anim. Cogn. 15 (5), 851-859.

Dadvand, P., Nieuwenhuijsen, M.J., Esnaola, M., Basagaña, X. et al. (2015): Green spaces and cognitive development in primary schoolchildren. In: PNAS 112 (26), 7937-7942. http://www.pnas.org/content/112/26/7937#ref-1 (aufgerufen am 10.04.2018).

DAK-Studie (2018a): Gute Vorsätze 2018 – Jeder Sechste will Smartphone weniger nutzen. https://www.dak.de/dmlak/bundes-themen/gute-vorsaetze-2018-1954982.ht (aufgerufen am 10.04.2018).

DAK-Studie (2018b): So süchtig machen WhatsApp, Instagram und Co. Untersuchung von DAK-Gesundheit und Deutschem Zentrum für Suchtfragen zeigt Social-Media-Abhängigkeit bei 12- bis 17-Jährigen. https://www.dak.de/dak/download/pressemitteilung-statement-thomasius-1968606.pdf (aufgerufen am 10.04.2018).

Davies, R., Hamilton, P. (2016): Assessing learning in the early years' outdoor classroom: examining challenges in practice. In: Education 3-13, 46:1, 117-129. DOI: 10.1080/03004279.2016.1194448.

Darwin, C. (1958): The Autobiography of Charles Darwin 1809-1882. With the Original Omissions Restored. Edited and with Appendix and Notes by his Grand-daughter Nora Barlow. London: Collins. http://darwin-online.org.uk/content/frameset?pageseq=1&itemID=F1497&viewtype=text (aufgerufen am am 10.04.2018).

Decety, J. (2012): Empathy from bench to bedside. Cambridge, MA: MIT Press.

Decety, J., Ickes, W. (2009): The social neuroscience of empathy. Cambridge, MA: MIT Press.

Decety, J., Smith, K.E., Norman, G.J., Halpern, J. (2013): A social neuroscience perspective on clinical empathy. In: World Psychiatry 3, 233-237. DOI: 10.1002/wps.20146.

Decety, J., Svetlova, M. (2012): Putting together phylogenetic and ontogenetic perspectives on empathy. In: Dev. Cogn. Neurosci. 2, 1-24.

Derrida, J. (1986): Positionen. Graz: Böhlau.

Derrida, J. (1997): Cosmopolites de tous les pays, encore en effort. Paris: Gallimard.

Derrida, J. (2001): Von der Gastfreundschaft. Mit einer „Einladung" von Anne Dufourmantelle. Wien: Passagen.

Detillion, C.E., Craft, T.S., Glasper, E.R. et al. (2004): Social facilitation of wound healing. In: Psychoneuroendocrinology 8, 1004-1011.

Dichiara, G., Bassareo, V. (2007): Reward system and addiction: What dopamine does and doesn't do. In: Current Opinion in Pharmacology 1, 69-76.

Dickinson, E. (2013): The Misdiagnosis: Rethinking „Nature-deficit Disorder". In: Environmental Communication: A Journal of Nature and Culture. DOI: 10.1080/17524032.2013.802704.

Diogenes Laertius (1807): Von den Leben und den Meinungen berühmter Philosophen. Aus dem Griechischen von August Christian Borheck. Bd. 1. Wien, Prag: Franz Haas. digital.onb.ac.at. (aufgerufen am 10.04.2018).

Dobrinski, M. (2018): Lob des Fatalismus. München: Claudius.

Dong, G., Potenza, M.N. (2014): A cognitive-behavioral model of Internet gaming disorder: theoretical underpinnings and clinical implications. In: Journal of Psychiatric Research 58, 7-11.

Donovan, T. (2010): Replay. The History of Video Games. East Sussex: Yellow Ant Press.

Dreier, M., Wölfling, K., Müller, K.W. (2013): Psychological Research and a Sociological Perspective on Problematic and Addictive Computer Game Use in Adolescents. In: Internet Addiction. A Public Health Concern in Adolescence. New York: Nova Science Publishers, 87-110.

Dreitzel, H.P. (1968): Die gesellschaftlichen Leiden und das Leiden an der Gesellschaft. Vorstudien zu einer Pathologie des Rollenverhaltens. Stuttgart: Enke.

Dünne, J., Günzel, S. (2006): Raumtheorie. Grundlagentexte aus Philosophie und Kulturwissenschaften. Frankfurt a.M.: Suhrkamp.

Egger, J. (2015): Integrative Verhaltenstherapie. Wiesbaden: Springer VS.

Egger, J. (2017): Theorie und Praxis der biopsychosozialen Medizin. Wien: Facultas.

Eres, R., Decety, J., Louis, W. R., Molenberghs, P. (2015): Individual differences in local gray matter density are associated with differences in affective and cognitive empathy. In: NeuroImage 117, 305-310.

Feng, W., Ramo, D. E., Chan, S. R., Bourgeois, J. A. (2017): Internet gaming disorder: trends in prevalence 1998-2016. In: Addictive Behaviors 75 (June), 17-24. DOI: 10.1016/j.addbeh.2017.06.010.

Feuerbach, L. (1846): Über den Anfang der Philosophie. Sämtliche Werke Bd. 2. Leipzig: Wigand.

Feuerbach, L. (1846/1985): Wider den Dualismus von Leib und Seele, Fleisch und Geist. In: ders., Ausgewählte Schriften 1. Hrsg. *A. Schmidt*. Frankfurt a. M.: EVA.

Feuerbach, L. (1850/1971): Die Naturwissenschaft und die Revolution. In: ders., Gesammelte Werke Bd. 10. Kleinere Schriften III. Hrsg. *W. Schuffenhauer*. Berlin: Akademie Verlag 1971, 347-368. http://www.ludwig-feuerbach.de/natur_rev.htm (aufgerufen am 10.04.2018).

Feuerbach, L. (1866/1982): Das Geheimnis des Opfers oder Der Mensch ist, was er isst. In: ders., Gesammelte Werke Bd. 11. Kleinere Schriften IV. Hrsg. *W. Schuffenhauer*. Berlin: Akademie Verlag 1982.

Fine, A. (2015): Handbook on Animal-Assisted Therapy. 4. Aufl. New York: Academic Press.

Finke, B. (2018): Nach Datenskandal ermitteln Behörden gegen Facebook. In: Tagesanzeiger 21.03.2018.

Fischer, T., *Ziegenspeck, J. W.* (2008): Erlebnispädagogik: Grundlagen des Erfahrungslernens. Erfahrungslernen in der Kontinuität der historischen Erziehungsbewegung. 2. Aufl. Bad Heilbrunn: Klinkhardt.

Flade, A. (2010): Natur psychologisch betrachtet. Bern: Huber.

Fleury-Bahi, G., Pol, E., Navarro, O. (2017): Handbook of Environmental Psychology and Quality of Life Research. New York: Springer.

Fonagy, P. (2006): Bindungstheorie und Psychoanalyse. Stuttgart: Klett-Cotta.

Forschner, M. (1993): Über das Glück des Menschen. Darmstadt: Wissenschaftliche Buchgesellschaft.

Forschner, M. (2008): Oikeiosis. Die stoische Theorie der Selbstaneignung. In: *B. Neumeyr* et al.: Stoizismus in der europäischen Philosophie, Literatur, Kunst und Politik. Bd. 1. Berlin, New York: de Guyter, 169-192.

Foster, C. (2017a): Der Geschmack von Laub und Erde: Wie ich versuchte, als Tier zu leben. München: Malik.

Foster, C. (2017b): The Best Nature Writing of 2017 recommended by Charles Foster. https://fivebooks.com/best-books/best-nature-writing-2017-charles-foster/ (aufgerufen am: 10.04.2018).

Foucault, M. (1986): Die Sorge um sich. Frankfurt a. M.: Suhrkamp.

***Foucault**, M.* (2008): Ästhetik der Existenz. Hrsg. *D. Defert, F. Ewald*. Frankfurt a. M.: Suhrkamp.

Fuchs, T. (2010): Das Gehirn – ein Beziehungsorgan. In: Information Philosophie 5/2010. http://www.information-philosophie.de/?a=1&t=4908&n=2&y=1&c=2 (aufgerufen am 10.04.2018).

Fuchs, T. (2016): Das Gehirn – ein Beziehungsorgan: Eine phänomenologisch-ökologische Konzeption. Stuttgart: Kohlhammer.

Führing, P., Agsten, L., Windscheif, M. (2011): Praxisbuch Hupäsch: Ideen und Übungen zur Hundgestützten Pädagogik in der Schule. Norderstedt: Books on Demand.

Gallagher, S. (2005): How the Body Shapes the Mind. New York: Oxford University Press.

Gebhard, U. (2009): Kind und Natur. Die Bedeutung der Natur für die psychische Entwicklung. Wiesbaden: VS Verlag für Sozialwissenschaften.

Geist, H. (2005): The Causes and Progression of Desertification. Abingdon: Ashgate.

Gehlen, A. (1940): Der Mensch, seine Natur und seine Stellung in der Welt. Berlin: Junker und Dünnhaupt. (4. Aufl. Bonn: Athenäum 1950).

Gibson, J.J. (1979): The Ecological Approach to Visual Perception. Boston: Houghton Mifflin.

Gibson, J.J. (1982): The concept of affordance in development: The renaissance of functionalism. In: *Collins, N.A.*, The concept of development. Hillsdale: Erlbaum, 51-81.

Gilbert, P. (2017): Compassion: Concepts, Research and Applications. New York: Routledge.

Gilbert, S. F., Epel, D. (2009): Ecological Development Biology. Integrating Epigenetics, Medicine and Evolution. Sunderland, MA: Sinauer Associates.

Gilbert, S. F., Bosch, T. C. G., Ledón-Rettig, C. (2015): Eco-Evo-Devo: developmental symbiosis and developmental plasticity as evolutionary agents. In: Nature Reviews Genetics 10, 611-622.

Gilsdorf, R. (2004): Von der Erlebnispädagogik zur Erlebnistherapie. Perspektiven erfahrungsorientierten Lernens auf der Grundlage systemischer und prozessdirektiver Ansätze. Bergisch Gladbach: EHP.

Gleick, J. (2004): Isaac Newton. London: Harper Perennial.

Goldman, J. (2010): Man's new best friend? A forgotten Russian experiment in fox domestication. In: Scientific American. https://blogs.scientificamerican.com/guest-blog/mans-new-best-friend-a-forgotten-russian-experiment-in-fox-domestication/ (aufgerufen am 10.04.2018).

Gouin, J. P., Carter, S., Pournajafi-Nazarloo, H. et al. (2010): Marital Behavior, Oxytocin, Vasopressin, and Wound Healing. In: Psychoneuroendocrinology 7, 1082-1090.

Graumann, C.-F., Lantermann, E.-D., Kruse, L. (1996): Ökologische Psychologie. 2. Aufl. Weinheim: Beltz.

Grawe, K. (2004): Neuropsychotherapie. Göttingen: Hogrefe.

Greenfield, S. (2015): Digital Dementia. Video games improve attention, but is there also a link with dementia? In: Psychology Today 01.07.2015. https://www.psychologytoday.com/blog/mind-change/201507/digital-dementia (aufgerufen am 10.04.2018).

Griffiths, P. G., Gillespie, R. B. (2005): Sharing control between humans and automation using haptic interface: primary and secondary task performance benefits. In: Human factors 3, 574-590.

Grossmann, K. E., Grossmann, K. (2003): Bindung und menschliche Entwicklung. John Bowlby, Mary Ainsworth und die Grundlagen der Bindungstheorie. Stuttgart: Klett-Cotta.

Grothe, S. (2013): Der Tag, an dem die Erde aufging. In: Der Spiegel 17.12.2013. http://www.spiegel.de/einestages/ein-foto-und-seine-geschichte-der-tag-an-dem-die-erde-aufging-a-951333.html (aufgerufen am 10.04.2018).

Grube-Korth, C. (2018): Wasser – das verbindende Element analog zur Wirkung der Integrativen Therapie. In: Grüne Texte 3/2018. https://www.fpi-publikation.de/artikel/gruene-texte/03-2018-grube-korth-c-wasser-das-verbindende-element-analog-zur-wirkung-der-integrativen.htm (aufgerufen am 10.04.2018).

Grummt, R., Schruth. P., Simon, T. (2010): Neue Fesseln der Jugendhilfe: Repressive Pädagogik. Hohengehren: Schneider.

Gussone, B., Schiepek, G. (2000): Die „Sorge um sich". Burnout-Prävention und Lebenskunst in helfenden Berufen. Tübingen: dgvt.

Habermas, J. (1998): Die postnationale Konstellation. Politische Essays. Frankfurt a. M.: Suhrkamp.

Habermas, J. (2011): Zur Verfassung Europas. Ein Essay. Berlin: Suhrkamp.

Hackner, K., Errhalt, P., Mueller, M. R. et al. (2016): Canine scent detection for the diagnosis of lung cancer in a screening-like situation. In: Journal of Breath Research 27.09.2016. DOI: 10.1088/1752-7155/10/4/046003.

Hadot, P. (1991): Philosophie als Lebensform: geistige Übungen in der Antike. Berlin: Gatza.

Hahn, H., Falke, D., Kaufmann, S. H. E., Ulimann, U. (2005): Medizinische Mikrobiologie und Infektiologie. 5. Aufl. Berlin, Heidelberg: Springer.

Halbe, T. (2017): Das wahre Leben der Bäume – ein Buch gegen eingebildeten Umweltschutz. Schmallenberg: WOLL.

Hall, B. K. (2003): Evo-Devo: evolutionary developmental mechanisms. In: International Journal of Developmental Biology 7-8, 491-495.

Hallmann, C. A., Sorg, M., Jongejans, E. et al. (2017): More than 75 percent decline over 27 years in total flying insect biomass in protected areas. In: Plos One 18.10.2017. DOI: 10.1371/journal.pone.0185809.

Hammond, J., Gibbons, P. (2005): Putting scaffolding to work: The contribution of scaffolding in articulating ESL education. In: Prospect 1, 6-30.

Han, D. H., Kim, S. M., Lee, Y. S., Renshaw, P. F. (2012): The effect of family therapy on the changes in the severity of on-line game play and brain activity in adolescents with on-line game addiction. In: Psychiatry Res. 2, 126-31.

Hanson, S. L., White, J. K. (2011): The American Dream in the 21st Century. Philadelphia: Temple University Press.

Hard, G. (1998): Ruderalvegetation: Ökologie und Ethnoökologie, Ästhetik und „Schutz". In: Notizbuch der Kassler Schule. Bd. 49. Kassel.

Hare, B. et al. (2005): Social Cognitive Evolution in Captive Foxes Is a Correlated By-Product of Experimental Domestication. In: Current Biology 3, 226-230.

Hattie, J. (2009): Visible learning. London: Routledge. (Dtsch.: Lernen sichtbar machen. Hohengehren, Baltmannsweiler: Schneider 2013).

Hattie, J. (2012): Visible learning for teachers. London: Routledge. (Dtsch.: Lernen sichtbar machen für Lehrpersonen. Hohengehren, Baltmannsweiler: Schneider 2014).

Hattie, J., Zierer, K. (2016): Kenne deinen Einfluss! „Visible Learning" für die Unterrichtspraxis. Hohengehren, Baltmannsweiler: Schneider.

Hausen, J. (2015): Kreativität und psychische Störungen haben gemeinsame genetische Grundlagen. In: Creators 16.06.2015. https://creators.vice.com/de/article/d7wgmw/kreativitt-und-psychische-strungen-haben-dieselbe-genetische-grundlage-534 (aufgerufen am 10.04.2018).

Havighurst, R. J. (1948): Developmental task and education. New York: McKay. (3. Aufl. 1972).

Hediger, K., Turner, D. (2014): Can dogs increase children's attention and concentration performance? A randomized controlled trial. In: Human-Animal Interaction Bulletin 2, 21-39.

Heft, H. (2001): Ecological Psychology in Context. Mahwah, NJ, London: Erlbaum.

Heft, H. (2013): An ecological approach to psychology. In: Review of General Psychology 17, 162-167.

Held, L. I. (2014): How the Snake Lost its Legs. Curious Tales from the Frontier of Evo-Devo. Cambridge: Cambridge University Press.

Hergovich, A., Monshi, B., Semmler, G., Zieglmayer, V. (2002): The effects of the presence of a dog in the classroom. In: Anthrozoös 1, 37-50.

Herrmann, U. (2006): Neurodidaktik – Grundlagen und Vorschläge für gehirngerechtes Lehren und Lernen. Weinheim, Basel: Beltz.

Hersey, F. (2017): Chinese teenager dies 48 hours after entering internet rehab camp. In: The Telegraph 14.08.2017. http://www.telegraph.co.uk/news/2017/08/14/chinese-teenager-dies-48-hours-entering-internet-rehab-camp/ (aufgerufen am 10.04.2018).

Hessel, S. (2010): *Empört Euch!* Berlin: Ullstein.

Heyer, M., Kloke, N. (2011): Der Schulhund – Eine Praxisanleitung zur hundegestützten Pädagogik. Nerdlen/Daum: Kynos.

Hildegard von Bingen, Sölle, D. (1989): O Grün des Fingers Gottes. Die Meditationen der Hildegard von Bingen. Wuppertal: Peter Hammer.

Höhmann-Kost, A., Siegele, F. (2004): Integrative Persönlichkeitstheorie. In: POLYLOGE 11/2004. http://www.fpi-publikation.de/polyloge/alle-ausgaben/11-2004-hoehmann-kost-annette-siegele-frank-2004-integrative-persoenlichkeitstheorie.html (aufgerufen am 10.04.2018).

Hojat, M., Mangione, S., Nasca, T.J. et al. (2004): An empirical study of decline in empathy in medical school. In: Med Educ. 9, 934-941. https://www.ncbi.nlm.nih.gov/pubmed/15327674 (aufgerufen am 10.04.2018).

Hojat. M., Vergare, M.J., Maxwell, K. et al. (2009): The devil is in the third year: a longitudinal study of erosion of empathy in medical school. In: Acad Med. 9, 1182-91. DOI: 10.1097/ACM.0b013e3181b17e55. https://www.ncbi.nlm.nih.gov/pubmed/19707055 (aufgerufen am 10.04.2018).

Hömberg, R. (2016): Naturinterventionen und Supervision als ökopsychosomatische Burnout-Prophylaxe. In: Grüne Texte 8/2016. http://www.fpi-publikation.de/supervision/alle-ausgaben/08-2016-hoemberg-ralf-naturinterventionen-und-supervision-als-oekopsychosomatische-burnout.html (aufgerufen am 10.04.2018).

Hömberg, R. (2017): Ökopsychosomatik und Waldtherapie im Integrativen Verfahren. In: Grüne Texte 17/2017. http://www.fpi-publikation.de/artikel/gruene-texte/17-2017-hoemberg-ralf-kopsychosomatik-und-waldtherapie-im-integrativen-verfahren-aus.html (aufgerufen am 10.04.2018).

Huber, L. (2017): Where is the evidence for general intelligence in nonhuman animals? In: Behav Brain Sci (40) e206.

Hurrelmann, K. (1995): Einführung in die Sozialisationstheorie. 5. Aufl. Weinheim: Beltz.

Hurrelmann, K. (2015): Handbuch Sozialisationsforschung. Weinheim: Beltz.

Hurrelmann, K. (2015): Socialisation During the Life Course. New York: Routledge.

Hurtz, S. (2018): Das Misstrauen gegenüber Facebook wächst. In: Tagesanzeiger 21.03.2018. https://www.tagesanzeiger.ch/wirtschaft/standarddas-misstrauen-waechst/story/22096718 (aufgerufen am 10.04.2018).

Hüther, G., Petzold, H. G. (2012): Auf der Suche nach einem neurowissenschaftlich begründeten Menschenbild. In: *Petzold, H. G.* (2012f): Die Menschenbilder in der Psychotherapie. Interdisziplinäre Perspektiven und die Modelle der Therapieschulen. Wien: Krammer, 207-242. http://www.fpi-publikation.de/downloads/download-polyloge/download-nr-18-2013-gerald-huether-hilarion-g-petzold.html (aufgerufen am 10.04.2018).

Immler, H. (1989): Vom Wert der Natur. Zur Ökologischen Reform von Wirtschaft und Gesellschaft. Opladen: Westdeutscher Verlag.

Irvine, K.N., Warber, S. L., Devine-Wright, P., Gaston, K. (2013): Understanding urban green space as a health resource: A qualitative comparison of visit motivation and derived effects among park users in Sheffield, UK. In: International Journal of Environmental Research and Public Health 10 (1), 417-442. DOI: 10.3390/ijerph10010417. PMC 3564151.

Jablonka, E., Lamb, J. (2005): Evolution in four Dimensions. Genetic, Epigenetic, Behavioral and Symbolic Variation in the History of Life. Boston: MIT Press.

James, P., Banay, R. F., Hart, J. E., Laden, F. (2015): A review of the health benefits of greenness. In: Curr Epidemiol Reports 2, 131-142.

Jäncke, L. (2013): Lehrbuch Kognitive Neurowissenschaften. Bern: Huber.

Jonas, K., Stroebe, W. Hewstone, M. (2014): Sozialpsychologie. 6. Aufl. Heidelberg: Springer.

Johnson, J. G., Cohen, P., Smailes, E. M. et al. (2002): Television viewing and aggressive behavior during adolescence and adulthood. In: Science 295, 2468-2471.

Julius, H., Beetz, A., Kotrschal, K., Turner, D., Uvnäs-Moberg, K. (2013): Attachment to pets – An integrative view of human-animal relationships with implications for therapeutic practice. New York: Hogrefe.

Jüster, M. (2007): Integrative Soziotherapie. In: *Sieper, J., Orth, I., Schuch, W.* (Hrsg.)(2007): Neue Wege Integrativer Therapie. Klinische Wissenschaft, Humantherapie, Kulturarbeit – Polyloge – 40 Jahre Integrative Therapie. Festschrift für Hilarion G. Petzold. Bielefeld: Edition Sirius im Aisthesis Verlag, 491-528.

Kahle, L. R., Gurel-Atay, E. (2014): Communicating Sustainability for the Green Economy. New York: M. E. Sharpe.

Kahn, P. H. (1999): The Human Relationship with Nature. Cambridge: MIT Press.

Kahn, P. H., Kellert, S. R. (2002): Children and Nature: Psychological, Sociocultural, and Evolutionary Investigations. Cambridge, MA: MIT Press.

Kaminski, J., Bräuer, J., Call, J., Tomasello, M. (2009): Domestic dogs are sensitive to a human's perspective. In: Behaviour 146, 979-998.

Kanner, A. D., Coyne, J. et al. (1981): Comparison of two modes of stress measurement: Daily hassles and uplifts versus major life events. In: Journal of Behavioral Medicine 4, 1-39.

Karg, J., Spitzer, M. (2010): Wer Spielekonsolen schenkt, schenkt schlechte Noten. Eine neue Studie belegt, wie gefährlich Computerspiele gerade für Kleinkinder sind. In: Augsburger Allgemeine 11.07.2010. http://www.augsburger-allgemeine.de/bayern/Wer-Spielekonsolen-schenkt-schenkt-schlechte-Noten-id7972811.html (aufgerufen am 10.04.2018).

Keller, T. A., Just, M. A. (2016): Structural and functional neuroplasticity in human learning of spatial routes. In: Neuroimage 125, 256-266.

Kellert, S. E., Wilson, E. O. (1993): The Biophilia Hypothesis. Washington: Island Press.

Kern, U. (1998): Der andere Feuerbach: Sinnlichkeit, Konkretheit und Praxis als Qualität der „neuen Religion" Ludwig Feuerbachs. Münster: Lit.

Kershaw, S. (2005): Hooked on the Web: Help Is on the Way. In: New York Times 01.12.2005. http://www.nytimes.com/2005/12/01/fashion/thursdaystyles/hooked-on-the-web-help-is-on-the-way.html (aufgerufen am 10.04.2018).

Kim, H.-K., Davis K. E. (2008): Toward a comprehensive theory of problematic Internet use: Evaluating the role of self-esteem, anxiety, flow, and self-rated importance of Internet activities. In: Computers in Human Behavior 2008. DOI: 10.1016/j.chb.2008.11.001.

Kim, S. S., Kaplowitz, S., Johnston, M. V. (2004): The effects of physician empathy on patient satisfaction and compliance. In: Eval Health Prof. 27, 237-251.

King, D. L., Delfabbro, P. H., Wu, A. M. S. (2017): Treatment of Internet gaming disorder: An international systematic review and CONSORT evaluation. In: Clin Psychol Rev. 54, 123-133. https://www.ncbi.nlm.nih.gov/pubmed/28458097 (aufgerufen am 10.04.2018).

Kirschner, M. C., Gerhart, J. C. (2007): Die Lösung von Darwins Dilemma – Wie Evolution komplexes Leben schafft. Reinbek: Rowohlt.

Klempnauer, E. (2017): Green Writing – Schreiben in der Natur und von Naturerfahrungen – Ein Integrativer Ansatz kreativen und biographischen Schreibens. In: Grüne Texte. http://www.fpi-publikation.de/artikel/gruene-texte/2.html (aufgerufen am 10.04.2018).

Koch, C. (2017): Was wäre, wenn ... niemand mehr Fleisch äße? Ein Szenario. In: Brand eins. https://www.brandeins.de/magazine/brand-eins-wirtschaftsmagazin/2017/ueberraschung/was-waere-wenn-niemand-mehr-fleisch-aesse (aufgerufen am 10.04.2018).

Koepp, M. J., Gunn, R. N., Lawrence, A. D., Cunningham, V. J. et al. (1998): Evidence for striatal dopamine release during a video-game. In: Nature 393, 266-268.

Kolbert, E. (2014): The Sixth Extinction: An Unnatural History. London: Bloomsbury.

Körding, K., Wolpert, D. F. (2004): Bayesian integration in sensorimotor learning. In: Nature 427, 244-247.

Kreiß, C. (2014): Geplanter Verschleiß: Wie die Industrie uns zu immer mehr und immer schnellerem Konsum antreibt – und wie wir uns dagegen wehren können. Berlin: Europa.

Kreiß, C. (2015): Gekaufte Forschung: Wissenschaft im Dienst der Konzerne. Berlin: Europa.

Krummenacher, C. (2018): Jede zweite Spezies stirbt bis 2080 aus. In: Nau 16.03.2018. https://www.nau.ch/ausland/wwf-studie-jede-zweite-spezies-stirbt-bis-2080-aus-65310653 (aufgerufen am 10.04.2018).

Kühl, E. (2018): Gegen die Macht des Reptilienhirns. Smartphones, soziale Netzwerke und Apps manipulieren unser Verhalten. Das ist gewollt – bis jetzt: Auf der SXSW-Konferenz regt sich Widerstand gegen das Silicon Valley. In: DIE ZEIT 11.03.2018. http://www.zeit.de/digital/internet/2018-03/sxsw-silicon-valley-technologie-facebook-abhaengigkeit-tristan-harris/komplettansicht (aufgerufen am 10.04.2018).

Kuhlmann, P. (2016): Die Philosophie der Stoa: Seneca, Epistulae morales. Göttingen: Vandenhoeck & Ruprecht.

Kühn, S., Romanowski, A., Schilling, C., Lorenz, R. et al. (2011): The neural basis of video gaming. In: Translational Psychiatry 1, e53. https://www.nature.com/articles/tp201153 (aufgerufen am 10.04.2018).

Kuss, D. J., Griffiths M. D. (2017): Social networking sites and addiction: Ten lessons learned. In: Int. J. Environ. Res. Public Health 14, 311. DOI: 10.3390/ijerph14030311.

Lambe, E. K., Krimer, L. S., Goldman-Rakic, P. S. (2000): Differential postnatal development of catecholamine and serotonin inputs to identified neurons of rhesus monkey. In: J. Neuroscience 20, 8780-8787.

Lambert, M. J. (2013): Bergin and Garfield's Handbook of psychotherapy and behavior change. 6. Aufl. Hoboken, NJ: Wiley.

Lamm, C., Batson, C. D., Decety, J. (2007): The neural basis of human empathy: Effects of perspective-taking and cognitive appraisal. In: Journal of Cognitive Neuroscience 1, 42-58.

Landry, C. R., Aubin-Horth, N. (2014): Ecological Genomics: Ecology and the Evolution of Genes and Genomes.

Langer, A. (2007): Tod im Boot-Camp – Freisprüche für Aufseher. In: Spiegel Online. 12.10.2007. http://www.spiegel.de/panorama/justiz/us-erziehungslager-tod-im-boot-camp-freisprueche-fuer-aufseher-a-511108.html (aufgerufen am 10.04.2018).

Lee, C.-U. (2002): Oikeiosis. Stoische Ethik in naturphilosophischer Perspektive. Freiburg: Alber.

Le Goff, P.-L. (2011): Los Cartoneros of Buenos Aires: Waste Scavenging and the Appropriation of Space in the Neoliberal City. http://www.academia.edu/1293160/Los_Cartoneros_of_Buenos_Aires_Waste_Scavenging_and_the_Appropriation_of_Space_in_the_Neoliberal_City (aufgerufen am 10.04.2018).

Lehnert, H.-J., Köhler, K., Benkowitz, D. (2016): Schulgärten. Anlegen, pflegen, nutzen. Stuttgart: Ulmer.

Leitner, E., Petzold, H. G. (2005/2010): Dazwischengehen – wo Unrecht geschieht, Integrität gefährdet ist, Würde verletzt wird. Ein Interview mit Hilarion Petzold zum Thema „Engagement und Psychotherapie" und Integrativen Positionen. Hückeswagen: Europäische Akademie für psychosoziale Gesundheit. Erw. in: *Petzold, H. G., Orth, I. Sieper, J.* (2010a): Gewissensarbeit, Weisheitstherapie, Geistiges Leben – Themen und Werte moderner Psychotherapie. Wien: Krammer, 279-366 und in: Polyloge 10/2010. http://www.fpi-publikation.de/images/stories/downloads/polyloge/leitneri-petzold_dazwischengehen_polyloge_10_2010a.pdf (aufgerufen am 10.04.2018).

Leißing, A. (2018): Tiergestützte Therapie im integrativen Verfahren an einer Schule mit dem Förderschwerpunkt emotionale und soziale Entwicklung am Beispiel einer Therapiereihe mit einem Hund. In: Grüne Texte 1/2018. http://www.fpi-publikation.de/images/stories/downloads/grueneTexte/leissing-schule-foerderschwerpunkt-emotionale-soziale-entwicklung-therapie-mit-hund-gruene-texte-01-2018.pdf (aufgerufen am 10.04.2018).

Leitgeb, N. (2000): Machen elektromagnetische Felder krank? Strahlen, Wellen, Felder und ihre Auswirkungen auf unsere Gesundheit. 3. Aufl. Wien: Springer.

Lemke, H. (2004): Feuerbachs Stammtischthese oder zum Ursprung des Satzes: „Der Mensch ist, was er isst" In: Aufklärung und Kritik 1/2004. http://www.gkpn.de/lemke.pdf (aufgerufen am 10.04.2018).

Lemke, H. (2016): Ethik des Essens: Einführung in die Gastrosophie. Bielefeld: transcript.

Lesch, H. (2018): Durchgefallen. Schule auf dem Prüfstand. Deutsche Erstausstrahlung: ZDF 27.02.2018. https://www.fernsehserien.de/leschs-kosmos-2/folgen/112-durchgefallen-schule-auf-dem-pruefstand-1171628 (aufgerufen am 10.04.2018).

Levinas, E. (1963): La trace de l'autre, Paris: Gallimard. (Dtsch. : Die Spur des Anderen, Freiburg: Alber 1983).

Lewin, K. (1917): Kriegslandschaft. In: Zsch.f. Angewandte Psychologie 12, 440-447. Und in: Werkausgabe Bd. 4: Feldtheorie. Hrsg. *C.-F. Graumann*. Bern: Huber, Stuttgart: Klett-Cotta 1982, 315-325. http://gth.krammerbuch.at/sites/default/files/articles/Create%20 Article/01_KL_F.pdf (aufgerufen am 10.04.2018).

Lewin, K. (1969): Grundzüge der topologischen Psychologie. Bern: Huber.

Li, Q. (2012): Forest Medicine. New York: Nova Science Publishers.

Liessmann, K.P. (2006): Theorie der Unbildung. Die Irrtümer der Wissensgesellschaft. Wien: Paul Zsolnay.

Lindenberg, K., Halasy, K., Szász-Janocha, C., Wartberg, L.A. (2018): Phenotype Classification of Internet Use Disorder in a Large-Scale High-School Study. In: Int J Environ Res Public Health 15(4). pii: E733. DOI: 10.3390/ijerph15040733.

Lindermann, N. (2016): Globalisierung, Gewissen und Supervision. Perspektiven Jean Zieglers und des Integrativen Ansatzes. In: Polyloge 15/2016. http://www.fpi-publikation.de/images/stories/downloads/polyloge/lindermann-globalisierung-gewissen-supervision-perspektiven-jean-zieglers-integrativ-polyloge-15-2016.pdf (aufgerufen am 10.04.2018).

Long, A.A. (1996): Stoic Studies. Cambridge: Cambridge University Press.

Lorenz, K. (1973/1987): Die Rückseite des Spiegels. München: Piper. (München: dtv 1987).

Lorenz, K. (1973a): „Konrad Lorenz – Biographical. The Nobel Prize in Physiology or Medicine 1973". https://www.nobelprize.org/nobel_prizes/medicine/laureates/1973/lorenz-bio.html (aufgerufen am 10.04.2018).

Louv, R. (2005): Last Child in the Woods. New York: Algonquin Books. (Dtsch.: Das Letzte Kind im Wald. Weinheim: Beltz 2011).

Louv, R. (2011): The Nature Principle: Human Restoration and the End of Nature-Deficit Disorder. New York: Algonquin.

Lovelock, J. (2005): Gaia: Medicine for an Ailing Planet. New York: Oxford University Press.

Lovelock, J. (2009): The Vanishing Face of Gaia: A Final Warning. London: Allen Lane.

Lovelock, J. (2014): A Rough Ride to the Future. London: Allen Lane.

Lovelock, J., Plüss, M. (2016): Der letzte Romantiker der Wissenschaft. In: Grüne Texte. http://www.fpi-publikation.de/images/stories/downloads/grueneTexte/lovelock-pluess-2016-der-letzteromantiker-der-wissenschaft-gruene-texte-29-2016.pdf (aufgerufen am 10.04.2018).

Lüttge, U., Kluge, M., Bauer, G. (2005): Botanik. 5. Aufl. Weinheim: Wiley-VCH.

Lukesch, B., Petzold, H. G. (2011): Lernen und Lehren in der Supervision – ein komplexes, ko-kreatives Geschehen. In: Supervision 5/2011. http://www.fpi-publikation.de/downloads/download-supervision/download-05-2011-lukesch-b-petzold-h-g.html (aufgerufen am 10.04.2018).

Lyon, T.J. (1989): This Incomparable Land: A Book of American Nature Writing. Boston: Houghton Mifflin.

Maas, J., Verheij, R.A. et al. (2006): Green space, urbanity, and health: how strong is the relation? In: J. of Epidemiology & Community Health 60, 7. http://jech.bmj.com/content/60/7/587 (aufgerufen am 10.04.2018).

Mabey, R. (1995): The Oxford Book of Nature Writing. Oxford: Oxford University Press.

Manemann, J. (2014): Kritik des Anthropozäns: Plädoyer für eine neue Humanökologie. Bielefeld: transcript.

Markowitsch, H.J., Welzer, H. (2006): Das autobiographische Gedächtnis. Hirnorganische Grundlagen und biosoziale Entwicklung. Stuttgart: Klett-Cotta.

Maynard, T., Waters, J. (2007): Learning in the outdoor environment: a missed opportunity? In: Early Years 3, 255-265. DOI: 10.1080/09575140701594400.

McCauley, D.J., Pinsky, M. L., Palumbi, S. R. et al. (2015): Marine defaunation: animal loss in the global oceans. In: Science 347, 1255641. https://labs.eemb.ucsb.edu/mccauley/doug/publications/McCauley_et_al_2015.pdf (aufgerufen am 10.04.2018).

McDilda, D. G. (2007): The Everything Green Living Book: Easy Ways to Conserve Energy, Protect Your Family's Health, and Help save the Environment. Avon, MA: Adams Media.

McKusick, J. (2000): Green Writing: Romanticism and Ecology. London: Palgrave Macmillan.

Medina, M. (2007): The World's Scavengers: Salvaging for Sustainable Consumption and Production. New York: Altamira Press.

Mei, S. van der, Petzold, H. G., Bosscher, R. (1997): Runningtherapie, Streß, Depression – ein übungszentrierter Ansatz in der Integrativen leib- und bewegungsorientierten Psychotherapie. In: Integrative Therapie 3, 374-428. http://www.fpi-publikation.de/images/stories/downloads/textarchiv-petzold/mei-petzold-bosscher-1997-runningtherapie-integrative-leib-und-bewegungsorientierte-psychotherapiepdf.pdf (aufgerufen am 10.04.2018).

Meinberg, E. (1995): Homo oecologicus. Das neue Menschenbild im Zeichen der ökologischen Krise. Darmstadt: Wissenschaftliche Buchgesellschaft.

Merleau-Ponty, M. (1945/1966): Phénoménologie de la perception, Gallimard, Paris 1945. (Dtsch.: Phänomenologie der Wahrnehmung. Berlin: de Gruyter 1966).

Merleau-Ponty, M. (1964/1994): Le visible et l'invisible. Gallimard, Paris. (Dtsch.: Das Sichtbare und das Unsichtbare. München: Fink 1968. 2. Aufl. 1994).

Merleau-Ponty, M. (1969/1983): La prose du monde, Paris: Gallimard. (Dtsch.: Die Prosa der Welt. München: Fink 1983).

Merleau-Ponty, M. (1995/2002): La Nature. Notes de Cours de Collège de France. Hrsg. *D. Seglard*. Paris: Edition du Seuil. (Dtsch.: Die Natur. München: Fink 2002).

Metzger, M. (2015): „Erst stirbt der Wald, dann du!" Das Waldsterben als westdeutsches Politikum (1978-1986). Frankfurt a. M.: Campus.

Michel, G.J. (2011): Der qualitative Charakter bewusster Erlebnisse: Physikalismus und phänomenale Eigenschaften in der analytischen Philosophie des Geistes. Paderborn: mentis.

Mihara, S. et al. (2016): OR-72: the Self-Discovery Camp (SDiC) and its efficacy in treating Internet use disorder. In: Journal of Behavioral Addictions 1, 2016. http://go.galegroup.com/ps/anonymous?id=GALE%7CA459058567&sid=googleScholar&v=2.1&it=r&linkaccess=fulltext&issn=20625871&p=AONE&sw=w&authCount=1&isAnonymousEntry=true (aufgerufen am 10.04.2018).

Miyazaki, Y. (2018): Shinrin Yoku – Heilsames Waldbaden. Die japanische Therapie für innere Ruhe, erholsamen Schlaf und ein starkes Immunsystem. München: Irisiana (angekündigt).

Mogorovic, B. (2017a): Zur Revision der modernen, menschzentrierten Denkform durch Wolfgang Welsch – Bezüge zum Integrativen Ansatz der Supervision, Therapie, Naturtherapie. In: Supervision 1/2017. http://www.fpi-publikation.de/supervision/alle-ausgaben/01-2017-mogorovic-b-zur-revision-moderner-menschzentrierter-denkform-welsch-naturtherapie.html (aufgerufen am 10.04.2018).

Moreno, J. L. (1934): Who shall survive? A new approach to the problem of human interrelations. Washington: Nervous and Mental Disease Publ.

Moreno, M. A., Jelenchick, L. A., Christakis, D. A. (2013): Problematic internet use among older adolescents: A conceptual framework. In: Computers and Human Behavior 4, 1879-1887.

Morton, T. (2017): Humankind: Solidarity with Nonhuman People. Brooklyn: Verso.

Morton, T. (2018): Being Ecological. Kingston, Jamaika: Pelican.

Moscovici, S. (2002): De la Nature. Pour penser l'écologie. Paris: Métailié.

Moscovici, S. (1972): La Société contre nature, Paris: Union générale d'éditions. (Die Einführung unter http://classiques.uqac.ca/contemporains/moscovici_serge/societe_contre_nature/societe_contre_nature_intro.html (aufgerufen am 28.02.2018)).

Moscovici, S. (2002a): De la Nature. Pour penser l'écologie, Paris: Métailié.

Moscovici, S. (2002b): Réenchanter la nature. Entretiens avec Pascal Dibie. Paris: Aube.

Mosher, D. (2014): High Wired: Does Addictive Internet Use Restructure the Brain? Brain scans hint excessive time online is tied to stark physical changes in the brain. In: Scientific American 17.06.2011. https://www.scientificamerican.com/article/does-addictive-internet-use-restructure-brain (aufgerufen am 10.04.2018).

Mößle, T. (2012): „dick, dumm, abhängig, gewalttätig?" Problematische Mediennutzungsmuster und ihre Folgen im Kindesalter. Ergebnisse des *Berliner Längsschnitt Medien*. Baden Baden: Nomos.

Mößle, T., Kleimann, M., Rehbein, F., Pfeiffer, C. (2006): Mediennutzung, Schulerfolg, Jugendgewalt und die Krise der Jungen. In: Zeitschrift für Jugendkriminalrecht und Jugendhilfe 3, 295-309. http://www.forschungsnetzwerk.at/downloadpub/Mediennutzung_Schulerfolg_Jugendgewalt_Krise_der_Jungen.pdf (aufgerufen am 10.04.2018).

Muszkat, M., Yehuda, A. B., Moses, S., Naparstek. Y. (2010): Teaching empathy through poetry: A clinically based model. In: Med Educ. 44, 503.

Nagasawa, M., Ogawa, M. et al. (2017): Intranasal Oxytocin Treatment Increases Eye-Gaze Behavior toward the Owner in Ancient Japanese Dog Breeds. In: Front. Psychol 8, 1624. https://www.ncbi.nlm.nih.gov/pmc/articles/PMC5613112/.

Nagel, T. (1974): What is it like to be a bat? In: The Philosophical Review 83, 435-450.

Nestler, E.J. (2013): Cellular basis of memory for addiction. In: Dialogues Clin. Neurosci. 4, 431-443. https://www.ncbi.nlm.nih.gov/pmc/articles/PMC3898681/ (aufgerufen am 10.04.2018).

Nestler, E.J. (2014): Epigenetic mechanisms of drug addiction. In: Neuropharmacology 76 Pt B, 259-268.

Neumann, M., Edelhäuser, F., Tauschel, D. et al. (2011): Empathy Decline and Its Reasons: A Systematic Review of Studies with Medical Students and Residents. In: Academic Medicine 8, 996-1009.

Newton, B. W., Barber, L., Clardy.J. et al. (2008): Is there hardening of the heart during medical school? In: Acad Med. 83, 244-249.

O'Brien, L. (2009): Learning outdoors: the Forest School approach. In: Education 3-13, 1, 45-60.

O'Donohue, J. (2004): Schönheit. Das Buch vom Reichtum des Lebens. München: dtv.

O'Haire, M. (2010): Companion animals and human health: Benefits, challenges, and the road ahead. In: Journal of Veterinary Behavior 5, 226-234. https://pdfs.semanticscholar.org/c212/9f7251abf30a04fae39b2ba83aa8f00af709.pdf (aufgerufen am 10.04.2018).

Olsen, C.M. (2011): Natural rewards, neuroplasticity, and non-drug addictions. In: Neuropharmacology 7, 1109-22. https://www.ncbi.nlm.nih.gov/pmc/articles/PMC3139704/ (aufgerufen am 10.04.2018).

Orth-Petzold, S. (2016): Einige Aspekte zum Einfluss der Ernährung auf die Psyche des Menschen. In: Grüne Texte 6/2016. http://www.fpi-publikation.de/artikel/gruene-texte/06-2016-orth-petzold-s-einige-aspekte-zum-einfluss-der-ernaehrung-auf-die-psyche-des-menschen.html (aufgerufen am 10.04.2018).

Osten, P. (2000): Die Anamnese in der Psychotherapie: Klinische Entwicklungspsychologie in der Praxis. 2. Aufl. München, Basel: Reinhardt.

Otterstedt, C. (2001): Tiere als therapeutische Begleiter: Gesundheit und Lebensfreude durch Tiere – eine praktische Anleitung. Stuttgart: Kosmos.

Otterstedt, C. (2016): Tiergestützte Intervention: Methoden und tiergerechter Einsatz in Therapie, Pädagogik und Förderung. 88 Fragen & Antworten. Stuttgart: Schattauer.
Oyama, S. (1985/2000): The Ontogeny of Information. Developmental Systems and Evolution. Durham, N. C.: Duke University Press. (2. erw. Aufl. 2000).
Oyama, S., Griffiths, P. E., Gray, R. D. (2001): Cycles of contingency. Developmental systems and evolution. Cambridge/Mass.: Bradford/MIT-Press.
Paffrat, H. F. (2012): Einführung in die Erlebnispädagogik. Augsburg: Ziel.
Pascual-Leone A., Freitas C., Oberman L. et al. (2011): Characterizing brain cortical plasticity and network dynamics across the age-span in health and disease with TMS-EEG and TMS-fMRI. In: Brain Topography 24, 302-315.
Pitchers, K. K., Vialou, V., Nestler, E. J. et al. (2013): Natural and drug rewards act on common neural plasticity mechanisms with ΔFosB as a key mediator. In: The Journal of Neuroscience 8, 3434-3442.
Plattner, G. et al. (2015): Naturerleben und Gesundheit. Eine Studie zur Auswirkung von Natur auf das menschliche Wohlbefinden unter besonderer Berücksichtigung von Waldlebensräumen. Wien: officina. http://www.bundesforste.at/uploads/publikationen/WasserWege_Gesundheit.pdf (aufgerufen am 10.04.2018).
Plato, D. (2014): Nachhaltiges Lernen und Verstehen: Die Grüne Lunge im Lehrplan an Schulen in Brandenburg. Hamburg: *disserta*.
Plessner, H. (1928): Die Stufen des Organischen und der Mensch. Einleitung in die philosophische Anthropologie. Berlin: de Gruyter 1975. (Auch in: Gesammelte Schriften. Hrsg. *G. v. Dux, O. Marquard*. Frankfurt a. M.: Suhrkamp 1982ff.).
Ploberger, D. (2015): Hunde in der Schule – empfohlene Richtlinien und deren praktische Umsetzung. Linz: PH Oberösterreich. https://bildung.bmbwf.gv.at/schulen/unterricht/ba/hundeinderschule/hundeinderschule_ba_ploberger.pdf?6aanqg (aufgerufen am: 10.04.2018).
Polit, M. M. E. (1947): Perfect obedience; commentary on the letter on obedience of St Ignatius of Loyola. Westminster, MD: Newman Bookshop.
Pörksen, U. (2011): Plastikwörter. Die Sprache einer internationalen Diktatur. 7. Aufl. Stuttgart: Klett-Cotta.
Potera, C. (1998): Trapped in the Web? In: Psychology Today 2, 66-70.
Pouyet, M. (2008): Ideenbuch Landart. 500 Inspirationen für Naturgestaltungen rund ums Jahr. Baden, München: AT.
Power, J. (2015): Inside the South Korean Rehab Clinic. In: Vice 22.09.2015. https://www.vice.com/en_us/article/dp5k8z/inside-the-south-korean-rehab-clinic-that-treats-gaming-addicts-with-german-scifi-922 (aufgerufen am 10.04.2018).
Power, R. A., Steinberg, S. et al. (2015): Polygenic risk scores for schizophrenia and bipolar disorder predict creativity. In: Nature Neuroscience 18, 953-955.
Pretty, J., Angus, C., Bain, M., Barton, J., Gladwell, V., Hine, R. et al. (2009): Nature, childhood, health and life pathways. Interdisciplinary Centre for Environment and Society Occasional Paper 2009-02. University of Essex, UK. http://www.se-ed.co.uk/sites/default/files/resources/Nature%20Childhood%20and%20Health%20iCES%20Occ%20Paper%202009-2%20FINAL.pdf (aufgerufen am 10.04.2018).
Preuss, S. (1995): Ökopsychosomatik. Umweltbelastungen und vegetative Beschwerden. Heidelberg: Asanger.
Pütz, N., Wittkowske, S. (2012): Schulgarten- und Freilandarbeit. Lernen, studieren und forschen. Leipzig: Klinkhardt.
Pupato, K. (2006): Wille und Wollen im Rahmen der Psychotherapie mit Kindern und Jugendlichen – Aus Sicht der Integrativen Therapie. In: POLYLOGE 20/2006. http://www.fpi-publikation.

de/polyloge/alle-ausgaben/20-2006-pupato-katharina-wille-und-wollen-im-rahmen-der-psychotherapie-mit-kindern-und-jugendliche.html (aufgerufen am 10.04.2018).

Pyritz, L. (2018a): Versteckspiel für die Wissenschaft. In: Deutschlandfunk 11.01.2018. http://www.deutschlandfunk.de/forschung-mit-hunden-versteckspiel-fuer-die-wissenschaft.676.de.html?dram:article_id=411537 (aufgerufen am 10.04.2018).

Pyritz, L. (2018b): Hirnforschung bei Hunden. Einfach nur wau?! In: Deutschlandfunk. http://www.deutschlandfunk.de/hirnforschung-bei-hunden-einfach-nur-wau.740.de.html?dram:article_id=411496 (aufgerufen am 10.04.2018).

Rakel, D., Barrett, B., Zhang, Z. et al. (2011): Perception of empathy in the therapeutic encounter: Effects on the common cold. In: Patient Educ Couns. 85, 390-397.

Ramelli, I. (2009): Hierocles the Stoic: Elements of Ethics, Fragments, and Excerpts. Leiden: Brill.

Ratcliffe, V.F. (2016): How dogs hear us: perception of the human voice by domestic dogs (Canis familiaris). Doctoral thesis (PhD), University of Sussex.

Ratcliffe, V.F., Reby, D. (2014): Orienting asymmetries in dogs' responses to different communicatory components of human speech. In: Current Biology 24 (24), 2908-2912.

Rehbein, F., Mößle, T. (2012): Risikofaktoren für Computerspielabhängigkeit: Wer ist gefährdet? In: Sucht 6, 391-400.

Rehbein, F., Mößle, T. (2013): Video game addiction and Internet addiction: Is there a need for differentiation? In: Sucht 3, 153-164.

Rehbein, F., Mößle, T., Arnaud, N., Rumpf, H.J. (2013): Computerspiel- und Internetsucht: Der aktuelle Forschungsstand. In: Nervenarzt 5, 569-575.

Reitemeyer, Ú. (1988): Philosophie der Leiblichkeit: Ludwig Feuerbachs Entwurf einer Philosophie der Zukunft. Frankfurt a. M.: Suhrkamp.

Rhue, R. (2006): *Boot Camp.* Ravensburg: Ravensburger.

Richter, D. (2011): Cosmopolis: Imagining Community in Late Classical Athens and the Early Roman Empire. Oxford: Oxford University Press.

Richter, R. (2005): Die Lebensstilgesellschaft. Wiesbaden: VS.

Richerson, P.J., Boyd, R. (2005): Not by genes alone. How culture transformed human evolution. Chicago: University of Chicago Press.

Robin, M.-M. (2010): Mit Gift und Genen: Wie der Biotech-Konzern Monsanto unsere Welt verändert. München: Goldmann.

Robison, A.J., Nestler, E.J. (2011): Transcriptional and epigenetic mechanisms of addiction. In: Nat. Rev. Neurosci. 11, 623-637.

Rockström, J. et al. (2009): A safe operating space for humanity. In: Nature 461, 472-475.

Rohracher, H. (1963): Einführung in die Psychologie. München: Urban & Schwarzenberg.

Rohracher, H. (1967): Die Arbeitsweise des Gehirns und die psychischen Vorgänge. München: Urban & Schwarzenberg.

Rook, G.A. (2013): Regulation of the immune system by biodiversity from the natural environment: An ecosystem service essential to health. In: Proc Natl Acad Sci USA 110 (46), 18360-18367.

Rosa, H. (2005): Beschleunigung. Die Veränderung der Zeitstrukturen in der Moderne. Frankfurt a. M.: Suhrkamp.

Rosa, H. (2016): Resonanz. Eine Soziologie der Weltbeziehung. Berlin: Suhrkamp.

Rosen, J., Hannaford, B., Satava, R.M. (2011): Surgical Robotics: Systems Applications and Visions. New York: Springer.

Rosenberg, M. (2018): How Trump Consultants Exploited the Facebook Data of Millions. In: The New York Times 17.03.2018.

Roughgarden, J. (2004): Do Animals Have Gender? Evolution's Rainbow: Diversity, Gender, and Sexuality in Nature and People. Berkeley: University of California Press.

Rousseau, J.-J. (1817/1762): Œuvres Jean-Jacques Rousseau. Paris: Belin.

Roy, J. M., Petitot, J., Pachoud B., Varela, F. (1999): Beyond the Gap: An Introduction to Naturalizing Phenomenology. In: *Petitot, J., Varela, F., Pachoud B., Roy, J. M.* (Hrsg.): Naturalizing Phenomenology: Issues in Contemporary Phenomenology and Cognitive Science. Stanford (CA): Stanford University Press, 1-80.

Rumpf, H. (1981): Die übergangene Sinnlichkeit. 3. Aufl. Weinheim, München: Juventa 1994.

Rumpf, H. J., Arnaud, N., Batra, A. et al. (2016): Memorandum Internetbezogene Störungen der Deutschen Gesellschaft für Suchtforschung und Suchttherapie (DG-Sucht). In: Sucht 62, 167-172.

Rumpf, H. J., Batra, A., Bleckmann, P. et al. (2017): Empfehlungen der Expertengruppe zur Prävention von Internetbezogenen Störungen. In: Sucht 63, 217-225.

Rutter, M. (1995): Clinical Implications of Attachment Concepts: Retrospect and Prospect. In: Journal of Child Psychology & Psychiatry 4, 549-571.

Sadedin, S. (2017): A Feminist Biologist discusses Gender Differences in the Animal Kingdom. In: Forbes 13.04.2017. https://www.forbes.com/sites/quora/2017/04/13/a-feminist-biologist-discusses-gender-differences-in-the-animal-kingdom/#696199bf19b5 (aufgerufen am 10.04.2018).

Safina, C. (2017): Die Intelligenz der Tiere – Wie Tiere fühlen und denken. München: Beck.

Sakuma, H., Mihara, S., Nakayama H. (2016): Treatment with the Self-Discovery Camp (SDiC) Improves Internet Gaming Disorder. In: Addictive behaviors 64, 357-362. DOI: 10.1016/j.addbeh.2016.06.013.

Saraceno, T. (2018): Tomás Saraceno im Palais de Tokyo. Gefangen im Netz, von Kathrin Hondl. Deutschlandfunk, 17.10. 2018. https://www.deutschlandfunkkultur.de/tomas-saraceno-im-palais-de-tokyo-gefangen-im-netz.1013.de.html?dram:article_id=430809 (aufgerufen am 18.10.2018).

Saxena, M. (2010): Reconceptualising teachers' directive and supportive scaffolding in bilingual classrooms within the neo-Vygotskyan approach. In: Journal of Applied Linguistics & Professional Practice 2, 163-184.

Schay, P., Petzold, H. G., Jakob-Krieger, C., Wagner, M. (2004): Laufen streichelt die Seele. Lauftherapie mit Drogenabhängigen – eine übungs- und erlebniszentrierte Behandlungsmethode der Integrativen Therapie. In: Integrative Therapie 1-2, 150-175. http://www.fpi-publikation.de/artikel/textarchiv-h-g-petzold-et-al-/index.php (aufgerufen am 10.04.2018).

Scheler, M. (1928): Die Stellung des Menschen im Kosmos. 16. Aufl. Bonn: Bouvier2007.

Schlepper, B. (2008): Globales Gangstertum. In: Frankfurter Rundschau 11.03.2008. http://www.fr.de/kultur/netz-tv-kritik-medien/medien/globales-gangstertum-a-1188864 (aufgerufen am 10.04.2018).

Schlichting, C. D. (2009): An Uneven Guide to Eco-Devo. In: BioScience 11, 1000-1001.

Schloßberger, M. (2015): Die Natur und das gute Leben. BfN-Skripten 403. Bonn: Bundesamt für Naturschutz.

Schmid, W. (2004): Mit sich selbst befreundet sein. Von der Lebenskunst im Umgang mit sich selbst. Frankfurt a. M.: Suhrkamp.

Schmidt, A. (1962): Der Begriff der Natur in der Lehre von Karl Marx. Frankfurt a. M.: Europäische Verlagsanstalt. (4. Aufl. 1993).

Schmidt, A. (1973): Emanzipatorische Sinnlichkeit. Ludwig Feuerbachs anthropologischer Materialismus. München: Hanser.

Schneider, M. (1994): Die Natur integrieren. Gedanken zu einer konvivialen Ethik. In: Integrative Therapie 1-2, 43-67.

Schorb, B. (2005): Medienkompetenz. In: *Hüther, J., Schorb, B.* (Hrsg.): Grundbegriffe Medienpädagogik. München: kopaed.

Schorb, B. (2007): Zur Bedeutung und Realisierung von Medienkompetenz. In: *Schorb, B., Brüggen, N., Dommaschk, A.* (Hrsg.): Mit eLearning zu Medienkompetenz. Modelle für Curriculumgestaltung, Didaktik und Kooperation. München: kopaed.

Schröttner, J., Leitgeb, N., Hillert, L. (2007): Investigation of electric current perception thresholds of different EHS groups. In: Bioelectromagnetics 3, 208-213.

Schuch, W. (2014): Kann das Gehirn denken? Philosophisch-therapeutische Essays. Wien: Krammer.

Schultz, J. (2008): Die Ökozonen der Erde. Stuttgart: Ulmer.

Schumacher, R., Stern, E. (2017): Lerne lieber unbewusst. In: Gehirn & Geist 12, 22-27.

Schweiger, M. (2018): Nature & Arts – die eigenen Gestaltungskräfte wecken in der Green Meditation®und durch Integrative Naturtherapie. In: Grüne Texte 4/2018. http://www.fpi-publikation.de/artikel/gruene-texte/2.html (aufgerufen am 10.04.2018).

Sgoll, G. B. (1973): Von der Minze zur Pfefferminze. Eine pflanzengeschichtliche Plauderei. In: Beiträge zur Geschichte der Pharmazie. Beilage der Deutschen Apotheker-Zeitung 4, 25-28.

Shaw, P., Gornick, M., Lerch, J. et al. (2006): Intellectual ability and cortical development in children and adolescents.In: Nature 440, 619-620.

Sieper, J. (2000): Ein neuer „POLYLOG" und eine „Dritte Welle" im „herakliteischen Fluß" der INTEGRATIVEN THERAPIE – Transgressionen III. In: Polyloge 3/2000. http://www.fpi-publikation.de/polyloge/alle-ausgaben/03-2000-sieper-j-ein-neuer-polylog-und-eine-dritte-welle-im-herakliteischen-fluss.html (aufgerufen am 10.04.2018).

Sieper, J. (2006): „Transversale Integration": Ein Kernkonzept der Integrativen Therapie – Einladung zu ko-respondierendem Diskurs. In: Integrative Therapie 3-4, 393-467 und erg. in: *Sieper, J., Orth, I., Schuch, H. W.* (Hrsg.)(2007): Neue Wege Integrativer Therapie. Klinische Wissenschaft, Humantherapie, Kulturarbeit. Bielefeld: Edition Sirius im Aisthesis Verlag, 393-467. Auch in: POLYLOGE 14/2010. http://www.fpi-publikation.de/polyloge/alle-ausgaben/14-2010-sieper-johanna-transversale-integration-ein-kernkonzept-der-integrativen-therapie.html (aufgerufen am 10.04.2018).

Sieper, J. (2007b/2011): Integrative Therapie als „Life Span Developmental Therapy" und „klinische Entwicklungspsychologie der Bezogenheit" mit Säuglingen, Kindern, Adoleszenten, Erwachsenen und alten Menschen. In: Gestalt & Integration 60, 14-21 (Teil I), 61 (2008), 11-21 (Teil II). Update 2011 in: POLYLOGE 5/2011. http://www.fpi-publikation.de/downloads/download-polyloge/download-nr-05-2011-sieper-johanna.html (aufgerufen am 10.04.2018).

Sieper, J. (2007c): Agogische Bildungsarbeit, pädagogische Perspektiven. In: *Sieper, J.* et al. (2007), Neue Wege Integrativer Therapie. Bielefeld: Edition Sirius im Aisthesis Verlag, 449-456. U. d. T.: Integrative „agogische" Bildungsarbeit, pädagogische Perspektiven auch für therapeutische Intervention, in: POLYLOGE 2018. http://www.fpi-publikation.de/polyloge/alle-ausgaben/12-2018-sieper-j-2007c-integrative-agogische-bildungsarbeit-paedagogische-perspektiven.html (aufgerufen am 10.04.2018).

Sin, N. L., Sloan, R. et al. (2016): Linking Daily Stress Processes and Laboratory-Based Heart Rate Variability in a National Sample of Midlife and Older Adults. In: Psychosomatic Medicine 5, 573-582.

Singh, S. (2005): Empathy: Lost or Found in Medical Education? In: MedGenMed. 3, 74. https://www.ncbi.nlm.nih.gov/pmc/articles/PMC1681685/ (aufgerufen am 10.04.2018).

Sloterdijk, P. (2009): Du musst dein Leben ändern. Frankfurt a. M.: Suhrkamp.

Smith, K. E., Porges, E. C., Norman, G. J., Connelly, J. J., Decety, J. (2014): Oxytocin receptor (OXTR) gene variation predicts empathic concern and autonomic arousal while perceiving harm to others. In: Soc. Neurosci. 9, 1-9. https://www.ncbi.nlm.nih.gov/pubmed/24295535 (aufgerufen am 10.04.2018).

Smith, M. A., Dunhill, A., Scott, G. W. (2017): Fostering children's relationship with nature: exploring the potential of Forest School. In: Education 3-13,1-10. DOI: 10.1080/03004279.2017.1298644.

Sölle, D. (1989): O Grün des Fingers Gottes: Die Meditationen der Hildegard von Bingen. Edition Eine neue Erde.

Solon, O. (2017): Tech's terrible year: how the world turned on Silicon Valley in 2017. In: The Guardian 23.12.2017. https://www.theguardian.com/technology/2017/dec/22/tech-year-in-review-2017 (aufgerufen am 10.04.2018).

Some, A. (2014): The Cosmopolitan Constitution. Oxford: Oxford University Press.

*Sorabji, R. (*1993): Animal Minds and Human Morals: The Origins of the Western Debate. Ithaca, NY: Cornell University Press.

Spaargaren, G., VanVliet, B. (2000): Lifestyle, Consumption and the Environment: The Ecological Modernisation of Domestic Consumption. In: Environmental Politics 1, 50-75.

Sparmann, A. (2017): Was braucht der Mensch zu seinem Glück? Beziehungen, Arbeit und – die Natur. ... Eine Forschungsreise zu den Wurzeln des Wohlbefindens. In: ZEITmagazin 20/2017 (11. Mai). http://www.zeit.de/zeit-magazin/2017/20/natur-wohlbefinden-gesundheit-wald-wissenschaft (aufgerufen am 10.04.2018).

Spiewack, M. (2013): Ich bin superwichtig! Kleine Klassen bringen nichts, offener Unterricht auch nicht. Entscheidend ist: Der Lehrer, die Lehrerin. In: DIE ZEIT 03.01.2013. http://www.zeit.de/2013/02/Paedagogik-John-Hattie-Visible-Learning/komplettansicht (aufgerufen am 10.04.2018).

Spitzer, M. (2003a): Lernen. Gehirnforschung und die Schule des Lebens. Heidelberg, Berlin: Spektrum.

Spitzer, M. (2006): Vorsicht Bildschirm! Elektronische Medien, Gehirnentwicklung, Gesundheit und Gesellschaft. Stuttgart: Klett-Cotta.

Spitzer, M. (2012): Digitale Demenz. München: Droemer.

Stang, D. (2017): Online-Computerspiele verändern das Gehirn. Auswirkungen von Gaming auf den orbitofrontalen Kortex nachgewiesen. https://www.uni-ulm.de/in/fakultaet/in-detail-seiten/news-detail/article/online-computerspiele-veraendern-das-gehirn-auswirkungen-von-gaming-auf-den-orbitofrontalen-kortex/ (aufgerufen am 10.04.2018).

Stangl, W. (2009): Latentes, passives, implizites, inzidentelles oder informelles Lernen. http://arbeitsblaetter.stangl-taller.at/GEDAECHTNIS/ModelleInhalt.shtml ; http://www.gehirn-lernen.de/lernen/grundlagen-des-lernens/implizites-lernen/ ; http://lexikon.stangl.eu/1380/implizites-lernen/#GwsgBAY56O3PD0wG.99 (aufgerufen am 10.04.2018).

Steffen, W., Crutzen, P. J., McNeill, J. R. (2007): The Anthropocene: Are Humans Now Overwhelming the Great Forces of Nature? In: Ambio 36, 614-621.

Steffen, W., Richardson, K., Rockström, J. (2015): Planetary boundaries: Guiding human development on a changing planet. In: *Science* 6223, 1259855. DOI: 10.1126/science.1259855.

Stevens, J. O. (1975): Die Kunst der Wahrnehmung. München: Kaiser.

Stöter, N. (2018): Tiergestützte Arbeit in einer integrativen Kindertageseinrichtung. In: Grüne Texte 2018.

Strack, H. (2011): Viriditas bei Hildegard von Bingen und ihre Bedeutung für eine Theologie des Blühens. http://www.hanna-strack.de/wp/wp-content/uploads/2011/05/VIRIDITASAufsatz.pdf (aufgerufen am 10.04.2018).

Suls, J. M., Wheeler L. (2000): Handbook of social comparison: Theory and research. New York: Kluwer/Plenum.

Swanton, H. (2010): Die Bedeutung von Biographie in der Integrativen Supervision. In: Supervision 10/2010. http://www.fpi-publikation.de/supervision/alle-ausgaben/10-2010-swanton-helga-die-bedeutung-von-biographie-in-der-integrativen-supervision.html (aufgerufen am 10.04.2018).

Taylor, S. E. (2002): The tending instinct: How nurturing is essential to who we are and how we live. New York: Holt.

Taylor, S. E., Klein, L., Lewis, B. P., Gruenewald, T. L., Gurung, R. A. R., Updegraff, J. A. (2000): Biobehavioral responses to stress in females: Tend-and-befriend, not fight-or-flight. In: Psychological Review 3, 411-429.

Téglás, E., Gergely, A. et al. (2012): Dogs' Gaze Following Is Tuned to Human Communicative Signals. In: Current Biology 3, 209-212.

Textor, M. (1999): Lew Wygotski – entdeckt für die Kindergartenpädagogik In: klein & groß 11/12, 36-40.

Thompson Coon, J., Body, K. et al. (2011): Does Participating in Physical Activity in Outdoor Natural Environments Have a Greater Effect on Physical and Mental Wellbeing than Physical Activity Indoors? A Systematic Review. In: Environ. Sci. Technol. 5, 1761-1772. DOI: 10.1021/es102947t.

Tiemersma, D. (1989): Body schema and body image. An interdisciplinary and philosophical study. Amsterdam/Lisse: Swets & Zeitlinger.

Tomasoni, F. (2011): Ludwig Feuerbach. Biografia intellettuale. Brescia: Editrice Morcalliana. (Dtsch.: Ludwig Feuerbach – Entstehung, Entwicklung und Bedeutung seines Werks. Münster, New York: Waxmann 2015).

Tomasselo, M. (2005): Constructing a Language: A Usage-Based Theory of Language Acquisition. Harvard University Press.

Tomasello, M. (2010): Warum wir kooperieren. Frankfurt a. M.: Suhrkamp.

Tomasello, M. (2011): Die Ursprünge der menschlichen Kommunikation. Frankfurt a. M.: Suhrkamp.

Tomasello, M., Carpenter, M., Call, J. et al. (2005): Understanding and sharing intentions: The origins of cultural cognition. In: Behavioral and Brain Sciences 28. DOI: 10.1017/S0140525X05000129.

Tomasello, M., Carpenter, M. (2007): Shared intentionality. In: Developmental Science 10, 121-125.

Topál, J., Gergely, G., Erdőhegyi, Á. et al. (2009): Differential sensitivity to human communication in dogs, wolves, and human infants. In: Science 325, 1269-1272.

Torres-Rodríguez, A., Griffiths, M. D., Carbonell, X. (2017): The Treatment of Internet Gaming Disorder: a Brief Overview of the PIPATIC Program. In: International Journal of Mental Health and Addiction 16 (4), 1000-1015. DOI: 10.1007/s11469-017-9825-0.

Trevarthen, C. (2001): Intrinsic motives for companionship in understanding: their origin, development, and significance for mental health. In: Infant mental Health 1-2, 95-131.

Trojanow, I. (2013): Der überflüssige Mensch. St. Pölten: Residenz. (3. Aufl. München: dtv 2015).

Tronick, E. Z., Morelli, G. A., Ivey, P. K. (1992): The Efe forager infant and toddler's pattern of social relationships: Multiple and simultaneous. In: Developmental Psycholog. 4, 568-577.

Trut, L. N. (1999): Early Canid Domestication. In: American Scientist. 2, 160-169.

Trut, L. N., Dugatkin, L. A. (2017): How to Build a Dog. In: Scientific American. 5, 68-73.

Tsitsika, A., Janikian, M., Schoenmakers, T. M. et al. (2014): Internet addictive behavior in adolescence: a cross-sectional study in seven European countries. In: Cyberpsychol Behav Soc Netw. 17 (8), 528-535. DOI: 10.1089/cyber.2013.0382.

Tudge, J. (1990): Vygotsky, the zone of proximal development, and peer collaboration: Implications for classroom practice. In: *Moll, L. C.* (Hrsg.): Vygotsky and education: Instructional implications and applications of sociohistorical psychology. Cambridge: Cambridge University Press, 155-172.

Ulrich, R. S., Simons, R. F., Losito, B. D. et al. (1991): Stress recovery during exposure to natural and urban environments. In: J Environ Psychol. 11, 201-230.

van de Pol, J., Volman, M., Beishuizen, J. (2010): Scaffolding in Teacher–Student Interaction: A Decade of Research. In: Educational Psychology Review 22, 271-296.
van den Eijnden, R.J.J.M., Lemmens, J.S., Valkenburg, P.M. (2016): The Social Media Disorder Scale. In: Computers in Human Behavior 61, 478-487.
van IJzendoorn, M.H., Sagi-Schwartz, A. (2008): Cross-Cultural Patterns of Attachment. Universal and Contextual Dimensions. In: *Cassidy, J., Shaver, P.R.*, Handbook of Attachment: Theory, Research and Clinical Applications. New York, London: Guilford Press, 880-905.
van Lier, L. (1996) Interaction in the Language Curriculum: Awareness, Autonomy, and Authenticity. London: Longman.
Vanek-Gullner, A. (2007): Lehrer auf vier Pfoten. Theorie und Praxis der hundegestützten Pädagogik. Wien: öbvhpt. (Neuauflage: Bildungsverlag Lemberger 2012).
Varela, V. (1996): Neurophenomenology. A Methodological Remedy for the Hard Problem. In: Journal of Consciousness Studies 4, 330-349.
Varela, F., Thompson, E., Rosch, E. (1995): Der mittlere Weg der Erkenntnis: die Beziehung von Ich und Welt in der Kognitionswissenschaft – der Brückenschlag zwischen wissenschaftlicher Theorie und menschlicher Erfahrung. München: Goldmann.
Verbeek, B. (1998): Die Anthropologie der Umweltzerstörung: Die Evolution und der Schatten der Zukunft. Darmstadt: Primus.
Vernadsky, V.I. (1926): The Biosphere. Berlin, Heidelberg, New York: Springer. (Dtsch.: Der Mensch in der Biosphäre. Zur Naturgeschichte der Vernunft. Hrsg. *W. Hofkirchner*. Frankfurt a.M.: Lang 1998).
Vollmer, G. (1975): Evolutionäre Erkenntnistheorie. Stuttgart: Hirzel.
Vollmer, G. (2003): Wieso können wir die Welt erkennen? Neue Beiträge zur Wissenschaftstheorie. Stuttgart: Hirzel.
Vygotskij, L.S. (1971): Denken und Sprechen. 3. Aufl. Frankfurt a.M.: Fischer.
Vygotskij, L.S. (1987): Ausgewählte Schriften. Bd. 2: Arbeiten zur psychischen Entwicklung der Persönlichkeit. Köln: Pahl-Rugenstein.
Vygotskij, L.S., Lurija, A.R. (1930): Ėtjudy po istorii povedenija. (Obez'jana. Primitiv. Rebjonok) [Studien über die Geschichte des Verhaltens. (Der Menschenaffe. Der Primitive. Das Kind)]. Moskau, Leningrad. (Übers.: *Lurija, A.R., Vygotskij, L.S.* (1992): Ape, Primitive Man and Child. Essays in the History of Behavior. Hemel Hempstead: Harvester Wheatsheaf).
Wachs, S., Wolf, K.D. (2015): Zusammenhänge zwischen deviantem und risikoreichem Onlineverhalten 12-bis 13-jähriger Kinder aus drei Ländern. In: Jahrbuch Medienpädagogik 12, 71-97.
Wade, N. (2006): Nice Rats, Nasty Rats: Maybe It's All in the Genes. In: The New York Times. http://www.nytimes.com/2006/07/25/health/25rats.html?ei=5090&en=ee8f5fbaf0576814&ex=1311480000&partner=rssuserland&emc=rss&pagewanted=all (aufgerufen am 10.04.2018).
Wahl, W. (1998): Feuerbach und Nietzsche. Die Rehabilitierung der Sinnlichkeit und des Leibes in der deutschen Philosophie des 19. Jahrhunderts. Würzburg: Ergon.
Waldboth, V., Suter-Riederer, S., Föhn, M., Schneiter-Ulmann, R., Imhof, L. (2017): Pflanzengestützte Pflege. Praxishandbuch für pflanzengestützte Pflegeinterventionen im Heimbereich. Göttingen: Hogrefe.
Walter, S. (2013): Atemluft verrät, ob jemand schwer erkrankt ist. In: Die Welt 21.11.2013. https://www.welt.de/gesundheit/article122113542/Atemluft-verraet-ob-jemand-schwer-erkrankt-ist.html (aufgerufen am 10.04.2018).
Wampfler, P. (2013): Wie Schülerinnen und Schüler Social Media nutzen. In: ders., Facebook, Blogs und Wikis in der Schule. Ein Social-Media-Leitfaden. Göttingen: Vandenhoeck & Ruprecht.

Wampold, B., Imel, B., Flückiger, C. (2017): Die Psychotherapie-Debatte. Göttingen: Hogrefe.

Wang, A. B. (2017): A teen checked into an Internet-addiction camp in China. He was dead two days later. In: Washington Post 14.08.2017. https://www.washingtonpost.com/news/worldviews/wp/2017/08/14/a-teen-checked-into-an-internet-addiction-camp-in-china-he-was-dead-two-days-later/?utm_term=.dde9e8d149a0 (aufgerufen am 10.04.2018).

Weber, A. (2018): Schläft ein Lied in allen Dingen. Der große Erfolg der Bücher und Zeitschriften über Natur folgt einer neuen Weltsicht, die bei allen Lebewesen Gefühle entdeckt. In: Die Zeit 14.02.2018. http://www.zeit.de/2018/08/natur-buecher-zeitschriften-erfolg/komplettansicht (aufgerufen am 10.04.2018).

Weckwerth, C. (2002): Ludwig Feuerbach zur Einführung. Hamburg: Junius.

Welsch, W. (1996): Vernunft. Frankfurt a. M.: Suhrkamp.

Welsch, W. (2012): Mensch und Welt. Eine evolutionäre Perspektive der Philosophie. München: Beck.

Welsch W. (2015): Homo Mundanus. Jenseits der anthropischen Denkform der Moderne. 2. Aufl. Weilerswist: Velbrück.

West, G. L., Drisdelle, B. L., Konishi, K. et al. (2015): Habitual action video game playing is associated with caudate nucleus-dependent navigational strategies. In: Proceedings of the Royal Society B, 282 (1808).

West-Eberhard, M. J. (2003): Development Plasticity and Evolution. Oxford: Oxford University Press.

Westfall, R. S. (1983): Never at Rest: A Biography of Isaac Newton. Cambridge: Cambridge Paperback Library.

Westgarth, C., Brooke, M., Christley, R. M. (2017): How many people have been bitten by dogs? A cross-sectional survey of prevalence, incidence and factors associated with dog bites in a UK community. In: J Epidemiol Community Health 72 (4). DOI: 10.1136/jech-2017-209330. http://press.psprings.co.uk/jech/january/jech209330.pdf (aufgerufen am 10.04.2018).

WHO (1994): Sick Building Syndrome. https://www.wondermakers.com/Portals/0/docs/Sick%20building%20syndrome%20by%20WHO.pdf (aufgerufen am 10.04.2018).

WHO (2008): Indor Air Pollution. Children's Health and the Environment http://www.who.int/ceh/capacity/Indoor_Air_Pollution.pdf (aufgerufen am 10.04.2018).

Wilson, E. O. (1984): Biophilia. Boston: Harvard University Press.

Wilson, E. O. (1993): Biophilia and the conservation ethic. In: *Penn, D. J., Mysterud, I.* (Hrsg.), Evolutionary Perspectives on Environmental Problems. Washington, DC: Island Press, 249-258.

Winkler, A., Dörsing, B. et al. (2013): Treatment of internet addiction: A meta-analysis. In: Clinical Psychology Review 2, 317-329.

Winter, M. (2007): Living: For Home, Neighborhood and Community. Nappa Valey: Westsong Publishing.

Wohlfarth, R., Mutschler, B. (2017): Praxis der hundegestützten Therapie: Grundlagen und Anwendung. München: Reinhardt.

Wohlleben, P. (2015): Das geheime Leben der Bäume. München: Ludwig.

Wohlwill, J. F. (1983): The concept of nature: A Psychologist's view. In: *Altmann, I., Wohlwill, J. F.* (Hrsg.): Behavioor and the natural environment. New York: Plenum Press, 5-37.

Wohlwill, J. F., Carson, D. (1972): Environment and the social sciences. Washington: American Psychological Association.

Wolfangel, E. (2018): Zurück zum Spüren. Computertechnik fordert Augen und Ohren, alle anderen Sinne liegen brach. Jetzt machen Forscher digitale Welten fühlbar. In: DIE ZEIT 21.02.2018. http://www.zeit.de/2018/09/haptik-digitalisierung-forschung-sinneseindruecke (aufgerufen am 10.04.2018).

Wolpert, D. (2018): Der wahre Grund für das Gehirn. https://www.ted.com/talks/daniel_wolpert_the_real_reason_for_brains?language=de. (aufgerufen am 10.04.2018).
Wolpert, D. M., Ghahramani, Z., Jordan, M. I. (1995): An internal model for sensorimotor integration. In: *Science* 5232, 1880-1882.
WWF (2018): Wildlife in a Warming World. The effects of climate change on biodiversity in WWF's Priority Places. https://c402277.ssl.cf1.rackcdn.com/publications/1149/files/original/WWF_-_Wildlife_in_a_Warming_World_-_2018_FINAL.pdf?1520886759 (aufgerufen am 10.04.2018).
Yao, Y. W., Chen, P. R., Chiang-shan, R. L. et al. (2017): Combined reality therapy and mindfulness meditation decrease intertemporal decisional impulsivity in young adults with Internet gaming disorder. In: Computers in Human Behavior 68, 210-216.
Yola, B., Thies, H. (2016): Der „Lebenskreis" – Gestaltungsprojekt im Schulgarten einer Förderschule mit dem Förderschwerpunkt Geistige Entwicklung unter Berücksichtigung ausgewählter Aspekte der Integrativen Garten- und Landschaftstherapie. In: Grüne Texte 34/2016. http://www.fpi-publikation.de/artikel/gruene-texte/34-2016-yola-b-thies-h-der-lebenskreis-gestaltungsprojekt-im-schulgarten-einer-foerder.html (aufgerufen am 10.04.2018).
Young, K. S. (2007): Cognitive Behavior Therapy with Internet Addicts: Treatment Outcomes and Implications. In: CyberPsychology & Behavior 5, 671-679.
Young, K. S. (2011a): CBT-IA: the first treatment model to address Internet addiction. In: J. Cogn. Ther. 25, 304-312.
Young, K. S. (2013): Treatment outcomes using CBT-IA with Internet-addicted patients. In: J. Behav. Addict. 2, 209-215.
Young, K. S., De Abreu, C. N. (2011): Internet Addiction: a Handbook and Guide to Evaluation and Treatment. Hoboken, N.J: John Wiley & Sons.
Yuan, K., Qin, W., Wang, G. et al. (2011): Microstructure Abnormalities in Adolescents with Internet Addiction Disorder. In: PLoS ONE 6 (6): e20708. Bibcode: 2011PLoSO...620708Y. DOI: 10.1371/journal.pone.0020708. PMID 21677775.
Zajac, K., Ginley, M. K., Chang, R., Petry, N. M. (2017): Treatments for Internet gaming disorder and Internet addiction: A systematic review. In: Psychol Addict Behav. 8, 979-994. DOI: 10.1037/adb0000315.
Zamani, Z. (2016): „The woods is a more free space for children to be creative; their imagination kind of sparks out there": exploring young children's cognitive play opportunities in natural, manufactured and mixed outdoor preschool zones. In: Journal of Adventure Education & Outdoor Learning 2, 172-189.
Zhou, F., Montag, C., Sariyska, R. et al. (2017): Orbitofrontal gray matter deficits as marker of Internet gaming disorder: converging evidence from a cross-sectional and prospective longitudinal design. In: Addiction Biology 23.10.2017. DOI: 10.1111/adb.12570.
Ziegler, J. (2015): Ändere die Welt! Warum wird die kannibalische Weltordnung stürzen müssen. Gütersloh: C Bertelsmann.
Zielke, B. (2010): Nicht nur Klettern oder Urlaub! Erlebnispädagogik im Lichte der Hirnforschung. Marburg: Tectum.
Zündorf, I., Vollmar, A., Dingermann, T. (2008): Immunologische Grundlagen des Impfens. In: Pharmazie in unserer Zeit 1, 20-27.

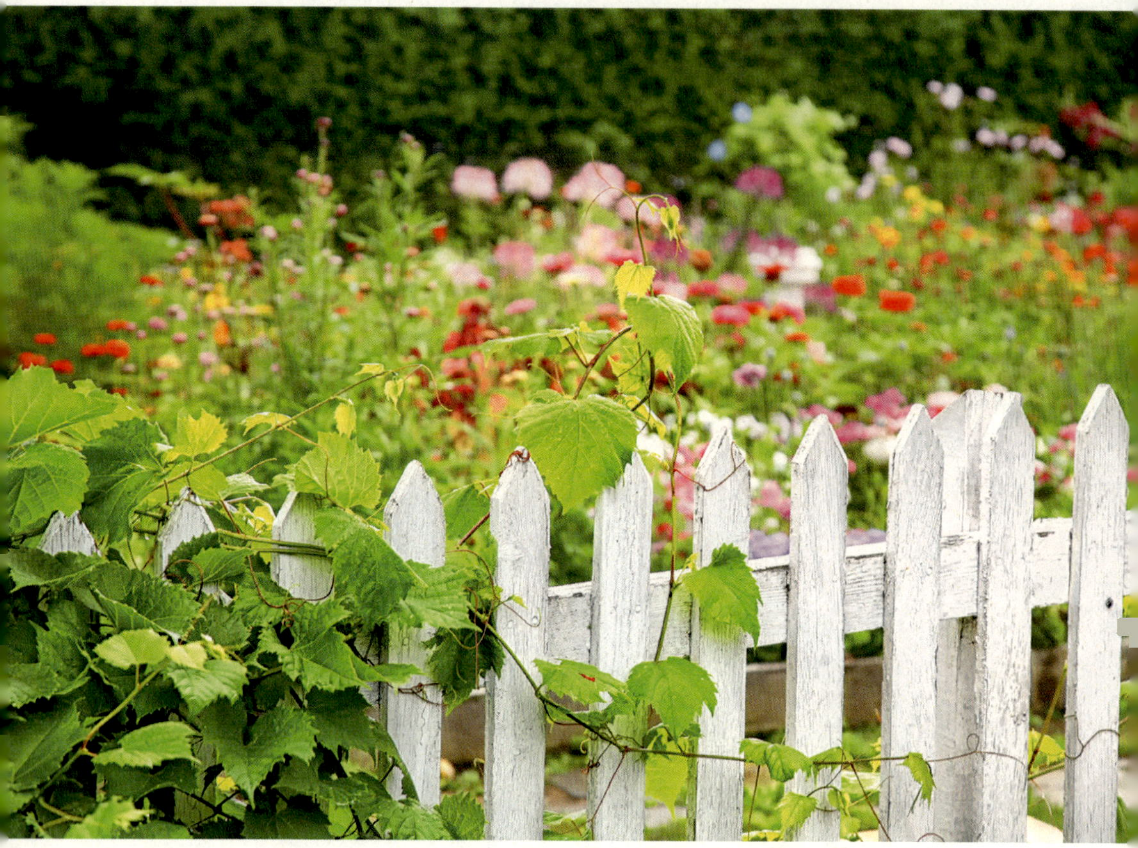

Durch die Pforte treten, den „inneren Garten“ pflegen

Ansätze zu einer Integrativen Gartentherapie

Konrad Neuberger

Inhalt

1 Einführung
2 Von der Psychiatrie zur Gartentherapie
2.1 Zur Geschichte der Gartentherapie
2.2 Gartentherapie in Deutschland heute
3 Die Integrative Therapie
3.1 Grundlage der Integrativen Therapie: der informierte Leib
3.2 Ökologie
3.3 Der Therapiebegriff
3.4 Basisprinzipien
3.5 Integrative Gartentherapie
4 Methodische Ansätze
4.1 Achtsamkeitspraxis
4.2 Korrelation innerer und äußerer Vorgänge: therapeutische Arbeit und gärtnerische Tätigkeit
4.3 Bewegungs-, entspannungs- und atemtherapeutische Elemente
4.4 Phytoresonanz und Naturerfahrung
4.5 Gesprächstherapeutische Anwendungen
4.6 Gestalttherapeutische Elemente
4.7 Systemische Elemente
4.8 Verbindung von Tätigkeit und Gespräch – Ora et labora
4.9 Triade als Mittel
4.10 Reflexivität
4.11 Psychoedukation und gärtnerisch-botanischer Wissensaustausch
5 Therapiestruktur
5.1 Organisation: Entkoppelung von Therapie und Gartenarbeit
6 Gartentherapeutische Wirkfaktoren
6.1 Leibliche Komponenten
6.1.1 Bezogensein
6.1.2 Sinneswahrnehmung
6.1.3 Gehen
6.1.4 Gesten und Arbeitsgesten
6.1.5 Tätigkeit und Empfindung
6.2 Entwicklungsbezogene Elemente
6.2.1 Zeit und Wachstum
6.2.2 Wachstum
6.2.3 Wachstumsänderung
6.3 Übertragungen und Metaphern
6.3.1 Innere Bilder
6.3.2 Gartenarbeit als psychische Arbeit
6.3.3 Bäume verpflanzen
6.3.4 Steine aus dem Weg räumen
6.3.5 Berge versetzen

6.3.6 Kompost
6.3.7 Unkräuter – Wildkräuter – Beikräuter
7 Gartentherapie – Weiterbildungen und Mitgliedsorganisationen
8 Literaturübersicht Gartentherapie
8.1 Horticultural Therapy – Gartentherapie auf Englisch
8.2 Literatur aus dem deutschen Sprachraum
9 Literatur
10 Anhang: Definitionen

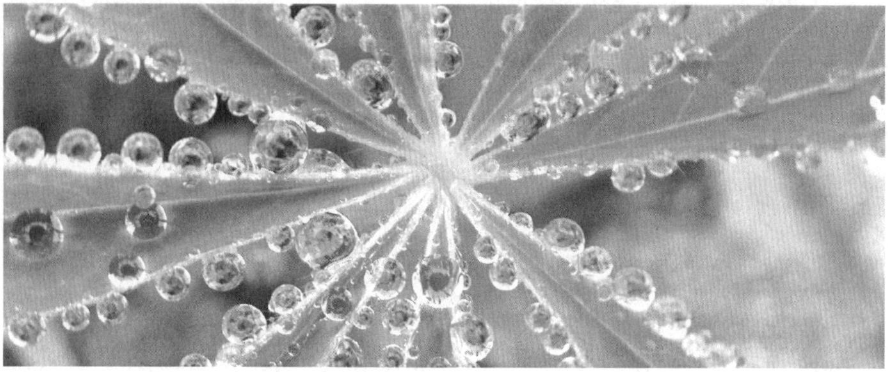

Morgentau im Lupinenblatt

> Es ist so angenehm, zugleich die Natur und sich selbst
> zu erforschen, weder ihr noch dem eigenen Geist
> Gewalt anzutun, sondern beide in sanfter Wechselwirkung
> miteinander ins Gleichgewicht zu bringen.
>
> *Johann Wolfgang Goethe*

1 Einleitung

Gartenarbeit diente seit alters her nicht nur der Ernährung und der Befriedigung menschlicher Grundbedürfnisse, sondern auch der körperlichen Ernährung, der geistigen Einbettung und Verknüpfung mit Gefühlen wie auch der Stärkung der Seele, dem Bindeglied zwischen Körper und Geist. Zu erleben, wovon wir uns ernähren, wirkt Entfremdung entgegen.

So weit erst einmal hoffe ich, jedem mit einfachen Worten gerecht zu werden, weil es sich um Allgemeinwissen handelt, das den meisten, wenn nicht aus der eigenen Lebenspraxis, so doch vom Hörensagen geläufig ist. Das, was wir essen, muss erzeugt, gesammelt oder geerntet werden. Geschieht dies nicht in Form entfremdeter Lohntätigkeit, aus einer Notlage oder unter Druck und Entbehrungen, ist der persönliche, bewusstseinswirksame Leibbezug in jeder einzelnen Handhabung gegeben und wird durch Beobachtung, Bewertung,

Planung und Tätigkeit in eine sinnvolle Reihenfolge gebracht: Erde vorbereiten, säen, pflanzen, pflegen und ernten. Danach beginnt der Kreislauf von vorn. Solche Kreisläufe finden sich immer wieder: Samen quellen, keimen, strecken, ausdehnen, wachsen, Raum greifen, blühen, befruchten, reifen, zusammenziehen, absinken und der Kreislauf beginnt nach einer Ruhephase erneut.

Der tätige Mensch ist in jeder einzelnen Phase durch Beobachtung und durch Eingreifen beteiligt, ein Eingreifen, das verschiedene Qualitäten haben kann: behutsam oder entschieden, vorsichtig bzw. umsichtig, rücksichtsvoll oder kraftvoll, beobachtbar und nachvollziehbar. Immer wirken Beobachten, Denken und Handeln zusammen. Die Basis all dessen ist der menschliche Leib, der die Umgebung nicht nur vermittels der fünf (exterozeptiven) Sinne (des Sehens, Hörens, Riechens, Schmeckens und Tastens) aufnimmt, rezeptiv tätig ist und in allgegenwärtiger Resonanz zu der Umgebung steht, sondern durch die anderen sieben (propriozeptiven) Sinne (Temperatur, Gleichgewicht, Muskelspannung, Körperhaltung und -stellung, Schmerzwahrnehmung, Druck und Entspannung, Enge und Weite) wichtige Informationen vom Zustand und Wohlbefinden des eigenen Körpers vermittelt. Das scheint zwar banal, ist aber für meine Betrachtung hier wesentlich.

Die menschlichen Sinne sind zwar keine „Vergrößerungsinstrumente" wie Hörgeräte oder Brillen, aber mit ihrer Hilfe können Umweltinformationen herausgefiltert und fokussiert werden. Sie sind aktive Verarbeitungsorgane, die nicht nur aktiv Informationen bereitstellen, sondern ihrerseits die Informationen aktiv bearbeiten und anschließend auf Haltung, Impulse, Muskelbewegung und Organgeschehen einwirken (*Campenhausen* 1992). Die Informationen aufzunehmen, sie zu verarbeiten, ist primär eine Leistung körperlicher Funktionen und findet zu einem weit überwiegenden Teil unbewusst statt. *Frederik Vester* hat dies eindrücklich und nachvollziehbar in seinem Buch „Denken, Lernen, Vergessen" beschrieben. Er zeigt, dass durch unser gesamtes Sinnessystem (der 12 und mehr Sinne) jede Sekunde 10^7 Bits an Informationen eingehen; im Verarbeitungsprozess werden sie reduziert auf 10^2, um anschließend 10^5 Bits an Impulsen weiterzugeben. Ein Teil ist dem Wahrnehmungsprozess zugänglich, abhängig von Konzentration und Übung, der größte Teil der Verarbeitung wird von den autonomen Körperfunktionen übernommen.

Vollständigkeit muss sich in Grenzen halten.

Im Rahmen dieses Artikels kann dieses Thema nicht erschöpfend behandelt werden. Ich bitte um Nachsicht, wenn einige Aspekte fehlen oder andere nur kurz behandelt werden.

Nach einem Blick auf die gemeinsame Geschichte von Psychiatrie und „Gartentherapie", die es so damals noch nicht gab, wird knapp auf das integrative Gedankengut mit einigen seiner Basisprinzipien eingegangen, mit dem Blick auf Kollegen und interessierte Leser, die auch ohne weitere Kenntnis der Integrativen Therapie die Zusammenhänge verstehen sollen. Weiteres ist den grundlegenden Arbeiten von Hilarion Petzold, dem Anhang zu diesem Artikel sowie den anderen Beiträgen in diesem Band zu entnehmen. Bezüglich der Integrativen Gartentherapie als einer „Praxeologie[1] in Entwicklung" werden nachfolgend blitzlichtartig Methoden und Praxiselemente vorgestellt, die sich als nützlich erwiesen haben und den spezifischen integrativen Zugang verdeutlichen, Patienten auf einer breiten Basis (als bio-psycho-sozial-ökologisches Wesen in ihrem Kontext) zu verstehen und auf sie in der Verschränkung von Mensch und Natur mit unterschiedlichen Ansätzen als Individuen und als soziale Wesen einzugehen. Eine Auswahl an wichtigen gartentherapeutischen Wirkfaktoren wie Zeit, Wachstum, physische und psychische Arbeit, aber auch der achtsame Umgang und die geistigen Herausforderungen geben einen Einblick in die Praxis, die, wie so oft, primär begrenzt ist durch unser Denken.

Mit einem Überblick über Aus- und Weiterbildungen im In- und Ausland, über Mitgliederorganisationen und Literaturübersichten englischer und deutscher Titel schließt dieser einführende Beitrag zur Integrativen Gartentherapie ab.

2 Von der Psychiatrie zur Gartentherapie

Wiewohl der Begriff Gartentherapie vergleichsweise jung ist und in Deutschland erst seit Anfang der 1990er Jahre in Gebrauch kam, ist die Tätigkeit und die Wirkung der Gartentätigkeit auf gesunde wie auf kranke Menschen seit langem bekannt.[2]

2.1 Zur Geschichte der Gartentherapie

Bereits der Schöpfer des Begriffes „Psychiat(e)rie", *J. C. Reil* (1803/1986), hat in seinem Werk „Rhapsodien über die Anwendung der psychischen Curmethode auf Geisteszerrüttungen" darauf hingewiesen, dass „die Anstalt in einer anmuthigen Gegend liegen" und eine „Gärtnerey besitzen" muss (*Reil* 1803/1986, 459). Von *J. C. Reil* über *J. G. Langermann* in Bayreuth (1805-1810), *M. Jacobi* in Siegburg (1825-1875), *G. Bergmann* in Hildesheim (gegründet 1827), *C. F. Flemming* in Sachsenberg (gegründet 1830), *Roller* auf der Illenau (b. Bühl in Baden,

---

1 Praxeologie: theoretisch fundierte Praxis.

2 *Neuberger* 2004; siehe auch: *Marquardt* 2004; bez. *Hermann Simon* in: *Scheepers* et al. 2007, sowie: *Paetz* 1893.

gegründet 1842), *Damerow* in Nietleben (b. Halle, gegründet 1844), *Paetz* in Altscherbitz (gegründet 1876), um nur die damals bekanntesten zu nennen, wurde dies von den Anstaltspsychiatern der ersten Stunde realisiert.

Gartenarbeit wurde behandlungsbegleitend, neben handwerklicher und landwirtschaftlicher Tätigkeit, in den genannten Anstalten (im deutschen Sprachraum) genutzt und mit der Welle an neu eröffneten Anstalten etwa ab 1875 in den meisten Behandlungseinrichtungen für psychisch kranke Menschen angeboten und eingesetzt – wenn sie in ländlicher Umgebung lagen und über genügend Grund und Boden verfügten. Dass die Anstalten im ländlichen Raum lagen, war zwischen 1830 und 1920 weitgehend selbstverständlich, galt doch der Aufenthalt in den Städten als Teilursache sogenannter „nervlicher" Erkrankungen. Allerdings gab es auch eine Gegenbewegung: Der Streit zwischen der Anstaltspsychiatrie und der sich entwickelnden Universitätspsychiatrie zwischen 1860 und 1875 verschob den „optimalen" Aufenthaltsort für die Genesung psychisch kranker Menschen wieder teilweise in die Stadt, wo die Studenten und Lehrkräfte für Lehrzwecke leichteren Zugang zu den Kranken hatten.

Es gab eine große Anzahl von Ärzten in vielen Teilen Europas bis hin zu *Hermann Simon* (1867-1947) in Gütersloh (1914-1934), die der „aktiveren Behandlung" (*Simon* 1986), wozu die Gartenarbeit zählte, einen wichtigen Stellenwert in der Behandlung einräumten. Die meisten Hinweise aus Anstaltsbeschreibungen und Reisenotizen der damaligen Anstaltspsychiater finden sich in der „Allgemeine(n) Zeitschrift für Psychiatrie und psychisch-gerichtliche Medizin" (AZP), erschienen zwischen 1844 und 1949. Sie wurde ursprünglich herausgegeben von *Damerow*, *Flemming* und *Roller* zu einer Zeit, als die Bahn[3] begann, sich über Länder und Ländergrenzen hinweg auszubreiten. Gleichzeitig wurden die Manufakturen von Industriefabriken abgelöst, riesige gesellschaftliche Umwälzungen fanden statt unter Auflösung der bis dahin gewachsenen familiären und gesellschaftlichen Strukturen, die den gesundheitlich bedenklichen Zustand vieler Menschen sichtbar machte (*Neuberger* 2004). Mit einem schnellen Anwachsen der Zahl von Anstalten zwischen 1875 und 1920 versuchte man, den Missständen zu begegnen und den Betroffenen eine menschengemäße Behandlung zukommen zu lassen.

Aus der „Allgemeinen Zeitschrift für Psychiatrie und psychisch-gerichtliche Medizin" (*Damerow* 1844) wissen wir, dass es einen regen Austausch innerhalb Europas und mit den Staaten von Nordamerika gab. Dem Thema Beschäftigungsbehandlung wurde in der o. g. Fachzeitschrift immer wieder Raum eingeräumt, so wie die Psychiater sie in den belgischen, englischen, französischen, italienischen, russischen und amerikanischen Anstalten der Zeit praktizierten und vorfanden. Mitte bis Ende der 1920er Jahre gipfelte die Diskussion, ausgelöst

3 Die erste deutsche Eisenbahnstrecke, von Nürnberg nach Fürth, eröffnete 1835.

durch *Hermann Simons* Vorträge zu einer „aktiveren Irrenbehandlung“ (*Simon* 1986), in einem Wettbewerb, der sich in den Anstaltsberichten niederschlug und worin man sich mit *Simon* maß, wie hoch der Prozentsatz der tätigen Patienten in den Anstalten war. Gartenbau und Landwirtschaft bildeten traditionell einen wichtigen Teil der Beschäftigungsbehandlung. Über die aktivierende Funktion hinaus gibt es nicht allzu viele detaillierte Berichte, doch wurde der Gartenarbeit (und landwirtschaftlichen Arbeit) von Patienten besonders von *Albrecht Paetz*[4], Direktor der Anstalt Altscherbitz (1879-1922, 960 Plätze), ein solcher Rang eingeräumt, dass er selbst oder ein von ihm beauftragter Arzt täglich die Aufgabenverteilung vornahm.[5] In der Zeitschrift der Universitätspsychiatrie, dem „Archiv für Psychiatrie und Nervenkrankheiten“ (seit 1868), erstmalig herausgegeben von *Wilhelm Griesinger,* der den ersten Lehrstuhl für Psychiatrie an der Charité seit 1864 innehatte, hingegen finden sich kaum Hinweise auf eine Beschäftigungsbehandlung.

Erst mit den Reformbewegungen im Gesundheits- und Sozialwesen nach dem 2. Weltkrieg wurden neue Entwicklungen angestoßen. In England ließ die „Disabled Living Foundation“ die Möglichkeiten, Gartentherapie einzusetzen, durch *Mary Chaplin* mit dem Garden Club of Handicapped People umsetzen. Dies wurde von *A. S. White* untersucht und die Ergebnisse wurden in dem Buch „The Easy Path to Gardening“ (1972) veröffentlicht – nach Aussage von *Alice Schaier* (1986) die erste Veröffentlichung in England (*Schaier* 1986, 109). 1978 wurde in England die „Society for Horticultural Therapy and Rural Training“ gegründet, die seit 1980 die Zeitschrift „Growth Point“ vierteljährlich veröffentlicht. Heutzutage heißt die Organisation „THRIVE“, die in Großbritannien und darüber hinaus eine Plattform für hauptberufliche und für ehrenamtliche Menschen bildet, die gartentherapeutisch tätig sind. Nach einer Erhebung in England sind dort etwa 1100 Einrichtungen und Projekte bekannt, die Gartentherapie einsetzen. Dabei ist der Bogen weit gespannt. Er reicht von körperlichen Einschränkungen über psychische Erkrankungen, Kinder und Senioren bis zu sozialen Projekten. Aufgrund der guten Erfahrungen, Menschen durch Gartenprojekte aus ihrer Isolation herauszuholen und den Anschein von Krankheit

---

4 Er kam, wie sein Vorgänger *Moritz Koeppe*, aus der Anstalt Nietleben. *Koeppe* war 1858 Assistent an der Provinzial-Irrenanstalt Nietleben bei Halle unter *H. Damerow*, nach dessen Tod (1866) hat er 1867 die Leitung der Anstalt übernommen. 1869 habilitierte sich *Koeppe* in Halle für Psychiatrie; 1874 wurde er zum außerordentlichen Professor ernannt. – *Koeppes* Lebenswerk ist die Errichtung der neuen Provinzial-Irren-Heil- und Pflegeanstalt auf dem ehemaligen Rittergut Alt-Scherbitz bei Schkeuditz, vorbereitet durch eine Studienreise (1875) nach Belgien, England und Frankreich, verbunden mit dem „no restraint“-, dem „open door“- und dem Kolonie-System unter Abschaffung nicht nur aller Zwangsmittel, sondern auch landwirtschaftlicher und gärtnerischer Arbeit als Therapie (*Eulner* 1979).

5 Der Inspektor der Landwirtschaft in Altscherbitz hatte dem Direktor jeden Abend eine Disposition der am folgenden Tage vorzunehmenden Arbeiten vorzulegen (*Paetz* 1893, 194).

und Behinderung zu vermeiden, wird häufig auch der Begriff „Social Horticulture" gebraucht.

2.2 Gartentherapie in Deutschland heute

Durch Kontakte nach England zu THRIVE und in die USA (Mitgliedschaften, Teilnahme an Kongressen) ergaben sich in Deutschland Impulse, die unter Mitarbeit anderer (u. a. Robert Rafferty, Maria Putz, Dr. Fritz Neuhauser, Andreas Niepel, Ulrich Karsch, Thomas Maurenbrecher, Dipl. psych. Ilse Wächter u. a.[6]) in Form von Arbeitskreisen (Ak GuT seit 1989), der Gründung der „Gesellschaft für Gartenbau und Therapie" (GGuT 2001), einem Kongress (Bad Lippspringe 2002) und Tagungen (Grünberg seit 2005) realisiert wurden. Mit der Entwicklung hin zu einer eigenständigen Therapiemethode ergibt sich die Notwendigkeit einer Definition.

„Gartentherapie ist der Gebrauch von Pflanzen durch ausgebildete Fachleute, um dadurch bestimmte, klinisch definierte Ziele zu erreichen". (*Sempik* et al. 2003)[7]

Oder: Gartenarbeit ist

„eine aktivierende Therapieform, bei der kranke oder behinderte Menschen von Fachleuten gärtnerisch und therapeutisch begleitet werden, um Schwierigkeiten und Probleme, Wünsche und Ziele durch Gartentätigkeit zu klären und ein eigenständiges Leben zu ermöglichen". (GGuT 2001)[8]

Während der Begriff „Gartentherapie" vielleicht auf die beteiligten Therapeuten beschränkt bleiben sollte, wird der Ausdruck „therapeutischer Gartenbau" in England für die „Arbeit mit Pflanzen" genutzt, die einen therapeutischen Wert haben kann, ohne Therapie per se einzuschließen; so definiert es beispielsweise *Sempik* als Methode, „in der man Pflanzen und Gartenbau einsetzt, um für Wohlbefinden zu sorgen.[9] Das kann man durch aktive oder passive Beteiligung erreichen", heißt es bei *Sempik* (et al. 2003). Im integrativen Ansatz sprechen wir allerdings präziser von „rezeptiver" statt passiver Beteiligung, denn passiv und Beteiligung schließen sich neurobiologisch aus. In England ist das ein Weg,

6 *Robert Rafferty* aus den USA, *Andreas Niepel* aus Hattingen, *Ulrich Karsch* aus Viersen, *Th. Maurenbrecher* aus Rottweil, *Ilse Wächter* aus Bad Berleburg u. a. wirkten in der Anfangszeit entscheidend mit.

7 Weitere Definitionen finden sich unter: http://www.gartenbau-und-therapie.org/deutsch/therapie-1.html

8 Dito.

9 Anmerkung von *H. G. Petzold*: Die Aussage (von *Sempik*) erscheint nicht logisch, therapeutischer Gartenbau meint doch semantisch, dass der Gartenbau als solcher therapeutisch/therapiewirksam ist; Anderes wäre ökologischer oder medizinalökologischer Gartenbau.

die therapeutische Arbeit mit kranken Menschen von der Therapie bei sozialen und rehabilitativen Bedürfnislagen abzugrenzen und doch zu definieren, wenn es in Bereichen außerhalb von Klinik und Rehabilitation weniger um Therapie als vielmehr um Tagesstrukturierung, Anregung und Orientierung geht. Hierzulande wird zwischen Psycho- und Soziotherapie oder klinischen und sozialen- bzw. heilpädagogischen Maßnahmen differenziert. Englische und deutsche Systeme sind grundverschieden und kaum vergleichbar, doch als gedankliche Anregung sicher nützlich.

Gartentherapie bietet eine große Bandbreite an Anwendungen: für psychiatrische Patienten, für körper- (auch seh-) behinderte Menschen, für Lernbehinderte, Gewaltopfer, Alkohol- und Drogenabhängige, Jüngere und Ältere, sowie für Menschen, die Kontakte und Tagesstruktur benötigen. Sie kann im klinischen, im rehabilitativen, im ambulanten Sektor angesiedelt sein; in Werkstätten für behinderte Menschen und in der Arbeit mit Menschen verschiedener Einschränkungen (emotional, mental, sozial, sicht- oder bewegungsbezogen) kann sie als Übungs-, Erfahrungs- und Praxisfeld eingesetzt werden, um diesen Menschen – trotz Einschränkungen – Möglichkeiten zur Teilhabe am sozialen Leben zu ermöglichen. Für diese Menschen kann ein Garten ein wichtiger Begegnungsraum sein, der Kontakte ermöglicht, Bezug zur natürlichen Umgebung herstellt und der durch Bewegung, durch Sinnes-, Zeit- und Entwicklungserleben der Isolation und Entfremdung entgegenwirkt.

In Deutschland ist die Gartentherapie seit einigen Jahren im Katalog therapeutischer Leistungen[10] in der medizinischen Rehabilitation gelistet und hat die Leistungsziffer E 100 (KTL 2007, 143).[11] Wahrscheinlich könnten auch die Leistungen: Training der Aktivitäten des täglichen Lebens (ATL) in der Kleingruppe (E 160), Selbsthilfetraining (E181, E182, E189), Verhaltensbeobachtung zur Leistungsbeurteilung (E 200) und Produktorientiertes Arbeiten (E220) neben einigen hier nicht genannten Leistungsangeboten im Rahmen eines gartentherapeutischen Angebots abgerechnet werden. In der aktualisierten Version der KTL (2015) wird die therapeutische Leistung der Gartentherapie entsprechend ihrer Schwerpunktsetzung mit den Dokumentationscodes der ergotherapeutischen Behandlung in der Kleingruppe (E651-E659) oder der Projektgruppe (E720) codiert.

Die Leistungen können von Ergotherapeuten, Arbeitserziehern, Werk- und Freizeittherapeuten, z. T. auch von Diplom-Sozialarbeitern und Diplom-Sozialpädagogen erbracht werden.

10 Die Klassifikation therapeutischer Leistungen (KTL) für die medizinische Rehabilitation wird seit 1997 in der Routine der Reha-Qualitätssicherung der Rentenversicherung eingesetzt, um das therapeutische Leistungsspektrum der Reha-Einrichtungen zu dokumentieren, zu bewerten und auch unter inhaltlichen Gesichtspunkten zu analysieren. Die KTL gilt sowohl für die stationäre wie auch für die ambulante medizinische Rehabilitation von Erwachsenen, Jugendlichen und Kindern (siehe *KTL* 2007).

11 Erhältlich kostenlos unter: www.deutsche-rentenversicherung.de, E-Mail: drv@drv-bund.de

In Landeskliniken und sozialpsychiatrischen Zentren (SPZ) wird Gartentherapie im Rahmen ergotherapeutischer Leistungen abgerechnet. In einigen Einrichtungen zur medizinischen und sozialen Rehabilitation wird Gartentherapie unter dem LT 24 erbracht und abgerechnet. Zur Anzahl der Einrichtungen, Kliniken und Projekte, die Gartentherapie oder der Gartentherapie angenäherte Leistungen erbringen (z. B. Werkstätten für behinderte Menschen) gibt es keine genauen Zahlen. Grobe Schätzungen belaufen sich auf 400, bei den Werkstätten sind es etwa 260.

3 Die Integrative Therapie

Die Integrative Therapie ist ein interaktionales, therapeutisches Verfahren, das neben dem verbalen Austausch auch Ansätze nonverbaler Kommunikation sowie kreative Methoden, Techniken und Medien mit einbezieht. Die Integrative Therapie wurde von *Hilarion Petzold, Johanna Sieper, Ilse Orth* und *Hildegund Heinl* entwickelt und gründet auf einer breiten Quellenlage in Philosphie – für diesen Kontext wichtig *Merleau-Ponty* – , Psychologie und Neurowissenschaft – hier erwähnenswert *Bernštejn, Vygotskij* und *Lurija* – und Verfahren der Psychotherapie – *Ferenczi, Iljine, Janet, Moreno, Perls* sind hier zu nennen (Näheres vgl. *Petzold* 2003a; *Sieper* 2007b). Die Integrative Therapie stellt das „Ko-respondenzmodell“ in den Mittelpunkt ihrer theoretischen wie praktischen Arbeit (*Petzold* 1993a, 1045). *Petzold* schreibt:

> Der Ko-respondenzprozess führt zu Sinn durch Analyse und zur Veränderung von Situationen, indem die an einer Situation beteiligten Personen ihre Lage reflektieren, d. h. in einem Prozess der Differenzierung Komplexität freisetzen, die strukturiert und prägnant gemacht werden kann. In einer weiteren Phase des Gruppenprozesses, der verbal und aktional (z. B. psycho- und soziodramatisch) abläuft, werden Erfahrungen und Erkenntnisse integriert. Es wird auf diese Weise eine neue Stabilität gewonnen, die die Möglichkeit zur Veränderung, der Kreation, der Überschreitung des Bisherigen bietet (*Petzold* 1978c; *Petzold, Lemke* 1980). Es entsteht ein Zyklus von Reflexion und Handlung, von Theorie und Praxis, von Stabilisierung und Veränderung, von Integration und Kreation, der für das Identitätserleben zentrale Bedeutung gewinnt: die Chance zur Entfaltung, zum Wachstum der Identität, die ja immer in soziale Kontexte eingebunden und von ihnen bestimmt ist. Im gruppalen Ko-respondenzprozess wird, wie im individuellen, Identität gestiftet, bekräftigt und gesichert durch Akte von Konsens und Kooperation (*Petzold, Matthias* 1983,186).

Vom Begriff „Integrative Therapie“ her ist das Ziel der integrativen therapeutischen Arbeit die „Integration verdrängter und abgespaltener Gefühls- und Erfahrungsbereiche“. Ihr voraus geht in der Regel die Erkundung der „Ursachen misslingender Integration“ (*Rahm* et al. 1993, 17). Integrativ bedeutet darüber hinaus, sich Theorien und Methoden zu bedienen, die in einem sinnvollen

Zusammenhang mit diesem Ansatz stehen und diesen erweitern (*Sieper* 2006). Von daher verfügt die Integrative Therapie über ein sehr ausgefeiltes, aber kein abgeschlossenes Denk- und Theoriegebäude, sondern ist offen für Ergänzungen, Erneuerungen und Revisionen im Lichte neuerer Entwicklungen und wissenschaftlicher Erkenntnisse.

So ist auch die Entwicklung der Integrativen Gartentherapie zu sehen, denn sie besteht, durchaus theoriegeleitet, aus einer Fülle von Ansätzen, die helfen, den vielfältigen Bedingungen pathogener und salutogener Entwicklungen mit der Mannigfaltigkeit biologischer (z. B. pflanzlicher) Anschauungs- und Praxisobjekte, aber auch biologischer (z. B. pflanzlicher) „Subjekte" zu begegnen. „In einer Pflanze kann durchaus mehr gesehen werden als nur ein Gegenstand, der verbraucht oder benutzt wird". Sie ist eine beziehungsgebundene „Lebensform, der mit Achtsamkeit begegnet werden muss" (*Petzold* 2011a). Das Organ der Korrespondenz-, Kommunikations- und Resonanzprozesse (aller Lebensformen) ist der „informierte Leib" und damit auch der Vermittler des Austausches zwischen Pflanze und Mensch.

3.1 Grundlage der Integrativen Therapie: der informierte Leib

Für die Integrative Therapie gilt als allgemeiner Bezugsrahmen der Grundsatz, den Menschen „in seiner körperlichen, geistigen, sozialen und ökologischen Dimension zu erreichen" (*Petzold* 1988n, 341). Die Basis aller menschlichen Regungen ist der Körper, der in seiner Eigenart und seiner erlebten Geschichte zum „informierten Leib" (*Petzold* 2009c) geworden ist. In ihm sind alle geistigen und emotionalen Prozesse verankert. In seinen sozialen Bezügen findet der Mensch Eigenes und Fremdes wieder, das ihn weiterentwickelt und erhält. Körper, Geist und Soziales sind ohne ökologischen Bezug nicht denkbar: Hier finden sie ihren Halt, ihre Begrenzung, aber auch Erweiterung. Der Mensch ist mehr als sein begrenztes sozial-ökologisches Selbst, das sich zwischen Himmel und Erde bewegt und diesen Raum mit anderen Wesen und Entitäten teilt. Der Mensch bewegt sich körperlich auf der Erde und erstreckt sich in den Raum hinein. In ihm liegen seine Bewegungs- und Entwicklungsmöglichkeiten. Umgekehrt formt ihn der Raum durch alle sich darin befindlichen Entitäten. Für viele Menschen mag gelten, dass von den sozialen Bezügen der größte Einfluss ausgeht. Wenn z. B. Menschen im Rahmen von Migration in eine ihnen fremde Kultur eintauchen, kann man Angleichungsprozesse (vollzogen durch Alltagslernen und Identifikation) beobachten, in deren Verlauf Haltung, Gestik, Mimik und Habitus sich verändern und sich an die Menschen im Gastland annähern (Akkulturation, „Hineinwachsen eines Individuums in seine kulturelle Umwelt", sichtbar in der Assimilation, der „Ähnlichmachung" von Bewegungsstilen des Gastlandes). In ähnlicher Weise lassen sich Beobachtungen machen, dass Menschen ihre Bewegungsmuster ändern, wenn sie einen Wald oder Park betreten haben.

Im Leib sind alle Informationen „eingeschrieben", gegebenenfalls abrufbar und veränderbar.

3.2 Ökologie

Ökologie ist ein wichtiges und unabdingbares Element der Integrativen (Garten-)Therapie. Als Teilaspekte sind Milieu (als soziales, als Entwicklungs- oder Wachstumsmilieu) und Klima bei Mensch und Pflanze (mit-) entscheidend, um die Entwicklungen zu fördern oder zu hemmen. Gerade bei Pflanzen muss man sagen: Das Klima (als Meso- wie als Makroklima) entscheidet über den Entwicklungsverlauf mit. Bei Menschen ist es kaum anders.

Der ökologische Ansatz der Integrativen Therapie (*Petzold* 1993a, 544) fußt u. a. auf der Feldtheorie *Lewins* (*Lewin* 1963), der ökologischen Psychologie von *J. J. Gibson* (1979; *Petzold* 2006p) und der Lebenswelt- und Sozialweltperspektive (*Mogorovic* 2017b) der phänomenologischen Schule von *M. Merleau-Ponty, A. Gurwitsch, A. Strauss* u. a. und verbindet die natürliche Umwelt mit dem sozialen Umfeld. Sie betont die Verschränkung von Ding- und Sozialwelt (*Petzold* 1993a, 545). Ein weiterer Ansatz, den man für die Integrative Gartentherapie nutzbar machen kann, kommt von *Wohlwill* (1993). Er weist darauf hin, dass in der Interaktion mit der Natur die Feedback-Schleifen, die wir aus menschlichen Interaktionen kennen, fehlen, was nicht heißt, das es nicht andere, anders geartete Feedbackvorgänge gibt, die naturbezogene Menschen wahrnehmen und nutzen können. Gerade dieser Umstand, dass sich Menschen, die die Natur betreten, scheinbar nicht zu direkten Reaktionen anregen lassen, wie das unter Menschen häufig geschieht, könnte im Kern tatsächlich die restaurative Kraft ausmachen, die man der Natur zuspricht (*Altman/Wohlwill* 1983, 25). Bei der Naturerfahrung können Menschen negative Selbstbestätigungsschleifen verlassen. Auch wenn der Mangel, z. B. von Pflanzen oder lebendiger Vegetation, gegebenenfalls negative Wirkungen zeitigt, so sind doch positiv konnotierte, „konstruktive" Wirkungen von Pflanzen, Natur und Landschaft das, was uns hier interessiert.

Es ist notwendig, nach eigenständigen, qualitativen Wirkungen zu suchen, die von Pflanzen, Natur und Landschaft ausgehen. Insbesondere sind zu nennen: erstens *Hellpach* (1923), der viele davon benannt und beschrieben hat (die Abhängigkeit des Seelenlebens von Wetterelementen, Klimawechsel, Boden, Landschaftswirkungen u. a. m.), auch wenn sie, wie *Gert Kröning* unterstrich, noch einer empirischen Bestätigung bedürfen. Zweitens: *Kaplan* und *Kaplan*, sie haben den Nutzen von Naturerfahrungen beschrieben und erforscht. Drittens: Ein außerhalb der Tiefenökologie (*Naess, Macy*) bisher wenig beachteter

Ansatz kommt von *Paul Shepard*. Er lautet Phytoresonanz und wird in einem eigenen Abschnitt behandelt. Meines Erachtens liegt hierin ein weites, beinahe unerforschtes Feld.

3.3 Der Therapiebegriff

Um darzustellen, wo die Gartentherapie im Feld therapeutischer Ansätze steht, ist es mir ein Anliegen, darzulegen, woher der Begriff Therapie kommt. Er stammt aus dem Altgriechischen: θεραπεία therapeía (Therapie), passender noch θεραπεύειν therapeúein (therapieren), da es sich ja um eine Tätigkeit und nicht um eine Zustandsbeschreibung handelt. Welche Aussagen finden wir im Wörterbuch?

θεραπεύειν: dienen, Dienste leisten; bedienen, aufwarten; freundlich behandeln, Aufmerksamkeit erweisen, gefällig sein; (ver)ehren, hochachten; zu gewinnen suchen, schmeicheln, um jemandes Gunst werben; (gut) sorgen, sorgsam behandeln; (ver)pflegen, heilen; (aus)bilden; beachten, auf etw. bedacht sein. (*Langenscheidts Taschenwörterbuch* 1986)

Die Grundbedeutung von θεραπεύειν ist also „dienen" und damit eine Dienstleistung erbringen; in der Tätigkeit erwartet man einen Auftrag und man ist freundlich; man erweist eine Aufmerksamkeit, ist also umsichtiger als vielleicht gewöhnlich; man ehrt und achtet den Andern; notwendig ist auch, den Andern „zu gewinnen" und so emotional zu erreichen; für die Anderen ist nicht nur zu sorgen, sondern, falls nötig, mehr zu tun: sie sind sorgsam zu behandeln und zu pflegen, sie sind zu verpflegen, damit sie heilen, oder indem etwas unternommen wird, was dem Andern zum Heilen verhilft; Schlüsse aus dem Erfahrenen ziehen, und diese sich klarmachen und an Andere weitergeben: was zu beachten ist.

Die etymologische Basis des Wortes „therapieren" [12] in seiner Ursprungssprache ist also sehr breit: Sie reicht vom Auftrag „dienen" über die Art der Dienstleistung zu einer guten Basisversorgung; wenn es notwendig ist, eine sorgsame Behandlung, mehr noch, eine Pflege, die verstärkt oder gesteigert wird[13], so dass „heilen" geschehen kann. Daraus Schlüsse zu ziehen und sie zur Ausbildung und für die Zukunft zu beachten, zeigt, wie umfänglich diese Wortbedeutung ist. Sie reicht vom Alltagshandeln über die Pflege, die Medizin und die Pädagogik bzw. Lehre. Der heutige Gebrauch des Therapiebegriffs ist vergleichsweise eingeengt und bezieht sich weniger als der antike Begriff auf den Erhalt der Gesundheit

12 Siehe auch *Petzold* 1988, 216.

13 Hier: ver- in der Bedeutung der Verstärkung und Steigerung des Grundbegriffs (siehe DWB Bd. 25, Sp. 56: Nr. 5 und 6).

und die Prävention, sondern auf das Eingreifen, wenn mangelnde Gesundheit dies erfordert.

Für die Integrative Gartentherapie kann der Bedeutungsverlauf vom Dienen (den Patienten, bzw. diese der Erde und den Pflanzen), über das Pflegen eine Grundlage sein, anhand derer die unterschiedliche Intensität der Bemühung um den Patienten sowie das Bemühen des Patienten um Garten und Pflanzen bemessen werden kann.

3.4 Basisprinzipien

Der Integrative Ansatz zur Gartentherapie berücksichtigt, dass jeder Mensch ein Wesen mit „Kopf, Herz, Hand, Bauch" – kurz mit vielen Gliedern und Organen – ist, mit den Füßen auf dem Boden steht und in mitmenschlichen Bezügen verflochten ist. In der Integrativen Therapie ist der Mensch ein Körper-Seele-Geist-Wesen und unabdingbar mit seiner ökologischen und sozialen Umwelt verbunden. Der Integrative Ansatz nimmt an, dass es für ein gesundes Leben einen Ausgleich zwischen diesen Seinsbereichen geben muss, genauso wie im Identitätsmodell der Integrativen Therapie zwischen den fünf Bereichen der Identität:

1. Leiblichkeit
2. Soziales Netzwerk
3. Arbeit und Leistung
4. Materielle Sicherheit
5. Normen und Werte (*Petzold* 2011a)[14]

Methodologisch ist für mich der epistemologische Ansatz am wichtigsten, der den Erkenntnisprozess unseres menschlichen Handelns bestimmt: vom *Wahrnehmen* zum *Erfassen* (Erkennen), zum *Verstehen*, *Erklären* und *Handeln*. *Petzold* nennt dies die „hermeneutische Spirale" (*Petzold* 1993a/2003a). In der täglichen Arbeit lässt sich die Wahrnehmungsfähigkeit schulen und praktizieren, indem das Sichtbare möglichst deskriptiv und bewertungsarm benannt wird, wozu mitunter etwas Übung nötig ist, die sich in kleinen oder größeren Gruppen leicht erarbeiten lässt. So lassen sich Qualitäten der Bodenbeschaffenheit, von Blatt- und Blütenstrukturen, von Pflanzengesellschaften u. a. herausfinden: Bodenformationen, Blattveränderungen und anderes bis dahin Unbemerktes wird erkannt.

In der Integrativen Gartentherapie werden die Pflanzen, Tiere und die dort tätigen Menschen im Bewusstsein des Gartentherapeuten/der Gartentherapeutin

---

14 Auch Gewissen *Rahm* et al. 1993, 155; *Petzold, Orth, Sieper* 2011.

in besonderer Weise miteinander verbunden: Der Garten ist nicht nur (hier) im Blickfeld, sondern in den eigenen Emotionen, im eigenen Bewusstsein des Patienten und des Therapeuten lebendig. Der Garten prägt durch seine Struktur und die der lebendigen Natur seiner Pflanzen, wie jede Art von (belebter) Umwelt, das menschliche Leben und Erleben mit. Die Therapie nutzt und beachtet den jeweiligen Menschen als bio-psycho-sozial-ökologisches Wesen in seinem Kontext: Fähigkeiten und Defizite, die Tragfähigkeit der Säulen der Identität geben uns Hinweise darauf, wo pathogene Stimulierungskonstellationen (*Petzold* 1992a, 596) die Fähigkeit des Patienten zur *Selbstregulation* beeinträchtigt haben und wo eine Wiederherstellung versucht werden kann. Dies wird im Erstgespräch, in der Anamneseerhebung, der Rehabilitations- und Therapieplanung und in allen weiteren Schritten der therapeutischen Zusammenarbeit berücksichtigt. Leitfragen bei der Zielplanung (mittels einer systematischen Heuristik) sind:

1. Was ist gesund und funktionsfähig und muss erhalten werden?
2. Was ist gestört und in seiner Funktion beeinträchtigt und muss wiederhergestellt werden?
3. Was ist mangelhaft, nicht mehr oder nie vorhanden gewesen, und muss ersetzt werden?
4. Was kann nicht wiederhergestellt oder ersetzt werden und muss durch Anpassung
5. bewältigt werden?
6. Was wäre möglich, ist noch nicht genutzt und müsste entwickelt werden?
7. Wodurch kann ein Ausgleich geschaffen und die Lebenslust und -kräfte belebt werden?
8. Sind strukturelle Mängel zu beseitigen und solidarische, politische Schritte nötig?

Aus den obigen Fragen leiten sich eine oder mehrere miteinander zu kombinierende Behandlungsstrategien ab. Sie bilden die Richtziele der Behandlung:

1. präventiv (vorbeugen)
2. konservierend (erhalten)
3. reparativ (wieder herstellen)
4. substitutiv (ersetzen)
5. coping (anpassen)
6. evolutiv (entwickeln)
7. ausgleichen
8. Repräsentation und Stärkung durch rechtliche, politische Vertretung

(vgl. zum Ganzen *Petzold*, 2003a; *Osten* 2002)

Diese Strategien bilden sozusagen die Folie für einzelne gartentherapeutische Maßnahmen. Können wir durch einzelne, begleitete Tätigkeiten auf der leiblichen Ebene durch Kräftigung, Flexibilisierung und Erlebnisaktivierung die leibliche Identität stärken und ausgleichend auf Körper, Seele und Geist wirken, indem wir im Kontakt mit der Umwelt (hier: der Garten) und im körperlichen-seelisch-geistigen Austausch mit ihr/ihm stehen? Können wir durch Gespräche, die sich an Verhalten und Erleben in der Gartengruppe orientieren, über die Stärkung der Peergroup-Zugehörigkeit zur sozialen Entwicklung und der Veränderung von Normen und Werten bei einem Patienten mit z. B. Störung der Identitätsentwicklung auf einem multiethnischen Familienhintergrund beitragen? Durchweg ist das Mittel der Therapieplanung die „prozessuale Diagnostik" auf der Basis einer systematischen Heuristik (siehe *Petzold* 2011h).

3.5 Integrative Gartentherapie

Für den Zweck dieser Ausführung hier eine knappe Definition:

„Integrative Gartentherapie bedeutet, das Verfahren der Integrativen Therapie methodisch mit gartenpraktischen Aktivitäten und Möglichkeiten des Naturerlebens zu verbinden, um psychische, psychosomatische oder psychosoziale Störungen (mit) zu behandeln. Sie schließt auch die salutogene Förderung des Gesundheitsverhaltens und der Persönlichkeitsentwicklung in Behindertenhilfe, Rehabilitation, Sozialpädagogik, Gesundheitsbildung u. a. m. ein."

Die oben genannten Grundlagen, die Basisprinzipien und Strategien der Integrativen Therapie kommen je nach Ausgangslage zur Anwendung. Weiteres hierzu findet sich bei *Petzold* in diesem Band, insbesondere eine ausführliche Definition (siehe S. 45f.).

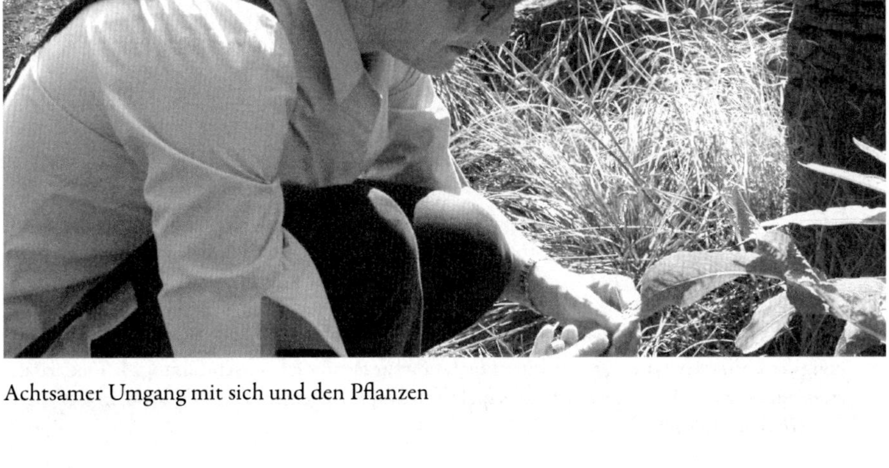

Achtsamer Umgang mit sich und den Pflanzen

4 Methodische Ansätze

Methodisch kommt der Integrativen Gartentherapie primär die Erlebnisaktivierung zur Persönlichkeitsentfaltung zu (der dritte Weg der „Heilung und Förderung"[15]). Da es auch hier nicht nur einen Weg gibt, können auch Aspekte der übrigen Wege[16] der „Heilung und Förderung" hinzukommen.

Bei der Integrativen Gartentherapie als *Methode* können verschiedene methodische Vorgehensweisen zur Anwendung kommen. Es kommt dabei auf die passende Anwendung an, weniger darauf, eine sogenannte „Therapie im Garten" durchzuführen. Entsprechende Kenntnisse vorausgesetzt, unterstützen sie den Integrativen Ansatz, den Menschen im bio-psycho-sozial-ökologischen Kontext (zu beachten und) zu fördern. Sie können hier nicht im Detail und schon gar nicht vollständig dargestellt werden, nur ihre Bedeutung für die Integrative Gartentherapie soll umrissen werden. Es handelt sich u. a. um:

- Achtsamkeit (MBSR)/Awareness-Training
- bewegungs-, entspannungs- und atemtherapeutische Elemente
- Korrelation innerer und äußerer Vorgänge: therapeutische Arbeit und gärtnerische Tätigkeit verbinden
- Phytoresonanz und Naturerfahrung
- gesprächstherapeutische Anwendungen
- gestalttherapeutische Elemente
- systemischer Fokus
- Verbindung von Tätigkeit und Gespräch
- Triade als Mittel
- Reflexivität
- Psychoedukation; gärtnerisch-botanische Wissensvermittlung

4.1 Achtsamkeitspraxis

Die methodische Anwendung von Achtsamkeit hat in den vergangenen Jahren starke Beachtung gefunden, obwohl sie in anderen Ansätzen, etwa der Gindler-Arbeit[17], der Sensory Awareness (*Brooks, Selver*; *Brooks* 1991), der Gestalt-

15 Die vier Wege wurden von *Petzold* zwar zunächst an vier pathogenen Stimulierungskonstellationen: Traumata, Defizite, Störungen, Konflikte erarbeitet (*Petzold* 1988, 214), dann aber auch als „Wege der Förderung" beschrieben mit einer salutogenen Orientierung (idem 2003a).

16 Sie lauten: 1. Bewusstseinsarbeit mit dem Ziel der Sinnfindung, 2. Nachsozialisation und Stärkung des Grundvertrauens, 3. Erlebnisaktivierung zur Persönlichkeitsentfaltung, 4. Solidaritätserfahrung zur Gewinnung von Metaperspektiven und Engagement (*Petzold* 1988, 215-267).

17 *Else Gindler* (1885-1961).

therapie (*Stevens* 1975; *Petzold* 1983e) seit langem praktiziert wurde. Zu den wichtigsten Autoren der neuen Achtsamkeitsbewegung zählen *Jon Kabat Zinn* und *Saki Santorelli*, die diese Methode an einer Klinik zur Stressreduktion in den USA entwickelt haben. In Deutschland sind u. a. zu nennen *Ulrike Kesper-Grossman, Paul Grossman* und *Linda Lehrhaupt* an den Instituten in Freiburg und Bedburg-Hau.

Achtsamkeitspraxis (MBSR, mindfulness based stress reduction, *Kabat-Zinn* 1994, *Santorelli* 1999) bietet sich u. a. an bei Stress und chronischen Erkrankungen, weil der Druck nach Veränderung, den sich die Patienten selbst machen, durch diese Praxis gesenkt werden kann. Die Selbstannahme nimmt zu und die emotionale Erregung kann reduziert werden. Es gibt eine wachsende Anzahl an Untersuchungen zur Wirksamkeit dieser Praxis.[18]

Achtsamkeitsübungen setzen sich zusammen aus:

• Achtsamkeitsmeditation	*Diese Elemente*	• Pflanzenmeditation
• Bodyscan	*können z. T.*	• Bodyscan
• Achtsamkeitsyoga	*abgewandelt*	• Pflanzen-Yoga
• Achtsame Tätigkeit	*werden in:*	• Achtsames Arbeiten im Garten

Im integrativen Modell „komplexer Achtsamkeit" kommen hinzu

- Selbst-Achtsamkeit
- Achtsamkeit für das Selbst als Gärtner
- Achtsamkeit für den Anderen als Mitmensch
- für den Anderen als Mit-Gärtner
- Achtsamkeit für die Natur
- für die Natur in diesem Garten

  usw.

Diese Praxis schließt die Achtsamkeit für verschiedene Aspekte unserer täglichen Lebenserfahrung ein, wie Atmen, Gehen, Fahren, Kochen, Reinigen, Zuhören, Sprechen, Begleiten u. a. m. und eben auch das achtsame Arbeiten im Garten. Sie beinhaltet ebenfalls Achtsamkeit für Gefühle, Gedanken und Wahrnehmungen während alltäglicher Verrichtungen und die erhöhte Achtsamkeit besonders für stressgeladene Situationen und für Wahlmöglichkeiten, auf diese mit Achtsamkeit zu reagieren und für die Neigung, unter Stress automatisch und unbewusst zu reagieren (*Holland* 1998, 773).

---

18 http://www.umassmed.edu/Content.aspx?id=42426

4.2 Korrelation innerer und äußerer Vorgänge: therapeutische Arbeit und gärtnerische Tätigkeit

Aus wahrnehmbaren Phänomenen lassen sich die zugrundeliegenden Strukturen körperlich-seelisch-geistiger Zusammenhänge mit der Umwelt als komplexem, miteinander verwobenem Geschehen aufspüren und beschreiben: Bestimmte gärtnerische Tätigkeiten können auf der körperlich-seelisch-geistigen Ebene Prozesse auslösen, die zu einem neu empfundenen Gleichgewicht führen (*Neuberger* 1988). Diese konzeptuellen Ideen sind am Beginn meiner Berufstätigkeit entstanden und stellen einen Grundbaustein meiner Arbeit dar.

Innere psychische Prozesse stimulieren die Auseinandersetzung mit der Umwelt. Die Umwelt und die Tätigkeit in ihr regen den Menschen zu seinem inneren und äußeren Erleben an. Beim Kontakt gebraucht der Mensch seine Sinne, und diese übersetzen die Wahrnehmung dieses Kontaktes in persönliche Erfahrung und Bedeutung. Ich entwickelte hierfür eine Vorgehensweise, um sicht- und wahrnehmbare Tätigkeiten zu beschreiben sowie die psychischen Prozesse, die diese begleiten können. Die folgenden Gedanken versuchen diese innere Tätigkeit zu umreißen.[19]

Mit der **Bodenvorbereitung** kann grundsätzliches Erleben angesprochen werden: Was sehe ich, was will ich erreichen? Man kann wahrnehmen, wie im Laufe der Tätigkeit die eigene Kraft und das eigene Geschick wachsen, sich schweren und schwierigen Aufgaben zu stellen. Während z. B. das Umgraben bei vielen Menschen einen aufwühlenden Charakter haben kann, stellt das Einebnen des Bodens mit dem Rechen meist eine sehr beruhigende Tätigkeit dar.

Mit dem **Säen** beginnt etwas, das mit dem Erscheinen der Keimblätter und dem nachfolgenden Pflanzenwachstum den Menschen in seinem Tun bestätigt und die Vorfreude auf Neues nährt. Im Wachsen der Pflanzen kann der Mensch seine eigene Fähigkeit zu Entwicklung und Veränderung wahrnehmen, erkennen und fördern. Außenschau kann verschränkt mit der Innenschau während jedes Schritts stattfinden. Mit dem Pflanzen beginnt ein neuer Abschnitt: Junge Pflanzen werden vorsichtig in das vorbereitete Erdreich gegeben und gut gewässert. Gedanken an den eigenen Platz im Leben können hier anklingen, an den eigenen Raum, den jeder für seine Entwicklung braucht.

Damit Pflanzen gut und frei von Behinderungen wachsen können, brauchen sie die **Pflege** und den Schutz des Menschen. Mit dieser Tätigkeit kann der Klient an den Pflanzen potentiell das praktizieren, was ihm selbst gut tut.

Was **erntet der Patient**, wenn er erntet? Bei der Gartentätigkeit kann er lernen, emotionale oder rationale Kriterien anzulegen, um das Ernteergebnis gegebenen Vorgaben (von Qualitätskriterien oder seinen Wünschen und Vorstellungen) anzupassen.

---

19 *Neuberger* 1988.

In der Einzeltherapie wird das oben Genannte mit der eigenen Lebenssituation verbunden, vertieft, gegebenenfalls versprachlicht und körperlich neu verankert. Es geht darum, „die eigene Hand als Werkzeug der Veränderung erkennen" und Gefühle wahrnehmen, entdecken und verändern zu lernen.

In einfacher, praktischer Form hatte *Alice Burlingame*, eine der ersten Gartentherapeutinnen in den USA, eine Aufstellung in „Hoe for Health" (1974) erstellt. Sie bestimmte gärtnerische Aufgaben vor, um z. B. individuelle oder Gruppenziele zu erreichen, um kreative, aggressive und andere Impulse auszudrücken. Hier einige weitere Anregungen:

• Entscheidungsfindung	Unkraut entfernen
• Selbstwertförderung	Blumenstrauß zusammenstellen
• sich beruhigen	Pflanzfläche einebnen
	Rasen mähen
	Töpfe sortieren, Werkzeug aufräumen
• Zufriedenheit fördern	Flächen neu gestalten, überflüssige Pflanzen entfernen, pflanzen

Diese Vorschläge können die Richtung vorgeben, wie geistig-seelische Prozesse mit Gartenaufgaben verknüpft werden können. Wichtig ist, dass die Aufgabe dem Klienten hilft, durch die Veränderung des Sicht- und Greifbaren schließlich mit allen Sinnen zu einer spürbar anderen persönlichen Einstellung zu kommen.

„Erst wo Arbeit als eine für die Selbstverwirklichung des Menschen bedeutsame Situation erlebnisfähig gemacht wird, kann man mit einigem Recht von Arbeitstherapie reden." (*Dörner, Plog* 1978, 476) Das Gleiche gilt auch für die Gartentherapie.

4.3 Bewegungs-, entspannungs- und atemtherapeutische Elemente

Psychische Erkrankungen sind immer mit körperlichen Einschränkungen verbunden. Ängste und Gedankenprozesse drücken sich körperlich aus. Sie können auch das Aufgabenverständnis nachhaltig beeinträchtigen. Stockende, fehlgeleitete, überflüssige Arbeitsbewegungen können die Folge sein. Sie können für diagnostische Zwecke genutzt werden, aber auch als Ansatz, das eigene Wollen des Patienten in die von ihm verstandene und gewünschte Richtung zu lenken.

Wachsendes Vertrauen in die eigenen (körperlich-geistig-psychischen) Fähigkeiten und in eine angenehme, fördernde Umgebung können an sich schon zu einer Reduktion von Angst und zu einem veränderten Empfinden der eigenen Körperlichkeit führen. Adäquate Arbeitsbewegungen sind harmonisch und drücken die Verbindung des Ausführenden mit seiner Aufgabe aus. Der ganze Körper ist bei den meisten Gartentätigkeiten beteiligt.

Seine Körperhaltung ist aus ergonomischer Sicht bei allen Aufgabenstellungen zu beachten. Der Mensch drückt sich durch seine Körperhaltung aus. Weitergehende Korrekturen von Fehlhaltungen und Fehlbewegungen können in Absprache mit dem Physiotherapeuten in alltagspraktischen Bewegungen (wie gehen, sitzen, hocken, stehen) im Garten eine erweiterte, festigende Praxis erfahren. In der Klinik für neurochirurgische Rehabilitation in Hattingen z. B. dient ein Übungsgarten und eine speziell angepasste Außengehschule mit diversen Steigungen, Treppen und Bodenbelägen therapeutischen Zielen, um alltagspraktische Kompetenzen zu erwerben oder wieder zu erlangen. Physiotherapeuten, Ergotherapeuten und Gartentherapeuten nutzen ihn in enger Abstimmung.

4.4 Phytoresonanz und Naturerfahrung

Zu den wichtigen Aspekten jedweder Therapie, die sich Teile der sogenannten natürlichen Umwelt zu Nutze macht, gehören Naturerfahrungen und die Reaktion von Menschen auf Pflanzen. Ich habe unter dem Begriff „Phytoresonanz", der sich an *Shepard*s „phytoresonance" anlehnt, den Zusammenhang als biophysikalischen Austausch, als Resonanz von Menschen auf Pflanzen beschrieben (*Neuberger* 2007, 2010).

Resonanz ist u. a. ein physikalisches Geschehen: Wenn ein Körper mit einem Ton schwingt, schwingen andere resonanzfähige Körper, die in Reichweite sind, mit. Das bezeichnet man als Resonanz. In der Integrativen Therapie spricht man von innerer „eigenleiblicher Resonanz" und von „zwischenleiblicher Resonanz" (*Petzold, Orth* 2017a). *Paul Shepard*[20], Professor für menschliche Ökologie und Vordenker der ökologischen Bewegung in den USA, entwickelte den Begriff „phytoresonance", um aufzuzeigen, dass und wie wir Menschen mit unseren pflanzlichen Begleitern verbunden sind. Mit dem Begriff Phytoresonanz legt er nahe, dass wir auf die Pflanzen unserer Umgebung mit unserem Körper reagieren. Phytoresonanz ist demnach als spezialisiertes Resonanzgeschehen zu betrachten. Phytoresonanz konnotiert das körperliche (bio-physikalische) Zusammenschwingen zwischen Pflanze und Mensch, das uns im Alltag – unterhalb unserer Bewusstseinsschwelle liegend – meist entgeht. Phytoresonanz fokussiert auf den Einfluss pflanzlicher Eigenschaften auf das menschliche Erleben und die menschlichen Reaktionen, hier speziell die auf Pflanzen, deren Habitus, Spannungszustand der Belaubung, Schattenbildung und Beweglichkeit sich dem Körper dessen mitteilen können, der Pflanzen, wenn auch nur am Rande des Bewusstseinsfeldes, wahrnimmt, wenn er sich in Garten, Park, Landschaft oder baumbestandenen Vorortstraßen bewegt.

20 *Paul Shepard*, 1925-1996, 1973-1992 Professor für Human Ecology am Pitzer College und Claremont Graduate University.

Von Shepard gut beschrieben, ist dieser Zusammenhang bisher nicht explizit untersucht worden, heißt es im Abschlussbericht des Cost Stratetic Workshops „Health and the Natural Outdoors“:

Less known and still largely untested theories include that of phytoresonance, which looks at the influence of plant qualities on the human experience and the human reaction to plants. This ranges from passive, merely being outside, to active participation, actively working with plants and soil. Active participation is thought to help develop self esteem, as well as practical, social and emotional skills. (*Nilsson* 2007)

Das Ehepaar *Kaplan & Kaplan* hat bereits in den 1980er Jahren zusammen mit Kollegen umfangreiche Forschungen zum Naturerleben durchgeführt.[21] Bezogen auf den Nutzen von Naturerfahrungen, hier angewandt auf ein gartentherapeutisches Setting, fassen *Kaplan & Kaplan* (1989, 196) zusammen:

1. Ästhetische Naturerfahrungen verschaffen Behaglichkeit und befriedigende Erlebnisse.
2. Solche Umgebungen unterstützen menschliches Funktionieren und bieten einen Kontext, in dem Informationen wirksam verarbeitet werden können; der Aufenthalt wird als angenehm und sicher erlebt.
3. Solche Umgebungen unterstützen die Erholung von geistig-seelischer (mental) Ermüdung. (*Kaplan* 1996, *Olwell* 1990)

Dieser letzte Aspekt hat folgende Aufgaben (engl. functions):

1. Den Kopf frei zu bekommen.
2. Die Wiederherstellung gerichteter Aufmerksamkeit.
3. Geistige (engl. cognitive) Ruhe wird durch die weiche Faszination ästhetischer Naturerfahrungen unterstützt.
4. Ein tiefes, erholendes Erlebnis enthält wahrscheinlich Überlegungen über das eigene Leben, über Vorlieben und Möglichkeiten, über Tätigkeiten und Ziele.

Auf einer spirituellen Ebene, führen *Kaplan* und *Kaplan* an, kann es zum Erlebnis des „Eins-Seins“ kommen, eine Erfahrung, die oft in der Natur gemacht wird, jedoch nicht nur dort (*Kaplan, Kaplan* 1989, 197) und die in der Integrativen Therapie als „ontologische Erfahrung“ beschrieben wird (*Orth* 1993).

21 In Deutschland sind als Autoren u. a. zu nennen: *Kruse, Lantermann, Graumann* (Ökologische Psychologie); sie haben jedoch nicht dieses Maß an naturbezogen angewandter Forschung erreicht wie die *Kaplans*; außerdem *Gebhard* 1994.

4.5 Gesprächstherapeutische Anwendungen

Von Gesprächstherapie zu sprechen scheint vermessen, doch gibt es Gesprächstherapeuten, die dem Blick in die Natur[22] eine fördernde Wirkung zusprechen. So berichtete eine Psychologin, dass der Blick von Patienten auf den Baum vor dem Fenster des Behandlungszimmers mit einem selbstreflexiven Gesprächsstil korreliert, d. h. sie sprechen mehr von sich, sie reflektieren neu und konstruktiv über die eigene Geschichte und die eigenen Anteile an schwierigen Verwicklungen. Anders als in den meisten therapeutischen Gesprächssituationen ist der Blick von Gartentherapeut und Patient im Gespräch während einer gemeinsamen Tätigkeit nicht nur aufeinander gerichtet, sondern richtet sich öfter auf die Pflanzen und das Feld gemeinsamer Tätigkeit. Beim gemeinsamen Arbeiten kann der Gartentherapeut durch (vorsichtige) Imitation der Bewegungen seines Gegenüber ein Spürbewusstsein für die Körperlichkeit seines Gegenüber erfahren, das näherungsweise Aufschlüsse über Gedanken, Empfindungen und Gefühle des Patienten zulässt. Die Selbstreflexion zum Erkennen und Unterscheiden eigener Prozesse des Gartentherapeuten ist notwendig. Sie können jedoch genutzt werden, um das Gespräch mit dem Patienten und dessen Selbstreflexion zu fördern. Durch gemeinsames Arbeiten kann auch ohne Worte ein Gespräch vorbereitet werden, denn gemeinsames Tätig-Sein ist bereits Kommunikation. Der jeweils andere wird durch Haltung, Mimik, Gestik, Haptik und durch seine Arbeitsgeräusche wahrgenommen und es kommt zu einem nonverbalen Austausch. Das erleichtert die verbale Kommunikation und bereitet diese vor.

4.6 Gestalttherapeutische Elemente

In der Gestalttherapie wird u. a., stärker als in anderen traditionellen Therapieverfahren, auf die Einbeziehung des Körpers und auf die Konnotationen der eigenen Wahrnehmung geachtet. Sie wurde aus der Gestaltwahrnehmung der 1920er Jahre entwickelt und kann das Verständnis für sich und die (natürliche, aber auch menschengeschaffene) Umgebung fördern. Bei ihr kommen, wie in der Integrativen Therapie, einzelnen, scheinbar isolierten Bewegungen besondere Bedeutung für die therapeutische Arbeit zu. In den Gesten des Selbstausdrucks, wie wir es auch in der Gartenarbeit, z. B. beim Pflanzen finden, können sich weit über die konkrete Tätigkeit hinausweisende Bedeutungen finden. Ein Patient sagte z. B., dass er so nicht mit der Pflanzschaufel arbeiten könne, denn das sei, „wie wenn ich meine Frau erstechen würde" (*Neuberger* 1993). Eine Patientin sagte, sie „kratze nur an der Oberfläche" (*Neuberger* 1991). So können verschiedene Gartentätigkeiten Gefühle hervorrufen und auf aktuelle Beziehungs- oder Problemlagen verweisen (siehe auch Kap. 7.1.4 „Gesten").

22 Vgl. *Ulrich* 1984.

4.7 Systemische Elemente

Aus der systemischen Therapie will ich nur zwei Elemente nennen, die mir hier wichtig sind: das „reflecting team" und, falls nötig, eine Gesprächspause. Beides sind Elemente, um schwierige Gesprächsverläufe (z. B. mit zu wenigen oder zu vielen oder sehr widersprüchlichen Beiträgen) zu reflektieren, sich zu reorientieren und anschließend ein konstruktives Ergebnis zu erreichen.

Beispiel:

Wiederholte Auseinandersetzungen mit einem männlichen Patienten (26 J., Diagnose: Borderline-Persönlichkeitsstörung) über seine Ausführungen bei der Gartenarbeit legten schließlich nahe, die familiäre Konfliktsituation zu klären, die den Hintergrund für seine Autoritätskonflikte zu bilden schien. Gleichzeitig hatte der Patient große Angst vor der Begegnung mit seinem Vater, dem er viele negative Eigenschaften zuschrieb. Ein zusammen mit seiner Bezugstherapeutin sorgfältig geplantes Familiengespräch sollte die Situation klären helfen. Bis hin zur festen Sitzordnung wurde das Gespräch so geplant, dass die Ängste des Patienten („ich hau sofort ab", „dem kann ich nicht zuhören") schon im Vorhinein deutlich reduziert werden konnten. Das Gespräch mit beiden Elternteilen konnte, zur Überraschung aller, immer wieder in ruhige Bahnen gelenkt werden. Als sich ein gewisser Sättigungseffekt einstellte, wurde eine Pause von 20 Minuten vereinbart, in der sich die Beteiligten zurückzogen, um den bisherigen Verlauf des Gesprächs zu reflektieren. Erst die Reflexion mit seiner Bezugstherapeutin in dieser Pause machte deutlich, welche Fortschritte bereits erzielt worden waren. Die Wiederaufnahme des Familiengesprächs nach der Pause führte zu Wortwechseln, die von einer zunehmenden Anerkennung von Seiten des Sohnes und Gelassenheit des Vaters getragen waren, die einen beruhigenden Abstand signalisierten. Der Sohn konnte ein verändertes Bild von seinem Vater aus diesem Gespräch mitnehmen; die Eltern waren zwar besorgt, konnten jedoch zustimmen, ihren Sohn aus der Distanz wohlwollend zu begleiten. Das wiederum entlastete den Sohn von der Furcht, von den Eltern bevormundet zu werden.

Nach diesem Gespräch gestaltete sich die Zusammenarbeit mit anderen Patienten und dem Gartentherapeuten bedeutend entspannter.

4.8 Verbindung von Tätigkeit und Gespräch – Ora et labora

Ora et labora wird oft in der Bedeutung von „beten und arbeiten" gebraucht; es bedeutet vom ursprünglichen Wortlaut her jedoch: „spreche und arbeite". Beim gemeinsamen Arbeiten im Garten ergeben sich therapeutische Gespräche zwischen Therapeut und Patient mitunter wie von selbst. Die Aufgabe und die körperliche Identifikation ermöglichen, ähnliche Wahrnehmungen, Gedanken und Empfindungen zu teilen. Für den Gartentherapeuten ergibt sich dadurch die natürliche Möglichkeit, sich in die Leiblichkeit, die Gedanken und Gefühle der Patienten einzufühlen.

Im Austausch zwischen Therapeut und Patient, aber auch unter Patienten, ergeben sich oft spezifische Themen, die beim gemeinsamen Arbeiten im Garten weiterentwickelt werden können, weil Pflanzen den meisten Menschen im Sympathischen wie im Antipathischen etwas bedeuten. Den Gartentherapeuten und den Patienten bieten Pflanzen Anlass, sich mit Schutz, Platz zum Leben, Gemeinschaft, Partnerschaft oder auch mit Sexualität zu beschäftigen. Patienten (die in erster Linie Menschen sind) können sich umfänglich erleben („als Körper-Seele-Geist-Wesen im ökologischen Kontext") und lernen, sich selbst besser zu verstehen. Doch das gelingt nicht immer.

4.9 Triade als Mittel

Schwierige Situationen lassen sich oft zu dritt besser lösen. Im Verlaufe der Therapie, auch der Gartentherapie, kommen alte Verhaltensmuster, Schwierigkeiten und Konflikte zum Vorschein und bieten Anlass, sich damit auseinanderzusetzen. Hier ist die Kooperation im Hilfesystem gefragt. Autoritätskonflikte oder Verständigungsprobleme, wie sie zwischen GartentherapeutIn und PatientIn immer wieder auftreten, lassen sich z. B. zusammen mit dem Bezugstherapeuten oft gut lösen, auch wenn Patienten sich mitunter davor fürchten, weil sie sich keine Hilfe, sondern eine Verschärfung ihrer Not erwarten. Patienten können erleben, dass sie angehört werden und sie können neue positive Erfahrungen machen. In der Triade, dem Gespräch zu dritt, können konflikthafte Themen „unter sympathischer Parteinahme" oder „distanzierter Sympathie" betrachtet werden und in Sach- und Beziehungsthemen aufgeschlüsselt werden. Im Verlauf des Gesprächs kommt es natürlicherweise zu einer Öffnung, wenn schwierige, auch schambesetzte, Themen „in der kleinen Öffentlichkeit" der Triade, sozusagen „unter Zeugenschaft", ausgesprochen werden können. Auch hierbei können systemische Ansätze zur Anwendung kommen, zirkuläre Fragen[23] etwa, oder wenn das Gespräch schwierig wird; einfach eine Pause machen und den Garten mit seinen Pflanzen einbeziehen, indem man gegebenenfalls vorschlägt, eine Pflanze zu suchen, die das Unaussprechliche symbolisiert, oder indem man eine „klärende" Aufgabe vergibt (etwas aussieben, glattrechen u. a. m.). Falls angezeigt, kann das Gespräch anschließend zu einem gemeinsamen Abschluss gebracht werden.

23 Eine zirkuläre Frage wäre: „Was, nehmen Sie an, würde ihr Bezugstherapeut zu einem solchen Schritt sagen?"; zirkulär fragen kann bedeuten, um die Ecke zu fragen. So werden Außenperspektiven eingeführt, Denk- und Kommunikationsformen erweitert, Beziehungen deutlich gemacht.

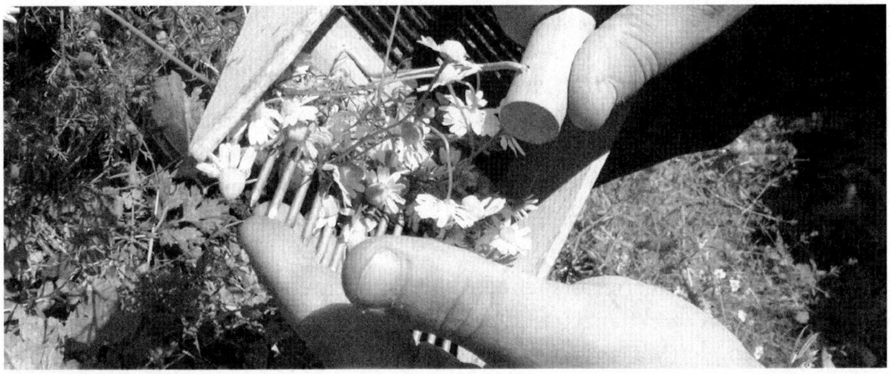

Das Geschenk der Pflanze annehmen – was wird dadurch in mir berührt?

4.10 Reflexivität

„One for you – one for me". So könnte auch das Motto lauten, womit sich Menschen in einer heilsamen Gartentätigkeit verbinden.

Das Motto stammt aus der Ausbildung in Esalen-Massage und bedeutet: Indem ich am Körper eines Probanden oder einer Probandin arbeite, arbeite ich auch – bis zu einem gewissen Grade – an mir selbst. Wenn man den Probanden gut behandelt, hat das direkte Auswirkungen auf den Körper des Behandlers. Neurowissenschaftliche Erkenntnisse bestätigen diese Auffassung (*Kandel* et al. 1993): Was der Behandelnde mit seinen Augen intensiv wahrnimmt, begleitet durch weitere Sinneskanäle, insbesondere die Oberflächen- und Tiefensensibilität, löst in seinem hirnphysiologischen System Impulse aus, die beim Betrachter die gleichen Areale betreffen, die bei der Probandin manuell angesprochen werden. Zudem findet eine Rückkopplung über das taktile Sinnessystem statt, das dem Behandelnden, oft unterhalb der Bewusstseinsschwelle, Informationen über den physiologischen, insbesondere den tonischen Zustand ihres Haut- und Muskelgewebes übermittelt. Im System Handler und Behandelte findet eine Rückkopplung statt, zu der die richtige Körper- und Arbeitshaltung, die respektvolle Distanz und auch die Umgebung, der ökologische Teil, gehören.

Auf die Tätigkeit im Garten übertragen und in den Fokus unserer Behandlung genommen, kann dies bedeuten: Alles, was ich berühre, tangiert auch einen Teil in mir. Die phänomenologische Realität des Pflanzens, Hackens und Rechens wirkt über das eigene Sinnessystem (sehen, hören, riechen, spüren und weitere Sinnesmodalitäten) auf den Körper des Handelnden zurück, was selbstverständlich zu sein scheint. Aber es hat weitreichende Konsequenzen. Mit Achtsamkeit (mindfulness, *Santorelli* 1999, *Zinn* 1999) ausgeführt, kann das direkte Auswirkungen auf den körperlichen, geistigen, sozialen und ökologischen Zustand des Tätigen haben.

Adäquat und achtsam ausgeführte Handlungen, die zusammen eine Arbeitsausführung ergeben, haben bewusst oder unbewusst ihre Rückwirkungen auf den Tätigen. Wenn man z. B. aufmerksam mit einer Brause gießt, kann man beobachten, wie das Wasser die Pflanzen und das Erdreich benässt. Unmittelbar danach perlt das Wasser oft von den Pflanzen ab und am nachlassenden Glanz der Bodenoberfläche sehen wir, wie das Wasser vom Boden aufgenommen wird. Der Verlauf vom Spannungszustand des Wassers hin zum aufnehmenden Boden (der mit seinen Quellkörpern das Wasser aufnimmt) kann eine sinnesphysiologische Resonanz im Aufatmen, Entspannen und Aufrichten (des Gießenden) haben, genauso wie sich die Pflanzen unter dem auftreffenden Wasser biegen und wieder aufrichten, der Wassergrad des Bodens wieder seine Sättigung erreicht und die Wasserperlen im Boden sich auflösen. Einige verbleibende Wassertröpfchen reflektieren Licht und winzige Umgebungsmerkmale. Im Körper des Gießenden wie in Pflanze und Boden bildet sich ein neuer Spannungszustand heraus.

4.11 Psychoedukation und gärtnerisch-botanischer Wissensaustausch

Wenn der Gartentherapeut nicht alles weiß, kann das von großem Vorteil sein. Dann können Patienten mit ihrem Wissen und ihren Vermutungen einspringen. Eigenes Wissen und Mitteilungsimpulse können hier eine vitale Rolle spielen. Ein Korrespondenzprozess erster Güte kann die Folge sein. Die zeitweise Umkehrung von Hilfeleistungen[24] kann nützliche Folgen zeitigen. Ganz oft können Patienten an altes Schulwissen aus Biologie, Physik, Chemie oder Geografie anknüpfen, um pflanzliche Phänomene zu untersuchen und Erklärungen zu finden, z. B. das Phänomen „schwimmender Steine", Pflanzenbewegungen, Wachstums- und Blütenprozesse, detektivisches Suchen nach den Ursachen bestimmter Anomalien und Schädigungen, pflanzliche Lösungen für kritische Lebensereignisse u. v. a. m. Im Sinne von Bildung kann hier die „letzte" Bedeutung von Therapie abgedeckt werden. Psychoedukative Themen gehören ebenfalls hierher, indem z. B. Maßnahmen zur Beikrautregulierung mit möglichen Strategien zur Krankheitsprävention verknüpft werden, oder indem der Habitus von Pflanzen mit menschlichen Haltungs- und Bewegungsmustern verglichen wird. Das Hauptaugenmerk liegt darin, die Patienten zur Selbstreflexion anzuleiten.

5 Therapiestruktur

Therapie beginnt immer mit einem Gespräch über Beschwerden des Patienten, dem Versuch einer diagnostischen Einordnung und Bewertung sowie einer Zielformulierung. Diese bestimmen die eingesetzten Methoden (*Petzold* 1988n,

24 Beispiele finden sich in *Brandon* 1976.

208). Unter einer wachstums-, entwicklungsfokussierten Diagnostik spielen Störungen der körperlichen, kognitiven, emotionalen und sozialen Entwicklung eine große Rolle bei der Wahl der Methoden und Medien. Unter Aspekten der Alltagsbewältigung ist der Blick auf Fähigkeiten und Störungen der geistig-seelischen Verarbeitung, der körperlichen Bewältigungsfähigkeit und des Umweltbezugs zu legen. Davon wiederum leiten sich die vorläufigen Ziele, Methoden und Techniken für die Behandlung ab. Das Gespräch wird auch oft Erstgespräch genannt und schließt einen Überblick über die bisherige Lebens-, Gesundheits- und Arbeitsgeschichte mit ein. Im Erstgespräch, der ersten Begegnung des Gartentherapeuten mit dem Patienten, werden Informationen erhoben, wie sie in dieser Dichte später oft nicht wieder erreicht werden.

5.1 Organisation: Entkoppelung von Therapie und Gartenarbeit

Therapie und Gartenarbeit sind nicht immer zur Deckung zu bringen, weil Menschen und Pflanzen nicht immer die gleichen Bedürfnisse und nicht immer zur gleichen Zeit haben. Beide benötigen u. U. zu unterschiedlichen Zeiten höchste Aufmerksamkeit. Deshalb muss empfohlen werden: Für jedes muss eigene Zeit und eigene Personalkapazität eingeplant werden. Gärtnerische Notwendigkeiten können nicht immer im Rahmen von Therapie-Zeiten abgedeckt werden. Es ist zwar richtig, dass der Garten auch dazu dient, den Blick des Patienten von sich auf die Umwelt zu richten und sich dadurch wieder nach außen zu orientieren, doch die Sachzwänge können dazu führen, dass entweder die Sorge um die Pflanzen oder die um die Patienten zu sehr in den Vordergrund treten, so dass die/der jeweils Andere leidet. Es empfiehlt sich, besonders die großflächige Bodenbearbeitung, die Grundpflege und die Anzucht in eigene, professionelle Hände zu legen, damit die Grundlagen einer therapeutischen Gartenarbeit gewährleistet bleiben. Natürlich kann auch dieser Aspekt therapeutisch eingesetzt werden, indem die Patienten lernen, persönliche Befindlichkeiten zeitweise hinauszuschieben, doch wird dies oft nicht möglich sein und klimatische (pflanzenbezogene) wie persönliche (patientenbezogene) Krisenzeiten werden den Konflikt verschärfen. Erfahrungen zeigen, dass etwa 25% der Zeit ausschließlich der gärtnerischen Vorbereitung eingeräumt werden muss. Ab einer Gruppengröße von 6-8 Patienten ist es z. B. sinnvoll, zwei Fachkräfte mit einem je gärtnerischen und gartentherapeutischen Schwerpunkt vorzusehen. Geschieht dies nicht, kann dies sowohl die gärtnerische wie die therapeutische Arbeit beeinträchtigen. Der Zeitumfang beider Anteile ist auf die örtlichen Gegebenheiten und die Aufgabenstellung auszurichten.

6 Gartentherapeutische Wirkfaktoren

In der Integrativen Gartentherapie kommen integrative und differentielle Interventionen zum Einsatz, die die Stellung des Patienten in seinem sozial-bio-physiologisch-ökologischen Bezug verstehen, untersuchen und überprüfen, um alternative Denk-, Empfindungs- und Handlungsmöglichkeiten zu finden, zu probieren und zu stärken.

Die Wirkfaktoren werden aufgegliedert nach ausgewählten

- leiblichen Komponenten,
- entwicklungsbezogenen Komponenten und
- Metaphern, die organische Elemente des Gartens und der Gartentätigkeit aufnehmen.

6.1 Leibliche Komponenten

Zu den leiblichen Komponenten zähle ich stellvertretend für mögliche andere: das Bezogensein, Sinneswahrnehmung, Gehen, (Arbeits-)Gesten, Zusammenhänge von Tätigkeit und Empfindung.

6.1.1 Bezogensein

Auch in der Integrativen Gartentherapie ist die Beziehung das wichtigste therapeutische „Instrument": Die Beziehung zu sich, zum Anderen und zur Umwelt. Gartentherapeuten mit ihren Fähigkeiten, Kontakt- und Veränderungsmöglichkeiten zu erkennen, können dies zum Wohle des Patienten nutzen, um Beziehungen des Patienten zu sich selbst, zu Anderen und zur Umwelt zu fördern. Bezogensein ist nicht nur ein Gedanken- oder seelisches Konstrukt, sondern beobachtbare, sinnfällige Wirklichkeit, die eine psycho-physische Basis hat. Um die Besonderheit des Bezogenseins des Menschen auf Pflanzen herauszustellen, wurde mittels dieser Begriffsbildung von der Beziehung (zwischen Menschen) unterschieden.

In der Integrativen Gartentherapie wird dieses Bezogensein an der Frage deutlich: Was können wir an der Pflanze sehen, was von der Pflanze lernen? Was wird uns durch Pflanzen erst klar?

Pflanzen zu verstehen, kann einen Weg aufzeigen, sich selbst zu verstehen:

Die Pflanze orientiert sich im Raum, der ihr zur Verfügung steht, sie breitet sich aus und verankert sich im Boden. Daran können wir einige grundlegenden Aspekte sehen:

Pflanzen brauchen Halt für ihre Wurzeln, damit diese sich sicher verankern können, Nährstoffe aufnehmen und die Pflanze sich mit den oberirdischen

Organen in dem verfügbaren Raum ausbreiten kann. Sie nehmen im Blatt- wie im Wurzelbereich Einfluss auf den veränderbaren Raum. Verstöße gegen diese (gärtnerischen, physikalisch-biologischen und spatialen, raumbezogenen) Grundsätze zeigen, dass Pflanzen sich nicht (richtig und ausreichend) entwickeln können, wenn ihre Wurzeln keinen richtigen Halt haben. Wenn beispielsweise der Topf für die kleine Pflanze zu groß gewählt wurde, hat die kleine Pflanze im großen Topf zu wenig Einfluss, um mit den wechselnden Gießmengen zurechtzukommen. Oder wenn die Erde beim Verpflanzen nicht sachgemäß angedrückt wird, steht die Pflanze locker im Pflanzloch und den Wurzeln fehlt der Halt im Boden, um Nährstoffe aufnehmen zu können und anschließend selbst den Halt geben zu können. Oder wenn die Wurzeln in ihrer natürlichen Wuchsrichtung beeinträchtigt werden, kommt es zu Wachstumsstockungen und -stillstand: nach oben endende Wurzeln sind nicht „in der Lage", ihre Aufgabe erfüllen zu können, Nährstoffe aufzunehmen und nach oben zu transportieren. Manche Pflanzen haben einen Toleranzbereich, wie hoch oder tief sie gepflanzt werden können, manche entwickeln sich besser, wenn sie mit Erde angehäufelt werden, z. B. Kartoffeln, Spargel, Porree oder Möhren, andere sind tolerant gegenüber einer Erdanschüttung (Kohl, auch Pappeln und Weiden), wieder andere, wie Bäume, reagieren äußerst empfindlich auf eine Anschüttung im Wurzel- und Stammbereich (Buche, Ulme, z. B.). Die Toleranz von Kohl (und anderen Gewächsen, z. B. Tomaten, Pappeln, Weiden) rührt daher, dass sie in der Lage sind, entlang der Sprossachse (mit der sie sich aus dem Boden erhebt) und wenn diese dem Boden aufliegt (z. B. Tomaten), zusätzliche Wurzeln zu bilden. Durch das Anhäufeln (wo die Pflanze aus dem Boden kommt) bildet Spargel längere Stangen und Porree längere Schäfte aus, Möhren werden nicht von der Möhrenfliege befallen. Die Empfindlichkeit der Buchen auf diesen Vorgang rührt u. a. daher, dass sie die Struktur ihrer Rinde nicht so schnell verändern können, um den veränderten Umweltbedingungen gerecht zu werden. Es ist also genau auf die Bedürfnisse und Möglichkeiten der Pflanzen zu achten. Veränderungsprozesse, ausgelöst durch geänderte Umweltbedingungen – dazu benötigen Pflanzen, wie auch Menschen, Zeit. Zu überlegen wäre, welche Fähigkeiten müsste der (konkrete) Mensch ausbauen, um adäquat auf Veränderungsprozesse zu reagieren, sich darauf einzustellen und einzustimmen? Pflanzen können als sichtbare Beispiele dienen, um entsprechende Gedankenprozesse zu initiieren, zu begleiten und zu festigen.

Die Art und Weise, wie sich eine Pflanze mit ihrem Habitus (ihrer Gestalt) auf ihrem Platz in den Raum (zwischen Himmel und Erde und in der Erde) stellt und sich ausbreitet, kann als Hinweis und Vorbild genommen werden für die Körperhaltung des Menschen und sein Bedürfnis nach Raum und Ausdehnung, die nicht nur körperliche, sondern auch seelisch-geistige Bedürfnisse sind. Gleichfalls zu nennen ist das Bedürfnis nach (nachbarschaftlichem) Kontakt zu Seinesgleichen (Mann, Frau, Altersgenossen), mit denen ähnliche Bedürfnisse geteilt werden können, wie auch nach Kontakt mit Andersartigen oder mit Fremden, aus deren Andersartigkeit wir ebenso lernen können. Eine konkrete Pflanze, wie eine Brennnessel, kann genutzt werden, um mit einem ängstlichen Menschen über Abwehrwünsche zu sprechen, eine Duftgeranie oder eine Pachystachis, um Möglichkeiten sensibler Kontaktaufnahmen zu „pflanzen", mit anderen Worten, um über persönliche Lebensaspekte zu sprechen (siehe auch Kap. 5.8 „ora et labora"). Jeder kleine und kleinste Aspekt kann dazu dienen, menschliche und pflanzliche Bedürfnisse zu vergleichen, wenn die Situation und die Stimmung es zulassen.

In der Integrativen Therapie spricht man von dem intensivierenden Zyklus: Kontakt/Berührung – Begegnung – Beziehung – Bindung. Diese finden nicht nur mental statt, sondern müssen (auch) leiblich spürbare Ereignisse sein. Eben das findet auch zwischen Mensch und Pflanze statt. Pflanzen haben den Vorteil, dass sie sichtbar ortsfest sind und damit konkret Stabilität, Sicherheit und Orientierung bieten (*Shepard* 1996). Mit ihrer Langsamkeit bilden sie einen Kontrast und eine zeitliche Orientierung zum schnellen, unablässigen und unruhigen Geistes- und Gefühlsleben des Menschen. Der Gang in den Garten bedeutet oft eine willkommene, praktizierte Verlangsamung körperlich-geistig-seelischer Prozesse – verbunden mit der unausgesprochenen Anregung, es „für einen Moment" den Pflanzen gleich zu tun. Liegt hierin Heilung? Nach *Paul Shepard* ist die verkümmerte Beziehung zur natürlichen Umwelt der Grund für die Verrücktheit des Menschen[25] (*Shepard* 1996).

6.1.2 Sinneswahrnehmung

Die Sinne verbinden uns mit unseren Mitmenschen und unserer Mitwelt. Sie sind Tore zur Innen- und zur Außenwelt, gesteuert durch den neuro-physiologischen Wahrnehmungsprozess (*Campenhausen*). Pflanzen „laden dazu ein", sie zu berühren – ein menschliches, sensorisches Phänomen. Das Berühren erlaubt mit dieser zweiten Sinnesmodalität, das Gesehene zu prüfen und zu bestätigen, ähnlich dem Lernprozess, der verstärkt wird, wenn weitere Sinne hinzugenommen werden. Das Riechen – ein „Türöffner" für Gespräche und Erinnerungen und für achtsamkeitsbasierte Übungen. Zur Vertiefung soll hier auf *Brooks* (1991), *Cornell* (1991) und *Kükelhaus* et al. (1982) sowie andere Literatur zu Duftwirkungen und die anderen Sinnesmodalitäten verwiesen werden.

25 *Jack Turner*: Introduction. In: *P. Shepard* 1996.

6.1.3 Gehen

Am Gehen der Patienten können aufschlussreiche Beobachtungen gemacht werden. Darauf bin ich gekommen, als ich am Beginn meiner Tätigkeit Schafe zur Motivierung einer Patientin mit einer schweren Borderline-Persönlickeitsstörung geschenkt bekam und lernen musste, Klauenerkrankungen am Gangbild der Schafe zu erkennen. Bald übertrug ich die intensive Betrachtung des Gehens auf die Patienten und entdeckte hier bald deutliche Unterschiede.

Gedanken, gespeist durch Erinnerungen, Begegnungen, Dialoge, Zukunftserwartungen u. a. m. sowie Gefühle drücken sich in Körperhaltung und Muskeltonus aus. Sie beeinflussen natürlicherweise das jeweilige Gangbild. Bei regelmäßiger Beobachtung können Unterschiede, in vielen einzelnen Aspekten von der Kopfhaltung, den Arm- und Rumpfbewegungen, den Hüftbewegungen zu den Bein- und Fußadaptionen der Wegeflächen wahrgenommen werden. Auch dem weniger geschulten Auge können Unterschiede von Stunde zu Stunde, von Tag zu Tag auffallen. Die gebräuchliche Begrüßungsfrage „Wie geht es dir?" weist auf den „Gang-Ausdruck" hin. Gehen ist gerade im Garten ein „Modus vivendi" und die wichtigste Art, sich im Garten zu bewegen. Nicht umsonst sagt man, „die Pflanze steht – der Gärtner geht", hat doch der gärtnernde Mensch täglich beträchtliche Wegstrecken zurückzulegen. Wichtige non-verbale Informationen können aus dem Geh-Modus, der Art und Weise des Gehens entnommen werden; doch nicht alle sind sofort zu entschlüsseln. Manche können sich durch Einfühlen erahnen lassen, andere können durch Imitation in Ansätzen entschlüsselt werden, wieder andere haben einen handfesten Grund in mangelhaftem Schuhwerk, in Gelenkfehlstellungen, mangelhaftem Gebrauch und fehlender Selbstfürsorge.

Wenn sich am Gehen des Patienten etwas sichtbar geändert hat, kann der Therapeut das Gespräch suchen und gegebenenfalls das Thema mit einer Aufgabe verbinden. Eine Patientin sagte bei einer solchen Gelegenheit, als ich sie frug, da mir aufgefallen war, dass heute etwas anders ist als sonst: „Mir ist heute Morgen, nach einem eigenartigen Traum mit einem Schlag so klar geworden, dass ich so nicht weitermachen will. Ich mache mich kaputt, wenn ich wieder in das alte Fahrwasser gerate. Hier kann ich mehr sein, wie ich will. Hier spüre ich den Druck, aber ich kann ihn aushalten, kann mich entscheiden, was ich tun will, und was nicht." Während die Patientin von sich erzählt, kann der Therapeut überlegen, wie die Themen „sich für sich einsetzen" und „selbstschädigendes Verhalten erkennen" durch Gartentätigkeit praktisch umgesetzt werden können. Er achtet (hier) auf ihre (Such-)Bewegungen, aber auch auf den Schutz, den sie sichtlich benötigt; Selbst- und Fremdachtung sind wichtige non-verbal mitgeteilte Aspekte ihrer Körperhaltung und ihres gegenwärtigen Seinsgefühls. Die methodische Frage lautet: Gibt es in der unmittelbaren Umgebung eine Aufgabe, die den Prozess unterstützt und die begleitenden Empfindungen auszuloten hilft? Miteinander sprechen und arbeiten – ein wundervoller Augenblick „therapeutischer Arbeit".

Beobachtete Veränderungen beim Gehen können ein Einstieg sein in einen aufbrechenden Prozess, den zu unterstützen außerordentlich wichtig ist.

6.1.4 Gesten und Arbeitsgesten

Der Begriff Arbeitsgeste kommt aus dem Buch „Gedanken zum Wesen der Arbeit" (*Dackweiler* 1982), doch spielen Gesten auch in der Integrativen Therapie eine wichtige Rolle.

Gesten sind ein Aspekt des Selbstausdrucks. Es können persönliche (Hand-) Bewegungen sein, die typisch für eine Person oder für eine Aufgabe sind. In ihnen sind Sinn und Bedeutung konzentriert. Ein Beobachter kann mitunter sofort erkennen, wenn Geste und Arbeitsbewegung auseinanderfallen.[26] So erlebt man immer wieder, dass Arbeitsbewegungen so sehr abweichen, dass die Aufgabe, z. B. mit einer Säge einen Ast abzusägen, nicht erfüllt werden kann. Eine Schlingerbewegung ist zu erkennen. Ähnliches findet man auch beim Umgraben oder beim Unkrautjäten.In anderen Zusammenhängen erlernte, gedachte oder emotional geladene Bewegungsmuster mischen sich in die Sägebewegung. Hier kann man vorsichtig neue Erfahrungen eines sachgerechten Vorgehens entwickeln, die sich in stimmigen Arbeitsgesten ausdrücken.

Für schwer gestörte, oft regredierte Patienten bieten einfache, z. T. „archaische", auf verbale Mitteilung verzichtende Kommunikationsformen einen möglichen Zugang zum Mitmenschen (und zur Umgebung) und damit eine Voraussetzung zu weiterführender Therapie (*Fine, Daly, Fine* 1974 nach *Petzold* 1988n, 155). Arbeitsgesten gehören zu diesen Kommunikationsformen. Ein stilles Miteinander-Arbeiten kann hier körperlich-mitmenschliche Grundlagen schaffen. Man richtet zunächst einmal die Aufmerksamkeit auf die non-verbalen Impulse, die im natürlichen Verhaltensrepertoire jedes Klienten vorhanden sind, z. B. auf Mimik und Gestik, die die verbalen Mitteilungen begleiten (*Petzold* 1988n, 155), im Garten verbunden mit einer Auswahl an Tätigkeiten, die den Patienten möglich sein könnten. So können sich Patienten betätigen, Bewegungsimpulsen nachgeben und dem natürlichen Bedürfnis nach Bewegung, obendrein an der frischen Luft, nachgehen.

Für diese Patienten ist es wichtig, sich in Mimik, Gestik und Haltung zu erfahren, in non-verbalen, die (verbale) Kommunikation begleitenden oder bei Menschen mit psychotischen Erkrankungen „ersetzenden" Dimensionen. Dieses als Ko-respondenz bezeichnete Geschehen macht das Wesen therapeutischer Einzel- und Gruppenarbeit aus (*Petzold* 1978c). In dem Moment, in dem der Patient sich zu anderen Menschen, Gruppen, beispielsweise auch im Garten, in eine angemessene Beziehung setzen kann, gewinnt er Eigenständigkeit als wichtige Basis seiner Gesundheit wieder.

---

26 In den Jahren 1961 bis 1989 gab es die Fernsehsendung „Heiteres Beruferaten" mit *Robert Lembke*, die oft die Frage nach der typischen Handbewegung einschloss.

6.1.5 Tätigkeit und Empfindung

„Mir geht es nicht gut, ich möchte gehen", ist ein Satz, den wir immer wieder hören. Die Frage „Was ist gerade los"? oder „Womit hat es zu tun"? kann einen Hinweise geben. Klagt der Patient über Gedankenschübe, schwallartig entstehende Gedanken, die sich um Menschen, Dialoge und Konflikte drehen und immer mehr werden, bis er nicht mehr kann, so gibt es einige Bereiche in Gärtnerei und Garten, die hilfreich sein können. Der Ansatz der Integrativen Therapie lautet hier: Von den Phänomenen zu den Strukturen (*Petzold*). Konkret gibt es Bereiche in Garten und Gärtnerei, die selbst unübersichtlich werden können, wenn sie nicht bereinigt werden, z. B. eine Aussaat, in die anderes Saatgut hineingeriet, oder Tomatenpflanzen, die ausgegeizt werden müssen, damit man noch den Überblick behält, oder überreife Früchte, die den Blick auf die gute Qualität reifender Früchte verstellen, Unkraut, bevor es andere Pflanzen überwuchert, eine unerfreuliche Mischung von Erde, Steinen, Teer, Holz und Laub.

Wir können also dem Patienten vorschlagen, eine unbeabsichtigte Mischung zweier Pflanzenarten zu bereinigen, hier beispielsweise Schnittlauch aus einer Petersilienaussaat herausziehen (die durch mit Schnittlauch-Samen verunreinigte Erde entstand) und das Ausgesonderte wieder einpflanzen. Er soll beobachten, was passiert. Danach kann er die Veränderung betrachten und seine Wahrnehmung nach einer Weile in Worte fassen. Wie so oft, kann der erste Gedanke gut sein, auch wenn er nicht immer gleich den Kern trifft. Sich ein bisschen Zeit lassen, damit durch die Wahrnehmung angestoßene körperlich-seelisch-geistige Verarbeitungsprozesse ablaufen können, ist oft sinnvoll.

Mit einem anderen Patienten schlagen wir vor, eine Mischung von Erde, Stein, Teer, Holz und Laub, die das Durcheinander im Leben des Patienten bildhaft wiedergibt, in ihre Bestand-teile zu trennen, indem wir diese Mischung in einer Schubkarre oder einer Wanne mit Wasser aufmischen, so dass zuerst Holz und Laub nach oben schwimmen und abgeschöpft werden können – sie werden auf den Holzkompost gebracht –; danach kann die Erde in mehreren, sich wiederholenden Arbeitsprozessen aus dem Stein-Teergemisch gespült werden, so dass die Steine für einen Weg benutzt und dort verfestigt werden können. Jeder einzelne Schritt kann begründet werden und kann seine Resonanz in körperlich-seelisch-geistigen Prozessen finden: Was zu leicht ist, kann nach oben und davonschwimmen – es kann repräsentieren, was (zu) leicht ist und durch die Finger rinnt: z. B. vergangene Beziehungen, die sich als oberflächlich erweisen. Was steinig ist, kann zu einem (Lebens-)Weg werden, verlässliche Beziehungen und Wegbegleiter. Einen solchen Prozess zu antizipieren, ist dem Patienten nicht möglich – er muss ihn erlebt haben, erst dann gewinnt die Handlung erlebbaren Sinn.

So kann aus einem unübersichtlichen Gemenge von Befürchtungen, Zukunftswünschen und Unausgeglichenheit eines Patienten eine körperlich-seelisch-geistige Auseinandersetzung werden, auch wenn der Patient zu Beginn überhaupt nicht „versteht“, dass die Aufgabe für ihn einen Sinn machen kann. Das Wichtigste für den Patienten ist es, wahrzunehmen, was in der Wiederholung des Arbeitsprozesses passiert und wie sich die Dinge verändern, sich einlassen, denn rein geistig, kognitiv, ist es manchmal nicht zu verstehen – man muss es gemacht haben. Am Ende ist der „unerfreuliche Haufen“ verschwunden. *Kükelhaus* nennt es: „Mit den Füßen verstehen“ – denn nicht zu verstehen kann bedeuten: noch nicht mit den Füßen angekommen sein. Zwei Tage später bestätigte der Patient, dass er es „verstanden habe“, und dass es ihm „wie Zauberei vorkomme, was durch die Aufgabe mit ihm passierte“.

Auf dem theoretischen Hintergrund der Integrativen Gartentherapie gehen wir „von den Phänomenen zu den Strukturen“, um im hermeneutischen Prozess „von der Wahrnehmung zum Erkennen und zum Verstehen“ zu gelangen. Dieses Verstehen bedeutet im kükelhausschen Sinne, „mit den Händen (zu) begreifen, mit den Füßen (zu) verstehen“ (*Kükelhaus* o. J.). Das gilt für den äußerlich sichtbaren Tätigkeitsprozess wie auch für den Stillstand. Wir können uns, aber auch den Patienten fragen: Wenn ich mich nicht weiterbewege, am Ort stehen bleibe – was verändert sich in meinem Körper, was kann ich dort wahrnehmen?

Alle ablaufenden Prozesse, ob körperlich-seelisch-geistige Prozesse oder pflanzliche Entwicklungsprozesse, sie benötigen alle eine gewisse Zeit (Kontinuum), um sich zu entfalten und zu einem sichtbaren Schritt zu werden (siehe Abschnitt Kap. 7.2.1 „Zeit“).

Im Therapieverlaufsprozess befindet sich der Patient bei der Aussage „mir geht es nicht gut“ (d. h. oft, ich will jetzt gehen) sozusagen am Ende einer Therapiesitzung, wenn der Patient aufgrund der vorangegangenen Therapiearbeit oder aufgrund seines Widerstandes empfindet, dass es heute die letzte Gelegenheit ist, zu sagen, was ihm Wichtige ist. In der traditionellen Therapie oder der Psychoanalyse heißt es dann, „damit können wir das nächste Mal weitermachen“. In der Integrativen Gartentherapie können wir, wie in der „elastischen Methode“ *Ferenczis* oder in *Milton Ericsons* ausgeklügelten zeitextendierten Interventionen (*Gordon* 1981), dem Patienten Zeit geben, im Wechsel zwischen der Wahrnehmung äußerer Vorgänge und inneren Prozessen Veränderungen (die sie „außen“ bewirken) in ihrem Innern zu beobachten und folgen zu lassen. Wenn es gelingt, den Patienten zu einem solchen Schritt zu motivieren und die verfügbare Therapiezeit es zulässt, kann aus dem Ende der Therapie(-Einheit) eine motivierende Verwandlung werden.

Gartentherapeutische Mitarbeiter berichten immer wieder, dass ihnen Patienten sehr persönliche Inhalte anvertrauen, die sie – nach eigenen Aussagen – noch keinem anderen kundgetan hätten. Wie kommt es dazu, und wie könnte man diesen Umstand bewerten und nutzen?

Das gemeinsame Tun bereits schafft eine (momentane, fokussierte) Vertrauensbasis, wenn man zusammen unter gleichen Bedingungen tätig ist, den Andern im alltäglichen, körperlichen Einsatz sieht und erlebt, wie er/sie mit Werkzeug („Zeugen meines Werkens") und mit Pflanzen umgeht, mit Aspekten der Aufzucht, der Pflege und Ernte; und wenn man erlebt, wie die Patienten untereinander und miteinander umgehen. Da werden in Fragen und Mitteilungen Themen reif, die mit Hoffnung und Enttäuschung, mit Wollen und Nicht-Können, mit Familie, Kontakt- und Beziehungswünschen zu tun haben, die es beiden Seiten erleichtern, vorsichtige Schritte der Selbst- und Fremderkundung (immer ein reziproker, ein Prozess auf Gegenseitigkeit) zu gehen, die dem ganzen Therapie- und Rehabilitationsprozess zugute kommen. Die wachsende Offenheit des Patienten für eigene und fremde, auch für pflanzliche Prozesse, die auf den Menschen übertragen werden können, werden sinnfällig; weitere Facetten des Patienten werden sichtbar, Interessen und Kompetenzen, die sich in Mimik, Gestik, Haptik (Händedruck) und Habitus, in einer aufblitzenden Dynamik, ausdrücken.

Aber auch die gegenläufige Entwicklung, ob als depressive Reaktionsbildung oder manisches Agieren, sind möglich. Gerade diese Entwicklung aufzugreifen, kann und soll Sache des Gartentherapeuten sein. Methodisch bietet sich hier ein Dreiergespräch zur interdisziplinären Zusammenarbeit zwischen Gartentherapeut, Pflegepersonal, Sozialarbeiter, Psychologe oder Arzt an. Da Patienten sich manchmal vor einem solchen Gespräch fürchten, sollte dieses so angelegt und geführt werden, dass dadurch Vertrauen gebildet und die Zusammenarbeit gestärkt wird.

Therapie ist auch im Garten meist ein langsamer Prozess, der viele Wege nimmt (*Petzold* „Viationen"), wobei neue Erfahrungen und Informationen gesammelt werden, bis an den Abschied aus der (Garten-)Therapie gedacht werden kann. Wachstum jedweder Art hat seinen Ursprung tief drinnen im Organismus und wird erst später außen sichtbar (siehe Kap. 7.2). Von außen gesehen verläuft dies oft in „Sprüngen" (Pflanzen „schießen", erblühen), im Wechsel zwischen Differenzierungs- und Konsolidierungsprozessen. Aus der Saatzucht wissen wir, dass bestimmte äußere Faktoren (Raum-, Temperatur- und Nahrungsangebote) Einflüsse auf Blüh- und Veränderungsimpulse haben. In ähnlicher Weise können wichtige Begegnungen, Ereignisse, Träume oder therapeutische Schritte, gegebenenfalls sichtbar in Mimik, Gestik, Haptik oder Gehweise des Patienten, Veränderungsimpulse setzen, die, je nach (benigner oder maligner) Ausrichtung, in interdisziplinärer Kooperation auch vom Gartentherapeuten aufgefangen oder stabilisiert werden. Der interdisziplinäre Austausch ist auch hier, je nach Setting, zum Wohl des Patienten unabdingbar.

Nach Beginn der Gartentherapie und einer Anfangsbegeisterung kommen auch im Garten Krisen als willkommene Möglichkeiten („Krise als Chance"), um den eingeschlagenen therapeutischen Weg zu überprüfen, zu korrigieren, zu bestätigen und zu festigen. Das Gleichmaß, mit dem die Tage im Garten mitunter vergehen, höchstens unterbrochen von den Wetterkapriolen, gemahnt, dass wir durch die täglich wiederholten Pflegemaßnahmen im Garten die Bedürfnisse der Pflanzen wie auch unsere eigenen Bedürfnisse im Blick behalten und über die Pflege der äußeren pflanzlichen die innere menschliche Natur beachten und fördern.

„Je vielfältiger die Erlebnis- und Erfahrensmöglichkeiten, desto nachhaltiger werden die Selbstheilungkräfte des Menschen stimuliert. Die Beschneidung der Sinne, die Unterdrückung des Ausdrucks, die Begrenzung der Aktivität, die Monotonie führen in die Krankheit" (*Iljine* 1942, nach *Petzold* 1988n, 1990, 250). Ähnlich äußerte sich *Kükelhaus*: „Was uns erschöpft, ist die durch Gleichförmigkeit erzwungene Nicht-Inanspruchnahme der Vielfalt unserer körperlichen und sinnenhaften Kräfte. Was uns erfrischt und aufbaut, ist deren Inanspruchnahme" (*Kükelhaus* 1982, 43).

6.2 Entwicklungsbezogene Elemente

Hier möchte ich nur auf die Aspekte Zeit, Wachstum und Wachstumsänderung eingehen, die gerade im Garten eine große Rolle spielen, da sie sich aus menschlicher Sicht bei Pflanzen so anders darstellen.

6.2.1 Zeit und Wachstum

„Gut Ding will Weile haben", oder jeder Prozess braucht seine Zeit. Das gilt für Veränderungs- und mehr noch für Wachstumsprozesse. Auch die Mitarbeiter, Patienten und Klienten der Gartentherapie profitieren davon, wenn sie dies berücksichtigen. Der biologische Wachstumsprozess beginnt jeweils mit der Aufnahme von Impulsen (Feuchtigkeit, Wärme, Licht, Luft, u. a.) aus der Umgebung, die in Differenzierungen, d. h. Zellteilungen umgesetzt werden. Sie laufen i. d. R. geschützt ab und sind vor den Blicken unserer alltäglichen Wahrnehmung verborgen. Erst die nachfolgenden Streckungsprozesse deuten im Längen-, aber auch im Dickenzuwachs auf die zugrunde liegenden Vorgänge hin. Dann erfolgt die Festigung des Gewebes unter den jeweiligen physikalischen Umgebungsbedingungen (Konsolidierung). Unter den Impulsen von Licht und Temperatur, aber auch dem Raumangebot, kommt es zu weiteren Differenzierungsprozessen, die sich u. a. in der Anlage von Blütenorganen zeigen.

Aus der menschlichen Wahrnehmung sind die meist langsam verlaufenden pflanzlich-biologischen Prozesse nur in Zeitintervallen erkennbar, d. h. nach

Beobachtungspausen von Minuten, Stunden, Tagen, Wochen oder Monaten. Eine Pause einzulegen, macht Veränderungen oft erst sicht- und erkennbar.

6.2.2 Wachstum

Diesem Abschnitt möchte ich einen Text von *Werner Sprenger* voranstellen:

Wachsen geschieht langsam und still
Wachsen geschieht langsam und still. Und es geschieht viel mehr als wir ahnen. Und es geschieht viel mehr als wir ahnen. Und es geschieht auch dann viel, wenn wir denken, es geschieht wenig. Und manchmal geschieht dann alles, gerade dann, wenn wir meinen, es geschähe nichts. Denn Wachsen geschieht langsam und in seiner Zeit.
(*Werner Sprenger* 1989, 46)

Der Text beschreibt sehr treffend, womit wir es bei den Pflanzen und bei uns selbst zu tun haben. Wir dürfen etwas (er)warten, doch den Zeitpunkt, an dem es sichtbar wird, müssen wir der Pflanze, unserem Inneren oder dem Anderen überlassen. Ein Klient formulierte einmal: „Im Garten von Hof Sondern kann Mensch man sein, sich ändern, kann leben, lernen, hoffen, immer sauber, nie besoffen, Geduld erdulden, warten, das kann man hier im Garten!"

Dabei ist Wachstum ein Vorgang, ein Prozess, der bei Mensch und Pflanze ganz still und geschützt – im Innern – vor sich geht, ob in der Wurzel, in einer Blattachsel, in einer Knospe oder im Innern einer Zwiebel. Bei Letzterer kann man es nur sichtbar machen, wenn man die Zwiebel längs aufschneidet. Dort über dem Wurzelboden werden die neuen Zellen gebildet, die sehr viel später als Blattspitzen oberhalb der Zwiebel erscheinen. Jede neue Spitze bildet einen geschlossenen Schlauch aus, der in den zuletzt gebildeten hineinwächst, wobei dieser sich weitet und im Innern Platz für das neue Blatt, den neuen Trieb macht. Wachstum findet meist nicht an der Stelle statt, an der es sichtbar wird. Wachstum braucht Vorbereitung und das passende Milieu (dazu später). Man könnte sagen: „Wachsen ist die Tätigkeit alles Lebendigen".

Wenn wir nun für einen Moment zum Menschen wechseln:

In der Integrativen Therapie wird (biologisches, psychisches, soziales, ökologisches) Wachstum abhängig gemacht vom „Milieu eines primordialen Vertrauens" oder Grundvertrauens, dabei spielen körperliche Berührung, Wiegen und Halten eine wichtige Rolle (*Petzold* 1993a). Das Ausbleiben derselben kann zu (schweren) psychischen Verwerfungen beim Kind und beim Erwachsenen führen. Berühren und Halten finden wir auch im Garten als notwendige oder mögliche Handlungen: Patienten können lernen, Pflanzen adäquat zu berühren und zu halten. Dabei werden die eigene Sensibilität, Erfahrungen und Mängel sichtbar. Das Wiegen besorgt (im Garten draußen) dann der Wind, jedoch nur dann in adäquater Weise, wenn die Pflanze festen Halt im Boden findet.

Wachsen und Verändern sind zwei herausragende gartentherapeutische „Bewegungen", die aus krankheitsbezogenem und problemzentriertem Denken herausführen können. Ihnen gegenüber stehen Stillstand, Unverbundenheit, Isolation, Beziehungslosigkeit, Blockaden und Gedankenkreisen aus Wiederholungen unproduktiver, u. U. selbstschädigender Gedanken. Für diese Zustände kann man im Garten zahlreiche Beispiele finden, wie z. B. der verpflanzte, nicht befestigte Baum, wiewohl es im Garten wenig Stillstand gibt, vielmehr (bestätigende) Wiederholungen im Tageslauf oder im Jahreslauf.

Man kann feststellen: Pflanzen müssen beim Verpflanzt-Werden mit ihren Wurzeln in einen festen Kontakt mit dem Boden kommen, Bodenschluss sagt der Gärtner, und als Bäume müssen sie fest angebunden werden, damit die Wurzeln – von Bewegungen ungestört – ihre Funktion erfüllen können. Störungen durch falsches Pflanzen führen oft zu lange anhaltenden Entwicklungsstörungen. Bei den Pflanzen kann man lernen, sie adäquat zu behandeln und mit der Wiederholung von Tätigkeiten und den sich verändernden Bedingungen kann die eigene Sicherheit im Umgang mit den Pflanzen wachsen, wie auch die Selbstsicherheit, d. i. die körperlich spürbare Gewissheit für die Pflanze, das Richtige zu tun. Über das Wachstum der Pflanze steigt die Selbstwirksamkeit (*Bandura*).

6.2.3 Wachstumsänderung

Richtungsänderungen lassen sich anhand des Habitus und der Wuchsrichtungsänderung von Pflanzen gut zeigen. So richten die meisten Pflanzen ihre Blätter nach dem Licht aus. Das kann man mit Patienten zusammen untersuchen. Pflanzen sind ja wahre Meister darin, die vorhandenen Bedingungen (Ökologie) für ihr eigenes Wohlergehen (Biologie) zu nutzen. Dabei vergesellschaften sich viele Pflanzen (Soziologie), um gemeinsam ein Terrain zu sichern und andere Pflanzen gegebenenfalls zu verdrängen. Wenn es den Pflanzen gut geht (Psychologie, Selbst- und Fremdwahrnehmung), können das auch Patienten erkennen: Glanz, Größe und Habitus sind verbreitete Merkmale, die einen guten gesundheitlichen Zustand von Pflanzen kennzeichnen. Können Pflanzen nicht in der eingeschlagenen Richtung weiterwachsen, wegen eines Hindernisses oder weil sie abgeschnitten wurden, so führt dies zu einer Umorientierung, von der die ganze Pflanze ergriffen wird. Sie bildet neue Triebe und verstärkt das Wachstum bereits vorhandener Triebe; eingeschlagene Wachstumsrichtungen werden weiter getrieben, auch wenn das, gemessen am Idealtypus der Pflanze, schief erscheint.

6.3 Übertragungen und Metaphern

In diesem Abschnitt geht es um innere Bilder, Gartenarbeit als psychische Arbeit, Bäume pflanzen, Steine aus dem Weg räumen, Berge versetzen, Kompost und unerwünschte Kräuter.

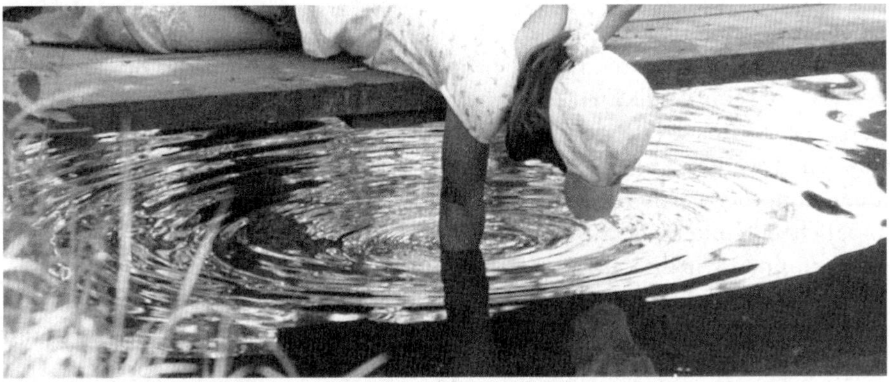

Ausgreifen – Eintauchen

6.3.1 Innere Bilder

Der Garten kann ein Ort symbolischer Handlungen sein. Hier wird gesät und damit werden Keime für die spätere Entwicklung gelegt, hier werden Übel in Form von Problem-Unkräutern „an der Wurzel gepackt" und „mit Stumpf und Stiel" ausgerissen und die „Früchte der eigenen Arbeit" geerntet. Viele Menschen müssen, bevor sie an die eigentliche Arbeit gehen, aufräumen und sich so vorbereiten (*Neuberger* 1993).

Der Einsatz von Metaphern bietet sich an, um die Motivation eines Klienten zu sichern. Metaphern stellen eine persönliche Verbindung zwischen der Aufgabe und dem Durchführenden her (*Neuberger* 1993). Oft geschieht dies, ohne dass die Klientin dazu instruiert wird.

Im Garten ist ein geeigneter Platz, um Lösungen anzudenken und um zu experimentieren. Dabei liegt der Schlüssel zur Lösung mitunter in persönlichen Metaphern oder in einer Bewegung, die als Arbeitsgeste in Erscheinung tritt. Wie in der Metapher, die gleichzeitig Begriff und Bild ist, kann die Tätigkeit, bei der wir etwas „begreifen", von inneren Bildern überlagert werden. In der jeweiligen Tätigkeit kann immer ein über das real Sicht- und Greifbare hinausgehender Sinn gesehen werden. Beispiel:

Herr Schneider war etwa 52 Jahre alt, arbeitete bei einer Spedition und hatte in seinem Leben schon eine Menge einstecken müssen. Es war viel mit sich beschäftigt, aber machte seine Arbeit recht gewissenhaft. Manchmal plagte er sich richtiggehend und als ich gerade beobachtete, wie er mit der Blumenkelle und vielen Grabebewegungen die Erde aufgrub, um eine Blumenzwiebel zu legen, schlug ich ihm vor, die Kelle in die Faust zu nehmen und mit einem Schwung in die Erde zu fahren, kurz zu sich heranzuziehen und die Blumenzwiebel in das Loch hinter die Kelle zu legen. „Nein", entgegnete er, „das kann ich nicht, das ist ja, wie wenn ich meine Frau erstechen würde." (*Neuberger* 1993)

Hier hatte die Arbeit mit der damit verbundenen Geste einen Sinn erhalten, der, wie oben angedeutet, über die eigentliche Tätigkeit hinausging. Der Patient war auf seine verdeckten Aggressionen gegen seine Frau gestoßen. Die dabei aufgezeigte Grenze (als Hemmung) muss vom Therapeuten beachtet und kann gewürdigt werden. Je nach den zeitlichen und räumlichen Umständen kann die Bedeutung der gärtnerischen Tätigkeit für den jeweiligen Moment und den möglichen Kontext herausgearbeitet werden. Die Arbeit leistet der Patient, dafür können wir ihm aber Hilfestellung bei der Exploration der Zusammenhänge geben. Eine Triade (s. Kap. 5.9), u. U. mit dem behandelnden Therapeuten, ebenso wie Elemente aus der Achtsamkeitspraxis können sinnvoll sein, um einen verständnisvollen Umgang mit aggressiven Impulsen zu erarbeiten.[27]

6.3.2 Gartenarbeit als psychische Arbeit

Nicht alle therapeutischen Gespräche können mit einem Ergebnis abgeschlossen werden. Die Gartentherapie bietet Möglichkeiten, Fehlendes „zu erarbeiten". Durch eine passende Aufgabe, wie die, sich von einer Pflanze, die das Problem „ausdrückt", finden zu lassen, statt eine Pflanze zu suchen. Dadurch kann das Problem oder die Lösung leichter gezeigt werden. Oder man kann Teile eines Beetes von Unkraut befreien, vergilbende Blätter von Stauden oder Tomaten entfernen oder auch Kartoffeln oder Möhren ernten. Bei einer guten gartentherapeutischen Begleitung kann dadurch etwas sichtbar werden, was bis dahin nicht gesehen werden konnte: Das Ausgraben fördert entsprechende gedankliche Bilder und Prozesse, das entnommene Unkraut oder die vergilbenden Blätter machen sichtbar (und phänomenologisch) Platz für das, was dem Patienten wichtig ist. Dabei kann es auch sein, dass die entfernten Blätter eine neue Bewertung erhalten. Sie können stellvertretend stehen für „Schätze oder Kleinode", die im Laufe der Zeit eine andere Form angenommen haben oder für eine Vergangenheit, die auf dem Weg über den Kompost eine neue, nährende Aufgabe bekommt. Das Ernten selbst kann gedanklich-emotionale Prozesse unterstützen und den Weg für weitere Entwicklungsschritte ebnen (*Neuberger* 1993).

In dieser Weise kann eine Gartentätigkeit auch genutzt werden, um Gesprächsergebnisse (siehe Kap. 5.9 „Triade als Mittel") körperlich, gedanklich und

27 Siehe auch *Olwell* 1990.

emotional zu verankern: Man kann mit dem Patienten zusammen überlegen, durch welche Aufgabe seine Überlegungen, Widerstände etc. deutlicher werden können und nach der Durchführung eine Prozess- und Ergebnisanalyse durchführen.

Letztendlich können wir an der Aufgabe prüfen, ob die Defizite, von denen der Patient berichtete, auch im Garten eine Rolle spielen. Beispielsweise berichtete ein 24-jähriger Patient, der wegen einer Psychose und seiner Selbstisolation in Behandlung war, dass er durch sein exzessives Schnüffeln von Pattex seinen Geruchssinn ruiniert habe. Er hatte das letzte Jahr vor seiner Hospitalisierung auf dem Balkon der Wohnung seiner Mutter gelebt, weil die Mutter die Ausdünstungen seines Pattex-Konsums nicht ertragen habe. Der Pattex-Genuss war in dieser Zeit sein wirklich einziges Interesse gewesen.

Wie ist er davon abgekommen und hat eine neue Richtung eingeschlagen? Neben der Zusammenarbeit mit einer hübschen Praktikantin half ihm das Ausgraben von Kartoffeln dabei, das er mit Fleiß über Wochen betrieb, wieder Fuß zu fassen in Gruppen und sein Interesse zu verlagern vom Schnüffeln zu tragfähigen menschlichen Beziehungen. Eine katamnestische Erhebung nach 1,5 Jahren ergab, dass er eine Arbeitsstelle in einem Anlernberuf gefunden hatte und in einer Beziehung lebte. Gesundheitlich ging es ihm gut und er sei froh, „die Kurve gekriegt zu haben", d.h. die Kehrtwendung in seinem Leben vollzogen zu haben.

So hat Riechen auch etwas damit zu tun, in welche Richtung man gehen möchte, oder man erfährt dadurch, „woher der Wind weht", neben dem, dass man im Riechen Vorlieben und Abneigungen erkennt.

Das Gärtnern mit all seinen verschiedenen Tätigkeiten ist für viele Menschen eine gute Gelegenheit, Erfahrungen und Emotionen zu verarbeiten. Sie hacken, jäten, schneiden, fegen, binden, streichen, schieben, pflücken, sieben, reiben, zählen, mähen, sensen, gehen ... und während sie dies tun, erleben die einen ein reges Gefühls- und Gedankenleben oder sie setzen begonnene Gedanken fort. So nutzte ein Patient das Hacken, um einen begonnenen Song weiterzuschreiben. Andere berichten, dass mit jeder Veränderung, die sie im Garten bewirken, die Gedankenfülle abnimmt und sie mehr und mehr wieder „bei sich" ankommen.

Eine Aufgabe zu haben, etwas zu erledigen, in der Aufgabe weiterzukommen, Gefühle wahrzunehmen und ihnen in der Tätigkeit „Ausdruck zu verleihen", ist für den seelisch Kranken im eigentlichen Sinne „psycho-therapeutisch" (*Petzold* 1974j, zit. nach *Petzold, Orth, Orth-Petzold* 2009, 40).

Beispiel:

Der Patient war zum Zeitpunkt der Aufnahme in einer Rehabilitationseinrichtung mit Gartentherapie 26 Jahre alt; Aufnahme wegen Zwangsgedanken, Waschzwang, aus unsicheren familiären Verhältnissen.

Er schrieb nach etwa 1,5 Jahren Aufenthalt auf die Frage: Warum arbeite ich im Garten?

- Weil es mir gut tut.
- Weil ich dann etwas zu tun habe.
- Weil ich mich ablenken kann.
- Weil ich meine Gedanken kanalisieren kann.
- Weil ich Widerstand spüre.
- Obwohl ich weiß, dass es mich Überwindung kostet.
- Damit ich weiß, was ich getan habe.
- Weil ich etwas verändere.
- Weil ich etwas lerne.
- Weil die Gartenarbeit in mir inspirierende Gedanken hervorruft.
- Weil ich den Gedanken eine Richtung gebe.
- Weil ich den Gedanken eine produktive Richtung gebe.
- Weil ich mich abreagieren kann.
- Weil ich hinterher zufriedener bin.
- Weil es schön ist, auch wenn es schmutzig ist.
- Weil ich lernte, auf Gedanken zu achten, die bestimmte Aufgaben begleiten.
- Weil ich mich weiterentwickelt habe.

Und, sagte er, er denke bei jeder Tätigkeit.

So wie dieser Patient offen ist für die Eindrücke im Garten, können auch andere Patienten die Tätigkeit im Garten nutzen, um der eigenen Persönlichkeit Möglichkeiten zur Weiterentwicklung zu geben.

6.3.3 Bäume verpflanzen

Bäume zu verpflanzen ist anders als Bäume auszureißen, eine Aufgabe, die Ausdauer, Beobachtung und Vorsicht erfordert – wie bei jedem Pflänzchen. Bei Bäumen haben Fehler eine größere Reichweite, die gegebenenfalls einen größeren materiellen Schaden nach sich ziehen. Dementsprechend gezielt und vorsichtig sollte man zu Werke gehen. Kein geringerer als *Fürst von Pückler* aus Bad Muskau[28] hat dies zwischen 1815 und 1845 beispielhaft vorgemacht, indem er

28 *Hermann Fürst von Pückler-Muskau*, 1785-1871, entwickelte nach Kenntnis englischer Parkanlagen einen eigenen Stil, den er 1815-1845 in seinem Park in Bad Muskau an der Lausitzer Neiße auf damals ca. 257 ha verwirklichte; er schrieb „Andeutungen über Landschaftsgärtnerei“ (1834/1988); in Branitz legte er zwischen 1846 und 1871 einen zweiten Landschaftspark an. *Eduard Petzold*, 1815-1891, lernte 1831-1834 bei *Fürst Hermann von Pückler-Muskau*, war erst Hofgärtner in Ettersberg, dann Parkinspektor in Muskau von 1852-1878; in seiner Zeit erreicht der Park in Muskau eine Größe von über 500 ha; *E. Petzold* entwarf außerdem mehr als 150 Garten- und Parkanlagen.

dort bis zu 50 Jahre alte Bäume an die Lausitzer Neiße verpflanzen ließ. Gerade junge Patienten neigen eher dazu, ihre Kraft und Schnelligkeit zu demonstrieren, als den Blick auf die Zeitspanne der eigenen Entwicklung zu richten. An Bäumen lassen sich Jahre und Dekaden nachvollziehen, Entwicklungsstörungen und Wachstumsänderungen, und es lassen sich Parallelen zu Beziehungen herstellen: „Ja, mein Vater hat mir auch viel über Bäume gezeigt, das erinnert mich und verbindet mich mit ihm". Oder: „Ich wünschte, ich hätte eher von diesen Zusammenhängen erfahren. In dieser Reichweite erhält das Leben einen viel tieferen Sinn." Bäume werden sehr von ihrer Umgebung sowie von Boden und Klima geprägt. Auch wenn sie knorrig erscheinen, so zeigen sie ihre Lebendigkeit besonders dann, wenn sie durch einschneidende Ereignisse in ihrem Wachstum begrenzt oder gestört werden. Mal weichen sie den Nachbarn aus, mal verleiben sie sich diese ein, mal versuchen sie das verlorene Gleichgewicht wieder zu erlangen. Auf „Berührungen" mit anderen Bäumen wie mit Gegenständen reagieren sie oft mit einer Vergrößerung der Kontaktfläche, aus der eine dauerhafte Verbindung hervorgehen kann. Das Verpflanzen von Bäumen zielt weniger auf Verschönerung und Ernährung, es richtet vielmehr den Blick auf die Zukunft. Bäume sind selbst Zeitmesser und besonders im Alter dienen sie als Landmarke der räumlichen Orientierung. Zu ihnen fühlen sich Menschen oft hingezogen. Alte Bäume werden eben nicht so leicht verpflanzt. Das macht sie so anziehend.

6.3.4 Steine aus dem Weg räumen

In manchen Gärten findet sich neben den Pflanzen und der Erde eine beträchtliche Menge an Steinen, die der Boden Jahr für Jahr neu ins Auge des Betrachters hebt. Steine „schwimmen" oder wandern im Boden nach oben. Dass diese die Gartenarbeit erschweren können, ist nach-vollziehbar. In weiten Teilen Englands wurden aus den gesammelten Steinen kleine Mauern rund um die Felder errichtet, die ihrerseits wieder einer spezifischen Flora und Fauna dienen. Auch ich lasse Steine absammeln, „Steine aus dem Weg räumen", um die Gartenarbeit zu erleichtern und um später damit eine Stützmauer zu errichten. Als Metapher bietet dies eine Reihe von inneren Arbeitsmöglichkeiten für Menschen, deren Lebensweg eben nicht gradlinig verlaufen ist, für Menschen, die immer wieder über Hindernisse stolpern; für sie wird in der Tätigkeit augenfällig und spürbar, welche Lasten bewegt werden (können) und wie sich ihre Sicht und die körperliche Resonanz[29] verändern, wenn die Steine abgesammelt sind.

29 Resonanz meint hier die spezifische Reaktion beim Betrachten von Pflanzen (*Neuberger* 2010) in Anlehnung an körperliche Resonanz (siehe *Rand* 2001), die jede Wahrnehmung begleitet und meist wenig beachtet wird.

6.3.5 Berge versetzen

Angesichts jahrelanger Kompostgaben in einem Gewächshaus war der Boden dort immer weiter angestiegen und verringerte die lichte Höhe; der Raum zum Wachsen war für Pflanzen kleiner geworden. Der Boden wurde deshalb um etwa eine Spatentiefe abgetragen. Schubkarre für Schubkarre wurde er auf eine nahe liegende Fläche aufgebracht. In schöner Regelmäßigkeit, die immer mal wieder ausgesetzt wurde, fanden sich dort bald etwa 300 Schubkarrenladungen wieder, verbracht in einer vielköpfigen Gemeinschaftsleistung vom Aufgraben, Einladen, Abtransportieren und geordneten Abkippen – alles in allem eine große, überschaubare und Stolz machende Serie von kleinen Hügeln. Die Patienten sagten u. a.:

- Dort scheint es viel mehr zu sein (300 Schubkarren Erde).
- Die Erde wird lockerer.
- Das Bild im Gewächshaus ändert sich.
- Die innere Erwartung steigt – eine frohe Erwartung.
- Der Boden wird fester.
- Die Konsistenz des Bodens ändert sich.
- „Wenn der Boden das Problem ist, verlagern wir einfach das Problem" (alle lachen).

6.3.6 Kompost[30]

Menschen brauchen die Pflanzen zum Erhalt ihrer Lebensgrundlage. Mit der Gartenarbeit führen sie einen Kreislauf fort, der ihnen immer wieder gut getan hat: sich auf die eigenen Wurzeln zu besinnen.

Wo stehe ich? An welchem Ort schöpfe ich Kraft? Wo komme ich wieder in Kontakt mit mir, nachdem ich hinaus in die Welt gegangen war?

Immer wieder bezieht man sich auf die Natur. Dort ist ein Platz, der hilft zurückzukehren. Durchzuatmen. Zu entspannen. Ein Platz, der Beständigkeit ausstrahlt und Zuversicht vermittelt. Im Garten sind Beständigkeit und Wandel einen Bund eingegangen, der nie den Eindruck von etwas Endgültigem zulässt. Aber es ist ein Wandel, mit dem Menschen Schritt halten können. Und die Sorgen, die Menschen mit sich tragen, können im Garten etwas zurücktreten. Die Sorgen können einen Platz bekommen, der ihnen auch gefällt. – Wenn es gar sein muss, auf dem Kompostplatz oder dem Misthaufen.

Der Kompostplatz ist ein Ort, an dem alle Probleme versammelt sein können, in übertragener Bedeutung. Da sehen Menschen manches, was ihnen

30 Dieser Abschnitt ist ein Auszug aus *Neuberger* (1997), 80-81, mit freundlicher Genehmigung des Bundesverbandes Deutscher Gartenfreunde.

unangenehm ist, manches, was bereits hinter ihnen liegt. Und sie sehen, wie eng alles nebeneinander liegt und dass es sich verändert: nichts bleibt, wie es war. Garnichts.

Aber aus dem Rottehaufen ergibt sich wieder neuer Humus, neues Leben.

Im Wiegen der Bäume, im Schattenspiel der Blätter, lichtdurchdrungen oder regengesättigt „finden auch Sorgen einen Platz" und können „sich verwandeln" (mit anderen Augen betrachtet werden). Damit machen sie anderen Kräften Platz, und Menschen können sich erholen. Was Menschen im Garten sehen und hören, was sie mit all den anderen Sinnen noch aufnehmen, das berührt sie auf ganz subtile Weise. Es erfrischt. Es beruhigt. In der dann keimenden Veränderung spüren Menschen die eigene Lebendigkeit. Diese lässt, wie der Garten, höchst unterschiedliche Empfindungen, Gefühle und Gedanken zu, die nebeneinander bestehen können. Aus dieser Vielfalt des Gartens können sie schöpfen, aber sie lässt sich auch begrenzen, wenn sie ihnen über den Kopf zu wachsen droht. Menschen können sie neu ordnen.

Das macht Spaß. Weil sie bestimmten Pflanzen Entfaltung ermöglichen. Es tut auch den Menschen gut, wenn die Pflanzen „wieder durchatmen können", wenn sie wieder Platz haben und nicht mehr bedrängt werden. Dann ist der Garten wieder „ihr Garten".

Nicht zuletzt sorgen Pflanzen für die Ernährung in einer nicht entfremdeten Form. Durch Pflanzen lernen die Menschen ihre Lebensgrundlage aus unmittelbarem Erleben kennen. Diese Tätigkeit gibt ihnen die Selbstbestätigung, um die sie nicht bitten müssen, denn „das habe ich selbst gemacht!"

6.3.7 Unkräuter – Wildkräuter – Beikräuter

> Ihr solltet dankbar sein für das Unkraut, das Ihr in Eurem Geist habt, denn schließlich wird es Eure Praxis bereichern.
> *Shunryu Suzuki*

Beikräuter, Wildkräuter oder Unkräuter sind in der Integrativen Gartentherapie willkommene Bedeutungsträger, an denen sich Auseinandersetzungen mit verschiedenen Themen anknüpfen lassen. Sie begleiten gedanklich-emotional die Anmutung des Unkontrollierbaren, des Eigenmächtigen und des Wilden, das sich von selbst ausbreitet, die unser Bild vom – durch Menschenhand gestalteten – Garten verwandeln und gegebenenfalls trüben. Andererseits „bekleiden" sie die Erde, wenn sie vom Menschen „nackt" hinterlassen wurde. In ihren Begriffen drücken Menschen ihre Wertschätzung aus: Einmal bedingt ihr Vorkommen eine Begleitung anderer Pflanzen, zum andern wird der wilde, undomestizierte Charakter von eigenem Wert betont oder der Begriff dient der Unterscheidung (Unkräuter) zu den Pflanzen, die wir für menschliche Heil- und Ernährungszwecke nutzen. Dann bedeutet Unkraut nicht nur die Abwertung einer

Wild- oder Heilpflanze, sondern einfach die Verneinung für den menschlichen Gebrauch. Die allgemeine Bedeutung lautet: Unkraut ist die falsche Pflanze am richtigen Platz, oder: die richtige Pflanze am falschen Platz. Demnach kann jede Pflanze mit dem Attribut Unkraut bedacht werden: Eine Kohlrabipflanze im Blumenbeet oder ein Ahornbaum im Rosenbeet fallen auf und werden u. U. als unpassend empfunden.

Mit den „Unkräutern" können Patienten leichter ihren Unwillen, ihren Ärger oder ihre „ungereinigten" Gedanken und Gefühle verbinden, indem sie die Unkräuter mit jeweils passenden Mitteln entfernen: große Pflanzen herausziehen, fest eingewurzelte ausgraben, kleine Pflanzen hacken oder herauszupfen. Diese Arbeit wird „integrativ" abgeschlossen, indem man sich folgende Fragen stellt: Wie sieht das Beet oder die bearbeitete Fläche jetzt aus (Phänomen)? Wie wirkt sich dies auf mich aus? Welche Veränderungen nehme ich bei mir wahr (reflexiv)? Wenn man diese Fragen einer Gruppe stellt, ergibt die Varianz der Wahrnehmungen (Phänomene) einen vielfältigen Gesamteindruck.

Die Fragen lauteten: Was nehme ich wahr, nach dieser Reinigungsarbeit (visuell, auditiv, olfaktorisch etc.)?

Die Reihen sind gerade,
die Erde glänzt,
die Pflanzen sind ruhig,
es ist nackt,
es sieht schön aus,
es ist sauber.

Was nehme ich bei mir selbst wahr (reflexiv)?:
Ich fühle mich ruhig,
ich fühle mich stark,
ich spüre die Außenseite meiner Schultern,
ich spüre meine Knie,
mein Atem ist frei,
ich empfinde Weite im Brustbereich.

Hier spielt das Resonanzgeschehen (s. o.) eine wichtige Rolle.

Die Arbeit mit dieser Gruppe von Kräutern kann man auf das menschliche Miteinander über-tragen. Für sich gesehen kann (fast) jedes Verhalten mit Sinn gefüllt sein, nur kann es, ähnlich wie bei den Unkräutern, unpassend am jeweiligen Platz sein oder zur unpassenden Zeit gezeigt werden. Für den jeweiligen Menschen hat es Sinn und Bedeutung und drückt ein Bedürfnis aus. Die Frage ist, ob es der Individualität und der Gemeinschaft nützt und zuträglich ist. So kann die Arbeit mit diesen Pflanzen der Reflexion über passende und unpassende Gedanken, Gefühle und Verhalten dienen, über die eigene Rolle und die der Gemeinschaft.

Es kommen noch ganz erstaunliche Dimensionen ins Bewusstsein, wenn wir die Leistung wahrnehmen, die von den Bei- oder Wildkräutern geleistet werden. So kann beispielweise die Samenmenge einer ausgewachsenen Ampferpflanze auf 70 000 geschätzt werden, die Samenmenge einer einzigen ausgewachsenen Spitzwegerichpflanze liegt bei 25 000 Samen. Beide Pflanzen bedecken dabei weniger als einen Quadratmeter. Die Natur mit ihren Pflanzen legt Vermehrungsorgane im Überfluss an.[31]

Kräuter haben also eine vielfältige Bedeutung und Aufgaben, die weit über den Horizont menschlichen Nützlichkeitsdenkens hinausgehen, sie können schön sein und zu gigantischer Größe heranwachsen, die unsere Bewunderung findet, darüber hinaus sind sie Zeigerpflanzen für Bodenverhältnisse, Stoffsammler[32] und Bodenbedecker, sie beleben und strukturieren (homozentrisch-visuell) den Raum.

Manche Beikräuter fordern noch zusätzlich unser Wahrnehmungsvermögen heraus, wenn sie Kulturpflanzen am Ort sehr ähnlich sind; dann lassen sich z. B. Kamille von Möhren, Erdrauch von Schlafmützchen, Senf von Radieschen im Jugendstadium oft nur schwer unterscheiden. Die Überraschung ist beim Neuling in Gartendingen dann groß, „wo diese Pflanzen nur herkommen?"

Die Arbeit mit dieser Gruppe von Pflanzen, die ja nicht eindeutig definiert ist, gemahnt jeden, der damit zu tun hat: Was steht denn im Zentrum „meiner Aufmerksamkeit, meiner Bemühungen?"

Es ist eine Krankheit der Menschen, dass sie ihr
eigenes Feld vernachlässigen, um in den Feldern
der Anderen nach Unkraut zu suchen.
Vicky Baum (1888-1960)

Anmerkung:

Der Garten bietet eine unerschöpfliche Anzahl an Gestaltungsmöglichkeiten, weshalb eine Darstellung immer unvollständig bleiben muss. Wenn der Mensch entdeckt, wie er nicht nur seine Umwelt (hier den Garten) beeinflussen kann, sondern sich selbst in seinen geistig-seelischen Schwingungen, steht ihm ein weites Feld offen. Und wenn er den Zusammenhang entdeckt, dass er sich selbst schadet, wenn er anderen schadet, ebenso wie er anderen schadet, wenn er sich selbst nicht liebt, öffnet er neue Wege der Selbstentwicklung.

---

31 Zum Vergleich: Beim neugeborenen Mädchen sind in beiden Eierstöcken zusammen mehr als 400.000 Anlagen von Eibläschen, so genannte Primärfollikel, vorhanden. Der größte Teil davon geht im Laufe des Lebens zugrunde. In der geschlechtsreifen Zeit können sich nur etwa 300 bis 400 Eibläschen zu Reifefollikeln weiterbilden.

32 Siehe *v. Linstoff* 1929.

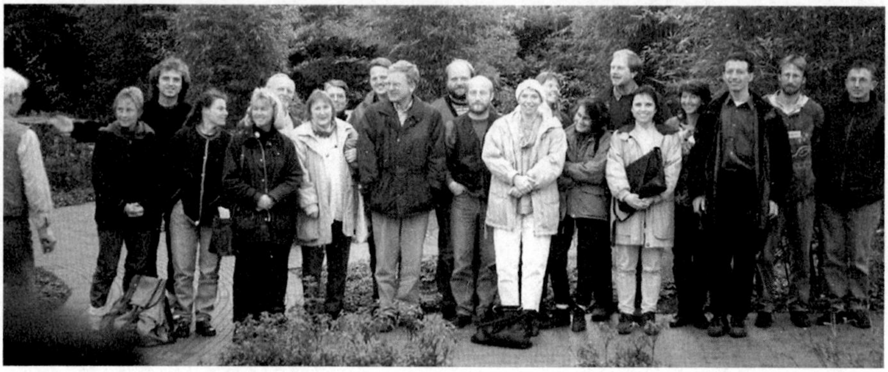

Gartentherapie-Weiterbildung in Bremen

7 Gartentherapie – Weiterbildungen und Mitgliedsorganisationen

Traditionell nutzte man Gartentätigkeiten als Mittel im Bereich der Ergotherapie mit ihren Vorläufern seit den 1950er Jahren in der Bundesrepublik Deutschland. Fortbildungen über die Vermittlung gärtnerischer Techniken hinaus gab es in deutscher Sprache jedoch erst seit 1986, in den Niederlanden durch *Herman Berteler* und in Deutschland seit 1988: „Gartenarbeit als therapeutisches Mittel" durch *Konrad Neuberger* in Düsseldorf (Fortbildungsinstitut Stellwerk) und Langenfeld. Heute werden Fortbildungen im deutschen Sprachraum von einer Vielzahl von Institutionen angeboten.[33] In der Bundesrepublik Deutschland gibt es seit 2001 die Gesellschaft für Gartentherapie (GGuT) und mehrere Internetseiten[34]; über die dort genannten Links sind entsprechende Seiten im gesamten WWW verlinkt. Über die 2010 gegründete Internationale Gesellschaft GartenTherapie (IGGT) gibt es eine Vernetzung von Dachorganisationen im deutschsprachigen Raum. Bei der IGGT können sich Gartentherapeuten inzwischen registrieren lassen. Weitere Projekte der IGGT sind der Aufbau einer Pflanzendatenbank, das Thema „Konzepte" sowie eine Literaturdatenbank.

Versuche, Gartentherapie an Universitäten oder Fachhochschulen in Deutschland einzuführen, sind bisher nicht über einige Veranstaltungen oder Kurse hinaus umgesetzt worden. Die Studiengänge an der Uni Rostock wie auch in Wädenswil/Schweiz wurden wieder eingestellt (Stand September 2016).

Die Caritas in Köln bietet einen auf den Seniorenbereich zugeschnittenen Lehrgang an. Die EAG-FPI in Hückeswagen bietet seit 2010 ein Curriculum Integrative Gartentherapie im Rahmen weiterer naturbezogener Lehrgänge an.

---

33 Siehe die umfängliche Aufstellung von *Maria Putz* (2011).

34 www.ggut.org, www.garten-therapie.de, www.garten-therapie.com u. a.

In Österreich bietet die Donau-Universität Krems in Kooperation mit der „Agrarpädagogischen Akademie" in Wien den Lehrgang zum „akademischen Experten für Gartentherapie" an. Der Lehrgang umfasst jeweils etwa 25 Teilnehmer/Jahr.

In den USA und England ist Gartentherapie so weit entwickelt, dass es einzelne Kurse an Universitäten gibt. Die längste Tradition in der universitären Lehre hat die Kansas State University (KSU), die seit 1971 mit der damaligen Menninger Clinic kooperierte und 1974 den ersten Master-Abschluss (M. S.) vergab[35], 1985 den ersten Doktorgrad. KSU bietet auch heute noch den einzigen Master-Studiengang in Horticultural Therapy in den USA an. An vier weiteren Universitäten und Colleges in den USA gibt es Gartentherapie als Wahlfach im B. S.-Studiengang.[36] Seit 2009 gibt es an der Kansas State University die Möglichkeit, Horticultural Therapy als Zertifikatsfernlehrgang im Rahmen der universitären Weiterbildung zu belegen.[37] In England gibt es eine Kooperation zwischen THRIVE und der University of Coventry, um nebenberuflich ein „Professional Development Diploma in Social and Therapeutic Horticulture" zu erlangen.[38] Die Anzahl der Absolventen pro Jahr liegt bei 10-20. Angeboten werden auch in England Fernlehrkurse in Horticultural Therapy als „distant learning".[39]

In den USA gibt es seit 1973 das National Council for Rehabilitation through Horticulture (NCRH), später die American Horticultural Therapy Association (AHTA, www.ahta.org) als Berufsverband mit heute etwa 800 Mitgliedern und verschiedenen „chapters" (Regionalinstituten). In England ist es THRIVE, die sich um die gartentherapeutischen Belange von Mitarbeitern und Klienten kümmert (www.thrive.org.uk). THRIVE verfügt über zwei Demonstrationsgärten (in London) und zwei Regionaldienststellen, die regionale Kontakt- und Fortbildungsmöglichkeiten anbieten.

Richten wir einen Blick in den Fernen Osten. Die Sprachbarrieren in Bezug auf Korea und Japan sind für uns immer noch hoch, so dass nur lückenhafte Informationen zur Verfügung stehen.

In Korea wurden seit 1994 an dreizehn Universitäten gartentherapeutische Curricula eingerichtet. Es gibt etwa 1400 Studenten. Es liegen 330 Master- und Doktorarbeiten vor. Seit 1994 wurden bei den koreanischen Symposien über 900 Vorträge gehalten und Posterpräsen-tationen gezeigt (Stand 2014).[40] Die

35 Persönliche Mitteilung von Prof. *R. Mattson*.

36 www.ahta.org/content.cfm?id=colleges (22.6.2011).

37 http://www.dce.k-state.edu/ag/horticultural-therapy/ (22.6.2011).

38 http://www.thrive.org.uk/professional-development-diploma-in-social-and-therapeutic-horticulture.aspx (22.6.2011).

39 http://www.emagister.co.uk/horticultural_therapy_courses-ec170085603.htm

40 Vortrag beim 10. IPPS in Truro, Kanada von *Sin-Ae Park*, Korea; bisher unveröffentlicht.

koreanische Gartentherapie und Wohlergehensorganisation (KHTA) hat 4200 Mitglieder. Gartentherapie wird in etwa 1300 Einrichtungen Koreas praktiziert.

An der landwirtschaftlichen Universität von Tokyo wurde 2006 die Fakultät für Angewandte Biophilie mit insgesamt sechs Lehrstühlen eingerichtet, darunter „Koexistenz mit Pflanzen", „menschliche Koexistenz mit Pflanzen", „Gartentherapie" mit Abschlüssen, die dem B. S. vergleichbar sind. In den vergangenen Jahren wurden drei Doktortitel im Schwerpunkt „menschliche Koexistenz mit Pflanzen" verliehen.

Die Awaji Landscape Planning and Horticulture Academy, University of Hyogo (Japan), bietet einen zweisemestrigen Kurs „Horticulture Therapy Certificate Program" an. Mit diesem Abschluss ist man offiziell (vom Hyogo Prefecture Government) als Gartentherapeut zertifiziert. Alternativ, heißt es, kann dieses Zertifikat nach 2000 Stunden Praxis erworben werden.[41] Die „Japanese Society of People-Plant-Relationships" (JSPPR) hat etwa 200 Mitglieder. Sie widmet sich den verschiedenen Beziehungen zwischen Menschen und Pflanzen, Gartentherapie eingeschlossen. Seit 2008 gibt es in Japan die „Nihon Engei Ryouhou gakkai", eine zweite Mitgliederorganisation, die ihren Schwerpunkt in der „pflanzengestützten Therapie" sieht, ein Begriff, der auch in Deutschland und Österreich verschiedentlich eingesetzt wird.

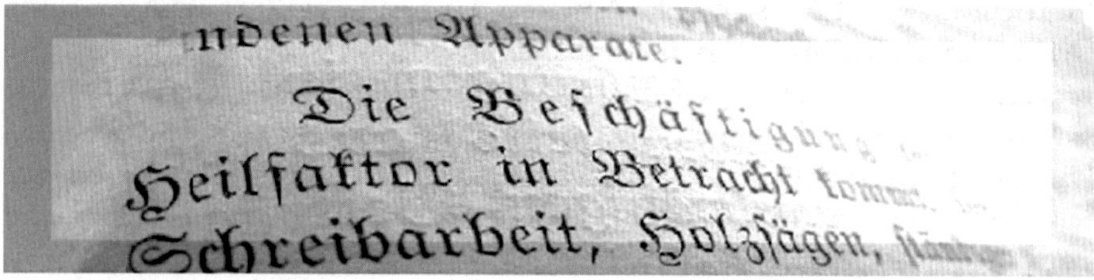

Beschäftigung als Heilfaktor – seit langem bekannt

8 Literaturübersicht Gartentherapie

Einen allgemeinen Überblick gibt eine Literaturstudie der Universität Kassel „Grün und Gesundheit" im Abschnitt über therapeutische Gärten (*Körner* 2008). Allerdings ist die weit überwiegende dort genannte Literatur auf Englisch erschienen. Es finden sich nur 10 deutsch-sprachige Angaben darunter, allerdings umfängliche englische Quellen zu *Roger Ulrichs* Veröffentlichungen, der mit seiner Veröffentlichung in Science (1984) zu den wichtigsten Forschern gezählt wird (*Ulrich* 1984) und der erste Belege für die gesundheitliche Wirkung von Grün sammeln konnte. Hier folgen eine Reihe weiterer, dort nicht genannter Werke.

41 http://www.awaji.ac.jp/english/

8.1 Horticultural Therapy – Gartentherapie auf Englisch

„Therapy through horticulture“ (*Watson/Burlingame* 1960) dürfte eines der ersten Bücher gewesen sein, das ausdrücklich zu unserem Thema geschrieben wurde, gefolgt vom „National Garden Therapy Manual“ (*Berry* 1961). *Diane Hefley* (verh. *Relf*), Mitbegründerin der American Horticultural Therapy Association[42], hat zwei richtungsweisende Artikel veröffentlicht: „Horticulture – a therapeutic tool“ (1973) und „Horticulture as a recreational activity“ (1978). Von *Charles Lewis,* einem weiteren Mitbegründer und Research Fellow am Morton Arboretum, erschien 1996 „Green Nature/Human Nature“ über „die Bedeutung von Pflanzen in unserem Leben“.

J. R. Daubert und *E. Rothert* gaben 1981 vier Handbücher zur Gartentherapie heraus.

Einem kleineren Kreis werden die „Proceedings of Therapeutic Horticulture“ der „Short Courses“ bekannt sein, die von 1981-1989 auf dem Campus der Kansas State University durchgeführt wurden, die seit 1973 gartentherapeutische Abschlüsse vergibt. Das Melwood Manual, das primär für ehrenamtliche Mitarbeiter in Einrichtungen für geistig behinderte Menschen geschrieben wurde, kam erstmals 1980 heraus; es wurde später durch *Bibby Moore* (1989) für die allgemeine Nutzung überarbeitet.

Mit dem ersten, jährlich erscheinenden Journal of Therapeutic Horticulture kam 1987 die erste einschlägige Publikation auf den Markt, im gleichen Jahr fand nahe Paris das Symposium „Environment et handicap“ (*Mazas* 1987) statt. Seither ist ein deutlicher Anstieg an Publikationen zu beobachten, in denen die Beziehung des Menschen zu den Pflanzen unter Beziehungs- und Wirkaspekten beschrieben wird.[43] Eine Annäherung an wissenschaftliches Denken wird angestrebt. *Roger Ulrich* ist den meisten durch seine in Science veröffentlichte „Fenster-Blick-Studie nach einer Gallenblasen-OP“ bekannt geworden (*Ulrich* 1984). Hier konnte gezeigt werden, dass Menschen schneller genesen, wenn das Krankenzimmer den Blick freigibt auf eine natürliche, z. B. mit Bäumen gestaltete Umgebung. Durch seine regelmäßigen Studienaufenthalte in Schweden ist er auch mit europäischen Verhältnissen vertraut. Gleichermaßen bekannt dürfte das Forscherehepaar *Rachel* und *Stephen Kaplan* sein. Im Buch „The Experience of Nature“ fassen sie Forschungen aus den vorangegangenen 15 Jahren zusammen. Einer ihrer Schwerpunkte lag auf den „Präferenz-Studien“: Welche Naturbedingungen werden bevorzugt?

Mit dem Jahr 1988 begann eine Reihe von Symposien, deren erstes an der University of California in Sacramento stattfand, unter der Ägide von *Francis* und *Hester* aus dem dortigen Departement für Landschaftsarchitektur. Sie

42 1973, zuerst National Council for Horticultural Therapy, NCTH, später American Horticultural Therapy Association, AHTA.

43 Quellen hierfür finden sich unter: http://www.hort.vt.edu/HUMAN/HortTher3a.html

haben einen ästhetisch und inhaltlich sehr ansprechenden Tagungsband zu dieser Veranstaltung herausgegeben: „The Meaning of Gardens“ mit einem weiten thematischen Horizont.[44] Er vereint unter den Kapiteln: Faith, Power, Ordering, Cultural Expression, Personal Expression and Healing 30 Aufsätze auf 280 Seiten – ein Genuss!

Literaturangaben zu den PPC-Symposien und weitere einschlägige Angaben finden sich auf der Webseite von „Human Issues in Horticulture (HIH)“[45]. In den folgenden Jahren fanden zehn Symposien des People-Plant-Council statt, die auch dokumentiert wurden.[46] Der Fokus ist bei diesen Symposien weit gespannt und erfasst über die Gartentherapie hinaus jedwede Interaktion zwischen Pflanze und Mensch. Im Jahr 2004 fand in Europa die erste „Farming for Health“ Konferenz in den Niederlanden statt. Auch wenn der Titel auf landwirtschaftliche Aspekte zu zielen scheint, so ist doch der Gartenbau (als Wissenschaft) stark vertreten. Etwa alle zwei Jahre findet eine internationale „Farming for Health“-Konferenz statt. Im Rahmen dieser Konferenzen stellte *Eugene Roosen* (*Dessein* 2007) seine Untersuchungen über das System Geel aus den Jahren 1971-75, 1999-2000 und 2005-6 vor: Dort werden seit Jahrhunderten psychisch kranke Menschen von Nicht-Fachleuten beherbergt und mit Arbeiten betraut, die auch im landwirtschaftlichen und gärtnerischen Bereich liegen. Zuletzt (nach *Rosen* 2006) gab es in Geel etwa 460 Gäste, wie die Patienten genannt werden. Aus den „Farming for Health“-Konferenzen heraus entwickelte sich COST 866 (Green Care in Agriculture) als europäische Forschungsinitiative, die zwischen 2006 und 2010 arbeitete und auch gartentherapeutische Themen behandelte. Veröffentlichungen zur ersten europäischen COST-Action-866-Konferenz [47], die Website[48] und die Abschlussreports liegen als Dokumente vor. Im Report der Arbeitsgruppe „Health Benefits of Green Care“ werden sechzehn Theorien und Modelle genannt, die auch in unserem Zusammenhang eine Rolle spielen: Biophilia-Hypothese, Aufmersamkeitswiederherstellungtheorie, Natur und Erholung vom Stress, Salutogenese-Theorie, Selbstwirksamkeit, jungianische Psychologie, Lebensqualitätsmodelle, Phytoresonanz u. a. m. (*Sempik, Hine, Wilcox* 2010).

Francis und *Hester*, das sei hier angemerkt, haben bei *Clare Cooper Markus* (*Marken* 2011) studiert, die in ihrer Lehre Methoden und Konzepte aus Gestalttherapie und jungianischer Psychologie verwendete. Auf diese Weise war es ihr möglich, die Beziehungen der Menschen zu der von ihnen genutzten Umgebung zu untersuchen. Sie ließ die Studenten deren Kindheits- und Jugenderinnerungen an Gärten herausarbeiten, um sie als Quelle der Inspiration

44 Z. B. The Garden is more than a Metaphor (*C. Cooper Marcus*).

45 http://www.ctahr.hawaii.edu/hiih/publications.asp

46 *Relf* 1990, *Flagler* 1992, *Francis* 1994; Acta Horticulturae: *Relf* 2002, *Rom* 2004, *Aldous* 2009, *Gianquinto* 2010.

47 *Gallis* 2007.

48 www.cost.esf.org

beim Design von Park- und Wohnumwelten zu nutzen (*Marken* 2011). *Cooper Marcus* ist Autorin mehrerer einschlägiger Werke.[49]

Einen psychotherapeutischen Ansatz verfolgt *Jenny Grut* bei ihrer Arbeit mit Folteropfern im „Natural Growth Project" im Rahmen einer Langzeitrehabilitation der Medical Foundation for the Victims of Torture in London. Bei ihr und ihrer gärtnerischen Kollegin Sonja Linden kommt es zu einem gelungenen Zusammenspiel von psychotherapeutischer und gärtnerischer Arbeit (*Linden* 2002, 10). Die Rolle des Gartens beschreiben sie so: Der Garten soll nicht nur ein Ort der Friedfertigkeit sein, sondern er soll einen Raum bieten, der es den Klienten ermög-licht, ihre Traumata wieder zu inszenieren und damit zu beginnen, sie in Ruhe abzulegen und sich von ihnen zu verabschieden. „Natural Growth", natürliches Wachstum, signalisiere eine gesunde Entwicklung, „ohne Zusatzstoffe", sowie persönliches Wachstum, das Ziel eines psychotherapeutischen Prozesses sei. Es korrelliere mit dem Wachstum, das in Pflanzen stattfindet, während diese zu ihrer vollen Entwicklung kommen (maximum of their potential) (*Linden* 2002, 17). In der Lage zu sein, positive Gefühle zu verankern, sehen *Grut* und *Linden* als Grundlage psychotherapeutischer Behandlung an, um Traumata zu heilen (*Linden* 2002, 16).

8.2 Literatur aus dem deutschen Sprachraum

Die folgende Literatur findet sich nicht in o.g. *Körners* Literaturstudie:

Willy Hellpach[50] (1911), Politiker, Mediziner und Psychologe, suchte in seinem Buch „Geopsychische Erscheinungen" bereits 1911 hypothetisch die vielen Faktoren aus der Umwelt zu benennen und zu beschreiben, die auf die Psyche des Menschen einwirken.

Im Buch von *Hermann Simon* „Aktivere Krankenbehandlung in der Irrenanstalt" (1929) findet sich eine gut ausdifferenzierte Aufstellung zu Schulungszwecken, um für Patienten verschiedener Leistungsstufen angemessene Aufgaben zu finden. Die Aufstellung bezieht sich auf eine große Anzahl an Handwerken und Dienstleistungen und ist in Bezug auf gärtnerische Aufgaben wohl am besten ausgearbeitet. Und doch soll diese Aufstellung laut *Hermann Simon* nur als Anregung und für Schulungszwecke dienen. Er hatte mit seinem Ansatz der Arbeitstherapie in den Psychiatrien Europas in den 1920er Jahren einen so starken Impuls gegeben, dass es zu einem regelrechten Wettbewerb kam, in dem sich die Ärzte in den Anstalten verglichen, zu welchem Prozentsatz es gelang, die Patienten in eine aktivere, d.h. in eine „Arbeitsbehandlung" einzubinden

49 *Cooper Marcus* 1995a, 1995b, 1998, 1999.

50 Auf *Hellpach* geht übrigens der Entwurf unseres dualen Berufsausbildungssystems zurück.

(AZD 1929). Er gilt als ideeller „Begründer der Ergotherapie". Das Buch wurde als Reprint im Psychiatrie-Verlag neu aufgelegt.

Gustav Heyer gab in seinem Buch „Der Plattengarten" praktische Tipps aus eigener Erfahrung als Rollstuhlfahrer weiter (*Heyer* 1984). Heute noch erhältlich ist eine Broschüre, die darauf aufbaut (*Ploß* 2005). In diesen Veröffentlichungen geht es darum, Menschen „alte" Lebensräume neu zu erschließen und zu verdeutlichen, welche Möglichkeiten es gibt, sich mit körperlichen Einschränkungen und mit Freude im (eigenen) Garten zu betätigen. „Mensch und Garten" (*Callo* 2004) heißt der Tagungsband, der zehn Beiträge namhafter Autoren vereint: der Garten als Lebensraum (*Mayer-Tasch*), Psychologie des Gartens (*Plahl*), Geschichte der Gartentherapie (*Neuberger*), Interkulturelle Gärten (*Müller*), das Gärtnerische in der Pädagogik (*Schenk*), Themengärten in der Lehrerbildung (*Schwier*), Klinikgärten (*Niepel*), Unterwegs nach Eden (*Eckholt*), der Stein als Metapher des Lebens (*Hori*), der Garten als privates Refugium (*Tinnefeld*). Das Buch „Gartentherapie" (*Berting* et al. 2010; in einer erweiterten Auflage) von zwölf Autoren aus Deutschland und Österreich gibt einen guten Einblick in die verschiedenen Praxisfelder der Gartentherapie. Die meisten Anwendungsfelder werden von langjährig erfahrenen Fachleuten dargestellt: Geriatrie, Ergotherapie im Seniorenheim, Arbeit mit mental Beeinträchtigten, mit Kindern, mit psychisch erkrankten Menschen, mit Strafgefangenen und mit bewegungseingeschränkten Menschen wird ebenso behandelt wie die sozialen Aspekte, die Geschichte und ein Abgleich der Gartentherapie zur Arbeitstherapie im psychiatrischen Kontext, die ja ihre Wurzeln[51] „in der Gartentherapie" hat. Demgegenüber sehr speziell auf Senioren und Patienten mit Fibromyalgie und unspezifischen Rückenschmerzen zugeschnitten ist das „Lehrbuch Gartentherapie" (*Schneiter* 2010).

Nahe an der Integrativen Gartentherapie ist die Veröffentlichung von *Marilyn Barrett*, einer Psychotherapeutin u. a. mit Gestalt-Hintergrund aus Kalifornien: „Ein Garten für die Seele" (*Barrett* 1992). Sie nutzt den Garten als Metapher für Selbsterfahrung und ganzheitliches Heilen. Die Aufgaben im Garten werden hinsichtlich ihrer Bedeutung für die menschliche Entwicklung beschrieben und die Gartenpflege als Weg zu innerem Gleichgewicht – ein sehr anschaulich geschriebenes Buch. Es gibt noch viele andere, z. T. sehr interessante Bücher zum Thema Gartentherapie und seinen Nachbardisziplinen, doch musste hier aus Raumgründen eine Auswahl getroffen werden.

51 *Simon* 1986.

9 Literatur

Beiträge von Petzold sowie Petzold und MitautorInnen finden sich im Literaturgesamtverzeichnis am Ende des Bandes.

Acta Horticulturae (2007): Proceedings from the 27th International Horticultural Congress Symposium 12; Horticultural Practices and Therapy for Human Well-Being. Held in Seoul, Korea.
Aldous, D. E. (Hrsg.)(2009): V. International Symposium on Horticultural Research, Training and Extension. Acta Horticulturae 832.
Allgemeine Zeitschrift für Psychiatrie und psychisch-gerichtliche Medizin (1844-1949). Erstherausgeber: Damerow, Flemming, Roller (1844).
Altman, I., Wohlwill, J. F. (1983): Behavior and the Natural Environment. London, New York: Plenum Press.
Archiv für Psychiatrie und Nervenkrankheiten (1868-1918). Herausgeber der ersten Ausgabe: Wilhelm Griesinger; danach: Westphal.
Bandura, A. (1997): Self-efficacy: The exercise of control. New York: Freeman.
Barrett, M. (1992): Ein Garten für die Seele. Der Garten als heilender Ort. Bern, München, Wien: Scherz. (Englisch [1992]: Creating Eden: The Garden as a Healing Space. San Francisco: Harper).
Berting-Hüneke, C. et. al. (2010): Gartentherapie. 2. erw. Aufl. Idstein: Schulz-Kirchner.
Brandon, D. (1976): Zen in the Art of Helping. London: Routledge & Kegan Paul.
Brooks, C. (1991): Erleben durch die Sinne. München: dtv.
Burlingame, A. W. (1974): Hoe for Health. Guidelines for Successful Horticultural Therapy Programs. Birmingham: Michigan Garden Consultants.
Callo, C., Hein, A., Plahl, C. (Hrsg.)(2004): Mensch und Garten. Ein Dialog zwischen Sozialer Arbeit und Gartenbau. Norderstedt: Books on Demand.
Campenhausen, Ch. V. (1993): Die Sinne des Menschen. 2. Aufl. Stuttgart: Thieme.
Cooper Marcus, C. (1995a): House as Mirror of Self, Exploring the Deeper Meaning of Home. Berkeley, CA: Conari Press.
Cooper Marcus, C. (1995b): Gardens in Healthcare Facilities: Uses, Therapeutic Benefits, & Design Recommendations. The Center of Health Design.
Cooper Marcus, C., Francis C. (Hrsg.)(1998): People Places: Design Guidelines for Urban Open Space. 2nd Revised Edition. John Wiley & Sons.
Cooper Marcus, C., Barnes, M. (1999): Healing Gardens, Therapeutic Benefits and Design Recommendations. New York: Wiley.
Cornell, J. (1991): Mit Freude die Natur erleben. Mühlheim: Verlag an der Ruhr.
Dackweiler, H. (1984): Gedanken zum Wesen der Arbeit. 2. Aufl. Herdwangen-Schönach.
Daubert, J. R., Rothert, E. (1981): Horticultural Therapy Series (four manuals). Glencoe, IL: Horticultural Therapy Services, Chicago Horticultural Society.
Dörner, K., Plog, U. (1978): Irren ist menschlich. Wunstorf: Psychiatrie-Verlag.
DWB: Deutsches Wörterbuch von Jacob und Wilhelm Grimm. 16 Bde. in 32 Teilbänden. Leipzig 1854-1961. http://woerterbuchnetz.de/cgi-bin/WBNetz/wbgui_py?sigle=DWB
Flagler, J. (2010): People-Plant Relationships: Setting Research Priorities, Hayworth Press.
Francis, M., Hester, R. T. (Hrsg.)(2010): The Meaning of Gardens. Cambridge/Mass: MIT Press.
Francis, M. (Hrsg.)(1994): The Healing Dimensions of People-Plant Interaction. University of California Press.
Gallis, C. (Hrsg.)(2007): Green Care in Agriculture, Health effects, Economics and Policies. Proceedings. Thessaloniki: University Studio Press.

Gebhard, U. (1994): Kind und Natur, die Bedeutung der Natur für die psychische Entwicklung. Opladen: Westdeutscher Verlag. (2. überarb. Aufl. Wiesbaden: VS 2005).

Gianquinto, G. P., Orsini, F. (Hrsg.)(2010): II International Conference on Landscape and Urban Horticulture. Acta Horticulturae 881.

Gordon, D., Meyers-Anderson, M. (1981): Therapeutic Patterns of Milton H. Ericson. Cupertino: Metapublications.

Growth Point (1980-2011): Veröffentlichung zu gartentherapeutischen Themen von THRIVE.

Hellpach, W. (1923): Geopsychische Erscheinungen. 3. Aufl. Leipzig: Engelmann. (1. Aufl. 1911).

Heyer, G. v. (1984): Plattengärten, leichtes Gärtnern – auch für Behinderte. Hamburg: Krüger & Nienstedt.

Holland, J. C. (1998): Textbook on Psycho-oncology. Oxford: Oxford University Press.

Kabat-Zinn, J. (1994): Wherever You Go There You Are: Mindfulness Meditation in Everyday Life. New York: Hyperion.

Kandel, E. et al. (1996): Neurowissenschaften. Berlin, Oxford: Spectrum Akademischer Verlag.

Kaplan, R., Kaplan, S. (1989): The Experience of Nature, a Psychological Perspective. Cambridge: Cambridge University Press.

Kaplan, S. (1995): The restorative benefits of nature: Toward an integrative framework. In: J. Environ. Psychol. 15, 169-182.

Koeppe, M. (1876): Über die Landwirtschaft in der Psychiatrie. In: Allgemeine Zeitschrift für Psychiatrie, Bd. 34, 91.

Körner, S. et al. (2008): Grün und Gesundheit. Literaturstudie. Universität Kassel. http://www.die-gruene-stadt.de/infomaterialien.aspx.

KTL (2007): Klassifikation therapeutischer Leistungen in der medizinischen Rehabilitation. Berlin: Deutsche Rentenversicherung.

Kruse, L., Graumann, C. F., Lantermann, E. D. (1990): Ökologische Psychologie. München: Psychologie Verlags Union.

Kükelhaus, H. (o.J. [1992]): Erfahrungsfeld zur Entfaltung der Sinne. Handbuch. Düsseldorf: Erfahrungsfeld zur Entfaltung der Sinne, Gemeinnützige Forschungs- und Bildungsges.

Kükelhaus, H., Lippe, R. zur (1982): Entfaltung der Sinne. Frankfurt: Fischer.

Kandel, E., Schwartz, J. H., Jessell, T. H. (Hrsg.)(1993): Principles of Neural Science. Appleton & Lange.

Langenscheidts Taschenwörterbuch (1986): Altgriechisch-Deutsch. Berlin, München: Langenscheidt.

Lewin, K. (1963): Feldtheorie in den Sozialwissenschaften. Bern.

Lewis, C. (1996): Green Nature/Human Nature. Chicago: University of Illinois Press.

Linden, S., Grut, J. (2002): The Healing Fields. Working with Psychotherapy and Nature to Rebuild Shattered Lives. London: Frances Lincoln Limited.

Linstoff, v. O. (1929): Bodenanzeigende Pflanzen. Berlin: Preussische geologische Landesanstalt.

Marken, B. (2011): The Healer. In: Landscape Architecture Magazine 2/2011, 38-46.

Marneros, A., Pillmann, F. (2005): Das Wort Psychiatrie ... wurde in Halle geboren. Von den Anfängen der deutschen Psychiatrie. Stuttgart: Schattauer.

Marquardt, M. (2004): Geschichte der Ergotherapie. 1954 bis 2004. Idstein: Schulz-Kirchner.

Mazas, A. (1987): Environment and Handicap. Jouy-Velizy: Relay Nature.

Mogorovic, B. (2017): Zur Revision der modernen, menschzentrierten Denkform durch Wolfgang Welsch – Bezüge zum Integrativen Ansatz der Supervision, Therapie, Naturtherapie. In: POLYLOGE 4/2017. http://www.fpi-publikation.de/polyloge/alle-ausgaben/04-2017-mogorovic-b-revision-moderne-menschzentrierte-denkform-welsch-naturtherapie.html

Mogorovic, B. (2017b): Überlegungen von Hartmut Rosa zur aktuellen Zeitstruktur im Bezug zur Integrativen Supervision. In: Supervision. http://www.fpi-publikation.de/supervision/index.php

Moore, B. (1989): Growing with Gardening. Chapel Hill, North Carolina: Botanical Garden, The University of North Carolina.

Neuberger, K. (1988): Some Conceptual Ideas in Horticultural Therapy. In: Journal of Therapeutic Horticulture III/1988, 9-13.

Neuberger, K. (1993): Metaphern in der Gartenarbeit. In: Ergotherapie 4/1993, 88-93.

Neuberger, K. (1997): Früchte der Gartenarbeit. In: Bundesverband Deutscher Gartenfreunde (Hrsg.), Lernort Kleingarten. Bonn: Bundesverband Deutscher Gartenfreunde, 124.

Neuberger, K. (2004): Geschichte der Gartentherapie. In: *Callo, C.* et al. (Hrsg.)(2004), Mensch und Garten. Ein Dialog zwischen Sozialer Arbeit und Gartenbau. Norderstedt: Books on Demand.

Neuberger, K. (2007): The Correlation Effect of Horticultural Therapy. In: *Gallis, C.* (Hrsg.), Green Care in Agriculture, Health effects, Economics and Policies. Proceedings. Thessaloniki: University Studio Press.

Neuberger, K. (2010): Physical Resonance as a Methodological Approach to Understanding the Influence of Plants on People. In: In: *Sempik, J., Hine, R., Wilcox, D.* (Hrsg.), A Conceptual Framework for Green Care. A report of the Working Group on the Health Benefits of Green Care – COST 866, Green care in Agriculture, 93-94.

Nilsson, K., Baines, C., Konijnendijk, Cecil C. (Hrsg.)(2007): Health and the Natural Outdoors, Final report, COST Strategic Workshop, 19.-21. April 2007, Larnaca, Cyprus.

Olwell, C. (1990): Gardening from the heart – Why gardeners garden. Berkeley, CA: Antelope Island Press.

Orth, I. (1993): Integration als persönliche Lebensaufgabe. Vortrag auf dem 3. Deutschen Kongreß f. Gestalttherapie und Integrative Therapie, 25.-28.02.1993, München 1993. In: *Petzold, Sieper* (1993a) und in: *Orth, Petzold* 2005a.

Paetz, A. (1893): Kolonisierung der Geisteskranken in Verbindung mit dem Offen-Thür-System. Berlin: Julius Springer.

Ploß, E. (2005): Unbehindert Gärtnern. Praktische Tipps und Hilfen für Menschen mit Bewegungseinschränkungen. Fulda: Umweltzentrum Fulda e. V. http://www.vdk.de/unbehindert-gaertnern/mime/47992D1132235078.pdf

Pückler-Muskau, H. Fürst von (1988): Andeutungen über Landschaftsgärtnerei. Frankfurt a. M.: Insel. (Erstausgabe 1834).

Putz, M. (2011): Fortbildungsführer Gartentherapie. In: ergopraxis 4/2011.

Rahm, D. et al.(1993): Einführung in die Integrative Therapie. Paderborn: Junfermann.

Rand, M. (2001): Somatic Resonance and Countertransference. AHP Perspective April/May.

Reil, J. C. (1803/1986): Rhapsodien über die Anwendung der psychischen Curmethode auf Geisteszerrüttungen. Unveränderter Nachdruck der Ausgabe Halle 1803. Amsterdam: Bonset.

Reiter, R., Ritzel, G. (2002): Die Eröffnung der neuen Heil- und Pflegeanstalt in Hildesheim im Jahr 1827: 175 Jahre Niedersächsisches Landeskrankenhaus Hildesheim 1827-2002. www.ameos.eu/uploads/media/LKH_Festschrift_komplett_01.pdf

Relf (Hefley), P. D. (1973): Horticulture – a Therapeutic Tool. In: Journal of Rehabilitation 39(1), 27-29.

Relf, P. D. (1978): Horticulture as a Recreational Activity. In: American Health Care Association J. 4(5), 68-71.

Relf, P. D. (Hrsg.)(1990): The Role of Horticulture in Human Well-Being and Social Development. Portland, Oregon: Timber Press.

Relf, D. (Hrsg.)(2002): XXVI International Horticultural Congress: Expanding Roles for Horticulture in Improving Human Well-Being and Life Quality. Acta Horticulturae 639.

Relf, P. D., Shoemaker, C. A., Matsuo, E. (2002): The Evolution of the People-Plant Council: An Assessment of the First Twelve Years. Acta Horticulturae 639.

Rice, J. S., Remy, L. L. (1994): Cultivating self development in urban jail inmates. In: Mark Francis, Patricia Lindsey, and Jay Stone Rice, Editors. The Healing Dimensions of People-Plant Relations. Davis: Center for Design Research, UC Davis, CA.
Rom, C. R. (Hrsg.)(2004): XXVI International Horticultural Congress: The Knowledge Business: Horticulture Education and Knowledge Transfer. Acta Horticulturae 641.
Santorelli, S. (1999): Zerbrochen und doch ganz. Freiburg: Arbor. (Englisch: Heal Thyself: Lessons on Mindfulness in Medicin. New York: Bell Tower).
Schaier, A. (1986): Gartenarbeit für Körperbehinderte und Senioren. Dortmund: Modernes Lernen.
Scheepers, C., Steding-Albrecht, U., Jehn, P. (Hrsg.)(2007): Ergotherapie. Vom Behandeln zum Handeln. 3. Aufl. Stuttgart: Thieme.
Schneiter-Ulmann, R. (Hrsg.)(2010): Lehrbuch Gartentherapie. Bern/Stuttgart: Huber.
Sempik, J., Aldridge, J., Becker, S. (2003): Social and Therapeutic Horticulture, Thrive and CFFR. Loughborough: Loughborough University.
Sempik, J., Hine, R., Wilcox, D., Sempik, J., Aldridge, J., Becker, S. (2010): Green Care: A Conceptual Framework. A Report of the Working Group on the Health Benefits of Green care. Cost 866, Green Care in Agriculture. Loughborough: Loughborough University Press.
Shepard, P. (1996): Traces of an Omnivore. Washington, D. C.: Island Press/Shearwater Books.
Shepard, P. (2003): Where we Belong. Beyond Abstraction in Perceiving Nature. Athens, Georgia: University of Georgia Press.
Sieper, J. (2006): „Transversale Integration": Ein Kernkonzept der Integrativen Therapie – Einladung zu ko-respondierendem Diskurs. In: Integrative Therapie 3/4 (2006), 393-467.
Sieper, J. (2007b): Integrative Therapie als „Life Span Developmental Therapy" und „klinische Entwicklungspsychologie der Bezogenheit" mit Säuglingen, Kindern, Adoleszenten, Erwachsenen und alten Menschen. In: Gestalt & Integration 60, 14-21 (Teil 1), 61 (2008), 11-21 (Teil 2).
Simon, H. (1986): Aktivere Krankenbehandlung in der Irrenanstalt. Bonn: Psychiatrie-Verlag. (Zuerst Leipzig: de Gruyter 1929).
Sprenger, W. (1989): Durch fremden Mund satt werden? Leben im neuen Bewusstsein durch INTA-Meditation. Konstanz: Nie-Nie-Sagen-Verlag.
Sternberg, E. (2009): Healing Spaces. The Science of Healing and Well-Being. Cambridge/Mass., London: The Belknap Press of Harvard University Press.
Stevens, B. (1993): Die Kunst der Wahrnehmung. 13. Aufl. Gütersloh: Kaiser. (Engl.: Sensory Awareness).
Suzuki, S. (1986): Zen Mind, Beginner's Mind. 21. Aufl. New York, Tokyo: Weatherhill.
Ulrich, R. S. (1984): View Through a Window may Influence Recovery from Surgery. In: Science 27, April 1984, Vol. 224 no. 4647, 420-421.
Watson, D. P., Burlingame, A. W. (1960): Therapy Through Horticulture. New York: Macmillan.
White, A. S. et al. (1972): The Easy Path to Gardening. London: Readers Digest.
Vester, F. (2009): Denken, Lernen, Vergessen. 33. Aufl. München: dtv.
Zinn, J.-K., Kesper-Grossman, U. (1999): Stressbewältigung durch die Praxis der Achtsamkeit. Freiburg: Arbor.

10 Anhang: Definitionen

Wegen der Komplexität und um die Lesbarkeit zu erhalten, werden folgende Definitionen im Anhang veröffentlicht.

Petzold schreibt:
„Die Gartentherapie hat große Schnittmengen mit Formen der Natur-, Landschafts-, Wilderness-Therapie, weshalb sie im Integrativen Ansatz aus dem Spektrum an **Methoden** angereichert werden kann, über die das **Verfahren** der Integrativen Therapie verfügt (Lauftherapie, Atem- und Bewegungstherapie, Green-Gym-Training)" (vgl. *Petzold* 1974j, 1988; *van der Mei, Petzold, Bosscher* 1997; *Petzold, Orth, Orth-Petzold* 2009). **IGT** steht damit in einem elaborierten wissenschaftlichen Rahmen, der in einer fachlich differenzierten Definition Ausdruck gefunden hat.

„Integrative Gartentherapie (**IGT**, auch **„Integrative Garten und Landschaftstherapie"** **IGLT** genannt) ist die auf der Grundlage des **Verfahrens** der **Integrativen Therapie** als *multimethodischem, biopsychosozialökologischem Ansatz* durchgeführte Behandlung oder Mitbehandlung von Menschen aller Altersstufen mit **gartentherapeutischen Methoden,** d. h. gartenpraktischen Aktivitäten und Möglichkeiten des Naturerlebens im Indikationsspektrum psychischer, psychosomatischer oder psychosozialer Störungen. **IGT** umfasst aber auch die salutogene Förderung des Gesundheitsverhaltens und der Persönlichkeitsentwicklung in Behindertenhilfe, Rehabilitation, Sozialpädagogik, Gesundheitsbildung u. a. m. Diese Einsatzmöglichkeiten werden von gartentherapeutisch-fachlich begleiteten Therapie-, Trainings- und/oder Fördermaßnahmen im Kontext gärtnerischer und landschaftlicher Settings und Erfahrungsräume durch das multi-sensorische Erleben in der Natur (*rezeptive Modalität*) und das konkrete multi-expressive Tun (*aktive Modalität*) praktisch umgesetzt: durch gärtnerischen Umgang mit Pflanzen, Bäumen, Sträuchern, Böden, mit Materialien, Reisern, Matten, Steinen, Werkzeugen usw. als **„Materialmedien"** oder auch Blättern und Blumen als **„kreativen Medien"** stets in der sozialen Kommunikation und Kooperation mit anderen, gärtnernden Menschen (TherapeutInnen, Gruppenmitglieder, Projektteams, ggf. mit Tieren). Zu den methodischen Ansätzen der **IGT/IGLT** gehören z. B. Erlebnisaktivierung, multiple Stimulierung, multisensorische Erfahrung, psychophysische Entspannung, Konditionsaufbau, sozial-kommunikatives Training, kreativ-poietisches Gestalten. Aber auch ästhetische und meditative Erfahrungen und komplexe Achtsamkeit sind methodische Wege, um indikationsspezifisch Heilungs-, Gesundungs- und Entwicklungsprozesse von PatientInnen und KlientInnen im Gesamt institutioneller Therapie- und Förderprogramme oder in dyadischen oder gruppalen Behandlungsformen freier Praxis voranzubringen. Selbst-, Fremd- und Naturwahrnehmung, *dynamische Regulationskompetenz* (dieses Buch S. 857f.), Problemlösungsfähigkeit und alltagpraktische Lebensbewältigung, Gesundheit-Wohlbefinden-Fitness, Konzentrationsvermögen und emotionale und geistige Frische etc. werden so durch **Integrative Garten- und Landschaftstherapie** und angrenzende Methoden wie ‚green exercises', ‚nature therapy' etc. bei Kindern, Jugendlichen, Erwachsenen und alten Menschen nachhaltig gefördert. Der Mensch als **‚informierter Leib'**

– eingebettet (*embedded*) in die Lebenswelt und informiert durch Wahrnehmung und ihre Abspeicherungen im ‚Leibgedächtnis' – erhält durch Integrative Gartentherapie die Möglichkeit, die Potentiale seiner evolutionsbiologischen Ausstattung wieder und in neuer Weise zu nutzen, vielfältige Welt, Anregendes und Heilsames aufzunehmen, zu verleiblichen (*embody*) und durch die Ausbildung neuer neuronaler Bahnungen und kognitiver, emotionaler und volitionaler Schemata und Stile dysfunktionale Erlebens- und Handlungs-Muster zu verändern. In der **IGT/IGLT** werden naturwissenschaftliche, sozialwissenschaftliche und kulturwissenschaftliche Wissens- und Forschungsstände im Sinne des Integrativen Ansatzes organisch in Theorie und Praxis verbunden und gelehrt." (*Petzold, Orth, Sieper* 2008)

Diese komplexe „wissenschaftliche Definition" der **„Methode"** greift auf den gesamten anthropologischen, leibphänomenologischen, aber auch evolutionsbiologischen und neurowissenschaftlichen Fundus des **„Verfahrens"** der Integrativen Therapie (vgl. zur terminologischen Differenzierung *Petzold* 1993h) zurück, um den umfassenden Rahmen aufzuzeigen: Leibtheorie (*Petzold* 2009b), Evolutionstheorie (2009a), Ökologie (idem 2006p), Neurowissenschaften (idem 2002j, *Hüther, Petzold* 2012). Der Fundus ist vorhanden, er muss indes praxeologisch umgesetzt werden. Eine zweite „praxeologische Definition" versucht diese Aspekte zu erfassen:

„Integrative Gartentherapie als eine der **Methoden** im **Verfahren** der **‚Integrativen Therapie'** nutzt die leibliche Wahrnehmungs- und Ausdrucksfähigkeit des Menschen und seine evolutionsbiologische Ausgerichtetheit auf natürliche Kontexte wie Gärten und Landschaften, um durch vielfältige sensorische Anregungen den Leib mit **‚allen Sinnen'** durch Pflanzen, Sträucher, Erde, Blumen, Früchte usw. anzusprechen und ihm breite Möglichkeiten des Ausdrucks zu eröffnen. Er vermag dann durch Graben, Rechen, Säen, Pflanzen, Anlegen von Beeten und Rabatten usw. seine Kräfte zu üben, schöpferisch zu werden und Freiräume zu erfahren, die kooperativ und ko-kreativ mit anderen Menschen gestaltet werden können. Der Garten wird zum Gestaltungsraum, wird Lebensraum. Das ermöglicht dem Menschen – KlientInnen und PatientInnen –, in der Gartentherapie Zugang zur Natur und ihren Dingen und Lebewesen zu finden, die ihm auch Zugang zum Lebendigen und damit auch zu seinen inneren Lebensquellen eröffnen. In *Begegnungen* mit den anderen Menschen, Pflanzen und Tieren können Isolation durchbrochen, Ängste, Zwänge, Niedergeschlagenheit überwunden und die eigene Persönlichkeit entfaltet werden. Er vermag sich im Kontakt mit der Natur und in der Gartenarbeit selbst zu finden, Schönheit, Gemeinschaft und eine Freude am Lebendigen zu erleben, die ihm Freude an sich selbst und am Mitmenschen erschließen. (*Petzold, Orth, Sieper* 2008).

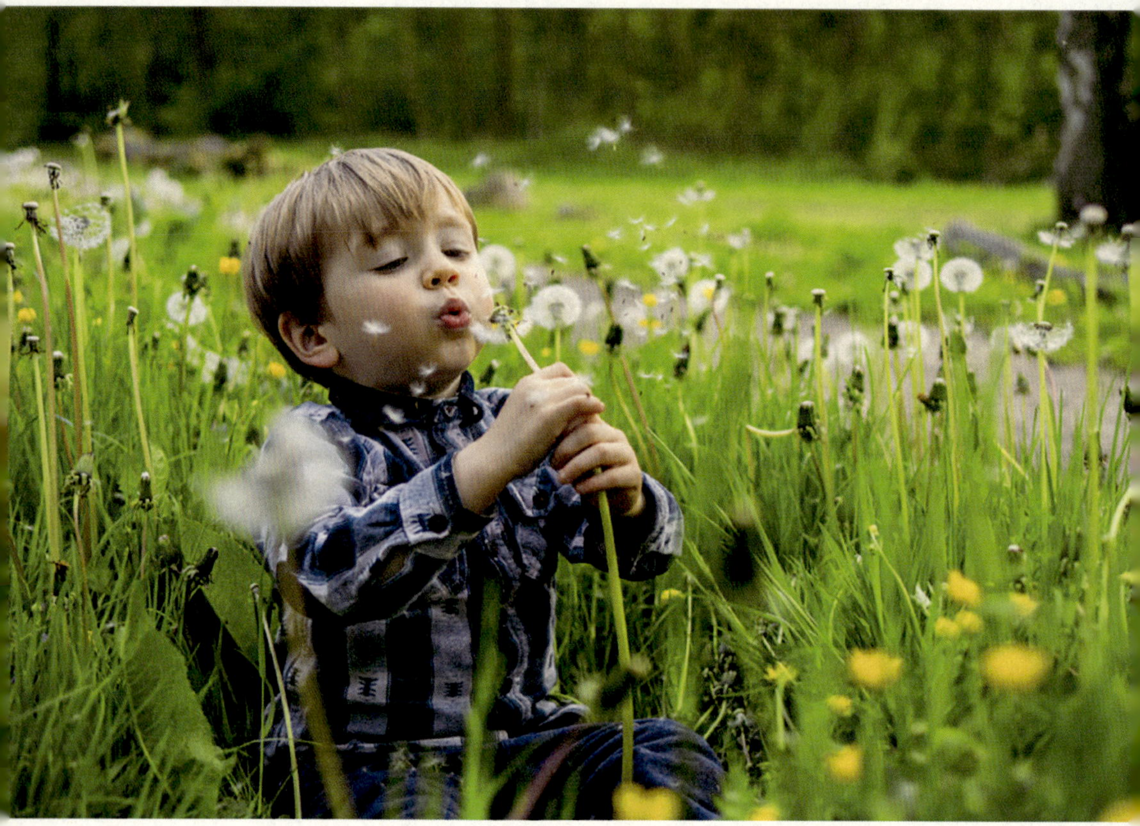

Natur entdecken, staunen, experimentieren … … ein Leben lang

Kinder und Garten

Über Kinder-Garten-Erlebnistage

Andrea Wasolua

Inhalt

1. Einleitung
2. Gartentherapie allgemein
2.1 Gartentherapie – Definition
2.2 Gartentherapie – Praxis
2.3 Der Integrative Ansatz in der Gartentherapie (IGT)
3. Integrative Gartentherapie für Kinder
3.1 Schwerpunkte der IGT für Kinder
3.2 Entwicklungsförderung durch Integrative Gartentherapie
3.3 Zielgruppen
4. Anregungen für die Praxis
4.1 Die Jahreszeiten im Garten
4.2 Aktivitäten und ihre Qualitäten im Rahmen der Gartentherapie. Beispiele für Gartentätigkeiten mit Kindern
5. Das Projekt „Kinder-Garten-Erlebnistage"
5.1 Einführung
5.2 Der Waldorfkindergarten Schloss Eisenbach
5.3 Planung und Teilnehmer
5.4 Ziele
5.5 Verlauf/Dokumentation
5.6 Auswertung
6. Literatur

1 Einleitung

Zunächst einige Worte dazu, wie ich zur Gartentherapie kam und warum ich nachfolgend beschriebenes Projekt gewählt habe.

Als gelernte Gemüsegärtnerin arbeitete ich 13 Jahre in der Demeter-Gärtnerei einer Lebensgemeinschaft für und mit geistig behinderten Menschen. Danach leitete ich eine Biolandgärtnerei eines Maßnahmeträgers für sozialbedürftige und langzeitarbeitslose Menschen mit dem Ziel der Wiedereingliederung ins Berufsleben. Bei all meinem Tun ging es mir stets darum, sowohl den gärtnerischen Aspekten als auch den Bedürfnissen der Menschen Aufmerksamkeit zu schenken. Ich spürte, dass Mensch und Pflanze sich gegenseitig brauchen, sich stützen und heilen können. Noch fehlte mir ein anderer Zugang, ein gezielter

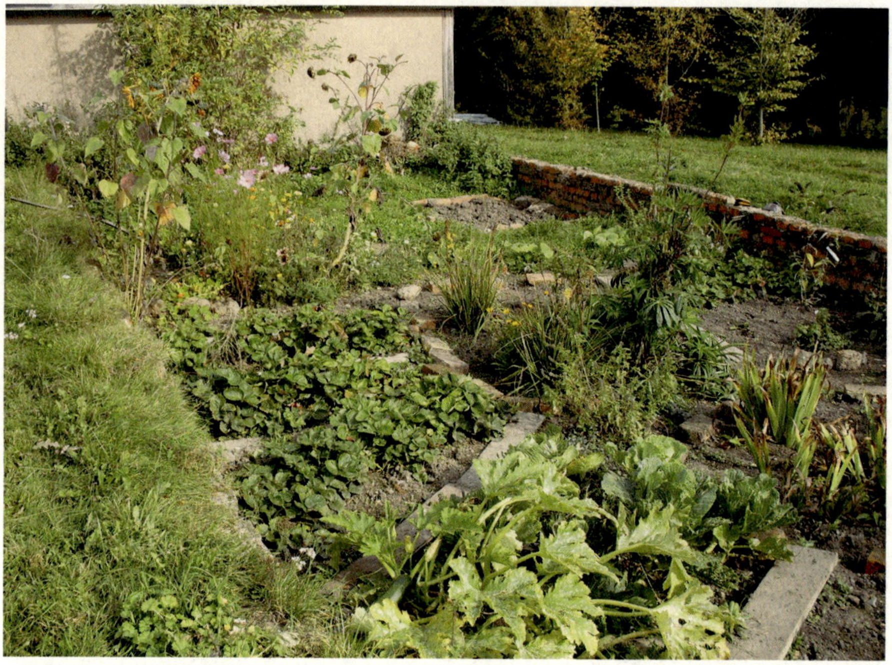

Ansatz, tieferes Wirken. In dieser Zeit bin ich auf die Gartentherapiekurse in Grünberg aufmerksam geworden, an denen ich mit Begeisterung teilgenommen habe und dankbar war, hier eine neue Ausrichtung für mein bisheriges Tun gefunden zu haben. Dies wollte ich mit einer fundierten Weiterbildung vertiefen und 2013 war es mir möglich, die Ausbildung zur „Garten- und Landschaftstherapeutin im Integrativen Verfahren" des FPI in Hückeswagen zu beginnen.

Ich wandere in meiner Freizeit oft und gerne zu dem nahe gelegenen „Schloß Eisenbach". Dort ist seit ca. 15 Jahren der nachfolgend beschriebene Waldorfkindergarten eingerichtet, den ich gerne aufsuche – zumal mein frühester Berufswunsch Kindergärtnerin war. Inzwischen sind wertvolle, freundschaftliche Kontakte zu den Mitarbeitern des Kindergartens daraus entstanden. Seit dem Kindergarten in diesem Jahr vom derzeitigen Baron ein kleiner Garten mit dem bisher etwas verwaisten Gartenhäuschen sowie ein ummauertes Gartenstück zur Verfügung gestellt wurden, helfe ich dort hin und wieder mit Rat und Tat aus.

Im Rahmen meiner Ausbildung zur Gartentherapeutin entwickelte sich die Idee, ein Projekt mit Kindern des o. g. Kindergartens durchzuführen, verbunden mit dem persönlichen Ziel, ein neues Aufgabengebiet mit neuen Inhalten und Anliegen zu entdecken.

Der Fokus bei der Durchführung des Projektes selbst und bei der Ausarbeitung dieses Textes ist auf das Umsetzen des Erlernten und die Praxiserfahrung gerichtet.

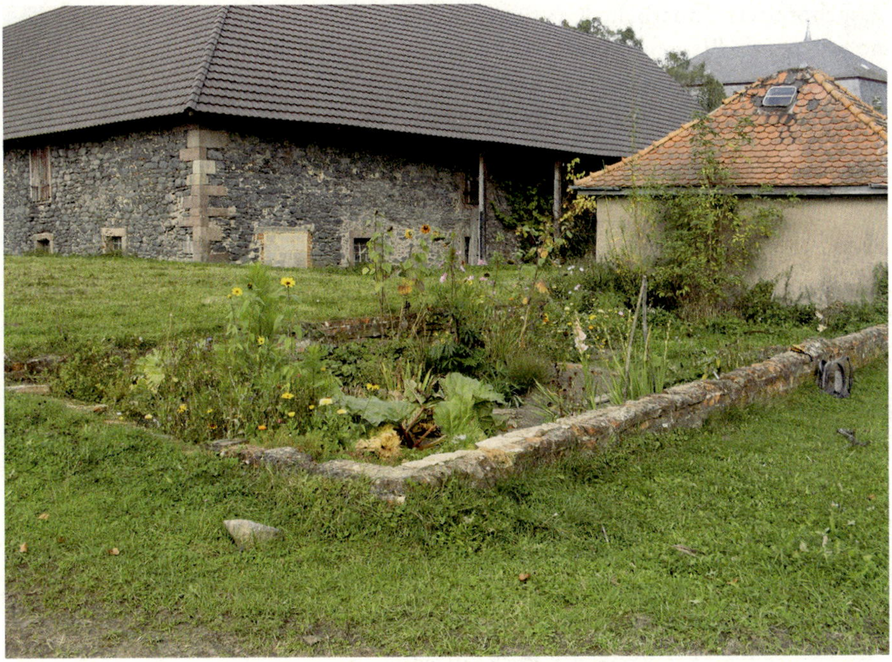

Die vorliegende Arbeit befasst sich mit dem Thema Kinder und Integrative Gartentherapie (IGT).

Am Beispiel der Projektarbeit „Kinder-Garten-Erlebnistage", basierend u. a. auf den „Vier Wegen der Heilung und Förderung", soll gezeigt werden, wie Integrative Gartentherapie im Kindergarten die Entwicklung fördernd unterstützen und die pädagogische Arbeit ergänzen kann.

Die Arbeit gliedert sich in 1. einen theoretischen, einleitenden Teil, in dem u. a. Vorschläge zur Gartengestaltung, mögliche Wirkfaktoren und Aktivitätsvorschläge ausgearbeitet werden, um möglichst umfassend die bereichernden Möglichkeiten Integrativer Gartentherapie im Vorschulalter darzustellen.

Im 2. Teil, dem Praxisteil, werden die einzelnen IGT-Einheiten beschrieben, dokumentiert und ausgewertet. Im Wechsel von Einzelarbeit und Gruppenaktionen, dem „roten Faden" (Kartoffelanbau) folgend, werden im Rahmen der Durchführung ergänzend auch möglichst verschiedene kreative Elemente eingesetzt, um die jeweiligen Potentiale der Kinder erkennen und fördern zu können.

Das Projekt selbst ist so aufgebaut, das jeder Projekttag eine abgeschlossenen Einheit bildet, die sowohl geplante Aktivitäten (strukturgebend) als auch freies Handeln beinhaltet, um dadurch die Kinder in unterschiedlichen Rollen zu erleben, zu beobachten und wahrzunehmen. Daraufhin wurde aus den verschiedenen Ansätzen der IGT der möglichst geeignete Weg, die geeignete Methode zur Förderung des Kindes ausgewählt. In dem Projekt werden

Angebote wie Tonarbeit, Kreatives Gestalten, Kulinarisches Erleben und Sinnesanregende Elemente ausgewählt, um die Kinder-Garten-Erlebnistage lebendig und abwechslungsreich zu gestalten. Kernerfahrungen stützen sich auf die Erlebnisaktivierung und Persönlichkeitsentfaltung, wobei die Freude am Tun und am Lebendigen, Spaß haben und Erfolgserlebnisse erfahren dürfen für die Kinder im Vordergrund stehen sollen.

2 Gartentherapie allgemein

2.1 Gartentherapie – Definition

Gartentherapie versteht sich als eine den Heilungsweg unterstützende Handlungsform, eine Methode, die die Vielseitigkeit eines Gartens und seine Tätigkeitsfelder sowie die Pflanzen als Medium/Werkzeug nutzt, um bestimmte, klar definierte Ziele zu erreichen. Es handelt sich um eine aktivierende Therapieform, die den Menschen dabei unterstützt, gärtnerisch und therapeutisch von geschultem Personal begleitet, Gesundheit und Lebensfreude zu erhalten oder weitestgehend zu erreichen. Gartentherapie beginnt u. a. mit Wahrnehmung und Resonanz, Beziehung und Bezogenheit.

Der Mensch als Teil der Natur steht mit seiner Leiblichkeit (Körper-Seele-Geist-Wesen) im Vordergrund, wird in einem Garten als multisensorisches Wesen (*Petzold, Orth-Petzold, Orth* 2013a) angesprochen (sehen, riechen, hören, fühlen) und erlebt im Verlauf der Gartentätigkeiten sich selbst, seine Eigenleiblichkeit, erlangt zunehmend eine Bewusstheit des eigenen Lebens und Wohlbefindens. Durch Beobachten, Denken und Handeln werden Entwicklungsprozesse in Gang gesetzt wie das Erleben der eigenen Selbstwirksamkeit, Förderung der Sinne und allgemeine Stärkung des Bewusstseins. Innere Prozesse werden durch die Ergebnisse der Handlungen und durch die Handlungen selbst im Außen sichtbar und (be)greifbar. Die so erkennbar gewordenen Seelenbewegungen lösen Resonanzen aus, sowohl auf körperlicher wie auch auf emotionaler Ebene, die ggf. weitere therapeutische Handlungsansätze bieten. So kann Wahrnehmen, Erkennen, Verstehen und Handeln im Außen in das Innere hereingenommen, neue Erfahrungen und Erkenntnisse, Veränderung und Entwicklung, auch im Inneren.

Abwechslungsreiche und vielseitige Möglichkeiten im Garten und Naturbereich ermöglichen es, in unterschiedlichen Arbeitsprozessen und durch Außenimpulse, die exterozeptiven (Sinnes)- Wahrnehmungen und die proprio- und interozeptiven Resonanzen (eigenleibliches Spüren) des Klienten zu stärken, Kräfte zu mobilisieren, neue Fertigkeiten und Fähigkeiten wie z. B. Kreativität und handwerkliches Geschick, Nahrungszubereitung usw. an sich zu entdecken und auszuprobieren.

Grundziele der Gartentherapie sind u. a.: Aktivierung, Stabilisierung, Orientierung und Entwicklungsförderung, auf körperlicher, geistiger und seelischer Ebene.

Es gilt, immer zum Wohle des Klienten, Gesundheit zu erhalten, zu schützen und zu fördern. Die Aufgabe des Therapeuten liegt im Beobachten, Wahrnehmen und Erkennen, um in rechter Weise zu handeln. Wichtige Voraussetzung für eine erfolgreiche therapeutische Begleitung ist gegenseitiges Vertrauen, das sich auf verbaler und nonverbaler Ebene (in Gesprächen oder während des gemeinsamen Arbeitens) entwickeln kann.

2.2 Gartentherapie – Praxis

Gartentherapie

- wird als Einzel- oder Gruppenarbeit angeboten
- kann über einen im Vorfeld festgelegten, zeitlich begrenzten Rahmen oder für die Dauer eines Aufenthaltes in unterschiedlichen Einrichtungen stattfinden.

Gartentherapeutische Angebote richten sich an:

- Kliniken/Reha-Zentren
- Betreuungseinrichtungen
- Einrichtungen für psychisch Erkrankte
- Altersheime/Pflegeheime
- Justizvollzugsanstalten
- Schulen/Bildungsstätten
- Kindergärten
- Behinderteneinrichtungen

Voraussetzung für gartentherapeutische Angebote:

- Professionelles in Gartentherapie ausgebildetes Personal, das zumindest gärtnerische Grundkenntnisse besitzen sollte.
- Gartengelände oder Park, Arbeitsraum, gärtnerische Grundausstattung

Prozessspezifisch werden im Vorfeld, gemeinsam mit Mitarbeitern anderer therapiebegleitender Maßnahmen aus klinischen, pädagogischen, sozialtherapeutischen Bereichen, die angestrebten Ziele ausgearbeitet.

Gartentherapie kann unabhängig von Alter, Geschlecht, Herkunft und Religion, als eigenständige wie auch als begleitende und ergänzende Maßnahme im Rahmen weiterer klinischer und/oder therapeutischer Behandlungsformen genutzt werden.

2.3 Der Integrative Ansatz in der Gartentherapie (IGT)

Integrative Therapie versteht sich als „komplexe Humantherapie", in der der Mensch als Teil der „ökologischen Lebenswelt" gesehen wird. Unterstützt und begleitet werden Entwicklungsprozesse in der Lebensspanne, vom Kindes- bis zum Greisenalter (vgl. *Petzold, Orth-Petzold, Orth* 2013a, 3).

Im Mittelpunkt der Integrativen Landschafts- und Gartentherapie (ILGT) steht der Mensch als Körper-Seele-Geist-Wesen, eingebunden in seiner ökologischen Umwelt und seinem sozialen Umfeld. Durch diese Verbundenheit wird er zum Mitmenschen, zu einem bio-psycho-sozial- ökologischen Wesen.

Für ein gesundes Leben ist eine Ausgewogenheit zwischen seinen verschiedenen Seinsbereichen (Körper-Seele-Geist) erstrebenswert, um ein Gefühl von Lebensfreude, Kraft und Vitalität, das Gefühl von ‚Frische' zu erreichen. Die Wahrnehmungs- und Ausdrucksfähigkeit eines Menschen wird in der Integrativen Therapie genutzt, um mit Hilfe von Pflanzen, den „Leib" mit allen Sinnen anzusprechen, die Liebe zur Natur (Ökophilie) und die „Freude am Lebendigen" zu erwecken (vgl. *Petzold, Orth-Petzold, Orth* 2013a).

Eines der Ziele der integrativ therapeutischen Arbeit der Integrativen Therapie, ist das Integrieren verdrängter, abgespaltener Gefühle und Erfahrungen (vgl. *Neuberger* 2011, 414). Ein wichtiges Modell der IT, hilfreich z. B. zur Orientierung und Zielfindung am Beginn und während des Therapie-Verlaufes, sind die *„Fünf Säulen der Identität"* (*Neuberger* 2011, 417f.; *Petzold* 2012a) die zu den Basisprinzipien der „Integrativen Therapie" gehören:

1. Leiblichkeit
2. Soziales Umfeld
3. Arbeit und Leistung
4. Materielle Sicherheit
5. Normen und Werte

Mit Hilfe dieser fünf Säulen werden für den Therapeuten wie auch für den Klienten die vorhandenen Probleme und Defizite (Schwächen) und die Ressourcen und Potenziale (Stärken) des Klienten erkennbar. Es handelt sich um hilfreiche Informationen über seine Biographie, die Entwicklung und den bisherigen Lebensweg, über seine ‚Geschichte', die ihn zur Persönlichkeit macht und im ‚informierten Leib' gespeichert ist (Erlebnisse und Erfahrungen, Eigenes und Fremdeinflüsse). Prägende Erlebnisse im Lebenslauf können einen salutogenetischen (gesundheitsfördernd/stärkend) oder pathogenetischen (kranken/schwächenden) Einfluss auf den Klienten ausüben. Sind zwei oder mehr Säulen geschwächt, ist die Person in den Grundfesten ihrer Persönlichkeit gefährdet. Während der Therapie wird grundsätzlich der Fokus zunächst auf die vorhandenen Potentiale gerichtet. In deren Stärkung liegt der Handlungsansatz, um im weiteren Verlauf die Defizite auszugleichen oder gar zu überwinden.

Weitere wichtige, unterstützende Leitsätze der Integrativen Gartentherapie beschreiben die *4 Wege der Heilung und Förderung*:

1. Bewusstseinsarbeit/Sinnfindung	– Persönlichkeitsentwicklung
2. Nachsozialisation	– Stärkung des Grundvertrauens
3. Erlebnisaktivierung	– Persönlichkeitsentfaltung
4. Solidaritätserfahrung	– Metaperspektive und Engagement

Die Praxis der Integrativen Gartentherapie stellt zu Beginn des Heilungsweges das Wahrnehmen und die Förderung der Wahrnehmungsfähigkeit in den Vordergrund. Dem Klienten eröffnet sich über die multiplen Sinneswahrnehmungen im Garten die Möglichkeit, sich selbst (neu) wahrzunehmen. Durch Wahrnehmung können Erinnerungen geweckt werden, vergangene Erlebnisse können bewusst und neu durchlebt werden, werden somit (be)greifbar. Wahrgenommenes, Erkanntes kann nun verstanden werden, kann erklärt werden und durch Handeln zu Veränderungen bis hin zu neuer Lebensorientierung führen.

Dieser Prozess beschreibt den Weg vom Wahrnehmen und Erkennen zum Verstehen und Erklären. „Von den Phänomenen zu den Strukturen zu den Entwürfen", schreibt *Petzold*. Es handelt sich um einen weiteren Ansatz der IGT, der „Hermeneutischen Spirale" (nach *Petzold* 2003a).

Die Ergebnisse einer Gartentätigkeiten sowie die Handlungen selbst können mit Unterstützung durch den Therapeuten dazu genutzt werden, sichtbar Gewordenes im Außen als Spiegel für eigene, innere Prozesse anzuwenden. Oft geschieht dies mit Hilfe von Metaphern, um den Klienten dabei zu unterstützen, neue Einsichten und Erkenntnisse zu erlangen, Zusammenhänge, Ursache und Auswirkung in seiner Vergangenheit zu verstehen und durch das Erleben seiner Selbstwirksamkeit die Folgen von Handlungen zu erkennen. Neue Strukturen können erarbeitet werden und im Idealfall wird zukunftsorientierte Wandlung und Veränderung oder zumindest Stabilität erreicht.

3 Integrative Gartentherapie für Kinder

Angesprochen wird hier das Kind in seiner Leiblichkeit, als Leibsubjekt in der Lebenswelt. Der Garten wird zum Nahraum der Kinder, in dem, auf die unterschiedlichen Bedürfnisse und den individuellen Entwicklungsstand des Einzelnen wirkend, Pflanzen, Tiere, die Natur selbst gesundheits- und entwicklungsfördernden Einfluss nehmen können.

Die ersten pädagogischen Konzepte zur Früherziehung wurden bereits vor 150 Jahren u. a. von *Friedrich Froebel* (1782-1852, er gilt als Erfinder des Kindergartens) entwickelt.

Ein Garten und die Gartenarbeit galten bei ihm als fester Bestandteil seines Konzeptes. „Wichtig war ihm, dass die Kinder u. a. in ständiger Berührung mit der Natur, ihrem Alter entsprechend allseitig angeregt und angeleitet werden. Seine be-greifbaren Mittel und Methoden haben das Ziel, freie, denkende, selbständige Menschen zu schaffen“ (*Berting-Hüneke* 2010, 136).

Die Naturelemente in aller Vielfalt dienen im Kindesalter in erster Linie der Eigenbildungsförderung und Entwicklung des Kindes. Das Kind selbst ist Teil der Natur. Bei den Kindern einen Bezug zur Natur als heilsamen Raum aufzubauen, fördert und stabilisiert das Kind in seiner Entwicklung. Denn: „Wer den Kindern die Nähe zur Natur nimmt, beraubt sie einer heilenden, stärkenden Kraft, die dem Erwachsenen später fehlt.“ (*Francia* 2009)

Beim Anlegen eines naturnahen Kinder-Gartens sollten nach *Niepel* und *Emmerich* (2005, 123ff.), je nach Förderungszielen, folgende Gesichtspunkte berücksichtigt werden:

Freiräume:

Sie ermöglichen den Kindern, eigene Entdeckungs- und Sinneseindrücke zu erleben. Hier greift der Prozess der Eigenbildung durch Reflexivität der Selbstwirksamkeit, d. h., eigene Handlungen werden reflektiert im direkten Erleben, durch Ergebnisse und Folgen des selbstgewählten Tuns. Dies wird vorzugsweise durch einen unfertigen Garten möglich gemacht. Hier kann gegraben, gematscht, gesät oder gepflanzt werden, um die verschiedenen Abläufe und Elemente leiblich zu erfahren, z. B.: das Gewicht von Schaufel oder Erde zu spüren. Wo wird Widerstand im Erdreich, an den Wurzeln erlebt? Wie tief kann ich graben? Was geschieht danach?

Es geht darum, unterschiedliche Prozesse und Geschehen, Wachstum und Veränderung im Tun zu entdecken. Vielleicht werden Kinder zunächst nur beobachtend teilnehmen. Das Gelände sollte daher einladend gestaltet sein, damit Handlungs- und Willensprozesse in Gang kommen. Vielleicht müssen Ängste und Unsicherheiten des Kindes überwunden werden, bekannte und übermittelte Vorsichtsmaßnahmen in Frage gestellt werden (psychische Barrieren). Neue Erlebnisräume sollten daher immer auch auf ein bestehendes Sicherheitsgefühl aufbauen, vertraute Elemente und Gegebenheiten beinhalten, um spielerisch ins Neue überzuleiten.

Wichtig ist zu beachten, dass stets eine überschaubare Beaufsichtigung seitens der Betreuungsperson ermöglicht wird (*Niepel, Emmerich* 2005, 123).

Das spielerische Tun:

Im spielerischen Tun wird Sicherheit und Vertrauen gestärkt, um den Übergang zu neuen Herausforderungen aufzunehmen. Unterstützend ermöglichen hier bereits erlernte Regeln und Abläufe sowie sanfte Anweisungen und Anleitungen seitens der Betreuer die Eigenbildung und Weiterentwicklung des Kindes.

Als Methode können dies Fantasiespiele, Rollenspiele, Bilder und Geschichten, gestalterische Arbeiten (Ton, Mandalas, Musik) sein, die dann wiederum umgesetzt und erlebt werden. Durch das Spielen im Freien werden die Sinne im Umgang mit der Natur erweiternd erfahren. Wie fühlt sich an, was ich sehe? Wie könnte aussehen, was ich höre? Was macht welche Geräusche, verändert sich?

„Im weiteren Verlauf entwickelt sich über das Spiel auch das Geistesleben. Über das Nachahmen, spätere Erinnern und schließlich das Vorrausschauen und Konstruieren reift der Geist." (*Niepel, Emmerich* 2005, 124)

Gestalten:

Ein Kinder-Garten sollte idealerweise mehrere, unterschiedlich gestaltete Bereiche haben. Im Einzelnen, je nach räumlichen Gegebenheiten, können dies sein:

- Ein Nutzgarten. Hier werden Erfahrungen wie Riechen, Schmecken, Fähigkeiten entwickeln, Verantwortung übernehmen, Teilnehmen am Wachsen, Ernten bis hin zum Verarbeiten ermöglicht.
- Ein Wildgarten bzw. naturnaher Raum. Im Vordergrund stehen hier: Neugierde wecken, alle Sinne anregen, Spaß haben, sich und die Umwelt entdecken und erleben. Er bietet darüber hinaus eine Fülle an Naturmaterialien für kreatives Gestalten.
- Ein Entwicklungsraum. Ein Gelände mit sowohl Spiel- als auch Rückzugsmöglichkeiten wie z. B. Weidentipi, Erdwälle, Sandkasten, Wasser.

„Der Garten selbst wie auch seine Spielsituationen müssen deutlich einladen, sie müssen neugierig machen." (*Niepel, Emmerich* 2005, 122, 123)

Der Garten soll eine Einladung sein und ein Willkommen ausdrücken.

3.1 Schwerpunkte der IGT für Kinder

Die IGT unterstützt und begleitet das Kind und seine Entwicklung.

Pädagogisches Personal und ausgebildete Gartentherapeuten legen zunächst die angestrebten Ziele fest, auf die in den darauf folgenden gartentherapeutischen Einheiten behutsam und zielorientiert hingearbeitet wird.

Wegweisende Kriterien hierbei sind:

Vorbeugen	(um Schäden zu vermeiden)
Erhalten	(was gesund ist)
Wiederherstellen	(was gestört oder beeinträchtigt ist)
Ersetzen	(was mangelhaft oder nicht vorhanden ist)
Anpassen	(was nicht wiederhergestellt oder ersetzt werden kann)
Entwickeln	(von bisher nicht genutzten Fähigkeiten)
Ausgleichen	(um Lebenskräfte zu beleben) (s. a. *Neuberger* 2011)

„Entwicklungsförderung geschieht durch Vormachen – Nachahmen – Erleben" (Kommentar *I. Walczyk*, Päd. Leit. Waldorfkindergarten Schloss Eisenbach, 18.1.2015)

Dabei soll stets den Eigenwillenimpulsen des Kindes Raum gegeben werden. Kinder werden durch Beobachten angeregt, das Tun der Erwachsenen nachzuahmen. Nachmachen ist Lernen. Beim Nachahmen wird Neues entdeckt: an Zusammenhängen, Auswirkungen, Ergebnissen, an sich selbst, Entwicklung geschieht. Eindrücke müssen für Kinder erlebbar sein. „Denn der Prozess der Eigenbildung verlangt immer eine direkte Rückkopplung" (*Niepel, Emmerich* 2005, 123)

Das Wahrgenommene wird schrittweise erkannt und begriffen. Zusammenhänge, Auswirkung von Handlungen, Abläufe werden durch Wiederholung verstanden. Das Verstandene, erneut angewandte, kann nun erweitert und verändert werden. Das Kind lernt, sich und die Außenwelt zu verstehen und zu erklären im Prozess der Eigenbildung.

Das Kind lernt, die Welt zu entdecken und in sein Inneres aufzunehmen, mehr und mehr Raum zu ergreifen, eigene Fähigkeiten und Möglichkeiten auszuprobieren und zu erweitern. Es „erobert" sich die Welt. Der Garten in seiner Gesamtheit wirkt als Erlebnisraum unterstützend auf die Entwicklung des Kindes.

Erforderlich ist ein einladender Garten, ein Garten mit Aufforderungscharakter, ein Garten, der motiviert und anregt, Neugierde, Begeisterung und Interesse weckt.

Ein Garten, der sowohl körperliche und sinnliche Erfahrungen ermöglicht, um durch Aktivität Erfahrungen zu sammeln, als auch als ein geschützter Ort, ein „Safe Place" erlebt wird. Kinder sollten die Ergebnisse ihres selbstgestalteten Tuns und dadurch auch sich selbst entdecken können. Kinder brauchen Aha-Erlebnisse.

Reaktionsimpulse, durch Sinneswahrnehmung ausgelöst, sind wichtige Elemente im Lern- und Entwicklungsprozess. Hierzu sind neben dem einladenden Gelände möglichst auch einfache Gartengeräte und Beete zur Bearbeitung zur Verfügung zu stellen, damit die Kinder graben, hacken, gießen können (manchmal auch wenn es regnet). Es geht um die eigene Erfahrung, es geht darum, Erkenntnisse zu gewinnen, Zusammenhänge zu verstehen, Werkzeuge gebrauchen zu lernen. Aus einem vertrauten und sicherheitsgebenden Erlebnisraum (Garten) wird das Kind durch den Anreiz, Neues zu erfahren, den Raum Stück für Stück erweitern, wird sich die Welt erobern. Durch so einen sicherheitsgebenden Raum (Safe Place) kann dem Kind ermöglicht werden, seine Widerstandsfähigkeit zu entwickeln (Resilienzbildung) und eine positive Beziehung zu sich selbst, den Mitmenschen und der Umwelt herzustellen.

„Der gestaltete Lebensraum Garten muss immer beides bieten: Sicherheit und Geborgenheit auf der einen Seite und Abenteuer sowie Herausforderung anderseits". (*Niepel, Emmerich* 2005, 123)

3.2 Entwicklungsförderung durch Integrative Gartentherapie

Bei der Integrativen Gartentherapie als Naturtherapie handelt es sich hauptsächlich um eine erlebnisorientierte Therapie, die der Entwicklung der Persönlichkeit dient (Heilung und Förderung). Dazu können verschiedene, methodische Zugehensweisen eingesetzt werden wie z. B. kreative oder gestalterische Elemente.

Wichtiger als eine Therapie (im herkömmlichen Sinn) im Garten ist die passende Auswahl und Anwendung der geeigneten Methoden, Zugehensweisen und Materialien auszuwählen, um das Kind zu fördern und zu unterstützen. Der Fokus liegt hier auf der Stärkung der Potentiale durch die heilsamen Kräfte der Natur und nicht auf einer Behandlung von Störungen, wie es häufig bei herkömmlichen Therapieformen der Fall ist.

Sind die entsprechenden Kenntnisse vorhanden, unterstützen sie den Integrativen Ansatz, den Menschen im bio-psycho-sozial-ökologischen Kontext zu betrachten und zu fördern (s. a. *Neuberger* 2011).

Entwicklungsfördernde Ziele der IGT im Kindergarten – Resilienzfaktoren/protektive Faktoren

Einleitend einige Aspekte zur Entwicklung des Kindes: „Entwicklung wird in einer ‚life span developmental perspective' in einem biopsychosozialen Verständnis gesehen als der fortschreitende Lebensprozess eines Menschen mit seinem ‚Konvoy' unter den Einflüssen interagierender ‚Ereignisketten'" (*Petzold; Müller* 2004c, 7; Ketten schützender und widriger Ereignisse; gute, schlechte oder fehlende Beziehungserfahrungen im sozialen Netz und Konvoy), die eine kognitive Landkarte des Kindes als „informiertem Leib", seine Gesundheit/Wohlbefinden, Morbität/Unwohlsein, die seinen gesamten Lebensvollzug nachhaltig bestimmen (vgl. *Petzold,* Müller 2004c, 7)

Als ressourcenbildende Schutzfaktoren kommen Resilienz und protektive Faktoren zum Tragen. Schützende (protektive) Faktoren sind beispielsweise von außen wirkende, die Entwicklung fördernde Einflüsse, die das Kind vom Säuglingsalter über Kindheit bis hin zur Jugend charakteristisch in seinem individuellen Entwicklungsprozess fördern und besonders in sensiblen Phasen dafür sorgen, dass dieser Prozess ungestört verläuft, sich Resilienzen bilden und positive Entwicklungsdynamiken entfalten können (vgl. *Petzold, Müller* 2004c, 7).

Im Folgenden werden einzelne Ziele und die oben genannten resilienzbildenden und protektiven Faktoren näher betrachtet.

Eigenwillenstärkung:

Kinder können in den unterschiedlichen, selbstgewählten Tätigkeiten, durch das Arbeiten mit verschiedenen Materialien und dem Ausprobieren von möglichen Hilfsmitteln lernen, Ziele zu erreichen, sich selbst und neue Wege zu entdecken und dabei ihre Willenskräfte zu entwickeln (Entscheidungs- und Durchhaltefähigkeit), eigene Grenzen zu erfahren, eigene Ressourcen zu entdecken und zu nutzen, Widerstände zu überwinden und Copingstrategien zu entwickeln. Der Garten als geschützter Ort, als ein Raum der Geborgenheit, bietet die ideale Grundlage und Übungsraum für gesundes Wachsen und eine positive Entwicklung.

Protektive Faktoren: „Dosierte Belastung, die Immunisierung und das Ausbilden von Bewältigungsstrategien ermöglichen, weil sie Coping-Kapazitäten und die vorhandenen Ressourcen nicht überfordern." (*Petzold, Müller* 2004c, 10)

Entwickeln von Konfliktstrategien und sozialen Kompetenzen:

Konflikte sollten zugelassen und dürfen ausgelebt, die dazugehörigen Emotionen ausgedrückt werden. Kinder probieren sich aus, erfahren Grenzen und erleben die Folgen ihres Handelns. Eine zentrale Bedeutung kommt hier der „empathischen Grundfunktion" zu, um im Prozess eines „komplexen Lernens" psycho-soziale Fähigkeiten und Fertigkeiten, „Selbstempathie" sowie auch altersgemäße „wechselseitige Empathie" zu üben (vgl. *Petzold, Feuchtner, König* 2009, 5, 189; *Petzold, Müller* 2005; *Sieper, Petzold* 2002; *Spitzer* 2002).

In steter Rückkopplung und positiver Resonanz (Lob, Freundschaften, Platz i. d. Gruppe...) auf erfolgreiche Konfliktbewältigung wird das Selbst-Entdecken neuer Wege des Miteinanders, Aufeinander-Eingehen gefördert und durch gemeinsame Aufgaben wie z. B. Pflege und Betreuung eines Beetes, einer Pflanze, unterstützt. Im gemeinsamen Arbeiten und Spielen werden Rücksicht, Toleranz und Frustrationsverarbeitung eingefordert und trainiert.

Das Kind lernt über die zugrunde gelegte eigene Empathie sein Verhalten entsprechend zu steuern (*Selbstregulationsfähigkeit/-kompetenz* und Selbstregulationsfertigkeit/-performanz, vgl. dieses Buch S. 857f.), legt die Grundlage für „soziale Kompetenz und Performanz". (*Petzold, Feuchtner, König* 2009, 189; *Sieper, Petzold* 2002; *Spitzer* 2002)

Protektive Faktoren: Der Garten hat als „sozioökologischer Hintergrund/ Rahmen" einen breiten Aufforderungscharakter und stellt eine Vielfalt von Gebrauchs- und Ausdrucksmöglichkeiten bereit, so dass Handlungskompetenzen gewonnen werden können (s. *Petzold,* Müller 2004c, 10).

Gruppenfähigkeit:

Die Gruppenfähigkeit wird gefördert durch Aktivitäten, die das Mitwirken jedes Kindes mit seinen Talenten und Fähigkeiten erfordern, um ein gemeinsames Ziel zu erreichen. z. B.: Wir pflücken gemeinsam einen Wiesenstrauß mit dem wir zusammen den Tisch schmücken, oder wir sammeln essbare Blüten für den Salat, den wir ebenfalls gemeinsam zubereiten und genießen.

„Über die erlebbare Selbstwirksamkeit des eigenen Tuns mit anderen, wird der ‚vierte Weg der Heilung und Förderung' mit dem Schwerpunkt ‚Solidaritätserfahrung' aktiviert." (*Petzold, Orth-Petzold, Orth* 2013a, 27)

Stärkung des Selbstwertgefühls und Förderung der Selbstwirksamkeit:

Die unterschiedlichen Gartenangebote bieten dem Kind die Möglichkeit, sich selbst, seine Kräfte und Fähigkeiten zu erfahren und auszuprobieren und dabei spielerisch die Natur als Lebensraum zu entdecken. Ein ganzheitlichen Konzept der heutigen Pädagogik beinhaltet (wie bereits bei *Fröbel*), u. a. die Förderung aller Sinne, Anregung der Phantasie und Kreativitätsentfaltung, Naturbeobachtung und, wo möglich, auch die Pflege eines „grünen Bereiches". Eine zentrale Rolle spielt hierbei die Selbsterfahrung.

Durch die Vielseitigkeit eines Gartens mit den unterschiedlichen Aufgaben- und Tätigkeitsbereichen können sich Kinder mit ihren individuellen persönlichen Fertigkeiten (Performanzen) und Talenten einbringen. Kleine Erfolge motivieren zu neuen Taten. Ein Sich-Entwickeln vom Bekannten zum Unbekannten stärkt das Vertrauen in die eigene Persönlichkeit und ihre Fähigkeiten (Potentiale). Sinnhaftes Tun im spielerischen Erleben unterstützt das Kind dabei, eigene Ressourcen zu entdecken und zu stärken.

Protektive Faktoren: „Möglichkeitsräume (potential space), in denen Gestaltungsimpulse und Selbstwirksamkeit erfahren werden können, so dass sich internal orientierte Kontrollüberzeugungen und konstruktive selbstreferentielle Emotionen und Kognitionen, d. h. positive Selbst- und Identitätsschemata entwickeln können." (*Petzold, Müller* 2004c,9)

Entspannung und Aggressionsabbau:

Hierfür eignen sich Übungen, bei denen die sinnliche Wahrnehmung im Vordergrund steht wie z. B. Sehen, Tasten, Lauschen, Hören, Fühlen... auch mit geschlossenen Augen. Beobachten von Tieren, langsames Gehen, Ertasten von Erde und Pflanzen. Riechen von Kräuter- und Blütenduft. Aufenthalt in der grünen Umgebung baut bekanntlich Stress ab. Einfach mal die Seele baumeln lassen, schauen und träumen.

Durch die Phytoresonanz (die Reaktion von Menschen auf Pflanzen), im Integrativen Ansatz „ökopsychosomatische Einflüsse" genannt, wirkt Naturerfahrung u. a. erholsam, belebend und harmonisierend (vgl. *Neuberger* 2011, 420, 424f.).

Sich einlassen auf Prozesse/Geduld entwickeln:

Alles braucht seine Zeit. Von der Aussaat (ggf. im Topf) zum Wachsen bis hin zur Ernte. Kinder begleiten eine Pflanze, beobachten den Reifeprozess eines Kompostes, vom „Abfall" zur Erde.

„Leben wird als dynamischer, Veränderungen unterworfener, Prozess erfahren, Kreisläufe werden erkannt, Entwicklung als natürliche und kontinuierliche Vorgänge wahrgenommen (www.gartentherapie.de).

Pflanzen und Wachstumsprozesse folgen ihrem eigenen Rhythmus. Das Kind lernt sich zu gedulden, bis gewünschte Ergebnisse sichtbar werden.

Neugierde wecken, Lernprozesse fördern:

Die Schätze in der Erde z. B. beim Umgraben entdecken (Engerlinge, Regenwürmer, besonders schöne Steine...). Kinder entdecken den Boden als Lebensraum. Mit Spannung verfolgen sie: Was wächst denn da aus den unterschiedlichen Samen? Sie können verschiedene Gartenwerkzeuge kennenlernen und ausprobieren. Mit unterschiedlichen Materialien wie Erde, Steine und Wasser in Berührung kommen, damit arbeiten und spielerisch erforschen: Was geschieht denn beim Arbeiten mit dem Werkzeug und dem Verarbeiten des Materials, wie fühlt sich das an? Dabei – damit – dadurch?

Neugierig machen auf die zu entdeckenden Gartenbereiche, Lebensräume und Tätigkeitsangebote. Lernen geschieht dabei wie von selbst, z. B. Themen wie: das Wirken von Nützlingen im Garten (Regenwurm, Insekten, Marienkäfer...), die Erde als Lebensraum für Pflanzen und Tiere kennenlernen. Darüber hinaus wird durch den respektvollen Umgang mit den Lebewesen (Ökosophie) und den Pflanzen auch ein gesundes Sozialverhalten entwickelt.

Lernen erfolgt auf allen Ebenen: Etwa auf der kognitiven, um Inhalte und Wissen aufzunehmen, der emotionalen, um Wertigkeiten und Wichtigkeiten zu erfassen, auf der volitionalen Ebene, um Entscheidungsprozesse kennenzulernen und Durchhaltevermögen zu erwerben. Wenn wir von Lernen sprechen, sprechen wir von geistig/kognitivem, seelisch/emotionalem, körperlich/somatomotorischem, volitivem und sozialem/ökologischen Lernen. (*Lukesch, Petzold* 05/2011, 33)

Verantwortung übernehmen:

Über einen vorher festgelegten Zeitraum wird das Kind eine Aufgabe eigenverantwortlich übernehmen. Geeignet sind Tätigkeiten wie das Gießen, eine Pflanze zu pflegen und zu betreuen (von Aussaat bis Ernte), zu Arbeitsbeginn die erforderlichen Werkzeuge holen, später wieder säubern und wegräumen. Verantwortlich sein dürfen statt müssen.

Konzentration fördern:

Durch das Legen eines Samenmandalas, Abrechen eines Beetes, Sortieren von Töpfen nach Größe und Form, Pflanzenmemory spielen, Samen nach Form und Größe sortieren, kann die Konzentration der Kinder gebündelt werden. Hierbei verbindet sich das Kind mit der jeweiligen Tätigkeit und richtet seine Aufmerksamkeit auf das Tun. Dabei lernt es störende und ablenkende Außenreize auszuklammern. Durch die Freude über ein gelungenes Ergebnis geschieht

Rückkopplung von Konzentration – Sinnhaftigkeit – Freude und Erfolg, die wiederum im memorativen Leib verankert werden kann.

ADS/ADHS:

Besonders für ‚hyperaktive' Kinder eignet sich der Aufenthalt in der Natur, das Spielen, Jagen, Toben in spielintensiven Kleingruppen (wie z. B. in Waldkindergärten). Hier werden Möglichkeiten für das Ausleben der hohen sensumotorischen Aktivität bereitgestellt. Die Möglichkeiten des Explorations- und Jagdverhaltens (finden u. sammeln von Essbarem, fangen von Insekten...) fordern eine hohe Aufmerksamkeitsleistung, die von den ‚hyperaktiven' Kindern auch erbracht und hier durch Erfolge belohnt wird (vgl. *Petzold* 16/2006, 3).

Wichtig ist ein abwechslungsreiches Angebot, wodurch die Aufmerksamkeit auf das Außen gerichtet wird. „Eine grüne Umgebung (Grünkraft) hat einen positiven Effekt auf ADS bei Kindern." (*Niepel, Emmerich* 2005, 125)

Motorik und Gleichgewicht stärken:

Durch die verschiedenen Handlungsabläufe der Gartentätigkeiten und Gartenspiele wie Greifen, Werfen und Fangen, beim Heben und Transportieren, Schubkarre schieben, Balancieren im unebenen Gelände, beim Transport von Utensilien, Umgang mit Geräten und Pflanzen, Klettern, Springen werden unmerklich alle Sinne, Wahrnehmung, Koordination und Muskeln trainiert.

Die Kinder „sammeln hier Erfahrungen fürs Leben" (www.gartentechnik.de/News/2006/01/11/gartentherapie fuer kinder).

Freude am Lebendigen/Neue Perspektiven:

Der Garten, als ein Ort der Ökologisation und Raum für ökologische Entwicklungsprozesse.

(*Petzold* 16/2006,13) Im Garten und im Landschaftsraum können sich die Kinder, bewusst oder unbewusst, als ein Teil der Natur erfahren/erleben, nehmen sie die Lebendigkeit der umgebenden Natur in sich auf: durch die Freude, einen Blumenstrauß zu pflücken, durch das Lernen, diese Blumen mit Wasser zu versorgen, und vor allem auch dadurch, dass es große Freude bereitet, einen anderen Menschen damit (dem Strauß) zu erfreuen (Selbstlosigkeit).

Psychische Belastungen und Negativbotschaften gehören zu den Mikrostressoren, die Hilflosigkeitsgefühle auslösen und die Freude am Lebendigen verlieren lassen und zum Krankwerden beitragen. GT als ökotherapeutische Methode wirkt dem entgegen und somit gesundheitsfördernd, die Selbstwirksamkeit stärkend. Die Freude am Lebendigen (wieder) entdecken und somit auch die Ökophilie (Liebe zur Natur) entwickeln, ist wesentlicher Bestandteil der Naturtherapien und wichtige Lebensgrundlage des Menschen als Teil der Natur (vgl. *Petzold, Orth-Petzold. Orth* 2013a, 13, 21).

(Selbst)Vertrauen stärken:

Das Präsentsein einer kompetenten Bezugsperson, die zuhören kann, sich dem Kind mit positiver Erwartung zuwendet, es darin bestärkt, aktiv zu werden, und geduldig an seiner Seite steht, es tröstet und ermutigt, ist hier ein wegweisender protektiver Faktor. Das Vertrauen des Kindes in sich und in Beziehungen kann gefestigt werden, um selbst im späteren Leben tragfähige Beziehungen einzugehen. Die Betreuungsperson sollte dem Kind seine Ressourcen und Stärken aufzeigen, ihm helfen, diese zu stärken und zu nutzen (vgl. *Poletti, Dobbs,* 2014, 66-68). Grundlage und Notwendigkeit für eine positive Entwicklungsförderung ist somit eine verlässliche, stabile Beziehung zur Betreuungsperson, die hier als „protektiver Faktor" fungiert.

Der sog. „significant caring adult" erfüllt dabei folgende Funktionen:

- Er schafft ein Klima von Wärme, Offenheit und Akzeptanz.
- Er ist soziales Vorbild.
- Er bietet Bewältigungsmöglichkeiten und Sinnbezüge.

Indem er Räume (Garten) zur Verfügung stellt, in denen sich das Kind geborgen und sicher fühlen kann, erhält das Kind Gelegenheit, seine eigene Gestaltungskraft und Selbstwirksamkeit zu erlernen und zu erleben (vgl. *Petzold, Müller* 2004c, 12). „Wenn durch diese unterstützende, ressourcenorientierte Haltung in der Beziehung Grundlagen für ‚Resilienzen' auf- oder ausgebaut werden können, ist bereits viel erreicht." (ebd.)

Auch durch die wiederkehrenden Abläufe in der Natur, Wechsel der Jahreszeiten, durch das Begleiten der Wachstumsprozesse der Pflanzen vom Werden zum Vergehen, wird Beständigkeit erfahren. Die Erfahrung, dass das Vergehen, (ein Verlust) notwendig ist, damit Neues entstehen kann, schafft Vertrauen zum Leben.

Gartenarbeit erhält somit wichtige, menschenbildende Funktionen: Der Umgang mit Boden, Pflanze und Tier bezieht den Menschen wieder ein in die Kreisläufe der Natur, stiftet Identifikationsperspektiven, bereitet Selbstfindungsprozesse und regt zu vernetztem Denken an (*Martin Verfürth,* unter www.gartentherapie.de).

Spaß haben:

Beim Matschen, Toben, Singen, Sich-nass-Spritzen, Sich-im-Laub-Wälzen...

3.3 Zielgruppen

Grundsätzlich ist Garten, Gartenarbeit und Naturerleben für alle Kinder förderlich. IGT im Speziellen unterstützt Kinder mit

- mangelndem Selbstvertrauen
- Einzelgänger (zurückgezogen/kontaktscheu)
- eingeschränkter Motorik

- mangelndem Interesse/Motivationsarmut
- innerer Unruhe/Sprunghaftigkeit/Konzentrationsstörung (ADHS)
- eingeschränkter Wahrnehmung

Garten- und Landschaftstherapie wirkt hier stärkend und stabilisierend:
- schafft Vertrauen in sich selbst und in die Umwelt,
- stärkt die eigenen Fähigkeiten und Potentiale

durch das rhythmische Erleben der Natur in ihrer Vielfältigkeit, den Wechsel der Jahreszeiten und immer wiederkehrende Abläufe.

Durch das Erfahren von Werden – Wachsen – und Vergehen als natürliche Prozesse (Säen – Keimen – Wachsen und Blühen, Fruchten – Sterben und Vergehen) werden die Kinder wieder eingebunden in den natürlichen Zyklus des Lebens und der Natur.

Die Pädagogik in den Garten zu tragen scheint in der heutigen, von Medien bestimmten Zeit nicht nur wichtig, sondern auch erforderlich zu sein, um den Kindern einen natürlichen und lebendigen Ausgleich zu bieten.

4 Anregungen für die Praxis

4.1 Die Jahreszeiten im Garten

Impulsgebende Anregungen für: Wahrnehmung, Achtsamkeit und Naturbeobachtung

Der Frühling: März/April/Mai
Zeit des Aufbruchs und der Erneuerung

Das Geschehen in der Natur:

Die Natur, Mutter Erde, erwacht und mit ihr neues Leben. Die Tage werden sichtbar länger, wärmer, es kann aber durchaus auch noch Schnee und Frost geben. Sonne und Regen wechseln sich ab, fördern das Keimen und Wachsen. Die Luft ist erfüllt von Vogelgezwitscher. Die Natur wird bunter, öffnet sich der neuen Lebenskraft. Erste Blüten schmücken den Garten, an Büschen und Bäumen treiben neue Knospen, die Säfte, Lebenskräfte steigen nach oben. Mit dem 21.

März beginnt die helle Jahreshälfte. Es ist der Tag der Frühjahrs-Tag- und Nachtgleiche, Tag und Nacht sind je 12 Stunden lang. Knospen und Blüten öffnen sich im April, die Wärme der Sonne gewinnt an Kraft, die Natur wird bunt, es blüht und sprießt nun überall. Bäume schmücken sich mit zartem Grün, Insekten summen und sind fleißig auf Nahrungssuche. Die Sinne werden angeregt durch die Schönheit, Freude und Lebendigkeit der Natur. (*Kaiser* 2009)

Gärtnern mit Kindern im Frühjahr:

Mit dem Frühjahr startet die Gartensaison. Die Sinne werden angeregt und der Garten lädt ein zu neuen Aktivitäten.

Je nach Größe, Umfang, Gestaltung des Gartens können dies sein:

- Kästen und Kübel mit Frühjahrsblumen bepflanzen.
- Sommerblumen, Kräuter- und Gemüsepflanzen in Saatschalen oder Töpfen aussäen.
- Boden umgraben, Beete anlegen, bei Bedarf mit Kompost versorgen.
- Vorhandene Komposthaufen umsetzen.
- Beete mit mehrjährigen Pflanzen (z. B. Kräuterbeet) säubern, lockern.
- Die ersten Blumensträuße pflücken, Blütenkränze binden.
- Holunderblüten sammeln, Limonade zubereiten.
- Vögel beobachten, Nistkästen säubern.
- Wasser anstellen, Arbeitsgeräte, Gartenwerkzeug, Saatgut kotrollieren
- Frühlingssalat mit frischen Kräutern und Blüten zubereiten.

„Wir erleben die Kinder im Frühling mit auf das Außen bezogenen Sinnen. Sich öffnend." (Kommentar von *I. Walczyk,* Päd. Leiterin, Jan. 2015)

Der Sommer: Juni/Juli/August
Zeit des Wachstums und der Fülle, der Schaffenskraft

Das Geschehen in der Natur:

Die Pflanzen haben sich in ihrer ganzen Pracht entfaltet. Es können heiße Tage, Regen oder Trockenheit das Leben von Pflanzen, Tieren und Menschen bestimmen.

Bis zum 21. Juni werden die Tage stets länger, die Nächte kürzer. An diesem Höhepunkt angelangt wendet sich die Natur im Jahreslauf. Nach der Sommersonnwende werden die Tage langsam wieder kürzer, die Nächte länger. Alle Wachstumskräfte sind am Wirken, um das Reifen der Früchte und des Getreides, der Bildung von Samen als Vollendung des Lebenszyklus zu unterstützen. Die ersten Blüten sind verblüht, die ersten Zugvögel (Störche) ziehen in südliche Länder. Die ersten Blätter (Birke) verfärben sich. Die Zeit des Abschiedes beginnt. (*Kaiser* 2009)

Gärtnern mit Kindern im Sommer:

Der Sommer gehört zur Hauptsaison im Garten. Die Kleidung wird leichter, heiße Tage machen träge. Das Schmecken und Fühlen steht an.

Mögliche Arbeiten:

- Es ist Pflanzzeit von Salaten, Gemüse, Blumen und Kräutern.
- Aussaat von Radieschen, Kräutern, Blumen im Beet.
- Hacken, gießen, Unkraut jäten.

- Die ersten Früchte (Beeren) ernten.
- Insektenhotel und Vogelscheuche bauen.
- Insekten, Falter, Raupen beobachten.
- Blumensträuße pflücken.
- Pflanzen pressen.
- Kräuter ernten und trocknen.
- Ringelblumensalbe herstellen.
- Salate, Kräuterbutter zubereiten.
- Gemüse ernten, evtl. einlagern.
- Kräuterlimonade zubereiten.

„Wir erleben die Kinder im Sommer mit nach außen gerichteten Sinnen. Ein Hingegebensein und Wegträumen ist mitunter zu beobachten“ (Kommentar von *I. Walczyk*, Päd. Leiterin, Jan. 2015).

Der Herbst: September/Oktober/November
Zeit des Abschiedes und des Rückzuges

Das Geschehen in der Natur:
Nochmals werden die Sinne berührt durch die Fülle und Vielfalt der Früchte und der Farben des bunten Laubes. Die Tage werden frischer, das Aufziehen von Nebel, feine Gespinste in Büschen und Gräsern leiten die Zeit des Rückzuges der Natur ein. Die Tage um den 21. September bringen erneut eine Tag- und Nachtgleiche. Die dunkle Jahreshälfte beginnt. Die Nächte sind nun zunehmend länger als die Tage. Die Insekten ziehen sich zurück, die Erde bedeckt sich mit Laub. Säfte steigen hinab, Äste von Bäumen und Büschen legen ihr Blätterkleid ab, werden kahl. Oberirdische, weiche Pflanzenteile sterben ab. Beeren reifen, Tiere sammeln Wintervorräte, Herbststürme streifen übers Land. (*Kaiser* 2009)

Gärtnern mit Kindern im Herbst:
Mit den kühlen Tagen beginnt die Haupterntezeit. Der Garten wird für den Winter vorbereitet. Aktivitäten und Notwendigkeiten:

- Blumenkästen und Kübel herbstlich gestalten.
- Letztes (Lager)Gemüse, Kürbis, Kartoffeln ernten, zubereiten oder einlagern.
- Kürbisse aushöhlen.
- Samen für das kommende Jahr ernten.
- Laub abrechen, aufschichten als Winterquartier für Kleintiere oder Beete damit bedecken.
- Erntedankfest feiern.
- Blätter pressen.
- Gartengeräte säubern, pflegen.
- Wasser abstellen.

- Beeren ernten, Säfte und Marmelade zubereiten.
- Kompost auf-/umsetzen.
- Kräutertee zubereiten.
- Kastanien sammeln und damit basteln.

„Wir erleben die Kinder im Herbst mit Innerlichkeit und Wachheit".
(Kommentar von *I. Walczyk,* Päd. Leiterin, Jan. 2015)

Der Winter: Dezember/Januar/Februar
Zeit der Ruhe, der Dunkelheit, des Innehaltens und Vorbereitens

Das Geschehen in der Natur:

Die Erde ruht und in ihrem Schoß die Wurzeln und Samen für das kommende Jahr. Tiere ziehen sich zum Winterschlaf oder zur Winterruhe zurück. In der lichtarmen Zeit stellt die Natur ihr Wachstum ein, bis am 21. Dezember, der Wintersonnwende, das Licht neu geboren wird. Die Tage werden nun, zunächst unmerklich, wieder länger. Vielleicht hat sich eine schützende Schneedecke über die Erde gelegt, in deren Tiefen bereits die Samen zu keimen beginnen. Es beginnt die Zeit der Winterstürme, des Frostes und Eises.

Aber auch die Zeit der Hoffnung und der Erwartung auf neues Leben, bis im Februar das nahende Frühjahr eingeleitet wird. Durch die Schneedecke stoßen sich die ersten Boten wie Schneeglöckchen und Winterlinge. Tauwetter setzt ein und stellt sich dem Kampf gegen Frost und Schnee. Knospen an Bäumen und Sträuchern schwellen an, gefüllt mit neuer Lebenskraft, Tiere erwachen, die ersten Zugvögel kommen zurück. (*Kaiser* 2009)

Gärtnern mit Kindern im Winter:

Es wird dunkel und kalt, wärmere Kleidung ist notwendig. An vielen Tagen wird die Arbeit im warmen Raum geschehen.

Winterarbeiten können sein:

- Topfpflanzen gießen und pflegen.
- Blumenzwiebeln in Töpfe stecken und im Warmen antreiben.
- Samen sortieren.
- Mandalas legen (aus Samen).
- Aus getrockneten Kräutern Tee mischen und abfüllen.
- Lavendelsäckchen herstellen.
- Kränze aus Zweigen binden und schmücken.
- Im Schnee toben, Schneemann bauen, Schneeballschlacht.
- Tierspuren bestimmen.
- Futterhaus und Futterglocken bauen, Vögel füttern, Vögel beobachten.
- Töpfe, Schalen und Kübel reinigen und sortieren.
- Rückblick auf das Gartenjahr: Geschichten erzählen, Bilder malen.

„Wir erleben die Kinder im Winter einfach im ‚So-Sein'. In ihrer Vielseitigkeit mal ruhig und konzentriert, dann wieder lebendig und sich austobend." (Kommentar Jan. 2015 von *I. Walczyk,* Päd. Leiterin)

4.2 Aktivitäten und ihre Qualitäten im Rahmen der Gartentherapie. Beispiele für Gartentätigkeiten mit Kindern

geeignete Aktivitäten für draußen

Ziele	**Mittel**	**Form der Arbeit**
Sinne	Pflanzen in ihrer Vielfalt entdecken (essbare, giftige, duftende, schmeckende)	Einzel
Neugierde Phantasie	Pflanzen bestimmen, Geschichten (Kräutermärchen) vorlesen oder erzählen lassen	Gruppe
Zielorientierung	verarbeiten: Tischsträuße, Kräuterbutter für gemeinsames Frühstück zubereiten	Gruppe
Spaß	Vogelscheuche bauen	Gruppe
Spaß Konzentration	Beete umgraben mit Schatzsuche „Was finden wir in der Erde?"	Gruppe
Konzentration	Beete anlegen: Grenzen setzen, erkennen, einhalten	Gruppe Einzel
Verantwortung Selbstwert	Geräte kennenlernen, einsetzen, warten GartenköniglIn/GerätewartIn wählen Pflanzenpflege: gießen, ernten	Einzel Gruppe
Motorik Selbstwert Konzentration	Aussaat: im Beet, im Topf, verschiedene Samenformen und -größen erfassen: sehen, fühlen	Einzel

geeignete Aktivitäten für drinnen

Ziele	**Mittel**	**Form der Arbeit**
Motorik Neugierde Konzentration	Herbarium anlegen Pflanzen bestimmen, malen	Gruppe Einzel

Konzentration Geduld	Samen- oder Blütenmandala legen Kräutermärchen erzählen	Gruppe
Konzentration	Pflanzenmemory spielen	Gruppe
Konzentration	Kräutersalbe herstellen	Kleingruppe

5. Das Projekt „Kinder-Garten-Erlebnistage“

5.1 Einführung

Der Ansatz:

Die Kinder sollen hier im spielerischen Tun Kontakt zur Natur aufbauen und durch das Erleben der Elemente gestärkt werden. Sie sollen Fähigkeiten entwickeln und ausbauen.

Gartenarbeit:

Hier soll das kreative Gestalten und Erforschen im Vordergrund stehen. So können die Kinder sich körperlich, geistig und psychisch, einzeln und als Gruppe erfahren. Im Vordergrund stehen nicht kunstvolle oder gärtnerische Leistungen, sondern vielmehr die Freude am Lebendigen, die Freude am Tun. Entwicklungsschritten wie: Neugierde befriedigen, das (Er)Forschen, Erfolge erleben und sich austoben, wird ebenso Raum gegeben wie Entspannung, lauschen, sich vertiefen.

Im Rhythmus dem Jahreslauf der Natur folgend wird das Kind durch das rhythmische Erleben stabilisiert und zentriert.

Therapeutische Aspekte der Integrativen Gartentherapie: Die Natur selbst kommt hier mit ihrer Grünkraft als positiver Einfluss zum Tragen. So können die Natureindrücke der heutigen Reizüberflutung durch Fremdeinflüsse entgegenwirken. Der Gartentherapeut fungiert als Begleiter. Er leitet die Kinder an, beobachtet und unterstützt sie. Er ist Prozessbegleiter im Entwicklungszyklus, der Persönlichkeit des einzelnen Kindes entsprechend. Wie die Pflanze, so soll auch das Kind im Wachstum gefördert und betreut werden.

An erster Stelle stehen: Erlebnisaktivierung, Stärkung der Sinne und der Wahrnehmung.

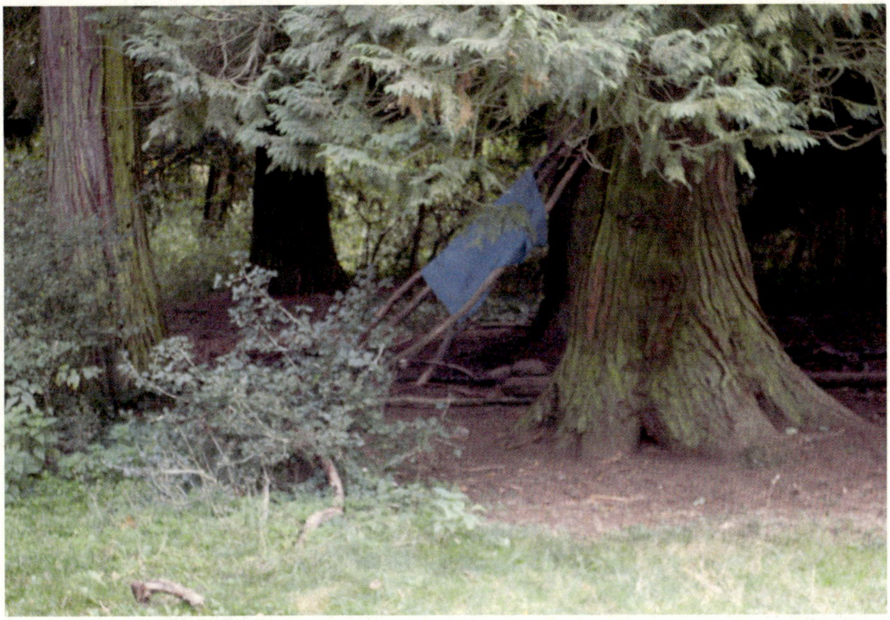

5.2 Der Waldorfkindergarten Schloss Eisenbach

Träger:	Elternschaft e. V.
Struktur:	Öffnungszeiten von 7.30 Uhr bis 13.00 Uhr Größe: 1 Gemeinschaftsraum mit Teeküche 1 Eurythmieraum Für die Kleinkinder: 1 Rückzugsraum, Sanitärraum mit Dusche 1 Sanitärraum mit WC für die Großen
Plätze:	25 gesamt, davon 6 Plätze für unter 3-Jährige
Erzieher:	3 Waldorfpädagoginnen ganztags 1 Pädagogische Aushilfskraft 1 Jahrespraktikantin
Areal:	Schlossgelände und Park Nutzgarten Spielgarten
Ort:	Ehemaliges Gesindehaus Schloss Eisenbach; Burghof, Schlosspark und das umliegende Gelände mit Bachlauf können frei genutzt werden. Zum Gräflichen Anwesen gehören eine Landwirtschaft, Pferde, Esel, freilaufende Pfaue, ein Forstamt mit Imkerei, eine Schäferei, eine Kapelle und eine Gaststätte. Im weitläufigen Park befindet sich der burgeigene Friedhof. Die Mitarbeiter stehen in regem Kontakt und Austausch mit dem Kindergarten.

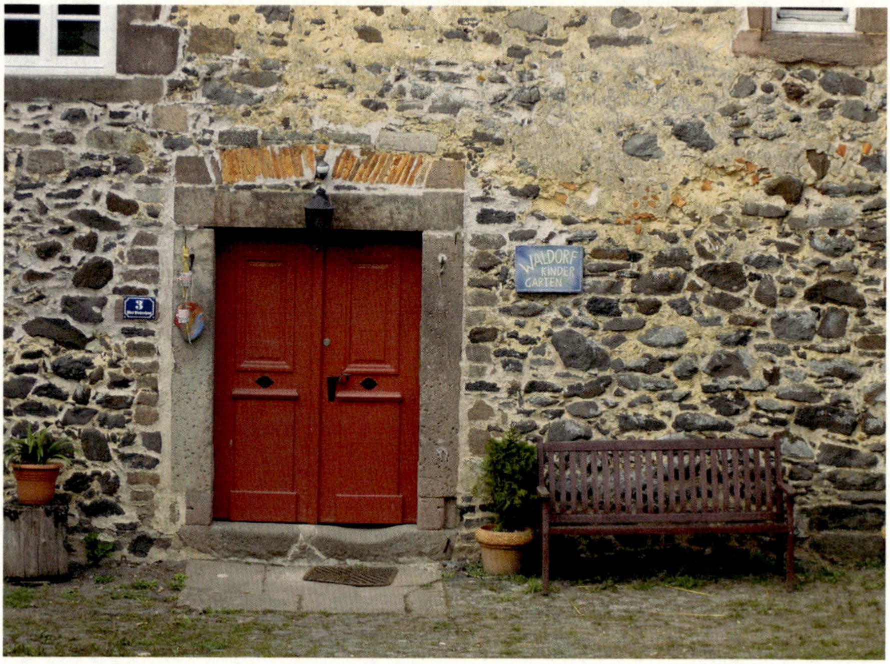

Das pädagogische Konzept des Kindergartens

Das Kind lernt in seinen ersten sieben Lebensjahren, gemäß des Verständnisses der Waldorfpädagogik, die Umwelt über die ihm ermöglichten Sinneseindrücke kennen. Riechen, Schmecken, Hören, Sehen und Tasten sind Empfindungen, die es dem Kind gestatten, seine Umwelt kennen und in der Folge begreifen zu lernen.
Demzufolge spricht die Waldorfpädagogik in den ersten sieben Lebensjahren auf vielfältige und natürliche Weise die Sinne des Kindes an.
In diesem Entwicklungsabschnitt lernt das Kind vornehmlich über Nachahmung dessen, was in seinem Lebensumfeld geschieht und lebt. Es lernt nicht ausschließlich durch Belehrung, sondern durch das Begreifen dessen, was der Erwachsene ihm vorzuleben vermag. Rhythmen und Wiederholungen geben in diesem ersten siebenjährigen Lebensabschnitt Sicherheit und Urvertrauen. Durch den rhythmisierten Wiedererkennungswert wird das Selbstvertrauen des kleinen Kindes herausgebildet und gefestigt, um Raum zu schaffen, Neues zu entdecken und zu erlernen. Wir feiern im Waldorfkindergarten Schloss Eisenbach die sich stets wiederholenden Feste und Feiertage des Jahreskreises, die traditionell christlichen Ursprungs sind. Der wiederkehrende Takt der in den einzelnen Monaten durchgeführten Tätigkeiten orientiert sich an den Jahreszeiten, die in Geschichten, Reigen und Bastelarbeiten ihre Ausdruckformen finden. In der Landschaft der Schlossumgebung, am Mittelgebirgsbach, im Wald, auf den Weiden und Äckern oder unter den jahrhundertealten Huteeichen entdecktes Spielzeug regen die Phantasie- und Schaffenskraft der Kinder an und geben Raum für freies, aber bewusstes Gestalten der Umwelt.
(Auszug aus dem Konzept; www.Waldorfkindergarten-Schloss-Eisenbach.de)

Pädagogische Ansätze der Waldorfpädagogik:

Hier: Das Kind im 1. Jahrsiebt, d. h. von der Geburt bis zum Zahnwechsel.

Die Betrachtungsweise der Entwicklungsschritte nach Jahrsiebten ist in der anthroposophischen Lehre die Regel, ein Strukturmerkmal, ist eine Leitlinie.

Aus einem Vortrag von *Inge Walczyk*, pädagogische Leiterin des Waldorfkindergartens Schloss Eisenbach e. V., gehalten im Dezember 2014:

Von der Geburt bis etwa um das dritte Lebensjahr ist das Kind seelisch noch ganz mit seiner Umwelt verbunden. Es fühlt sich „eins" mit dieser, seiner neuen Welt außerhalb des Mutterleibes. Im Mutterleib selbst fühlte sich das Kind auf der seelisch/leiblichen Ebene als Einheit mit der Mutter. Um das dritte Lebensjahr herum erlebt das Kind sich zum ersten Male der Welt gegenüberstehend als ein „Ich", als ein „Selbst". Beim Malen tritt zum ersten und dann zum wiederholten Male das Symbol des geschlossenen Kreises und das Symbol des Kreuzes auf, was eindeutig anzeigt, dass das Kind sich nunmehr als Individuum erlebt, welches der Welt gegenübersteht. Auf der leiblichen Ebene ist das Kind damit beschäftigt, seinen Leib gesund aufzubauen. Für die Tätigkeit der leibeigenen Kräfte benötigt das Kind eine die Gesundheit fördernde Umwelt. Hierbei ist zu berücksichtigen, dass das Kind mit all seinen Sinnen die Welt ergreifen möchte.
Deshalb ist darauf zu achten, dass das Kind zunächst einmal die Welt ergreift über seine ureigenen „Nachahmungskräfte". Daher spielen die Bezugspersonen als Vorbild eine wichtige Rolle. Auch die äußere Umgebung sollte gesundheitsfördernd begleiten. Nicht zu viele Eindrücke im Äußeren und die auf natürliche Stoffe (die Natur selbst) ausgerichteten Gestaltungen sollten einziehen in die Umgebung des Kindes. Das Kind braucht „Wahrheitsbilder", einen wahrhaften Abdruck der umgebenden Welt, das die natürliche, greifbare Welt zurückspiegelt. Für das Kind im ersten Jahrsiebt ist es wichtig, Arbeitszusammenhänge zu erleben und auch selbst zu vollziehen. Da spielt u. a. die „Gartenarbeit" als naturnahes Erleben eine wichtige Rolle. Bis zum Zahnwechsel sind dann durch die leibeigenen Kräfte im besten Falle die Körperorgane gesund ausgestaltet und jetzt findet nur noch Wachstum statt. Hier wird auch der Geist frei für das kognitive Denken und hier kann erst, ich möchte sagen ein beschränktes, abstraktes Lernen einsetzen.

Die Örtlichkeit und (naturnahe) Grundgedanken des ausgewählten Kindergartens (s. o.) bieten eine ideale Basis, die Entwicklung der Kinder durch Integrative Gartentherapie zu unterstützen.

5.3 Planung und Teilnehmer

GT Leitung: Andrea Wasolua
In päd. Zusammenarbeit mit: Inge Walczyk
Zeitraum: Februar/März 2015-Juli 2015
GT-Einheiten: ca. 6-10 Treffen (à 90 Min.), Di. 10.30-12.00 Uhr

Gruppengröße: 8 Kinder („Königskinder“, d.h. 6-Jährige) Materialaufwand: Schaufel, Rechen, Harken, Erde, Gießkanne, Körbe, Eimer, Schubkarre, Häufler, Setzkartoffeln Kostenaufwand: keine Zusatzkosten, da Material vorhanden oder als Spende zur Verfügung gestellt wird

Projektthemen: Kartoffelanbau
Kompostwirtschaft
Anbindung an den Rhythmus der Natur
Kennenlernen der Nahrungskette
Einzelaktivitäten darüber hinaus: je nach Witterung und Dynamik der Kinder

Die Kinder besuchen gerne die beiden zum Schloss gehörenden Esel. Sie füttern sie mit Gras oder Möhren, altem Brot, Äpfeln… Hier beginnt das Projekt: Von dem anfallenden Eselsmist wollen wir einen Teil für den Nutzgarten holen. Dieser wird auf die für Kartoffeln bestimmten Beete ausgebracht, der Rest zum Kompostieren aufgesetzt. Der Kartoffelanbau als Gemeinschaftsaktion: Anbau – Pflege – Ernte über den gesamten Zeitraum des Projektes. Den Abschluss bildet die Ernte.

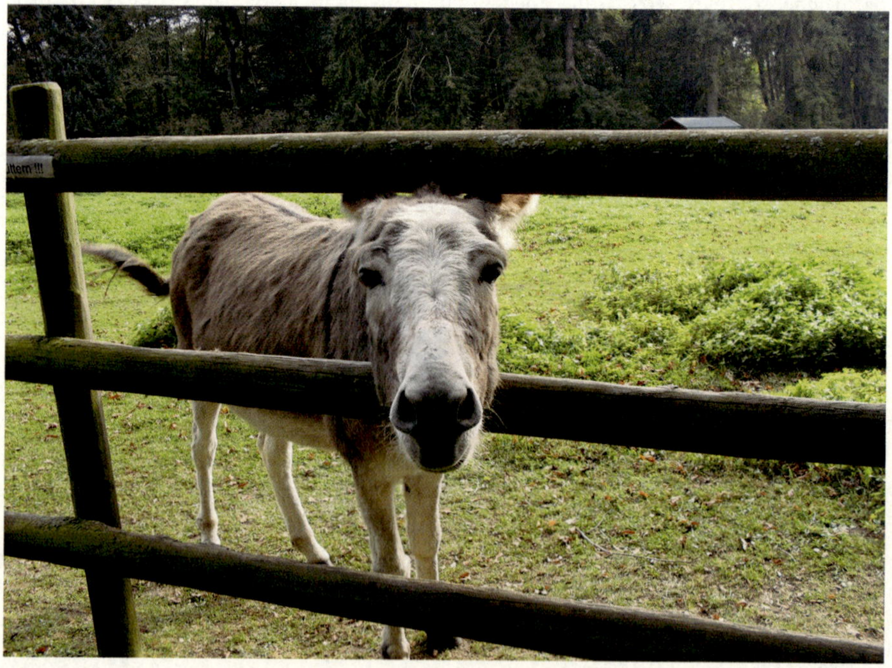

Die Teilnehmer des Projekts:

1. B. (m./6)

Eltern:	beide berufstätig, behütetes und verständnisvolles Elternhaus Geschwister: eine Schwester (3), ein Bruder (1,5)
Wohnort:	ehem. Hof im Dorf, gemeinsam mit den Großeltern
Potentiale:	wach, macht kräftig mit, wenn er dazu bereit ist, was nicht immer der Fall ist
Defizite:	wenig Kraft, keine Ausdauer, oft provokativ, spielt gerne Kasper
Ziele:	Ernsthaftigkeit (Notwendigkeit) der Aufgaben erkennen, Grenzen erweitern

2. J. (w./6)

Eltern:	beide als Pfarrer und Pfarrerin berufstätig; intellektueller Haushalt
Geschwister:	ein Bruder (3)
Wohnort:	Dorf, Pfarrhaus
Potentiale:	sehr sozial
Defizite:	manchmal besserwisserisches Verhalten anderen gegenüber (Erwachsenenmoral)
Ziele:	keine nennenswerten vorab

3. B. (w./6)

Eltern:	Vater auswärts berufstätig (Wochenendheimkehrer), Mutter halbtags berufstätig
Geschwister:	ältere Zwillinge, sehr quirlig Wohnort: Eigenheim im Dorf
Potentiale:	kann gut und konzentriert arbeiten, zeigt Ausdauer und Kraft
Defizite:	wechselhaftes Wesen (sprunghaft), enge Bindung zur Mutter (kleinkindhaft), wenig Selbstorientierung
Ziele:	Konzentration halten, Eigenwillen fördern, Selbstwirksamkeit erkennen (eigene Stärken erfahren), unabhängiger werden

4. F. (w./5 ½)

Eltern:	getrennt, Mutter halbtags berufstätig
Geschwister:	zwei ältere Geschwister (Bruder und Schwester)
Wohnort:	Kleinstadt, Wohnhaus mit Garten zur Miete
Potentiale:	Was sie tut, macht sie gut, ist ausdauernd
Defizite:	zu unauffällig (kaum wahrnehmbar), Zurückgezogenheit
Ziele:	seelische Stabilität, sich geborgen und wahrgenommen fühlen

5. K. (w./6)
Eltern: beide berufstätig
Geschwister: ein älterer Bruder (Autist)
Wohnort: Eigenheim am Dorfrand
Potentiale: willensstark, kann gut mit anderen spielen
Defizite: Sozialverhalten: grenzt oft andere aus, will bestimmen, im Mittelpunkt stehen, grobmotorische Defizite
Ziele: soziale Kompetenz stärken, Motorik fördern

6. M. (m./6)
Eltern: beide berufstätig
Geschwister: ein älterer Stiefbruder, eine jüngere Schwester
Wohnort: Eigenheim im Dorf, Hund, Meerschweinchen
Potentiale: gutmütig, zuverlässig
Defizite: mundstark, gibt Stärke und Können vor, keine Ausdauer, wenig Kraft
Ziele: Ausdauer stärken, Grenzen erkennen und zulassen, sich als Teil der Gruppe erleben

7. E. (m./6)
Eltern: beide berufstätig, Mutter psychisch instabil (Tot- und Fehlgeburten)
Geschwister: ein (9), sehr intellektuell
Wohnort: ländlicher Raum, im Dorf
Potentiale: Kraft und Interesse vorhanden (spielt gerne mit den Kleinsten im Kindergarten)
Defizite: körperlich in sich zurückgezogen (kaum Blickkontakt), sozial nicht wahrnehmbar, melancholisch; Einzelgänger, erscheint abwesend, wie in einer anderen Welt; spielt häufig Zerstören, Krieg, Bundeswehr
Ziele: Präsenz, Frische und Lebendigkeit, Garten als geschützten Raum erleben

8. L. (m./5 ½)
Eltern: beide berufstätig
Geschwister: jüngerer Bruder
Wohnort: Kleinstadt
Potentiale: Geschicklichkeit (häkeln, stricken…), lernfreudig
Defizite: soziale Fähigkeiten
Ziele: Sozialverhalten stärken

5.4 Ziele

Von den Phänomenen zu den Strukturen zu den Entwürfen:
Wer braucht welche (was braucht) Förderung?
Welcher Integrative Ansatz aus der Gartentherapie kommt zum Tragen?
Welche Potentiale können gestärkt werden?

Als Leitfaden und zur Zielfindung dienen zwei verschiedene Ansätze:

„4 Wege der Heilung und Förderung“
1. Bewusstseinsarbeit (Sinnfindung und Persönlichkeitsentwicklung)
2. Nachsozialisation (Stärkung des Grundvertrauens)
3. Erlebnisaktivierung (Persönlichkeitsentfaltung)
4. Solidaritätserfahrung (Gewinnung von Metaperspektiven und Engagement)

(vgl. *Neuberger* 2011 und S. 517 dieses Beitrags)

Im Vordergrund stehen hier der 3. Weg (Persönlichkeitsentfaltung) und der 2. Weg (Stärkung des Grundvertrauens), da im Vorschulalter die angelegten Grundantriebe wie z. B. Neugierde und Kreativität gut ansprechbar und nutzbar sind. Diese können genutzt werden, um die vorhandenen Potentiale sichtbar zu machen und zu fördern. Dadurch wiederum wird die Persönlichkeit gestärkt und kann sich entfalten, das Vertrauen in die eigene Kraft, in die (Um-)Welt, in Mitmenschen wird gefestigt.

Auch der 1. Weg (Bewusstseinsarbeit) verbunden mit dem 4. Weg (Solidaritätserfahrung) sind hier von Bedeutung, besonders um der multiplen Entfremdung und Isolation der heutigen Zeit entgegenzuwirken.

„4 Phasen des therapeutischen Prozesses“

Die Durchführung der folgenden IGT-Einheiten in ihrer Gesamtheit gliedert sich in
1. Initialphase (wahrnehmen/beobachten)
2. Aktionsphase (erkennen, sich äußern, erleben)
3. Integrationsphase (erfassen)
4. Neuorientierung/Veränderung

Diese Phasen sind Grundlage und Orientierungshilfe des entwicklungsfördernden Prozesses der Gartentage über das gesamte Projekt.

Die jeweiligen Ebenen werden nicht zeitlich in einer Abfolge geplant und einzeln dokumentiert, sondern es wird das Gesamtergebnis ausgewertet, um Spontanität und Lebendigkeit zu erhalten und sich dem Tempo der Kinder anzupassen.

Aus der sozioökologischen Betrachtungsweise der „kindlichen Lebenswelt“ bildet ein weiterer Schwerpunkt der IGT das Erfassen von „Ressourcen“ aller Art, von „protektiven Faktoren" und „Resilienzen", die zugleich wichtige Ziele und Ansätze in der IGT bieten (vgl. *Petzold, Müller* 2004c,1).

Zielvereinbarungen des Projekts

1. Die Königskinder unter sich: Außerhalb des Kindergartenalltags in der gemischten Gruppe sollen sich hier die am Projekt teilnehmenden Kinder als eigenständige Gruppe von Gleichaltrigen erleben.

Die damit verbundenen angestrebten Ziele:

- Erlebnisaktivierung/Fähigkeiten entwickeln
- Wahrnehmung und Sinne stärken
- Sozialverhalten fördern/Konfliktbereitschaft
- Solidarität stärken/Gruppendynamik erfahren
- Verbindlichkeit entwickeln (Ausdauer, Geduld), Verantwortung übernehmen lernen
- Sinnhaftigkeit: Kennenlernen von Zusammenhängen und Prozessen
- Freude am Lebendigen (achtsamer Umgang mit der Natur)
- Interesse wecken/Motivation und Erfolgserleben stärken
- Spaß haben

2. Durch Beobachtungen einen evtl. erforderlichen Bedarf für Einzelbetreuung durch Integrative Gartentherapie, über das Projekt hinaus, erkennen.

3. Persönliches Ziel:

Integrative Gartentherapie, besonders als begleitende Entwicklungsförderung von Kindern, als Pilotprojekt in die Praxis umsetzen, eigene Praxiserfahrung sammeln, und die Integrative Gartentherapie im hiesigen Raum bekannt machen. Und nicht zuletzt damit einen Gegenpol in dieser doch eher leistungsorientierten, medienbezogenen Zeit zu schaffen (als erweitertes Angebot für Kinder).

4. Ziele der Kindergartenleitung:

Der Kindergarten möchte die Gelegenheit nutzen, durch das o. g. Projekt die *Integrative Gartentherapie für Kinder* kennenzulernen, um ggf. das entwicklungsfördernde Angebot des Kindergartens auch künftig durch Integrative Gartentherapie zu erweitern.

Wir sind ein Kindergarten, dem es wichtig ist, dass den Kindern ermöglicht wird Arbeitsprozesse zu erleben die nachvollziehbar und deren Ergebnisse erlebbar sind. Zu den Grundzielen, auch für das geplante Projekt, gehört eine von Anfang an gegründete Empathie zur Welt entwickeln zu können, was nach unserem Verständnis über positive, unmittelbare Erfahrungen innerhalb unseres Alltages, unserer Welt geht.

Die Idee für ein Gartenprojekt und IGT ist aus o. g. Grundgedanken entstanden. Die Kinder sollen die Möglichkeit bekommen, durch die Teilnahme an unmittelbaren Erlebnissen die Welt zu verstehen, sich an den Gleichgewichtsbedingungen der Welt zu reiben und sich darin zu erleben.

Ein weiteres Ziel ist es, dass die Kinder durch gemeinsames Tun lernen, sich sozial zu verhalten und Solidarität zu entwickeln.

5.5 Verlauf/Dokumentation

Aufbau und Ablauf der Einheiten:

IGT Leitung:	Andrea Wasolua (GT)
Päd. Leitung:	Inge Walczyk (IW)
Treffpunkt ist i. d. R.:	dienstags um 10 Uhr am Gartengelände, am Anfang steht immer das gemeinsame Frühstück im Freien.

Danach wird die geplante Aktion als *Initialphase* vorgestellt, einzelne Schritte werden erklärt und ggf. vorgemacht.

Die sich anschließende *Aktionsphase* ermöglicht den Kindern durch das Tun zu (be-)greifen (Erfassen z. B. von Zusammenhängen und Wachstumsprozessen) und das Erleben der eigenen Selbstwirksamkeit.

Die *Integrationsphase* sowie die Phase der *Neuorientierung* (Veränderung) werden im Anschluss von GT und IW reflektiert, erklärt, ausgewertet und dokumentiert.

***1.Tag:** 03.02.2015*

Thema:	Mistkompost auf Kartoffelbeet ausbringen
Es fehlen:	F. (w./5 ½), J. (w./6), E. (m./6)
Gerätschaften:	Schubkarre, Mistgabel, Grabgabel
Wetter:	Schneedecke, Sonnenschein, 8°C

Allgemeines Tagesziel:

(Initialphase): Gegenseitiges erstes Kennenlernen, Vertrauen aufbauen, Wahrnehmen

Anforderungen und mögliche entwicklungsfördernde Wirkrichtungen:

Mobilität – Beweglichkeit – Ausdauer – Solidarität/Gruppendynamik

Kräfte entwickeln und einsetzen, Gleichgewicht finden und halten (Schubkarre schieben), Sinneswahrnehmung: Kälte, Duft des Mistes, Eis und Schnee fühlen, evtl. Abwehr überwinden durch Kontakt mit Mist (Grenzen erweitern).

Aktion/Ablauf:

Zur Einführung wird den Kindern die Gartentherapeutin und deren Aufgabe sowie das geplante Projekt vorgestellt. Der GT werden dann die einzelnen Kinder vorgestellt. Zum Schluss werden die Aufgaben des heutigen Tages besprochen.

Anschließend werden die erforderlichen Geräte auf die Schubkarre geladen und abwechselnd von den Kindern durch den Schnee zum Eselgehege geschoben. Dies erfordert einiges an Geschick, da der Schnee mitunter recht tief ist. Weiter geht es über die Eselsweide zum dortigen Misthaufen, wo, wieder im Wechsel, mit den verschiedenen Gabeln Eselsmist aufgeladen wird. Zurück wird das Schieben der Karre bis zum Gartenstück schon schwerer und teils müssen mehrere Kinder dies gemeinsam bewältigen. Kräfte und Motivation lassen bereits nach. Am Garten versuchen die Kinder, den Mist aus der Karre auf das vorgesehene Beet zu schaufeln, bis sie feststellen, dass ein Auskippen das Ganze vereinfacht. Dann wird der Mist grob verteilt und die Geräte sorgfältig wieder verwahrt. Nun lässt die Aufmerksamkeit deutlich nach.

Geschehen am Rande:

Es lockt der Schnee zum Toben und Schneeballwerfen, Eiszapfen werden abgebrochen und genüsslich daran gelutscht.

Tageszielergebnis/Zusammenfassung der Einheit:

Die Kinder haben keine Schwierigkeiten als eigenständige Gruppe gezeigt und auch die GT wurde freundlich und vertrauensvoll auf- und angenommen.

Alle haben mit Spaß und Freude teilgenommen. Es war von Vorteil, dass die Kinder Vertrautes (Pädagogik/Umgebung) vorgefunden haben und gleichzeitig als Einzige an etwas Neuem teilnehmen durften, was die besondere Rolle, ein „Königskind" zu sein, hervorhebt.

Dieses Bewusstsein kann in künftigen Einheiten genutzt werden, um die Kinder auf den nächsten Entwicklungsschritt (Schulkind) vorzubereiten.

Beobachtungen/Wahrnehmungen/Veränderungen:

Die Mädchen zeigten deutlich die größere Motivation, Kraft und Ausdauer, M. (m./6) versteckt sich hinter der Leistung der anderen, bringt wenig eigene Kraft und Einsatz.

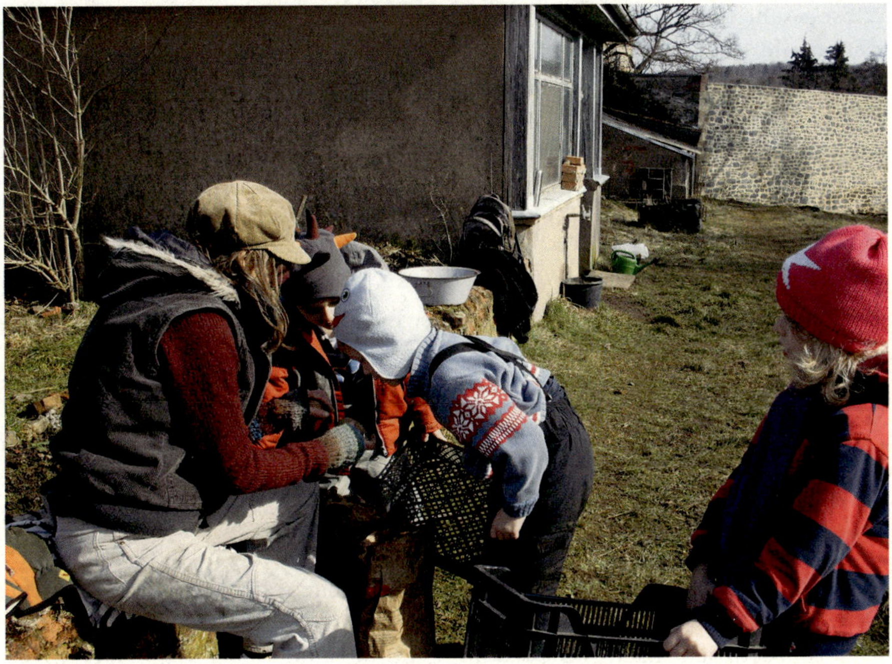

2. Tag: 17.03.2015

Thema:	Kartoffelbeet umgraben, Setzkartoffeln antreiben
Es fehlen:	L. (m./5 ½)
Gerätschaften:	Grabgabel, Spaten, Kisten, Schilder und Stift, Setzkartoffeln, Handschuhe
Wetter:	sonnig, milde Temperatur

Allgemeines Tagesziel:

Bezug herstellen/bezogen sein

Anforderungen und mögliche entwicklungsfördernde Wirkrichtungen:

Ausdauer (umgraben) – Konzentration – Neugierde – Sinnhaftigkeit

Aktion/Ablauf:

Zuerst werden am Kartoffelbeet die Feldsteine (Beeteinfassung) zur Seite geräumt und die abgestorbenen Pflanzen entfernt. Hier sind Handschuhe notwendig, um auch mit Disteln und Brennnesseln fertigzuwerden, es wird sich der Finger geklemmt, aber auch Regenwürmer und Ameisen unter einem Stein entdeckt. Von den roten und gelben Setzkartoffeln darf sich jedes Kind ‚seine' fünf auswählen. Während mit Spaten und Grabgabel jeweils zwei Kinder ‚ihre Reihe' umgraben, legen die anderen ihre ausgewählten Kartoffeln sorgfältig in die mit selbst geschriebenen Namenschildern versehenen Kisten. Mit großem Interesse werden die ‚schlafenden Augen' der Kartoffeln bestaunt. Ob man auch mit den Kartoffeln sprechen kann? Danach werden die Gruppen gewechselt.

Am Ende werden die gefüllten Kisten gestapelt und frostfrei im Gartenhaus aufgestellt. Nachdem die Arbeit getan ist, schreibt jedes Kind seinen Namen noch auf ein 2. Schild, mit dem die eigene Reihe gekennzeichnet wird. Nun werden die Geräte gesäubert und alles wird wieder auf seinen Platz geräumt. Ein Gartentag geht zu Ende.

Tageszielergebnis/Zusammenfassung der Einheit:

Positiv: Die Kinder haben durch ihre beschilderten Reihen und mit Kartoffeln gefüllten Kisten bereits einen Bezug zu den jeweiligen Aufgaben hergestellt. Sie fühlen sich zuständig und verantwortlich, versuchen die Arbeiten gewissenhaft, selbständig, sie ‚richtig' zu machen, ohne dabei ein Konkurrenzverhalten zu entwickeln.

Beobachtung/Wahrnehmungen/Veränderungen:

K. (w./6) hat große Probleme, vom Mäuerchen zu steigen (motorische Defizite)

E. (m./6) macht nach Aufforderung gut mit, sondert sich dann aber ab, ist leicht abgelenkt, ganz vertieft im Schätze-in-der-Erde-Suchen (Tiere, Steine, Tonklumpen).

B. (w./6), anhaftend an F. (w./5 ½), wenig autonomes Tun.

M. (m./6) bricht das Umgraben schnell ab, zeigt sich enttäuscht und ungeduldig, da die Kartoffeln nicht sofort, wie er erwartet, in die Erde kommen. Gibt sich einsichtig und zeigt ansatzweise Verständnis, nachdem nochmals auf die ‚schlafenden' Kartoffeln hingewiesen wird, die wir doch nicht stören wollen. Hier ist *Bewusstseinsarbeit/Sinnfindung* positiv erfolgt.

3. Tag: *24.03.2015*

Thema:	Kartoffelbeet weiter vorbereiten (abrechen)
Es fehlen:	M. (m./6)
Gerätschaften:	Kultivator, Eisenrechen, Feinrechen, Harke
Wetter:	trocken, bedeckt, mild

Allgemeines Tagesziel:

Lernprozesse anregen durch: Kennenlernen und Anwenden verschiedener Gartengeräte, verschiedene Strukturen wahrnehmen, Selbstwirksamkeit stärken

Fokusziel:

K. (w./6) : Motorik fördern

Anforderungen und mögliche entwicklungsfördernde Wirkrichtungen:

Beweglichkeit – Konzentration – Ausdauer/Geduld

Selbstwirksamkeit erleben, Verantwortung übernehmen, Motorik und Geschicklichkeit stärken, neue Erfahrungen sammeln

Aktion/Ablauf:

Gemeinsam halten wir Rückschau auf die bisherigen Gartentage und unser Tun. Dann werden die heutigen Arbeiten besprochen und eingeteilt.

Die verschiedenen Geräte werden vorgestellt, deren Unterschiede und Anwendung erklärt. Nun können die Kinder jeweils ‚ihre Reihe' mit dem Kultivator (grob) und anschließend mit dem Rechen (fein) bearbeiten, um ein feinkrümeliges Bett für die Kartoffeln vorzubereiten. Für die großen Erdklumpen wird die Harke zu Hilfe genommen. Als Randgeschehen werden Schätze der Erde (Tonklumpen) entdeckt, diese geformt und beklopft. Abschließend, nachdem die Geräte gereinigt und verräumt sind, schauen wir noch leise nach den Kartoffeln. Aber die ‚Augen' sind noch zu, die Kartoffeln schlafen.

Tageszielergebnis/Zusammenfassung der Einheit:

Beim Abrechen der Reihen wurde zügig und (meist) mit Ausdauer gearbeitet. Im Vergleich zu den vorherigen Treffen wird deutlich, dass die Kinder bereits eine gewisse Sinnhaftigkeit erkennen und annehmen. Sie beteiligen sich zunehmend mit Ernsthaftigkeit und zielorientiertem Eifer. Positiver Lerneffekt.

Heute werden die Kinder im Garten von den Eltern abgeholt. Stolz wird sogleich vom heutigen Tag erzählt und die Arbeiten gezeigt.

Beobachtungen/Wahrnehmungen/Veränderungen:

B. (m./6) zeigt Geschicklichkeit und bearbeitet seine Reihe zügig. Er hilft auch seinem Opa öfters bei der Gartenarbeit, erzählt er.

E. (m./6) war wacher und präsenter, es schien, als hätte er seine Rückgezogenheit vorübergehend ‚vergessen'.

Allgemein: Für ein einziges Ziel verschiedene Geräte zur (Beet-)Bearbeitung zu nutzen, war zunächst noch ungewohnt. Erst als die einzelnen Arbeitsschritte durchgeführt und Strukturveränderungen (vom groben zum feinkrümeligen Boden) sichtbar wurden, war auch ein Verstehen dafür entwickelt und wurden die notwendigen Schritte in Zusammenhängen erkannt (*Bewusstseinsförderung*).

Fokuszielergebnis: Motorik stärken bei K. (w./6)

Um von der oberen Wiese in den Garten zu gelangen, muss ein geringer Höhenunterschied (Hindernis) überwunden werden. Beim letzten Treffen zeigte K. (w./6) dabei motorische Defizite, kletterte sehr unbeholfen. Heute stellte ich mich, bereits ‚unten', vor K.'s (w./6) Reihe, um den Blick vom ‚Hindernis' weg auf die eigentliche Aufgabe zu richten. Ich blieb mit ihr im Gespräch, indem ich positive Erwartungen an sie richtete, wie etwa: „Toll, dass du jetzt an deiner Reihe arbeiten möchtest, ich halt dir den Rechen bereit und freue mich auf dich." K. (w./6) kam zielgerichtet und mit strahlendem Gesicht an ihre Reihe, konzentrierte sich auf das, was sie vorhatte, und das ‚Hindernis' war gar keines mehr. Desweiteren hat sie mit sehr viel Willensstärke, Ausdauer und konzentriert die Aufgabe gemeistert.

4. Tag: 14.04.2015

Thema:	Kartoffeln legen
Es fehlen:	J. (w./6), B. (w./6)
Gerätschaften:	Häufler, Harke, Lochfolie
Wetter:	trocken, bedeckt, nach Nachtfrost nur 8°C bis 10°C

Allgemeines Tagesziel:

Verantwortung und Fürsorge (Kartoffeln) übernehmen, prozessbegleitend und zielorientiert arbeiten

Fokusziel:

K. (m./5 ½): Balance: eigene Kräfte und Möglichkeiten austarieren; Lösungsorientierung finden

Mögliche entwicklungsfördernde Wirkrichtungen:

Verantwortung übernehmen, Zusammenhänge und Abläufe erkennen

Aktion/Ablauf:

Mit dem Häufler (Handpflug) und Harke ziehen die Kinder die Furchen ihrer Reihen für die Kartoffeln. Dies gelingt, bis auf L. (m./ 5 ½), mit Geschick und relativ gerade. Voller Spannung holen wir dann die Kartoffelkisten aus dem Haus und jedes der Kinder kontrolliert seine ‚Kartoffelmütter', überprüft, ob auch alle ihre ‚Augen' geöffnet haben. Stolz und vorsichtig werden die Setzkartoffeln, inklusive einer ‚Wunschkartoffel', in den Reihen verteilt. Die Aufgabe besteht in der Verteilung (Abstand), wird aber von allen Kindern selbständig gelöst. Nachdem die Kartoffeln mit Erde bedeckt, die Reihen wieder geschlossen sind, wird über das ganze Beet eine Lochfolie gelegt, um das Wachstum zu beschleunigen. Fleißig helfen die Kinder beim Auslegen der Folie, die am Rand noch mit Steinen fixiert wird. Zum Abschluss des gemeinsamen Tages stehen wir vor den Reihen und verabschieden uns: „Tschüss liebe Mutter Erde, tschüss Kartoffelmutter."

Tageszielergebnis/Zusammenfassung der Einheit:

Die Gruppe wirkt bereits harmonischer in ihrer Gesamtheit, ist zusammengewachsen (*Gruppendynamik*). Die Gruppe geht liebevoll mit den ihnen anvertrauten Kartoffeln um und zeigt auch Sorgfalt im Umgang und in der Pflege der Arbeitsgeräte. Die Kinder arbeiten lösungsorientiert und sind interessiert an den einzelnen Arbeitsschritten.

Beobachtungen/Wahrnehmungen/Veränderungen:

F. (w./5 ½) und B. (m./6) legen freundschaftlich und aus eigenem Antrieb auch die Kartoffeln von B. (w./6) und J. (w./6) in deren Reihen (*Solidaritätsstärkung*), da die beiden heute nicht dabei sein können. L. (m./5 ½) zeigt Schwierigkeiten beim Umgang mit dem Häufler. Immer wieder dreht sich das Geräteteil seitlich und eine schlingernde Reihe wird mühsam gezogen.

Fokuszielergebnis: Kraft und Balance bei L. (m./5 ½)

L. (m./5½) zeigte, wie oben geschildert, zunächst Schwierigkeiten beim Umgang mit dem Häufler. Im Allgemeinen weiß er viel, kann verbal alles und drückt sich vor Aufgaben, die er glaubt nicht bewältigen zu können. Für ihn also eher ungewöhnlich, stellt er sich heute der Aufgabe und versucht eine möglichst gerade Furche zu ziehen. Die Schwierigkeit für L. (m./5½) liegt anscheinend in dem einseitigen Gewicht und der Form des Arbeitsgerätes.

Veränderung/Neuorientierung:

Zu L. (m./5½): Vertrauen in die eigenen Fähigkeiten fördern: Ihn dazu ermutigen, sich Neuem und Unvertrautem zuzuwenden, Gelegenheiten zu nutzen, um neue Fertigkeiten erwerben zu können statt sich wie gewohnt abzuwenden, oft aus Angst vor Blamage und Versagen.

Um den Umgang mit dem neuen Gerät (Häufler) zu erlernen, nehmen wir erst einmal mit dem Arbeitsgerät selbst Kontakt auf, um die Handhabung kennenzulernen: den langen Stiel bewusst in den Händen halten, das Gewicht am Ende spüren und durch Ausbalancieren, d. h., den Stiel weiter unten fassen, die eigene Kraft und die eigenen Möglichkeiten neu erleben, um dann damit arbeiten zu können. Nach einigem Üben gelingt es L. (m./5½) auch eine gerade Furche zu ziehen. Er registrierte es mit Freude: „Das ist ja gar nicht so schwer." (*Lern- u. Selbstwirksamkeitserfahrung, Persönlichkeitsentwicklung*).

5. Tag: 05.05.2015

Tagesthema:	Kartoffelreihen jäten
Es fehlen:	B. (w./6)
Gerätschaften:	Unkrautstecher, Handhacke, kleiner Rechen, Handschuhe, Eimer, Abfallwanne
Wetter:	17°C, sonnig, schwül

Allgemeines Tagesziel:

Ausdauer und Geduld aufbringen

Fokusziel:

E. (m./6): Aufmerksamkeit lenken

Anforderungen und mögliche entwicklungsfördernde Wirkrichtungen:

Geschicklichkeit – Aufmerksamkeit/Geduld – Konzentration – Orientierung

Sinnhaftigkeit im Tun erkennen, Sinne anregen durch Kontakt mit der Erde und den Pflanzen (fühlen, sehen)

Aktion/Ablauf:

Zuerst wird die Folie von dem Kartoffelbeet abgedeckt, Erde und Kartoffeln wie gewohnt begrüßt. Freude und Staunen: Die ersten Kartoffeln zeigen ihr Laub. Daneben sind aber viele Beikräuter, Disteln und Co. Zunächst gilt es die Unterschiede zum Kartoffellaub zu erkennen, um sich dann mit den Handwerkzeugen auf den Wegen zwischen den Beeten zu bewegen. In mühsamer Feinarbeit (zarte, oft noch kleine Beikräuter) oder mit Krafteinsatz (Wurzeln stechen) geht es an die Arbeit. Scherben oder Plastikteile, die zum Vorschein kommen, werden in der Wanne, das Jätegut in Eimern gesammelt. Letztere auf den Kompost gebracht. Es fordert Aufmerksamkeit, in der Reihe und auf dem eigenen Weg zu bleiben, sich nicht im Wege zu stehen, Erwünschtes (Kartoffel) stehen zu lassen, Unerwünschtes zu entfernen.

Tageszielergebnis/Zusammenfassung der Einheit:

Das Jäten wurde ohne Zögern als Notwendigkeit erkannt und akzeptiert und bis zum Ende durchgeführt (*Sinnhaftigkeit, Geduld)*. Einige Flinke fanden sogar noch Zeit und waren motiviert, auch noch die Ränder teilweise vom Unkraut zu befreien.

Beobachtungen/Wahrnehmungen/Veränderungen:

Auch heute zeigt B. (m./6) Geschick und flinkes Arbeiten. Seine Reihe ist schnell und gründlich gejätet. Die Kinder sind erfüllt von der Wichtigkeit ihres Tuns, sie wählen die passenden Werkzeuge selbst aus und konzentrieren sich ganz auf ihre eigene Reihe und streben ein gutes Ergebnis an, was ihnen auch gelingt.

M. (m./6) kann die gestellte Aufgabe nicht bewältigen. Er bleibt weder auf dem Weg, noch kann er Beikraut von Kartoffellaub unterscheiden. Selbst nach mehrmaligem Erklären der Aufgabe, Ihm-den-Weg-Zeigen, kann es nicht umgesetzt werden. Es mangelt sichtbar nicht am Willen, sondern am Ergreifen und Umsetzen. Er wirkte verloren und hilflos.

E. (m./6) erledigt die Aufgabe rasch, widmet sich dann den großen Pflanzen am Beetrand, die er mit Kraft ausreißt, und ist schon bald wieder durch seine Suche nach Bodenschätzen abgelenkt. F. (w./5½) und J. (w./6) säubern freiwillig und selbständig alle Geräte, auch die unbenutzten aus dem Gerätehaus, mit Freude und Hingabe. Aussage von J. (w./6): „Wusste gar nicht, dass Arbeiten so viel Freude machen kann". Währenddessen lassen die anderen den Tag mit Spielen auf der Wiese ausklingen.

Fokuszielergebnis:

E. (m./6): Aufmerksamkeit lenken

E. (m./6) ist Schatzsucher, ist Sucher und Finder von Schätzen in der Erde, sucht sich Tätigkeiten, die in seine (virtuelle) Welt passen: kämpfen, Kräfte zeigen. Heute möchte ich ihm auch die Schätze auf der Erde: die Pflanzen nahebringen und führe ihn zu einem blühenden Löwenzahn. Wir betrachten die Blüte, ich erzähle, dass es sich nicht um Plastik, um keinen toten Gegenstand handelt, sondern um ein Lebewesen, das atmet, das wächst und sich an der Sonne erfreut und niemandem etwas zuleide tut. Ich bitte nun E. (m./6), sich die Blüte genau anzuschauen, die lebendige Pflanze zu erkennen. Zunächst eine Weile Stille und dann kommt von E. (m./6) mit einem tiefen Atemzug die Erkenntnis: „Die muss man lieb haben." Das Kind war berührt von der Pflanze.

Ich erzähle noch, welche Freude die Pflanzen haben, wenn die Menschen sie mögen, dass sie sich gerne verschenken und man ganz tolle Sachen mit ihnen machen kann. Wir basteln zusammen aus den Löwenzahnstielen Fische und lassen sie in der Tonne schwimmen. E. (m./6) ergreift den neuen Schatz und beschäftigt sich auf verschiedene Art mit dem Löwenzahn und dessen Blüten, stets behutsam und liebevoll. Zum Abschied bekomme ich eine als Geschenk von E. (m./6) (*Bewusstseinsförderung*).

Unterstützung zur Veränderung/Neuorientierung:

M. (m./6): Wahrnehmung stärken

Es war heute deutlich zu erkennen, dass M. (m./6) seinen (eigenen) Weg nicht findet. Auffallend war seine Orientierungslosigkeit, keine (Selbst)Wahrnehmung, wo er steht und was er tut, oder tun sollte, erkannte kein Ziel.

Ich erarbeite mit ihm schrittweise kleine Ziele und zeige ihm Lösungsmöglichkeiten auf, z. B. als Hilfestellung ein Brett als sichtbare Markierung seines Weges auszulegen. Der Weg wird nun mehrmals vor und zurück abgelaufen, um eine gewisse Sicherheit zu erlangen. Danach gehen wir weiter in kleinen Schritten vor, suchen überschaubare Ziele, lenken den Blick auf das Wesentliche, auf das Kartoffellaub. Wir gehen in die Hocke, betrachten die Blätter gemeinsam ganz genau, riechen daran, befühlen sie.

Dies reicht für den heutigen Tag. M. (m./6) darf im Anschluss gemeinsam in der Gruppe die Hornspäne über den Kompost streuen und hat damit doch auch seine Erfolge erlebt. M. (m./6) braucht Wiederholungen, geduldige Begleitung und Vertrauen zu der Bezugsperson, er benötigt Förderung durch behutsame Forderung (*Stärkung des Grundvertrauens*).

6. Tag: 12.05.2015

Tagesthema:	Wildkräuter-Picknick
Es fehlen:	L. (m./5½)
Gerätschaften:	Sammelkörbchen, Kanne, Becher, Messer, Brettchen
Wetter:	19°C, bedeckter Himmel, schwülwarm

Allgemeines Tagesziel:

Sinneswahrnehmung stärken, essbare Wildkräuter und Anwendung kennenlernen, Freude am Lebendigen, Freude an der Natur, Erlebnisaktivierung

Anforderungen und mögliche entwicklungsfördernde Wirkrichtungen:

Erlebnisaktivierung, Sinne stärken: sehen, fühlen, riechen, schmecken,

Aktion/Ablauf:

Am Kartoffelbeet entdecken wir, dass inzwischen alle Kartoffeln ihr Laub zeigen, die Reihen noch ‚sauber' sind und wir die Lochfolie dauerhaft abnehmen können.

Heute wollen wir das Frühstück einmal anders gestalten. Selbstgemachte Wildkräuterbutter, Gerstentaler und eine Kanne Wasser waren schon vor Ort. Die Kinder können sich in Gruppen zusammenfinden und schwärmen aus, um entweder Gänseblümchenblüten zu pflücken oder Giersch und Brennnesseln zu sammeln (Die Pflanzen werden vorher bestimmt, um Verwechslungen zu vermeiden). An den von GT als Ergänzung mitgebrachten Zweigen von Minze und Melisse (werden nicht namentlich benannt) dürfen die Kinder riechen, um zu erraten, welche Kräuter es sind. Alle äußern ihre Geruchswahrnehmungen wie: riecht nach Kaugummi, riecht wie Tee, mit Ausnahme von M. (m./6), dem nichts dazu einfällt. Aus den gesammelten Kräutern, der Minze und Melisse werden gemeinsam kleine Kräutersträuße gebunden und in die Teekanne gehängt. Während der Kräutertee zieht, kann sich jedes Kind ein Gerstenplätzchen mit Kräuterbutter bestreichen und mit Gänseblümchen belegen. Danach wird der fertige Tee ausgeteilt und das kulinarische Picknick kann beginnen.

Tageszielergebnis/Zusammenfassung der Einheit:

Die ganze Gruppe hat die neuen Sinneserlebnisse und die damit verbundenen Tätigkeiten als eine freudige Aktion wahrgenommen und möchte dies gerne noch einmal wiederholen. Auch der Tee fand allgemein großen Anklang. Die noch verbleibende Zeit wird für freies Spiel im Park genutzt (*Förderung und Stärkung der Sinne und der Wahrnehmung*).

Beobachtungen/Wahrnehmungen/Veränderungen:

Obwohl B. (m./6) vorher mehrmals betonte, keine Kräuterbutter zu mögen, probierte er nach Ermutigung aber wenigstens und konnte daraufhin, wie die anderen auch, kaum genug davon bekommen.

E. (m./6) widmete sich mit Hingabe der weiteren Teezubereitung in seinem Becher. Immer wieder wurden Giersch und Brennnessel eingetaucht und das Getränk probiert. Mit dem Ergebnis: Wenn man Brennnessel zweimal einweicht, schmeckt es auch nach Brennnessel (*Persönlichkeitsentwicklung, Aha-Erlebnis*).

M. (m./6) hat Gefallen am Löwenzahn gefunden. Ihm schmeckten die Blüten und der Löwenzahnstiel wurde als Strohhalm entdeckt und ausprobiert.

Positiv: Bei E. (m./6) und M. (m./6) war deutlich eine *Erlebnisaktivierung*, das Thema aufgreifend und aus eigenem Antrieb weiter verfolgend, geschehen.

7. Tag: 19.05.2015

Tagesthema:	Kompostarbeit Alle Kinder anwesend
Gerätschaften:	Eimer, Kompostsieb, Schubkarre, Schaufeln, Unkrautstecher
Wetter:	nach Morgenregen: 17°C, trocken, sonnig

Allgemeines Tagesziel:

Zusammenhänge erkennen, Prozessbegleitung

Anforderungen und mögliche entwicklungsfördernde Wirkrichtungen:

Kraft – Neugierde – Handlungsplanung – Solidarität

Kräfte erproben, Zyklus von ‚Werden und Vergehen': vom Abfall (Unkraut) zur Erde begleiten,

‚lebendige Erde' (Bodenlebewesen) kennenlernen. Gruppendynamik, Lösungsorientierung, Balance (austarieren der Schubkarre)

Aktion/Ablauf:

Noch vor dem Frühstück bilden wir zunächst einen Kreis und ‚klopfen uns wach', da die Kinder einen unruhigen, teils müden Eindruck machen. Mit viel Spaß werden die Körperteile abgeklopft und begrüßt, stark wie ein Affe auf die Brust getrommelt. Nun ganz im Hier, entdeckt M. (m./6) gleich einen Maikäfer auf der Wiese, den die Kinder bestaunen, und jedes Kind lässt ihn einmal über die Hand krabbeln (Wahrnehmung), bevor der Käfer in eine Buche gesetzt wird. Ein freudiges Erlebnis gleich zu Beginn.

Nach dem Frühstück bilden sich aus eigenem Antrieb zwei Gruppen: Die einen helfen IW, Steine herbeizutragen, diese auf die Schubkarre zu laden und (gemeinsam) zu dem vorgesehenen neuen Kompostplatz zu transportieren, wo sie als Eingrenzung des Platzes aufgeschichtet werden. Die andere Gruppe, J. (w./6), M. (m./6), K. (w./6), E. (m./6), möchte lieber nochmal ihre Kartoffelreihen säubern. Da dort vom Vorjahr selbstausgesamte Ringelblumen und Kapuzinerkressepflanzen gekeimt sind, werden diese vorsichtig ausgestochen, in mit Erde gefüllte Töpfe gepflanzt und angegossen. Danach wird gejätet.

Die Kompostmannschaft beginnt den Komposthaufen vom Vorjahr durch das Kompostsieb zu schaufeln. Die ausgesiebten Pflanzenreste werden zum neuen Platz gefahren. Da die volle Schubkarre für einen alleine zu schwer ist, hat die Gruppe lösungsorientiert reagiert, sich gemeinschaftlich der Aufgabe und mit der Erkenntnis „zu viert geht es" gestellt und den Transport erfolgreich bewältigt. Vor Ort werden die Pflanzenteile im Wechsel mit Erde und Hornspänen aufgeschichtet. Den Abschluss bildet eine Erdschicht. Nun kann der Haufen bis zum Herbst ruhen. Als Anschauungsmaterial hat GT ein Kuhhorn mitgebracht, um den Kindern den Zyklus: vom Horn – durch Mahlen – zu den Spänen – und deren Aufgabe im Kompost, anschaulich zu erklären.

Als Abschluss schaut sich die gesamte Gruppe die durchgesiebte Komposterde genauer an. Darin sind Springschwänze, Regenwürmer, Nematoden, Spinnen und Tausendfüßler zu finden, die mittels eines Lehrbuches (Naturwerkstatt) bestimmt und durch eine Lupe genau angeschaut werden können. Jetzt kann ein Teil der durchgesiebten Erde mit kleinen Eimern in den Kartoffelreihen zum Anhäufeln verteilt werden, der Rest wird für spätere Verwendung gelagert.

Tageszielergebnis/Zusammenfassung der Einheit:

Die Kinder sind aus sich selbst heraus sehr lebendig und aktiv. E. (m./6) und B. (m./6) tragen Regenwürmer aus dem Erdhaufen, um sie zu den Kartoffeln zu bringen, damit sie den dortigen Boden lockern und ein gutes Wachsen der Pflanzen unterstützen. J. (w./6) hat im Jäten ihre Lieblingsbeschäftigung gefunden. Bei F. (w./5½) ist wiederholt Selbstunsicherheit aufgefallen, z. B. als sie mit dem Eimer Erde in ihrer Kartoffelreihe verteilen wollte: „Ich kann das nicht." Ich arbeite mit ihr gemeinsam und so hat sie es dann doch geschafft. Das Abschließen der heutigen Aktion mit dem gewohnten Verabschieden von ‚Mutter Erde' und den Kartoffeln, das die Kinder ganz von alleine durchführen, wollte fast kein Ende nehmen. Der Tag scheint viel zu kurz gewesen zu sein. Ein gelungener Tag!

Beobachtungen/Wahrnehmungen/Veränderungen:

Positiv: E. (m./6) konnte mit seinem Potential: sich mit Erde und deren Schätzen zu beschäftigen, einen Platz in der Gruppe finden und hat sich aktiv eingebracht (*Persönlichkeitsentfaltung, Stärkung des Sozialverhaltens*).

M. (m./6), der freiwillig noch einmal jäten wollte, erhält heute von mir geduldige, positiv ermutigende Einzelbetreuung. Er konnte erfolgreich die Blumenpflanzen erkennen, mit ausdauerndem, für ihn erstaunlichem, Kraftaufwand ausstechen (z. T. feste Lehmerde) und sorgfältig eintopfen. Sein „Weg hatte sich heute gar nicht versteckt". M. (m./6) war sichtlich stolz auf seinen heutigen Tag, hatte er doch auch schon den Maikäfer entdeckt (*Persönlichkeitsentwicklung, Stärkung des Selbst- und des Grundvertrauens*).

Auch K. (w./6) hat sich aus eigenem Antrieb an der Gruppenarbeit beteiligt, ein Töpfchen bepflanzt (*Stärkung des Sozialverhaltens und der Eigeninitiative*).

8. Tag: 26.05.2015

Tagesthema:	Namenschilder und Stöcke für die Kartoffelreihen Alle Kinder anwesend
Gerätschaften:	Haselnussstöcke, Schnitzmesser, Namenschilder (bereits vorgefertigt, laminiert)
Wetter:	trocken, sonnig, 21°C

Allgemeines Tagesziel:

Kreativität, Geschick, Motorik stärken

Anforderungen und mögliche entwicklungsfördernde Wirkrichtungen:

Förderung von Konzentration – Ausdauer – Kreativität – Geschicklichkeit

Aktion/Ablauf:

Wir sitzen im Kreis auf der Wiese. IW hat in Länge und Stärke unterschiedliche Stöcke vom Haselnussstrauch mitgebracht. Jedes Kind wählt sich einen aus, erhält ein Schnitzmesser und nimmt im Grätschsitz (gewährleistet Sicherheitsabstand zum Nachbarn) seinen Platz ein. Die Hauptaufgabe besteht darin, den Stock anzuspitzen. Darüber hinaus kann noch ein Muster in die Rinde geschnitzt werden. Nachdem alle fertig sind, werden die Namenschilder von IW auf die entsprechenden Stöcke genagelt. Die Kinder sind hierbei Helfer (Schild

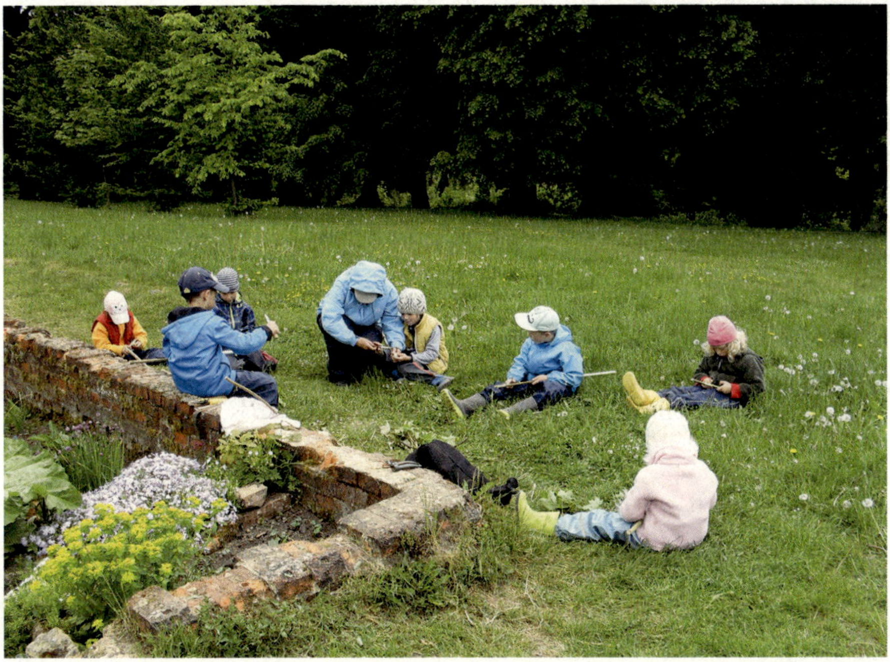

fixieren) und stecken danach die fertigen Namenstöcke in die Kopfseite ihrer Beetreihe.

Tageszielergebnis/Zusammenfassung der Einheit:

Die Kinder nehmen die heutige Aufgabe zunächst mit Freude und Interesse an. Alle Kinder haben die Aufgabe ergriffen und gut ausgeführt. Die Anforderungen an Geschicklichkeit und an kreatives Gestalten waren eine willkommene Abwechslung zu bisherigen Gartentätigkeiten, zumal durch den Zweck der Stöcke der Bezug zum Kartoffelbeet gegeben war. Dies ist den Kindern sehr wichtig und zeigt deren starke Verbundenheit mit dem Kartoffelanbau.

Beobachtungen/Wahrnehmungen/Veränderungen:

M. (m./6) zeigt Störungen in der eigenen Körperwahrnehmung (Haltung): Er greift den Stock seitenverkehrt zum Bearbeiten. Nach einiger Zeit, durch das Beobachten anderer Kinder, korrigiert er von sich aus seine Haltung und ist nun mit Eifer bei der Sache. Stolz zeigt er seine erste selbstgeschnitzte Spitze eines Stockes.

Positiv ist bei M. (m./6) eine Stärkung der Eigenwahrnehmung zu erkennen und das Gelingen der Schnitzarbeit stärkt sichtbar sein Selbstvertrauen (*Persönlichkeitsentfaltung*).

B. (m./6) bricht die Tätigkeit frühzeitig ab mit den Worten: „Ich kann das nicht, das ist blöd, macht keinen Spaß". Durch positive Ermutigung und leichte Unterstützung von I W wird ein erneuter Versuch gestartet. Wir gehen in kleinen Schritten, Fokus auf jeden Arbeitsablauf, vor und so entsteht auch für B. (m./6) am Ende ein positives Ergebnis.

B. (m./6) zeigt wenig Geduld mit sich und stellt sich ungern unbekannten oder bereits schon einmal misslungenen Aufgaben. Positive Bestärkung und Motivation seitens GT und IW förderten die Stärkung des Selbstvertrauens und der Selbstsicherheit. B. (m./6) konnte seine Abwehrhaltung überwinden und hat sich auf Ungeübtes mit positivem Ergebnis eingelassen.

L. (m./5½) ist sehr geschickt in der Handhabung mit dem Schnitzmesser, wirkt aber eher ernsthaft, zeigt wenig Freude und Lebendigkeit.

E. (m./6) hat sich einen sehr dünnen, etwas gewundenen Stock ausgewählt, was das Anfertigen der Spitze wegen der Bruchgefahr erschwert. Er scheint mit seinen Gedanken woanders als beim Tun zu sein. Es fällt ihm schwer, sitzen zu bleiben, er läuft umher und hat dabei verbotenerweise das Messer noch in der Hand. Mehrmals wird er durch direkte Ansprache zur Aufgabe zurückgelenkt. Das Schnitzen selbst fällt ihm leicht und er fertigt einen kreativ gestalteten Stock. Die Handlungen scheinen bei ihm wie nebenbei zu geschehen.

K. (w./6), B. (w./6), J. (w./6) und F. (w./5½) arbeiten selbständig, konzentriert und sind durchweg eifrig vertieft in ihre Arbeit.

9. Tag: 23.06.2015

Tagesthema:	Tonarbeit „Innerer Garten“
Es fehlen:	M. (m./6), J. (w./6),
Gerätschaften:	Ton, verschiedene Teile zum Modellieren
Wetter:	starker Regen, 12°C

Allgemeines Tagesziel:

Inneres ausdrücken

Anforderungen und mögliche entwicklungsfördernde Wirkrichtungen:

Kreativität – Antrieb – emotionale Beteiligung Persönlichkeitsentfaltung, kreatives Gestalten, Bewusstseinsförderung

Aktion/Ablauf:

Da heute ein Regentag ist, weichen wir in das angrenzende ehemalige Gewächshaus aus. Die Kinder finden schnell Platz im einstigen Frühbeetkasten, ein starkes Brett wird als Tisch aufgelegt und so können wir im Trockenen frühstücken.

GT weist darauf hin, das heute ein „Leisetag“ ist. Es wird ein Kräutermärchen vorgelesen, um die Kinder ins Lauschen zu bringen, ins Still-sein-Können.

Aufgabe: Nach der Einstimmung erhält jedes Kind eine stabile Unterlage und ein Stück Ton. Die Aufgabe ist es, sich mit geschlossenen Augen einen schönen Ort vorzustellen. Z. B. einen Wunschgarten, einen Garten zum Träumen, Spielen oder…, den jeder für sich im Anschluss aus dem Ton gestaltet. Es wird tatsächlich still. Es wird geformt und geknetet, bis alle fertig sind.

Zum Schluss besuchen IW und GT jeden einzelnen Garten, den die Kinder jeweils vorstellen und erklären. Auch gegenseitig wird sich im ‚Garten besucht‘. Freude, aber auch Ernsthaftigkeit strahlen die Kinder aus. Die Ergebnisse sind sehr aussagekräftig und gut gelungen.

Tageszielergebnis/Zusammenfassung der Einheit:

Positiv: Die Kinder haben die Aufgabe sehr intensiv angenommen, erfasst und umgesetzt. Sie sind in sich gegangen und konnten die momentanen inneren Bilder kreativ ausdrücken und erklären. Es hat sich gezeigt, dass es sich bei dieser Tonarbeit um eine wertvolle kreative Methode zu therapeutischen Handlungszwecken handelt. Die Kinder haben eine andere Zugangs- und Ausdrucksmöglichkeit zu ihrem Inneren kennengelernt. Durch das Sich-gegenseitig-im-Garten-Besuchen wurden auch wertschätzendes Sozialverhalten und Gruppendynamik (Zusammengehörigkeit) gefördert. Die Kinder waren jeweils ehrlich interessiert an den Gärten der anderen.

Auch für das Betreuungspersonal ein bereichernder Zugang zum Wesen der Kinder. Der Wunsch nach Wiederholung wurde am Schluss ganz allgemein geäußert.

Beobachtungen/Wahrnehmungen/Veränderungen:

K. (w./6) hat anfänglich, nach Aufmerksamkeit heischend, immer wieder zu dem Betreuungspersonal geschaut, sich dann aber konzentriert ihrem Ton gewidmet. Ihr Garten war lebendig und vielseitig. Umschlossen, aber mit mehreren Zugängen und einer großen Maske, die die Vögel abhalten soll. Ein Plastikteil war als Fenster in die Mauer gesetzt und lässt die Verbindung von innen und außen erkennen, kleine Äste sind im kreativ gestalteten Werk integriert. Der Garten drückt Klarheit aus.

B. (m./6) ist sehr schnell und tief eingetaucht. Sein Garten hatte zwei miteinander verbundene Flächen, war vielgestaltig und künstlerisch angelegt mit Röhren zum Durchkriechen (Abenteuergarten), Gebäuden, mit Gemüsebeet und Bäumen. Er hat viel natürliches Grünmaterial mit eingebunden.

F. (w./5½) ist mit Ernsthaftigkeit und Freude an die Aufgabe gegangen. Sie hat versucht, den Garten des Projektes wirklichkeitsnah darzustellen, mit den Kartoffelreihen, Beeten auch aus dem anderen Bereich der Gartenparzelle mit Schnittlauch und Rhabarber, als einen Garten, in dem sie gerne ist, sich wohlfühlt. Das Gesamtbild und F. (w./5½) drücken Zufriedenheit aus.

B. (w./6) hat sich in der Aufgabe verloren, hat viel länger als alle anderen gebraucht und hätte darüber hinaus noch weitergemacht. Ihr Garten beinhaltete fast nur Bälle in unterschiedlichen Größen und Fülle und ein Tor. Auffällig war ein Löwenzahnblatt, zur aufrechten Schlaufe (Durchgang?) gelegt, in der Mitte. Wie eine Ruheinsel oder Tor erscheinend. Zu diesem Teil in ihrem Garten konnte sie aber nichts sagen. B. (w./6) scheint orientierungslos und verloren im Überfluss (überfüllter Spielgarten).

E. (m./6) war unerwartet tief eingebunden in der Aufgabe, ist darin aufgegangen. Arbeitet zielgerichtet. Er drückt seine Erdverbundenheit aus durch viele Bäume mit dicken Stämmen, nach oben gerichteten Blättern. Auch Kartoffeln gibt es in seinem Garten. Der Boden ist mit vielen eingravierten Linien, Wegen, durchzogen. E. (m./6) kann den einladend wirkenden Garten, der auch Sicherheitsgefühl ausdrückt, gut und sicher erklären.

L. (m./5½) wirkt beim Tun sehr ernst, fast traurig. Er beginnt ausführlich und intensiv mit einer dicken Mauer. Der Garten selbst beinhaltet eigentlich nur Wasser, mit einer Höhle in der Mitte. Mit dem restlichen Ton hat L. (m./5½) einen Krug geformt. Zwei voneinander unabhängige (getrennte) Gebilde. L. (m./5½) selbst wirkt ebenso wie sein Garten, einsam, traurig, fast leblos. Er kann auch nicht wirklich etwas Erklärendes dazu äußern. Dieser Garten macht uns zunächst betroffen und sprachlos, andererseits hat L. (m./5½), einen Ort der Geborgenheit in sich gefunden und im Außen dargestellt. Eine schützende Mauer umgibt seinen Bereich, mit dem Wasser als tragendes Element, in der Mitte eine Höhle als Rückzugsraum. Gut ausgedrückt, was ihm guttut.

***10. Tag:** 30.06.2015*

Tagesthema:	Vogelscheuche bauen
Es fehlen:	B. (m./6), J. (w./6)
Gerätschaften:	ein langer, zugespitzter Stock, ein etwas kürzerer Bambusstab, zwei T- Shirts, Wickelrock, Stroh, eine Stofftasche, Schnur
Wetter:	24°C, sonnig

Allgemeines Tagesziel:

Spaß haben, Sinneswahrnehmung stärken (fühlen, riechen, sehen)

Anforderungen und mögliche entwicklungsfördernde Wirkrichtungen:

Handlungsplanung – Antrieb – soziale Kompetenz

Gruppenfähigkeit stärken, Neugierde wecken, Kreativität, gestalten und Freude ausdrücken.

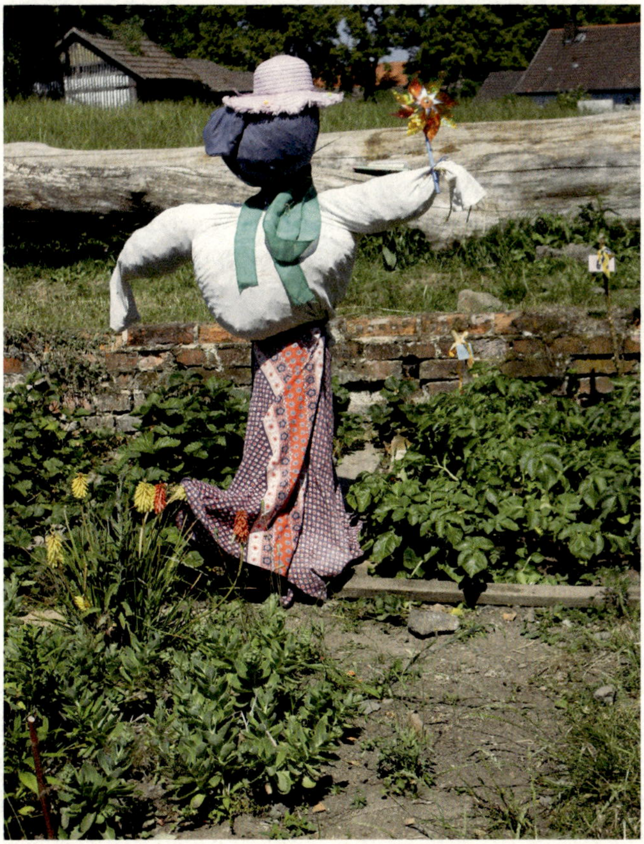

Aktion/Ablauf:

GT hat heute in mehreren Gläsern Marienkäfer in drei verschiedenen Stadien (Generationen) mitgebracht. Die Neugierde der Kinder war geweckt und durch eine Lupe wurden Käfer und Larve genau betrachtet und am liebsten auch angefasst. Dann werden die Tiere im Holunderbusch freigesetzt. Dort haben auch schon die ersten Ohrwürmer in den vor Wochen angefertigten Nützlings- Glocken Einzug gehalten, wie erfreut festgestellt wird.

Zum Vogelscheuche-Bauen gehen wir auf die Wiese. GT und IW binden die beiden Stöcke als Grundgerüst zu einem Kreuz. Das lange Ende wird durch ein Loch in der Tasche geführt und die beiden Taschenhenkel je links und rechts über die kurze Stange gelegt (für den Bauch). Die T-Shirts (für Brust und Kopf) werden unten zugebunden. Nun füllen die Kinder jeweils zu zweit eines der Teile (Tasche, T-Shirts) mit Stroh.

Der kugelförmige Kopf wird dann auch oben zugebunden und auf das obere Stockende gesteckt. Nun noch den Rock um den Bauch gebunden, ein Strohhut aufgesetzt und fertig ist die Vogelscheuche. Die Kinder taufen sie auf den Namen Wilma, Wilma wird nun am Rand des Kartoffelbeetes als Wächterin aufgestellt. E. (m./6) bindet mit Hingabe und sehr gefühlvoll noch eine grüne Schleife als Schal um den Hals von Wilma.

Tageszielergebnis/Zusammenfassung der Einheit:

Die Gruppe beteiligt sich mit überschäumender Freude und Ausgelassenheit. Als Gruppenaktion sehr gelungen, da etwas Gemeinsames geschaffen und gestaltet wurde. Jedes Kind konnte

sich mit seinen Fertigkeiten einbringen. Die Vogelscheuche, liebevoll Wilma genannt und umarmt, gehört nun auch zur Gruppe. Auch L. (m./5½), obwohl kaum beteiligt, wird von der Gruppe toleriert und nicht ausgeschlossen. Das Sozialverhalten und die Gruppendynamik sind sehr positiv ausgebildet.

Beobachtungen/Wahrnehmungen/Veränderungen:

Besonders B. (w./6), und F. (w./5½) waren mit Begeisterung dabei.

E. (m./6), hat gut und sehr aufmerksam mitgemacht, war weniger zerstreut und abgelenkt.

(m./5½), hat als einziger keine Freude gezeigt. Er hat nicht an der Aktion teilgenommen und war auch nicht zu motivieren. Äußerte sich: „Das macht keinen Spaß, ist langweilig". Das Stroh anzufassen war ihm unangenehm (sticht). Es ist aufgefallen, dass er nur schwer Nähe und Berührung zulassen kann. Später ergab sich die Gelegenheit mich mit L. (m./5½) spielerisch zu beschäftigen. Mit einer (von ihm gefundenen) großen Feder die ich in einen Bambusstab steckte habe ich ihn am Nacken streicheln können. Hier zuckte er zwar zuerst leicht zusammen, konnte es dann aber lächelnd zulassen. Durch den Bambusstab war genügend Abstand zwischen uns. Später hat er mit seiner Feder auch kurz Frau I. W. berührt.

(m./6), war sehr präsent und hat sich aktiv beteiligt. Er war motiviert, interessiert und wissbegierig. Hat den Prozess aufmerksam beobachtet und ließ sich die einzelnen Schritte genau erklären.

***11. Tag:** 21.07.2015*

Tagesthema:	Kartoffelernte
	Alle Kinder anwesend
Gerätschaften:	Eimer, kurze Harken
Wetter:	22°C, bedeckt, schwülwarm mit leichter Brise

Allgemeines Tagesziel:

Erfolgserlebnis, Spaß haben, Sinneswahrnehmung (fühlen, riechen, sehen)

Anforderungen und mögliche entwicklungsfördernde Wirkrichtungen:

Erlebnisaktivierung, Solidarität erfahren und stärken, Neugierde wecken, Stärkung des Selbstwertgefühls, Erfolgserlebnisse

Aktion/Ablauf:

Das Kartoffellaub ist bereits größtenteils braun und am Absterben. Zeit für die Ernte. Die Kinder sind ganz aufgeregt und gespannt auf den heutigen letzten Gartentag.

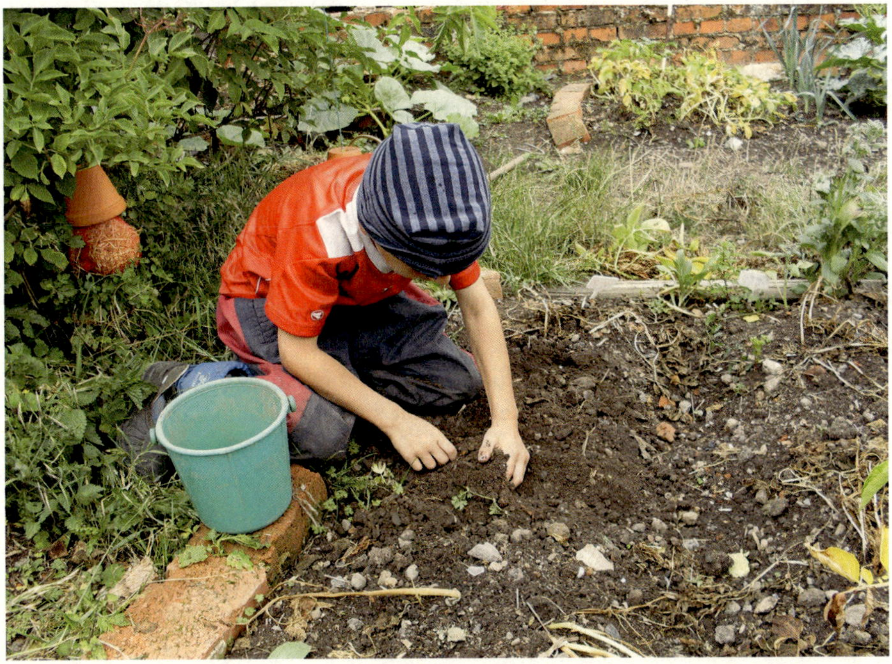

Zunächst zieht jeder die oberirdischen Pflanzenteile seiner Reihe heraus, um anschließend mit Harken und den bloßen Händen in der Erde nach Kartoffeln zu graben. Ganz eifrig und konzentriert werden große und kleine, rote und gelbe Kartoffeln ausgegraben und in die jeweiligen Eimer gefüllt.

Die Ernte ist reichlich. Für die Kinder ein spannendes Erlebnis, die Früchte ihrer Arbeit zu ernten. Jeder entdeckt auch mindestens eine ‚matschige', schrumpelige Kartoffel, die Mutterkartoffel, vor vielen Wochen in die vorbereitete Erde gelegt. Jedes Kind hatte fünf Mutterkartoffeln gelegt, wird sich erinnert, und so viele Kartoffelkinder sind daraus gewachsen. GT und IW betonen noch mal den Fleiß und die liebevolle Betreuung der Kartoffelreihen durch die Kinder, die diese reichliche Ernte ermöglicht haben.

Zum Schluss spendet jedes Kind nach eigenem Ermessen von seiner Ernte Kartoffeln für das am folgenden Tag geplante gemeinsame Fest.

Tageszielergebnis/Zusammenfassung der Einheit:

Im Vordergrund standen hier Erlebnisaktivierung, Stärkung des Selbstwertgefühls durch Erfolgserlebnisse, aber auch Solidaritätserfahrung und Sinneswahrnehmungen.

Dieser Tag kann als Höhepunkt des Projektes gesehen werden.

Beobachtungen/Wahrnehmungen/Veränderungen:

E. (m./6) hat nur mit den Händen gegraben, kam dabei sehr in die Tiefe und musste hin und wieder in die Reihe gelenkt werden, um zu einem Abschluss zu finden. Mit Begeisterung wird jeder Fund (Schatz), und sei die Kartoffel auch noch so klein, gewürdigt.

J. (w./6) konnte gar nicht glauben, dass ihr Kartoffelanbau gleich beim ersten Mal gelang und sie tatsächlich Kartoffeln findet.

F. (w./5½) ist zaghaft und kommt nur schwer tiefer in die Erde. Sie bittet daher um Unterstützung, die ihr bereitwillig von J. (w./6) und B. (w./6) gewährt wird.

B. (m./6) geht zaghaft, eher respektvoll an die Arbeit. Ganz vorsichtig und ernsthaft füllt er seinen Eimer, nimmt sich die Harke zu Hilfe und ist glücklich über das Ergebnis, sowohl über die Ernte als auch über die bewältigte Aufgabe. Er ist erstaunt, dass es so gut gelungen ist.

K. (w./6) hat die größte Geduld und Zielstrebigkeit gezeigt und dafür auch einen zweiten Eimer füllen können. Sie hat sich nicht ablenken lassen und in gleichmäßigem, ihr eigenem Tempo gearbeitet.

M. (m./6) ging ohne besondere Begeisterung an die Sache. Er hat aber völlig selbständig seine ganze Reihe bearbeitet. Nach dem Eher-an-der-Oberfläche-Bleiben beschließt M. (m./6) die Ernte zufrieden: „Ich habe genug."

L. (m./5½) war heute zum ersten Mal voller Begeisterung und vor Freude strahlend zu erleben. Er arbeitete eifrig, sehr intensiv und auch problemlos mit dem Werkzeug (Harke). Neben dem sichtbaren Erfolg konnte man auch deutlich ein Selbstwahrnehmen, sein Staunen über sein Sich-selbst-Erleben erkennen.

5.6 Auswertung

Zu den Zielergebnissen

Zu Ziel 1:

Die Zielergebnisse werden in den einzelnen Dokumentationen der Tagesprojekte sichtbar und stellen sich in ihrer Gesamtheit erfolgreich dar.

Da projektbezogen nur jeweils an einzelnen Kindern exemplarisch das erfolgreiche Erreichen der angestrebten Ziele ersichtlich ist, wird auf die Zielergebnisse an dieser Stelle nicht mehr weiter eingegangen.

Allgemein kann gesagt werden, dass alle Kinder den Garten als einen geschützten Ort wahrgenommen, sich sicher und angenommen gefühlt haben, die IGT-Tage ihnen wichtig waren und einen festen Platz in ihrer Kindergartenzeit eingenommen haben als eine Zeit der Freude, des Lernens und Arbeitens, Empathie wurde ausgedrückt und erfahren. Die Kinder des Projektes brachten Offenheit für Neues, für Veränderung und das notwendige Vertrauen mit und erlebten sichtbare Freude am Garten, an der Natur und am Lebendigen. Diese Freude wurde in der Begegnung und im Miteinander, im *Ko-respondenzprosess als Dimension der therapeutischen Beziehung,* sichtbar.

Durch Erzählen, Erklären und Sprachvorgaben konnte gleichzeitig auch der Sprachraum erweitert, Sprachsozialisation und das Erwerben neuer Fähigkeiten spielerisch gefördert werden. Als Ergebnis der Auswertung unter dem Aspekt der *4 Phasen des therapeutischen Prozesses* werden hier die gesamten Einheiten als ein *entwicklungsfördernder Prozess* betrachtet.

Die Gruppengröße und auch der zeitliche Abstand der Einheiten lassen an dieser Stelle nur einen Einblick in die Möglichkeiten der IGT zu.

Dennoch kann zusammenfassend gesagt werden, dass zunächst die *Initialphase*, das Kennenlernen, Sich-vertraut-Machen mit Neuem (Personen, Aufgaben, Geräten, dem Projekt selbst), über die ersten drei Einheiten erfolgte und etwa ab der 4.-5. Einheit bei fast allen Kindern in die *2., die Aktionsphase,* des Erfassens und Umsetzens, des Bezogenseins, des Be- greifens übergegangen ist, wobei der natürliche Neugierde-Antrieb der Kinder förderlich war. Der Eintritt in die *3. Phase, der Integrationsphase* als Sichtbarwerden des Verankerns von Erlerntem und Erlebtem, der Erkenntnisse und Erfahrungen, folgte in unterschiedlichem Zeittempo zwischen der 6.-9. Einheit. Die *4. Phase*, die Phase, in *der Veränderung* stattfindet, konnte (noch) nicht bei allen Kindern bestätigt werden.

Zu Ziel 2:

(Durch Beobachtung evtl. Notwendigkeit für IGT-Einzelarbeit über das Projekt hinaus erkennen)

- Für M. (m./6) wäre auch weiterhin IGT in Einzelarbeit oder in Kleingruppe förderlich, sowohl für seine Persönlichkeitsentfaltung als auch zur Stärkung seines Grundvertrauens durch Erfolgserleben, besonders aber um eine Entwicklung und Stärkung der Sinneswahrnehmungen zu erreichen. Durch o. g. Projekt wurden bei M. (m./6), sehr deutlich positive Entwicklungsergebnisse erzielt.
- Auch für E. (m./6) wäre eine entwicklungsfördernde Unterstützung durch IGT über das Projekt hinaus wünschenswert, um seine vorhandenen Potentiale gezielt zu fördern, die damit verbundenen Defizite auszugleichen.
- Für L. (5½) wäre die Förderung der Selbst- und Fremdwahrnehmung durch IGT, in Bezug auf Gruppendynamik, zu wünschen.

Zu Ziel 3: *Persönliches Zielergebnis und Schlusswort*

Durch dieses Projekt und somit meinen Einstieg in die Praxis der Integrativen Gartentherapie, habe ich wertvolle Erkenntnisse für das Umsetzen von theoretischem Wissen in die Praxis gewinnen können und mein angestrebtes Ziel (Erfahrungen zu sammeln) erreicht. Besonders die Bedeutung von Wahrnehmen, Erkennen, Verstehen und der Weg zur Veränderung (Hermeneutische Spirale), den Prozess als solchen zu erleben sowie auch das Sich-einfühlen- und Sich-einlassen-Können in die Welt eines Kindes waren für mich wichtige und notwendige Erfahrungen, um IGT erfolgreich anwenden und umsetzen zu können.

Es war zu erleben, welchen wichtigen Platz ich als Bezugsperson/Gartentherapeutin eingenommen habe und dass ich als protektiver Faktor förderlich wirksam meinen Beitrag leisten konnte. Es ist gelungen, durch Engagement und eine emphatische Grundhaltung, das Vertrauen der Kinder zu gewinnen und sie auf ihrem Entwicklungsweg, durch IGT positiv zu fördern und zu begleiten.

Da die Resonanz auf das durchgeführte Projekt seitens der Eltern und weiterer Pädagoginnen vor Ort bereits zum jetzigen Zeitpunkt als positiv verzeichnet werden kann, sind auch die ersten Schritte, die *Integrative Gartentherapie* im hiesigen Raum bekannt zu machen, getan.

Zu Ziel 4: *Zielergebnis/Resümee der Kindergartenleitung*

Für mich als Pädagogin war das Kennenlernen der IGT in der Praxis ein einschneidendes, positives Erlebnis. Ich konnte innerhalb des Projektes miterleben, wie die Kinder durch die durchgeführte Gartentherapie begleitet, gestärkt und gefördert wurden. Bei den Kindern ist eine positive Entwicklung zu verzeichnen, besonders durch das Erkennen und Fördern vorhandener Potentiale, durch das Stärken der Sinneswahrnehmungen und die Freude, die die Kinder im Verlauf zunehmend an der Natur mit ihren Elementen und den Tätigkeiten selbst entwickelten.

Während des Projektes zeigten die Kinder, durch angewandte gartentherapeutische Elemente, von mir bisher nicht wahrgenommene Seiten, Fähigkeiten aber auch Defizite, was einen neuen Ansatz für den Kindergartenalltag bietet.
Die Kinder haben sich selbst bei den Tätigkeiten gespürt, haben Empathie (hier: zu ihren Kartoffeln) entwickelt, sich sehr sozial gezeigt, Kräfte entwickelt, eigene Grenzen erfahren und überwunden. Allgemein wurde das körperliche und seelische Gleichgewicht gestärkt.
Jedes einzelne Kind hat von Anfang an mit Begeisterung an dem Projekt teilgenommen und hatten am Ende das Bedürfnis es noch fortzuführen.
Es besteht großes Interesse auch künftig Gartenprojekte mit IGT durchzuführen und das bestehende Konzept des Kindergartens durch Gartentherapie zu erweitern.
Ich danke Frau Wasolua, die uns durch ihren Einsatz, ihre empathische Hinneigung zu den Kindern, ihre sensible Wahrnehmung und ihre soliden, fundierten gärtnerischen und gartentherapeutischen Fachkenntnisse reich beschenkt hat.
(gez.: *Inge Walczyk*, Erzieherin Waldorfkindergarten Schloss Eisenbach am 11.09.2015)

6 Literatur

Beiträge von Petzold sowie Petzold und MitautorInnen finden sich im Literaturgesamtverzeichnis am Ende des Bandes.

Berting-Hüneke, C. et al. (2009): Gartentherapie. 2. erw. Aufl. Idstein: Schulz-Kirchner.

Francia, L. (2009): Weiden*frau* und Wiesen*königin*. Magie und Heilwissen aus der Natur. München: Nymphenburger.

Neuberger, K. (2011): Ansätze zu einer Integrativen Gartentherapie. Zur Geschichte, Verbreitung, zu integrativem Gedankengut, Methoden, Praxis und Literatur. In: Integrative Therapie 4/2011, 407-464.

Kaiser, M. (2009): Der Jahreskreis. Bielefeld: Aurum.

Niepel, A./Emmrich, (2005): Garten und Therapie. Stuttgart: Ulmer.

Poletti, R./Dobbs, B. (2014): Resilienz. Die Kunst, wieder aufzustehen. München: Scorpio.

Internet

www.waldorfkindergarten-Schloss-Eisenbach.de (08.10.2014)
www.gartentechnik.de (07.11.2014)
www.gartentherapie.de (12.12.2014)

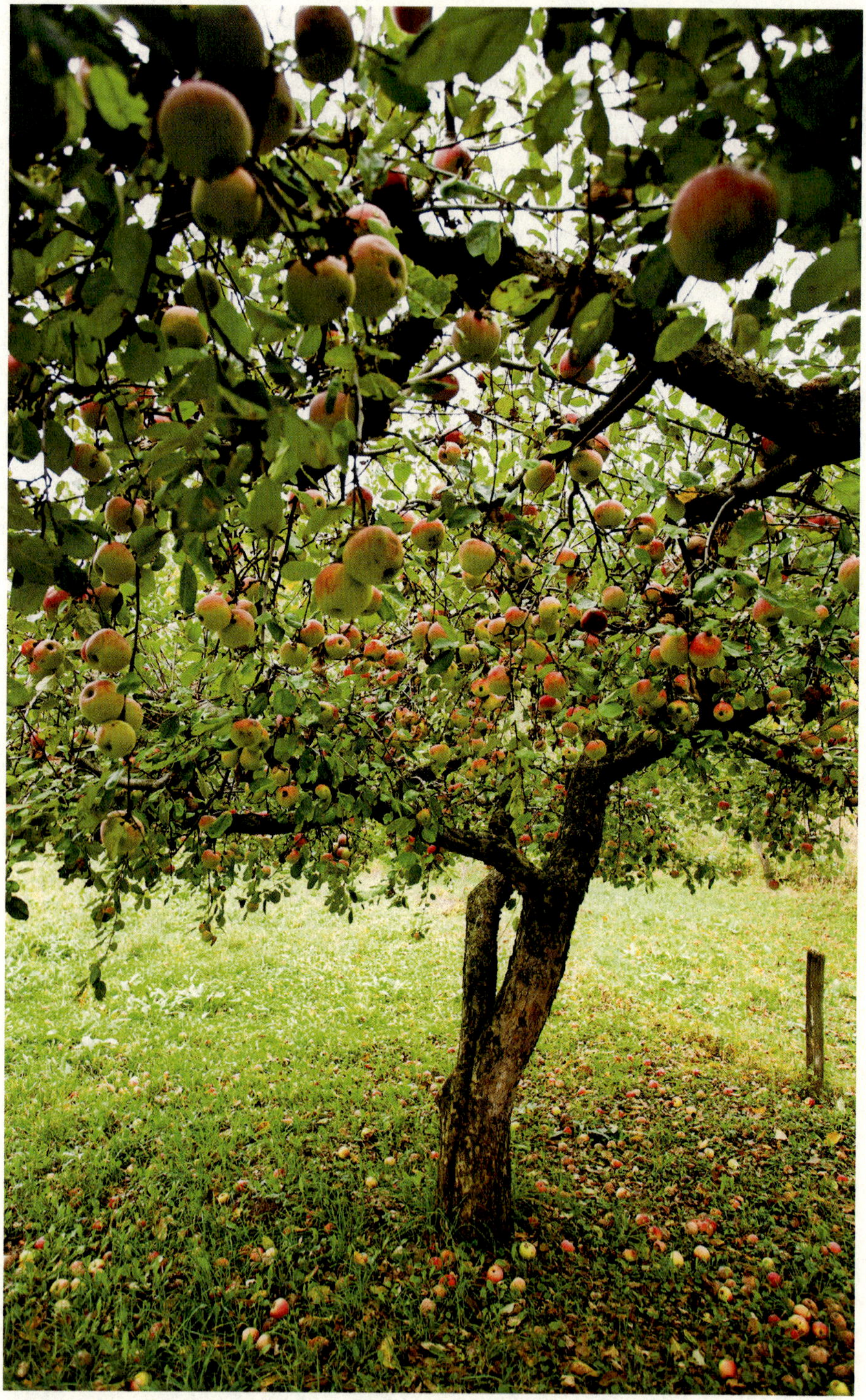

Achtsam werden für das Reifen, bewusst ernten!

Familien in Balance

Ein integratives Naturprojekt zur Unterstützung von Kindern und Jugendlichen aus belasteten Familien

Rainer Bethlehem

> „Man beschäftigt sich mit der Natur, findet Freunde, man kann mit den Leuten von Faba sprechen, man hat Spaß. Mein Lieblingsplatz ist der Kletterbaum. Nach den Aktionen fühle ich mich entlastet und stressfreier, vor allem weil ich hier ohne meine Geschwister bin. Besonders gut gefällt mir, dass wir viel zu-sammen machen, über alles reden können, viel unternehmen." Lisa M., 10 Jahre, Faba-Kind.
>
> (*Marzinzik* u. a. 2014)

Inhalt

1 Einleitung
2 Die Logo-Pflanze
3 Das Projektgelände
4 Die Zielgruppe
4.1 Das Dilemma der betroffenen Kinder
4.2 Resilienzfaktoren
5 Das Projektjahr
6 Wie wirkt Faba?
7 Unsere Erfahrungen
8 Der Integrative pflegerische/therapeutische Ansatz
9 Ergebnisse aus 10 Projektjahren
10 Aussichten/Entwicklung
11 Projektstruktur
11.1 Trägerschaft/Finanzierung
11.2 Personalstruktur
11.3 Krisenintervention
11.4 Supervision
11.5 Qualitätssicherung/Evaluation
11.6 Führungszeugnis/Versicherungen
11.7 Kooperationen
11.8 Auszeichnungen/Wettbewerbe
12 Literatur

1 Einleitung

Integrative Gartentherapie als eine der Methoden im Verfahren der „Integrativen Therapie" nutzt die leibliche Wahrnehmungs- und Ausdrucksfähigkeit des Menschen und seine evolutionsbiologische Ausgerichtetheit auf natürliche Kontexte wie Gärten und Landschaften, um durch vielfältige sensorische Anregungen den Leib mit „allen" Sinnen durch Pflanzen, Sträucher, Erde, Blumen, Früchte usw. anzusprechen und um breite Möglichkeiten des Ausdrucks zu eröffnen. Er vermag dann durch Graben, Rechen, Säen, Pflanzen, Anlegen von Beeten und Rabatten usw. seine Kräfte zu üben, schöpferisch zu werden und Freiräume zu erfahren, die kooperativ und ko-kreativ mit anderen Menschen gestaltet werden können. Der Garten wird zum Gestaltungsraum, wird Lebensraum. Das ermöglicht dem Menschen – KlientInnen und PatientInnen – , in der Gartentherapie Zugang zur Natur und ihren Dingen und Lebewesen zu finden, die ihm auch Zugang zum Lebendigen und damit auch zu seinen inneren Lebensquellen eröffnet. In Begegnungen mit anderen Menschen, Pflanzen, und Tieren können Isolation durchbrochen, Ängste, Zwänge, Niedergeschlagenheit überwunden werden und vermag man die eigene Persönlichkeit zu entfalten. Der Mensch vermag sich im Kontakt mit der Natur, im Landschaftserleben, im Bezug zum Tier und in der Gartenarbeit bzw. in der Kombination dieser drei Erfahrungsbereiche selbst zu finden, Schönheit, Gemeinschaft und eine „Freude am Lebendigen" zu erleben. Erfahrungen, die ihm „Freude an sich selbst" und „Freude am Mitmenschen" erschließen. (*Petzold, Orth-Petzold, Orth* 2013)

Einer ausführlichen Projektbeschreibung möchte ich zunächst einige persönliche Hintergrundinformationen zur Motivation und Entstehung der Projektidee und ihrer Umsetzung voranstellen.

Aufgewachsen ab Ende der 50igerJahre in kleinbäuerlichem Umfeld im ostwestfälischen Isselhorst, einem Ortsteil von Gütersloh, war ich noch den Auswirkungen einer Nachkriegszeit ausgesetzt, die insbesondere durch die Beziehung zum schwer kriegstraumatisierten Vater belastet war. In einer grundsätzlich liebevollen und zugewandten Kindheit stellten meine Brüder und mich die in den 60iger Jahren noch häufig in den Nächten auftretenden „Flashbacks „ des Vaters vor besondere Herausforderungen.

Unsere mit der Situation überforderte Mutter konnte ihre Kinder nicht immer hinreichend vor den körperlichen Übergriffen des Vaters schützen.

Die „Flucht" in den der Hofstelle nahe liegenden „Hagen", einer Feldhecke, war zeitweise die einzige Möglichkeit, sich den Nachstellungen des Vaters zu entziehen. Diese frühen „Naturerfahrungen" im „Schutzraum Natur", auch im Kontext zu prägenden Erlebnissen mit Wild-, Haus- und Hoftieren sowie einer stabilisierenden „Peer-Group", können insofern in der Rückschau zu den Kindheits- und Jugenderfahrungen als Protektivfaktoren gesehen werden.

Mein großes Interesse und spätere Aktivitäten im Umwelt-, Natur- und Artenschutz sind hier seinerzeit entstanden.

Als Jugendlicher konnte ich den Absprung aus dem Elternhaus durch die berufliche Orientierung in die Krankenpflegeausbildung in der Nachbarstadt realisieren. Eine Annäherung und Beziehungsharmonisierung zum Vater gelang dann über viele Jahre auch durch den Erkenntnisgewinn, dass der Vater ebenfalls „Opfer" war.

Ende der 80iger Jahre wurde der elterliche Betrieb, nach Aufgabe der Landwirtschaft, unter den Kindern aufgeteilt. Mir wurde ein 0,8 Hektar großes Wiesenarreal, ein ehemaliger „Acker", überschrieben.

Seit dieser Zeit entwickeln wir im Familienverbund das Gelände zu einem Natur- und Gartenparadies, das inzwischen über die Grenzen Güterslohs bekannt ist.

Beruflich hatte ich mich in die psychiatrische Pflege orientiert und bin dort noch immer in Vollzeit auf einer fakultativ geschlossenen Station der Pflichtversorgung zur Behandlung von Menschen mit Abhängigkeitserkrankungen tätig. Eine Langzeitfortbildung „Kreativitätstraining" im Kontext der Gestalttherapie Mitte der 80iger Jahre brachte erste Erfahrungen mit diesem humanistischen Therapieansatz. Es folgten Weiterbildungen in „Genusstraining" und die berufliche Qualifizierung zum Fachgesundheits- und Krankenpfleger für psychiatrische Pflege 2004/2006. Praxiseinsätze in der Kinder- und Jugendpsychiatrie und beim Sozialpsychiatrischen Dienst der Stadt Bielefeld führten zu Kontakten zu einer Arbeitsgruppe des Gütersloher Gesundheitsamtes, wo es um die Implementierung von präventiv wirkenden Unterstützungsangeboten für Kinder in Familien mit Sucht- und/oder psychischer Erkrankung ging.

Gemeinsam mit meiner Ehefrau Renate Bethlehem, die ebenfalls langjährig als Pflegefachkraft und Familientherapeutin in einer Tagesklinik für Abhängigkeitserkrankte tätig ist, haben wir im Herbst 2006 dem Arbeitskreis eine erste Ideenskizze vorgestellt. Hier entstand dann der konkrete Plan eines natur- und gartentherapeutischen Präventionsangebotes für Gütersloher Kinder mit einer familiären Belastung durch eine Sucht- und/oder psychischen Erkrankung.

Gemeinsam mit Cornelia Wagner vom Deutschen Kinderschutzbund Kreisverband Gütersloh e. V., die ebenfalls im Arbeitskreis aktiv war, wurde dann in kurzer Zeit ein Konzept zur Umsetzung des Faba-Naturprojektes erarbeitet.

2 Die Logo-Pflanze

Der Name Faba steht gleich für zwei Bedeutungen, zuerst als Abkürzung für Familien in Balance, da wir mit dem Angebot die ganze Familie erreichen wollen. Zudem ist es der lateinische Name für die Ackerbohne oder „dicke Bohne" (*Vicia faba*). Dieses alte Gartengemüse steht für Robustheit, Vitalität und Nahrhaftigkeit, es ist das erste Gemüse, das im Frühjahr ab Ende Februar von den Kindern gepflanzt werden kann.

Zunächst soll aber das Projektgelände vorgestellt und die Strukturbedingungen für die Umsetzung eines integrativen garten- und landschaftstherapeutischen Projektes näher beschrieben werden.

3 Das Projektgelände

Der „Acker", wie wir unser Streuobstwiesen- und Gartengelände liebevoll nennen, bildet die „natürliche" Basis für das Präventionsangebot Faba-Naturprojekt.

Das Gelände wird über das Faba-Projekt hinaus für vielfältige Aktivitäten im Natur- und Artenschutz genutzt. Hier ist regelmäßig die „Naturschule Gütersloh" im Rahmen von Angeboten der Ferienspiele Gütersloh zu Gast. Es finden jährlich Lehrgänge zum Obstgehölzschnitt statt und es werden Garten- und Wiesenführungen für verschiedenste Gruppen angeboten.

Unsere Haltung zu diesem „Acker" ist weniger der von Besitzern, sondern mehr die von Hütern des Geländes, um Bedingungen (wieder)herzustellen, damit an diesem Ort vielfältige positive Entwicklungen möglich werden können.

Wir fühlen uns diesbezüglich dem „ökologischen Imperativ" verpflichtet:

> Handle so, dass durch deine Lebensweise keine Gefährdungen der Biosphäre eintreten können. Sei mit „Kontext- Bewusstsein" und „komplexer Achtsamkeit" wachsam für schädigendes Handeln, das den Fortbestand des Lebens und die Funktion der Ökosysteme auf dieser Welt bedrohen könnte. Trete ein, wo solches Handeln durch Menschen in der Noosphäre sichtbar wird und versuche es zu verhindern. Pflege eine ökosophische Lebenspraxis, bewahre und schütze die Natur! (*Petzold, Orth-Petzold, Orth* 2013)

Bei der Umsetzung dieser Verpflichtung sind wir weiterhin bemüht, gestaltend mitzuwirken:

> Rainer Bethlehem und seine Frau Renate gehören zum Urgestein des Gütersloher Natur- und Umweltschutzes. Atomausstieg, Hornissenschutz, Apfelsorten, Vogelschutz, Bienen, alte Hühnerrassen, Obstbaumpflege, Naturpädagogik, Dorfpflanzen, Schafe – kaum ein Aspekt der Biologischen Vielfalt, der von ihnen nicht gelebt wird. Und das neben einem anstrengenden Beruf! Vermutlich ermöglicht dieses außergewöhnliche Engagement gerade der seelische Ausgleich, den die Beschäftigung mit der Natur bietet. (*Albrecht* 2015, 28)

Das Gelände ist geprägt durch vielfältige Gehölzstrukturen in Form von Feld- und Schnitthecken sowie Grünwegen und Gartennischen. Das Obstwiesenareal wirkt fast savannenhaft. In dieses Gefüge sind auch die Kleingebäude wie Remise, Toilettenhaus, Hühnerstall und Wildbienenhaus harmonisch integriert. Diese vielfältigen Strukturen ermöglichen nicht nur den Hoftieren wie Hühnern und Schafen ein artgerechtes Leben, sondern geben auch einer Vielzahl „wilder" Mitbewohner ein Zuhause. Der humose Sandboden des Areals wurde seit Jahrhunderten in bäuerlicher Kultur, in der „Plaggenesch"-Wirtschaft, aufgewertet und ist ein klassischer „Roggenstandort". Plaggenesch bedeutet, dass Heide-und Grassoden flach abgetragen wurden, um als Einstreu bei den Hoftieren verwendet zu werden. Mit den tierischen Fäkalien vermischt wurde die Streu dann auf die spezifischen Ackerareale zur Düngung aufgebracht. Für die meisten, nicht zu anspruchsvollen Gemüse- und Obstarten ist diese leicht zu bearbeitende Bodenart voll ausreichend.

Die Bewirtschaftung des Geländes erfolgt komplett ohne chemische Dünge- und Giftmittel.

Für ein garten- und landschaftstherapeutisches Angebot sind die örtlichen Bedingungen ideal:

Was genau aber ist es nun, das uns anspricht, das uns inspiriert, das uns fasziniert, das uns anregt oder beruhigt in einer Landschaft oder in einem Garten? Um diese Frage zu beantworten, hat das Forscherpaar *Rachel* und *Stephen Kaplan* (1989) zahlreiche empirische Untersuchungen zur Wahrnehmung unterschiedlicher natürlicher Landschaften durchgeführt. In ihren Auswertungen stellten sie fest, dass Menschen mit westlicher Prägung insbesondere Landschaften besonders attraktiv finden, die zwei grundlegenden menschlichen Bedürfnissen entgegenkommen: Zunächst dem Bedürfnis danach, die Welt um uns herum zu verstehen, dem Bedürfnis danach, sich orientieren zu können und mit der Umgebung vertraut zu sein. ... Das zweite grundlegende Bedürfnis des Menschen ist seine – zuweilen unterschiedlich stark ausgeprägte, aber doch immer in einem gewissen Ausmaß vorhandene – Neugier. Sein Bedürfnis nach Neugier und sein Bestreben, die jeweilige Umgebung zu erforschen. ... Diesen beiden grundlegenden menschlichen Bedürfnissen nach Vertrautheit und Orientierung in der Umgebung ebenso wie nach dem Erforschen und Gestalten der Umgebung kommt der Garten an vielen Stellen entgegen. Er ist verläßlich in seiner beständigen Form, vermittelt so die Erfahrung von Kontinuität und Sicherheit und erleichtert die Orientierung. Schon die Wortbedeutung des Gartens signalisiert dies: Das persische Parei-deza bedeutet so viel wie Umzäunung oder Umfriedung. Ein Fleckchen Erde ist von Zäunen, Hecken oder Mauern umgeben und bietet Schutz und Sicherheit. Gleichzeitig wandelt sich der Garten unablässig, bietet ständig neue Überraschungen und ist dem Menschen so gleichermaßen ein Ort der Entspannung und Erholung wie auch ein Ort der Anregung und Inspiration." (*Plahl* 2004)

Das Streuobstwiesengelände, der Gemüse- und Kräutergarten, die Heckenanlagen und die Bewohner des Geländes bieten in ihrer biologischen Vielfalt ein fast unerschöpfliches Reservoir für Wahrnehmung, gemeinsames Erleben, Erfahrung sammeln, Kontaktmöglichkeiten, Sinnentfaltung, Wissensbildung und fördern hierdurch die Entwicklung von Zutrauen und Vertrauen der Faba-Kinder.

Als reizvielfältige Umgebung trägt Natur dazu bei, Entwicklungsschritte anzuregen und zu fördern. Das Spiel von Kindern kann hier komplexer, kreativer und selbstbestimmter sein als in eher reizarmen oder reizhomogenen Räumen. (*Gebhard* 2005)

4 Die Zielgruppe

Das soziale Gruppenangebot richtet sich in jedem Jahr an acht Gütersloher Mädchen und Jungen im Alter von 8 bis 11 Jahren aus Familien mit einer Sucht- und/oder psychischen Erkrankung. Da es sich um ein Präventionsangebot handelt, können Kinder mit einer psychiatrischen Diagnose nicht aufgenommen werden. Die betroffenen Kinder müssen über Gruppenfähigkeit verfügen.

Die 12 Gruppentreffen finden immer für drei Stunden an Freitagnachmittagen von Anfang März bis Ende September statt. Die Kinder werden von ehrenamtlichen Mentoren zu Hause abgeholt und nach der Gruppenstunde wieder zurückgebracht.

Die Eltern erhalten im Projektzeitraum ein eigenes Gesprächsgruppenangebot über die Arbeitsgemeinschaft der Selbsthilfegruppen im Suchtbereich, Kreis Gütersloh.

4.1 Das Dilemma der betroffenen Kinder

Die Kinder in den betroffenen Familien stehen unter besonderen Belastungen wie Unsicherheit, Unzuverlässigkeit und Überforderungen, manchmal auch Grenzüber-schreitungen und Gewalterfahrungen. Darüber hinaus leiden die betroffenen Familien häufig unter Stigmatisierungen und sind oftmals auch sozial benachteiligt. Die Familien befinden sich in einer Tabuzone, da über die Krankheit nicht gesprochen werden darf und sich die Familien nach außen hin häufig abschirmen „Mehr als 30 Prozent der Kinder aus suchtbelasteten Familien werden selbst suchtkrank – meistens sehr früh in ihrem Leben“. (*Klein* 2005)

Das Faba-Naturprojekt möchte die gesundheitliche Chancengleichheit für betroffene Gütersloher Kinder und ihre Familien verbessern und im Kontext der Integrativen Garten- und Landschaftstherapie protektive Erfahrungen ermöglichen und insbesondere die Resilienzfähigkeit der Kinder verbessern:

> Unter Resilienz wird eine besonders hohe Widerstandskraft gegen Stress bei stark ausgeprägten Entwicklungsmöglichkeiten verstanden. Resiliente Kinder haben beispielsweise ein Gefühl für die persönliche Kontrolle ihrer Umwelt (Selbstwirksamkeitserwartung). (*Klein* 2005)

4.2 Resilienzfaktoren

Folgende Resilienzfaktoren sind die Grundlage für die Angebote bzw. Aktivitäten in den Gruppenstunden:

1. Motivation, Stress als Herausforderung zu verstehen

Durch angeleitetes und begleitetes Naturerleben und durch die Gartentätigkeiten werden die Kinder ermutigt, neue Erfahrungen zu machen und zu meistern, z. B. Hühnerküken in die Hände nehmen, mit Bienen besetzte Waben halten, auf den Walnussbaum klettern, Brennnessel ernten.

2. Wissen von der Krankheit des Elternteils vermitteln, damit so ein Verständnis für die familiäre Situation entstehen kann

Vermittlung fachlicher Hintergrundinformationen aus unserem Kontext der psychiatrischen Pflege.

3. Erleben von stabilen Beziehungen zu psychisch gesunden Personen

Pflegerische Beziehungsgestaltung, sich etwas zutrauen, Vertrauen und Zutrauen erhalten und entwickeln. Beziehungsaufbau zu den MitarbeiterInnen des Projektteams und der MentorInnen.

4. Unabhängigkeit von der Stimmung der Eltern

Die Kinder erleben den Ort mit allen Sinnen, sie fühlen, sehen, riechen, schmecken, hören. Sie haben die Möglichkeit, sich auf sich selbst zu konzentrieren und einen achtsamen Umgang mit sich, den anderen Kindern, den MitarbeiterInnen und der Natur zu entwickeln.

5. Initiative in der Freizeit

Vermittlung weiterführender Angebote nach Beendigung der Faba-Gruppe, z. B. Vermittlung in eine Naturgruppe, Kreativgruppe oder Sportpatenschaft.

6. Kreative, künstlerische Tätigkeit

Schöpferisch kreativer Umgang mit Naturmaterialien, z. B. Wohlfühlinseln aus Ton erstellen, Tongesichter fertigen, Steine bemalen, Rindenbilder gestalten, Holz schnitzen, aus Wachs Kerzen ziehen, Filzbälle anfertigen.

7. Distanzierung durch Humor und Ironie

Angeleitetes Aufnehmen von Situationskomik und Rollenspiel, z. B. Witzerunde.

8. Von den Eltern unabhängiges Wertesystem

Naturerleben, Tätigkeiten im Garten, Kontakt zu Haus- und Hoftieren sowie Tätigkeiten im Natur- und Artenschutz sind besonders geeignet, um ein eigen- ständiges Wertesystem zu entwickeln. (*Bethlehem, Bethlehem* 2011)

In diesem Kontext stehen auch die 14 Wirkfaktoren der Integrativen Therapie, die für die Gartentherapie in diesem Band von *Krüskemper* (dieses Buch S. 624) und für die tiergestützte Therapie von *Stubbe* und *Beushausen* differenziert beschrieben worden sind (vgl. Bd. II dieses Werkes).

5 Das Projektjahr

Januar/Februar

Anfang des Jahres werden die Kinder für die neue Faba-Gruppe mit Hilfe des Gütersloher psychosozialen Netzwerkes akquiriert.

Die Erstgespräche mit den Eltern werden mit Frau Wagner im Kinderschutzbund geführt.

März

Anfang März findet der Kennenlernnachmittag in Räumen des Kinderschutzbundes statt. Die Familien treffen sich mit dem Team und den MentorInnen in entspannter Atmosphäre und lernen sich kennen. Organisatorische Fragen können hier geklärt werden.

März bis September

Ab Mitte März beginnen die insgesamt 12 Gruppentreffen des Faba-Naturprojektes.

Im Team arbeiten wir jeweils mit vier Betreuungspersonen, alle mit fachlicher Qualifikation. Die Themen in den Gruppentreffen orientieren sich an den saisonbedingten Aufgaben im Garten und auf der Obstwiese. Die Kinder bewegen sich, klettern, lernen mit Werkzeugen und Materialien umzugehen, sie graben, säen, pflanzen, pflegen, ernten, fühlen, schmecken, erfassen, erfahren und gestalten. Sie erhalten Kontakt zu den Hoftieren wie den Hühnern nebst Küken, den Honigbienen und ab dem Frühsommer mit den Schafen. Zu einzelnen Gruppentreffen kommen auch „Gäste" aus der Nachbarschaft, sodass es Kontakte zur Katze, einem Hund und dem Pony kommt. Auch mit den wilden Bewohnern des Geländes gibt es Kontakt. Das große Wildbienenhaus, die Hummelkästen und über 80 Nisthilfen für Vögel ermöglichen intensive Begegnungen.

Das Rahmenprogramm beinhaltet immer ein Garten- und/oder ökologisches Thema, ein Bewegungsangebot sowie Kreativ- und Spielangebote.

Zentral ist bei jedem Gruppentreffen die gemeinsame Pause mit Saft und Kräutertee und selbst gebackenem Kuchen.

Vor der Sommerpause kommen die Eltern zu einem Kindertreffen dazu, um sich selbst einen Eindruck vom Projektgelände zu machen und die „Produkte" ihrer Kinder zu bestaunen.

In den Sommerferien findet eine Sommeraktion mit den Familien statt. Dieser Termin wird genutzt, um einen „Arbeitseinsatz" auf dem Gelände durchzuführen. Besonders beliebt ist dabei der Heckenschnitt der 400 Meter langen Weißdornhecke. Bei Kaffee und Kuchen haben alle die Möglichkeit, miteinander ins Gespräch zu kommen.

Ende September endet das Faba-Jahr mit einem großen Erntefest, zu dem alle Projektbeteiligten eingeladen sind. Viele Familien aus den Vorjahren kommen regelmäßig zum Erntefest.

Oktober bis Dezember

Ende des Jahres finden die Abschlussgespräche mit den Familien im Kinderschutzbund statt. Die Kinder werden in Anschlussangebote wie Naturgruppen, Sportvereine und begleitende Familienpatenschaften vermittelt, bei Bedarf auch in weitere therapeutische Angebote.

6 Wie wirkt Faba?

Die strukturelle und biologische Vielfalt des Geländes ist eine wichtige Voraussetzung für stabilisierende Erlebnisse und Erfahrungen und ermöglicht hierdurch positive Entwicklungsprozesse der Kinder. Der Kontakt zu Hof- und Wildtieren, zu Gemüsepflanzen, Blumen und Kräutern, zu Bäumen und Sträuchern, der kreative und schöpferische Umgang mit Naturmaterialien, die Handhabung von Werkzeugen und Materialien, die sportlichen und spielerischen Angebote und die „mutigen" Herausforderungen fördern bei den Kindern die Entwicklung einer Selbstwirksamkeitsüberzeugung als Schutzfaktor. Eine intensive Begleitung und Betreuung der Kinder durch die MitarbeiterInnen des Faba-Teams ist allerdings die Voraussetzung für diese Erfahrungen von Begegnungen, von Beziehungen und Bindungen. Die Erfahrungen und Aktivitäten der Kinder können eine Art Flow-Erleben begünstigen, ein Glücksempfinden, das beschrieben werden kann als Zustand, in dem Aufmerksamkeit, Motivation und Umgebung in einer Art produktiven Harmonie zusammentreffen. Dazu gehört auch das Gefühl der Kontrolle über die Aktivität, die Fähigkeit, sich auf das Tun zu konzentrieren. Als Nachweis des Flow gelten Aktivitäten, bei denen das Zeitgefühl verloren geht. Gemeinsames Sein und Tun fördert diese Erfahrung.

Bedingungen für eine unterstützende Umgebung können wie folgt beschrieben werden:

> Die Umgebung hat etwas von „Wegsein". Die Umgebung ist ausreichend groß und reichhaltig. Es gibt genug zu sehen, zu erfahren und nachzudenken.
> Die Umgebung fasziniert, und das ist wesentlich für jede Aktivität, die als erholsam erlebt wird. Die Phänomene im Garten halten die Aufmerksamkeit auf undramatische Weise. *(Kaplan, Kaplan)*

Ein solcher Lebensraum wirkt seelisch stärkend. Die Erfahrungen und Anregungen können von den Kindern in ihr eigenes Umfeld übertragen und weiterhin genutzt werden. Regelmäßig nehmen die Faba-Kinder Pflanzen, Materialien und ihre kreativen Produkte mit zu sich nach Hause, auch hierüber entsteht Beziehung und Bindung.

7 Unsere Erfahrungen

Unsere Erfahrung seit nunmehr zehn Jahren ist, dass es den Kindern leichter fällt, weitere Angebote, wie Beratung, Begleitung und Vermittlung in Anschlussangebote, anzunehmen. Auch die Eltern zeigen sich nach Faba deutlich stabilisierter, auch ihnen fällt es leichter, weitere Beratungs- und Unterstützungsangebote anzunehmen.

Das multiprofessionelle Faba-Team, das auch Genderaspekte und die Altersstruktur berücksichtigt – wir haben sowohl die „Elterngeneration" als auch die „Großelterngeneration" im Team, entwickelt das Faba-Projekt kontinuierlich in einem polylogen Prozess weiter. Unsere langjährige Erfahrung ermöglicht, im Kontakt mit den Kindern und ihren Eltern, ein besonderes Verständnis und Einfühlungsvermögen für die bestehenden Problemlagen in den Familien.

Insgesamt scheint auch der Ansatz der Integrativen Therapie, die Begegnung „auf Augenhöhe", in Konvivialität, der Schlüssel für die Bereitschaft der Eltern und der Entwicklung der Kinder im Projekt zu sein:

Konvivialität ist ein Term zur Kennzeichnung eines „sozialen Klimas" wechselseitiger Zugewandtheit, Hilfeleistung und Loyalität, eines verbindlichen Engagements und Commitments für das Wohlergehen des Anderen, durch das sich alle „Bewohner", „Gäste" oder „Anrainer" eines „Konvivialitätsraumes" sicher und zuverlässig unterstützt fühlen können, weil Affiliationen, d. h. soziale Beziehungen oder Bindungen mit Nahraumcharakter und eine gemeinsame „social world" mit geteilten „sozialen Repräsentationen" entstanden sind, die ein „exchange learning/exchange helping" ermöglichen. (*Petzold, Orth, Sieper* 2014)

8 Der Integrative pflegerische/therapeutische Ansatz

Als psychiatrische Pflegeexperten sind wir im beruflichen Kontext mit den Besonderheiten psychiatrischer Störungen und Erkrankungen vertraut. Es lohnt sich aber sehr, den Begriff „Pflege" auch in seiner erweiterten Bedeutung näher zu betrachten. Dazu eine Textpassage von Gerhard Winkel aus dem Band „Umwelt und Bildung":

Das Wort bewahren ist sinngemäß auch mit schützen zu übersetzen; bebauen bedeutet auch kultivieren. Kultivieren stammt von „colere"; pflegen, bebauen, ehren. Die Worte Kultur und Kultus gehen auf diesen Wortstamm zurück. Im Kultus wird religiöse Erfahrung gepflegt, im Kulturland die Ackerfähigkeit des Bodens, in der menschlichen Kultur jeweils eine Gesamtheit von Kunst, Technik, Sitten, Gebräuchen und Wissenschaft. Kultur und Kultus sind in ihren Ursprungsvorstellungen auf das engste miteinander verwandt, und beide berühren auch den Vorstellungsinhalt der Worte bebauen, pflegen, ehren. Das Pflegerische berührt danach eine sehr ursprüngliche religiöse Dimension. Auch in der Wissenschaft kommt das Wort Pflege vor. Die Ethologie unterscheidet neben dem Beuteverhalten, Neugierverhalten, Komfortverhalten usw. ein Pflegeverhalten, sei es als Brutpflege oder Körperpflege. Auch für die Humanethologie ist das Pflegeverhalten noch stark von Instinkten beeinflußt. Das ergibt sich aus Untersuchungen der Jäger- und Beutemachervölker. Pflegeverhalten gegenüber Kindern und auch nahestehenden Erwachsenen wird von Gefühlen ausgelöst oder von ihnen begleitet. Darum läßt sich das angeborene Pflegeverhalten so leicht auf Tiere, vielleicht auch auf Pflanzen und Unbelebtes übertragen, jedenfalls viel leichter als wenn es keine emotionale Grundlage gäbe... so wird die etwas kürzere holzschnittartige Formulierung des etymologischen Wörterbuches (Duden 1963) sofort verständlich. Danach ist pflegen ein altes, westgermanisches Wort, das in unserer Sprache in zweifachem Sinn auftritt: „sich für etwas einsetzen, für etwas einstehen." Diese Wortbedeutung finden wir wieder in der übernommenen Pflicht oder Verpflichtung, auch in der Dienstpflicht. Da das Wort ursprünglich stark gebeugt wurde, taucht es als abgeschwächte Verpflichtung auch als Gepflogenheit auf, die in einer Angelegenheit allgemein gehandhabt wird. Es bedeutet aber auch: „sich mit etwas abgeben, etwas betreiben, gewohnt sein". Während das Wort Gepflogenheit beide Bedeutungsrichtungen verklammert, pflegt man in dieser Bedeutung Pflanzen, Tiere, Menschen, indem man pfleglich mit ihnen als ihrem Pfleger umgeht. Das Wort Verpflegung ist aus dieser Bedeutung abgeleitet. Anstatt von einem Bewusstseinswandel zu sprechen, würde sich dieser etwas vordergründiger als Wandel der Gepflogenheiten darstellen lassen. Indem man sich mit etwas abgibt (es pflegt) und dafür einsetzt (ihm pflichtig wird) verbindet man konkret beide Wortbedeutungen des Wortes pflegen. „Die Aufnahme einer Beziehung ist die Grundlage des Pflegerischen." (*Winkel* 1995, 54f.)

Im Faba-Projekt pflegen wir einen zugewandten konvivialen und ko-respondierenden Kontakt zu allen am Projekt Beteiligten, wir nennen das „Begegnung auf Augenhöhe". Diese „Grundhaltung" ist auch auf das Gelände und seine Bewohner übertragbar, sodass die Faba-Kinder problemlos die Regeln des Verhaltens und des Umgangs mit den Mitgeschöpfen erlernen und sich an die Vorgaben halten können. Dieses ist nach unserer Einschätzung auch die Grundlage größerer und vertiefenderer Nähe im Kontakt und bietet damit tiefere Einsichten in Lebenswelten.

9 Ergebnisse aus 10 Projektjahren

Es konnten bisher 80 Kinder aus über 70 betroffenen Gütersloher Familien erreicht werden. Das Projekt ist in Gütersloh fest etabliert und erfährt hohe Wertschätzung. Die Familien profitieren nicht alle gleichermaßen vom Angebot. Persönliche und familiäre Belastungen durch eine psychische und/oder Suchterkrankung führen zu sehr unterschiedlichen Verhaltensweisen der Betroffenen, das wiederum bedarf eines sehr individuellen Umgangs und hoher Flexibilität seitens des „Hilfesystems".

Nicht alle Kinder haben die Gruppenangebote „durchgehalten", einige brachen das Angebot frühzeitig ab, für andere war das Angebot nicht „passend" und es wurden Alternativen gefunden.

Als freiwilligem Präventionsangebot sind auch die Grenzen unserer Möglichkeiten sichtbar geworden, für etliche Familien besteht über unser Angebot hinaus noch weiterer Unterstützungs- und Hilfebedarf. Dieser Umstand wurde auch im Bericht zur Evaluation deutlich:

Die Berichte zeigen damit auch die Grenzen des Projektes, dessen Wirksamkeit sich optimal im Zusammenklang mit anderen Hilfen und mit dem Engagement der Eltern entfaltet. Wenn die familiäre Belastung extrem groß ist, sind andere parallel unterstützende Hilfen dringend notwendig. Eine große Rolle spielt außerdem die Schule. Die Beispiele zeigen, wie hilfreich und wichtig es ist, wenn Kinder auf eine für sie besser passende Schule wechseln können, andernfalls sind sie durch die negativen Situationen sehr beeinträchtigt. Für die anderen Kinder stellt Schule eher einen positiven Ort dar, an dem sie Freunde finden und auch Erfolgserlebnisse haben können. Faba kann bei negativen Schulerfahrungen zwar ein ermutigenderes Kontrastprogramm darstellen, als ein Ort, an dem Beziehungen zu anderen Kindern positiver verlaufen als in der Schule, der notwendige Wechsel kann dadurch nicht ersetzt werden. (*Marzinzik* u. a. 2014)

Naturerleben und Naturerfahrungen können zwar die belastenden Situationen in den Familien der Faba-Kinder nicht beseitigen, aber es kann ein Verständnis vom „Zuhausesein in der Natur, in der Welt" bei den Kindern als Schutzfaktor entstehen. Was wir im Garten wahrnehmen, die Art und Weise, wie wir wahrnehmen, beeinflusst unsere Gefühle und unsere Stimmungen. Der positive Einfluss einer natürlichen Umgebung ist eindeutig. Das Spiel in der freien Natur, der Umgang mit Naturprodukten, die Beschäftigung mit Tieren und Pflanzen und die Beobachtung und Begleitung des Werdens, Vergehens und der Prozesse der Veränderung im Jahreskreis geben vielfältige Impulse für die kindliche Entwicklung. Hierzu nochmals ein Auszug aus dem Evaluationsbericht:

Als Effekte lassen sich bei den Kindern ein gesteigertes Selbstbewusstsein und mehr Mut im Umgang mit herausfordernden Situationen beobachten. Eine weitere wichtige Erfahrung bietet der Kontakt mit Erde, Lehm und Ton, der von vielen Kindern zunächst ängstlich und mit vielen Bedenken aufgenommen wird. Auch hier werden sie im Laufe des Projektes mutiger und suchen zunehmend von sich aus den Kontakt zum natürlichen Umfeld, womit sie sich eine weitere Ressource für ihre Entwicklung und Stärkung erschlossen haben. (*Marzinzik* u. a. 2014)

Wir wissen von Faba-Kindern, die nach Beendigung des Angebotes mit unserer Hilfe in die Kindergruppe des lokalen Naturschutzvereins integriert wurden. Ein Kind machte sein Schulpraktikum beim Umweltamt der Stadt, ein anderes nutzte den Schulwechsel zur Sekundarstufe II, um gezielt die Klasse mit dem Gartenprojekt zu wählen. Viele Faba-Familien halten weiterhin Kontakt zu uns und dem Projekt und besuchen regelmäßig das jährliche Erntefest.

Auch werden die Beratungsangebote des Deutschen Kinderschutzbundes (DKSB) sowohl von den Eltern als auch von den Kindern weiter angenommen.

Darüber hinaus, davon sind wir überzeugt, passiert aber noch viel mehr als wir mitbekommen oder erahnen.

Hier noch eine Kinder- und eine Elternrückmeldung aus dem Evaluationsbericht:

Hier kann man alles Mögliche machen, es gibt 100000 Apfelbäume. Anfangs war ich schüchtern, später nicht mehr, weil die so viele Sachen hier machen. Mein Lieblingsplatz ist überall und bei Rainer. Die Aktionen hier machen Spaß und hinterher geht's mir gut. Faba ist ein Projekt, wo die Kinder neuen Mut kriegen, wieder Stärke und Selbstbewusstsein bekommen, sich einfach wieder wohler fühlen. (*Marzinzik* u. a. 2014)

10 Aussichten/Entwicklung

Nach nunmehr 10 Jahren Faba-Naturprojekt blicken wir auf ein erfolgreiches integratives Garten- und landschaftstherapeutisches Wirken zurück, das im Projektjahr 2013 durch eine externe gesundheitswissenschaftliche Evaluation in seinen Qualitäten und in seiner Wirkung auf die betroffenen Kinder und deren Familien untersucht wurde. Der Bericht zur Evaluation ist auch Grundlage für eine mögliche Übertragung des Projektkonzeptes an weitere Standorte. Wir sind weiterhin bemüht, dieses bewährte Konzept rhizomatisch an weiteren Orte wachsen zu lassen und unterstützen gern entsprechende Initiativen.

In Verbindung mit dem DKSB Bielefeld als Trägerverband, dem Schulbauernhof Ummeln als Projektstandort und der Arbeitsgemeinschaft der Betriebskrankenkassen in OWL als Finanzierer ist es im letzten Jahr gelungen, das Faba-Konzept in zwei ganzjährig durchgeführten Gruppenangeboten mit zusammen 20 Kindern in Bielefeld zu implementieren. Neben sozialpädagogischen Fachkräften und einem Landwirt ist dort auch eine Fachkraft mit Ausbildung an der EAG als Garten- und Landschafts- therapeut im Integrativen Verfahren tätig.

11 Projektstruktur

11.1 Trägerschaft/Finanzierung

Das Faba-Naturprojekt „Familien in Balance" steht in Trägerschaft des Deutschen Kinderschutzbundes Kreisverband Gütersloh e. V. (DKSB).

Der überwiegende Teil der Aktivitäten im Projekt wird ehrenamtlich erbracht, die Teammitglieder erhalten eine Aufwandsentschädigung im Rahmen einer Übungsleiterpauschale. Die Personalkosten sowie die anfallenden Sachkosten für Material, Versicherungen, Fahrtkosten, Umlage DKSB usw. werden über freiwillige Projektmittel des Fachbereiches Jugend der Stadt Gütersloh finanziert. Zusätzlicher Finanzierungsbedarf wird über Spenden generiert.

11.2 Personalstruktur

Das Faba-Projektteam und die Zuständigkeiten:

- **Cornelia Wagner**, Diplom-Pädagogin, systemische Paar- und Familientherapeutin, tätig im DKSB, zuständig für: Erst- und Abschlussgespräche im DKSB und die Organisation von Anschlussaktivitäten für die Projektkinder, Netzwerkarbeit
- **Renate Bethlehem**, Krankenschwester und Familientherapeutin mit Weiterbildung in „Community Reinforcement Approach" und Genusstraining, zuständig für: Projektleitung
- **Rainer Bethlehem**, Fachgesundheits- und Krankenpfleger für psychiatrische Pflege, Weiterbildungslehrgang „Garten- und Landschaftstherapie im Integrativen Verfahren" an der EAG/FPI in Hückeswagen (2013/2015), Natur- und Gartenexperte, zuständig für: „Hüter des Ackers", Natur- und Gartenthemen, Akquise
- **Dan Verma**, Diplom-Sozialarbeiter, systemischer Berater, zuständig für: Gruppengestaltung, Schwerpunkt Bewegung/Sport
- **Julia Bethlehem**, Diplom-Soziologin, zuständig für: Gruppengestaltung, Schwerpunkt Kreativität
- **Bianca Lütkebohle**, B.A., Kindheitspädagogin i.A., zuständig für: Gruppengestaltung, Schwerpunkt Kommunikation, Öffentlichkeitarbeit
- **Johanna** und **Norbert Hensdiek**, Arbeitsgemeinschaft der Selbsthilfegruppen im Suchtbereich, zuständig für: Gruppenangebot für die Faba-Eltern

Mentoren:
Sechs Mentoren sind im Tandemwechsel zuständig für den verlässlichen Transport der Faba-Kinder zum Projektgelände und zurück in die Elternhäuser.

11.3 Krisenintervention

Im Falle des Verdachtes einer Kindeswohlgefährdung nach §8a SGB VIII ist konzeptionell die Einbeziehung einer Kinderschutzfachkraft des DKSB vorgesehen. Diesem Vorgehen müssen die Eltern zu Beginn des Projektes zustimmen.

11.4 Supervision

In Kooperation mit der Beratungsstelle des Sozialpsychiatrischen Dienstes des Gesundheitsamtes des Kreises Gütersloh besteht im Bedarfsfall die Inanspruchnahme von Supervision/kollegialer Beratung.

Mit dem Faba-Team des DKSB Bielefeld besteht ein regelmäßiger Kontakt und kollegialer Austausch.

11.5 Qualitätssicherung/Evaluation

Nach jedem Gruppentreffen werden im Faba-Team die Beobachtungen und Erfahrungen in einem mehrperspektivischen Diskurs reflektiert und dokumentiert.

Jeweils zum Ende eines Projektjahres werden die Kinder in einem Interview gebeten, das Faba-Projekt und das eigene Erleben im Projektzeitraum zu reflektieren und zu bewerten. Als Bewertungswährung dienen bis zu 6 Faba-Bohnen.

Die Eltern erhalten einen Auswertungsbogen, der anonymisiert abgegeben wird.

2013 wurde eine externe gesundheitswissenschaftliche Evaluation durchgeführt. Der Bericht ist unter dem Titel: „Vom Ort der 100.000 Apfelbäume“ veröffentlicht worden.

11.6 Führungszeugnis/Versicherungen

Alle am Projekt beteiligten Teammitglieder und Ehrenamtlichen müssen zu Beginn ihrer Aktivitäten im Faba-Naturprojekt Nachweise einer Fahrerlaubnis und ein polizeiliches Führungszeugnis vorlegen.

Für alle Projektbeteiligten besteht Haftpflicht- und Unfallversicherungsschutz.

11.7 Kooperationen

Das Faba-Naturprojekt ist in einem breiten Netzwerk in den amtlichen und ehrenamtlichen Strukturen der Gütersloher Gesundheitsvorsorge-, Jugendschutz-, Jugendsozialarbeit und im Bereich Umwelt, Natur- und Artenschutz verankert. Auch überregionale Kooperationen sind etabliert.

Kooperationen bestehen mit folgenden Institutionen und Verbänden:
Lokal:

- Beratungsstelle des DKSB Kreisverband Gütersloh
- Beratungsstelle des Kinderschutzzentrums Gütersloh, Projekt NISCHE
- Suchtambulanz der LWL Klinik Gütersloh
- Suchtberatungsstelle des Sozialpsychiatrischen Dienstes beim Gesundheitsamt Kreis Gütersloh
- Drogenberatungsstelle des Caritasverbandes im Kreis Gütersloh
- „Cari Werk“-Gartengruppe der Drogenberatungsstelle im Caritasverband
- Sozialpädagogische Familienhilfe, mehrere Gütersloher Anbieter
- Arbeitsgemeinschaft der Selbsthilfegruppen im Suchtbereich, Kreis Gütersloh
- Jugendamt Gütersloh
- Umweltamt Gütersloh

- Naturschule Gütersloh
- Gemeinschaft für Natur- und Umweltschutz im Kreis Gütersloh, GNU
- Umweltstiftung Gütersloh

Regional/überregional:
- Deutscher Kinderschutzbund Bielefeld e. V. (Faba-Bielefeld)
- Deutsche Umwelthilfe Radolfzell/Berlin (Veröffentlichungen, Beratungstätigkeit)
- Helmholzzentrum für Umweltforschung, Leipzig (TEEB Studie)

11.8 Auszeichnungen/Wettbewerbe

Das Faba-Naturprojekt hat mehrere Auszeichnungen und Preise erhalten:
- Naturschutzpreis PSD-Bank 2010
- Initiativenpreis des Paritätischen Jugendwerkes 2011
- Beispielhaftes Projekt Landesinitiative Gesundes Land NRW 2011
- Beratungsstipendium startsocial Hilfe für Helfer 2011/12
- Deutscher Naturschutzpreis -Bürgerpreis- 2012

12 Literatur

Beiträge von Petzold sowie Petzold und MitautorInnen finden sich im Literaturgesamtverzeichnis am Ende des Bandes.

Albrecht, J. (*Berarb.*)(2015): Lebendiges Gütersloh. Pflanzen, Tiere, Biotope. Das Programm zur Bewahrung der Biologischen Vielfalt in der Stadt Gütersloh (Biodiversitätsprogramm Gütersloh), hg. v. Stadt Gütersloh / Fachbereich Umweltschutz. Gütersloh. www.kommbio.de/fileadmin/user_upload/files/Themen/Biodiversitaetsstrategien/Guetersloh.pdf

Bethlehem, R., Bethlehem, R. (2011): faba-Naturprojekt-Familien in Balance. Unterstützungsangebot für Kinder aus Familien mit Sucht oder psychischen Erkrankungen. In: Bundesarbeitsgemeinschaft der Kinderschutz-Zentren e. V. (Hrsg.), Kindheit mit psychisch belasteten und süchtigen Eltern. Kinderschutz durch interdisziplinäre Kooperation. Köln, 135-154.

Gebhard, U. (1994): Kind und Natur. Die Bedeutung der Natur für die psychische Entwicklung, 2. aktualisierte und erweiterte Auflage 2005. Wiesbaden, 86.

Kaplan, R., Kaplan, S. (1989): The Experience of Nature. New York: Cambridge University Press.

Klein, M. (2005): Kinder aus suchtbelasteten Familien. Risiken, Resilienzen, Lösungen und Hilfen. In: Verein für Kommunalwissenschaften e. V. (Hrsg.), Die Verantwortung der Jugendhilfe für Kinder von Eltern mit chronischen Belastungen. Aktuelle Beiträge zur Kinder- und Jugendhilfe 49. Berlin, 62.

Marzinzik, K., Bethlehem, R., Bethlehem, R. (2014): Vom Ort der 100.000 Apfelbäume. Faba Naturprojekt zur Unterstützung von Kindern aus Familien mit Sucht- und/oder psychischer Erkrankung. Abschlussbericht der in 2013 durchgeführten Projektevaluation, hg. v. Deutscher Kinderschutzbund Kreisverband Gütersloh. Gütersloh, 14-67.

Plahl, C. (2004) in: *Callo, C., Hein, A., Plahl, C.* (Hrsg.)(2004): Mensch und Garten – Ein Dialog zwischen Sozialer Arbeit und Gartenbau. Tagungsdokumentation. Norderstedt, 52-54.

Winkel, G. (1995): Umwelt und Bildung: Denk- und Praxisanregungen für eine ganzheitliche Natur- und Umwelterziehung. Seelze-Velber.

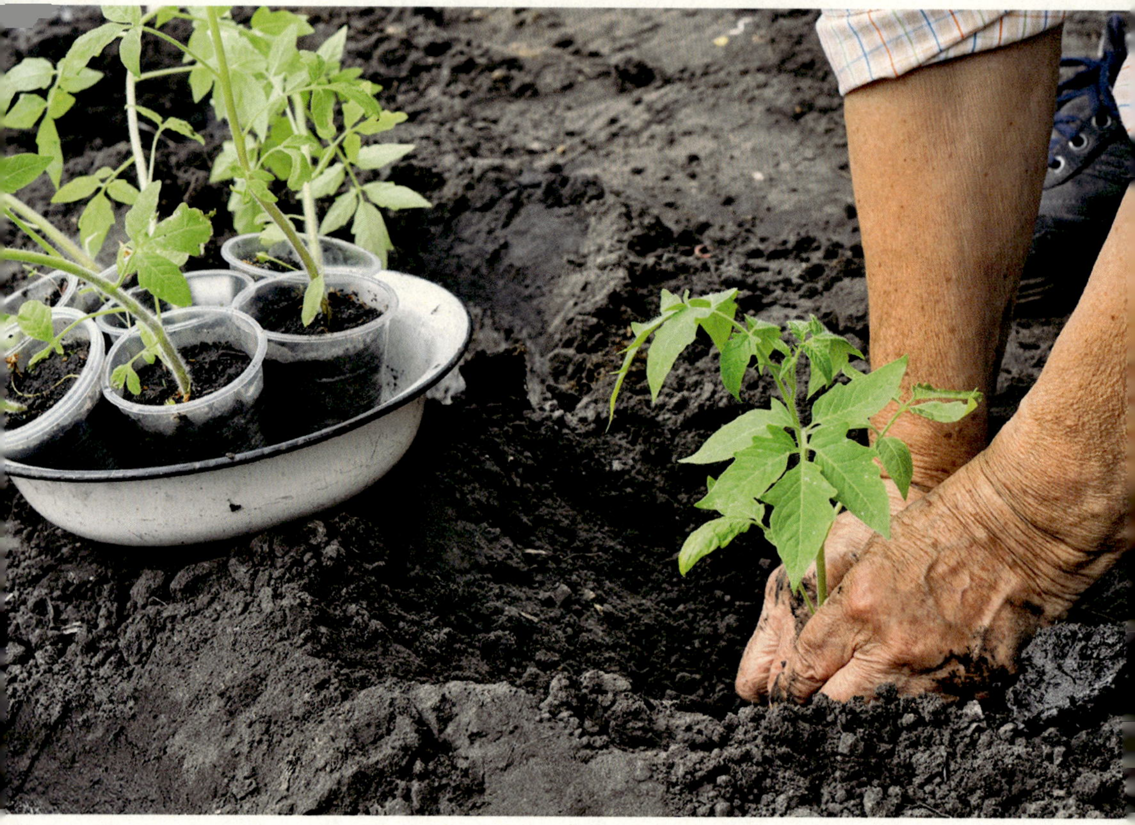

Das Alter – Zeit, Neues zu pflanzen!

Gartentherapie im Feld der Gerontotherapie und Altenpflege

Alfred Vollmer, Andreas Niepel

Inhalt

1 Einleitung
2 Der alte Mensch ist facettenreich
3 Die Basis der Gartentherapie: Naturinteraktionen
4 Therapeutische Ausrichtung der Gartentherapie in der Altenhilfe
5 Unterschiedliche Ebenen der Gartentherapie in der Altenhilfe
5.1 Ebene der positiv erlebten Geborgenheit
5.2 Ebene des In-der-realen-Welt-Seins
5.3 Ebene der erfolgreich erlebten Handlungskompetenzen
6 Das gesundheitsfördernde Moment in der Gartentherapie
7 Den Garten genießen – Positive Geborgenheit fördern
8 Ein Garten als Prozess – Dankbarkeit und Optimismus
9 Das Gärtnern – Erfolgreiche Wirksamkeit und Nachvollzug
10 Die Lebenswelten der Gartentherapie
11 Zusammenfassung
12 Literatur

1 Einleitung

Mit jedem hinzukommenden Lebensjahr schichtet der Mensch neue Erfahrungen und Erlebnisse. Das Leben gewinnt an Fülle und es wird dementsprechend vielseitiger. Vielseitiger, was Einstellungen, Aussehen, Gesundheitszustand oder Lebensumstände betrifft. Ebenso muss eine Betrachtung zur Anwendung der Gartentherapie bei einer solchen Zielgruppe viele Facetten mit einbeziehen. Die Autoren möchten daher zu Beginn ein Bild von diesem facettenreichen alten Menschen zeichnen, um anschließend darzustellen, auf welcher Basis und warum überhaupt der Garten als ein sinnvolles therapeutisches Medium für den alten Menschen gesehen werden kann und wo dementsprechend die Ziele der Gartentherapie liegen. Des Weiteren soll eine Methodik benannt werden, die in diesen Fällen in der Gartentherapie angewandt wird, auf welchen Ebenen Gartentherapie geschieht und was im Zentrum dieser Ebenen stehen kann. Zu guter Letzt benötigt eine solche Betrachtung natürlich noch den Blick auf die besonderen Lebensumstände alter Menschen. All dieses soll in diesem kurzen Beitrag angerissen werden. Beginnen aber soll es mit dem Blick auf den alten Menschen selbst.

2 Der alte Mensch ist facettenreich

In den verschiedensten Medien, wie Rundfunk, Fernsehen, Bücher und Zeitungsartikel, werden uns Bilder vom Alter vermittelt. Diese haben Einfluss auf die Meinungsbilder und das Verhalten gegenüber alten Menschen. Doch entsprechen diese Bilder der Wirklichkeit des Alterns? Noch kann behauptet werden, dass das Alter in Politik, Wirtschaft und in der Gesellschaft meist defizitär dargestellt wird.

Doch so wie sich der Aufbau unserer Gesellschaft wandelt, so ist auch das Bild vom Alter in Bewegung gekommen. Das Alter wird mehr und mehr als eine Chance begriffen. *Baltes* hat in seiner Berliner Studie zur Situation älterer Menschen schon herausgefunden, dass die Vorstellung vom Alter als einer insgesamt negativen und problematischen Lebensphase der Lebenswirklichkeit sehr vieler alter Menschen nicht entspricht (*Baltes* et al. 1997).

Und tatsächlich ist eine andere Sicht möglich. Alter ermöglicht die Zunahme an Erfahrungen und Wissen. Nicht umsonst wird der weise Mensch gerne mit weißem Bart und Haupthaar – als Mentor – dargestellt. Dabei ist für unseren Begriff von Weisheit der Anteil an gesammeltem faktischen Wissen eher zweitrangig. Vielmehr geht es um die Fähigkeit, unbewusst und intuitiv auf Basis eines Erfahrungsschatzes Lebenssituationen einschätzen zu können. Dieses benötigt genügend Lebensjahre. Weise können demnach im Übrigen auch alte Menschen sein, deren Anteil an faktisch explizitem Wissen durch kognitiv einschränkende Erkrankungen schwindet.

„Nicht das Alter hat den Menschen zu dem gemacht was er ist, sondern sein Leben hat ihn dazu gemacht!", so im Lehrbuch „Altenpflege in Ausbildung und Praxis" (*Köther* et al. 2000, 6).

Interessanterweise bringen wir jedoch nicht nur den alten Menschen schnell in Verbindung mit dem „weisen Menschen", sondern verfahren ebenso mit Gärtner. Auch hier haben wir meist gedanklich eher ältere Menschen vor Augen: Es ist das Bild des rundum glücklich lächelnden, gerne ebenfalls weißhaarigen und bärtigen Gärtners, natürlich in grüner Schürze und vor allem wieder versehen mit einer Fülle an Lebenserfahrung und Weisheit. Sucht man also in Bezug auf das Alter nach damit verbundenen positiven Eigenschaften und Ressourcen, so findet man als Gegenmodell zum jugendlichen Menschen, der ja direkt mit Eigenschaften wie Kraft und Schnelligkeit (jung und dynamisch) verbunden wird, den alten Menschen positiv verbunden mit solchen Eigenschaften wie Geduld, Ruhe, Entschleunigung oder durchaus auch mit einem annehmenden Ertragen.

Dieses sind letztlich aber auch genau jene Eigenschaften, die ein gutes Gärtnern erfordert. Wer schon einmal Schnecken im Salat hatte, weiß, wovon im Zusammenhang mit „Ertragen" die Rede ist.

Dieser Aspekt des Gärtnerns steht auch im Zentrum der Gartentherapie. Auch wenn ein Potential des therapeutischen Gärtnerns darin besteht, beim

Klienten ein Gefühl von Selbstwirksamkeit zu wecken, so schafft gerade das Wirken im Garten etwas ganz Besonderes. Durch den immer notwendigen Einbezug von Wetter und von all den Wirkungen und Wirrungen des Lebens an sich erlebt der Klient im Garten genau jene Interaktionen mit einer nicht komplett kontrollierbaren, jenseits der eigenen Einflussmöglichkeit liegenden Außenwelt. Gutes Gärtnern ist demnach nicht in erster Linie ein kontrollierendes Gärtnern als vielmehr ein annehmendes. Es geht dabei nicht um Ohnmacht, sondern darum, Situationen zu durchleben, in denen man nachvollziehen kann, was da passiert, selbst, wenn es nicht so geplant war. Dieses ist möglicherweise der gleiche Lernprozess wie jener eines gesunden Alterns. Ein Prozess, der durch das Einordnen von äußeren Schicksalserfahrungen, durch eine kritische Betrachtung der Machbarkeit und durch ein Annehmen der eigenen Biografie geprägt ist.

Der ältere Mensch und der Garten als therapeutisches Medium und Ort, das scheint zu harmonieren. Alter kann dadurch eben auch deutlich als eine Erweiterung von Kompetenz gesehen werden.

In der zweiten Heidelberger-Studie mit dem Titel „Herausforderungen und Stärken des Lebens mit 100 Jahren" (*Jopp* et al. 2003) wird deutlich, dass die derzeitigen negativen Stereotype in den Altersbildern eine Fehleinschätzung sind. Sie kommt bei Hundertjährigen zum Ergebnis, dass diese sehr wohl trotz der Herausforderungen des hohen Alters noch Stärken und Potentiale haben.

Betrachtet man diesen „alten Menschen" jedoch umfassender, so wird dieser Blick von einer solchen Kompetenzerweiterung sehr schnell auch auf seine Bedürftigkeit und auf diverse Einschränkungen gelenkt. Bei aller Diskussionswürdigkeit des Begriffes der „Alterserkrankungen" zeigt die Realität natürlich: Für den Therapeuten sind häufig diagnostizierte Erkrankungen, wie Diabetes, Herzinsuffizienz, Arthrose, Parkinson, Demenz und Multimorbidität, unter denen der alte Mensch statistisch vermehrt leidet, von Bedeutung. So ist es für die Gartentherapie in der stationären Altenhilfe zweifelsohne eine Tatsache, dass nahezu jede/r Bewohner/in, im Sinne einer diagnostizierten Erkrankung und einer daraus folgenden Beeinträchtigung, auch ein Patient ist.

Andererseits darf dieser Blick aber auch nicht verkennen, dass wir heute ebenso Menschen jenseits der 70 sehen, die eine körperliche und geistige Fitness an den Tag legen, wie es noch vor wenigen Jahren, vor vielleicht nur einer Generation, undenkbar erschien. Die Gartentherapie in der Altenhilfe kennt somit beide Zielgruppen: Jene Klienten, die oftmals sehr gesundheitsbewusst denken und für die eher Ziele einer allgemeinen Gesundheitsförderung, bzw. einer spezifischeren Prävention bedeutsam sind, wie auch jenen teilweise multimorbid physisch, wie auch psychisch erkrankten Patienten. Beide erfordern angepasste gartentherapeutische Konzepte.

Als eine weitere Dimension der Betrachtung benötigt es den Blick auf den sozialen Aspekt dieses Klienten, auf die Frage nach seiner Lebenssituation. Wie diese vielfältigen Situationen subjektiv erlebt und bewertet werden, hat erheblichen Einfluss darauf, wie gesund oder krank sich der Mensch „fühlt“ und damit auch ist. Diese Selbstwahrnehmung ist dabei jedoch immer auch ein Ergebnis der gespiegelten Fremdwahrnehmung.

Das Konzept der personenzentrierten Pflege nach *Tom Kitwood* – ein Kernkonzept der Altenhilfe – weist in diesem Zusammenhang darauf hin, dass Persönlichkeit an sich etwas ist, was von außen gegeben wird. „Es ist ein Stand oder Status, der dem einzelnen Menschen im Kontext von Beziehung und sozialem Sein von anderen verliehen wird“, so schreibt dazu *Kitwood* (2008). Und dementsprechend ist es Aufgabe jeglichen therapeutischen Konzeptes, zu schauen, wie eine solche allgemeine Wertschätzung auch durch Ermächtigung des Gegenübers zu verstärken ist.

Findet jedoch eine solche wertschätzende Betrachtung, wie sie zu Anfang gemacht wurde, um zu den Parallelen zum Bild des Gärtners zu leiten, tatsächlich in den Köpfen der Lebensumgebung alter Menschen statt? Erleben sich alte Menschen tatsächlich als die Mentoren der Gesellschaft?

Wie so etwas aussehen kann, mag ein Beispiel aus den USA zeigen: Das Hebrew Home for the Aged in Riverdale im Staat New York hat es sich zur Aufgabe gemacht, mit den Bewohnern gemeinsam deren Biografie zu erforschen. Bei dieser Biografiearbeit stößt man immer wieder auf unendlich spannende Lebenswege. Auf Basis dieser Ergebnisse existiert ein spezielles Austauschprogramm mit ausgewählten Colleges. Regelmäßige Besuche von Studenten bei den Bewohnern und die Konversation mit ihnen über ihre Lebenserfahrungen werden von den Studenten als gelebter Geschichtsunterricht wahrgenommen. So wird der große Schatz der Erfahrungen gehoben, der alte Mensch wird zum Gebenden.

Dieses Beispiel weist auf ein besonderes Anliegen der Gartentherapie in der Gerontotherapie. Es geht nicht nur darum, dass der Klient neue Erfahrungen macht, sondern, dass er seine gesammelten Erlebnisse weitergeben, positiv einbringen und anwenden kann. Gärtner schaffen seit jeher auf und für den Menschen angepasste Naturräume. Gartentherapeuten erschaffen zusätzlich soziale Räume. Auch diese müssen dabei auf und für den jeweiligen Menschen in seiner Lebenssituation angepasst werden. Eine in einem solchen sozialen Raum positiv verstärkte Selbstwahrnehmung über die erlebte Fremdwahrnehmung (siehe *Kitwood*) ist das zentrale soziale Ziel der Gartentherapie im Altenbereich. Der Idealfall wäre es, um das amerikanische Modell einmal als Grundlage zu nehmen, wenn die Bewohner einer Alteneinrichtung einen Stadtpark oder Museumsgarten für das Wohnquartier pflegen könnten, um dort darzulegen, was ihr Leben (im Garten und in der Natur) geprägt hat. Bei der notwendigen Suche nach positiven Ressourcen älterer Menschen, nach entsprechenden Fähigkeiten,

Wissen oder Erfahrungen, den Garten nicht mit einzubeziehen, wäre sträflich, denn gerade hier gibt es so manchen Schatz zu heben.

3 Die Basis der Gartentherapie: Naturinteraktionen

„Und? Hatten Sie früher auch einen Garten?“, dieses ist dementsprechend eine der Standardfragen, mit der man eine gartentherapeutische Einheit gerne beginnt. Und nahezu immer wird diese Frage eindeutig bejaht. Im Gegensatz zu manch anderem Medium der Therapie ist der Garten, sind Pflanzen fast immer präsent in der Biografie jener Menschen, die wir begleiten.

Doch nicht nur in den Gärten, sondern ganz allgemein finden wir in der Natur viele Ansatzpunkte für die therapeutische Arbeit. Natürliche Orte, wie Wälder, Wiesen und Felder, waren schließlich die natürlichen Spielplätze dieser Generation. Spricht man über diese Zeit, so hört man von Bildern mit „vollen Himmeln“ voller Bussarde und Milane auf Beutesuche, von Kiebitzen, die auf Wiesen ihre Jungen schützen, oder von Spatzen in Massen auf nassen Rasenflächen. Gartentherapie, gerade mit dem älteren Menschen, nutzt diesen Schatz an Erinnerungen. Viele Einheiten sind mehr von diesem Austausch geprägt als von produktiver Pflanzenproduktion. Das Besinnen des Klienten auf Erfahrungen betont dabei seine Identität und seinen Lebensweg.

Und so ist es in der Gartentherapie eine mittlerweile probate Methode, auch abseits eines aktiven Gärtnerns diese Erfahrungen und Erlebnisse zu erfragen, am besten sie gemeinsam aufzuschreiben[1]:

> ... das war 1962 und für uns war das alles etwas Neues damals. Spargel beispielsweise, wie der angebaut wurde. Da gibt's Gräben, die sind 90 Zentimeter bis 1 Meter tief, und da wird er eingesetzt und nach 7 Jahren können sie das erste Mal ernten. Wir hatten auch Spargel im Garten – 7 ganze Reihen. Und, Spargel stechen! Das will gelernt sein: Das Messer richtig einsetzen, schräg, damit man drankommt. ... Wir haben angebaut, was wir brauchten, das übliche Möhren und Erbsen und Bohnen. Damals sind wir von Bayern ins Oberbergische gezogen und da hatten wir eine Terrasse mit kleinem Anbau, wo wir Blumen und Tomaten anpflanzten. Die macht oft mein Schwager, der wohnt im 4. oder 5. Stock und der bestäubt sie selber... (Patient 83 Jahre).

So sehen viele solcher Gartenbiografien aus. Und wer aufmerksam hinschaut, sieht immer wieder ähnliche Ergebnisse und Bestandteile:

Erster Punkt: Die als erstes erinnerten Gärten und Naturerlebnisse liegen, auch wenn das keineswegs vorgegeben wird, sondern ausschließlich nach Gartenerlebnissen gefragt wird, fast immer in der Kindheit. Eher selten werden die ersten eigenen Gärten erwähnt. Die Hauptnebenfigur in diesen Geschichten

1 Die nachfolgenden Texte entstammen der gartentherapeutischen Praxis des Autors.

sind dabei interessanterweise auch nicht die Eltern, sondern oft die Großeltern. Immer wieder ist es der Opa, der an den Garten und an die Natur heranführt.

Frau R, 64 Jahre:

Ich bin eine Stadtmaus, aber mein Opa hatte einen Garten, ich glaube, der hatte den schon 60 Jahre lang – es war ein richtiger Nutzgarten, so wie es ihn nach dem Krieg überall gab. Ich habe selber auch Spargel gestochen. Mein Opa hatte insgesamt 4 Reihen. Im 3 Jahr konnte dann der Spargel geerntet werden. Immer jeweils eine andere Reihe. Damals war ich vielleicht 10 oder 12 Jahre alt ... Der Garten lag auch in einer Kleingartensiedlung.

Zweiter Punkt: Das nächste, was nach dem zeitlichem Korridor auffällt, ist die Pflanzenauswahl. So sind in den Schilderungen Gemüse und Obstpflanzen sehr häufig zu finden. Blumen, Rasen, Sträucher werden dagegen kaum erwähnt, so dass der Platz 1 einer Hitliste im Grunde von den Erdbeeren und von weiteren essbaren Exemplaren belegt wird. Der Nutzen und das direkte sensorische Genießen scheinen hier von besonderer Bedeutung zu sein.

Herr B, 72 Jahre:

Immer im Sommer gab es vieles, auch Paprika – der ist etwas Besonderes, die Pflanzen brachte mein Vater aus Moldawien mit, wo meine Schwester wohnte. Die Anzucht war schwierig. Der Garten war groß, ungefähr 10 Meter breit und 20 Meter lang. Und es gab Kartoffeln. Im Juli hatte mein Papa Geburtstag und es gab die ersten Kartoffeln und Gurken. Die Kartoffeln wurden gekocht und es gab Kartoffelsalat. Mein Vater liebte Kartoffeln. Unser Kartoffelsalat wurde mit Sahne zubereitet und Zwiebeln.

Das dritte Merkmal ist der Bezug dieser Gartenerlebnisse auf den Berichtenden selbst: Sehr häufig wird spezielles Wissen und werden Detailkenntnisse erwähnt. Der positiven Selbstdarstellung wird hier ein Raum geboten. Dieses zeigt sich konkret beispielsweise bei der Nennung von speziellen Apfelsorten oder auch von Kulturhinweisen, wie beim obigen Beispiel mit dem Spargel oder bei folgendem Beispiel von Herrn G. (72 Jahre):

Wir hatten ansonsten Kartoffeln und auch *Äpfel, ich* erinnere mich an Sternrenetten, die sind sehr robust. Jetzt habe ich Radieschen und Tomaten, sowie Rettich. Rettich ist nicht schwierig!

Auch wenn diese Beobachtungen keinen Anspruch auf wissenschaftliche Vollständigkeit erheben, so ist es bemerkenswert, dass im Grunde immer nur positive Erinnerungen abgerufen werden. Auch bei vermuteter schwerer Zeit für den Personenkreis, wie beispielsweise bei Erinnerungen, die sich auf Kriegs- oder Nachkriegszeiten beziehen, oder bei Menschen, die ihre Heimat verlassen mussten, wird stets eine positive Rückschau vorgenommen. Frau A.:

Litauen – das sind Pilze, Himbeeren und es ist schönes Wetter.
Die Gegend, aus der ich komme, es ist zwar eine große Stadt.
Doch wilde Wälder – überall gibt es Wälder rundherum.
Birken und Kastanien wachsen dort.
Der Frühling ist sonnig, es ist warm und ist grün.
Der Sommer, das sind grüne Bäume, und es wachsen Blumen: Tulpen und auch Rosen fallen mir ein.
Der Herbst, das sind vor allem die Pilze
und schließlich der Winter, sehr sehr kalt und viel Schnee.
Wenn ich ein Wort für Litauen suche, dann ist es grün.

Wie beim letzten Beispiel zu sehen ist, können die Ergebnisse einer solchen gemeinsam erarbeiteten Gartenbiografie durchaus poetisch klingen, was in der Situation zusätzlich für positive Gefühle sorgt. Gerade dieser Stolz nicht nur auf die Erinnerung, sondern auch auf die Form, in die sie gemeinsam gegossen wird, schafft in der gartentherapeutischen Situation wiederum den guten Bezug von der Erinnerung zur jetzige Situation, wie ein letztes Beispiel zeigt:

Es ist schon einige Monate her, dass ich, das letzte Mal in der Natur war.
Das Wetter, es war sonnig, der Himmel klar, wie für mich allein gemacht.
Warm war der Tag, fast heiß.
Es war still und ruhig.
Ich war in einem Wald. Es duftete frisch und grün.
Mein Gefühl
es war ein
Ich bin dabei

Die Erfahrungsberichte aus der Praxis der Gartentherapie in der Altenhilfe zeigen, dass weitere Epochen der Gartenbiografien zurzeit noch geringere Bedeutung haben.

Analog zu den dann bestimmenden Gartenerfahrungen wird sich dieses in den kommenden Jahren sicher ändern. So zeigte sich ab den 60er- und 70er-Jahren ein deutlicher Wechsel im Verhältnis des Gärtners zu seinem Garten. Der ökonomische Faktor der Selbstversorgung nahm ab, der Garten sollte der Ort sein, der nicht mit Arbeit gefüllt ist, sondern ein Ort der Abgeschiedenheit und auch der Darstellung eines wirtschaftlich erreichten Wohlstandes. Die „Hollywoodschaukel“ wurde ein Kennzeichen des „Wir sind wieder wer“-Gefühls. Auch andere gärtnerische Elemente wurden bedeutsam. Dieses reichte von Pflanzen, wie dem Pampasgras, dem Essigbaum oder die den Garten umgrenzenden Fichtenhecken bis zu den allgegenwärtigen Waschbetonplatten. Und so erlangen die Pflanzen dieser Epoche in der Gartentherapie künftig Stück für Stück an Bedeutung.

Die nächste Phase der Privatgartenkultur brachte in den 80er- und 90er-Jahren analog zu den neuen Reiseerfahrungen viele Elemente anderer Gartenkulturen, wie den Trend zu japanischen oder auch mediterranen Gärten. Gleichermaßen hielten Ideen der Naturgartenbewegung Einzug auch in den Privatgarten, mit der Welle von Wildwiesen, mit Gartenteichen oder mit Totholzhaufen.

Auch aktuell zeigt die Gartenkultur der letzten 20 Jahre wieder neue Inspirationen. Ein Beispiel dafür ist die zunehmende Anzahl von Gemeinschaftsgärten, die gerne unter dem Oberbegriff der Urbanen Gärten benannt werden. Und es gibt den Trend, den eigenen Privatgarten als privates Therapeutikum zu bezeichnen. „Die Seele baumeln lassen", „einfach mal abschalten", „einen Ausgleich haben" – in dieser Art beschreiben immer mehr Gartenfreunde das, was ihnen der Garten gibt. Von der Ökonomie über die Ökologie zur Psychologie, so hat dies *Christine Plahl* (2004) einmal bezeichnet. Die Gartenerfahrungen haben sich fraglos erheblich gewandelt und die Gartentherapie sieht die Notwendigkeit, das zu berücksichtigen. Die Gartentherapie bewertet nicht, sie sieht vielmehr die Bedeutung der individuellen Naturtypen (*Kellert* 1993) als Ergebnis einer lebenslangen Mensch-Natur-Interaktion.

Ob parallel zu den gewandelten Gartenmoden auch der individuelle Gartennutzer selbst aufeinander folgend oder auch gleichzeitig unterschiedliche Naturtypen entwickelt hat, oder ob hier eine Stabilität des kindlichen Naturtypus vorliegt, ist nicht geklärt. Die erwähnten Gartenbiografien zumindest weisen in jene Richtung, dass die in bestimmten Kindheitsphasen gemachten Erfahrungen für das Alter wieder eine besondere Bedeutung erlangen. Was aber auf jeden Fall als direkte Folge für die Gartentherapie gerade in der Altenhilfe bleibt, ist die Grundlage, dass noch vor jeder gärtnerischen Aktivität das Herausarbeiten und Anerkennen dieser Gartenbiografie der erste Schritt ist.

Die Anerkennung der Bedeutsamkeit der Verwebung des Menschen mit seiner natürlichen Umwelt als Folge der beschriebenen Mensch-Natur-Interaktion ist die Basis der Gartentherapie, wie es auch im Bekenntnis zum bio-psycho-sozial-ökologischen Menschenbild deutlich wird. Dabei ist die grundlegendste Verantwortung der Gartentherapie darin zu sehen, dass sie es dem Naturwesen Mensch ermöglichen muss, überhaupt einen adäquaten Naturzugang zu haben. Vom Recht auf einen Naturzugang spricht in diesem Zusammenhang *Michell-Auli* (*Michell-Auli/Sowinski/Niepel* 2011) und bezieht sich dabei auf die bayerische Gesetzgebung. Zahllose Untersuchungen der letzten Jahre, z. B. des niederländischen Gezondheitsrates (*Maas* et al. 2009), zeigen dabei deutlich, dass es eine direkte Verbindung zwischen einem Naturkontakt und der individuellen Gesundheit gibt. Im Bereich der Altenhilfe mit der Betonung der Biografie hat dieses Naturerleben, wie bei den Gartengeschichten zu sehen, zudem eine besondere individuelle Bedeutung.

Zentral ist das Ziel, ein Gefühl von Vertrautheit zu generieren. Diese Vertrautheit, man kann auch nachfolgend von Geborgenheit sprechen, soll es ermöglichen, den Patienten in einen positiven emotionalen Zustand zu versetzen und bei ihm ein allgemein annäherndes Verhalten zu bahnen. Die Gartentherapie respektiert und nutzt dabei in einem bildenden Zusammenhang, dass der alte Mensch sich in einer Lebensphase befindet, in welcher der rückwärtige Blick auf die eigene Biografie gesucht wird. *Petzold* (2005a) schreibt in diesem Zusammenhang von einer Geragogik, deren „Inhalte und Ziele ... auf Lebenshilfe, die Bewältigung von Altersprozessen und Alterssituationen gerichtet sind". Ein verstärktes Berufen auf erworbene Werte und Einstellungen, ein Besinnen auf vergangene Erfahrungen – all dieses scheint einer solchen Bewältigungsaufgabe zu entsprechen, die das Abrunden der eigenen Biografie und der eigenen Identität zum Inhalt hat. „Eine Identität zu haben, bedeutet zu wissen, wer man ist. ... es bedeutet ein Gefühl der Kontinuität mit der Vergangenheit, und demnach eine ‚Geschichte', etwas, das man anderen präsentieren kann, zu haben" schreibt *Tom Kitwood* (2008). Und bei dieser „Geschichte" sind neben all den anderen Aspekten, wie Familie oder berufliche Erfahrungen, auch eben die Naturinteraktionen, die diesen Menschen begleitet haben, von Bedeutung. Das entspricht der ökologischen Dimension des Menschenbildes.

Von dieser Basis her können und werden prozesshafte Programme erarbeitet, und von entsprechenden Fachkräften begleitet, die dann durch gezielte gärtnerische Aktivitäten und Erlebnisse auf eine Verbesserung oder den Erhalt von unterschiedlichsten Fähigkeiten sowie auf die Lebensqualität hinwirken.

4 Therapeutische Ausrichtung der Gartentherapie in der Altenhilfe

Auf diese Art begleitet die Gartentherapie – auf Basis der ökologischen Dimension – auch solche therapeutischen Ziele, die den biologischen, den psychischen und den sozialen Dimensionen des Menschen zuzuordnen wäre. Es ist dabei nicht zuletzt der stark interdisziplinäre Ansatz der Gartentherapie, aus dem sich dabei mannigfaltige Möglichkeiten ergeben, auf die fraglos beim alten Menschen vermehrt auftretenden Störungen mit Krankheitswert einzugehen. Das Therapieverständnis der Gartentherapie in der Altenhilfe definiert sich als ein adäquates zielgerichtetes Behandeln eines Menschen mit einem definierten Krankheits-/Gesundheitsproblem. Es umfasst demnach pflegerische, therapeutische, soziale oder agogische Ansätze.

Dieses betrifft in seiner Ausrichtung dementsprechend

- Maßnahmen zur Verhinderung von Situationen (Beispiel: Verhinderung von Bettlägerigkeit)

- Maßnahmen zur Wiederherstellung von Fähigkeiten (Beispiel: Wiederherstellung motorischer Fähigkeiten nach Schlaganfall)
- Maßnahmen zur Prophylaxe (Beispiel: Sturzprophylaxe)
- Maßnahmen zur allgemeinen Gesundheitsförderung und zum Erhalt von Fähigkeiten (Beispiel: Erhalt vitaler Funktionen)

Alter ist keine Krankheit. Dennoch bringt das Alter natürlich ein Nachlassen gewisser Fähigkeiten und ebenso eine Häufung bestimmter Erkrankungen mit sich, was in der oben aufgeführten Listung unterschiedliche therapeutische Interventionen sinnvoll macht. So schwinden beispielsweise (*Scheffler, Menche* 1999) naturgemäß zwischen dem 30. und dem 75. Lebensjahr Herzschlagvolumen und maximaler Pulsschlag um ein Viertel, mit der Folge einer stark herabgesetzten körperlichen Belastbarkeit. Der Mineralgehalt der Knochen geht, speziell bei Frauen, ebenfalls zurück, die Nierendurchblutung sinkt um bis zu 50%, so wie der gesamte Grundstoffwechsel um etwa 16% abnimmt. Die Liste ist lang und umfassend. Und so gehören zu den häufigsten Diagnosen[2] bei über Siebzigjährigen koronare Herzerkrankungen, Hypertonie, Seh- und Hörbehinderungen, Arthrose, Diabetes sowie Nieren- und Lungenerkrankungen. Neben der Belastbarkeit oder Aspekten der Motorik schwinden viele weitere, auch geistige Kompetenzen, wie die Kommunikationsfähigkeit oder die Leistungen des Gedächtnisses. Hier spielen natürlich in besonderem Maße die dementiellen Erkrankungen eine Rolle, die schon seit über 30 Jahren ein besonderes Thema in stationären Pflegeeinrichtungen der Altenhilfe sind. Schon 1984 schrieb dazu *Erich Grond* : „Von den zur Zeit rund 9,5 Mio. der über 65-Jährigen in der Bundesrepublik sind etwa 5% dementiell erkrankt oder chronisch verwirrt." Die Tatsache, dass der Anteil der über 65-Jährigen in der Bevölkerung allein in NRW von derzeit bereits 16 Prozent auf 22 Prozent im Jahr 2020 steigen wird[3], macht die wachsende Bedeutung dieses Themas allzu deutlich.

Die sehr unterschiedlich zu bewertenden Voraussetzungen des alten Menschen in der Gartentherapie mit ihren ebenso unterschiedlichen Zielen führen daher zu ebenso unterschiedlichen Ebenen.

5 Unterschiedliche Ebenen der Gartentherapie in der Altenhilfe

Bereits zu Beginn wurde dargelegt, dass im Zentrum aller Bemühungen ein angestrebter positiver emotionaler Zustand des Patienten steht, weshalb beispielsweise der Austausch über frühere Gartenerfahrungen als ein besonderes Moment der Gartentherapie genutzt wird. Des Weiteren stellt dafür natürlich das unmittelbare rezeptive Erleben von Natureindrücken im Garten eine

2 Laut Statistischem Bundesamt 1996.

3 Enquete-Kommission des Landtages Nordrhein- Westfalen (Düsseldorf 2005).

Ressource der Gartentherapie dar. Und nicht zuletzt ist das aktive Gärtnern Bestandteil dieser Methode.

Dementsprechend kann von unterschiedlichen Ebenen gesprochen werden. Bei diesen Ebenen geht es, unterschiedlich gewichtet, unter anderem um

- sensorische, kognitive und Handlungskompetenzen
- den Einbezug von Gegenwart, Vergangenheit und Zukunft
- Genuss, Prozesseinbindung und Handlungsergebnisse

5.1 Ebene der positiv erlebten Geborgenheit

Dieser Ansatz in der Altenhilfe ist eher dem rezeptiv-sensorischen Ansatz der Gartentherapie zuzuordnen, etwas was im angloamerikanischen Raum so schön einfach mit der Bezeichnung „Being in the Garden“ benannt wird.

Positiv erlebte Geborgenheit ist direkt auf das selbstleibliche Empfinden des Patienten ausgerichtet. Die Düfte von Kräutern wahrnehmen, das Erfühlen und Streicheln von Oberflächen, das Spüren von Wind oder Wärme auf der Haut, das Erkennen von Farben und Formen. Auf dieser Ebene geht es darum, dem Patienten zu ermöglichen, sich über die Medien des Gartens direkt auf einer sensorischen Ebene selbst positiv zu spüren. Der direkte Genuss steht im Zentrum und das Geschehen der Gartentherapie, sie findet genau in der Gegenwart statt, im Hier und im Jetzt.

Diese Ebene der Gartentherapie steht häufig zu Beginn von Einheiten, verbunden mit der Idee, auf diese Art beim Gegenüber ein positiv zugewandtes Grundschema als Basis für weitere Interventionen zu bahnen. Es ist aber auch gerade in schwereren Phasen der Demenz üblich, es bei dem Erreichen einer solchen positiven Ebene zu belassen. Wo möglich, soll über den Bezug auf seine Vergangenheit über ein Gefühl von Vertrautheit ein Gefühl von Kohärenz und damit Geborgenheit in genau diesem gegenwärtigen Moment hergestellt werden. Es geht zentral darum, trotz schwerster Einschränkungen Wohlempfinden, Lebensqualität und Genuss zu ermöglichen.

Ein einfaches Anwendungsprogramm ist dabei jenes, in welchem Patient und Therapeut wirklich nur nach draußen gehen, beispielsweise eine nah am Hause gelegene Terrasse für die Naturbetrachtung nutzen.

Auch beinhaltet diese Ebene dabei ausdrücklich auch als Basis, dass Therapeut und Patient sich gemeinsam in einer ebenso gemeinsamen Welt befinden. Unabhängig von den aktuellen und möglicherweise ganz unterschiedlich zeitlich angeordneten Lebenswelten, in denen sich Therapeut und Patient befinden können (wenn sich der Patient beispielsweise in Jugendzeiten wahrnimmt), stellt diese Naturumgebung einen gemeinsamen realen gegenwärtigen Nenner dar. Dieses erleichtert ein In-Beziehung-Treten.

Ebenso kommt es, wie beim Gang nach draußen deutlich wird, als Nebeneffekt auf der körperlichen Ebene zu positiven Effekten. Vital bedeutsame körperliche Funktionen, wie eine genügende Sauerstoffaufnahme bei gleichzeitig ausreichender Befeuchtung der Atemwege, werden hier bereits durch den reinen Aufenthalt im Freien gefördert. Die Aufnahme von Licht ist ein weiterer derartiger Faktor, der beispielsweise für den Vitamin-D-Haushalt oder auch das Verhältnis von Serotonin und Melatonin von Bedeutung ist. Und auch die Konfrontation mit Kälte, mit Wärme, mit Wetter ganz allgemein hat direkten Einfluss auf vitale Funktionen. Zudem sind an dieser Stelle die positiven Auswirkungen auf die Körperwahrnehmung des Klienten zu erwähnen.

5.2 Ebene des In-der-realen-Welt-Seins

Bei diesem Ansatz wird das rezeptiv-sensorische Moment durch das Nutzen und Fördern noch vorhandener kognitiver Komponenten erweitert.

Dieses geschieht unter anderem dadurch, dass, wie bei den Gartenbiografien zu sehen war, dem gegenwärtigen Erleben das Erinnern, die Vergangenheit als wichtiges Moment zugefügt wird.

Dementsprechende Einheiten fördern so nachhaltig manche geistige Leistung, wie die Kommunikationskompetenz, das Gedächtnis oder auch die Kreativität. Oft werden daher derartige Angebote durch kleine „Einheiten“ zur kognitiven Aktivierung ergänzt: Pflanzen werden erraten, Gartenbilder Jahreszeiten zugeordnet und alte Objekte herumgereicht.

Derartige Einheiten können dabei auch im Rahmen einer „10-Minuten-Aktivierung“ durchgeführt werden. Dabei kann mittels unterschiedlicher Objekte sowohl wiederum die positive Erinnerungsarbeit im Zentrum stehen (wenn beispielsweise alte Gartengeräte als anregendes Moment präsentiert werden) wie auch auf der sensorischen Ebene mit Düften oder beim Naschen mit Geschmäckern gearbeitet werden.

Im Idealfall gelingt es, beginnend in der Gegenwart und in möglicher Rückbesinnung auf die Vergangenheit, gar einen Bezug zur Zukunft herzustellen. Durch den Natur- und Gartenkontakt kann der Patient sich so innerhalb eines Lebensprozesses erkennen. Wie noch zu sehen sein wird, spielen hierbei die Momente der Dankbarkeit in der Rückschau und des Optimismus in der Vorausschau eine bedeutsame Rolle.

5.3 Ebene der erfolgreich erlebten Handlungskompetenzen

Bei diesem Ansatz kommt zusätzlich das Moment der aktiven Bewegung und Betätigung hinzu.

Im erwähnten angloamerikanischen Ton würde man sagen: „Doing in the Garden".

Dieses beginnt mit ritualisierten Spaziergängen, mit denen ja bereits das Element der Bewegung mit in die Einheit eingebunden wird. Verstärkt werden können diese Auswirkungen dadurch, dass nicht nur ein (eventuell gehender) Aufenthalt an sich, sondern die Initiierung von ausgewählten einfachen Aktivitäten Gegenstand der Gartentherapie sind. Der Garten und die ihm innewohnenden Aufgaben bieten schließlich ein großes Feld, um geeignete übende Situationen zu kreieren, so dass der aktiv handelnde Aspekt der Gartentherapie eingebracht wird. Auf dem Gebiet der Bewegungsförderung beginnt das bereits beim Zerkrümeln von Erde, einer Tätigkeit mit eher geringer körperlicher Belastung und ebensolchen Anforderungen an die Beweglichkeit. Als Aktivität am anderen Ende der Skala könnte das Hacken eines Beetes gesehen werden. In der Folge finden sich in entsprechenden gartentherapeutischen Settings unzählige Möglichkeiten der Anpassung, wie an:

- unterschiedliche Mobilitätsgrade (sitzend pikieren, stehend eintopfen, gehend gießen, ...)
- Beweglichkeit und Kraftdosierung (Lobelien pikieren, Salatpflanzen pikieren, Sonnenblumen pikieren, ...)
- Handlungsplanung (einschrittig: Kräuter abrebeln, dreischrittig: Eintopfen, vielschrittig: Durchführung einer Aussaat)

Dementsprechende Angebote finden häufig im Rahmen sogenannter Gartenclubs statt. Dabei kann der Garten selbst real existent sein, kann sich auf die Fläche einer Terrasse beschränken oder gar als Objekt eine lediglich zu bepflanzende Schale benutzen.

Das aktive Gärtnern mit seinem Wachstumsprozess eröffnet somit auch den Blick in die Zukunft, auf die kommenden Ergebnisse des eigenen Tuns.

6 Das gesundheitsfördernde Moment in der Gartentherapie

Die Verbesserung oder der Erhalt senso-motorischer und kognitiver Fähigkeiten sind wie zuvor aufgezeigt Ziele der Gartentherapie. Dieses steht aber immer auch in Verbindung mit einer Förderung psychischer Gesundheit. Es wird immer deutlicher, dass die Effekte dieser Einheiten weitergehen. Nicht nur das reine Tun und sein praktisches physisches Ergebnis sind Gegenstand der Gartentherapie in der Altenhilfe. Mehr noch ist es die Bedeutung, die dieses Aktivseins für den alten Menschen hat, beispielsweise wenn als Folge eines erlebten Erfolges das Gefühl von Selbstwirksamkeit und Kontrolle über die jetzigen und kommenden Lebensumgebungen geschaffen werden soll. „Nicht dem Leben mehr Jahre, sondern den Jahren mehr Leben geben“, hat treffend *Ursula Lehr*[4] die Lebensaufgabe des Alters beschrieben und das kann ebenso als Leitmotiv für die Behandlung älterer Menschen gelten. Das Thema der Bewertung und der Bewältigung der Lebenssituation, das Thema der Resilienzförderung – auch im Alter – ist Gegenstand der Gartentherapie.

Als dabei nützliche praktische Interventionen nennt *Petzold* (2005a) unter anderem:

- Bewerten bzw. Neubewerten von Vergangenheit, Biografiearbeit
- kognitives Training / Gedächtnistraining
- identitätsfördernde Maßnahmen
- selbstwertunterstützende Aktivitäten
- selbstwirksamkeitsfördernde Tätigkeiten
- Ressourcenaktivierung durch kreativitätsfördernde Maßnahmen
- Förderung intergenerationaler Kompetenz
- körperliche Betätigung

Allesamt auch Inhalte gartentherapeutischer Aktivitäten. All dieses zuvor beschriebene aktive Wirken wird somit nicht nur als eine Einwirkungsmethode auf die eigenen inneren körperlichen Strukturen verstanden. Gartentherapie betont schließlich immer auch die Bedeutung der äußeren Faktoren. Die Objekte dieses Wirkens sind die einzelne Pflanze als lebendiges Gegenüber, oder der Garten als Ganzes. Gerade die Lebendigkeit dieser Objekte erleichtert es anders als bei anderen handwerklichen Angeboten, den Blick weg von der eigenen Bedeutung hin zu äußeren Faktoren zu lenken. Das Erschaffen von Situationen, die deutlich machen, dass es zwar konkrete Einwirkungsmöglichkeiten gibt, dass aber immer auch äußere Faktoren existieren, die beteiligt sind, machen das besondere Element der Gartentherapie aus. Nicht zuletzt diese Betonung des Äußeren, als mitbeteiligte Ursache und auch als Empfänger, bedeutet eine veränderte Blickrichtung weg nur von eigenen Kompetenzen und dem Blick auf sich selbst. Wir erleben, dass dieses von der Zielgruppe tatsächlich als eine Art Befreiung gesehen wird, nimmt es doch auch eine Leistungs-last. Weniger zu können ist erlaubt.

Zwar gibt es, wie aufgezeigt, auch für die Gartentherapie in der Altenhilfe legitime rehabilitative oder gar kurative Ziele, deren Methodik meist auf der handlungsorientierten Ebene liegt, natürlich geht es auch um Stärkung von Belastbarkeit und von anderen körperlichen Fähigkeiten durch gärtnerische Aktivitäten. Jedoch ist die Bedeutung des Gartens, in dem eine teilweise

4 *Lehr*, Lebenslanges Lernen, eine Herausforderung in einer Zeit des technischen, sozialen und demografischen Wandels. Vortrag an der Universität Heidelberg, 2003.

vorhandene „Inkompetenz“ ganz natürlich ist, gerade für den Klienten in der Altenpflege, der hier auch Parallelen zu seiner Lebenserfahrung entdecken kann, im Kern eine andere. Für diesen Klienten soll, wie zu Beginn aufgezeigt, der Garten in erster Linie ein positives Merkmal seiner Vergangenheit und der eigenen Biografie sein. *Kitwood* (2008) weist in diesem Zusammenhang darauf hin, dass Erinnerungen oftmals als „metaphorische Ressource“ dienen können, die dabei helfen, über die aktuelle Situation sprechen zu können. Dadurch soll und kann er ebenso ein positives Merkmal der momentanen Lebenswelt sein. Mitunter wird eine Frage nach neuen gärtnerischen Aktivitäten (wie auch nach anderen Aktivitäten) gar mit dem Hinweis, „man habe genug in seinem Leben im Garten gearbeitet“, abgelehnt. Wir sehen in der Gartentherapie hier auch einen Schutzmechanismus vor einem weiteren Erleben negativer Erfahrungen mit schwindenden Kompetenzen. Wer aber genau hinhört, entdeckt hier aber keine Ablehnung des Gartens, als vielmehr eine der unerwünschten Aktivierung. Und genau in diesem Sinne setzt die Gartentherapie diesen Garten auch in der Hauptsache ein. Gartentherapie in der Altenhilfe tut gut daran, sich nicht nur und nicht sofort auf einen aktiven methodischen Ansatz zu konzentrieren, der das Wirken des Menschen auf die Natur betont. Jene Seite der Mensch-Natur-Interaktion, die vom Wirken der Natur auf den Menschen geprägt ist, erscheint mindestens ebenso bedeutsam. Insbesondere dann, wenn weniger auf die physischen, und mehr auf die psychische Kompetenz gewirkt werden soll. So geht es primär um eine Stärkung von Identität und von positivem Selbsterleben.

Die Gartentherapie ist überzeugt von der Gewichtigkeit und Bedeutung, die ein Naturerleben für die psychische Gesundheit besitzt. Konkrete Forschungsergebnisse, die eindeutig belegen, dass der Kontakt zur lebendigen Umwelt an sich ein fördernder Faktor ist oder dass gar diese Verbindung zur Natur als ein Grundbedürfnis anzusehen ist, liegen zurzeit zwar noch nicht vor, wohl aber viele Studien, die als Indizien gelten können, dass es hier noch Einiges zu entdecken gilt.

Dementsprechend orientiert sich die Gartentherapie in ihrer Bedeutung für die psychische Gesundheit zurzeit an allgemein anerkannten Theorien und Ansätzen.

Ob man dabei nun die Arbeiten von *Klaus Grawe*, die Theorie der Salutogenese nach *Antonovsky* (1997), die vielfältigen Forschungen zur Resilienz oder die neue Ausrichtung der positiven Psychologie zu Grunde legt: Neben dem vielleicht wichtigsten Faktor, der menschlichen Beziehung, besteht dabei weitestgehend Konsens über jene Bedingungen und Grundbedürfnisse, die uns psychisch guttun und die dementsprechend auch im Zentrum der Gartentherapie stehen sollten. Interessanterweise stellt aber auch der Garten gerade bei diesen Bedingungen ein großartiges Instrumentarium und eine bestgeeignete Erfahrungswelt zur Verfügung, vielleicht einer der Gründe, die zum berühmten chinesischem Sprichwort führten, dass derjenige, der ein Leben lang glücklich sein möchte, doch bitte in den Garten gehen möge.

7 Den Garten genießen – Positive Geborgenheit fördern

Therapie kann auch als eine Form des Lernens verstanden werden, ganz gleich, ob dabei nun Bewegungsmuster wieder erlernt werden oder ob im Einwirken auf die psychische Gesundheit bestimmte Verhaltensweisen erlernt werden. Für die Therapie ist es demnach notwendig, sich damit zu beschäftigen, unter welchen Bedingungen Lernen funktioniert und unter welchen eben nicht. Dieses Lernen selbst zeigt sich auf Zellebene durch die Entstehung neuer synaptischer Verbindungen. Folglich müssen die Grundbedingungen für derartige Neubildungen beachtet werden, als da sind: häufige Wiederholung und Aktivierung des Belohnungssystems. „Ohne Aktivierung des Dopaminsystems wird kein langfristiges Lernen stattfinden. Ziele, die ohne Dopaminunterstützung verfolgt werden, haben keine große Aussicht auf Realisierung", schreibt dazu *Klaus Grawe* (2004).

Gerade in Bezug auf Letzteres muss allerdings festgestellt werden, dass weder das Erleben eigener Einschränkungen und Störungen (Stichwort Alterserkrankungen) noch jenes des neuen sozialen Lebensnetzes Altenheim dazu führt, dass ein Belohnungssystem und damit die Dopaminausschüttung aktiviert sind, sondern im Gegenteil dazu, dass Ängste und negative Gefühle vorherrschen.

Für die Gartentherapie gerade im Altenbereich ist eines der wichtigsten Aufgaben also, zunächst einen positiven Kontext zu gestalten. Dieses bedeutet nicht, dass die Sorgen und Ängste der Klienten unbeachtet bleiben sollten, doch ist dieses eher Aufgabe für speziellere Psychotherapien. Gartentherapie versteht sich hier primär als eine Basistherapie, die überhaupt erst dafür sorgt, dass ein Lernfähigkeits-Kontext entsteht, so dass diese spezielleren Therapien überhaupt erfolgversprechend sind. Dieses Wesen als Basistherapie kann aber auch so verstanden werden, dass die Fähigkeit und Möglichkeit zum gegenwärtigem Genuss und Lustempfinden als primäres Therapieziel gerade bei schwer betroffenen Menschen gesehen werden kann.

Dass sich die Gartentherapie dafür hervorragend eignet, zeigen bereits die positiven Reminiszenzen durch das Anknüpfen und Hervorholen alter Gartenerfahrungen. Aber auch darüber hinaus erscheint es so, als ob Blumen und Pflanzen ganz grundsätzlich eine positive Auswirkung auf unser Gefühlsleben haben. Die Studien von *Ulrich* (1984) oder *Li* (*Li* et al. 2010) zum Zusammenhang von Schmerzerleben und dem positiven Einfluss von Pflanzen und Natureindrücken weisen ausdrücklich in diese Richtung.

Und so finden gartentherapeutische Einheiten auch nicht ausschließlich im Therapiegarten abseits des Wohnbereiches statt. Vielmehr werden die Pflanzen mittels mobiler Gartentherapieangebote immer öfter zu den Menschen und zu ihren bestimmenden Lebensbereichen gebracht. Es gilt diesen Lebensbereich nicht in Opposition zum Garten noch schlechter erleben zu lassen, als vielmehr auch diesen Lebensbereich als etwas Positives darzustellen. Insgesamt kann Gartentherapie somit als eine Basistherapie im Sinne eines positiven emotionalen Primings verstanden werden. Den Garten genießen – dieses ist eine Situation, die jetzt und hier stattfindet, sie kann im sinnlich sensorischen Genuss, beim Duft von Kräutern oder dem Farbenspiel von Blüten, verankert sein, sie kann aus der Erinnerung an positive biografische Erlebnisse begründet sein oder sie kann im Erleben eigener Kompetenzen geschehen.

8 Ein Garten als Prozess – Dankbarkeit und Optimismus

Neben dem momentan genießenden Moment bietet Gartentherapie als prozessorientierte Therapie immer auch den Bezug zum Vergangenen, wie auch zum Kommenden. Neben der Gegenwart haben auch Vergangenheit und Zukunft eine Bedeutung. Positiv betrachtet, beschreibt dieses die Momente von Dankbarkeit (Rückblick) und Optimismus (Ausblick).

Diese beiden Eigenschaften, Dankbarkeit ausdrücken zu können und eine möglichst allgemeine und permanente optimistische Grundhaltung zu besitzen, werden in der positiven Psychologie (*Seligman* 2005) als Grundvoraussetzungen für ein psychisch gesundes, ja glückliches Leben dargestellt. Der Blick auf die Situation in der stationären Altenpflege aber zeigt, dass hier eine starke Belastung oder gar ein erheblicher Angriff auf diese Eigenschaften stattfindet. Zunächst einmal ist der Einzug in die stationäre Altenpflege meist begründet mit körperlichen oder psychischen Diagnosen. Gleichzeitig wird dadurch ein erheblicher sozialer Wandel ausgelöst und nicht zuletzt ist die Behandlungs- und Lebenssituation auch, wie zuvor bereits angedeutet, eine, die das Erleben von Dankbarkeit und Optimismus erschwert. „Hier komme ich nie wieder heraus", solche Sätze, oft geäußert, zeigen das deutlich. Einen derartigen Wandel und derartig einschneidende Veränderungen positiv anzunehmen benötigen schon extreme Fähigkeiten zu Dankbarkeit und Optimismus bzw. intensive therapeutische Arbeit und geeignete Übungsfelder im momentanen Lebensumfeld der alten Menschen.

Nicht zuletzt deshalb finden sich in gartentherapeutischen Einheiten auf der einen Seite häufig Tätigkeiten, die im weitesten Sinne mit der Ernte in Verbindung gebracht werden können. Sei es die hauswirtschaftliche Verwertung von selbst gezogenen Lebensmitteln, das Erstellen von Blumengestecken mit Blüten aus dem eigenen Garten oder das Herstellen von Tees mit Minze aus dem eigenen Blumenkasten, immer wieder erschaffen Gartentherapeuten Situationen, in denen der positive Rückblick im Sinne eines „Erntedankfests" möglich ist. Wenn zuvor dargestellt wurde, wie sehr die gartentherapeutische Betonung des Äußeren damit zu tun hat, beschränkende äußere Einflüsse als natürlich anzunehmen, dann muss an dieser Stelle auch darauf hingewiesen werden, dass ein solcher äußerer Einfluss auch als „beschenkend" wahrgenommen werden kann. Im Garten passiert das ständig.

Auf der anderen Seite beginnt ein jeder gärtnerischer Prozess mit der Anzucht und der Erwartung auf diese Ernte und den Blütenflor. Ein jedes Samenkorn enthält auch bereits die Hoffnung auf die kommende Pflanze. Und ohne den notwendigen Optimismus steckt niemand im Oktober Tulpenzwiebeln in die erkaltende Erde. Ähnlich dem stark mit Metaphern belegten Bild der Ernte verhält es sich auch mit dem Bild des Legens von Samenkörnern und jenem des Sämanns. Dass das Gärtnern demnach mehr als jede andere Tätigkeit eng mit den beiden Eigenschaften verbunden ist, nutzt die Gartentherapie in zweierlei Hinsicht. Einmal um innerhalb dieser Übungsfelder gemeinsam mit den Klienten diese Phänomene zu entdecken, um Parallelen zu seiner Lebenssituation zu suchen und auch um sie zu verbalisieren. Dieses geht auch gut bei kognitiv eingeschränkten Menschen, indem auf die Ebene der Sprichwörter und Metaphern zurückgegriffen wird. Dankbarkeit und Optimismus haben die besonderen Eigenschaften, dass sie immer bereits das Äußere mit einbeziehen. Man ist beispielsweise dankbar für etwas, was eine andere Person oder eben auch Gott, das Universum, die Natur geboten haben. Dankbarkeit und Optimismus geben der eigenen Lebensbetrachtung Geschichte und Ziel auf positive Art und Weise.

9 Das Gärtnern – Erfolgreiche Wirksamkeit und Nachvollzug

Diese Beziehung zum Außen wird noch bedeutsamer, wenn wir nicht nur die Wirkung äußerer Umstände auf uns, sondern auch die Wirkung von uns auf diese Umstände einbeziehen. Wichtig ist daher auch das praktische Tun, um jenseits dieser kognitiven Ebene all dieses direkt erlebbar zu machen. Optimistisches aktives Tun bedeutet die Selbstwirksamkeitserwartung des Klienten zu verstärken, ihm das Gefühl zu geben, Veränderungen initiieren und kontrollieren zu können.

Nahezu alle Modelle, die sich mit psychischer Gesundheit befassen, betonen die Notwendigkeit, dass der Mensch ein Gefühl besitzen muss, Einfluss auf seine Lebenssysteme ausüben zu können, letztlich zumindest ein Verständnis für die ihn umgebenden Lebensbedingungen besitzen muss. *Kitwood* (2008) definiert den Kern von Beschäftigung bei demenzerkrankten Menschen daher auch dadurch, dass diese es schaffen kann und sollte, jemanden auf persönlich bedeutsame Weise in Lebensprozesse einzubeziehen. Dort, wo wir uns lediglich als unbeteiligte Beobachter erleben oder gar „die Welt nicht mehr verstehen", zeigen sich umgekehrt gar massive Störungen, die bis in die Hirnstruktur hinein deutlich werden. Da aber viele Erkrankungen alter Menschen, insbesondere eben die dementiellen Erkrankungen, mit genau jenem Kontrollverlust verbunden sind, ist es Aufgabe von Pflege und Therapie, hier gezielt entgegenzuwirken.

Dieses geschieht auf vielfältige Art und Weise. Das Einbringen von Ritualen oder spezielle Innenraumgestaltungen gehören zu diesem Themenbereich.

Die Gartentherapie nutzt zunächst die tief verankerten Beziehungen des Menschen mit der Natur. Wieder geht es darum, ein Gefühl von Vertrautheit zu schaffen.

Da, wo die Abläufe im täglichen Leben immer undurchschaubarer und überraschender werden, setzt die Gartentherapie zusätzlich mit einem gerne ziellosen einfachen Sein in der Natur und im Garten den direkten Genuss entgegen. All dieses geschieht in einem Umfeld, dessen Abläufe so langsam und verstehbar sind, dass diese das Gefühl von Sicherheit in der Situation bieten können.

Dort, wo noch zusätzlich auf der Handlungsebene gegärtnert wird, bedeutet das Element von Kontrolle natürlich, ein Gefühl von Selbstwirksamkeit zu erschaffen.

Im Gegensatz zu anderen handwerklichen Medien, die dieses ebenso bieten, kommt mit der Gartentherapie aber einmal mehr der Vorteil des Mediums Natur ins Spiel. Denn hier im Garten bedeutet Kontrolle nicht, dass alles so kommt, wie vom Klienten gewünscht. Wetter, andere Lebewesen (Schnecken), der Boden oder das Lebewesen Pflanze selbst haben einen – zwar nicht kontrollierbaren – aber eben doch nachvollziehbaren Einfluss. In diesem Sinne ist der Garten ein Sinnbild für eine positive Lebensbetrachtung.

10 Die Lebenswelten der Gartentherapie

Bei all diesen Einwirkungszielen, -methoden und -ebenen der Gartentherapie wird deutlich, dass es in der Altenhilfe immer im Grunde um zwei Gärten geht.

Der eine ist der Garten der Vergangenheit, jener Garten, den der Mensch über seine Lebensspanne geprägt hat, der biografische Garten, ein innerer Garten. Mit diesem arbeitet die Gartentherapie. Und dann gibt es den momentanen Garten, den Therapiegarten, in dem die Gartentherapie arbeitet. Natürlich orientiert sich dieser am biografischen Garten, aber er muss auch Rücksicht nehmen auf die unterschiedlichen Lebenswelten und Störungszustände der Klienten. So wurde bereits aufgezeigt, dass oftmals als gezielte Intervention zur Zugänglichmachung von Natur der Garten mobil in den Wohnbereich hineingebracht wird. Eine Lösungsmöglichkeit, die auch genutzt wird, wenn es darum geht, Menschen mit Rückzugstendenzen und der Gefahr von Bettlägerigkeit mittels mobiler Gärten zu besuchen, um sie dementsprechend zu aktivieren. Es gilt also natürlich auch immer den Blick auf die realen Rahmenbedingungen zu haben.

Die „Landschaft" der Altenhilfe hat sich in den letzten Jahren stark weiterentwickelt, es entstanden neben dem klassischen Altenheim diverse Behandlungssituationen und auch innerhalb der Heimstrukturen wurde mit angepassten Konzepten den unterschiedlichen Lebens- und Störungssituationen entsprochen. So reifen momentan ganz neue Vorstellungen von Lebenssituationen im Alter. Diese reichen von Demenzwohngemeinschaften über Mehrgenerationenprojekte bis zu speziellen Altendörfern.

Auch die Gartentherapie, deren Ziel natürlich immer ist, dem Klienten ein adäquates Naturerleben zu ermöglichen, muss daher unterschiedliche Konzepte für diese unterschiedlichen sozialen Konstrukte bereithalten.

Wenn Gesundheit und Krankheit in der Gartentherapie auch als das Ergebnis der Interaktion des Menschen mit seiner Umwelt angesehen werden, dann ist es natürlich auch für die Gartentherapie notwendig, nicht nur die natürliche Umwelt, sondern immer auch diese unterschiedlichen Wohn- und Lebensumwelten einzubeziehen.

Bezüglich der faktischen Lebenssituation gibt es zwar noch immer jenen alten Menschen, der im Kreis seiner Familie altert. Ebenso aber gibt es zunehmend in einer sich ändernden Gesellschaft (mobiler, kleinere Familien, mehr Alleinerziehende, mehr Trennungen) immer mehr alte Menschen, die ohne familiären Rückhalt in den eigenen 4 Wänden leben – eine kommende Herausforderung. Die wichtigste und vertrauteste Lebenswelt ist und bleibt das Zuhause. Jeder hat den Wunsch, zu Hause bleiben zu können, in gewohnter Umgebung. Dies gelingt durch entsprechende niedrigschwellige Unterstützungsangebote oder die ambulante Pflege. Zurzeit entwickeln sich erste gartentherapeutische Angebote, die zumeist auf der Ebene der Handlungskompetenzen angelegt sind und den heimischen Garten nutzen, um dort mittels entsprechender Übungssituationen Fähigkeiten und Kompetenzen zu erhalten.

In Ergänzung zum häuslichen Umfeld wächst immer mehr die Nachfrage nach teilstationären Einrichtungen. Hier wäre z. B. die Tagespflege zu nennen, bei der der Pflegebedürftige weiterhin zu Hause wohnt und schläft, dort auch versorgt wird und ergänzend die Möglichkeit hat, die Tagespflege aufzusuchen. An diesen Tagen verbringen sie den Tag mit Anderen. Im Zentrum stehen meist Kommunikationsangebote, Aktivierung, Ausflüge und Angebote zur Verpflegung. Auch hier gibt es bereits erste Tagespflegen mit eigenen Gärten oder Terrassen, wo entsprechend Gartentherapie stattfindet. Gern wird dieses in Verbindung zu den meist vorhandenen hauswirtschaftlichen Angeboten konzipiert, da so der vertraute Akt der Nahrungszubereitung mit dem Prozess der Nahrungsanzucht (z.B. Salate) verbunden werden kann. Daraus ergibt sich die Möglichkeit, die Gartenaktivitäten den Gästen nicht als reine Beschäftigung, sondern als ein notwendiges Moment darzustellen.

Eine weitere Möglichkeit, nicht in einem Heim leben zu müssen, ist die ambulant betreute Wohngemeinschaft. In dieser Wohnform leben ältere Menschen mit Hilfebedarf in einer gemeinsamen Wohnung zusammen, durchaus zu vergleichen mit Studentenwohngemeinschaften. In Wohngemeinschaften werden bei Pflegebedürftigkeit entweder speziell bestellte ambulante Pflegedienste oder die Angehörigen selbst aktiv.

Da hier eine Lebenssituation geschaffen wird, die einen stark „privaten" Charakter besitzt, wäre auch hier zukünftig ein Einsatz von Gartentherapie denkbar, indem beispielsweise eine notwendige Gartenpflege entsprechend erweitert wird. Gerade bei den erwähnten Formen Tagespflege und Wohngemeinschaften könnte unter dem Stichwort GREEN CARE der Gartentherapie künftig eine wichtige Bedeutung zufließen. Entsprechende Einrichtungen, örtlich beispielsweise auf landwirtschaftlichen Anwesen angesiedelt und dadurch wesensgemäß mit entsprechend „grünen" Aufgaben versehen, wie Versorgung von Tieren oder Anzucht von Pflanzen, könnten in der Lage sein, den Aufenthalt bereits auf der passiven Seite mit einem besonderen Gefühl von Vertrautheit angenehm auszufüllen. Mit der zusätzlichen Möglichkeit aktiver Betätigung existiert hier ein als besonders logisch, sinnvoll und notwendig erlebtes Angebot. Aus Ländern wie den Niederlanden, Norwegen oder Österreich liegen dazu bereits erste positive Erfahrungen vor.

Ein konkretes Beispiel beschreibt *Michaela Kuhn* (2014) in ihrem Artikel „Den Tagen mehr Leben geben". So haben auf einem ehemaligen landwirtschaftlichen Betrieb Anke K. und ihre Tochter 29 Bewohner und Bewohnerinnen mit Demenz ein Zuhause geschaffen. Hier können sich die Menschen frei bewegen und gewohnten Tätigkeiten in Haus und Garten nachgehen und sich aufgehoben fühlen.

Auch in Österreich sind uns Beispiele bekannt unter dem Stichwort „Soziale Landwirtschaft".

Ein weiteres praktisches Beispiel ist eine stationäre Einrichtung in Köln, in der ein Garten der Wahrnehmung angelegt wurde. Dieser Sinnesgarten bietet viel Stimulusmaterial mit den Elementen „sehen, hören, riechen, fühlen und schmecken". Eine weitergebildete Gartentherapeutin initiiert hier eine geplante Aktivierung und Beschäftigung der Bewohnerinnen und Bewohner mit unterschiedlichen Pflegestufen. Der Garten ist auch ein Ort der Entspannung und des Wohlfühlens.

Aus persönlichen und auch politischen Gründen entstehen mehr und mehr Alternativen im ambulanten und teilstationären Bereich, die einen Heimaufenthalt verhindern, oder die wie beim Quartiersgedanken eine Art Zwischenstufe zwischen Heim und Da-Heim darstellen. Eine Statistik belegt, dass nur 10% der Menschen mit Pflegebedarf in stationären Einrichtungen leben und gepflegt werden (*Kuratorium Deutsche Altershilfe* 2003), dennoch ist die stationäre Altenhilfe, speziell, wenn es um die Behandlungssituation schwer pflegebedürftiger Menschen geht, auch weiterhin ein wichtiger Baustein und damit einer der Hauptwirkungsbereiche der Gartentherapie, gilt es doch hier, wie aufgezeigt, einem Naturentzug besonders entgegenzuwirken..

Bekanntlich gewinnt in diesem Zusammenhang das Thema Demenz mehr und mehr an Bedeutung. Dieses ist nicht nur unter einem medizinischen Behandlungsaspekt von Bedeutung, sondern auch hinsichtlich der Frage einer bestmöglichen Lebenswelt, die für diese Zielgruppe geschaffen werden kann. Hier wächst demnach eine weitere Aufgabe für die Gartentherapie heran, die ja dem Kontext und der Lebensumwelt besondere Bedeutung zuweist. Um dieser Herausforderung zu begegnen, sind bereits heute neue Konzepte in der Begleitung von Menschen mit Demenz gefragt. Nach derzeitigen Schätzungen leiden etwa 900.000 Menschen im Alter von 65 Jahren an Demenz (*Kuhn* 2014). Die Tendenz ist weiter steigend. Schon in den 80er-Jahren hat man das Thema Demenz und deren Folgen in den Pflegeheimen erkannt. Besonders die seinerzeit gern als „Wegläufer" titulierten Menschen waren dabei im Blick. In Folge der Einführung der Pflegeversicherung erhöhte sich das Lebensalter in vielen Einrichtungen auf ca. 84 Jahre und der Anstieg der pflegebedürftigen Menschen mit dementiellen Erkrankungen auf fast 80%. Gleichzeitig wurde eine erhöhte Sterbequote festgestellt und viele reden schon heute darüber, dass die bisherigen Pflegeheime zu Sterbehäusern werden.

Galt daher noch vor Jahren der integrative Ansatz, d.h. alte pflegebedürftige Menschen helfen Menschen mit Demenz, so ist dieser heute kaum mehr aufrechtzuhalten. Die Bewohnerinnen und Bewohner, die damals möglicherweise noch als zusätzliche Hilfe in den Einrichtungen zur Verfügung standen, bleiben heute länger zu Hause und kommen erst in die Einrichtungen, wenn sie mehr und mehr auf eine 24-Stunden-Pflege angewiesen sind. Dieser integrative Ansatz ist an seine Grenzen gestoßen und es mussten neue Wege gefunden werden. Ein Modell, das dabei hilft, Menschen mit Demenz in ihren unterschiedlichen Phasen der Demenz mit den entsprechend unterschiedlichen Anforderungen und Fähigkeiten besser zu verstehen und zu begleiten, ist das „3 Welten Modell" nach *Held* (*Held, Ermini-Fünfschilling* 2005). Grundlage ist, dass Menschen mit Demenz zwar veränderte Verhaltensweisen an den Tag legen, aber auch noch entsprechende Kompetenzen besitzen. Dies hilft, besser und kompetenter auf sie eingehen zu können (*Becker, Kaspar, Kruse* 2011). Die Folge ist, dass Bewohnerinnen und Bewohner nun entsprechend ihrer Kompetenzen gezielt segregiert werden. Bei all den kritischen Fragen, die als Konsequenz hieraus entwachsen, ist man aber unter den beschriebenen Bedingungen davon überzeugt, dass die Menschen mit Demenz mit diesem Ansatz personenzentrierter gepflegt und begleitet werden können. Eine derartige Neuausrichtung verlangt das Umdenken auf den verschiedensten Ebenen und ist somit für den Einsatz von Gartentherapie auch von großer Bedeutung.

Nach *Held* ist die erste Welt jene der „Erfolglosigkeit". D. h. der Mensch mit Demenz weiß vieles nicht mehr oder es fällt ihm gar nicht oder erst spät wieder ein. Kognitiv bleibt vieles erfolglos. Erhalten geblieben sind jedoch viele alltägliche Kompetenzen, wie Äpfel schälen, bügeln, Staub wischen, nähen, Gesellschaftsspiele spielen, Tätigkeiten, die ausgeführt werden können, ohne wissen zu müssen, was gerade für ein Tag ist, oder wo man gerade ist.

Die zweite Welt ist die der „Ziellosigkeit". Menschen mit Demenz zeigen ein „herausforderndes Verhalten".[5] Dieses Verhalten ist gekennzeichnet durch hohe Agitiertheit, Unruhezustände, „lautes Schreien", Depressionen und Aggressionen, um nur einige Verhaltensweisen zu nennen. Dieses Verhalten stellt hohe Anforderungen an die zu betreuenden Personen. Normen und Gewohnheiten sind schwer umzusetzen. Es scheint, dass der Umgang mit herausforderndem Verhalten nur gelingen kann, wenn bestimmte Gewohnheiten und Abläufe nicht mehr zum Tragen kommen.

Die dritte Welt ist die Welt der „Schutzlosigkeit". Diese Welt ist geprägt von umfassender Pflegebedürftigkeit und Bettlägerigkeit. Essen und Trinken können nicht mehr selbstständig zu sich genommen werden. Sprache, Gestik sind verloren gegangen. Auch Wünsche und Bedürfnisse können nicht mehr geäußert werden. Der Pflegebedürftige ist in einer schutzlosen Situation, der einer besonderen Pflege bedarf. In der BRD wird diese Welt auch als „Pflegeoase" bezeichnet und kontrovers diskutiert.

Was bedeutet nun dieses 3-Welten-Modell für die Gartentherapie?

Es zeigt sehr gut, wie mittels der vorhandenen Ansätze und Ebenen der Gartentherapie sowohl auf unterschiedliche Fähigkeiten und Störungen der Teilnehmenden wie auch auf die veränderten Lebensumwelten eingegangen werden kann beziehungsweise, wie diese Umwelten in Form von Gartensituationen angepasst werden.

Für die 1. Welt (Erfolglosigkeit) ist es beispielsweise notwendig, dass ein gartentherapeutisches Konzept angewandt wird, das auf allen drei Ebenen der Gartentherapie arbeitet. So werden so lange wie möglich einfache Tätigkeiten ausgeführt, welche die Handlungskompetenz unterstützen und damit

5 Vgl. Rahmenempfehlung zum Umgang mit herausforderndem Verhalten bei Menschen mit Demenz in der stationären Altenhilfe, Bundesministerium für Gesundheit, Witten 2006.

Erfolgssituationen schaffen. Dementsprechend kann die Gartentherapie mit derartigen Angeboten ein Gefühl von Erfolg und Selbstwirksamkeit in einer Welt der Erfolglosigkeit ermöglichen. Der zuvor angerissene Gartenclub wäre ein entsprechendes Angebot.

Ebenso wird auch das Element des In-der-realen-Welt-Seins im biografischem Bezug genutzt. Das Sammeln entsprechender Gartenbiografien wäre hier eine gute Methode, um dem erlebten Verlust den Schatz der Erfahrung entgegenzusetzen. Ebenso bewegt sich die Gartentherapie in der Gegenwart, auf der Ebene der Geborgenheit, beispielsweise über sensorische Reize, Bewegungsangebote im Garten usw. All dieses könnte innerhalb eines Versorgungsgartens mit Gemüse- und Obstanbau geschehen, mit der Möglichkeit der anschließenden Verwendung, wie Herstellung von Mahlzeiten, Einkochen für den Winter, Kuchen backen mit Früchten usw.. Idealerweise befindet sich ein solcher Versorgungsgarten in direktem Zugang zur Hausgemeinschaft.

Auch die 2. Welt (Ziellosigkeit) benötigt einen direkten, barrierefreien Zugang zum Garten, damit das Ausleben der zuvor beschriebenen Agitiertheit möglich ist. Daher muss der Garten auch größer und weiter geplant werden und mit vielen weiten Wegen ausgestaltet sein. Eine Enge oder ein beständiges An-Grenzen-Stoßen schürt erfahrungsgemäß Aggressionen. Logischerweise würde in dieser Phase an alte Gewohnheiten und die noch vorhandenen Kompetenzen angeknüpft. Diese Gewohnheiten führen weg von der Kompetenzebene hin verstärkt zu Aktivitäten der Ebene des In-der-realen-Welt-Seins, wobei auch Methoden jenseits der Notwendigkeit eines konkreten kognitiven Benennens von Situationen angewendet werden. Hier bietet die Gartentherapie kurze in sich geschlossene Angebote an, wie die bereits erwähnten 10-Minuten-Aktivierungen im Garten, wie ritualisierte Spaziergänge, wie Bewegungs- oder auch Entspannungsangebote. Da der Rückgriff auf die Vergangenheit oftmals noch gut funktioniert, wird dieser entsprechend genutzt.

Für die 3. Welt (Schutzlosigkeit) mit der ausgeprägten Pflegebedürftigkeit und der damit verbundenen Bettlägerigkeit wäre eine Terrasse zunächst ausreichend, die den Aufenthalt im Freien mit dem fahrbaren Bett ermöglicht. Ein fahrbarer Wagen, das skizzierte mobile Angebot mit gartentherapeutischen Elementen, ist die Alternative für den Innenbereich. Gartentherapeuten arbeiten hier bevorzugt auf der sensorischen, auf der Ebene der Geborgenheit, sie bringen den Garten zum Klienten, indem sie mit einfachen und deutlichen Gerüchen, Farben oder Geräuschen arbeiten. „Das Gefühl von Geborgenheit entspringt nicht einem äußeren Umschlossensein, sondern einem inneren Nachvollzug von Ordnung", schreibt der Philosoph *Hugo Kükelhaus*[6], und die Erfahrung mit demenzerkrankten Menschen zeigt, dass gerade das Naturerleben auch in dieser Phase für das Naturwesen Mensch zutiefst nachvollziehbar erscheint.

---

6 Das Zitat ist nicht eindeutig einer Erstquelle zuzuordnen.

Dem Konzept der 3 Welten muss noch eine 4. Welt hinzugefügt werden, denn in den stationären Einrichtungen leben ebenso Menschen, die kognitiv nicht eingeschränkt sind. Sie sind eigenständig und artikulieren ihre Bedürfnisse. Auch hier, falls ein Gartentherapeut/in in der Einrichtung beschäftigt ist, wird Gartentherapie entsprechend der Klientel durchgeführt.

11 Zusammenfassung

Gartentherapie ist speziell im Bereich der Altenhilfe eine gute und passende Methode. Pflanzen, Gärten, Natur: Sie sind nicht nur passend, sondern notwendige Elemente bei der adäquaten Betreuung und Begleitung von Menschen, die als bio-psycho-sozial-ökologische Wesen betrachtet werden. Man kann von einem Recht auf Naturzugang sprechen. Zudem findet sich im Bereich der Altenhilfe ein starker biografischer Bezug von Gartenerlebnissen zur Zielgruppe. Die Ausrichtung der Gartentherapie ist dabei vielfältig: Sie ist sowohl präventiv wie auch kurativ, wirkt sowohl auf physische wie auch auf psychische Faktoren ein, wobei im Bereich der Altenhilfe aktuell die Hauptausrichtung in der Förderung von (psychischer) Gesundheit liegt. Für die zukünftige Entwicklung ist es dabei notwendig zu sehen, dass sich gerade die Formen der Lebenswelten zurzeit intensiv verändern und auch variabler werden. Die Gartentherapie kann dabei auf unterschiedlichen Ebenen, abgestimmt auf diese Vorgaben, sich auf das sensorische Moment beschränken, sie kann jedoch auch kognitive Komponenten integrieren und ebenso als eine Methode genutzt werden, die aktive Betätigung beinhaltet.

Die Gartentherapie in der Altenhilfe, sie ist facettenreich.

12 Literatur

Beiträge von Petzold sowie Petzold und MitautorInnen finden sich im Literaturgesamtverzeichnis am Ende des Bandes.

Antonovsky, A. (1997): Salutogenese. Zur Entmystifizierung der Gesundheit. Erw. Aufl. Tübingen: Dgvt.

Mayer, K. U./Baltes, P. B. (Hrsg.)(1996): Die Berliner Altersstudie. Berlin: Akademie Verlag.

Becker, S./Kaspar, R./Kruse, A. (2011): H.I.L.D.E. Heidelberger Instrument zur Erfassung der Lebensqualität der demenzkranken Menschen. Bern: Huber.

Grawe, K. (2004): Neuropsychotherapie. Göttingen: Hogrefe.

Grond, E. (1984): Die Pflege verwirrter alter Menschen. Freiburg: Lambertus.

Held, C./Ermini-Fünfschilling, D. (2005): Das demenzgerechte Heim: Lebensgestaltung, Betreuung und Pflege für Menschen mit Alzheimerkrankheit. Basel: Karger.

Jopp, D. et al. (2003): Herausforderungen und Stärken des Lebens mit 100 Jahren. Stuttgart: Robert Bosch Stiftung.

Kellert, S. R. (1993): The biological basis for human values of nature. In: *S. R. Kellert, E. O. Wilson* (Hrsg.): The biophilia hypothesis. Washington, DC: Island Press.

Kitwood, T. (2008): Demenz. Der person-zentrierte Ansatz im Umgang mit verwirrten Menschen. Bern: Huber.

Köther, I. et al. (2000): Altenpflege in Ausbildung und Praxis. 4. Aufl. Stuttgart: Thieme.

Kuhn, M. (2014): Den Tagen mehr Leben geben. In: B&B Agrar 6/2014.

Kuratorium Deutsche Altershilfe (2003): Kleine Datensammlung Altenhilfe. Köln: Eigenverlag.

Li et al. (2010): A forest bathing trip encreases human natural killer activity and expression of anti-cancer proteins. In: Journal of Biological Regulators and Homeostatic Agents.

Maas et al. (2009): Morbidity is related to a green living environment. In: Journal of Epidemiology and Community Health.

Michell-Auli, P./Sowinski, C./Niepel, A. (2011): Von der Fensterbank ins grüne Quartier. Das Recht auf Naturerleben. In: ProAlter 3/2011.

Plahl, C. (2004): Psychologie des Gartens. Anmerkung zu einer natürlichen Beziehung. In: *Callo/Hein/Plahl* (Hrsg.): Mensch und Garten. Norderstedt: Books on Demand.

Schäffler, A./Menche, N. (1999): Mensch, Körper, Krankheit. München, Jena: Urban & Fischer.

Seligman, M. E. P. (2005): Der Glücks-Faktor. Warum Optimisten länger leben. Bergisch Gladbach: Bastei Lübbe.

Ulrich, R. S. (1984): View through a window may influence recovery from sugery. In: Science, Vol. 224, 420-421.

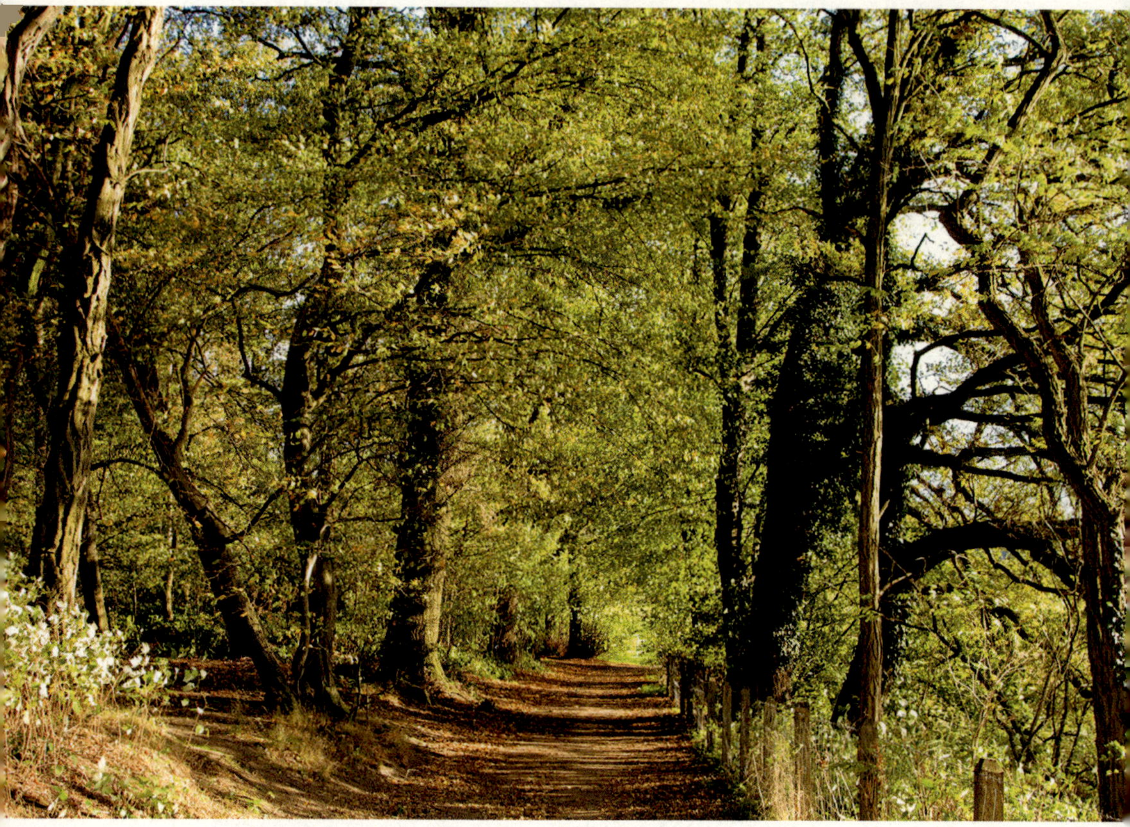

Es gilt immer wieder, WEGE der Gelassenheit zu finden.

Integrative Gartentherapie in der Arbeit mit biographisch belasteten Menschen

Susanne Krüskemper

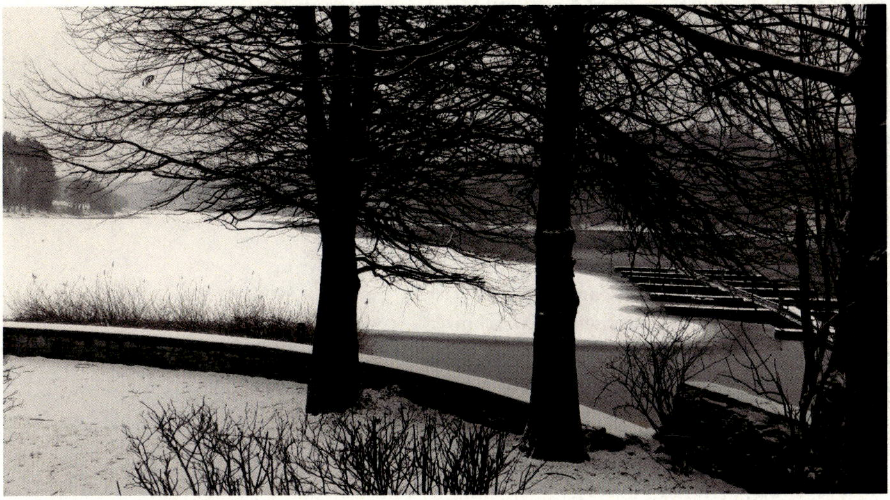

Inhalt

1. Einleitung
GRUNDLAGEN
2. Gartentherapie
2.1 Der Begriff Gartentherapie
2.2 Was ist Gartentherapie?
2.3 Seit wann und wo wird Gartentherapie eingesetzt?
2.4 Ziele der Gartentherapie
3. Theoretische und praxeologische Grundlagen – Perspektiven des *Verfahrens* der Integrativen Therapie für die *Methode* Integrative Gartentherapie
3.1 Die anthropologische Grundposition der Integrativen Therapie
3.2 Die Entwicklung in der Lebensspanne
3.3 Intersubjektive Ko-respondenz
3.4 Die vier Wege der Heilung und Förderung
3.5 Die 14 Heilfaktoren
3.6 Das Tetradische System
3.7 Die hermeneutische Spirale
BEHANDLUNGSJOURNAL FRAU K.
4. Expliziter und impliziter Auftrag
5. Initiale Diagnostik (Statusanamnese)
5.1 Biographische und psychosoziale Anamnese
5.2 Fünf Säulen der Identität

5.3 Diagnose nach ICD-10 und ICF
6. Prozessuale Diagnostik
6.1 Bedürfnis- und Motivationsanalyse
6.2 Leibfunktionsanalyse
6.3 Problem- und Konfliktanalyse
6.4 Beziehungsanalyse
6.5 Netzwerk- und Lebensweltanalyse
6.6 Ressourcenanalyse
6.7 Kontinuumanalyse
6.8 Sinnanalyse
6.9 Interaktionsanalyse
7. Therapeutisches Rahmencurriculum
7.1 Therapieplan
7.2 Therapieverlauf
7.3 Therapieziele
8. Behandlungsverlauf
8.1 Erstgespräch
8.2 Erster Gartentherapieabschnitt April/Mai
8.3 Zweiter Gartentherapieabschnitt Mai/Juni
8.4 Dritter Gartentherapieabschnitt Juni/Juli
8.5 Vierter Gartentherapieabschnitt Juli/August
8.6 Praktikum in einer Gärtnerei August-Oktober
8.7 Flankierende Maßnahmen
9. Behandlungsergebnis
9.1 Behandlungsergebnis unter Berücksichtigung der therapeutischen Interventionen orientiert am Konzept der „vier Wege der Heilung und Förderung"
9.2 Behandlungsergebnis im Hinblick auf die Veränderung im Identitätserleben orientiert am Modell der „5 Säulen der Identität"
10. Synergie-Wirkungen in „Bündeln von Maßnahmen"
11. Literatur

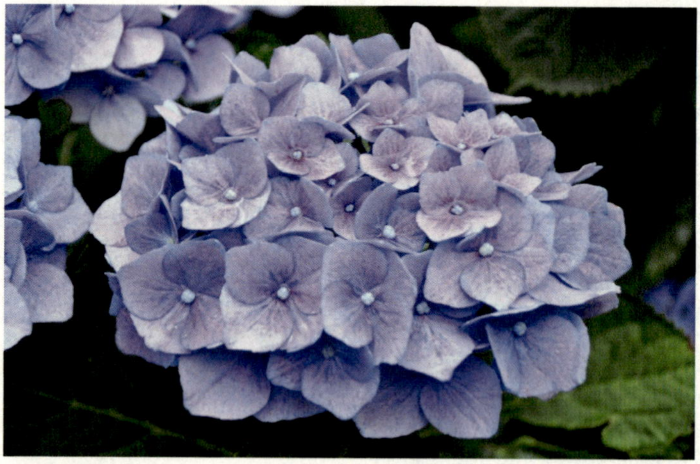

Narren hasten, Kluge warten, Weise gehen in den Garten.
Rabindranath Tagore (1861-1941)

1. Einleitung

In dieser Arbeit wird der Versuch unternommen, das integrative Dokumentationssystem des „*strukturierten Behandlungsberichts*" (*Behandlungsjournal*), wie es im Integrativen Ansatz in Psychotherapie (*Petzold, Hass* et al. 1995; *Petzold, Orth-Petzold, Patel* 2010), Soziotherapie (*Scheiblich* et al. 2016), den kreativen Therapieverfahren (*Salahshour* et al. 2013) und in der Supervision (*Linz* et al. 2008) seit Jahrzehnten eingeführt ist, das ausführlich beforscht wurde (*Petzold, Rainals* et al. 2006) und sich sehr gut bewährt hat (*Petzold* 2008d), auch im Bereich der Gartentherapie umzusetzen. Dabei konnte auf die Erfahrungen mit diesem Instrument, für das mehrere hundert Behandlungsjournale vorliegen (http://www.fpi-publikation.de/behandlungsjournale/index.php) zurückgegriffen werden. In der Garten- und Landschaftstherapie fehlt es noch an einer solchen Tradition, die aber für die Entwicklung spezifischer Behandlungsprozesse mit einer guten Theorie-Praxis-Fundierung unverzichtbar ist.

1.1 Persönliches

Als 2012 meine zweite Tochter geboren wurde, konnte ich meinen erlernten Beruf als Augenoptikerin so nicht weiter ausüben. Da ich eine leidenschaftliche Hobbygärtnerin bin, habe ich über eine Freundin meinen jetzigen Arbeitsplatz in einem Heilpädagogischen Zentrum als Gärtnerin bekommen. An diesem Heilpädagogischen Zentrum sind ein Gewächshaus und ein Freilandgarten angegliedert. In diesem geschützten Rahmen leite ich erwachsene KlientInnen in der Arbeit im Garten und Gemüseanbau an. Seit April 2015 nehme ich an der Weiterbildung zur Gartentherapeutin in der EAG Hückeswagen teil.

1.2 Vorstellung der Einrichtung

Das Heilpädagogische Zentrum in Bottrop bietet Kindern, Jugendlichen und deren Familien teil-, vollstationäre und ambulante flexible Hilfen. Seit Mai 1999 wird hier eine ganzheitliche, individuelle und ressourcenorientierte Hilfe angeboten. Dazu gehören eine heilpädagogisch-therapeutische vollstationäre Wohngruppe, eine intensiv-therapeutische vollstationäre Wohngruppe, zwei heilpädagogische teilstationäre Tagesgruppen, eine heilpädagogische teilstationäre Diagnose- und Behandlungsgruppe, das Eltern(teile)- und Familien-Coachingzentrum, die Ambulanten Flexiblen Hilfen, ein traumazentrierter Fachbereich, die reittherapeutische Ambulanz und die tiergestützte Pädagogik. In diesen unterschiedlichen Bereichen bietet das Heilpädagogische Zentrum individuelle und passgenaue Hilfeformen an. Das sind Diagnostik (Leistungsdiagnostik und Familiendiagnostik), Elternarbeit, Alltagstraining, heilpädagogische

Einzelförderungen, experientielle Reittherapie, heilpädagogisches Voltigieren, Anbindung an einen Facharzt/eine Fachärztin für Kinder- und Jugendpsychiatrie und Kinder- und Jugendpsychotherapie, systemische Familientherapie, Focusing, Musiktherapie, Spieltherapie, LRS-Training, Dyskalkulie-Training, freizeitpädagogische Angebote, tiergestützte Pädagogik, Marte Meo und traumazentrierte Fachberatung/Pädagogik. Durch dieses vielfältige Angebot sollen die Familien individuell befähigt werden, ihr Miteinander im familiären System selbstständig zu gestalten. Getragen wird die tägliche Arbeit durch eine wertschätzende Haltung gegenüber dem/der KlientIn. Diese äußert sich in einer Orientierung an persönlichen Ressourcen. Das Familiensystem wird in seiner Ganzheitlichkeit wahrgenommen. Daraus entwickelt sich eine individuelle, dem Kind und der Familie angepasste zukunftsorientierte Hilfe, die auf einer systemischen Grundlage basiert. Durch Supervisionen und Intervisionen wird die pädagogische Arbeit regelmäßig qualitativ unterstützt.

Seit Oktober 2012 gibt es das Eltern(teile)- und Familien-Coachingzentrum. Es bietet Eltern, Vätern und Müttern, die Möglichkeit einer individuellen psychischen, physischen und sozialen Stabilisierung unter Zuhilfenahme von pädagogischer und therapeutischer Unterstützung. Es wird immer wieder festgestellt, dass es in der Arbeit in den Familien Eltern gibt, die aus unterschiedlichen Gründen und inneren Widerständen eine Unterstützung im klinischen Kontext ablehnen oder mehrfach im klinischen Kontext Unterstützung erfahren haben, die sie als nicht hilfreich empfanden. Im Eltern(teile)- und Familien-Coachingzentrum wird in einem vertrauten Rahmen ein Klima von Wertschätzung und Annahme geschaffen, das die Eltern dabei unterstützt, sich relevanten und eventuell belastenden Themen zu widmen. Durch eine kontinuierliche Begleitung auf Augenhöhe haben die Eltern die Möglichkeit, eine psychische, physische und soziale Stabilisierung zu erfahren. Die Aufenthaltsdauer ist von den jeweiligen Zielen, der an der Hilfe beteiligten Personen, inklusive der Kostenträger, und dem individuellen Coachingverlauf abhängig. In der Regel wird von einer Aufenthaltsdauer der KlientInnen von sechs bis zwölf Monaten ausgegangen.

1.3 Grund der Themenauswahl

Seit Oktober 2012 bin ich im Heilpädagogischen Zentrum als Gärtnerin tätig. Dort bin ich im Eltern(teile)- und Familien-Coachingzentrum angegliedert, wo ich KlientInnen, die im HPZ angebunden sind und sich gerne im Garten aktiv betätigen, im angeschlossenen Garten unterstütze. Diese KlientInnen sind über einen gewissen Zeitraum bei uns und sie erhalten die Gelegenheit, verschiedenste Arbeiten und Arbeitstechniken im Gartenbereich auszuprobieren. Ich habe ein gutes halbes Jahr mit einer mir anvertrauten Klientin zweimal die Woche in dem Garten gearbeitet. Die Klientin ist von den Pflanzen und Blumen sehr angetan, woraufhin wir dann ein Praktikum in einer nahe gelegenen Gärtnerei gemacht haben, um sich in diesem Arbeitsbereich beruflich weiterentwickeln zu können. Es ging mir also darum, über die eigentliche Therapiephase hinaus Wirkungen zu erzielen und zu verstetigen, um zu einer nachhaltigen Veränderung ihrer Lebenssituation und ihres „Lebensstils" (*Petzold* 2012a) beizutragen, was immer auch mit Rückwirkungen auf die persönliche Identität eines Menschen verbunden ist (*Petzold* 2012q). Ich habe mich entschieden, meine Abschlussarbeit über diese Zeit mit der Klientin zu schreiben und habe dafür, angeregt durch meinen Betreuer *H. G. Petzold,* die Form eines „Behandlungsjournals" gewählt, wie sie in Psychotherapie und Soziotherapie üblich sind (vgl. *Kreidner-Salahshour, Petzold, Orth-Petzold* 2012*).* Ich hoffe dadurch auch eine Anregung für das Feld der Naturtherapie zu geben, diese nützliche Dokumentationspraxis aufzunehmen.

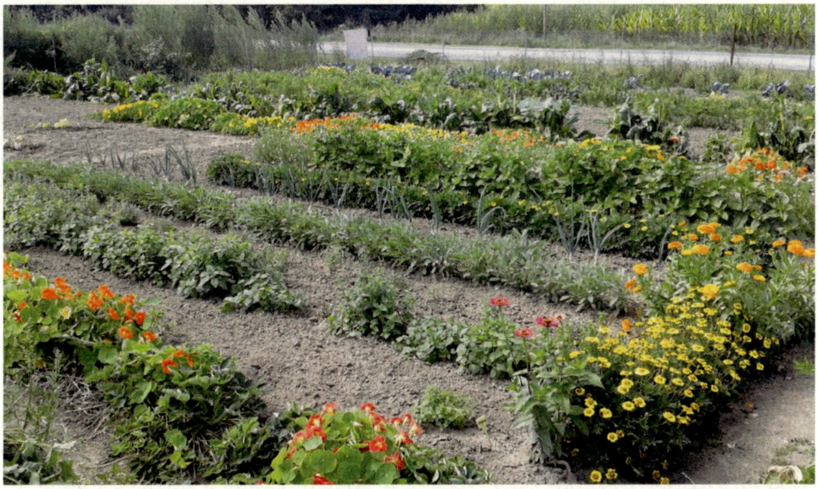

Am leuchtenden Sommermorgen geh ich im Garten herum.
Es flüstern und sprechen die Blumen, ich aber, ich wandle stumm.
(*Heinrich Heine*)

GRUNDLAGEN

2. Gartentherapie

2.1 Der Begriff Gartentherapie

„Die Gartentherapie ist laut Definition der Gesellschaft für Gartenbau und Therapie (*GGuT*) ‚eine aktivierende Therapieform, bei der kranke oder behinderte Menschen von Fachleuten gärtnerisch und therapeutisch begleitet werden, um Schwierigkeiten und Probleme, Wünsche und Ziele durch Gartentätigkeit zu klären und ein eigenständiges Leben ermöglichen' (*GGuT* 2001). Das spezifisch festgelegte Behandlungsziel kann in

einem adäquaten Außenraum (Parks, Gärten, etc.), aber auch Innenraum (Gewächshäuser, Wintergärten, etc.), erreicht werden.
Nach dieser Definition wäre Gartentherapie den Methoden der Psychotherapie zuzuordnen, doch ist eine Abgrenzung zur physikalischen Therapie nicht so einfach wie z. B. bei der Musiktherapie, da auch motorische Aspekte eine Rolle spielen. [...]
In Anlehnung daran wird die integrative Gartentherapie als Behandlungsverfahren definiert, das körperliche, emotionale, geistige, soziale, umwelt- und pflanzenbezogene Faktoren im Therapieprozess (integrativ) berücksichtigt." (*Konrad* 2015)

2.2 Was ist Gartentherapie?

In der Gartentherapie werden KlientInnen mit Hilfe gärtnerischer Tätigkeiten befähigt, mit sich selbst wie auch mit ihrer Umwelt in Kontakt zu treten. Durch die unmittelbare körperliche Auseinandersetzung in der Gartenarbeit werden Wachstum, Entwicklung und Veränderung sichtbar und erfahrbar. Neue Erfahrungsprozesse können in Gang gesetzt werden. Verbale, mehr noch nonverbale Kommunikation spielt eine wichtige Rolle.

Gartentherapie ist ein Prozess, bei dem gärtnerische Tätigkeiten eingesetzt werden, um Körper, Geist und Psyche des Menschen zu fördern und sein Wohlbefinden in seinem direkten Lebensumfeld zu stärken. Sie ist eine effektive Methode für Menschen aller Altersgruppen, unabhängig von ihren körperlichen und geistigen Fähigkeiten und ihrer sozialen Herkunft.

Gartentherapie ist eine unterstützende und ergänzende Behandlungsmethode im Rahmen komplexer Therapieprogramme, etwa in der Psychiatrie, Psychosomatik, Psychotherapie, Suchttherapie, Geriatrie etc., wo sie in einem „*Bündel therapeutischer Maßnahmen*" (*Petzold* 2014h, i) ein wichtiges Element der Behandlung darstellen kann, zumal Gartentherapie ein hohes Potential hat, „*dysfunktionale Lebensstile*" nachhaltig zu verändern – bislang eine Schwachstelle in der Psychotherapie –, besonders wenn es gelingt, Menschen über das therapeutische Geschehen hinaus zu eigener Gartenarbeit und einer Freude am Lebendigen und an der Natur dauerhaft hinzuführen (*Petzold, Orth-Petzold, Orth* 2013).

Der Garten hat als therapeutisches Mittel eine Sonderstellung unter den therapeutischen Anwendungen, weil dort mit lebenden Wesen gearbeitet wird, deren Bedürfnisse und Reaktionen sich im Menschen widerspiegeln.

Pflanzen ermöglichen es dem Menschen, sein Tempo selbst zu bestimmen und ohne Ängste aktiv zu werden. Die Begleitung durch einen ausgebildeten Therapeuten ist jedoch sinnvoll und notwendig.

2.3 Seit wann und wo wird Gartentherapie eingesetzt?

Die Gartentherapie gibt es bereits seit längerer Zeit. Die gute Beziehung zwischen Mensch und Pflanze hat eine lange Geschichte. Schon aus dem alten Ägypten ist überliefert, dass die dortigen Hof-Ärzte Gartenspaziergänge verordneten. Auch im Mittelalter nutzten Heilkundige den Zauber der Gartenarbeit bei der Behandlung von seelisch kranken Patienten. Ab dem späten 18. Jahrhundert wurden Gärten fester Bestandteil vieler psychiatrischer Einrichtungen. In den 40er und 50er Jahren des 20. Jahrhunderts wurde Gartentherapie in Amerika bei der Rehabilitation von Kriegsveteranen breit eingesetzt und weiterentwickelt. Heute ist diese Therapieform weltweit, vor allem im angelsächsischen Raum, anerkannt als wirksame Behandlung im therapeutischen wie auch im gesundheitsförderlichen Bereich. (*Pfister* o. J.)

Gartentherapie wird weltweit eingesetzt in Alterseinrichtungen, Spitälern, somatischen und psychiatrischen Kliniken, Rehabilitationszentren, Kinder- und Jugendheimen, Schulen, Kindergärten, Behinderteneinrichtungen und Gefängnissen (*Pfister* o. J.)

2.4 Ziele in der Gartentherapie

„Die Gartentherapie [e]rweitert die motorischen, sensorischen, kognitiven und sozialen Kompetenzen in verschiedenen Lebensbereichen (Freizeit, Beruf, etc.) [und d]ient der Erhaltung, Förderung und Wiederherstellung von körperlicher, seelischer und geistiger Gesundheit. [Sie s]teigert Wohlbefinden und Lebensqualität. Lehrt Achtsamkeit sich selbst, anderen und der Natur gegenüber." (*Konrad* 2015)

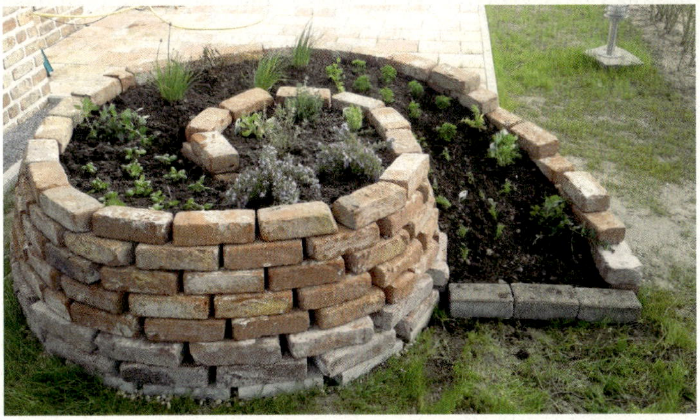

Der Garten ist der letzte Luxus unserer Tage, denn er erfordert das, was in unserer Gesellschaft am kostbarsten ist, Zeit, Zuwendung und Raum. (*Dieter Kienast*)

3. Theoretische und praxeologische Grundlagen – Perspektiven des *Verfahrens* der Integrativen Therapie für die *Methode* Integrative Gartentherapie

In diesem Abschnitt seien kurz die theoretischen und praxeologischen Grundlagen aufgeführt, die von großer Bedeutung für den folgenden therapeutischen Prozess im Rahmen des *Verfahrens* der Integrativen Therapie sind, der Konzepte in ihrer *Methode* der Integrativen Garten- und Landschaftstherapie sind. Der Integrative Ansatz hat seit seinen Anfängen Mitte der 1960er Jahre Gartenarbeit, Landschafts- und Walderfahrungen, Tierbezug in Therapien und biographiebezogener Arbeit eingesetzt (*C. Petzold* 1972c; *Petzold* 2016f), all das, was *Petzold* später als die *Neuen Naturtherapien* bezeichnet hat (*Petzold* 2006p, 2013g). Diese Ansätze sind immer wichtiger geworden, zum einen durch das zunehmende Erkennen der ökologischen Heilungspotentiale für Körper und Seele im Sinne einer Ökopsychosomatik (*Petzold, Hömberg* 2017) und ökologischen Gesundheit, Ökosalutogense (*Petzold* 2017e), zum anderen durch die sich verschärfende Bedrohung der globalen Lebensräume in Richtung einer „Devolution" (*Petzold* 1986h/2016). Die Integrative Therapie stellt ein komplexes Menschenbild (*Petzold* 2003e, 2012f), die Entwicklung in der Lebensspanne (*Petzold* 2003, 515ff.; *Sieper* 2007b) zur Verfügung, weiterhin das Konzept der Intersubjektiven Ko-respondenz und der therapeutischen Beziehung in „wechselseitiger Empathie" (*Petzold* 2003a, 93ff., 2012c; *Petzold, Müller* 2005/2007).

Methodisch ist das Verständnis des „komplexen Lernens" (*Sieper, Petzold* 2002; *Lukesch, Petzold* 2011) und der Prozesse der „Interiorisierung" (sensu *Vygotskij,* vgl. *Petzold* 2013e, h) wesentlich, das Tetradische System (*Petzold* 1988n, 1996a) und die „vier Wege der Heilung und Förderung" (*Petzold* 1988n/1996a, 2012h), die 14 „Heilfaktoren" (*Petzold* 1993p/2003a, 985ff., 1994g). Hinter all diesem steht das komplexe Integrationsmodell des Integrativen Ansatzes (*idem* 2003a, 25ff., 2003e, 2007a; insgesamt *Sieper* 2006). Auf all diesem gründet eine reiche Praxeologie (*Petzold* 2003a, Bd. III; *Orth, Petzold* 2004) mit vielen originellen, erlebnisaktivierenden und behavioral-übenden Methoden, Techniken und Medien (*Petzold* 1977c, 1993h).

3.1 Die anthropologische Grundposition der Integrativen Therapie

Das Menschenbild der Integrativen Therapie definiert den Menschen intersubjektiv, als miteinander-kreativen (ko-kreativen), schöpferischen Menschen im Lebenszusammenhang und in der Lebenszeit (in Kontext und Kontinuum). In der Sprache der Philosophie ausgedrückt, ist der Mensch „Leibsubjekt in der Lebenswelt" – oder anders formuliert: „Der Mensch ist als Mann und Frau Körper-Seele-Geist-Wesen in einem sozialen und ökologischen Umfeld, in einer konkreten, historischen Zeit" (*Petzold* 2003e).

Der Mensch als Frau und Mann – die Genderperspektive ist wichtig (*Petzold, Orth* 2011) – wird also als Leibsubjekt (Körper-Seele-Geist-Subjekt) begriffen: Der Leib ist das totale Sinnes-, Ausdrucks- und Handlungsorgan. Er umfasst die körperliche, seelische und geistige Dimension mit seiner Einbindung in den sozialen und ökologischen Bereich und seiner Fähigkeit, wahrzunehmen (durch Sehen, Riechen, Hören, Schmecken, Spüren) und zu handeln. Gleichzeitig wirkt der „vielschichtige Leib" auffordernd auf die Umwelt – durch Haltung, Gestik, Bewegung, durch seine ganze „Ausstrahlung"! Die logische Konsequenz sind mehrperspektivische Zugänge, um sich in der zwischen PatientIn und TherapeutIn gemeinsamen „Befunderhebung" ein möglichst umfassendes Bild von dem konkreten Menschen machen zu können – Zugänge, die zu einer gemeinsamen Diagnosefindung führen. Die logische Folge sind multimethodische, ko-kreativ und konsensuell beschrittene Behandlungswege, die der Komplexität eines Menschen im Rahmen einer Therapie annähernd gerecht werden (*Leitner* 2010).

3.2 Die Entwicklung in der Lebensspanne

Die Persönlichkeitstheorie und Entwicklungstheorie sind nicht voneinander zu trennen, denn Persönlichkeit entwickelt sich – die anthropologischen Positionen der Integrativen Therapie beschreiben das Subjekt im Strom der Zeit, als Mensch in beständigen Metamorphosen.

Entwicklung wird in der Integrativen Therapie im Sinne des „life span developmental approach" (*Sieper* 2007b) – die Entwicklung in der Lebensspanne – gesehen.

Sie beginnt mit der Empfängnis, schließt Säuglingszeit und Kindheit ein und endet nicht mit dem Jugendalter. Die schwerwiegenden Veränderungen im hohen Alter machen dieses genauso deutlich, wie die Entwicklung, die ein erwachsener Mensch durch Freundschaften, Elternschaft, durch Verletzung und Todeserfahrungen, durch berufliche Verantwortung, durch Schicksalsschläge erfährt.

Um menschliche Entwicklung angemessen verstehen zu können, müssen aus Sicht der Integrativen Therapie folgende Strömungen der Entwicklungstheorie – sie zielen gleichzeitig auch auf Bereiche der menschlichen Persönlichkeit – in den Blick genommen werden:

- neuro- und sensomotorische Entwicklung
- emotionale Entwicklung
- kognitive Entwicklungstheorie
- sozial-interaktionale Entwicklungstheorie
- ökologische Entwicklungspsychologie.

Allein die Zusammenschau dieser Richtungen im mehrperspektivischen Blick auf die Lebenssituation eines Menschen führt zu einer umfassenderen Einschätzung, was Gesundheit und Krankheit anbelangt, als bei der Wahl einer einzigen Betrachtungsweise. (*Petzold* 2003a)

3.3 Intersubjektive Ko-respondenz

Die therapeutische Beziehung ist durch intersubjektive Ko-respondenz charakterisiert. Nach dem Intersubjektivitätsprinzip – „Alles Sein ist Mit-sein" (*Petzold* 2002b, 35f.) – ist der Mensch immer auf den Mitmenschen gerichtet und wird durch den Menschen zum Mitmenschen.

Die therapeutische Beziehung wird beschrieben als ein – oft unbewusstes – Geschehen zwischen zwei Menschen, zwei Subjekten: TherapeutIn und PatientIn befinden sich in einem Prozess der „intersubjektiven Ko-respondenz". Die spezifische Schreibweise des Begriffes „Ko-respondenz" soll unterstreichen, dass es hier um den wechselseitigen Austausch von „Geltungsansprüchen" geht bzw. um ein Miteinander-Antworten auf das, was gerade anfällt: ein Problem, ein Thema, eine Störung, eine Krankheit, die den/die PatientIn/KlientIn aktuell belastet.

Was kann man unter dem Modell „intersubjektive Ko-respondenz" verstehen?

- Ko-respondenz ist ein synergetischer Prozess direkter und ganzheitlicher Begegnung und Auseinandersetzung zwischen Subjekten auf der Leib-, Gefühls- und Vernunftsebene über Sachverhalte oder Themen unter Einbeziehung des jeweiligen Kontextes/Kontinuums.
- Ziel von intersubjektiver Ko-respondenz ist die Konstituierung von Konsens, der in Konzepten Niederschlag finden kann, die von Konsensgemeinschaften getragen und für diese zur Grundlage von Kooperation werden.
- Voraussetzung für intersubjektive Ko-respondenz ist die in der prinzipiellen Koexistenz alles Lebendigen gründende wechselseitige Anerkennung subjektiver Integrität, die durch Konsens bezeugt wird, und sei es nur der Konsens darüber, miteinander auf der Subjektebene in den Prozess der Ko-respondenz einzutreten oder konsensuell Dissens festzustellen und als solchen zu respektieren.
- Scheitern von Ko-respondenz führt zu Entfremdung, Frontenbildung, Störung, Krankheit, Krieg. (*Petzold* 2003a, Bd. 2, 399-400).

Wechselseitige Empathie ist die Voraussetzung für Begegnungs-, Auseinandersetzungs- und Beziehungsfähigkeit, d. h. für die intersubjektive Ko-respondenz als Form gesunder Relationalität und klarer Interaktion (*Petzold, Müller* 2007).

3.4 Die vier Wege der Heilung und Förderung

Die vier Wege der Heilung und Förderung sind Zugänge, die in der Integrativen Therapie gewählt werden, um Menschen Wege aufzuzeigen und sie dabei zu begleiten, „heil" zu werden (*Petzold* 2012h, 1988n/1996a) – im Sinne von „pflegen, fördern, hegen und heilen" (idem 2003a, 216).

Es wurde jeder Weg durch einen „salutogenetischen Leitsatz" charakterisiert, den man sich auch als integrative Therapeutin und integrativer Therapeut von Zeit zu Zeit vorlegen und ihn meditieren kann, genauso wie man PatientInnen dazu anregt, über diese Leitsätze nachzusinnen (*Petzold* 2012h, 1988n/1996a).

3.4.1 Erster Weg der Heilung und Förderung: Bewusstseinsarbeit und Sinnfindung

Sich selbst verstehen, die Menschen, das Leben verstehen lernen.

Bei diesem Weg geht es um Heilung und Persönlichkeitsentwicklung durch den Gewinn „komplexen Bewusstseins" und die Konstituierung von Sinn durch „Bewusstseinsarbeit", d. h. durch mehrperspektivische Einsicht, durch Erfahrungen von „vitaler Evidenz", durch intersubjektive Ko-respondenz.

Ziele des Weges sind Förderung von Exzentrizität, Einsicht in Biographie, Übersicht über den Lebenskontext, Voraussicht auf Entwicklungen – insgesamt Sinnerleben und Evidenzerfahrungen (*Petzold* 2003a) sowie ein Bewusstwerden der eigenen Selbstsorge und Selbsttechniken der Subjektkonstitution (*Petzold, Orth, Sieper* 2000).

3.4.2 Zweiter Weg der Heilung und Förderung: Nachsozialisation und Grundvertrauen

Zugehörig sein, beziehungsfähig werden, Liebe spüren und geben, sich zum Freund werden.

Bei diesem Weg geht es um Nachsozialisation zur Restitution von beeinträchtigtem Grundvertrauen und um die Wiederherstellung von Persönlichkeitsstrukturen, die durch Defizite und Traumata beschädigt bzw. mangelhaft ausgebildet wurden. Es geht um die Vermittlung von „Support", „alternativer, substitutiver und korrektiver emotionaler Erfahrungen" und schließlich die Bereitstellung emotional abgestützter Bewältigungsmöglichkeiten, wo Menschen mit irreversiblen Schädigungen fertigwerden müssen.

Ziele dieses Weges sind Nach- und Neusozialisation, u. a. durch perzeptive, emotionale, volitionale Differenzierungsarbeit im Beziehungserleben, differentielles Parenting/Reparenting. Therapie findet im zwischenmenschlichen Raum statt, weil Menschen in guten zwischenmenschlichen Milieus sich positiv entwickeln können, mitmenschlichen, emotional erlebten Sinn (felt sense, perceived meaning) erfahren können, der sie heil werden lässt. In negativen Beziehungserfahrungen sind sie beschädigt worden, haben den Abersinn von Gewalt und Missbrauch erfahren müssen, was Spuren hinterlassen hat, die durch korrigierende kognitive und emotionale Erfahrungen verändert werden müssen.

3.4.3 Dritter Weg der Heilung und Förderung: Erlebnisaktivierung und Persönlichkeitsentfaltung

Neugierde auf sich selbst, sich selbst zum Projekt machen, sich in Beziehungen entfalten.

Bei diesem Weg geht es um die Erschließung und Entwicklung persönlicher und gemeinschaftlicher Ressourcen und Potentiale (z. B. Kreativität, Phantasie, Sensibilität etc.). Durch Bereitstellung einer „fördernden Umwelt" mit neuen und/oder alternativen Beziehungs- und Erlebnismöglichkeiten. Mittel hierzu sind „Erlebnisaktivierung" und „multiple Stimulierung" in der erlebniszentrierten und übungszentrierten Modalität der kreativen Therapie.

Wachheit, Wertschätzung, Würde und Wurzeln gelten als Grundqualitäten für die Möglichkeiten von Beziehungen und Erleben. Das gesamte Spektrum der Methoden, Techniken und Medien der Integrativen Therapie kann genutzt werden, um den perzeptiven, den memorativen, den expressiven und den reflexiven Leib (*Petzold* 1988n/1996a, 251) anzuregen. Defizite können kompensiert, Anästhesierungen und Analgesierungen des perzeptiven Leibes geweckt, Ressourcen aktiviert werden.

3.4.4 Vierter Weg der Heilung und Förderung: Solidaritätserfahrung, Mehrperspektivität und Engagement

Nicht alleine gehen, füreinander einstehen, gemeinsam Zukunft gewinnen.

Bei diesem Weg geht es um Solidaritätserfahrungen und exzentrische Überschau.

Ziele dieses Weges sind die Förderung von Metareflexivität, einer Überschau über das Leben, die die individualisierende Perspektive übersteigt, die Mitmenschen, das Zwischenmenschliche, die menschlichen Gemeinschaften, gesellschaftliche und Weltzusammenhänge in den Blick nimmt und aus dieser Vielperspektivität durch Exzentrizität das Gefühl von „Sinn in den Zusammenhängen" vermittelt und eine „altruistische Solidaritätsverpflichtung" in den Raum stellt: in melioristischer Absicht für die Würde von Menschen und die

Gewährleistung ihrer Integrität einzutreten – eine Beschädigung verhinderndes und zugleich ein heilsames Tun, denn „Menschenliebe heilt“ (*Petzold, Sieper* 2011; *Petzold, Orth, Sieper* 2010, 2012; *Sieper, Orth, Petzold* 2010).

Synopse der „vier WEGE“ der Heilung und Förderung

	Erster WEG	**Zweiter WEG**	**Dritter WEG**	**Vierter WEG**
Ziele	**Bewusstseinsarbeit** ► Einsicht, Sinnfindung, kognitive Regulation: *„Sich selbst verstehen, die Menschen, die Welt, das Leben verstehen lernen.“*	**Nach/Neusozialisation** ► Grundvertrauen, Selbstwert,emotionale Regulation: *„Zugehörig sein, beziehungsfähig werden, Liebe spüren und geben, sich zum Freund werden.“*	**Erlebnis/Ressourcenaktiviererung** ► Persönlichkeitsentfaltung/gestaltung, Lebensstiländerung: *„Neugierde auf sich selbst und Andere, sich selbst zum Pro-jekt machen, sich in Beziehungen entfalten.“*	**Exzentrizitäts/Solidaritätsförderung** ► Metaperspektive, Solidarität, Souveränität: *„Nicht alleine gehen, füreinander einstehen, gemeinsam Zukunft gewinnen.“*
Inhalte	Lebenskontext/kontinuums-analyse, Problem-, Ressour- cen-, Potential-, Lebensziel- analysen, Biographie- u. Identitätsarbeit, Zukunftspla- nung, Sinn- u. Wertefragen, Neubewertungen (appraisal), Änderung von kognitiven Stilen und des Lebensstils durch *korrigierende kognitive Einsicht*	Stärkung von Grundvertrauen u. Selbstwert, Restitution beschädigter Persönlichkeits- strukturen, des emotionalen Spektrums, der empathischen Kompetenz, der Beziehungsfähigkeit, Neuwertungen (valuion), Änderung emotionaler Stile durch *korrigierende emotionale Erfahrungen*	Erschliessung persönlicher und gemeinschaftlicher Ressourcen/Potentiale, Kreativtätsförderung, Netzwerk-Enrichment, Aktivierung Hemmung dysfunktionalen Verhaltens, Lebensstiländerung durch *alternative, kognitive/emotionale Erfahrungen und multisensorische/multiexpressive Performanzen*.	Exzentrische, mehr- u. metaperspektivische Betrachtung von Lebenslage, Entfremdungsproblemen, Lebens-Zukunftsplanung, Netzwerkentwicklung, Wertefragen, Identitätsarbeit, Lebensstiländerung durch *gemeinsame kognitive/emotionale Erfahrungen und multisensorische/multiexpressive Performanzen*
Methoden/ Techniken	Narrative Praxis, Beziehungsarbeit, Sinngespräch, tiefenhermeneutisches Verstehen u. Durcharbeiten, Metareflexion, cognitive modelling, Problemberatung	Emotionale Differenzierungsarbeit im Beziehungsprozess, Regressionsmethoden, bottom-up/ top-down emoting, Hemmung durch Alternativemoting, Netz-Werk-/Konvoiarbeit	Kreativ-, Sport-, Bewegungstherapie, Rollenspiel, positives Emoting, Freizeitaktivierung, Performanztraining, Netzwerkpflege, Natur- u. ästhetische Erfahrungen, kreative Medien, Hausaufgaben, Tagebuch	Netzwerk- u. Projektarbeit, Gruppentherapie, CaseManagement, assertives Training, Kontrolltraining, Sozialberatung, Empowerment Trainig, Exchange Learning, Co-Counseling, Selbsthilfe, Bildungsarbeit
Modalitäten	**III.** konfliktzentriert/störungsspezifisch, einsichtsorientiert, ggf. **VI.** medikamentengestützt	**III.** konflikt-/störungsspezifisch, **II.** erlebniszentriert/emotionsorientiert, ggf. **V.** netzwerk- u. **VI.** medikamentengestützt	**II.** erlebnis- u. **I.** übungszentriert, **V.** netzwerkorientiert, **IV.** supportiv, ggf. **VI.** medikamentengestützt	**V.** netzwerkorientiert, **IV.** supportiv, **II.** erlebnis- u. **I.** übungszentriert, ggf. **VI.** medikamentengestützt

I. übungszentriert-funktionale Modalität, II. erlebniszentriert-stimulierende (agogische) Modalität, III. konflikt- und störungszentrierte Modalität, IV. supportive, beratend-soziotherapeutische Modalität, V. netzwerk- und lebenslageorientierte Modalität, VI. medikamentengestützte Modalität

Aus: *Petzold, Sieper, Orth* 2006, 709 in: *Petzold, Schay, Scheiblich*, Integrative Suchtarbeit, Wiesbaden: VS Verlag

3.5 Die 14 Heilfaktoren

In der Integrativen Therapie wurden auf der Grundlage unterschiedlicher wissenschaftlicher Quellen (Forschungsliteratur, Therapiekasuistik, Behandlungsberichte, Patienteninterviews und entwicklungspsychologische Literatur) „14 plus 3" Heil- und Wirkfaktoren (*Petzold* et al. 2006, *Ebert, Könnecke-Ebert* 2004) entwickelt, die im Behandlungsprozess verwendet werden. Es handelt sich hierbei im Wesentlichen um Verhaltensweisen, die im Rahmen der therapeutischen Arbeit Anwendung finden. Dabei müssen sie für bestimmte Arbeitsfelder (Suchttherapie, Gerontotherapie), aber auch für besondere methodische Ansätze (tiergestützte Arbeit, Gartentherapie, Bewegungstherapie) jeweils spezifisch zugepasst werden. Für den Bereich Tiergestützte Interventionen wurde das von *Julia Stubbe* und *Jürgen Beushausen* (vgl. Bd. II) unternommen. Hier erfolgt die Umsetzung für die Gartentherapie. Die 14 Heilfaktoren sollen hier kurz im Einzelnen definiert und erläutert werden (*Petzold* 2003a).

1. Einfühlendes Verstehen, Empathie (EV):
Damit werden „Mitgefühl, Takt, Wertschätzung" (*Petzold* 2003a, 1037f.) gefasst, der Patient fühlt sich in „seiner Lebenssituation, seinen Problemen, seinem Leiden" (ebd.) gesehen und verstanden. Vom Therapeuten verlangt dies nicht nur empathisches Verhalten, sondern die Bereitschaft, sich selbst „von seinen Patienten empathieren zu lassen" (ebd.), was im Integrativen Ansatz unter Begriffe wie „selektive Offenheit" und „partielle Teilnahme" subsumiert wird. So werden korrigierende emotionale Erfahrungen ermöglicht, die/der PatientIn vermag „sich selbst besser zu verstehen, Selbstempathie zu entwickeln und Einfühlung für andere Menschen" (ebd.).

2. Emotionale Annahme und Stütze (ES):
Der zweite Faktor ist mit dem „einfühlenden Verstehen" eng verbunden, doch hier geht es darum, wie der Therapeut seine Empathie und sein Verständnis zum Ausdruck bringt. Indem er „Akzeptanz, Entlastung, Trost, Ermutigung, positive Zuwendung" (*Petzold* 2003a, 1038) vermittelt, fördert er „positive selbstreferentielle Gefühle und Kognitionen" (ebd.) des Patienten, d. h. Selbstwertgefühl, Selbstsicherheit und Selbstvertrauen, und hilft ihm, negative selbstreferentielle Gefühle und Kognitionen wie Minderwertigkeitsgefühle, Schuld, Scham und Hilflosigkeit abzubauen.

3. Hilfe bei der praktischen Lebensbewältigung/Lebenshilfe (LH):
Das Erschließen von Ressourcen sowie Rat und praktische Hilfe zur Lösung von Problemen der Lebensrealität sind als „flankierende soziotherapeutische Maßnahmen" (*Petzold* 2003a, 1039) unverzichtbar. So kann z. B. durch Anleitung einer Entspannungsübung oder durch pragmatischen Rat bei familiären Schwierigkeiten dem Patienten vermittelt werden, „dass Symptome besser

werden und Schwierigkeiten abnehmen, besonders wenn mit dieser Erfahrung die Erkenntnis verbunden ist, dass es Hinter- und Untergründe der persönlichen Biographie sind, die Störzonen bilden" (ebd.). Solche praktischen Hilfen sind mit psychodynamisch orientierter Arbeit keineswegs unvereinbar, vielmehr festigen und vertiefen sie die therapeutische Beziehung, da sich der Patient mit seinen Problemen vom Therapeuten ernstgenommen und in seinem Realitätssinn gestärkt fühlt.

4. Förderung des emotionalen Ausdrucks und volitiver Entscheidungskraft (EA):

Die „akzeptierende Präsenz" (*Petzold* 2003a, 1039) des Therapeuten ermöglicht es dem Patienten, über seine Gefühle und Willensregungen zu sprechen und sich durch ihren Ausdruck zu entlasten. Schmerz, Angst, Wut, auch „verbotene Gefühle" wie Scham, Schuld, Hass und Rache können aufkommen, „gezeigt und benannt" (ebd.) werden. Vor dem Hintergrund der neueren Emotionsforschung wird Psychotherapie als „emotionale Differenzierungsarbeit" und Behandlung „dysfunktionaler emotionaler Stile" (ebd.*)* aufgefasst. Therapeutisches Ziel ist es, dass der Patient in seinen Beziehungen eine „positive emotionale Kultur und entscheidungsfreudige Willenskultur" entwickelt (ebd.).

5. Förderung von Einsicht, Sinnerleben, Evidenzerfahrung (EE):

Die „Einsicht in Lebens- und Problemzusammenhänge bzw. Krankheitsbedingungen" (*Petzold* 2003a, 1040) wird in der Integrativen Therapie nicht als rein kognitiv aufgefasst, sondern ist im Sinne eines „Aha-Erlebnisses" oder einer „Evidenzerfahrung" unmittelbar mit den Gefühlen verbunden. So können dem Patienten Zusammenhänge und Hintergründe in ihrem Sinn- und Bedeutungsgehalt umfassend klarwerden und er erhält „handlungsleitende Explikationsfolien" zur Umsetzung in seinem Lebensalltag. Die Erklärungen müssen gemeinsam erarbeitet werden, denn „nicht jede Einsicht ist heilsam" (ebd.), vor allem dann nicht, wenn sie dem Patienten vom Therapeuten suggeriert oder aufgezwungen wird. Dazu muss der Therapeut bereit und in der Lage sein, „vom Bezugssystem des Patienten ausgehend zu arbeiten" (ebd.) und das eigene zu relativieren.

6. Förderung von kommunikativen Kompetenzen und Beziehungsfähigkeit (KK):

Psychische Erkrankung ist oft mit Einschränkungen der Kommunikationsfähigkeit, der sozialen Wahrnehmung, der Rollenflexibilität, des Einfühlungsvermögens sowie des verbalen und nonverbalen Ausdrucksvermögens verbunden. Das „Ko-respondieren im berührten therapeutischen Gespräch" (*Petzold* 2003a, 1040) hilft dem Patienten, diese Kompetenzen wieder zu erschließen und zu erproben, um sie im Alltag als Performanzen umsetzen zu können. Die persönliche Geschichte der Beziehungs- und Kommunikationsstörungen des

Patienten ist in der Therapie immer mit angerührt. Der gegenwärtige Fokus darf aber nicht aus dem Blick geraten, damit es nicht zu einer „Reproduktion von Sprachlosigkeit“ kommt, sondern „Kommunikation im sensiblen Bereich des Zwischenmenschlichen“ (ebd.) gefördert wird.

7. Förderung von leiblicher Bewusstheit, Selbstregulation und psychophysischer Entspannung (LB):

Weitere Einschränkungen bei psychischen Erkrankungen betreffen das Verhältnis zum eigenen Leib, seinen „Regungen und Empfindungen, die sich in Gefühlen entfalten und leiblich-konkret zeigen können“ (*Petzold* 2003a, 1041). Die Integrative Therapie spricht von einer „Anästhesierung des perzeptiven Leibes“ und einer „Inhibierung des expressiven Leibes“ (ebd.), was so viel bedeutet wie Betäubung der Wahrnehmung und Hemmung des Ausdrucks. Sie erschweren körperliche Selbstregulation und damit Rhythmen von Spannung und Entspannung, von Wachheit und Müdigkeit, von Bewegtheit und Ruhe etc., was zu funktionalen Störungen und psychosomatischen Erkrankungen führen kann. „Der Leib muss entspannen!“, und der Therapeut hilft dem Patienten dabei, indem er Leibbewusstsein, Regulationshilfen und einen „bewegungsaktiven Lebensstil“ fördert (ebd. und dieses Buch S. 857f.).

8. Förderung von Lernmöglichkeiten, Lernprozessen und Interessen (LM):

„Therapeutische Prozesse sind Lernprozesse. Lebensvollzug ist ein permanentes Lernen in der Auseinandersetzung mit dem Kontext“ (*Petzold* 2003a, 1041). Oft sind bei Patienten Interessen und Lernmöglichkeiten eingeschränkt, wenn nicht sogar sanktioniert worden. Es bestehen Bindungen an Werte und Normen, „aber auch religiöse Einstellungen, Haltungen, Einengungen“ (ebd.). In der Therapie gilt es, Erfahrungen mit dem Lernen vor dem Hintergrund der persönlichen Geschichte, aus Familie, Schule und Nachbarschaft sowie konstruktive und dysfunktionale „Lernstile“ (ebd., 1042), die sich im aktuellen Lebensalltag finden, zu thematisieren und zu bearbeiten.

9. Förderung von kreativen Erlebnismöglichkeiten und Gestaltungskräften (KG):

Kreative Medien (Musik, Tanz, Malen, Tonarbeit u. a.) haben im Integrativen Ansatz als „heilende Kraft des Schöpferischen“ einen wichtigen Platz. Auch Natur- und Kunsterleben haben heilende Wirkung. Die Integrative Therapie sieht kreatives Tun durch eine bestimmte Sequenz gekennzeichnet: Dem Wahrnehmen folgt ein Erleben, die „inneren Resonanzen“ (ebd.) führen zu einem Sich-Ausdrücken, „Ausdruck aber bietet die Chance der Gestaltung“ (ebd.). Auch Wahrnehmung selbst kann schon kreativ sein, indem „sie vielperspektivisch in die Welt ausgreift und ein komplexes Realitätserleben fördert“ (*Petzold* 2003a, 1042). Patienten sind in ihrer Wahrnehmung oft „eingeschränkt bis hin zur Anästhesierung“ (ebd.), also bis zur Empfindungslosigkeit, und somit auch in ihren Erlebens- und Erfahrungsmöglichkeiten. Wenn die Wahrnehmung stumpf ist, verliert auch das Erleben an Intensität. Daher werden die Patienten in der Therapie zu kreativem Tun „als Form der Lebensbewältigung, der Entlastung, der Bearbeitung von Problemen, der Selbstverwirklichung“ (ebd.) angeregt.

10. Erarbeitung von positiven Zukunftsperspektiven (PZ):
„Fehlende Lebensziele, ein zusammengebrochener Zukunftshorizont kennzeichnen viele Krisen und psychischen Erkrankungen [...] Die Identität eines Menschen gründet nicht nur in der Vergangenheit. Sie umfasst auch seine Zukunftsentwürfe“ (ebd.). Daher gilt es, „Sicherheit und Hoffnungen“ zu stärken und „Befürchtungen und Katastrophenerwartungen“ (ebd.) abzubauen.

11. Förderung eines positiven, persönlichen Wertebezugs (PW):
Menschen gehören sozialen Kontexten als „wertenden Perspektiven auf Lebenszusammenhänge“ (*Petzold* 2003a, 1043) an. Für die Entwicklung von Identität „ist die Auseinandersetzung mit Normen und Werten von entscheidender Bedeutung“ (ebd.). Auch in der Therapie wird gewertet, durch den Therapeuten, den Patienten, dessen Angehörige sowie das übrige Umfeld. Therapie hat sich daher mit der „Bewertung der Werte“ zu befassen, und nicht nur, weil „ein positives, gefestigtes Wertesystem ein Faktor von Gesundheit bzw. ein heilender Faktor ist“ (ebd.). Dazu muss der Therapeut auch die eigene ethiktheoretische Position klären. Zu diesen gehören heute auch auf die Natur bezogene „ökologische“ Werte (*Petzold* 2015c, k), neben den humanitären Werten (*Petzold, Orth, Sieper* 2010a, 2013a).

12. Förderung von prägnantem Selbst- und Identitätserleben, Souveränität (PI):
Im Persönlichkeitsmodell der Integrativen Therapie nehmen Selbst, Ich und Identität „eine zentrale Stellung“ (*Petzold* 2003a, 1043) ein, weshalb ihre Förderung zur Heilung von psychischen Erkrankungen unerlässlich ist. Das Selbst als Grundlage der Persönlichkeit wird als unmittelbar mit dem Leib verbunden, als „Leib-Selbst“ aufgefasst. Das Ich als aktiv handelnder Selbstanteil bildet die Identität heraus, indem es von außen, d.h. von anderen Menschen, gegebene Zuschreibungen und Bewertungen („Du bist...“) mit eigenen, inneren Zuschreibungen und Bewertungen („Ich bin...“) zu einer Synthese verarbeitet und verinnerlicht. Psychische Erkrankungen sind mit Erschütterungen der Identität und dem Absinken des Selbstwertgefühls verbunden. Sie können entstehen, wenn es zu negativen Zuschreibungen (Attributionen) und Bewertungen (Valuationen) durch andere Menschen kommt. Dies und damit verbundene Rollen gilt es zu erkennen. Durch positive „Internalisierungen“ (ebd.), d.h. das Verinnerlichen wohlmeinender Zuschreibungen und Bewertungen, werden Selbstwertgefühl und ein breites „Rollenrepertoire“ (ebd.) aufgebaut.

13. Förderung von tragfähigen sozialen Netzwerken (TN):

Die positive Wirkung von „netzwerkzentrierten Interventionen“ (*Petzold* 2003a, 1044) auf die seelische Gesundheit ist kaum zu überschätzen. Therapeuten „arbeiten nicht mit Einzelpersonen, sondern mit sozialen Netzwerken – vergangenen, gegenwärtigen und zukünftigen. Der Patient hat Angehörige, Freunde, Eltern oder Kinder und die Interventionen in der Einzelbehandlung wirken in diese Netzwerke hinein“ (ebd.). Diesen Zusammenhang gilt es verständlich zu machen, und der Therapeut sollte sich sorgfältig über „die Zahl der Menschen in der Kernzone, der Mittel- und Randzone, über die Qualität der Beziehungen, über die Werte- und Normensysteme, kollektive Bewertungsmuster“ (ebd.) informieren. „Wer stützt den Patienten zwischen den Therapiestunden? Hat er Gesprächspartner?“ (ebd., 1045). Voraussetzung für die Netzwerkarbeit ist, dass der Therapeut selbst über seine eigenen Ressourcen, sein eigenes Netzwerk und über den Platz, den seine Patienten darin einnehmen, Bescheid weiß.

14. Ermöglichen von Solidaritätserfahrungen und fundierter Partnerschaft (SE):

Solidaritätserfahrungen spielen in Therapie- und Selbsthilfegruppen „eine entscheidende Rolle“ (*Petzold* 2003a, 1045). Oft sind Menschen „gescheitert, zusammengebrochen, erkrankt“ (ebd.), weil Solidarität und ein „engagiertes Eintreten“ für sie und für ihre Belange gefehlt haben. Zu lernen, wie man sich als Therapeut „solidarisch an die Seite der Betroffenen“ (ebd.) stellt, ist ein wichtiges Ziel in der therapeutischen Ausbildung, und „derartige Zielsetzungen dürfen keine leeren Worte bleiben, sondern müssen als Wirkfaktor handlungskonkret in Therapien zum Tragen kommen“ (ebd.).

In einer neuen Arbeit (*Petzold* 2016n) wurden noch ergänzend drei Faktoren hinzugefügt, die hier noch nicht berücksichtigt werden konnten: **15. Förderung eines lebendigen und regelmäßigen Naturbezugs, 16. Vermittlung heilsamer ästhetischer Erfahrungen, 17. Die synergetische Multimodalität von Faktoren.**

3.6 Das Tetradische System

In der Integrativen Therapie wird der therapeutische Prozess durch das Tetradische System (*Petzold* 1988n/1996a), in dem vier Phasen unterschieden werden, strukturiert. Sie haben eine pathogenese- und eine salutogeneseorientierte Ausrichtung.

Die einzelnen Phasen laufen nicht im Sinne einer strikten Ordnung immer kontinuierlich ab. Es kann auch schnelle, fließende Hin- und Herbewegungen zwischen den Phasen geben.

Das Tetradische System kann sich sowohl auf den Ablauf einzelner Sitzungen als auch auf den gesamten Behandlungsverlauf beziehen.

3.6.1 Initialphase

In der Initialphase ist die Zielsetzung diagnostisch-anamnestisch. Ziele dieser Phase sind „Fallstudie, Anamnese, soziale Diagnose, Erkundung, Kontakt herstellen, Problemdiagnose und Materialsammlung, Verhaltensanalyse, Warm up, Kohäsion in der Gruppe herstellen" (*Petzold* 1988n/1996a) als Grundlage für den weiteren Prozess.

3.6.2 Aktionsphase

In der Aktionsphase ist die Zielsetzung psychokathartisch. Hier als Öffnungs-, Schließungs- und Prägnanzerlebnisse anzusehen: Der Patient soll sich für Neues (neue Sichtweisen, emotionales Lernen etc.) öffnen, alte Probleme abschließen und sich über deren Wertigkeit ehrlich klarwerden.

Hier findet Behandlung und Problembearbeitung statt und erhält dadurch Entlastung.

Er- und Bearbeitung des Themas, des Problems und der Ressourcen.

Lernmodus: Erfahrungslernen (emotional learning).

3.6.3 Integrationsphase

In der Integrationsphase ist die Zielsetzung analytisch-kommunikativ. Hier werden Verhaltensmuster und Kommunikationsstrukturen mit dem Ziel durchgearbeitet, reflektiert und integriert, die Fähigkeit zur Reflexion zu verbessern und Beziehungsmuster zu erkennen. Der Fokus kann sowohl in die Vergangenheit als auch in die Gegenwart oder Zukunft gerichtet sein.

Hier findet die Ausarbeitung und Vertiefung der Informationen statt.

Lernmodus: Einsichtslernen (insight learning).

3.6.4 Neuorientierungsphase

In der Neuorientierungsphase ist die Zielsetzung verhaltensmodifiziert. Die Phase der Neuorientierung ermöglicht es, Veränderungen zu erarbeiten und neue Handlungsentwürfe zu entwickeln sowie neues Verhalten – durchaus auch experimentell – mit dem Ziel zu erproben und einzuüben, das bisherige Verhalten zu ändern.

Hier findet das Ausprobieren neuen Verhaltens im Alltagsleben statt.

Lernmodus: Verhaltenslernen (behavioral learning).

3.7 Die hermeneutische Spirale

In der Integrativen Therapie an sich ist die hermeneutische Spirale der Weg für Erkenntnisgewinn. Über den Prozess von *Wahrnehmen => Erfassen => Verstehen => Erklären* kann ein Patient von den Phänomenen seines Verhaltens zu den Strukturen seines Verhaltens, zu den Entwürfen seines Verhaltens und zu neuem *Handeln* finden.

Vom Wahrnehmen zum Erfassen zum Verstehen zum Erklären schreiten Erkenntnisprozesse ko-responierend und ko-kreativ voran als Prozesse zwischen Subjekt und Mitsubjekt (intersubjektiv) im Kontext/Kontinuum über einen Gegenstand (Thema).

Klar *Wahrgenommenes* öffnet sich zum *Erfassen, Verstehen, Erklären* hin, das ins *Handeln* führt. Wieder und wieder Erklärtes und Verstandenes schärft das Erfassen, erweitert und vertieft die Fähigkeit des Wahrnehmens. Das heißt, der hermeneutische Prozess bewegt sich in beide Richtungen, vor und zurück. Das erfasste, verstandene, erklärte Wahrgenommene eröffnet neue oder andere Blickwinkel auf die Wirklichkeit, die Lebenswelt, das phänomenale Feld, eröffnet neue Möglichkeiten des Handelns, so dass ein erneutes Wahrnehmen, Erfassen, Verstehen, Erklären notwendig wird. Dieses Modell bietet eine strukturierte Möglichkeit, über Differenzierungs-, Strukturierungs- und Integrationsprozesse in intersubjektiver Ko-respondenz Themen, Probleme, Konflikte, Krisen einer Lösung, einer Neuorientierung zuzuführen (*Weibel, Jakob-Krieger* 2009).

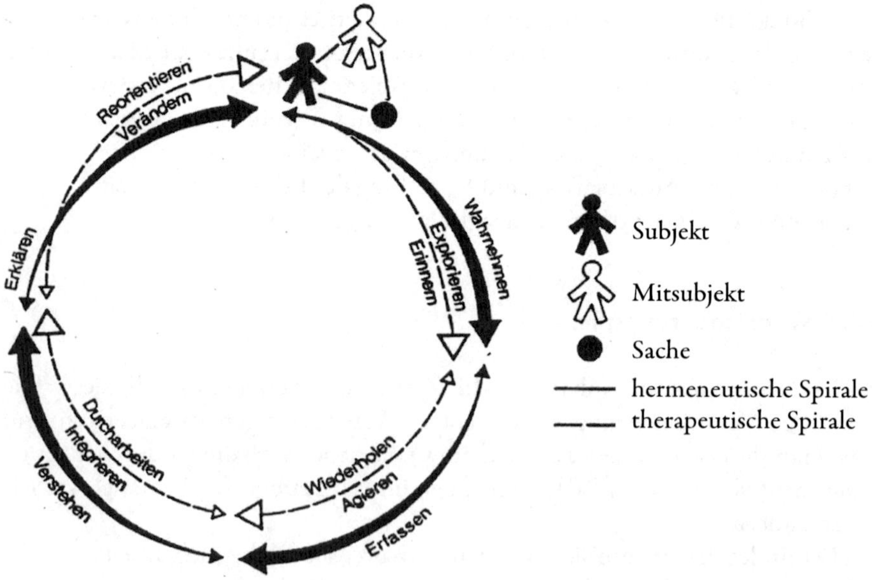

Abbildung 1: Die hermeneutische und die therapeutische Spirale in der Integrativen Therapie (aus: Petzold 1988n, 323)

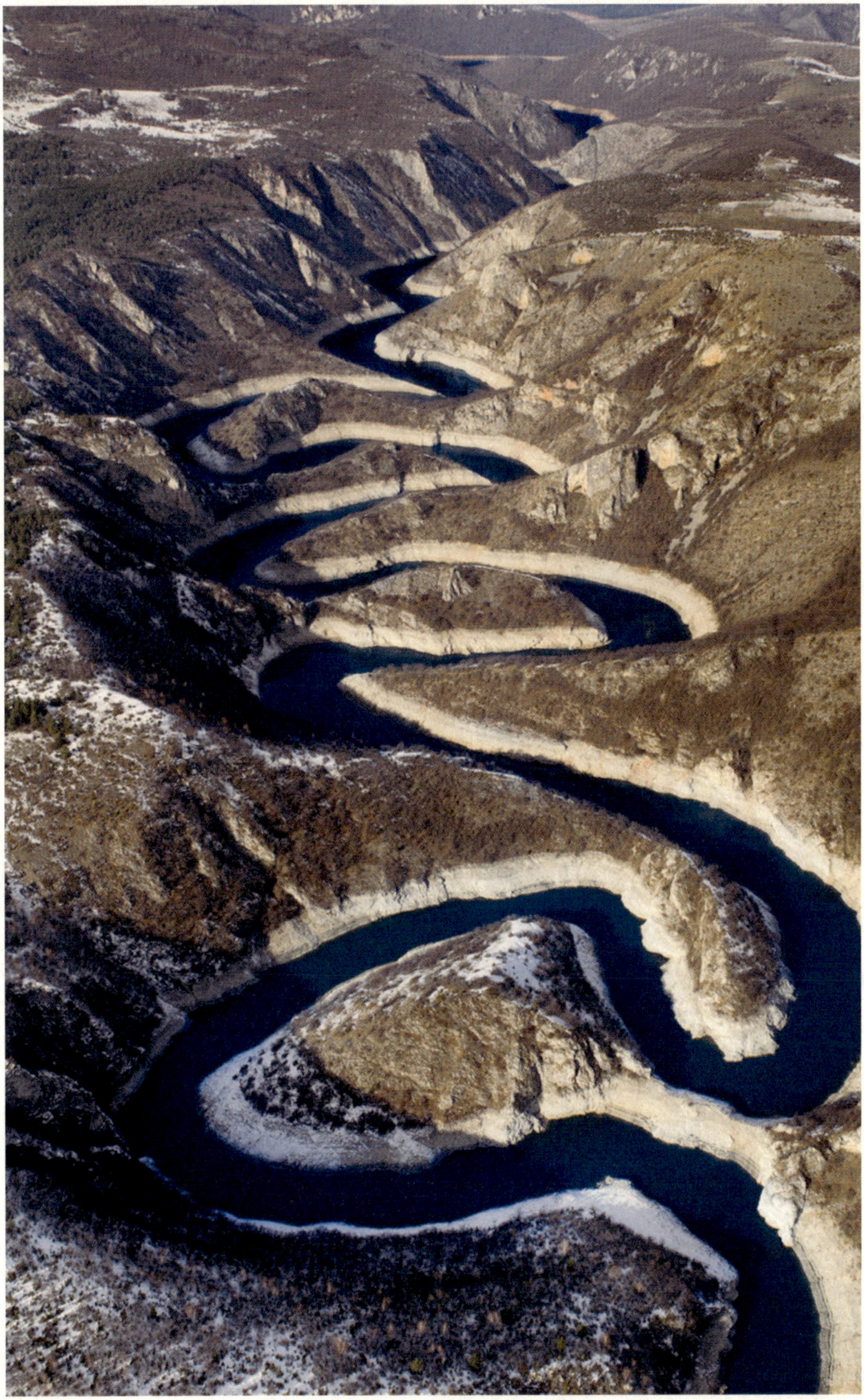

„Alles fließt, nichts bleibt je dasselbe“ – so Heraklit.

BEHANDLUNGSJOURNAL FRAU K.

Frau K. war damit einverstanden, dass dieses Behandlungsjournal an der EAG als Abschlussarbeit im Kontext „Weiterbildung zum/r GartentherapeutIn" eingereicht wurde. Alle Daten, die Rückschluss auf die Klientin oder Drittpersonen ermöglichen, wurden anonymisiert. Auch der Familienname der Klientin beginnt nicht mit K.

4. Expliziter und impliziter Auftrag

Als explizite Zielsetzung der therapeutischen Kontaktaufnahme nannte Frau K. folgende Wünsche:

- „Ich wünsche mir Unterstützung bei der Erziehung meiner Tochter."
- „Ich möchte mehr psychische Stabilisierung für mich selbst."
- „Ich möchte meinen Selbstwert stärken und meine Ressourcen weiter ausbauen."
- „Ich wünsche mir Unterstützung bei der weiteren Entwicklung meiner beruflichen Perspektive, zum Beispiel im Gartenbereich."

Der implizite Auftrag von Frau K. kann als Wunsch nach Hilfe benannt werden, wie zum Beispiel: „Seid für mich da und steht mir bei." Eventuell auch, den Raum nutzen zu können für die Reflexion ihrer Partnerschaft, besonders in Bezug auf den nicht vorhandenen Kinderwunsch des Partners. Ein Thema, das im Lauf der Therapie in den Fokus rückte.

5. Initiale Diagnostik (Statusanamnese)

5.1 Biographische und psychosoziale Anamnese

Frau K. wurde 1988 in Oer-Erkenschwick geboren und ist dort mit ihren zwei älteren Schwestern und einem älteren Bruder bei ihrer Mutter mit deren neuen Ehemann groß geworden. Die Mutter von Frau K. war bereits vor der Geburt von dem leiblichen Vater getrennt. Der Kontakt zum leiblichen Vater ist laut Aussage von Frau K. in der Kindheit bis zum Erwachsenenalter nicht gut gewesen. Der Vater sei distanziert und nie für sie da gewesen. Er wurde wegen sexuellen Missbrauchs an einem Kind, der vor der Geburt von Frau K. geschah, inhaftiert. Der Vater lebt nun in einer etwas weiter entfernten Stadt und sie kontaktieren sich sporadisch. Das Verhältnis zu ihrem leiblichen Vater wurde im zunehmenden Alter etwas besser, sie kann sich jedoch im Kontakt mit ihm schlecht abgrenzen. Es gibt immer wieder Konflikte mit dem Vater, wenn er zu Besuch kommt. Zum einen sind es ständige Ermahnungen, Zurechtweisungen und verbale Abwertungen gegenüber ihrer Tochter bzw. seiner Enkelin und zum anderen die Haftstrafe aufgrund sexuellen Missbrauchs, die Frau K. sehr zu schaffen machen. Sie kann ihren Ärger gegenüber ihrem Vater nur schwer ausdrücken. Die Mutter meiner Klientin zeigte, laut Aussage von Frau K., wenig Interesse an ihr, sondern bevorzugte immer wieder die jüngere Halbschwester. Sie beschreibt ihre Mutter als gewalttätig ihr gegenüber und alkoholabhängig. Wo die drei älteren Geschwister zu diesem Zeitpunkt waren, ist nicht nachvollziehbar, da Frau K. sich dazu nicht mehr geäußert hat. Es seien wohl auch Halbgeschwister gewesen, was Frau K. aber nie verstanden hat. An dieser Stelle ist eine kognitive Einschränkung spürbar. Sie erzählt sehr wenig und nicht detailliert von ihrer Familie, Kindheit und Vergangenheit. Sie habe auch keine Freunde in der Kindheit und Vergangenheit gehabt. Sie meint, sie sei viel alleine gewesen und habe die Zeit irgendwie rumgebracht. Sie beschreibt sich selbst als schulschwänzendes, stehlendes und Widerworte gebendes Kind, das noch gelacht hat, wenn sie von der Mutter verprügelt wurde. Zu ihrem Stiefvater hatte Frau K. ein ambivalentes Verhältnis, mal mehr, mal weniger gut. Genauer hat sie sich zu diesem Verhältnis nie geäußert. Als er 2012 starb, betrauerte sie seinen Tod, sogar bis heute noch.

Frau K. besuchte die Schule bis zur 9. Klasse, die sie dann freiwillig verlassen hat. Danach nahm sie für ein Jahr an einer Bildungsmaßnahme bei einem Institut im Bereich Floristik teil. Seit dem Beginn der Volljährigkeit hat sie eine gesetzliche Betreuerin für ihre Finanzen, da sie zu diesem Zeitpunkt bereits hochverschuldet gewesen ist, was ihre Eltern zu verantworten hatten (laut Aussage von Frau K.; die aber auch hier keine Details nennt). Sie lernte 2008 den Mann kennen, den sie 2009 geheiratet und von dem sie im selben Jahr eine Tochter bekommen hat. Nach der Geburt hat Frau K. mit ihrer Tochter auf Anweisung des ortsansässigen Jugendamtes für 10 Monate in einer Mutter-Kind-Einrichtung gewohnt. Seit dem Auszug aus der Einrichtung hat Frau K. eine sozialpädagogische Familienhilfe (SPFH) an ihre Seite gestellt bekommen. Einige Monate nach der Rückkehr in den gewohnten Haushalt kam die Trennung von dem Kindsvater. Zu ihrem Exmann hat Frau K. so gut wie keinen Kontakt. Sie ist sehr wütend auf ihn, da er sich nur sporadisch um seine Tochter gekümmert hat. Seitdem der Exmann wieder eine neue Partnerin hat, ist der Kontakt noch seltener geworden. Zu ihrer Ex-Schwiegermutter hat sie ein inniges und gutes Verhältnis, was Frau K. sehr guttut.

Aufgrund psychischer Überlastung hat Frau K. 2012 einen Suizidversuch unternommen. Sie nahm mehrere verschiedene Medikamente zu sich. Als psychische Überlastung benannte sie den Tod ihres Stiefvaters, Stress mit Mutter und Schwester sowie die Drohung ihres neuen Partners (Herr L.), sie zu verlassen. Danach folgte ein Klinikaufenthalt in der Psychiatrie mit anschließender Therapie. In dieser Zeit wurde ihre Tochter von den Großeltern väterlicherseits betreut. Nach einer erfolgten Stabilisierung von Frau K. kehrte die Tochter in den mütterlichen Haushalt zurück.

Im Frühjahr 2014 brach sie ihre Ausbildung zur Floristin ab, da sie mit der Ausbildung und dem Haushalt sowie der Erziehung ihrer Tochter überfordert war. Sie bezieht Hartz IV.

Anfang Oktober 2014 zog Frau K. mit ihrer Tochter in eine Mietwohnung in die Stadt, in der ihr Lebensgefährte Herr L. wohnt. Trotz der eigenen Mietwohnung wohnen Mutter und Kind zum größten Teil in dem Haus des Lebenspartners von Frau K., das sich in der gleichen Straße befindet.

Ab Anfang Dezember 2014 wurde eine SPFH über das Heilpädagogische Zentrum eingesetzt. Kurz nach einem Hilfeplangespräch mit dem Heilpädagogischen Zentrum und dem Jugendamt im Februar 2015 offenbarte Frau K., dass sie im Alter von ca. 15-16 Jahren eigene Missbrauchserfahrungen durch den Lebensgefährten ihrer Großmutter mütterlicherseits machen musste. Sie leide unter immer wiederkehrenden Angstzuständen. Das Heilpädagogische Zentrum habe daraufhin eine persönliche Unterstützung über das Elterncoachingzentrum Neuland vorgeschlagen, die auch bewilligt wurde. Hilfebeginn über das Heilpädagogische Zentrum war Mitte April 2015.

5.2 Fünf Säulen der Identität

Das Konzept der Identität umfasst einerseits den individuellen, andererseits den gesellschaftlichen Bereich, wobei beide Bereiche in ihrer zeitlichen Ausprägung wichtig sind. So gewinnt eine Person dadurch Identität, dass sie sich und ihren Leib in ihrer Wahrnehmung als diejenige erkennt, die sie ist, was als Identifikation definiert wird. Zudem wird diese Person durch ihre relevanten Bezugspersonen als diejenige erkannt, als die sie diese sehen, was als Identifizierung gilt. Diese beiden Prozesse erfolgen über die Zeit. Dies führt zur verkürzten Formel, dass Identität als Leistung des Ichs im Zusammenwirken von Leib und sozialem Kontext im Zeitkontinuum entsteht.

Im Folgenden werden die fünf Identitätsbereiche genauer dargestellt, die *Petzold* als die *fünf Säulen der Identität* definiert hat (*Petzold* 1992a, 2003a, 72ff., 432ff.; 2012a, 520ff.):

1. Leiblichkeit
2. Soziales Netzwerk
3. Arbeit, Leistung und Freizeit
4. Materielle Sicherheit
5. Werte und Normen

Bei Frau K. waren zu Beginn der Hilfe alle Säulen beeinträchtigt.

5.2.1 Leiblichkeit

Das ist mein individueller Leib – das was ich von mir erlebe und nach außen hin verleibliche. (Sozialer Leib; *Schuch* 2000)
Vgl. *Petzold* 2009c; *Petzold, Sieper* 2012a

Der Leib, als Körper-Seele-Geist-Welt-Einheit (*Petzold* 2009c) verstanden, ist die Grundlage unserer Existenz, die Grundlage allen Wahrnehmens, Handelns, aller Gefühle und Gedanken. Seine Gesundheit und Leistungsfähigkeit sind Voraussetzung für ein klares Identitätserleben.

Frau K. ist von mittelgroßer Statur, schlank und zierlich. Sie wirkt mädchenhaft, schüchtern und zurückhaltend. Sie vermeidet zu Beginn des Kontaktes zum größten Teil den Augenkontakt, in der Dyade ist sie viel offener. Beim Blick in die Augen fällt häufig ein ‚Abdriften' nach außen von einem Auge auf. Dies wurde noch von keinem vorher als auffällig empfunden. Der Ursprung ist unbekannt. Auf ihre äußerliche Erscheinung legt Frau K. viel wert. Sie ist immer geschminkt, parfümiert, ordentlich frisiert und ihre Kleidung meist sauber und figurbetont. Im Verlaufe der Therapie bezeichnet sie sich öfter als zu dick. Das Körpergewicht von ihr und ihrer Tochter ist wichtig. Ihre Grobmotorik ist eingeschränkt, ist häufig ‚schlacksig' unterwegs und sie hat kein gutes Körpergefühl.

Ihr perzeptiver Leib (vgl. Konzept der Leiblichkeit als informierter Leib: *Petzold, Sieper* 2012a) wirkt anästhesiert, seine Wahrnehmungs- und Ausdrucksfähigkeit eingeschränkt bis eingefroren. Ihr Gesicht ist am Anfang regungslos und sie sagt von sich selbst, kein gutes Körperempfinden zu haben.

Regelmäßige Arztbesuche als Prävention oder bei akuten Beschwerden wurden nicht eingehalten bzw. nicht durchgeführt. Frau K. macht keinen Sport und ist Raucherin. Die Fähigkeit, sich zu freuen, Interesse, Konzentration, Appetit und Schlaf sind beeinträchtigt. In Stresssituationen hat sie schnell das Gefühl, überlastet zu sein. Zudem klagt sie über ein sehr geringes Selbstwertgefühl, über Ängste, z. B. beim Thema Tod, bei Hitze auf der Autobahn, und über Panik bei lauten Autogeräuschen.

5.2.2 Soziales Netzwerk

Das ist der soziale Kontext, dem ich zugehöre und der mir zugehört, meine Familie, meine Freunde meine Kollegen. (*Schuch* 2000)
Vgl. *Brühlmann-Jecklin, Petzold* 2004.

Petzold (*Hass, Petzold* 1999) definiert ein soziales Netzwerk als „multizentrisches Geflecht differentieller Relationen in der Zeit zwischen Menschen (und ggfls. Institutionen), die zueinander in unterschiedlichen Bezügen stehen (Kontakte, Begegnungen, Beziehungen, Bindungen, Abhängigkeiten in Konvois) und in konkreten oder virtuellen Austauschverhältnissen (z. B. wechselseitige Identitätsattributionen...)".

Trotz eigener Wohnung wohnt Frau K., wie bereits erwähnt, meist bei ihrem Partner. Sie und ihre Tochter verbringen ihre Tage und Wochenenden größtenteils in der Wohnung des Partners und beschäftigen sich mit fernsehen. Auf vorsichtiges Nachfragen nach ihrem sozialen Netz außerhalb der Familie antwortet sie sehr abwertend. Sie habe keine Freundinnen, sie habe ihren Partner und dessen Eltern und Schwester. Die familiären Beziehungen sind auf vereinzelte Kontakte mit ihren zwei älteren Schwestern und dem leiblichen Vater, die alle etwas weiter entfernt wohnen, reduziert. Ihre jüngere Schwester wohne zwar in ihrer unmittelbaren Umgebung, habe zu ihr aber keinen guten ‚Draht'. Eine besonders gute und innige Beziehung hat Frau K. zu ihrer Ex-Schiegermutter. Von ihr fühlt sie sich gut unterstützt. Ihre leibliche Mutter und sie führen eine distanzierte Beziehung. Sie fühlt sich von ihrer Mutter nicht verstanden und nicht gesehen, „sie interessiert sich gar nicht für uns, es ist kein Verlass, Hilfe und Unterstützung ihrerseits da."

Zu ihrem verstorbenen Stiefvater hatte sie ein ambivalentes Verhältnis, war aber sehr bestürzt, als er gestorben ist.

5.2.3 Arbeit, Leistung und Freizeit

In der ich mich verwirkliche und durch die ich identifiziert werde. (*Schuch* 2000) Vgl. *Petzold, Heinl* 1983; *Petzold* 2014u; *Hartz, Petzold* 2013.

Bereits in ihrer Schulzeit hatte Frau K. große Probleme mit ihren kognitiven Kompetenzen. Ihr fällt der Umgang mit Zahlen sehr schwer und ihre Konzentration ist nicht sehr ausgeprägt. Sie verließ freiwillig die Schule nach der 9. Klasse. Sie bildete sich danach noch ein Jahr in einem Institut im Bereich Floristik weiter. Der Umgang mit Blumen und die dazugehörige Kreativität machten Frau K. sehr viel Spaß. Sie versuchte eine Ausbildung als Floristin zu absolvieren, was aber an ihren kognitiven Kompetenzen und Performanzen gescheitert ist. Auch der Umgang mit den Kunden war ihr zu viel. Sie brach die Ausbildung frühzeitig ab, da sie eine Überlastung empfunden hatte, „alles unter einen Hut zu bekommen". „Sie sei mit der Ausbildung überfordert gewesen und könne die Anforderungen des Alltags (Erziehung der Tochter, Haushalt) nicht mehr in Einklang bringen." Frau K. bezieht Hartz IV, was ihr sehr zu schaffen macht. Sie möchte gerne ihr eigenes Geld verdienen, das ist ihr sehr wichtig. Sie fühlt sich so nicht wertgeschätzt, eher minderwertig. Zusätzlich kommt der Druck von ihrem Partner hinzu, der sie immer damit konfrontiert, dass sie endlich arbeiten soll. Die berufliche Perspektive ist zu Beginn unklar und es bestehen große Zweifel bei Frau K. Sie muss zunächst etwas finden, was zeitlich mit der Betreuung ihres Kindes kompatibel ist. Die Freizeit verbringt Frau K. damit, mit ihrer Tochter zum Spielplatz zu gehen, andere Aktivitäten gibt es nicht.

5.2.4 Materielle Sicherheit

Menschen in Armut und Elend sind in ihrer Identität bedroht. (*Petzold* 2012a) Vgl. *Lindermann* 2016.

Für Frau K. ist es sehr wichtig, selbstständig finanziell unabhängig zu sein bzw. zu werden. Sie lebt von Hartz IV und dem Kindergeld. Es hat einen negativen Einfluss auf ihr Selbstwertgefühl, vom Amt und ihrem Partner finanziell abhängig zu sein.

Frau K. ist im Besitz eines Bustickets und daher eigenständig mobil. Materielles, wie Nahrung, Kleidung und Lebensbedarf, ist vorhanden.

5.2.5 Werte und Normen

Menschen beziehen aus ihren Werten Sinn und Kraft. Werte werden ‚verkörpert', führen zu einer ‚Haltung', die sich im Verhalten zeigt. Hier müssen Überlegungen zur Ethik ansetzen und in identitätstherapeutische Prozesse einbezogen werden. Es stehen u. a. die Themen von Würde, Entwürdigung, Integrität und Integritätsverletzung, ... von Wertschätzung und Abwertung im Raum. (*Petzold* 2012, 524ff.) Vgl. *Petzold, Orth, Sieper* 2010a, 2013a.

Durch die Abwertung im Elternhaus hat sie früher nicht die Erfahrung gemacht, notwendige Hilfe und Unterstützung zu erhalten. Trotzdem ist Frau K. Hilfsangeboten gegenüber aufgeschlossen, so dass sie Hilfe und Unterstützung annehmen kann. Des Weiteren ist sie hilfsbereit, gerne gestalterisch tätig und kreativ.

5.3 Diagnosen nach ICD-10 und ICF

Die internationale Klassifikation der Krankheiten (ICD-10) dient der Verschlüsselung von Diagnosen. Das Deutsche Institut für Medizinische Dokumentation und Information (DIMDI, 2012) ist eine nachgeordnete Behörde des Bundesministeriums für Gesundheit und hat unter anderem die Aufgabe, amtliche Klassifikationen wie ICD-10-GM herauszugeben.

Bei Frau K. wurde bis dato keine klinische Diagnostik durchgeführt. Es liegen uns keine Untersuchungen/Unterlagen vor. Daher kann ich die Diagnosen nur vermuten:

- Depression
- Suizidversuch (tatsächlich)
- Dissoziation
- PTBS

Prinzipiell soll der/die GartentherapeutIn in Kooperation mit behandelnden Psychiatern und PsychotherapeutInnen in die Diskussion über die Diagnostik einbezogen werden, um gezielter störungsspezifisch in den Naturtherapien handeln zu können. Das Gleiche gilt für die gartentherapeutisch so nützliche ICF-Diagnostik, die bei Frau K. allerdings nicht durchgeführt wurde. Die International Classification of Functioning, Disability and Health (ICF) der WHO (2001) wird ebenfalls von DIMDI herausgegeben, zur Beschreibung des funktionalen Gesundheitszustandes, der Behinderung, der sozialen Beeinträchtigung sowie der relevanten Umweltfaktoren von Menschen.

Das spezifische Paradigma der Klassifikation wird in den Teilklassifikationen „Körperfunktionen und Körperstrukturen", „Aktivitäten und gesellschaftliche Teilhabe" sowie „Kontextfaktoren" (sowohl umwelt- als auch personenbezogene) operationalisiert.

ICD-10 und ICF können optimal zusammenspielen, wie es das DIMDI in einer Übersichtsgraphik verdeutlicht:

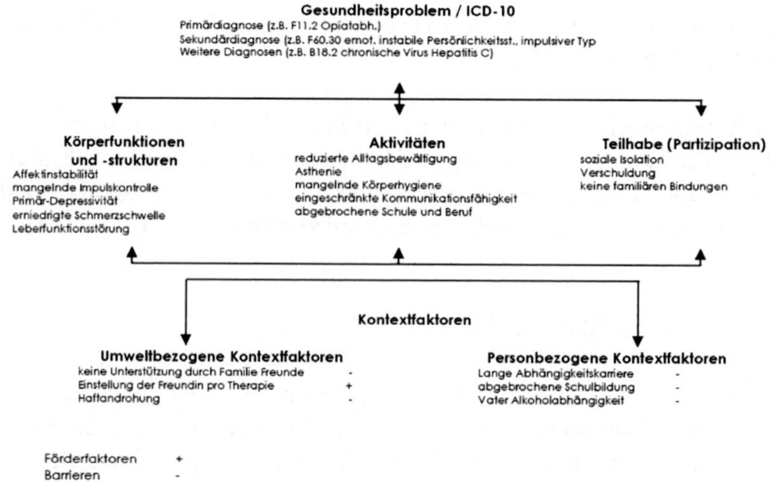

Quelle: https://www.dimdi.de/dynamic/de/klassifikationen/icf/index.html

6. Prozessuale Diagnostik

Anders als in der Statusdiagnostik wie beispielweise im ICD-10-GM orientiert sich die Integrative Therapie am Modell des lebenslangen Lernens, dem „lifespan-development-approach" (*Petzold* 1993, *Leitner* 2010). Hier wird davon ausgegangen, dass der Mensch seine Identität in einem fortwährenden leiblich-seelisch-geistig-sozialen Austausch mit seinem sozialen und ökologischen Umfeld und über die gesamte Lebensspanne (Vergangenheit-Gegenwart-Zukunft) bildet.

Diagnostik in der Integrativen Therapie wird daraus folgend als ein Prozess verstanden, der sich über die gesamte Behandlung erstreckt. Hierbei sind alle wahrnehmbaren Eindrücke und Resonanzen und bekannten Fakten relevant. Diese ergeben ein komplexes, sich in permanenter Wandlung befindendes Bild über Gesundheit und Krankheit. Die Informationen werden in der therapeutischen Beziehung in einem intersubjektiven Ko-respondenzprozess gewonnen. Der Prozess orieniert sich am Modell integrativer prozessualer Diagnostik nach *Petzold* und *Osten* (*Osten* 2004; *Waibel, Jacob-Krieger* 2009).

Die prozessuale Diagnostik beinhaltet folgende Bereiche:

- Bedürfnis- und Motivationsanalyse
- Leibfunktionsanalyse
- Problem- und Konfliktanalyse
- Beziehungsanalyse
- Netzwerk – und Lebensweltanalyse
- Ressourcenanalyse
- Kontinuumanalyse
- Sinnanalyse

6.1 Bedürfnis- und Motivationsanalyse

In der Bedürfnisanalyse geht es um die Bedürfnisse, Wünsche und Motivationen des Klienten
Vgl. *Jäkel* 2001

Bedürfnisse/Wünsche

Zu Beginn der Therapie formuliert Frau K. vor allem den Wunsch nach Unterstützung bei der Erziehung ihrer Tochter, wobei der Fokus auf Regelmäßigkeit und Kontinuität bei Einsatz von Erziehungs- und Verhaltensstrategien und Bindungsverhalten liegt. Frau K. möchte ihren Selbstwert stärken und sich unter Menschen „leichter, fröhlicher, offener und zuversichtlicher" fühlen. Zudem braucht sie Unterstützung bei der Entwicklung ihrer beruflichen Perspektive. Im Verlauf der Therapie wird deutlich, dass Frau K. auch Hilfestellung im Bereich Sicherheit bezüglich ihrer Partnerschaft und den gegenseitigen Erwartungen (unterschiedliche Sichtweisen für die Zukunft, z. B. Kinderwunsch) benötigt.

Motivation

Frau K. begibt sich freiwillig in die Therapie. Sie wolle ein gutes Vorbild und eine gute Mutter für ihre Tochter sein. Ihr ist es sehr wichtig, von den Ämtern und von Hartz IV wegzukommen.

Ziele

Von der Therapie erhofft sie sich die notwendige Unterstützung, um die oben genannten Bedürfnisse und Wünsche erreichen zu können. Frau K. erkennt auch, dass eine Strukturierung ihres Tages- und Wochenablaufs für sie und ihre Tochter sehr wichtig ist, um relativ entspannt sein zu können.

Für die Zukunft wünscht sie sich, mit ihrer Tochter und ihrem Partner harmonisch zusammenleben zu können.

6.2 Leibfunktionsanalyse

In der Leibfunktionsanalyse wird fokussiert auf die Funktionsfähigkeit des perzeptiven (wahrnehmenden), expressiven (ausdrückenden) und memorativen (erinnernden) Leibes.
Vgl. *Petzold* 1988n, 2009c; *Orth, Petzold* 1993

6.2.1 Perzeptiver Leib

Im Bereich des perzeptiven Leibes zeigt Frau K. eine verschwommene Wahrnehmung ihrer Gefühle und ihrer Körperlichkeit. Sie berichtet von einem fehlenden Körpergefühl und fehlenden spürbaren leiblichen Grenzen. Im Verlauf des Therapieprozesses kommt es durch kleinschrittige Förderung und wiederholter Spiegelung ihres Verhaltens zu einer verbesserten Wahrnehmung ihres Leibes.

6.2.2 Expressiver Leib

Zu Beginn zeigt sie sich in der Begegnung zurückhaltend, ruhig und mit leiser unsicherer Stimme, im Gruppensetting durch Unsicherheit aufgrund ihres Wortschatzes wesentlich deutlicher ausgeprägt als in der Dyade. Sie spricht nur bei direkter Ansprache und wirkt oft erschöpft und müde. Aufgrund ihrer biographischen Erfahrungen hat sie gelernt, dass es egal ist, ob sie ihre Bedürfnisse äußert. In der Kindheit hat sich auch niemand darum gekümmert. Ihre kognitiven Fähigkeiten sind deutlich eingeschränkt.

Sie kann angenehme Emotionen wie Freude, Zufriedenheit und Glück schlecht ausdrücken, dafür sind die unangenehmen Emotionen wie Wut, Aggression, Hass und Unzufriedenheit stärker ausgeprägt.

In der Anfangsphase der Therapie fühlt sich Frau K. ihrer Impulsivität ausgeliefert, aber im Verlauf der Therapie übernimmt sie mehr Selbstverantwortung für sich und ihr Verhalten, statt sich in der Opferrolle ihrer Impulsivität zu sehen. Der expressive Leib entwickelt sich zunehmend. Sie findet schnell Zugang zu kreativen Medien, z. B. Garten, Kunst, Musik und Bewegungsübungen. Dadurch gewinnt sie neue Erkenntnisse, die ihr bei der Alltagsbewältigung weiterhelfen. Der Transfer in den Alltag gelingt ihr immer häufiger, so dass sie kreative Medien nutzt, um die Erkenntnisse aus den Therapiesitzungen weiterzuentwickeln und zu festigen.

6.2.3 Memorativer Leib

Der memorative Leib von Frau K. hat einige Lücken in der Vergangenheit. Sie hat meist negative Erinnerungen zu berichten, positive sind so gut wie gar nicht vorhanden. Als starke Belastung erlebt sie ihre gewalttätige und alkoholabhängige Mutter, ihren leiblichen Vater, der wegen sexuellen Missbrauchs an einem Kind inhaftiert wurde, die eigene sexuelle Missbrauchserfahrung im Alter von ca.15-16 Jahren und den Tod ihres Stiefvaters.

6.3 Problem- und Konfliktanalyse

In der Problem- und Konfliktanalyse geht es um mögliche Defizite, Störungen, Traumata und Konflikte.
Vgl. *Petzold* 1988n, 2003b

6.3.1 Defizite

Defizite entstehen durch fehlende Stimulierung bzw. „als fehlende Vielseitigkeit und Differenziertheit von Stimulierung“ (*Petzold* 2003b, 465), *insbesondere in den frühen Lernerfahrungen im Mutter-Kind-Dialog, so dass sich entsprechende emotionale, somatomotorische und kognitive Strukturen nicht oder unzureichend ausbilden können.*

Deutlich zeichnet sich in den Schilderungen von Frau K. ein Elternhaus ab, das nur geringe bis gar keine Anregung und Förderung bieten konnte. Es kann von Unterstimulierung ausgegangen werden. Das nicht vorhandene Familienleben, eine gewisse Deprivation in der Kindheit und eine eventuell gewisse Alkoholembryopathie bei ausgeprägter Alkoholgenese der Mutter führen insgesamt zu einer starken kognitiven Einschränkung. Auf der Leibebene ist eine gewisse Erstarrung mit psychosomatischem Unwohlsein festzustellen, die Wahrnehmungs- und Ausdrucksfähigkeit ist eingeschränkt. Es kann davon ausgegangen werden, dass Frau K. nur wenig Resonanz im leiblichen und kommunikativen Dialog mit ihren primären Bezugspersonen oder auf der Ebene von Wertschätzung und Anerkennung erhielt. Das eigenleibliche Spüren, die Kommunikations- und Interaktionsfähigkeit sowie der gesamte Bereich der intersubjektiven Fähigkeiten sind schlecht ausgebildet. Auf der Ebene der Identität zeigen sich

Defizite im bereits beschriebenen Leibbezug, in der Zusammengehörigkeit und Verbindung mit ihrer Tochter, im kaum vorhandenen sozialen Netzwerk und im Bereich einer wenig gestalteten Freizeit.

6.3.2 Störungen

Störungen entstehen durch uneindeutige oder inkonstante Stimulierungen. (*Rahm* 1993)

Frau K. schildert wiederholt, dass es in ihrer Kindheit kein Erziehungskonzept und keine Verlässlichkeit seitens ihrer Mutter gegeben hat, da sie stets betrunken war. Von ihr durfte sie sich keine Hilfe und Unterstützung erhoffen. Ihr jetziges „Verschließen" scheint eine Reaktion auf negative Erfahrungen zu sein. Es kommt zu Aussagen wie z. B.: „Mir hört eh keiner zu..." oder „Wenn ich das sage, bekomme ich sowieso keine Antwort." Mit der Zeit hat sich Frau K. selbst „alles erlaubt" und erfuhr im Kontakt zu ihrer Mutter nur Prügel und Schläge. Das verhinderte einen wertschätzenden, respektvollen Bindungsaufbau bzw. ein solches Verhältnis. Diese Art „Dauerentwertung" von der Mutter bewirkte eine pathogene Emotionsentwicklung. Frau K. ist in ihrem Gefühl für Selbstwert deutlich eingeschränkt. Ihr Selbstzweifel und Minderwertigkeitsgefühl sind zu Beginn der Therapie stark ausgeprägt und zeigen sich in Unsicherheit und Überforderung in allen Lebensbereichen: auf emotionaler und Persönlichkeitsebene, im sozialen Netzwerk, in ihren sozialen und intellektuellen/kognitiven Fähigkeiten, im Umgang mit Kind und Erziehung, in der Gestaltung der Partnerschaft, in Paardynamik und Durchsetzungsfähigkeit. Die allgemeine Belastbarkeit ist deutlich reduziert.

Zusätzlich kam es schon zur Rollenumkehr zwischen Frau K. und ihrer Tochter, indem die Tochter Frau K. dominieren wollte oder sich über sie hinwegsetzen wollte. In solchen Sequenzen ist Frau K. überfordert und rutscht von der Mutterrolle auf eine Kindebene mit ihrer Tochter. Frau K. wirkt dann nicht altersentsprechend erwachsen, sondern pubertär gereizt, hilflos und reagiert laut, aufbrausend und nicht mehr empathisch gegenüber ihrem Kind.

6.3.3 Traumata

Traumata entstehen durch extreme Überstimulierung oder Unterstimulierung (z. B. Verlust einer wichtigen Bezugsperson). (*Petzold, Wolff, Landgrebe, Josic, Steffan* 2000; *Petzold, Wolff, Landgrebe, Josic* 2002)

Der Tod des Stiefvaters im Jahr 2012 war ein Schock für Frau K.. Obwohl, laut Aussage von Frau K., das Verhältnis zu ihrem Stiefvater zwiespältig war. Dennoch hat das Ereignis ihr den „Boden unter den Füßen" weggerissen. Danach folgte ihr Suizidversuch durch vermehrte Medikamenteneinnahme.

Weitere traumatische Ereignisse waren die Inhaftierung ihres leiblichen Vaters wegen sexuellen Kindesmissbrauchs und ihre eigene sexuelle Missbrauchserfahrung durch den Lebensgefährten ihrer Großmutter im Alter von etwa 15-16 Jahren.

Die konkrete Diagnose einer Posttraumatischen Belastungsstörung durch ihre persönliche Biographie ist aufgrund fehlender Symptomatik nicht gestellt worden. Dennoch macht ihre Vergangenheit Frau K. sehr zu schaffen und belastet sie enorm.

6.3.4 Konflikte

Konflikte sind widerstreitende Stimulierungen. Sie bezeichnen ein gleichzeitiges Aufeinandertreffen von gegensätzlichen Impulsen bzw. von Stimulierung und Hemmung. (*Rahm* 1993)

Ein Problem ist das Wertgefüge und das Selbstbild, das Frau K. von sich hat. Dieser Konflikt ist sowohl als externer als auch internalisierter Konflikt zu betrachten. Ein weiterer großer Konflikt ist während der gesamten Therapiezeit die Unzufriedenheit in der Partnerschaft und das Nicht-verstanden-Werden von ihrem Lebenspartner (Kinderwunsch, Arbeit) sowie die große Sorge, eine schlechte Mutter zu sein.

6.4 Beziehungsanalyse

In der Beziehungsanalyse geht es darum, wie der Klient seine primären und sekundären Beziehungen in der Herkunftsfamilie und der aktuellen Lebenssituation gestaltet.
Vgl. *Petzold, Müller* 2007

Die Beziehungen in der Herkunftsfamilie sind nicht intensiv gewesen. Zu den leiblichen Eltern hat Frau K. nur noch sporadischen Kontakt, ebenso wie zu ihren drei Halbschwestern. Zu ihrem Halbbruder besteht kein Kontakt, ob es jemals zu einer Beziehung zwischen den beiden gekommen ist, ist unklar, da sie ihn nur in der Biographie erwähnt hat, aber nie auf ihn eingegangen ist. Zu ihrem verstorbenen Stiefvater hatte sie, wie bereits oben beschrieben, ein zwiespältiges Verhältnis. Zu ihrer Ex-Schwiegermutter pflegt Frau K. ein gutes und inniges Verhältnis. In der aktuellen Lebenssituation befindet sich Frau K. in einer Partnerschaft, die ihr gewissen Halt gibt. Die Eltern ihres Lebenspartners und die Schwester mit Kind wohnen in unmittelbarer Nähe und sie hat normalen

Kontakt zu ihnen. Frau K. hat früher genauso wie heute keine freundschaftlichen Kontakte, da sie sich im sozialen Netzwerk sehr unsicher fühlt. Während der Therapie im Heilpädagogischen Zentrum hat Frau K. sich langsam mit den anderen Klientinnen angefreundet. Da entstehen zwischendurch immer wieder einige Kontakte. Die Beziehungen zu ihren Therapeuten wurden während der Therapie immer offener und lockerer. Die Beziehung zu ihrer Tochter ist durch den Status der Tochter stark abhängig.

6.5 Netzwerk- und Lebensweltanalyse

In der Netzwerk- und Lebensweltanalyse wird der Fokus auf die Familien- und Arbeitssituation des Klienten, sein soziales Umfeld, sein ökologisches Setting und seine Wohnsituation gelegt.
Vgl. *Hass, Petzold* 1999/2011; *Brühlmann-Jecklin, Petzold* 2004

Frau K. wohnt mit ihrer Tochter in einer Mietwohnung. Da ihr Partner in derselben Straße ein Haus besitzt, wohnen sie die meiste Zeit bei ihm. Ihre Mietwohnung wird nur noch genutzt, wenn es zwischen Frau K. und ihrem Partner Streit gibt. Sie bezieht Hartz IV. Sie würde sehr gerne einer Arbeit nachgehen, um endlich unabhängig zu sein. Da Frau K. keine abgeschlossene Ausbildung hat und kognitiv stark eingeschränkt ist, ist es für sie schwer, eine geeignete Arbeitsstelle zu finden. Während der Therapie hat sie ein Praktikum in einer benachbarten Gärtnerei gemacht und möchte gerne in dieser Richtung Arbeit finden. Sie hat dann über das Jobcenter einen geringfügigen Job bei der Gafög (Arbeitsförderungsgesellschaft) im Gemüseanbau bekommen. Bei diesem Job ist sie sehr ambivalent. Auf der einen Seite wünscht sie sich eine Beschäftigung und Tagesstruktur. Auf der anderen Seite ist ihr der Job zu langweilig. Kurz nach dem Beginn dieser Arbeitsstelle treten bei Frau K. körperliche Beschwerden und Beeinträchtigungen auf. Es folgen mehrere Arbeitsunfähigkeitsbescheinigungen.

Frau K. beschreibt ihr soziales Netzwerk, wie bereits erwähnt, als nicht vorhanden und hat kein aktives Freizeitverhalten. Beim Besprechen von sozialen Netzwerken wird deutlich, wie groß die Schwierigkeiten von Frau K. sind, in Kontakt oder in Beziehung zu gehen. Die Distanz, die es zu überbrücken gilt, ist die Unsicherheit bei wirklicher Begegnung, vor dem Eingestehen der Schwächen und dem geringen Selbstwert.

6.6 Ressourcenanalyse

In der Ressourcenanalyse geht es darum, was dem Klienten an Eigen- und Fremdressourcen zur Verfügung steht und welche Resilienzen er entwickeln konnte. Vgl. *Petzold* 1997p/2007a

Als größte Ressource nennt Frau K. immer wieder ihren Lebenspartner und ihre Ex-Schwiegermutter. Diese beiden Menschen haben sich für sie zu den einzigen Vertrauenspersonen entwickelt. Früher hat Frau K. noch von ihren zwei älteren Halbschwestern, ihren Großeltern väterlicherseits und der Großmutter mütterlicherseits als Ressource gesprochen, der Kontakt ist aber stark zurückgegangen. Gründe dafür sind leider nicht bekannt.

Weitere Ressourcen, die vor Beginn der Therapie durch eine sozialpädagogische Familienhilfe und anschließend während der Therapie durch das Heilpädagogische Zentrum ermittelt wurden:

Persönliche Ressourcen/Kompetenzen:
- Frau K. hat ein freundliches, zurückhaltendes Wesen
- ist ordentlich und organisiert im Haushalt
- hat Spaß an der Gartenarbeit, gewinnt dadurch an Stärke
- ist ehrlich und kann Hilfe von außen gut annehmen
- Fähigkeit, Kritik gut annehmen zu können
- ist humorvoll
- während des Therapieprozesses entwickelt Frau K. eine hohe Motivation, ihr Leben zu verändern und einen Job zu finden

Materielle Ressourcen:
- Hartz IV
- Kindergeld
- Leistung aus Bildung und Teilhabe
- eine vollständig eingerichtete Wohnung
- Internetanschluss
- Fahrrad
- Busticket, um mobil unabhängig zu sein

Infrastrukturelle/institutionelle Ressourcen:
- Kindergarten / Schule für ihre Tochter
- Eltern des Partners passen gelegentlich auf ihre Tochter auf
- bekommt Unterstützung durch das Heilpädagogische Zentrum, Gruppe „Neuland"
- hat eine gesetzliche Betreuerin für ihre Finanzen
- bekommt Unterstützung von der Rebeq (Beschäftigungs- und Qualifizierungsgesellschaft)

- bekommt zusätzlich eine Unterstützung für ihre Tochter durch die Tagesgruppe „Büsum“ des Heilpädagogischen Zentrums

Als Resilienzen können folgende Aspekte aufgeführt werden:
- Fähigkeit, die Belastungen des Alltags zu bewältigen
- Fähigkeit, sich Hilfe und Unterstützung zu suchen
- Anpassungsfähigkeit
- positive Zukunftserwartung
- Fähigkeit, Achtsamkeit zu praktizieren
- Bereitschaft, Verantwortung für sich und ihr Leben zu übernehmen
- Bereitschaft, sich nicht als Opfer zu sehen, sondern aktiv zu werden

6.7 Kontinuumanalyse

In der Kontinuumanalyse geht es darum, wie sich das bisherige Leben des Klienten vollzogen hat, ob es kritische Lebensereignisse gibt und welche Zukunftsperspektiven zur Verfügung stehen bzw. entwickelt werden können.
Vgl. *Petzold* 1991o, 2016l

Es wird deutlich, dass es im Leben von Frau K. mehrere einschneidende Ereignisse gegeben hat, von denen sie sich noch nicht komplett erholt hat. Die Gewalttätigkeit ihrer primären Bezugspersonen und die Vernachlässigung durch diese in der Kindheit erzeugten ein durchgehend schädigendes Milieu, das dazu beitrug, dass Frau K. psychische Probleme/Störungen entwickelte. Der Todesfall ihres Stiefvaters und die Gewissheit, dass ihr leiblicher Vater wegen sexuellen Kindermissbrauchs im Gefängnis war, sowie ihre eigene sexuelle Missbrauchserfahrung führten als kritische Lebensereignisse zu weiteren Rückschlägen in ihrem Lebenslauf.

Die Auswirkungen dieser Erlebnisse sind im Hier und Jetzt weiterhin deutlich spürbar in der häufig depressiven Stimmung, im verminderten Selbstwertgefühl und einem inkonsequenten Erziehungsstil bei ihrer Tochter. Frau K. scheint dies nur zum Teil bewusst zu sein, da sie häufig für das Gefühl der Überforderung und der starken Belastung keine detaillierten Gründe benennen kann. Sie habe einfach oft das Bedürfnis, von den anderen verstanden und anerkannt zu werden.

6.8 Sinnanalyse

In der Sinnanalyse geht es darum, was dem betreffenden Klienten innere Befriedigung verschafft und von ihm als sinnvoll erlebt wird. Normen und Werte, die der betreffenden Klientin wichtig sind, werden eruiert.
Vgl. *Petzold* 2001k; *Petzold, Orth* 2004b, 2005a

Frau K. weist eine hohe Haltung zu Werten wie Ehrlichkeit sich selbst und anderen Menschen gegenüber auf. Des Weiteren sind Leistung, Stärke und Sicherheit wichtige Werte, die sie als Mensch wahrnehmen und vermitteln lernen möchte. Die Familie (Partner und Tochter) und deren sozialer Zusammenhalt sind ihr ebenfalls besonders wichtig. Die Beziehungen zu ihrem Lebenspartner und ihrer Tochter möchte sie empathisch, harmonisch und mit viel Respekt gestalten.

Eigenverantwortlichkeit und Eigenständigkeit sind bei ihr von großer Bedeutung, sie hat aber erheblichen Zweifel, ob diese Ziele für sie tatsächlich erreichbar sind.

6.9 Interaktionsanalyse

Vgl. *Petzold, Müller* 2007; *Petzold, van Beek, van der Hoek* 1994/2016

6.9.1 Relationen der Bezogenheit

Alles therapeutische Geschehen geschieht eingebettet in zwischenmenschliche Beziehung (*Petzold, Müller* 2007; *Petzold* 2012c). Die Überlegungen der Anthropologie der Integrativen Therapie und ihr Menschenbild besagen: Der Mensch ist wesensmäßig koexistierend, er wird Mensch durch Mitmenschen. Er geht aus der Zwischenleiblichkeit von Mann und Frau hervor, er wächst in der Zwischenleiblichkeit der Mutter-Kind-Dyade, später in der Triade und in erweiterten zwischenleiblichen Konstellationen auf. Sind diese Konstellationen und ihre Atmosphären nährend und gut, entwickelt sich das Kind gesund, kräftig und lebendig. Im Gegensatz dazu wird es durch Defiziterfahrungen und fehlende gute oder durch gestörte, traumatische, giftige oder bösartige Atmosphären krank. Weil Menschen im zwischenmenschlichen Milieu körperlich und seelisch erkranken, können sie auch nur im zwischenmenschlichen Milieu gesunden – über neue und korrigierende Erfahrung von Bezogenheit, so dass Kontakt, Begegnung, Beziehung und Bindung in der Lebenswelt besser gelingen. Diese vier Begriffe werden im Folgenden definiert:

Kontakt ist im Wesentlichen ein Prozess leiblich konkreter, differenzierender Wahrnehmung, der das Eigene vom Fremden scheidet, die Dinge der

Welt unterscheidet und durch Stabilisierung einer Innen-Außen-Differenz die Grundlage der Identität schafft. Der Körper berührt und wird berührt. An seiner Grenzfläche (Kontaktfläche), z. B. der Haut, entsteht Kontakt, der dadurch gekennzeichnet ist, dass er zugleich Angrenzung und Abgrenzung ist (*Petzold* 2003a; *Ebert,* Könnecke-Ebert 2004).

Begegnung ist ein wechselseitiges empathisches Erfassen im Hier und Jetzt, bei dem die Begegnenden im frei entschiedenen Aufeinander-Zugehen ganzheitlich und zeitübergreifend ein Stück ihrer Geschichte und ihrer Zukunft aufnehmen und in einen leiblichen (d. h. körperlich-seelisch-geistigen) Austausch treten, eine Berührtheit, die ihre ganze Subjekthaftigkeit einbezieht. Begegnung ist also ein Vorgang, in dem sich Intersubjektivität lebendig und leibhaftig realisiert; das intuitive, empathische Erfassen, in dem zwei Menschen etwas mehr voneinander erkennen als das, was das offene Verhalten des Augenblicks freigegeben hat (*Petzold* 2003a; *Ebert, Könnecke-Ebert* 2004).

Beziehung ist in der Dauer getragene Begegnung, eine Kette von Begegnungen, die neben gemeinsamer Geschichte und geteilter Gegenwart eine Zukunftsperspektive einschließt, weil die frei entschiedene Bereitschaft vorhanden ist, Lebenszeit miteinander in *verlässlicher* Bezogenheit zu leben. Begegnung impliziert eine Verheißung, rührt den Wunsch nach Dauer an, der, findet er die Realität eines Miteinanders, sich zur Beziehung verwandelt. Beziehung bedarf des Kontaktes und der Begegnung (*Petzold* 2003a; *Ebert, Könnecke-Ebert* 2004).

Bindung ist eine Nahraumbeziehung, die über die Verlässlichkeit hinaus von einer Treuezusage gekennzeichnet ist wie in Verwandtschaften, Wahlverwandtschaften, gelebten Patenschaften, Lebensfreundschaften. In Langzeittherapien mit „Parenting Qualitäten“ oder in Begleitungen von schwerer Krankheit oder Sterbeprozessen können auch in Therapien Bindungsqualitäten aufkommen und können dann auch genutzt werden (*Petzold, Müller* 2007).

Der Kontakt mit Frau K. war anfänglich durch Verschlossenheit, Zurückhaltung und Scheu geprägt. Sie wirkte sehr ruhig und „in sich gekehrt“, doch körperlicher Kontakt, wie z. B. die Hand geben zur Begrüßung und zur Verabschiedung, war für Frau K. kein Problem. Der Augenkontakt dagegen war sehr verschüchtert und unsicher. Sie erzählte sehr wenig von sich selbst, z. B. aus der Vergangenheit, und sagte im Gespräch oft nur Ja und Nein. Es kam am Anfang zu keiner guten Ko-respondenz. Doch im Verlauf des Behandlungsprozesses durch die wiederkehrenden Begegnungen fasste Frau K. immer mehr Vertrauen zu mir und es kam zu einem guten Ko-respondenzprozess mit entstandener Intersubjektivität.

6.9.2 Übertragungen

Übertragungen werden verstanden als „Anwesenheit unsichtbarer Dritter" oder weiter gefasst als die „unbewusste" Aktualisierung alter Atmosphären und Szenen in einer Art und Weise, dass die Gegenwart hier und heute davon getrübt und verstellt wird in der Beziehung der Gesprächspartner.

Frau K. fasste nach kurzer Eingewöhnungsphase schnell Vertrauen zu mir und wunderte sich regelmäßig über das Gefühl der Wertschätzung und des Angenommen-Werdens, obwohl sie doch „so dumm" sei. Sie war es aus ihrer Kindheit und Jugend gewohnt, beschimpft, geschlagen und abgewertet zu werden, und hat dieses Muster für sich übernommen (Selbstattribution und Internalisierung negativer Zuschreibungen). Nachdem dies im Laufe des Behandlungsprozesses deutlich wurde, erwartet sie nicht mehr, für ihr „Fehlverhalten" bestraft zu werden, sondern Unterstützung zu bekommen und Verständnis zu erhalten.

6.9.3 Widerstand und Reaktanz

Widerstand wird in der Integrativen Therapie als Fähigkeit definiert, sich gegen als bedrohlich empfundene Einflüsse auf das Selbst und die Identität zu schützen. Widerstand ist eine positive Fähigkeit, eine Kraft und ein Schutz, die sich im Laufe des Lebens entwickelt hat und entwickelt. Sie dient der Abwehr von Angst und schmerzlichem Erleben. Wenn Veränderungen nicht mehr möglich sind, dann spricht man von pathogenem Widerstand (*Rahm* 1993).

Reaktanz wird verstanden als komplexe Abwehrreaktion, die als Reaktion auf äußere und innere Einschränkungen aufgefasst werden kann, ausgelöst z. B. durch Druck (z. B. Nötigung, Drohungen) oder die Einschränkung von Freiheiten, Spielräumen (z. B. Verbote, Zensur, (un)geschriebene Regeln). Als Reaktion bezeichnet man dabei nicht das ausgelöste Verhalten, sondern nur die zugrundeliegende Motivation.

Bei Frau K. waren Widerstandsphänomene vor allem wahrnehmbar in verbaler Aggressivität, Trotzverhalten, innerem Rückzug und Vermeidung.

Reaktanzphänomene konnte ich zu Beginn des Prozesses nicht wahrnehmen. Erst im Verlauf der Behandlung konnte ich reaktantes Verhalten beobachten, z. B. Abwehr/Abgrenzung gegenüber ihrem Vater und Einforderung ihrer eigenen Bedürfnisse.

6.9.4 Gegenübertragungsresonanzen

Unter Gegenübertragung verstehen wir eine bewusstseinsfähige Resonanz der Therapeutin auf das, was ihre Klientin entgegenbringt (Äußerungen), eine empathische Reaktion (*Petzold, Ramin* 1987). Es wird unterschieden zwischen konkordanter (empathisches Mitfühlen, in seiner Haut stecken), komplementärer (TherapeutIn fühlt sie wie das frühere Gegenüber) und reziproker Gegenübertragung (TherapeutIn fühlt sich vom Klienten so behandelt, wie er sich früher in seiner Rolle gefühlt hat; der Klient ist in der Komplementärrolle) (*Rahm* 1993).

Als angehende Gartentherapeutin konnte ich konkordante Gegenübertragungsphänomene wahrnehmen. Ich fühlte mit der unsicheren, zurückhaltenden Frau K., die nie richtig gesehen wurde von ihrer Familie und sexuell missbraucht wurde, empathisch mit.

Komplementäre und reziproke Gegenübertragungsphänomene nahm ich im Behandlungsprozess nicht wahr.

6.9.5 Interaktionsverhalten im therapeutischen Setting

Frau K. war in dem gesamten Behandlungsprozess kooperativ. Sie hielt vereinbarte Termine pünktlich ein oder sagte diese frühzeitig ab, z. B. bei Erkrankung ihrerseits oder ihrer Tochter, bei Arztbesuchen, Ämtergängen. Sie zeigte sich anfänglich zurückhaltend und verschlossen, wurde aber im Verlauf der Behandlung immer offener, freundlicher und zugewandter. Ihre Bemühungen um das Erreichen ihrer Ziele waren ersichtlich und spürbar. Die therapeutische Beziehung basierte auf Ko-respondenz, Ehrlichkeit und Vertrauen. Sie hatte eine hohe Motivation, ihr Leben mit ihrer Tochter und ihrem Lebenspartner positiv zu verändern und eine berufliche Zukunftsperspektive zu bekommen. Es gab immer wieder Rückschritte aufgrund von depressiver Stimmung, Unzufriedenheit und Ungeduld, die sie aber nicht aufgeben lassen haben.

7. Therapeutisches Rahmencurriculum

7.1 Therapieplan

Die Therapiewoche beinhaltet insgesamt 27,5 Stunden Behandlungszeit, verteilt auf fünf Tage (montags-freitags).

Die Behandlung setzt sich aus einer Kombination von einzel- und gruppentherapeutischen Angeboten zusammen.

Um Frau K. im ganzheitlichen Sinne an ihre individuellen Stärken und Ressourcen heranzuführen, nimmt sie an folgenden Angeboten des Eltern(teile)- und Familien-Coachingzentrums „Neuland“ teil:

Befindlichkeitsrunde/Tagesreflexion

Jeder Therapietag beginnt mit einer Befindlichkeitsrunde, in der die KlientInnen ein Tagesziel festlegen und Organisatorisches besprochen wird.

Am Ende jeden Therapietages findet eine Tagesreflexion statt, in der die KlientInnen den Tag reflektieren.

Die Wochenreflexion am Freitag dient dazu, dass die KlientInnen ihre Woche (auch im Vergleich zur vorangegangenen Woche) reflektieren und überprüfen, welche Fortschritte sie erreicht haben und welche Ziele sie für die Folgewoche festlegen wollen.

Bewegungsförderung

Zweimal wöchentlich nehmen die KlientInnen an dem physiotherapeutischen Angebot des Heilpädagogischen Zentrums teil. Das Angebot reicht von spazieren gehen über Nordic Walking bis zur rhythmischen Gruppenarbeit mit Rattanstöcken.

Ganzheitliche Ernährungsberatung/Kochen und Ernährung

Die holistische (ganzheitliche) Gesundheit betrachtet Körper, Geist und Seele als eine Einheit.

Bei der holistischen Beratung geht es um geeignete Gesundheitsinformationen und Ernährungshinweise.

Zudem gibt es ein wöchentlich stattfindendes Gruppenangebot „Kochen und Ernährung“, hier wird unter Anleitung ein gesundes Mittagessen in der Gruppe zubereitet.

Gartenprojekt „Alles was wachsen kann“

Zweimal wöchentlich können die KlientInnen an der Gartenarbeit „Alles was wachsen kann“ teilnehmen. Innerhalb eines geschützten Rahmens erleben die KlientInnen die eigene Selbstwirksamkeit bei den regelmäßigen, sich wiederholenden Tätigkeiten, die in der Gartenarbeit anfallen. Die Gartenarbeit ermöglicht den KlientInnen das Erleben von innerer Ruhe, Erholung, Ausgeglichenheit und Entspannung.

Kunsttherapie und ressourcenorientierte Kreativarbeit

Die Kunsttherapie ist ein ressourcen- und prozessorientiertes Angebot mit ganzheitlicher Ausrichtung. Hauptaugenmerk der kunsttherapeutischen Arbeit ist es, die Entwicklung unentwickelter Potenziale zu unterstützen sowie inaktive Wesenszüge zu erleben und sichtbar zu machen. Dabei werden biographische Zusammenhänge und sich wiederholende Muster berücksichtigt und die Suche nach Wegen gefördert, verhärtete Muster zu verändern. Die Kunsttherapie findet einmal wöchentlich mit 90-minütiger Dauer im Gruppenkontext statt.

Entspannungs- und Musikgruppe

Mit Hilfe von Entspannungsübungen, Körperreisen, Atemübungen, Klangschalentherapie in der Entspannungseinheit und dem Einsatz diverser Trommeln in der Musikgruppe werden verschiedenste Möglichkeiten zur aktiven und passiven Entspannung, zur Wahrnehmungsschulung und zur Vertiefung und Findung eigener Kompetenzen entwickelt. Dieses Angebot findet einmal wöchentlich statt.

Psychotherapeutische Einzelgespräche

Einmal wöchentlich finden klinisch-diagnostisch-anamnestische Einzelgespräche für die KlientInnen statt. Die Einzelgespräche dienen als Behandlungsform in einem „dynamischen Setting“ der Bearbeitung von aktuellen Problemen und Schwierigkeiten. Hier werden die angestrebten Ziele differenziert erarbeitet, überprüft und die praktizierten Vorgehensweisen reflektiert. Dies geschieht unter Einbeziehung der jeweils vorhandenen Ressourcen- und Potentiallage.

Interpersonelle Gesprächsgruppe

Einmal wöchentlich findet für die KlientInnen eine interpersonelle Gesprächsgruppe statt.

Im Fokus dieser therapeutischen Gesprächsgruppe liegt der Austausch unter den KlientInnen. Verhaltensmuster, die die KlientInnen im Alltag in konflikthafte und problematische Situationen führen, treten im Rahmen der regelmäßigen Einheiten zu Tage und werden reflektiert. Neue Lösungswege und Handlungsalternativen im Kontakt können von den KlientInnen erkannt, erlernt und erprobt werden. Gleichzeitig werden belastende, biographische Inhalte in Gesprächen bearbeitet. Hierbei kommen Techniken aus der systemischen Therapie, der Gestaltherapie, der tiefenpsychologisch fundierten Psychotherapie und der Ego-State-Therapie zum Einsatz. Aufstellungsarbeiten und Rollenspiele werden im Bedarfsfall eingesetzt.

„Experientielle Reittherapie“

Einmal wöchentlich können die KlientInnen an der „experientiellen Reittherapie“ teilnehmen. Die „experientielle Reittherapie“ bietet ein Therapiekonzept auf der Grundlage einer Synthese von Psychotherapie, Körperarbeit, Heilpädagogik und Arbeit mit dem Pferd. Die Abgrenzung zur herkömmlichen Reittherapie liegt im Wesentlichen in dieser Viererkonstellation und insbesondere in der experientiellen (erlebnisorientierten) Ausrichtung.

Begleitete Eltern-Kind-Kontakte (auch durch die Tagesgruppe „Büsum", in der ihre Tochter angegliedert ist)

Es findet einmal wöchentlich ein Mutter-Kind-Kontakt statt, bei dem gemeinsame Gespräche geführt werden. Inhalte können Reflexionsgespräche zu der vergangenen Woche, aktuelle Konflikte oder auch Wünsche zur Neugestaltung von Absprachen im häuslichen Miteinander sein.

7.2 Therapieverlauf

Da ich eine Weiterbildung zur Gartentherapeutin an der EAG/Fritz Perls Institut mache und die KlientInnen im Heilpädagogischen Zentrum Gruppe „Neuland" in dem Gartenprojekt „Alles was wachsen kann" betreue, werde ich im Behandlungsverlauf über 5 ausgewählte Einheiten im Garten mit Frau K. berichten. In dem Behandlungsprozess hat Frau K. ein zweimonatiges Praktikum unter Anleitung von mir in einer Gärtnerei absolviert. Frau K. sieht ihre berufliche Zukunftsperspektive im Bereich Garten und Pflanzen. Über den Verlauf des Praktikums schreibe ich auch eine Dokumentation.

Wie bereits beschrieben, findet das Gartenprojekt zweimal wöchentlich mit 120-minütiger Dauer statt. Da zu diesem Zeitpunkt keine anderen KlientInnen Interesse an dem Gartenprojekt haben, finden die Angebote im Einzelkontext mit Frau K. statt.

In der praktischen Gestaltung des therapeutischen Prozesses legt die Integrative Therapie indikationsspezifisch den Schwerpunkt auf verschiedene Modalitäten, vertritt also eine „multimodale Praxeologie" (*Leitner* 2010):

- konfliktzentriert-aufdeckende Modalität
- konservativ-stützende, palliative Modalität
- erlebniszentriert-stimulierende Modalität
- übungszentriert-funktionale Modalität
- netzwerkaktivierende Modalität.

Die 3 wichtigsten Modalitäten in der Gartentherapie sind:

1. *konservativ-stützende, palliative Modalität*, in der Patienten Beistand, Begleitung, Entlastung, Sicherung, Linderung von Schmerzen erfahren, z. B. in Krisenepisoden und Phasen kritischer Lebensereignisse oder anlässlich der Bewältigung bestimmter, überforderter Lebensaufgaben, z. B. Umgang mit Verlusten.
   Bei Menschen, die krisennah sind; bei stillen, ruhigen und passiven Menschen; bei Menschen, die leise sind und Trost brauchen; bei Menschen, die misstrauisch sind.

2. *erlebniszentriert-stimulierende Modalität*, in der mit kreativen Medien und Methoden (Garten, IBT, Tanz...) sowie aktiver Imagination an einer Flexibilisierung der Persönlichkeit mit ihren Strukturgefügen gearbeitet wird.
   Bei Menschen, die neugierig sind und Interesse zeigen; um Menschen aus ihrer Selbstbefangenheit zu holen; bei Menschen, die etwas Neues ausprobieren möchten.
3. *übungszentriert-funktionale Modalität*, in der z. B. mit Relaxationsmethoden, körpertherapeutischen Übungen, Lauftherapie, Bogenschießen, Gartenarbeit, Biofeedback etc. gearbeitet werden kann.
   Um Menschen mehr in ihre Leiblichkeit zu bringen; bei Menschen, die gefördert werden möchten und um Ausdauer und Geduld zu trainieren; die Beweglichkeit der Menschen auszudehnen, um sie mehr in Schwung zu bekommen.

Jede/r KlientIn kann täglich unterschiedliche Modalitäten haben, da ihre Verfassung täglich variiert.

Bei der Integrativen Therapie heißt es, sich immer wieder neu einlassen zu können.

7.3 Therapieziele

Die Entwicklung von Behandlungszielen erfolgt im Rahmen der prozessualen Diagnostik und bezieht sich auf die jeweiligen Probleme (als Schwierigkeiten oder Aufgaben verstanden), Ressourcen (als Mittel der Unterstützung verstanden) und Potentiale (als Möglichkeiten verstanden). *Petzold, Leuenberger* und *Steffan* (1998) betonen die Wichtigkeit, die Ziele und Schwerpunkte mit den Klienten in Begegnung und Auseinandersetzung immer wieder neu zu erarbeiten, die den Prozess von Integration und Kreation voranbringen sollen.

P[etzold] schuf folgende Taxonomie:
1. Metaziele: als Global- oder Richtziele aus der Metatheorie hergeleitet (komplexes Bewusstsein = Selbst- und Weltverständnis)
2. Persönlichkeitsbestimmte Ziele: z. B. Ich-Stärkung, Abgrenzungsfähigkeit
3. Lebensweltbestimmte Ziele: z. B. Wiedergewinn der Arbeitsfähigkeit
4. Methodenbestimmte Ziele: z. B. Ertragen der Gruppe, des körperlichen Kontakts (*Schweighofer* o. J., 76)

Die folgenden Behandlungsziele wurden gemeinsam mit Frau K. in intersubjektiver Ko-respondenz erarbeitet und festgelegt.

7.3.1 Global- oder Richtziele

- Unterstützung bei der Erziehung ihrer Tochter
- Stärkung ihres Selbstwertes
- Förderung von Kompetenzen, um ihre Ressourcen und Handlungsspielräume zu erweitern
- Erarbeitung einer beruflichen Zukunftsperspektive im Gartenbereich
- Anwendung von Strategien zur Impulskontrolle, um diese im Alltag bzw. beim Partner und beim Kind umsetzen zu können

7.3.2 Persönlichkeitsbestimmte Ziele

- Förderung von Kompetenzen im Umgang mit Alltagsbelastungen, die Stress und Unsicherheit auslösen
- Förderung des Zugangs zu den eigenen Gefühlen und Bedürfnissen
- Verstehen von Angst- und Schuldgefühlen
- Förderung von Stressbewältigung und Entspannungskompetenz
- Bewusstwerden der eigenen Stärken und Kompetenzen
- Stärkung des Selbstvertrauens, des Selbstwertes und der Selbstachtung
- Förderung der Abgrenzungs- und Konfliktfähigkeit
- Entwicklung von sprachlichem Ausdruck, Aufbau von Sprach- und Auftrittskompetenz
- eine gute Mutter für die Tochter zu sein
- Förderung von konstruktiver Erziehungsfähigkeit

7.3.3 Lebensweltbestimmte Ziele

- Förderung der Strategien zur Stärkung eines konstruktiven Bindungsverhaltens mit ihrer Tochter
- Unterstützung bei der Suche einer leichten ungelernten Tätigkeit im Gartenbereich
- Verminderung und Abbau von Angst- und Versagensgefühlen im Arbeits- und Leistungsbereich
- Überwindung von Blockaden im Arbeitsbereich
- Stärkung ihrer wichtigen sozialen Beziehungen in der Partnerschaft und der Mutter-Kind-Beziehung
- Unterstützung und Förderung bei der Verbesserung des sozialen Netzwerks
- Fördern von Ressourcen für ein lebendiges Freizeitverhalten

7.3.4 Methodenbestimmte Ziele

- Verbesserung der Ko-respondenzfähigkeit durch Ermöglichen positiver Beziehungserfahrungen in der therapeutischen Beziehung und im Gruppenkontext
- Erfahrung von Ko-kreativität im Einzel- und Gruppenkontext
- Erfahrung von Solidarität im Einzel- und Gruppenkontext
- Verbesserung der Grundarbeitsfähigkeit im gartentherapeutischen Kontext
- Einblick in Theorie und Praxis in der Gartenarbeit

8. Behandlungsverlauf

Die Integrative Gartentherapie mit Frau K. vollzog sich in dem Zeitraum vom 13.4.2015 bis zum 24.11.2015. Der Garten, in dem wir die gärtnerischen Tätigkeiten ausführen, befindet sich direkt an dem Haus, in dem die Gruppe „Neuland" des Heilpädagogischen Zentrums angegliedert ist. Der Garten besteht aus einer großen Rasenfläche mit kleinem Obstbaumbestand, Blumenbeeten, einem Nutzgarten, einer Kräuterspirale und einem kleinen Gewächshaus. Das Gartenprojekt „Alles was wachsen kann" wurde mit einem zweimonatigen Praktikum in der Gärtnerei beendet. Im Anschluss habe ich Frau K. noch beim Erstellen der Bewerbungsunterlagen für die in der Umgebung liegenden Gärtnereien unterstützt.

8.1 Erstgespräch

Themen: Erstgespräch, Kennenlernen, Klärung der Wünsche und Ziele von Frau K.

Gesprächsverlauf:

Das Erstgespräch mit Frau K. und mir findet am zweiten Therapietag im Heilpädagogischen Zentrum statt. Es ist mir wichtig, einen gelungenen und schönen Erstkontakt zu schaffen, um die Basis für den Aufbau einer guten gartentherapeutischen Beziehung herzustellen. Sie begegnet mir freundlich, mit sanftem Händedruck, der Blickkontakt ist anfänglich gehemmt. Obwohl Frau K. am Anfang sehr ruhig und zurückhaltend wirkt, gibt sie mir die Rückmeldung, dass sie gut in der Gruppe „Neuland" von den MitarbeiterInnen des Heilpädagogischen Zentrums und von den anderen KlientInnen aufgenommen wurde. Ich bestärke sie darin, sich Zeit zu nehmen und in Ruhe anzukommen.

Frau K. ist eine schlanke Person von mittlerer Größe, da sie aber einen verschüchterten Eindruck auf mich macht, wirkt ihre Größe durch die etwas gebeugte Haltung kleiner. Ihr äußeres Erscheinungsbild ist gepflegt: saubere Kleidung, frisierte Haare, geschminktes Gesicht und ordentliche Hände. Sie benutzt gerne Parfüm, aber nicht, um andere Körpergerüche zu überspielen. Frau K. zeigt in ihrer Mimik harte Gesichtszüge, lacht bzw. kichert recht viel, wenn sie sich unsicher fühlt.

Auf die Frage, wie sie sich fühle, antwortet sie knapp, dass es ihr einigermaßen gut geht und sie das Gefühl hat, hier gut aufgehoben zu sein. Sie erhofft sich bei uns Unterstützung bei der Erziehung und im Umgang mit ihrer Tochter, Erlernen von Selbstfürsorge und Erlangung einer positiven beruflichen Zukunftsperspektive.

Ich bitte Frau K., mir zu schildern, was sie sich unter Selbstfürsorge und beruflicher Zukunftsperspektive vorstellt. Sie berichtet mir offen, dass sie eine psychische Überlastung in ihrem Alltag mit Partner, Kind, Haushalt und dem zunehmenden Druck, von Hartz IV wegzukommen, empfindet. Sie möchte gerne ihre eigenen Bedürfnisse mehr in den Vordergrund stellen und durch Entspannung und innere Ruhe sich selbst bei Stress und Belastung runterregulieren können.

Sie berichtet mir über ihre abgebrochene Ausbildung beim Floristen. Der Abbruch kam durch die zunehmende psychische Belastung im Alltag, „alles unter einem Hut zu bekommen", zustande. Sie berichtet auch über die Problematik ihrer kognitiven Einschränkung während der Ausbildung. Sie hatte mit Rechnen, Berufsschule, Kasse bedienen, Kundenkontakt und der Arbeitsgeschwindigkeit große Schwierigkeiten. Da dieser Druck zu groß für sie war und die Betreuung ihrer Tochter sehr unzuverlässig wurde, bricht Frau K. ihre Ausbildung nach 2 Jahren ab.

Sie teilt mir mit, dass sie in diesem Bereich mit Blumen und Pflanzen wieder beruflich tätig sein möchte, und freue sich darum sehr über mein Gartenangebot.

Ich biete ihr an, ihr im Bereich Mathematik zu helfen und dabei, sich die Namen der Blumen und Pflanzen zu merken und sie auszusprechen. Auch an der Offenheit und Sicherheit zu den Mitmenschen können wir in kleinen Schritten arbeiten. Das Arbeitstempo nimmt mit zunehmender Arbeit und Routine von alleine zu.

Zum Schluss unseres Erstkontaktes machen wir noch einen Rundgang durch den Garten. Mit großer Begeisterung sieht sie sich die Blumen- und Gemüsebeete und das Gewächshaus an.

Ich gebe ihr am Ende das Gefühl, dass sie sich hier gut aufgehoben fühlen kann und hier ihre gewünschte Entspannung und innere Ruhe finden kann.

Ich teile ihr mit, dass wir gute Kontakte zu einer benachbarten Gärtnerei haben und, wenn sie zu einem späteren Zeitpunkt Interesse hat, sie dort ein Berufspraktikum absolvieren könnte.

Frau K. zeigt großes Interesse und ihre Augen fangen an zu strahlen.

Interventionen:
- konservativ-stützende Modalität
- 1. Weg der Heilung und Förderung: Bewusstseinsarbeit und Sinnfindung
- 2. Weg der Heilung und Förderung: Nachsozialisation und Grundvertrauen
- 1. Heilfaktor: einfühlendes Verstehen (EV)
- 2. Heilfaktor: emotionale Annahme und Stütze (ES)
- 4. Heilfaktor: Förderung emotionalen Ausdrucks und volitiver Entscheidungskraft (EA)
- 8. Heilfaktor: Förderung von Lernmöglichkeiten, Lernprozessen und Interessen (LM)
- 10. Heilfaktor: Erarbeitung positiver Zukunftsperspektiven und Erwartungshorizonte (PZ)
- 11. Heilfaktor: Förderung positiver persönlicher Wertebezüge, Konsolidierung der existentiellen Dimension (PW)
- 14. Heilfaktor: Ermöglichung von Empowerment- und Solidaritätserfahrung (SE)

Hypothesen:
- Frau K. ist ein Mensch voller Unsicherheiten und Ängste.
- Die Schaffung von Grundvertrauen wird wichtigster Schlüssel für den therapeutischen Erfolg.
- Durch viele Gemeinsamkeiten (Partner, Kind, Haushalt, Liebe zum Garten und zur Natur, Arbeit), die wir gegenseitig teilen, kann es eine gute therapeutische Beziehung mit Intersubjektivität werden.

Phänomene:

Frau K. ist zu Beginn eher ruhig und abwartend, formuliert dann aber klar ihre Wünsche und Ziele. Sie sitzt etwas abgewandt zu mir, was sich aber im Laufe des Gespräches ändert, und der gehemmte Blickkontakt wird mit der Zeit stabiler.

8.2. Erster Gartentherapieabschnitt April/Mai

Themen: Pflanzenaussaat, Pflanzen aufziehen und die möglichen Wirkungsweisen

Prozess:

Im ersten Gartentherapieabschnitt richte ich unsere Aufmerksamkeit auf die Pflanzenaussaat und die Pflanzenvermehrung aus Stecklingen.

Frau K. ist hochmotiviert und hat großes Interesse an der bevorstehenden Arbeit.

Bevor wir mit der Arbeit anfangen, werde ich mit Frau K. die Aufgabe, die wir in diesem Abschnitt erledigen, mit der hermeneutischen Spirale betrachten.

Die Aufgaben, die zu verrichten sind, wahrnehmen, erfassen, verstehen und dann erklären/handeln, d. h. von den Phänomenen zu den Strukturen zu den Entwürfen.

Dieser Erkenntnisprozess ist methodologisch sehr wichtig, da in der Integrativen Gartentherapie die Pflanzen und die tätige Frau K. im Bewusstsein mit mir als Gartentherapeutin in besonderer Weise miteinander verbunden werden.

Aus wahrnehmbaren Phänomenen lassen sich die zugrundeliegenden Strukturen körperlich- seelisch- geistiger Zusammenhänge mit der Umwelt als komplexem, miteinander verwobenem Geschehen aufspüren und beschreiben: Bestimmte gärtnerische Tätigkeiten können auf der körperlich-seelisch-geistigen Ebene bei Frau K. Prozesse auslösen, die zu einem neu empfundenen Gleichgewicht führen. (*Neuberger* 1988) Beim Kontakt mit der Umwelt gebraucht Frau K. ihre Sinne (Sehen, Hören, Riechen, Schmecken und Fühlen/Tasten), und diese übersetzen die Wahrnehmung dieses Kontaktes in persönliche Erfahrung und Bedeutung.

Die Ausführung der Aussaat für die Vorkultur einiger Pflanzen nehmen wir im Gewächshaus vor. Die Direktsaat findet im Nutzgarten (Freiland) statt.

Wir beginnen mit der Wahrnehmung der Pflanzensamen und der Betrachtung der unterschiedlichen Erdarten. Ich sage Frau K., dass sie sich die Pflanzensamen, die vor ihr liegen, in Ruhe betrachten, kennenlernen, ertasten, vergleichen und, wenn es geht, erraten soll, welche Samen zu welcher Pflanze gehören. Hier wird Frau Ks. visuelle Wahrnehmung gefördert, indem sie mir beschreiben kann, dass die Samen unterschiedliche Größen, Formen und Farben haben. Mit dem Erraten der Pflanzensamen tut sie sich schwer. Ich gebe ihr die Rückmeldung, dass es überhaupt nicht schlimm sei und verständlich, da es eine schwere Aufgabe sei. Bei unterschiedlichen Erdarten (Gartenboden, Blumenerde und Aussaaterde) kann sie mir benennen, dass die Struktur der einzelnen Arten unterschiedlich ist. Sie erkennt, dass die Aussaaterde viel feiner ist und sie fühlt sich in der Hand viel zarter und weicher als die anderen an (taktile Wahrnehmung).

Wir beginnen gemeinsam, die Aussaaterde mit den Händen ohne Handschuhe, um eine bessere haptische und taktile Wahrnehmung zu bekommen, fein zu zerkrümeln. Die Erde verteilen wir gleichmäßig in Aussaatgefäßen und -kisten, glätten und drücken sie leicht an.

Frau K. feuchtet die Erde mit einem Blumenzerstäuber etwas an und erlebt eine olfaktorische Wahrnehmung, denn sie sagt mir, dass die Erde jetzt riecht. Wir verteilen die Samen auf die vorbereitete Erde, beginnend mit den größeren Samen, da bei den sehr feinen Samen Frau K. über eine gute Feinmotorik verfügen sollte. Dies fällt ihr noch sehr schwer, da sie sich unsicher fühlt und noch kein rechtes Vertrauen in sich und ihre Arbeit hat. Ich bestärke sie weiterhin, alles in Ruhe und mit Geduld zu machen. Samen aussäen ist ein konzentriertes, genaues Arbeiten, dass eine hohe Aufmerksamkeit fordert und fördert. Diese Aussage kann Frau K. gut annehmen und wird zunehmend ruhiger. Frau K. übt sich dann an den feinen Samen, indem sie sie flächig, aber nicht zu dicht in die Aussaatkisten streut. Hier wird ihre Achtsamkeit und Fürsorge für die Samen gefördert. Ich ziehe einen Vergleich im Umgang mit ihrer Tochter, dass man achtsam und fürsorglich mit dem Gegenüber sein muss, ob es eine Pflanze oder ein Mensch ist, damit derjenige wachsen und gedeihen kann. Diesen Vergleich findet Frau K. sehr passend.

Je nach Pflanzenart (Licht- oder Dunkelkeimer) wird etwas Aussaaterde über die Samen gestreut und leicht mit der Hand angedrückt. Dies macht Frau K. sehr gewissenhaft und ordentlich. Zur besseren Keimung setzen wir eine Kunststoffabdeckung für mehr Luftfeuchtigkeit auf, die aber täglich zum Lüften aufgemacht werden muss. Hier kommt die Nachsorge und gewissenhafte Betreuung zum Tragen, damit die Pflanzen groß und stark werden können, wie im alltäglichen Leben in einer Beziehung.

Im Laufe des Angebotsabschnittes machen wir die gleiche Arbeit im Freiland, dort wird direkt in den Boden ausgesät. Bei der Bodenvorbereitung wird grundsätzlich Erleben angesprochen. Ich frage Frau K., was nun geschehen muss bzw. sollte, damit man in den Boden Samen aussäen kann. Nach kurzem Überlegen antwortet sie, dass wir den Boden vorbereiten müssen mit Umgraben und Geradeziehen, damit der Boden lockerer wird. Ich bestätige sie in ihrer Aussage und sage ihr auch, dass sie bereits einiges über die Gartenarbeit wisse. An ihrem Gesichtsausdruck erkenne ich, dass sie sichtlich stolz ist. Ich nehme beim Umgraben wahr, dass Frau K. körperlich und konditionell nicht belastbar ist, und sie gibt mir zu verstehen, dass sie das Umgraben als unruhig und aufwühlend empfindet. Beim Geradeziehen des Bodens mit dem Rechen empfindet Frau K. eine Beruhigung.

Mir fällt auf, dass Frau K. in einem angemessenen Tempo arbeitet, das aber noch ausbaufähig ist. Die Arbeit im Freiland fordert die körperlichen Fähigkeiten mehr, als am Pflanztisch im Gewächshaus zu arbeiten, was bei Frau K. deutlich erkennbar ist. Ich weise sie darauf hin, dass sie achtsam und fürsorglich mit sich selbst umgehen soll, z. B. regelmäßige Pausen machen und viel trinken.

Nach dem Aussäen der Samen wird der Boden leicht befeuchtet, und da sich Frau K. Namen bzw. Pflanzennamen schwer merken kann, gehen wir alle Pflanzen, die wir gesät haben, noch einmal Schritt für Schritt durch, damit Frau K. sie erneut hört, kennenlernt und sich einprägen kann. Um dies zu verbessern, gebe ich Frau K. die Aufgabe, die Namen aufzuschreiben und sie an den passenden Platz im Freiland, aber auch in den Aussaatkästen, zu stecken. Dies ist ein gutes kognitives Training, lesen und schreiben zu üben, was ihr große Probleme bereitet.

Während der unterschiedlichen Keimdauer kann Frau K. sich in Geduld üben, da jede Pflanze zeitlich anders keimt, und sie sieht den Erfolg erst später. Das hat große Auswirkungen auf ihr Durchhaltevermögen, denn die Motivation über positive Erfolgsergebnisse kann Durchhaltevermögen und Zuverlässigkeit steigern, Umgang mit Misserfolg und Frustration, denn nicht jedes Samenkorn keimt. Aber mit dem Erscheinen der Keimblätter und dem nachfolgenden Pflanzenwachstum bestätigt sich die erfolgreiche Arbeit von Frau K. und nährt die Vorfreude auf Neues. Im Wachsen der Pflanzen kann sie ihre eigene Fähigkeit zur Entwicklung und Veränderung wahrnehmen, erkennen und fördern.

Bei meiner abschließenden Reflexion sagt Frau K., dass sie sich sehr wohl und geborgen bei mir gefühlt habe und dass sie berührt ist, dass durch „ihre" Tätigkeit junge Pflanzen entstanden sind. Dies gibt ihr mehr Motivation, Energie und Antrieb für die nächsten gärtnerischen Tätigkeiten.

Sie empfindet Entspannung und innere Ruhe bei der Gartenarbeit. Ich teile ihr mit, wie sehr ich mich freue, dass sie gut in dem Gartenangebot angekommen ist.

Interventionen:

- konservativ-stützende Modalität
- erlebniszentriert-stimulierende Modalität
- übungszentriert-funktionale Modalität
- 2. Weg der Heilung und Förderung: Nachsozialisation und Grundvertrauen
- 3. Weg der Heilung und Förderung: Erlebnisaktivierung und Persönlichkeitsentfaltung
- 4. Weg der Heilung und Förderung: Solidaritätserfahrung, Mehrperspektivität und Engagement
- 1. Heilfaktor: einfühlendes Verstehen (EV)
- 2. Heilfaktor: emotionale Annahme und Stütze (ES)
- 3. Heilfaktor: Hilfe bei der realitätsgerechten praktischen Lebensbewältigung (LH)
- 5. Heilfaktor: Förderung von Einsicht, Sinnerleben und Evidenzerfahrungen (EE)
- 6. Heilfaktor: Förderung kommunikativer Kompetenz und Beziehungsfähigkeit (KK)
- 7. Heilfaktor: Förderung leiblicher Bewusstheit, Selbstregulation, psychophysischer Entspannung (LB)
- 8. Heilfaktor: Förderung von Lernmöglichkeiten, Lernprozessen und Interessen (LM)
- 9. Heilfaktor: Förderung kreativer Erlebnismöglichkeiten und Gestaltungskräfte (KG)
- 11. Heilfaktor: Förderung positiver persönlicher Wertebezüge, Konsolidierung der existentiellen Dimension (PW)
- 12. Heilfaktor: Förderung eines prägnanten Selbst- und Identitätserlebens und positiver selbstreferentieller Gefühle und Kognitionen, d. h. „persönlicher Souveränität" (PI)
- 13. Heilfaktor: Förderung tragfähiger sozialer Netzwerke (TN)

- 14. Heilfaktor: Ermöglichung von Empowerment- und Solidaritätserfahrung (SE)

Hypothesen:
- Frau K. ist ein naturbezogener Mensch und über den Garten bekomme ich einen ‚guten Draht' zu ihr
- Sie wird viele nützliche Ressourcen über die Gartenarbeit entwickeln.
- Im Umgang mit Zweifeln und Ängsten hat Frau K. wenige Regulationskompetenzen und -performanzen entwickelt.
- Entstehende Schwierigkeiten/Konflikte werden schnell mit Rückzug bzw. „einigeln" kompensiert.

Phänomene:

Frau K. ist hochmotiviert und zeigt großes Interesse an dem Gartenangebot. Lockere, entspannte Atmosphäre. An der Durchführung der einzelnen Aufgaben ist sie stets interessiert, man merkt aber, dass sie kognitiv eingeschränkt ist und kein gutes Körpergefühl besitzt. Es ist deutlich spürbar, dass sie im Garten eine tiefe Entspannung und innere Ruhe erhält. Mehr Augenkontakt.

8.3 Zweiter Gartentherapieabschnitt Mai/Juni

Themen: Pflanzen pflegen und Unkraut jäten und die möglichen Wirkungsweisen

Prozess:

Die Hauptaufgabe im zweiten Therapieabschnitt ist das Vereinzeln und Einpflanzen der selbstgezogenen Pflanzen, diese zu pflegen und die Beete von Unkraut freizuhalten.

Wir beginnen im Freiland auf dem Gemüsefeld. Frau K. zeigt weiterhin Interesse an der Gartenarbeit und ist auch sehr zufrieden, dass die meisten Samen gekeimt und sich prächtig entwickelt haben. Aber irgendwie ist ihre Stimmung zurückhaltend und sie zieht sich des Öfteren in ihr ‚Schneckenhaus' zurück. Ich frage nach, ob alles in Ordnung sei oder ob sie etwas bedrücke. Es kommt von Frau K. ein schnelles „Nein, nein, alles in Ordnung". Ich lasse die Aussage erstmal so stehen, da mir auffällt, dass sie nicht darüber reden möchte. Ich biete ihr schließlich mit dem Garten einen geschützten Rahmen an, in dem sie sich entspannen und zur Ruhe kommen kann.

Damit sich die ausgesäten Pflanzen im Freiland gut und frei von Behinderung entwickeln können, müssen wir die Pflanzabstände der einzelnen Pflanzen vergrößern. Frau K. äußert schnell ihre Bedenken, dass sie die jungen Pflanzen verletzen könnte, da sie noch so zart und zierlich sind. Sie wirkt sofort unsicher und angespannt. Ich versuche ihre Ängste zu nehmen, indem ich ihr sage, dass die Pflänzchen, obwohl sie so klein und zart wirken, schon genügend Kraft und Stärke für die Umpflanzung besitzen. Sie müsse sich nur ein bisschen verantwortlich für die Pflanzen fühlen, dann sei das gar kein Problem. Ich merke, dass ich ihr damit nicht die komplette Sorge und Unsicherheit nehmen konnte. Deshalb biete ich ihr eine Atemübung aus dem Yoga an, um sich noch mehr entspannen zu können. Frau K. nimmt die Übung dankend an und versichert mir, dass sie diese Übung nun auch häufiger in ihren Alltag einbauen werde, da sie ihr sehr gutgetan habe.

Frau K. wirkt nun beim Umpflanzen viel ruhiger und konzentrierter, ich muss ihr aber die genauen Abstände zeigen, da sie sich selbstständig diese Aufgabe nicht zutraut. Ihre sensomotorische Fähigkeit bei dieser Arbeit wird zunehmend besser. Ich versuche ihr aufzuzeigen, dass sie mit dieser Tätigkeit an den Pflanzen potentiell das praktiziere, was ihr selbst guttun würde und was sie sich auch wünsche, nämlich Freiräume schaffen. Da stimmt sie mir zu, denn sie verspüre bei dieser Arbeit eine Art von Freiheit und Selbstständigkeit. Ich sage Frau K., dass es wichtig ist, „die eigene Hand als Werkzeug der Veränderung zu erkennen" und diese Gefühle wahrnehmen, entdecken und verändern zu lernen.

Wir säubern das Gemüsebeet von Unkraut. Dabei fällt mir auf, dass Frau K. hier wieder sehr ordentlich und gewissenhaft arbeitet, der Boden sieht aus, als ob die Erde durch ein Sieb gegangen wäre. Ihr Arbeitstempo ist angemessen. Ich frage nach, wie sich das Beet auf sie auswirkt? Sie beschreibt das Unkrautjäten als eine entspannte Tätigkeit, die sie Zufriedenheit und Sauberkeit/Ordentlichkeit erleben lässt. Während der gesamten Arbeitszeit arbeitet Frau K. ohne Handschuhe, was auch löblich ist, denn dadurch werden die sensomotorischen Fähigkeiten gefördert. Auch beim Harken des Feldes möchte sie keine Handschuhe tragen. Es stellt sich schnell heraus, dass das Harken ihr Blasen an den Fingern verursacht. Auf meine Bitte, etwas mehr auf ihre Selbstfürsorge, wie z. B. sich nicht zu überarbeiten, auf ihren Körper zu hören und zwischendurch Pause zu machen, zu achten, gibt sie mir zur Antwort: „Ist nicht so schlimm, ich mache das immer schon so!" Ich entgegne ihr, da es ja ihr großer Wunsch sei, Selbstfürsorge zu erlernen und auf eigene Bedürfnisse zu achten, wäre das hier schon mal ein guter Anfang, dies in die Tat umzusetzen. Diesen Hinweis kann Frau K. gut annehmen und gibt mir recht.

Im Gewächshaus pflanzen wir die vorgezogenen Tomaten und Gurken in den Erdboden. Ich erkläre Frau K., dass bei der Einpflanzung der Tomaten auf Gewissenhaftigkeit und Fürsorge geachtet werden muss, denn die Pflanzen brauchen Halt für ihre Wurzeln. Die Pflanzen können sich nicht richtig entwickeln, wenn ihre Wurzeln keinen richtigen Halt haben. Ich frage Frau K., ob sie sich noch irgendwo anders dieses Phänomen (also keine gute Entwicklung, wenn die Wurzeln keinen Halt bekommen) vorstellen kann. Nach kurzer Überlegung teilt sie mir mit, dass es so auch bei den menschlichen Beziehungen sein könnte, also in der Partnerschaft und in der Mutter-Kind-Beziehung. Ich gebe ihr da vollkommen recht, ohne ein gutes Fundament kann sich keine sichere und vertrauensvolle Beziehung entwickeln. Sie sagt mir, dass sie mit diesen inneren Bildern, die im Garten und mit den Pflanzen entstehen, viel anfangen kann und sie sich viele Sachen und Situationen besser vorstellen kann.

Wir geben den Tomatenpflanzen eine Stützhilfe in Form einer Stange und den Gurkenpflanzen ein Stangengerüst als Rankhilfe. Ich erkläre Frau K., dass wir den Pflanzen eine Möglichkeit bieten, um gerade und aufrecht wachsen zu können, damit sie groß und stattlich werden.

Hier ziehe ich wieder einen Vergleich zu uns Menschen, wenn wir gut von unserer Umwelt, dem Umfeld und unseren Beziehungen gestützt und unterstützt werden, dann sind wir gut gestärkt und zeigen dabei eine souveräne, aufrechte Haltung in der Mimik, Gestik, Haptik und Gehweise. In diesem Zusammenhang erzählt mir Frau K., dass sie keine Liebe und Unterstützung von ihren Eltern und ihrer Familie erhalten habe. Auch jetzt noch ist ihr soziales Netzwerk stark eingeschränkt. Sie sagt, dass sie drei Menschen hat, die ihr sehr wichtig sind: ihr Partner, ihre Tochter und ihre Ex-Schwiegermutter. Sie berichtet mir auch, dass sie oft Schwierigkeiten mit ihrem Partner hat, da sie große Meinungsverschiedenheiten in vielen Belangen haben und ihr Partner viel an ihr auszusetzen hat. Daher entsteht bei ihr viel Selbstzweifel und die Angst, zu versagen, ist sehr groß. Ich zeige ihr mein Mitgefühl für ihre Lebensgeschichte und bedanke mich für ihr Vertrauen, dass sie mir das erzählt hat. Sie zeigt mir in diesem Moment viel Ehrlichkeit und Offenheit. Ich bestärke sie nochmal in der Hinsicht, dass sie sich freiwillig Hilfe geholt hat, um ihre Lebensart und -weise zu verändern, und das ist ein Riesenschritt für ihre Selbstfürsorge und ihr Selbstwertgefühl.

In einer anderen Gartensitzung in diesem Gartentherapieabschnitt pflanzen wir noch Ableger von Grünlilien in Töpfe ein. Diese Aufgabe macht Frau K. mit Ruhe und Fürsorglichkeit, anhand ihrer Haltung kann ich erkennen, dass sie mit viel Freude und Spaß bei der Arbeit ist. Diese Tätigkeit wird diesmal ohne verbale Kommunikation ausgeführt. Die Stille scheint Frau K. zu gefallen. Diese Aufgabe soll die Aufmerksamkeit von Frau K. fördern. Im Anschluss schenke ich ihr eine von ihr eingetopfte Grünlilie mit dem Hinweis, dass sie gut auf die Pflanze aufpassen soll. Denn wenn sie die Grünlilie gut hegt und pflegt, wird ihr die Pflanze mit einem schönen Wachstum danken. Sie freut sich über das Geschenk, bedankt sich bei mir und verspricht mir, gut auf die Pflanze aufzupassen.

Um ihre kognitiven Fähigkeiten weiter zu schulen, lernen wir immer wieder zwischendurch die Pflanzen-, Blumen- und Kräuternamen, die bei uns im Garten zu finden sind. Dies fällt Frau K. immer leichter und die Namen bleiben immer mehr im Gedächtnis hängen.

Interventionen:

- konfliktzentriert-aufdeckende Modalität
- erlebniszentriert-stimulierende Modalität
- übungszentriert-funktionale Modalität

- 2. Weg der Heilung und Förderung: Nachsozialisation und Grundvertrauen
- 3. Weg der Heilung und Förderung: Erlebnisaktivierung und Persönlichkeitsentfaltung
- 4. Weg der Heilung und Förderung: Solidaritätserfahrung, Mehrperspektivität und Engagement
- 1. Heilfaktor: einfühlendes Verstehen (EV)
- 2. Heilfaktor: emotionale Annahme und Stütze (ES)
- 3. Heilfaktor: Hilfe bei der realitätsgerechten praktischen Lebensbewältigung (LH)
- 4. Heilfaktor: Förderung emotionalen Ausdrucks und volitiver Entscheidungskraft (EA)
- 6. Heilfaktor: Förderung kommunikativer Kompetenz und Beziehungsfähigkeit (KK)
- 7. Heilfaktor: Förderung leiblicher Bewusstheit, Selbstregulation, psychophysischer Entspannung (LB)
- 8. Heilfaktor: Förderung von Lernmöglichkeiten, Lernprozessen und Interessen (LM)
- 9. Heilfaktor: Förderung kreativer Erlebnismöglichkeiten und Gestaltungskräfte (KG)
- 11. Heilfaktor: Förderung positiver persönlicher Wertebezüge, Konsolidierung der existentiellen Dimension (PW)
- 12. Heilfaktor: Förderung eines prägnanten Selbst- und Identitätserlebens und positiver selbstreferentieller Gefühle und Kognitionen, d. h. „persönlicher Souveränität" (PI)
- 13. Heilfaktor: Förderung tragfähiger sozialer Netzwerke (TN)
- 14. Heilfaktor: Ermöglichung von Empowerment- und Solidaritätserfahrung (SE)

Hypothesen:

- Die zurückhaltende und getrübte Stimmung, die während des zweiten Gartentherapieabschnitt zum größten Teil vorhanden war, kommt von den immer wiederkehrenden Schwierigkeiten mit dem Partner.
- Das Gefühl der Minderwertigkeit und die nie erfahrene Liebe scheinen sie schwer zu belasten.
- Die Arbeit im Garten scheint für sie eine große Ressource zu sein, um bei sich selbst anzukommen.

Phänomene:

Im Allgemeinen stille und gedrückte Atmosphäre. Frau K. wird mir gegenüber offener und erzählt von sich aus unangenehme Erfahrungen aus ihrer Vergangenheit. Der Garten spiegelt ihr viele innere Bilder, die sie mit ihrem eigenen Leben verbindet.

8.4 Dritter Gartentherapieabschnitt Juni/Juli

Themen: Kräuter- und Heilpflanzen ernten und trocknen, Kräutersalz und Ringelblumensalbe herstellen und die möglichen Wirkungsweisen

Prozess:

Im dritten Gartentherapieabschnitt widme ich mich mit Frau K. den Heilpflanzen und Kräutern.

Ich erkläre Frau K., dass ich mit ihr die Ringelblumen und diverse Kräuter ernten möchte, um diese zu trocknen. Wir beginnen wieder mit der bewussten sinnlichen Wahrnehmung der einzelnen Pflanzen und Kräuter. Bei den Heilpflanzen hat sie das Problem, dass sie die Ringelblume nicht kennt. Als ich ihr die Pflanze zeige, ist sie erstaunt, dass die Ringelblume eine so schöne Blume ist. Ich frage sie, ob sie wisse, was man mit der Ringelblume alles machen kann, außer sie in die Blumenvase zu stellen. Sie kann es mir nicht beantworten. Ich gebe ihr den Tipp, dass sie mit lateinischem Namen Calendula heißt. Dieser Name ist ihr bekannt, dass stehe oft auf Salben, z. B. Handcreme und Babywundcreme. Ich bestätige ihre Aussage und erkläre ihr, dass die Ringelblume eine vielseitig eingesetzte Pflanze ist, da ihre Wirkstoffe entzündungshemmend sind und die Wundheilung fördern. Daher wird sie als Salbe, Öl, Tinktur für Umschläge, Verbände, Kompressen und als Tee zum Trinken und Gurgeln verwendet. Ich teile ihr mit, dass ich mit ihr die Ringelblumen ernten und trocknen möchte, um sie dann im getrockneten Zustand mit ihr als Ringelblumensalbe zu verarbeiten. Frau K. findet die Idee super und freut sich auf die Herstellung. Sie wolle die Salbe dann in ihrem Alltag für sich und ihrer Tochter einsetzen wollen, da selbstgemachte Salben viel besser sind ohne Zusätze von anderen Stoffen als gekaufte. Ich bestätige sie in ihrer Aussage und dass es auch eine Art von Selbstfürsorge ist.

Ich leite Frau K. bei der Blütenernte der Ringelblumen an, dabei ist sie voller Vorfreude und es entsteht ein schöner, harmonischer Kontakt/eine Begegnung.

Bei der Blütenernte, wo die ganzen Blütenköpfe mit den Fingern abgeknipst werden, ist Frau K. konzentriert und aufmerksam. Hier ist es wichtig, braune und verwelkte Blüten auszusortieren, damit am Ende die Qualität der getrockneten Blütenblätter stimmt.

Die abgeknipsten Blüten werden in einem Erntekorb gesammelt und anschließend am Tisch weiterverarbeitet. Das Arbeitstempo wird von Frau K. immer weiter angezogen, sie wird in ihrer Arbeit sicherer und selbstständiger. Meine Eindrücke über ihre Arbeitseinstellung und ihr Arbeitstempo gebe ich an sie weiter. Sie freut sich, jedoch habe ich das Gefühl, dass sie für so viel Anerkennung und Lob noch nicht offen genug und bereit ist.

Ich frage Frau K., ob sie irgendetwas wahrnimmt, beim Berühren und Abzupfen der Blätter. Sie verspüre eine Zartheit (Flauschigkeit) beim Ertasten des pflanzlichen Materials und dass die Blätter eine klebrige Substanz absondern. Durch gezielten, bewussten und koordinierten Handgebrauch fördert Frau K.

ihre feinmotorischen Fähigkeiten. Wie fest muss Frau K. an den Blättern ziehen, damit sie sich von dem Blütenkopf lösen. Sie verspüre bei dieser Arbeit eine schöne Entspannung und innere Ruhe. Ich merke bei Frau K., dass nach 30 Minuten die Konzentration nachlässt. Bei Nachfrage bestätigt sie das und weiß auch von ihren eigenen Defiziten. Ich lobe sie in ihrer Aussage, dass sie so ehrlich ist und dass sie viel Motivation mitbringt, dieses ändern zu wollen.

Die abgezupften Ringelblumenblätter werden von uns in einen Holzrahmen, der mit Fliegengitter bespannt ist, gelegt und zum Trocknen in einen Raum mit guter Luftzirkulation gestellt. Nach der Trocknungszeit werden diese in saubere, gut verschließbare Gläser abgefüllt und dann trocken und dunkel gelagert. Frau K. schreibt selbstständig den Pflanzennamen und das Erntedatum auf das Etikett.

Es entstehen viele interpersonelle Interaktionen: Wir tauschen unsere Erfahrungen aus, wir führen einen Umgang mit Anerkennung und Kritik, Respekt, Wärme, Wertschätzung und Toleranz.

Bei der Kräuterernte beginne ich ebenfalls mit der bewussten Wahrnehmung der einzelnen Kräuter. Hier kann Frau K. mir vereinzelt die Kräuter benennen, ich gebe ihr den Tipp, an den Blättern der Kräuter zu reiben und dann zu riechen. Die Kräuter haben beim Reiben ein intensiveres Duftaroma. Schnittlauch und Petersilie kann sie mir nach längerer Denkpause richtig benennen. Rosmarin benennt sie als Salbei und bei Minze kommt sie auf die richtige Antwort durch gezielte Tipps von mir. Ich gebe ihr ein paar Fragen, die sie in Ruhe beantworten soll: Warum werden Kräuter getrocknet? Welche lassen sich leicht trocken? Welche behalten besonders gut ihr Aroma? Welche lassen sich in Öl, Essig oder Salz einlegen?

Bei der Auswertung konnte Frau K. die erste und letzte Frage beantworten! Ich gebe ihr einen kleinen Kräuterexkurs, damit sie von allem etwas gehört hat.

Die vorhandenen Kräuter möchte ich gerne in Büscheln trocknen, dabei werden die ganzen Triebe mit den Blättern ca. eine Handbreit über dem Boden abgeschnitten. Hier lernt Frau K. einen sorgfältigen Umgang mit der Gartenschere. Die Kräutertriebe werden zu kleinen Sträußen geformt und kopfüber in einem trockenen Raum aufgehängt. Dabei wird die Mobilisation des Bewegungsapparates trainiert.

Das Seil wird von mir absichtlich etwas höher gehängt, damit sich Frau K. mehr recken und strecken muss. Die Motivation bei dieser Aufgabe ist, sich etwas Gutes zu tun für die Zukunft => getrocknete Kräuter für die spätere Herstellung eines leckeren Kräutersalzes.

Die Blätter der Kräuter werden erst später im getrockneten Zustand von den Trieben abgerebelt bzw. abgezupft. Dann auch in saubere Gläser gefüllt, beschriftet, dunkel und trocken gelagert. Diese Arbeitsschritte macht Frau K. ohne Anleitung von selbst. Bestimmte Arbeitsabläufe kann sich Frau K. gut merken.

Auf die Herstellung von Ringelblumensalbe und Kräutersalz möchte ich hier gar nicht weiter eingehen. Nur ein paar wichtige Fakten. Ich biete hierbei Frau K. an, sich Fertigkeiten anzueignen, um in der Lage zu sein, für sich ihr eigenes Kräutersalz und eigene Ringelblumensalbe herzustellen und somit ihr Selbstwertgefühl zu steigern. Bei der Herstellung wird eine Verbesserung von Kommunikation und Kreativität gefördert: Ideen, Konzepte und Vorstellungen äußern und handhaben. Zum Beispiel zuerst formulieren, welche Kräuter am liebsten mit dem Salz gemischt werden möchten, dieses Vorhaben so ausführen und dadurch Selbstvertrauen gewinnen. Ich stelle Frau K. noch folgende Fragen zur Geruchs- und Geschmackswahrnehmung: „Wonach riechen die würzigen Kräuter? Woran erinnert Sie dieser Geruch/Geschmack? Welchen Kräuterduft empfinden Sie als angenehm? Welche Kräuter schmecken Ihnen?"

Mit der Herstellung von Salzen und Salben ermögliche ich Frau K. ihre kreativen Erlebnismöglichkeiten und Gestaltungskräfte zu fördern, um im Alltag mit ihrer Tochter auch so sinnvolle und interessante Experimente durchführen zu können.

Interventionen:

- erlebniszentriert-stimulierende Modalität
- übungszentriert-funktionale Modalität
- netzwerkaktivierende Modalität
- 2. Weg der Heilung und Förderung: Nachsozialisation und Grundvertrauen
- 3. Weg der Heilung und Förderung: Erlebnisaktivierung und Persönlichkeitsentfaltung
- 4. Weg der Heilung und Förderung: Solidaritätserfahrung, Mehrperspektivität und Engagement
- 1. Heilfaktor: einfühlendes Verstehen (EV)
- 2. Heilfaktor: emotionale Annahme und Stütze (ES)
- 3. Heilfaktor: Hilfe bei der realitätsgerechten praktischen Lebensbewältigung (LH)
- 4. Heilfaktor: Förderung emotionalen Ausdrucks und volitiver Entscheidungskraft (EA)
- 6. Heilfaktor: Förderung kommunikativer Kompetenz und Beziehungsfähigkeit (KK)
- 7. Heilfaktor: Förderung leiblicher Bewusstheit, Selbstregulation, psychophysischer Entspannung (LB)
- 8. Heilfaktor: Förderung von Lernmöglichkeiten, Lernprozessen und Interessen (LM)
- 9. Heilfaktor: Förderung kreativer Erlebnismöglichkeiten und Gestaltungskräfte (KG)
- 11. Heilfaktor: Förderung positiver persönlicher Wertebezüge, Konsolidierung der existentiellen Dimension (PW)

- 12. Heilfaktor: Förderung eines prägnanten Selbst- und Identitätserlebens und positiver selbstreferentieller Gefühle und Kognitionen, d.h. „persönlicher Souveränität" (PI)
- 13. Heilfaktor: Förderung tragfähiger sozialer Netzwerke (TN)
- 14. Heilfaktor: Ermöglichung von Empowerment- und Solidaritätserfahrung (SE)

Hypothesen:
- Frau K. zeigt sich selbstreflexiv und ehrlich um Verbesserung der Probleme bemüht.
- Gleichzeitig zeigt sie sich distanziert im Umgang mit bzw. der Kommunikation ihrer Gefühlssituation.
- Es wäre möglich, dass sie in Beziehungen immer wieder an ihre emotionalen und kommunikativen Grenzen gerät.

Phänomene:
Eine lockere und lebendige Atmosphäre. Ihr Arbeitstempo wird schneller und ihr Auftreten wird sicherer. Lob und Anerkennung kann Frau K. schlecht annehmen. Ehrlichkeit und Motivation, an sich zu arbeiten, ist eine große Ressource von ihr. Es stellt sich immer mehr heraus, dass ich eine vertrauensvolle Person für sie bin, die ihr guttut.

8.5 Vierter Gartentherapieabschnitt Juli/August

Themen: Sommerstrauß binden und die möglichen Wirkungsweisen und Kompost umsetzen

Prozess:
Im vierten Gartentherapieabschnitt möchte ich Frau K. etwas Gutes tun, und zwar möchte ich mit ihr einen schönen Sommerblumenstrauß binden. Frau K. erzählte mir, dass sie vor ein paar Jahren eine Ausbildung als Floristin begonnen hat, aber diese leider abbrechen musste, aufgrund ihrer psychischen Überlastung. Ich merke an ihrem Gesichtsausdruck und ihrer Körperhaltung, dass sie viel Spaß und Freude an der Arbeit mit Blumen hat. Wenn da nicht das Rechnen, die Schule, die Kommunikation mit anderen Menschen und der Druck, schnell arbeiten zu müssen, wäre, dann wäre es für sie der perfekte Job. In ihrer Freizeit bastelt sie sehr gerne und macht für die Adventszeit für jeden Bekannten einen Adventskranz.

Ich bestärke sie weiterhin darin, dass sie hier die Möglichkeit hat, schrittweise Kompetenzen, Belastbarkeit und Tagesstruktur weiter zu stärken, Konzentration, Merkfähigkeit und kognitive Kompetenzen weiter aufzubauen. Darüber ist Frau K. sehr froh und nimmt die Hilfe gerne an. Ich merke, dass sie sich selbst stark unter Druck setzt, einen Job zu finden. Ich spiegele ihr meine Empfindung und sie bestätigt es mir. Sie möchte gerne einen Arbeitsplatz finden, den sie bewältigen kann, um dadurch nicht mehr von Hartz IV abhängig sein zu müssen.

Ich biete ihr einen Praktikumsplatz in einer benachbarten, gut bekannten Gärtnerei an, um dort in einem geschützten Rahmen sich an den Tätigkeiten in einer Gärtnerei auszuprobieren. Der Vorteil ist, dass es dort keinen Kundenverkehr gibt, da diese Gärtnerei auf Anzucht von Pflanzen/Blumen spezialisiert ist. Ich sehe, dass ich Frau K. mit meinem Angebot verunsichere, da ich ihr etwas Konkretes anbiete; aber sie möchte es gerne ausprobieren, da es sich interessant anhört und für sie eine neue Möglichkeit bietet, einen Job zu finden, um selbstständiger zu werden. Ich verspreche ihr, mit dem Gärtnereibesitzer zu sprechen, um einen Praktikumsplatz zu vereinbaren.

In dem gartentherapeutischen Setting mit dem Sommerstrauß geht es darum, in aller Ruhe im Garten spazieren zu gehen und die Natur auf sich wirken zu lassen, um dann zu schauen, welche Materialien vor Ort sind und was Frau K. anspricht. Der Garten mit den Blumen, die Bäume, die Wiese bieten eine Vielzahl an Gräsern, Äste und Pflanzen, aus denen sich Sträuße binden lassen. Hier sind offene Augen und die Liebe zur Natur gefragt. Frau K. kann dabei viel Selbstvertrauen gewinnen, indem sie aus den ausgewählten Materialien einen schönen Strauß entstehen lässt.

Wir legen die gesammelten pflanzlichen Materialien vor dem Binden auf dem Tisch aus. Wir stellen fest, dass es eine „gute-Laune-bringende" bunte Mischung ist. Die Blüten werden auf Schadstellen überprüft, es wird geschaut, ob z. B. die Form der Blüten und deren Farbe zum gestalterischen Vorhaben des Straußes passen, unerwünschte Verzweigungen oder Nebentriebe müssen entfernt werden, da man während des Bindens nur eine Hand frei hat. Dabei ist Frau Ks. Entscheidungsfähigkeit und Selbstvertrauen gefragt. Nach anfänglichem Zögern schafft es Frau K., eine gewisse Ordnung in die Materialien zu bringen.

Beim Binden werden ihre feinmotorischen Fähigkeiten in Anspruch genommen. Ich kann erkennen, dass sie schon mal Sträuße gebunden hat, es fällt ihr aber trotzdem sehr schwer, sich locker und entspannt zu verhalten. Sie möchte auf Anhieb einen perfekten Sommerstrauß kreieren, dabei ist ihre Frustrationstoleranz sehr niedrig. Sie meckert viel über ihren entstehenden Strauß und sobald etwas nicht stimmt, wird wieder von vorne angefangen. Ich muntere sie auf, sich einfach mal auf das entstandene Ergebnis einzulassen. Es ist eine gute Schulung für die Kritikfähigkeit gegenüber ihrer eigenen Arbeit. Sie kann meine Idee nicht gut annehmen, versucht es aber trotzdem, den Strauß mit einem Versuch zu binden. Es entsteht ein schöner Sommerstrauß, den Frau K. mit nach Hause nehmen darf, um sich dort an ihrer Arbeit zu erfreuen und sich in ihren Fähigkeiten bestätigt zu fühlen.

Im zweiten Teil des vierten Gartentherapieabschnittes arbeiten wir an der Umschichtung des Kompostes. Wir benötigen folgendes Handwerkzeug: große Metallschaufel und Spaten.

Hier wird die Mobilität des gesamten Bewegungsapparates von Frau K. gefördert. Wir beginnen mit der Wahrnehmung des Kompostplatzes. Frau K. empfindet diesen Ort als unangenehm, da viel Dreck und Abfall zu sehen ist. Es riecht sehr streng.

Hier befinden sich drei Lagerboxen mit unterschiedlichen Verrottungsprozessen vom Kompost. Ich erkläre Frau K., welche Aufgaben der Kompost hat, und den Sinn des Umschichtens.

Wir beginnen gemeinsam mit dem Umschichten. Dafür nehmen wir eine große Metallschaufel und holen damit die frischen Essensreste aus der ersten überdachten Lagerbox und verteilen sie auf dem davorliegenden Weg. Dabei korrigiere ich immer wieder ihre Körperhaltung, damit sie keine körperlichen Beschwerden davonträgt. Ihr fällt es sehr schwer, in einer aufrechten Haltung zu bleiben. Wir zerkleinern nun die groben Essensreste mit dem Spaten, um den Verrottungsprozess zu beschleunigen, dabei teile ich Frau K. wertschätzend mit, dass sie bei der Arbeit mit dem Spaten auf ihre Füße achten soll, also in die Selbstfürsorge gehen. Zu den zerkleinerten Essensresten fügen wir noch Sägemehl hinzu und schaufeln dann gemeinsam das Gemisch in eine Lagerbox. Ich frage nach, was sie bei der Arbeit empfindet. Am Anfang, beim Herausholen der Essensreste aus der Lagerbox, hat sie einen gewissen Druck verspürt, schnell fertig werden zu wollen, wegen des üblen Geruchs. Anschließend beim Zerkleinern der groben Essensreste empfindet sie immer mehr innere Ruhe, da die Struktur und das Bild des Haufens gleichmäßiger und feiner wird. Dieser Anblick führt bei ihr zu einer Entspannung, im Gegensatz dazu haben die groben Essensreste sie sehr aufgewühlt. Ich bestätige sie in ihrem Empfinden, da ich dasselbe bei dieser Arbeit verspüre. Da die Kraft von Frau K. nicht groß genug ist, biete ich ihr an, dass sie den zerkleinerten Kompost vor den Kompost in der zweiten Lagerbox legt und ich ihn dann nach oben auf den Kompost schaufle. Dies wäre ihr sehr recht, da sie schon Rückenbeschwerden habe. Ich weise wieder darauf hin, dass sie gut auf sich achten soll und gegebenenfalls Pausen einlegt, Eigenverantwortung übernimmt. Es entsteht eine gute Zusammenarbeit auf Augenhöhe. Ich frage sie nach der Arbeit, ob für sie der Kompost eine übertragene Bedeutung haben könnte. Ihr würde nichts einfallen. Ich gebe ihr den Denkanstoß, dass man den Kompostplatz als einen Ort, an dem alle Probleme versammelt sind, sehen kann. An diesem Ort wirft man seine Probleme/Sorgen auf einen Haufen, zerkleinert sie, wirft sie auf den nächsten Haufen, man wartet ab, wendet sie dann noch mal und wirft sie in die dritte Lagerbox. Und so entsteht aus Müll neuer Humus (Nahrung für den Boden), neues Leben. Mit der Zeit werden die Probleme/Sorgen, wenn man daran arbeitet, immer kleiner und lösen sich zum Schluss dann auf und Neues kann entstehen. Ich sage ihr, dass ich das so empfinde, wenn ich am Kompost arbeite. Mit meiner Empfindung kann sie gut mitgehen.

Interventionen:
- konfliktzentriert-aufdeckende Modalität
- erlebniszentriert-stimulierende Modalität
- übungszentriert-funktionale Modalität
- 2. Weg der Heilung und Förderung: Nachsozialisation und Grundvertrauen
- 3. Weg der Heilung und Förderung: Erlebnisaktivierung und Persönlichkeitsentfaltung
- 4. Weg der Heilung und Förderung: Solidaritätserfahrung, Mehrperspektivität und Engagement
- 1. Heilfaktor: einfühlendes Verstehen (EV)
- 2. Heilfaktor: emotionale Annahme und Stütze (ES)
- 3. Heilfaktor: Hilfe bei der realitätsgerechten praktischen Lebensbewältigung (LH)
- 4. Heilfaktor: Förderung emotionalen Ausdrucks und volitiver Entscheidungskraft (EA)
- 6. Heilfaktor: Förderung kommunikativer Kompetenz und Beziehungsfähigkeit (KK)
- 7. Heilfaktor: Förderung leiblicher Bewusstheit, Selbstregulation, psychophysischer Entspannung (LB)
- 8. Heilfaktor: Förderung von Lernmöglichkeiten, Lernprozessen und Interessen (LM)
- 9. Heilfaktor: Förderung kreativer Erlebnismöglichkeiten und Gestaltungskräfte (KG)
- 11. Heilfaktor: Förderung positiver persönlicher Wertebezüge, Konsolidierung der existentiellen Dimension (PW)
- 12. Heilfaktor: Förderung eines prägnanten Selbst- und Identitätserlebens und positiver selbstreferentieller Gefühle und Kognitionen, d. h. „persönlicher Souveränität" (PI)
- 13. Heilfaktor: Förderung tragfähiger sozialer Netzwerke (TN)
- 14. Heilfaktor: Ermöglichung von Empowerment- und Solidaritätserfahrung (SE)

Hypothesen:
- Frau K. möchte anderen gerne gefallen, indem sie für andere Adventskränze bastelt.
- Es entsteht der Eindruck, dass Frau K. einen Job psychisch und physisch nicht aushält.
- Kompetenzen und Performanzen können durch das anstehende Praktikum gefördert werden.

Phänomene:

Anfänglich eine lockere Atmosphäre. Frau K. bringt viel gute Laune mit. Beim Binden des Sommerstraußes kippt die Stimmung etwas, da die Arbeit nicht so klappt, wie sie sich das vorstellt. Frau K. wirkt wie ein kleines, trotziges Kind, das schnell eingeschnappt ist, wenn mal was nicht klappt. Sie zeigt ein schlechtes Körpergefühl.

8.6 Praktikum in einer Gärtnerei August-Oktober

Themen: Kennenlernen des Tätigkeitsbereiches in einer Gärtnerei; Entwicklung einer beruflichen Zukunftsperspektive

Prozess:

Bevor wir mit dem Praktikum in der Gärtnerei beginnen, setze ich mich mit Frau K. zusammen und frage ihre Erwartungen und Ziele an das Praktikum ab. Sie erhoffe sich einen Einblick in die gärtnerischen Tätigkeiten in einer Anzuchtgärtnerei zu erhalten und sie wünscht sich, dass ihr die Aufgaben Spaß machen und dass sie dann daraus eine neue berufliche Zukunftsperspektive ziehen kann.

Weitere Ziele von Frau K.:

- freundlich sein
- zugänglich, offen sein
- Interesse zeigen
- sorgfältig, ordentlich sein
- Tempo im Blick haben
- zuverlässig sein
- pünktlich sein.

Ich werde Frau K. während der gesamten Praktikumszeit betreuen und an ihrer Seite mitarbeiten, damit sie einen geschützten Rahmen hat. Das Praktikum findet an 2 Tagen die Woche mit jeweils einer Dauer von 90 Minuten statt. Wenn es von Frau K. gewünscht wird, haben wir auch die Möglichkeit, die Dauer zu erhöhen, um ihre Ausdauer zu trainieren. Am ersten Praktikumstag frage ich während der Autofahrt, ob sie nervös und aufgeregt ist. Dies verneint sie mit einem Lächeln.

In der Gärtnerei angekommen, begrüßt sie Herrn G. höflich und freundlich mit Handschlag! Herr G. führt uns zu unserem Arbeitsplatz, wo bereits mit Erde vorgefüllte Töpfe und eine Palette mit Stiefmütterchen-Setzlingen stehen. Nach kurzer Einweisung beginnen wir mit den Händen die Setzlinge in die vorgefüllten Töpfe einzutopfen. Frau K. beginnt spontan und zügig mit der Arbeit. Ich merke schnell, dass sie mit meinem Arbeitstempo mithalten kann. Ich frage sie, wie sie auf die Aussage kommt, dass sie langsam sei, ob das ihre Meinung sei oder ob sie das von Mitmenschen bestätigt bekomme. Die Meinung habe sie überwiegend selbst, aber auch die Chefin vom Floristenladen sagte ihr, dass sie beim Binden langsam gewesen sei. Ich versuche ihr zu erklären, dass das am Anfang völlig normal ist, weil Sträuße binden auch was mit präziser Fingerfertigkeit zu tun hat und man sich unter Druck gesetzt fühlt, wenn einer immer über die Schulter schaut. Ich versichere Frau K., dass ihr Arbeitstempo in dieser Arbeit überdurchschnittlich sei. Denn die vorbereiteten Töpfe sind nach 30 Minuten fertig. Herr G. staunt nicht schlecht, als wir Töpfe nachordern, ich meinte, wir würden dafür 90 Minuten benötigen. Es ist schön, dass Frau K. die Bestätigung ihres flotten Arbeitstempos auch von einer außenstehenden fremden Person bekommt. Dies macht sie sichtlich stolz und sie wirkt direkt in ihrer Körperhaltung viel größer. Da uns nach kurzer Zeit auch die Setzlinge ausgingen, fragte ich Frau K., ob sie zu Herrn G. gehen könne, um neue Paletten zu holen. Dies macht sie auf Anhieb und fragte ihn freundlich und selbstbewusst. Frau K. ist mit viel Freude und Engagement bei der Arbeit und wir führen eine lockere und offene Kommunikation. Zwischendurch versuche ich mit ihr, die Anzahl der schon eingetopften Stiefmütterchen zu zählen, was sich bei Frau K. noch sehr schwierig gestaltet. Nach 90 Minuten haben wir die vierfache Menge an Setzlingen geschafft, als Herr G. uns vorgegeben hat. Der erste Praktikumstag war für Frau K. und ihr Selbstwertgefühl in jeder Hinsicht ein voller Erfolg.

An den nächsten Praktikumstagen topfen wir weiter Setzlinge ein. Es entsteht ein routinierter Arbeitsablauf, dabei ist Frau K. zu mir sehr aufgeschlossen und erzählt mir von ihrer Tochter und der Familie ihres Partners. Die Familie behandele ihre Tochter immer schlecht und ungerecht, im Gegensatz zu den leiblichen Nichten. Ihre Tochter sei immer der „Buhmann". Das lässt Frau K. sich nicht mehr gefallen und setzt ihre neugewonnene Durchsetzungsfähigkeit für ihre Tochter ein. Sie hält immer mehr zu ihrer Tochter und beschützt sie, was sie früher nicht getan hat, sie zeigt Empathie für ihr Kind. Das ist ein großer Schritt für Frau K. in die richtige Richtung.

Nach dem Eintopfen gibt Herr G. uns eine neue Aufgabe. Wir sollen die vorhandenen älteren Geranienpflanzen von Blüten und verwelkten Blättern ausputzen. Frau K. zeigt großes Interesse an dieser Arbeit und arbeitet ruhig, ausgeglichen und ordentlich. Ich gebe auch hier wieder die Aufgabe, die Geranienpflanzen, die sie geputzt hat, zu zählen. Das klappt weiterhin nicht so gut. Ihr fällt aber sofort auf, dass sie viel weniger Pflanzen geschafft hat als ich. Ich gebe ihr eine wertschätzende Rückmeldung, dass es in diesem Job gar nicht darum geht, wer schneller oder langsamer ist. Sie solle sich lieber die Anzahl der von ihr geschafften Pflanzen anschauen (bei sich bleiben) und darüber sehr stolz sein.

Ich gebe ihr als Tipp, ein Tagebuch über ihr Praktikum zu führen, um später genau sehen zu können, was sie alles gemacht und geschafft und was ihr die Arbeit gebracht hat. Großes Interesse zeigt sie daran nicht.

Je öfter wir eine Arbeit über mehrere Tage wiederholen, wie z. B. Geranien ausputzen, desto ruhiger wird Frau K. in der Kommunikation. Bei der Nachfrage, ob alles in Ordnung sei, bekomme ich immer die gleichen Antworten: „Ja, alles in Ordnung, ich konzentriere mich nur."

Da ich mir aber denke, dass sie die ganze Zeit ihre geputzten Pflanzen im Kopf mitzählt, um mir hinterher eine Zahl sagen zu können, möchte ich ihr den Druck nehmen und sage am Ende der Arbeit, dass sie mit dem Zählen aufhören soll. Ich denke dabei an ihr Selbstwertgefühl und dass ich ihr das auf keinen Fall nehmen möchte.

In der dritten Praktikumswoche wird Frau K. etwas nervöser und fragt mich, wie lange das Praktikum noch gehe, da sie ja auch gerne irgendwann mal Geld verdienen möchte. Ich teile ihr mit, dass wir die Dauer auf 2 Monate gesetzt haben, um dann eine realistische Aussage über das absolvierte Praktikum machen zu können. Ich erkundige mich bei Frau K., ob sie keine Lust oder kein Interesse an dem Praktikum habe. „Doch, doch, ich möchte gerne weitermachen, hatte aber die Dauer nicht mehr im Kopf gehabt," teilt sie mir mit.

Unser Tätigkeitsbereich erweitert sich von Tag zu Tag. Nun dürfen wir unsere eingetopften Pflanzen in den Gewächshäusern selbst ausstellen auf dem Boden. Dabei müssen wir die Reihenfolge und Abstände richtig einhalten, damit man noch mit den Wagen durchkommen kann. Nach kurzer Eingewöhnung klappt das auch sehr gut bei Frau K. Herr G. und ich geben Frau K. immer wieder ein positives Feedback, das sie mit der Zeit als völlig selbstverständlich annimmt.

Am nächsten Praktikumstag dürfen wir an der Topfmaschine mithelfen, indem wir die Blumenschilder in die Töpfe stecken. Dies ist eine schnelle und hektische Arbeit, da die Topfmaschine nicht stillsteht. Wir müssen in dem Tempo arbeiten, wie es uns die Maschine vorgibt. Frau K. wird dabei von Herrn G. und einem Mitarbeiter für ihr Tempo und ihre Arbeit gelobt. Sie teilt mir im Auto freiwillig mit, wie sehr sie heute Spaß an bzw. bei der Arbeit hatte.

An dem darauffolgenden Praktikumstag dürfen wir Primeln von Hand eintopfen, mit Verkaufsschildern versehen und auf dem Tisch ausstellen. Auch diese Arbeit führt sie ordentlich und konzentriert aus. Beschwert sich sogar, dass nicht alle Schilder in die gleiche Richtung ausgerichtet sind, dies wird von ihr sofort geändert. Sie sagt von sich aus, dass sie hochmotiviert sei und diese Arbeit bis abends ausführen könne. In diesem Zusammenhang biete ich ihr nochmal die Möglichkeit an, die Dauer der Arbeitszeit zu erhöhen, um an ihrer Ausdauer zu arbeiten. Darauf gibt sie mir keine klare Antwort.

Bei der nächsten Hinfahrt fragt sie mich, wie es nach dem Praktikum für sie weitergeht und ob Herr G. eine Aushilfe einstellen würde. Ich sage ihr, dass wir das mit Herrn G. klären sollten; denn einen besseren Aushilfsjob – sie fühlt sich bereits wohl und ist angekommen – gibt es für sie nicht.

Dort angekommen, topfen wir weiter Stiefmütterchen ein und stellen diese aus. Das Gewächshaus, in dem wir arbeiten, wärmt sich bei dem schönen Wetter immer mehr auf und ich spüre bei Frau K. deutlich, dass sie die Wärme nicht gut verträgt. Sie wird langsamer, macht mehr Pausen und die Nachfrage, ob sie erschöpft ist, beantwortet sie deutlich mit „Ja". Die Hitze mache ihr zu schaffen und sie wolle gerne die Arbeit frühzeitig beenden. Ich teile ihr aber auf diesem Wege auch mit, dass, wenn sie in einem Gewächshaus arbeiten möchte, sie sich mit der Hitze arrangieren muss, da es im Sommer ganz heiß im Gewächshaus werden kann. Dies nimmt sie aber auf die ‚leichte Schulter' und geht nicht weiter darauf ein.

Beim nächsten Mal ist es im Gewächshaus wieder sehr warm, diesmal macht es Frau K. nichts aus.

In der letzten Praktikumseinheit merkt man, dass Frau K. viel von dem Praktikum mitnehmen kann. Sie möchte definitiv in einer Gärtnerei arbeiten, weil ihr die Arbeit sehr viel Spaß macht und sie sich auch gut vorstellen kann, solche Tätigkeiten dauerhaft auszuführen. Es wird nun richtig deutlich, dass sie Geld verdienen möchte, um unabhängiger zu werden.

Beim Abschlussgespräch mit Herrn G. stellt sich heraus, dass Herr G. Frau K. gerne für die Saisonarbeit als Aushilfe eingestellt hätte, aber da er entschieden hat, sich selbst beruflich weiterzuentwickeln und die Gärtnerei bereits verpachtet hat, ist dies leider nicht mehr möglich. Herr G. händigt Frau K. eine Praktikumsbescheinigung aus. Herr G. gibt Frau K. nochmal die Rückmeldung, dass er sehr zufrieden mit ihrer Arbeit und Leistung gewesen ist und dass sie für diese Arbeit geeignet ist.

Nach dem Praktikum unterstütze ich Frau K. noch bei der Suche nach geeigneten Gärtnereien in der Umgebung und bei ihren Initiativbewerbungsunterlagen. Ich biete ihr an, sie zu den einzelnen Gärtnereien zu fahren, um die Unterlagen persönlich abgeben zu können, das macht immer einen besseren Eindruck. Das Angebot nimmt sie gerne an.

Bis jetzt hat Frau K. noch nichts von den Gärtnereien gehört. Sie ist kurz nach unserer Zusammenarbeit innerhalb unserer Einrichtung von der teil-stationären Betreuung in die ambulante flexible Hilfe gewechselt.

Interventionen:

- erlebniszentriert-stimulierende Modalität
- übungszentriert-funktionale Modalität
- 1. Weg der Heilung und Förderung: Bewusstseinsarbeit und Sinnfindung
- 2. Weg der Heilung und Förderung: Nachsozialisation und Grundvertrauen
- 3. Weg der Heilung und Förderung: Erlebnisaktivierung und Persönlichkeitsentfaltung
- 4. Weg der Heilung und Förderung: Solidaritätserfahrung, Mehrperspektivität und Engagement
- 1. Heilfaktor: einfühlendes Verstehen (EV)
- 2. Heilfaktor: emotionale Annahme und Stütze (ES)
- 3. Heilfaktor: Hilfe bei der realitätsgerechten praktischen Lebensbewältigung (LH)

- 4. Heilfaktor: Förderung emotionalen Ausdrucks und volitiver Entscheidungskraft (EA)
- 6. Heilfaktor: Förderung kommunikativer Kompetenz und Beziehungsfähigkeit (KK)
- 7. Heilfaktor: Förderung leiblicher Bewusstheit, Selbstregulation, psychophysischer Entspannung (LB)
- 8. Heilfaktor: Förderung von Lernmöglichkeiten, Lernprozessen und Interessen (LM)
- 9. Heilfaktor: Förderung kreativer Erlebnismöglichkeiten und Gestaltungskräfte (KG)
- 10. Heilfaktor: Erarbeitung positiver Zukunftsperspektiven und Erwartungshorizonte (PZ)
- 11. Heilfaktor: Förderung positiver persönlicher Wertebezüge, Konsolidierung der existentiellen Dimension (PW)
- 12. Heilfaktor: Förderung eines prägnanten Selbst- und Identitätserlebens und positiver selbstreferentieller Gefühle und Kognitionen, d. h. „persönlicher Souveränität" (PI)
- 13. Heilfaktor: Förderung tragfähiger sozialer Netzwerke (TN)
- 14. Heilfaktor: Ermöglichung von Empowerment- und Solidaritätserfahrung (SE)

Hypothesen:

- Frau K. versucht ihre Unsicherheit zu überspielen.
- Da das Arbeitstempo von Frau K. gut ist, stellt sich die Frage, ob sie die Aussage der Chefin (Floristenladen) auf sich selbst überträgt.
- Sie möchte sich immer mit anderen vergleichen, um den Kürzeren ziehen zu müssen.
- Sie fällt immer wieder in ihre alten Muster zurück, da sie Lob und Anerkennung schlecht annehmen kann. Dies trifft im Verlauf des Praktikums nicht mehr zu, da sie später Lob und Anerkennung von Außenstehenden annehmen kann.
- Sie möchte sich überhaupt mit ihrem Erfolg und ihrer Leistung auseinandersetzen.
- Bei Frau K. tritt Langeweile auf und sie verliert die Lust, wenn die Arbeiten sich zu oft wiederholen.
- Manchmal ist sie bei der Arbeit so hochkonzentriert, da sie die Anzahl der Pflanzen versucht zu zählen.
- Sie setzt sich nach kurzer Zeit wieder unter Druck, weil sie endlich Geld verdienen möchte.

Phänomene:

Die Atmosphäre während des Praktikums war überwiegend locker, losgelöst und freundlich, nur als Frau K. leichte Zweifel an sich und an ihrer Arbeit hatte, wurde die Stimmung etwas gedrückt. Mit der Zeit lässt Frau K. langsam zu, an ihre entwickelten Fähigkeiten zu glauben. Sie kann auch endlich Lob und Anerkennung von anderen annehmen. Sie ist fest entschlossen, in diesem Bereich arbeiten zu wollen.

8.7 Flankierende Maßnahmen

Befindlichkeitsrunde/Tagesreflexion

Während der Befindlichkeitsrunde bzw. Tagesreflexion ist Frau K. zum größten Teil ruhig und in sich gekehrt. Sie kann sich nur schwer über ihre Befindlichkeit äußern und wenn doch, ist die Aussage kurz und knapp. Ein Tages- bzw. Wochenziel kann Frau K. auch nur schwer benennen, dabei benötigt sie häufig Unterstützung von den begleitenden Therapeuten.

Bewegungsförderung

Hier zeigt sich Frau K. offen für Bewegung. Sie ist leicht zu motivieren und gibt sich große Mühe, die verschiedenen Übungen richtig auszuführen. Zu Anfang benötigt Frau K. mehr Zeit, um sich den Bewegungsablauf anzueignen, es fehlt ihr dabei noch der richtige Bezug zu ihrem Körper. Ihr Körpergefühl ist noch nicht gut ausgeprägt. Mit zunehmenden Bewegungseinheiten macht sie deutliche Fortschritte und wird beweglicher und bekommt dadurch ein besseres Körpergefühl.

Ganzheitliche Ernährungsberatung/Kochen und Ernährung

Zu Beginn zeigt sich Frau K. zurückhaltend, aber interessiert. Sie berichtet, dass sie in der Vergangenheit nicht gut auf ihre Ernährung geachtet hat, da es keine Regelmäßigkeit in ihrem Alltag gegeben hat. Dies wird nun verändert durch die Struktur der Mahlzeiten (Frühstück und Mittagessen) in der Gruppe „Neuland". Bei der Zubereitung verschiedener Gerichte wird sie immer selbstbewusster und nimmt die Tipps der Ernährungsberaterin gerne an. Sie zeigt zunehmend mehr Motivation und möchte die Gerichte selbstständig zuhause nachkochen, um ihrer Familie etwas Gutes zu tun.

Kunsttherapie und ressourcenorientierte Kreativarbeit

Frau K. nimmt einmal wöchentlich an einer kunsttherapeutischen Einheit von 90-minütiger Dauer im Gruppenkontext teil. Frau K. bringt eigene Themen, die sie momentan belasten, in die Therapiestunde mit ein und versucht beim Gestalten von Bildern ein Gespür für ihre eigenen Wünsche und Grenzen zu bekommen. In den regelmäßig stattfindenden Besprechungen der eigenen Werke versucht Frau K. das Erlebte in Worte zu fassen. Das fällt Frau K. von Mal zu Mal leichter.

Entspannungs- und Musikgruppe

Frau K. ist hier zunächst sehr zurückhaltend, sie kann sich nur langsam öffnen, das Angebot, die Hilfestellungen und das korrigierende Feedback zaghaft annehmen. Sie reflektiert die gemachten Erfahrungen, kann Unsicherheiten benennen. Hier benötigt sie viel Unterstützung. Sie ist in der Lage, sich der neuen Herausforderung zunehmend zu öffnen.

Frau K. nimmt das musikalische Trommelangebot an, ist zunächst sehr skeptisch, lässt sich aber darauf ein. Sie bleibt in ihrer Rückmeldung zurückhaltend. Sie benennt, dass sie es schaffe, während dieser Zeit die Gedanken auszuschalten. Hier fügt sie sich in den Gruppenverlauf ein, ohne selbst in den Vordergrund zu treten. Auch mag sie keine dominierende Rolle über einen kurzen Zeitraum einnehmen. Das Lob und positive Rückmeldungen der anderen Teilnehmer hingegen nimmt sie sehr gerne an. Nach den ersten Terminen taut sie auf und kann sich stärker einbringen. Sie ist in der Lage, eigene Rhythmen vorzugeben und diese anderen zu vermitteln.

Psychotherapeutische Einzelgespräche

In den psychotherapeutischen Einzelgesprächen ist Frau K. im Kontakt zunächst zurückhaltend und in sich gekehrt. Gleichzeitig wirkt sie hilfesuchend und motiviert, die angebotenen Hilfen anzunehmen und sich dadurch zu stabilisieren und weiterentwickeln zu können. Es wirkt oft wie ein „Aufsaugen" von guter konstruktiver Unterstützung. Im Verlauf der einzelnen Gespräche wirkt Frau K. immer offener und sehr ehrlich beschreibt sie die Themen und Dinge. Sie berichtet von Unsicherheit und Überforderung in allen Lebensbereichen: auf emotionaler und Persönlichkeitsebene, im sozialen Gefüge und in sozialen Kompetenzen, in ihren intellektuellen/kognitiven Fähigkeiten, im Umgang mit ihrer Tochter und der Erziehung, in der Gestaltung der Partnerschaft, in der Paardynamik und ihrer Durchsetzungsfähigkeit. Die allgemeine Belastbarkeit ist am Anfang deutlich reduziert.

Im Verlauf des Behandlungszeitraumes beschreibt Frau K., von den Strukturen der teilstationären Hilfe in „Neuland" profitiert zu haben. Wichtig waren für sie beispielsweise die Regelmäßigkeiten von Mahlzeiten und wiederkehrenden Strukturen von Angeboten. Dies stabilisiert ihre Stimmung und stärkt die Motivation; und die Umsetzung des Gelernten erhöht ihren Selbstwert und lässt sie Selbstwirksamkeit erleben, so dass sie dann souveräner und entspannter mit ihrer Tochter zusammensein kann. So gelingt es ihr, Strukturen auf zu Hause zu übertragen und diese mit ihrer Tochter und dem Partner umzusetzen.

Interpersonelle Gesprächsgruppe

Frau K. nimmt regelmäßig an der wöchentlich stattfindenden interpersonellen Gesprächsgruppe teil. Zu Beginn bringt sie sich wenig in die Gespräche ein. Auf Rückfragen und Einbezug in das Gruppengeschehen reagiert sie zurückhaltend und ausweichend. Über eigene biographische oder aktuelle Themen berichtet sie nicht.

Zunehmend lässt sich Frau K. etwas auf die Gesprächsgruppe ein. Sie berichtet in den Gesprächen über persönliche Belange: Partnerschaft, Erziehung und biographische Inhalte. Dabei ist auffällig, dass sie diese Themen sehr oberflächlich behandelt. Sie reflektiert eigenes Verhalten selten. Emotional grenzt sie sich ab. Gefühlsmäßige Reaktionen werden ausschließlich über Lachen ausgedrückt. Differenziertere Gefühlsäußerungen kann sie im Gruppenkontext nicht zulassen.

Experientielle Reittherapie

Frau K. geht gerne zum Stall. Sie begegnet den Mitarbeitern freundlich und mit entsprechender Zurückhaltung. In der Gruppeninteraktion nimmt sie die Beobachterrolle ein. Damit sie sich in das Geschehen einbringt, bedarf es einer Begleitung seitens der Reittherapeutin.

Am Pferd ist Frau K. zurückhaltend bis ängstlich. Trotz ihrer Ängste kann sie sich auf die Angebote einlassen. Zu Beginn der Einheiten zeigte sie wenig Körperspannung, so dass es ihr nicht leicht fiel, mit dem Pferd zu kommunizieren. Lösungsvorschläge hierzu konnte sie gut annehmen und umsetzen.

Frau K. nutzt den wertfreien Raum der Reittherapie, um über ihre aktuellen Befindlichkeiten zu sprechen. Weiterhin erhält sie die Möglichkeit, mit sich selbst in Kontakt zu treten, um sich positiv erleben zu können. Sie erlebt nach eigenen Aussagen den Umgang mit dem Pferd als entspannend.

Begleitete Eltern-Kind-Kontakte

Frau K. nimmt regelmäßig und mit großer Erwartung an den begleiteten Eltern-Kind-Kontakten teil. Ihr ist es sehr wichtig, mit ihrer Tochter klarkommen zu können. Hier nutzen Mutter und Tochter die Zeit, über aktuelle Themen zu sprechen.

Frau K. erlernt vertiefend Strategien, die der Selbstregulation dienen. Sie erhöht die Durchsetzungsfähigkeit gegenüber der Tochter. Durch die Erweiterung von Unternehmungen, Aktivitäten sowie emotionaler Zuwendung kann sie die Bindung vertiefen und positiv verstärken.

9. Behandlungsergebnis

9.1 Behandlungsergebnis unter Berücksichtigung der therapeutischen Interventionen orientiert am Konzept der „Vier Wege der Heilung und Förderung"

1. Weg: Bewusstseinsarbeit und Sinnfindung

Der erste Weg der Heilung und Förderung kommt in vielen unterschiedlichen Behandlungsangeboten zum Tragen.

Frau K. lernte, wesentliche funktionale Zusammenhänge in Bezug auf die Probleme und deren Entstehungsgeschichten im Laufe ihres Lebens zu erkennen und zu verstehen. Insbesondere hat Frau K. eine angemessene Motivation für die Zukunft entwickelt. Ihr ist im Verlauf der Behandlung sehr klar geworden, wie wichtig ihr ist, die Beziehung zu ihrer Tochter und zu ihrem Partner zu verbessern und für sich ein selbstbestimmtes, eigenverantwortliches Leben zu haben.

2. Weg: Nachsozialisation und Grundvertrauen

Der zweite Weg der Heilung und Förderung kam vor allem im Rahmen der therapeutischen Beziehung im dyadischen Setting, aber auch im Gruppenkontext zum Tragen.

Frau K. konnte positive alternative Beziehungserfahrungen in der therapeutischen Beziehung machen. Sie nutzte die dyadische Therapie, um neues Beziehungsverhalten auszuprobieren und einzuüben. Hierbei stärkte sie das erfahrene positive Feedback und machte sie sicherer. So konnte sie neues Kommunikations- und Konfliktverhalten erwerben. Sie lernte, sich selbst wieder wertzuschätzen.

Insgesamt erweiterte Frau K. deutlich ihre Kontakt-, Begegnungs- und Beziehungsfähigkeit und damit einhergehend ihre Fähigkeit zu intersubjektiver Ko-respondenz.

3. Weg: Erlebnisaktivierung und Persönlichkeitsentfaltung

Der dritte Weg der Heilung und Förderung wurde in unterschiedlichen Therapiebereichen besonders angesprochen.

Frau K. profitierte hier insbesondere in dem Gartenprojekt, aber auch in den anderen Therapieangeboten, z. B. Kunst-, Entspannungs-, Reittherapie.

Sie lernte, ihre begrenzten Möglichkeiten einer beruflichen Neuorientierung zu aktivieren und für sich nutzbar zu machen.

Sie (re)aktivierte insgesamt eine lebendige und gemeinschaftliche Freizeitgestaltung, die sie gerne zuhause mit ihrer Tochter und mit ihrem Partner fortsetzen möchte. Darüber hinaus sammelte sie neue Erfahrungen von Ruhe und

Entspannung und entdeckte dabei, dass ihr Spaziergänge, alleine in der Natur, sehr guttun und ihrem seelischen Gleichgewicht förderlich sind.

4. Weg: Solidaritätserfahrung und Mehrperspektivität und Engagement
Der vierte Weg der Heilung und Förderung wurde für Frau K. in unterschiedlichen Bereichen erfahrbar.

Solidaritätserfahrungen machte Frau K. vor allem im Rahmen der dyadischen Therapie, aber auch im Gruppenkontext. Insbesondere in Krisen machte sie mehrfach die positive Erfahrung, dass sie nicht alleine ist, was eine sehr wichtige Erfahrung für Frau K. war. Die Mehrperspektivität in der dyadischen Therapie und in der Gruppe half ihr, Reaktionen von anderen Menschen und ihr eigenes Verhalten besser einzuordnen, zu verstehen und neu zu bewerten.

9.2 Behandlungsergebnis im Hinblick auf die Veränderung im Identitätsleben orientiert am Modell der „Fünf Säulen der Identität"

Leiblichkeit

Zu Beginn der Behandlung zeigt sich Frau K. körperlich in einem wenig trainierten Zustand. Während des teilstationären Aufenthaltes reaktivierte Frau K. ihre sportlichen Aktivitäten, was insgesamt ihre körperliche Fitness, Belastbarkeit und Kondition verbesserte. Sie machte darüber hinaus die Erfahrung, dass die Bewegung ihr hilft, Spannungen abzubauen und emotionale Belastungen besser zu bewältigen. Frau K. entdeckte auch, wie wohltuend sich Spaziergänge in der Natur, in der sie sich schon immer wohlgefühlt hat, auf ihr körperliches wie seelisches Befinden auswirken.

Die Leibfunktionen von Frau K. zeigten sich zu Beginn der Behandlung deutlich gehemmt. Sie lernte in der Therapie zunehmend auch negativ bewertete Zustände und Gefühle wahrzunehmen und auszuhalten. Frau K. entwickelte eine differenzierte Selbstwahrnehmung und erweiterte ihre Kompetenzen im Umgang mit ihren Gefühlen. Dies half ihr in der Therapie, Möglichkeiten zu finden und zu erproben, diese auch im Gegenüber mit anderen Menschen auszudrücken. In dyadischen Beziehungen (therapeutische Beziehung, Partnerschaft, Mutter-Kind-Beziehung) konnte Frau K. die neu erworbenen Kompetenzen regelmäßig in die Performanz bringen. In einzelnen Situationen gelang ihr dies auch im Gruppenkontext.

Das Ziel von Gesundheit, Wohlbefinden und Leistungsfähigkeit ist bei Frau K. noch nicht erreicht, aber der Weg dorthin ist geebnet. Die Unterstützung durch psychoedukative Maßnahmen muss bei Frau K. noch weiter gewährleistet sein.

Soziales Netzwerk

Im Laufe des Therapieprozesses konnte Frau K. ihre sensiblen Seiten in Form von Unsicherheit, Hilflosigkeit und Unverständnis besser zulassen. Sie entwickelte eine differenzierte Selbstwahrnehmung und erweiterte ihre Kompetenzen im Umgang mit ihren Gefühlen. Frau K. lernte, ihre emotionale Beteiligung auch in der Begegnung mit anderen Menschen zuzulassen und zu kommunizieren. In dyadischen Beziehungen praktizierte sie dies häufig. Im Gruppenkontext war ihr das in einzelnen Situationen möglich. Obwohl sie dabei regelmäßig positive Erfahrungen machte, blieb dies für sie bis zum Ende der teilstationären Therapie schwierig.

Frau K. setzte sich außerdem intensiv mit ihren nahen sozialen Beziehungen auseinander. Sie zeigt großes Engagement, die Beziehungen zu ihrer Tochter und ihrem Partner zu verbessern. Im Rahmen von Gesprächen und begleiteten Mutter-Kind-Kontakten konnte eine positive Entwicklung initiiert werden.

Frau K. hat in der Therapie gelernt, Hintergründe von Verunsicherungen, Enttäuschungen oder erlebter Hilflosigkeit in Beziehungssituationen aufzuspüren, auszuhalten und mit ihnen umzugehen. Sie hat erfahren, dass es für sie notwendig ist, mit jemandem darüber zu sprechen, um nicht in alte Verhaltensmuster zurückzufallen.

Darüber hinaus reflektierte Frau K. ihre Haltung und Rolle in sozialen Beziehungen, z. B. zu ihrem leiblichen Vater, und lernte zunehmend, sich abzugrenzen und auch „Nein“ zu sagen und nicht allen an sie gerichteten Erwartungen zu entsprechen.

Ihr soziales Netzwerk hat Frau K. etwas erweitern können, da sie sich mit den anderen Teilnehmern gut verstanden hat und sich daraus Freundschaften gebildet haben.

Arbeit, Leistung und Freizeit

Diese Säule der Identität war recht stark beschädigt. Bezüglich des Wiedereinstiegs in das Arbeitsleben wird Frau K. auch weiterhin auf die Unterstützung durch das Jobcenter angewiesen sein. Die Initiativbewerbungen an die benachbarten Gärtnereien haben zu keinem Erfolg geführt. Dies macht Frau K. immer noch sehr zu schaffen.

Ihre Freizeitgestaltung ist, abgesehen vom Gang zum Spielplatz mit ihrer Tochter, weiterhin stark eingeschränkt. Sie lernte bei den Spaziergängen in der Natur, dass es sie beruhigt und entspannt, trotzdem macht sie nicht mehr daraus.

Materielle Sicherheit

Die Säule der materiellen Sicherheit war zu Beginn der Therapie nur sehr schwach ausgeprägt. Dies hat sich während ihrer Therapie nicht verbessert. Frau K. möchte den Einstieg in das Berufsleben schaffen. Damit wäre ein regelmäßiges Einkommen verbunden, womit sie sich auch in Richtung Unabhängigkeit und Selbstständigkeit begeben kann. Dies ist für sie enorm wichtig.

Werte und Normen

Frau K. zeigt eine starke Haltung zu Werten wie Ehrlichkeit und Offenheit sich selbst und anderen gegenüber. Ihre entwickelte Stärke und ihr Durchsetzungsvermögen sind für sie zu hohen Werten geworden. Vor allem ist ihr wichtig, ihrem Partner wieder näherzukommen und die Partnerschaft zu verbessern und das Verhältnis zu ihrer Tochter deutlich zu intensivieren, indem sie die Beziehung mit mehr Interesse für die Tochter gestaltet.

Diese zu Beginn der Therapie in Teilen nur mäßig ausgeprägten identitätsbestimmenden Quellen konnten mehr und mehr wirksam gemacht werden, durch die Verbindung von Kognition und Bewertung in der Arbeit mit diesem Identitätsbereich, und als solche gelebt werden.

10. Synergie-Wirkungen

Ob als eigenständiger Ansatz oder als Element im *Bündel von Maßnahmen* (*Petzold* 2014h, i) eingesetzt, ist Integrative Gartentherapie – flankiert von *Kreativtherapie* und/oder *tiergestützten Interventionen* – eine sehr nützliche therapeutische Arbeitsform, in der viele der von der Integrativen Therapie erarbeiteten *Wege der Heilung und Förderung* und der *14 Heil- und Wirkfaktoren* synergetisch zusammenspielen und das „Ganze der Wirkung mehr und etwas anderes wird als die Summe der Teilwirkungen", wobei aber auch spezifische Teilwirkungen wie Beruhigung und Entspannung, motorische Aktivierung oder psychische Aufhellung erreicht werden können. Von besonderer Bedeutung ist die Möglichkeit, zu einer nachhaltigen Veränderung eines dysfunktionalen Lebensstils (z. B. mit depressiver, isolationistischer, inaktiver Qualität) beizutragen, indem PatientInnen motiviert werden, selbst im Alltagsleben gärtnerisch tätig zu werden und sich z. B. Gemeinschaftsinitiativen wie „Stadtacker" oder „Prinzessinnen-Garten" anzuschließen. Darauf sollen auch klinische Gartentherapieprogramme hinwirken, also auf Wirkungen, die über die Behandlungszeit hinaus mit salutogenen Effekten anhalten (*Petzold, Moser, Orth* 2012; *Linden, Weig* 2009).

11. Literatur

Beiträge von Petzold sowie Petzold und MitautorInnen finden sich im Literaturgesamtverzeichnis am Ende des Bandes.

Brinker, P. (2016): Die ökologische Dimension in der Supervision – Beiträge der ökologischen Psychologie und Ökotheorie. In: SUPERVISION 13/2016. http://www.fpi-publikation.de/downloads/download-supervision/download-nr-13-2016-petra-brinker.html

Ebert, W., Könnecke-Ebert, B. (2004): Einführung in die Integrative Beratung und Therapie mit Suchtkranken. In: *Petzold, H. G., Schay, P., Ebert, W.* (Hrsg.)(2004), Integrative Sucht-Therapie – Theorien, Methoden, Praxis, Forschung. Wiesbaden: Verlag für Sozialwissenschaften.

Galas, M. (2013): Die 14 Heil- und Wirkfaktoren des Integrativen Ansatzes in der Supervision. In: SUPERVISION 6/2013. http://www.fpi-publikation.de/supervision/alle-ausgaben/06-2013-marcus-die-14-heil-und-wirkfaktoren-des-integrativen-ansatzes-in-der-supervision.html

Haubenhofer, D., Enzenhofer, K., Kelber, S., Pflügl, S., Plitzka, E. (2013): Gartentherapie. Praxis, Wissenschaft, Theorie. ETZ-Projekt Gartentherapie: Österreich. http://www.greencare.at/wp-content/uploads/2015/10/gartentherapie_theorie-wissenschaft-praxis.pdf

Jäkel, B. (2001): Überlegungen zu einer integrativen Motivationstheorie. In: Integrative Therapie 1-2, 145-172. http://www.fpi-publikation.de/downloads/download-polyloge/download-nr-13-2012-brigitte-jaekel.html

Konrad, T. (2015): Die Gartentherapie – Mit der Natur wachsen. http://www.der-querschnitt.de/archive/18373

Kreidner-Salahshour, K., Petzold, H. G., Orth-Petzold, S. (2012): Langzeittherapeutische Psychosebehandlung – ein Behandlungsjournal narrativer Biographieerarbeitung. http://www.fpi-publikation.de/images/stories/downloads/behandlungsjournale/behandlungsjournal-kreidner-salahshour-klara-10-2012.pdf

Leitner, A. (2010): Handbuch der Integrativen Therapie. Wien: Springer.

Linden, M., Weig, W. (2009): Salutotherapie in Prävention und Rehabilitation. Köln: Deutscher Ärzte-Verlag.

Lindermann, N. (2016): Globalisierung, Gewissen und Supervision. Perspektiven Jean Zieglers und des Integrativen Ansatzes. In: SUPERVISION 5/2016. http://www.fpi-publikation.de/supervision/alle-ausgaben/05-2016-lindermann-n-globalisierung-gewissen-und-supervision-perspektiven-jean-zieglers.html

Neuberger, K. (2011): Ansätze zu einer Integrativen Gartentherapie. Zur Geschichte, Verbreitung, zu integrativem Gedankengut, Methoden, Praxis und Literatur. In: Integrative Therapie 4/2011, 407-464.

Osten, P. (2004): Integrative Diagnostik der Sucht- und Abhängigkeitserkrankungen. In: *Petzold, H. G., Schay, P., Ebert, W.* (2004): Integrative Suchttherapie: Theorie, Methoden, Praxis, Forschung. Band I. Wiesbaden: Verlag für Sozialwissenschaften.

Ostermann, D. (2010): Gesundheitscoaching. Integrative Modelle in Psychotherapie, Supervision und Beratung. Wiesbaden: VS.

Pfister, T. (o. J.): Acht Fragen zur Gartentherapie. Online verfügbar unter: http://www.gartentherapie.ch/pdf/acht.fragen.pdf (27.12.2009).

Rahm, D., Otte, H., Bosse, S., Ruhe-Hollenbach, H. (1993): Einführung in die Integrative Therapie. Grundlagen und Praxis. Paderborn: Junfermann.

Schneiter-Ulmann, R. (2010): Lehrbuch Gartentherapie. Bern: Hans Huber.

Schuch, W. (2000): Grundzüge eines Konzeptes und Modells Integrativer Psychotherapie. In: Integrative Therapie 2-3/2000, 145-202.

Schweighofer, A. (o. J.): Kleines Wörterbuch der Integrativen Therapie. http://www.fpi-publikation.de/images/stories/downloads/sonstiges/lexikon_der_it.pdf

Sieper, J. (2006): „Transversale Integration": Ein Kernkonzept der Integrativen Therapie – Einladung zu ko-respondierendem Diskurs. In: Integrative Therapie 3-4/2006, 393-467 und erg. in: *Sieper, J., Orth, I., Schuch, H. W.* (Hrsg.)(2007): Neue Wege Integrativer Therapie. Bielefeld: Aisthesis, 19-37 und in: POLYLOGE 14/2010. https://www.fpi-publikation.de/downloads/download-polyloge/download-nr-14-2010-sieper-johanna.html

Sieper, J. (2007b): Integrative Therapie als „Life Span Developmental Therapy" und „klinische Entwicklungspsychologie der Bezogenheit". In: POLYLOGE 5/2011. https://www.fpi-publikation.de/polyloge/alle-ausgaben/05-2011-sieper-johanna-integrative-therapie-als-life-span-developmental-therapy-und-klinische.html

Waibel, M.J., Jakob-Krieger, C. (2009): Integrative Bewegungstherapie. Störungsspezifische und ressourcenorientierte Praxis. Stuttgart: Schattauer.

Internetquelle:

Gesellschaft für Gartenbau und Therapie. http://www.ggut.org/deutsch/therapie-1.html

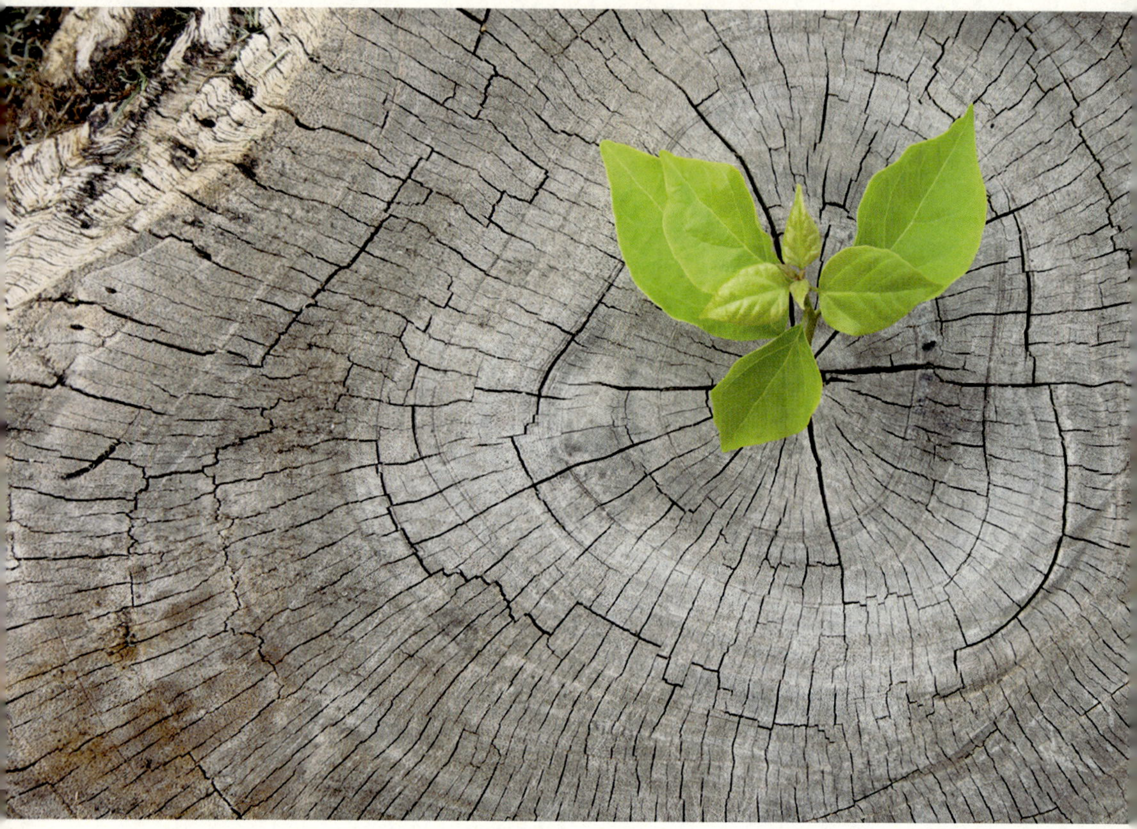

Neues Leben wächst aus alter Geschichte.

Zur Qualitätssicherung und Dokumentation gartentherapeutischer Prozesse in der Praxis

Hilarion G. Petzold

Inhalt

1. Geschichtsbewusste Qualitätsverpflichtung
2. Wirkweisen von Gartentherapie und Struktur von Therapiegärten
3. Behandlungsprozessbezogene Qualitätsdokumentation
4. Das Integrative Modell der Prozessdokumentation
5. Literatur

1. Geschichtsbewusste Qualitätsverpflichtung

Die Gartentherapie ist ein sehr altes und dennoch junges Verfahren im Bereich der Heilkunde. *Jung*, weil sie als klinische Methode seit dem 19. Jahrhundert (*Reil* 1803) und wissenschaftlich erst seit Mitte des 20. Jahrhunderts aufkam, und *alt,* weil schon in der Antike die Heilkraft der Gärten und Landschaft genutzt wurde, um Krankheiten zu behandeln – durch Kräuter und Düfte, wie sie die Heilgöttin *Panakeia* (*G. Plinius Secundus, Naturalis Historia* XXV, 30; *Smith* 1867,107; *Thraemer* 1902), die kräuterkundige Tochter des *Asklepios* und der *Epione*, und ihre NachfolgerInnen in den Gärten der *Asklepios*-Tempeln, herstellten. Überhaupt hatten die antiken Kulturen des Mittelmeerraumes (und nicht nur dort) eine enge Beziehung von Gesundheit, Heilung und Natur. Man hat heilige Haine, Wälder, Feldgemarkungen, Quellen und Flüsse aufgesucht, um Gesundheit, Kraft, Heilung zu erlangen – Naturgöttinnen und -götter (Nymphen), Baumgeister (Dryaden, Meliaden) und Quellengeister (der römische Gott *Fontus*, zu dessen Fest die Brunnen geschmückt wurden) sollen hier mitgewirkt haben, so die Mythologie (*Roscher* 1902, 500-567), und natürlich heilkundige Frauen und Männer, die um die „Kräfte der Natur“ wussten. Es lässt sich also auf eine lange asklepiadische Tradition zurückblicken, und solche Tradition verpflichtet. In ihr ging es zum einen um Heilung im *Somatischen* und um die Pflege der Gesundheit des *Körpers,* aber auch um ein Heilwerden im *Psychischen* und um das Fördern des Wohlbefindens der *Seele*. Beides, Behandlung und Gesundheitsförderung, waren Anliegen „asklepiadischer Medizin und Therapeutik“ (*Petzold* 1988n/1996, 251, 285; *Petzold, Moser, Orth* 2012; *Petzold, Sieper* 1990b), an der auch eine andere Äskulap-Tochter, ihre Schwester *Hygieia,* Göttin der Gesundheit und der „rechten Lebensführung“, mitwirkte. Gartenarbeit und Landschafts- und Waldbesuche gehören nämlich zu einer gesunden Lebensführung, weil sie positive ökopsychosomatische und ökosalutogene

Effekte bewirken (*Petzold* 2017e), die mit *Gesundheit* (*health*), *Lebenskraft* (*fitness*) und *Wohlbefinden* (*wellbeing, wellness*), ja mit Glück (*happiness*) verbunden sind (*idem* 2010b). Man kann hier insgesamt von einem weitgefassten Gesundheitsverständnis ausgehen, bei dem Gesundheit über „Abwesenheit von Krankheit" hinausgehend eine **Lebensqualität** darstellt, die es zu g e n i e ß e n gilt, wofür eine weitere Tochter des *Asklepios* steht: Αγλαΐα, *Aglaia*, Göttin der „strahlenden Gesundheit" und eine der „drei Grazien" (*Grimal* 1996; *Smith* 1867). Wir finden hier einen weitaus breiteren Begriff des Heilens und Heilwerdens in der *ars medicinae*, der „Kunst des Heilens/Heilkunst" θεραπευτική τέχνη (*therapeutikē* technē), als wir ihn heute in der Medizin vorfinden, wo oft nur noch der „Kunstfehler" an die alte weite Bedeutung erinnert. Da ist sicher etwas verloren gegangen, was in den alten Wegen der θεραπεία (*therapeía*), des *Pflegens, Förderns, Dienens, Verehrens, Heilens* – das alles bedeutet der Begriff –, noch umfassend präsent war. Heute kommen diese Gedanken über das Konzept der „Lebensqualität" wieder ins Gespräch, die für Menschen mit Behinderungen oder schweren Erkrankungen gefordert wird und gewährleistet werden soll (*Hennessey, Mangold* 2008, 2012; http://www.dkfz.de/de/klinepi/Projekte/linde-Studie.html). Sie wird inzwischen auch als politische Kategorie der Ermöglichung von Partizipation diskutiert (vgl. die Protagonisten der „Quality of Life-Debatte" *Martha Nussbaum* und *Amartya Sen* 1993) und dort als der Rahmen der Möglichkeiten, des Komforts, des Wohlstands, der Mitwirkungsmöglichkeiten angesehen, den eine Gesellschaft ihren Bürgern bietet (*Effenberger* 2011). Das ist eine breite konzeptuelle Gemengelage, die allerdings auch notwendig ist und als solche in den Blick genommen werden muss, um Lebensqualität nicht nur individualisierend auf persönliches Wohlbefinden zentriert zu betrachten, wie das im therapeutischen Kontext oft geschieht (*Frank* 2007), denn die Einflüsse stehen in vielfältigen Wechselwirkungen.

Das Thema ist alt und immer noch aktuell. Das wird es auch bleiben. In der griechischen Antike wurde eine „positive Lebensqualität" unter dem Begriff *Euthymia* (εὐθυμία) diskutiert, mit der Doppelperspektive des „*Wohlbefindens*" von Einzelnen, aber auch des „Wohlergehens" des Gemeinwesens. *Demokrit* hat den Euthymiebegriff mit diesen beiden Dimensionen entfaltet (*Petzold, Moser, Orth,* dieses Buch S. 206, 214).

Die antike Philosophie hat hier sehr komplexe Überlegungen zu Fragen des *Eubios*, des „guten Lebens", des „Glücks", der *Eudämonie* bzw. des „glückseligen Lebens" – *De vita beata,* so die berühmte Schrift *Senecas* (vgl. *I. Hadot* 1995) – angestellt, Fragen, mit denen sich die Menschen immer wieder beschäftigt haben (*Horn* 1998, *Hossenfelder* 1996, 2017) und die bis in die Gegenwart erörtert werden (*Jost, Shiner* 2002).

Das Wohlbefinden des **Einzelnen** und das Wohlergehen der **Gemeinschaft** bedingen einander und dürfen nicht in Polarisierungen kommen. Deshalb braucht es Schnittflächen der Begegnung, Verbindungsräume der „Konvivialität", des gastlichen Miteinanders. Neben anderen vielfältigen Aktivitäten des

Gemeinschaftslebens (Sport, Wettkämpfe, Feiern) waren hierfür „Ereignisse im Naturkontext" stets wichtig: Gartenfeste, Treffen auf dem Dorfanger oder in öffentlichen Parks und Gärten (Volksgärten), Feiern in der Gartenwirtschaft oder der Waldschänke. Menschen brauchen Orte gemeinschaftlichen Wohlseins, das „gepflegt" (griech. *therapeuein*) werden muss. Die erlebte Sicherheit und das Wohlwollen von positiver Gemeinschaft, Freude und Wohlgefühl, die geteilt werden können, sind ein eminenter Gesundheitsfaktor, der Stress und Beunruhigung, widrige Zeitgeisteinflüsse durch *„euthyme Atmosphären"* abpuffern kann (*Petzold* 2016l). Gärten bieten **„euthyme Orte"** (*Petzold* 2011o), **„Konvivialitätsräume"** (*idem* 2002b/2011e, 2004m), in denen eine gemeinschaftliche *therapeia,* eine *Pflege des Miteinanders* von Menschen und von Mensch und Natur, in einzigartiger Weise möglich ist. Diese Funktion, dem psychophysischen Wohlbefinden zu dienen, hatten Gärten zu allen Zeiten und in allen Kulturen. In der **Gartentherapie** kommt dieses Moment zum Tragen. Gärten wurden im Integrativen Ansatz mit seiner naturtherapeutischen Orientierung in der Drogentherapie seit Ende der 1960er Jahre genutzt. In seiner „Dritten Welle" (*Petzold* 2015k) wird diesen Möglichkeiten besondere Aufmerksamkeit geschenkt, zumal therapeutische Gartenarbeit noch vielfältige andere positive Wirkweisen hat.

2. Wirkweisen von Gartentherapie und Struktur von Therapiegärten

Heilung und **Gesundheitsförderung** in der Gartentherapie soll ermöglicht und wirksam werden: Mit dem Potential der Heilkräuter und des Frischgemüses aus dem ***Nutzgarten*** für eine gesunde Ernährung – sie ist heute sehr bedroht (*Orth, Petzold* 2016). Gärten wirken durch *multisensorische* Stimulierung, durch *multiexpressive* Aktivierung, besonders durch Bewegung, den Aufbau von Kraft und Ausdauer, durch Beruhigung und Entspannung, durch anregende und heilsame ästhetische Erfahrungen mit Blumen, Bäumen, Sträuchern und Gartenkunst im ***Lustgarten***, der Inspiration der Phantasie, Förderung der Kreativität durch Gestaltungsmöglichkeiten. Der ***Meditationsgarten*** hat beschauliche Plätze (*Petzold* 2015b), wo Nachspüren, Nachfühlen, Nachsinnen, Nachdenken möglich wird: über Wachsen und Gedeihen, über Entwicklung und Stagnation, über Werden und Vergehen, Endlichkeit und Tod – denn das alles vermittelt das Gartenerleben im jahreszeitlichen Verlauf. Es bietet damit Anstoß zu analogen Reflexionen über das eigene Leben, die eigenen Entwicklungen und das eigene Verharren, die eigenen sozialen Beziehungen oder Situationen der Isolation. Im ***Gemeinschaftsraum Garten*** wirken Miteinander in Interaktion, Kommunikation, Kooperation in gemeinsamem Tun, positive Affiliationen. Er regt an, sich mit der TherapeutIn und in der Gruppe über das Leben und das Erleben auszutauschen, Affiliationserfahrungen zu machen, in der praktischen Arbeit Beziehungsgestaltung und Zusammenarbeit zu üben. Der **Lebensraum Garten** hat durch das Fördern von Naturverbundenheit und Naturliebe, von Ökophilie (*Petzold* 2016i), ein heilsames Potential.

All das sind *unspezifische Wirkfaktoren* und *Wirkprozesse* integrativer gartentherapeutischer Praxis, die zu spezifischen werden, wenn sie konzeptuell systematisiert, dann systematisch angewendet und schließlich empirisch auf positive Wirksamkeit und eventuelle Nebenwirkungen evaluiert worden sind – dieser Standard im Bereich evidenzbasierter Therapie (*Steffan, Petzold* 2001) ist anzustreben.

Um solche Möglichkeiten wirklich ausschöpfen zu können, ist es wichtig, einen „**optimalen Therapiegarten**" zur Verfügung zu haben. Je nach Arbeitsbereich und Zielgruppe muss er dann unterschiedliche Bedürfnisse abdecken – im Gerontobereich andere als in der Kinderarbeit oder in forensischen Einrichtungen usw. Idealtypische Konzepte, wie das nachstehende, müssen dann zugepasst werden.

1. Einen Bereich **Nutzgarten**, in dem Gemüse, Kräuter, Beerenobst, Obstbäume etc. für den Konsum „gesunder Produkte" angebaut werden, die Garten*arbeit* Kraft und Beweglichkeit fördert, positive Leistungserfahrungen möglich werden – und die Freuden des Säens und Erntens.
2. Einen Bereich **Lustgarten**, bei dem die Freude an den Blumen und Sträuchern, die „ästhetische Erfahrung" der Schönheit des Gartens und seiner Anlage imponiert.
3. Einen **Meditations-Bereich**, wo wettergeschützt Sitzmöglichkeiten Orte der Betrachtung/Kontemplation bieten.
4. Einen **Work-Out-Bereich**, wo Outdoor-Krafttraining möglich ist (überdacht, einige Hanteln und ausgewählte, einfache Übungsgeräte).
5. Eine „**Wilde Ecke**", eine ungenutzte, wildwachsende Fläche z. B. mit Ruderalvegetation (*Hard* 1998; http://www.spiegelacker.ch/content/allgemeine-infos-zu-ruderalfl%C3%A4chen), wo die „Kraft der Natur", Qualitäten des Lebens-/Überlebens, der Vergesellschaftung, der Selbstorganisation sichtbar werden.
6. **Funktionsräume**: Lager-/Geräteschuppen, funktionaler Arbeitsraum, Teeküche, gemütlicher Gemeinschaftsraum für Schlechtwetteraufenthalt, Werken, Bastelarbeit in der kalten Jahreszeit etc.

Diese verschiedenen aufgeführten Möglichkeiten theoretisch und praxeologisch – besonders auch störungsspezifisch – zu entwickeln, zu dokumentieren und dann auch durch Forschung zu überprüfen, das sind Aufgaben, die man in der *„horticultural therapy"* in Angriff nehmen muss, wobei sich breite Forschungsaufgaben stellen: Neben quantitativen Studien, die evidenzbasiert die Wirkung therapeutischer Interventionen allgemein und im Besonderen störungsspezifisch beforschen, ist Ausbildungsforschung notwendig, die überprüft, ob die Ausbildungen tatsächlich gute Ergebnisse haben. Qualitative Studien müssen Feinstrukturen von Behandlungsprozessen, aber auch von Lehr- und Lernprozessen untersuchen. Feldstudien sollten mit Bedarfsanalysen und Akzeptanzstudien die verschiedenen Aufgaben zu erfassen suchen, die sich für die Gartentherapie stellen. Es fehlt bislang ein Rahmenplan für gartentherapeutische Forschung, wie ich ihn vergleichbar z. B. für das Feld der Suchtkrankentherapie erstellt habe (*Petzold* 1994h, 2006r) und der sehr leicht auf das Feld der

Garten- und Landschaftstherapie übertragen werden könnte. Ohne eine solche Übersicht ist eine „Feldentwicklung" schwierig und kann nicht systematisch betrieben werden.

3. Behandlungsprozessbezogene Qualitätsdokumentation

Im Bereich von **Psychotherapie** und **Soziotherapie** sind neben empirischen Evaluationen von therapeutischen Maßnahmen durch Therapieforschung im quantitativen Paradigma und neben qualitativen Studien Modelle der Prozessdokumentation entstanden, die nach einem strukturierten Raster Behandlungsprozesse dokumentieren. Dieses Vorgehen schließt an eine Tradition an, die sich bis ins Alte Ägypten verfolgen lässt: den „Fallbericht", mit dem Mediziner Erfahrungen, die sie in der Behandlung von PatientInnen gemacht haben, dokumentieren und weitergeben, um so medizinisches Erfahrungswissen zu sichern und für die Behandlung weiterer PatientInnen durch andere TherapeutInnen verfügbar zu machen. Damit werden natürlich höchst subjektive Daten, die Sicht eines Behandlers auf einen Menschen/Kranken, zur Grundlage scheinbar „objektivierten" Wissens gemacht, sie werden zur wichtigen, bei *Freud*, dem Begründer der Psychoanalyse, sogar zur zentralen Quelle der Theorienbildung.

Ein solcher Ansatz birgt natürlich Risiken. Er ist anfällig für a) Fehlerbildung, b) Einseitigkeiten, c) Fälschungen. Die „Fallgeschichten" von *Sigmund Freud* bieten, wie die Forschung überzeugend gezeigt hat, ein Beispiel für alle drei Risiken. Die Untersuchungen etwa von *Sulloway* (1979, 1991, 2009) und anderen Psychotherapiehistorikern (*Meyer* et al. 2005; *Sieper, Petzold* 2014) zu den berühmten „Fallberichten" *Freud*s – zum Teil anhand der aufgefundenen Originalaufzeichnungen – haben gezeigt, dass diese Kasuistiken von ihm zur Untermauerung seiner Theorien – besser ist es, von Mythemen zu sprechen, – verfälscht wurden. Keiner dieser Patienten wurde geheilt, was die Psychoanalyse selbst unter Druck brachte (*Leitner, Petzold* 2009). Damit – und es lassen sich viele andere Negativbeispiele finden, wie bei *C. G. Jung* oder die berühmte gefälschte Kasuistik von *Hug-Hellmut* (1919) – waren die „Fallberichte", die sich natürlich nicht nur in der Medizin, sondern auch in Psychotherapie, Sozialarbeit usw. finden, in Verruf geraten (*Jonsen, Toulmin* 1990). Es wurden ethische Fragen aufgeworfen etwa durch die Arbeiten von *Albert R. Johnson* und es wurden die „Zweifel an der psychoanalytischen Wahrheit", die in anthropologischer, erkenntnistheoretischer, klinischer und neurowissenschaftlicher Sicht angemeldet worden waren (*Sieper, Orth, Petzold* 2009; *Sieper, Petzold* 2014), durch die „manipulierten Fallberichte" *Freud*s noch verstärkt. Andererseits gab es auch seriösere Traditionen der Fallberichte, wie die neurologischen Patientengeschichten von *Alexander R. Lurija* (1991, 1993; vgl. *Petzold, Michailowa* 2008), die nicht nur Lebensgeschichten als psychologische Realität eines Patienten dokumentierten, sondern sie auch in ihrer *physiologischen*

Dimension als *zerebral* aufgezeichnete Geschichte zu verstehen suchten (*Jantzen* 2004; *Métraux* 2004). Dieser Ansatz von *Lurija* hat den Anstoß zu den berühmten „Fallgeschichten" von *Oliver Sacks* (1993, 1994, 1995) gegeben, bei denen man natürlich sehen muss, dass das Gehirn nicht nur objektive „historische Wahrheit" aufzeichnet, sondern immer auch subjektiv erlebte Geschichte, eine „narrative Wahrheit" (*Spence* 1982), durch die sich persönliche Identität als „narrative Identität" konstituiert (*Ricoeur* 1989, 1990; *Petzold* 2001p, 2012q). Damit kommt die *psychologische Dimension* erlebter und – in der Therapie – erzählter Biographie ins Spiel. Im Integrativen Ansatz messen wir ihr große Beachtung bei (*Swanton* 2010), ist sie doch Grundlage der Bearbeitung gelungenen und misslungenen Lebens und seiner Aus- und Nachwirkungen, die wir durch „Biographiearbeit" (*Petzold* et al. 2016f) angehen: im psychotherapeutischen (ebd.; *Salahshour* et al. 2013), supervisorischen (*Petzold, Orth-Petzold, Ratz* 2011), soziotherapeutischen (*Scheiblich* et al. 2016), naturtherapeutischen (vgl. den Beitrag von *Krüskemper* in diesem Buch) und auch im agogischen Kontext (*C. Petzold* 1972).

Die Dokumentation klinischer Behandlungsprozesse ist wichtig, wenn sie in *systematischer* und überprüfbarer Weise erfolgt. Das wurde erkannt und führte zu einem „Revival of Casuistry" (*Arras* 1991; *Hunter* 1989). Es wurden Versuche unternommen, „Fallgeschichten" verlässlicher abzufassen (*Düwell, Pethes* 2014) und sie zu einem Instrument der Dokumentation „relevanten Praxiswissens" zu machen, um das Wie, bei der praxeologische Umsetzung von Theorien fassbarer werden zu lassen. Im psychoanalytischen Bereich sind hier die Arbeiten von *Ulrich Stuhr* (2007) zu nennen. Auch in der neueren Psychotherapie und in der Sozialarbeit/Sozialpädagogik (*Büttner-Yu* 2005; *Schwabe* 2002) wurden Anstrengungen unternommen, PatientInnensituationen und Behandlungsprozesse objektivierend zu dokumentieren durch standardisierte „Fallberichte". Es entstanden internationale Leitlinien der Falldokumentation für den medizinischen bzw. den Gesundheitsbereich, wie die CARE-Leitlinie (http://www.care-statement.org ; *Gagnier* et al. 2013), um Fallberichte in einer evidenzbasierten Medizin als Wissensquelle und Methode der Forschung nutzen zu können (*Jenicek* 2000). Zudem entstanden eigene Fachorgane wie das *„Journal of Medical Case Reports"*.

Für den Bereich der Psychotherapie hat sich noch kein übergreifender Standard herausgebildet. So finden sich verschiedene Anleitungen im Bereich der Psychotherapieausbildung oder auch der Sozialarbeit, wie man „Fallberichte" erstellen soll:

http://www.ipkj.ch/richtlinien-fuer-fallberichte.html
http://www.wapp.psychologie.uni-wuerzburg.de/fileadmin/06020102/downloads/Formblaetter/Gliederung_Fallbericht.pdf,
Falldatenbanken: http://www.dowas.de/Faelle.html

Eine Schwierigkeit besteht darin, dass die unterschiedlichen Psychotherapiemethoden theoretisch und methodisch so disparat sind, dass eine übergreifende Basis schwierig zu finden ist. Für Soziotherapie und Supervision gilt das in gleichem Maße, weil in der Dokumentation, die ja theoriegeleitet und theoretisch begründet sein soll, auch ein konsistenter theoretischer Rahmen gegeben sein muss. Und bei dem hapert es auch schon – er ist eben aus inhaltlichen Gründen bei den Sozialarbeitern anders als bei den Psychotherapeutinnen und wieder anders bei den SupervisorInnen.

4. Das Integrative Modell der Prozessdokumentation

Wir haben für die **Integrative Therapie** und ihre Methoden einen solchen Rahmen erarbeitet und ihn für die Psychotherapie und Soziotherapie zugepasst, um von „arbiträrer Kasuistik" (*Petzold, Orth-Petzold* 2013) wegzukommen. Dabei war uns die Entwicklung der methodischen und praxeologischen Qualität wichtig, aber auch die Entwicklung der Theoriequalität, denn beides ist die Voraussetzung für eine gute Forschungsqualität (*Steffan, Petzold* 2001). Dieses System wurde seit Ende der 1980er Jahre sukzessive für die „Europäische Akademie für biopsychosoziale Gesundheit" unter Bezug auf die sich entwickelnden Arbeiten zur Qualitätssicherung im psychosozialen Feld (*Laireiter, Vogel* 1998) erarbeitet und zwar zunächst für die Psychotherapieforschung und über Jahrzehnte in der Forschung genutzt.

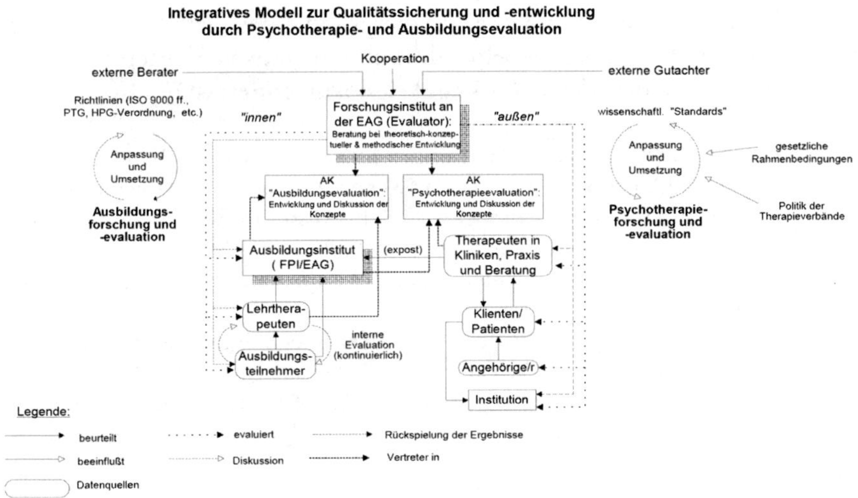

Abb. 1: Integratives Modell zur Qualitätssicherung (aus: *Petzold, Steffan* 2002b)

Von diesem elaborierten System konnten und können alle Weiterbildungszweige an der EAG profitieren. Es wurde zu einem „optimal quality system“ ausgebaut.

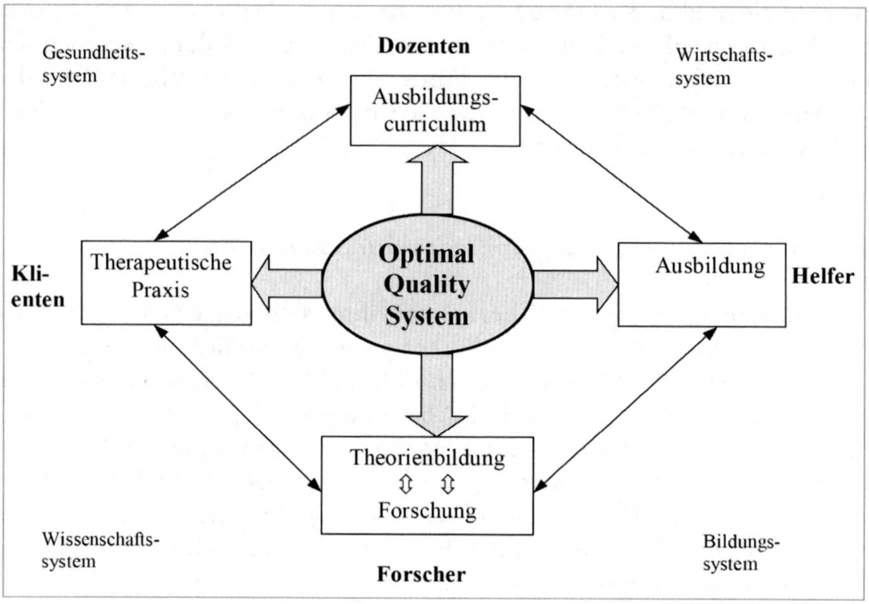

Abb. 2: Das „Optimal Quality System“ (OQM) im Integrativen Ansatz der Therapie, Agogik, Supervision (aus *Steffan, Petzold* 2001)

Es wurden spezifische Instrumente zu Überprüfung der „Verfahrenstreue“ entwickelt, um zu überprüfen: Arbeite ich nach integrativen Konzepten und mit integrativen Methoden, deren Wirksamkeit dokumentiert ist?

> *Petzold, H. G.* (2005s): Qualität in Therapie, Selbsterfahrung, Ausbildung. Ergebnisse einer Ausbildungsevaluation (n = 7068) und Instrumente der Qualitätsdokumentation: EAG-Stundenbegleitbogen, IT-Checkliste, IT-Therapieprozessdokumentation. In: Integrative Therapie 3/2005, 294-326. http://www.fpi-publikation.de/images/stories/downloads/polyloge/petzold_qualitaetssicherung_polyloge-22-2008c.pdf
>
> *Petzold, H. G.* (2008d): Qualitätssicherung in der Integrativen Therapie. Stundenbegleitbögen, IT-Checkliste, Zielkartierung, Willensdiagnostisches Interview als Instrumente für die Praxis. In: POLYLOGE 22/2008. http://www.fpi-publikation.de/images/stories/downloads/polyloge/petzold_qualitaetssicherung_polyloge-22-2008c.pdf

Es waren bei diesen Versuchen viele methodische und ethische Probleme zu bewältigen und sind es noch, Themen, die in den „neuen Naturtherapien“ auch in der internationalen Literatur kaum angegangen worden sind. Hier können wir aus den Erträgen unserer Psychotherapie- und Supervisionsforschung für die Gartentherapie Nutzen ziehen. Exemplarisch genannt sei das zentrale Problem der PatientInnen-Integrität, beginnend mit der PatientInnensicherheit (*patient security*) bis zum Respekt vor den persönlichen Daten, die durch die Verschwiegenheitsverpflichtung, die Unzulässigkeit der Weitergabe persönlich anvertrauter Geheimnisse und durch den Datenschutz allgemein und spezifisch von PatientInnendaten rechtlich gewährleistet ist und beachtet werden muss. Das gilt auch und gerade in der Supervision, wo man oft nachlässig und ohne die erforderliche Zustimmung der PatientInnen „Fälle" in der „Fallsupervision" präsentiert – in unzulässiger Weise, wenn keine rigorose Anonymisierung erfolgt (*Petzold, Rodriguez-Petzold* 1996; *Eichert, Petzold* 2003a). Eine solche behindert indes supervisorische Arbeit massiv. Man gerät in ein „Transparenzdilemma" – was muss mitgeteilt werden, was darf nicht mitgeteilt werden (*Petzold, Orth-Petzold, Sieper* 2016) –, dem man große Aufmerksamkeit schenken muss und bei dem man die PatientInnen unbedingt einbeziehen muss, indem man sie an den Ergebnissen der Supervision mitbeteiligt und im *„informed consent"* Therapieziele gemeinsam bearbeitet. Nur dann wird man der rechtlichen Situation und mehr noch dem ethischen Postulat des „Respekts vor der Würde des Anderen" gerecht, dessen „Integrität" es zu sichern gilt (*Petzold, Orth* 2011). Und man entgeht der „Verdinglichung des Anderen", denn **„Menschen sind keine Fälle"** (*Petzold* 2016h). Sie sind Mitmenschen, Rechtssubjekte, mündige Mitbürger. Wir haben deshalb die Begriffe „Fall", „Fallbericht", „Fallsupervision" etc. rigoros gestrichen. Der Begriff „Fall" verstellt überdies auch das Faktum, dass wir in Therapien und Beratungen mit unseren KlientInnen und PatientInnen „in Beziehungen" arbeiten, mit ihnen in „Prozessen stehen". Wir sprechen deshalb von „Prozessberichten", von „Prozesssupervisionen", von „PatientInnensituationen" statt von „Fällen" (ebd.). Für die Dokumentation der Behandlungs- und Beratungspraxis und ihrer supervisorischen Begleitung haben wir deshalb ein standardisiertes Dokumentationsverfahren entwickelt, die „Behandlungsjournale", die in den Ausbildungszweigen Psychotherapie, Soziotherapie und Supervision verpflichtend sind und für den Abschluss der Ausbildung vorgelegt und angenommen werden müssen. Diese Journale sollten supervisorisch begleitet werden und im Prozess der Erstellung können sie durchaus, wenn indiziert und möglich, mit den PatientInnen besprochen werden.

Für die naturtherapeutischen Zweige Garten- und Landschaftstherapie, Waldtherapie, tiergestützte Therapie sind diese Journale bislang nicht verpflichtend. Hier hat sich noch keine Tradition entwickelt. Es können zwar die Modelle der anderen Methoden des Integrativen Ansatzes (Psychotherapie, Soziotherapie; *Salahshour* et al. 2013; *Scheiblich* et al. 2016) übernommen werden, aber sie müssen Adaptierungen erfahren. *Susanne Krüskemper* hat sich in ihrer Abschlussarbeit (dieses Buch S. 611ff.) die Aufgabe gestellt, das Modell der Behandlungsjournale, wie es in Psycho- und Soziotherapie erprobter Standard ist (*Petzold, Orth-Petzold, Patel* 2010; *Scheiblich* et al. 2016), das sich aber auch in den Kreativtherapien gut etabliert hat, auf der Basis des **Soziotherapiejournals** (Matrix-Journal: *Petzold, Orth-Petzold, Patel* 2010 mit den Ergänzungsmodelljournalen: *Salahschour* et al. 2013, *Scheiblich* et al. 2016) anzupassen – ein sehr nützliches Unterfangen. Es ist zu hoffen, dass noch mehr KollegInnen aus dem Bereich der Naturtherapien diesen Weg der Abschlussarbeit wählen, damit sich ein ähnlicher „body of knowledge" entwickelt wie in den anderen Bereichen der Integrativen Therapie. Erfahrungen aus dokumentierter Praxis können für den gesamten Bereich der Garten- und Landschaftstherapie, der Waldtherapie und tiergestützten Intervention nützlich werden. Neben diesen Möglichkeiten feinkörniger Praxisdokumentation, durch die das klinische gartentherapeutische Know-How wachsen kann, störungsspezifische Praxeologien und Methoden entwickelt werden können, wird es natürlich für die Gartentherapie unerlässlich, allgemeine und störungsbildbezogene Wirksamkeitsstudien auf den Weg zu bringen (*Haubenhofer*, dieses Buch S. 159), damit noch mehr evidenzbasierte Wirkungsnachweise erbracht werden können. Diese Studien sind wichtig, können aber niemals allein den Maßstab für die Bewertung der Gartentherapie hergeben, denn sie bietet die Chance, gesundheitsbeeinträchtigende Lebensstile zu verändern, was der Psychotherapie oft nur sehr schwer gelingt (*Petzold* 2014h, i), und einen nachhaltigen Transfer in das Alltagsleben der PatientInnen zu ermöglichen durch Teilnahme an Stadtacker-, Guerilla-Gardening-Projekten oder ähnlichem (*Petzold, Orth-Petzold, Orth* 2013), die sich immer größerer Beliebtheit erfreuen und eine gesundheitsprophylaktische Wirkung haben, auf die wir in der Welt der Städte, Groß- und Megastädte nicht verzichten können.

5. Literatur

Beiträge von Petzold sowie Petzold und MitautorInnen finden sich im Literaturgesamtverzeichnis am Ende des Bandes.

Arras, J. D. (1991): Getting Down to Cases: The Revival of Casuistry in Bioethics. In: The Journal of Medicine and Philosophy 16, 29-51.

Büttner-Yu, B. (2005): Diagnostisches Fallverstehen in der Jugendhilfe. http://archiv.dissens.de/de/dokumente/pubs/buettner-yu-fallverstehen_in_der_jugendhilfe.pdf (zuletzt aufgerufen 1.4.2017).

Deutsches Institut für Medizinische Dokumentation und Information: ICF – Internationale Klassifikation der Funktionsfähigkeit, Behinderung und Gesundheit (Stand Oktober 2005). dimdi.de (zuletzt aufgerufen: 1.4.2017)

Düwell, S., Pethes, N. (2014): Fall – Fallgeschichte – Fallstudie. Frankfurt a. M., New York: Campus.

Effenberger, M. (2011): Lebensqualität und Wohlstand auf dem Prüfstand: Warum die Deutschen so reich und dennoch so arm sind. Hamburg: Diplomica.

Frank, R. (2007): Therapieziel Wohlbefinden: Ressourcen aktivieren in der Psychotherapie. Heidelberg: Springer.

Gagnier, J.J., Riley, D., Altman, D. G., Moher, D., Sox, H. (2013): The CARE guidelines: consensus-based clinical case reporting guideline development. In: Deutsches Ärzteblatt International. Band 110, Nr. 37, 1. September 2013, 603-608. DOI: 10.3238/arztebl.2013.0603, PMID 24078847, PMC 3784031.

Grimal, P. (1996): The Dictionary of Classical Mythology. London: Wiley-Blackwell.

Hadot, I. (1969): Seneca und die griechisch-römische Tradition der Seelenleitung. Berlin: de Gruyter.

Hadot, P. (1991): Philosophie als Lebensform. Geistige Übungen der Antike. Berlin: Gatza.

Hadot, P. (1995): Philosophy as a Way of Life: Spiritual Exercises from Socrates to Foucault. Malden: Blackwell.

Hadot, P. (2002): La Philosophie comme manière de vivre. Paris: Albin Michel.

Hard, G. (1998): Ruderalvegetation: Ökologie und Ethnoökologie, Ästhetik und „Schutz". In: Notizbuch der Kassler Schule Bd. 49.

Hennessey, R., Mangold, R. (2008): Der Qualität Leben geben. In: NOVA. Das Fachmagazin für Pflege und Betreuung, 44-45.

Hennessey, R., Mangold, R. (2012): Das Konzept Lebensqualität. Der Arbeit mit Menschen mit Behinderung Leben geben. In: Schweizerische Zeitschrift für Heilpädagogik 3, 27-33.

Horn, C. (1998): Antike Lebenskunst. Glück und Moral von Sokrates bis zu den Neuplatonikern. München: Beck.

Hossenfelder, M. (1996): Antike Glückslehren. Kynismus und Kyrenaismus, Stoa, Epikureismus und Skepsis. Stuttgart: Alfred Kröner.

Hossenfelder, M. (2017): Geschichte der Philosophie Bd. 3. Die Philosophie der Antike 3: Stoa, Epikureismus und Skepsis. München: Beck.

Hug-Hellmuth, H. (1919): Tagebuch eines halbwüchsigen Mädchens. Leipzig, Wien: Internationaler Psychoanalytischer Verlag.

Hunter, K.M. (1989): A Science of Individuals: Medicine and Casuistry. In: Journal of Medicine and Philosophy 14, 193-220.

Jantzen, W. (2004) : Gehirn, Geschichte und Gesellschaft: Die Neuropsychologie Alexander R. Lurijas (1902-1977). Berlin: Lehmanns Media.

Jenicek, M. (2000): Clinical Case Reporting in Evidence-Based Medicine. Hamilton (Ontario), Montreal (Quebec): Hodder Arnold Publication.

Jonsen, A. R. (1986): Casuistry and Clinical Ethics. In: Theoretical Medicine 7, 65-74.

Jonsen, A.R. (1991): Casuistry as Methodology in Clinical Ethics. In: Theoretical Medicine, 295-307.

Jonsen, A. R., Toulmin, S. (1990): The Abuse of Casuistry: A History of Moral Reasoning. Berkeley: Univ. California Press.

Jost, L.J., Shiner, R.A. (2002): Eudaimonia and Well-Being. Ancient and Modern Conceptions. In: Apeiron 35, Nr. 4.

Laireiter, A., Vogel, H. (1998): Qualitätssicherung in der Psychotherapie und psychosozialen Versorgung. Tübingen: dgvt.

Lurija, A.R. (1991): Der Mann, dessen Welt in Scherben ging. Zwei neurologische Geschichten. Reinbek: Rowohlt.

Lurija, A. R. (1992): Das Gehirn in Aktion. Einführung in die Neuropsychologie. Reinbek: Rowohlt.

Lurija, A.R. (1993): Romantische Wissenschaft. Reinbek: Rowohlt.

Métraux, A. (2004): Die Lebensgeschichte im Hirn: Einige Gedanken über den pathographischen Zugang zur Neuropsychologie. In: *Jantzen, W.* (Hrsg.)(2004), Gehirn, Geschichte und Gesellschaft: Die Neuropsychologie Alexander R. Lurijas (1902-1977). Berlin: Lehmanns Media, 53-66.

Meyer, C., Borch-Jacobsen, M., Cottraux, J., Pleux, D., van Rillaer, J. (2005): Le Livre Noir de la Psychanalyse. Vivre, Penser et Aller Mieux sans Freud. Paris: Édition des Arènes.

Nussbaum, M., Sen, A. (1993): The Quality of Life. Oxford: Clarendon Press.

Orth, I. (2010): Weibliche Identität und Leiblichkeit – Prozesse „konvivialer" Veränderung und Entwicklung – Überlegungen für die Praxis. In: *Petzold, H. G., Orth, I. Sieper, J.* (2010a): Gewissensarbeit, Weisheitstherapie, Geistiges Leben – Themen und Werte moderner Psychotherapie. Wien: Krammer, 245-278.

Petzold, Ch. (1972b): Lebendige Geschichte – alte Menschen berichten. Anleitung zur Arbeit mit Biographie und biographischen Erfahrungen nach *Hilarion G. Petzold*. Büttgen: VHS Büttgen. http://www.fpi-publikation.de/artikel/textarchiv-h-g-petzold-et-al-/index.php

Reil, J. Ch. (1803): Rhapsodieen über die Anwendung der psychischen Curmethode auf Geisteszerrüttung. Halle: Curtsche Buchhandlung.

Ricoeur, P. (1989): Zeit und Erzählung. Band II. Zeit und literarische Erzählung. München: Fink.

Ricoeur, P. (1990a): Soi-même comme en autre. Paris: Seuil.

Roscher, W. H. (1902): Ausführliches Lexikon der griechischen und römischen Mythologie. Band 3,1. Leipzig: Teubner. https://archive.org/details/ausfhrlichesle0301rosc

Sacks, O. (1993): Lurija und die romantische Wissenschaft. In: *Lurija* (1993), 7-22.

Sacks, O. (1994): Folgen von Lurijas Konzeption für eine veränderte Rehabilitationspraxis bei Hirnschädigungen. In: *Jantzen* (1994), 108-124.

Sacks, O. (1995): Der Tag, an dem mein Bein fortging. Reinbek: Rowohlt.

Schwabe, M. (2002): Hilfeplanung in Fällen von Selbst- und Fremdgefährdung. Vermutungen über Zusammenhänge und fachliche Spielräume bei der Konstruktion von Settings – zugleich ein Nachdenken über die (Nicht-)Notwendigkeit von geschlossener Unterbringung. In: Evangelischer Erziehungsverband e. V. (Hrsg.), Wenn Pädagogik an Grenzen stößt. Freiheitsbeschränkende Maßnahmen in der Jugendhilfe und die Rechte von Kindern und Jugendlichen. Hannover: Linden-Druck.

Smith, W. (1867): A Dictionary of Greek and Roman biography and mythology. Boston: Little, Brown & Co.

Spence, D. P. (1982): Narrative truth and historical truth. New York: Norton

Stuhr, U., Friedrich-Wilhelm, D. (1983): Die Fallgeschichte. Beiträge zu ihrer Bedeutung als Forschungsinstrument. Heidelberg: Asanger.

Stuhr, U. (2007). Die Bedeutung der Fallgeschichte für die Entwicklung der Psychoanalyse und heutige Schlußfolgerungen. In: Psyche 61(9-10), 943-965.

Sulloway, F. J. (1979): Freud: Biologist of the Mind. Beyond the psychoanalytic Legend. Boston: Harvard University. (Dtsch.: Freud. Biologe der Seele. Köln: Hohenheim 1979).

Sulloway, F. J. (1991): Freud's Cases Histories: the social Construction of Psychoanalysis. In: Isis 82, 245-275.

Sulloway, F. J. (2009): Geschichte der Wissenschaft und Freuds Psychoanalyse. In: *Leitner, Petzold* (2009).

Swanton, H. (2010): Die Bedeutung von Biographie in der Integrativen Supervision. In: Supervision 10/2010. http://www.fpi-publikation.de/supervision/alle-ausgaben/10-2010-swanton-helga-die-bedeutung-von-biographie-in-der-integrativen-supervision.html

Thraemer, E. (1902): Panakeia. In: *Roscher* (1902), 1482-1491.

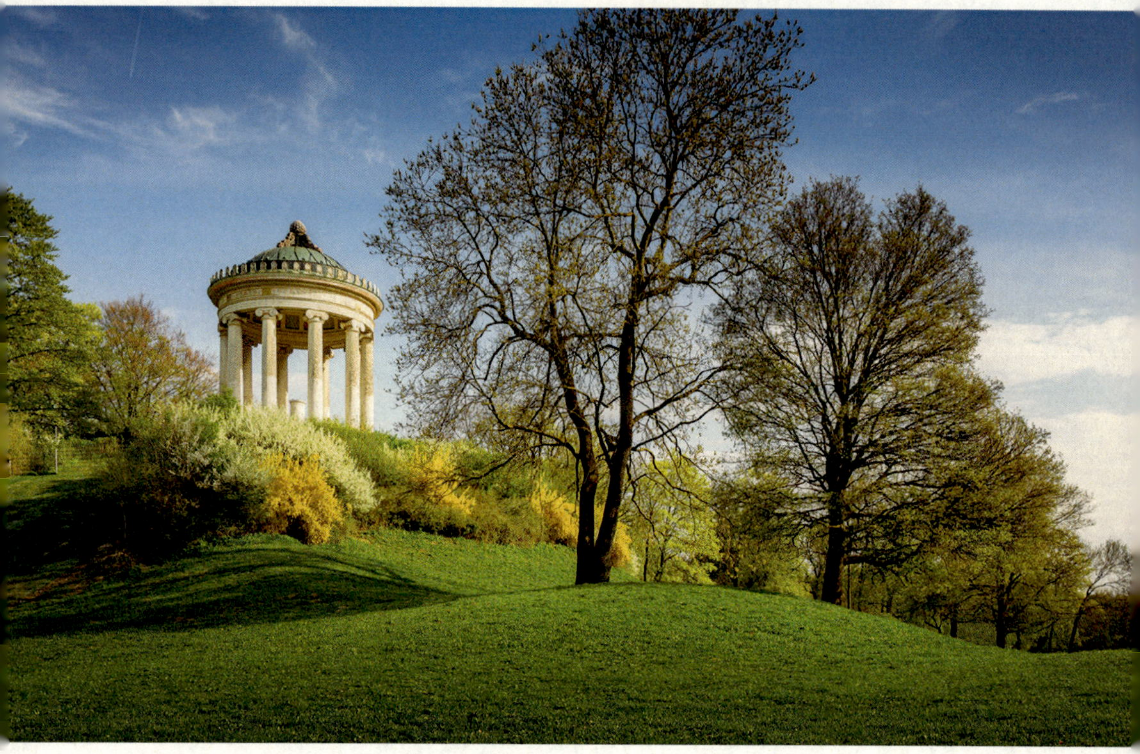

Gärten – Orte, wo Natur und Kultur sich vermählen (Englischer Garten, München)

Gärten und Landschaften – euthyme Orte für persönliche Entwicklungen und „Lebens-Kontext-Interventionen"

Hilarion G. Petzold

„Die Natur ist doch das einzige Buch, das auf allen Blättern großen Gehalt bietet."
J. W. v. Goethe, Italienische Reise 9.3.1787

„Wenn wir einen neuen Weg einschlagen und die ‚Treue zur Erde', d. h. biosphärische Erfahrung verkünden, müssen wir auf dem kategorialen Charakter des Begriffs ‚Leben' insistieren ..."
Pawel Florenskij an *Vladimir Vernadskij* 1929/1996, 212

„Garten- und Landschaftstherapie ist in jedem Moment angewandte Ökopsychosomatik."
Hilarion G. Petzold, Ilse Orth 1988, 12

Inhalt

1 Zum KONTEXT – Garten- und Landschaftstherapie als Möglichkeit der Erfahrung des Lebendigen, der Gesundheitsförderung, Psychotherapie und Kreativtherapie
2 Das KONTINUUM – Der Mensch und seine Gärten, Blicke in die Geschichte
3 Der Garten, die Bäume und die Gärtner
4 „Gartenverstehen" – „Selbstverstehen" – „Gartenträume"
5 Literatur

1 Zum KONTEXT – Garten- und Landschaftstherapie als Möglichkeit der Erfahrung des Lebendigen, der Gesundheitsförderung, Psychotherapie und Kreativtherapie

Alles hat eine Geschichte, so auch, wenn ein Psychotherapeut, langjährig im Felde psychotherapeutischer Heilkunde tätig, sich mit Themen wie Garten- und Landschaftstherapie befasst, Natur – Bäume, Pflanzen, Tiere, Feld und Wald, Garten und Parks – in die Behandlung seiner PatientInnen einbezieht, dann kommt auch seine Geschichte zum Tragen (*Petzold* 2011i, j). In Düsseldorf lag meine Praxis lange Jahre im „Zooviertel" an der Brehm-Straße unmittelbar an einem der großen städtischen Gärten, dem „Zoopark", in den ich von meinem Gruppentherapieraum im 5. Stock hineinblicken konnte, und in den ich immer wieder mit PatientInnen zu „ambulatorischen" Therapiesitzungen ging – *Freud* pflegte das auch in den Wiener Parks zu tun, etwa wenn *Jung* von Zürich zur Analyse kam. *Sokrates* führte mit Schülern „einzeltherapeutische" Lehrgespräche in Gärten vor der Stadt. Die Natur schließt auf für therapeutische Prozesse, das erlebte ich schon beim therapeutischen Laufen mit meinen Drogenpatienten Ende der 1960er Jahre im Park von Schloss Rambouillet und im dortigen Staatsforst. Dass ich das Couch-Setting, das Setting der zwei oder drei Stühle aufbrechen konnte, hat mit meiner Geschichte zu tun. Keiner meiner frühen KollegInnen in der Psychotherapieausbildung hatte das gemacht, mit PatientInnen in den Park oder Stadtgarten zu gehen. Es lohnt sich für jeden Psychotherapeuten, über seine Geschichte mit Gärten und Wäldern nachzudenken und PatientInnen an ihre Geschichte mit Gärten und Landschaft zu erinnern, denn meistens sind es salutogene Erfahrungsräume, Orte heilsamer und beglückender „Ökologisation" (*Petzold* 2006p), mit denen man da in Kontakt kommt.

Ich selbst bin in einer naturliebenden Familie groß geworden, einer gärtnernden zumal mit einer langen gärtnerischen Tradition, und ich verbrachte meine Kinderjahre in ihren weiträumigen Gärten. Seit meiner Landwirtschaftslehre 1961/62 habe ich mich mit Landschaft, Natur, Gärten befasst, mit ihrer Wirkung auf Menschen. Ich habe die wohltuenden, „euthymen" Effekte von Naturerleben an mir selbst und an anderen erlebt und habe diese Erfahrungen in meine ersten psychotherapeutischen und sozialtherapeutischen Projekte mit Suchtkranken Ende der sechziger Jahre eingebracht. Die über die Jahre gemachten Erfahrungen haben für mich und meine KollegInnen bestätigt: es gibt weniges, das aufbauender wirkt als Naturerleben. Es werden uns durch Landschaft und Garten Erlebnis-, Erfahrungs-, Gestaltungsräume für das „Lebendige", das wir ja auch selbst sind, eröffnet, die in Gesundheitsförderung, Psycho-, Sozio- und Kreativtherapie genutzt werden können. So kann man Menschen zum Projekt eines „persönlichen Gartens" anleiten, das, selbst auf einem kleinen Raum (z. B. Balkon) angelegt, ***aktiv*** und ***produktiv*** realisiert werden kann. Oder in der Therapie wird zur ***rezeptiven***, systematischen Erkundung eines „präferierten Areals" in einem ausgewählten „Erfahrungsfeld"[1] ermutigt. Therapeutisch-erlebnispädagogisch begleitet erschließen PatientInnen/KlientInnen sich dann eine Landschaft, so dass sie mit ihr in einer Tiefendimension vertraut werden (durch Spaziergänge, Laufparcours) und sie „jeden Baum und Strauch" in den jahreszeitlichen Wechseln kennen. Es entsteht so ein „safe place in nature", der sicher ist, weil er zugleich auch ein „Ort der Erkenntnis" ist, der Naturerkenntnis, die zugleich auch Selbsterkenntnis wird. Mit solchen Erfahrungsfeldern in der Natur – einem Garten, einem Beet, einer Waldlichtung – als Ausschnitten aus dem Ganzen der Welt können uns Tiefendimensionen mundaner Erfahrung vermittelt werden, das Begreifen: wir leben in ***einer*** Welt des Lebendigen, der wir zugehören. *Merleau-Ponty* (1964) sah uns über unsere Leiblichkeit mit der ganzen Welt verbunden: „Wir gehören zum Fleisch der Welt", wir sind eingewoben

1 Wir greifen hier auf das integrative Konzept eines „kampanalen Feldbegriffs" (von *Kamp* = Garten, Feld, engl. Camp) mit seinen Arealen als sozioökologischem Konstrukt – das *Lewin*'sche physikalistische Feldkonzept übersteigend – zurück, das wir in unserer Supervisionstheorie entwickelt haben (*Petzold, Ebert, Sieper* 1999/2011).

in die Natur (*idem* 1994).[2] „Der Mensch ist die Summe der Welt, ihr gedrängter Konspekt" (*Florenskij* 1994, 159). Man kann ein solches Denken zurückverfolgen über *Novalis, Goethe, Cusanus, Boethius* bis in die Antike etwa zu *Aristoteles* (Phys. VIII 2, 252 b 26), Autoren, die den Menschen als „Mikrokosmos" sahen, ἄνθρωπος μικρός κόσμος, *Demokrit* (fr. B 34).[3] Naturtherapeutisches Denken wird sich durchaus auch mit solchen Ideen (*Florenskij* 1988, 1994, 156ff.) und ihren naturwissenschaftlichen, philosophischen und ökologietheoretischen Ausfaltungen[4] – etwa mit den Positionen von *T. de Chardin, P. Florenskij, J. Lovelock, L. Margulis, A. Næs* u. a. (vgl. *Samson, Pitt* 1999) – befassen müssen, vor allem aber mit den Arbeiten von *Vladimir Ivanovitsch Vernadskij,* der „Darwin der Geowissenschaften". Er konzipierte auf dem Boden naturwissenschaftlicher bio-geochemischer Forschungen die Idee der „Biosphäre" (*Vernadskij* 1924, 1926) als der Gesamtheit der irdischen Organismen mitsamt dem Raum, den sie bewohnen und in Wechselwirkungsprozessen miteinander gestalten (*Vernadskij* 1945, 1996; *Levi* 2001). Wir sind als Lebendige mitten im **Leben des Lebendigen.** „Der Mensch steht der Welt nicht gegenüber, sondern ist Teil des Lebens, in dem die Strukturen, der Sinn, das Sichtbarwerden aller Dinge gründen" (*Merleau-Ponty* 1964). In die Lebensprinzipien dieses Miteinanders einzutauchen, um sie auf den verschiedensten Ebenen im Tun, Denken und Fühlen zu verstehen, wird für uns Menschen – auf der Mikroebene unseres Gartens und auf der Makroebene der ökologischen Biosphäre – wichtig sein, um uns zu verstehen. Das bedeutet, auch uns in der Welt und die Welt mit uns, damit wir uns in ihr und mit ihr „organisch", ja „ökosophisch" (*Petzold* 1961, 2006p) – in einer weisen, naturgerechten Art – verhalten. Wir sind heute ja in eine Situation geraten, in der wir erkennen müssen, dass unsere Erde, dieser „planetarische Garten" (*jardin planétaire, Clément, Jones* 2006), wie jeder Garten in seinen Ressourcen, begrenzt ist und deshalb verantwortlich gehegt und gepflegt werden muss, und wir als Teile des Gartens bedürfen selbst auch der rechten Pflege. Dabei ist das Paradox zu begreifen, dass wir zugleich Hegende und zu Hegende sind, denn wir haben niemanden, der „uns unter Artenschutz stellt", als uns selbst. Ein Erkennen dieses überlebenswichtigen, „fruchtbaren Paradoxons" geschieht im konkreten Lebensvollzug eines „*Lebens des Lebens im intensivierten Kontakt mit der Natur*" (*Petzold* 1961) und verlangt von uns eine „gesteigerte Aufmerksamkeit im Anschauen des Lebens" (*Florenskij* 1993, 41). Ein solches aufmerksames, achtsames *Wahrnehmen, Erfassen, Verstehen und Erklären* (*Petzold* 2003a) kann sich, wird es geübt, über das Leben hin vertiefen und führt zu rekursiven, selbstverstärkenden Erkenntnisprozessen, die die zentrale Aufgabe des menschlichen

---

2 Wir beziehen uns in diesen „tiefenökologischen" Fragen lieber auf *Merleau-Ponty* (1994) oder *Vernadskij* (1929) als auf den „*deep ecology movement*" (*Arne Næs* 1972) in seinen spiritualisierenden Richtungen, obgleich er in seinen sehr heterogen Beiträgen auch vieles Nützliche enthält (*Næs* et al. 1995; *Drengson, Inoue* 1995).

3 Vgl. *Eisler* 1904, Stichwort „Mikrokosmos": http://www.textlog. de/4443.html

4 Vgl. Brief von *Florenskij* an *Vernadskij* 21.9.1929 (zit. in *Florenskij* 1996, 209ff.).

Lebens, sich in Kontext und Kontinuum, in Lebensraum und Lebenszeit immer besser verstehen zu lernen, voranbringt. „**Ökologische Achtsamkeit**", das ist eine Aufgabe, vor der viele PatientInnen, aber letztlich alle Menschen stehen. Natur-, Garten- und Landschaftserfahrungen als solche und in therapeutischen Arbeitsformen können diese Aufgaben in fördernder und heilsamer Weise unterstützen, in denen sich Menschen „selbst zum Projekt" ihrer Selbsterkenntnis und Selbstgestaltung machen (*Petzold* 1999q).

Auch wissenschaftlich finden Landschaft, Garten, „Greenery" immer mehr Beachtung.[5] Die positiven Einflüsse und Wirkungen durch Landschaft und Garten sind gut dokumentiert (vgl. z. B. *Kuo* 2004; *Maas* et al. 2006; *Mitchell, Popham* 2007; *Ruhe* 2003; *Taylor, Kuo* 2006) und wurden schon in der Antike erkannt und für Erbauung, Erholung, Heilung, Genesung, für Feiern und Feste der Freude genutzt. Gärten hatten aber auch Orte der Besänftigung, des Trostes, der meditativen Besinnung (*Petzold*, dieser Band S. 900ff.). Die „Erholungs- und Lustgärten", die Schlossparks und Hofgärten des Adels hatten eine ähnliche Funktion. Als ihre Gesundheit und Wohlbefinden fördernde Wirkung in reflektierter Weise erkannt wurde, hat man im ausgehenden 18. Jahrhundert erste Hofgärten für die Bevölkerung geöffnet oder angelegt – der erste wurde 1769 in Düsseldorf durch *Karl Theodor zu Pfalz-Sulzbach*, Kurfürst und Herzog von Jülich-Berg, „zur Lust der Einwohnerschaft" eingerichtet (*Redlich, Hillebrecht, Wesener* 1893; *Lange* 2006). Weitere Öffnungen von Hofgärten und Anlagen von öffentlichen Gärten, so genannten „Volksgärten", folgten (*Schediwy, Baltzarek* 1982). Sie hatten das erklärte Ziel, der Stadtbevölkerung im unmittelbaren Kontext der Stadt durch den Zugang zur Natur Orte der Erholung zu bieten. Das waren Maßnahmen urbaner Gesundheitsfürsorge und -förderung. Auch die im 18. Jahrhundert mit dem Erstarken des Bürgertums aufkommenden „Erholungsgesellschaften" oder „Erholungsvereine", die Kunst und Kultur verbanden und pflegten, richteten Gärten und Parks ein – genannt sei der 1846 für die „Weimarer Erholungsgesellschaft" von *Eduard Petzold* angelegte Park (op. 23, *Rohde* 1998, 263). Die Dichter und Denker dieser Zeit haben an diesen Entwicklungen einen bedeutenden Anteil gehabt. Adels- und Bürgergesellschaft kamen hier in eine Annäherung über ein „**Natur und Kultur**" verbindendes Denken (*Kreutzmann* 2008), wie der schöne Band von *Vulpius* und *Huschke* (1965) „Park um Weimar: ein Buch von Dichtung und Gartenkunst" zeigt. **Natur** und **Kultur** sind über die „ästhetische **Erfahrung**", die erfreuend, erbauend und heilsam ist, verbunden. In diesem Milieu treten Garten und Park auch im Kontext der Behandlung psychischer bzw. psychiatrischer Erkrankungen in Erscheinung. Der Begründer der modernen Psychiatrie – er prägte 1808 auch den Begriff (*Marneros* 2005) – *Johann Christian Reil* (*1759 Rhaude, † 1813

5 Ein wichtiges Zentrum ist „**The Landscape and Human Health Laboratory**" (LHHL), University of Illinois, Urbana Champaign, ein „multidisciplinary research laboratory dedicated to studying the connection between greenery and human health" (http://lhhl.illinois.edu/).

Halle) entwickelte in „Rhapsodieen über die Anwendung der psychischen Curmethode auf Geisteszerrüttung“, so der Titel seines Handbuches der Psychiatrie und Psychotherapie (*Reil* 1803), eine Praxeologie vielfältiger Anregung und Einflussnahme durch „psychische Heilmittel“ (*Sponsel* 1997). Alle Sinne sollten angeregt werden, auch durch die Natur. Deshalb sollte für die Behandlung psychiatrischer PatientInnen „die Anstalt in einer anmuthigen Gegend liegen“ und eine „Gärtnerey besitzen“ (*Reil* 1803, 459.) Dieses Prinzip der *„multiplen Stimulierung“* haben wir in der Integrativen Therapie übernommen, modernisiert und ausgebaut (*Petzold* 2003a, 78, 2009c). *Reil* war ein ingeniöser, vielfältiger Mann, der Natur zugetan (*Richard* 1998), philosophisch belesen und für die Volksgesundheit aktiv. Neben der ärztlichen Tätigkeit (er war auch *Goethe*s Arzt), neben seiner akademischen Arbeit zu Hirnanatomie und Physiologie war *Reil* auch als Badearzt aktiv, legte das große Bad in Halle an, zu dem selbstverständlich auch Parks gehörten. Auch für sein eigenes Haus auf dem Giebichenstein (heute „Reilsberg“) schuf er eine Parkanlage (*Ritter, Scherf* 2011). Ohne Gärten und Parks ging es in der höheren Bürgerschicht dieser Zeit nicht. Im Rückgriff auf *Spinoza* und *Schelling* vertrat *Reil* als Naturphilosoph den Vitalismus („Von der Lebenskraft“, *Reil* 1795). Das ist der Kontext, in dem die damals entstehenden Psychiatrien – zunehmend in Landbezirken – von großen Park- und Gartenanlagen umgeben wurden, in denen die Patienten sich erholen, aber auch körperlicher Tätigkeit nachgehen sollten. Beispielhaft sei die seit 1825 von *Carl Wigand Maximilian Jacobi* (*1775, †1858; *Wiegelmann* 2012) seit 1825 geleitete Provinzial-Heilanstalt in Siegburg genannt, über die er in seinem Buch „Ueber die Anlegung und Einrichtung von Irren-Heilanstalten“ (*Jacobi* 1834) detailliert berichtet, mit ausführlicher Beschreibung der großen Gartenanlagen, ihrer Bepflanzung und Funktion. Er kommt zu der Konklusion, dass das „alles zusammen genommen diesen Garten zu einem sehr ansprechenden Erholungsplatz macht, während er zugleich mannigfaltige Gelegenheit zur Beschäftigung solchen Kranken gewährt, für die man dergleichen wünscht“ (*ibid.*, 234). Auch *Christian Friedrich Wilhelm Roller* (*1802, †1878) entwickelte nach ausgedehnten Studienreisen durch europäische Anstalten ein breit greifendes Konzept (*Roller* 1831; vgl. *Lötsch* 1996) und konnte es dann auch als eine psychiatrische Heil- und Pflegeanstalt mit weitläufigen Garten- und Parkanlagen realisieren, die Illenau bei Achern. Die Anstalt wurde nach hundert Jahren innovativer und humaner Psychiatrie-Arbeit im Dritten Reich von den Verbrechen an psychiatrischen Patienten schwer getroffen. Sie wurde dann von der NS-Bürokratie aufgelöst und umgewidmet (*Lötsch* 2000).

Diese im 19. Jahrhundert entstandene Psychiatrie und Psychotherapie „aus dem Geist der Romantik“ (*Orth, Petzold* 2008) muss im Kontext ihres Naturverständnisses gesehen und erfasst werden, also auch mit ihren Gärten und Parks. Die Gärten der großen Psychiatrien in Europa sind ein noch nicht erschlossenes Gebiet gartentherapeutischer Forschung, besonders da die Gartentherapie international im psychiatrischen Bereich heute erneute Aufmerksamkeit erfährt

(*Neuberger*, dieser Band). Dennoch kann man natürlich fragen: brauchen wir neben all den verschiedenen Therapieverfahren auch noch Garten- und Landschaftstherapie? Gut, für eine spezielle Population in der Langzeitpsychiatrie und im Bereich der Gerontologie, mag man einräumen und sie damit als Methoden des Bereichs der Arbeits- oder Ergotherapie einordnen. Man kann sie aber auch – und das ist wohl eine richtige Zuordnung – den künstlerischen Therapieverfahren zurechnen wie Musik-, Art- oder Tanztherapie, die mehr sein können als nur „adjunctive therapies". Solche werden zusammen mit einer Haupttherapie eingesetzt, mit dem Ziel, diese zu unterstützen. In dieser Funktion vermögen sie durchaus von Wichtigkeit zu sein. Sie können dabei auch die Ausrichtung einer künstlerischen Psycho- oder Kreativitätstherapie haben wie Musik-, Poesie-, Kunst-, Tanz- und eben auch Gartentherapie (*Petzold, Orth* 1990/2007; *Zwerling* 1990), bei denen sich oft unterschiedliche Modalitäten finden, die wie folgt differenziert werden können (*Petzold* 1997m):

- In eine **aktive, produktive Modalität** (aktive Musik-, Poesie-, Maltherapie), bei der die PatientInnen malen, musizieren, Gedichte schreiben, gärtnern etc., und
- eine **rezeptive Modalität**, in der sie Bilder betrachten, Musik hören, Gedichte lesen, Gärten und Parks mit all ihrer Vielfalt besuchen (*Phaidon* 2002), um rezeptiv-wahrnehmend die heilsame *multiple sensorische Stimulierung* und ästhetische *Erfahrung* aufzunehmen (*Petzold* 1999q);
- eine **rezeptiv-produktive** bzw. **produktiv-rezeptive Modalität**, in der etwa ein rezeptives Angebot zu eigenschöpferischem Tun anregt, oder eine *aktive* Produktion *rezeptiv* nachbearbeitet wird, z. B. in einer Meditation der eigenen gärtnerischen Gestaltung;
- eine **psychophysiologische Modalität,** in der durch körperliche Aktivität, „green exercises", „green power training", körperliche Beweglichkeit und Kraft, leib-seelische Entspannung-Spannung (*Morita* et al. 2007) als „dynamische Regulation" gefördert werden (dieses Buch S. 857f.; *Yamaguchi* et al. 2006; *Petzold* 2009c; *Petzold, Frank, Ellerbrock* 2011);
- eine **imaginativ-polyästhetische Modalität**, bei der Gestaltungen durch Mentalisierungsprozesse mit allen Imaginationsmöglichkeiten – bildlichen, olfaktorischen, kinästhetischen, taktil-haptischen, akustischen, d. h. „komplex-katathymen" Vorstellungen – für ein komplexes mentales Training genutzt werden (*Petzold* 1972e 1990w). Gärten und Landschaften, in allen Sinnesmöglichkeiten evoziert, genutzt, gestaltet, werden von der Arbeit mit Kindern und Jugendlichen bis zum Einsatz im Geronto- und Palliativbereich bedeutsam (1988f; *idem* 2005a; vgl. *Petzold*, Episkript, dieses Buch S. 859).

Der Möglichkeiten sind viele, und ihr differentieller Einsatz ist noch lange nicht ausgeschöpft. In der Musiktherapie ist die rezeptive Modalität gut etabliert (*Frohne* 2004), in Kunst- und Gartentherapie bislang weniger gut (*Petzold*

1999q). Landschaftstherapie ist sehr rezeptiv ausgerichtet, kann aber in landschaftsgärtnerischen Projekten auch eine rezeptiv-produktive Orientierung gewinnen.

In der Integrativen Therapie, die oft als ein Bündel von Maßnahmen zum Einsatz kommt, ist die Frage: „Brauchen wir das alles – Natur-, Garten- und Landschaftstherapie?" therapietheoretisch zu beantworten. Dazu einige Überlegungen.

Wir wissen, dass Psychotherapien in ihren vielfältigen Formen wirken (*Wampold* 2001; *Lambert, Ogles* 2004). Wir kennen aus der Psychotherapieforschung aber auch nachstehende Fakten:

1. **Extratherapeutische Veränderungen** haben **1-40%** Anteil am Therapieerfolg. Sie liegen bei den PatientInnen und KlientInnen selbst und bei ihren Lebensumständen, die sich unabhängig von der Therapie änderten (in der Beziehung, auf der Arbeit, Freunde, neue Hobbys etc.).
2. Bei der so genannten **therapeutischen Beziehung** liegen **1-30%** der Veränderungswirkung;
3. **15%** sind **Erwartungs-/Placebo-Effekte.**
4. Nur **1-15%** der Veränderungswirksamkeit werden den **therapeutischen Methoden** und therapiespezifischen Techniken zugeschrieben, die sich zudem noch von Schule zu Schule unterscheiden (*Asay, Lambert* 2001, 49).

Die Größen 2, 3, 4 scheinen recht konstant zu sein. Die so genannte „therapeutische Beziehung" scheint ein unspezifischer Wirkfaktor zu sein, denn er findet sich auch in Selbsthilfegruppen und bei Laientherapien (*Märtens, Petzold* 1998; *Gunzelmann* et al. 1987). Weder bei den Methoden noch bei den schulenübergreifend wirksamen und so wichtigen Beziehungsfaktoren (*Lohr* 2003) wird sich, so wie es jetzt aussieht, viel verbessern lassen. Was soll überdies auch bei *einer* Therapiestunde pro Woche, so die Regelfrequenz, groß an „Neubahnungen" – und auf die kommt es an (*Grawe* 2004; *Hüther* 2006) – möglich sein, wenn keine in der Therapie vorbereiteten Transfermaßnahmen in die Alltagswelt und das Alltagsverhalten der Patienten und Patientinnen Bahnungsvorgänge unterstützen? Wir müssen deshalb in den Bereich der **Alltagwelt** verändernd einwirken, wenn wir umfassendere Veränderungen bewirken wollen. In diesen **40%** liegt ein hohes Potential, das wir mit „Lebens-Kontext-Interventionen" zu erschließen suchen. **Life Context Interventions** (**LCI**) umfassen u. a. Netzwerkarbeit (*Hass, Petzold* 1998), Landschafts- und Gartentherapie (*Petzold* 2011i), Tiergestützte Therapie (*Stubbe* 2012), Lauftherapie (*van der Mei, Petzold, Bosscher* 1997; *Waibel, Petzold* 2009).

Diese Ansätze unterstützen grundsätzlich Selbstwirksamkeit, Ressourcen-, Lösungs- und Potentialorientierung (*Flammer* 1990) sowie – in Gruppen durchgeführt – soziale Fähigkeiten. Es kommen in ihnen viele der „14 Heilfaktoren" der Integrativen Therapie zum Tragen (*Petzold* 2003a, 136ff.; *Stubbe* 2011). Es wird hier ein wirklich ganzheitlich, ein bio-psychosozialökologisches Konzept realisiert, das keine Leerformel ist, wie man das neuerlich so häufig in Texten aus dem Bereich der *Psycho*-Therapie findet, sondern die **biologische** Ebene ist unmittelbar für die Patienten durch die ökopsychosoma**tischen** Effekte erlebbar, die **soziale** Ebene wird unmittelbar durch das Gemeinschaftserleben in der Natur erfahrbar und die **psychische** Ebene ist durch das **natur**ästhetische Erleben intensiv angesprochen. Das ist der Hintergrund dieses Bandes und seiner thematischen Orientierung.

2 Das KONTINUUM – Der Mensch und seine Gärten, Blicke in die Geschichte

Jeder KONTEXT steht in der Zeit, muss also auch in seinem KONTINUUM betrachtet werden. Jeder Garten oder Park weist diese spatiotemporale Dimension auf, in der sich Blühen und Verblühen ereignen, aber auch das, was zwischen Menschen im Garten geschieht. Damit können Gärten und Parks prozessual als „Orte in Bewegung" gesehen werden, sie sind Geschehen und sind damit auch Geschichte. Die chronosophische Theorie von KONTEXT/KONTINUUM (*Petzold* 1974j, 1991o) lässt den „erlebten Garten" zu einem sinnerfüllten Areal werden (*Petzold, Orth* 2005a). Wir ziehen hier die unserem Denken verwandte Chronotopostheorie von *Michail Michailowitsch Bachtin* (1986; vgl. *Holquist* 2000; *Sasse* 2010) bei und betrachten den erlebten und gestalteten Garten als „Хронотоп" (Chronotop), als sinngenerierenden Zeit-Raum-Prozess.[6] Als solcher zeigen sich Gärten in ihrer Geschichte, und in diesem Verständnis sind die Prozesse von Garten- und Landschaftstherapie zu begreifen und zu gestalten. Einige historische Aspekte zu Gärten und Parks sind voranstehend schon thematisiert worden. Sie machen deutlich, dass Garten- und Landschaftstherapie in dem geschichtlichen Kontinuum des Verhältnisses von Mensch und Natur, von Landschaft und Garten bzw. Park stehen. Dazu einige Überlegungen, die sich bewusst stärker auf Landschaftsgärten, Baumgärten und Parks richten als auf Blumen- und Nutzgärten, denn dem Mikrobereich von Gärten ist thematisch in der gartentherapeutischen Literatur schon viel Raum gegeben worden (vgl. *Neuberger*, dieser Band). So kommt auch die **rezeptive** und **rezeptiv-produktive** Seite der Gartentherapie etwas in den Vordergrund: der Garten als betrachteter, ja kontemplierter, heilsamer und aufbauender Raum, der **interiorisiert** (*Vygotskij* 1992) werden kann und als **„innerer Garten"** salutogene Wirkungen entfaltet. **Interiorisierung** (*Vygotskij* 1992; *Petzold, Orth* 2017a) heißt ja, dass das in den seelischen Binnenraum Hineingenommene der eigenen Person

6 Seine literaturtheoretische Konzeption sieht *Bachtin* selbst als auch breiter anwendbar, wenn er schreibt: „we will not deal with the chronotope in other areas of culture" (*idem* 1981). Inzwischen wird der Chronotop auch zur Analyse und Strukturierung sozialer Situationen eingesetzt (*Brown, Redshaw* 2006).

gegenüber zur Anwendung kommt. Interiorisierte Schönheit trägt zur Gestaltung eigener „innerer Schönheit“ bei, der Trost einer sanften Landschaft wird aufgenommen und kommt als tröstliches Bild in der Seele zur Wirkung (vgl. *Hüther* 2010; *Petzold, Orth* 2017b).

Menschen haben seit den frühesten Zeiten ihrer Wanderungen auf diesem Planeten Orte des Verweilens gesucht. *Bipedisch*, in aufrechtem Gang, wie die 3,6 Millionen Jahre alten Hominiden-Fußspuren von der Laetoli-Fundstelle in Tansania (*Raichlen* 2010) dokumentieren, suchten sie nach Plätzen, wo sie rasten konnten und wo Wasser, Nahrung und Schutz vor den Unbilden der Natur vorhanden waren. Je nach Region waren das Quellgründe, Flussniederungen und Bachauen, geschützte Täler, Höhlen, Lichtungen oder Buchten an Flüssen und Seen, Oasen und Haine etc. Solche guten Raststätten mögen für den *homo migrans* (*Petzold* 2005t) prototypisch für das Erleben eines *locus amoenus*, eines Ortes der Schönheit und des Wohlseins, der Euthymie (ευθυμίη) gewesen sein, als „natürlicher Garten“, der die Orte des Grauens (*loci terribili*) kontrastierte, die Wüsteneien, Einöden, unwirtlichen Felsenklüfte, und gefährliche Kontexte, die deshalb zur Suche nach einem „Paradies“ motivierten. Orte der Gefahr und ein Ort des Heils, das ist der Gegensatz, der die antike und die mittelalterliche Kultur durchzieht (*Haß* 1998; *Curtius* 1977, Kap. 10). Seit den frühen Urbanisierungen gab es Elendsquartiere, paraurbane Milieus, Slums, meistens am Rande oder „vor der Stadt“ (*Davis* 2006, *Blum, Nitzke* 2004). „Gefährliche Orte“, die nicht im Schutze des „sicheren Ortes“ der Stadt und ihrer gepflegten Gärten und Parks lagen. Diese Polarisierung kommt bis heute bei Menschen zum Tragen, besonders bei den Ausgegrenzten in den „high risk environments“, die auf die Entwicklung von Kindern und Jugendlichen oft einen fatalen Einfluss haben (*Derauf* et al. 2011; *Tyler, Beal* 2010), der allein durch „Resilienzbildung“ (*Rew, Horner* 2002; *Werner, Smith* 1989; *Petzold, Müller* 2004) natürlich nicht aufgefangen werden kann. Die Müllberge der Megametropolen, auf denen Menschen als „Müllmenschen“ (Scavangers, Waste Pickers, Cartoneros, Zabbalin) vegetieren müssen – in Kairo 60 000, auf den Philippinen, vornehmlich Manila 15 000, in La Chureca, der Deponie von Managua/Nicaragua, über 2000, davon 80% Minderjährige) –, sind natürlich keine guten Orte. Sondern es sind gefährliche, kontaminierte und kontaminierende, zerstörte und zerstörerische Orte, „Orte der Schande“ für eine Zivilgesellschaft (*Jean Ziegler* 2005). In den Slums, Favelas, Müllfeldern, in den Elendsquartieren und in den Minus-Milieus sozialer Brennpunkte (*Hecht, Petzold, Scheiblich* 2014) wird es schwierig, ja fast unmöglich, nach Orten des Schutzes und des Heils, nach „safe places“ (*Katz-Bernstein* 1996), „schützenden Inseln“ (*Petzold, Goffin, Oudhof* 1993) zu suchen. Finden wird man sie dort nicht, und gibt es keine Auswege aus dem „*entorno de la basura*“, der vermüllten Umwelt (*Castillo* 1990), kann allmählich auch die Sehnsucht nach Wäldern und Feldern, nach „paradiesisch schöner Natur“ verblassen – viele Kinder und Jugendliche der paraurbanen Armutspopulationen haben sie nie kennengelernt (*Derauf* et al. 2001).

Menschen fühlten und fühlen sich aber von solch wunderbarer Natur angezogen. Die Paradiesmythen künden davon. Der „Garten Eden“, von dem im Pentateuch berichtet wird (Gen. 1 u. 2, vgl. *Carr* 2011), ist das bekannteste Beispiel eines frühen Gartenmythos. Aber auch in der Gilgamescherzählung finden sich Hinweise. Die aufkommende Gartenkultur im alten Orient zeigt, dass die Menschen begonnen hatten, die ersehnten und erträumten paradiesischen Orte in ingeniösen Gartenanlagen zu verwirklichen. Die Berichte über die sagenhaften „Hängenden Gärten“ Babylons (*Broderson* 2001; *Finkel, Symour* 2008) seien hier exemplarisch genannt für die Vielzahl der Hinweise auf eine durch schriftliche Dokumente und archäologische Funde für Assyrien, Babylon, Ägypten, Persien belegte „Kultur der Gärten“ (*Dzionara* 2001; *Hobhouse* 2005; *Sarkowitz* 2001). Für die Zeit von *Ramses* III. (1221-1156 v. Chr.) sind z. B. über 500 Tempelgärten nachgewiesen.

Die großartige Ausstellung „Ägyptische Gärten“ (28.5.-6.11.2011; vgl. *Tietze* 2011) im Römisch-Germanischen Museum in Köln, die ich besuchen konnte, gewährte faszinierende Einblicke in eine differenzierte Gartenkultur Ägyptens, die exemplarisch stehen kann für das, was wir an Gartenformen und Gartenkunst auch in anderen alten Kulturen finden: „Neue Forschungen lassen sehr unterschiedliche Gartenformen erkennen: Königliche Palastgärten, heilige Haine in den Tempelbezirken, reich gestaltete Gärten in den Residenzen hoher Verwaltungsbeamter, Weingärten, Nutzgärten bei privaten Wohnhäusern. Gärten waren Orte der Erholung, der Muße und der Zerstreuung. Künstlich und kunstsinnig angelegte Gärten weckten Sehnsucht und Hoffnung – auch auf ein Leben in den Gärten des Jenseits“ (*ibid.*).

Je nach dem Stand der kulturellen Entwicklung und den regionalen Bedingungen wurden Nutzgärten angelegt, etwa in der „neolithischen Revolution“ mit der Sedentarisierung, der Sesshaftwerdung des Menschen und dem beginnenden Ackerbau (*Reichholf* 2008). Es finden sich Haus-, Gemüse-, Küchengärten, Kräutergärten für Gewürz- und Heilpflanzen oder Obstgärten, wie der Garten, der von *Homer* in der Odyssee (7, 112) beschrieben wird:

„Außer dem Hof ist ein großer Garten nahe der Hoftür / An vier Morgen, auf allen Seiten vom Zaun umzogen / Große Bäume stehen darin in üppigem *Wachstum /Apfelbäume mit glänzenden Früchten, Granaten und Birnen / Und auch süße Feigen und frische, grüne Oliven... .“*

Der älteste Park Europas, von dem wir wissen, wurde von *Xenophon* (426-355 v. Chr.), einem Schüler des *Sokrates*, auf seinem Landgut Skillous bei Olympia, das ihm der Spartanerkönig *Agesilaos* schenkte, angelegt. *Xenophon* war von den persischen Gärten, den „Parádeisoi“, inspiriert (*Hobhouse* 2003), die er in Mesopotamien auf dem Feldzug 401 v. Chr., beschrieben in seiner „Anabasis“, kennen gelernt hatte (*Glassner* 1991). Das Gut und sein Park regten ihn an, sich mit der Landwirtschaft, Viehzucht, mit Hunden, Pferden, mit Wirtschaftsführung zu beschäftigen, wie seine Bücher zeigen: Über Pferde (*peri hippikés*) – bis heute eine Grundlage der Hippologie –, über die Jagd mit Hunden (*kynegetikos*), über die Haushaltsführung (*Oikonomikós*). Das Landleben hat *Xenophon*s *Lebensstil* verändert. Ähnliches wissen wir über den Dichter *Sallust,* der – als er sich nach *Caesar*s Ermordung aus der Politik zurückzog – die *Horti Sallustiani* auf dem Monte Pincio anlegte, Gärten, die später von den römischen Kaisern genutzt und weiter gestaltet wurden. *Kim J. Hartswick* (2003) hat diesen Kleinodien römischer Gartenkunst und ihrer Geschichte und geschichtlichen Wirkung eine bewundernswerte Monographie gewidmet, die zeigt, wie Gärten in den kulturellen Raum wirken und Menschen beeindrucken und beeinflussen.

Neben den Nutz-, Haus- und Ziergärten finden sich schon früh Landschaftsgärten und großräumige Parks für die Jagdtierhaltung mächtiger Herrscher und ihrer Vasallen und Beamten. Solche Gärten werden zum Ausdruck von Macht und Einfluss, sind Orte der Selbstinszenierung, Plätze für Feste und Feiern. Gärten sind immer wieder auch Zeugnis von persönlichem Gestaltungswillen, von Liebe zur Natur, Suche nach Erholung, zuweilen Heilung, eine Form der Selbstverwirklichung oder Ausdruck von wissenschaftlichem Interesse an der Natur, was schließlich zu botanischen Gärten – oft an Hochschulen angesiedelt – führte (*Hyams, MacQuitty* 1969; *Monem* 2007; *Schmidt* 1997). Die Sammlerleidenschaft sei nicht vergessen, der wir die Rosengärten (*Gayraud* 1998; *Squire, Newdik* 1995) und großartige Baumgärten, die „Arboreten", verdanken. Weil ich es gut kenne, sei hier als Beispiel das älteste europäische Arboretum genannt, angelegt von der Dubrovniker Patrizierfamilie *Gučetić* 1492 auf ihrem Gut in Trsteno (ca. 18 Kilometer von Dubrovnik).

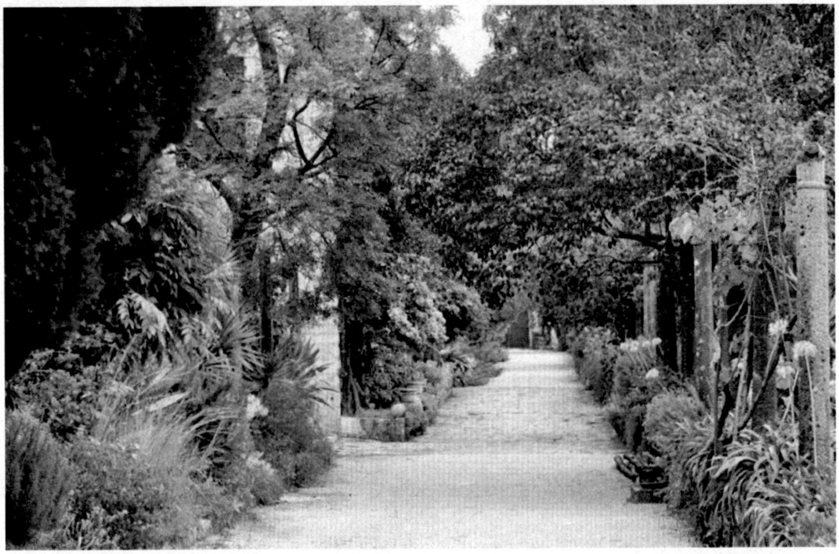

Abb. 1: Arboretum von Trsteno bei Dubrovnik

Ich konnte dieses Arboretum seit 1964 achtmal besuchen (*Sieper, Petzold* 1975) und habe so manchen Pflanzensamen und Schössling mitgenommen und im eigenen Baumgarten auf meiner Finca in La Palma großgezogen – in über dreißig Jahren zu beachtlichen Bäumen (Abb. 3 u. 8). Der Trsteno-Park macht den Gestaltungswillen seiner Begründer deutlich und die Fortführung dieses Willens über hunderte von Jahren. Die Auswahl des Ortes an wilder Steilküste mit einem Blick vom Gartenpavillon über das Meer und auf den Hafen[7] lässt die Sehnsucht nach Ruhe und Schönheit der Menschen erkennen, die diesen Park anlegten und ausbauten und sich in ihm Orte von unterschiedlichster Gestimmtheit schufen.

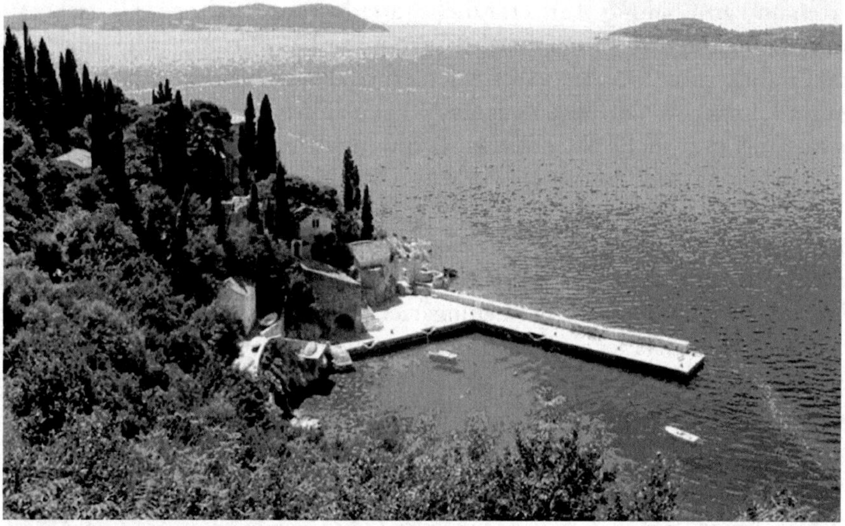

Abb. 2: Blick vom Arboretum auf den Hafen des Dorfes Trsteno

Auch nach seiner schweren Beschädigung durch den Beschuss der jugoslawischen Volksarmee am 2./3. Oktober 1991 und nach dem verheerenden Brand im Jahre 2000 (*Kusin* 2001; *Beresford-Peirse* 2002a) war ich an diesem Ort, wo auf der Pergola eine Inschrift von 1502 uns darauf verweist, dass Gärten die Spuren sind, die die Menschen hinterlassen (*eadem* 2002b). Ich konnte nur mit Tränen sehen, welche Spuren wir Menschen sonst noch hinterlassen können, Spuren der Zerstörung. Dem Feind vernichtet man seinen „Hort", seinen Schutzort, seine Stätten der Kultur und Schönheit. Zerstörte Gärten bedeuteten oft genug für die Betroffenen zerstörte Lebensgrundlagen. Ich sah in Trsteno aber auch, wie die Natur sich wieder erholt und die Initiativen von Menschen in

7 Einen Eindruck vermittelt der Bildbericht von *Dick* und *Jeane Schmitt*, http://www.fmschmitt.com/travels/Croatia/ Dubrovnik/trsteno-arboretum/index.html.

ganz Europa die Restaurationsarbeiten unterstützen. Bis in die jüngste Zeit werden Arboreten z. T. mit großem planerischen Aufwand angelegt, besonders im 18. und 19. Jahrhundert. Ein kostbares Dokument sind hier die Pläne des Landschaftsgärtners *Eduard Petzold* (1864) für das von ihm in der Standesherrschaft Muskau[8] als Parkdirektor des Prinzen *Wilhelm Friedrich Karl von Oranien-Nassau* angelegte Arboretum. Heute dienen Arboreten neben ihren musealen und rekreativen Zwecken zum Teil auch Forschungsaufgaben und der ökologischen Breitenbildung, wie das Arboretum „Staatsforst Burgholz“ bei Wuppertal im Bergischen Land (*Dautzenberg* et al. 2000), wenige Autominuten von meinem Wohnort entfernt und manchen Spaziergang wert. Baumgärten lassen das besondere Verhältnis von Menschen zu den Bäumen, ihrer Erhabenheit, ihrer Lebenskraft erkennen (*Bourdu* 2008; *Demant* 2002; *Pakenham* 2002; *Tudge* 2005). Das zeigen nicht nur die zahllosen Baummythen aller Völker (*Laudert* 2001; *Hagenederm* 2006) – z. B. zu den biblischen Bäumen des Lebens und der Erkenntnis, zum sumerischen heiligen Baum von Eridu, zur Weltenesche Yggdrasil, zum iranischen Simurgh-Baum, zum Wasserbaum von Hierro (*Gioda* et al. 1993), sondern das dokumentiert auch moderne empirische Forschung. Exemplarisch genannt sei eine Untersuchung von *Lohr* und *Pearson-Mims* (2004) bei der amerikanischen Stadtbevölkerung: „Almost all respondents expressed positive attitudes toward trees in cities, regardless of childhood exposure to plants or background. A majority strongly agreed that trees in cities help people feel calmer“. Die Bedeutung des Naturkontaktes für die Gesundheit von Kindern kann gar nicht hoch genug eingeschätzt werden (*Faber Taylor, Kuo* 2006), auch mit Blick auf ihren Naturbezug als künftige Erwachsene (*Lohr, Pearson-Mims* 2005).

Bäume bieten uns in ihrer Vielfalt, ihrem Formenreichtum und ihrer Vielgestaltigkeit im Wechsel der Jahreszeiten Möglichkeiten unterschiedlichster Identifikationen mit dem Baum, aber auch wechselnde Situationen des Dialogs mit Bäumen, wenn man in der Garten- und Landschaftstherapie beginnt, „Bäume zu meditieren“, wie das *Frank Horvat* (2008) in seinem beachtenswerten und verzaubernden Bild-Text-Band „À hauteur d’arbres“ eingefangen hat. Er zeigt: Jeder Baum hat „sa personalité“. Und in der Tat, „les arbres, tout comme les hommes, surprennent par leur étonnante diversité“. Bäume sind so erstaunlich vielfältig wie die Menschen. Bäume zu pflanzen und zu hegen ermöglicht Selbstfindungsprozesse im Miteinander des Wachsens über die Jahrzehnte.

8 Heute Bad Muskau (obersorbisch Mužakow), im Landkreis Görlitz, Oberlausitz (Sachsen).

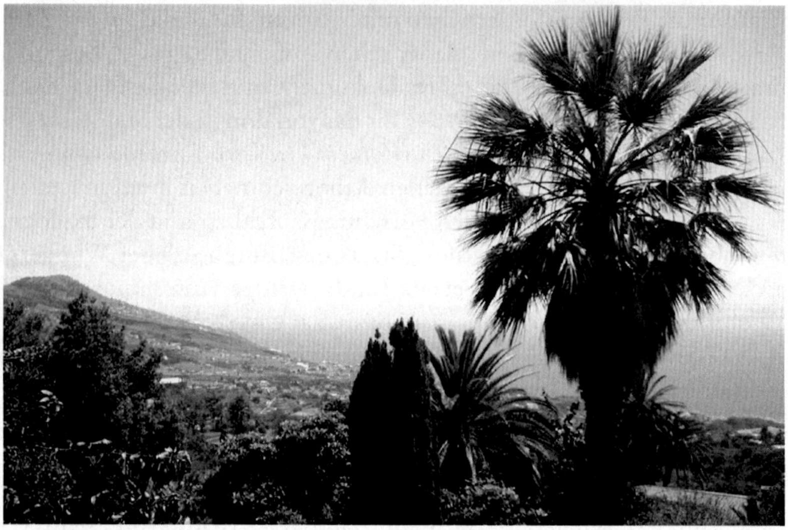

Abb. 3: Finca in Velhoco, La Palma: Lorbeer, Mispel, Zypresse, Palmen 2011
Von *H. G. Petzold* 1979 gepflanzt, von links nach rechts *Laurus azorica, Eriobotrya japonica, Cupressus sempervirens, Phoenix canariensis, Washingtonia filifera.*

3 Der Garten, die Bäume und die Gärtner

Kontexte beeinflussen, prägen, verändern Menschen. Große Landschaften, Berge, Wälder, Auen (*Serex* 2008; *Langthaler* 1985) zeigen das genauso unabweislich wie schlechte Quartiere und Slums (*Davis* 2006; *Neuwirth* 2006; aber *Kuo* 2001). Die Geschichte der Gartenkunst (*Gothein* 1926; *Turner* 2005; *Vercellioni, Vercellioni* 2009) in allen Kulturen dokumentiert, wie Menschen versuchen, Räume, Lebensräume zu gestalten, um sich Umgebungen zu schaffen, die für sie angenehm und beglückend sind, oder die Ausdruck ihrer Sehnsüchte und Träume sind, die *ihre* Vorstellung von Schönheit, Ruhe, Frieden usw. zum Ausdruck bringen und ihnen das Gefühl vermitteln können, „Schöpfer" zu sein (vgl. zu großen Gärten und ihren Gärtnern: *Phaidon* 2002). Die Bäume spielen in diesen Gestaltungsprozessen eine herausragende Rolle. In den Gärten, die in ihrer prozessualen Dynamik des Werdens und Vergehens, des Wachsens und Absterbens uns auch an die Vergänglichkeit gemahnen, stellen Bäume als Symbole des Lebens und der Gesundheit ein Moment des Überdauerns dar, sind Zeichen dafür, dass etwas bleiben kann, wenngleich nicht für ewig. Die beiden 500-jährigen, gigantischen orientalischen Platanen vor dem Baumpark von Trsteno sind solche Lebenszeichen.[9] *Hippokrates,* der bedeutendste unter den

9 Ein Bild findet sich unter http://en.wikipedia.org/wiki/File:Alte_Platane_in_Trsteno_Kroatien.jpg.

GründerInnen der Medizin, soll in Kos, dem Zentrum antiker Medizin mit dem Heiligtum des *Asklepios*, eine Platane (*Platanus orientalis* L.) gepflanzt haben, unter der er seine Schüler in der Kunst der Heilkunde unterrichtet hat. Sie „lebt" noch heute (*Sieper, Petzold* 1975).[10] Ableger der „Platane des Hippokrates" (Πλάτανος του Ιπποκράτη) wachsen in Parks medizinischer Einrichtungen in aller Welt.

Bei all den Gestaltungsmöglichkeiten, die Gärten und Parks uns eröffnen, zeigen sie uns zugleich, wie unentrinnbar verwurzelt wir in der Natur sind, die wir nutzen, formen, bis hin zur Vernutzung, die wir uns aber nie gänzlich unterwerfen können, auch wenn wir sie gestalten. Dieses *demiurgisch-schöpferische* Moment (griech. δημιουργός, Schöpfer) in der Gartenkunst verbindet sie mit all den anderen großen Künsten, die uns die Beglückung schöpferischer Schaffenskraft und die Freude über Geschaffenes erschließen. Und dennoch ist in gärtnerischen Schöpfungen eine Qualität gegenwärtig, die sich in keiner anderen Kunstform findet: die Qualität der „Synergie", des Zusammenwirkens von Mensch und Natur, in der beide eine subtile Partnerschaft eingehen, die vom Menschen ein Wissen, Erfassen und Verstehen von der „Natur der Natur" verlangt. Dieses Verstehen kann aus der Sicht des Naturforschers geschehen, wie das gigantische Werk *Alexander von Humboldts*, beginnend mit „Ansichten der Natur" (1808) und kulminierend in „KOSMOS – Entwurf einer physischen Weltbeschreibung" (1845-1862), zeigt. Es kann aus der Sicht des Philosophen geschehen – *Merleau-Pontys* (1995) Werk „La Nature" sei hier exemplarisch genannt. Oder es ist das Naturempfinden des Dichters, dem die Natur das Herz und den Mund öffnet, wovon die romantische Naturdichtung beredtes Zeugnis gibt (*Wolpers* 1997), oder es ist das Auge des Malers, der als Pleinairist vor der Landschaft sitzt – in Barbizon (*Finckh* 2007), am Niederrhein (*Kruse* 2004), wo auch immer –, um die „Schönheit, die über der Schönheit liegt" (*Petzold* 1969IIf) auf die Leinwand zu bannen. Und natürlich sucht auch die Psychologie, die Natur zu verstehen (*Flade* 2010).

Religionsstifter – *Buddha* erlebte unter dem Bodhibaum (*Ficus religiosa*) das „Erwachen" –, Philosophen, Naturforscher, Dichter, Maler, Gärtner waren und sind von den Bäumen fasziniert (*Horvat* 2008). Therapeuten – das zeigt *Hippokrates* mit seiner Platane – waren es auch.

Für Garten- und LandschaftstherapeutInnen sind Bäume bedeutende „Intermediärobjekte" (*Meili, Petzold* 2000) in therapeutischen Prozessen. Sie vermitteln Qualitäten der Ruhe, Kraft, Sicherheit, Hoffnung, der Erhabenheit, Schönheit und des Überdauerns.

Bäume aufsuchen, um mit ihnen zu sprechen, vermag Wissen um das Leben zu erschließen, Gegründetheit (*grounding*) und Gelassenheit zu vermitteln.

10 Sie wäre dann 2400 Jahre alt, 500 Jahre ist wohl das Realalter, aber es ist durchaus möglich, dass es sich um einen „Nachfahren" des ursprünglichen Baumes handelt. Stammdurchmesser Basis 4,70 m, Umfang 10,5 m, Kronendurchmesser 18 m. Vgl. http://en.wikipedia.org/wiki/Tree_of_Hippocrates.

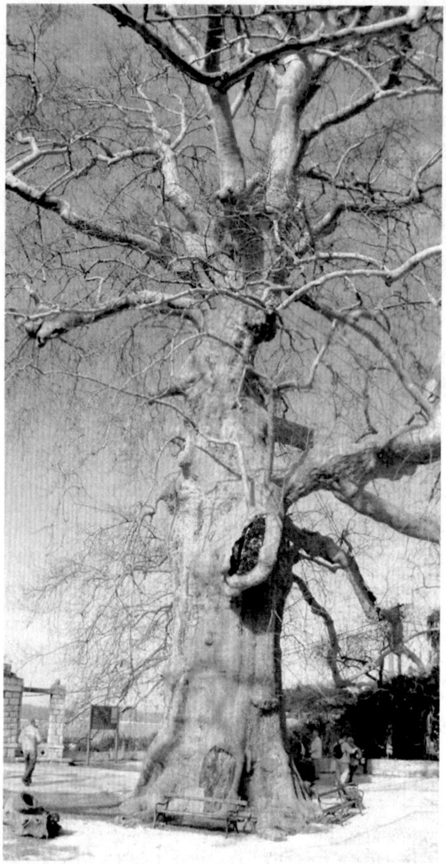

Abb. 4: Orientalische Platane am Arboretum von Trsteno (ca. 500 Jahre alt)

Deshalb lohnt es sich, in Wälder, Parks, Arboreten zu gehen, um Bäume aufzusuchen. Es ist gut, einige Bäume „in der Bekanntschaft" zu haben, wenn möglich sollte man auch Bäume pflanzen, um von ihnen begleitet zu werden und vielleicht im Alter damit gesegnet zu sein, sich in ihrem Schatten erquicken zu können, wie *Goethe* am 22. März 1824 *Peter Eckermann* anvertraute:

„Ich habe die Bäume vor vierzig Jahren alle eigenhändig gepflanzt, ich habe die Freude gehabt, sie heranwachsen zu sehen und genieße nun schon seit geraumer Zeit die Erquickung ihres Schattens. Das Laub dieser Eichen und Buchen ist der mächtigsten Sonne undurchdringlich; ich sitze gerne an warmen Sommertagen nach Tische, wo denn auf diesen Wiesen und auf dem ganzen Parke umher oft eine Stille herrscht, vor der die Alten sagen würden: daß der Pan schlafe" (*Goethe, Eckermann* 1837, 134).

Bäume als Orte des Schutzes und als „innere Beistände" zu wählen und zu nutzen, hat sich in der therapeutischen Arbeit bewährt, etwa für die Krisenintervention. Schon in den siebziger Jahre habe ich Baum-Imaginationen als „Safe Place"-Übungen verwandt: „Arbos, mein Ort der Kraft!" (*Petzold* 1975m).

Menschen suchen den Schutz der Bäume und trösten sich mit ihnen als Symbole des Lebens seit Urzeiten, wie archäologische Funde zeigen (vgl. *Danthine* 1937). Mich haben „heilige Bäume" stets fasziniert, und ich habe mich früh mit ihnen befasst (*Petzold* 1967IIc). Auf Friedhöfen hat man Bäume gepflanzt, Gräber unter Bäumen angelegt. Baum- und Waldbestattungen gab es zu allen Zeiten. Waldfriedhöfe wie die in München oder Seelensdorf sind hierfür beeindruckende Beispiele aus neuerer Zeit (*Bäuml-Stosiek* 2011). Seelensdorf liegt im Havelland (wo schon der berühmte *von Ribbeck auf Ribbeck* den Birnbaum aus seinem Grab wachsen ließ, vgl. *Streiter*s hübsche Illustration des *Fontane*-Gedichts 2002). Mit dem neuen Trend zu Naturbestattungen sind Baumbestattungen wieder in Mode gekommen (*Schulz Meinen* 2009). Die Menschen zieht es zu den Bäumen und zu den Gärten. Sie üben auf uns eine große Faszination aus. Das zeigt sich in allen Kulturen und bei allen großen Gartengestaltern durch alle Zeiten hindurch – seien es Besitzer von Latifundien, seien es ihre Gartenarchitekten, Hofgärtner, Gartenarbeiter, seien es die Ordensleute mit ihren Klostergärten (*Kauko, Lechner* 2007; *Roth, Richner* 1995) als „Orten der Stille" und des „ora et labora" der benediktinisch monastischen Tradition, in der bei Benedikt das meditative Lesen der Heiligen Schrift hinzukommt als Weg zu einem ausgeglichenen Leben (*Pratt, Homans* 2001; *Meeuws* 1992). In den Einsiedeleien der Kartäuserklöster hat jeder der Patres in seiner Klause einen eigenen kleinen Garten (neben Arbeits-, Gebets- und Schlafraum (*Knowles* 1969, *de Meurville* 1999). So wichtig sind Gärten! *Plato* und *Augustin* sahen im Lesen der Natur einen Weg der Gotteserkenntnis. Die Mönche konnten so neben der Lektüre der Heiligen Schrift beim Gärtnern im „Buch der Natur" lesen. „Das eine ist das Buch des Seins, das andere das Buch des Sinnes" (*Florenskij* 1994, 171). Und säkulare Menschen? – Wo sonst sollen sie die Wirklichkeit erkennen als in der Natur? *Hans Blumenberg* (1979, 2010) nimmt eine grundsätzliche „Lesbarkeit der Welt" an, eine Position, die wir auch bei *Goethe* (s. u.) finden und die *Pawel Florenskij* (1994, 1995, 2004[11]), der „russische Leonardo" genannt, einer meiner Lieblingsphilosophen, in seinem gesamten Leben als naturwissenschaftlicher, kulturwissenschaftlicher Forscher, Denker und moderner Mystagoge praktizierte. – Selbst im Gulag in der Zwangsarbeit am Eismeer studierte er die Natur in großen Arbeiten über die dortigen Algen. Er schreibt: „Es ging mir darum, die Welt in ihrer Lebendigkeit zu erkennen, in ihren wirklich existierenden Beziehungen und Bewegungen ... die Welt als eine *unbekannte* zur erkennen, ihr Geheimnis nicht anzutasten, aber doch dahinterzuschauen" (*Florenskij* 1995, 11). Im Integrativen Ansatz teilen wir die Auffassung, dass man die Natur zu „lesen" vermag bzw. sie zu lesen lernen kann. Kann man sie verstehen, dann kann man sie auch gestalten – in der Landschaftsmalerei (*Büttner* 2000; *Clark* 1949; *Alpers* 1998), in der Landschaftsdichtung (*Auer* 1962; *Steiner* 1955), in der Musik zu Landschaften etwa in den großen „symphonischen Dichtungen"

11 Vgl. *Slesinski* 1984; *Tagliagambe* 2006; *Werner* 1997.

bis zu *Debussy* oder *Wallmann* – Quergänge in diese Bereiche können hier leider nicht erfolgen – und natürlich in der Gartenkunst und Landschaftsgestaltung, wie sie sich in besonderer Weise in der Weimarer Klassik und der Romantik entfaltete (*von Buttlar* 1989; *Groß* 2009). Sie artikuliert sich auch in unserer Zeit in immer neuen Ausdrucksformen– es sei nur an die Konzeptionen und Werke von *Gilles Clément* (2006, 2009) erinnert.

Gestaltung aus Naturverstehen findet sich aber nicht nur in der „großen" Gartenkunst. Sie begegnet uns auch in Bauerngärten der Landbevölkerung, wie man sie in vielen Ländern findet (*Hochegger* 2009; *Unterweger, Unterweger* 2008), oder in „Schrebergärten" der Klein- und Hobbygärtner (*Crouch, Ward* 1997; *Rist, Feiner* 2011; *Warnecke* 2001) sowie in den Gärtchen, die sich Kinder in irgendeinem Winkel des Hofes oder des elterlichen Gartens anlegen. Man findet dort immer wieder Wunder. *Fürst Pückler* (1988, 13) schreibt, dass selbst der Ärmste „neben seinen ökonomischen Bedürfnissen [etwa des Gemüsegartens, sc.] mit Sorgfalt ein wohl eingehegtes Gärtchen, sei es noch so klein, [pflegt], wo nichts als samtartiger Rasen grünt von Rosen und Jasmin umduftet". Und bei den Düften kommt wieder die moderne Naturwissenschaft ins Spiel, unser wachsendes Wissen über die heilsame Kraft der Düfte und Aromen des Waldes und der Parks, insbesondere der Koniferen (*Coniferales*, auch *Pinales*), der Eichen und der Zitrusfrüchte, deren **Phytonzide**, Duftstoffe in Form ätherischer Öle, die die Bäume abgeben, um sich vor Insekten und Pilzbefall zu schützen, eine auch für Menschen heilsame und gesundheitsfördernde Wirkung haben (*Li, Morimoto* et al. 2008; *Li* 2010). In Korea, Japan und China hat deshalb die Bewegung des „Wald-Badens", japan. *Shinrin-yoku*, viele Anhänger gefunden. Feldstudien in 24 Wäldern in Japan haben gezeigt: „... that forest environments promote lower concentrations of cortisol, lower pulse rate, lower blood pressure, greater parasympathetic nerve activity, and lower sympathetic nerve activity than do city environments" (*Park* et al. 2010). Im 17. und 18. Jahrhundert war die Anlage von **Orangerien,** Gärten für Zitrusbäume und exotische Pflanzen, beliebt – es seien die berühmten Orangerien Versailles oder Straßburg, in Schloss Benrath/Düsseldorf, Kuskovo/Moskau, das Orangerieschloss in Potsdam erwähnt (vgl. *Woods* 1996; *Lesec* 2008). Die Orangengärten waren nicht nur wegen der Früchte angelegt worden, sondern auch wegen der „betörenden Düfte", die als heilkräftig angesehen wurden und die in der Tat auch beruhigend und heilend sind.

4 „Gartenverstehen" – „Selbstverstehen" – „Gartenträume"

Wenn man durch Parks, Gärten, gestaltete Landschaften geht (*Phaidon* 2002) – in München durch den Englischen Garten, in Paris durch den Jardin des Tuileries, in Wien durch den Prater –, auch ohne Absicht, diese Anlagen „zu besuchen", man schlendert mit Freuden durch das Gelände, so nimmt man doch

Eindrücke auf, innere Bilder dieser „Szenen" entstehen, ohne dass sie reflexiv ausgewertet oder absichtsvoll fokussiert werden. Sie sind mit „stummem Sinn" geladen, der „zur Aussprache" gelangen kann (*Merleau-Ponty* 1994). So tragen wir eine Fülle von Materialien in uns über naturbelassene oder gestaltete Landschaften mit ihren Geschehnissen, die wir **er-lebt** haben im sinngenerierenden **Chronotopos** des Lebens (*Bachtin*), Schätze, die zu heben sich lohnt. Hier verschränken wir die Perspektiven von *Bachtin* und *Merleau-Ponty*, der verdeutlicht: „Der Mensch steht der Welt nicht gegenüber, sondern ist Teil des Lebens, in dem die Strukturen, der Sinn, das Sichtbarwerden aller Dinge gründen" (*Merleau-Ponty* 1994, 162, Das Sichtbare und das Unsichtbare). **Rezeptive** Garten- und Landschaftstherapie setzt hier an, beim leibhaftigen Erleben des Gartens oder Parks (**Kontext**) im **Kontinuum** des Wahrnehmens, auf der **phänomenologischen Ebene** also. Aber sie befasst sich auch mit der Geschichte eines Parks, mit ihren Besitzern und Besuchern, mit der eigenen „Park-/Gartengeschichte". Man macht sich selbst bewusst: Ich bin wieder einmal Besucher in diesem Park und entdecke dabei die eigene Geschichte, die es zu verstehen gilt auf einer **hermeneutischen Ebene.** Wie oft bin ich durch die Parkanlagen der Städte gegangen, in denen ich so lange gelebt habe, die *jardins* von Paris, durch die Gärten von Düsseldorf und von Amsterdam. Es wird Menschen bei solchen bewusst memorierenden Rundgängen dann deutlich, wie viele Erfahrungen sie mit „ihren" Stadtgärten, Parks, Friedhofsanlagen haben. Es wird eindrücklich klar: Gärten gehören zum Menschen – heute gilt das nicht mehr nur für „Gartenbesitzer", weil die Möglichkeiten der Partizipation an öffentlichen Gärten groß ist. Dennoch wäre es gut, in das **aktive** Gartengestalten zu kommen, z. B. indem man mit Freunden einen Garten teilt, eine Gartengemeinschaft bildet, vielleicht an mehreren solcher Gemeinschaften partizipiert. Man kann dann rezeptiv-produktiv Anregungen zwischen den Gruppen nutzen. Das kann ganz gesellig werden, schafft auf jeden Fall die für Gesundheit und Wohlbefinden so wichtigen sozialen Netzwerke und Konvois (*Hass, Petzold* 1999/2011), wofür die in der Schweiz beliebten Kompostgruppen ein Beispiel geben[12] oder die GreenGym- oder Green-Power-Trainings-Gruppen (*Petzold, Frank, Ellerbrock* 2011), bei denen sich Menschen an einem Park oder Waldgrundstück engagieren und mit anderen für dessen Pflege und Bestand sorgen, weil sie erkannt haben, dass solche Areale kostbar sind, und dass ein Projekt der Naturbewahrung in „gemeinsamer Achtsamkeit" einen heilsamen Effekt hat.

Menschen haben das Potential zum Gärtnern – nicht nur zum Zweck der Nahrungserzeugung. Sie haben im aktiven Tun Möglichkeiten der **Selbstgestaltung** und **Selbstverwirklichung.** Sie erleben sinnhaftes Tun sinnlich. Sie erleben sich ganzheitlich als körperliches, seelisches, geistiges Wesen, lebendig im sozialen Miteinander in der Natur. Sie werden gewahr, dass sie ökologische **Wesen** sind, dem Ganzen der Natur zugehörig. Sie können Schönheit schaffen.

12 Vgl. z. B. http://naturschutz.ch/news/der-okoblog-neulich-beim-kompost-treffen/27361

Sie erleben die psycho-physisch wohltuenden und heilsamen Effekte, die *euthymen* Wirkungen der gärtnerischen Tätigkeit als einer angewandten ökopsychosomatischen Kur und sie genießen darüber hinaus den Garten in Muße oder in angeregtem Spiel. Sie erfahren den Garten als „eingefriedeten" sicheren Ort – Hecke, Zaun, Mauer, Walled Gardens. „Hinter meiner Hecke" (*Leppert* 2005) ist „mein Reich". Sie erleben aber auch die Qualitäten permanenten Wandels. Garten und Park sind bewegt, in beständiger Veränderung in den Jahreszeiten – ich habe *Monets* Garten in Giverny schon in jeder „Saison" besucht (*Holmes* 2002; *Keller* 2001). Aber auch in den Tageszeiten ist Wandel und natürlich auch über die Jahre. In Besuchen nach längerer Zeit ergreifen uns die Veränderungen, denn als memorierender Betrachter gleiche ich die Bilder innerlich ab, die ich im „autobiographischen Gedächtnis" trage (*Conway* 1990; *Markowitsch, Welzer* 2006), von denen ich erfüllt bin mit dem, was ich an Eindrücken vorfinde in „meinem" Garten oder Park. Die Zeit im Garten, Baumgarten, „Baumzeit" – zuweilen berühren uns da Äonen unter mehrhundertjährigen Bäumen (*Kühn, Ullrich* 2005, 2007). Sie erzählen uns Geschichten von Menschen, manchmal von Nationen (*Bourdu* 1999; *Fröhlich* 2000). Wenn man regelmäßig über die Jahre die Gärten seiner Heimatstadt besucht oder die großen Parkanlagen in England oder Frankreich oder wo auch immer, die man sich als „Bezugsgärten" ausgewählt hat – man kann da „Wahlverwandtschaften" entwickeln –, dann sieht man die Veränderungen und man beginnt Gärten in immer tieferer Weise zu „verstehen". Als ich anfing, Pläne von Gärten zu lesen – die Beratungsarbeit meines Vaters bei Gütern, Höfen, Landsitzen, Parks brachte das mit sich (*Petzold* 2011i, 162ff.) –, war das für mich eine ähnliche Erfahrung, wie das Lesen einer Partitur zu lernen (was mein Musikerleben verändert hat). Man beginnt aus der Auf- und Übersicht den Garten durch eine neue „**Exzentrizität**" zu sehen, die unverzichtbar für ein Verstehen in der Tiefendimension ist. Interessanterweise machen sich PatientInnen, mit denen wir in Parks und Grünanlagen, Stadtwaldparcours Lauf- bzw. Walk-Gruppen durchgeführt haben, „ganz automatisch" ein Übersichtsbild. Wir lassen es auch als „Orientierungstraining" (*Petzold* 1974j, 369ff.) aufzeichnen. Beim langsamen Spazieren und Verweilen ist eine Tendenz des „Einsinkens" in die Landschaft dominant. Wir fokussieren dann „Orte der Zentrierung", machen Zentrierungsübungen (*ibid.*, 349). Aus der „Überschau" beginnt man die Örtlichkeiten in einer anderen Weise zu „mentalisieren", fängt an, „Gärten im Kopf" zu haben („Ich *kenne* meinen Garten in allen Jahreszeiten" – „Meine Lieblingsparks, die kenne ich in- und auswendig!"). Das fördert die Überschau. Anderseits bietet die Meditation, die „*green meditation*" (*Petzold* 2011l und dieses Buch, Episkript S. 897ff.) eines Baumes, Beets, Weihers oder einer Quelle eine „**Zentrizität**". Aus beidem – Zentrierung und Exzentrizität – ergeben sich immer wieder kreative Impulse, Phantasien, Imaginationen, Entwürfe für einen eigenen „inneren Garten". Fürst *Pückler* und sein Schüler und Mitarbeiter *Eduard Petzold* sind große Vorbilder für das Verstehen und Entwerfen von Gärten. Sie haben in ihren Parkplanungen dieses Moment beständiger Veränderung in weit ausgreifender Zeitperspektive berücksichtigt. Kreative Landschafts-, Park- und Gartengestaltung muss weiträumig und langzeitig gedacht werden. Die Auseinandersetzung mit Landschaft und Garten bringt, wie die Natur selbst, immer wieder neue Ideen hervor. Bemerkenswert sind die Konzepte von *Gilles Clément* (2006), der Gärten „in Bewegung" sieht und der Natur Freiraum geben will, ein „*champ libre*", wo sie sich selbst organisieren kann, denn ohne Eingriff ist sie beständig schöpferisch (*idem* 2008). Hier tut sich eine kreative Spannung zwischen Eingriff und Freigabe auf, Pflege und Wildwuchs, wobei Letzterer ohne Negativkonnotation gesehen und entdeckt werden kann. In der Arbeit mit Kindern und mit Patienten finden wir hier ein bedenkenswertes Prinzip, eine Herausforderung an eine Kunst, Wildgarten und Ziergarten und Nutzgarten zu verbinden.

Der Gärtner, der Mensch, der in und mit Gärten lebt, hat jeweils seine eigene Weise, Natur zu verstehen, doch er kann alle diese Perspektiven und noch mehr einbeziehen, und je tiefer dieses Verstehen sich im Umgang mit der Natur entfaltet, desto reicher werden die Möglichkeiten, in denen sich Garten- und Landschaftserleben und Selbsterleben, Garten- und Landschaftsgestaltung und Selbstgestaltung in ihrer heilenden und schöpferischen Kraft verbinden lassen. Wer das erfahren konnte durch seine „Ökologisation" (*Petzold* 2006p) in Kindheit und Jugend oder irgendwann in seinem späteren Leben, den lassen die Gärten, Landschaften, Wälder und Felder nicht mehr los.

Wir sind, wie gesagt, als Kinder in großen Gärten aufgewachsen in einer gärtnernden Familie, auf Höfen und Gütern. Wir haben öffentliche Gärten und Parks im Rheinland und den Niederlanden besucht, um ihre Schönheit und Architektur zu erkunden, Düsseldorf, die „Gartenstadt" mit dem ersten öffentlichen Hofgarten (*Lange* 2006), deren über zwanzig Parks waren unser Erkundungsfeld. Viele der von *Maximilian Friedrich Weyhe* (*Schildt* 1987) angelegten Parkanlagen dienten uns als lebendiges Anschauungsmaterial. Nach dem Krieg wurden dort Bucheckern gesammelt und Holunderdolden geerntet, es gab ja kaum etwas zu essen. In der Wagnerstraße am Hofgarten wohnend, kannten wir Kinder da jeden Flecken.

Wir haben „von Kind auf" die Landschaften am Niederrhein und „im Bergischen" erwandert und erhielten den Naturkundeunterricht von den Eltern. Der Vater Pflanzenzüchter und Saatgutexperte – in seiner Bibliothek standen Werke von und über *Peter Joseph Lenné* (*Hinz* 1989), der „große *Hirschfeld*" (1779-1785), eine Kostbarkeit, Bücher von *Hermann Jaeger* (1888), *Gustav Meyer* (1860), *Friedrich Ludwig Sckell* (1825), zwei Bände von *Humphry Repton* (*Rogger* 2007) und natürlich Fürst *Pückler-Muskau* (*Eisold* 2005) und *Eduard Petzold* (*Rhode* 1998), dessen Gartenkunst uns in besonderer Weise erklärt wurde, hatte er sie doch in Bezug auf *Goethes* Farbenlehre ausgerichtet und eine eigene Farbentheorie entwickelt (*E. Petzold* 1853). *Goethe* war das große Kulturvorbild in unserer Familie – nicht nur der Dichter und Staatsmann, auch der Naturforscher, Landschaftsgestalter und Gärtner war im Blick. Beide Eltern waren da umfassend belesen. Uns wurde *Goethe* vorgelesen, erzählt. Eigene Lektüre und Relektüre taten ein Übriges. Die Wanderungen mit der Familie, fast jedes Wochenende, standen unter *Goethe*s Motto im ersten Heft seiner Reihe „Zur Naturwissenschaft überhaupt" (LA I 8): *„Was ich nicht erlernt habe, Das habe ich erwandert"*. Die Naturgedichte des Landschafts- und Naturliebhabers *Goethe* (vgl. die Anthologie 2003) waren dabei Begleitlektüre, neben den Landschaftsballaden, -gedichten und -texten von *Mörike,* von *Löns*, der *Droste*, von *Miegel*, die wir lernten. *Fontane*s „Wanderungen" und *R. L. Stevenson*s (1993) Reiseberichte, die wir lasen, faszinierten uns, besonders die Idee, mit dem Esel Modestine durch die Cevennen zu wandern (*Stevenson* 1879; vgl. *Poindron* 2001), und die amüsanten Erinnerungen des Esels (*Lagrave* 1997). Einen Teil der *„Travels with a Donkey in the Cévennes"* sind wir in Studentenzeiten „nachgewandert" (*Hammerton* 1903, *Verdier* 2008), und ich fahre auch heute immer wieder in die Cevennen – eine meiner Lieblingslandschaften in Frankreich.

Uns wurde Naturliebe, ja, Naturbegeisterung vermittelt in einer langen Tradition der Gartenkunst. *Eduard Petzold* (1815 -1891), der große Landschaftsgärtner, hatte ein bedeutendes kulturelles Vermächtnis hinterlassen – Gärten, die wir besuchten, und Werke, die in der Bibliothek der Familie standen (vgl. zu ihm *Rohde* 1998).

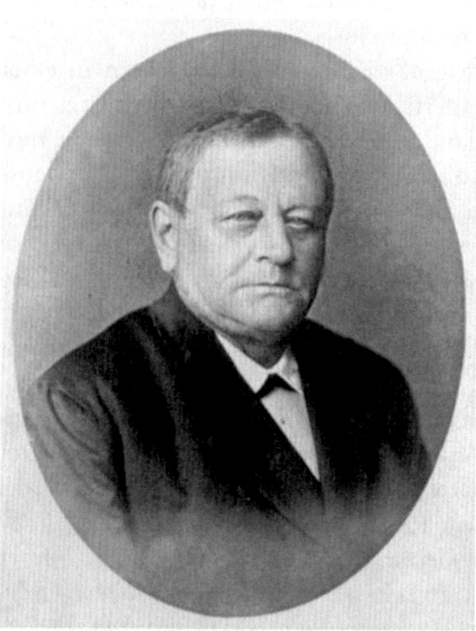

Eduard Petzold, * 14. Januar 1815 in Lubniewice / Königswalde, † 10. August 1891 in Blasewitz. Nach seiner Lehre bei dem Parkschöpfer Fürst ***Hermann von Pückler-Muskau*** in Muskau wurde er 1844 Großherzoglich-Weimarer Hofgärtner in Ettersburg. Er plante und realisierte 174 Parks und Gartenanlagen in Europa. Von 1852-1872 waltete er als „Parkdirektor der Niederlande". 2008 wurde ihm zum Gedenken vom 15.-17.5. eine große Tagung organisiert:
„Eduard Petzold in Polen, Tschechien und Deutschland, Projekt zur grenzübergreifenden Vernetzung wertvoller Parkanlagen", bei der man viele seiner Parks besuchen konnte (http://www.dbu.de/123artikel27598_.html).

Abb. 5: Carl Eduard Adolph Petzold

Er gestaltete seine Gärten mit einem klaren konzeptuellen Bezug zum Naturforscher *J. W. v. Goethe* und auf dem Boden eines umfassenden botanischen, gartenkünstlerischen und gartentechnischen Wissens. *Goethe* betrieb mit seinem herzoglichen Freund *Karl August* im Park Belvedere pflanzenkundliche

Studien. Im Weimarer Botanischen Garten wurden etwa 7900 in- und ausländische Pflanzenarten gesammelt. *Goethe* hatte sich mit den naturphilosophischen Gedanken von *Spinoza* und *Schelling* befasst. „Die Natur soll der sichtbare Geist, der Geist die sichtbare Natur sein" (*Schelling,* Ideen zu einer Philosophie der Natur, 1797, LXIV). Diese Ideen haben auch das Naturverständnis in unserem Elternhaus geprägt. *Goethe*, das wurde uns vermittelt, hatte erkannt, dass man nichts wirklich erkennen kann, wenn man ihm nicht irgendwie zugehört, wenn man Natur nicht in *ganzheitlicher Anschauung* erfasst, denn es ist *„iede Creatur nur ein Ton eine Schattirung einer großen Harmonie, die man auch im ganzen und großen studiren muss sonst ist iedes Einzelne ein todter Buchstabe"* (*Goethe* WA IV 6, 389f.). *Goethe*s Entdeckung des Zwischenkieferknochens 1784 (mit *J. C. Loder*, zuvor aber schon 1780 von *Felix Vicq d'Azyr* entdeckt), ließ ihn den Menschen als Teil einer Evolution sehen, stellte ihn damit voll in die Natur: „Du führst die Reihe der Lebendigen / Vor mir vorbei und lehrst mich meine Brüder / Im stillen Busch, in Luft und Wasser kennen" (*Faust,* 3225). Der Mensch steht in der „Reihe der Lebendigen" und er „kennt sich nur selbst, in sofern er die Welt kennt, die er nur in sich und sich in ihr gewahr wird. Jeder neue Gegenstand, wohl beschaut, schließt ein neues Organ in uns auf „ (*Goethe* 1823 LA I 9, 307f.; vgl. *Eckermann* 29.1.1826). „Natur [unsere eigene zumal] hat weder Kern noch Schale, Alles ist sie mit einemmale" (*Goethe* 1820, *Unwilliger Ausruf* LA I 9, 223).

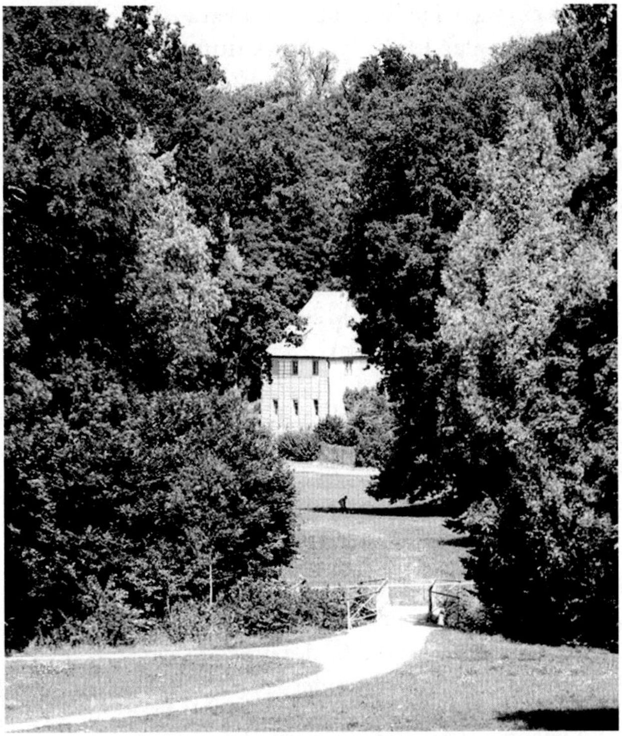

Abb. 6: Johann Wolfgang von Goethe – Gartenfreund und Gartengestalter: sein Gartenhaus im Park an der Ilm

Goethe hat nicht nur theoretisch und künstlerisch gearbeitet. Er hat seinen Garten selbst angelegt, zunächst beim kleinen Gartenhaus, das ihm sein Dienstherr und Freund geschenkt hatte (*Kahler* 1966; *Grüning, Pietsch* 1999), dann aber auch in der Betreuung von Gartengroßprojekten und Landschaftsgestaltungen im Rahmen seiner Dienstobliegenheiten etwa beim Park an der Ilm (*Balzer* 1984, *Barner* 2009). Er verband diese Praxis immer mit forschenden Interessen und natürlich auch mit ästhetischen, was man an seinen Notizen, Texten, Gedichten ablesen kann (*Doschka, von Luckner* 2006). *Goethe* kultivierte Malven, seine Lieblingsblumen, und zwei tragen ihm zu Ehren heute seinen Namen: Goethea cauliflora und Goethea strictiflora. Die Gartenkultur in Weimar mit seinen zahlreichen Parks (Ilm, Belvedere, Ettersburg, Tiefurt etc.) hatte Aus- und Nachwirkungen. Die fürstliche Familie führte die Gartentradition fort. In Tiefurt legte 1776 Prinz *Friedrich Ferdinand Constantin* mit *Karl Ludwig von Knebel* einen englischen Landschaftspark an, der nach der Plünderung des Schlösschens durch die französischen Truppen zwischen 1846 und 1850 von *Eduard Petzold*, damals Weimarer Hofgärtner, umfassend umgestaltet wurde. Er gestaltete auch für den jungen Erbgroßherzog *Carl Alexander* ab 1842 den Schlosspark von Ettersburg um und schuf einen sechs Hektar großen Landschaftspark westlich des Schlosses und die große Forsthauswiese. Die Triade Garten, Park, Landschaftspark tritt damit neben die naturbelassene Landschaft als Gestaltungsraum. Heute liegt dieses einzigartige Ensemble von Parks und Schlössern, davon sind elf Liegenschaften in der Liste des Weltkulturerbes der UNESCO verzeichnet, in den Händen der „Klassik Stiftung Weimar" (http://www.klassik-stiftung.de). In aller Welt suchen Menschen Parks und Parklandschaften zur seelisch-geistigen Erbauung auf, viele auch zur körperertüchtigenden Bewegung (*van der Mei, Petzold, Bosscher* 1997; *Waibel, Petzold* 2009). Zur Weimarer Stiftung kommen 700 000 Besucher jährlich. Das zeigt: Kultur ist aufbauend, erfreuend, ja Kulturerleben kann heilsam sein. Parkbesuche als „rezeptive" Therapie haben durchaus Bedeutung – nicht ohne Grund wurden in den alten Psychiatrien ausgedehnte Garten- und Parkanlagen geschaffen.

„Kultur ist uns nie gegeben ohne ihre elementare Basis, welche ihr als Milieu, als Material dient: Jeder Erscheinung in der Kultur liegt eine Erscheinung in der Natur zugrunde, die von der Kultur bearbeitet ist ... Umgekehrt ist uns Natur nie anders als in ihrer Kulturform gegeben" (*Florenskij* 1994, 172). Garten- und Landschaftstherapie ist damit auch als eine Form der „**Kulturarbeit**" zu sehen, und diese sollte wieder in die Pflege der Natur als persönliche und öffentliche Aufgabe zurückfließen.

Naturtherapie und **Gartentherapie** sind im Integrativen Ansatz also weitaus mehr, als in die Natur zum Wandern oder in den Garten zum Pflanzen und Jäten zu gehen! Es ist ein „*WEG*" des Erkennens der eigenen Natur: „Dich prüfe du nur allermeist / Ob du Kern oder Schale seist" (FA I 2, 508). Uns wurde vermittelt:

Goethes Frage „Ist nicht der Kern der Natur / Menschen im Herzen?" (ebd.)[13] muss beantwortet werden: Ja, wir Menschen sind Natur, durch und durch, im Herzen! Das Wesentliche ist dabei oft „für die Augen unsichtbar", weil man in der Natur zentriert ist. Eingesunken in „ontologischer Erfahrung" (*Orth* 1993) ist man bei sich und bei der Natur zugleich, man gehört eben zum „Fleisch der Welt" (*Merleau-Ponty*), und in solchem *„inmitten"* wird zergliedernde, explorierende Anschauung transzendiert in einer konvivialen Teilhabe (*Orth* 2010).

In einer integrierten Weise bei sich, beim anderen, bei der Natur zu sein, wird Grundlage von **Zugehörigkeit** (*convivialité*), und die steht gegen **Entfremdung** (*aliénation*), gewährleistet die **Integrität** von Menschen, Gruppen, Lebensräumen für Mensch und Tier (*Petzold* 1978c; *Sieper, Orth, Petzold* 2010). Das ist eine Grundausrichtung unserer Arbeit an der **„Europäischen Akademie für biopsychosoziale Gesundheit"** am Beversee im „Naturpark Bergisches Land", ein Ort, den wir mit Bedacht auch für diese Zielsetzung ausgewählt hatten, weil er Naturerleben, Kontakt mit Landschaft, mit Wasser, Tieren, Wald ermöglichte – ein idealer Ort, um landschaftsorientierte und tiergestützte Therapie zu lehren (*Sieper, Orth, Schuch* 2007). Durch den Leib als „totales Sinnesorgan" (*Merleau-Ponty*) gehen wir Menschen als **„multisensorische Wesen"** in **„explorativer Neugier"** – nach Integrativer Theorie einer unserer wichtigsten Grundantriebe – durch diese Welt, um die Welt in uns aufzunehmen, zu **interiorisieren** (*Vygotskij*, vgl. *Petzold, Orth* 2017b) und uns als „informierter Leib", als „Leibsubjekt mit reichem Weltwissen" (*idem* 2009c) in der Lebenswelt zu bewegen. Als **„multiexpressive Wesen"** wollen wir sie darüber hinaus mit **„poietischem Gestaltungswillen"** – ein weiterer Grundantrieb des Menschen – formen, verändern, gestalten (*idem* 1999q, 2010g, 195f.). Wir explorieren ä u ß e r e Landschaften und Gärten, aber auch unsere i n n e r e n Seelenlandschaften und Seelengärten, und wir gestalten beides – so die „Anthropologie des schöpferischen Menschen" (*Orth, Petzold* 1993c). Wir beginnen vielleicht mit einem **„multisensorischen Spaziergang"** – eine Methode, die wir 1968 entwickelt haben (*Petzold, Orth* 1988b) – durch den Garten oder den Park, ein **„going green"**, bei dem wir alle Sinne nutzen (Hören, Sehen, Riechen, Tasten, Schmecken, vestibulär Balancieren etc.) – alle zwei Tage ...., dann täglich (bei Regenwetter mental/imaginal) ... bis es zu einer „lieben Gewohnheit" geworden ist, zu unserem gesundheitsbewussten und gesundheitsaktiven „Lebensstil" gehört (*Petzold* 2010g; *Moser, Petzold*, dieser Band). Wir schreiten dabei kräftig aus, bis hin zu einem „power walking" (*Reeves* 1982) oder auch „Nordic Walking" (vgl. *Wilhelm* et al. 2006). Wir recken und dehnen uns vor dem Spaziergang,

---

13 Das Hintergrundthema von *Goethes* Auseinandersetzung mit *Kant* („Ding an sich") zum Gedicht „Die Falschheit menschlicher Tugenden" von *Albrecht von Haller* kann hier nicht aufgegriffen werden. „Ins Innre der Natur dringt Beobachtung und Zergliederung der Erscheinungen, und man kann nicht wissen, wie weit dieses mit der Zeit gehen werde" (*Kant*, Kritik der reinen Vernunft, B, 333f.). Der Passus wurde von *Goethe* in seiner Ausgabe unterstrichen.

Stretching auch bei Zwischenstopps und nach dem Walk (*Yessis* 2006; *Albrecht, Meyer* 2005), sensibilisieren uns im „eigenleiblichen Spüren" für unseren „Leib in Bewegung" (*Petzold* 1996a), um uns durch solche „Green Exercises" zu stärken, einen psychophysiologischen, ökopsychosomatischen Trainingseffekt zu haben (*Weibel, Petzold* 2009; *Petzold, Frank, Ellerbrock* 2010). Wir halten aber auch inne, suchen uns einen ruhigen Ort der Ruhe und Rast – z. B. am Weiher, unter der Purpurbuche (*Fagus sylvatica purpurea*), vor einer erblühten Magnolie oder an einem Rosenhag, auf einer Lichtung, auf einem Hügel ... – für eine Zeit der Besinnung und Betrachtung, des meditativen versunkenen Eintauchens in die Natur (*Orth* 1993; *Petzold* 1983d), so dass wir erfüllt werden von ihrem Frieden, ihrer Erhabenheit, ihrer Schönheit (*O'Donohue* 2004), von Erquickungen des frischen Grüns, der heilenden Kraft „ästhetischer **Erfahrungen**" (*idem* 1999f), mit denen uns blühende Bäume, Sträucher, Blumen erfüllen. Ich habe Formen einer „**green meditation**" entwickelt, die auch bei kurzen Zeiten der Rast tiefe Versunkenheit in die Natur erschließen (*Petzold* 2011m, vgl. dieses Buch, Episkript S. 897ff.). Solche „**multisensorischen Spaziergänge**" inspirieren, regen an, wecken das Bedürfnis, selbst schöpferisch zu werden. Und hier gilt es, Initiativen zu entwickeln, um sich Gestaltungsmöglichkeiten zu schaffen – ein gemeinsames Gartenprojekt initiieren, einem Gartenverein beitreten, einen Balkongarten anlegen etc. –, denn der Mensch braucht „**poiesis**", Gestaltungsspielräume für seine Kreativität und Ko-kreativität, denn auch das Schöpferische setzt heilende Kräfte frei (*Iljine* et al. 1967/1990; *Petzold* 1992m).

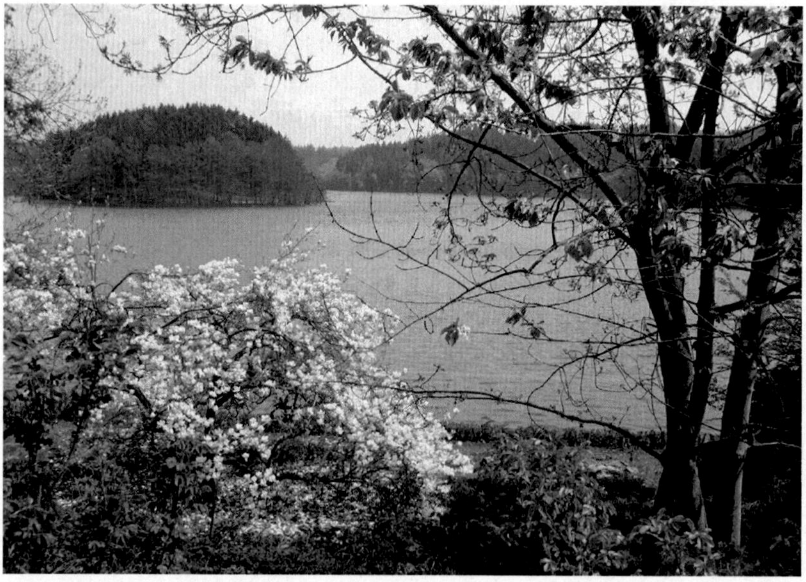

Abb. 7: Magnolie im Uferpark der Europäischen Akademie für biopsychosoziale Gesundheit am Beversee

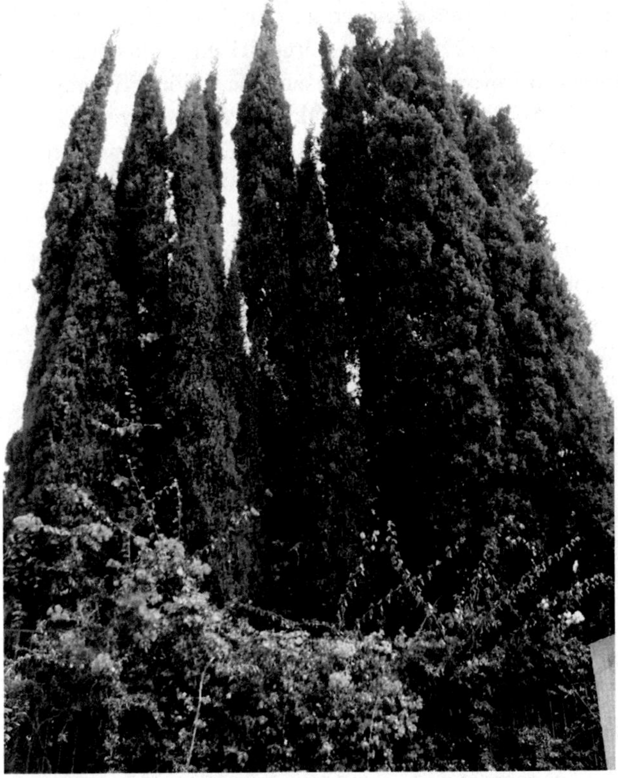

Abb. 8: Finca in Velhoco, La Palma: Zypressengruppe am Eingangstor 2011
Cupressus sempervirens (*cipresso mediterraneo, Čempres, Trauerzypresse*) von *H. G. Petzold* 1978 gezogen aus Cypressensamen, mitgebracht aus dem Arboretum Trsteno, 1982 ausgepflanzt und mit *Bougainvillea spectabilis* u. *Bougainvillea glabra* (rechts nach links: weiß, rotviolett, orange, rot) geschmückt. *Convolvulus* (*u. a. Gloria de la mañana / Convolvulus tricolor*) kam uneingeladen. Es wurde die „verständig gemischte Verschiedenheit", das Zusammenspiel von „warmen" und „kalten" Farben (*E. Petzold* 1853, 5ff.) angestrebt[14], auf dem (hier nicht sichtbaren) Sockel der aus grauen Basaltbruchsteinen gesetzten 300jährigen Terrassenmauer (h 2m), deren „nobles Grau", wie schon *E. Petzold* betont hat (*ibid.*), gegen Grün sehr schön wirkt.

Wir sind mit dem Integrativen Ansatz – soweit wir sehen – das einzige Therapieverfahren, dass die Genderperspektive und die Ökologie explizit in seinem Menschenbild verankert hat (*Petzold* 2003a, 2003e) und seine Theorie und seine differentielle Praxis in einer stabilen, kongenialen Genderkooperation über einen

14 „Petzold kann als der erste deutsche Gartenkünstler bezeichnet werden, der die Farbenlehre ... in Verbindung mit den Gesetzen der Perspektive für die Gartenkunst zu erschließen" suchte (*Rohde* 1998, 47).

so langen, kontinuierlichen Zeitraum von über 40 Jahren entwickeln konnte.[15] Das traditionelle Paradigma des patriarchalischen Schulengründers schien uns immer schon „outdated". Aus dem integrativen Menschenbild ergeben sich zwingend Interventionen wie gendersensible „Körpertherapie, Psychotherapie, Nootherapie, Soziotherapie und **Ökotherapie**" (*Petzold* 2003e, Hervorhebung hier), die starke **ökopsychosomatische Effekte** bewirken können. Durch „Interventionen auf der Mikro-, Meso-, Makroebene geht es darum, *integrierte ökologische Bezüge*, Bewahrung und Gestaltung des Wohn- und Lebensraumes – ‚ecological awareness & consciousness' zu erreichen" (*ibid*., 188). Das ist nicht nur eine heilsame, sondern zugleich auch eine wichtige sozial-, gesundheits- und ökologiepolitische Aktivität und die ist sehr befriedigend.

Wenn man landschafts- und gartentherapeutisch arbeitet, erlebt man immer wieder, wie Menschen von einer starken „Freude am Lebendigen" ergriffen werden, die sie mit tiefer Dankbarkeit und Liebe dem Leben gegenüber erfüllt – eine beglückende Erfahrung.

5 Literatur

Der Beitrag erschien in: Integrative Therapie 3/2013, 367-406.

Beiträge von Petzold sowie Petzold und MitautorInnen finden sich im Literaturgesamtverzeichnis am Ende des Bandes.

Albrecht, K., Meyer, S. (2005): Stretching und Beweglichkeit. Das neue Expertenhandbuch. Stuttgart: Thieme.

Alpers, S. (1998): Kunst als Beschreibung. Holländische Malerei des 17. Jahrhunderts. Köln: Dumont.

Andersen, J. C. (2005): Stretching Before and After Exercise: Effect on Muscle Soreness and Injury Risk. In: Journal of Athletic Training 40, 218-220.

Asay, T., Lambert, M. (2001): Empirische Argumente für die allen Therapien gemeinsamen Faktoren: quantitative Ergebnisse. In: *Hubble, M.* et al., So wirkt Psychotherapie. Empirische Ergebnisse und praktische Folgerungen. Dortmund: modernes lernen, 41-81.

Auer, A. (1962): Deutsche Landschaftsdichtung : eine Anthologie. Leipzig: Reclam.

Bachtin [Bakhtin], M.M. (1986): Untersuchungen zur Poetik und Theorie des Romans. Hg. v. *Edwald Kowalski* und *Michael Wegner*. Berlin: Aufbau. (Auch als: Chronotopos. Frankfurt a.M.: Suhrkamp, 2008).

Bakhtin, M.M. (1981): The Dialogic Imagination: Four Essays. Übers. v. *Caryl Emerson, Michael Holquist*. Austin: University of Texas Press.

Balzer, G. (1984): Goethe als Gartenfreund. München: Heyne.

Barner, M. (2009): Goethe und die Gartenkunst. http://www.mein-schoener-garten.de/de/gruenes_leben/reise/goethe-und-die-gartenkunst-62017

15 Vgl. *Petzold, Heinl* 1983; *Petzold, Orth* 1985, 2011; *Petzold, Sieper* 1970, 1977, 1993a, 2011; *Sieper, Orth, Schuch* 2007; *Sieper, Orth, Petzold* 2010.

Bäuml-Stosiek, D. (2011): Eine Sehenswürdigkeit für München: Grabanlagen und Gräber berühmter Persönlichkeiten und Wandel der Bestattungskultur auf dem Waldfriedhof. München: München Verlag.

Beresford-Peirse, J. (2002a): War-Torn above the Adriatic: The Trsteno Aboretum. In: The Mediterranean Garden 28, April 2002.

Beresford-Peirse, J. (2002b): Trsteno Arboretum, Croatia. http://www.dendrology.org/site/tree-info/arboreta-and-collections/-97-trsteno-arboretum-croatia-jadranka-beresford-peirse-2002-the-karaca-arboretum-turkey-hayrettin-karaca-2002/

Blum, E., Neitzke, P. (2004): Favela Metropolis. Berichte und Projekte aus Rio de Janeiro und São Paulo. Basel: Birkhäuser.

Blumenberg, H. (1979): Die Lesbarkeit der Welt. Frankfurt a. M.: Suhrkamp.

Blumenberg, H. (2010): Theorie der Lebenswelt. Hg. v. *Manfred Sommer*. Frankfurt a. M.: Suhrkamp.

Bourdu, R. (1999): Histoires de France racontée par les arbres. Paris: Èditions Eugen Ulmer.

Bourdu, R. (2008): Les plus beaux arbres de france. Paris: Chêne/Hachette.

Broderson, K. (2001): Die Hängenden Gärten von Babylon. In: *Sarkowicz* (2001).

Brown, R., Renshaw, P. (2006): Positioning Students as Actors and Authors: A Chronotopic Analysis of Collaborative Learning Activities. In: Mind, Culture and Activity 3, 247-259.

Büttner, N. (2000): Die Erfindung der Landschaft. Kosmographie und Landschaftskunst im Zeitalter Bruegels. Göttingen: Vandenhoeck & Ruprecht.

Büttner, N. (2006): Geschichte der Landschaftsmalerei. München: Hirmer.

Buttlar, A. v. (1989): Der Landschaftsgarten. Gartenkunst des Klassizismus und der Romantik. Köln: Dumont.

Callahan, J. F. (2009): Manual of Gestalt Practice in the tradition of Dick Price. https://sites. google. com/site/gestaltlegacy/

Carroll, M. (2003): Earthly Paradises: Ancient Gardens in History and Archaeology. London: British Museum Press.

Carr, D. (2011): „The Garden of Eden Story". An Introduction to the Old Testament. New York: John Wiley & Sons.

Castillo, H. (1990): La Sociedad de la Basura: Caciquismo Urbano en la Ciudad de México. 2. Aufl. Mexico City: UNAM.

Clark, Sir Kenneth (1961): Landscape into Art. Harmondsworth: Penguin.

Clément, G. (2006): Le jardin en mouvement. Paris: Sens Et Tonka Eds.

Clément, G. (2008a): Neuf jardins, approche du jardin planétaire. Arles: Actes sud.

Clément, G. (2008b): Toujours la vie invente. Paris: Éditions de l'Aube.

Clément, G., Jones, L. (2006): Réflexions planétaires, où en est l'herbe? Arles: Actes sud.

Conway, M. A. (1990): Autobiographical memory. An introduction. Philadelphia: Open University Press.

Crouch, D., Ward, C. (1997): The Allotment: Its Landscape and Culture. Nottingham: Five Leaves Publications.

Curtius, E. R. (1977): Europäische Literatur und lateinisches Mittelalter. 9. Aufl. Bern: Francke.

Danthine, H. (1937): Le palmier datier et les arbres sacrés dans l'iconographie de l'asie ancienne. Paris: Geutner.

Dautzenberg, H. et al. (2000): Burgholz. Vom Versuchsrevier zum Arboretum. Heft 11 der Schriftenreihe der Landesforstverwaltung Nordrhein-Westfalen. Hg. v. Ministerium für Umwelt, Naturschutz, Landwirtschaft und Verbraucherschutz NRW/Staatliches Forstamt Bergisch Gladbach-Königsforst, Düsseldorf.

Davis, M. (2006): Planet of Slums. London, New York: Verso.

Derauf C., LaGasse, L., Smith, L. et al. (2011): Infant temperament and high-risk environment relate to behavior problems and language in toddlers. In: J. Dev. Behav. Pediatr. 2, 125-35.

Demandt, A. (2002): Über allen Wipfeln. Der Baum in der Kulturgeschichte. Köln: Böhlau.

Doschka, R., Luckner, F. Graf von (2006): Mit Goethe durch das Gartenjahr. München: Prestel.

Drengson, A., Inoue, Y. (1995): The Deep Ecology Movement: An Introductory Anthology. Berkeley: North Atlantic Publishers.

Dzionara, K. (2001): Der Garten im alten Ägypten. In: Sarkowicz (2001).

Eisler, Rudolf (1904): Wörterbuch der philosophischen Begriffe. 2. völlig neu bearb. Aufl. Berlin: Mittler.

Eisold, N. (2005): Der Fürst als Gärtner. Hermann von Pückler-Muskau und seine Parks in Muskau, Babelsberg und Branitz. Rostock: Hinstorff.

Erickson, B.J. (2005): The Only Way Out Is In: The Life Of Richard Price. In: *Kripal, J., Shuck, G. W.* (2005): On The Edge Of The Future: Esalen And The Evolution Of American Culture. Bloomington: Indiana University Press, 139-40.

Faber Taylor, A., Kuo, F. E., Sullivan, W. C. (2002): Views of Nature and Self-Discipline: Evidence from Inner City Children. In: Journal of Environmental Psychology 22, 49-63.

Faber Taylor, A., Kuo, F. E. (2006): Is contact with nature important for healthy child development? State of the evidence. In: *Spencer, C., Blades, M.* (Hrsg.), Children and Their Environments: Learning, Using and Designing Spaces. Cambridge, U.K.: Cambridge University Press.

Feterman, G. (2008): Arbres extraordinaires de France. Paris: Dakota éditions.

Finckh, G. (2007): Abenteuer Barbizon. Landschaft, Malerei und Fotografie von Corot bis Monet. Wuppertal: Von-der-Heydt-Museum.

Finkel, I., Seymour, M. (2008): Babylon. New York: Oxford University Press.

Finken, K., Finken, A. (2011): Vom Zauber alter Bauerngärten. Stuttgart: Thorbecke.

Flade, A. (2010): Natur psychologisch betrachtet. Bern: Huber.

Flammer, A. (1990): Erfahrung der eigenen Wirksamkeit. Einführung in die Psychologie der Kontrollmeinung. Bern: Huber.

Florenskij, P.A. (1988): Makrokosmos und Mikrokosmos. Eine Studie über die Wechselbeziehung von Mensch und Natur. In: Stimme der Orthodoxie 1988/11, 42-55; /12, 40-43.

Florenskij, P. (1993): Meinen Kindern. Erinnerungen an die Jugend im Kaukasus. Stuttgart: Urachhaus.

Florenskij, P. (1994): An den Wasserscheiden des Denkens. 2. Aufl. Berlin: KONTEXTverlag.

Florenskij, P. (1996): Leben und Denken. Hg. v. *F.* und *S. Mierau*. Ostfildern: edition tertium.

Florenskij, P. (1997): Raum und Zeit. Berlin: KONTEXTverlag.

Florenskij, P. (1997/2004): The Pillar and Ground of the Truth. Übers. v. *B. Jakim*. Princeton, NJ.: Princeton Univ. Press. (Paperbackausgabe 2004).

Fontane, T. (2002): Herr von Ribbeck auf Ribbeck im Havelland. Illustriert von *Bernd Streiter*. Berlin: Aufbau.

Frétigny, R., Virel, A. (1968): L'Imagerie Mentale – Introduction à l'onirothérapie. Genf: Éditions du Mont-Blanc.

Fröhlich, H.J. (2000): Alte liebenswerte Bäume in Deutschland. Buchholz: Cornelia Ahlering.

Gayraud, A. (1998): Jardins de roses. Paris: Editions du Chêne.

Gioda, A. et al. (1993): El árbol fuente. In: Mundo Científico 132, 126-134.

Glassner, J.-J. (1991): À propos des Jardins Mésopotamiens. In: *Rika Gyselen*, Jardins d'Orient. Paris: Peeters Press.

Goethe, J. W. v. (2003): Wie herrlich leuchtet mir die Natur: Gedichte und Bilder. Hg. von *Hans-Joachim Simm*. 5. Aufl. Frankfurt a. M.: Insel.

Gothein, M. L. (1914/1997): Geschichte der Gartenkunst. Band 1: Von Ägypten bis zur Renaissance in Italien, Spanien und Portugal. Band 2: Von der Renaissance in Frankreich bis zur Gegenwart. Jena: Diederichs. (4. Aufl. 1997).

Grawe, K. (2004): Neuropsychotherapie. Göttingen, Bern, Toronto: Hogrefe.

Grawe, K. (2005a): Alle Psychotherapien haben ihre Grenzen. In: Neue Zürcher Zeitung Nr. 43 (23.10.2005), 78.

Grawe, K. (2005b): (Wie) kann Psychotherapie durch empirische Validierung wirksamer werden? In: Psychotherapeutenjournal 1, 4-11.

Grawe, K., Donati, R., Bernauer, P. (1994): Psychotherapie im Wandel. Von der Konfession zur Profession. Göttingen: Hogrefe.

Groß, S. (2009): Die Weimarer Klassik und die Gartenkunst. Über den Gattungsdiskurs und die „Bildenden Künste“ in den theoretischen Schriften von Goethe, Schiller und Krause. Berlin: Peter Lang.

Grüning, J., Pietsch, M. (1999): Goethes Gartenhaus. Spröda: Edition Schwarz-Weiss.

Guckes, B. (2004): Zur Ethik der älteren Stoa. Göttingen: Vandenhoeck & Ruprecht.

Günther H. (2007): Die Kunst-Akademie. Faszination Garten. Eine Malreise durch die schönsten Gärten Europas. Wiesbaden: Englisch.

Gunzelmann, T., Schiepek, G., Reinecker, H. (1987): Laienhelfer in der psychosozialen Versorgung: Meta-Analysen zur differentiellen Effektivität von Laien und professionellen Helfern. In: Gruppendynamik 18, 361-384.

Hageneder, F. (2006): Die Weisheit der Bäume. Mythos, Geschichte, Heilkraft. Stuttgart: Franckh-Kosmos.

Hammerton, J. A. (1903): In the track of R. L. Stevenson and Elsewhere in Old France. New York: Dutton.

Hartswick, K. J. (2003): The Gardens of Sallust: A Changing Landscape. Austin: University of Texas Press.

Haß, P. (1998): Der locus amoenus in der antiken Literatur: zu Theorie und Geschichte eines literarischen Motivs. Bamberg: Wissenschaftlicher Verlag Bamberg.

Hass, W., Petzold, H. G. (1999): Die Bedeutung der Forschung über soziale Netzwerke, Netzwerktherapie und soziale Unterstützung für die Psychotherapie – diagnostische und therapeutische Perspektiven. In: *Petzold, H. G., Märtens, M.* (Hrsg.)(1999a): Wege zu effektiven Psychotherapien. Psychotherapieforschung und Praxis. Modelle, Konzepte, Settings. Opladen: Leske + Budrich, S. 193-272. http://www.fpi-publikation.de/artikel/textarchiv-h-g-petzold-et-al-/hass-w-petzold-h-g-1999-neueinst-2011-die-bedeutung-der-forschung-ueber-soziale-netzwerke.html

Hecht, A., Petzold, H. G., Scheiblich, W. (2012): Theorie und Praxis differentieller und integrativer, niedrigschwelliger Arbeit (DINA) – die „engagierte Perspektive“ Integrativer Suchthilfe. In: POLYLOGE 13/2014. https://www.fpi-publikation.de/polyloge/alle-ausgaben/13-2014-hecht-a-petzold-h-scheiblich-w-theorie-praxis-dina-integrative-suchthilfe.html

Hinz, G. (1989): Peter Joseph Lenné. Das Gesamtwerk des Gartenarchitekten und Städteplaners. 2 Bde. Hildesheim: Olms.

Hobhouse, P. (2005): Persische Gärten. Paradiese des Orients. München: Knesebeck.

Hobhouse, P., Taylor, P. (1995): Gärten in Europa. Führer zu 727 Gärten und Parkanlagen. Stuttgart: Ulmer.

Hochegger, K. (2003): Der Bauerngarten. Stuttgart: Ulmer.

Hofkirchner, W. (1996): Vladimir I. Vernadskij. Der Mensch in der Biosphäre. Wien: Systems Research.

Holmes, C. (2002): Monet und sein Garten in Giverny. München: Heyne.

Holquist, M. (2002): Dialogism. Bakhtin and his world. 2. Aufl. London: Routledge.

Horvat, F. (2008): À hauteur d'arbres. Paris: Èditions de la Martiniére.

Humboldt, A. v. (1808/2004): Ansichten der Natur. Frankfurt a. M.: Eichborn.

Humboldt, A. v. (1845-62/2004): *KOSMOS* – Entwurf einer physischen Weltbeschreibung. Mit Berghaus-Atlas. Frankfurt a. M.: Eichborn.

Hüther, G. (2009): Bedienungsanleitung für ein menschliches Gehirn. 9. Aufl. Göttingen: Vandenhoeck & Ruprecht.

Hüther, G. (2010): Die Macht der inneren Bilder. Wie Visionen das Gehirn, den Menschen und die Welt verändern. Göttingen: Vandenhoeck & Ruprecht.

Hyams, E., MacQuitty, W. (1969): Great Botanical Gardens of the World. London: Bloomsbury Books.

Jacobi, C. W.M. (1834): Ueber die Anlegung und Einrichtung von Irren-Heilanstalten mit ausführlicher Darstellung der Irren-Heilanstalt zu Siegburg. Berlin: Reimer.

Iljine, V.N., Petzold, H. G., Sieper, J. (1990): Kokreation – die leibliche Dimension des Schöpferischen – Aufzeichnungen aus gemeinsamen Gedankengängen [1967-1970]. In: *Petzold, H. G., Orth, I.* (1990a), Die neuen Kreativitätstherapien. Handbuch der Kunsttherapie. 2 Bde. Paderborn: Junfermann, 203-212. (3. Aufl. Bielefeld: Edition Sirius im Aisthesis Verlag 2002).

Janet, P. (1919): Les Médications Psychologiques. 3 vol. Paris: Alcan.

Jöllenbeck, T., Grüneberg, Ch. (2008): Gesund durch Nordic Walking – Prävention oder Mythos? In: Physiotherapie 2, 23-26.

Katz-Bernstein, N. (1996): Das Konzept des „Safe Place" – ein Beitrag zur Praxeologie Integrativer Kinderpsychotherapie. In: *Metzmacher, B., Petzold, H. G., Zaepfel, H.* (Hrsg.) (1996), Praxis der Integrativen Kindertherapie. Integrative Therapie in Theorie und Praxis, Bd. 2. Paderborn: Junfermann.

Kauko, M., Lechner, O. (2007): Orte der Stille. Berühmte Klöster und Gärten. Hamburg: Ellert & Richter.

Keller, H. (2001): Monets Jahre in Giverny. Ostfildern: DuMont.

Klee, A. (2007): Zur Wirkung des Dehnungstrainings als Verletzungsprophylaxe. In: *Freiwald, A., Jöllenbeck, T., Olivier, N.* (Hrsg.): Prävention und Rehabilitation. 7. gemeinsames Symposium der dvs-Sektionen Biomechanik, Sportmotorik und Trainingswissenschaft. Köln: Strauß, 337-346.

Klee, A., Wiemann, K. (2002): Zur Problematik des Dehnens in der Gymnastik – theoretische und experimentelle Überlegungen. In: *Gutsche, K.-J., Medau, H.J.*, Gymnastik im neuen Jahrtausend. Schorndorf: Hofmann.

Knowles, D. (1969): Geschichte des christlichen Mönchtums. Benediktiner, Zisterzienser, Kartäuser. München: Kindler.

Kripal, J. (2007): Esalen: America and the Religion of No Religion. Chicago: University of Chicago Press.

Kreutzmann, M. (2008): Zwischen ständischer und bürgerlicher Lebenswelt: Adel in Sachsen-Weimar-Eisenach 1770 bis 1830. Weimar: Böhlau.

Kruse, W. (2004): Niederrheinmaler: Bilder links und rechts von Strom: zwischen gestern und heute. Emmerich: Verlag des Emmericher Geschichtsvereins.

Kühn, S., Ullrich, B., Kühn, U. (2005): Bäume, die Geschichten erzählen. Von Tanzlinden und Gerichtseichen, Baumheiligtümern und Gedenkbäumen in Deutschland. München: BLV.

Kühn, S., Ullrich, B., Kühn, U. (2007): Deutschlands alte Bäume. 5. erw. Aufl. München: BLV.

Kuo, F.E. (2001): Coping with poverty: Impacts of environment and attention in the inner city. In: Environment & Behavior 1, 5-34.

Kuo, F.E. (2004): Horticulture, well-being, and mental health: From intuitions to evidence. In: *Relf, D.* (Hrsg.), A proceedings of the XXVI International Horticulture Congress: Expanding roles for horticulture in improving human well-being and life quality, 27-36. (Acta Horticulturae 639).

Kusaka, Y., Kondou, H., Morimoro, K. (1992): Healthy lifestyles are associated with higher natural killer cell activity. In: Prev Med. 21, 602-15.

Kusin, V. (2001): Obnovimo Arboretum Zajedno. http://www.matis.hr/zbornici/2001/Text/Text5-3. htm.

Lagrave, R. (1997): Voyages avec un Anglais à travers les Cévennes ou Les mémoires de Modestine. Florac: Éditions Gévaudan-Cévennes.

Lambert, M. J., Ogles, B. M. (2004): The efficacy and effectiveness of psychotherapy. In: *M. J. Lambert* (Hrsg.), Bergin and Garfield's Handbook of Psychotherapy and Behavior Change. 5. Aufl. New York: John Wiley & Sons, 139-193.

Lange, C. (2006): Der Hofgarten in Düsseldorf: Erster öffentlicher Stadtgarten Deutschlands. Köln: Rheinischer Verein f. Denkmalpflege u. Landschaftsschutz.

Langthaler, G. (1985): Donauauen. Wien: Kremayr & Scheriau.

Laudert, D. (2001): Mythos Baum – Was Bäume uns Menschen bedeuten. Geschichte, Brauchtum, 30 Baumporträts. München: BLV.

Leppert, S. (2005): Hinter meiner Hecke. Gartenarchitekten zeigen ihre Gärten. München: DVA.

Lesec, F. (2008): Strasbourg: parc de l'Orangerie Bellerive-sur-Allier: Éd. Altissima.

Levit, G. S. (2001): Biogeochemistry – Biosphere – Noosphere. The growth of the theoretical system of Vladimir Ivanovich Vernadsky. In: Studien zur Theorie der Biologie, Bd. 4. Berlin: VWB.

Li, Q. (2010): Effect of forest bathing trips on human immune function. In: Environ Health Prev. Med. 15, 9-17.

Li, Q., Morimoto, K., Kobayashi, M. et al. (2008): Visiting a forest, but not a city, increases human natural killer activity and expression of anti-cancer proteins. In: Int. J. Immunopathol. Pharmacol. 1, 117-27.

Li, Q., Nakadai, A., Matsushima, H. et al. (2006): Phytoncides (wood essential oils) induce human natural killer cell activity. In: Immunopharmacol. Immunotoxicol. 28, 319-333.

Linden, M., Weig, W. (2009): Salutotherapie in Prävention und Rehabilitation. Köln: Deutscher Ärzte-Verlag.

Lötsch, G. (1996): Christian Roller und Ernst Fink. Die Anfänge von Illenau. Achern: Acheron.

*Lötsch, G. (*2000): Die Geschichte der Illenau von 1842-1940. Von der Menschenwürde zum Lebenswert. Kappelrodeck: Achertäler.

Lohr, V. I. (2010): What are the benefits of plants indoors and why do we respond positively to them? In: Acta Horticulturae 2, 675-682.

Lohr, V. I., Pearson-Mims, C. H. (2005): Children's active and passive interactions with plants and gardening influence their attitudes and actions towards trees and the environment as adults. In: HortTechnology 15, 472-476.

Lohr, V. I., Pearson-Mims, C. H. et al. (2004): How urban residents rate and rank the benefits and problems associated with trees in cities. In: Journal of Arboriculture 1, 28-36.

Loth, W. (2003): Therapeutische Beziehungen empirisch gestützt: Die Task Force der APA Division 29 legt ihre Ergebnisse vor. In: Systhema 3, 64-69.

Lutz, R. (2009): Genussfähigkeit, Maßnahmen zur Förderung der Genussfähigkeit und Genusstherapie. In: *Linden, Weig* (2009), 125-139.

Maas, J., Verheij, R. A., Groenewegen, P. P., de Vries, S., Spreeuwenberg, P. (2006): Green space, urbanity, and health: How strong is the relation? In: Journal of Epidemiology and Community Health 60, 587-592.

Mader, G. (2006): Geschichte der Gartenkunst – Streifzüge durch 4 Jahrtausende. Stuttgart: Eugen Ulmer.

Markowitsch, H.J., Welzer, H. (2006): Das autobiographische Gedächtnis. Hirnorganische Grundlagen und biosoziale Entwicklung. Stuttgart: Klett-Cotta.

Marneros, A. (2005): Das Wort Psychiatrie wurde in Halle geboren. Stuttgart: Schattauer.

McDowell, D., Le Toquin, A., Fethke, U. (2009): Gärten zum Träumen. München: Knesebeck.

Meeuws, M.D. (1992): Ora et Labora: devise bénédictine? In: Collectanea Cisterciensia 54, 193-214.

Mei, S. van der, Petzold, H.G., Bosscher, R. (1997): Runningtherapie, Streß, Depression – ein übungszentrierter Ansatz in der Integrativen leib- und bewegungsorientierten Psychotherapie. In: Integrative Therapie 3, 374-428.

Meili, E., Petzold, H.G. (2000): Aus der Praxis für die Praxis: Übergangsobjekte und Intermediärobjekte in der Kindertherapie. In: Integrative Therapie 1, 118-123.

Merleau-Ponty, M. (1964/1994): Le visible et l'invisible. Paris: Gallimard. (Dtsch.: Das Sichtbare und das Unsichtbare. München: Fink [2]1994).

Merleau-Ponty, M. (1995): La Nature: Notes Cours du Collège de France. Paris: Seuil. (Dtsch.: Die Natur. München: Fink 2000).

Meurville, E. de (2000): La Grande Chartreuse – Au-delàdu Silence. Grenoble: Glénat.

Mitchell, R., Popham, F. (2007): Greenspace, urbanity and health: Relationships in England. In: Journal of Epidemiology and Community Health 61, 681-683.

Monem, N. (2007): Botanic Gardens: A Living History. London: Black Dog.

Morita, E., Fukuda, S. et al. (2007): Psychological effects of forest environments on healthy adults: Shinrin-yoku (forest-air bathing, walking) as a possible method of stress reduction. In: Public Health 121, 54-63.

Næss, N. (1972): Shallow and the Deep. Oslo: Inquiry.

Næss, A., Glasser, H., Drengson, A., Devall, B., Sessions, G. (2005): Deep ecology of wisdom. Explorations in unities of nature and cultures, selected papers. Dordrecht: Springer.

O'Donohue, J. (2004): Schönheit: Vom Reichtum des Lebens. München: dtv.

Neuwirth, R. (2006): Shadow Cities. New York. Routledge.

Pakenham, T. (2002): Remarkable Trees of the World. London: Weidenfield & Nicholson.

Petzold, E. (1853): Beiträge zur Landschafts-Gärtnerei: Zur Farbenlehre der Landschaft. Jena: F. Frommann. http://books.google.de/books?id=MyZAAAAAcAAJ&dq=ina uthor:%22Eduard+Petzold%22&hl=de&source=gbs_navlinks_s

Petzold, E. (1874): Fürst Hermann von Pückler-Muskau in seinem Wirken in Muskau und Branitz sowie in seiner Bedeutung für die bildende Gartenkunst Deutschlands. Eine aus persönlichem und brieflichem Verkehr mit dem Fürsten hervorgegangene biographische Skizze. Leipzig: J.J. Weber.

Petzold, E. (1878): Die Anpflanzung und Behandlung von Alleebäumen. Berlin: Wiegand, Hempel, Parey. (Reprint 2011: LaVergne. TN: Nabu Public Domain Reprints).

Petzold, E. (1896): Die Landschafts-Gärtnerei: Ein Handbuch für Gärtner, Architekten und Freunde der Gartenkunst. Leipzig: G.H. Meyer.

Petzold, E., Kirchner, G. (1864): Arboretum Muscaviense. Über die Entstehung und Anlage des Arboretum Sr. Königlichen Hoheit des Prinzen Friedrich der Niederlande zu Muskau nebst einem beschreibenden Verzeichniss der sämmtlichen, in demselben cultivirten Holzarten. Ein Beitrag zur Dendrologie der deutschen Gärten. Gotha: W. Opetz.

Phaidon Editors (2002): Das Gartenbuch. Berlin: Phaidon.

Pratt,L. C., Homann, D. (2001): Benedict's Way: An Ancient Monk's Insights for a Balanced Life. Chicago: Loyola Press.

Price, R., Hudson, W. (1985): An interview with Dick Price. http://www.esalen.org/air/essays/dick_ price.html

Poindron, E. (2001): Belles étoiles, Voyage avec Stevenson dans les Cévennes. Paris: Flammarion.

Pückler-Muskau, Hermann von (1988): Andeutungen über Landschaftsgärtnerei. Hg. v. *G. J. Gaupel*. Frankfurt a. M.: Insel.

Raichlen, D. A. et al. (2010): Laetoli Footprints Preserve Earliest Direct Evidence of Human-Like Bipedal Biomechanics. In: PLoS ONE 5, 3, e9769.

Redlich, O., Hillebrecht, R., Wesener, F. (1893): Der Hofgarten zu Düsseldorf und der Schlosspark zu Benrath. Hrsg. v. Düsseldorfer Geschichts-Verein zum 14. August 1893. Düsseldorf: Lintz.

Reeves, S. (1982): Power Walking. Indianapolis, Indiana: Bobbs-Merrill.

Reichholf, J. H. (2008): Warum die Menschen sesshaft wurden – Das größte Rätsel unserer Geschichte. Frankfurt a. M.: Fischer.

Reil, J. Ch. (1795): Von der Lebenskraft. Leipzig: O. W. Barth. (Neuauflage).

Reil, J. Ch. (1803): Rhapsodieen über die Anwendung der psychischen Curmethode auf Geisteszerrüttung. Halle: Curtsche Buchhandlung. https://archive.org/details/rhapsodieenber00reil

Rew, L., Horner, S. D. (2003): Personal strengths of homeless adolescents living in a high-risk environment. In: Advances in Nursing Science 26, 90-101.

Richards, R. J. (1998): Rhapsodies on a Cat-Piano, or Johann Christian Reil and the Foundations of Romantic Psychiatry. In: Critical Inquiry 3, 700-736.

Rist, M., Feiner, A. (2011): Das Schrebergarten-Buch. Berlin: BLV.

Ritter, H., Scherf, E. (2011): Habe unbändig viel zu tun… Johann Christian Reil. Halle: Hasenverlag.

Rhode, M. (1998): Von Muskau bis Konstantinopel. Eduard Petzold, ein europäischer Gartenkünstler. Dresden: Verlag der Kunst.

Rogger, A. (2007): Landscapes of Taste: The Art of Humphry Repton's Red Books. London: Routledge.

Roller, C. (1831): Die Irrenanstalt nach allen ihren Beziehungen dargestellt. Karlsruhe: Müller'sche Hofbuchhandlung.

Rösing, I. (1997): Jeder Ort – ein heiliger Ort. Religion und Ritual in den Anden. Zürich: Benziger.

Rösing, I. (2006): Dreifaltigkeit und Orte der Kraft: Die Weiße Heilung. Nächtliche Heilungsrituale in den Hochanden Boliviens. MUNDO ANKARI. Band 2, Buch I und II. 4. Aufl. Kröning: Asanger.

Roth, H. J., Richner, W. (1995): Schöne alte Klostergärten: Geheimnis, Symbolik und Heilwissen für heute neu entdeckt. Würzburg: Stürz.

Ruhe, H. (2003): Natürlich gesund! Die Wirkung von Naturerleben auf die Gesundheit des Menschen. Diplomarbeit am Fachbereich Landschaftsarchitektur der Fachhochschule Nürtingen.

Samson, P. R., Pitt, D. C. (1999): The Biosphere and Noosphere Reader: Global Environment, Society and Change. New York: Routledge.

Sarkowicz, H. (2001): Die Geschichte der Gärten und Parks. Frankfurt a. M.: Insel.

Sasse, S. (2010): Michail Bachtin zur Einführung. Hamburg: Junius.

Schildt, H. (1987): Maximilian Friedrich Weyhe und seine Parkanlagen. Düsseldorf: Triltsch.

Schediwy, R., Baltzarek, F. (1982): Grün in der Großstadt. Wien: Tusch Urbanistica.

Schmidt, L. (1997): Die Botanischen Gärten in Deutschland. Hamburg: Hoffmann & Campe.

Schulz Meinen, H. (2009): Das Grab im eigenen Garten. Private Friedhöfe in Deutschland? Frankfurt a. M.: Fachhochschul-Verlag.

Sckell, F. L. von (1825): Beiträge zur bildenden Gartenkunst für angehende Gartenkünstler. München: Jos. Lindauersche Buchandlung.

Slesinski, R. (1984): Pavel Florensky: A Metaphysics of Love. Crestwood, N. Y.: St. Vladimir's Seminary Press.

Serex, A. (2008): France Sauvage. Paris: Déclics.

Sponsel, R. (1997): Einführung in eine allgemeine und integrative psychologische Lehre der Heilwirkfaktoren. In: Integrative Therapie 3, 273-288.

Squire, D., Newdick, J. (1995): Faszination Rosen. Stuttgart: Unipart.

Steiner, G. (1955): Grüss dich, Deutschland, aus Herzensgrund! 100 Jahre deutsche Landschaftsdichtung. Weimar : Volksverlag.

Stevenson, R. L. (1879): Travels with a Donkey in the Cévennes: London: Kegan Paul. (Dtsch.: Eine Reise mit dem Esel durch die Cevennen. Bergisch Gladbach: Editions La Colombe 2000).

Stevenson, R. L. (1993): Travels with a Donkey in the Cevennes and Selected Travel Writings. New York: Oxford University Press.

Stinus, S., Köppel, D. (1992): Die Illenau. Achern: Acheron.

Stubbe, J. (2012: Tiergestützte Interventionen in der Sozialen Arbeit. Die heilsame Wirkung der Mensch-Tier-Interaktion. http://www.fpi-publikation.de/polyloge/alle-ausgaben/072012-stubbe-julia-tiergestuetzte-interventionen-in-der-sozialen-arbeit-die-heilsame.html

Tagliagambe, S. (2006): Come leggere Florenskij. Mailand: Bompiani.

Taylor, P. (2006): The Oxford Companion to the Garden. Oxford: Oxford University Press.

Tietze, C. (2011): Ägyptische Gärten. Begleitband zur Ausstellung. Köln: Römisch Germanisches Museum.

Toman, R., Beyer, B. (2009): Gartenkunst in Europa: Von der Antike bis zur Gegenwart. Stuttgart: Ullmann.

Tudge, C. (2005): The Secret Life of Trees. How They Live and Why They Matter. London: Allen Lane.

Turner, T. (2005): Garden History, Philosophy and Design, 2000 BC-2000 AD. New York: Spon Press.

Tyler, K. A., Beal, M. R. (2010): The High-Risk Environment of Homeless Young Adults: Consequences for Physical and Sexual Victimization. In: Violence and Victims 1, 101-115.

Tymen, E. (1997): Les Jardins Paysages. Paris: Èdition du Chêne.

Unterweger, U., Unterweger, W.-D. (2008): Die Bauerngärtnerin. Erfahrungen – Weisheiten – Ratschläge. Rosenheim: Rosenheimer.

Vercelloni, V., Vercellioni, M. (2010): Geschichte der Gartenkultur: Von der Antike bis heute. Mainz: Philipp von Zabern.

Verdier, M. (2008): Stevernson en cévennes. Nîmes: Alcide.

Vernadskij, V. I. (1926): Биосфера. Leningrad: Nauchno-techn. Izd. (Dtsch.: Der Mensch in der Biosphäre. Zur Naturgeschichte der Vernunft. Frankfurt a. M.: Lang 1997).

Vernadskij, V. J. (1945): The Biosphere and the Noosphere. In: American Scientist 1, 1-12.

Vulpius, W., Huschke, W. (1965): Park um Weimar: ein Buch von Dichtung und Gartenkunst. Weimar: H. Böhlaus Nachfolger.

Waibel, M., Petzold, H. G. (2009): Integrative Ausdauertherapie bei depressiven Erkrankungen, in: *Waibel, M., Jakob-Krieger, C.* (2009), Integrative Bewegungstherapie. Stuttgart: Schattauer, 81-97.

Wampold (2001): The Great Psychotherapy Debate. Models, Methods, and Findings. Mahwah, NJ: Lawrence Earlbaum.

Warnecke, P. (2001): Laube, Liebe, Hoffnung. Kleingartengeschichte. Berlin: W. Wächter.

Werner, E., Smith, R. (1989): Vulnerable but Invincible: A Longitudinal Study of Resilient Children and Youth. New York: Adams, Bannister, and Cox.

Wiegelmann, F. J. (2012): Carl Wigand Maximilian Jacobi (1775-1858). Mediziner – Arzt – Menschenfreund. Bonn: Bernstein.

Wilhelm, A., Neureuther, C., Mittermaier, R. (2006): Nordic Walking Praxisbuch. München: Droemer Knaur.

Wolpers, T. (1997): Motive und Themen romantischer Naturdichtung. Göttingen: Vandenhoeck & Ruprecht.

Woods, M. (1996): Glass Houses: A History of Greenhouses, Orangeries and Conservatories. London: Aurum Press.

Xenophon (1990): Anabasis – Der Zug der Zehntausend. Griechisch-Deutsch. Hrsg. u. übers. v. *Walter Müri, Bernhard Zimmermann*. München: Artemis.

Yessis, M. (2006): Runners Need Active Stretching. In: AMAA Journal Winter 2, 8-18.

Ziegler, J. (2005): L'Empire de la honte. Paris: Fayard.

Zwerling, I. (1990): Die Therapien der „kreativen Künste" als Formen der Psychotherapie. In: *Petzold, H. G., Orth, I.* (1990a/2007): Die neuen Kreativitätstherapien. Handbuch der Kunsttherapie. Paderborn: Junfermann, 63-71. (3. Aufl. Bielefeld: Aisthesis 2007).

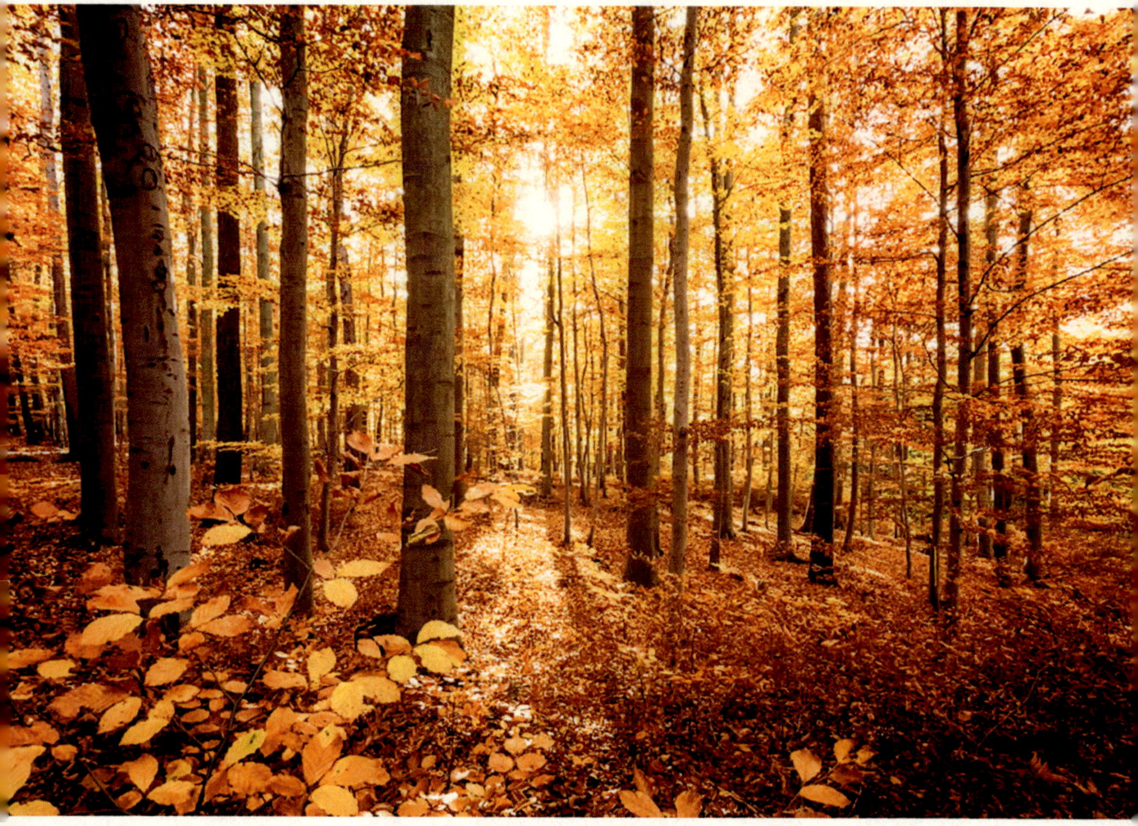

Der Wald: sonnendurchströmt, gemeinsame Aufrichtung, Stärke

Die Heilkraft des Waldes

Klinische Naturtherapie, erlebnisorientierte Psychotherapie und die Ökopsychosomatik der Waldlandschaft

Bettina Ellerbrock, Hilarion G. Petzold

Inhalt

1 Einleitung
1.1 Naturverbundenheit als heilende Kraft
1.2 Gesundheit und Krankheit im Integrativen Denken
1.3 Die Integrative Perspektive zur Heilkraft von Natur
2 Gesundheitswirkungen des Waldes im Fokus der Wissenschaft
2.1 Wald und physische Gesundheit
2.2 Wald und psychische Gesundheit
2.3 Wald und soziale Gesundheit
2.4 Wald und ökologische Gesundheit (Ökopsychosomatik)
2.5 Faktoren, die Gesundheitseffekte im Wald beeinflussen
3 Waldtherapeutische Praxis und Praxeologie – Waldrand, Waldweg, Lichtung
3.1 Am Waldrand
3.2 Auf dem Waldweg
3.3 Eine Lichtung betreten
3.4 Resümee
4 Literatur

1 Einleitung
Die heilende Kraft von Waldlandschaften

Der Wald bzw. bewaldete Landschaften haben in mehrfacher Hinsicht eine besondere Bedeutung für die Gesundheit des Menschen, die Umwelt, Gesellschaft und Ökonomie: Sie bieten Schutz vor Naturgefahren und einen Raum der Erholung und Gesundung, speichern Trinkwasser und Kohlenstoff. Unsere modernen Lebensformen, besonders in den urbanen Großräumen, führen bei vielen Menschen zu einer zunehmenden Naturentfremdung. Bewegungsarmer Lebensstil und Fehlernährung kommen hinzu und die sogenannten Zivilisationskrankheiten (lifestyle diseases, diseases of affluence) entstehen, Folgen sind aber auch seelische Überlastung, Depression und Burnout. Dem wurden als neue Trends im Gesundheitsbereich das „Prinzip Natur", die Naturerfahrung, die „Neuen Naturtherapien", die „Heilung aus dem Wald", die „Waldtherapie und Waldmedizin" als Gegenmittel entgegengestellt, die durch rasch wachsende internationale Bewegungen wie „Green Care", „Forest Bathing" etc. Verbreitung finden. Schon im Jahr 1982 hat die staatliche japanische Forstbehörde Waldaufenthalte zur Gesundheitsförderung angeregt und damit eine Breitenbewegung auf den Weg gebracht: das „Waldbaden“ (shinrin-yoku, *Petzold* 2014n). Die positiven Gesundheitseffekte wurden in überzeugender Weise durch physiologische Forschungsergebnisse belegt. Ein weiterer Teilbereich dieser neuen Disziplin – „Forest Medicine“ – entstand (Li, dieser Band, S. 273ff.; *Hömberg, Petzold* 2017). Auch im Rahmen der neueren Entwicklungen in der modernen Psychotherapie – man spricht auch von einer „Dritten Welle“ – gewinnen die Formen der „Naturtherapie“ eine immer größere Bedeutung: Tiergestützte Therapie, Garten- und Landschaftstherapie, Waldtherapie, Green Meditation etc. (*Petzold, Hömberg, Ellerbrock*, dieser Band, S. 31ff.)). Seit Ende der 1960er Jahre schon in der Integrativen Therapie praktiziert, wurden diese Formen in der vergangenen Dekade theoretisch und praxeologisch mit substantiellem Bezug auf Evolutionspsychologie, Neurobiologie, ökologischer Theorie und Ethik ausgearbeitet und werden heute an der „Europäischen Akademie für biopsychosoziale Gesundheit“ im „Naturpark Oberbergischer Kreis“ in Hückeswagen am Beversee als zertifizierte postgraduale Ausbildungen gelehrt.

Dieser Beitrag nimmt die positiven Effekte von Natur- und Walderleben als landschafts-therapeutisches Setting auf die Gesundheit und das Wohlbefinden des Menschen im Allgemeinen in den Blick (*Hömberg* 2017a, b). Eine breit angelegte qualitative Befragung der Stadtbevölkerung zum Erleben und Wahrnehmen vom Wald vor ihrer Haustür in bayerischen Kommunen im Frühsommer 2014 und 2015 durch die TU München[1] mit insgesamt 1.140 Personen (soziodemographisch ausgewogen) zeigt, dass Wald als stark positiv bewerteter »Wohlfühlraum« erlebt wird. Er dient den Besuchenden als Erholungs- und Erlebnisraum, in dem Natur mit allen Sinnen wahrgenommen und erfahren werden kann. Die frische Luft, die Ruhe und das Grün sind positive, waldtypische Sinneseindrücke, die die Erinnerung prägen. Daneben dominieren Erinnerungen an die Erholung im Wald mit Entspannung, Wohlempfinden, positiven Erlebnissen in der Gemeinschaft oder Familie und verschiedenen durchgeführten Aktivitäten.

Der Wald hat also einen starken Einfluss auf die Landschaft, die ihn umgibt, auf den Boden, das Wasser und die Luft, die Tier- und Pflanzenwelt und nicht zuletzt auf den Menschen. Die Zusammenhänge dieser Funktionen sind so eng miteinander verbunden, dass diese Beziehungsbedeutung untereinander grundlegend erst im 20. Jahrhundert verstanden wurde.[2] Auch die Beziehung zwischen Wald und Gesundheit, dem Wohlbefinden und der Lebensqualität, werden als Querschnittthemen erst seit einigen Jahren genauer untersucht (*Parviainen* 2011), andererseits wird auch deutlich, dass auch wir etwas für die Gesundheit des Waldes tun müssen (*Hömberg* 2017b). Auch eine Studie aus der Schweiz über den Wald im Auftrag des *Bundesamts für Umwelt, Wald und Landschaft* (*BUWAL* 2005) kommt u. a. zu folgenden Ergebnissen. Der Wald gilt als Inbegriff für Ruhe, Freiheit, Schönheit und Leben und ist als praktisch

1 http://wzw.tum.de/index.php?id=185&L=2&tx_ttnews%5Btt_news%5D=1287&cHash=a63e0db7575eb172cff991fea681e334 (02.05.2017).

2 http://www.wald.de/category/der-wald/waldfunktionen/ (21.06.2016).

unberührter Naturraum für das psychische Wohlbefinden der Bevölkerung von großer Bedeutung. Demnach ist der Wald ein wichtiger Teil unserer Natur- und Kulturlandschaft. Ein Aufenthalt im Wald ist also vielen anderen Settings zur „Entstressung"/Stressminderung/zum Stressabbau (Stadt etc.) überlegen; er verbessert die Stimmung, beugt stressbedingten Krankheiten vor und stimuliert die Immunabwehr (*Li*, dieser Band, S. 273ff.).

Mit dem Wald ist dann auch der Baum verbunden. Er gehört zu den Urdingen der Menschheit, gilt oft als Symbol der Fruchtbarkeit, des Wachstums, des Lebens und hat als solches Eingang in Mythen, Märchen, Legenden gefunden. Heilige Bäume waren Quellen der Kraft und Orte der Heilung, wie die „Platane des Hippokrates", einer der Gründerväter der Medizin, zeigt (*Sieper, Petzold* 1975/2017). In der Literatur wird die symbolische Bedeutung des Baumes und des Waldes aufgenommen, wenn beispielsweise der Lauf des menschlichen Lebens mit dem Wachstum des Baumes verglichen wird. Der Wald kann zugleich aber auch eine ambivalente Wirkung auslösen: Obwohl anziehend, wirkt er zugleich oft auch geheimnisvoll, wild oder gar gefährlich. Dies kommt symbolhaft auch in vielen Märchen zum Ausdruck. Immer mehr Menschen empfinden den Wald als jedoch wertvollen Erholungsraum. Sie erleben seine ökopsychosomatischen Effekte (*Petzold* 2018c).

1.1 Naturverbundenheit als heilende Kraft

Naturverbundenheit und Naturliebe entwickeln sich in der Kindheit. Wie ein erwachsener Mensch die Natur erlebt – z.B. welche physischen und emotionalen Vorteile Aufenthalte im Grünen mit sich bringen können – spiegelt stark die Erfahrungen mit Natur in der Kindheit wider, nicht zuletzt durch gemeinsames Naturerleben von Alt und Jung etwa bei Familienausflügen in den Wald, bei Waldwanderungen etc. (*Thompson* et al. 2007; *Petzold, Ch.* 1972b). Fehlt der Naturkontakt in der Kindheit, gehen Menschen im Erwachsenenalter viel seltener in die Natur und können diese oft auch viel weniger genießen oder erleben sie gar als feindlich. Naturverbundenheit ist jedoch eine evolutionsbiologische Anlage in uns Menschen (im Positiven wie im Negativen, denn Natur war und ist zuweilen auch feindlich oder lebensbedrohend). Diese Verbundenheit kann immer wieder neu geweckt und erlernt werden. Naturverbundenheit ist eine durch Sozialisation und Ökologisation geformte Persönlichkeitseigenschaft (*Petzold, Orth-Petzold*, dieses Buch, S. 368ff., 380, 875), die eine bedeutende Rolle für das Wohlbefinden, die Persönlichkeitsbildung und die Entwicklung von Fertigkeiten und Ko-Kreativität spielt (*Cervinka, Röderer, Hefler* 2012). In der Integrativen Therapie verwenden wir das Konzept der „ökologischen Perspektive" als Blick vom Standort einer „**Ökosophie**", eines tiefen Wissens um Zusammenhänge allen Lebens und Seins, her und in der Liebe zu dieser Welt, aus einer „**Ökophilie**" und „Freude an Lebendigkeit" (*Petzold* 1961 IIa; *Petzold, Orth-Petzold, Orth* 2013).

Um Naturliebe zu entwickeln, ist für Kinder der Umgang mit natürlichen Materialien, Gerüchen, Farben, Formen äußerst wichtig. Kinder sollten demnach möglichst viel in den Wald und zum Wandern mitgenommen werden. Schnell stellt man fest, welchen Anreiz die Natur (jenseits der Neuen Medien) auf kleinere Kinder mit ihrem explorativen Antrieb ausübt (*Petzold* 2003e).

Diesen Gedanken verfolgte auch *Ella Flatau* aus dem dänischen Sölleröd und begründete in den 1950er Jahren den ersten Waldkindergarten. Der Waldkindergarten ist in den skandinavischen Ländern bereits seit den 70er-Jahren ein fester Bestandteil der Erziehung im Elementarbereich und stellt sich als alternative Bereicherung zu den Regelkindergärten dar. 1993 entstand in Flensburg der erste offizielle Waldkindergarten Deutschlands. Mittlerweile gibt es mehr als 1000 Natur- und Waldkindergärten (Stand Dezember 2012) in allen Bundesländern. Waldkindergärten sind von allen Ministerien und Landesjugendämtern als vollwertig anerkannt und werden wegen ihrer Vorteile für die kindliche Entwicklung ausdrücklich befürwortet. Ebenso bemüht sich die Natur- und Umweltpädagogik, die Liebe zur Natur – verbunden mit bewusstem ökologischem Handeln – zu fördern.

Ein Überblick über das Thema „healthy landscapes" und den Zusammenhang von Natur und Gesundheit findet sich bei *Ward Thompson* (2011). Wissen über die Natur fördert soziale Beziehungen und die kulturelle Identität (*McLain* et al. 2013). Allerdings lässt die Forschung noch viele Fragen offen. Auch das Gesundheitswesen hat die Natur und die Förderung der Naturliebe noch nicht als salutogenetische Instanz erkannt. *Maller* et al. (2005) betonen, dass Parks und Naturschutzgebiete eine besondere Rolle als „Public-Health-Strategie" einnehmen sollten. Die natürliche Umwelt ist eine wichtige Komponente für das persönliche Selbstgefühl, aber auch für gemeinschaftlichen Stolz und das soziale Wohlbefinden und bietet einen Anreiz für kollaborative Aktivitäten (*Elmendorf* 2008).

Menschen, und nur sie, können weiterhin ihren Lebensraum ‚historisieren', mit einer Geschichte versehen, ihn nationalisieren („Riesengebirge, deutsches Gebirge ...", „Von der Maas bis an die Memel ..."). (*Petzold* 2006p)

1.2 Gesundheit und Krankheit im Integrativen Denken

Im bio-psycho-sozial-ökologischen Modell des Integrativen Verfahrens wird Gesundheit als ausreichende Kompetenz des Menschen verstanden, beliebige Störungen auf beliebigen Systemebenen selbstregulierend zu bewältigen und kontrollieren zu können (*Egger* 2007, 504). Das ganzheitliche Konzept von Gesundheit umfasst die Aspekte von Ernährung, Entspannung und Stressmanagement, Bewegung sowie die Themen Umwelt, Arbeit, Lebensbalance, Lebenskunst und Sinnfragen.

„**Gesundheit** und **Krankheit** werden als ein Spektrum möglicher Verfassungen des Menschen als ‚Körper-Seele-Geist-Subjekt' betrachtet, als ein Möglichkeitsraum der Person in ihren Lebensprozessen, in ihren Lebenslagen, d.h. ihrem sozioökonomischen bzw. soziokulturellen Kontext/Kontinuum. In diesem ‚potential space' muss sie sich regulieren und die Dynamik von Gesundheits-Krankheits-Prozessen gestalten, eine lebenslange Aufgabe, an der ein Mensch scheitern oder sich in kreativer Weise entfalten kann". (*Petzold* 2010b)

Im Integrativen Verfahren werden Gesundheit und Krankheit dialektisch begriffen als Bestandteil des Lebens, das als ein Prozess von Widerfahrnis und Aneignung gesehen wird. Demnach gehört Krankheit als Möglichkeit des Lebensprozesses zur menschlichen Existenz (*Petzold* 1991a). In der Integrativen Therapie – obgleich sie mit Blick auf die Aktive Psychoanalyse (*Ferenczi*), aber auch auf die Gestalttherapie (*Perls*), auch psychoanalytische Quellen hat, die sie allerdings kritisch ausgewertet hat (*Leitner, Petzold* 2009; *Sieper, Orth, Petzold* 2009) – gehen wir nicht von der *Freud*'schen Libido-Theorie aus, sondern u.a. von existenz- und leibphilosophischen Prämissen (*Petzold* 1985g), von soziologischen und sozialpsychologischen Perspektiven (*Petzold* 2007a) und last but not least von biologischen und evolutionstheoretischen Modellen (*Petzold* 2006j; *Petzold* 2009a). In dieser „integrativen Sicht" sind Gesundheit und Krankheit zwei Dimensionen menschlicher Existenz. Mit dieser anthropologischen Grundposition wird die prinzipielle Zerbrechlichkeit der menschlichen Natur erkannt und einer „Pathologisierung der Krankheit" (*Petzold* 1990i), die zu etwas· Anormalem gestempelt wird, entgegengetreten (vgl. auch *Bader* 2016).

So kann ein „erweiterter Gesundheits- und Krankheitsbegriff" (*Petzold* 1990i, 1991a) entwickelt werden:

„Gesundheit wird zu einer subjektiv erlebten und bewerteten sowie external wahrnehmbaren, genuinen Qualität der Lebensprozesse im Entwicklungsgeschehen des Leib-Subjekts und seiner *Lebenswelt*. Gesundheit ist dieser Ansicht zufolge wesentlich dadurch gekennzeichnet, dass der Mensch sich selbst, ganzheitlich und differentiell, in leiblich-konkreter Verbundenheit mit dem Lebenszusammenhang (Kontext und Kontinuum) wahrnimmt und im Wechselspiel von protektiven und Risikofaktoren entsprechend seiner Vitalität/Vulnerabilität Bewältigungspotentiale, Kompetenzen und Ressourcenlage, kritische Lebensereignisse bzw. Probleme zu handhaben und zu regulieren und zu erhalten vermag, schließlich, daß er auf dieser Grundlage seine körperlichen, seelischen, geistigen, sozialen und ökologischen Potentiale ko-kreativ und konstruktiv entfalten und gestalten kann und so ein Gefühl von Kohärenz, Sinnhaftigkeit, Integrität und Wohlbefinden entwickelt." (*Petzold* 1991a, 2003a, 448)

Gesundheit ist prinzipiell „at risk". Wir sind zerbrechliche Wesen, und deshalb kann Gesundheit niemals im Sinne eines naiven Hedonismus verstanden werden, wie er von breiten Kreisen der Wellness- und Fitness-Bewegung und ihren kommerziellen Anbietern vertreten wird (*Hertel* 2003; *Strunz* 2001, 2005).

Jahoda (1958) hat für Gesundheit weitere sechs Charakteristika benannt: positive Einstellung zu sich selbst, Selbstverwirklichung, Integration, Autonomie, korrekte Wahrnehmung der Realität, das Meistern von Anforderungen. In der Definition des Integrativen Gedankens kommt darüber hinaus eine „ökologische Perspektive" (im Sinne von *Gibson,* aber auch von *Bronfenbrenner)* und der *life-span developmental approach* zum Tragen, welcher für den Integrativen Ansatz so charakteristisch ist (*Petzold* 1999b; *Sieper* 2007b), der die Lebensbewältigung und Lebensgestaltung als eine genuine Aufgabe eines jeden Menschen sieht. „Denn wie das Material des Zimmermanns das Holz, des Bildhauers das Erz, so ist das Leben jedes einzelnen Menschen das Material seiner eigenen Lebenskunst [περὶ βίον τέχνης]" (*Epiktet, Diatriben* 1, 15), die man über das Leben hin entwickelt.

Man muss ein Leben lang lernen, wie man das Leben gestalten soll (*Petzold* 2010b). Gesundheit wird an den Entwicklungsprozess zurückgebunden, an ein Konzept der „Salutogenese" (*Antonovsky* 1979), das die einseitige Zentrierung auf die Pathogenese ergänzen, ja korrigieren muß. (*Petzold* 1991a)

1.3 Die Integrative Perspektive zur Heilkraft von Natur

In der internationalen Wissenschaft wird noch viel geforscht über die komplexen Zusammenhänge zur Heilkraft des Waldes – dem Wald als Landschaft, als heilsame Landschaftserfahrung, dem Wald als „Kurort". Auch die ökologische Psychologie untersucht diese Effekte schon länger. Gesicherte Erkenntnis ist heute aber, dass die Waldesruh, die heilsame Grünkraft (viriditas, *Hildegard von Bingen*, 12. Jh.), das erhöhte Sauerstoffaufkommen sowie die von den Bäumen freigesetzten ätherischen Stoffe unserem Körper und dem Geist – vermittelt über psychoneuroendokrinologische bzw. immunologische Prozesse – guttun.

Fazit: Waldtherapie trägt zu Stressreduktion und psychophysischer Entspannung, seelischer Beruhigung und Gelassenheit bei. Körperliche Lebendigkeit und geistige Wachheit, Freude und Heiterkeit des Gemüts können weitere Effekte sein. Durch die Stimulation aller Sinne kommt es zu einem generalisierten Wohlgefühl und einer körperlichen, seelischen und geistigen Frische (Petzold 2014).

2 Gesundheitswirkungen des Waldes im Fokus der Wissenschaft

Bereits 1920 entstanden vor allem im deutschsprachigen Raum sogenannte Walderholungsstätten, die insbesondere die gute Luft im Wald für Tuberkulosekranke, welche im Freien übernachten sollten, und durch den Krieg unterernährte kränkliche Kinder, die draußen unterrichtet werden sollten, nutzen wollten. Die Walderholungsstätte Speyer, die 1916 gegründet wurde, besteht bis heute. Die Nutzung der positiven Gesundheitswirkungen des Waldes auf den Menschen hat also schon eine längere Tradition. Im Folgenden werden Untersuchungen vorgestellt, die sich mit dem Wald im Zusammenhang mit Gesunderhaltung und Krankheitsvorbeugung beschäftigen. Jedoch ist eine klare Trennung zwischen gesundheitsförderlichen und krankheitsvorbeugenden Effekten nicht immer möglich. Überschneidungen gibt es besonders im Bereich des sozialen Wohlbefindens und psychischer Gesundheit. Außerdem muss insbesondere bei epidemiologischen Studien kritisch gesehen werden, dass eine Interpretation weiterhin schwierig ist, da eine umfassende Kontrolle der intervenierenden Faktoren Probleme aufwirft. Sie liefern einen ersten Eindruck zu möglichen Zusammenhängen, doch zur Absicherung der Ergebnisse braucht es zusätzliche Studien unter kontrollierten Bedingungen (*Cervinka* et al. 2014).

2.1 Wald und physische Gesundheit

Die Studien fanden sowohl im Feld als auch im Labor statt. Die Laborstudien wurden zur isolierten Untersuchung spezifischer Wirkfaktoren wie Gerüche, Geräusche und visuelle Strukturen des Waldes herangezogen. Die Feldstudien konzentrierten sich auf die ganzheitliche Wirkung von Waldaufenthalten. Die Untersuchung physiologischer Messgrößen fand vor allem im Zusammenhang mit Shinrin-yoku, dem japanischen Waldbaden (*Petzold* 2014n), statt. Waldaufenthalte können demnach die Immunabwehr stärken. 3-tägige Waldaufenthalte bewirken eine Erhöhung von Anzahl und Aktivität der natürlichen Abwehrzellen (*Li*, dieser Band), was im Fall der NK-Zellen (Killerzellen) sogar noch nach 30 Tagen nachgewiesen werden konnte. Vergleiche mit Stadtaufenthalten führten zu keinem positiven Effekt. Japanische Wissenschaftler untersuchten ebenfalls die Wirkung einer waldähnlich bepflanzten Terrasse eines Geriatriezentrums. Nach 15-minütigen Aufenthalten wurde eine Übereinstimmung in der positiven Wirkung auf Stressparameter ähnlich zu den Befunden aus der Forschung zu Shinrin-yoku gefunden (*Matsunaga*, *Park*, *Kobayashi*, *Miyazaki* 2011). In Bezug auf die Laborstudien stellten Wissenschaftler weiter fest, dass der Kontakt mit künstlichen Materialien wie Aluminium zu einer Erhöhung des Blutdrucks führte. Das Berühren von Holz bewirkte bei den Teilnehmern keinerlei Veränderung der gemessenen physiologischen Parameter, verursachte also keinen physiologischen Stress. Das Hören von Naturgeräuschen unter

Laborbedingungen bewirkte eine deutliche Erhöhung der parasympathischen Nervenaktivität und trug somit zur Beruhigung bei (*Annerstedt* et al. 2013). Zusammenfassend lässt sich sagen, dass das Vorhandensein von Waldlandschaften in der Nähe von urbanen Lebensräumen einen wesentlichen Beitrag zum Gesundheitsempfinden und zur Gesundheitsförderung leisten kann und zwar unabhängig davon, ob die Personen den Aufenthalt mit Bewegung verbanden oder die Landschaft sitzend betrachteten. Waldspaziergänge haben sich positiv ausgewirkt in der Behandlung von Schlafstörungen (*Morita, Imai, Okawa, Miyaura, Miyazaki* 2011). Die Effekte wurden zum einen durch Bewegung, zum anderen durch die gezielte Stimmungsverbesserung erreicht.

2.2 Wald und psychische Gesundheit

Ein Aufenthalt im Wald kann nachweislich zur Steigerung positiver Emotionen führen und negative Emotionen verringern. Diese Effekte zeigen sich bereits nach kurzen Waldaufenthalten. Die Testpersonen gaben an, sich erfrischter, erholter, stressresistenter und tatkräftiger zu fühlen. Niedergeschlagenheit und Erschöpfung wurden deutlich reduziert wahrgenommen. Vor allem Risikogruppen, die bereits einen hohen Stresslevel aufwiesen, konnten von den Waldaufenthalten profitieren (vgl. *Lee et al.* 2011). Die körperliche Bewegung oder besondere Aktivitäten im Wald waren hierbei nicht ausschlaggebend (*Morita* et al. 2007). Die Forscher stellten fest, dass die Steigerung der positiven Stimmungslage schon mit dem Erreichen des Waldrandes nachgewiesen werden konnte (*Shin* et al. 2010). Es wird vermutet, dass bereits visuelle Faktoren (den Wald schon aus der Ferne sehen) eine Rolle spielen. Ein weiterer Erklärungsansatz ist der des „*affective* forecasting“-Phänomens (Vorhersage von emotionalen Reaktionen auf zukünftige Ereignisse, vgl. *Wilson, Gilbert* 2003). Erwartete Gefühlszustände werden vor Eintreten der realen Situation antizipiert. Unterstützt werden diese Annahmen durch gleiche Beobachtungen auf der physiologischen Ebene (Sinken der Stressparameter). Diese Parameter sanken bereits zu dem Zeitpunkt, als den Probanden mitgeteilt wurde, dass die Untersuchung in einem Wald stattfinde (vgl. *Park* et al. 2008; *Park* et al. 2007). Genderspezifische Aspekte wurden bei keiner der Untersuchungen berücksichtigt.

2.3 Wald und soziale Gesundheit

Der Wald wird von den meisten Menschen als universaler Erholungsplatz sowie als öffentlicher Raum wahrgenommen. Im Wald werden individuelle und kulturelle Unterschiede von Einzelnen nicht so prägnant registriert wie in urbanen Räumen. Der Wald hat in diesem Sinne eine sozial verbindende Qualität, die Personen mit und ohne Migrationshintergrund in gleicher Weise zur Verfügung steht. Gefühle der „Nicht-Zugehörigkeit“ werden im Wald so gut wie nie ausgelöst.

Social-forestry-Projekte können in diesem Kontext einen unterstützenden Beitrag liefern (vgl. *Morris, O'Brian* 2011 https://www.forestry.gov.uk/pdf/frsocialscience0203.pdf/$FILE/frsocialscience0203.pdf 01.02.2018). Darunter werden angeleitete Aktivitäten für bestimmte Gruppen im Wald verstanden, die die Stärkung emotionaler und sozialer Kompetenzen zum Ziel haben. Meist richten sich diese Maßnahmen an spezielle Nutzergruppen, für die ein spezielles Programm ausgearbeitet wird (vgl. *Walker* 2010). Hier arbeiten mehrere Personen in Projekten, die sich für den Erhalt und die Pflege der sog. kleinen Waldlandschaften (unter 20 Hektar) einsetzen. Oft liegen die „Small Woods“ brach, weil sie keinen Ertrag einbringen (http://smallwoods.org.uk/our-work/training/ 26.02.2018). Diese Angebote werden jedoch nur von bestimmten Personengruppen genutzt: Personen mit geringem Einkommen, mit Behinderungen, Frauen und Mädchen, mit Migrationshintergrund, älter als 45 Jahre, jünger als 16 Jahre. Aus den Empfehlungen einer befragten Teilnehmergruppe ergaben sich wichtige Hinweise zur Umsetzung. Wichtig schien eine Verbesserung der befestigten Wege mit Beschilderung und Sitzgelegenheiten, besondere Bedeutung kam den angeleiteten Angeboten zu, da v. a. Frauen den Wald oftmals als Risiko wahrnehmen und daher meiden. Durch die Gruppe fühlten Frauen sich sicherer (vgl. *Morris, O'Brian* 2011). Um das sozialintegrative Potential vor allem für MigrantInnen besser zu nutzen, sind weitere Forschungsbemühungen sinnvoll. Der kulturelle Kontext hat einen Einfluss darauf, welche Angebote angenommen werden (können) (vgl. *Jay, Schraml* 2009). Eine wichtige soziale Funktion kommt auch dem *urban forestry* zu. „Urbaner Wald“ wird, abweichend von der traditionellen Forstwirtschaft, als interdisziplinärer und integrativer Ansatz in der Stadtentwicklung angesehen, der wirtschaftliche, soziale, naturschutzfachliche und stadtökologische Aspekte einbezieht (*Miller, Hauer, Werner* 2015). Urbane Park- und Waldlandschaften sind besonders für Kinder und Jugendliche jeglicher sozialer und kultureller Herkunft wichtige Orte sozialer Begegnung und Integration. Sie sind ein beliebter Raum, um Freunde zu treffen oder sich gemeinsam sportlich zu betätigen. Eine grundsätzliche Tendenz bei erwachsenen Personen – die die Natur bewusst suchen – besteht jedoch darin, dass sie den Wald gern allein aufsuchen, im Wald gern mit sich allein sind, still sind, die Stille genießen.

2.4 Wald und ökologische Gesundheit (Ökopsychosomatik)

> Natur ist vielfältige Verbundenheit, die sich in „Konvivialitätsräumen" (vgl. *Illich* 1974) – Biotopen, Ökotopen, Nischen, Habitaten, Lebensräumen – zeigt, die alle durch spezifische Formen und Qualitäten des Zusammenlebens gekennzeichnet sind, die es zu verstehen gilt, will man sich in ihren „Räumen" als „Gast" und nicht als „Eindringling" bewegen.
> (*Petzold* 2015)

Durch Ökologien wird Somatisches und Psychisches, wird das „dynamische System" Mensch <-> Umwelt beeinflusst. „Betrete ich einen Raum, verändert er mich, verändere ich mich, verändere ich den Raum, verändert mich der Raum" (*Petzold*, 2016p).

Am Beispiel Waldgarten (Forest gardening)

Waldgärten sind seit Jahrhunderten in den verschiedensten Kulturkreisen als Notwendigkeit und Überlebensstrategie entstanden. Länder wie Sri Lanka, Nicaragua, Vietnam, Nigeria, Kongo und Tansania sind bekannt für ihre Waldgärten (Permakultur). „Als eine nachhaltige Bewirtschaftungsform zielt Permakultur darauf ab, Erträge langfristig in ausreichender Höhe sicherzustellen und dabei den Arbeitsaufwand (Energieverbrauch) zu minimieren." (https://de.wikipedia.org/wiki/Permakultur/, 10.02.2018). Permakultur ist (auch) eine ökologisch ausgerichtete Lebensphilosophie. Gärten, die nach diesem Prinzip gestaltet sind, halten sich an natürliche Kreisläufe und Pflanzengemeinschaften, die sich auch ohne große Eingriffe durch Menschen selbst erhalten können. Begründet hat die Permakultur in den 70er-Jahren des letzten Jahrhunderts der Australier *Bill Mollison* als Konzept für eine naturnahe Landwirtschaft. 1981 hat er dafür den Alternativen Nobelpreis erhalten.

„In einem Waldgarten geht es grundsätzlich darum, auf kleiner Fläche alles Lebensnotwendige zu produzieren: Lebensmittel, Viehfutter, Medizin, Energieholz und Bauholz. Waldgärten sind auf lange Sicht tragfähig, verschmutzen nicht und beuten auch den Boden nicht aus. (...)" (https://waldgarteninstitut.wordpress.com/waldgarten/ 10.02.2018). Ein Waldgarten ist im Gegensatz zu einem Getreidefeld oder auch Gemüseacker ein dreidimensionales System, angeordnet in verschiedenen Stockwerken oder auch Ebenen, der Schwerpunkt liegt bei mehrjährigen Früchten und extensiven einjährigen Gemüse aber auch auf Knollen und Wurzeln.

Am Beispiel Dauerwald

Die Idee des Dauerwaldgedankens geht auf den deutschen Forstwissenschaftler *Alfred Möller* (1860-1922) zurück, der als Professor an der Forstakademie in Eberswalde lehrte und ihr von 1906-1921 als Direktor vorstand. *Möller* sah es als notwendig an, den Wald ganzheitlich zu betrachten. Bei allen forstlichen Maßnahmen im Wald solle immer die Stetigkeit des Waldwesens im Mittelpunkt stehen, der Wald sei dabei dauerhaft als Produktionssystem zu erhalten. Er propagierte eine kahlschlagfreie Waldwirtschaft mit Einzelbaumnutzung, eine permanente Vorratspflege des aufstockenden Waldbestandes sowie eine stetige Pflege des Waldbodens durch eine kontinuierliche Waldbestockung mit Baumartenmischung und Naturverjüngung. Er betrachtete das geerntete Holz als „Frucht". Der Wald sollte in seinem ökologischen Gleichgewicht erhalten bleiben, dazu sollte dienen: Sorge um die Gesundheit des Bodens, Mischbestockung, Ungleichaltrigkeit. Dauerwälder vereinen als Form des Wirtschaftswaldes eine optimale Ausgestaltung der in den Waldgesetzen geforderten Nutz-, Schutz- und Erholungsfunktion von Wäldern. Nicht zuletzt durch ihre ästhetisch ansprechenden Waldbilder eignen sich Dauerwälder auch sehr gut zur Erholung für den Menschen und seiner „ökologischen Gesundheit".

Der Waldgarten als auch der Dauerwald entsprechen somit dem Gedanken einer „doppelten Ökopsychosomatik" , die einem *„caring for nature and caring for people"* (*Petzold*, dieses Buch S. 25, 267, 877; *Petzold* 2015c, 2016i, 2018c) verpflichtet ist. Beide Konzepte verhelfen „der Natur" zurück zu ihrem natürlichen Kreislauf und diese verhelfen dem Menschen zurück zu Naturliebe und Naturverstehen – und letztlich zu sich selbst.

2.5 Faktoren, die Gesundheitseffekte im Wald beeinflussen

Damit sich Menschen im Wald wohl und entspannt fühlen und der Wald sein wohltuendes Potential entfalten kann, sollten bestimmte Rahmungen im Wald gegeben sein. Folgende Parameter sind entweder durch empirische Daten oder Erfahrungswissen zusammengetragen. Befragte Personen gaben an, dass sie sich zunächst in einem hellen, eher übersichtlichen Wald wohler fühlen. Lockere Standdichte, Helligkeit, Vielfalt und Orientierungsmöglichkeiten bilden die Grundmerkmale eines geeigneten Waldes. Eintönige Anpflanzungen und Monokultur stoßen eher auf Ablehnung. Abwechslungsreiche Wälder mit vielen unterschiedlichen Baumarten werden bevorzugt. Laubwälder werden den Nadelwäldern gegenüber bevorzugt aufgesucht. Dies liegt sicher daran, dass von Laubbäumen die Jahreszeiten durch die unterschiedliche Farbgebung der Blätter genau ablesbar sind und damit eine innere Korrespondenz mit der Natur besser gelingt (*Cervinka* et al. 2014). Zu begrüßen sind auch Wasserflächen, wie kleine Teiche, Waldseen oder Wasserfälle. Besonders geeignet sind Waldlandschaften, die Formate wie „Buchenhallen", Lichtungen, zuleitende Feldwege aufweisen. Ebenso unterschiedliche Vogelstimmen oder sichtbare Spuren von Wildtieren. Gut ausgebaute Wege mit ausreichender Beschilderung, Standortkarten sowie Rast- und Sitzmöglichkeiten werden ebenso geschätzt. Zu viele Wandergruppen und Personen im Wald wirken störend, wie auch forstwirtschaftlicher Lärm durch Sägen oder Unimogs. Verwilderte Wälder, die zu dunkel sind und kaum Orientierungsmöglichkeiten bieten, wie sekundäre Fichtenwälder, provozieren eher Ängste und Unsicherheit und Anspannung. Studien darüber, welche Baumarten besonders bevorzugt werden, existieren im Moment noch nicht.

Überlegungen für die Praxis:

Bei geführten Aufenthalten im Wald sollte dem „Guide" immer die jeweilige Gesundheits- und Krankheitslage seiner Klientel bekannt sein. Die Wegstrecke muss dem „Guide" sehr gut bekannt sein. Einzelne Stationen sollten gut ausgearbeitet sein. Gras- und Pollenallergien sowie allergische Reaktionen auf Insektenstiche (Mücken) sind besonders im Sommer ein Risiko. Bei besonderen Zielgruppen (Kinder, Menschen mit Einschränkungen, psychisch Kranke etc.) muss immer der jeweilige Fitnesslevel und damit die Wegstrecke und das Tempo im Auge behalten werden, um Überforderung, Ängste und Ärger zu vermeiden. Auch sind bestimmte Übungen und Aktivitäten im Wald vorher genau zu planen und auf die Zielgruppe abzustimmen, um unerwünschte Reaktionen und Zwischenfälle strikt zu vermeiden, auch hier ist ein theoretisch-praxeologisches Wissen unabdingbar (z. B. gezielt alleine lassen, Meditationen, Achtsamkeitsübungen etc., vgl. *Brunner* 2016). Besonders bei PatientInnengruppen, die sich in einer Krankenbehandlung (Reha, Klinik etc.) befinden, ist daher eine therapeutische Ausbildung Grundvoraussetzung für waldtherapeutische Interventionen.

3 Waldtherapeutische Praxis und Praxeologie – Waldrand, Waldweg, Lichtung

Praxeologie ist die Wissenschaft von der Praxis, die systematische Reflexion von Praxis, die psychoedukative Verdeutlichung von Praxis, die – alltagssprachlich eingekleidet – „Theorie als Intervention" nutzt (*Orth, Petzold* 2004; *Petzold, Orth* 1994). Hierzu Praxisbeispiele aus der landschafts- und waldtherapeutischen Weiterbildung. In der Regel beginnt man die Waldspazierphase nach der „Hinführung" mit mindestens einer Viertelstunde zügigem Gehen, dem Leistungsniveau der Gruppe angepasst, damit die TeilnehmerInnen „Tritt fassen", in Gang kommen, in ein automatisiertes Ausschreiten fallen, und sich die Gruppe im ge-ruhsamen Wanderduktus synchronisiert. Spiegelneuronengestützte Bewegungssynchronisation (*Rizzolatti, Sinigaglia* 2008; *Stamenov, Gallese* 2002) fördert auch soziale Synchronisation und Kohäsion, so wichtig für das Walderleben in Gruppen. Es reduziert sozialen Stress durch alternatives Miteinander-Sein. Die Sensory-Awareness-Interventionen (*Brooks, Selver* 1979) sind zunächst exterozeptiv orientiert, weil die Waldesruhe automatisch noch vorhandene Unruhe umstimmt. Die Menschen werden von der ruhigen Atmosphäre (*Schmitz* 2014) ergriffen. Erst nach der Umstimmung wird die Sensory Awareness propriozeptiv orientiert (also in anderer Folge als oft angeleitet).

3.1 Am Waldrand

Anleitung: „Wir stehen jetzt am Rand des Waldes. Es ist ein Moment wie vor dem Durchschreiten eines Tores oder vor dem Überschreiten einer Schwelle, wo wir innehalten, uns innewerden, innerlich spüren, dass wir dabei sind, einen anderen Raum zu betreten: vom Lebensraum der Wiesen und der Felder in den Raum des Waldes einzutreten. Wir halten am ‚Rand' des Waldes, verweilen. Das bedeutet: wir erhalten Zeit ... aus der Zeit der Getriebenheit, Unrast oder Hast in eine andere Qualität von Zeit hinüber zu gleiten, in die Weile, die Dauer, in eine Zeit, die langsamer fließt: Die Zeit des Waldes... Wir verweilen hier und nehmen mit langsamen, tiefen Atemzügen den Duft des Waldes auf, wie er am Rande, am Waldrand schon spürbar wird ... eine andere Qualität heranträgt und uns sagt: ‚Verweile noch im Innehalten! Spüre, was Du zurücklassen kannst oder willst.'"

Kommentar: In den Naturtherapien nutzen wir die strukturellen Möglichkeiten der natürlichen, landschaftlichen Gegebenheiten. Zu diesen gehören Grenzen und Schwellen: ein Waldrand, ein Weg-rand, ein Feldrain, ein Ufer, eine Böschung, eine Hecke, ein Zaun, ein Gatter, eine Barriere ... all das sind Möglichkeiten, in einem „komplexen Erspüren" Grenzqualitäten zu erfahren: Abgrenzung, Ausgrenzung, Ausschließung, aber auch Angrenzung, Berührungsfläche, Übergang, Eingrenzung, Einschließung, Einfriedung ... solche Qualitäten finden sich in zahlreichen Lebensbereichen.

Anleitung: „Wir versuchen jetzt gewahr zu werden, was Grenze, Übergang, Überschreitung für einen jeden bedeuten. Viele Menschen sind für Übergänge nicht mehr achtsam und können damit die Qualität neuer Räume nicht so sensibel wahrnehmen. Wir treten jetzt in den Wald ein ... fünf oder sechs Schritte ... ohne jede Hast, achtsam für das, was der Waldboden uns spüren lässt, was an unser Ohr dringt, für die Düfte, die zu uns herströmen ... Wir bleiben stehen und verweilen. Spüren, wie die Zeit noch weiträumiger wird ... werden ruhiger ..."

Kommentar: Die Qualität beginnender „Entschleunigung" wird bewusstgemacht. Die Zeit des Waldes ist in der Tat anders als die Zeit des Stadtgetriebes, die Zeit des Termindrucks, der Zeitnehmer, der „grauen Männer von der Zeitbank" (*Michael Ende*), die den Menschen Lebenszeit stehlen. Beschleunigungsdruck (strain), Dauerstress ist eine sehr schwerwiegende, potentiell pathogene Belastung. Entschleunigungs-Interventionen sind damit besonders wichtig. Dazu wird der aufnehmende, „rezeptive Wahrnehmungsmodus" angesprochen, statt zu aktivem Lauschen, Schnuppern, Erspüren anzuregen. Die beiden Wahrnehmungsmodalitäten des „komplexen Erspürens" werden im Verlauf des „erkundenden Waldbesuchs" immer wieder bewusstgemacht und psychoedukativ erklärt.

3.2 Auf dem Waldweg

Anleitung: „Wir gehen jetzt weiter in den Wald hinein, bleiben auf diesem WEG in geruhsamem Ausschreiten, kraftvoll, doch ohne Anstrengung ... einfach fürbass gehen, absichtslos werden, sich dem WEG überlassen. Heidegger sagte, ‚der Weg geleitet den Fuß' ... Die hohen Bäume links und rechts geben Sicherheit, einige Uraltriesen lassen Ehrfurcht und Erhabenheit aufkommen ... wir ver-langsamen den Schritt, ... lassen uns von dieser Atmosphäre ergreifen ..."

Kommentar: Waldesruh, Waldesstille schaffen dichte Atmosphären als „ergreifende Gefühlsmächte, die randlos in den Raum ergossen sind" – so die berühmte Definition der Atmosphäre von *Hermann Schmitz* (2014), der wir folgen. Wir definieren Atmosphäre aber auch naturwissenschaftlich als „Effekt multipler, bewusst und subliminal aufgenommener Stimulierung" und ihrer bewussten und unbewussten „multimnestischen Resonanz" aus den Gedächtnisspeichern. Der Mensch als „multisensorisches", „multiexpressives" und „multimnestisches", mit vielfältigen Erinnerungsbereichen ausgestattetes Wesen (*Petzold* 2003a, 549ff., 671f.) hat die Möglichkeit, benigne Atmosphären der Ruhe, des Friedens, die uns „ganz erfüllen", aufzunehmen. Der Wald bietet sie in vielen Bereichen: an Quellgründen, in Schonungen, im dunklen Tann, in lichten Birkenständen ... durch seine „polyästhetische Symphonie" (*Orth, Petzold* 1993c/ 2015), seine multisensorischen Anflutungen mit Düften, optischen Licht-Schatten-Spielen, linden Lüften, Kühle und Frische ..., und die dadurch ausgelösten „inneren Resonanzen", die vielleicht mit einem ehrfürchtigen Erschauern im „eigenleiblichen Spüren" wahrgenommen werden, können Walderfahrungen einen nachdrücklichen Eindruck hinterlassen. Dieser wird multimnestisch in vielfältigen Gedächtnisarealen abgespeichert. Und kann in dieser Fülle auch wieder aufgerufen werden. Das wird geübt, besonders durch „Hausaufgaben" nach den Walderfahrungen, die wir in der IT seit ihren Anfängen nutzen (*Petzold, Moser, Orth* 2012). In der CBT wurde der Nutzen von „homework" bestätigt (*Fehm,*

Helbig 2008; *Helbig-Lang* et al. 2012; *Weck* et al. 2013). Durch regelmäßige Evokationen im Alltag können die Effekte von Walderfahrungen genutzt und verstetigt werden.

3.3 Eine Lichtung betreten

Anleitung: „Wir sind jetzt an dieser Lichtung angelangt. Auf diesen Stämmen kann man sich niederlassen. Bei Lichtungen soll man das Waldesdunkel im Hintergrund lassen, eine Helle ist da, ein heller Raum tut sich auf und es ist gut, sich auf ihn einzulassen, gleichsam in die ‚Lichtung' hineinzusinken, sich ihr meditativ zu öffnen ... Wir verweilen hier eine Viertelstunde in meditativer Gelassenheit, offen für das Licht, offen für das Grün ... Ich wache über die Zeit. ... [15. Min.]...Wenn wir jetzt auf die Lichtung treten, versuchen Sie es in einer neuen Weise zu tun: ‚Ich will da in neuer Weise ins Licht treten ... Wir gehen dann über die Lichtung weiter und Sie können sich im Gespräch austauschen.'"

Kommentar: Das Betreten einer „Lichtung" – *Heidegger*, ein Liebhaber des Waldes, greift diese Metapher aus der Waldsprache in seiner Spätphilosophie vermehrt auf (*Thomä* 2003) – ist oft mit einem besonders intensiven „Selbsterleben" verbunden. Aus der Versunkenheit in der Green Meditation taucht man mit einer neuen Klarheit auf als „Seiender unter Seiendem", „at home among things", wie *Nader El-Bizri* (2011), Philosoph und Architekturwissenschaftler, *Heideggers* Begriff und Umweltbezug zusammenbringt. Ein fruchtbares Konzept ist das des „Bewusstseinsfeldes" von *Aaron Gurwitsch* (1957). Ich verdeutliche den Teilnehmern dieses Konzept immer wieder anhand der Waldlichtung, auf der stehend das Bewusstsein nach allen Seiten und in alle Qualitäten ausgreifen kann. Lichtungen schaffen „kontemplative Erlebnisinseln" und die Lichtungserfahrungen werden im Gruppengespräch weiter bearbeitet. Waren sie besonders eindrücklich, werden sie zur „vitalen Aktualisierung" empfohlen, d. h. zum Üben in die „Hausaufgaben" gegeben.

3.4 Resümee

Lichtungen bieten besondere Erfahrungsmöglichkeiten, sie öffnen den Blick, bieten „Weitung" gerade auch aus dem Kontrast zum „Waldweg". Auf der Lichtung ist durch das Licht das „Grün grüner". Es kommen an Lichtungen die Effekte der Tiefenentspannung der „Green Meditation" (*Petzold* 2015b) besonders oft spontan auf, eine Art *„nature trance"*. Wenn man die Meditationszeit nach mehrfachen Erkundungen ausdehnt, kann es über die Meditationsstufen der ***Besinnung*** und ***Betrachtung*** hinaus zu einer ***Versunkenheit*** kommen (ibid., idem 1983e), in der „ontologische Erfahrungen" (*Albert* 1972; *Orth, Petzold*

1993c/2015) möglich werden und sich dem Meditierenden die Erfahrungen der Verbundenheit mit einem Essentiellen, dem primordialen „être brut et sauvage“ (*Merleau-Ponty* 1964), erschließen. Die Menschen sagen dann: „Ich habe eine tiefe Verbundenheit mit der Welt gefühlt.“ – „Ich habe die Welt als meine tiefste Heimat erlebt!“ – „Ich habe eine große Zärtlichkeit zur Natur gespürt, die mich heiter gestimmt hat“. Solche Erfahrungen haben wahrscheinlich auch *Heidegger* (1949/2009) zu seiner kleinen Betrachtung über den „Feldweg“ inspiriert, der in der strukturellen „Weite des kargen Landes“ Erlebnisvielfalt an den Menschen heranträgt (wir sprechen dann vom „rezeptiven Wahrnehmungsmodus“), ihm Erlebbares gleichsam zuspricht, so dass darin ein SINN aufkommen kann: „Der Zuspruch des Feldweges erweckt einen Sinn, der das Freie liebt und auch die Trübsal noch an der günstigen Stelle überspringt in eine letzte Heiterkeit“ (ibid.). Die landschaftsphänomenologische Erfahrung darf indes keine völkischen Untertöne haben. Die Landschaft evoziert „Sinnerleben“, konkret spürbar. Diese Sinndimension hat therapeutisch eine hohe Bedeutung (*Petzold* 2001k; *Petzold, Orth* 2005a). Sie erschließt sich in der „WEG-Erfahrung“ – Waldweg, Feldweg ... verknüpft durch die WEG-Metapher zum Lebensweg, zum Weg durch die Geschichte mit Rückblick und horizont-gerichteter Vorausschau. – WEG erschließt sich nicht abstrakt, sondern erlebniskonkret, wie wir das in der „Philosophie des WEGES“ der Integrativen Therapie fokussieren (*Petzold* 2006u; *Petzold, Orth* 2004b). Die durch Landschaftserfahrung aufgerufene „Heiterkeit“, die Serenität, gehört zu den so wichtigen gesundheitsfördernden „sanften Emotionen und Herzensregungen“ (*Petzold* 2005r; *Petzold, Sieper* 2012e), die besänftigen, entstressen, das adrenerge System beruhigen und die Cortisolsteuerung ausgeglichen halten. Die Landschaftserfahrung lässt – wie eine unserer Teilnehmerinnen sagte – eine „Zärtlichkeit“ für Natur aufkommen, sie stimmt heiter. Wenn Naturerleben das „Herz wärmt und weit macht“, ist das nicht nur eine Metapher, sondern gründet in Erfahrungen des eigenleiblichen Spürens. Das Kapillarsystem ist geweitet, strömende Wärme wird erlebbar. Im liebevollen Tierkontakt und auch im Kontakt mit einer schönen Blume oder mit Landschaften sind überdies oxytocinerge Anflutungen wirksam, die das Empfinden von Zugehörigkeit bekräftigen (*Uvnäs-Molberg* 1998), den Blutdruck sinken lassen, beruhigend und heilsam wirken. Das Neurohormon fördert sogar die Wundheilung (*Detillion* et al. 2004). Physiologische Wirkungen unterstützen die heilsame Kraft „ästhetischer Erfahrungen“ (*Petzold* 1992m, 1999q). *Heidegger* wie auch *Marc Aurel* wollen zu einer Haltung „heiteren Herzens“ (*M. Aurel* XII, 36; *Hadot* 1992) führen und auch wir versuchen das zu fördern, nicht zuletzt in Bezug auf die Werke von *Pierre Hadot* (1991, 2000). Aber das Leben hat auch düstere Seiten, die Natur, das Lebende trägt auch den Tod in sich. Zur Stille des Feldwegs hin tönte der Glockenschlag. „Die Stille wird mit seinem letzten Schlag noch stiller. Sie reicht bis zu jenen, die durch zwei Welt-Kriege vor der Zeit geopfert sind“ ... und dennoch bleibt der Zuspruch des Weges: „der Zuspruch macht heimisch in einer langen Herkunft“ (*Heidegger* 1949).

Naturerfahrungen sind immer wieder zutiefst beglückend. Und doch gibt es Gewitter, Stürme, Unwetter, Vulkanausbrüche, Waldbrände, Tsunamis. Die Natur zeigt immer wieder, dass sie letztlich nicht beherrschbar ist. Das sollte auch uns an unsere Grenzen gemahnen. Der Wald ist großartig, doch er birgt auch Gefahren. Düstere Ruinen, Bunker, Schützengräben künden davon, dass der Wald immer wieder auch Ort von Verbrechen wurde, denn er verbirgt. – In der Regel waren es Taten von Menschen. Katyń weckt hier grausame Erinnerungen. Aber weil der Wald verbirgt, war und ist er auch immer ein Ort der Zuflucht, war und ist er Nahrungsquelle. Heute ist der Wald eine der wichtigsten Ressourcen für unsere körperliche, seelische und geistige Gesundheit geworden. Darum schulden wir ihm Dank und Fürsorge – caring for nature (*Petzold* 2016i; *Hömberg* 2017b).

Die integrative Praxis von GREEN CARE und der „neuen Naturtherapien" gründet in einer Naturverbundenheit, die weder harmonistische Idealisierungen noch romantisierende Naturverklärung pflegt. Sie setzt vielmehr auf konkrete Erfahrungsmöglichkeiten, die eine „vitale Evidenz" haben und deutlich machen: Wenn immer wir uns unserer Ökologizität (*Petzold,* dieses Buch, S. 368ff., 875), unserer Naturverwurzeltheit bewusst werden und wir mit offenen Sinnen und in „komplexer Achtsamkeit" die Reiche der Natur betreten, wird uns unsere unabdingbare Zugehörigkeit (convivialité, connectedness) zu ihr klar. Natur verweist uns an jeder Stelle, wo wir sie in einer primordialen, tiefgreifenden und zugleich breit umfassenden Weise erfahren, auf unsere Verantwortung für sie und für uns, weil wir sie dann – und zugleich uns selbst – in der Qualität der essentiellen, konvivialen Teilhabe alles Lebendigen erleben. Wir erfassen unser Mit-Sein: Ja, wir sind Teil des mundanen Lebens! Das bietet die Chance einer Ökosophie, eines weisen Handelns in der Natur, und einer Ökophilie, einer Liebe zur Welt – und die lässt uns auch kämpferisch und politisch werden. Nehmen wir Natur auf diese Weise wahr und handeln wir Menschen kollektiv aus diesem Erleben der Zugehörigkeit naturgemäß und naturliebend, dann gibt uns die Natur, dann geben uns Wald, Wiesen und Auen dafür eine Zusage: „ ... das Blühen bleibt."

Links zum Thema

http://www.wald.de/
http://www.sdw.de/startseite.html?acceptCookie=0
https://www.nabu.de/natur-und-landschaft/waelder/lebensraum-wald/13284.html
http://www.waldwissen.net/wald/index_DE
https://www.waldkulturerbe.de/startseite/
https://www.waldkulturerbe.de/den-wald-bewahren/die-bedeutung-des-waldes/erholungsraum-wald/
https://de.wikipedia.org/wiki/Bundeswaldgesetz
https://www.psychologie-heute.de/archiv/detailansicht/news/die_waldmedizin/
https://de.wikipedia.org/wiki/Wald_in_Deutschland#Bannw.C3.A4lder

http://www.naturwaelder.de/index.php?tpl=home
http://www.ardmediathek.de/tv/Planet-Wissen/Der-Wald-Die-geheime-Sprache-der-B%C3%A4ume/WDR-Fernsehen/Video?bcastId=12994052&documentId=37907404
http://www.aerztezeitung.de/praxis_wirtschaft/igel/article/904595/gesundheitstourismus-waldtherapie-igel-option.html

4 Literatur

Beiträge von Petzold sowie Petzold und MitautorInnen finden sich im Literaturgesamtverzeichnis am Ende des Bandes.

Albert, K. (1972): Die ontologische Erfahrung. Heidelberg: Academia.

Annerstedt, M. et al. (2013): Including physiological stress recovery with sounds of natur in a virtual reality forest – Results from a pilot study. In: Physiol Behav 118, 240-250.

Antonovsky, A. (1979): Health, stress and coping. London, San Francisco: Jossey Bass.

Appenzeller-Winterberger, C., Kaufmann-Hayoz R. (2005): Wald und Gesundheit. Schweiz. Z. Forstwes. 156, 7, 234-238.

Bader, H. (2016): Wider die Pathologisierung der Krankheit, Krankheit als anthropologisches Faktum aus integrativtherapeutischer Sicht. In: POLYLOGE 9/2016. https://www.fpi-publikation.de/polyloge/alle-ausgaben/09-2016-bader-heike-wider-die-pathologisierung-der-krankheit-krankheit-als-anthropologisches.html

Brooks, C. V. W. (1979): Erleben durch die Sinne (Sensory Awareness). In der deutschen Bearbeitung von Charlotte Selver, hrsg. von H. G. Petzold. Paderborn: Junfermann.

Brunner, A. (2016): Kultur- und Naturerlebnisse mit Heimbewohnern. Umsetzung Integrativer Therapie in der Praxis der Landschaftstherapie. In: Grüne Texte 3/2016. https://www.fpi-publikation.de/images/stories/downloads/grueneTexte/brunner-kultur-naturerlebnisse-heimbewohner-integrative-landschaftstherapie-gruene-texte-03-2016.pdf

Bund für Umwelt und Naturschutz Deutschland (2016): BUND-Waldreport 2016. Schatten & Licht – 20 Fallbeispiele. http://www.bund.net/fileadmin/bundnet/publikationen/naturschutz/160129_bund_ naturschutz_waldreport_2016.pdf

Cervinka, R. et al. (2014): Zur Gesundheitswirkung von Waldlandschaften. BFW-Berichte 147/2014. Wien: Bundesforschungs- und Ausbildungszentrum für Wald, Naturgefahren und Landschaft. http://bfw.ac.at/050/pdf/BFW_Bericht147_2014_GreenPublicHealth.pdf

Cervinka, R., Röderer, K., Hefler, E. (2012): Are nature lovers happy? On various indicators of well-being and connectedness with nature. In: J Health Psychol. 2012/17(3), 379-388.

Detillion, C. E. et al. (2004): Social facilitation of wound healing. In: Psychoneuroendocrinology 8, 1004-1011.

Egger, J. W. (2007): Theorie der Körper-Seele-Einheit: das erweiterte biopsychosoziale Krankheitsmodell – zu einem wissenschaftlich begründeten, ganzheitlichen Verständnis von Krankheit. In: Integrative Therapie 4.

El-Bizri, N. (2011): Being at Home Among Things: Heidegger's Reflections on Dwelling. In: Environment, Space, Place 3 (1), 45-69.

Elmendorf, W. (2008): The Importance of Trees and Nature in Community: A Review of the Relative Literature. In: Arboriculture & Urban Forestry 34(3).

Fehm, L., Helbig, S. (2008): Hausaufgaben in der Psychotherapie: Strategien und Materialien für die Praxis. Göttingen: Hogrefe.

Gurwitsch, A. (1957): Théorie du champ de la conscience. Bruges: Desclée de Brouver. (Dtsch. (1958): Das Bewußtseinsfeld. Berlin: de Gruyter).
Hadot, P. (1992): La Citadelle intérieur. Introduction aux Pensées de Marc Aurèle. Paris: Fayard.
Häfner, P. (2003): Natur- und Waldkindergärten in Deutschland – eine Alternative zum Regelkindergarten in der vorschulischen Erziehung. Dissertation Universität Heidelberg.
Heidegger, M. (1949/2009): Der Feldweg. Frankfurt: Klostermann.
Helbig-Lang, S. et al. (2012): Anticipatory Anxiety as a Function of Panic Attacks and Panic-Related Self-Efficacy: An Ambulatory Assessment Study in Panic Disorder. In: Behavioural and Cognitive Psychotherapy 40(5), 590-604.
Hertel, L. (2003): Der große Wellness-Guide. Graz: Vehling.
Hömberg, R. (2017): Was macht der Wald für uns? Was können wir für den Wald tun? – Ökopsychosomatische Waldmedizin. In: Grüne Texte 2016. http://www.fpi-publikation.de/artikel/gruene-texte/2.html
Hömberg, R., Petzold, H. G. (2017): Waldmedizin / Forest Medicine – Integrative Perspektiven. In: Grüne Texte. http://www.fpi-publikation.de/artikel/gruene-texte/2.html
http://dauerwaldstiftung.de/was-ist-der-dauerwaldgedanke/ (zuletzt aufgerufen am 10.2.2018).
http://www.wald.de/category/der-wald/waldfunktionen/ (zuletzt aufgerufen am 21.06.2016).
https://de.wikipedia.org/wiki/Bundeswaldgesetz (zuletzt aufgerufen am 28.06.2018).
Huppertz, N. (1999): Handbuch Waldkindergarten. Konzeption. Methodik. Erfahrungen (= Element. Band 7). Oberried bei Freiburg im Breisgau: PAIS.
Illich, I. (1974): Die Enteignung der Gesundheit. Reinbek: Rowohlt.
Jahoda, M. (1958): Current concepts of positive mental health. New York: Basic Books.
Jay, M., Schraml, U. (2009): Understanding the role of urban forests for migrants – Uses, perception and integrative potential. In: Urban Forestry & Urban Greening 8(4), 283-294.
Lee, X. et al. (2011): Observed increase in local cooling effect of deforestation at higher latitudes. In: Nature 479, 384-387.
Li, Q. (2010): Effect of forest bathing trips on human immune function. In: Environmental Health and Preventive Medicine 15, 9-17.
Maller, C. et al. (2005): Healthy nature healthy people: ‚contact with nature' as an upstream health promotion intervention for populations. In: Health Promotion International 21, Nr. 1, 45-54.
Matsunaga, K. et al. (2011): Physiologically relaxing effect of a hospital rooftop forest on older women requiring care. In: J Am Geriatr Soc. 59(11), 2162-2163.
McLain, R. et al. (2013): Rethinking Urban Green Space Planning through the Lens of NTFPs and Forageing in U. S. Cities. Local Environments.
Merleau-Ponty, M. (1964): The primacy of perception and other essays on phenomenology, the philosophy of art, history and politics. Hrsg. v. J. M. Edie. Evanston.
Miklitz, I. (2011): Der Waldkindergarten. Dimensionen eines pädagogischen Ansatzes. 4. Aufl. Berlin: Cornelsen.
Miller, R. W. et al. (2015): Urban Forestry: Planning and Managing Urban Greenspaces. Waveland Pr Inc. (Reprint).
Morita, E. et al. (2011): A before and after comparison of the effects of forest walking on the sleep of a community-based sample of people with sleep complaints. In: Biopsychosoc Med. 5, 13.
Möller, A. (1922): Der Dauerwaldgedanke. Sein Sinn und seine Bedeutung. Berlin: Springer.
Park, D. et al. (2008): The Drosophila basic helix-loop-helix protein DIMMED directly activates PHM, a gene encoding a neuropeptide-amidating enzyme. In: Mol. Cell. Biol. 28(1), 410-421.
Park, J. K. et al. (2007): The miRNA pathway intrinsically controls self-renewal of Drosophila germline stem cells. In: Curr. Biol. 17(6), 533-538.

Parviainen, J. (2011): Die Rolle des Waldes für die Gesundheit des Menschen: ein globaler Überblick. Finnisches Institut für Waldforschung (Metla). Österreichische Tagung Wald und Gesundheit, 27.-29. Oktober 2011.

Petzold, Ch. (1972b): Lebendige Geschichte – alte Menschen berichten. Anleitung zur Arbeit mit Biographie und biographischen Erfahrungen nach *Hilarion G. Petzold*. Büttgen: VHS Büttgen.

Rizzolatti, G., Sinigaglia, C. (2008): Empathie und Spiegelneurone. Die biologische Basis des Mitgefühls. Frankfurt a. M.: Suhrkamp.

Schmitz, H. (2014): Atmosphären. Freiburg/Br.: Alber.

Shin, M. E. et al. (2010): The Cdk1 and Ime2 protein kinases trigger exit from meiotic prophase in Saccharomyces cerevisiae by inhibiting the Sum1 transcriptional repressor. In: Mol Cell Biol 30(12), 2996-3003.

Randrup T. B., Konijnendijk C. C., Prüller R., Kaennel Dobbertin M. (2005): The concept of urban forestry. In: *L. Nilsson, T. B. Randrup, C. C. Konijnendijk* (Hrsg.): Urban Forests and Trees in Europe. Springer.

Sieper, J. (2007b): Integrative Therapie als „Life Span Developmental Therapy" und „klinische Entwicklungspsychologie der Bezogenheit" mit Säuglingen, Kindern, Adoleszenten, Erwachsenen und alten Menschen. In: Gestalt & Integration, Teil I 60, 14-21, Teil II 61(2008), 11-21.

Stamenov, M. I., Gallese, V. (2002): Mirror Neurons and the Evolution of Brain and Language. Amsterdam: John Benjamins.

Stölb, Wilhelm (2013): Waldästhetik – der vergessene Wertehorizont. http://www.natursoziologie.de/files/waldaesthetik-stoelb1373288803.pdf (zuletzt aufgerufen am 21.06.2016).

Strunz, U. (2001): Forever young. Das Muskelbuch. München: Gräfe & Unzer.

Thomä, D. (2003): Heidegger-Handbuch. Leben – Werk – Wirkung. Stuttgart: J. B. Metzler.

Thompson, E. (2011): Making our actions consistent with our scientific predictions. In: Weather 66, Nr. 7, 195.

Thompson, C. W. et al. (2007): The Childhood Factor. Adult Visits to Green Places and the Significance of Childhood Experience. In: Environment and Behavior 40, Nr. 1, 111-143.

Uvnäs-Moberg, K. (1998): Oxytocin may mediate the benefits of positive social interaction and emotions. In: Psychoneuroendocrinology 8, 819-35.

Walker, J. (2010): Funding. In: Woodland Initiatives Handbook. http://smallwoods.org.uk/wp-content/uploads/WI-5-Funding-2010.pdf

Weck, F., Richtberg, S., Esch, S., Höfling, V., Stangier, U. (2013): The relationship between therapist competence and homework compliance in maintenance cognitive therapy for recurrent depression: Secondary analysis of a randomized trial. In: Behavior Therapy 1, 162-172.

Wilson, T. D. , Gilbert, D. T. (2003): Affective Forecasting. In: Advances in Experimental Social Psychology 35, 345-411.

Zucchi, H. (2009): Hans-Heiner Bergmann zum 70. Geburtstag – Glückwunsch, Würdigung, Dankeschön. In: Osnabrücker Naturwissenschaftliche Mitteilungen 35, 33-38.

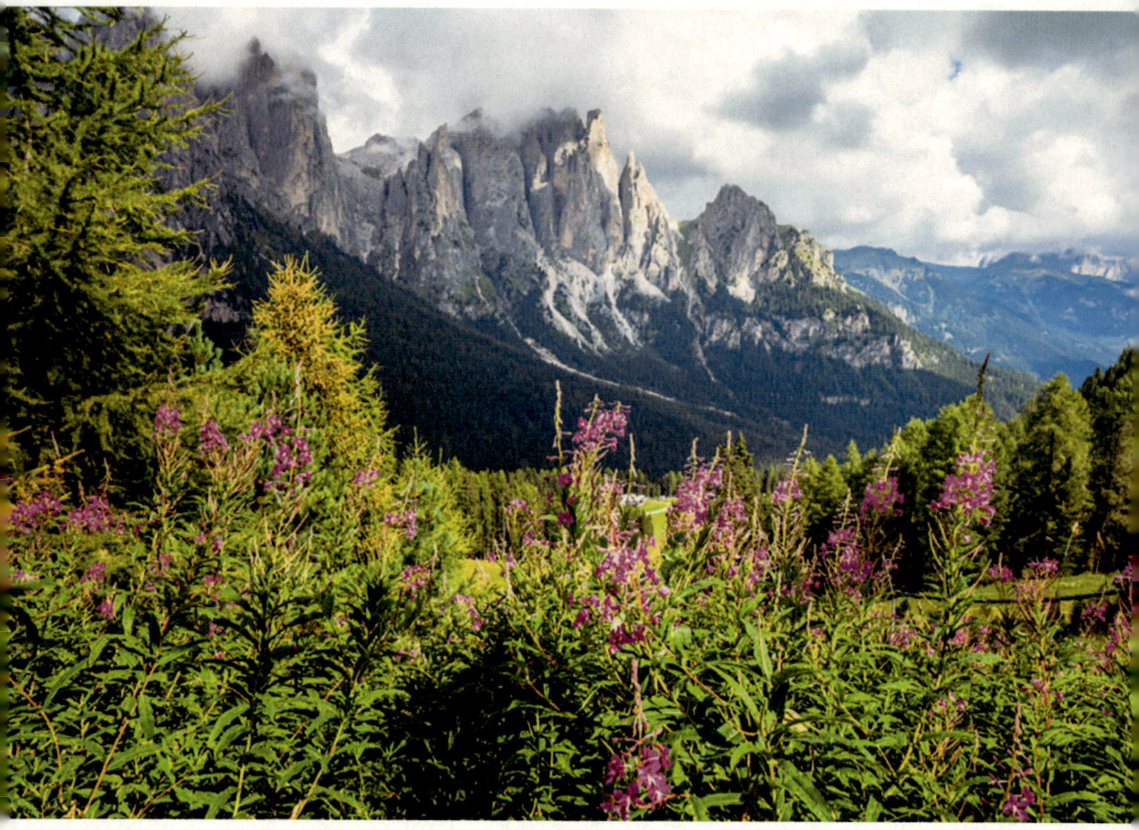

Berge – sie lehren Erhabenheit und Ehrfurcht

Die Heilkraft der Berge aus Sicht der Integrativen Therapie

Susanne Heule

Inhalt

1 Blick in die Berge
2 Der Mensch unterwegs in der Natur
3 Die Berge – Landschaftsformen und Anmutungen
4 Geschichte des Bergtourismus
5 Heidi und Klara beim Öhi auf der Alp – Konzepte der Integrativen Therapie zur Heilkraft der Berge
5.1 Wandern – entschleunigende Bewegung
5.2 Der Berg – Herausforderung
5.3 Begegnung in den Bergen – Konvivialität
5.4 Die Heilkraft des Schönen – Resonanz – kosmisches Erleben
6 Therapeutische Umsetzung: Mit Suchtkranken am Berg
7 Die Natur als therapeutisches Medium
8 Ein letztes Drüberschauen
9 Literatur

1 Blick in die Berge

> Die Berge lassen uns staunen. Der wahre Segen der Berge liegt nicht darin, dass sie eine Herausforderung oder eine Arena für uns sind. Sie bieten etwas Sanfteres und unendlich Machtvolleres: Sie fördern unsere Bereitschaft, Wunder anzuerkennen.
> (*Uli Sorg*, Bergsteiger und Autor)

Der Aufenthalt in den Bergen tut wohl – das erleben viele Menschen als Selbstverständlichkeit. Diese Wirkung in Worte zu fassen und zu erklären ist jedoch gar nicht so einfach und kann immer nur annäherungsweise geschehen.

Menschen mit Anämie oder Lungenleiden wurden schon seit jeher zur Kur in die Berge geschickt, weil sich Bergluft positiv auf Blutzusammensetzung und Atemwege auswirkt. Weiter gibt es Technologien, die Energiestärken messen[1] und so zu Erklärungen kommen. Doch diese und weitere Ansätze decken immer höchstens einen Teil der Wahrheit ab.

Die Heilkraft der Berge ist ein Phänomen, das ganzheitlicher betrachtet werden muss. Es sind verschiedenartige Aspekte, die sich zu einer wohltuenden

1 *Merz* (1998) beschreibt anhand biophysikalischer Messwerte (Boviseinheiten) die Energiestärke an vielen Orten der Schweiz.

Kraft zusammenfügen – Atmosphärisches, Ästhetisches, Archaisches, das auf besondere Weise berührt und offenbar einen bestimmten Aufforderungscharakter hat. Der Mensch fühlt sich gerufen, angelockt. Es stecken Verheißungen darin, die mit Freiheit, Ruhe, Weite und Ansporn zu tun haben.

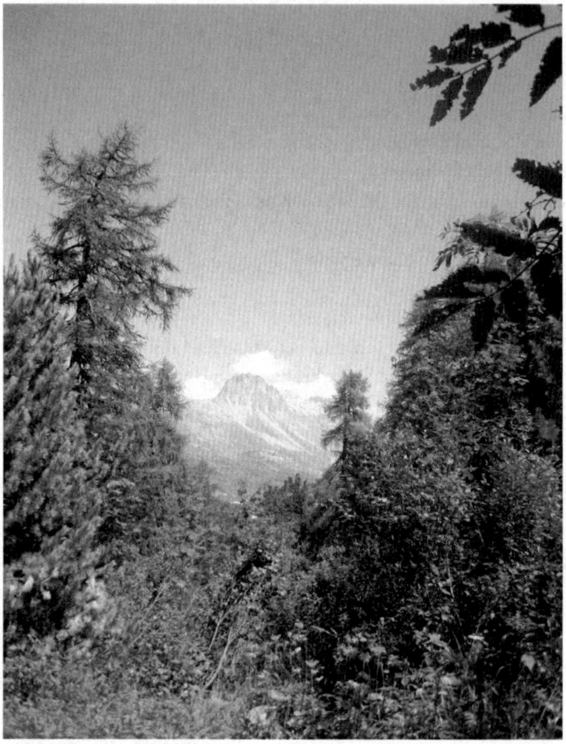

Meine persönliche Faszination für die Heilkraft der Berge hat folgende Wurzeln: Zunächst das eigene Erleben der Bergwelt, das aus meiner Lebensgeschichte heraus erwächst und dem ich in diesem Aufsatz auch verschiedentlich Raum gebe. Irgendwann gesellte sich eine erlebnispädagogische Weiterbildung hinzu, die mir konkrete Methoden zur Nutzung der Natur als Erlebnisraum eröffnete sowie mein eigenes Bewusstsein dafür erweiterte. Der humantherapeutische, ganzheitliche Hintergrund der Integrativen Therapie schließlich vertiefte sowohl Wissen als auch Verständnis und stellte alles in einen Gesamtzusammenhang.

In diesem Aufsatz werde ich zunächst einige grundsätzliche Aspekte der Beziehung von Mensch und Natur erläutern. Anschließend betrachte ich die Berglandschaft im Besonderen und gebe einen Überblick über die Geschichte des Bergtourismus. Im Hauptteil versuche ich, über Konzepte der Integrativen Therapie der Heilkraft der Berge auf die Spur zu kommen, bevor ich im letzten Kapitel von konkreten Umsetzungen innerhalb der Suchtarbeit berichte.

Die Geschichte von Heidi aus den Schweizer Bergen (*Spyri* 1950) bietet eine lebendige Veranschaulichung für die Erklärungskonzepte zur heilenden Wirkung der Berge, deshalb habe ich sie als Hintergrund für diesen Aufsatz gewählt. Hier eine Kürzestversion der Geschichte:

Heidi, ein Schweizer Bergmädchen, wird nach Frankfurt zu einer wohlhabenden Familie gebracht, als Kameradin für die im Rollstuhl sitzende Tochter Klara. Doch Heidi vermisst ihre Bergwelt dermaßen, dass sie krank wird und wieder zurück zum Öhi (Großvater) darf. Später kommt Klara zu Besuch auf Heidis Alp und aufgrund verschiedener Ereignisse wird sie dort gesund und lernt gehen.

2 Der Mensch unterwegs in der Natur

Wir sind Natur

Vielen Menschen ist durch unsere moderne Lebensweise der Bezug zur Natur abhandengekommen, weil der Kontakt mit ihr weitgehend fehlt. Unsere Basis ist aber auch in der heutigen Zeit weder kulturell noch technologisch, sondern natürlich. Unser Körper ist Natur. Und wie eine Entfremdung von der äußeren Natur stattgefunden hat, so haben auch viele Menschen den Zugang zu ihrer inneren Natur, ihrem Körper, ihrer Leiblichkeit verloren. Denn die äußere kann von der inneren Natur nicht getrennt werden, ohne dass dies Folgen hat. Ontogenetisch ist die Natur das Umfeld, in das wir hineingeboren wurden.

Sinnreiche Umgebung

Für die meisten Menschen ist es spürbar, dass es wohltuend, heilend ist, sich in der Natur aufzuhalten. Unberührte oder „richtig gepflegte" Natur beglückt – *Petzold* spricht hier von der ökologischen salutogenen Stimulierung (*Petzold* 2006p). Die Natur ist voller sinnreicher Ressourcenbilder, an denen sich der Mensch atmosphärisch nähren kann und die darum eine salutogene Wirkung haben: Es wächst; Blätter entrollen sich; Bäume wachsen aus widrigen Umständen, auf Umwegen dem Himmel entgegen; es lebt, alles Nötige ist vorhanden (Erde, Wasser, Licht); es besteht ein Gleichgewicht; es blüht; etc.

Dieses Erleben sinnreicher Umgebung lässt sich verbinden mit dem Modell der Kohärenz, das *Antonovsky* als salutogenetisches Erklärungsmodell entwickelt hat (*Antonovsky* 1987): Mit dem Kohärenzerleben ist ein dauerhaftes Gefühl von Vertrauen gemeint, dass die eigene interne und externe Umwelt sinnhaltig und vorhersehbar ist, dass sich Dinge mit hoher Wahrscheinlichkeit so entwickeln, wie es erwartet wird und wie es vernünftig scheint. Die Natur ist, wie sich auch in den weiteren Ausführungen zeigt, eine Umgebung, welche die Entwicklung dieses Vertrauens unterstützt.

Leiblichkeit, Erlebnis- und Performanzorientierung

Wenn wir uns in der Natur bewegen oder aufhalten, rückt unsere Leiblichkeit, unsere innere Natur ins Zentrum, wird aktiviert. Dabei hat die Landschaft sowohl beruhigendes wie auch anregendes Potential (vgl. *Petzold* 2009c). Bewegung, Unterwegssein, Erleben – das alles sind leibliche und performanzorientierte Aspekte, bei denen das menschliche Wesen in seiner konkreten Ganzheit angesprochen wird. Denn der Anregungscharakter im Naturraum ist undeterminiert und bietet daher einen breiten Gestaltungsspielraum, der dem Verhalten viele Freiheitsgrade eröffnet. Diese Qualität ist insbesondere in der kindlichen Entwicklung wichtig und regt Kinder an, eigene Ideen zu bilden, ihr kreatives Potential zu entfalten, Lösungen zu finden und in die Handlung zu gehen. In diesem Prozess kann sich die Persönlichkeit entfalten und die Kinder entwickeln ein Vertrauen in sich und die Welt.

Andreas Weber (2010) drückt es auch folgendermaßen aus: Die Natur ist ein Spiegel, in dem ein Kind sich selbst erkennt. Es erlebt sich als Teil eines Ganzen. Daraus erwächst ein Verbundenheitsgefühl, eine Liebe zur Natur, die wir Ökophilie nennen (*Petzold* 2006b). Wer diesen Bezug entwickeln konnte, dem wird die Natur zeitlebens eine Ressource bleiben. Weiter beschreibt *Weber*, wie Eltern aus Angst vor dem Unvorhersehbaren und um einer Risikominimierung willen ihren Kindern immer weniger Spielraum in der Natur lassen, bis der Aktionsradius sich im Extremfall auf das Wohnungsinnere und elektronische Spielzeuge beschränkt. Dies führt zu einer Erfahrungstaubheit und zum Verkümmern zentraler Fertigkeiten. Die Folgen sind gesundheitlicher, aber auch sozialer und gesellschaftlicher Art.

Diese veränderte, eingeschränkte Lebensweise scheint beispielsweise auch das Auftreten von ADHS[2] zu fördern. Naturraum kann demgegenüber den verhaltensmäßigen Besonderheiten dieser Kinder optimal gerecht werden. Einerseits besteht keine Überstimulierung durch künstliche Reize, die Anregungen sind eher erdender, konkreter Art. Das Kind kann sich und seine Grenzen spüren lernen. Andererseits wird in der Landschaft der ausgeprägte Bewegungstrieb dieser Kinder absorbiert und in eine konstruktive und kreative Richtung gelenkt (vgl. *Weber* 2010; *Petzold* 2009c).

3 Die Berge – Landschaftsformen und Anmutungen

Woran liegt es denn nun, dass gerade die Bergwelt so viele Menschen immer wieder anlockt und in ihren Bann zieht? Wer sind diese Berggänger, wonach suchen sie und was finden sie?

2 Die Aufmerksamkeitsdefizit-/Hyperaktivitätsstörung ist mittlerweile die häufigste kinderpsychiatrische Diagnose und betrifft 5-10% der Schulkinder in einem Maß, dass die schulische Entwicklung beeinträchtigt wird (Quelle: www.elpos.ch; 2011).

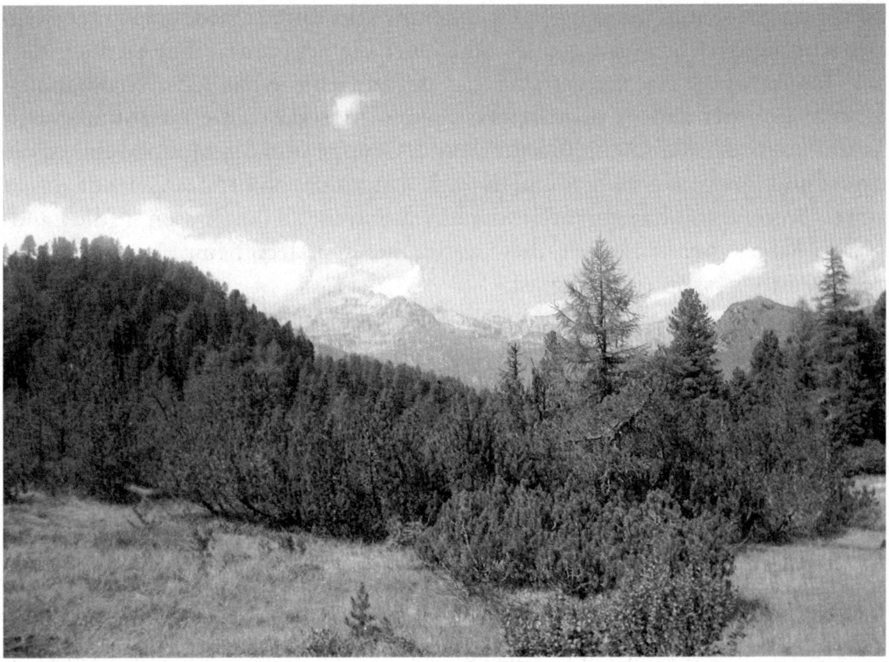

In der Schweiz sind die Berge sozusagen das, was von der ursprünglichen Wildnis noch übrig geblieben ist. Von ihrem unwegsamen Charakter her sind sie für die Zivilisation schwer zugänglich und so konnten sie ihre Unberührtheit ein gutes Stück bewahren. Die meisten menschengemachten Objekte in der alpinen Landschaft wirken angesichts der Erhabenheit der Bergmassive, ihrer Ausstrahlung von Ewigkeit, Selbstverständlichkeit und Ruhe, ganz einfach niedlich – im besten Falle. Allenfalls unpassend. Aber jedenfalls unbedeutend. Vergänglich. Denn die Berge lassen sich im Gegensatz zu anderen Landschaftsformen nur sehr beschränkt unterwerfen. Mit diesen Qualitäten bieten sie vielen Menschen den gesuchten Gegensatz zum urbanen Leben. In unserem Alltag ist der innere Stresspegel tendenziell permanent erhöht. Demgegenüber sind die unberührten Berge ein Ort, wo der Organismus sich nicht mit Hintergrund- und Nebengeschehen beschäftigen muss, sondern sich ganz unentfremdet dem basalen aktuellen Handeln zuwenden kann: Wandern. Den Weg suchen. Einen Picknickplatz wählen. Feuerholz sammeln. Ausruhen. Tiere beobachten. Ein Stück weit so, wie es evolutionsbiologisch unserem „In-der-Welt-Sein" entspricht.

Es gibt jedoch zahlreiche und ganz unterschiedliche Arten von Bergtouristen, von denen ich ein paar typische an dieser Stelle erwähnen möchte. Da sind einmal die Kurgäste, die mit der Bahn den Berg hinauffahren, sich im Bergrestaurant in die Sonne setzen und anschließend wieder hinunterfahren. Sie genießen hauptsächlich Atmosphäre und Schönheit der Berglandschaft. Die Skifahrer sind eine große und heterogene Gruppe mit sehr unterschiedlicher Interessengewichtung zwischen Naturgenuss und Sport. Gemeinsam ist ihnen jedoch, dass ihr Genuss für die Natur einen Preis hat, der zunächst in baulichen Maßnahmen besteht und der zudem mancherorts Spuren hinterlässt, die im Sommer sehr betroffen machen können. Eine verwandte Gruppe sind die Mountainbiker, die Sport und Spannung suchen und die sich hauptsächlich für das Gelände direkt unter ihren Profilluftreifen interessieren. Im Extremfall durchrasen sie die Landschaft, haben aber keine Zeit, diese wahrzunehmen, weil beim Herunterfahren totale Aufmerksamkeit gefragt ist.

Selbstverständlich handelt es sich hier um eine Stereotypisierung mit durchlässigen Grenzen. Die Unterscheidung hilft jedoch, sich die möglichen Arten der Nutzung von Landschaft bewusster zu machen. Wenn ich in diesem Aufsatz von Berggängern spreche, meine ich in der Regel die Wanderer, die sich mehrheitlich aus eigener Kraft fortbewegen und vielleicht hier und da einmal eine Bergbahn benutzen. Mit ihnen verwandt sind auch die Schneeschuhläufer, Langläufer und Skitourengänger. Stellenweise geht es um die Bergsteiger und Kletterer, die noch mehr die körperliche Herausforderung und unwegsameres Gelände wie Felswände suchen.

Doch nun zu einem visuellen Ausflug in die prägnanten und vielseitigen Landschaftsformen der Alpen. Im Folgenden möchte ich einige der typischen Elemente beschreiben, angereichert mit Anmutungen, persönlichen Assoziationen und allenfalls Metaphern. Die Beschreibungen sind dabei keinesfalls abschließend zu verstehen.

Die Alp[3]: Sie ist sozusagen der Klassiker der Schweizer Berge. Die bunt blühende, unebene Blumenwiese, auf der Kühe grasen, irgendwo steht eine alte Badewanne als Tränke, ein Brunnen mit Quellwasser, eine bescheidene Hütte mit Stall, die eventuell Milch und Käse anbietet. Die Alp ist ein erhöhter Mikrokosmos, der in sich selbst funktioniert. Sie strahlt eine Atmosphäre des Aufgehobenseins aus.

Gipfel – Aussicht: Das Ziel, das man sich erkämpfen muss. Herausragend, lockend – verführerisch, bedrohlich oder abschreckend. Top. Man ist dem Himmel näher. Auf dem Gipfel zu sein bedeutet Distanz zum Weltgeschehen, Darüberstehen, es gibt Sicherheit und Bestätigung. Es vermittelt das Erleben: Ich habe es geschafft.

Bergbäche: Sie lassen munteres Plätschern hören. Suchen sich sanft oder fordernd ihren Weg. Ein einladendes Zusammenspiel von Wasser, Erde und Fels. Klein sind sie romantisch-pittoresk, größere drücken Wucht und Energie aus. Wasser ab der Quelle zu trinken hat etwas Urtümliches – sich direkt von der Natur erfrischen. Bäche sind das Bewegte, Muntere in der sonst ruhigen, bedächtigen Landschaft, insbesondere wenn sie sich als Wasserfälle in die Tiefe stürzen.

3 Der deutsche Begriff Alm ist mir persönlich fremd, weshalb ich um der Atmosphäre willen in diesem Aufsatz konsequent den Helvetismus Alp verwende.

Bergseen: Glasklar und eisig ruhen sie mitten im Gebirge. Ihre Reinheit erlaubt den absoluten Durchblick. Ein Bad darin nach schweißtreibender körperlicher Anstrengung verursacht Kribbeln und hat etwas von Wiedergeborenwerden. Bergseen haben eine starke spirituelle Ausstrahlung.

Gletscher: Sie symbolisieren ruhige Wucht und Stärke – eingefrorene Ewigkeit, die über der Realität thront. Beharrliche Bewegung in unendlicher Geduld. Gletscherspalten sind heimtückisch und unberechenbar. Was der Gletscher in sich aufgenommen hat, gibt er erst unendlich viel später wieder her.

Felswände: Sind bedrohlich, gefährlich, unüberwindbar, schroff, herausfordernd. Können demütig und sprachlos machen, spornen manche Menschen zu Höchstleistungen an.

Geröllhalden: Sie erzählen von früheren Bergstürzen, von Gefahr. Die öden, kargen Abhänge sind trügerisch, unberechenbar und bedrohlich, weil sie plötzlich in Bewegung geraten können. Ihre Auswirkung kann erdrückend, vernichtend sein.

Märchenwälder: Knorrige Tannen, verwurzelte Wege, vermooste Nischen, Felsbrocken hier und dort – diese Flecken wirken nicht von dieser Welt, regen Phantasie und Kreativität an. Sie laden zum Sein ein und sind wunderbare Kinderspielräume.

Der Sternenhimmel: Einerseits die Höhenlage, aber auch die Abwesenheit störender Lichtquellen machen den Blick ins Firmament zu etwas Unmittelbarem. Die Sterne funkeln unvergleichlich größer, klarer, heller und zahlreicher. Wer einmal nächtens im Gebirge unter freier Himmelskuppel lag, der weiß, dass Unendlichkeit als kosmisches Gefühl im Leib nicht deutlicher erlebt werden kann.

Diese Bilderlandschaft lässt Atmosphären aufleben, die das Panorama für intensive Erlebnisse sein können. Die Berge sind für unser Empfinden schon immer dagewesen und werden es auch weiterhin bleiben – das macht schon einen Teil ihrer heutigen Anziehungskraft aus: Beständigkeit, Verlässlichkeit, Ewigkeit. Interessant ist es nun, einen Blick in die Vergangenheit zu werfen, denn schon wenn wir nur etwa zweihundert Jahre zurückzugehen, zeigt sich eine gänzlich andere Beziehung zwischen Mensch und Berg, als wir sie heute kennen.

4 Geschichte des Bergtourismus[4]

Im Mittelalter hatten die Menschen Angst vor den Bergen. Diese wurden als heilige oder mit bösen Geistern beseelte Orte angesehen, in jedem Fall jedoch waren sie für die Menschen tabu. Alpenpässe waren mühselige Transportverbindungen. Niemand wäre damals zum Spaß in die Berge gestiegen. Doch es

4 *Veyne* (2007); *Schmid* (2007); *Widmer* (2010); *Waggerl* (1957).

gab offenbar eine Ausnahme: 1336 bestieg *Francesco Petrarca*, ein italienischer Gelehrter, den Mont Ventoux, der in der Provence liegt und sich auf ca. 1900 m ü. d. M. erhebt. Der Lyriker und Romantiker tat dies freiwillig und aus Neugier, suchte Erkenntnisse, neue Blickwinkel und eine Bewusstseinserweiterung. Damit gilt Petrarca als der erste bekannte Selbsterfahrungswanderer, als früher Vorbote des Bergtourismus, der damals noch weit in der Zukunft lag.

Etwa 500 Jahre später, im 18. Jahrhundert, kam die Aufklärungszeit und damit eine Technisierung, die den Menschen hoffen ließ, die Natur beherrschen zu können. Der Erkundungsgeist erstreckte sich auch in die Höhe, Expeditionen in die „ungastlichen" Regionen fanden statt. Es ging um die Entdeckung und Inventarisierung der Welt. 1786 bestieg ein Genfer Naturforscher als erster den Mont Blanc, der mit etwas über 4800 m der höchste Gipfel Westeuropas ist.

Bislang waren die Berge hauptsächlich Objekte eines naturwissenschaftlichen Blicks gewesen, doch im letzten Viertel des 18. Jahrhunderts entdeckten auch die Romantiker die Bergwelt. Zu ihnen gehörte *Goethe*, der vom Hochgebirge sehr angetan war und dies auch auf poetische Weise in Sprache umsetzte. In dieser Bewegung wurde das Erleben und Schauen wichtig, im Sinne vom Aufnehmen der Schönheit mit Leib und Seele. *Thomas Widmer* (2010) spricht in diesem Zusammenhang von einer „Verhübschung" der Berge, da die Betrachtungsweise und der Blick bei diesen Berggängern gänzlich anders waren. Nicht das wissenschaftliche Erforschen, sondern die Schönheit der Landschaft und menschliche Regungen waren hier von Bedeutung.

Die eigentliche „Eroberung der Alpen" erfolgte Ende des 18. und im 19. Jahrhundert hauptsächlich durch das viktorianische England, das damals die westliche Welt beherrschte. Diese Menschen zogen aus, um auf den Berggipfeln eine weniger erstickende geistige Atmosphäre zu finden als in ihrem Heimatland.

Die Bauern am Fuße der Berge begannen sich zu Bergführern auszubilden und eigneten sich die nötigen alpintechnischen Kenntnisse an. Ab Mitte des 19. Jahrhunderts gründeten sich alpine Vereine, die Gebirgstouristik wurde zum gemeinschaftlichen Konzept. Freude und Gesundheit rückten ins Zentrum. Ende des 19. Jahrhunderts entwickelte sich der Alpinismus von der Erkundungstätigkeit zu einem „Spiel mit dem Gegner Natur" – das Bezwingen des Berges wurde als Herausforderung gesucht. *Paul Veyne* erklärt diese Entwicklung mit der aufkommenden Lust auf intensivere Erlebnisse, die damals jedoch als „halsbrecherisches Athletentum mit viel Geschrei" bezeichnet worden sei, mit welcher der Alpinismus „dem Fluch der Lächerlichkeit" preisgegeben werde (*A. Dreyer* 1909, zit. in *Veyne* 2007, 29). Der politische Hintergrund für die Ausbreitung des Alpinismus war der Kapitalismus. Die Klasse des Bürgertums mit gewissen finanziellen Möglichkeiten entstand, und mit ihr verstärkten sich ein Machtstreben und der „Aufstiegswille", der sich offenbar auch im Erklimmen von Bergen äußerte. Im Laufe des 20. Jahrhunderts wurde das Bergwandern immer mehr auch zu einer verbreiteten Freizeitbeschäftigung von Naturliebhabern.

Sportivität ist seit längerem ein wesentlicher Teil des Alpinismus. Und bis heute sind die Berge Ort der Seelenbetrachtung, Selbstbesinnung und Ruhe geblieben. Doch nun bewegt sich der Bergtourismus in eine „postmoderne Phase", wie *Widmer* sie nennt: Die Spaßgesellschaft „erobert die Berge mit Hängebrücken und grusligen Plattformen" (*Widmer* 2010). Es handelt sich dabei um eine Verbindung zwischen dem bekannten Bergerleben und einem neuartigen Erlebnisangebot, das anderen Gesetzen folgt. Hierbei soll das Ultimative ohne Anstrengung zu haben sein. Viele Touristenorte locken ein neues Publikum an mit Rodelbahnen, Klettergärten und vergnügungsparkähnlichen Anlagen. Widmer spricht von einer Möblierung der Berge, die dann ihrerseits den Blick auf die Berge verändert. Man darf an dieser Stelle jedoch nicht vergessen, dass all die Sessellifte und Bergbahnen bereits Vorboten dieses Trends sind. Dieses erweiterte Bergangebot ist auch Ausdruck des Kampfs der verschiedenen Tourismusorte um ein neues Publikum, das erhöhte Reize sucht.

Menschen kamen also im Laufe der Entwicklung des Bergtourismus aus unterschiedlicher Motivation in die Berge. Sie wurden angetrieben vom Willen zu erkunden, suchten Herausforderung, Selbstüberwindung, Gesundheitsförderung, Freude, Genuss und Selbsterfahrung. Wollten ausbrechen, flüchten, die Freiheit finden und streckten sich aus nach Antworten auf spirituelle Fragen.

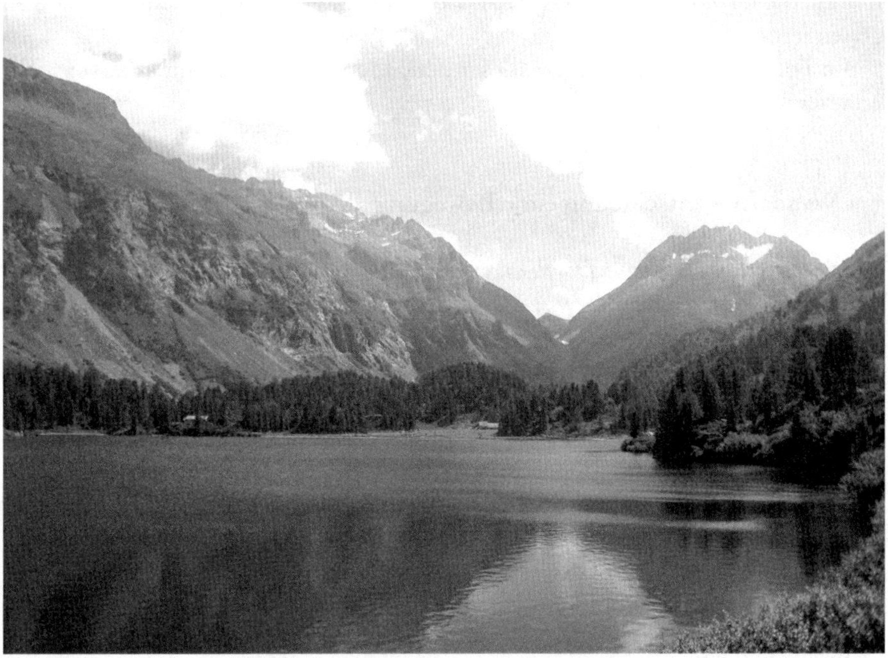

Auf diesen motivationalen, landschaftlichen, entwicklungsgeschichtlichen und salutogenetischen Hintergründen komme ich nun zurück zu Heidi und Klara.

5 Heidi und Klara beim Öhi auf der Alp – Konzepte der Integrativen Therapie zur Heilkraft der Berge

Klara wächst in Frankfurt auf, in einem wohlhabenden Haushalt, gut versorgt mit Bequemlichkeit und Zivilisationsgütern und in sehr engen Grenzen. Die Mutter ist gestorben und der Vater zwar sehr liebevoll und fürsorglich, aber meistens auf Reisen. Klara wird hauptsächlich vom strengen und humorlosen Fräulein Rottenmeier versorgt. Unterrichtet wird sie durch einen Privatlehrer. Die mütterliche Energie fehlt ein gutes Stück weit, sie wird teilweise abgedeckt durch die liebevolle Großmama, die auch für Heidi ein offenes Herz hat und sie motivieren kann, lesen zu lernen.

Psychologisch betrachtet kann das Lebensfeld von Klara als pathologische, zeitextendierte Unterstimulation[5] bezeichnet werden, da sie äußerst reizabgeschirmt aufwächst, in einem streng kontrollierten, engen Umfeld ohne Kontakt zu Spielgefährten und Natur – zumindest bis Heidi dazukommt und Leben ins Haus bringt. Dieses fehlende „Im Leben unterwegs sein“ wird bildlich dargestellt durch die Krankheit von Klara, denn sie kann aus medizinisch ungeklärten Gründen nicht gehen und sitzt darum im Rollstuhl.

Als Klara Heidi auf der Alp besucht, kommt sie in eine für sie völlig neue, unbekannte Welt. In dieser Welt begegnet sie heilsamen Ereignissen und Qualitäten, die dazu beitragen, dass Klara aus ihrer Behinderung hinauswächst und gehen lernt.

Im Folgenden werden einige dieser heilenden Aspekte aus integrativer Sicht erläutert.

5.1 Wandern – entschleunigende Bewegung

Heidi läuft den Weg vom Dörfli zum Öhi zu Fuß hinauf. Jeden Tag macht auch der Geißenpeter diesen Weg mit allen Ziegen des Dorfes, um nach dem Einsammeln von Öhis Ziegen noch weiter hinauf zu ziehen auf die Alpweiden. Wenn Heidi mit auf die Alp geht, hüpft sie unermüdlich zwischen den Ziegen hin und her. Vor Sonnenuntergang geht es auf den Rückweg.

In der Natur ist man unterwegs, man bewegt sich. Das Unterwegssein liegt auch im evolutionsbiologischen Muster, das Menschen in sich tragen. Wandern ist die Ur-Fortbewegungsart der Hominiden.[6] Durch Bewegung und Aktivität wird nicht nur der Muskelapparat aktiviert und aufgebaut, auch das vegetative Nervensystem wird in positiver Weise beeinflusst; es werden Hormone ausgeschüttet, die dem Wohlbefinden zuträglich sind. In den Bergen wird dieser

5 Zum Pathogenesemodell der Integrativen Therapie s. *Petzold* (2007); *Rahm* et al. (1993).

6 „Homo viator/migrans“, *Petzold* (2006b); *Bolland, Hubert-Bolland* (2000/2001); *Petzold* (2009).

bewegungsaktive Lebensstil (vgl. *Petzold* 2009c) besonders angeregt, da einerseits die schöne Landschaft lockt, andererseits nicht viele Fortbewegungsalternativen bestehen. Je steiler und unerschlossener es wird, desto mehr ist man auf seine Beine angewiesen, und genau das wird ja auch von vielen gesucht.

Auch im städtischen Leben in der Zivilisation, zwischen Berufswelten und anderem, sind wir dauernd unterwegs – jedoch häufig gestresst, per Auto, Zug, Tram, Flugzeug. Wir legen viel zu weite Distanzen in viel zu kurzer Zeit zurück und kommen darum manchmal kaum mehr mit, hetzen irgendwie hinterher. Werden kurzatmig.

Demgegenüber stellt das Wandern eine entschleunigende Fortbewegungsweise dar, die von vielen Menschen als sehr wohltuend erlebt wird. Wandern im Berggelände ist, was die Auswirkungen auf den Leib anbelangt, eine Art Steigerung von Spazieren. Die Aktivität wird auf natürliche Weise erhöht, ohne dass das Tempo beschleunigt werden muss. Wandern ermöglicht eine ausgewogene, wohltuende Mischung aus Zielorientierung und Weg-/Umgebungsbezogenheit. Das Tempo wird selbst bestimmt und bietet Raum, zur Ruhe zu kommen. Dabei kommt man mit sich selbst in Berührung, hat als ganzes Wesen Platz. Die Erlebnisfähigkeit kann sich entfalten, es entsteht innerer Raum.

Dieser innere Raum verleiblicht sich auch im Atem, der in der Bergwelt ruhiger und weiter wird. Durch die körperliche Aktivierung beim Erklimmen eines Berges wie auch durch die atmosphärische Weite, die uns die Aussicht vermittelt, vertieft sich der Atem – der Brustkorb weitet sich mehr und öffnet sich der Umgebung, der Atmosphäre und dem Lebendigsein.

Das Gehen beschäftigte schon einige Philosophen. *Rousseau* drückte es folgendermaßen aus: „Nie habe ich so viel gedacht, gelebt, bin nie sozusagen so sehr ganz Ich gewesen wie auf den Reisen, die ich allein und zu Fuß gemacht habe" – „Das Gehen hat etwas, das meine Gedanken anregt und belebt." „Der Anblick der Landschaft, die Folge reizvoller Bilder, die freie Luft, das Gefühl von Gesundheit beim Gehen, die Freiheit von allem, was mich Abhängigkeit fühlen lässt, dies alles gibt mir größere Kühnheit der Gedanken, wirft mich sozusagen in die Unermesslichkeit der Dinge, um sie mir ohne Zwang und Furcht nach Belieben anzueignen." (*Hüser* 2003, 14) *Nietzsche* wurde in seiner Aussage noch etwas konkreter: „Man soll keinem Gedanken Glauben schenken, der nicht im Freien geboren ist und bei freier Bewegung, in dem nicht auch die Muskeln ein Fest feiern." (ibid., 25) Während seines langen Aufenthalts im Engadin unternahm *Nietzsche* seine Spaziergänge nicht als Zeitvertreib, sondern entdeckte sie als Möglichkeit zu arbeiten. Er schätzte daran auch die „wunderbare, reiche Einsamkeit", flüchtete vor den Menschen und der Welt, die er verachtete (vgl. ibid., 95).

Je steiler die Berge werden, je höher die Ziele zu liegen kommen, desto mehr gesellt sich zur Bewegung die Anstrengung und damit eine mentale und physische Herausforderung hinzu.

5.2 Der Berg – Herausforderung

Als Klara Heidi besuchen kommt, wird der Geißenpeter eifersüchtig, weil Heidi sich nur noch mit ihr abgibt und die Tage nicht mehr mit ihm und den Ziegen auf der Alp verbringt. Aus Zorn und Rache schubst er in einem unbeobachteten Moment den Rollstuhl talwärts, in der Hoffnung, dass Klara dann wieder nach Frankfurt zurückkehren muss. Doch es kommt anders. Statt abzureisen nimmt Klara die Herausforderung an. Sie beginnt zu üben, auf ihren Beinen zu stehen, und tatsächlich werden diese kräftiger. Heidi ist überzeugt, dass Klara gehen lernen kann, wenn diese nur daran glaubt, denn sie hat selbst die Erfahrung gemacht, dass sie erst lesen lernte, als sie die Überzeugung ablegen konnte, es sei zu schwer für sie. Der Öhi trägt nun Klara bis zur Alp hinauf, weil der Rollstuhl weg ist. Klara ist begeistert von der Schönheit der Alpweiden und ihr Erkundungsgeist erwacht. Weil sie Heidis drängendem Ruf an einen besonders schönen Flecken folgen möchte, versucht sie, auf deren Schulter gestützt zu gehen, und Schritt um Schritt kommt sie voran. Die Freude über den Erfolg ist riesengroß. Dieses Alperlebnis ist der Höhepunkt auf Klaras Genesungsweg, der Wendepunkt sozusagen.

Klara findet sich nun in einer neuen Umgebung, die hohe Anforderungen an sie stellt, aber auch Versprechungen macht. Hier treffen eine Herausforderungssituation und eine intrinsische Motivation aufeinander – und Klara entwickelt eine Perspektive und den Willen, gegen Widerstand durchzuhalten und ihren Aktionsradius und Spielraum zu erweitern, um das Angestrebte zu erreichen. Da sie diesem schrittweise näherkommt, macht sie die äußerst wertvolle Erfahrung der Selbstwirksamkeit. Im Gegensatz zur vorherigen Situation, wo alle Schwierigkeiten von Klara ferngehalten wurden, hat von der Umgebung ein Empowerment stattgefunden, das Entwicklung und Reifung zulässt (vgl. *Petzold, Sieper* 2003c).

Viele Menschen zieht es gerade darum in die Berge, weil sie die Herausforderung suchen, die da heißt: den Gipfel bezwingen. Ein Extrembeispiel ist der Kletterer *Ueli Steck* (*Baumann-von Arx* 2006), der namhafte Felswände *free solo*, das heißt allein und ohne Seil, durchklettert. Er beschreibt es so, dass es dann nur noch ihn und den Berg gebe, Sekunde um Sekunde, eine totale Konzentration und Gegenwartsbezogenheit im Hinblick auf das über ihm liegende Ziel.

In *Walters* (2007, 143f.) Darstellung ist das eigentlich Gesuchte des Bergsteigers Reinhold Messner nicht primär der Gipfel, sondern sein als existentielle Grenzerfahrung verbuchtes inneres Äquivalent. Der Psychiater und Neurologe *Viktor E. Frankl* erklärte seine eigene Motivation für das Klettern so, dass ihn gerade die Angst davor dazu bewog. „Muss man sich denn auch alles gefallen lassen? Kann man nicht stärker sein als die Angst?“ (*Frankl* 1992, 10)

Die Herausforderung liegt also nicht nur in der Bezwingung des Bergs, sondern es geht um die Bezwingung seiner selbst. In diesem Sinne ist das Bergsteigen immer auch ein Stück weit Selbstbesteigung, über die eigenen Grenzen hinauswachsen. *Frankl* (1992) schlug weiter die Brücke zwischen Natur, Bergerlebnis und der ewigen Suche des Menschen nach Lebenssinn. Er legt hier interessante und gut nachvollziehbare Zusammenhänge und Implikationen dar. Durch die moderne Lebensweise veränderte sich der Alltag, es muss immer weniger Leistung erbracht werden. Diese „Entlastung" bezeichnet *Frankl* als pathogen. Durch den Wegfall des Eustress[7] entsteht Sinnleere – der Mensch braucht für sein Sinnerleben eine gewisse Form von Spannung, die entsteht, wenn er sich einer Sache verschreibt, sie zu seiner Sache macht. Junge Menschen besitzen zwar die *Mittel*, die es zum Leben braucht, aber sie entbehren den Lebens*zweck*, der Orientierung geben würde. Was es brauche, sei die Ausrichtung auf Ideale, um die man kämpfen könne, für die man auf etwas verzichten oder auf die man warten müsse. Darin entwickelt sich auch die Frustrationstoleranz.

Die heutige Erziehung hat eine Minimierung der Spannung zum Ziel, die an den wirklichen Bedürfnissen der Menschheit vorbeigeht. Gemäß *Frankl* weiß sich aber der (gesunde) Mensch zu helfen: er erfindet sich künstliche Situationen, in denen er das Verlorene erleben kann – u. a. beim Joggen, Wandern oder Klettern. „Der biologisch unterforderte Mensch arrangiert freiwillig, künstlich und absichtlich Notwendigkeiten höherer Art, indem er aus freien Stücken von sich etwas fordert, sich etwas versagt, auf etwas verzichtet." (*Frankl* 1992, 26) So erklärt er insgesamt die Funktion von Sport und von Alpinismus im Speziellen. Es handelt sich dabei um eine moderne, säkulare Form der Askese, die es dem Menschen ermöglicht, über sich hinauszuwachsen.

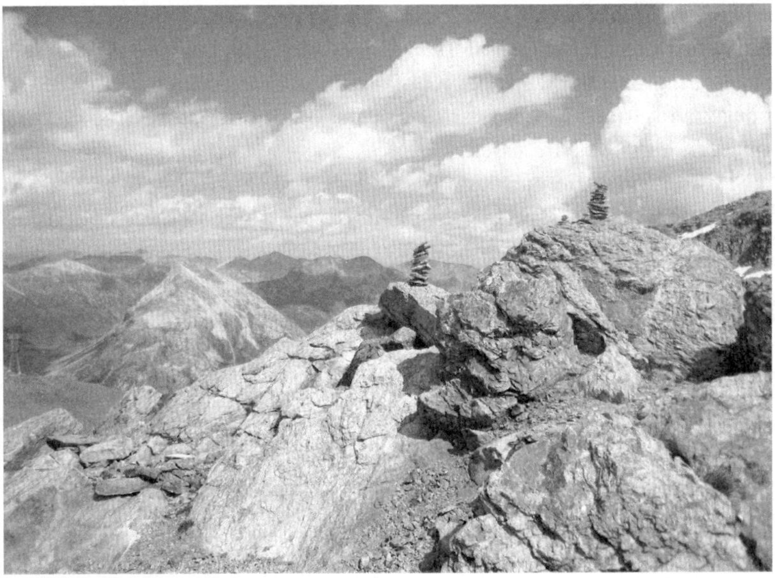

7 Eustress bezeichnet die positive, anregende Form von innerer Spannung, im Gegensatz zum Distress, der eine Belastung darstellt.

Auch wenn man sich nicht im Extrem-Kletterbereich bewegt, so ist das Erwandern eines Gipfels ein Ziel, das nur mit Motivation, Entscheidungskraft und Durchhaltewillen erreicht werden kann. Wer dies am Berg kann, der wird sich auch in anderen Lebensbereichen mehr zutrauen. Und weil die Körpersensationen von Stolz und Freude (inklusive ausgeschüttete Glückshormone, die sich in die müden Muskeln und in die geweitete Brust mischen) nach dem Erreichen des Gipfels sich leiblich ab-speichern[8], wird automatisch die Lust auf weitere Herausforderungen aktiviert. Damit wird über Performanz ein salutogenes Verhaltensmuster verstärkt, das zu einem gesunden Selbstvertrauen mit aktiver Willensumsetzung beiträgt.

5.3 Begegnung in den Bergen – Konvivialität

Als Klara auf die Alp kommt, zimmert der Öhi einen zusätzlichen Stuhl und baut ein zweites Bett im Heugaden. Er umsorgt und pflegt Klara mit viel Herzlichkeit und Geschick. Er bewirtet sie mit einfacher, aber stärkender Älplerkost – Käse, Brot und Milch. Er sorgt dafür, dass Schwänli, die Ziege, sich nur von den besten Kräutern ernährt, damit es besonders gesunde Milch gibt.

Daneben erfährt Klara die freundschaftliche Begleitung und Unterstützung von Heidi, die hier nun in ihrem Element und daher von anderer Lebendigkeit ist, als Klara sie in Frankfurt kennenlernte. Heidi versprüht Freude und Leidenschaft für ihr Lebensumfeld und dieser Funke springt auf Klara über.

Es ist wohl die Mehrheit der Berggänger, die eine gewisse Art Geselligkeit und Begegnung zu schätzen weiß. Kontakte finden denn auch häufig anders statt als in der Zivilisation. Grüßen ist üblich, man kommt schnell ins Gespräch, es bestehen gemeinsame Interessen.

SAC-Hütten[9] und Bergrestaurants sind in ihrer Einfachheit häufig Orte der herzlichen Begegnung. Gastfreundschaft wird in den Bergen bodenständiger verstanden, nicht professionell-dienstfertig. Auch die Bergbewohner sind häufig unmittelbare, natürliche Menschen.

Wenn sich Gleichgesinnte treffen, gibt es Erfahrungsaustausch. Es entsteht eine narrative Kultur.[10] Der gemeinsame Nenner ist als Selbstverständlichkeit gegeben und schafft gegenseitiges Interesse. Da man im „Erlebnismodus" unterwegs ist, hat man sich auch einiges zu erzählen. Die Begegnungen finden in Ruhe statt, denn man hat hier Zeit. Die Menschen haben zwar ein Ziel und sind unterwegs, aber nicht gestresst. Jassen oder Singen sind neben der narrativen Kultur ebenfalls typische Begegnungselemente.

8 Vgl. die Konzepte des informierten Leibes und des komplexen Lernens, *Petzold* (2004).

9 SAC-Hütten sind einfache Bergunterkünfte des Schweizerischen Alpen-Clubs, die allen Berggängern offenstehen.

10 Zur narrativen Kultur vgl. auch *Petzold* et al. (2007), 277.

Diese Arten der menschlichen Begegnung sind das, was man als Konvivialität (*Petzold* et al. 2007, 290) bezeichnet.

In der Definition dieses Begriffs ist von einem sozialen Klima die Rede, das sich durch wechselseitige Zugewandtheit, Hilfeleistung, Loyalität, verbindliches Engagement und zuverlässige Unterstützung auszeichnet. Gerade in den Bergen ist man in gewissen Situationen aufeinander angewiesen, und die beschriebene Offenheit führt dazu, dass gegenseitige Hilfe selbstverständlich ist. Konvivialität ist die Grundlage guter, urwüchsiger Sozialbeziehungen. Sie ist heilsam und bildet den Boden für Wohlbefinden, Lebendigkeit und Entwicklung.

In diesem Kapitel sei aber auch *Nietzsche* erwähnt, der die Berge zunächst hauptsächlich darum aufsuchte, um den Menschen zu entfliehen. Ebenso gilt mancher Senn, der über den Sommer eine Alp bewirtschaftet, als anthropophober Aussteiger. Dies gibt es auch.

Für viele bieten die Berge aber eine Möglichkeit, andere Menschen in einem Umfeld anzutreffen, wo echte Begegnung und Konvivialität noch leichter möglich ist. Denn in den Bergen trifft man – sofern man sich nicht auf autobahnmäßig verbreiterten Rudelwanderrouten fortbewegt – nur vereinzelt Menschen an. Dies ermöglicht ein anderes Begegnen, Aufeinander-Eingehen. Man könnte es so ausdrücken: Menschen treten in dem Maß auf, wie es der menschlichen Kontinuumserwartung[11] aufgrund abgespeicherter archaischer Erinnerungen besser entspricht. Unterwegs ist man in Begleitung der Vertrauten, bei Ernährungs- und Erholungsstätten trifft man ein etwas erweitertes, aber noch überschaubares Feld. Man kann sich leicht vorstellen, dass auf diese Weise stattfindende menschliche Begegnungen daher besser integrierbar sind. Als Gegenbild nehme man die überfüllten urbanen Verkehrsmittel, wo die Anderen erstens zu viele und zweitens viel zu nahe sind. Die Zwischenleiblichkeit wird dabei völlig überreizt und zwingt einen, seine mitmenschlichen Kanäle abzuschotten, um nicht überwältigt zu werden.

5.4 Die Heilkraft des Schönen – Resonanz – kosmisches Erleben

Als Klara auf die Alp kommt, schaut sie in völligem Entzücken um sich. „O, wie schön ist's da" ruft sie ein ums andere Mal aus; „hier möchte ich bleiben!" Alte, rauschende Tannen, duftende Blumenheiden, „brennende Berggipfel" im Abendrot – dies sind die Schönheiten, die für Heidi Heimat bedeuten. „Dort oben ist's gut sein, da können Leib und Seele gesunden, und man wird wieder seines Lebens froh", denkt sich der Frankfurter Doktor, als er die Alp nach seinem Besuch bei Heidi wieder verlässt.

11 Hier knüpfe ich an das Kontinuum-Konzept von *Jean Liedloff* (1992) an: Auch in unserer modernen Welt ist die zeitüberdauernde innere Erwartung betreffend grundlegender Bereiche des „In-der-Welt-Seins" noch dieselbe, die über weite Strecken der Menschheitsgeschichte Gültigkeit hatte – auch wenn unsere Realität heute anders aussieht.

In diesem Kapitel sollen uns die Fragen beschäftigen, was wir als schön empfinden und wie sich dies auf unser Befinden auswirkt.

Ich denke gerade an das Val Bever, mein Lieblingstal im Engadin. Wenn ich in Bever aus der Rhätischen Bahn steige, komme ich zunächst durch ein flaches, relativ weites Tal, durch das sich der Beverin schlängelt. Beidseitig sind Kuhweiden, weiter außen die für das Engadin so typischen Lärchenwälder, die sich im Herbst gemeinsam mit den Wiesen wunderschön golden bis rot verfärben. Etwas weiter, wo bei Spinas die Bahngeleise aus der Felswand kommen, steigt der Weg dann immer mehr an und aus dem befahrbaren Sträßlein wird steiniger Pfad. Das Tal wird eng, es gilt sogar eine Geröllhalde zu durchqueren. Irgendwann, ein paar hundert Meter höher, weitet sich das Tal wieder und lässt mich eintreten in das, was ich unter einer Märchenlandschaft verstehe. Malerisch plätschert der Bach zwischen Felsbrocken, Wiesenbüscheln und Tannen hindurch. Man sieht bis auf eine Alp mit Stall, die noch ein gutes Stück weiter hinten liegt, unterwegs irgendwo ein Holzbrücklein – das sind die einzigen menschgemachten Anteile der Landschaft. Doch ich muss gar nicht weiter, mein Platz ist hier vorne. An einer ausgewählten Stelle ein Feuer entfachen, picknicken, verweilen. Die Füße im kalten Wasser erfrischen, an der Sonne dösen, den tiefblauen Himmel durch alle Poren aufnehmen. Dem Rauschen des Baches lauschen, ab und zu eine Alpendohle krähen hören. Der Geruch von Tannen, Feuerrauch, Blumen und Kuhfladen. Eingefasst von Tannenwäldern, Geröllhängen und Bergmassiven. Erinnerungen mit verschiedenen Menschen kommen mir in den Sinn. Mit all diesen Erlebnissen habe ich das Tal ein Stück weit mein eigen gemacht. Hier fühle ich mich heimisch, geborgen und verspüre die tiefe Gewissheit, am richtigen Ort zu sein. Die Ruhe der Landschaft durchdringt mich, die schlichte Schönheit und Lebendigkeit entzückt mich. Das Ganze erfüllt mich. Lässt mich bei mir selbst sein.

Kein Zweifel, der Aufenthalt an diesem Ort trägt zu meinem Wohlbefinden bei. Wenn wir etwas als schön empfinden, löst dies salutogene Prozesse aus. Durch Wahrnehmung und Handlung, Atmung und Bewegung sind Leib und Raum verbunden (*Petzold* 2006b). Anders ausgedrückt: Durch das Lebendigsein sind der Mensch und seine Umgebung verbunden, es besteht eine ständige ökologische Ko-respondenz (vgl. *Petzold* 2003a). Atmosphären und Schwingungen übertragen sich. Die Natur ist ein äußerst lebendiges Gegenüber. Im Unterwegssein begegnen uns Bilder, Szenen, Landschaften, die auf unsere Seele unmittelbar wirken und auf die wir reagieren (vgl. *Bolland, Hubert-Bolland* 2000/2001). Die Natur zeigt sich mit vielen Gesichtern und Atmosphären, die über den leiblichen Zugang, den perzeptiven Leib, eigene Themen triggern und damit den Menschen in Kontakt mit sich selbst bringen.

Die Sprache der Berge

Als Gesamtbild stellen die Berge eine dreidimensionale Wildnis in weitgehender Unberührtheit dar. Sie bieten ein harmonisches Zusammenspiel von Ewig-Mächtigem und Vergänglich-Filigranem. Die Felsmassive strahlen eine

Ruhe und Ewigkeit aus, die wir in unserer hektischen und kurzlebigen Zeit nur zu gerne in uns aufnehmen. Es liegt auch jene Erhabenheit darin, die wir gerne als etwas Größeres anerkennen. Dazwischen die Zeichen der Lebendigkeit: plätschernde Bergbäche, bunte Blumenwiesen, Tannen, weidende Tiere. Es ist eine Welt, die gut überschaubar und noch ganz in Ordnung ist, die zu uns spricht. Sie spricht eine universelle Sprache, die – davon gehe ich aus – in unserem menschheitsgeschichtlichen Gedächtnis abgespeichert ist.

Petzold (1999q) beschreibt in seinem Aufsatz über rezeptive Kunsttherapie die heilsame Wirkung beim Betrachten von Gemälden und anderen menschengemachten Kunstwerken. Diese Wirkungsweise lässt sich gut auf die Heilkraft des Naturerlebens übertragen, die ebenfalls auf rezeptiver Erfahrung ästhetischer Umgebung beruht. Ebenso wie uns die Kultur in ihren Diskurs aufnehmen (*ibid.*), uns die Welt erklären kann, so lässt sich dies mit Gewissheit auch von der Natur sagen. Die Natur, hier insbesondere die Bergwelt, spricht dabei offensichtlich eine Sprache, die unser Leib versteht, als schön empfindet. Das Sein in der Natur ermöglicht zudem das gleichzeitige rezeptive Erleben über alle Sinneskanäle: über die Bilder-Ästhetik (Blumenheiden, schroffe Felsen, Wurzelwege, Märchenwälder, behäbige Massive), über das Hören (rauschende Tannen, sprudelnde Bäche, pfeifende Murmeltiere), über das Riechen (würzige Kräuter, Kuhfladen, Tannenholz, Feuerrauch) sowie sensomotorisch durch die Bewegung im Auf und Ab.

In der Natur liegt die tiefe Wahrheit, der Sinn, nach dem wir oft suchen. Natursysteme sind Sinnsysteme. Wir treffen nicht nur ein momentan bestehendes Ökosystem an, das einen inneren Zusammenhang hat und in sich Sinn macht. Wir erleben auch die jahrmillionen lange Entwicklung, die hinter einer Landschaftsform liegt. Die Alpenfaltung begann vor ca. 100 Millionen Jahren. Damit gesellt sich die Zeit als vierte Dimension hinzu. Besonders offensichtlich zeigt sich dieser geschichtliche Aspekt im Gebirge, wo in Felswänden oft die Schichten und Falten sichtbar sind.

Wie wahrgenommene Schönheit wirkt

An dieser Stelle möchte ich auf die Unterscheidung zweier Arten der Wahrnehmung hinweisen: die aktive und die rezeptive (*Petzold* 1999q). Aktiv wahrnehmen heißt er-greifen – ich sehe, höre, rieche, taste etwas, ich ergreife einen Teil Welt. Rezeptiv wahrnehmen dagegen heißt empfangen – es fällt mir ins Auge, es dringt an mein Ohr, steigt mir in die Nase, kommt mir ins Gespür. Die Welt ergreift mich. „Ich empfange die Schönheit der Welt, ihrer Dinge (...). Ich stand immer schon in ihrer Ordnung (...)." Sich ergreifen lassen heißt „(...) einander empfangend umfassen, mit allen Sinnen des Leibes, in tiefer, in weiter und erhobener Resonanz, in innerem und äußerem Widerklang und in vollkommener Wechselseitigkeit" (*Petzold* 1999q, 514).

Die Resonanz – ein zentrales Konzept der Integrativen Therapie (*Petzold, Orth* 2017a) –, dieses Mitschwingen bedingt eine gewisse Freiheit des Leibes, die nur gegeben ist, wenn er weder zu sehr besetzt noch abgestumpft oder verschlossen ist. Meinem Verständnis nach haben viele Wege der Meditationspraxis das geduldige Üben eben dieser Resonanzfähigkeit zum Ziel. Diese hat auch etwas mit der Glücksfähigkeit zu tun. *Höhler* (1991) drückt es so aus: „Glück ist die Folge der Fähigkeit zu schauen, sich öffnen zu können für das, was da ist, ohne es festhalten zu wollen."

Wenn wir Schönes betrachten, entsteht in unserem System eine positive Rückkoppelungsschlaufe: Wir öffnen uns ein Stück, nehmen Schönes auf, dies öffnet uns weiter, es kommt mehr des Schönen, und so weiter. Wir verbinden uns mit der Umgebung. Durch die Öffnung kommen wir in einen Zustand der Freude und Zufriedenheit; des Glücks und vielleicht der Dankbarkeit, das Schöne zu erleben und dazuzugehören; eventuell auch der Demut angesichts der Größe und Erhabenheit. Irgendwann bleibt nur das Staunen. Und vielleicht ist uns das mystische Erleben vergönnt, uns als Teil von etwas Großem, Ganzem zu fühlen.

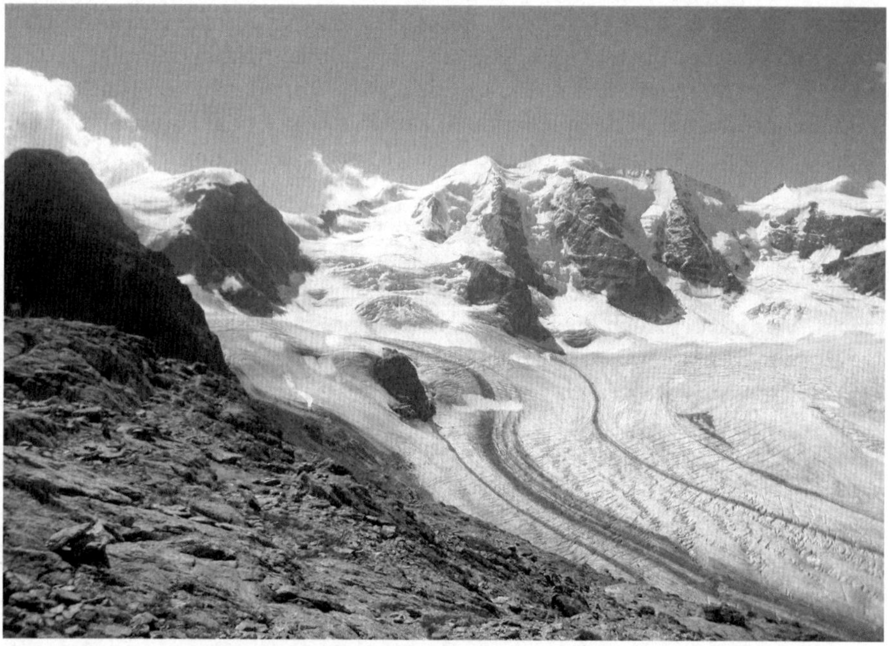

Bei *Nietzsche* führten die Berge zum Erleben tiefer Wahrheit, Geborgenheit, Verlässlichkeit – die Berge bleiben, wo sie sind. Er fand darin ein Lebensgefühl, dass er „die stärkste Form innerer Bejahung" nannte. Für ihn bedeutete dies einen Gegenimpuls zur Religion, die Moral, Einengung und Verneinung im Sinne des Strebens nach einer anderen Welt predigte. Diese innere Bejahung *Nietzsches* ist zu verstehen als ein Herauswachsen aus all den menschengemachten Begrenzungen und eine grundsätzliche Öffnung dem Leben, der Welt und sich selbst gegenüber (vgl. *Hüser* 2003).

Rousseau drückte sein Erleben in den Bergen so aus: „In der Tat ist es ein allgemeiner Eindruck, den alle Menschen empfinden (...), dass man auf hohen Bergen, wo die Luft rein und dünn ist, mehr Freiheit zu atmen, mehr Leichtigkeit im Körper, mehr Heiterkeit im Geist an sich spürt; das Vergnügen ist da nicht so heftig, die Leidenschaften sind gemäßigter. Die Gedanken nehmen (...) einen großen, erhabenen Schwung (...). Es scheint, als schwänge man sich über der Menschen Aufenthalt hinauf und ließe darin alle niedrigen und irdischen Gesinnungen zurück, als nähme die Seele, je mehr man sich den ätherischen Gegenden nähert, etwas von ihrer unveränderlichen Reinheit an." (ibid., 90) *Rousseau* beschreibt eine Art der transzendenten Erfahrung, die eher an die alte christliche Kunst und Ikonographie anknüpft, wo das Gebirge den Aufstieg des Menschen zur Gotteserkenntnis symbolisiert (vgl. *Hüser* 2003).

Abschließen möchte ich dieses Kapitel mit einer Aussage des „Glücks-Unterhalters" *Hirschhausen*[12], der sich zwar einer ganz anderen Sprache bedient, aber ein ähnliches Erleben ausdrückt: „Die Berge meditieren. Sie ruhen in sich. Auch wenn man den Berg rufen hört, wenn man genauer lauscht, raunt er uns noch etwas anderes zu. Nicht nur ‚Bezwing mich', sondern die tiefere erdverbundene Botschaft der Gipfel lautet leise: ‚Wenn du dich zu ernst nimmst, machst du was falsch – und zwar massiv'. (...) Mit jedem Schritt auf dem großen Felsen fällt mir ein kleiner Stein vom Herzen, ein Stückchen eigene Gewichtigkeit." (*Hirschhausen* 2009, 314)

Gemeinsam ist allen diesen Beschreibungen eines: Die Berührung mit den Bergen führt Menschen näher zu sich selbst, vertieft das Erleben und bewirkt eine Besinnung auf das Wesentliche. Bei vielen Menschen löst die Berglandschaft ein Gefühl der Selbstverständlichkeit, der Verbundenheit aus – eine Art zentrierender oder spiritueller Erfahrung. Wir kommen damit in den Bereich der nootherapeutischen Themen.[13] Im Erleben der Resonanz wird das Schöne, das Sein in der Umgebung zu etwas Weiterem, Gewichtigerem, Tieferem, Höherem. Die Grenze zu existentiellen, lebensphilosophischen Bereichen öffnet sich, es geht um Besinnung und Sinn, um persönliche Weltsichten und Werte, um Transzendenz. Die Berge sind der Ort, wo die Erde dem Himmel am nächsten ist.

6 Therapeutische Umsetzung: Mit Suchtkranken am Berg

Wie ist nun die heilende Wirkung der Berge konkret nutzbar in einem therapeutischen Sinne? Um diese Frage soll es im letzten Kapitel gehen. Da ich seit einigen Jahren im stationären Setting mit Suchtkranken arbeite, möchte ich meine Überlegungen auf diesem Hintergrund darstellen. Die Behandlung

12 *Eckart von Hirschhausen* ist philosophierender Arzt, der dem Phänomen Glück auf ebenso wissenschaftliche wie humorvoll-unterhaltende Weise auf die Spur kommt. Er ist bekannt durch sein Buch (2009) und durch Fernsehshows.

13 Zur Beschreibung des nootherapeutischen Ansatzes vgl. *Petzold* et al. (2007), 471.

Suchtkranker bildet seit den Anfangszeiten ein Schwerpunktgebiet der Integrativen Therapie und viele der Methoden sind in diesem Bereich entwickelt worden (*Petzold* 2007).

Der Einbezug der Natur in die Therapie beinhaltet eine breite Palette an Möglichkeiten und bietet gerade im Suchtbereich große Chancen. Dabei werden aber auch die Schwierigkeiten deutlich. Wenn man sich mit Suchtkranken in die Berge begibt, so geht es in der Regel hauptsächlich darum, all das Heilsame, das für Gesunde selbstverständlich spürbar ist, überhaupt dem Erleben zugänglich zu machen. Dies ist ein komplexer Prozess, der sich innerhalb einer gesamten heilenden Entwicklung vollzieht, während ein Mensch an Sicherheit gewinnt, somit alte Strukturen loslassen und sich dadurch immer weiter öffnen kann.

Dies soll im Folgenden erläutert werden.

1. Schritt: Vertrauen – Begegnung mit Mensch und Natur

Die meisten suchtkranken Menschen verfügen über ein schlecht entwickeltes Grundvertrauen. Sie haben mit Menschen Erfahrungen gemacht, die den Aufbau einer vertrauensvollen Beziehung stark erschweren. Für manche ist es in der Begegnung mit der Natur, mit Landschaft und Tieren leichter, Vertrauen zu erleben. Mit diesen Klienten kann das gemeinsame Unterwegssein im Freien ein geeigneter Zugang sein, um eine tragfähige therapeutische Beziehung aufzubauen. Wenn wir auf diese Art in Bewegung sind, kommt oft auch das Gespräch leichter in Fluss. Innere Prozesse werden durch die äußere Bewegung in Gang gebracht. Über das gemeinsame Erleben von schönen Landschaften, über das Reflektieren des Erlebten, über gemeinsame Anstrengung im Erreichen eines Berggipfels kann ein Klient lernen, sich wieder mehr zu öffnen.

Manchmal hat man es in der Suchtarbeit mit Menschen zu tun, die passiven Widerstand leisten und (noch) nicht anders können, als ihre Umgebung, sei es Natur oder Menschen, konsequent abzuwerten. Sie verschließen sich dem Erleben und brauchen sehr viel Zeit und ein konstantes, verlässliches, aber auch ehrliches Bindungsangebot, um sich irgendwann öffnen zu können. Wenn die Öffnung in Gang kommt, sind Bezugspersonen oft ein Stück weit Modelle, von denen Klienten lernen können. Hierfür sind auch Gruppenerlebnisse hilfreich, denn durch gemeinsame Unternehmungen und das Austauschen darüber entsteht eine Gruppenkultur, die das Voneinander-Lernen begünstigt.[14]

14 Vgl. das Konzept des ko-kreativen Lernens in *Petzold* et al. (2006a).

2. Schritt: Leiblichkeit – in die Gegenwart kommen und zulassen

Im Suchtbereich hat man es oft mit einer multimorbiden Leiblichkeit der Klienten zu tun. Die Leiblichkeit in ihren vielen Dimensionen (unter anderem der rezeptive, expressive, memorative und soziale Leib; vgl. dazu auch *Rahm* et al. (1993)) konnte sich in verschiedener Hinsicht nicht angemessen entwickeln oder wurde beschädigt. Darum sind therapeutische Zugänge über den Leib zwar einerseits wichtig, andererseits aber oft schwer umzusetzen, da rigide Abwehrmechanismen das verletzliche System schützen.

Süchtige haben auch häufig eine stark abgestumpfte Wahrnehmung ihres Leibes und ihrer Umgebung. Eine Folge daraus ist Erlebnisarmut und damit Langeweile. Wenn bisher nur „kickähnliche" Erlebnisse als positive Impulse wahrgenommen wurden, dann müssen die Kanäle zum Aufnehmen feinerer Schwingungen erst wieder geöffnet und das Erleben aufgetaut werden. In der Suchttherapie ist es eine der Herausforderungen, in den Menschen die Freude am Einfachen und Unspektakulären sowie die Genussfähigkeit wieder zu wecken. Es geht hier darum, in die Gegenwart zu kommen und zuzulassen, was da ist.

Gerade in der Behandlung ehemaliger Kokainkonsumenten ist oft von Entschleunigung als Therapieziel die Rede. Das innere Lebenstempo und die Erwartung an das Erleben sind in der Regel massiv hochgeschraubt. Wandern bietet eine hervorragende Möglichkeit, dem entgegenzuwirken. Das Tempo, mit dem man vorwärtskommt, ist unspektakulär und wirkt entschleunigend auf den Organismus, was zunächst eine große Herausforderung bedeutet.

Im Alltag drogenkonsumierender Menschen ist vieles nur noch auf den nächsten Konsum ausgerichtet. Was dazwischen liegt ist unangenehm, schwer auszuhalten und die Empfindung dafür wird möglichst unterdrückt. Daraus entwickelt sich ein festgefahrenes Muster.

Da in der Natur die Leiblichkeit angeregt wird, kann sie ein geeigneter Raum dafür sein, die Funktionen des Leibes wieder zu üben. Oftmals trifft man allerdings auf Abwehr. Was nahegehen könnte, wird abgewehrt, Schönheit wird abgewertet. Erlebnisaktivierende Methoden tragen dazu bei, dass man sich selbst begegnet – dies kann auch zu viel sein und muss allenfalls zunächst sorgfältig dosiert werden.

3. Schritt: Wille – aushalten und durchhalten lernen

Ein weiteres typisches Thema im Suchtbereich ist die massiv herabgesetzte Frustrations- und Affekttoleranz. Emotionen werden schlecht ausgehalten und sollen darum verhindert werden. Das Gewünschte sollte immer sofort zu haben sein. Da kurzfristig keine andere Bewältigungsstrategie so erfolgreich gegen schwierige Situationen wirkt wie der Konsum einer Droge, ist es für suchtkranke

Menschen nicht einfach, aber zwingend, hier einen neuen Umgang zu finden. Der Wille mit all seinen Dimensionen muss entwickelt werden.

Zunächst geht es also darum, die Motivation für ein Ziel (beispielsweise das Erklimmen eines Gipfels) zu erreichen. In einer Gruppe mit Suchtkranken ist es meist nur ein kleiner Teil, der sich auf diese Weise das Ziel „zu seinem eigenen" machen und Freude oder gar Leidenschaft dafür entwickeln kann. Viele suchtkranke Menschen kennen intrinsische Motivation kaum. Ein weiterer Teil macht im Sinne einer Anpassungsleistung einfach mit, obwohl es ihm nichts sagt. Dies ist zwar nicht die er-wünschte Motivation, sie eröffnet aber zumindest die Möglichkeit, neue Qualitäten zu erleben.

Das Wandern bergauf ist eine gute Gelegenheit, den Durchhaltewillen zu stärken. Man ist aus eigener Kraft unterwegs und spürt unmittelbar die Anstrengung, die es braucht, um das Ziel zu erreichen. Durchhalten bedeutet ja: Nicht den ersten körperlichen Impulsen nachgeben, die den Weg des geringeren Widerstands suchen, sondern weitergehen. Wenn es gelingt, jemandem die Erfahrung zu vermitteln, dass er über das Durchhalten auch unter unbequemen Bedingungen schließlich das Ziel erreicht, so trägt dies zum Erleben von Selbstwirksamkeit und Selbstvertrauen bei und ist damit ein wichtiger Schritt auf dem Weg in ein drogenfreies Leben.

7 Die Natur als therapeutisches Medium

Die Natur kann aber auch in einem erweiterten Sinn als therapeutisches Medium eingesetzt werden. Ich verweise dazu auf meine Graduierungsarbeit (*Heule* 2007), die eine Integrative Naturtherapie mit konkreten Anwendungen entwirft. Ein Schwerpunkt ist dabei das Einsetzen erlebbarer Metaphern, die sich in der Natur anbieten. Eine Passwanderung ist beispielsweise ein geeignetes Bildnis für das Überwinden einer Schwierigkeit im Leben. Die Erlebbarkeit in der Performanz kann eine wertvolle und verwertbare Lernsituation sein. Auch kreative Gestaltungen im Naturraum sind eine wirksame erlebnisbezogene Methode.

Die folgenden konkreten Projekte aus der stationären Suchttherapie sollen einige Möglichkeiten veranschaulichen, wie die Natur und insbesondere die Berglandschaft als therapeutisches Medium oder Setting genutzt werden können.

Wiederholte Wanderung

Von Frühling bis Herbst führten wir mehrere Durchgänge der gleichen eintägigen Rundwanderung durch. Diese erstreckte sich durch eine abwechslungsreiche Berglandschaft ohne klares Gipfelerlebnis: Im Vordergrund standen der Bewegungsaspekt, das Öffnen der Sinneskanäle für die äußerst vielseitige Vegetation sowie zu Beginn ein steiler Anstieg, wo der Wille zum Durchhalten nötig war. Es gab viel Widerstand, aber alle zogen mit. Im Nachhinein brachte vor allem die Wiederholung therapeutischen Nutzen, denn einerseits stellten die Klienten fest, dass der Anstieg sie mit wachsender Kondition immer weniger Anstrengung kostete, andererseits konnten sich einzelne dadurch mehr auf die Umgebung konzentrieren und den Wechsel der Vegetation durch die Jahreszeiten wahrnehmen. Damit öffnete sich der Sinn für die Schönheit, was als nachhaltige Bereicherung erlebt wurde.

Quer durch die Alpen

Während einer Projektwoche im Rahmen der stationären Therapie durchquerten wir mit einer Gruppe per Bike und zu Fuß die Alpenkette. Es war ein langer Weg mit Etappenzielen durch ganz unterschiedliche Landschaften: Pedalend gelangten wir durch ein Flusstal in die Berge. Eine Hochgebirgswanderung führte uns durch Geröllandschaft über einen verschneiten, windigen Pass mit Übernachtung auf der Passhöhe. Manche kamen dabei an die eigenen Grenzen, doch die anschließende Zufriedenheit war eindrücklich. Es sind gerade solche schwer erkämpften (Erfolgs-) Erlebnisse, welche die nachhaltigste Wirkung haben. Weiter ging es durch malerische Bergtäler, deren Schönheit nach der Anstrengung umso klarer erlebt wurde. Der abschließende Besuch im Alpinkurbad stellte natürlich einen Höhepunkt dar – die müden Glieder wurden verwöhnt und gleichzeitig verbanden wir uns dadurch wieder mit der Zivilisation.

Durch das mehrtägige gemeinsame Unterwegssein auch in herausfordernden Situationen und das Ankommen an immer wieder neuen Orten war die Gruppe zusammengewachsen und Beziehungen hatten sich gefestigt. Dies zeigte sich in einem gesteigerten Gruppenzusammenhalt, im gegenseitigen Unterstützen und in gemütlichen Abenden, an denen trotz Erschöpfung rege gespielt und geschwatzt wurde.

Biografische Bachwanderung

Die biografische Tageswanderung fand im Rahmen einer Therapie-Intensivwoche zum Thema Wasser statt. Zunächst kletterten wir dazu einen Steilhang empor, um die Quelle des Bachs zu finden. Oben auf dem Grat wurde das Thema Wasserscheide bewusst aufgenommen und die Aussicht bewundert, bevor eine Meditation zum Thema Ursprung und Herkunft angeleitet wurde. Dann begann die Begehung des Lebenswegs, indem wir die Spur des Bachs so nahe wie möglich verfolgten und dessen Veränderungen wahrnahmen. Verschiedene Stationen unterbrachen die Wanderung, beispielsweise wurde das Thema des Spielens in der Kindheit über eine Symbolarbeit und mit narrativer Praxis erlebnisorientiert aktiviert. Unterwegs ließen wir uns immer wieder von Bildern des Wassers beeindrucken. Bei einem Wasserfall mit Becken darunter wurden Vierzeiler geschrieben. Zuflüsse wurden als wachstumsfördernde Lebenseinflüsse wahrgenommen und reflektiert. Auf einer Kiesbank des mittlerweile zum Fluss gewordenen Wassers wurden Steinmännchen gebaut – einerseits als

Zentrierungsübung, aber natürlich auch in einem spielerischen Wettbewerb. Über ein längeres Stück war der Weg ins Wasser abgerutscht und nicht mehr begehbar. Eine Metapher für schwierige Zeiten, wo man den Weg nicht vor sich sieht, Hindernisse überwinden muss, von Stein zu Stein hüpft und auch einmal nasse Füße bekommt. Dieser Abschnitt wurde im Nachhinein von den Klienten als positivstes Erlebnis gewertet.

Mit dem Picknickplatz erreichten wir schließlich die Gegenwart, wo wir uns ganz aktuellen leiblichen Bedürfnissen zuwandten: Ernährung und Ausruhen. Bevor wir das Flusstal verließen, führten wir eine Imagination durch über den weiteren Verlauf des Wassers bis ins Meer, mit einer inneren Visionssuche: Was bedeutet für mich persönlich das Meer, das Ziel, wohin soll mich der Lebensweg führen?

In diesen naturtherapeutischen Umsetzungen am Beispiel des Suchtbereichs zeigen sich die vielseitigen Möglichkeiten eines erlebnisorientierten, ökopsychosomatischen Ansatzes. Die im fünften Kapitel herausgearbeiteten Aspekte der Heilkraft der Berge – Wandern als entschleunigende Bewegung, der Berg als Herausforderung, konviviale Begegnungskultur sowie die heilende Kraft des Schönen – sind in den geschilderten Projekten mit jeweils unterschiedlicher Gewichtung anzutreffen. Der Einbezug der für viele zunächst ungewohnten Medien Berg und Natur in die therapeutische Begleitung Suchtkranker ist einerseits voller Herausforderungen, andererseits aber auch immer wieder äußerst bereichernd – nicht zuletzt darum, weil die Berge für mich als Therapeutin ein Umfeld sind, in dem ich meine persönlichen Ressourcen optimal entfalten kann.

8 Ein letztes Drüberschauen

Heidi winkt der abreisenden Klara noch lange nach, bis diese ihrem Blick entschwindet. Der nächste Besuch auf der Alp ist bereits geplant und wird noch viel schöner werden, weil Klara dann von Anfang an gehen kann...

Im Zentrum der Geschichte von Heidi steht die Ökophilie, die tiefe Liebe von Heidi zur Landschaft ihrer Heimat. Die Botschaft lautet, dass die Umgebung für Menschen, ihr Lebensgefühl und ihre Gesundheit sehr wohl von Bedeutung ist. Dies ist der ökopsychosomatische Blickwinkel, der in Heidis Lebensgeschichte veranschaulicht wird.

Das Ziel dieser Arbeit war einerseits, im Sinne eines Bottom-up-Approachs in psychologischen, integrativ-therapeutischen Kategorien über ein für mich selbstverständliches Erleben nachzudenken.

Andererseits – und das wäre das Schönste – kann sie vielleicht einen Funken spürbar machen oder überspringen lassen für etwas, das mich selbst begeistert. Die Heilkraft der Berge soll nicht erlesen und erdacht, sondern erlebt werden. Wenn wir Menschen begleiten auf einem Weg zu mehr Gesundheit und Wohlbefinden, so gehört es meines Erachtens dazu, dass wir sie ermutigen, sich die

Natur als Ressource zu erschließen, und sie dabei unterstützen, die für dieses Erleben erforderlichen Kanäle zu öffnen. Die Berge sind durch ihre Distanz zum Alltag wie auch durch den ihnen eigenen Landschaftscharakter eine Umgebung, die es Menschen erleichtert, ihre Resonanzfähigkeit zu entwickeln.

Zum Abschluss folgender Text von 1788, aus den Anfängen der Bergsteigerei – das Wichtigste zur Heilkraft der Berge ist darin auf engstem Raum zusammengefasst:

Wer nie die Gebirge erster Größe besucht hat, wird sich schwerlich eine treffende Vorstellung von dem machen können, was einen für die Beschwerlichkeiten, die man hier ertragen muss, für die Gefahr, der man ausgesetzt ist, hinlänglich entschädigen kann. Noch weniger wird er sich vorstellen können, dass diese Beschwerlichkeiten hier nicht freudenleer sind, und dass diese Gefahren ihren Reiz haben; und er wird sich ohnmöglich das Anziehende erklären können, das den, der mit ihnen bekannt ist, ohne Aufhören wieder zu ihnen zurückführt; wenn er nicht bedenkt, dass der Mensch seiner Natur nach am Besiegen der Schwierigkeiten Wohlgefallen empfindet; dass sein Charakter ihn antreibt, Gefahren und besonders Abenteuer zu suchen; dass es eine Eigenschaft der Gebirge ist, in dem kleinsten Raum die verschiedenartigsten Regionen zu enthalten, und in sehr weniger Zeit die Phänomene verschiedener Himmelsstriche zu zeigen; dass sie Ereignisse zusammen stellen, die anderwärts durch lange Zwischenräume getrennt sind; dass sie reiche Nahrung für den Trieb zu empfinden und zu erkennen geben, ein unauslöschlicher Grundtrieb des Menschen, der in seiner Perfektibilität seinen Grund hat, und sie entfaltet... *(Ramond de Carbonnières* 1788, in: *Veyne* 2007, 30f.)

9 Literatur

Beiträge von Petzold sowie Petzold und MitautorInnen finden sich im Literaturgesamtverzeichnis am Ende des Bandes.

Antonovsky, Aaron (1987): Unraveling the mystery of health. San Francisco: Jossea-Bass.

Bauder, Monika (1998): Naturerleben: Integrative Bewegungstherapie in Gruppen im klinischen Kontext mit einem ressourcenorientierten Ansatz. Graduierungsarbeit zur Integrativen Bewegungstherapie am FPI, Biberach.

Baumann-von Arx, Gabriella (2006): Solo. Der Alleingänger Ueli Steck. Eine Nahaufnahme. Gockhausen bei Zürich: Wörterseh.

Bolland, Ulf/Hubert-Bolland, Anne-Do (2000/2001): Geh-Schichten und Lebens-Spuren: Wieder-Holung mit Kreativen Medien und Landschaft in Psychotherapeutischer Gruppenarbeit. Graduierungsarbeit am FPI, Basel/Marathos.

Clinebell, Howard (1996): Ecotherapy – healing ourselves, healing the earth. New York, London: The Haworth Press.

Felsch, Philipp/Gugger, Beat/Rath, Gabriele (Hrsg.)(2007): Berge, eine unverständliche Leidenschaft. Buch zur Ausstellung des Alpenverein-Museums in der Hofburg Innsbruck. Wien, Bozen: Folio.

Frankl, Viktor E. (1992): Bergerlebnis und Sinnerfahrung. (Auszug aus der Festrede „Der Alpinismus und die Pathologie des Zeitgeistes"). Bilder von Christian Handl. Innsbruck, Wien: Tyrolia.

Goldsworthy, Andy (1996): Holz. Frankfurt a. M.: Zweitausendeins.
Güthler, Andreas/Lacher, Kathrin (2005): Naturwerkstatt Landart. Ideen für kleine und große Naturkünstler. Baden, München: AT.
Heule, Susanne (2007): Therapie in und mit der Natur – vom Tanz mit erlebbaren Metaphern. Graduierungsarbeit am FPI, Zürich.
Höhler, Gertrud (1991): Das Glück: Analyse einer Sehnsucht. Düsseldorf, Wien: ECON.
Hüther, Gerald (⁵2002): Biologie der Angst: Wie aus Stress Gefühle werden. Göttingen: Vandenhoeck & Ruprecht.
Hirschhausen, Eckart von (2009): Glück kommt selten allein... Reinbek bei Hamburg: Rowohlt.
Hüser, Andreas (2003): Wo selbst die Wege nachdenklich werden. Friedrich Nietzsche und der Berg. Zürich: Rotpunktverlag.
Kreszmeier, Astrid Habiba (2004): Lustig ist es im grünen Wald...? Überlegungen und Anregungen zum Wald als therapeutischer Raum. In: Internationale Zeitschrift für handlungsorientiertes Lernen Nr. 6, 2004, 5-9. http://www.nature-and-healing.ch/autorin_kreszmeier.html
Kreszmeier, Astrid Habiba (2005): Im Spiel der Phänomene. Gedanken zu Theorie und Praxis einer phänomenologisch orientierten Pädagogik. In: *K. Thomas, A.H. Kreszmeier* (Hrsg.) (2007), Systemische Erlebnispädagogik. Augsburg: Ziel, 10-15. http://www.nature-and-healing.ch/autorin_kreszmeier.html
Kreszmeier, Astrid Habiba/Hufenus, Hanspeter (2000): Wagnisse des Lernens – aus der Praxis der kreativ-rituellen Prozessgestaltung. Bern, Stuttgart, Wien: Paul Haupt.
Liedloff, Jean (1992): Auf der Suche nach dem verlorenen Glück. Gegen die Zerstörung unserer Glücksfähigkeit in der frühen Kindheit. München: Beck.
Maurer, Dominique (2010): Chaos in neuem Licht. Die heilende Wirkung von Landschaftsbetrachtung. In: Journal Franz Weber JFW Natur Nr. 94, November/Dezember 2010, 27/28.
Merz, Blanche (1998): Orte der Kraft in der Schweiz. Aarau: AT.
Orth, Ilse (1993): Integration als persönliche Lebensaufgabe. In: *H. G. Petzold, J. Sieper* (1993), Integration und Kreation. Paderborn: Junfermann.
Rahm, Dorothea/Otte, Hilka/Bosse, Susanne (1993): Einführung in die Integrative Therapie. Paderborn: Junfermann.
Santostefano, Sebastiano (2004): Child Therapy in the Great Outdoors – A relational view. Hillsdale, NJ, London: The Analytic Press.
Scharfe, Martin (2007): Das Gefühl der Höhe. In: *Felsch* et al. (2007).
Schmid-Mummert, Ingeborg (2007): Spielplatz der Gefahren. In: *Felsch* et al. (2007).
Schuch, Hans Waldemar (2000): Grundzüge eines Konzepts und Modells „Integrativer Psychotherapie“. In: Integrative Therapie 2-3/26. Jg., 145-202.
Spyri, Johanna (1950): Heidi. München: Droemersche Verlagsanstalt.
Veyne, Paul (2007): Bergsteigen – Eine bürgerliche Leidenschaft. In: *Felsch* et al. (2007).
Waggerl, Karl Heinrich (Hrsg.)(1957): Der Berg – Landschaft als Erlebnis. München: Kindler.
Walter, Harry (2007): Die Alpen in uns. In: Felsch et al. (2007).
Weber, Andreas (2010): Lasst sie raus! Das Recht der Kinder auf Wildnis, Freiheit und Natur. Geo August 2010.
Widmer, Thomas (2010): Im Frühtau zur Brücke wir ziehn, fallera – Die Spassgesellschaft erobert die Berge. In: Tagesanzeiger, 10. September 2010.

Abbildungsnachweis

Fotografien: Oberengadiner Impressionen, August 2011 (© *Susanne Heule*).

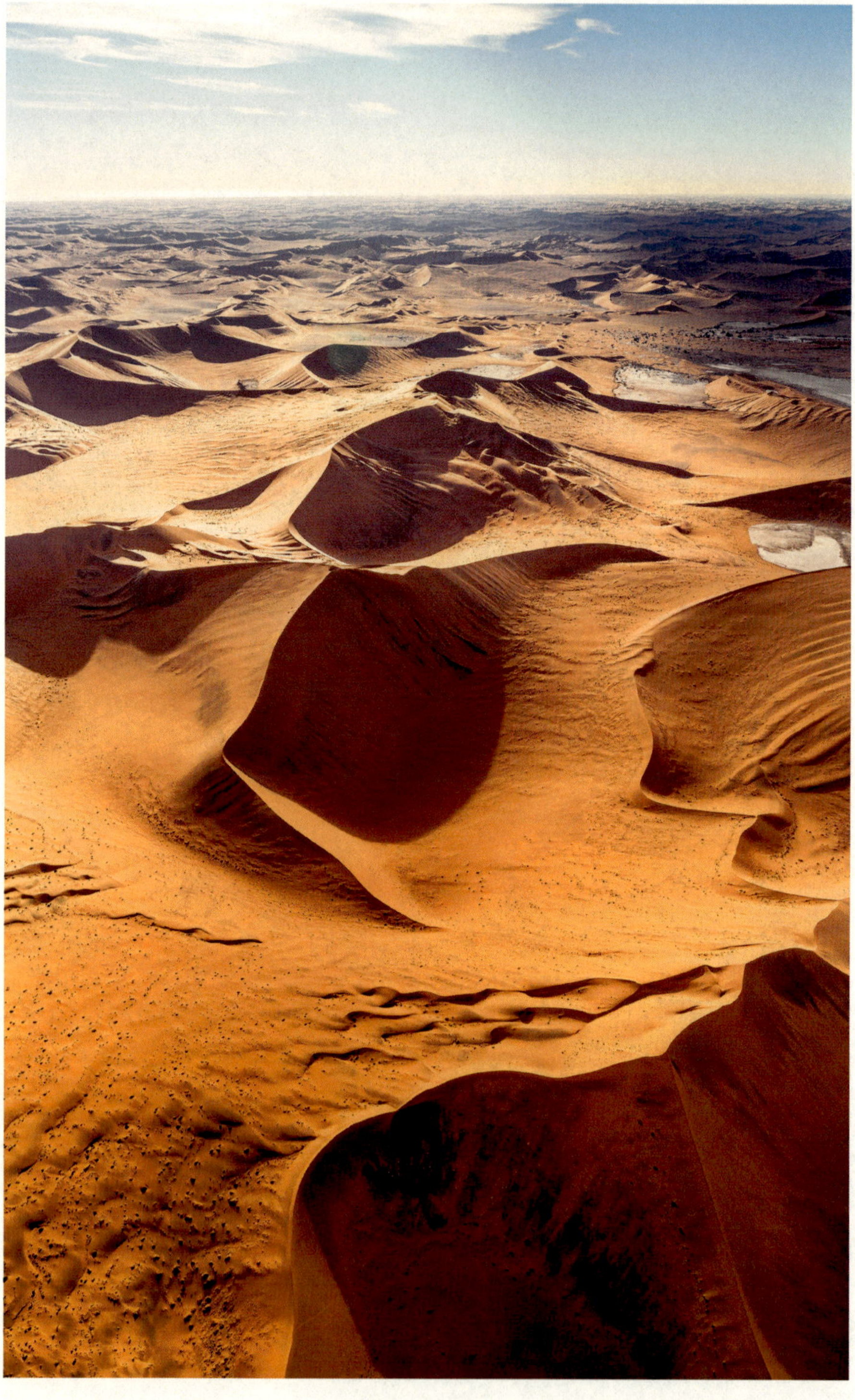

Wüste – „dieses geheimnisvolle Leuchten des Sandes“ (Der kleine Prinz)

„Der Weg durch die Wüste ist kein Umweg!"

Gabriele Ramin

Inhalt

1 Motivation und Beziehung
2 Weite
3 Nacht – Wegsuche
4 Vertrauen – Tuareg
5 Gegensätze
6 Erotik und Mutter
7 Religiosität und Tod
8 Erfahrungen mit Wüstenreisen
9 Literatur

Der Weg durch die Wüste ist kein Umweg.
Wer nicht das Leere erlitt,
bändigt auch nicht die Fülle;
wer nie die Straße verlor,
würdigt den Wegweiser nicht.
(*Friedrich Schwanecke*)

1 Motivation und Beziehung

Im Jahr 1998 fuhr ich das erste Mal in die südalgerische Wüste, seither dreizehnmal. Immer wieder zog es mich seither dorthin, man nennt das auf Französisch „le mal du désert", frei übersetzt mit „Wüstensehnsucht haben". Orte haben ja mit Räumen und Zeiten zu tun, ein Ort ist zu denken in seiner Zeit, er liegt in einem Raum, und er füllt einen Raum, vielleicht auch einen inneren Raum. Die Zeit wurde für mich damals durch die Schwelle zum 50. Lebensjahr markiert und vom nahenden Tod meiner Mutter bestimmt. Beides, dieses Lebensalter und die Ungewissheit zu durchleben, nicht zu wissen, wird jemand noch durchhalten oder sterben, während ich durch die Wüste wandere, ruft eine Auseinandersetzung mit der Endlichkeit des Lebens, der Welt, der Zeit hervor, wir werden uns bewusster der Spanne, die wir noch vor uns haben, aber auch woher wir kommen und was die Fülle des Lebens und seine Kostbarkeit ausmacht.

Ich traf in der Wüste immer wieder auf Menschen, die von diesen Themen angerührt waren oder wurden, die oft nicht wussten, was sie dort suchten, aber immer etwas fanden, das sie in ihrer Kreatürlichkeit und Existenz anrührte, manchmal erschütterte.

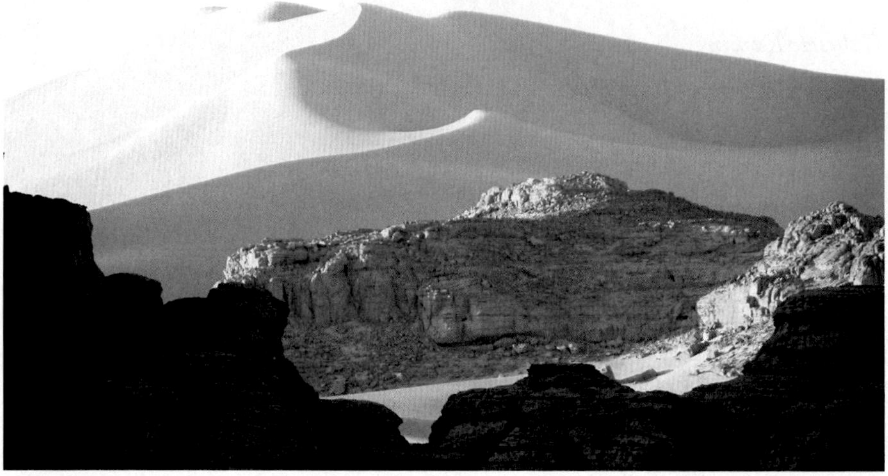

Nach der Wüste zu suchen, ließ Erinnerungen an heimelige Kinderszenen in mir aufkommen, wo mein Vater mir abends am Bett Saint-Exupérys „Kleinen Prinzen" vorlas, jeden Tag eine weitere Episode, und sich daran meine ersten Philosophiegespräche anschlossen – über die Endlichkeit und die Unendlichkeit, die Wandlungen in der Schöpfung, das Erkennen und die Hoffnung. Ich werde Ihnen im Folgenden einzelne Abschnitte aus meinen Wüstentagebüchern einstreuen, um zu veranschaulichen, was Wüste für mich bedeutet. Die Bilder zog ich aus meiner Diasammlung verschiedener Jahre, es sind die, die mir etwas bedeuten, und ich habe wenige gewählt, um ein wenig Versenkung zu ermöglichen.

2 Weite

Wenn wir aus unserem Mitteleuropa kommen und gewöhnt sind, überall Begrenzungen zu sehen, seien es Hauswände, Waldränder, Berge, Schlagbäume, Deiche, Tore, begrenzte Horizonte, um nur ein paar wenige herauszugreifen, gewöhnt man sich daran, in einer Beengung des Körpers und der Seele zu leben, die sich vielleicht in der meditativen oder philosophischen Versenkung oder durch die Besteigung eines Berges oder den Aufenthalt an einem weiten Strand auflöst. Auch weißer Schnee in der Stille der Bergwelt lässt mich solche Weite erinnern. Dennoch habe ich nirgendwo, auch nicht auf dem endlosen Meer, ein solches Gefühl von Weite in meiner Seele empfunden, wie in den Weiten der Wüste, auch für das Ohr, weil es keine unnatürlichen Geräusche gibt, es sei denn, man sitzt im Auto und fährt ein Stück durch diese Weiten.

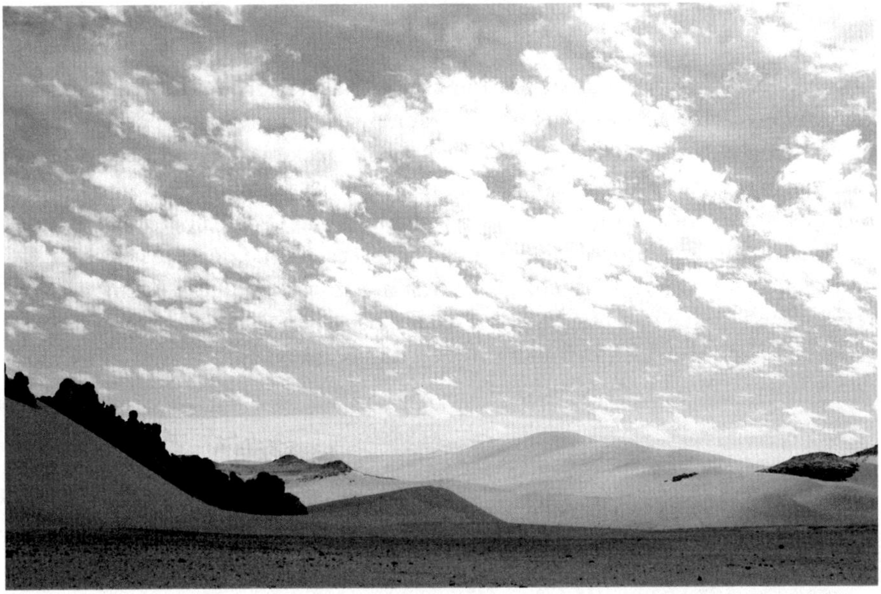

Südlich von Djanet – das ist die Oasenstadt, von wo aus ich meine Touren organisiere – gibt es eine Gegend, durch die man auf dem Rückweg aus der südlicheren Gegend des Tadrart muss. Jedes Mal wieder komme ich da ins Jauchzen, das sich meiner Brust sprichwörtlich entringt, es ist, als könnte ich sonst zerspringen, weil ich die Weite im Herzen nicht halten kann. Die Ebene wird immer weiter, die Wagen fahren breit ausschweifend nebeneinander her, es ist flach, der Boden von hartem, blass-beigem Sand, rechter Hand zieht sich in der Ferne ein niedriger Gebirgszug hin, wir fahren in ein fahles Licht wie in einen blassblauen Himmel hinein, ein Flirren liegt in der Luft, es wird immer heller, auch in mir, ab und zu vor uns eine Luftspiegelung, eine Fata Morgana, als würde man sich einem See nähern, der sich aber alsbald an den fernen Horizont zurückzieht oder im Luftgeflirr auflöst. Die Tuareg freuen sich am Tempo, mehrere kegelförmige Hügel hängen fast überirdisch zwischen den heißen Luftschichten und -spiegelungen, und wir fahren und fahren, in die helle Unendlichkeit hinein, die drei Männer vorn schwatzen und lachen, und wir glauben es kaum, dass die Welt irgendwo ein Ende hat. Vor uns liegt die Unendlichkeit, das unerreichbare Ende der Welt, von dem man aber annimmt, dass irgendwo dort hinten das Ende sei und man dort ins Nichts stürze. Alles wird leichter und leichter, jede Bedeutung verschwindet, das Sein umfängt und durchdringt uns alle und wir werden immer stiller, andächtig und sprachlos. Wenn ich mir heute diese Ebene vor das innere Auge rufe, wird mein Herz unmittelbar weit und die Seele möchte fliegen, dem Licht entgegen, dem Himmel entgegen, abheben, sich aus der Schwerkraft lösen und schweben.

3 Nacht – Wegsuche

Die erste Nacht in der Wüste ist mir in unvergesslicher Erinnerung, und danach viele andere. Ich wache auf aus einem Traum und in mir klingt der Laut daraus nach, den ein Tropfen machte, als er von einer Decke in ein rundes Wasserbecken darunter fiel. Wundervolle Stille, die diesen Laut umgibt. Der Sternenhimmel überwältigend, riesig hoch, der letzte Blick und später noch mancher des Nachts, in die Unendlichkeit der Tiefe mehrerer Dimensionen gerichtet, als könne man die Unergründlichkeit des Raumes zwischen den Gestirnen erfahren, wenn man sich in dieses Dazwischen hineinziehen lässt. Die Schwärze übersät mit funkelnden Lichtern aller Größen und Stärken, am liebsten mir Orion, der spät nachts und liegend aufgeht und uns beschützt.

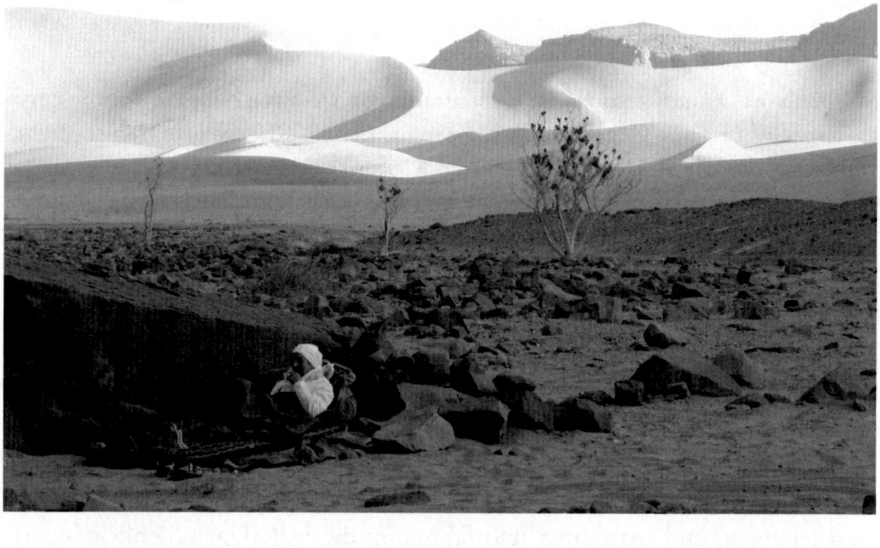

Jeder hat einen Schlafplatz irgendwo hinter einem Gebüsch aufgeschlagen, ich habe mich entfernt, bin nach dem Essen im hellen Dunkel zurück an meine Schlafstätte gelaufen, und ruhe unter diesem Himmel auf einer leicht ansteigenden Ebene, mit dem Gefühl, mein Bett messe sechs Quadratkilometer. Das Licht ist unvergleichlich, hell und dunkel gleichzeitig, man sieht auch ohne Mond, und der Raum des riesigen Beckens, in dem wir lagern, ist erfüllt von diesem Licht, und sonst von nichts, als sei man im All. Der Schlaf flieht mich und ich muss durch diese geheimnisvolle Stille gehen, sie lässt mich erschauern, als ich allein das feine Knirschen meiner Schritte auf dem trockenen Sand höre.

Wenn ich innehalte, ist in der Windstille nichts zu hören, so weit ich auch lauschen mag, nichts, keine Feuchtigkeit in der Luft, die einen Schall tragen könnte, daher auch die Tiefendimensionen des Himmels, ich horche und lausche, und höre schließlich die leisen rhythmischen Schläge meines Herzens, unvorstellbar, unfassbar, diese so tief beeindruckende Stille im Raum um mich her-um. Ich mag nicht weit laufen, ich könnte verlorengehen, mich verlieren in dieser Grenzenlosigkeit. Als der Mond aufgeht, noch mehr von diesem Licht, clair de lune, gleichzeitig hell, aber auch blauschwarz. Und er schaut, und das Vertrauen wächst, aufgehoben zu sein in diesem Universum.

4 Vertrauen – Tuareg

Die Tuareg, die blauen Männer, sind ein Volk, dessen Lebensraum durch die künstlichen Grenzziehungen der Kolonialzeit zwischen den Staaten Algerien, Libyen, Niger und Mali zerrissen wurde und das heute noch ca. 80.000 Menschen zählt. Ihre bekanntesten Oasenstädte sind Agadez im Niger und Djanet in Algerien. Das arabische Wort Tuareg bedeutetet übersetzt „die von Gott verlassen“, sie selbst nennen sich aber „Kel Tugulmust“, übersetzt „Menschen, die den indigo-blauen Schleier tragen“ oder „Imouhar“ – freie Menschen. Ich habe selten so würdevolle, gelassene und in sich ruhende, aber dennoch frohe lebendige Leute gesehen wie sie.

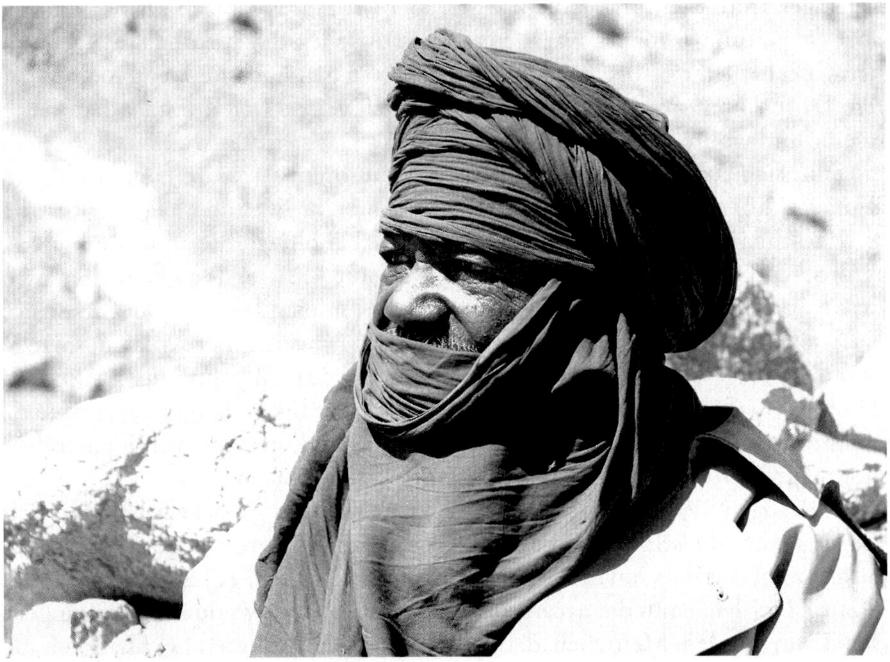

Meine große Liebe gilt dem alten Adhan, inzwischen fast 80 Jahre alt, genau weiß er das nicht, der uns jedes Mal begleitete, anfangs noch mit den Kamelen. Er ist ein Amenokal, ein Stammesführer, der von den Seinen mit großem Respekt und gebührendem Abstand behandelt wird. Wenn er mit uns in der Wüste ist, zeigt er sich in einer Freiheit wie jemand, der die Welt gesehen hat, die Welt, die er seit seinem 5. Lebensjahr mit den Salzkarawanen seiner Väter laufend durchquerte. Früh morgens, wenn unsere Karawane sich in Gang setzt, laufen wir anfangs mit ihm vor den Tieren her, durch die immense noch windstille Landschaft, in der nur das Geräusch unserer gleichmäßigen Schritte und Adhans Stock ertönt – Schritt-Stock-Schritt, Schritt-Stock-Schritt, wie ein Mantra, das man unmittelbar in sich aufnimmt. Er nimmt sofort sein eigenes Tempo auf, das habe ich immer wieder beobachtet, und dann könnte man ewig so weiterlaufen. Adhan ist wie der Prophet Moses, der sein Volk durch die Wüste führt, schwarz gekleidet, auf seinen alten Beinen, den Blick unverwandt auf den Horizont gerichtet, Schritt für Schritt, dabei die Aufmerksamkeit auf die Geräusche hinter sich gerichtet, den Schritt der Kamele, er führt und weiß, wohin. Später steigen wir auf, und er sitzt im Sattel, mit wehendem Tuch von seinem Turban, hoch aufrecht, unentwegt.

Vertrauen bekommt hier eine neue Bedeutung. Adhan erzählt unvergleichlich Geschichten aus der Franzosenzeit: Einmal habe ein Kommandant ihn als Führer mitgenommen. Da kam ein großer Sandsturm, und der Kommandant fing an, die Orientierung zu verlieren. Adhan sagte, da geht's lang, aber der meinte, es besser zu wissen, schlug jeden Ratschlag in den Wind und fuhr in die selbst gewählte Richtung. Adhan sagte, aber wir fahren ja nach Djanet zurück, aber „nein, tun wir nicht", war die Antwort. Also legte sich Adhan hin, zog seinen Chèche, seinen Turban stolz bis über die Augen hoch und legte sich schlafen. Da machten sie eine Pause, Adhan schlief weiter. Der Kommandeur hatte es eilig und wollte weiter, so weckte er Adhan. Der sagte, er könne ja losfahren, er kenne sich ja aus. Nein, Adhan solle jetzt aufhören zu schlafen und losfahren. Worauf Adhan erwiderte – und er lachte sich beim Erzählen halbtot über die alte Geschichte, als geschehe sie heute, und dabei blitzen die sand- und wettererprobten hellen Augen und die Energie sprüht –, er sei doch kein alter Esel, den man herumkommandieren könne. Der Kommandeur sei Chef in seiner Kaserne, aber hier in der Wüste sei er der Chef. Er werde hier schlafen, solange es ihm beliebe, wenn es sei, bis morgen, und sie könnten ja losfahren. Alle sind dann wahrhaftig einen ganzen Tag dort geblieben, bis es Adhan gefiel, weiterzufahren. So ist er, ein freier Mann in seinem Land, der sich von niemandem kommandieren lässt. Und dem man unmittelbar vertrauen kann.

Wie mögen hier in der Vorzeit die Nomadenhorden gehockt haben und sich die Zeit mit Meißeln vertrieben haben, während andere auf der Jagd waren. Adhan zeigt uns die Gravuren von Giraffen – an der Leine eines großen Mannes – ganze Herden, dann die naturgroße Elefantenherde in wunderbar schwingendem Lauf, mit dem Menschen, der den Schwanz des Elefanten hochhält, um die

Köttel aufzusammeln. Die Wände sprechen und erzählen die uralte Geschichte der Horden, die vor 6-10 000 Jahren hier hausten und ihre alten Rituale begingen und diese Gravuren in den Fels meißelten. An manchen Orten finden wir neben den berühmten Felsgravuren eingravierte Spuren als „Lernfibeln“ für die Kinder und jungen Jäger, in den Fels gemeißelte Spuren der verschiedenen Tiere, Löwenspuren, Affenspuren, Abdrücke von Vögelfüßen, kleinen Kamelen, sogar von Babyfüßen. So verstehen wir, wie wichtig das war und erfahren es ja bis heute. Niemand geht verloren in der Wüste, sagt mein Freund Lalmi, man braucht nur seiner Spur zu folgen. Ich fange an, die Abdrücke unserer Schuhsohlen zu studieren, von denen Lalmi sagt, dass er sie ab dem ersten Tag kennt. Nie haben wir auf so etwas geachtet, und man fühlt sich erneut aufgehoben.

5 Gegensätze

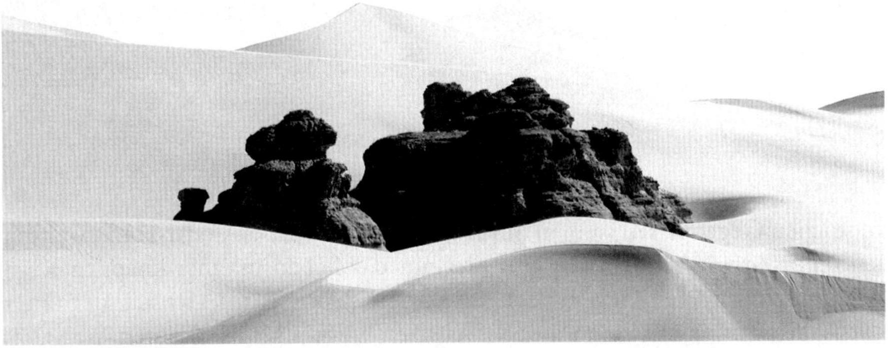

Den intensivsten Eindruck von Gegensätzlichkeit hinterlassen die dunklen Felsen, die in den Sanddünen fast zu „ertrinken“ scheinen. Die Felsen in ihren bizarren Formen sind von Wind und Sand geschliffen, erodiert, eingeschnitten, und tragen überall die Handschrift von Werden und Vergehen. Etwas entsteht dadurch, dass der Fels vergeht und der Sand ihn einnimmt, formt, begräbt, und bei jedem Sandsturm in neuen Formen freilegt. Die fast 200 Meter hohen Dünen mit ihren weichen Formen lecken an den Felsen hoch, wehen ihren sirrenden Sand über die Senken, breiten sich wie gelbe oder rötliche Decken über die Felsformationen und schmiegen ihre sichel-förmigen Kämme in die Höhen, darüber ein kobaltblauer, klarer, kraftvoller Himmel, Farben, wie sie gegensätzlicher nicht sein könnten.

Ich möchte endlich auf die Sanddüne gegenüber unserem Lagerplatz steigen, gehe weit über die hartsandige Ebene auf sie zu, die sich wie ein Kegel zwischen den Felsen erhebt und mich nach dem sehnen lässt, was wohl dahinter liegt. An ihrem linken Rand stapfe ich hoch, höher durch den tiefen, körnigen, gelben Sand, gelange auf ihrem Kamm bis zur Höhe und habe endlich den Blick frei in die Unendlichkeit der Sanddünen des Erg, rechts und links noch schwarze Felsentürme, die oft bis zum Hals in den Sanddünen ertrinken.

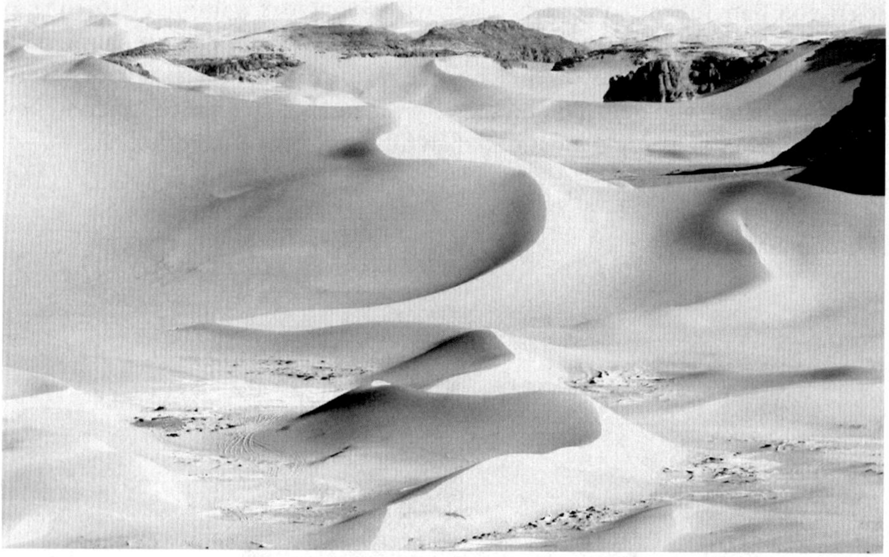

In solchen Gegensätzen ist man unmittelbar angesprochen in der Frage, wer bin ich inmitten von all dem? Es gibt hier nur das Leben in einer knappen Klarheit zwischen diesen Gegensätzen, als einzelne Akazie, als Mensch, der unter der hohen Sonne nur einen kurzen Schatten wirft, als Tier, das den Weg zum Wasser sucht oder sich vor der Hitze verbirgt, als Blüte, die aus der Felsritze hervorbricht und rasch wieder vergeht, als Samen, den der Wind vor sich hertreibt. Die Temperaturen steigen tagsüber rasch zu Hitzegraden an und sinken nachts zu fröstelnder Kühle ab. Wasser ist rar, manchmal regnet es zwei Jahre nicht, so dass selbst die wasserreichen Gueltas – Wasserlöcher und -reservoire – bis auf den sandigen Grund versiegen. Integration, Versammlung der Gegensätze, auch im Warten und Suchen, in den langen Wegen scheint für mich eine mögliche Antwort zu sein.

6 Erotik und Mutter

Bevor ich in die Wüste fuhr, hatte ich von mancherlei Fotos her die Vorstellung, die Wüste sei hart, karg und abweisend, spröde und schroff, und Schatten und Licht gingen wie auf Schwarzweißfotos keine Allianz miteinander ein. Umso überraschter war ich, als ich zum ersten Mal die weichen, warmen Pastellfarben von Himmels-blau, Beige, Ocker, Terrakotta, Graubräunlich, Sanftgelb und Türkis sah, von einer anmutigen Zartheit, mit den schwingenden Graten der Sicheldünen, den erotisch sich wölbenden Hängen der großen Sandflächen, den Kuhlen und Mulden, und dem weichen Sand, der an jeder Stelle wieder anders ist, weich, grobkörnig, staubig, rieselnd, fester, auch widerständig oder aufgeplatzt von versickertem Wasser.

Wir lagerten inmitten einer weiten Sandmulde im rötlich-körnigen Sand der fast 200 m hohen Dünen, die uns zu langen Wegen auf den sichelförmigen Kämmen verleiteten, rauf und runter, oder rittlings oben sitzend, die linke Hand auf der warmen Seite des leichten Flugsandes, die rechte auf der kühleren Seite des harten, platt gewehten Sandes. Alle Kleinkindergefühle von Hingabe an das Element, auch an einen anderen, mütterlichen Körper tauchen auf, anschmiegen, hineinwälzen, hin-unterrollen, Sand, Sand, Sand, rein und weich und sauber. Und liegen, hingegossen, Kopf, Arme und Beine zum Stern gestreckt, den Blick ins Firmament über uns, nur das Sirren des leichten Windes im Ohr, warten auf nichts, sein in der Zeitlosigkeit. Erst spät habe ich begriffen, dass das wohl die Zeitlosigkeit und erotische Unschuld des kleinen Säuglings in manchen Momenten im Arm der Mutter sein kann, habe die Sehnsucht im „mal du désert" verstanden, und die Versöhnung, die die Auseinandersetzung mit dieser Landschaft in Gang setzen kann, wenn man sich in der Tiefe der Seele anrühren lässt.

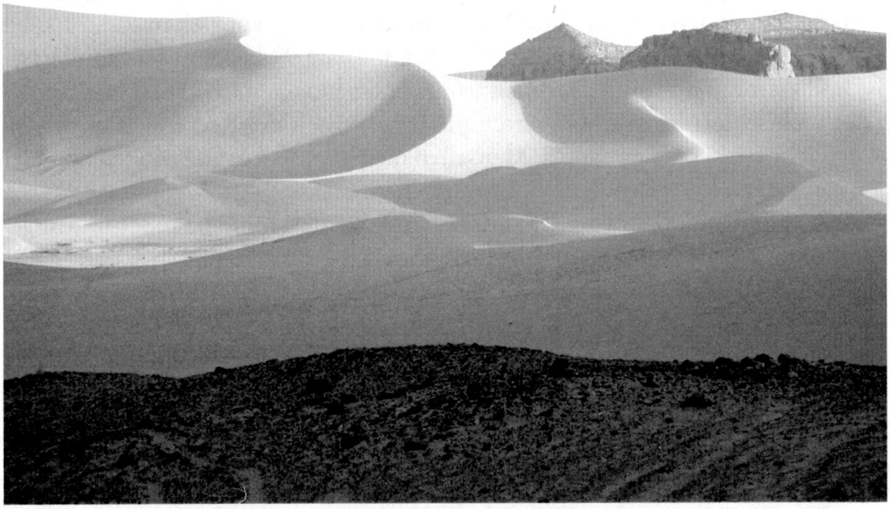

7 Religiosität und Tod

Wir kommen über die abweisende Hochebene, die man nur schnell überqueren möchte, um nirgends dem Mörderischen dieser in der sengenden Sonne hingestreckten Fläche begegnen zu müssen. Aber es dauert, und jede kleine Abwechslung für das Auge, Höhenunterschiede von wenigen Metern, Schichtungen, die anders wirken als die eben noch, Farbveränderungen, von Blassbeige hin zu Blasstürkis oder Blassviolett, kaum wahrnehmbar, werden begrüßt. Der fahle Himmel tut ein Übriges, um diese sich beige hinziehende Hochebene ohne Horizont, ohne Berge zu einem eigentlich für Menschen unüberwindbaren Hindernis zu machen, es dauert und dauert, immer weiter. Am Ende sehen wir sogar noch zwei Gazellen, die in einigen hundert Metern Entfernung davonspringen, wie letzte Überlebende in dieser Öde, kaum zu fassen, wie sie überleben. Aber auch sie wissen wohl, wie die Nomaden, wo das Wasser zu finden ist...

Als ich mit Adhan hier durchfahre, sagt er mal beim Blick auf die helle Weite: „C'est la mort dans la vie". Der Tod im Leben, wie er mir hier immer wieder entgegen-kommt, mich, meinen Blick in sich hineinzieht, mein Wesen in sich aufzunehmen scheint. Ich könnte losfliegen, mich auf die leichte Luft legen und dem Schweben hingeben, bis der Durst mich auslöscht.

Wir lagern angesichts der rosa-beigen Dünen, die einen riesigen, zerklüfteten Felsen überragen, der vor ihnen steht wie der Eingang zur Unterwelt, schwarz, kompakt und in mächtigem Kontrast zu der lieblichen Farbe des Sandes drumherum. Ich bin ganz ehrfürchtig vor der Grandiosität der Landschaft in ihrer Klarheit von Himmel, Sand und Fels, die dem Menschen seine Dimension vor Augen hält, eben klein angesichts der Schöpfung. Da kann man nur still werden und staunen. Nicht von ungefähr sind alle großen monotheistischen Religionen in der Wüste entstanden, sind die Menschen hier zu Rufern geworden, verloren, winzig und ohne Echo, rufend aus der Tiefe zu den Bergen hin, in Deine Hände befehle ich meinen Geist, ... und Du stellst meine Füße auf weiten Raum!, oder Allah al Akhbar – Gott ist groß! Und er hat im Islam 99 Namen, der Hundertste ist und bleibt unbekannt, aber man kann weiter suchen nach Ihm. Gott begreifen durch seine Abwesenheit, durch die Erhabenheit der Leere, sich finden im Angesicht Gottes – für manche Menschen mag hier Bedeutung entstehen in der Auseinandersetzung mit dem Unbegreiflichen.

Wir durchlaufen ein langes Sandtal, wo sich eine Höhle befindet mit ungefähr 800 Jahre alten Inschriften, es heißt das „Tal des krabbelnden Babys". Dort sei einmal eine Mutter umgekommen. Das Baby, so habe man an den Spuren gesehen, sei noch in die Höhle gekrabbelt, auch wieder hinaus, dann hat man nie wieder etwas von ihm gefunden. Vom Sande verweht... In diesem Tal laufe ich aus Versehen fast über ein Grab, man hält mich gerade noch zurück. Die Ansammlung kreisrund gelegter Steine im Sand war leicht zu übersehen gewesen. Das sehen wir häufiger einmal, Gräber mit einem Stein zu Häupten und einem zu Füßen, verwehte Zeichen menschlichen Seins, Erde zu Erde, Asche zu Asche, Staub zu Staub, kein Anhaften, einfach vergangen. Auf einer der großen Hochebenen erblicke ich ein solches Grab und sage, man möge mich so begraben, auf dem kargen Plateau, inmitten der Schottersteine, unter dem Himmel und der Sonne, mit viel Raum drumherum. Gut so! Ich liege in dieser Nacht lange unter den Sternen, von Orion begleitet, wie er von einem Horizont am späten Abend bis zum anderen am frühen Morgen zieht, bis alle Sterne im Morgengrauen verblassen. Ruhig stehen die Tuareg auf, einer macht Feuer, dann höre ich sie ihre Gebete murmeln, ein leiser Gesang, der die Träume verfliegen lässt und den Tag heraufgeleitet.

Ich schließe mit einem Satz von *Antoine de Saint-Exupéry* (1956):

Nun ist die Sahara in uns,
und da erst zeigt sie sich.
Ihr nahekommen,
das bedeutet nicht, eine Oase besuchen.
Vielmehr bedeutet es,
an einen Brunnen tief und inbrünstig zu glauben.

8 Erfahrungen mit Wüstenreisen

Ich bin seit 1998 (auch in politisch etwas instabileren Zeiten) ca. 13-mal in die unermesslichen Landschaften der südostalgerischen Sahara, nahe zu Libyen und dem Niger, dem sog. Tassili-N'Ajjer, gereist und bin dort sehr kompetent von einer kleinen Reiseagentur der Tuareg betreut worden, die Menschen sind mir inzwischen zu Freunden geworden. Wir fuhren entweder mit dem geräumigen Toyota (5 Personen in einem) oder ritten auf dem Kamel jeweils zweimal eine Woche, anfangs, dazwischen und am Ende hielten wir uns in einem Hotel in dem kleinen Oasenstädtchen Djanet auf. Mittags und nachts Pausen an den Tuareg bekannten Lagerstätten, Zubereitung der schmackhaften Speisen in der „Wüstenküche“ (Gaskocher), Lagerfeuer, Übernachtung unter dem unendlichen Sternenhimmel (100.000-Sterne-Hotel!) im eigenen Schlafsack (Zelte werden mitgeführt, falls Bedarf). Ausrüstung (Isomatten etc.) wird teilweise gestellt, persönliche Ausrüstung ist mitzubringen. Gute Gesundheit wird vorausgesetzt, spezielle Kondition ist nicht erforderlich. Die Gruppen wurden von mir zusammengestellt, auch Flüge etc. organisiert, und vor Ort von den seit 30 Jahren im Tourismus erfahrenen Tuareg sehr kompetent geleitet.

Bei Bedarf biete ich Gespräche an, abends sitzen wir oft zusammen und reden vor dem Abendessen. Dies ist aber ganz dem Einzelnen überlassen, die Wüste wirkt auf jeden unterschiedlich, der Austausch darüber bleibt jedem freigestellt.

9 Literatur

Aicher, Otl (1983): Gehen in der Wüste. Frankfurt a. M.: S. Fischer.
George, Uwe (1993): Die Wüste. Hamburg: Geo.
Kandt, Angela (Hrsg.)(2002): Begegnungen mit der Wüste. Freiburg: Herder.
Miethe Sommer, Heike (1994): Tuareg Poesie. Braunschweig: Terra.
National Geographic (2002): Abenteuer Sahara. Hamburg: National Geographic Deutschland.
National Geographic (2008): Als die Sahara noch grün war. Hamburg: National Geographic Deutschland.
Nomachi, Kazuyoshi (1996): Sahara (Fotoband). München: Frederking & Thaler.
Saint-Exupéry, Antoine de (1956): Wind, Sand und Sterne. Düsseldorf: Karl Rauch.

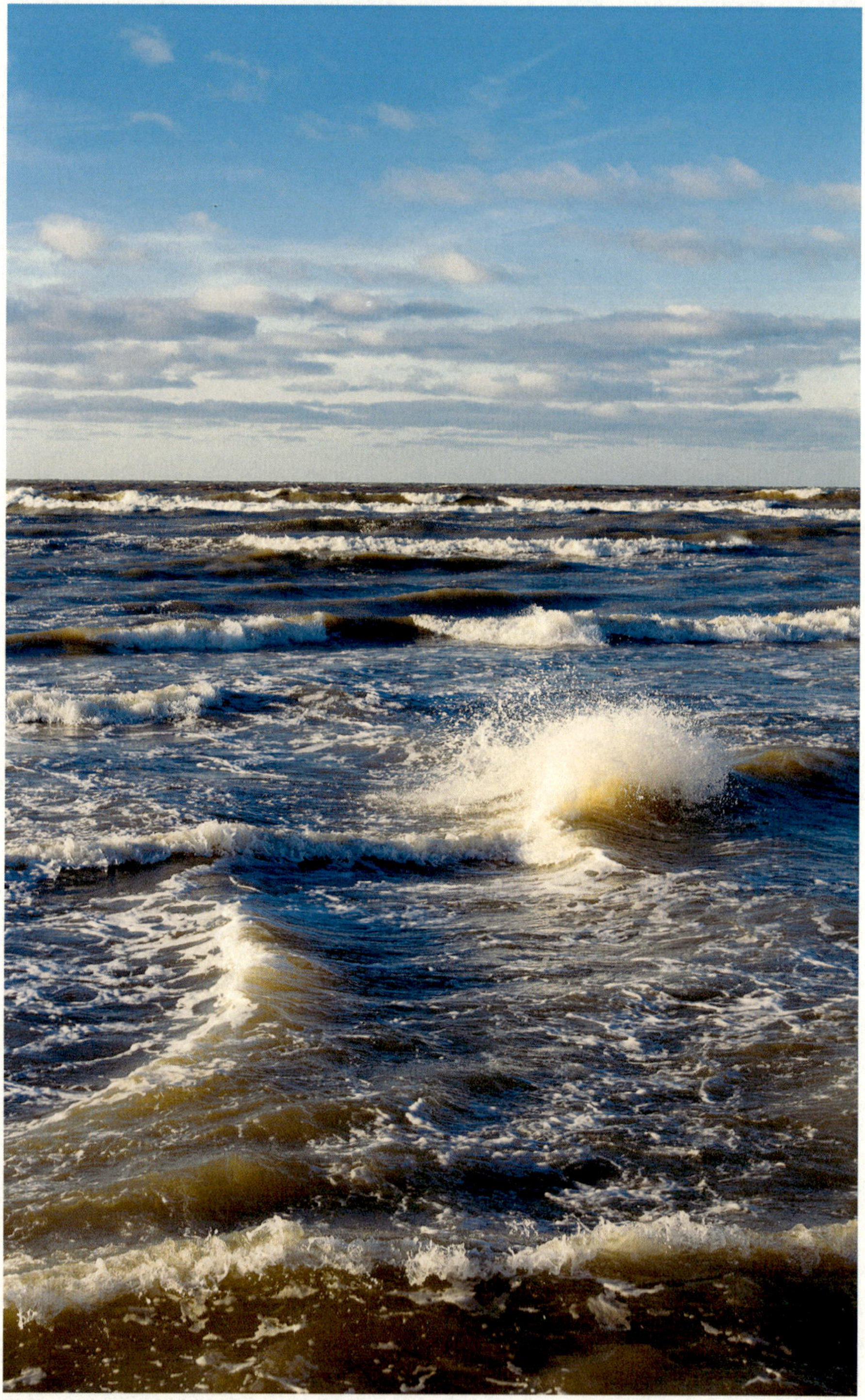

Wasser – Dynamik des Lebendigen – Eintauchen – Strömen

Wind – Wasser – Wolken: Meereserfahrungen, die heilsam sind

Die heilende Kraft der Landschaft

Patricia Röttjer

Inhalt

1 Mögen Sie das Meer?
1.1 Eine persönliche Einleitung
1.2 Vorgehensweise
2 Psychologische Wirkung von Natur
3 Das Meer aus medizinischer Sicht
4 DAS Meer?
5 Die Landschaft Meer und ihre Heilfaktoren
5.1 Wind – „Ich fühle mich richtig durchgepustet“ (23)
5.2 Wasser – „Ich mag besonders gern den Moment, wenn es ins Wasser geht“ (14)
5.3 Wolken – „Wolken regen meine Phantasie an“ (19)
5.4 Weite – „Es tut mir gut, in die Weite zu blicken, weil da nichts ist“ (12)
5.5 Zusammenfassung – „Menschen verspüren Liebe zum Meer“ (5)
6 Assoziativer Schluss – „Wer vermag das Meer zu überreden, daß es vernünftig sein soll?“
7 Literatur

1 Mögen Sie das Meer?

Diese Frage stellte mir *Hilarion Petzold*, als es um meine Graduierungsarbeit in Integrativer Kunsttherapie mit dem Schwerpunkt Poesie- und Bibliotherapie ging.

1.1 Eine persönliche Einleitung

Mögen ist untertrieben: Ich liebe das Meer. Es ist ein Kraftort für mich. Wenn ich am Meer bin, geht es mir gut, bin ich glücklich. Wieso das so ist, habe ich bisher nicht hinterfragt, sondern als gegeben hingenommen. Doch durch diese Arbeit beschäftigte ich mich auf ganz andere Weise als sonst üblich mit dem Meer, habe ich einen anderen, genaueren Blick bekommen. Dabei bin ich, wenn auch indirekt, schon immer mit dem Meer verbunden gewesen, denn mein Vater war Seemann. Er fuhr auf „Großer Fahrt“ als Funker auf Frachtschiffen. Sein Arbeitsplatz hat mich und meine Kindheit und Jugend sehr geprägt. Er war monatelang von zu Hause weg und war er da, fiel es ihm sehr schwer, sich in ein häusliches Familienleben an Land einzufügen. Er ist mir fremd geblieben. So kann ich wohl sagen, dass ich im Grunde ohne Vater aufgewachsen bin. Als ich acht Jahre alt war, habe ich ihn auf dem Schiff in die Vereinigten Staaten und nach Kanada begleitet. Aber auch auf dieser Fahrt sind wir uns nicht nähergekommen. Die Reise hat mich jedoch sehr beeindruckt: die Wellen, der stete Rhythmus des Schiffes, an der Reling stehen und ringsherum ist nur Wasser, die salzige Luft, Seegang und damit verbundene Seekrankheit, Eisberge in der Ferne und meine Aufregung, als ich sie sehe, auf der Brücke stehen, staunend den Radarschirm betrachten und ihn vom freundlichen Steuermann erklärt bekommen, schaukeln auf einem Deck, auf einer vom Schiffszimmermann angefertigten Schaukel, das Schiff, mit seinen Metallgängen, steilen Treppen, hohen Türschwellen und Bullaugen. Diese kleinen runden Fenster faszinierten mich besonders. Dem Schiffskoch und meinem Vater zuhören, wenn sie sich über die verschiedenen Häfen unterhielten. Meinem Vater über die Schulter gucken, wenn er arbeitete, mit einem Finger auf einer grünen Taste und geheimnisvolle Signale aussendend, diesem speziellen Piepsen lauschend.

Durch das Meer bin ich überhaupt zur Integrativen Therapie gekommen. Nach meinem Studium der Germanistik und Sinologie suchte ich nach einem befriedigenden Betätigungsfeld. Ich war der Meinung, dass zu wenig gelesen wird. Der Meinung bin ich noch heute, aber damals verspürte ich einen geradezu missionarischen Eifer, Menschen dazu zu bewegen, mehr zu lesen. Ich stellte mir vor, dies auf Kreuzfahrtschiffen zu tun, wenn die Passagiere nur den unendlichen Horizont vor sich haben. Ich sprach mit einer Berufsberaterin darüber und sie machte mich auf die Poesie- und Bibliotherapie am Fritz Perls Institut aufmerksam. Zunächst nahm ich dort an einer Schreibwerkstatt für Frauen teil. Ich war begeistert, weil ich endlich einen Zugang zu meiner eigenen Kreativität und zum Schreiben fand, machte dann, ebenfalls mit großer Freude, das Kompaktcurriculum Poesie- und Bibliotherapie und begann die Ausbildung zur klinischen Kunsttherapeutin, mit dem Schwerpunkt Poesie- und Bibliotherapie. Dadurch rückte das Schreiben immer mehr in den Vordergrund. Zunächst das Schreiben von anderen, denn ich gebe Workshops für Kreatives Schreiben, und später mein eigenes.

Bei der intensiven Auseinandersetzung mit dem Meer – mit Wasser, Wind, Wolken und Weite – haben sich, im wahrsten Sinne des Wortes, immer wieder neue Welten aufgetan. Denn jeder Aspekt ist, für sich genommen, schon gewaltig. Das hieß für mich, eine Begrenzung zu finden, um mich nicht in den zahllosen Möglichkeiten zu verlieren. Das hieß auch, mit der Beschränkung nicht zu hadern und sie nicht als ungenügend zu empfinden.

1.2 Vorgehensweise

Wie in Kapitel 2 ausgeführt, gibt es nur wenig Material über die Wirkung der Landschaft Meer auf den Menschen. Ich habe daher die Anregung von *H. G. Petzold* aufgenommen, Kurzinterviews am Meer zu führen. Mit Menschen, die den Eindruck vermitteln, eine Verbindung zum Meer zu haben, sich dort wohlzufühlen. Menschen, die mit so einem bestimmten, versonnenen Blick aufs Meer schauen. Darüber hinaus habe ich auch mit Freunden und Freundinnen in Bremen gesprochen. Insgesamt habe ich 24 Menschen befragt, 20 Frauen und 4 Männer. Die Altersspanne reichte von 28 bis 76 Jahre.

Die Interviews wurden durchnummeriert; wenn ich die InterviewpartnerInnen zitiere, füge ich die jeweilige Nummer in Klammern an.

Das Interview bestand aus folgenden Fragen: Was fällt Ihnen als erstes ein, wenn Sie ans Meer denken? Was mögen Sie ganz besonders am Meer? Was tut Ihnen gut, wenn Sie am Meer sind? Was spüren Sie körperlich, wenn Sie am Meer sind? Was spüren Sie geistig, wenn Sie am Meer sind? Was spüren Sie seelisch, wenn Sie am Meer sind? Gibt es etwas, was Ihnen nicht so gut gefällt? Gibt es noch andere Erfahrungen, die Sie mit dem Meer gemacht haben?

Manchen GesprächspartnerInnen fiel es schwer, die Frage nach dem seelischen Empfinden am Meer zu beantworten. Eine Interviewpartnerin sagte, sie sei „nicht so esoterisch“ (1). Die Interviews habe ich in Cuxhaven geführt. Auf der Suche nach InterviewpartnerInnen kam mir zwischenzeitlich aber auch meine Angst in die Quere, völlig unbekannte Menschen anzusprechen. Ich sprach Frauen oder Paare[1] an, das war für mich am einfachsten.

Ich stellte mich und mein Anliegen vor und fragte, ob sie zu einem Kurzinterview bereit seien. Alle Angesprochenen waren zu einem Gespräch bereit. Manche von ihnen äußerten die Befürchtung, die Fragen nicht richtig beantworten zu können. Ich versicherte ihnen, dass es kein Richtig oder Falsch gebe.

In Kapitel 2, „Psychologische Wirkung von Natur“, werde ich zunächst kurz einige wichtige Literatur und Verfahren darstellen, die sich mit dem Thema Heilkraft des Meeres und mit den heilsamen Kräften der Natur beschäftigen. In Kapitel 3, „Das Meer aus medizinischer Sicht“, gebe ich einen historischen Abriss über die heilkräftige Rolle des Meeres. In Kapitel 4,

„DAS Meer?“, stelle ich die Landschaft Meer vor. Im Mittelpunkt dieser Arbeit steht Kapitel 5, „Die Landschaft Meer und ihre Heilfaktoren“, in dem ich die einzelnen Wirkkräfte – Wind, Wasser, Wolken, Weite – der Landschaft Meer beschreibe und sie in einen Zusammenhang mit den Interviewergebnissen bringe. Aus der Fülle der Möglichkeiten für noch zu bearbeitende Themen habe ich in Kapitel 6 einige kurz dargestellt und einen mehr assoziativen Abschluss gewählt.

---

1 Bei den Interviews mit Paaren, wo beide schon über sechzig waren, trat ein bemerkenswertes Phänomen zutage. Die Männer schauten ihre Frauen bei meinen Fragen Hilfe suchend an. Eine Frau sagte zu ihrem Mann: „Jetzt sage ich aber nicht wieder vor. Jetzt antwortest Du als erstes.“

2 Psychologische Wirkung von Natur

Über die psychologische Wirkung von Natur und Landschaft auf unser Befinden gibt es einige Untersuchungen. Unter anderem wurde in einer Studie nachgewiesen, dass allein schon der Anblick von Fotos, die eine unberührte natürliche Umgebung zeigen, unser psychisches Wohlbefinden steigert (*Pretty* et al. 2005).

Literatur, die sich speziell mit der Wirkung des Meeres auf die psychische Befindlichkeit des Menschen beschäftigt, gibt es sehr wenig. In seinem Werk „Geopsyche" stellte *Hellpach* (1939) den Einfluss von Landschaften und klimatischer Verhältnisse auf die „Menschenseele" vor, unter anderem auch den der Landschaft Meer.

Schmid-Höhne (2006) hat in seiner Arbeit „Die Meere in uns" eine „Untersuchung über das Meer als Bedeutungsraum" durchgeführt und dabei unter anderem die literarischen, tiefenpsychologischen, historischen Perspektiven dargestellt. Weiterhin zeigte er den „subjektiven Bedeutungsraum" des Meeres mittels Aufsätzen, in denen die Schreibenden der Frage nachgingen: „Welche Gedanken, Gefühle, Bilder und Assoziationen verbinden Sie mit dem Meer?".

Schmid-Höhne ist als Burnout-Coach tätig und arbeitet mit seinen Coaches unter anderem auf Sylt, an der französischen Atlantikküste und an der portugiesischen Westküste.[2] In einem Telefonat schilderte er die positive Wirkung des Meeres auf Menschen mit Burnout-Syndrom, die nicht nur schnell einsetzt, sondern auch einen Langzeiteffekt zeigt.

Kreszmeier (2008) weist darauf hin, wie wichtig beim erlebnispädagogischen Ansatz besondere Fähigkeiten und Kenntnisse sind, z. B. wenn man sich mit Kanus auf das Meer begibt. Für sie steht die Bewegung zwischen Wasser und Land im Vordergrund. Sie geht auf die Qualitäten der Landschaft Meer ein und die Themen, die in der erlebnispädagogischen Arbeit evoziert werden können. Sie weist jedoch darauf hin, dass für Menschen in akuten Krisensituationen dieses Vorgehen nicht geeignet ist.

Literatur über Psychotherapie, die die Landschaft Meer explizit in ihre Arbeit einbezieht, gibt es kaum. *Berger* und *McLoed* (2006) schildern in Fallbeispielen die psychotherapeutische Arbeit mit Klienten am Flussufer und in einem Fall auch mit einem Ausbildungskandidaten am Meeresufer. Ein Schlüsselkonzept ist für sie die Erweiterung der herkömmlichen TherapeutIn-KlientIn-Beziehung durch die Natur als dritte Partei. Für sie ist die Natur hier eine aktive PartnerIn, eine Art Co-TherapeutIn. Dabei weisen sie nachdrücklich darauf hin, dass sich die Natur vollkommen der Kontrolle entzieht.

Heule (2007) setzt in ihrer therapeutischen Arbeit das „Setting" Wald ein. Sie hat in ihrer Arbeit „Therapie in und mit der Natur" die verschiedenen Ansätze

2 http://www.swellness.de/burnout/index.html?mainID=0.

wie Ökopsychologie, Ökotherapie, Santosfanos Therapiegarten, Naturtherapeutisches der Wildnisschule/Planoalto dargestellt.

In der Integrativen Therapie (IT) ist die Sicht auf die Natur sowohl in theoretischer als auch praktischer Sicht tief verwurzelt. Die anthropologischen und therapeutischen Grundpositionen sehen den Menschen als ein Körper-Seele-Geist-Wesen, als Leib-Subjekt im sozialen und ökologischen Kontext und Kontinuum (*Petzold, Orth, Orth-Petzold* 2009). In der „Ökologisation [wird] der Prozess der komplexen Beeinflussung und Prägung von Menschen/Humanprimaten durch die ökologischen Gegebenheiten […] im [Großraumkontext/ Habitat, z.B. Landschaft als Berg-, Wald-, Meer-, Wüstenregion mit Klima, Fauna, Flora,]" (ebd., 35) in den Blick genommen. Im *„erweiterten bio-psycho-sozialen Modell*" (ebd., 10ff.) der IT spielt „die Hinwendung zum anderen Menschen und der Welt des Lebendigen" (ebd., 11) eine wesentliche Rolle.

Die Verbindung von psychotherapeutischer Praxis und Natur wurde und wird von *Petzold* unter anderem bei der therapeutischen Methode des Laufens mit drogenabhängigen Jugendlichen und depressiven PatientInnen, in der „integrativen ‚green exercise therapy'" und in gärtnerischen Aktivitäten hergestellt (ebd., 30f.).

3 Das Meer aus medizinischer Sicht

Alles Leben kommt aus dem Meer und wer sich dem Meer öffnet, findet Anregung und Entspannung. Wer die Schätze des Meeres erschließt und zu nutzen weiß, dem liefert es Nahrung und Wohlbefinden.[3]

Die Heilkraft des Meeres ist schon seit langem bekannt und wurde bei körperlichen Erkrankungen genutzt. Bereits im antiken Griechenland kannte man sie. Neben *Hippokrates*, der um die „Schätze des Meeres" wusste und beispielsweise das warme Mittelmeerwasser zur Behandlung von Rheuma und Ischias einsetzte, versichert *Platon*: „Das Meer wäscht alle Beschwerden hinweg"[4].

Küstenbewohner kannten ebenfalls die heilende Kraft des Meeres, des Wassers, der Luft, aber auch der Algen und bestimmter Polypen. Der englische Arzt *Richard Russell* sammelte diese Erkenntnisse und veröffentlichte sie 1750 (*Michelet* 2006[5], 253f.). Er war überzeugt, dass Infektionskrankheiten und Erkrankungen der Lymphknoten durch Meerwasser therapiert werden konnten und das Meer aber auch bei Erschöpfungszuständen heilkräftig wirkte.

3 *Hippokrates* zitiert nach Deutscher Heilbäderverband e. V., Newsletter Ausgabe 05, März 2010, 7.

4 *Platon* zitiert nach Bäderverband Mecklenburg-Vorpommern e. V. http://www.baederverband.m- vp.de/1613/front_content.php?idart=76

5 Dieses Werk erschien unter dem Titel „De Tabe glandulari, seu de usu aquae marinae", 1750.

Mitte des 18. Jahrhunderts wurden die ersten Seebäder in Frankreich und Großbritannien gegründet (ebd.), um die salzhaltige Luft bei Erkrankungen der Atemwege zu nutzen.

Deutschlands ältestes Seebad, Heiligendamm, entstand 1793.[6]

Meeresluft, warmes und kaltes Meerwasser, Algen und Schlick, Bewegung im und am Wasser sind die Bestandteile der so genannten Thalasso-Therapie.[7] Indikationen sind vor allem Erkrankungen der Atemwege und des Bewegungsapparates, Hauterkrankungen, Rheuma und Erschöpfungszustände.

Das *Institut für Medizinische Klimatologie* hat bei Sylturlaubern in zwei Untersuchungen festgestellt, dass die körperliche Leistungsfähigkeit allein durch Spazierengehen am Strand verbessert wird (*Stick* o. J.). Interessanterweise wird den „psychologischen Einflüsse(n) eine dominierende Rolle" zugewiesen (ebd.). Es scheint klar zu sein, dass „das Meer, die breiten Sandstrände, Dünen, die Heide und das Watt" (ebd.) zu unserem Wohlergehen und zur Erholung beitragen. Die Untersuchungen beziehen sich daher ausschließlich auf „physische Zeichen einer Erholung." (Ebd.)

In einem Interview, das sich um die Thalasso-Therapie dreht, äußert sich die stellvertretende Kurdirektorin des Kaiserbades Usedom ähnlich. Sie spricht davon, dass auch das Meer „hilft, den Geist zu entschlacken"[8], dass es ganzheitlich wirke, führt aber nur Wirkungen auf den Organismus aus. Wie das Meer auch auf Geist und Seele heilsamen Einfluss nimmt, beschreibt sie aber nicht.

Die heilende Kraft der Landschaft Meer wurde auch in meinen Interviews bestätigt. Einige InterviewpartnerInnen berichteten davon, dass Besserung oder auch Heilung bei Asthma (4), Schuppenflechte (6), Rötungen der Haut (8) und bei Nebenhöhlenproblemen (9) eintrat.

4 DAS Meer?

Ich beschreibe in dieser Arbeit hauptsächlich die Perspektive von der Küste aus, möchte aber, bevor ich im folgenden Kapitel ausführlich auf die Elemente Wasser und Luft sowie die weiteren charakteristischen Heilfaktoren Wolken und Weite eingehe, an dieser Stelle vorab auch kurz auf die anderen Perspektiven und die Vielfalt der Landschaft Meer eingehen.

---

6 http://de.wikipedia.org/wiki/Heiligendamm

7 Der Begriff „Thalasso-Therapie" wurde 1867 von *La Bonnadière*, einem Arzt aus Arcachon, geprägt. Thalasso- Therapie hat seinen Ursprung im griechischen „thalassa" = das Meer und „therapeia" = die Pflege.
Bonnadière erkannte die wohltuende Wirkung des Meerwassers auf den Menschen. http://www.thalasso- verband.de/index.php?idcat=12

8 Deutscher Heilbäderverband e. V., Newsletter Ausgabe 05, März 2010, 7.

Während des Schreibens stellte sich mir die Frage: Gibt es überhaupt DIE Landschaft Meer? Denn sie zeigt sich in den vielfältigsten Ausprägungen, denen ihre je ganz eigenen Qualitäten innewohnen.

Meere und Ozeane bilden die größten „Land"schaften. Rund 71% der Erde sind mit Wasser bedeckt (*Schätzing* 2006). Nicht umsonst sprechen wir von der Erde als dem blauen Planeten.

Wenn ich mir diese Dimensionen vorstelle, dann fallen mir Worte wie unermesslich, grenzenlos, gewaltig, gigantisch, majestätisch, grandios, unvorstellbar, unbeschreiblich, geheimnisvoll oder riesig ein. Worte, die ich sonst kaum nutze, aber in der Beschreibung der Landschaft Meer sehr passend sind.

Vor allem, wenn ich an die Perspektive „mitten" auf dem Meer, weitab von Küsten, denke. Dann kann sie eine gigantische, unendlich erscheinende Wasserfläche sein, auf der hauptsächlich Wellen zu sehen sind, die von normalem Seegang bis hin zu 30 Meter hohen Freakwaves (ebd.) reichen können. Diese gewaltigen Wasserflächen dienen unter anderem als Transportwege für Menschen und Güter.

Unter dem Sichtbaren befinden sich weitere Landschaften. Hier gibt es Tiefen, die zwischen hundert Metern und bis zu elf Kilometer reichen, die an der Oberfläche lichtdurchflutet sind oder in vollkommener Dunkelheit liegen. Wir wissen nur wenig über diese geheimnisvollen Tiefen und das Leben in ihnen (ebd., 366f.).[9]

Das Meer ist geheimnisvoll, tiefgründig, die Quelle allen Lebens und „vielleicht das größte Sinnbild für Geburt und Schöpfung" (*Kreszmeier* 2008, 133). Es ist auch ein Ort der Sehnsucht, des Aufbruchs und des Weges hin zur Entdeckung einer „Neuen Welt".

Wenn ich in dieser Arbeit von der Landschaft Meer spreche bzw. dem Meer, meine ich den Aufenthalt an der Küste, den Blick auf das Wasser gerichtet oder an der Wasserkante entlanggehend oder im Meer schwimmend.

Denke ich ans Meer, kommt mir als erstes die Nordsee mit dem Wattenmeer in den Sinn. Hier machen sich die Gezeiten besonders stark bemerkbar. Bei Ebbe läuft das Wasser vollständig ab und das Watt wird sichtbar. Es kann enttäuschend sein, wenn das Meer „weg" ist. Doch für mich ist es sehr erholsam, barfuß durchs Watt zu gehen, es unter meinen Füßen zu spüren. Es gibt hier Salzwiesen und Sandstrände mit Strandkörben. Das Wetter ist eher wechselhaft, die Wassertemperaturen laden nur im Sommer zum Baden ein. Das Wasser ist sehr flach und es dauert, bis man eine gewisse Tiefe zum Schwimmen erreicht hat. Oft weht ein frischer, kühler Wind. Hier habe ich auch die Interviews geführt.

9 Weil bis vor kurzem nur 0,0000016 Prozent des gesamten Meeresbodens erforscht waren, wurde im Jahr 2000 das Programm des „Census of Marine Life" ins Leben gerufen, das das Leben in den Meeren und Ozeanen innerhalb der letzten 10 Jahre erforschte. http://www.coml.org/.

Ich erinnere mich aber auch an einen Sommerurlaub an der französischen Mittelmeerküste. Die Wassertemperaturen waren höher, das Klima milder, das Meer „sanfter“ als die Nordsee.

Es gibt typische Merkmale und vielfältige Ausgestaltungen. Ich möchte Sie bitten: schließen Sie Ihre Augen und stellen Sie sich vor, wie Sie das stete Rauschen des Wassers hören, salzige Luft riechen, Wind auf Ihrer Haut und in den Haaren wahrnehmen und wie Sie vielleicht auch Möwen kreischen hören, Tang oder Pinienduft riechen. Stellen Sie sich nun die fortwährende Bewegung des grünen oder blauen Wassers vor, das Hin und Her der Wellen, die hochrollen, niederfallen und sich in weißer Gischt am Ufer ergießen. Sehen Sie „Ihr“ Meer. Eine Küste, die durch den Golfstrom erwärmt wird und eine üppige Vegetation aufweist oder sanfte Wellen an einem tropischen, weißen Sandstrand mit glasklarem, durchsichtigem Wasser, von Palmen gesäumt oder den wilden Atlantik oder einen schwarzen Strand, entstanden durch vulkanische Aktivitäten. Vielleicht sehen Sie auch eine Steilküste, an der sich das Wasser donnernd bricht. Zu diesen vielgestaltigen Erscheinungsformen gehören sanfte, wilde, raue Qualitäten, die entsprechende Resonanzen hervorrufen können.

Ich beschäftige mich im Rahmen dieser Arbeit mit der heilenden Kraft des Meeres. Doch es birgt auch eine unvorstellbare Kraft in sich, es ist eine Naturgewalt, die in keiner Weise kontrollierbar ist und durch Sturmfluten, Tsunamis oder Freakwaves sehr zerstörerisch sein kann. Ein Interviewpartner wies darauf hin, dass „das Meer auch bedrohlich sein kann“ (16). Eine Interviewpartnerin nannte ihr Wissen um die Gefährlichkeit einen „Erfahrungsschatz“ (20).

Auf jeden Fall übt das Meer auf viele Menschen eine große Anziehung aus. Freunde und Bekannte, denen ich von dieser Arbeit erzählte, sind begeistert von ihm. Reisen an das oder auf[10] dem Meer erfreuen sich größter Beliebtheit. Wieso Menschen leuchtende Augen bekommen, wenn sie vom Meer erzählen, wieso sie sich so wohlfühlen, erläutere ich im folgenden Kapitel.

5 Die Landschaft Meer und ihre Heilfaktoren

Jede Landschaft hat ihre eigene Beschaffenheit, ihre ganz eigenen Ausprägungen und Atmosphären. Der Mensch ist in Ko-respondenz mit seiner Umgebung, sie wirkt auf ihn, beeinflusst ihn und ruft Resonanzen hervor. Aus rein physiologischer Sicht sei darauf verwiesen, dass der Körper zu ca. 70% aus Wasser besteht. Zudem findet der Rhythmus des Meeres weitere Entsprechungen im Leib. Wir leben rhythmisch, sind durch den Atem, das Ein- und Ausatmen, mit dem Leben verbunden, ebenso durch den Herzschlag, der das Blut durch den

10 Kreuzfahrtreisen erleben einen Boom. Es werden immer größere, luxuriösere Kreuzfahrtschiffe gebaut. Doch es stellt sich die Frage, ob die Reisenden bei den Programm- und Unterhaltungsangeboten überhaupt noch Zeit finden, einen Blick auf's Meer zu werfen, geschweige denn, diese Landschaft in ihrer vollen Kraft und Schönheit wahrzunehmen.

Körper pumpt. Ein weiterer Rhythmus findet sich in den tiefen Körperflüssigkeiten, dem Liquor. Darüber hinaus kann das Meer an vorgeburtliches Sein im Fruchtwasser des Mutterleibs erinnern.

Im urbanen Leben, in dem sich die meisten Menschen befinden, sehen, hören und riechen wir, doch das, was wir sehen, hören und riechen, hat oft malignen Charakter. Wir halten uns hauptsächlich in Räumen auf, die häufig von künstlichem Licht beleuchtet werden, in denen die Luft verbraucht und von Schadstoffen durchsetzt ist. An der so genannten „frischen Luft" atmen wir die Abgase des Autoverkehrs ein. Als Geräuschkulisse vernehmen wir Tag und Nacht den Autoverkehr, am Arbeitsplatz hören wir Maschinen oder Drucker rattern, Computer rauschen und in der Öffentlichkeit kommt noch das allgegenwärtige Handygebimmel dazu. Wenn wir uns draußen aufhalten, sehen wir Autos, Asphalt und Häusermeere. Einen freien Blick gibt es selten. Vorherrschend sind gerade Linien und rechteckige Formen. Die Farbpalette ist sehr eingeschränkt (*Rand* 1998) und wird von Grau dominiert. Sinnliches Erleben ist verkümmert, der perzeptive Leib eingeschränkt.

Nicht nur „die Entfremdung vom Leib" (*Petzold, Schuch* 1991, 423f.) und von „der Natur" (ebd.), sondern auch „die Entfremdung von der Zwischen-Leiblichkeit, d.h. vom Mitmenschen" (ebd.), wächst. Nutzen wir das Internet und die so genannten sozialen Netzwerke wie Facebook, Twitter oder Internet-Foren, haben wir Zugriff auf gewaltige Datenmengen jeder Art und per Mausklick zig „Freunde". Kontakte und Beziehungen, wenn sie denn diesen Namen verdienen, spielen sich dann im virtuellen Raum ab. Reale Begegnungen mit wirklichen Menschen werden immer seltener. Die „multiple Entfremdung" (ebd.) schreitet voran.

Der Unterschied zwischen unserem urbanen, technisierten Leben und einem Aufenthalt am Meer könnte größer nicht sein. Der Leib als totales Sinnesorgan (*Petzold* 1993a) wird mit allen Sinnen gespürt. Die Landschaft Meer evoziert ein polyästhestisches Erleben und beschert uns ein ausgesprochen sinnliches Vergnügen.

Allein mit nacktem Füßen an der Wasserkante entlang zu gehen, beinhaltet die verschiedensten Qualitäten: Die nackten Füße von Schlick, Watt, Sand, Kieseln massieren oder vom Wasser umspülen zu lassen. Den Wechsel zwischen der Berührung von Wasser und Erde und den zwischen Wärme und Kälte. Den unmittelbaren Kontakt mit der Erde, der nicht nur gespürt, sondern auch gesehen werden kann, als Vergewisserung unseres Hierseins. Wir hinterlassen mit unseren Füßen sichtbare Abdrücke, so flüchtig sie auch sein mögen.

Durch Wind, Wasser, Wolken und Weite treffen die unterschiedlichsten Qualitäten aufeinander, die in ihrem Zusammenspiel erleichternd, wohltuend, stärkend, erfrischend, anregend und auch beruhigend auf uns wirken.[11] Diese heilsamen Wirkungen spiegeln sich auch in den Interviews wider:

---

11 Vgl. auch *Schmid-Höhne* 2006.

„Für mich ist es belebend, am Meer zu sein. Ruhe kehrt ein und ich lasse den Alltag und Stress hinter mir." (3) „Erst spüre ich ein völliges Ruhigwerden, dann ganz viel Aktivität mit Gelassenheit." (5) „Es ist, als ob etwas abfällt, mir wird leichter." (18) „Das Meer gibt mir Energie." (15)

Im Folgenden zeige ich auf, wie Wind, Wasser, Wolken und Weite als die wichtigsten und in ihrer speziellen Ausprägung unverwechselbare Merkmale der Landschaft Meer und Küste über unsere Sinne heilsam auf Körper, Seele, Geist, auf den Leib, wirken.

5.1 Wind – „Ich fühle mich richtig durchgepustet“ (23)

Wind ist, ebenso wie das Rauschen des Meeres, für viele Menschen ein unverwechselbares Merkmal der Landschaft Meer. Selten gibt es Windstille. Es wehen sanfte Winde, aber oft weht hier auch eine „steife Brise“.

Einige Interviewpartnerinnen sprechen davon, wie wohltuend sie es empfinden, sich am Meer „richtig durchpusten“ zu lassen. Es scheint, als sei der Körper durchlässig, wehe der Wind durch ihn hindurch und „lüfte“ ihn gleichsam. So wie bei weit geöffneten Fenstern beim Lüften eines Zimmers frische Luft in den Raum gelangt, erfährt auch der Körper Frische.

Der Wind „lüftet“ ebenso den Geist, „er weht die Gedanken weg“ (22), „er weht sie aus dem Kopf“ (3). Das fanden beide Interviewpartnerinnen sehr angenehm. Für letztere bedeutet dies auch, eine Distanz zum Alltäglichen und dem damit verbundenen vielfältigen geistigen Anforderungen zu schaffen. Es bedeutet, den Kopf freizubekommen und ihn zu entlasten. Wichtig ist hierbei auch der Aspekt der Erleichterung.

Neben den Gedanken „pustet der Wind auch die Anstrengung weg“ (22). Diese Interviewpartnerin berichtet, dass sie ans Meer fahre, wenn es ihr „nicht so gut gehe“. Damit nutzt sie Meer und Wind, um „durchatmen zu können und sich leichter zu fühlen“. Wieder taucht die Entlastung auf.

In der Natur sind wir im unmittelbaren Kontakt mit den Elementen Luft/Wind, Wasser/Regen, Feuer/Sonne und Erde/Boden. In der Stadt werden sie eher als störend empfunden und es wird Schutz vor ihnen gesucht. In der Natur nehmen wir sie sinnlich wahr, spüren sie im wahrsten Sinne des Wortes mit Haut und Haar. Wind wird nicht nur auf der Haut gespürt und im Spiel mit den Haaren, wir hören ihn, je nach Stärke bewegt er uns auch und wir können uns von ihm bewegen lassen.

Gegenwind bietet einen Widerstand. Er übt Druck auf den Körper aus, der aber oft auch als angenehm empfunden wird. Eine Interviewpartnerin sieht darin die Möglichkeit, ihre Grenzen auszutesten und sich den Winden auszuliefern. Wir setzen unsere Kraft ein, um dem Wind zu begegnen, durch ihn „hindurchzukommen“. Es ist wie ein Kräftemessen mit der Natur, bei dem wir eine angenehme Art der Anstrengung erleben.

Bei einem Urlaub auf Norderney habe ich ebenfalls diese Erfahrung gemacht. An einem sehr stürmischen Tag ging ich am Strand entlang und musste meine ganze Kraft einsetzen, um vorwärtszukommen. Ich stemmte mich regelrecht gegen den Wind. Es war, als wenn ich auf ein festes Hindernis treffen würde, das ich vor mir herschieben musste, um weiterzukommen. Auf dem Rückweg spürte ich den Wind als eine treibende Kraft, die mich mit Leichtigkeit vor sich her schob und meinen Schritt beschleunigte. An einer Stelle blieb ich stehen und lehnte mich mit ausgebreiteten Armen gegen den Wind. Zunächst traute ich nicht seiner Kraft, aber schließlich „ließ ich los", als wenn ich mich gegen eine Mauer lehnen würde. Diese Erfahrung hat mich nachhaltig beeindruckt und sie ist fest in meinem memorativen Leib verankert. Ich verspürte Freude, Vertrauen und ein Entzücken über die unsichtbare Kraft, die mich hielt.

Wir sehen den Wind auch in der Geschwindigkeit der Wolkenbewegungen und der Höhe der Wellen. Am Meer bewirkt er, dass sich das Wetter bei bedecktem Himmel und Regen oft schnell wieder aufklart. So ist es möglich, innerhalb kürzester Zeit den Wechsel von dunkel zu hell zu erleben. Eine Interviewpartnerin, die während einer Exkursion in Schweden war, berichtet, wie sie an einem Tag mit sehr schlechtem Wetter trotzdem hinauf auf die Steilklippe kraxelte, um noch Proben zu nehmen. „Ich war sehr froh, trotz Nebelbank und Regens hoch auf die Felsen geklettert zu sein. Ich sah und hörte die Papageientaucher. Und dann wehte der Wind alles weg, es war, als wenn Gott den Vorhang aufgezogen hätte, es war sehr erhellend, sehr erhebend, spirituell." (18) Der Licht- und Wetterwechsel, hervorgerufen durch den Wind, erhellt nicht nur die Landschaft, er löst als äußere Stimulierung eine Resonanz aus. Der Lichtwechsel spricht mehr als den Sehsinn an, hier erschließt sich ein tieferer, ein spiritueller Sinn.

5.2 Wasser – „Ich mag besonders gern den Moment, wenn es ins Wasser geht" (14)

Das Element Wasser ist durchlässig und tragend zugleich. Es ist in ständiger Bewegung, bewegt sich in einem unaufhörlichen Rhythmus hin und her, kann uns bewegen. Wir vernehmen sein Rauschen. Es ist äußerst lebendig. Der Zustand des Wassers variiert von glatt bis schwerer hoher See mit gewaltigem Seegang, es zeigt sich von glasklar bis undurchsichtig. Auch wenn wir auf der Wasseroberfläche keine sichtbare Bewegung wahrnehmen, was eher selten vorkommt, ist das Meereswasser durch Strömungen ständig in Bewegung (*Schätzing* 2006).

Thomas Mann hat die verschiedenen Beschaffenheiten des Meeres in den *Buddenbrooks* sehr anschaulich beschrieben:

Es gab Tage, an denen der Nordostwind die Bucht mit schwarzgrüner Flut überfüllte, welche den Strand mit Tang, Muscheln und Quallen bedeckte und die Pavillons bedrohte. Dann war die trübe zerwühlte See weit und breit mit Schaum bedeckt. Große, starke Wogen wälzten sich mit einer unerbittlichen und furchteinflößenden Ruhe heran, neigten sich majestätisch, indem sie eine dunkelgrüne, metallblanke Rundung bildeten, und stürzten tosend, krachend, zischend, donnernd über den Sand... Es gab mehrere Tage, an denen der Westwind die See zurücktrieb, daß der zierlich gewellte Grund weit hinaus freilag und überall nackte Sandbänke sichtbar waren, während der Regen in Strömen herniederging; Himmel, Erde und Wasser ineinander verschwammen und der Stoßwind in den Regen fuhr und ihn gegen die Fensterscheiben trieb [...]
... Und wieder kamen andere Tage, träumerische blaue, ganz windstille und brütend warme, an denen die blauen Fliegen summend in der Sonne über dem Leuchtenfeld standen und die See stumm und spiegelnd, ohne Hauch und Regung lag. (*Mann* 1977, 432f.)

Das Meereswasser verfügt über viele Eigenschaften und Qualitäten, die unsere Sinne ansprechen, uns Freude bereiten und die wir bei unterschiedlichen Aktivitäten erfahren können.

Als erstes ist natürlich das Schwimmen zu nennen. Im Meer zu schwimmen ist einzigartig. Das Wasser bewegt uns und hüllt uns mit seiner besonderen salzhaltigen Beschaffenheit ein, die wir auf der Haut spüren. „Ich mag das Salz auf meiner Haut“ (6), „Ich liebe das Prickeln auf der Haut, wenn ich ins kalte Wasser tauche“ (21), das „Schwimmen im Meer ist aufregend und schön“ (18), „am schönsten ist es, wenn man auch baden kann“ (23).

Beim Schwimmen können wir tief eintauchen, uns vom Wasser tragen oder von den Wellen bewegen lassen. „Im Wasser sein war wie ein sanftes Wiegen.“ (18)

Auch hier gibt es eine „wildere“ Qualität, die über den Moment hinaus wirkt: Für mich gehört es zu meinen eindrücklichsten Erinnerungen, ins Meer zu laufen, mich in die Wellen zu werfen, von ihnen hochgehoben und wieder an den Strand gewirbelt zu werden. Abends, wenn ich schon längst zur Ruhe gekommen war, konnte ich die Wellenbewegungen noch leiblich spüren.

Diese wildere Qualität des Wassers bedeutet für eine Interviewpartnerin

die Urgewalt des Meeres (des Atlantiks) zu spüren. Die Wellen, die Gewalt, wie sie schäumen, spritzen, man wird herumgeschleudert. Kaum hat man Boden unter den Füßen, kommt die nächste Welle, die einen umhaut. Es ist, als wenn das Meer dich haben will. Diese Urgewalt ist das Tollste, es ist das immer Wiederkehrende, wie das Leben. (24)

Im Wasser zu sein ist erfrischend und belebend. Dies wird auch in einem Beitrag bei *Schmid- Höhne* (2006, 54) deutlich:

Das Schwimmen in den hohen Wellen, in der Brandung, die Vitalität, die der perlende Sauerstoff zu geben scheint, wie die Welle Dich hebt und senkt, durchwalkt, erdrückt, vernudelt, freigibt, die Freude, die Angst, die Energie.

Nicht nur Haut- und vestibulärer Sinn werden belebt, sondern auch der visuelle. Wir sehen die rhythmische Bewegung der Wellen. Der Blick kann frei umherschweifen und auch der Geist kann sich entspannen. Nichts beansprucht seine Aufmerksamkeit. Die scheinbar unendliche Wasserfläche, die am Horizont häufig eins mit dem Himmel wird, steht für sich selbst, ist mit nichts vergleichbar.[12]

Dazu kommen die Farben, die die Landschaft bietet. Die Farben des Wassers sind, je nach Region, blau, grün oder türkis. *Hellpach* (1939, 219) schreibt Blau und Grün eine beruhigende Wirkung zu. Blau gehört zu den favorisierten Farben vieler Menschen (*Tenzer* 2007). Für sie „symbolisiert Blau vor allem Sympathie, Harmonie, Freundlichkeit und Freundschaft." (Ebd., 31) Türkis fördert „Wachheit, Bewusstheit und Offenheit" und kann „harmonisieren und die Psyche stabilisieren." (Ebd., 35)

„Wo Grün ist, ist Leben." (*Petzold, Orth, Orth-Petzold* 2009, 41) *Hildegard von Bingen* hat in ihrer Lehre in diesem Zusammenhang der „viriditas" (ebd.), der „Grünkraft" (ebd.), einen großen Stellenwert zugemessen. „[...] viriditas bedeutet ja nicht nur das ‚Grün', sondern auch ‚Jugendfrische, Rüstigkeit, Vitalität'" (ebd.). *Petzold* hat „bei der Bewegungsarbeit und Lauftherapie im Freien mit PatientInnen [...] die ‚Grünwirkung' immer wieder feststellen können." (Ebd.)

Das Wasser erscheint, je nach Tageszeit und Lichtverhältnissen, aber auch in anderen Farben. „Nach einer langen Anfahrt kam ich abends nach Warnemünde, das Wasser war wie flüssiges Gold." (18) Durch die Sonne nehmen wir Reflexe auf dem Wasser wahr, die „Blicke schweifen über die glitzernde Fläche" (19).

Auch das akustische Erleben wird stimuliert, mit dem steten Meeresrauschen, das von einem sachten Plätschern bis zu einer donnernden Brandung reichen kann und das vielen meiner Interviewpartnerinnen als erstes einfiel, wenn sie ans Meer denken. Es ist „ein wohltuendes Geräusch" (19) und wird als „Ruhe" empfunden, „auch wenn die Wellen laut sind" (22).

Wie *Hellpach* (1939, 229) konstatiert, haben diese „klanglichen Erlebnisse" eine beruhigende Wirkung:

> Die Eintönigkeit rauschenden Wassers vermag uns in eine Art Dämmerzustand einzuwiegen, man kann dieses Hindösen am Seestrande [...] schon zu den ‚Hypnoiden' rechnen, es geht bis zu einer Art (leichtester) Lähmung der aktiven Spannungsfunktionen von Seele und Leib.

Wie gezeigt, wirkt das Meer wie ein Schlüssel auf den perzeptiven Leib. Die akustischen, visuellen, vestibulären Stimulierungen erschließen die Wahrnehmung. Je nachdem, ob wir uns im oder am Wasser befinden, können wir verschiedenste Qualitäten erleben.

---

12 Vgl. auch *Hellpach* 1939.

Im Wasser sind es die der Frische, der Energie, der Freude und der Sanftheit. Wir können uns tragen lassen und frei bewegen. Wir können uns aber auch diesem Element, wie dem Wind, ausliefern, uns bewegen lassen und dabei die ihm innewohnende Kraft spüren.

Darüber hinaus hat das Im-Wasser-Sein eine reinigende Qualität. So wie der Wind Geist und Körper „lüftet", wäscht das Wasser im konkreten Sinn Schweiß und Staub von uns und im übertragenen Anstrengung und Erschöpfung.

Am Wasser werden durch die Wirkung der Farben, Formen und Geräusche die Qualitäten Ruhe, Beruhigung und Entspannung, aber auch der Freude und Heiterkeit[13] spürbar.

In diesem Zusammenhang ist noch ein weiterer Aspekt von Bedeutung. Durch unser Leben, das von einer Flut von Informationen, Regeln, Kausalitäten geprägt ist, wird mehr unsere linke Gehirnhälfte in Anspruch genommen. Unter anderem denkt sie analytisch, zählt, teilt, zergliedert und ist logisch. Doch wir können weder Sand, Wellen noch Wolken zählen. Die Landschaft Meer bietet einen starken Kontrast und spricht mehr die rechte Hemisphäre an, die unter anderem bildhaft denkt, das Ganze begreift und emotionale Seiten des Denkens registriert. Darüber hinaus stehen qualitative und nicht quantifizierbare Aspekte im Vordergrund. Wir können die Landschaft Meer in ihrer Gesamtheit wahrnehmen.[14] Die linke Hemisphäre, die meistens die Hauptrolle spielt, kann zurücktreten und der rechten den Vortritt lassen. Auf diesen Aspekt gehe ich im nächsten Abschnitt ein, in dem ich die Wolken als Bestandteil der Landschaft Meer genauer betrachte.

5.3 Wolken – „Wolken regen meine Phantasie an" (19)

Die Integration aller Potentiale des Menschen ist heilsam. So auch eine Stärkung der rechten Hemisphäre, die in der Regel zu kurz kommt, zu wenig angesprochen wird. Anzustreben ist natürlich ein fruchtbares Zusammenwirken beider Gehirnhälften. Die Betrachtung der Wolken kann dies fördern, indem sie die rechte Hemisphäre anspricht, deren Stärke in der „Auseinandersetzung mit dem Unbekannten, [...] dem Mehrdeutigen" liegt (*Rico* 1993, 71). Ebenso wie Wasser haben Wolken keine feste Form. Sie sind flüchtig, lösen sich auf, entstehen neu, vergehen, existieren nur im Augenblick, zeigen einen ständigen Wechsel ihrer Form und sind teilweise doch abgeschlossene bildhafte Elemente, anders als die Wellen, die nur in ihrer Gesamtheit wahrgenommen werden können. Die Betrachtung der Wolken regt unsere Phantasie an und wir können diesen sich ständig wandelnden Gebilden jede gewünschte Bedeutung verleihen, denn die Wolkenbildung folgt keiner Ordnung. Bei Ernst Bloch heißt es: „Die Wolke ist

13 Vgl. auch *Petzold, Orth, Petzold-Ort*h 2009.
14 Vgl. auch *Rico* 1993.

dem märchenhaften Blick nicht nur Burg oder Eisgebirge, sie ist auch eine Insel im Himmelsmeer oder ein Schiff [...]"[15]

Wolken tauchen beispielsweise als kleine weiße Schäfchenwolken auf oder können eine eigene Landschaft über dem Meer bilden. Dabei erschafft die Wolkenbildung Atmosphären, von luftiger Leichtigkeit bis verdunkelnder Schwere. Wolken sind, wie das Wasser, meistens in Bewegung. Über dem Meer ‚steht' oder ‚hängt' nur selten, im Gegensatz zum Binnenland, eine Wolkendecke. Wir befinden uns zwischen zwei sich bewegenden Landschaften. Hier die rhythmische Bewegung des Wassers, dort oben die vom Wind bewegten Wolken, die sich auch im Wasser spiegeln können. Auch die Verben, die wir für die Bewegung der Wolken nutzen, machen dies deutlich. Sie ziehen, schweben, jagen, treiben, fliegen, segeln schwerelos dahin. Ebenso wie Wasser bieten Wolken dem Blick keinen Fixpunkt. Er kann frei über sie schweifen. Und durch die nahezu ständige Bewegung von Luft und Wasser weist die Landschaft Meer eine große Dynamik auf.

Wolken rufen einen Wechsel von hell und dunkel hervor. Die wechselnden Lichtverhältnisse schaffen, ebenso wie die Bewegung, eine Verlebendigung der Natur. Schatten schaffen Hell- und Dunkeleffekte, die sich auch im Wasser und auf dem Strand zeigen. Im übertragenen Sinne versinnbildlichen die verschiedenen Helligkeiten unsere wechselnden Gefühle, sind „Seelenlandschaften", wie es in *Gottfried Kellers* Gedicht „Trübes Wetter" zum Ausdruck kommt:

Es ist ein stiller Regentag,
So weich, so ernst, und doch so klar,
Wo durch den Dämmer brechen mag
Die Sonne weiß undsonderbar.

Ein wunderliches Zwielicht spielt
Beschaulich über Berg und Tal;
Natur, halb warm und halb verkühlt,
Sie lächelt noch und weint zumal.

Die Hoffnung, das Verlorensein
Sind gleicher Stärke in mir wach;
Die Lebenslust, die Todespein,
Sie ziehn auf meinem Herzen Schach.

Ich aber, mein bewußtes Ich,
Beschau' das Spiel in stiller Ruh',
Und meine Seele rüstet sich
Zum Kampfe mit dem Schicksal zu.[16]

15 *Ernst Bloch*, zitiert nach Freunde der Nationalgalerie. http://www.freunde-der- nationalgalerie.de/de/projekte/ausstellungen/2004/wolkenbilder.html

16 *Keller* zitiert nach „Der ewige Brunnen" (1980), 340.

In der Betrachtung der Wolken können auch die Qualitäten der Leichtigkeit und Freiheit zum Tragen kommen. So wie die Weite die Qualität der Freiheit[17] beinhaltet, können dies auch die Wolken. Die Gedanken können sich mit ihnen verbinden, sich „mitnehmen" lassen, wie es bei *Christian Morgenstern* in „An die Wolken" heißt: „[...]Und Eure Größe und Freiheit erlöste mich immer, und ich dachte mit euch über Länder und Meere hinweg [...]" (*Morgenstern* 1988, 272f.).

Der Blick auf Wolken lenkt ihn auf den Himmel. Hier erleben wir Unendlichkeit. Wolken können zwar den Blick auf den Himmel versperren, ihm Grenzen setzen, in ihrer Flüchtigkeit jedoch nur für kurze Zeit. Denn diese Grenzen verschieben sich unaufhörlich, sind wandelbar.

Wolken erscheinen als Textur des Himmels und schaffen damit eine Verbindung zum Himmel. *Rose Ausländer* nennt sie „Himmelsschrift" (*Ausländer* 2000, 69), *Christian Morgenstern* (1988, 272f.) die „ewigen Gedanken des Himmels." Diese „Himmelsschrift" hat natürlich auch eine religiöse und spirituelle Bedeutung, als Ort der Erlösung, als Ort, wo Gott zu finden ist, „Vater unser, der du bist im Himmel [...]".

5.4 Weite – „Es tut mir gut, in die Weite zu blicken, weil da nichts ist" (12)

Die Weite ist den meisten meiner InterviewpartnerInnen als Erstes eingefallen, wenn sie an das Meer denken. Die Weite wurde auch von vielen genannt, als es um die Frage ging, was sie am Meer mögen.

Wir sehen den unbegrenzten, scheinbar endlosen Horizont. Nur das Meer mit seinen Wellen und der Himmel mit seinen Wolken, die keine feste Form aufweisen und sich bewegen, sind zu sehen. Nichts schränkt den Blick ein, er kann frei umherschweifen. Im Gegensatz zum alltäglichen Leben, in dem er ständig von den verschiedensten Dingen gefangen genommen wird, die eine Aufforderung an den Geist darstellen, sie zu beachten, zu erklären, sich mit ihnen auseinanderzusetzen. Diese Einflüsse der Außenwelt entsprechen oft nicht dem eigenen inneren Erleben. Oder sie treten an Stelle des eigenen Erlebens und Denkens.

Die Weite kann dem Geist ermöglichen, sich ‚auszuruhen', still zu werden und sich auf die eigenen Gedanken zu besinnen. Weil wir in Resonanz mit der Landschaft sind, ermöglicht sie auch, dass sich unser Geist weitet und Raum schafft. Für eine Interviewpartnerin (20) ist die Weite entscheidend, um ihre Kreativität anzuregen. Ihr kommen neue Ideen, Bilder und Projekte in den Sinn, die sie angehen kann. Für eine andere Interviewpartnerin ist sie „Quelle der Inspiration" (22). Neues kann sich entfalten und wachsen. Dies bedeutet auch eine Freiheit der Gedanken.

---

17 Vgl. auch das nächste Kapitel.

Freiheit wird außerdem ganz real empfunden. Oft reicht der Blick nicht weiter als bis zur nächsten, wenige Meter entfernten Hauswand. Der Überblick fehlt. In diesem Zusammenhang bedeutet die Weite ebenso „Freiheit. In der Weite fühle ich mich nicht eingesperrt." (6) In der IT wird in den therapeutischen „*Green Exercises*" (*Petzold, Orth, Petzold-Orth* 2009, 38) die „Intensivierung des Freiheitsgefühls, denn das Moment des Erlebens von Freiheit in der Natur ist bis heute ein Hochgefühl des Menschen" (ebd.), aufgenommen.

Weite kann noch mehr Erkenntnisse und Resonanzen hervorrufen. Durch die modernen Kommunikationstechnologien und Transportmittel ist es uns möglich, beispielsweise Nachrichten in kürzester Zeit von einem Ort der Erde zum anderen zu schicken oder innerhalb weniger Stunden große Distanzen zurückzulegen. Die Erde schrumpft sozusagen. Die Weite der Landschaft Meer, die scheinbare Unendlichkeit, zeigt uns einen Ausschnitt unseres Planeten und kann einen Eindruck seiner Ausdehnung vermitteln. So sagte eine Interviewpartnerin, sie habe durch die Weite ein „Bewusstsein dafür bekommen, wie groß die Erde ist" (14).

Nicht nur die räumliche Ausdehnung, das Außen, wird uns gewahr. Sie kann uns auch ein Gefühl für die eigene, innere Größe und Weite vermitteln. Eine Interviewpartnerin sprach dabei von einer „Seelenverwandtschaft mit der Weite" (5), eine andere davon, dass der Blick in die Weite, „ein Gefühl der Größe macht" (11).

Demgegenüber kann die enorme Ausdehnung auf der anderen Seite aber auch zeigen: „Mensch, was bin ich klein" (22). Diese Erkenntnis fand die Interviewpartnerin aber positiv. Für sie bedeutete sie einen realistischen Blick auf sich, das Annehmen ihrer Selbst. Ein anderer Interviewpartner drückte dies als „Demut" (16) aus. So kann die Weite auch eine Bewusstseinserweiterung bewirken.

Das Erleben der Weite kann dazu beitragen, Wichtiges von Unwichtigem zu unterscheiden. In Anbetracht der Weite können Schwierigkeiten oder gar schwere Krisen ihr Gewicht verlieren. „Und angesichts seiner Größe und Weite lässt das Meer die eigenen Probleme etwas kleiner werden" (*Schmid-Höhne* 2006, 57). Besonders berührt hat mich in diesem Zusammenhang der Beitrag einer jungen Frau, die über einen langen Zeitraum hinweg immer wieder daran dachte, Suizid zu begehen:

> Ich spüre, wie mir eine Last von den Schultern geht, wie die Gedanken zur Ruhe kommen. Schwere Gedanken wirken nicht mehr so schwer. Als ich nicht mehr leben wollte, stand ich am Meer und fragte mich, ob ich reingehe oder bleiben soll. Angesichts des Meeres und seiner Weite hat sich Vieles relativiert und ich konnte bleiben. (17)

Durch jegliche fehlende Ablenkung ist es möglich, sich mit uns selbst auseinanderzusetzen, es kann eine „Konfrontation mit dem Innenleben sein. Was denk' ich gerade, was fühl' ich gerade. Es geht für mich um eine Befriedung, um eine ausgleichende Wirkung." (23)

5.5 Zusammenfassung – „Menschen verspüren Liebe zum Meer“ (5)

Wie gezeigt, wirkt die Landschaft Meer durch Wasser, Wind, Wolken und Weite ausgesprochen heilsam auf uns, denn sie wirkt auf unseren gesamten Leib, indem sie unsere Sinne belebt. Sie ermöglicht, uns mit uns selbst und mit der uns umgebenden Natur zu verbinden. Wir können Entspannung, Ruhe, Frische und Freiheit erleben. Sie hilft uns, wieder eine Balance herzustellen, es ist ein Ort, an dem sich Menschen „pudelwohl fühlen“ (6) können, oft „Freude, Glück, Gelassenheit“ (15), „Frieden“ (18), „Ehrfurcht vor dieser massiven Kraft, Liebe zur Erde und Verbundenheit“ (20) „Zufriedenheit“ (23) fühlen.

Alle, bis auf eine Interviewpartnerin, stimmten darin überein, dass das Meer vollkommen ausreichend ist, und wir keiner Ablenkung oder Zerstreuung bedürfen. „Ich bringe mir immer einen Stapel Bücher mit, lese sie aber nicht.“ (4) „Mir tut es gut, einfach nur hier zu sein“ (9), „einfach da zu sein“ (17). Am Meer können wir einfach nur sein. Hier zu sein, ist etwas ganz Selbstverständliches, wir fühlen uns nicht entfremdet[18], vielmehr ist es wie „nach Hause kommen“ (18), wie „zu Hause sein“ (5).[19]

6 Assoziativer Schluss – „Wer vermag das Meer zu überreden, daß es vernünftig sein soll?“[20]

Die Woge der Begeisterung für die Landschaft Meer mit ihren heilsamen Kräften hat mich die ganze Zeit getragen. Zu meiner Liebe für diese Landschaft gesellte sich die Erkenntnis, wie wenig ich über sie weiß und ein Staunen über ihre unglaubliche Vielfalt. Gerade diese Fülle macht es mir schwer, ein auf den Punkt und ein in Form gebrachtes Ende zu finden. Ich erlaube mir daher im Folgenden einen assoziativen Schluss und eine Auswahl von möglichen Themen, die noch eine eingehendere Betrachtung verdienen.

Wenn wir in der Natur sind, sie in ihrer vollkommenen Lebendigkeit wahrnehmen, wird nicht nur der Blick auf die eigene Befindlichkeit, das eigene Sein geschärft, auch der auf die uns umgebende Natur und die Auswirkungen unseres Handelns. Wie wichtig dies ist, zeigt sich an den Veränderungen, die wir auslösen und die zerstörerisch auf die Landschaft Meer wirken. Als Beispiel sei der Pazifik genannt, auf dem riesige Inseln aus Plastik schwimmen.

Der dort treibende Kunststoff sondert schädliche Substanzen ab, die das Meer verseuchen, wird von Fischen und Vögeln für Nahrung gehalten und gerät in die Nahrungskette, vergiftet Tiere und Menschen (*Boote* 2009). Es geht darum, sich selbst als der Natur zugehörig wahrzunehmen und verantwortlich für sie und uns zu handeln. Denn

18 Vgl. auch *Petzold, Orth, Petzold-Orth* 2009.
19 Vgl. auch *Heule* 2007.
20 *Neruda* 2001, 226.

[w]enn wir die Naturliebe als Liebe zum Lebendigen im tiefsten Sinne als ‚Selbstsorge' zu erkennen und zu begreifen vermögen und daraus für humanökologisches Handeln engagierte und nachhaltig wirkende Konsequenzen ziehen, ist das lebenserhaltend – für uns alle. (*Petzold, Orth, Orth-Petzold* 2009, 52)

Ich finde es wünschenswert, neben den physiologischen auch die psychischen Heilfaktoren der Landschaft Meer und ihre Wirkungen zu untersuchen. Darüber hinaus beides in Zusammenhang zu bringen, um nicht nur die körperliche Fitness und Belastungsfähigkeit zu steigern, um nur auf der somatischen Ebene anzusetzen, sondern vielmehr um ein ganzheitliches Gesundheitskonzept[21] zur Verfügung zu stellen.

Seit ich mit dem Thema beschäftigt bin, nehme ich Wasser, Wolken und Bäume ganz anders wahr. Ich bin sehr dankbar für das viele Grün, das in meiner Heimatstadt Bremen zu finden ist. Wenn ich im Park oder an der Weser spazieren gehe, höre ich das Rauschen der Bäume, erfreue mich an ihrer „Grünkraft" und lasse meine Seele baumeln beim Blick auf den Fluss. Außerdem gucke ich viel öfter in den Himmel, sehe mir die Wolkenbildungen an und lasse bei ihrem Anblick meiner Phantasie freien Lauf.

Natur ist allemal lebendig. Dies gilt besonders für die Landschaft Meer, die durch Farben, ständig wechselnde Formen, Geräusche, Licht und Schatten, Spiegelungen sowie Bewegungen ausgesprochen lebendig wirkt. Wir erfahren in ihr unter anderem Ruhe, „still sein" (16), und wir treten in einen Ko-respondenzprozess mit ihr ein. Sie schließt unsere Sinne auf, weckt Empfindungen, berührt uns im wortwörtlichen und übertragenen Sinn, eröffnet uns neue Sichtweisen, gewährt uns Freiheit, entlastet uns, erfreut uns und macht uns unsere eigene Lebendigkeit bewusst. Das Meer spricht zu uns und wir können dies als Chance nutzen, in einen Dialog[22] mit der Natur zu treten.

Der Ozean ist eine Stimme. […] Doch wendet er sich zumal an den Menschen. Er ist der fruchtbare Schmelztiegel, in dem die Schöpfung begann und in ihrer ganzen Kraft weiter besteht, und so besitzt er auch deren lebendige Beredsamkeit: Es spricht hier das Leben zum Leben selbst. (*Michelet* 2006, 287)

---

21 Vgl. auch *Petzold* 2010g.

22 „Gerade in einer Zeit, wo unsere Ökologie sehr bedroht ist, scheint es mir notwendig, die Dimension der Begegnung mit den Dingen besonders zu beachten, selbst wenn wir unterstellen, daß wir im Gespräch mit dem Baum oder mit dem See nur unsere Wünsche und Sehnsüchte projizieren. Wenngleich die Antworten, die wir zu erhalten glauben, aus uns stammen, so stammen sie doch aus der abskonditiven Tiefe unserer Existenz, die uns keineswegs voll zugänglich ist, aus den Abgründen des Unbewußten, die niemals voll ausgelotet werden können. […] So mag es sein, daß unsere Antworten aus unserer innersten Natur – und das ist die Natur, der wir ja zugehören – stammen. […] Wir müssen den Dialog mit den Dingen wiederfinden, den Dialog mit dem Lebendigen." (*Petzold* 1993, Bd. 3, 1082f.).

Die Landschaft Meer bietet sich schon durch die vielfältigen, natürlichen Medien – Wasser, Wolken, Luft, Erde, Sand, Schlick, Kiesel, Muscheln, Federn, Fundstücke – für therapeutisches Arbeiten mit der Integrativen Kunsttherapie an. Intermediale Quergänge (*Orth, Petzold* 1991) sind möglich.

Allein der Wechsel zwischen Wasser und Erde[23], das Empfinden ihrer verschiedensten Qualitäten, birgt ein großes Potential in sich und regt uns an, so wie es John Franklin in *Sten Nadolnys* „Die Entdeckung der Langsamkeit" erlebt:

Das Meer war jetzt da, er hörte es. Er ging hin und senkte sein Gesicht auf wenige Fingerbreit über die Linie, wo das Land ins Meer überging. Wo das Meer war, ließ sich aber nicht genau ausmachen. Mal saß er im Meer, mal an Land, das gab zu denken. (*Nadolny* 1990, 24)

Ich beende die Arbeit mit einem Zitat aus den „Buddenbrooks" und wünsche allen LeserInnen solch ein Meererleben:

Und doch war das klügste stets, zur See zurückzukehren und noch im Zwielicht, das Gesicht dem offenen Horizonte zugewandt, auf der Spitze des Bollwerks zu sitzen, den großen Schiffen, die vorüberglitten, mit dem Taschentuch zuzuwinken und zu horchen, wie die kleinen Wellen mit leisen Plaudern wider die Steinblöcke klatschten und die ganze Weite ringsum von diesem gelinden und großartigen Sausen erfüllt war, das dem kleinen Johann gütevoll zusprach und ihn beredete, in ungeheurer Zufriedenheit seine Augen zu schließen. [...] Welch ein beruhigtes, befriedigtes und in wohltätiger Ordnung arbeitendes Herz er immer mitnahm vom Meere! (*Mann* 1977, 431)

7 Literatur

Beiträge von Petzold sowie Petzold und MitautorInnen finden sich im Literaturgesamtverzeichnis am Ende des Bandes.

Ausländer, Rose (2000): Und nenne dich Glück. Gedichte. Frankfurt a. M.: Fischer.

Berger, Ronen, McLoed, John (2006): Incorporating Nature into Therapy: a Framework for Practice. In: Journal of Systemic Therapies Vol. 25, No. 2, 80-94.

Boote, Werner (2010): Plastic Planet. DVD. Österreich: EuroVideo.

Der ewige Brunnen. Ein Hausbuch deutscher Dichtung (1980): München: C. H. Beck.

Hellpach, Willy (1939): Geopsyche. Die Menschenseele unterm Einfluß von Wetter und Klima, Boden und Landschaft. Leipzig: Wilhelm Engelmann.

Heule, Susanne (2007): Therapie in und mit der Natur. Vom Tanz mit erlebbaren Metaphern. Graduierungsarbeit zur Integrativen Psychotherapie am FPI, Zürich.

Kreszmeier, Astrid Habiba (2008): Systemische Naturtherapie. Heidelberg: Carl-Auer.

Mann, Thomas (1977): Buddenbrooks. Frankfurt a. M.: Fischer.

Michelet, Jules (2006): Das Meer. Frankfurt a. M./New York: Campus.

Morgenstern, Christian (1988): Werke und Briefe. Band 1. Lyrik 1887-1905. Stuttgart: Urachhaus.

23 Vgl. auch *Kreszmeier* (2008).

Nadolny, Sten (1990): Die Entdeckung der Langsamkeit. München, Zürich: Piper.

Neruda, Pablo (2001): Der unsichtbare Fluß. Gedichte 1923-1973. München: Sammlung Luchterhand.

Pretty, Jules, Peacock, Jo, Sellens, Martin, Griffin, Murray (2005): The mental and physical health outcomes of green exercise. In: International Journal of Environmental Health Research October 15(5), 319-337.

Rand, Harry (1998): Hundertwasser. Köln: Benedikt Taschen.

Rico, Gabriele (1993): Garantiert schreiben lernen. Sprachliche Kreativität methodisch entwickeln – ein Intensivkurs auf der Grundlage der modernen Hirnforschung. Reinbek bei Hamburg: Rowohlt.

Schätzing, Frank (2006): Nachrichten aus einem unbekannten Universum. Eine Zeitreise durch die Meere. Köln: Kiepenheuer & Witsch.

Schmid-Höhne, Florian (2006): Die Meere in uns. Eine psychologische Untersuchung über das Meer als Bedeutungsraum. Herbolzheim: Centaurus.

Schmid-Höhne, Florian: http://www.swellness.de/

Stick, Carsten: Spazierengehen am Strand: Freizeitvergnügen mit Gesundheitseffekt. http://www.uni-kiel.de/med-klimatologie/pdftexte/strandlauf.pdf.

Tenzer, Eva (2007): Einfach schweben. Wie das Meer den Menschen glücklich macht. Hamburg: mare.

Verwendete Quellen aus dem Internet (23.08.2018)

URL: http://www.deutscher-heilbaederverband.de/public/671802_Publikationen/ Newsletter Ausgabe 05, März 2010.

URL: http://www.baederverband.m-vp.de/1613/front_content.php?idart=76. URL: http://de.wikipedia.org/wiki/Heiligendamm.

URL: http://www.thalasso-verband.de/index.php?idcat=12.

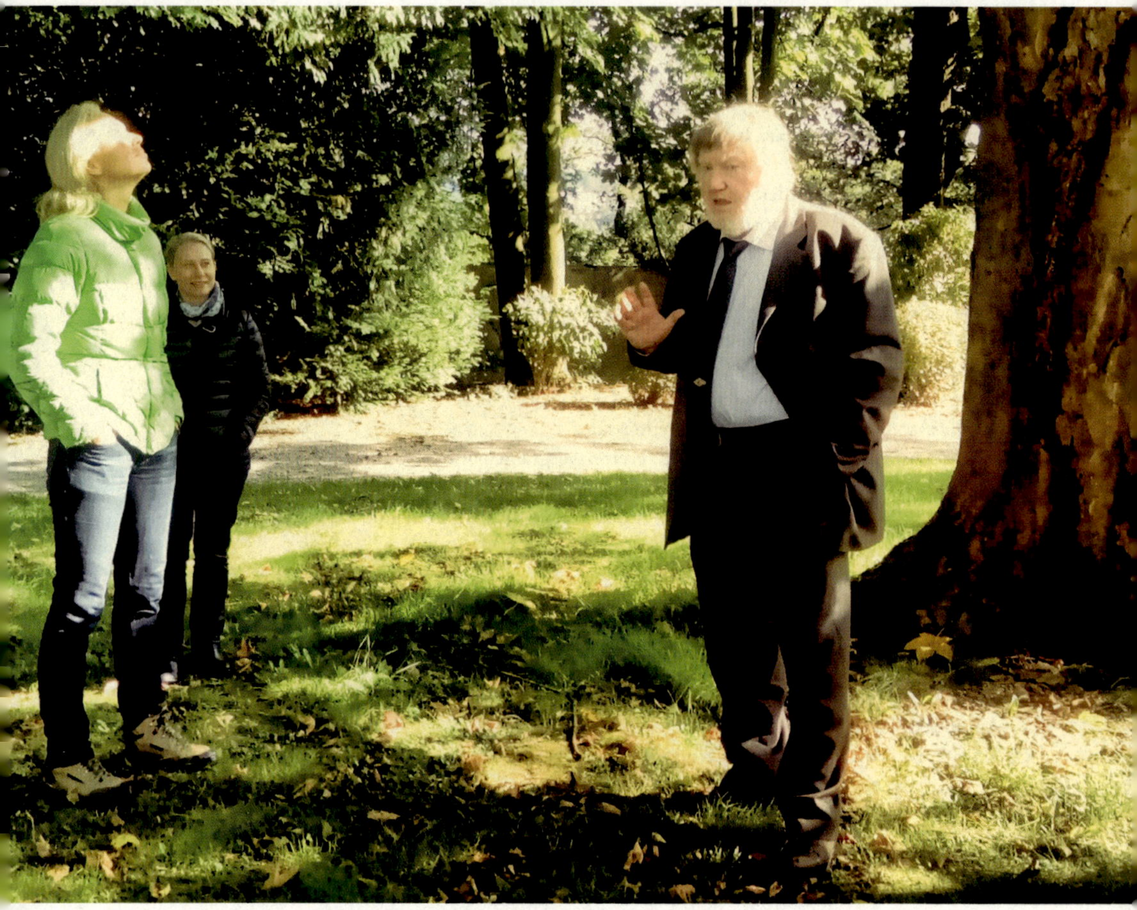

Zentrieren, Sammeln, Achtsam werden –
Übungsanleitung zur „Grünen Meditation“ von Hilarion Petzold 29.9.2015.
Tagung „Natur als Ressource für Gesundheit“ Klinik & Lehrstuhl für Naturheilkunde und Integrative Medizin, Kliniken Essen-Mitte.

Die heilende Kraft der Landschaft und der Natur

Integrative Naturtherapie, Green Activity und Green Meditation®

Hilarion G. Petzold[1]

„Mich hatte das geringe Interesse des Feldes der Psychotherapie an biologischen und evolutionstheoretischen Fragen stets gewundert. Da wir aber aus der Welt des Lebendigen hervorgegangen sind, erfordert unser Selbstverstehen zweifellos einen ökosophischen, einen weisen Umgang mit Natur, zumal unserer eigenen."
Hilarion G. Petzold (1967, 2)

„Nichts gewährt im ganzen Reiche der Natur mehr Vergnügen, als die Betrachtung einer schönen Landschaft."
Eduard Petzold (1896, 43)

Inhalt

1. Naturerleben und Gesundheit – historische Perspektiven
2. Naturleben, Naturliebe, Naturtherapie – persönliche und professionelle Perspektiven
3. Natur- und landschaftstherapeutische Dimensionen und Praxeologien der Integrativen Therapie
4. Green Philosophy, Ökosophie, Green Meditation – einige Grundkonzepte und Wirkungen integrativer natur- und landschaftstherapeutischer Arbeit
Anhang I: Interaktionsmatrix der Mensch ⇔ Hund- sowie der Hund ⇔ Mensch-Beziehung
Anhang II: Konzept und Prinzipien der „Dynamischen Regulation"
Literatur

1. Naturerleben und Gesundheit – historische Perspektiven

„Ist nicht das Pflanzen von Bäumen etwas Schönes und das Pflügen des Ackers oder das Pflegen der Reben? [...] Mir persönlich aber ist bei allen Arbeiten des Landmannes besonders lieb, dass die Seele bei ihnen eine besondere Muße hat, über etwas nachzudenken und über Dinge zu sinnen [...] solche Arbeiten, die den Körper nicht überanstrengen, hindern die Seele nicht, sich den höheren Dingen zuzuwenden [...] Wenn einer nun zugleich ein Freund der Weisheit (φιλοσοφει) und ein Landmann ist, dann lässt sich kein anderes Leben mit seinem vergleichen [...]" (*Gaius Musonius Rufus,* * um 30 n. Chr., † vor 101/102 n. Chr.; *Epiktet* et al. 1994, 514).

---

1 Überarbeitete Version von: *Petzold, H. G.* (2011m): Going Green: Die heilende Kraft der Landschaft. Integrative Naturtherapie, Green Activity, Green Meditation. In: Integrative Therapie 3, 313-353.

Musonius, der bedeutende stoische Philosoph, bringt hier ein altes Wissen der griechisch-römischen Antike über die Heilkraft der Natur zum Ausdruck, Natur, der der Mensch zugehört und die ihm, wenn er „der Natur gemäß lebt", Gesundheit und hohes Alter beschert. ***Natura sanat, medicus curat,*** die Natur heilt, der Arzt behandelt, diese Weisheit, die auf das Corpus Hippocraticum zurückgeht, wurde auch in moderner Zeit in den Randbereichen der Psychotherapie aufgegriffen. *Georg Groddeck* (1866-1934), der „wilde Psychoanalytiker" und einer der Begründer der Psychosomatik (*Heinl* 1988), nimmt das antike Logion in einer Abkürzung als Titel seines Buches „Nasamecu. Der gesunde und kranke Mensch gemeinverständlich dargestellt" (*Groddeck* 1913) und vertritt ein dem „Natürlichen" zugewandtes Therapiekonzept, in dem Wasseranwendungen, Diät, Massagen, Spaziergänge etc. eine wichtige Rolle spielen. Später wird für die psychologischen Essays von *Paul Goodman* (1911-1972), einem der Mitbegründer der Gestalttherapie, dieses Motto als Buchtitel gewählt: „Nature heals: Natura sanat non medicus" (*Goodman* 1977). Solche Titel verweisen auf eine Hinwendung zur Natur und zum natürlichen Leben, die Menschen bis ins hohe Alter möglich ist[2], und schließen damit an Traditionen der Gesundheitsfürsorge und des Heilens an, die wiederum bis in die Antike zurückreichen. *Cicero* betont, dass die von *„eigener Hand gepflanzten Bäume"* und die *„Blumen, die ihre süßen Düfte verströmen"*, Menschen jeden Alters mit Seelenfrieden und Glück erfüllen. *„Dieses Glück zu genießen, steht alten Menschen also frei, und unsere Jahre hindern uns nicht, bis zu der letzten Zeit des Alters am Eifer für die übrigen Dinge und vor allem für den Ackerbau festzuhalten"*, so *Cicero* (de Senectute, 83), und er preist die *„Freuden des Ackerbaus, an denen ich unglaubliches Vergnügen finde; sie werden einerseits in keiner Weise durch das Alter behindert und kommen andererseits, wie mir scheint, dem Leben eines Weisen am nächsten"* (ibid., 73). In den geistlichen Übungen der Stoa spielt die Natur eine bedeutende Rolle, geht es doch darum, der „Natur gemäß zu leben" (*I. Hadot* 1969; *P. Hadot* 1991, 1995). In unseren verstädterten Lebensformen ist ein „Defizit an Natur" entstanden, das inzwischen von vielen Menschen schmerzlich gespürt wird, obwohl der Gegensatz Stadt-Land schon in der Antike thematisiert wird, wie in *Platon*s Dialog Phaidros (1983, 230b-d) deutlich wird, der schildert, wie *Sokrates* und der junge *Phaidros* vor den Mauern Athens in der Natur lustwandeln. *Sokrates* betont zwar, dass er sich eher den Vorzügen des Lebens unter den Menschen in der Stadt zuwendet, aber das Athen der Antike und die heutigen Großstädte, die Metropolen der Moderne, sind natürlich nicht vergleichbar. Und dennoch, im Anblick der lieblichen Natur vor der Stadt kann er ausrufen: *„Bei der Here! Das ist ein schöner Aufenthalt! Denn die Platane selbst ist prächtig belaubt und hoch, und des Gesträuches Höhe und Umschattung gar schön, und so steht es in voller Blüte, dass es den Ort mit Wohlgeruch ganz erfüllt."* Der bekennende Stadtmensch *Sokrates* (ibid.) lässt uns an seiner „ästhetischen Erfahrung" teilhaben, in der er

2 *Petzold, Müller* 2004; *Petzold, Horn, Müller* 2010.

in allen Sinnen, in der Vielfalt leiblicher Wahrnehmung (αἴσθησις), die er poetisch beschreibt, angesprochen ist. Die Natur lädt ihn ein, im Grase hingestreckt „das Haupt gemächlich ruhen zu lassen" (ibid.), sich der Muße (σχολή) hinzugeben. Laub und Gras, der Ort ist vom *Grün* (χλωρός, chloros) geprägt und auch Phaidros ist jugendlich, blühend, kräftig (χλωρὸν αἷμα, junges, frisches [grünes] Blut). Zu Beginn des gemeinsamen Spaziergangs erwähnt *Phaidros* (227a), dass sein Freund, der Arzt *Akumenos*, ihm geraten habe, die Wege vor der Stadt zu wählen, weil sie erholsamer (᾽ακοπώτερος) seien. In der gesamten Antike wird das Gehen/Spazieren in der Natur als heilsam empfohlen, wobei es *„noch besser wirkt, wenn es nicht auf durchaus ebenem Boden vorgenommen wird, denn das Auf- und Absteigen bewegt, vermöge der dabei stattfindenden Abwechslung den Körper besser, es sei denn, der Körper sei zu schwach dazu. Ein Spaziergang unter freiem Himmel bekommt besser als in einem gedeckten Gange* [...]", so der Mediziner und Universalgelehrte *Aulus Cornelius Celsus* (*Celsus*, de medicina 1, 2).

Durch die Jahrhunderte bis in die Gegenwart lassen sich Zeugnisse für den wohltuenden Einfluss der Natur, ihrer grünen Lebendigkeit, *viriditas,* auf Körper und Seele des Menschen finden, die der Dürre und Trockenheit *ariditas* entgegen wirkt. Der *locus amoenus,* der liebliche Ort des Wohlseins, wird dem *locus terribilis,* dem Ort des Schreckens, entgegengestellt, der grau und schwarz, verdorrt und verbrannt, eben nicht *grün* war. Diese Thematik zieht sich seit der Antike durch die Literatur und die Malerei (*Curtius* 1977, Kaptitel 10; *Gombrich* 1966, Kapitel 3) und dokumentiert die vielfältigen Diskurse zwischen der Philosophie und den schönen Künsten über all das, was Landschaft für Menschen bedeuten kann (vgl. *van Hogendorp Prosperetti* 2009).

Es sei hier an den „Osterspaziergang" in *Goethe*s „Faust" erinnert:

„Vom Eise befreyt sind Strom und Bäche,
Durch des Frühlings holden, belebenden Blick,
Im Thale grünet Hoffnungs-Glück;
Der alte Winter, in seiner Schwäche,
Zog sich in rauhe Berge zurück.
[...]
Sieh nur sieh! wie behend sich die Menge
Durch die Gärten und Felder zerschlägt,
Wie der Fluß, in Breit' und Länge,
So manchen lustigen Nachen bewegt,
[...]"

Dieser Text über die Natur – und er ist ja nur einer von vielen bei dem Dichterfürsten – endet mit dem berühmten, jauchzenden Ausruf:

„Hier bin ich Mensch, hier darf ich's seyn".

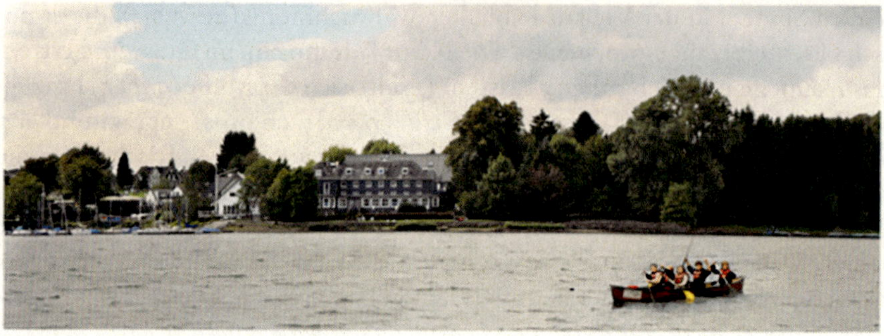

Abb. 1: Am Beversee, Blick vom See auf die „Europäische Akademie für biopsychosoziale Gesundheit, Naturtherapie und Kreativitätsförderung"

2. Naturleben, Naturliebe, Naturtherapie – persönliche und professionelle Perspektiven

Ich habe diese heilsame Wirkung der Natur – aus einer Familie mit einer gärtnerisch und landwirtschaftlich ausgerichteten Tradition stammend, mein Vater war Pflanzenzüchter und Saatgutexperte – immer wieder selbst „an Leib und Seele" erlebt. Wir sind in großer Naturverbundenheit aufgewachsen (*Petzold* 2011i, j). Wanderungen im Neandertal in Kindertagen haben uns schon früh durch die Erzählungen des agrarwissenschaftlich und biologisch geschulten Vaters ein tiefes Verstehen unseres Herkommens aus der Natur vermittelt. In der eigenen landwirtschaftlichen Lehrzeit (1960-1962 am Niederrhein) habe ich meine intensive Beziehung zur Natur bewahrt und fundiert. Ich erkannte, dass „das Verstehen der Natur für den Menschen ein Schlüssel des Selbstverstehens und eines weisen, ‚ökosophischen' Umgangs mit der Natur ist" (*Petzold* 1961 IIa). Seit 1977 gehe ich im eigenen Betrieb mit Wein- und Obstbau, Bienenhaltung und Ara-Zucht als *finquero* und *agriculdor* auf der Insel La Palma meinen landwirtschaftlichen Neigungen nach. Vor diesem Hintergrund hat der **Einbezug von Natur** in die therapeutische Arbeit der Integrativen Therapie seit ihren Anfängen eine wichtige Rolle gespielt. Das war u.a. auch der Arbeit mit Randgruppen, insbesondere mit Suchtkranken, geschuldet, in deren Behandlungs- und Therapiesettings in therapeutischen Gemeinschaften wir seit Ende der sechziger Jahre tiergestützte Therapie eingesetzt haben, lange bevor sie populär wurde (*Fine* 2000; *Olbrich, Otterstedt* 2003). Wir haben Landschafts- und gartentherapeutische Maßnahmen (*Petzold* 1969c; *Neuberger* 2011) verwendet, um benigne „Ökologisationen"[3] und ihre positiven ökopsychosomatischen

3 »Ökologisation ist der Prozess der komplexen Beeinflussung und Prägung von Menschen/Humanprimaten durch die ökologischen Gegebenheiten auf der Mikro-, Meso- und Makrobene (Nahraumkontext/Ökotop, z. B. Wohnraum, Arbeitsplatz; Großraumkontext/Habitat, z.B. Landschaft als Berg-, Wald-, Meer-, Wüstenregion mit Klima, Fauna, Flora, Stadtgebiet

Effekte im Sinne des Integrativen Ansatzes zu nutzen (*Leitner, Sieper* 2008; *Petzold* 2009c), welche die therapeutisch erforderlichen Prozesse der „**Neusozialisation**" unterstützen sollten. Ich habe das verschiedentlich beschrieben, etwa in meiner Arbeit „Ökosophie, Ökophilie, Ökopsychosomatik. Materialien zu ökologischem Stress- und Heilungspotential" (*idem* 2006p) oder in Berichten über unsere frühen drogentherapeutischen Projekte (*Petzold* 2006j). In ihnen wurden zum ersten Mal landschaftstherapeutische Praxismethoden in einem psychotherapeutischen Kontext entwickelt:

Im Wald von Rambouillet haben wir 1968-1970 mit unseren drogenabhängigen Patienten aus der von mir begründeten ersten therapeutischen Wohngemeinschaft für Suchtkranke in Europa (*Petzold, Vormann* 1980) und aus ambulanten Behandlungen „ausgehend von regelmäßigen Waldläufen zum Aufbau von Kondition und positiven Körpergefühlen systematisch mit ‚*Walderfahrungen*' (hören, riechen, schmecken, tasten, spüren) und ‚Wassererfahrungen' gearbeitet, wobei es zu Erlebnissen der Naturberührtheit und Gesundungssehnsucht von einer Intensität und Erschütterung bis in die Leiblichkeit kam, aber auch zur Entspanntheit und Gelöstheit, so dass wir diese ‚*Waldtherapie*' (Erleben von Wachsen und Vergehen, von Ruhe und Kraft, von Stille und Aufgehobensein) sowie die ‚*Wassertherapie*' an Quellen und Bächen, Teichen und Seen, z. B. an den Ètangs de Hollande im Forêt de Rambouillet[4], mit Eintauchen, Untertauchen, Auftauchen, Benetzen, Erfrischen, Kühlen, Reinwaschen etc. zu einem festen Bestandteil des Behandlungsangebotes gemacht haben. Das war verbunden mit Märchen, Sagen, Kulturschätzen und edukativen Informationen über Heilkräuter, Pflanzen und Tiere des Waldes. Wir gewannen damit eine ökologische, ja eine ökopsychosomatische Dimension für die Behandlung, die gerade der zerstörten Leiblichkeit der Süchtigen zugute kam" (*Petzold* 1969c).

Ziel war, diesen gesunden, „bewegungsaktiven" Lebensstil auch für das spätere, hoffentlich drogenfreie Leben zu entwickeln. In diesem Zusammenhang haben wir ökologische Lernprozesse entdeckt, die für uns klinisch-therapeutische Bedeutung gewonnen haben, wie unsere Konzepte der **Kontextualisierung** und **Dekontextualisierung** zeigen (vgl. *Petzold* 2006j, 13f.).

---

mit Industrien, Parks usw.). Dieser ökologisatorische Prozess gewährleistet: dass 1.) bei entwicklungsneurobiologisch „sensiblen Phasen" (Krabbeln, Laufen, Klettern etc.) entsprechende Umweltangebote bereitstehen, für die in der „evolutionären Ökologisation" von den Menschen Handlungsmöglichkeiten (affordances, *Gibson*) ausgebildet wurden, so dass eine gute Organismus-Umwelt-Passung gegeben ist; dass 2.) durch multiple Umweltstimulierung in „**primärem ökologischem Lernen**" als *Wahrnehmungs-Verarbeitungs-Handlungs-Erfahrungen* (*perception-processing-action-cycles*) Kompetenzen und Performanzen ausgebildet werden, die für den individuellen und kollektiven Umgang mit dem Habitat, der Handhabung seiner Gefahrenpotentiale und für seine ökologiegerechte Nutzung und Pflege ausrüsten; in „**sekundärem ökologischem Lernen**" rüsten die Humanpopulationen – sie sind ja Teil der Ökologie – entsprechend ihrer Kenntnisstände ihre Mitglieder für einen adäquaten Umgang mit den relevanten Ökosystemen aus« (*Petzold* 2006j).

4 Saint-Léger-en-Yvelines (*Hervet, Mérienne* 1996).

Hier hatten wir auch die Lauftherapie in die Psychotherapie eingeführt, die später ein Forschungsschwerpunkt meiner Arbeit an der Universität werden sollte mit Studien, die zeigten, dass „Running Therapy" schwere Depressionen deutlich verbessern konnte[5]. Das korreliert mit der „Nature Therapy" oder „Ecotherapy" (*Buzzell, Chalquist* 2009), deren Nutzen für Gesundheit und Wohlbefinden betont werden muss (*Bird* 2004). „A 2007 study from the University of Essex in the U.K., for example, found that a walk in the country reduces depression in 71% of participants. The researchers found that as little as five minutes in a natural setting, whether walking in a park or gardening in the backyard, improves mood, self-esteem, and motivation" (*Sorgen* 2011; vgl. auch *Reynolds* 1999, 2002). *Pretty* et al. (2005) zeigen, dass Menschen, die ihre sportiven Aktivitäten als „Green Exercises" betreiben, gegenüber Indoorsport körperlich und mental mehr profitieren (*Reynold* 1999, 2002). „Green Power Training" oder „Green Gym" oder „Outdoortraining" sind also wirksame Möglichkeiten ganzheitlicher Gesundheitsförderung. *Chalquist* (2009) hat eine recht umfassende Bibliographie mit Forschungsarbeiten zur Ecotherapy zusammengestellt.

Seit Jahren verfolgen wir die Bewegungen und Entwicklungen zu *„green activity"*, „ecopsychology" (*Antonov* 2012; *Roszak* et al. 1995), „ecotherapy", „animal assistet therapy" im englischsprachigen Raum und im europäischen Kontext. Sie haben zu vielen Konzepten der „Integrativen Therapie" eine gute Anschlussfähigkeit, aber natürlich gibt es auch große Unterschiede in der Akzentsetzung. Schamanismus, Gaia-Spiritualität, New-Age-Visionen sind nicht unsere Traditionen und Referenzen. Von unserer psychologischen, vor allem am *life span developmental approach* orientierten Ausrichtung (*Sieper* 2007b) beziehen wir uns auf die „ökologische Entwicklungspsychologie (*Petzold* 1992a, 544ff.) und ökologische Psychologie (*Brinker* 2016, 2018; Petzold 2006p), die Arbeiten von *Bronfenbrenner* (1979, 1981, 1986), die zu unserem Kontext-Kontinuum-Modell der Mikro-, Meso- und Makroebene (*Petzold* 1974j) eine gute Anschlussfähigkeit haben – ich hatte mein Modell unabhängig von *Bronfenbrenner* konzipiert. Auch die ökologische Wahrnehmungstheorie von *J. J. Gibson* (1997) und seiner Frau *E. Gibson* (1969) hatte für unsere Arbeit Bedeutung gewonnen (*Petzold, Beek, Hoek* 1994). Die amerikanische „Eco- und Nature Therapy" ist auf diese Quellen nicht bezogen, sie ist in diesem Sinne un-psychologisch. Auch fehlt ihr ein *Lewin*-Bezug, so dass sich feldtheoretische Einflüsse nicht finden, die *Lewin* (1917, 1963) inaugurierte. *Lewin* war für die ökologische Entwicklungsforschung wichtig, nicht zuletzt durch seine Kontakte zu *Vygotskij,* diesem bedeutendem Kontexttheoretiker (*Vygotskij* 1992), der mit seinem Konzept der „Zone der nächsten Entwicklung" (*Jantzen* 2008; *Petzold, Sieper* 2005) die Basis für eine ökologische

---

5 *Petzold* 1974j, 351; *Van der Mei, Petzold, Bosscher* 1997; *Schay, Petzold* et al. 2006; *Waibel, Petzold* 2009.

Lern- und Entwicklungstheorie gelegt und die moderne kontexttheoretische Entwicklungspsychologie angestoßen hat (*Rogoff* 2003; *eadem* et al. 2010). Auch hier gibt es zu den amerikanischen Strömungen von *Roszak, Chalquist* u.a. keine Schnittmengen, die diese so wichtigen Theorie- und Forschungslinien nicht zur Kenntnis genommen haben. Wichtig sind für uns natürlich auch Umwelt- und Mitweltkonzepte von *Hellpach* (1911) geworden und aus der Biologie die Arbeiten von *Jakob Johann* von *Uexküll* (1920; 1938), der durch die Entwicklung seiner biosemiotischen Sicht das Lebensphänomene grundsätzlich kontextualisierte, Leben als biologische Zeichen- und Kommunikationsprozesse auffasste. Sein Umweltbegriff legte die Grundlagen moderner Ökologie (*Buchanan* 1975; *Kull* 2001; *G. v. Uexküll* 1987). Beide Autoren wurden mir durch meinen Vater in Jugendtagen schon nahegebracht. Er schenkte mir auch die ersten Bücher von *Konrad Lorenz* (1965), dessen Werk wir – durchaus der kritischen Diskussionen bewusst[6] – verfolgten, insbesondere auch seine wichtigen umweltpolitischen Überlegungen und Aktivitäten (idem 1973a, b, 1983), die bis heute relevant sind. Mit diesen Bezügen und mit weiteren zur Ethologie (*Bischof* 1985; *Klein* 2000; *Eibl-Eibesfeldt* 1987), die besonders durch die Arbeiten von *Lorenz* und *Bischof* (2009; vgl. *Petzold* 1997d) für den Integrativen Ansatz Bedeutung gewannen, wird deutlich, dass wir einen anderen Zugang zu den Fragen um Natur und Ökologie hatten, als der des American Ecologist Movement, ein Fundament, das deutlich *vor* Aufkommen dieser Bewegung liegt. Es bot uns einerseits die Möglichkeit zu guten Ergänzungen und gewährleistete uns andererseits gegenüber den spiritualisierenden Tendenzen mancher dieser amerikanischen Strömungen eine gute Bodenhaftung in den Naturwissenschaften, was uns auch von vielen garten- und landschaftstherapeutischen Richtungen unterscheidet, deren Wissenschaftsbezug eher schwach ist. Wir hatten unsere naturtherapeutischen Aktivitäten ja schon Mitte der sechziger Jahre begonnen. *Merleau-Ponty* war da der zentrale Gewährsmann, und so kam es, dass wir schon in einer unserer ersten Arbeiten den ökologischen Bezug sogar im Menschenbild der Integrativen Therapie verankerten. Denn:

»*L'homme est un être corporel, psychique et noétique dans un espace de vie sociale et écologique donné* (*Lebenswelt*). *C'est pourquoi il nous faut l'examiner en tenant compte de cet espace de vie et de ces dimensions*» (*Petzold* 1965) – Ergänzt: „*Der Mensch – als Mann und Frau – ist ein Körper-Seele-Geist-Wesen (= Leib-Subjekt) im sozialen und ökologischen Umfeld (= Lebenswelt)*" (*idem* 1988n/1996a, 188).

Ein solcher „***approche biopsychsocioécologique***", ***biopsychosozialökologischer*** Ansatz (*Petzold* 1965, 3) macht „Körpertherapie, Psychotherapie, Nootherapie, Soziotherapie und Ökotherapie" (idem 1988/1996, 188) erforderlich, bei

6 Vgl. *Deichmann* 1992; *Kalikow* 1980; *Zippelius* 1992; aber *Bischof* 1992.

Letzterer „Interventionen auf der Mikro-, Meso-, Makro- und Megaebene, *environmental modelling*, Projektarbeit, um *integrierte ökologische Bezüge*, Bewahrung und Gestaltung des Wohn- und Lebensraumes – ecological awareness & consciousness" zu erreichen (ibid., 188).

Das integrative Kernkonzept des „**Informierten Leibes**" (*Petzold* 2002j, 2009c; 1988n, 192) besagt überdies, dass unsere Befindlichkeit nachdrücklich von dem bestimmt wird, was wir aus der Umwelt, in die wir eingebettet (*embeddedness*) sind, an Informationen aufnehmen und verkörpern (*embodiment*), deshalb muss der ökologische Raum von Interesse sein. Die „ökotherapeutische Sicht [dient] dem Schutz des Ökologischen – und der Mensch ist Teil einer Ökologie und erkrankt, wenn diese zerstört wird" (idem 1988n, 190). Große Landschaften mit ihrer *„Ruhe/tranquillity"* und „heiteren *Gelassenheit/serenity"*, mit ihrer Schönheit, Erhabenheit und Wonne (*bliss, elation*), sanfte Wiesen oder uralte Bäume, „alte Alleen, die etwas Stattliches, Ehrfurcht gebietendes" haben (*Eduard Petzold* 1878, 4, vgl. zu ihm *Rohde* 1998) erfüllen und entspannen uns, beruhigen und beglücken, sind „Balsam für Leib und Seele", und diese Erkenntnisse wurden in unseren Therapien praktisch umgesetzt.

3. Natur- und landschaftstherapeutische Dimensionen und Praxeologien der Integrativen Therapie

Der „**Integrative Ansatz**" der „**Therapie**[7], **Agogik**[8], **Supervision**[9] und **Kulturarbeit**[10]" – so unsere praxeologietheoretische Differenzierung (*Petzold* 1993a) – unterscheidet „**Grundorientierungen**" als Makroparadigmen (z.B. Tiefenpsychologie, Behaviorismus, Systemtheorie, Integrative Theorien, Humanistische Psychologie), weiterhin theoretisch umfassend elaborierte „**Verfahren**" als Mesoparadigmen (z. B. Verhaltenstherapie, Psychoanalyse, Integrative Therapie, Psychodrama usw.). Schließlich werden „**Methoden**" als an einem Verfahren orientierte Mikroparadigmen mit eher praxeologischem Theoriefundus von mittlerer Elaboration differenziert – z.B. Methoden wie (psychoanalytische, behaviorale, integrative usw.) Entspannungstherapie, Kunsttherapie, Dramatherapie (idem 1993h). Diese Einteilung erlaubt für die Psychotherapie eine differentielle Betrachtung ihrer Binnenstruktur als „angewandte" wissenschaftliche

---

7 **Psychotherapie** (*Petzold* 1993a, 2003a; *Leitner* 2010), **Leibtherapie** (*Petzold* 1974j, 1988n, 2009c), **Soziotherapie** (*Petzold* 1985a; *Petzold, Sieper* 2009; *Petzold, Scheiblich, Lammel* 2011), **künstlerische Therapieformen** (*Petzold, Orth* 1990a; *Petzold, Sieper* 1993).

8 *Petzold, Brown* 1977; *Holzapfel* 2007.

9 *Petzold* 1998a/2007a; *Petzold, Müller* 2005; *Schreyögg* 1991.

10 *Petzold, Orth* 2005a; *Petzold, Orth-Petzold* 2009; *Petzold, Sieper, Orth* 2010; *Petzold, Sieper* 2011.

Disziplin[11]. In dieser Systematik werden die **naturbasierten Therapieformen**, die „**green activity**" wie Landschafts-, Öko-, Garten- Wilderness- oder tiergestützte Therapien als „**Methoden**" betrachtet, die konzeptuell und methodisch-praktisch große Schnittmengen haben, metatheoretisch und klinisch-theoretisch in der Regel aber wenig ausgearbeitet sind (also nicht über eigenständige anthropologische, persönlichkeits- und entwicklungspsychologische, diagnostische und pathogenese-/salutogenesezentrierte Theoriestände verfügen). Sie sind deshalb auf **Verfahren** verwiesen, zu denen sie eine gute Anschlussfähigkeit haben müssen, um die benannten Defizienzen auszugleichen. Das „**Integrative Verfahren**" bietet eine solche Anschlussmöglichkeit, konnektiviert diese Methoden mit seinem praxeologischen Fundus, ermöglicht eine Integration in seinen theoretischen Rahmen (*Sieper* 2006). Naturtherapeutische Praxen wurden und werden so im Spektrum der integrativen „**Methoden**" berücksichtigt, über die das „**Verfahren**" der „**Integrativen Therapie**" verfügt und für die es die metatheoretische und theoretische Basis liefert (wie z. B. für Lauftherapie, Entspannungs-, Atem-, Bewegungstherapie, Green-Power-Training[12]). **Methoden** wie „Integrative Gartentherapie" (**IGT**) oder „Integrative Landschaftstherapie" (**ILT**), jeweils für sich oder in Kombination (**IGLT**) eingesetzt, stehen damit als „**naturbasierte Therapiemethoden**" in keinem anderen wissenschaftlichen und praxeologischen Rahmen wie die „**künstlerischen Therapiemethoden**" in der **IT** (*Petzold, Orth* 1985a, 1990a; *Petzold, Sieper* 1993). Als „integrative Methoden" werden sie im Rahmen des Integrativen Ansatzes angewandt und gelehrt, wie die Beiträge in unserer Internetzeitschrift „Grüne Texte" zeigen. Status und Ausrichtung integrativer, naturbasierter „**Methoden**" wurden definitorisch differenziert beschrieben (vgl. die Definitionen dieses Buch S. 45ff.), wobei sie auf den gesamten anthropologischen (*Petzold* 2003e), neurowissenschaftlichen (*Petzold* 2002j, 2009c; *Hüther, Petzold* 2011), leibphänomenologischen(2009c), evolutionsbiologischen etc. Fundus (*Petzold* 2009a) des „**Verfahrens**" (vgl. zur Differenzierung *Petzold* 1993h) zurückgreifen können. In Jahrzehnten der Rezeptionsarbeit geschaffen, muss der Theoriefundus *praxeologisch* umgesetzt werden wie in der **IGLT**-Definition:

11 „Unter ***Disziplin*** werden eine *‚community of experts'* und die von dieser *community* in korespondierenden Konsens-Dissens-Prozessen generierten *Wissensstände* verstanden, die in *Konzepten* ausgearbeitet und in unterschiedlichem Maße durch Institutionalisierungsprozesse gesichert wurden. Diese Konzepte werden in fortlaufenden Diskursen der *community* unter Einhaltung bestimmter Ordnungsprinzipien (*disciplina*) weitergegeben und weiterentwickelt, um in gesellschaftlichen Arbeitsprozessen von Einzelpersonen, Gruppen und Organisationen genutzt werden zu können. Eine Disziplin ist damit auch *ein gesellschaftlicher Wissensvorrat*, der in Form von ‚sozialen Repräsentationen' der Gesellschaft zur Verfügung steht [...]" (*Petzold* 1994q, 2003b, 3; vgl. 1998a, 27f., 312).

12 Vgl. *Petzold* 1974j, 1988n; *van der Mei, Petzold, Bosscher* 1997; *Petzold, Orth, Orth-Petzold* 2009.

»**Integrative Landschafts- und Gartentherapie** als **Methoden** im **Verfahren** der **„Integrativen Therapie“** nutzen die leibliche Wahrnehmungs- und Ausdrucksfähigkeit des Menschen und seine evolutionsbiologische Ausgerichtetheit auf die natürlichen Kontexte von Landschaften mit ihren Bergen und Tälern, Wäldern, Feldern, Fluren, Auen, Gärten, Parks, Gewässern usw., um durch vielfältige *sensorische* und *motorische* Anregungen den Leib mit **„allen Sinnen“** durch eine ***„rezeptive Modalität“*** des Natur- und Landschaftserlebens anzusprechen: beim Spazieren, Wandern, Rasten und Ruhen. Landschaft wird so zur heilsamen, gesundheitsfördernden, beglückenden „ästhetischen Erfahrung“. Sie bietet aber auch eine ***„aktive Modalität“*** des Tuns, Handelns, Arbeitens in der Landschaft: durch Gestalten und Pflegen, z. B. Pflanzen von Bäumen, Hecken, Sträuchern, Umgang mit Blumen, Erde, Holz, Früchten usw. Landschaftstherapeutische Aktivitäten sollen Menschen breite Möglichkeiten eröffnen, schöpferisch zu werden, Spiel- und Freiräume des Erlebens und des Ausdrucks zu erhalten, Erfahrungen sinnvollen Arbeitens und Tuns zu machen, Tätigkeiten, in denen sie kooperativ und ko-kreativ mit anderen Menschen erleben, handeln, gestalten können. Die Landschaft wird so zum Erlebnisraum, Gestaltungsraum, Lebensraum. Menschen können durch rekreative Bewegung in der Landschaft: Wandern, Laufen, Steigen, Klettern oder durch körperliche Tätigkeit und Arbeit in der Landschaft: Graben, Pflanzen, Fällen und Ausschneiden von Bäumen, Mähen und Sensen, Anlegen von Wegen, Einfriedungen, Zäunen usw. ihre Geschicklichkeit, Beweglichkeit und Kräfte üben, das heißt, durch ein ***„green power training“*** exzellente konditionale Effekte und eine optimale Gesundheitsförderung für sich erzielen. Das ermöglicht den Menschen – KlientInnen und PatientInnen – in der Landschaftstherapie Zugang zur Natur und ihren Reichtümern, zu ihren Lebewesen und zu ihren Mitmenschen zu finden. Das alles vermag Menschen einen grundsätzlichen Zugang zu ihren inneren Lebensquellen, zum Erleben von affilialen Nahräumen, einer umfassenden Konvivialität, einer Naturverbundenheit und Naturliebe zu eröffnen, kann ihnen Heimat- und Zugehörigkeitsgefühl (*roots*), Seelenruhe (*tranquillity*), Hochgefühl (*elation*), Spannkraft und Frische vermitteln. In *Begegnungen* mit den anderen Menschen, mit Tieren und Pflanzen können Isolation durchbrochen, Ängste, Zwänge, Niedergeschlagenheit überwunden und die Ressourcen und Potentiale der eigenen Persönlichkeit entfaltet werden. Im Kontakt mit der Natur, im Landschaftserleben und in der Landschaftsgestaltung vermag der Mensch **„Erfurcht vor dem Leben“** (*A. Schweitzer*) zu erspüren, sich selbst zu finden, Schönheit, Gemeinschaft, Sinn und eine **„Freude am Lebendigen“** (*H. Petzold*) zu erleben, die ihm Freude an sich selbst (Philautie), an Natur (Ökophilie), am Mitmenschen (Anthropophilie) erschließt« (*Petzold, Orth, Sieper* 2008).

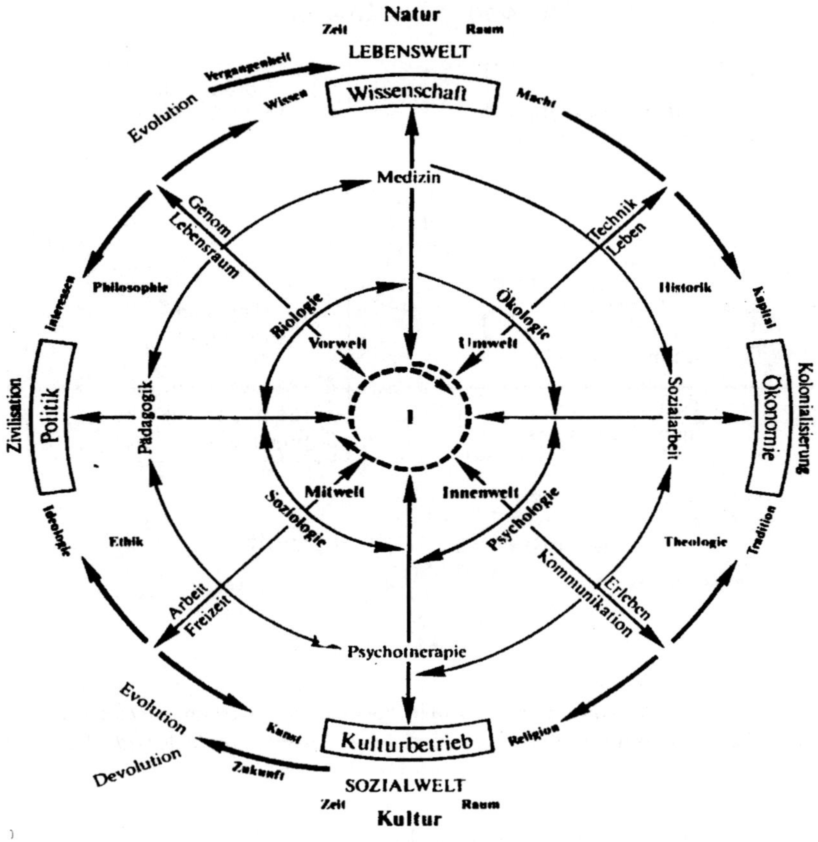

Abb.2: Das „Individuum und seine Welt" (Petzold 1992a/2003a, 397) in Kontext/Kontinuum

Die naturtherapeutischen Praxen – wie die landschafts- und gartentherapeutische – sind in das voranstehend abgebildete Modell der **Integrativen Therapie** zum **„Individuum und seiner Welt"** eingelassen, das als Grundmodell unsere Konzepte bestimmt. An diesem Grundmodell ist das nachstehende landschaftstherapeutische Konzept ausgerichtet:

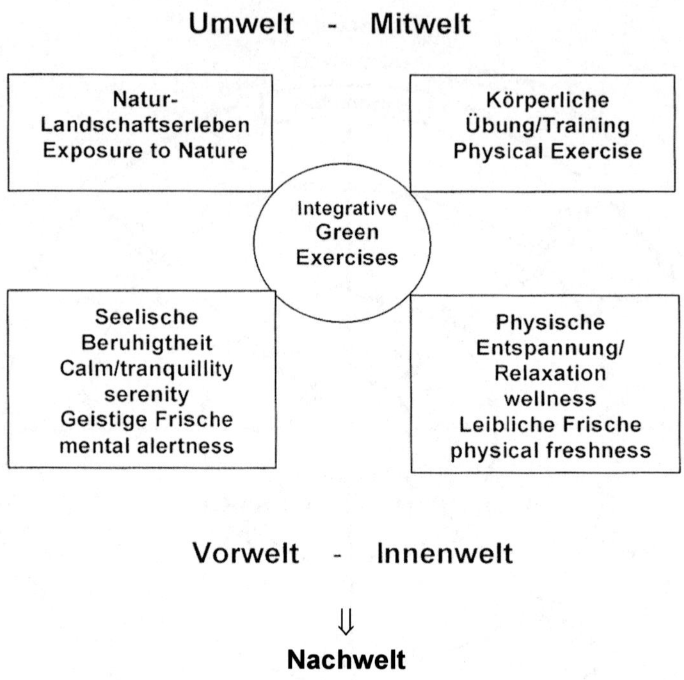

Der integrative Rahmen von Umwelt, Mitwelt, Vorwelt, Innenwelt und Nachwelt für natur- und landschaftstherapeutische Praxis (von *H. G. Petzold* aus: *Petzold, Orth, Orth-Petzold* 2009)

Diese Modelle begründen auch von ökologischer und biologischer Seite die philosophische Grundannahme des Integrativen Ansatzes, das „Sein Mit-Sein" ist (*Petzold* 1978c/1991e) und das Leben in dieser, mit dieser und durch diese Welt von einer grundsätzlichen Mitgeschöpflichkeit, einer Konvivialität der Mitlebewesen gekennzeichnet ist (idem 1993a, 904; *Petzold, Leeser, Klempnauer* 2017, 154, 996).

Durch landschafts- und gartentherapeutische Maßnahmen, wie sie in diesem Modell vorgestellt werden, erreichen wir in der Praxis vielfältige Effekte, von denen einige herausgehoben seien: psychophysische Entspannung, Stressreduktion, seelische Beruhigtheit und Gelassenheit, physische Lebendigkeit und geistige Wachheit, Freude und Heiterkeit des Gemüts, zugleich aber auch Aktivierung der Sinne (*Bruce* 1994) durch „multiple Stimulierung" (*Petzold* 1988f), insgesamt **körperliche, seelische und geistige Frische** und ein generalisiertes **Wohlgefühl**. Dieser Ansatz greift also weiter als ein allein funktional ausgerichtetes Therapieverständnis, denn es kommen **affiliale Verbundenheit** (*Petzold, Müller* 2005) als **Gemeinschaftsgefühl** und **Netzwerkerfahrung** der **„Inklusion"** (*Adil* 1994; *Haller, Kramer* 2006) hinzu, die auf **„Angrenzung"** statt auf **„Abgrenzung"** setzen, sich gegen **„Ausgrenzung"** (*Bauman* 2005) des

Anderen, Fremden mit z. T. grausamen Tendenzen der **„Exklusion"** richten (*Petzold* 1995f; *Farzin* 2006). Aufgrund des gemeinsamen Erlebens und Tuns im Kontext der Natur wird die interpersonale Affiliation zu einer **„extendierten Konvivialität"** erweitert und vertieft, weil jetzt nicht nur Menschen als Einzelpersonen, sondern die zwischenmenschliche Gemeinschaft das Konvivialitätserleben begründen, also auch die Anderen, die non-human animals, ja die Natur insgesamt darin einbezogen ist.

4. Green Philosophy, Ökosophie, Green Meditation – einige Grundkonzepte und Wirkungen integrativer natur- und landschaftstherapeutischer Arbeit

Konvivialität entsteht „im gemeinsamen Erleben von Natur, ihrer Lebendigkeit und ihrer Stille, und in der Erfahrung der tiefen Verbundenheit, *gemeinsam* Teil dieser ‚Welt des Lebendigen' zu sein. Wir nennen ein solches Erleben *‚ontologische Erfahrung'* oder *‚Erfahrung extendierter Konvivialität'*. Aus dieser Erfahrung entfließt Naturliebe und Naturverbundenheit, Menschenliebe und Mitmenschlichkeit und eine existentielle ‚Freude am Lebendigen', die uns im Leben trägt" (*Petzold* 1988t; vgl. *Orth* 1993, 2005)[13]. Sie eröffnet uns Qualitäten der Ko-Kreativität und eine „Freude am Schöpferischen" (*Orth* 2018; *Iljine, Petzold, Sieper* 1967/1990).

Aus solchen Erfahrungen und ihrer gedanklichen Bewertung und Verarbeitung, in **Mehrebenenreflexionen** (*Petzold* 2007a, 128-133) entsteht ein Erfassen und Verstehen von Natur als komplexes Lebensphänomen und man gewinnt zu ihr einen philosophischen Bezug, den wir als **„Green Philosophy"** bezeichnet haben. Durch ihre gedanklichen Explorationen und meditativen Auslotungen wächst eine besondere „Empathie für Natur" und gegenüber ihren Geschöpfen, also auch zu den Mitmenschen bzw. Mitgeschöpfen. Man leidet an der Zerstörung von Natur, erfreut sich an ihrem Gedeihen, man leidet an ihrer Verletzung und erfreut sich an ihren Entwicklungen. Man gewinnt dabei auch ein vertieftes Verständnis für sich selbst (die „theory of **my** mind" wächst;

13 »***Konvivialität*** ist ein Term zur Kennzeichnung eines *„sozialen Klimas"* wechselseitiger Zugewandtheit, Hilfeleistung und Loyalität, eines verbindlichen Engagements und Commitments für das Wohlergehen des Anderen, durch das sich alle ‚Bewohner', ‚Gäste' oder ‚Anrainer' eines *„Konvivialitätsraumes"* sicher und zuverlässig unterstützt fühlen können, weil *Affiliationen*, d.h. soziale Beziehungen oder Bindungen mit Nahraumcharakter und eine gemeinsame *„social world"* mit geteilten „sozialen Repräsentationen", entstanden sind, die ein „exchange learning/exchange helping" ermöglichen. ***Konvivialität*** ist die Grundlage guter ‚naturwüchsiger Sozialbeziehungen', wie man sie in Freundeskreisen, Nachbarschaft, „fundierter Kollegialität", Selbsthilfegruppen findet, aber auch in ‚professionellen Sozialbeziehungen', wie sie in Therapie, Beratung, Begleitung, Betreuung entstehen können.« (*Petzold* 1988t; *Petzold, Müller* 2005/2007).

Petzold, Orth 2017b) und es wird ein umfassenderes Erfassen der Anderen (ihrer „theory of mind") mit ihren ökologischen Kontexten zugänglich. Ein breites Potential von Menschen, die sich durch solche reflexive und hyperreflexive Arbeit des Zustandes der Natur, der Situation von Landschaften, Ökotopen, der Meere und Regenwälder bewusst geworden sind – weltweit –, ist erforderlich, damit die Maßnahmen ergriffen und umgesetzt werden können, die notwendig sind, um die großen Schäden zu beseitigen, die schon eingetreten sind, und um die ökologischen Katastrophen abzuwenden, die heraufziehen: **man made desaster**. Hier sind Information, Aufklärungsarbeit, Forschung und Politik erforderlich, die den „*Ursachen hinter den Ursachen*" nachgehen und die „*Folgen nach den Folgen*" berücksichtigen (*Petzold* 1994c), also die Fragen eines „*doppelten Warum*?", eines „*doppelten Wozu*?" und nach dem „*Was dann*?" stellt. Viele Menschen und Organisationen, viele NGOs und viele politische Entscheidungsträger haben begonnen, solche Fragen zu stellen, Bewegungen sind entstanden, die an Kraft gewinnen und ein „**Going Green**"[14], ein praktisches Hinwenden zur Natur (*nature turn*, dieses Buch S. 332ff.) und ein Eintreten für sie betreiben[15]. Es gibt nämlich „in der Tat genügend Notwendigkeiten und ausreichend Ansatzpunkte für uns Menschen, unsere dysfunktionalen und destruktiven, die Natur ausbeutenden und beschädigenden *Lebensstile* zu verändern und unserer Pflicht nachzukommen, für die **Integrität** unserer Lebenswelt zu sorgen. Das ist zugleich auch Sorge für unsere eigene Integritätssicherheit, deren Bestand letztlich unlösbar an den unserer ‚Welt des Lebendigen' gebunden ist" (*Petzold, Orth, Sieper* 2010, 22). Wir brauchen deshalb kein „*Dominium terrae*" mehr, keine „Beherrschung der Erde" im Sinne des alttestamentarischen Auftrags: „*Macht Euch die Erde untertan*" (Genesis 1,28). Wir müssen uns die Erde, die Natur nicht „untertan" machen, sondern sie behüten und pflegen. Das ist so offen-sichtlich und so überlebens-logisch, dass es keiner religiösen Gebote mehr bedarf, sondern es muss vielmehr aus einer säkular begründeten Verantwortung von Menschen als Teil der Natur **pro natura** gehandelt werden. Wir haben niemanden, der uns unter Artenschutz stellt, als uns selbst. Über die destruktiven Auswirkungen dieser Verhaltensanweisung des Alten Testamentes – und es gibt diese Auswirkungen (*Krolzik* 1980; *Rüterswörden* 1993) – gilt es immer wieder nachzudenken. „Die einzige Autorität, die heute sagen darf: ‚Du musst dein Leben ändern', ist die globale Krise", schrieb *Sloterdijk* (2009, 701), und dem stimmen wir vollauf zu und doppelten nach: „Wo immer Religionen über einen Kernbereich der ‚Sorge für Integrität' von Menschen, von Notleidenden, für die Integrität der ‚Schöpfung und der Geschöpfe' verfügen, und diesen Kernbereich prioritär werden lassen, gäbe es [mit säkular orientierten Menschen] ‚common

---

14 Vgl. die Portale http://www.treehugger.com/, http://www.time.com/time/goinggreen

15 Vgl. hier eine Auswahl relevanter ökologistischer Texte in einem breiten Spektrum von diskussionswürdigen Positionen: *Baxter* 2000; *Dobson* 2007; *Gore* 1992, 2006, 2007; *McCormick* 1995; *Merchant* 2005; *Naes* et al. 2005; *Radkau* 2011; *Smith* 1998.

ground' für Gemeinsames, für eine ‚**Spiritualität des Konkreten**' (*Petzold, Orth, Sieper* 2009), was die ‚Sorge für die Integrität des Ganzen der Welt' und ihrer Dinge und Geschöpfe anbetrifft" (*Petzold, Orth, Sieper* 2010, 22) und ein Zusammenwirken in „**Koalitionen der Besonnenen**" und Handlungsbereiten erfordert. Gerade im Bereich der buddhistischen (*Ricard* 2014) und der christlichen Großreligionen haben sich starke Bewegungen zu einer ökologischen Bewusstheit und ökologischen Theologie entwickelt (*Altner* 1989; *Boff* 2000, 2010) – herausragend die Enzyklika von Papst *Franziskus* Laudato si' (2015, vgl. *Bremer* 2015). Man braucht in dieser Problematik starke **Koalitionen** – auch mit Ideologien, die beginnen, sich selbst gegenüber ideologiekritisch zu verfahren. Nur so werden sie sich in kritische Diskurse stellen und ihre Positionen ethisch legitimieren können. Das ist auch den grünen Bewegungen abzuverlangen. Denn *ideologiefrei* zu arbeiten ist – *Karl Mannheim* (1929) zeigte das – nicht wirklich möglich. Es bestehen immer Perspektiven, und damit kommt es auf die Diskurse der Legitimierung an (zu unserer Position *Petzold, Orth* 1999a, 126f.). Die ökologischen Bewegungen haben im Kern sehr gute Argumente, und man kann *Joachim Radkau* (2002) durchaus beipflichten, dass derzeit beim schwächelnden Sozialismus „der Ökologismus weltweit als einzige ideologische Alternative zur absoluten Hegemonie des privaten Gewinn- und Konsumstrebens übrig geblieben" zu sein scheint. Aber genau dann werden Koalitionen notwendig, und jede kleine Gruppierung – auch die Psychotherapieschulen – müssen ihren Beitrag leisten zu den weltweiten Anstrengungen der *Klarsichtigen* (das wären die wirklichen „Brights"[16]) in „**Koalitionen der Besonnenen**". Sie müssen auf der Makroebene in Politiken gegen Umweltzerstörung mitzuwirken suchen, und auf Mikro- und Mesoebenen zur Bewusstseinsarbeit und in Projektinitiativen von Menschen in diesen Themenbereichen konkret beizutragen suchen.

Unsere Idee einer „Spiritualität des Konkreten" trägt unserer Auffassung Rechnung, dass Menschen, wie alle Kulturen ausweisen, durchaus ein Bedürfnis nach „**geistigem Leben**" haben. Es „muss nicht unbedingt religiös verortet sein, jedoch immer sittlich", und es bedarf dabei immer der „differenzierten Wahrnehmung" (I) und der um „Exzentrizität" (II) bemühten, ja nach verstehender „Hyperexzentrizität" (III) strebenden Mehrebenenreflexion, in der diese komplexen Fragen der mundanen Ökologie bearbeitet werden (*Petzold* 2017f). Man kommt dabei immer wieder an Grenzen solcher **metahermeneutischer „Triplexreflexionen"** (*Petzold, Orth* 1999, 110ff.; *Petzold*, 2007a, 132f.) und dann tut eine „philosophische Kontemplation" not (ibid.), auf deren Bedeutsamkeit schon der Mathematiker und Philosoph *Bertrand Russel* (1964) verwiesen hatte und die wir in unseren Ansatz aufgenommen haben. Wir haben uns immer auch

16 Der militante Neoatheismus der sogenannten „Brights" (*Dennet* 2006, 21) verspielt mit seiner Militanz Chancen für eine „*Koalition der Besonnenen*" (zu den „Brights" vgl. https://en.wikipedia.org/wiki/Brights_movement).

mit existentiellen und komplexen Fragestellungen in *philosophischer Kontemplation* und meditativer „Besinnung, Betrachtung und Versunkenheit" – das sind die drei klassischen Meditationsschritte (*Petzold* 1983e, vgl. dieses Buch, Episkript, S. 901f.) – auseinandergesetzt. Das Thema **Natur** und alles, was ihr zugehört, haben dabei einen besonders wichtigen Raum gehabt. Die **Betrachtung** von Landschaft, z. B. eines Berges, einer Quelle, eines Baumes, einer Blüte – in Stille, im Schauen vor ihnen sitzend – haben wir als Kinder auf den Wanderungen mit den Eltern gelernt. In einer frühen botanischen Hausarbeit für die Landwirtschaftsschule (idem 1961 IIa) habe ich die Gräser und Kräuter unter dem „*Roten Holunder*" (*Sambucus racemosa*)[17], auch Trauben- oder Bergholunder genannt, an Waldrändern und Lichtungen des bergischen Landes untersucht und bin, an einem sonnigen Tag im Schatten eines solchen Busches liegend und die Landschaft betrachtend, in eine **Versunkenheit** geraten, in der ich in einer ganz eigenartigen, höchst vernetzten Weise die Zusammenhänge all der Pflanzen in diesem *Phytozönon*[18] um mich herum „verstand" und ich die „Weisheit der Natur" erlebte. Ich prägte dann in dieser Arbeit den Begriff „Ökosophie" (siehe die Definition unten), allerdings ohne das „holistische Verständnis" mit seiner spirituellen Komponente, das in *Arne Næsse*s (1972) ökosophischem Konzept eines biosphärischen Holismus bei seiner „Deep ecology" im Hintergrund steht. Der „Holismus" war mir suspekt durch die Warnung meiner Eltern, die im antifaschistischen Widerstand engagiert waren – mein Vater, Verfolgter des Naziregimes – und die die Totalitätsansprüche, mit denen holistisches Denken oftmals gesättigt ist (*Harrington* 1996; *Daecke* 2007; *Petzold, Orth, Sieper* 2014a), erkannt hatten. Das gilt auch für *Ian Christiaan Smuts* (1870-1950) General, südafrikanischer Staatspräsident, Begründer des Holismus, Referenztheoretiker für die *Perls*'sche Gestalttherapie, der trotz seiner „holistischen" Philosophie maßgeblich für die Apartheit verantwortlich war und die Weißen als die überlegene Rasse ansah (*Clark, Wonger* 2004; *Lentin* 2004).

Ich selbst hatte bei meiner Idee von „Ökosophie" keine spiritualistischen Konnotationen, wie sie sich bei *Raimon Panikars* (1996) späterer Verwendung dieses Terms finden. Ich vertrat eine Dialektik von Ganzheit und Teil, Gestalt und Rhizom (*Petzold* 1989a). Ökosophie hatte und hat für mich die Qualität eines „*Ensembles*" (*Sieper* 2006) mit einem Gesamt von Teilen, die in vernetzten Bezogenheiten von unterschiedlicher Dichte miteinander verbunden sind. Ich habe diese Erfahrung „vernetzten Verbundenseins" zum Ausgangspunkt für Naturmeditationen in der Integrativen Therapie genommen, ihrer Praxis der Nootherapie (*Orth* 1993; *Petzold* 1983a): die Meditation eines Ausschnitts im Rasen oder im Blätterdach, eines fein gerippten Blattes oder eines Moospolsters eröffnet die Chance, *Einheit im Mannigfaltigen, Verbundenheit in der Vielheit* zu

17 Siehe http://www.floraweb.de/pflanzenarten/artenhome.xsql?suchnr=5228&

18 Pflanzengesellschaft; *Josias Braun-Blanquet* (1928) und *Josef Schmithüsen* (1961) waren meine damalige Lektüre. Vgl. auch *Reinhod Tüxen* (1970), jetzt *Jean-Michel Gobat* et al. (2004).

finden – ein Thema, das uns bis heute beschäftigt (*Petzold* 1989a; *Petzold, Orth* 2017b; *Sieper* 2006). Die Möglichkeiten, durch Formen der ***Green Meditation*** „ontologische Erfahrungen" (*Alber* 1972) und „Sinnerleben" (*Petzold* 2001k) zu erschließen, ist eine Dimension dieser Meditationspraxis, eine andere ist – so unsere nootherapeutische Erfahrung –, dass Grüne Meditation die „Liebe zur Natur", d. h. *die Bio-* bzw. *Ökophilie* wachsen lässt. Die *Anthropophilie*, die Liebe zu den Mitmenschen, kann sich intensivieren, denn die Anderen sind „Kinder der Natur", Lebewesen wie ich selbst. Und dadurch wiederum kann sich auch die „Selbstfreundschaft", die *Philautie*, d. h. die Liebe zu sich selbst, vertiefen (*Potreck-Rose* 2006; *Schmid* 2004, 2008). Im Nachsinnen und seiner meditativen Intensivierung in Betrachtung und Versunkenheit beginnt man die Natur, die Welt, das Leben immer besser zu verstehen. Man gewinnt an *SINN* und es erschließt sich vielleicht als „ontologische Erfahrung" ein **Gefühl für die Welt**. „The mind of the world" wird im Sinne einer „säkularen Mystik" transparent (*Petzold* 1983e; *Neuenschwander* 2007). Man erlebt eine „Begrünung der Seele" (*greenery of the soul*), spürt, dass man zu den Menschen in aller Welt, zu den Tieren und Pflanzen gehört, Teil hat am „Fleisch der Welt", so ein Term von *Merleau-Ponty* (1964, 1995)[19]. Dieses „Fleisch" wird dann oft in der Meditation als „grün" erfahren, wie die belebte Natur, die sich dem meditierenden Geist erschließt, wenn er ganz in sie versunken ist und sich alles so emsig Hergestellte und Aufgebaute in einem *grünen Gedanken, in grünem Schatten auflöst. Andrew Marvell* (1621-1678, vgl. *Craze* 1979) hat das in seinem berühmten Gedicht „The Garden" zum Ausdruck gebracht:

„Annihilating all that's made
To a green Thought in a green Shade."
(The Garden, *Andrew Marvell* 1993)

Naturerleben, Landschaftserfahrung, Gartenerfahrung, Walderleben, Green Meditation zeigen immer wieder, dass sich Menschen von Natur angesprochen fühlen, wenn sie mit ihr – ihrer Schönheit und ihrer Zerstörung – in Kontakt kommen. *Theodore Roszak* (1933-2011), Historiker und Sozialkritiker, bekannt geworden durch sein Buch „The Making of a Counter-Culture: Reflections on the Technocratic Society and Its Youthful Opposition" (1969), hatte die Themen „Ökologie" und „Natur" über ihre Gefährdung entdeckt – für sich und für andere, für jeden eigentlich! Sein Buch „The voice of the earth" (*Roszak* 1992) wurde zu einem machtvollen Startschuss für die ökopsychologische Bewegung „Ecopsychology: Restoring the Earth, Healing the Mind" (*Roszak, Gomes, Kanner* 1995), mit der wir uns, bunt wie diese Bewegung ist – durchaus auch kritisch

19 Vgl. hier die beeindruckende Collage *«LA CHAIR DU MONDE»...POUR UNE ANTHROPOLOGIE DU CORPS* https://agoras.typepad.fr/regard_eloigne/2007/01/la_chair_du_mon.html

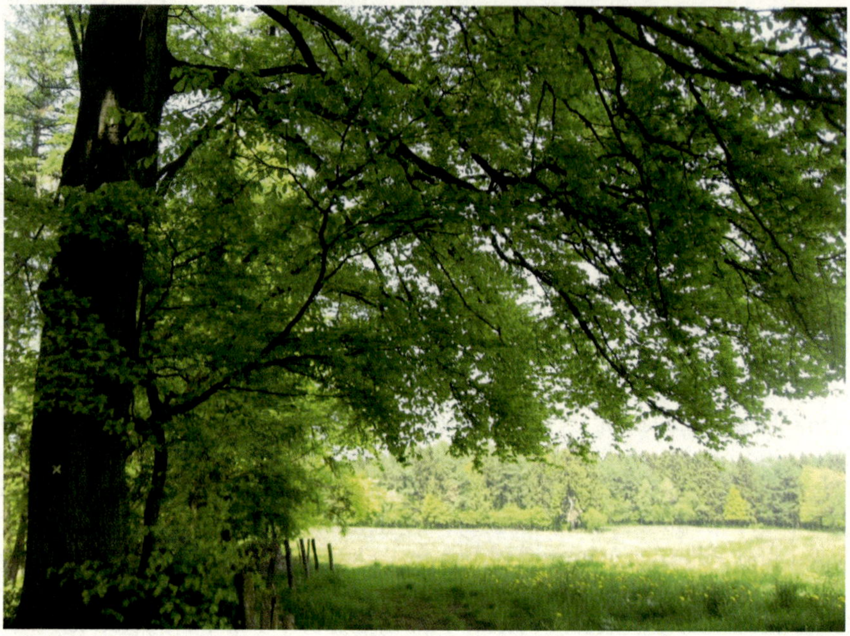

Abb. 3: Wald und Wiesen an der Akademie am Beversee

wegen ihrer Ideologisierungstendenzen –, auseinandergesetzt haben. Denn es gibt ja noch andere wichtige Protagonisten in diesem Feld. Es seien nur *James Lovelock* (1979, 2006), der Begründer der „Gaia-Hypothese" (*Larence* 1991), genannt oder seine Mitstreiterin *Lyn Margulis* (1999). *Roger Ulrich* (1999, 2001) hat bedeutende Forschung zur Wirkung von Umwelt und Natur auf den Menschen vorgelegt, die für Garten- und Landschaftstherapie wesentlich sind, denn sie haben die Wichtigkeit natürlicher Umwelt für Gesundheit und Erholung nachgewiesen, ähnlich wie auch die Arbeiten von *Kaplan* (1995).

Wenn man mit den Augen von Evolutionsbiologen auf den Menschen schaut, dann kommt man an dem Thema Kultur und Natur nicht vorbei (*Richerson, Boyd* 2005) – ein weites Feld der Diskussion (*Petzold* 2009a, 2010f; *Hüther, Petzold* 2011). Die integrative Position ist hier: Es gehört zur **Natur** der Sapiens-Hominiden, **Kultur** zu schaffen, die aber an die **Natur** – sie ist durch unsere Leiblichkeit unentrinnbar gegeben – rückgebunden sein muss, sonst entstehen „**multiple Entfremdungen**", die zu Naturzerstörung durch uns führen (*Petzold* 1987d, 2016l; *Petzold, Orth* 2004b), *anthropogene*, devolutionäre Destruktion, mit der wir zunehmend konfrontiert werden (*Petzold* 1986h). Diese Desaster haben zu ökologischen Bewegungen geführt, zu Konzepten und Modellen und Versuchen, die Destruktivität der eigenen Lebenswelt gegenüber zu verstehen und sie zu verändern. Meine Idee war, durch Naturerleben zu Naturverstehen zu kommen und dadurch eine „Freude am Lebendigen" und eine „Liebe zur Natur" zu gewinnen. Ich war von früher Kindheit zur Natur hingezogen. Sie weckte meine „**explorative Neugier**" (I) – suchen und finden –, um mit dem Gefundenen etwas zu machen, „**poietisches Gestalten**" (II) und „**erlebten Sinn**" zu erfahren und zu erschaffen (III), ko-kreativ im „**affilialen Miteinander**" (IV, vgl. zur **Affiliation**, dem Zugehörigkeitsprogramm der Menschen, *Petzold, Müller* 2005). Das sind in der Sicht der Integrativen Therapie vier der wichtigsten, überlebenssichernden Grundantriebe des Menschen (*Petzold* 2003e, 2009k; *Petzold, Orth* 2004b). Ich bin in meinem explorativen Suchen und poietischen Gestalten durch meine Eltern im affilialen Nahraum der Familie differenziert zur Natur, einem Verstehen von Natur, ihren Sinnstrukturen (etwa im jahreszeitlichen Wechsel), ja zur Naturliebe hingeführt worden und zu einem achtsamen Umgang mit der Natur sowie zu einem sorgsamen „*sinn*-vollen", ökosophischen Handeln in ihr.

» Ökosophie ist der weise/wissende, sorgfältige Umgang mit dem Raum des Lebendigen, der Biosphäre. Das geschieht auf der Grundlage der erlebten Erfahrung und eines verinnerlichten Wissens, dass wir als menschliche Wesen über unseren biologischen Leib Teil der „Weltökologie" sind. Die Welt ist unser Lebensraum, in dem wir erleben, dass die Natur schön ist. Wir müssen ein Bewusstsein dafür gewinnen, dass sie kostbar ist, und wir deshalb eine Ökophilie, eine „Liebe zur Natur", zu *unserer* Welt, und eine „Freude am Lebendigen" entwickeln können « (*Petzold* 1961IIb).

Ich meine, beides: eine natürliche Hinwendung und eine fundierte Hinführung, sind notwendig. *Eduard Petzold* (1815-1891) hat das am Beispiel der Baumzucht verdeutlicht, wenn er in seinem Büchlein über die „Alleebäume" schreibt, dass man die *Lehrer* schulen müsse, damit „sie bei unserer Jugend das Interesse und die Liebe zur Baumzucht erwecken. Sie werden dies aber nur dann mit Erfolg thun können, wenn sie selbst Freude und Interesse daran haben [...]. Ist aber erst das Interesse an der Baumzucht und die Freude an derselben rege, so wird auch das Interesse für Erhaltung der Bäume, namentlich die Ehrfurcht vor alten Bäumen von selbst kommen, und diese ist es, welche bei uns noch so sehr fehlt" (*E. Petzold* 1878, VII). Genau diese Achtsamkeit und Ehrfurcht der Natur, der Landschaft mit ihren Menschen, Tieren, Bäumen und Pflanzen gegenüber wurde uns als Kindern vermittelt. Eine solche achtsame, naturliebende Haltung versuchen wir auch in unseren **naturtherapeutischen Ausbildungen**, unseren **Green-Activity**-Angeboten, unseren **Green-Meditation-Retreats** zu vermitteln. Für unsere garten-, landschafts- und tiertherapeutischen Ausbildungen und Projekte mit Kindern, älteren Menschen, PatientInnen und KlientInnen (*Petzold, Frank, Ellerbrock* 2011) bietet unsere „Europäische Akademie für biopsychosoziale Gesundheit, Naturtherapie und Kreativitätsförderung" im „Naturpark Bergisches Land", unmittelbar am Beversee und am Waldrand gelegen, einen idealen Rahmen.

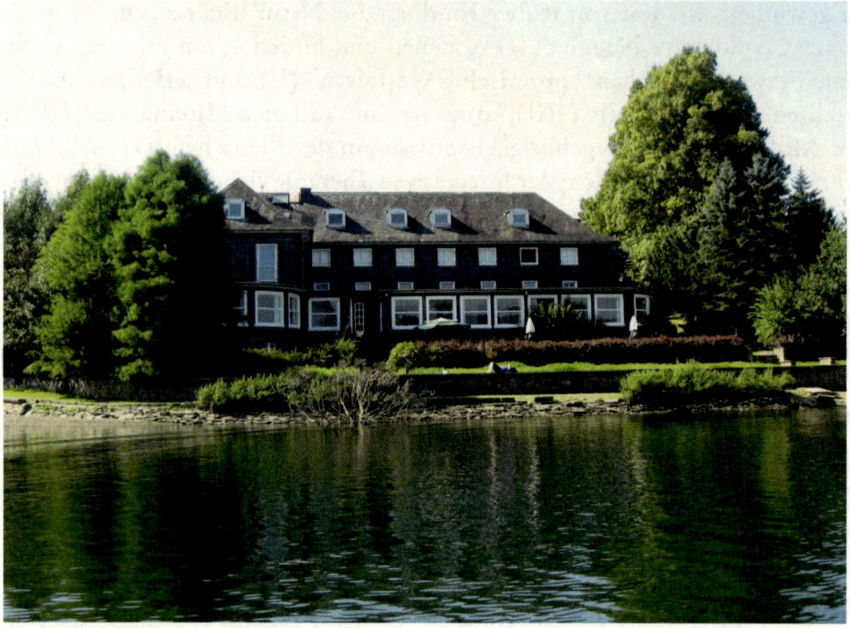

Abb. 4: Die **„Europäische Akademie für biopsychosoziale Gesundheit, Naturtherapie und Kreativitätsförderung“** (EAG) am Beversee. Grün das Wasser, grün die Bäume im „Naturpark Bergisches Land“, Hückeswagen. (Die Akademie wurde 1982 von *Hilarion Petzold, Hildegund Heinl, Johanna Sieper, Ilse Orth* gegründet, der Träger der Akademie 1972 von *Petzold* und *Sieper*, vgl. *Petzold, Sieper* 1993; *Sieper* et al. 2007).

Es ist also mit einer genetischen Disposition des Hingezogenseins der Menschen zur Natur, wie es der Biologe *Edward O. Wilson* mit seiner Idee der *Biophilie* (*Wilson* 1984) als einer natürlichen Gegebenheit vertritt, nicht getan. Für *Biophilie* – wir sprechen auch von „Ökophilie“ (*Petzold* 2006p) – müssen Landschaftsangebote vorhanden sein. *Biophilie* muss gepflegt und „ökosophisch“ unterfangen werden, denn es geht nicht nur um „die Aneignung von Wissen über die Natur, sondern um die am eigenen Leib gemachten Erfahrungen in der und mit der Natur. Nur aus solchen Erfahrungen können im kindlichen Gehirn all jene inneren Einstellungen und Haltungen herausgeformt werden, die eine ‚Nature-Child-Reunion‘ ermöglichen, die die Gesundheit von Kindern und Jugendlichen stärken und die Entfaltung der in ihnen angelegten Potenziale, ihrer *Entdeckerfreude* und *Gestaltungslust*, wieder anregen und verlorengegangene *Sinnbezüge* wiederherstellen“ – so *Gerald Hüther* (2011, 13, meine Hervorheb.) in seinem Vorwort zu *Richard Louvs* „Das letzte Kind im Wald“. Wenn es ein solches „Programm“ der *Biophilie* als „Naturliebe“ gäbe – *Wilson* hat es zur Basis für seine *anthropozentrische* Umwelt- und Naturschutzethik gemacht (*idem* 2002) –, so müsste es „kultiviert werden“. Es spricht aber nichts für ein

Programm der Liebe und Achtsamkeit der Sapiens-Hominiden der Natur und ihren Geschöpfen gegenüber (*Petzold* 2018e). Ökophilie/Biophilie muss mühsam aufgebaut, vermittelt und gepflegt werden. Als Begründer der Soziobiologie bekannt (und umstritten, man warf ihm zu Unrecht Sozialdarwinismus vor), hat *Wilson* sich für die Erhaltung der *„biodiversity"* starkgemacht (*Wilson, Peter* 1988), eine bedeutende Initiative, die zugleich aber zeigt, wie wichtig Sensibilisierung für den Wert des Lebendigen ist. Seine Idee der *Biophilie* fand Resonanz, regte Diskussionen, Projekte an (*Kahn* 1999; *Kahn, Kellert* 2002). Bewegungen wie die von *Richard Louv* mit seiner Streitschrift „Last Child in the Woods – Saving our Children from Nature-Deficit-Disorder" (*Louv* 2005/2011) wurden angestoßen, nahmen *Wilsons* Idee auf und gaben selbst weitere Impulse. Das Verhältnis von Kind und Natur, Mensch und Natur wurde als Thema zunehmend aufgegriffen (vgl. *Petzold, Orth-Petzold*, dieses Buch). Menschen gingen in die Natur, suchten Naturerleben, sahen Naturschönheit und Naturzerstörung und aus solchem Erleben erwuchs die Motivation, sich für die Sicherung der „**Integrität** von Menschen, Gruppen und Lebensräumen [...] ihre Entfaltung, Entwicklung, Verbesserung" (*Petzold* 1978c, 24) verantwortlich zu engagieren, weil man ihre Verletzlichkeit erfahren hat und weil ihre Schönheit als wertvoll erlebt werden konnte. *„Engagierte Verantwortung existiert immer nur als Praxis von Verantwortung für meinen gesamten Lebenszusammenhang, und dieser ist die Welt"* (ibid., 25, kursiv im Orig.). *Hans Jonas* (1984) hat in einem ähnlichen Sinne und aus einem ähnlichen Zeitgeist seinen „ökologischen Imperativ" formuliert: *„Handle so, dass die Wirkungen deiner Handlungen verträglich sind mit der Permanenz echten menschlichen Lebens auf Erden [...] Gefährde nicht die Bedingungen für den indefiniten Fortbestand der Menschheit auf Erden; oder wieder positiv gewendet: ‚Schließe in deine gegenwärtige Wahl die zukünftige Integrität des Menschen als Mit-Gegenstand deines Wollens ein"* (ibid., 36).

Ich habe meine Maxime anders akzentuiert, indem ich die Lebenswelt, die Welt des Lebendigen, die mundane Ökologie, die lebendige Natur schlechthin **ins Zentrum** der Argumentation gestellt habe und nicht die Permanenz menschlichen Lebens als Letztbegründung wählte (dahinter verbirgt sich der problematische Gedanke des Menschen als „Krone der Schöpfung", er ist aber doch der große Zerstörer von Natur, das gilt es zu sehen und zu ändern). *Albert Schweitzers* (1991) „Ehrfurcht vor dem Leben" greift da weiter. Für mich ist eine Permanenz des Menschen prioritär an die Bewahrung der *Integrität der Welt des Lebendigen insgesamt gebunden, an der wir teilhaben.* Erleben von solchem *Mit-sein* und von fundamentaler *Zugehörigkeit* begründet für mich die erforderliche „fundierte Verantwortung für das Lebendige" – eine ***komplexe Achtsamkeit*** für das Lebendige (*Petzold, Orth, Sieper* 2010, 35, 150), die weiter greift als selbstzentriertes psychotherapeutisches Achtsamkeits-Training (*Heidenreich, Michalak* 2004) und zu einer „fundamentalen Sorge (*caring*)" um das Lebendige (*Petzold* 1978c, 24) und einem konkreten Eintreten für seine Bewahrung führt (*Leitner, Petzold* 2005/2010).

„Wer existentiell erfahren hat, dass, wo immer die ***Integrität*** *eines Menschen bedroht ist, auch seine eigene Integrität gefährdet wird, wo immer auch die Integrität unseres ökologischen Lebensraumes zerstört wird, auch sein Leben gefährdet ist, der wird mit aller Kraft und allem Engagement, dessen er für sein eigenes Überleben fähig ist, auch für den anderen und die Welt eintreten; denn sie ist unser Haus (oikos) und die anderen sind unsere Schicksalsgefährten (con-sortes)"* (*Petzold* 1978c, 24).

Diese biopsychosozialökologische bzw. sozioökologische Konzeption bejahter und umgesetzter lebensweltlicher Verantwortlichkeit und Praxis ist in der Integrativen Therapie von den sechziger Jahren[20] bis heute zentral und führte zu einer Entwicklung und Berücksichtigung landschafts-, garten-, und tiertherapeutischer Maßnahmen in der Praxeologie, lange bevor solche Perspektiven im therapeutischen Feld Verbreitung fanden – und sie sind immer noch nicht sehr verbreitet, obwohl das Interesse wächst.

Ob es nun einen *Nature-Deficit-Disorder* gibt – bislang sieht es nicht nach einer kommenden ICD- oder DSM-Klassifikation aus – oder auch nicht, Menschen, Eltern, Pädagogen fühlen sich nichtsdestotrotz angesprochen, wenn sie das Verhalten ihrer Kinder in der Natur sehen (*Gebhard* 2009), sich selbst in der Natur erleben. Und das hat Konsequenzen. Die Wissenschaft gewinnt Interesse. Die „American Psychological Association" widmete eine Ausgabe ihres *„Psychological Monitor"* dem Thema: „Many approaches to being green. Behavioral researchers have identified a variety of ways to encourage environmentally friendly behaviour" (*Clay* 2001). Es entstehen Initiativen zur rechtlichen und moralischen Sicherung von Natur: „Creating a More Earth-Friendly Human Nature" (*Howard* 1997). Umweltpsychologen wie *Roger Ulrich* (2002) zeigen den massiven Einfluss der Umwelt auf Gesundheit und Gesunden, und das ruft zum Handeln auf. In der Terminologie der Integrativen Therapie geht es zentral um die **Sicherung von Integrität**, um eine Sorge um und Achtsamkeit für **Integrität** – in allen Bereichen des Lebendigen (*Petzold, Orth* 2011). Tier- und Naturschutz, Menschenrechte, Kinderrechte sind hier eine zwingende Konsequenz, die Nachhaltigkeit gewinnt, wenn sie ihre Wurzeln *in der erlebten Erfahrung der Verbundenheit und Zugehörigkeit zur Welt* hat (*Petzold, Orth* 2005a, 688ff.). Solcher „Ökologismus", der in der Erfahrung des Lebendigen wurzelt, hat in der Tat „Boden"[21].

---

20 In dem ersten integrativtherapeutischen Programm für die Arbeit mit Drogenabhängigen in Paris, dem „Vier Schritte Programm, Les Quatre Pas", lautete der 4. Schritt: »Auf die Welt zu – VERANTWORTUNG: Wir, Du und Ich, stehen in der Welt. Die Welt ist unser Haus, ein Haus aus Wind, Blumen, Maschinen und Menschen. Die Welt ist unsere Sache, die Menschen sind unsere Sache, die Maschinen sind unsere Sache, die Blumen sind unsere Sache. Die Welt braucht Deine Hände, Deine Gedanken, Deine Freude. Die Welt braucht uns alle, Dich und mich. Miteinander werden wir das Haus schmücken. Gegeneinander werden wir es zerstören. Nimm Deine V e r a n t w o r t u n g ! Du kannst sie tragen.« (*H. Petzold* und die WG-Bewohner Frühjahr 1968 noch vor den Maiunruhen, an denen die WG teilnahm, 1969c, repr. 1974l, 524f.).

21 *Smith* 1998; *Dobson* 2007; vgl. *de Steiguer* 2006.

Zugehörigkeit zur Natur, Naturverbundenheit fördert **Wohlbefinden, Gemeinschaftsgefühl**, Qualitäten, die für die körperlich-seelisch-geistige Gesundheit wesentlich sind und Stress und Angst reduzieren. „***Going Green***“ vermag dazu beizutragen, vermittelt eine „**Heiterkeit des Gemüts**“, „**Freude**“, das Empfinden von „**Frische**“ – ich betone diese höchst bedeutsamen Qualitäten für das Gesundheitserleben und die Gesundheit von Menschen (*Petzold* 2005r, 2010b).

Dieses „***Going Green***“ verbindet sich gut mit der im „Integrativen Ansatz“ entwickelten „**Philosophie des Weges**“, die den Menschen als „*homo migrans*“ durch die Zeiten der Evolution wandern sieht (*Petzold* 2005t) in einer beständigen **explorativen Suche** und in beständiger **poietischer Lebens-** und **Weltgestaltung** – um diese wesentlichen Grundantriebe, so die Sicht der Integrativen Therapie, zu benennen (*Petzold* 2003e). Durch sie sucht er Natur und Kultur zu verbinden (*idem* 2010f; *Petzold, Orth* 2004b; *Richerson, Boyd* 2005). Auch in der Ontogenese geht der Mensch seinen Weg: *homo viator* von der Kindheit bis ins Senium (*Petzold* 2007d, 2006u), ein Weg der Selbstsuche, Selbstfindung, Lebensgestaltung, Lebenskunst (*Marcel* 1948; *Petzold* 1999q). Diese Sicht wird durch unsere „Entwicklungspsychologie und Entwicklungstherapie der Lebensspanne“ unterstrichen (*Petzold* 1999b; *Sieper* 2007b). Natürlich ist auch unsere wissenschaftliche und klinische Arbeit als ein Entwicklungsweg zu begreifen, jedenfalls sehen wir sie unter einer solchen **transversalen** Perspektive[22] beständiger Überschreitung. Damit ist eine prinzipielle Offenheit die Grundlage unseres Selbst- und Lebensverständnisses und eine *herakliteische* Ausrichtung in unserer wissenschaftlichen Arbeit in der und an der Integrativen Therapie das Leitprinzip, das sich jeder **Dogmatik** entgegenstellt, denn einer solchen sind wir „nicht grün“ (*Petzold, Orth, Sieper* 2008). Wir hoffen indes, „grüne Wege“ der Innovation zu gehen.

Wohlbefinden, Gemeinschaftsgefühl, Naturverbundenheit und „Frische“ sind bei fast allen Therapieformen ausgeblendet worden (dabei ist Abwesenheit von **Frischeerleben** ein wichtiger Indikator für die Entwicklung von Krankheitsgeschehen). Auf diese psychologischen Erlebensqualitäten, die zugleich „eigenleiblich gespürte“ **Interozeptionen** sind (vgl. *Petzold*, Episkript, dieses Buch), „leibliche Befindlichkeiten“, für die wir sensibel werden müssen, wird im Integrativen Ansatz besonderer Wert gelegt und es gilt, sie in Therapie und Agogik zu fördern.

Inzwischen hat die empirische Forschung den wohltuenden Effekt und die psychophysische Wirkung von Wald- und Naturerfahrungen belegt, und der Nutzen der „Green Prescriptions“, der ärztlichen Verordnung von Naturerfahrung konnte in verschiedenen großen Untersuchungen bestätigt werden (*Elley* et al. 2003; *Handcock, Jenkins* 2003; *Pretty* et al. 2005; *Swineburn* et al. 1998)[23].

---

22 *Petzold* 2006b, 2009k; *Sieper* et al. 2007.

23 In Schottland wurde jetzt die ärztliche Verschreibung von Naturerfahrungen eingeführt: https://www.weforum.org/agenda/2018/10/doctors-in-scotland-can-now-prescribe-nature (aufgerufen am 20.10.2018).

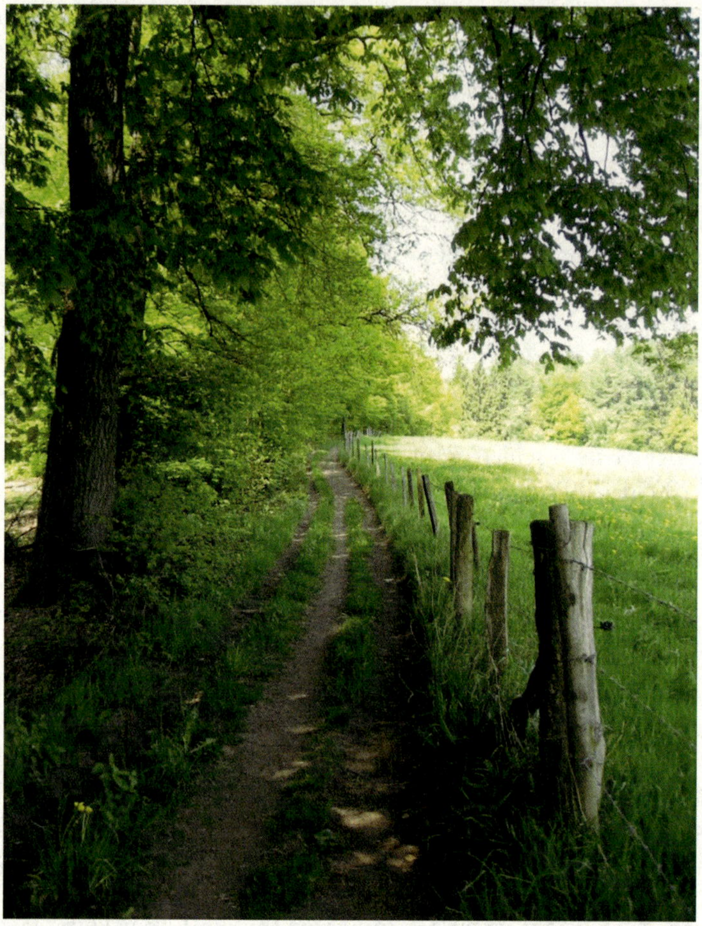

Abb. 5: Waldweg an der Akademie

Auch in der Psychotherapie gibt es neben dem Integrativen Ansatz schon vereinzelt Versuche, Landschaft in Therapien einzubeziehen (*Berger, McLeod* 2006; *Berger* 2008). Durch die breite Angebotspalette an Erlebnis- und Erfahrungsmöglichkeiten in der Landschafts- und Gartentherapie und die damit verbundenen neuen „multiplen Stimulierungen" (*Petzold* 1988f) in der *erlebniszentrierten* Modalität unseres Ansatzes werden neue kognitive, emotionale, volitionale und aktionale **„alternative Erfahrungen"** vermittelt (diese werden von uns von den **„korrigierenden Erfahrungen"** in der *konfliktzentrierten* Arbeit unterschieden und differentiell eingesetzt, *Petzold* 2003a, 695ff.). **Alternativerleben** ermöglicht, oft sogar ohne ein „biographisches Aufarbeiten", neue Wahrnehmungen und Verhaltensweisen durch den Aufforderungscharakter, die „affordances"

(*J.J. Gibson,* vgl. *Orth, Petzold* 1998a) der Natur. *James Gibson* ist mit seiner „ökologischen Wahrnehmungstheorie" ein wichtiger Gewährsmann für unsere entwicklungstherapeutische, integrative Behandlungspraxis und Forschungsarbeit (*Gibson* 1968; *Petzold, van Beek, van der Hoek* 1994), weil hier die Prozesse der Wahrnehmungs-Handlungsverschränkungen und Mensch-Umwelt-Verbundenheit deutlich werden (*Gibson* 1982). Durch die erlebte *explorierende* Bewegung erschließen sich die *poietischen* Gestaltungsmöglichkeiten und -aktivitäten, aus denen *noetisch*-orientierende Sinnerfahrung hervorgeht und *Sinnstiftung* geschieht[24] – „*SINN*" bedeutet ja auch Richtung[25] und er wird oft im Milieu *affilialer/konvivialer Zugehörigkeit* erlebt (*Petzold, Müller* 2005). Auch durch Erfahrungen mit „kreativen Medien" bzw. Naturmaterialien als Medien, die durch Verbalisation und Narrativität, durch *poietische Sprachgestaltung* und *erzählte Ereignisgestaltung* in den affilial geteilten Raum sprachlich formulierbarer Bedeutungen und Sinnschöpfung geholt werden (*Petzold, Orth* 2005a), kann heilsames Geschehen initiiert und vertieft werden. Zuweilen werden Verknüpfungen zu *benignen Vergangenheitserfahrungen* hergestellt, deren heilendes Potential – etwa mit dem Evozieren „sanfter Gefühle" (*Petzold* 2005r) – viel zu wenig genutzt wird. Durch erlebnisaktivierende Arbeit können sich die Prozesse **„dynamischer Regulation"** stabilisieren und optimieren und vermögen sich neue, funktionale neuronale Bahnungen zu bilden und zu festigen.

> „Im Integrativen Ansatz werden die Prozesse ***dynamischer Regulation*** zwischen Systemen als ***Passung*** bezeichnet, die eine hinlänglich gute, wechselseitige Adaptierung bzw. Synchronisation ermöglichen und gewährleisten" (siehe Anhang II, *Petzold* 2005r).

Gesundheit und Wohlbefinden[26] sind als Ergebnis solcher gelungener und optimal fungierender Regulationsprozesse zu sehen. Sie können durch naturtherapeutische Maßnahmen nachhaltig gefördert werden (*Kaplan* 1995; *Knopf* 1986). Das zeigt die „Green Care"-Forschung[27] und das neuerlich starke Interesse an „Care Farming, Health and Social Farming"[28]. Die Sehnsucht nach Ruhe und Seelenfrieden, nach Frische, Wind, Sonne, Regen bringt die Menschen dazu, diese Qualitäten auch in der Stille und Ruhe von Landschaften aufzusuchen, ja Unternehmungen zum Schutz ruhiger Landschaften auf den Weg zu bringen. Tranquillity Research, Forschung zu Ruhe und Stille findet immer größere Aufmerksamkeit (*Hunter* et al. 2010; *Herzog, Barnes* 1999). Sie müssen in landschaftstherapeutischer Arbeit Berücksichtigung finden genauso wie Forschung zu Landschaftspräferenzen (*Hunziker* 2010), denn nicht jede Landschaft wirkt

---

24 *Petzold, Orth* 2005a, schon bei *Aristoteles* finden sich diese Erkenntnisse (*Hamelin* 1953).

25 Vgl. „Uhrzeigersinn", „Drehsinn", *sens unique* etc.

26 *Becker* 1994; *Diener, Lucas* 2000; *Ostermann* 2010.

27 *Gallis* 2007; *Perrins-Margalis* et al. 2000; *Sempik* et al. 2010; *Wydler, Picard* 2010.

28 *Dessein* 2008; *Di Iacovo, Wilcox* 2010.

gleich für jeden. Die Forschung zeigt, dass Menschen sehr spezifisch auf ökotopische Zustände reagieren – etwa darauf, ob Wald gepflegter oder ungepflegter Wald ist. Sie bevorzugen z. B. gepflegten Wald und sind deshalb auch bereit, in seine Pflege aktiv zu investieren (*Bauer, Martens* 2010), was Outdooraktivitäten wie „Green Gym" oder das von uns entwickelte „Green Power Training" (*Petzold, Frank, Ellerbrock* 2011) zeigen. Differentiell die Wirkung von Bergen und Wäldern, Wiesen und Feldern, Flüssen und Seen zu nutzen, ist ein besonderes Anliegen **Integrativer Landschaftstherapie** (siehe die Beiträge in diesem Band). Sie ist deshalb darum bemüht, *psychische Dimensionen*[29] und *physische Dimensionen* des Bewegungs- und Frischeerlebens[30] zu fördern und natürlich die *noetische Dimension* des Sinnerlebens und die *sozio-kommunikative Dimension* Gemeinschaftserfahrung (*conviviality, Petzold* 2003e; *Orth* 2010). Dieses konviviale Milieu spielt besonders für die Gestaltung der „therapeutischen Beziehung" (*Petzold* 1990g, 2012c), ja von Affiliationsprozessen insgesamt eine große Rolle (*Petzold, Müller* 2005/2007). Es bezieht die Pflanzen ein, die man anpflanzt, pflegt, ja liebt, als Mitlebewesen im Zimmer hat: Indoor Greenery. Und sie bezieht die Tiere ein: Wildtiere, die man beobachtet und hegt, Haustiere, die man als Nutztiere (Mast- und Schlachtvieh) und als Arbeitstiere (Ackergaul, Leichenspür- und Minensuchhunde etc.) hält, Familienhunde, Schmusekatzen, Kuscheltiere, tierische Freunde, Tiergefährten (*Petzold, Ellerbrock* 2017). Die Mensch-Tier-Beziehung ist dabei ein wichtiges Kapitel, das hier nicht weiter ausgeführt werden kann, zumal es voller Probleme ist (z. B. das Problem der sogenannten „Du-Evidenz bzw. -Beziehung", vgl. *Petzold* 2018e, siehe Anhang I). Unser evolutionäres Erbe – so unsere theoretische Perspektive[31] – macht uns für die positiven Einwirkungen der Natur besonders sensibel (*Kaplan* 1995; *Knopf* 1987), wie schon *Hellpach* (1911) in seiner Umwelttheorie erkannt hatte. Das Zeugnis der poetischen, musikalischen, bildnerischen Kunst zur heilsamen und beglückenden Wirkung von Landschaften ist überwältigend – Landschaftsdichtung (*Petzold, Leeser, Klempnauer* 2018), Landschaftsmalerei[32], besungene Landschaften, Landschaftsmusik, Landschaftsklänge in „sinfonischen Dichtungen" (von *Borodin, Debussy, Mussorgsky, Sibelius, Smetana*, bis *Johannes Wallmann*). Das alles sind Materialien, die in die therapeutische Arbeit mit Landschaft und Natur im Integrativen Ansatz einbezogen werden können (*Petzold, Orth, Orth-Petzold* 2009). Und natürlich sind große Landschaften auch „Räume von überwältigender Erhabenheit", aus denen Unendlichkeit uns anweht, in denen Schönheit aufstrahlt, „ästhetische Erfahrungen", die uns stumm machen oder aufjauchzen lassen (*Eco* 2006; *O'Donnohue* 2004, 2012). Die Tiefe, die Lebensfülle von Landschaften, ihr Friede, aber auch ihre Wildheit ergreift die

---

29 Ästhetische Erfahrungen, *Petzold* 1999q, 2001k.

30 *Petzold* 2010b; *Waibel, Petzold* 2009.

31 Vgl. *Hüther, Petzold* 2011; *Nesse, Williams* 1995; *Ulrich* 1983, 1999; *Petzold* 2010f.

32 *Büttner* 2006; *Eclery* 2011; *Petzold* 1969IIf.

Menschen. Tosende Brandung, von *Ilja Jefimowitsch Repin* (1844-1930) auf die Leinwand gebannt, lässt ihn ausrufen: „*Какой простор! – Welch' Freiheit*" (1903[33]). Die Schimmer des Herbstes, von *Isaak Iljitsch Lewitan* (1860-1900) eingefangen, zeigen uns in dem Gemälde „Золотая Осень – *Goldener Herbst*" (1895[34]) den sanften Glanz des Abschieds ohne Tristesse. *Joseph Mallord William Turners* (1775-1851) „Norham Castle Sunrise" (1845[35]) öffnet uns Räume des Lichts.

Landschaften sind immer wieder auch „meditative Räume", in denen sich uns Menschen „ontologische Erfahrungen" (*Albert* 1972; *Orth* 1993) erschließen – nicht nur den Künstlern. Sie beschenken uns immer wieder mit Schätzen „ästhetischer Erfahrung", die heilsam sind, einfach Therapie (*Burns* 1998; *Ulrich* 1983), und die uns selbst immer wieder schöpferisch werden lassen (*Petzold* 1992m, 1999q; *Orth* 2018).

Für jeden Menschen leuchtet in der Erinnerung „*seine*" Landschaft mit ihren Farben und Formen auf, die für ihn Bedeutungsfülle gewinnen, weil sie *seine* Farben sind. Für die einen sind es die Seen und Meere (*Röttjer*, dieses Buch), für andere die Wüsten (*Ramin*, dieses Buch) oder die Berge mit ihren Gipfeln (*Heule*, dieses Buch), mir tauchen auch Schluchten auf, *Turners* „The Passage of the St. Gothard" (1804). Wieder andere werden von den Flammen des „Indian Summer" entzündet und reisen nach Ontario, um ihn zu erleben[36]. Viele Menschen werden von der Kraft des erstarkenden, hellen Grüns im Frühjahr ergriffen und mit Freude erfüllt, wie *Emanuel Geibel*, als er 1841 „Der Mai ist gekommen" schrieb[37]. 1849 suchte er, bedrückt durch das Zeitgeschehen, des „Waldes Schatten"[38]. Lebenslagen und Stimmungslagen wechseln, das Grün wechselt.

Grünkraft war das Schlüsselwort in der Mystik, Weisheit und Heilkunde der „ersten deutschen Ärztin", *Hildegard von Bingen* (1098-1179). Das lateinische Wort ***viriditas*** bedeutet ja nicht nur das „Grün", sondern auch die „Jugendfrische, Rüstigkeit, Vitalität". *Heinrich Schipperges* (1979, 301) sah bei *Hildegard* hier einen Inbegriff, der die grünende Kraft und Lebensfreude aller natürlichen Dinge gleichermaßen umfasst wie die Genesungsprozesse im natürlichen Organismus und auch die *geistige* Vitalität und Gesundheit (*green flame*[39], vgl. *Petzold*, Episkript, dieses Buch). Im Unterschied zum esoterischen oder

33 Zu *Repin* vgl. *Weisenberg* et al. 2003.

34 Zu *Levitan* vgl. *King* 2006.

35 Zu *Turner* vgl. *Bailey* 1997.

36 *Sweeting* 2003; *Engel, Kiemle* 1989.

37 Vgl. *Tobias Widmaier* (2008): Der Mai ist gekommen. In: Populäre und traditionelle Lieder. Historisch-kritisches Liederlexikon. http://www.liederlexikon.de/lieder/der_mai_ist_gekommen/

38 „Wie rauscht ihr Waldesschatten / So kühl noch weit und breit! / Wie schaut im bunten Kleid / Ihr Blumen nur so lustig aus den Matten! / Wie mögt ihr Vöglein pfeifen / In dieser argen Zeit! – / Mir ist so trüb, ich kann es kaum begreifen." (*Geibel* 1918, 203f.).

39 Vgl. http://www.greenflame.org/gf-viriditas/

spiritualisierenden „Hildegardismus“ haben wir im Integrativen Ansatz für den therapeutischen Kontext stets die „natürliche“, die „säkulare Substanz“ dieses Begriffs fokussiert (*Petzold, Orth, Sieper* 1999), wie sie sich durchaus auch in den Werken der *Hildegard* findet, nämlich in ihrer naturärztlichen Praxis. Wir haben wie *Schipperges* (1962, 1979) den medizinischen, historischen und geistesgeschichtlichen Ertrag dieser großartigen Ärztin, Naturforscherin und Mystikerin für die Heilkunst und das Leben in unserer Zeit im Blick (*Petzold* 1991). Eine Aussage wie „Anima quoque viriditas carnis est [...] quemadmodum terra per humiditatem fructifera est“ (Patrologia Latina 197, 818), dass „die Seele die grüne Lebenskraft des Fleisches sei und in ähnlicher Art wie die Feuchtigkeit die Erde fruchtbar mache“, kann man als eine „vitalistische“ Aussage werten, als eine Metapher für ein *viridiales* Erleben kraftvoller Gesundheit, aber auch als Ausdruck eines feinfühligen Miterlebens der Natur und einer Naturbegeisterung, einer Geistigkeit des Natürlichen, wie sie für *Hildegard von Bingen* kennzeichnend ist. Sie hat uns heute noch vieles zu sagen, wie ihr Hymnus über die Grünkraft deutlich macht:

„O nobilissima viriditas
Que radicas in sole
Et que in candida serenitate
Luces in rota
Quam nulla terena excellentia
Comprehendit“

„O edelstes Grün,
das in der Sonne wurzelt,
und in einem Rad glänzender
Heiterkeit leuchtet
die von keiner irdischen Großartigkeit
erfasst wird“
(*Hildegard von Bingen* 1988, 218, Nr. 218, übers. H.P.).

Man kann die theologischen Aussagen und die theistische Mystik der *Hildegard* teilen, von ihr in seinem eigenen Glauben berührt werden. Man kann sie heute auch im Sinne einer „säkularen Mystik“ (*Neuenschwander* 2007; *Petzold* 1983e) als **„kosmologische Schau“** lesen, von der man ergriffen wird. Manche erleben beides, weil sie gläubige und säkulare Menschen sind. In ***Green Meditation*** kann sich uns ein tiefes Verstehen der Natur, der Welt, der Menschen erschließen im Schatten eines Baumes im Garten sitzend oder am Waldrand unter einem Holerbusch liegend, in sonnendurchstrahltes Grün versunken oder am Ufer des Sees die grünen Widerspiegelungen des Waldes betrachtend ist man dann allem Leben liebevoll verbunden.

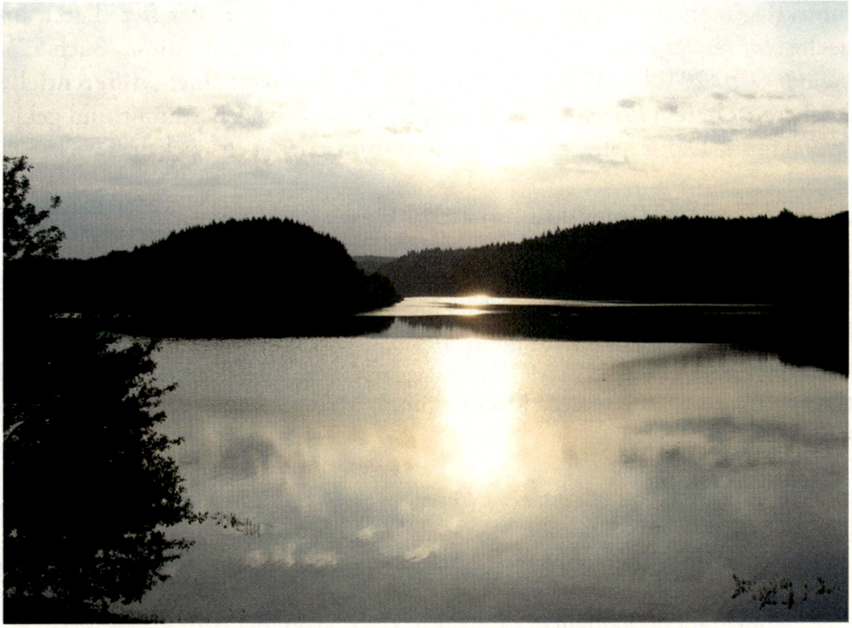

Abb. 6: Time for Green Meditation. Abenddämmerung am Ufer des Beversees vor der Akademie

Anhang I: Interaktionsmatrix der Mensch ⇔ Hund- sowie der Hund ⇔ Mensch-Beziehung

Das Thema der „Therapeutischen Beziehung“ ist auch für die Naturtherapien von kardinaler Bedeutung. Man kann hier auf die elaborierten Modelle, Konzepte und Praxen der Integrativen Therapie zurückgreifen, was die Mensch-Mensch-Beziehung, Therapeutin-Patientin-Beziehung anbetrifft (*Petzold* 1980g, 2000a, 2012c). Für die Beziehung zu den Dingen, die Mensch-Pflanzen-Beziehung, die Mensch-Tier-Beziehungen (zum Hund ist sie eine andere als zum Zierfisch!) und die Beziehung zu Landschaften (Heimatland, Fremde, Wildnis) und zur Natur insgesamt bleibt noch Arbeit zu leisten. Besonders die Mensch-Hund-Beziehung – oft mit einem fragwürdigen Bezug auf *K. Bühler* als „Du-Evidenz“ bezeichnet (*Petzold* 2018e; *Petzold, Ellerbrock* 2017) – ist voller Probleme. Ist der Hund tatsächlich ein „Du“, ein Mitsubjekt im Sinne einer vollwertigen humanen Intersubjektivität (mit Metareflexivität, Symbolverstehen, Werteorientierung etc.)? Wohl kaum. Der verwendete Subjektbegriff ist hier zu klären (https://de.wikipedia.org/wiki/Subjekt_(Philosophie); *Paulus* 2009). Für die Integrative Therapie liegt mit dem Begriff des **Leibsubjekts** als „informiertem Leib“ (vgl. *Petzold; Sieper* 2012a) die Orientierung bei *Marcel, Merleau-Ponty, Ricœur,* aber auch bei *Habermas* und *Bennet/Hacker*. Was ist die

„subjektive mentale Repräsentation“ (*theory of my mind*) der Beteiligten und welche „*theory of mind*“ haben sie in Bezug auf den Anderen (dieses Buch S. 38; *Petzold, Orth* 2017b, 911ff.)? Wir sprechen deshalb von einer **„differentiellen Gefährtenschaft“** (*Petzold, Ellerbrock* 2017), die jeweils bestimmt und geklärt werden muss. Dafür haben wir ein Explorationsschema entwickelt:

Kommunikations-/Interaktionsmatrix Mensch ⇔ Hund – Hund ⇔ Mensch

I. **Mensch ⇔ Mensch**: *Selbstbezug (theory of my mind). Wer bin ich, wie sehe ich mich, wie geht es mir?*

Variablen: Alter, Geschlecht, Ethnie, Schicht, Sozialisations-/Ökologisationsgeschichte, Bildungshintergrund, Lifestyle, Lebenslage bzw. -situation (Gesundheit, Netzwerk- bzw. Sozialbezüge, Ressourcen, Identitätsprofil, Mikroökologie, d.h. Wohnsituation, Stadt/Land etc.)

II. **Hund ⇔ Hund:** *Selbstbezug (theory of mind??). Wie geht es dem Rüden/der Hündin?*
Hier kann es nur um *vermutete* Selbstbezüge aus Menschensicht aufgrund von Beobachtung und geschulter Empathie gehen. Qualia-Dimensionen, das „wie“ von Hundeempfindungen, sind unzugänglich (*Nagel* 1974).

Variablen: Alter, Rasse, Geschlecht, Sozialisations-/Ökologisationsgeschichte, Erziehung, Lebenssituation (Gesundheit, Netzwerk- bzw. Sozialbezüge, Mikroökologie).

III. **Mensch ⇔ Hund:** *Fremdbezug (theory of mind). Wie ist der Bezug zum Hund? Was bzw. wer ist der Hund für mich? Was bin ich für den Hund bzw. will ich für ihn sein?*

Variablen: (wie unter I)

Attributionen fremdattributiv: „Ich sehe meinen Hund als“: bloßes Tier (Haustier) ▫ -- Freund (ähnlich einem menschlichen Freund) ▫ -- tierischen Gefährten ▫ -- Familienmitglied ▫ -- Lebenspartner ▫ -- Kindersatz ▫ -- „Du“ (ähnlich wie einen Menschen) ▫ -- Arbeitsmittel (Gebrauchshund) sonstiges ....

Attributionen selbstattributiv: „Ich sehe mich für meinen Hund als“: Herrn/Frau ▫ -- Herrchen/Frauchen ▫ -- Leittier ▫ -- Freund (ähnlich einem menschlichen Freund) ▫ -- Rudelmitglied, Mittier ▫ sonstiges ....

IV. **Hund ⇔ Mensch:** *Fremdbezug. Wie ist der Bezug zum Menschen? Was ist für den Hund ein Mensch und „sein“ Mensch?*

Attributionen: Über die Attributionen der Hündin/des Rüden zu seinen Bezugsmenschen oder auch zu Fremdmenschen können wiederum nur beobachtungs- und forschungsgestützte Vermutungen angestellt werden, die zu unseren Menschenbewertungen führen. Die Feinabstimmungen der Qualia-Ebene bleiben uns unzugänglich.

Anhang II: Konzept und Prinzipien der „Dynamischen Regulation"

In lebendigen Systemen finden auf der neurobiologische Grundlage des Organismus **„dynamische Regulationsprozesse"** statt (im Sinne von Modellen, wie sie *Anokhin, Bernstein, Luria,* aber auch *Pribram/Galanter/Miller* und neuerlich *Kelso* und *Haken* entwickelt haben). Wir bezeichnen sie insgesamt als das **„Regulationssystem"**. Solche Vorgänge bestimmen auch Entwicklungen in evolutionären Prozessen, wo sich spontan emergierende Selbstorganisation findet (*Krohn, Küppers* 1992) bzw. dynamische, *spiralig forschreitende* Regulationen – man denke an *Manfred Eigens* „Hyperzyklus" (*Eigen, Schuster* 1979) –, und diese schließen immer Entwicklungsgeschehen ein!

> »Als **dynamische Regulation** bezeichnen wir den *Operationsmodus im Regulationsgeschehen von komplexen, lebenden Systemen,* durch den Systemfunktionen auf allen ihren Ebenen optimal wirksam werden können: *intrasystemisch* auf der physiologischen, emotionalen, kognitiven, volitionalen, *intersystemisch* auf der sozialen und ökologischen Ebene in variablen Umwelten mit wechselnden Kontext/Kontinuum-Bedingungen (Belastungen, Anforderungen und Chancen, affordances). Das schließt auch ihre optimierende Entwicklung, Veränderung, Neuorganisationen ein, die geschieht, wenn z. B. durch *„reafferente Progressionen"*, durch anregende Rückwirkungen (Reafferenzen), Entwicklungen angestoßen werden oder wenn durch *„multiple Stimulierung"* aus der Systemumwelt oder durch *„multiple Konnektivierungen"* (von intra- und intersystemischen Elementen, Prozessen) neue Lösungen, Verhaltensmöglichkeiten, ja ggf. neue Regulationsprinzipien sich spiralig-progredierend entwickeln oder auch spontan *emergieren*« (*Petzold* 2005r; vgl. *Petzold, van Beek, van der Hoek* 1994a).

In **Regulationssystemen** mit **„dynamischen Regulationsprozessen"** verstehen wir unter ***„Regulationskompetenz"*** die Steuerprogramme von Regulationsprozessen (also die Narrative/Strukturen, die „software") und unter ***„Regulationsperformanz"*** verstehen wir den Vollzug von Regulationsprozessen nach diesen Programmen (also die Ablaufmuster). Beides ermöglicht im **Regulationssystem** die grundsätzliche Fähigkeit des Organismus bzw. des aus dieser biologischen Basis emergierenden Subjektes, in verschiedenen Bereichen Abläufe zu steuern – von der *intrasystemischen/-personalen* Ebene, etwa der biochemischen, über die Ebene endokrinologischer Abläufe (z. B. HPA-Achse), emotionaler und kognitiver Regulationsvorgänge bis zu höchst komplexen Regulationsmustern der „Selbstregulation" des gesamten Regulationssystems, zu dem auch die Steuerung von *intersystemischen/-personalen* Regulationsvorgängen und immer auch Entwicklungsprozesse und -perspektiven gehören. Steuerprogramme für die Regulationskompetenzen, welche Performanzen (Handlungen, Bewegungen, Narrationen) auf unterschiedlichen Ebenen kontrollieren, werden *Narrative* (Schemata, Muster, Scripts) genannt (*Petzold* 2005r).

»Der Begriff **„dynamische Regulation“** ist von zentraler Bedeutung im Integrativen Ansatz. Er stammt aus der *Biologie* und ist aus der Beobachtung lebendiger *biologischer* Systeme hergeleitet, die durch Regulationsprozesse Wirkungen *multipler Stimulierung* (*Petzold* 1975e, 1988f) aus den Umweltsystemen und dem eigenen organismischen Binnensystem ihre Funktionsfähigkeit aufrechterhalten, optimieren, entwickeln können. Er wurde in der russischen Physiologie und Neurobiologie von *Anokhin, Bernstein, Lurija* grundgelegt mit Konzepten wie „Steuerung, funktionelle Organisation“ oder findet sich bei *Goldstein* als „organismische Selbstregulation“. Heute wird er oft auch mit dem aus der *Physik* stammenden Prinzip der **„Selbstorganisation“** verbunden (es wird in der IT am Regulationsbegriff festgehalten, weil der biologische und der physikalische Systembegriff nicht vollends gleichgesetzt werden können, denn sie sind durch einen nicht übergehbaren Parameter unterschieden: *Leben*). Mit „dynamischer Regulation“ und „Selbstorganisation“ werden die spontan auftretenden Prozesse der Bildung bzw. Veränderung räumlich und zeitlich geordneter Strukturen/Formen in offenen, dynamischen Systemen bezeichnet, die durch das Zusammenwirken (die „Synergie“, *Petzold* 1974j) von Teilsystemen zustande kommen. Die nichtlineare Systemdynamik offener physikalischer Systeme fern vom thermodynamischen Gleichgewicht (*Prigogine*) ermöglicht durch Nutzung von Energie aus dem Umfeld *Selbstorganisation.* „Dynamische Regulation“ ermöglicht die Erklärung von Veränderungs- und Entwicklungsprozessen als Zustandsübergänge, wie sie seit der Antike mit Begriffen wie „Metamorphose/Gestaltwandel“ oder „Krisis“ (*Petzold* 1990b) beschrieben wurden und heute Gegenstand der Theorie der „dissipativen Strukturen“ (*Prigogine*), der „Katastrophentheorie“ (*Thom*) oder der „Synergetik“ (*Haken*) sind« (*Petzold* 2005r).

Literatur

Abele, A., Becker, P. (Hrsg.): Wohlbefinden. Theorie – Empirie – Diagnostik. Weinheim, Juventa.

Adil, J. R. (1994): Accessible Gardening for People with Disabilities: A Guide to Methods, Tools and Plants. Bethesda: Woodbine House.

Albert, K. (1972): Die ontologische Erfahrung. Heidelberg: Academia.

Altner, G. (1989): Handbuch ökologischer Theologie. Stuttgart/Berlin: Kreuz.

Anochin, P. K. (1967): Das funktionelle System als Grundlage der physiologischen Architektur des Verhaltensaktes. Jena: Fischer.

Antonov, V. (2012a): Ecopsychology. Scotts Valley, Ca.: CreateSpace Independent Publishing Platform.

Bailey, A. (1997): Standing in the Sun: a life of J. M. W.Turner. New York: HarperCollins.

Bauer, N. (2010): Gesundheit und Erholung in Wald und Landschaft – ein Rückblick. In: Schweiz. Z. Forstwesen 3, 120-125.

Bauman, Z. (2005):Verworfenes Leben. Die Ausgegrenzten der Moderne. Hamburg: Hamburger Edition.

Baxter, B. (2000): Ecologism: An Introduction. Edinburgh: Edinburgh University Press.

Becker, P. (1994): Theoretische Grundlagen. In: *Abele, A., Becker, P.* (Hrsg.), Wohlbefinden. Theorie – Empirie – Diagnostik. Weinheim: Juventa, 13-49.

Bennett, M., Hacker, P. (2010): Die philosophischen Grundlagen der Neurowissenschaften. Darmstadt: Wissenschaftliche Buchgesellschaft.

Berger, R. (2008): Going on a journey: a case study of nature therapy with children with a learning difficulty. In: Emotional and Behavioural Difficulties 4, 315-326.

Berger, R., McLeod, J. (2006): Incorporating nature in Therapy. In: Journal of Systemic Therapies 2, 80-94.

Bernstein, N.A. (1967): The co-ordination and regulation of movements. Oxford: Pergamon Press.

Bernstein, N. A. (1988): Biodynamik der Lokomotionen. Genese, Struktur, Veränderungen (Original 1940). In: *Pickenhain,* L., *Schnabel, G.* (Hrsg.), Bewegungsphysiologie von N. A. Bernstein. 2. Aufl. Leipzig. Johann Ambrosius Barth, 21-66..

Billen, J. (1965): Baum, Anger, Wald und Garten in der mittelhochdeutschen Heldenepik. Phil. Diss. Münster.

Bird, W. (2004): NATURAL FIT. Can Green Space and Biodiversity Increase Levels of Physical Activity? http://www.scribd.com/doc/38285252/Natural-Fit-Full-Version-Tcm9-133055

Bischof, N. (1985): Das Rätsel Ödipus. Die biologischen Wurzeln des Urkonfliktes von Intimität und Autonomie. München: Piper.

Bischof, N. (1993): Gescheiter als alle die Laffen. Ein Psychogramm von Konrad Lorenz. München: Piper.

Bischof, N. (2009): Psychologie. Ein Grundkurs für Anspruchsvolle. Stuttgart: Kohlhammer.

Boff, L. (1996): Unser Haus die Erde. Den Schrei der Unterdrückten hören. Düsseldorf: Patmos.

Boff, L. (2000): La dignidad de la Tierra. Ecología, mundialización, espiritualidad. Madrid: Editorial Trotta.

Boff, L. (2010): Die Erde ist uns anvertraut. Kevelaer: Butzon & Bercker.

Bonnemann, A., Grell, J., Richter, K. (2006): Laufen und Lauftherapie. Ein Lesebuch. Regensburg: LAS.

Braun-Blanquet, J. (1928): Pflanzensoziologie. Grundzüge der Vegetationskunde. (3. neubearb. Aufl. 1964).

Bremer, J. (2015): Ein Warnschrei für die Schöpfung. In: FAZ.net 18.06.2015. http://www.faz.net/aktuell/politik/ausland/europa/papst-franziskus-fordert-in-laudato-si-globale-umkehr-13651991.html

Brinker, P. (2016): Die ökologische Dimension in der Supervision – Beiträge der ökologischen Psychologie und Ökotheorie. In: Supervision 13/2016. http://www.fpi-publikation.de/supervision/alle-ausgaben/13-2016-brinker-p-die-oekologische-dimension-in-der-supervision-beitraege-der-oekologischen.html

Brinker, P. (2018): Umweltpsychologie und ökologische Perspektiven – eine unverzichtbare neue Sicht für die Supervision. In: Supervision 14/2018. http://www.fpi-publikation.de/artikel/gruene-texte/14-2018-brinker-p-umweltpsychologie-neue-sicht-fuer-supervision-uebersetzung-kommentar.html

Bronfenbrenner, U. (1979): The Ecology of Human Development: Experiments by Nature and Design. Cambridge, MA: Harvard University Press.

Bronfenbrenner, U. (1981): Die Ökologie der menschlichen Entwicklung. Natürliche und geplante Experimente. Stuttgart: Klett-Cotta.

Bronfenbrenner, U. (1986): Recent Advances in Research on the Ecology of Human Development. In: *Silbereisen, R.-K., Eyferth, K., Rudinger, G.*: Development as Action in Context – Problem Behaviour and Normal Youth Development. Berlin: Springer, 287-310.

Bruce, H. (1999): Gardens for the Senses: Gardening as Therapy. Richmond: Petals & Pages Press.

Buchanan, B. (1975): Onto-Ethologies: The Animal Environments of Uexküll, Heidegger, Merleau-Ponty, and Deleuze. New York: State University of New York Press.

Burdett, R., Sudjic, D. (2008): The Endless City. London: Phaidon Press.

Büttner, N. (2006): Geschichte der Landschaftsmalerei. München: Hirmer.

Buzzell, L., Chalquist, C. (2009): Healing with Nature In Mind. San Francisco: Sierra Club/ Counterpoint.

Calquist, C. (2009): Bibliography of ecotherapy research. In: *Buzzel, L., Chalquist, C.* (2009), 296-305.

Christ, Y., Widmer, S., Wydler, H. (2010): Care Farming: Potenziale sozialer Dienstleistungen in der schweizer Landwirtschaft. Forschungsanstalt Agroscope Reckenholz Tänikon.

Clark, N. L., Worger, W. H. (2004): South Africa: The Rise and Fall of Apartheid. Harlow, UK: Pearson Education.

Craze, M. (1979): The Life and Lyrics of Andrew Marvell. London: Macmillan.

Curtius, E. R. (1977): Europäische Literatur und lateinisches Mittelalter. 9. Aufl. Bern, München: Francke.

Daecke, K. (2007): Moderne Erziehung zur Hörigkeit? Die Tradierung strukturell-faschistischer Phänomene in der evolutionären Psychologieentwicklung und auf dem spirituellen Psychomarkt. Ein Beitrag zur zeitgeschichtlichen Introjektforschung in 3 Bänden. Neuendettelsau: Edition Psychotherapie und Zeitgeschichte.

De Bruin, S., Oosting, S., van der Zijpp, A. et al. (2010): The concept of green care farms for older people with dementia: An integrative framework. In: Dementia 1, 79-128.

Dennett, D. (2006): Breaking The Spell. London: Penguin.

Dessein, J. (2008): Farming for health. Proceedings of the Community of Practice Farming For Health, November 2007, Ghent, Belgium. Merelbeke (BE): Erasmus-Euroset.

Deichmann, U. (1992): Biologen unter Hitler – Vertreibung, Karrieren, Forschung. Frankfurt a. M.: Campus.

Diener, E., Lucas, R. (2000): Subjective emotional well-being. In: *Lewis,* M., *Haviland-Jones, J. M.* (Hrsg.), Handbook of emotions. Bd. 2. New York: Guilford, 325-337.

Dobson, A. (2007): Green Political Thought. 4. Aufl. London: Routledge.

Eclercy, B. (2011): Nah und Fern. Landschaftsmalerei von Brueghel bis Corinth. Köln: Wienand.

Eco, U. (2006): Die Geschichte der Schönheit. München: dtv

Eibl-Eibesfeldt, I. (1987): Grundriss der vergleichenden Verhaltensforschung. 7. Aufl. München: Piper.

Eigen, M., Schuster, P. (1977): The hypercycle. A principle of selforganization, In: Naturwissenschaft 64, 451-565.

Engel, E., Kiemle, R. (1989): Indian Summer. Ontarios Wald- und Wasserwildnis einst, jetzt und zum Nacherleben. Herford: Busse Seewald.

Epiktet, Teles, Musonius (1994): Ausgewählte Schriften. Hrsg. und übers. *R. Nickel.* München/ Zürich: Artemis & Winkler.

Farzin, S. (2006): Inklusion/Exklusion. Entwicklungen und Probleme einer systemtheoretischen Unterscheidung. Bielefeld: transcript.

Fine, A. (2000): Handbook on Animal-Assisted Therapy. Theoretical Foundations and Guidelines for Practice. San Diego: Academic Press.

Franziskus, Papst (2015): Laudato si: Über die Sorge für das gemeinsame Haus. Die Umwelt-Enzyklika mit Einführung und Themenschlüssel. Stuttgart: Camino.

Gallis, Ch. Th. (2007): Green care in agriculture: Health effects, economics and policies: proceedings/1st European COST Action 866 conference, 20-22 June 2007. Wien: University Studio Press.

Gardner, B. (2002): American Agriculture in the Twentieth Century: How It Flourished and What It Cost. Cambridge, MA: Harvard University Press.

Gardner, B. (2003): U.S. Agriculture in the Twentieth Century. EH.Net Encyclopedia. Hrsg. *R. Whaples*. 20.03.2003. http://eh.net/encyclopedia/article/gardner.agriculture.us

Gebhard, U. (2009): Kind und Natur: Die Bedeutung der Natur für die psychische Entwicklung. Wiesbaden: VS.

Geibel, E. (1918): Werke Bd. 2. Hrsg. *W. Stammler*. Leipzig, Wien: Bibliographisches Institut.

Georgoulis A. D., Kiapidou, I. S. et al. (2007): Herodicus, the father of sports medicine. In: Knee Surg. Sports. Traumatol. Arthrosc. 3, 315-318.

Gibson, E. J. (1969): Principles of perceptual learning and development. New York: Appleton-Century-Crofts.

Gibson, E. J., Pick, A. D. (2003): An Ecological Approach to Perceptual Learning and Development. Oxford: Oxford University Press.

Gibson, E. J., Walk, R. (1960): The „visual cliff". In: Scientific American 202, 64-71.

Gibson, J. J. (1977): The Theory of Affordances. In: *Shaw, R., Bransford, J.* (Hrsg.), Perceiving, Acting, and Knowing: Toward an Ecological Psychology. Hillsdale, NJ: Lawrence Erlbaum, 67-82.

Gibson, J. J. (1979): The Ecological Approach to Visual Perception. Boston: Houghton Mifflin.

Gobat, J.-M., Aragno, M. et al. (2004): The Living Soil: Fundamentals of Soil Science and Soil Biology. New York: Science Publishers.

Gombrich, E. (1966): Studies in the Art of the Renaissance. London: Phaidon.

Goodman, P. (1977): Nature heals: Natura sanat non medicus: the psychological essays of Paul Goodman. New York: Free Life Editions.

Gore, A. (1992): Earth in the Balance: Ecology and the Human Spirit. Boston: Houghton Mifflin.

Gore, A. (2006): An Inconvenient Truth: The Planetary Emergency of Global Warming and What We Can Do About It. Emmaus, PA: Rodale Books.

Gore, A. (2007): The Assault on Reason: How the Politics of Blind Faith Subvert Wise Decision-making. New York: Penguin Press.

Gore, A. (2009): Our Choice: A Plan to Solve the Climate Crisis. Emmaus, PA: Rodale Books.

Gould, S. J. (2002): The structure of evolutionary theory. Cambridge: Belknap, Harvard University Press.

Graumann, C.-F., Lantermann, E.-D., Kruse, L. (1996): Ökologische Psychologie. 2. Aufl. Weinheim: Beltz.

Groddeck, G. (1913): Nasamecu. Der gesunde und kranke Mensch gemeinverständlich dargestellt. Leipzig: Hirzel.

Habermas, J. (1985): Die neue Unübersichtlichkeit. Kleine Politische Schriften V. Frankfurt a. M.: Suhrkamp.

Hadot, I. (1969): Seneca und die griechisch-römische Tradition der Seelenleitung. Berlin: de Gruyter.

Hadot, P. (1991): Philosophie als Lebensform. Geistige Übungen der Antike. Berlin: Gatza.

Hadot, P. (1995): Philosophy as a Way of Life: Spiritual Exercises from Socrates to Foucault. Malden: Blackwell.

Hadot, P. (2008): N'oublie pas de vivre, Goethe et la tradition des exercices spirituels. Paris: Albin Michel.

Haken, H., Haken-Krell, M. (1997): Gehirn und Verhalten. Stuttgart: DVA.

Haken, H., Kelso, J. A. S., Bunz, H. (1985): A theoretical model of phase transitions in human hand movements. In: Biological Cybernetics 51, 347-356.

Haken, H., Schiepek, G. (2006): Synergetik in der Psychologie. Selbstorganisation verstehen und gestalten. Göttingen: Hogrefe.

Haller, R. L., Kramer, C. L. (2006): Horticultural Therapy Methods: Making Connections in Health Care, Human Service, and Community Programs. London: Haworth Press.

Hamelin, O. (1953): La Théorie de l'intellect d'après Aristote et ses commentateurs. Paris: Vrin.
Handcock, P., Jenkins, C. (2003): The green prescription: a field of dreams? In: NewZeeland Medical Journal 116, 1187.
Harrington, A. (1996): „Re-enchanted science". German holism from Wilhelm II. to Hitler. Princeton: Princeton University Press. (Dtsch.: Die Suche nach Ganzheit. Die Geschichte biologisch-psychologischer Ganzheitslehren. Vom Kaiserreich bis zur New-Age-Bewegung. Reinbek: Rowohlt 2002).
Hartig, T., Kaiser, F. G., Bowler, P. A. (1997): Further development of a measure of perceived environmental restorativeness. Working paper 5, Institute for Housing Research, Uppsala University, Sweden.
Hassink, J., van Dijk, M. (2006): Farming of health. Green care farming across Europe and the United States of America. Wageningen University and Research Center, 13, Frontis, Wageningen.
Heinl, H. (1988): Groddeck und die Integrative Leibtherapie. In: Integrative Therapie 1, 63-73.
Hellpach, W. (1911): Geopsyche. Die Menschenseele unter dem Einfluß von Wetter und Klima, Boden und Landschaft. Leipzig: W. Engelmann.
Hervet, J.-P., Mérienne, P. (1996): La Forêt de Rambouillet. Paris: Ouest-France.
Herzog, T. R., Barnes, G. J. (1999): Tranquillity and preference revisited. In: Journal of Environmental Psychology 19, 171-181.
Herzog, T. R., Bosley, P. J. (1992): Tranquillity and preference as affective qualities of natural environments. In: Journal of Environmental Psychology 12, 115-127.
Hildegard von Bingen (1988): Saint Hildegardis of Bingen. Symphonia. Hrsg. u. Übers. *Sr. B. Newman*. Ithaca: Cornell University Press. (2. korr. Aufl. 1998: SYMPHONIA. A Critical Edition of the „Symphonia Armonie Celestium Revelationum").
Hildegard von Bingen (1990): Scivias. Wisse die Wege. Eine Schau von Gott und Mensch in Schöpfung und Zeit. Hrsg. u. Übers. *W. Storch* OSB. Augsburg: Pattloch.
Hölter, G. (2011): Bewegungstherapie bei psychischen Erkrankungen. Grundlagen und Anwendung. Unter Mitarbeit von *H. Deimel, A. Degener, H. Schwiertz, M. Welsche.* Köln: Deutscher Aerzte-Verlag.
Hollmann, W. (1995): Lexikon der Sportmedizin. Heidelberg-Leipzig: J. A. Barth.
Howard, G. S. (1997): Ecological Philosophy: Creating a More Earth-Friendly Human Nature. Notre Dame, IN: University of Notre Dame Press.
Hüther, G. (2011): Vorwort. In: *Louv* (2011), 10-14.
Huisman, M., Tacke, M. (2010): Inklusion statt Ausgrenzung. In: Bildung Spezial 1, 12-14.
Hunter, M. D., Eickhoff., S. B. et al. (2010): The state of tranquillity: Subjective perception is shaped by contextual modulation of auditory connectivity. In: NeuroImage 2, 611-18.
Hunziker, M.(2010): Die Bedeutung der Landschaft für den Menschen: objektive Eigenschaft der Landschaft oder individuelle Wahrnehmung des Menschen? Landschaftsqualität: Konzepte, Indikatoren und Datengrundlagen. In: Forum für Wissen 2010, 33-41.
Jantzen, W. (2008): Kulturhistorische Psychologie heute – Methodologische Erkundungen zu L. S. Vygotskij. Berlin: Lehmanns Media.
Jonas, H. (1984): Das Prinzip Verantwortung – Versuch einer Ethik für die technologische Zivilisation. Frankfurt a. M.: Suhrkamp.
Kahn, P. (1999): The Human Relationship with Nature. Cambridge, MA: MIT Press.
Kahn, P., Kellert, S. (2002): Children and nature: psychological, sociocultural, and evolutionary investigations. Cambridge, MA: MIT Press.
Kaplan, S. (1995): The restorative benefits of nature: Toward an integrative framework. In: J. Environ. Psychol. 15, 169-182.
Kaplan, R., Kaplan, S. (1989): The Experience of Nature. New York: Cambridge University Press.
Katcher, A. (2002): Animals in Theraputic Education. Cambridge, MA: MIT Press.

Kalikow, T. L. (1980): Die ethologische Theorie von Konrad Lorenz: Erklärung und Ideologie, 1938 bis 1943. In: *Mehrtens, H., Richter, S.*: Naturwissenschaft, Technik und NS-Ideologie. Beiträge zur Wissenschaftsgeschichte des Dritten Reiches. Frankfurt a. M.: Suhrkamp.

Kelso, J. A. S. (1995): Dynamic patterns. The self-organization of brain and behavior. Cambridge, MA.: MIT Press.

Kennair, L. E. O. (2004): Evolusjonspsykologi. Trondheim: Tapir Akademisk Forlag.

King, A. (2006): Isaak Levitan. Lirical Landscape, London: Philipp Wilson Publishers.

Klein, Z. (2000): The ethological approach to the study of human behaviour. In: Neuroendocrinology Letters 21, 477-481.

Kloiber, R. (1990): Handbuch der Symphonischen Dichtung. 3. Aufl. Wiesbaden: Breitkopf & Härtel.

Knoff, R. (1987): Human behaviour, cognition, and affect in the natural environment. In: *Stokols, D.* (Hrsg.), Handbook of Environmental Psychology. Bd. 1. New York: Wiley, 783-825.

Koch, Ch. (2005): Bewusstsein – ein neurobiologisches Rätsel. München: Elsevier.

Krohn, W., Küppers, G. (1992): Emergenz. Die Entstehung von Ordnung, Organisation und Bedeutung. Frankfurt a. M.: Suhrkamp.

Krolzik, U. (1980): Umweltkrise – Folge des Christentums? Stuttgart: Kreuz.

Kull, K. (2001): Jakob von Uexküll: An introduction. In: Semiotica 134, 1-59.

Larence, J. E. (1991): Gaia: the Growth of an Idea. New York: St Martin's Press.

Leitner, A. (2010): Handbuch der Integrativen Therapie. Wien: Springer.

Leitner, A., Sieper, J. (2008): Unterwegs zu einer integrativen Psychosomatik – Das bio-psycho-soziale Modell des integrativen Ansatzes. In: Integrative Therapie 3, 199-243.

Lentin, A. (2010): General Smuts: South Africa. London: Haus.

Lewin, K. (1917): Kriegslandschaft. In: Zsch. f. Angewandte Psychol. 12, 440-447. (Repr. in: Kurt-Lewin-Werkausgabe Bd. 4. Hrsg. *C. F. Graumann*. Stuttgart: Klett-Cotta 1982, 315-326).

Lewin, K. (1963): Feldtheorie in den Sozialwissenschaften. Bern: Huber.

Lorenz, K. (1965): Über tierisches und menschliches Verhalten. 2 Bde. München: Piper.

Lorenz, K. (1973a): Die acht Todsünden der zivilisierten Menschheit. München: Piper.

Lorenz, K. (1973b): Die Rückseite des Spiegels. Versuch einer Naturgeschichte des menschlichen Erkennens. München: Piper.

Lorenz, K. (1978): Vergleichende Verhaltensforschung oder Grundlagen der Ethologie. Wien, New York: Springer.

Lorenz, K. (1983): Der Abbau des Menschlichen. München: Piper.

Louv, R. (2008): Last Child in the Woods: Saving our Children from Nature-Deficit Disorder. Chapel Hill, NC: Algonquin Books. (Dtsch.: Das letzte Kind im Wald. Weinheim: Beltz 2011).

Lovelock, J. (1979): Gaia: A New Look at Life on Earth. New York: Oxford University Press. (3. Aufl. 2000).

Lovelock, J. (2006): The Revenge of Gaia: Why the Earth Is Fighting Back – and How We Can Still Save Humanity. Santa Barbara, CA: Allen Lane.

Lurija, A. R. (1998): Das Gehirn in Aktion. Einführung in die Neuropsychologie. Reinbek: Rowohlt.

Mannheim, K. (1929): Ideologie und Utopie. Bonn: F. Cohen.

Marcel, G. (1945): Homo Viator. Paris: Alcan. (Dtsch.: Düsseldorf: Bastion 1949).

Margulis, L. (1999): Symbiotic Planet: A New Look At Evolution. Houston: Basic Book.

Marvell, A. (1993): Poems of Andrew Marvell. London: Everyman's Library. Alfred A. Knopf.

Mayr, E. (1994): Und Darwin hat doch recht. Charles Darwin, seine Lehre und die moderne Evolutionsbiologie. München, Zürich: Piper.

McCormick, J. (1995): The Global Environmental Movement. London: John Wiley.

Merchant, C. (2005): Radical ecology: The Search for a Livable World. London: Routledge.
Merleau-Ponty, M. (1964): Le visible et l'invisible. Paris: Gallimard. (Dtsch.: Das Sichtbare und das Unsichtbare. München: Fink 1986).
Merleau-Ponty, M. (1995): La Nature. Notes de Cours de Collège de France. Hrsg. *D. Seglard.* Paris: Edition du Seuil.
Musonius Rufus (1979): Entretiens et fragments. Introduction, traduction et commentaire (= Studien und Materialien zur Geschichte der Philosophie, Kleine Reihe, Bd. 5). Hrsg. u. Übers. *A. Jagu.* Hildesheim, New York: Olms.
Mysterud, I. (2003): Mennesket og moderne evolutionsteori. Oslo: Gyldendak Akademisk.
Næss, A. (1972): Shallow and the Deep. Oslo: Inquiry.
Næss, A., Glasser, H. et al. (2005): Deep ecology of wisdom. Explorations in unities of nature and cultures, selected papers. Dordrecht: Springer.
Nagel, T. (1974): What is it like to be a bat? In: The Philosophical Review 83, 435-450.
Nesse, R. M. (1990): Evolutionary explanations of emotions. In: Human Nature 1, 261-289.
Nesse, R. M. (2002): Evolutionary biology: a basic science for psychiatry. In: World Psychiatry 1, 7-9.
Nesse, R. M., Williams, G. C. (1995): Evolution and healing: the new science of Darwinian medicine. London: Weidenfeld & Nicolson.
Nesse, R. M., Williams, G. C. (1994): Why we get sick. New York: Times Books Random House.
Nesse, R. M., Williams, G. C. (1997): Warum wir krank werden: Die Antworten der Evolutionsmedizin. München: C. H. Beck.
Neuenschwander, B. (2007): Säkulare Mystik. In: *Sieper, J., Orth, I., Schuch, W.* (2007), 342-383.
Nordh, H., Grahn, P., Währborg, P. (2009): Meaningful activities in the forest, a way back from exhaustion and long-term sick leave. In: Urban greening 3, 207-219.
O'Donohue, J. (2004): Schönheit: Vom Reichtum des Lebens. Müchen: dtv. (Neuausgabe: Vom Reichtum des Lebens: Die Schönheit erwecken. München: dtv 2007).
O'Donohue, J. (2012): Transcript for The Inner Landscape of Beauty. 26.01.2012. http://www.onbeing.org/program/inner-landscape-beauty/transcript/1125
Olbrich, E., Otterstedt, C. (2003): Menschen brauchen Tiere. Grundlagen und Praxis der tiergestützten Pädagogik und Therapie. Stuttgart: Franckh-Kosmos.
Orth, I. (1993): Integration als persönliche Lebensaufgabe. In: *Petzold, Sieper* (1993), 371-384, und in: *Petzold, Orth* (2005). http://www.fpi-publikation.de/polyloge/alle-ausgaben/10-2015-orth-i-petzold-h-g-zum-thema-integration-persoenliche-lebensaufgabe-grenzen.html
Orth, I. (2018): Freude am Schöpferischen. Collagierende Überlegungen zu Ko-kreativität, persönlicher Lebenskunst, Lebens- und Weltgestaltung. In: POLYLOGE 18/2018. http://www.fpi-publikation.de/polyloge/alle-ausgaben/18-2018-orth-i-freude-am-schoepferischen-collagierende-ueberlegungen-zu-ko-kreativitaet.html
Ostermann, D. (2010): Gesundheitscoaching. Wiesbaden: VS.
Panikkar, R. (1966): Ökosophie, oder: Der kosmotheandrische Umgang mit der Natur. In: *Kessler, H.*: Ökologisches Weltethos im Dialog der Kulturen und Religionen. Darmstadt: Wissenschaftliche Buchgesellschaft 1996, 58-66.
Paulus, M. (2009): Die Stellung des Subjekts bei Foucault und Habermas. In: e-Journal Philosophie der Psychologie, Dezember 2009. http://www.jp.philo.at/texte/PaulusM1.pdf
Perrins-Margalis et al. (2000): The emmediate Effects of a Group-Based Horticulture Experience on the Quality of Life of Persons with chronic mental illness. In: Occupational Therapy in Mental Health 1, 15-32.
Petzold, E. (1878): Die Anpflanzung und Behandlung von Alleenbäumen. Berlin: Wiegand, Hempel, Parey. (Reprint: LaVergne. TN: Nabu Public Domain Reprints 2011).

Petzold, E. (1896): Die Landschaftsgärtnerei. Ein Handbuch für Gärtner, Architekten und Freunde der Gartenkunst. Leipzig: Verlag Georg Heinrich Meyer. (Reprint: LaVergne. TN: Nabu Public Domain Reprints 2010).

Platon (1983): Werke. Hrsg. *D. Kurz*, Darmstadt: WBG.

Potreck-Rose, F. (2006): Selbstzuwendung, Selbstakzeptanz, Selbstvertrauen. Psychotherapeutische Interventionen zum Aufbau von Selbstwertgefühl. Stuttgart: Klett-Cotta.

Pribram, K. H., Galanter, E., Miller, G. A. (1973): Strategien des Handelns. Stuttgart: Klett.

Proshansky, H. M. (1987): The field of environmental psychology: securing its future. In: *Stokols*, D., *Altman, I.*: Handbook of environmental psychology. New York: John Wiley & Sons, 1467-1488.

Raff, R. (1996): The shape of life. Genes, development and the evolution of animal form. Chicago: University of Chicago Press.

Radkau, J. (2002): Natur und Macht. Weltgeschichte der Umwelt. München: C. H. Beck.

Radkau, J. (2011): Die Ära der Ökologie. Eine Weltgeschichte. München: C. H. Beck.

Reynolds, V. (1999): The Green Gym: An Evaluation of a Pilot Project in Sonning Common. Research Report No. 8. Oxfordshire: Oxford Brookes University.

Reynolds, V. (2002): Well-being Comes Naturally: An Evaluation of the BTCV Green Gym at Portslade, East Sussex., 2002. Research Report No. 17. Oxfordshire: Oxford Brookes University.

Richerson, P. J., Boyd, R. (2005): Not by genes alone. How culture transformed human evolution. Chicago.

Rogoff, B. (2003): The cultural nature of human development. New York: Oxford University Press.

Rogoff, B., Moore, L. et al. (2007): Children's development of cultural repertoires through participation in everyday routines and practices. In: *Grusec, J. E., Hastings, P. D.*, Handbook of socialization. NY: Guilford, 490-515.

Rogoff, B., Morelli, G. A., Chavajay, P. (2010): Children's Integration in Communities and Segregation From People of Differing Ages. In: Perspectives on Psychological Science 4, 431-440.

Rohde, M. (1998): Von Muskau bis Konstantinopel. Eduard Petzold – ein europäischer Gartenkünstler. Dresden: Verlag der Kunst.

Roszak, T. (1969): The Making of a Counter-Culture: Reflections on the Technocratic Society and Its Youthful Opposition. Santa Barbara: University of California Press. (Dtsch.: Gegenkultur. Gedanken über die technokratische Gesellschaft und die Opposition der Jugend. München: List 1973).

Roszak, T. (1982): Mensch und Erde auf dem Weg zur Einheit. Ein Manifest. Soyen: Ahorn.

Roszak, T. (1992): The Voice of the Earth – An Exploration of Ecopsychology. New York: Simon & Schuster. (Dtsch.: Ökopsychologie. Der entwurzelte Mensch und der Ruf der Erde. Stuttgart: Kreuz 1994).

Roszak, T., Gomes, M. E., Kanner, A. D. (1995): Ecopsychology: Restoring the earth healing the mind. San Francisco: Sierra Club Books.

Russel, B. (1964): Probleme der Philosophie. Frankfurt a. M.: Suhrkamp.

Rüterswörden, U. (1993): Dominium terrae: Studien zur Genese einer alttestamentlichen Vorstellung. Beihefte zur Zeitschrift für die alttestamentliche Wissenschaft 215. Berlin, New York: de Gruyter.

Scheppach, J. (2011): Weltbevölkerung. Megacitys bestimmen die Zukunft des Planeten. In: FOCUS Online 27.10.2011. http://www.focus.de/wissen/wissenschaft/klima/prognosen/tid-24013/weltbevoelkerung-megacitys-bestimmen-die-zukunft-des-planeten_aid_678400.html

Schipperges, H. (1962): Das Menschenbild Hildegards von Bingen. Leipzig: St. Benno.

Schipperges, H. (1979): Menschenkunde und Heilkunst bei Hildegard von Bingen. In: *Brück, A.* (Hrsg.), Hildegard von Bingen – 1179-1979. Festschrift zum 800. Todestag der Heiligen. Mainz: Gesellschaft für mittelrheinische Kirchengeschichte, 295-310.

Schipperges, H. (1981): Kosmos Anthropos. Stuttgart: Klett-Cotta.

Schipperges, H. (1985): Hildegard von Bingen. Der Garten der Gesundheit. München: Artemis.

Schipperges, H. (1991): Heilkunst als Lebenskunde oder die Kunst, vernünftig zu leben. Freudenstadt: VUD.

Schweitzer, A. (1991): Die Ehrfurcht vor dem Leben – Grundtexte aus fünf Jahrzehnten. München: Beck.

Schmid, W. (2004): Mit sich selbst befreundet sein. Von der Lebenskunst im Umgang mit sich selbst. Frankfurt a. M.: Suhrkamp.

Schmid, W. (2008): Ökologische Lebenskunst – Was jeder Einzelne für das Leben auf dem Planeten tun kann. Frankfurt a. M.: Suhrkamp.

Schmithüsen, J. (1961): Allgemeine Vegetationsgeographie. Berlin: de Gruyter.

Schneiter-Ulmann, R. (2010): Lehrbuch Gartentherapie. Bern: Hans Huber.

Sempik, J., Hine, R., Wilcor, D. (2010): Green Care: A Conceptual Framework. COST866: Green Care in Agriculture, Loughborough University, Loughborough: Center for Child and Familiy Research.

Sieper, J. (2006): „Transversale Integration“: Ein Kernkonzept der Integrativen Therapie – Einladung zu ko-respondierendem Diskurs. In: Integrative Therapie 3/4 (2006), 393-467 und erg. in: *Sieper, Orth, Schuch* (2007), 393-467.

Sieper, J. (2007b): Integrative Therapie als „Life Span Developmental Therapy“ und „klinische Entwicklungspsychologie der Bezogenheit“ mit Säuglingen, Kindern, Adoleszenten, Erwachsenen und alten Menschen, In: Gestalt & Integration 60, 14-21 (Teil I), 61 (2008), 11-21 (Teil II). Update 2011 in: POLYLOGE 5/2011.

Sieper, J., Orth, I., Schuch, H. W. (Hrsg.)(2007): Neue Wege Integrativer Therapie. Klinische Wissenschaft, Humantherapie, Kulturarbeit – Polyloge – 40 Jahre Integrative Therapie, 25 Jahre EAG – Festschrift für Hilarion G. Petzold. Bielefeld: Edition Sirius im Aisthesis Verlag.

Sloterdijk, P. (2009): Du musst dein Leben ändern. Frankfurt a. M.: Suhrkamp.

Smith, M. (1998): Ecologism: Towards Ecological Citizenship. New York: Open University Press.

Sorgen, C. (2011): Do You Need a Nature Prescription? Nature therapy may mean that better health is right outside your door. In: Health & Balance. http://www.webmd.com/balance/features/nature-therapy-ecotherapy

Stokols, D., Altman, I. (1987): Handbook of Environmental Psychology. New York: Wiley.

Sweeting, A. (2003): Beneath the Second Sun: A Cultural History of Indian Summer. Lebanon, NH: University Press of New England.

Swinburn, B. A., Walter, L. G., Arroll, B., Tilyard, M. W., Russell, D. G. (1998): The green prescription study: A randomized controlled trial of written exercise advice provided by general practitioners. In: American Journal of Public Health 2, 288-291.

Tüxen, R. (1970): Pflanzensoziologie als synthetische Wissenschaft. In: „Miscellaneous Papers“ Bd. 5. Wageningen, 141-159.

Uexküll, G. v. (1964): Jakob von Uexküll, seine Welt und seine Umwelt – eine Biographie. Hamburg: Wegner.

Uexküll, J. J. v. (1909): Umwelt und Innenwelt der Tiere. Berlin: J. Springer.

Uexküll, J. J. v. (1920): Theoretische Biologie. Berlin: Gebrüder Paetel.

Uexküll, J. J. v. (1938): Der unsterbliche Geist in der Natur. Gespräche. Hamburg: Wegner.

Uexküll, J. J. v., Kriszat, G. (1934) Streifzüge durch die Umwelten von Tieren und Menschen: Ein Bilderbuch unsichtbarer Welten. Bedeutungslehre. (Neuaufl.: Reinbek: Rowohlt 1956).

Ulrich, R. S. (1983): Aestetic and affective response to natural environment. In: *Altman, I., Wohlwill, J. F.* (Hrsg.): Behavior and the natural environment. New York: Plenum Press, 85-125.

Ulrich, R. S. (1999): Effects of gardens on health outcomes: theory and research. In: *Cooper, C., Barnes, M.* (Hrsg.), Healing gardens: therapeutic benefits and design recommendations. New York: Wiley, 27-86.

Ulrich, R. S. (2001): Evidence Based Environmental Design for Improving Medical Outcomes. http://muhc-healing.mcgill.ca/english/Speakers/ulrich_p.html

Van Hogendorp Prosperetti, L. (2009): Landscape and philosophy in the art of Jan Brueghel the Elder (1568-1625). Farnham, Surrey, UK: Ashgate Publishing.

Vygotskij, L. S. (1931/1992): Geschichte der höheren psychischen Funktionen. Fortschritte der Psychologie Bd. 5. Hamburg, Münster: Lit.

Wesenberg, A., Hartje, N., Werner, A.-M. (2003): Auf der Suche nach Russland. Der Maler Ilja Repin. Berlin: Nicolai.

Wilson, E. O. (1984): Biophilia. Cambridge: Harvard University Press.

Wilson, E. O. (1998): Consilience: The unity of knowledge. New Yok: Knopf.

Workman, L., Reader, W. (2004): Evolutionary psychology. An introduction. Cambridge: Cambridge University Press.

Wydler, H., Picard, R. (2010): Care Farming: Soziale Leistungen in der Landwirtschaft. In: Agrarforschung Schweiz 1, 24-29..

Zippelius, H.-M. (1992): Die vermessene Theorie. Eine kritische Auseinandersetzung mit der Instinkttheorie von Konrad Lorenz und verhaltenskundlicher Forschungspraxis. Braunschweig: Vieweg.

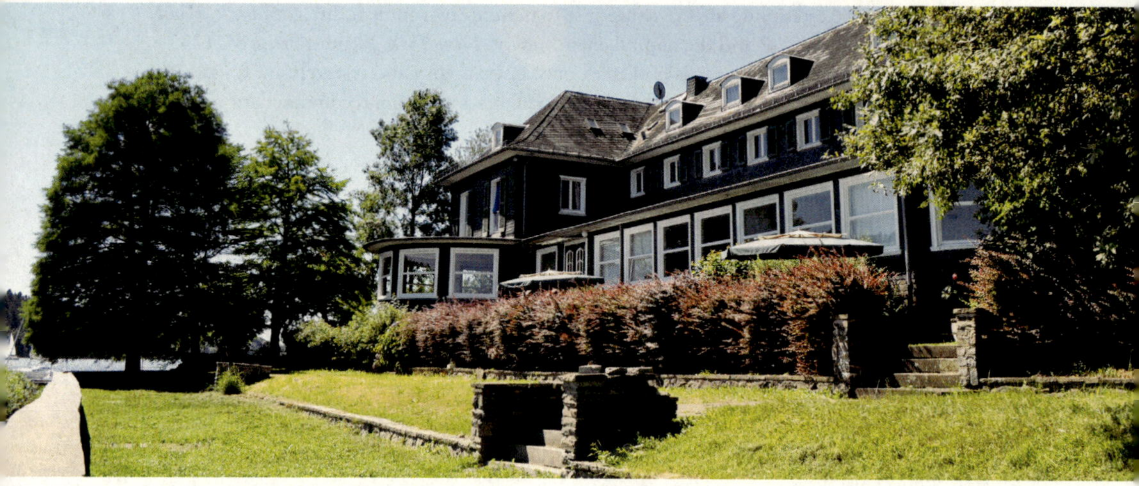

Europäische Akademie für Biopsychosoziale Gesundheit,
Naturtherapien und Kreativitätsförderung am Beversee, Hückeswagen

Die Neuen Naturtherapien – Weiterbildungen an der EAG als Green Learning zwischen Embodiment und Mentalisierung

Bettina Ellerbrock, Ilse Orth, Hilarion G. Petzold

Weiterbildung in den „Neuen Naturtherapien" kann immer nur in einem guten „***Kontakt*** mit der Natur" und aus der ***Beziehung*** zur Natur erfolgen sowie in den ***Begegnungen*** mit ihren Lebewesen und im Erleben ihrer Lebensprozesse. Die Evolution wird in unserer Sicht selbst als ein gigantischer Lern- und Veränderungsprozess gesehen (*Petzold, Orth-Petzold*, dieses Buch), in dem alle Lebewesen in der Biosphäre – so auch wir Menschen und die anderen nicht-humanen Tiere (*Petzold* 2017d, 2018e) – stehen und an dem wir teilnehmen. Vor einem so weiten Verständnishintergrund sehen wir die „Neuen Naturtherapien" und unsere Weiterbildungskonzeption[1], die deutlich macht: Der Integrative Ansatz ist ein **„lernendes Verfahren"** (*Petzold, Orth* 2018a). Das wollen wir mit diesem Beitrag auch darlegen, indem wir immer wieder bei einzelnen Themenkomplexen auf die schon recht umfangreiche Referenzliteratur verweisen. Auch wenn die „Neuen Naturtherapien" auf der Weiterbildungsebene noch relativ „junge" Verfahren sind, so sind sie doch keineswegs wenig fundiert, sondern haben eine hohe Anschlussfähigkeit an andere sozialinterventive Verfahren (Psychotherapie, Soziotherapie, Leib-/Bewegungs-/Sporttherapie, Kreativtherapie, Supervision), auf deren Forschungsstände sie auch zurückgreifen. Sie brauchen hier keinen Vergleich zu scheuen. Natürlich ist klar, dass noch nicht in allen Weiterbildungen im naturtherapeutischen Feld theoretisch, methodisch, didaktisch und empirisch-evaluativ abgesicherte Modelle (*Blumberg*, dieses Buch) vorliegen. Aber das Feld ist in Bewegung und wir tragen mit unseren Arbeiten zur „Feldentwicklung" bei genauso wie andere Gruppen etwa im Bereich der tiergestützte Therapie (*Wohlfarth, Mutschler* 2017) oder der pflanzengestützten Intervention (*Walboth* et al. 2017) wichtige Beiträge leisten.

Es geht hier um Bildungsprozesse aus „gelebten Erfahrungen" in der Natur, in die wir **„eingebettet"** sind (***embeddedness***, *Petzold* 2002j) und die mit „allen Sinnen" multisensorisch und leibhaftig aufgenommen und **„verkörpert"** wird (***embodiment***, ebenda, *Petzold* 1988n, 2009c; *Petzold, Heinl* 1980a). Der „Integrative Ansatz der Therapie, Agogik und Kulturarbeit" (*Petzold, Orth, Sieper* 2002, 2014a) geht vom Menschen als „Leibsubjekt in Kontext und Zeitkontinuum" aus. Der **Leib** gehört zur **Natur**, die **Natur** ist seine Umwelt und gehört

---

1 Im Folgenden wird diese Konzeption erläutert mit Blick auf den ganzen Fundus der theoretischen Grundlagen aus 40 Jahren Aus- und Weiterbildungsarbeit an der EAG in all ihren Fachbereichen, und zwar fächerübergreifend. Siehe beispielhaft für den Bereich der Kreativtherapien *Petzold, Orth* (2018a) und für den naturtherapeutischen Praxistransfer *Petzold* (2016d).

zum **Leib:** Er nimmt sie **verkörpernd** auf, *multisensorisch*, *interozeptiv* (*nature embodied*), und er nimmt sie auch *multiemotional, multikognitiv, multimnestisch*, **mental** auf (*nature mentalized, Petzold, Orth* 2017b). Eine solche Position, die ihren Ausgangspunkt vom **Leib** und der **Natur** her nimmt (*Petzold, Heinl* 1980a, 1981b), von **Embodiment** im Sinne von *Merleau-Ponty* (*Petzold, Sieper* 2012) und von **Mentalisierung** im Sinne von *Vygotskij* und *Moscovici* (*Petzold* 2017f; *Petzold, Orth* 2017a), bietet natürlich mit ihrem **bio-psycho-sozial-ökologischen Modell** (*Petzold* 1965, 1974k) eine sehr gute Basis für eine Theorie der „Ökopsychosomatik" (*Petzold* 2006p; *Sieper, Petzold* 1975). Und auch die schulenübergreifende **Integrationstheorie** unseres Ansatzes (*Petzold* 1982, 1992g, 2002a, b; *Sieper* 2006) hat für die verschiedenen Formen der Naturtherapie eine ausgezeichnete Brückenfunktion, um Richtungen miteinander in Austausch und *POLYLOG* zu bringen (*Petzold* 2002c).

Sie bietet zudem eine mundanologische Erkenntnistheorie (*Welsch* 2015, dieses Buch; *Petzold* 2017f) für die „Neuen Naturtherapien", wie wir sie in der „**dritten Welle**" der Integrativen Therapie besonders fokussiert haben (*Petzold* 2013g).

Natur muss multisensorisch *„erfasst"* und in komplexen Verstehensprozessen *„begriffen"* werden. Das erfordert **komplexe Lernprozesse** (*Sieper, Petzold* 2002; *Petzold, Orth* 2017b), die nahe am „Puls des Lebendigen" sind und von einer „**Freude am Lebendigen**" motiviert werden (*Petzold, Orth-Petzold, Orth* 2013) und somit „**Green Learning**" als Lernprozesse definieren, die frisch und lebendig sind wie junges Grün.

Natürlich braucht jedes Lernen über Natur auch Natur-Wissenschaft. Die sogenannten „**MINT**-Fächer", die **m**athematisches, **i**nformationstheoretisches **n**aturwissenschaftliches und **t**echnisches Wissen fokussieren, sind hier unverzichtbar und Bestandteil unserer wissenschaftlich-theoretischen Fundierung.

Sie reichen jedoch nicht aus, um das „Lebendige" hinreichend zu erfassen, die ästhetische Dimension von Natur in ihrer Fülle aufzunehmen und der gleichsam so wichtigen *ethischen Dimension* eines *„caring for nature"* gerecht zu werden. All das aber muss neben den Ergebnissen von Grundlagenforschung berücksichtigt werden, wenn man Fundamente für naturtherapeutische Weiterbildungen schaffen will, denn solche Inhalte gilt es ja auch in „grünen Weiterbildungen" zu vermitteln. Im Integrativen Ansatz wurde deshalb das Konzept eines „MINT-Plus" entwickelt (*Petzold*, dieses Buch S. 344, 359), das die ethischen, ästhetischen und naturschützenden Dimensionen zu berücksichtigen bestrebt ist.

In den Neuen Naturtherapien findet sich immer auch ein Moment des Kreativen – Gestaltung eines Gartens, einer Landschaft, schöpferisches Tun in Gärten und Naturarealen durch „Land Art" oder „Forest Art" unter Verwendung von Naturmaterialien, Spielideen mit dem Schul- oder Therapiebegleithund oder Mitmachkonzepte auf Erlebnisbauernhöfen, die eine „**Freude am Schöpferischen und Lebendigen**" (*Orth* 2018; *Petzold, Orth-Petzold, Orth* 2013) wecken und nutzen.

Es geht um ein ganzheitliches und differentielles Erfassen von Natur, einer Ethologie von Haus- und Nutztieren, der Ausschnitte von Landschaften, Feldern, Gärten oder Parks, Auen oder Waldstücken, in denen wir uns gerade befinden und von denen wir „umfangen" werden, es geht zugleich auch um ein Erfassen von uns selbst, um **Selbsterfahrung** (*Petzold, Sieper, Orth* 2006), und zwar im Naturbezug, um **Naturerfahrung** im Selbstbezug.

Das erfordert immer wieder auch einen betrachtenden, kontemplativen, naturmeditativen Zugang – wir haben dazu die *Green Meditation* als Selbst- und Welterfahrung entwickelt (*Petzold* 2015b; *Orth* 1993; *Sieper, Petzold* 1975). Im Kontakt mit Tieren, Haus- wie Wildtieren, geht es dann darum, ein Miteinander zu erleben und zu gestalten, denn Tiere sind ja Mitbewohner dieser Erde (*Petzold, Ellerbrock* 2017; *Petzold* 2018e). Auch Formen eines artgerechten Umgangs mit Tieren wollen erlernt sein.

Und natürlich geht es um „**Lernen in der Praxis und für die Praxis**" in naturtherapeutischen Kontexten, um ein „praxeologisches Lernen" (*Petzold* 1993a, 2016d) – mit Menschen, mit Tieren, Pflanzen und mit Orten, Bio-und Ökotopen. Es geht natürlich auch im klinischen Kontext um störungsspezifische Anwendungen, etwa Depressionen (idem 2014h), in der Traumatherapie (*Ellerbrock, Petzold* 2014), der Behandlung von Internet-Addiction (*Petzold, Orth-Petzold*, dieses Buch), ökopsychosomatischen Störungen (*Petzold, Hömberg* 2017) usw. Die „Neuen Naturtherapien" haben gerade in diesem Bereich einen hohen Entwicklungsbedarf, den es abzuarbeiten gilt, eine Aufgabe, mit der die gesamte *„professional community"* in allen Orientierungen unterwegs ist. Auch das muss in den Weiterbildungen für die naturtherapeutische Arbeit mit KlientInnen und PatientInnen vermittelt werden. *Hilarion Petzold* hat sich als wissenschaftlicher Leiter der Akademie (EAG) für das gesamte Feld der Naturtherapien (*Petzold, Orth, Sieper* 2002) besonders eingesetzt. Das trägt inzwischen Früchte. Unsere WeiterbildungskandidatInnen und die Lehrenden engagieren sich mit Praxisberichten und Abschlussarbeiten, die in unserer „open access"-Internetzeitschrift „**Grüne Texte**" (http://www.fpi-publikation.de/artikel/gruene-texte/2.html) erscheinen und die lebendige Praxis-Theorie- bzw. Theorie-Praxisverschränkung unseres Lehrens und Lernens dokumentieren (*Lukesch, Petzold* 2011). Praxistransfer ist für uns wesentlich, Theorieentwicklung ist uns wichtig, ihr Zusammenwirken in der Weiterbildung ist grundlegend für eine hohe Qualität der Curricula und ihrer Durchführung.

Wir sind hier durch Jahrzehnte der Weiterbildungsarbeit im **biopsychosozialökologischen** Bereich und eine eigene starke Supervisionsabteilung und Supervisionsausbildung und -forschung an der Akademie (*Petzold* 1998a) sehr gut vorbereitet, was durch umfängliche empirische Evaluationen belegt wird, die alle eine exzellente Arbeit dokumentieren (*Petzold, Rainals* et al. 2006; *Lindermann, Blumberg, Petzold* 2018). Eine solche ausgereifte Weiterbildungskultur, wie wir sie seit Jahrzehnten fundiert durch kontinuierliche empirische Qualitätssicherung (vgl. *Petzold, Hass* et al. 1995; *Blumberg* 2018, dieses Buch) und qualitätstheoretische und fachdidaktische Arbeiten (*Petzold, Orth, Sieper* 1995a), Weiterbildungen von LehrtherapeutInnen (*Petzold, Orth* 1974b) und LehrsupervisorInnen (*Lindermann* et al. 2018; *Petzold, Lemke* et al. 1994/2015) in Psychotherapie, Soziotherapie, Kreativtherapie, Leib- und Bewegungstherapie und Supervision entwickelt haben, bietet uns im Ergebnis eine einzigartige Basis, um ein qualitätsorientiertes Weiterbildungssystem für die „Neuen Naturtherapien" richtungsübergreifend (Garten-, Wald-, Tiergestützte Therapie, Green Meditation) aufzubauen.

Als das erste Psychotherapieverfahren, dass in einer breiten Weise Garten, Landschaft, Wald (*Petzold, Ch.* 1972) und Tiere (*Petzold* 1969/1988, 481, 401) in seine therapeutische, agogische und Weiterbildungstätigkeit einbezogen und Wege der Naturmeditation entwickelt hat (*Sieper, Petzold* 1975; *Petzold* 2015c), sind wir in die glückliche Situation geraten, seit 1982 eine Bildungsakademie inmitten der abwechslungsreichen Mittelgebirgslandschaft des „Naturparks Bergisches Land" unmittelbar am Ufer der Bevertalsperre in Hückeswagen begründen und einrichten zu können (die GründerInnen: *Hilarion G. Petzold, Johanna Sieper, Ilse Orth, Hildegund Heinl;* vgl. *Sieper, Orth, Schuch* 2007; *Petzold, Sieper* 1993a). Große Wälder, weite Wiesen und lauschige Täler mit lebendigen Bächen sind typisch für diese Region. Malerisch in die Landschaft eingebettet liegen zahlreiche Seen, Talsperren und idyllische Dörfer mit Fachwerk- und Schieferhäusern – so charakteristisch für das bergische und oberbergische Land. Besonders beeindruckend sind die weiten Ausblicke über das Land, die sich immer wieder von den Höhenzügen bieten. Diese Lage macht unser Haus zu einem idealen Ort für naturtherapeutische Weiterbildungen.

In diesem besonderen *mesoökologischen* Kontext konnten wir an der **„Europäischen Akademie für biopsychosoziale Gesundheit, Naturtherapien und Kreativitätsförderung"**, staatlich anerkannte Einrichtung der beruflichen Weiterbildung des Landes Nordrhein-Westfalen, sogenannte **„Grüne Weiterbildungen"** aufbauen, zertifiziert vom „Gütesiegelverbund Weiterbildung NRW": Wir führen Curricula für Integrative Garten- und Landschaftstherapie, für Integrative Tiergestützte Intervention und Therapie, für Integrative Waldtherapie und für Green Meditation durch (*Petzold, Frank, Ellerbrock* 2011) – zusammengefasst werden sie unter dem Oberbegriff der ***„Neuen Naturtherapien"***. Es ist ein umfassendes Weiterbildungsangebot für Menschen aus allen psycho-sozialen und medizinisch-pflegerischen sowie „grünen" Berufsgruppen (GärtnerInnen, BiologInnen, FörsterInnen usw.), die die Heilkraft der Natur und die Freude am Lebendigen fachlich kompetent in ihre Arbeit mit KlientInnen oder PatientInnen oder mit Menschen im Bereich der Gesundheitsförderung integrieren möchten.

Im Zentrum der gesamten Arbeit an der EAG steht unser Bemühen, Angebote der Weiterbildung für den Bereich professioneller Gesundheitsförderung und -erhaltung nach neuesten Erkenntnissen der Wissenschaft zu entwickeln.

Forschungsgestützte biologische, ökologische, medizinische, psychologische, neurowissenschaftliche und sozialwissenschaftliche Erkenntnisse sowie klinisches und psychosoziales Erfahrungswissen werden in unseren Bildungsangeboten didaktisch gut aufbereitet in curricularer Form an Angehörige helfender Berufe vermittelt, denn Weiterbildungen in den Naturtherapien müssen eine ausreichende naturwissenschaftliche Fundierung, aber auch eine sozial- und kulturwissenschaftliche Ausrichtung sowie eine psychotherapeutische bzw. humantherapeutische Orientierung haben.

Bereits seit Ende der sechziger Jahre werden in der Integrativen Therapie (IT) „Natur- und Landschaftstherapie", therapeutischer Waldlauf, natur-und waldästhetische Erfahrung, Arbeit mit tiergestützten Interventionen eingesetzt, verbunden mit erlebnisaktivierendem Naturerleben, z.B. Budo- und Atemübungen in der Natur (*Van der Mei, Petzold, Bosscher* 1997; *Petzold, Bloem, Moget* 2004; *Höhmann-Kost* 2017). In den letzten Jahren wurden an der Akademie die von *H. Petzold* und *Hildegund Heinl* gerade auch mit Blick auf die von ihnen festgestellten ökologischen Belastungen in der Arbeitswelt (*Petzold, Heinl* 1980, 1983) entwickelten „ökopsychosomatischen" Konzepte (*Petzold* 2002r, 2006j,2011e; *Sieper, Petzold* 1975) vertiefend weitergeführt in Richtung ökologischer Neurowissenschaft (*Petzold*, 2018c). Weiterhin sind die „ökosophischen", „tiergestützten" und „naturmeditativen" Ideen und Methoden (*Orth* 1993; *Petzold* 1983e, 2006p, 2017d) ausgearbeitet worden. Die integrativen Konzepte der „Frische" (*Petzold* 2010b) und des „heilsamen Grüns" wurden in klarer, säkularer Orientierung (*Petzold* 2017m) und in Abgrenzung von esoterisch-spiritualisierenden Konzepten (*Petzold* 2015l; *Petzold, Orth, Sieper* 2009) praxeologisch umgesetzt – schon die „erste deutsche Ärztin", *Hildegard von Bingen,* sprach von einer „Grünkraft" (vgl. *Sölle* 1989), eine treffende Intuition, die in naturmeditativen Erfahrungen erlebt werden kann (*Petzold* 2015c). Tiergestützte Interventionen werden flankierend in Psychotherapie, Gesundheitstraining bzw. -coachings eingeführt (*Ostermann* 2010).

Sämtliche Weiterbildungen an der EAG fußen auf den komplexen Theoriemodellen des Integrativen Verfahrens, wie das des „Informierten Leibes" (*Petzold* 1988n, 2009c), der „Anthropologie des schöpferischen Menschen" (*Orth, Petzold* 1993), der multiplen „sensorischen Stimulierung" und der „dynamischen Regulation" (dieses Buch S. 857; *Petzold* 1988f; *Petzold, Sieper* 2012a) im „Lebensverlauf", in der „Lebensspanne" (*Petzold* 1988h, 1992e, 1999b, 2011e; *Sieper* 2007b). Ergänzt werden sie zudem aus den Theorien der ökologischen Psychologie (*Brinker* 2016; *Gibson* 1979; *Heft* 2001, 2013), der Neuromotorik (*Bernšteijn* 1975; *Lurija* 1992) und der phänomenologischen Leibtheorie und Naturtheorie (*Merleau-Ponty* 2000, 2003; *Petzold* 1985a; *Clark* 2008). Wichtig ist weiterhin der sogenannte „erweiterte" Gesundheits- und Krankheitsbegriff in der IT, welcher besagt, dass es nicht nur um die bloße Wiederherstellung von körperlicher Gesundheit gehen kann. Denn: „Gesundheit und Krankheit sind zwei Dimensionen der menschlichen Existenz" (*Petzold* 1992a, 552/2003a, 447), die miteinander verflochten sind und von den Begriffen verdinglichender Entfremdung bzw. konvivialer Zugehörigkeit, pathogener und salutogener

Stimulierung sowie von Bezügen zu *Antonovsky* (1979) gekennzeichnet werden (*Petzold* 2010b; *Petzold, Schuch* 1991).

Die **„integrative Sinntheorie"** (*Petzold* 2001k) mit ihrer hermeneutischen, neurophänomenologischen und neurohermeneutischen bzw. **metahermeneutischen** Basis (*Petzold* 2017f; *Petzold, Orth* 2005a; vgl. *Reyna* 2002; *Roy* et al. 1999; *Varela* 1996; *Varela* et al. 1995) und ihrer **Integritätstheorie** (*Petzold, Orth* 2011) sowie Konzepte des Wohlbefindens und der **„sanften Gefühle"** (*Petzold, Sieper* 2012), der persönlichen **Souveränität** (*Petzold, Orth* 1998a, 2014) und der Lebenskunst (idem 1999q; *Foucault* 2007) bilden einen weiteren Fundus innerhalb natur- und ökotherapeutischen Arbeitens in Theorie, Praxeologie und Praxis.

Leitideen zur Weiterbildung im Überblick

Die Weiterbildungen an der EAG sind an der Idee evolutionären Lernens (*Vollmer* 1975, 2003) und fortschreitender wissenschaftlicher Erkenntnis orientiert und damit darauf gerichtet, möglichst immer die aktuellen wissenschaftlichen Erkenntnisstände zu vermitteln. Sie zielen auf die theoriegeleitete und forschungsgestützte selbstständige Arbeit in eigener Praxis, beratend oder therapeutisch (mit Approbation, HPG-Erlaubnis, heilkundlicher Beruf), oder für die Arbeit in klinischen, rehabilitativen und gesundheitsfördernden Institutionen. Die Curricula zeichnen sich grundsätzlich durch hohe Theorie-Praxisverschränkung aus – verbunden mit persönlicher und professioneller **Selbsterfahrung** (*Petzold, Sieper, Orth* 2006) in erlebnisaktivierender Weise und gestützt auf empirische Evaluation (*Petzold, Steffan* 1999a, b). Denn: wenn man sich mit dem Thema des Lehrens und Lernens und des feinspürigen Umgangs mit Menschen im Kontext von Green Care, Naturtherapien, Naturpädagogik, Psychotherapie, Kreativtherapie o. ä. befasst, kommt dem Blick auf die eigene Lerngeschichte über die gesamte Lebensspanne hin (*Sieper* 2007b) große Bedeutung zu und ist persönliche Biographiearbeit ein wichtiger Fokus (*Petzold* 2001b, 2004a, 2016f).

Die entsprechende Didaktik wurde auf der Basis einer differenzierten, integrativen Theorie des komplexen Lernens und „komplexen Lehrens" (*Lukesch, Petzold* 2011) entwickelt, die *kognitives*, *emotionales*, *volitives*, *motivationales*, *sensumotorisches* und *soziales* sowie ökologisches Lernen und Lehren in Prozessen der Ökologisation verbindet (*Sieper, Petzold* 2002/2011; *Chudy, Petzold* 2011; *Lukesch, Petzold* 2011). „Leben ist Lernen, ist Verhalten in Lebensraum und Lebenszeit. Verhalten ist Lebensäußerung, Lern- und Gestaltungsprozess in Bezogenheit." – „Lernen geschieht aufgrund, durch, an, mit, für ..., es ist Verhalten, ‚Lernverhalten', das Verhalten nachhaltig verändert" – „Lernen ist das Differenzieren, Konnektivieren und Integrieren von Wahrnehmungs-, Erfahrungs-,Wissens- und Metawissensbeständen; ... im Erfassen, Verarbeiten und kreativen Nutzen der Komplexität dieser Prozesse selbst wird es Metalernen." – „Im menschlichen Leben geht es um Lernen und Verhalten, Verhalten und Lernen." (*Petzold* 1969c; *Sieper, Petzold* 2002).

„Das Selbst jedes Menschen ist ein **‚informiertes Leibselbst'** (*Petzold* 2009c) auch durch ökologisches Lernen, das einen bedeutenden Beitrag leistet, weil dadurch die Nah- und Fernräume des Lebens im Lerngeschehen mitumfasst werden" (*Petzold* 2006p).

„Menschen stehen von Kinderzeiten an über ihre gesamte Lebensspanne in nicht abreißenden Strömen der lernenden Informationsaufnahme und -verarbeitung, d. h. der ‚Mentalisierung' und des ‚Embodiments', in denen sie sich selbst erkennen, entdecken, finden, gestalten in ko-kreativen Prozessen mit der kulturellen und sozialen Welt, d. h. den Anderen (**Enkulturation, Sozialisation**), dem ökologischen Kontext (Ökologisation, *Petzold* 2006p, ...) und dem leibhaftigen, verkörpernden Selbsterleben" (*Petzold, Orth* 2017b).

„Ökologisches Lernen [Ökologisation] umfasst ein Lernen über die Welt, **‚Weltlernen'**, und das Erfahren des eigenen Selbst, **‚Selbstlernen'**, und das damit verbundene immer tiefere und breitere Erfassen des *koexistiven* Miteinanders von beidem, **‚Verbundenheitslernen'**. Denn in der Tat: **Sein ist ‚Mit-Sein'**, so unsere integrative ökologische Philosophie und Psychologie".

„Ökologisation ist der Prozess der komplexen Beeinflussung und Prägung von Menschen/Humanprimaten durch die ökologischen Gegebenheiten auf der Mikro-, Meso- und Makroebene (Nahraumkontext/Ökotop, z. B. Wohnraum, Arbeitsplatz; Großraumkontext/Habitat, z. B. Landschaft als Berg-, Wald-, Meer-, Wüstenregion mit Klima, Fauna, Flora, Stadtgebiet mit Industrien, Parks usw.) ..."
„In den Prozessen der Ökologisation als **‚Green Learning'** – d. h. Vermittlung von Natur durch Selbsterfahrung als Selbsterleben der eigenen ökopsychosomatischen Natur und der Selbsterkenntnis (***Selbstlernen***) und von Naturerleben und Naturerkenntnis, ergänzt durch Naturwissen und Naturkenntnis (***Natur-/Weltlernen***, vgl. *Petzold, Orth* 2017b, 354) – spielen die ‚Umweltpädagogik', die ‚Neuen Naturtherapien' und ‚Green Care Aktivitäten' eine besondere Rolle mit ihren Formen wie garten-, landschafts-, wald- und tiergestützter Therapie und Agogik. Sie haben dabei spezifisch für Kinder und Jugendliche – und natürlich nicht nur für diese Zielgruppe – ein wichtiges, übergeordnetes Ziel: sie wollen Naturentfremdung entgegenwirken und einen naturbezogenen, ökopsychosomatisch sensiblen und gesundheitsbewussten **‚grünen Lebensstil'** fördern. ...
Auf einer ***primären Ebene*** der Ökologisation kommen vielfältige Naturerfahrungen von hoher Erlebnisintensität, ein vertieftes Kennenlernen durch ‚Nahraumerfahrungen' **in der Natur von Natur und mit Natur und durch Natur** zum Tragen. Auf einer ***sekundären Ebene*** wird ökologisatorisches Lerngeschehen im Prozess ontogenetischer Entwicklung mit wachsender Exzentrizität auch zunehmend *reflexiv*. Natur kann überdacht werden, will gleichsam ‚verstanden' werden.
... Auf einer ***tertiären Ebene*** erfolgt Ökologisation in Jugend und Erwachsenenalter ein Leben lang, *lifelong ecologization* durch die gesellschaftliche, ökologiebezogene Wissenschaft und **Kulturarbeit** (interdisziplinäre Information, Medien, Politik) und die dadurch bereitgestellten Informationen" (zusammengestellt aus *Petzold* 2006 und *Petzold, Orth-Petzold,* dieses Buch).

Dies sind einige Leitideen, die hinter unserer „grünen“ Weiterbildungskonzeption stehen. Wenn man NaturtherapeutInnen ausbildet, dann braucht man auch ein Konzept des „Green Learning“, das natürlich auf dem Boden einer neurowissenschaftlichen Lerntheorie (*Sieper, Petzold* 2002) stehen und auch über eine „grüne Didaktik“ verfügen muss (*Sieper, Petzold* 1993a; *Petzold, Orth* 2017b).

Zurzeit bilden wir an der EAG in vier Formaten der „Neuen Naturtherapien“ weiter.

Als Zulassungsbedingung ist erforderlich mindestens eine abgeschlossene Berufsausbildung oder ein Studium. Mit unserem Angebot richten wir uns an alle psychosozialen, pädagogischen, klinisch und pflegerisch orientierten Berufsgruppen sowie an Angehörige aller „grünen“ Berufsgruppen (GärtnerInnen, Landwirte, FörsterInnen etc.). Die Gruppengröße einer Kohorte beträgt maximal 16 Personen.

- **Integrative Garten- und Landschaftstherapie** mit insgesamt 240 UE (10 Seminare)
- **Tiergestützte Intervention und Therapie** mit insgesamt 240 UE (10 Seminare)
- **Green Meditation – LehrerIn für naturnahe Achtsamkeit** mit insgesamt 192 UE (8 Seminare)
- **Waldtherapie und Gesundheitsberatung im Integrativen Verfahren** mit insgesamt 409 UE (16 Seminare)

Bei allen Weiterbildungen ist mit einem zusätzlichen Workload durch Literaturstudium von ca. 50-100 Std. zu rechnen.

Abgeschlossen werden die Weiterbildungen jeweils mit Teilnahmebescheinigung oder mit einem Zertifikat. Für das Zertifikat sind eine schriftliche Abschlussarbeit und ein Kolloquium erforderlich.

Die Weiterbildungen in Naturtherapie an der Akademie werden beständig evaluiert und zeigen in einer Auswertung von 2018 eine hohe bis sehr hohe (über 80%) TeilnehmerInnenzufriedenheit (*Blumberg* 2018, dieses Buch).

An der EAG sehen wir es als eine wesentliche Aufgabe im Kontext der heilenden und fördernden Kultur- und Naturarbeit, Menschen „auf den *WEG*“ zu bringen und sie auf ihren *WEGEN* zu begleiten: in Kinderzeiten kindertherapeutisch (*Petzold* 1995a; *Petzold, Feuchtner, König* 2009), durch die Jugendzeit (idem 2007d), bis ins hohe Alter gerontotherapeutisch (idem 2008i, 2017c; *Petzold, Horn, Müller* 2010) – immer wieder auch mit konkreten soziotherapeutischen Hilfeleistungen (*Leitner, Petzold* 2005/2010). Das entspricht der „Integrativen Philosophie des *WEGES*“ (*Petzold, Orth* 2004b), *WEGEN,* auf denen wir agogisch beraten oder therapeutisch begleiten und auf denen Menschen Möglichkeiten entwickeln, ihr Leben gesund, sinnvoll, kreativ und glücklich im Sinne eines „Green Turn“ zu gestalten. Sie entwickeln dabei zugleich eine „komplexe Achtsamkeit“ für die Natur und für die Gefährdetheit der Ökosysteme. Das entspricht unserem doppelten Grundprinzip in den Integrativen Naturtherapien: *Naturtherapie ist auf die Gesundheit und das Heilwerden von*

Menschen sowie auf die Bewahrung der Natur und auf ihre Rettung gerichtet, wo sie beschädigt wurde und wird. Immer geht es deshalb *zugleich um ein „caring for nature and caring for people"*.

Literatur

Beiträge von Petzold sowie Petzold und MitautorInnen finden sich im Literaturgesamtverzeichnis am Ende des Bandes.

Antonovsky, A. (1979): Health, Stress and Coping. San Francisco: Jossey-Bass.

Brinker, P. (2016): „Die ökologische Dimension in der Supervision – Beiträge der ökologischen Psychologie und Ökotheorie". In: Supervision 24/2016. http://www.fpi-publikation.de/artikel/gruene-texte/24-2016-brinker-p-die-oekologische-dimension-in-der-supervision-beitraege-der-oekologischen.html

Clark, A. (1997): Being There: Putting Brain, Body and World Together Again. Cambridge: MIT Press.

Foucault, M. (2007): Ästhetik der Existenz. Frankfurt a. M.: Suhrkamp.

Gibson, J.J. (1979): The Ecological Approach to Visual Perception. Boston: Houghton Mifflin.

Gibson, J.J. (1982): The concept of affordance in development: The renaissance of functionalism. In: *Collins, N.A.*, The concept of development. Hillsdale: Erlbaum, 51-81.

Heft, H. (2001): Ecological Psychology in Context. Mahwah, NJ, London: Lawrence Erlbaum.

Heft, H. (2013). An ecological approach to psychology. In: Review of General Psychology 17, 162-167.

Höhmann-Kost, A. (2017): Integrative Leib- und Bewegungstherapie (IBT). Göttingen: Hogrefe.

Merleau-Ponty, M. (2000): Die Natur. Aufzeichnungen von Vorlesungen am Collège de France 1956-1960. Hrsg. *D.* Séglard. Übers. *M.* Köller. München: Fink.

Merleau-Ponty, M. (2003): Das Primat der Wahrnehmung. Hrsg. *L. Wiesing*. Übers. *J. Schröder*. Frankfurt a. M.: Suhrkamp. (Frz. 1933-1946).

Moscovici, S. (2001): Social Representations. Explorations in Social Psychology. New York: New York University Press.

Moscovici, S. (2002a): De la Nature. Pour penser l'écologie. Paris: Métailié.

Orth, I. (1993): Integration als persönliche Lebensaufgabe. Vortrag auf dem 3. Deutschen Kongreß f. Gestalttherapie und Integrative Therapie, 25.-28.02.1993. In: *Petzold, Sieper* (1993a).

Orth, I. (1994): Der „domestizierte Körper". Die Behandlung beschädigter Leiblichkeit in der Integrativen Therapie. In: Gestalt (Schweiz) 21 22-36. http://www.fpi-publikation.de/downloads/download-polyloge/download-nr-02-2015-ilse-orth.html

Orth, I. (2018): Freude am Schöpferischen. Collagierende Überlegungen zu Ko-kreativität, persönlicher Lebenskunst, Lebens- und Weltgestaltung In: POLYLOGE 18/2018.

Ostermann, D. (2010): Gesundheitscoaching. Wiesbaden: VS Verlag für Sozialwissenschaften.

Petzold, Ch. (1972b): Lebendige Geschichte – alte Menschen berichten. Anleitung zur Arbeit mit Biographie und biographischen Erfahrungen nach *Hilarion G. Petzold*. Büttgen: VHS Büttgen. http://www.fpi-publikation.de/artikel/textarchiv-h-g-petzold-et-al-/index.php

Reyna, S. (2002): Connections. Brain, Mind, and Culture in Social Anthropology. London: Routledge.

Roy, J.M., Petitot, J., Pachoud, B., Varela, F. (1999): Beyond the Gap: An Introduction to Naturalizing Phenomenology. In: *Petitot, J., Varela, F., Pachoud, B., Roy, J.M.* (Hrsg.): Naturalizing

Phenomenology: Issues in Contemporary Phenomenology and Cognitive Science. Stanford (CA): Stanford University Press, 1-80.

Sieper, J. (2006): „Transversale Integration": Ein Kernkonzept der Integrativen Therapie – Einladung zu ko-respondierendem Diskurs. In: Integrative Therapie 3-4/2006, 393-467 und erg. in: *Sieper, J.* et al. (Hrsg.)(2007), Neue Wege Integrativer Therapie. Bielefeld: Edition Sirius im Aisthesis Verlag, 393-467. Auch in: POLYLOGE 14/2010. http://www.fpi-publikation.de/polyloge/alle-ausgaben/14-2010-sieper-johanna-transversale-integration-ein-kernkonzept-der-integrativen-therapie.html

Sieper, J., Orth, I., Schuch, H. W. (Hrsg.)(2007): Neue Wege Integrativer Therapie. Klinische Wissenschaft, Humantherapie, Kulturarbeit – Polyloge – 40 Jahre Integrative Therapie, 25 Jahre EAG – Festschrift für Hilarion G. Petzold. Bielefeld: Edition Sirius im Aisthesis Verlag.

Sieper, J. (2007b/2011): Integrative Therapie als „Life Span Developmental Therapy" und „klinische Entwicklungspsychologie der Bezogenheit" mit Säuglingen, Kindern, Adoleszenten, Erwachsenen und alten Menschen. In: Gestalt & Integration 60, 14-21 (Teil I), 61 (2008), 11-21 (Teil II). Update 2011 in: POLYLOGE 5/2011. http://www.fpi-publikation.de/downloads/download-polyloge/download-nr-05-2011-sieper-johanna.html

Sieper, J. (2007c): Agogische Bildungsarbeit, pädagogische Perspektiven. In: *Sieper, J.* et al. (Hrsg.) (2007), Neue Wege Integrativer Therapie. Bielefeld: Edition Sirius im Aisthesis Verlag, 449-456. U. d. T. „Integrative ‚agogische' Bildungsarbeit, pädagogische Perspektiven auch für therapeutische Intervention" in: POLYLOGE 2018. http://www.fpi-publikation.de/polyloge/alle-ausgaben/12-2018-sieper-j-2007c-integrative-agogische-bildungsarbeit-paedagogische-perspektiven.html (aufgerufen am 10.04.2018).

Sölle, D. (1989): O Grün des Fingers Gottes: Die Meditationen der Hildegard von Bingen. Wuppertal: Hammer.

Varela, V. (1996): Neurophenomenology. A Methodological Remedy for the Hard Problem. In: Journal of Consciousness Studies 4, 330-349.

Varela, F., Thompson, E., Rosch, E. (1995): Der mittlere Weg der Erkenntnis: die Beziehung von Ich und Welt in der Kognitionswissenschaft – der Brückenschlag zwischen wissenschaftlicher Theorie und menschlicher Erfahrung. München: Goldmann.

Vollmer, G. (1975): Evolutionäre Erkenntnistheorie. Stuttgart: Hirzel.

Vollmer, G. (2003): Wieso können wir die Welt erkennen? Neue Beiträge zur Wissenschaftstheorie. Stuttgart: Hirzel.

Welsch, W. (2015): Homo Mundanus. Jenseits der anthropischen Denkform der Moderne. 2. Aufl. Weilerswist: Velbrück Wissenschaft.

Waldboth, V., Suter-Riederer, S., Föhn, M., Schneiter-Ulmann, R., Imhof, L. (2017): Pflanzengestützte Pflege. Praxishandbuch für pflanzengestützte Pflegeinterventionen im Heimbereich. Göttingen: Hogrefe.

Wohlfarth, R., Mutschler, B. (2017): Praxis der hundegestützten Therapie: Grundlagen und Anwendung. München: Reinhardt.

Evaluationsergebnisse der naturtherapeutischen Weiterbildungen im Integrativen Verfahren an der EAG aus den Jahren 2010 bis 2017

Jacqueline Blumberg

Die „Europäische Akademie für biopsychosoziale Gesundheit, Naturtherapien und Kreativitätsförderung", staatlich anerkannte Einrichtung für berufliche Bildung in Hückeswagen am Beversee, gegründet 1982 von dem therapeutischen Weiterbildungsinstitut FPI, diese wiederum gegründet 1972 von *Hilarion Petzold* und *Johanna Sieper*, hat eine langjährige Evaluationstradition, die alle von ihr durchgeführten Aus- und Weiterbildungsangebote betreffen (*Petzold, Märtens* et al. 1995; *Petzold, Orth, Sieper* 1995; *Petzold, Steffan* 2002; *Petzold, Rainals* et al. 2006). Im Rahmen der Qualitätssicherung und im Sinne eines kontinuierlichen Verbesserungsprozesses bzgl. des Weiterbildungsangebotes der EAG wird hier eine Auswertung der Evaluationsdokumente zu den naturtherapeutischen Weiterbildungen für die Jahre 2010 bis 2017 vorgelegt, die an die vorangehenden Gesamtevaluationen der EAG anschließt (*Petzold* 2005s, 2008d). Zum naturtherapeutischen Weiterbildungsangebot der EAG zählen die Kompaktweiterbildungen „Tiergestützte Intervention und Pädagogik im Integrativen Verfahren" (TGT), „Garten- und Landschaftstherapie im Integrativen Verfahren®" (IGLT), „Waldtherapie – Forest Medicine (Forest Bathing) und Gesundheitsberatung im Integrativen Verfahren®" sowie die Weiterbildung „Green Meditation® – LehrerIn für Mediatives Naturerleben".

Hinsichtlich der Qualität der Weiterbildungsmaßnahmen der EAG im Fachbereich der Neuen Naturtherapien konnten die folgenden Ergebnisse anhand eines standardisierten Evaluationsbogens und auf Grundlage einer Datenmenge von N=2204 ermittelt werden. Bei der Datenerhebung handelt es sich in diesem Fall um eine Vollerhebung und nicht um eine Zufallsstichprobe. Da die vier benannten Weiterbildungsangebote zu unterschiedlichen Zeitpunkten zwischen den Jahren 2010 und 2017 begannen, sind die vier Weiterbildungszweige der Neuen Naturtherapien unterschiedlich stark vertreten. Die folgende Grafik (nächste Seite) zeigt die Zusammensetzung der hier erhobenen Daten.

Es ist deutlich zu erkennen, dass die Weiterbildungsmaßnahmen in Integrativer Garten- und Landschaftstherapie sowie der Tiergestützten Therapie im Integrativen Verfahren am stärksten vertreten sind, da diese seit den Jahren 2010 und 2013 regelmäßig und konstant mit hoher Personenzahl durchgeführt werden. Die Aus- und Weiterbildung in Waldtherapie im Integrativen Verfahren ist demgegenüber am schwächsten vertreten, da diese erst seit dem Jahr 2016 an der EAG angeboten wird. Aufgrund der aktuellen internationalen Entwicklung der Waldtherapie oder auch des sog. „forest bathing" bzw. „shinrin yoku" darf

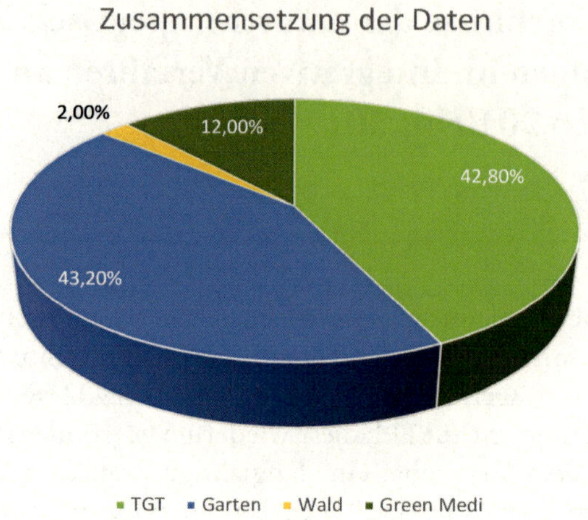

jedoch davon ausgegangen werden, dass auch dieser Weiterbildungszweig der EAG expandieren wird (vgl. *Kraft* 2017, 220ff.).

Das systematische Vorgehen der EAG bei der Datenauswertung ist u. a. dadurch gekennzeichnet, dass die einzelnen Items den nun folgenden sechs Themenbereichen zugeteilt und entsprechende Indizes gebildet werden. Im Folgenden sind diese sechs Indizes mit den darunter gefassten Items und den entsprechenden Grafiken zu finden, die die Häufigkeitsverteilungen anzeigen.

1) Beitrag der Teilnehmenden

Der eigene Beitrag der Gruppe für das Gelingen des Seminars war sehr hoch.

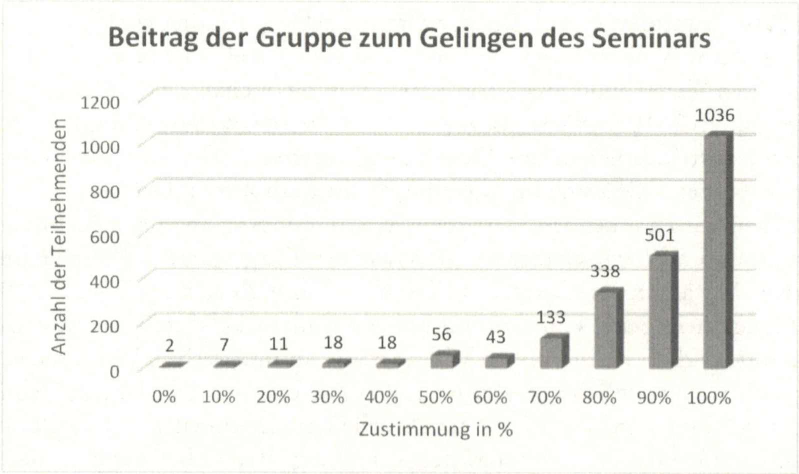

Die Kooperation in der Gruppe war sehr hoch.

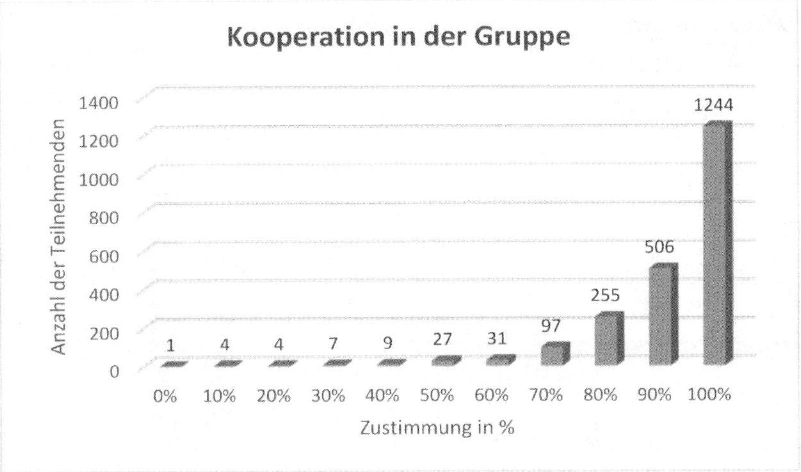

Die eigene Vorbereitung auf das Seminar war sehr umfangreich.

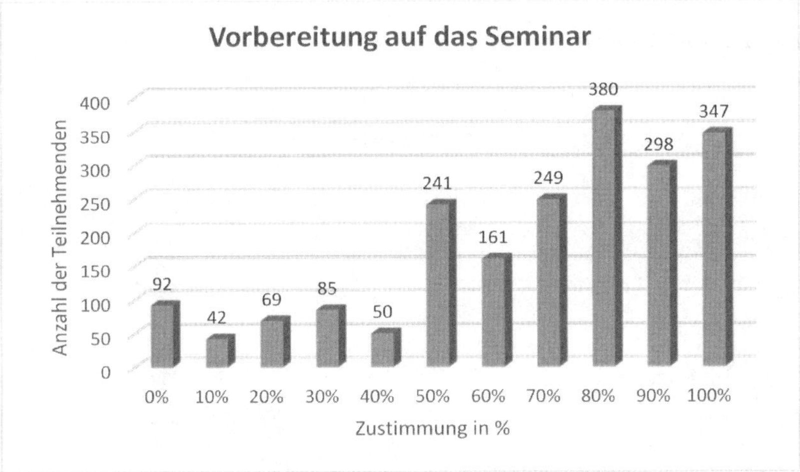

2) Didaktische Kompetenz der Leitung

Die didaktische Kompetenz der Leitung war sehr hoch.

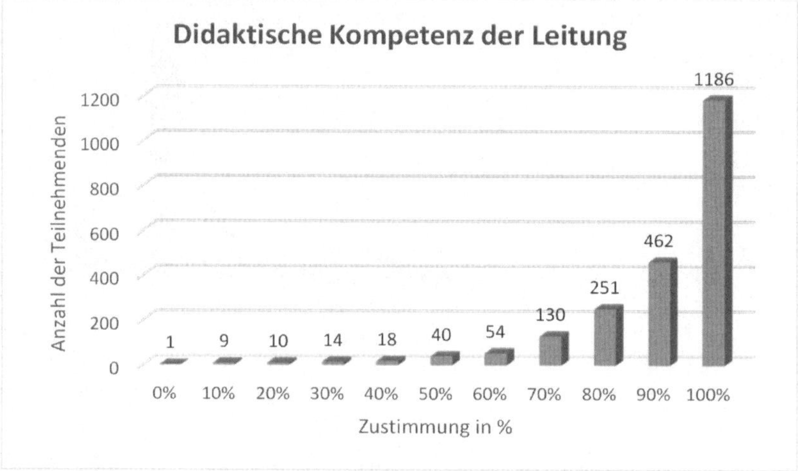

Die Qualität der Methodenvermittlung war sehr hoch.

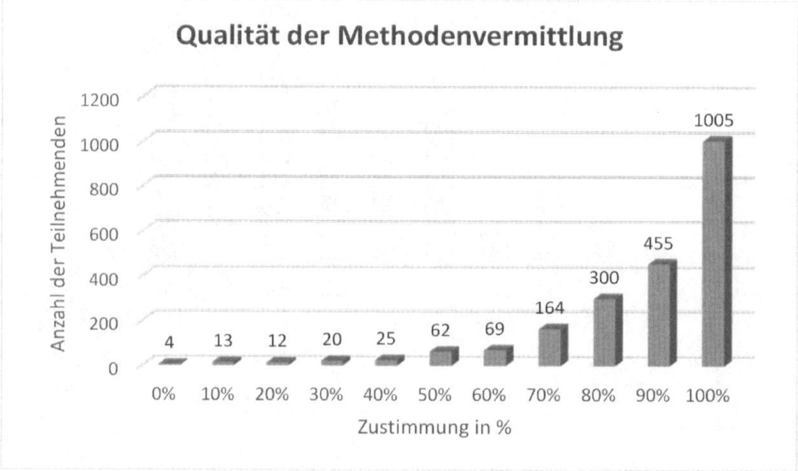

Die Seminarleitung bediente sich einer klaren und verständlichen Sprache.

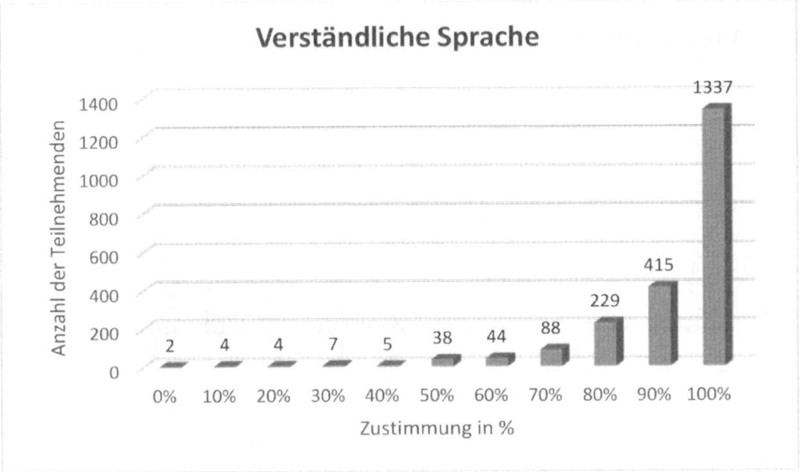

3) Qualität der Theorievermittlung

Die Qualität der Theorievermittlung war sehr gut.

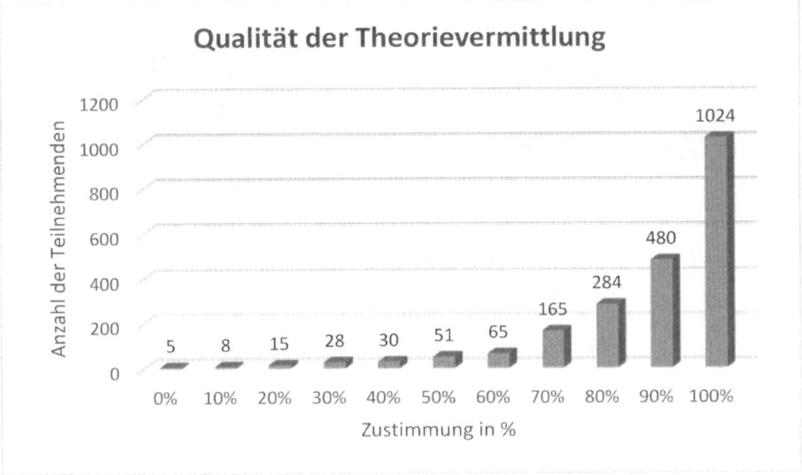

Spezifische Konzepte der Integrativen Therapie wurden hinreichend erläutert.

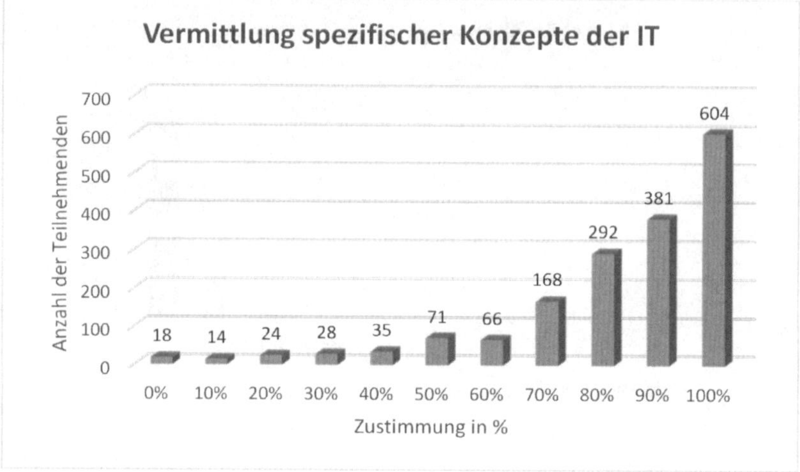

Während des Seminars wurden auch Bezüge zu anderen Methoden hergestellt.

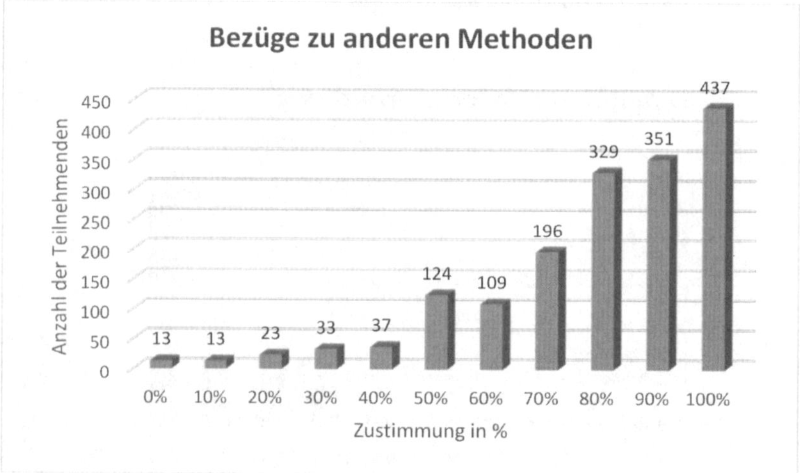

Während des Seminars wurden spezifische Literaturhinweise gegeben.

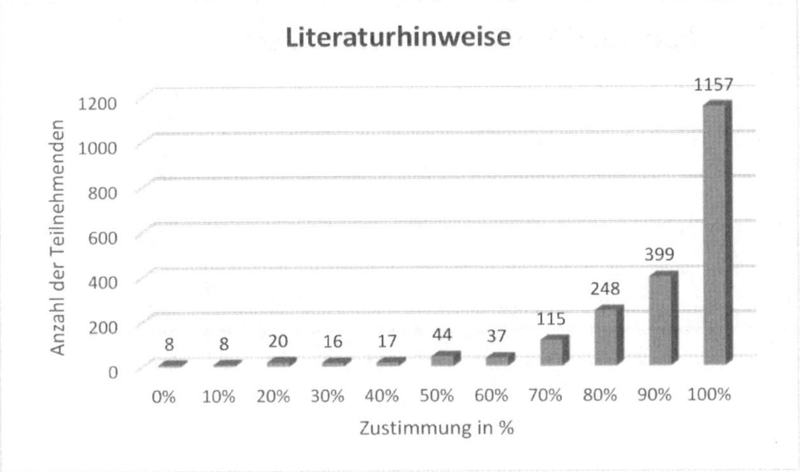

4) Methodische/Therapeutische Arbeit

Die Gruppendynamik wurde von der Seminarleitung hinreichend berücksichtigt.

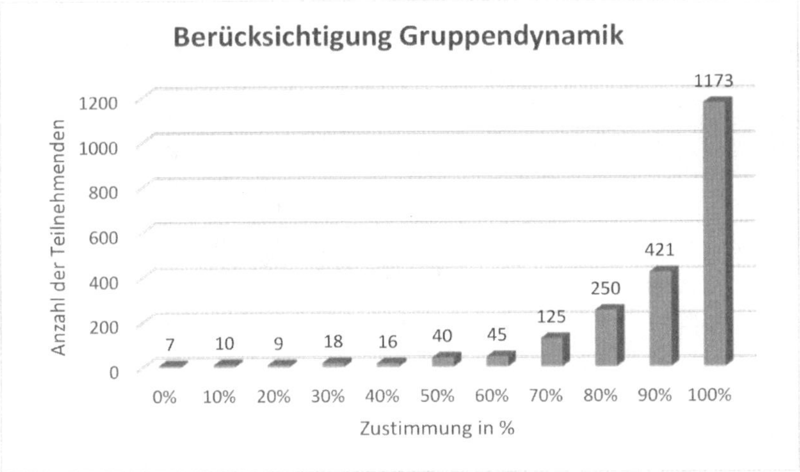

Gruppen- und Einzelprozesse wurden von der Seminarleitung hinreichend erläutert.

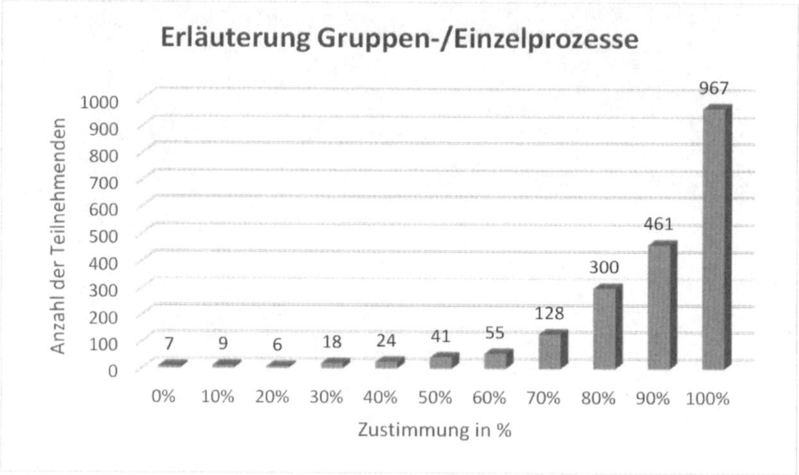

Die Qualität der Selbsterfahrung war sehr gut.

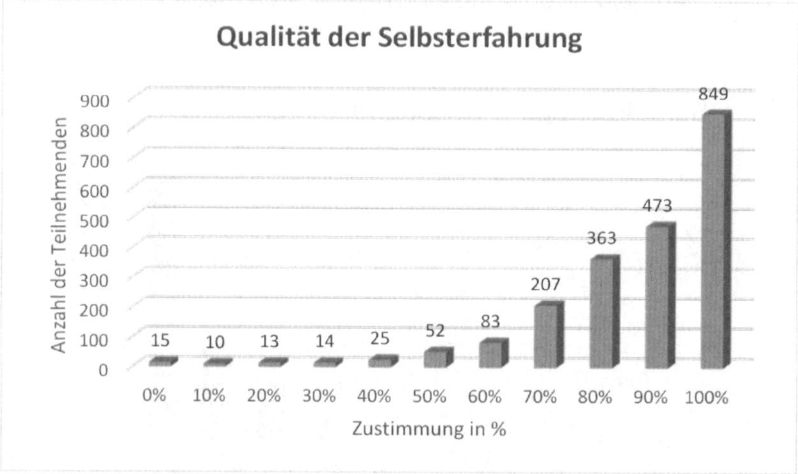

Während des Seminars wurden verschiedene Medien eingesetzt.

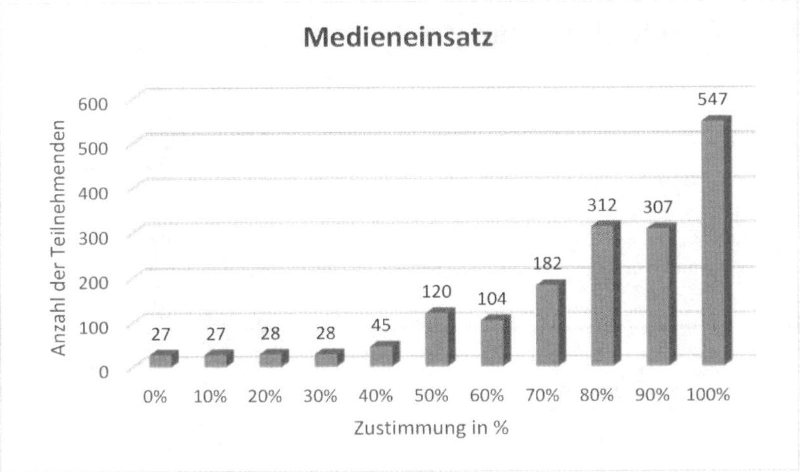

5) Zwischenmenschliche Performanz

Die Kooperation der Seminarleitung mit der Gruppe und ggf. einem/r Co.-DozentIn war sehr gut.

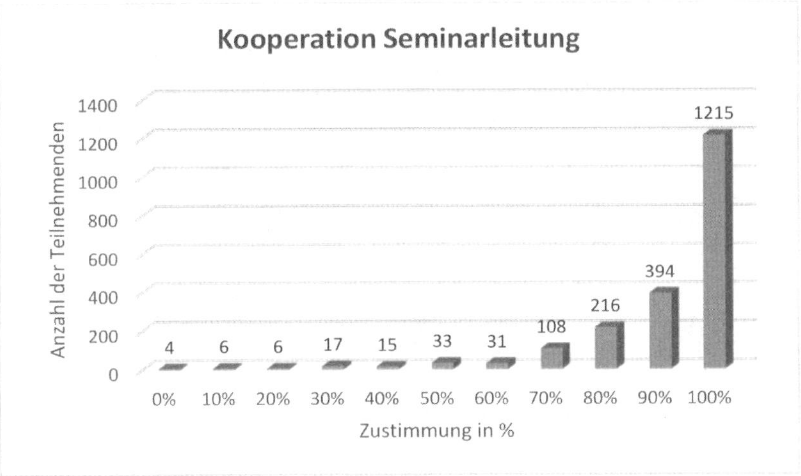

Die Seminarleitung zeigte sich offen für Kritik.

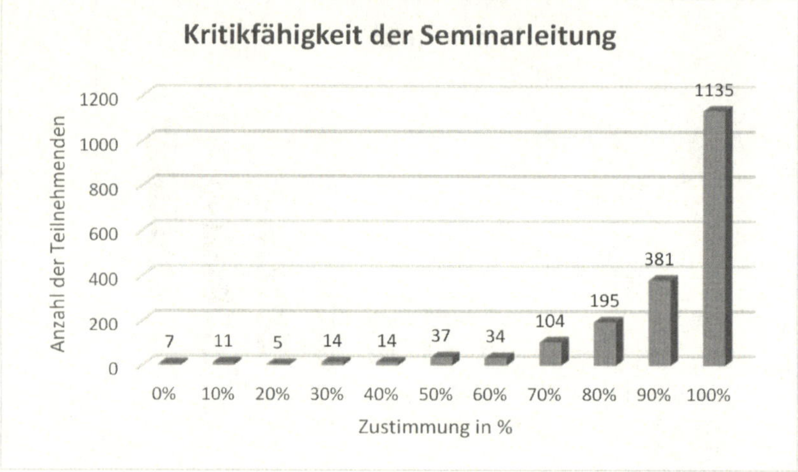

Fragen und Wünsche der Gruppe wurden von der Seminarleitung hinreichend berücksichtigt.

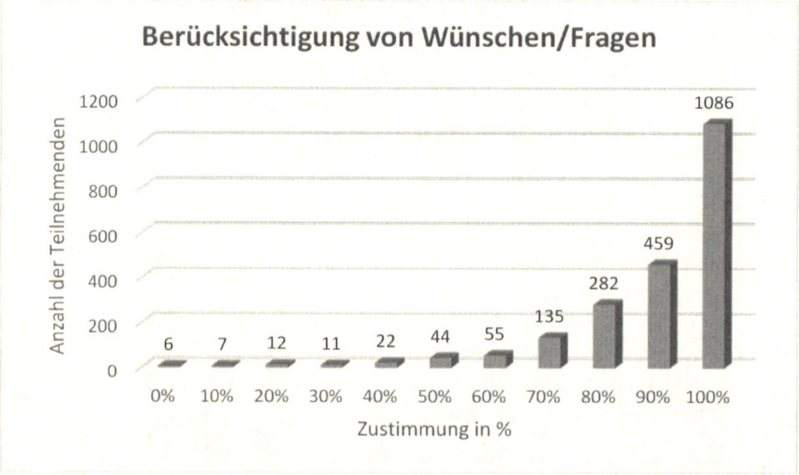

6) Praxisrelevanz

Während des Seminars gab es eine gute Theorie-Praxis-Verschränkung.

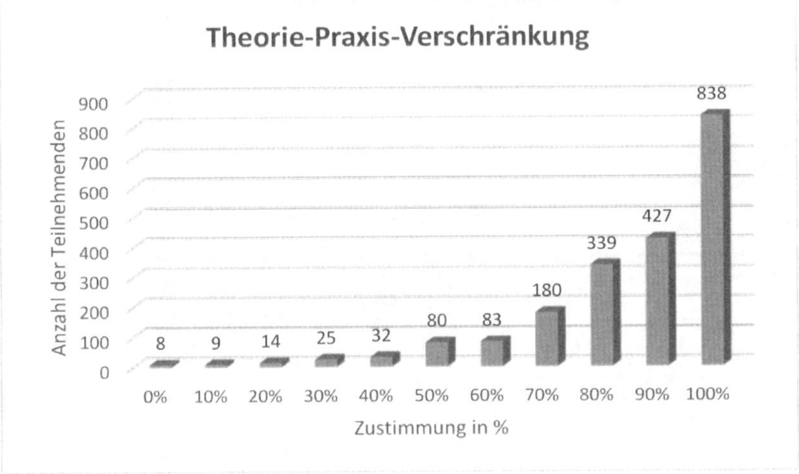

Das erlernte Wissen hat einen hohen Nutzen für die praktische Arbeit.

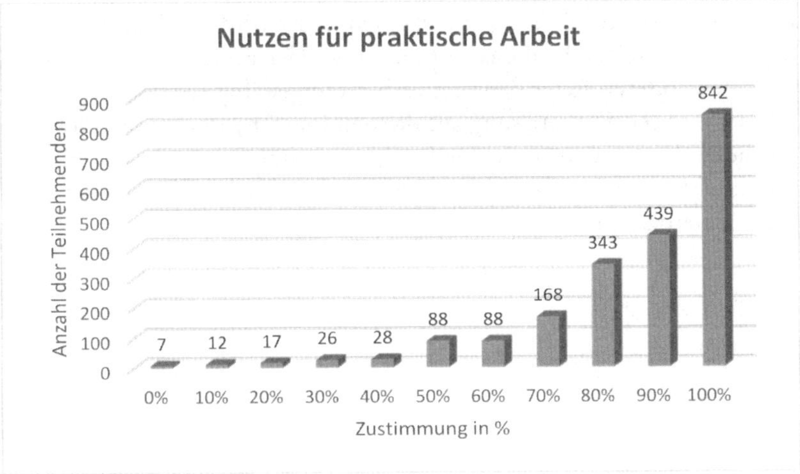

Das erlernte Wissen hat einen hohen Nutzen für die klinische Arbeit mit PatientInnen.

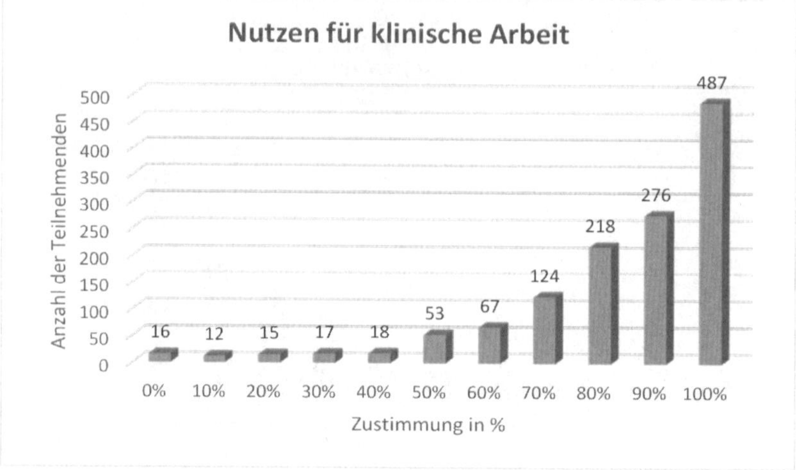

Wie anhand der Grafiken zu erkennen ist, liegt bei keinem Item eine Normalverteilung vor, was in diesem Fall für die gute Qualität des Weiterbildungsangebotes im Allgemeinen und die hohe fachliche sowie soziale Kompetenz der Lehrenden der EAG spricht.

Betrachtet man die Mittelwerte der einzelnen Items, wird deutlich, dass lediglich die eigene Vorbereitung auf das Seminar sowie der Einsatz von Medien im Vergleich zu den anderen Items deutlich verbesserungsfähig erscheinen. Bei der Frage nach der eigenen Vorbereitung auf das Seminar ist jedoch zu berücksichtigen, dass dieser Aspekt sehr individuell wahrgenommen und vor dem Hintergrund des individuellen Lernverhaltens sowie des Vorwissens der Teilnehmenden betrachtet werden muss.

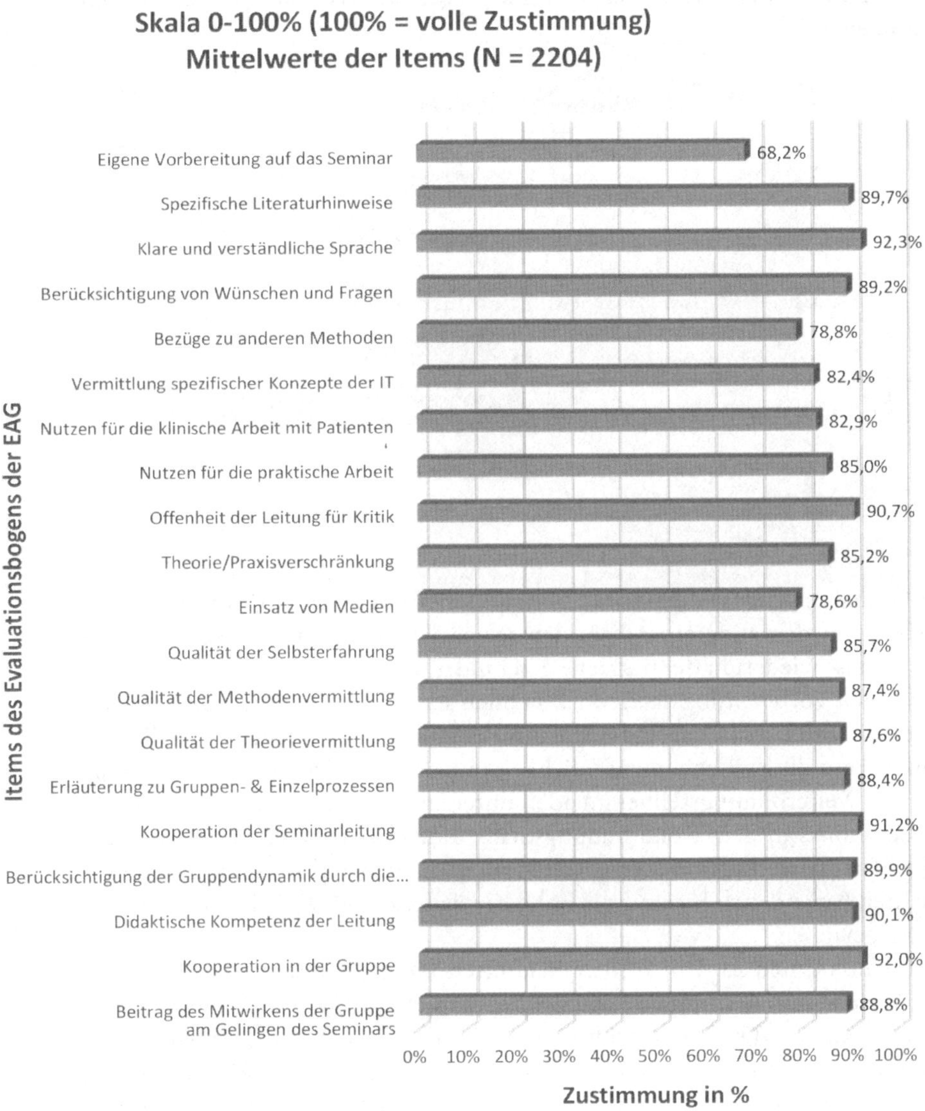
Skala 0-100% (100% = volle Zustimmung)
Mittelwerte der Items (N = 2204)
Items des Evaluationsbogens der EAG
Eigene Vorbereitung auf das Seminar
68,2%
Spezifische Literaturhinweise
89,7%
Klare und verständliche Sprache
92,3%
Berücksichtigung von Wünschen und Fragen
89,2%
Bezüge zu anderen Methoden
78,8%
Vermittlung spezifischer Konzepte der IT
82,4%
Nutzen für die klinische Arbeit mit Patienten
82,9%
Nutzen für die praktische Arbeit
85,0%
Offenheit der Leitung für Kritik
90,7%
Theorie/Praxisverschränkung
85,2%
Einsatz von Medien
78,6%
Qualität der Selbsterfahrung
85,7%
Qualität der Methodenvermittlung
87,4%
Qualität der Theorievermittlung
87,6%
Erläuterung zu Gruppen- & Einzelprozessen
88,4%
Kooperation der Seminarleitung
91,2%
Berücksichtigung der Gruppendynamik durch die...
89,9%
Didaktische Kompetenz der Leitung
90,1%
Kooperation in der Gruppe
92,0%
Beitrag des Mitwirkens der Gruppe am Gelingen des Seminars
88,8%
0% 10% 20% 30% 40% 50% 60% 70% 80% 90% 100%
Zustimmung in %

Die Mittelwerte der aus den Items gebildeten Indizes setzen sich somit wie folgt zusammen.

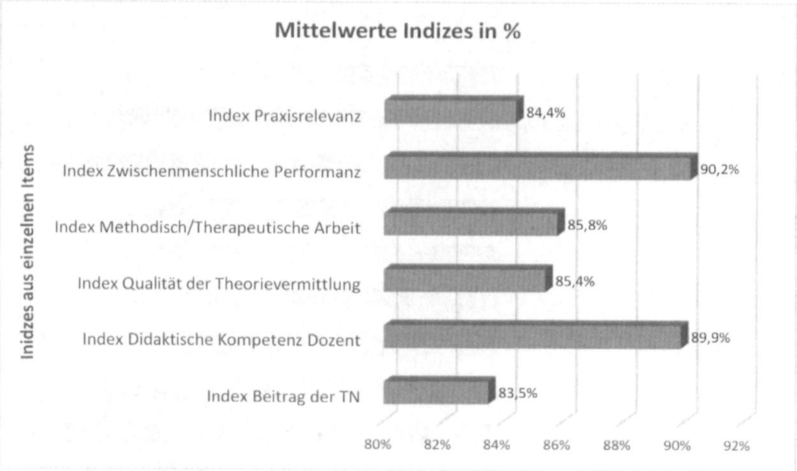

Die Grafik zeigt, dass der Index „Beitrag der Teilnehmenden" mit 83,5% im Vergleich zu den anderen Indizes den schwächsten Mittelwert ergibt. Dieser Umstand ist wiederum der Tatsache geschuldet, dass das bereits erläuterte Item zur eigenen Vorbereitung der Teilnehmenden auf das Seminar hier mit einfließt. Generell werden in diesem Index Items miteinander verbunden, welche die Performanz und die Zwischenmenschlichkeit innerhalb der Weiterbildungsgruppe bzw. der Weiterbildungsteilnehmenden untereinander betreffen, die wiederum das Lernklima in den Weiterbildungsmaßnahmen bestimmen. Trotz der Tatsache, dass dieser Index im Vergleich zu den anderen Indizes schlechter abgeschnitten hat, ist auch hier auf die hohe Zufriedenheit seitens der Teilnehmenden hingewiesen.

Im Unterschied zu dem soeben erläuterten Index „Beitrag der Teilnehmenden" bezieht sich der Index „Zwischenmenschliche Performanz" auf die Interaktion zwischen den Weiterbildungsteilnehmenden und der Seminarleitung. Erfreulicherweise lässt sich hier mit 90,2% ein sehr positiver Wert ermitteln, der wiederum für die soziale Kompetenz der Lehrenden der EAG spricht. Mit 89,9% schließt eine ebenfalls positive Bewertung der didaktischen Kompetenz der Seminarleitung an diese Interpretation an.

Die Indizes zur Praxisrelevanz, zur Qualität der Theorievermittlung sowie zur methodischen/therapeutischen Arbeit liegen trotz ihrer ebenfalls hohen Werte hinsichtlich der Teilnehmenden im Vergleich zu den anderen bereits vorgestellten Indizes eher mit Mittelfeld.

Betrachtet man die Zusammenhänge zwischen den Indizes, zeigt sich, dass zwischen allen Indizes ein mittlerer bis starker gleichgerichteter und signifikanter

Zusammenhang besteht. In diesem Fall würde das bedeuten: je höher bspw. der Index „Methodische/Therapeutische Arbeit“, desto höher auch der Index „Zwischenmenschliche Performanz“.

		Index Beitrag der TN	Index Didaktische Kompetenz Dozent	Index Qualität der Theorievermittlung	Index Methodische/Therapeutische Arbeit	Index Zwischenmenschliche Performanz	Index Praxisrelevanz
Index Beitrag der TN	Korrelation nach Pearson	1	,424**	,423**	,507**	,438**	,411**
	Signifikanz (2-seitig)		0,000	0,000	0,000	0,000	0,000
	N	2048	2048	2044	2045	2037	2012
Index Didaktische Kompetenz Dozent	Korrelation nach Pearson	,424**	1	,758**	,774**	,776**	,723**
	Signifikanz (2-seitig)	0,000		0,000	0,000	0,000	0,000
	N	2048	2051	2047	2048	2040	2015
Index Qualität der Theorievermittlung	Korrelation nach Pearson	,423**	,758**	1	,695**	,685**	,731**
	Signifikanz (2-seitig)	0,000	0,000		0,000	0,000	0,000
	N	2044	2047	2047	2044	2036	2012
Index Methodische/Therapeutische Arbeit	Korrelation nach Pearson	,507**	,774**	,695**	1	,773**	,715**
	Signifikanz (2-seitig)	0,000	0,000	0,000		0,000	0,000
	N	2045	2048	2044	2048	2037	2013
Index Zwischenmenschliche Performanz	Korrelation nach Pearson	,438**	,776**	,685**	,773**	1	,688**
	Signifikanz (2-seitig)	0,000	0,000	0,000	0,000		0,000
	N	2037	2040	2036	2037	2040	2007
Index Praxisrelevanz	Korrelation nach Pearson	,411**	,723**	,731**	,715**	,688**	1
	Signifikanz (2-seitig)	0,000	0,000	0,000	0,000	0,000	
	N	2012	2015	2012	2013	2007	2015

Trotz der bisher konstant positiven Evaluationsergebnisse in den verschiedenen Fachbereichen, sieht sich die EAG einem kontinuierlichen Verbesserungsprozess bzgl. der Lehre sowie der Qualitätssicherung innerhalb der gesamten Institution verpflichtet. Die EAG verfolgt auch in Zukunft das Ziel, ihr systematisiertes Evaluations- und Qualitätsmanagementsystem sowie konstruktive Kritik seitens der Weiterbildungsteilnehmenden im persönlichen Austausch zu nutzen, um sich auch im internationalen Kontext als (Weiter-)Bildungsanbieter behaupten und weiterentwickeln zu können.

Eine wie hier vorgenommene Auswertung von Weiterbildungsmaßnahmen im Feld der Neuen Naturtherapien mit einer so großen Datenmenge und über einen zum Teil so langen Zeitraum ist international die erste dieser Art. Sie zeigt durchweg eine gute bis sehr gute Qualität in allen Weiterbildungsbereichen der EAG, die sich über die Jahre als stabil erweist. Theorie und Praxis, Theorie-Praxisverschränkung und Vermittlung von Behandlungsmethoden werden von den Teilnehmenden durchweg positiv beurteilt.

In der heutigen Zeit scheint die Evaluation von (Weiter-)Bildungsmaßnahmen selbstverständlich und soll durch die externe Qualitätskontrolle und Gütesiegel sichergestellt werden. An der EAG wurde bereits vor dieser Verpflichtung zum Qualitätsmanagement und der damit verbundenen Evaluation ein differenziertes System der Evaluationsforschung (*Steffan, Petzold* 2001b/2010) und Qualitätspflege erarbeitet (*Petzold, Orth, Sieper* 1995), was seither in zahlreichen, fortlaufenden Studien angewandt wurde (*Petzold, Steffan* 2000b; *Petzold, Steffan Zdunek* 2002b; vgl. *Blumberg* 2018). Diese Studien betreffen die Qualität der Aus- und Weiterbildung an der EAG in den einzelnen methodischen Zugängen bzw. den diversen Fachbereichen (z. B. in der Suchttherapie *Petzold, Rainals* et al. 2006, der Kunsttherapie *Zdunek, Petzold* 1999 oder der Poesie- und Bibliotherapie *Blumberg* 2018). In nahezu allen an der EAG vertretenen Fachbereichen, wie auch hier im Feld der Neuen Naturtherapien, herrscht noch ein hoher Forschungsbedarf. Dieser Umstand ist u. a. der allgemeinen Aktualität dieser Aus- und Weiterbildungsmaßnahmen geschuldet, wie bspw. dem derzeitigen internationalen Aufkommen der Waldtherapie (*Kraft* 2017, 220ff.). Voraussetzung für gute Ergebnisse einer Methode im klinischen und agogischen Bereich sind gut ausgebildete Praktikerinnen und Praktiker, deren Arbeit man wissenschaftlich fundiert untersuchen kann. Dafür sind an der EAG über lange Jahre solide Grundlagen geschaffen worden, um auch eine weitere Evidenzbasierung der therapeutischen Methoden voranzutreiben.

Literatur

Beiträge von Petzold sowie Petzold und MitautorInnen finden sich im Literaturgesamtverzeichnis am Ende des Bandes.

Blumberg, J. (2018): Poesie- und Bibliotherapie: Forschung, Forschungsstand und Wirksamkeit. In: *Petzold, H. G./Leeser, B./Klempnauer, E.* (Hrsg.): Wenn Sprache heilt. Handbuch für Poesie- und Bibliotherapie, Biographiearbeit und Kreatives Schreiben. Bielefeld: Aisthesis, 311-335.

Kraft, K. (2017): Erster internationaler Kongress „Wald und Gesundheit". In: Zeitschrift für Phytotherapie 38 (5), 220-222.

Steffan, A. (2002): Integrative Therapie in der Praxis. Ergebnisse einer Psychotherapie-Evaluation im ambulanten Setting, Berlin: Logos.

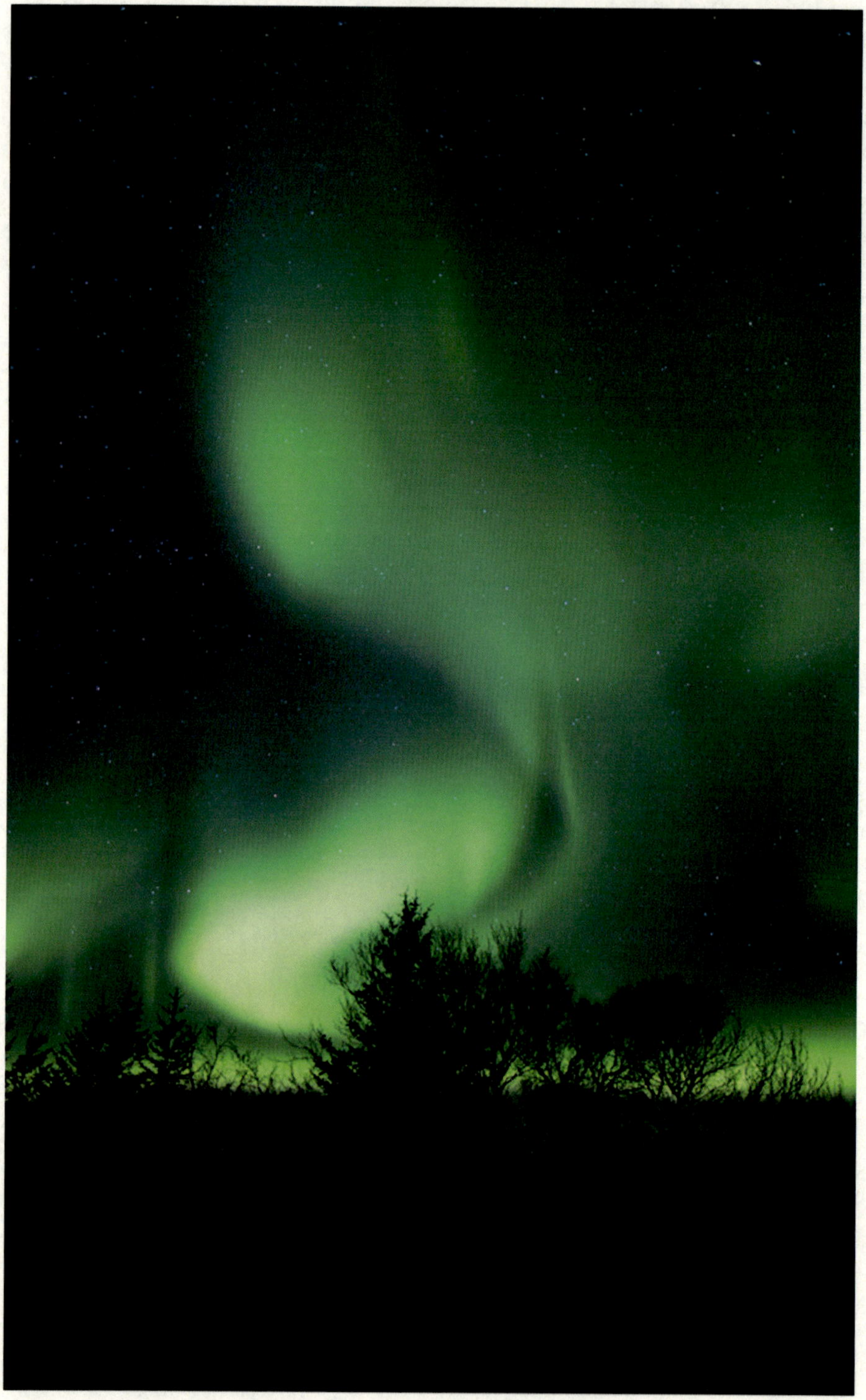

Nordlicht – Sonnenwind – Resonanzräume

Episkript: „... in a flow of green"

Green Meditation als Hilfe in belastenden Lebenssituationen und bei schwierigen *Weg*erfahrungen

Hilarion G. Petzold[*]

„Alles was einem geschehen kann, kann jedem geschehen."
Seneca[1]

1. Vorbemerkungen zum Kontext
2. Belastendes bricht herein – ein Erfahrungsbericht
2.1 Exkurs – Meditationsschritte: Besinnung, Betrachtung, Versunkenheit
2.2 Verknappte Zeit meditativ aufdehnen
3. Erfahrungen mit Grüner Meditation im postoperativen Kontext
3.1 Interozeptionen und verändertes Selbsterleben
3.2 Nebenreflexionen – „Meditation als Weg der Freiheit"
4. Anschließende Überlegungen und Materialien zu Nachreflexionen
4.1 Grüne Meditation als sinnstiftende Weg-erfahrung
4.2 Grüne Meditation als Weg multisensorischen und multimnestischen Erkundungs- und Erfahrungsgewinns
4.3 Grüne Meditation als „Weg zum Wissen", zum Ausloten von Destruktivem und zu ko-kreativer Neugestaltung
4.4 Meditation, Imagination, komplexes katathymes Erleben – zum differentiellen Einsatz von Meditationsformen
4.5 Grüne Meditation lernen, heißt einen *WEG* beschreiten
5. Zu einer integrativen und säkularen Praxis von Grüner Meditation als Unterstützung einer besonnenen und engagierten Lebensführung **„pro natura"**

1. Vorbemerkungen zum Kontext

Es braucht eine lange Zeit, um ein komplexes Buch mit internationaler Mitarbeiterschaft vorzubereiten und herauszugeben, zwei, drei Jahre. Ich habe eine lange Erfahrung damit – seit Mitte der 1970er Jahre.[2] Nun war wieder ein Werk „fast" fertig, der

---

* Einen herzlichen Dank an Prof. Dr. med. Andreas Sesterhenn und Oberärztin Dr. med. Isabell Diogo und an das Stationsteam der Klinik für Hals-Nasen-Ohrenheilkunde, Kopf- und Halschirurgie, Städtisches Klinikum Solingen, Akademisches Lehrkrankenhaus der Universität zu Köln, für die exzellente Behandlung, Pflege und menschliche Begleitung – für mich eine Erfahrung von Medizin und Pflege, wie man sie Menschen wünscht.

1 *Publius* zitierend, Ad Marciam de consolatione, IX. 3. http://www.zeno.org/Philosophie/M/Seneca,+Lucius+Annaeus/Trostschrift+an+Marcia; Lateinischer Text: http://www.thelatinlibrary.com/sen/sen.consolatione2.shtml.

2 1972 habe ich die ersten großen Bände über „Angewandtes Psychodrama" (*Petzold* 1972) oder „Drogentherapie – Methoden, Modelle, Erfahrungen" (1974b) oder über „Die neuen Körpertherapien" (1977n) herausgebracht. Es folgten viele Bände, Buchreihen in unterschiedlichen

erste Band eines Handbuches zu den **„Neuen Naturtherapien"**, dieses Buch also. – Alle Manuskripte sind beim Verlag, lektoriert, im Satz. Und dann kommt eine schwere Operation „dazwischen", ein *„critical life event"* (*Filipp, Aymanns* 2010) auf dem Lebensweg. Es betrifft nicht nur das persönliche Leben, den privaten Bereich, Familie und Freunde, sondern auch die professionellen Aktivitäten: Therapien, Supervisionen, Forschungsarbeiten und Publikationsprojekte, wie dieses Buchprojekt, an dem so viele KollegInnen mitgearbeitet haben. Als Wissenschaftler, der bemüht ist, für sein Berufsfeld Wissen zu erarbeiten, das KollegInnen und ihren PatientInnen und KlientInnen zugutekommen soll, erlebe ich das durchaus als eine zusätzliche Belastung. Von dieser „*Weg*erfahrung" möchte ich versuchen, etwas zu berichten, was für den Kontext naturtherapeutischer Arbeit als Beitrag für „Überwindungserfahrungen" (*Petzold* 2001m) nützlich sein könnte.

Ich habe am 29.8.2018 – zwölf Tage nach meiner Operation – angefangen, an diesem Bericht zu arbeiten. Handschriftlich. Für die Computerversion hatte ich die technische Unterstützung lieber Menschen. Meinen linken Arm konnte und kann ich noch nicht einsetzen, die Heilung braucht noch Zeit. Das Manuskript konnte ich am 21.9. abschließen, so dass es noch ans Ende des in Produktion befindlichen Bandes kommt als „Episkript", als Nachbemerkung – nach Konsultation von langjährigen FreundInnen und KollegInnen, die dazu ermutigt haben, denn ich hatte gezögert. Ich habe mich immer gescheut, Privates in mein Werk einfließen zu lassen. Die Inhalte müssen in sich und für sich stehen. Aber *Ludwig Frambach*, *Imke Wörner*, *Josef Egger* und andere KollegInnen machten mir deutlich, dass eine Krebserkrankung nicht nur eine private Sache ist. „Keine Frage für mich, dass Du das ... in das Natur-Buch aufnehmen solltest". Und in der Tat, die Krankheit kann jeden treffen. Das gehört zur Natur der Lebewesen. Zudem gehört Green Meditation ja auch in den naturtherapeutischen Kontext (*Petzold* 2018j), passt also in das Buch. So dachte ich bei mir. Ich habe mich auch entschieden, über Erfahrungen zu schreiben, über die sonst im „fachwissenschaftlichen Kontext" von Psychotherapie gemeinhin nicht berichtet wird. Für manche mag das ein Tabubruch sein. Aber es geht ja um den Umgang mit belastenden Lebenssituationen, und von denen sind wir TherapeutInnen nicht ausgenommen.

Ich verwende Notizen der Selbstbeobachtung, die ich ab dem fünften Tag gemacht habe. Ich greife auch auf kurze Textpassagen für Fußnoten und Anhänge aus meinen

---

Verlagen, wie „Innovative Psychotherapie und Humanwissenschaften" (Junfermann 1974ff., über 100 Bände). Die Reihe „Vergleichende Psychotherapie, Methodenintegration, Therapieinnovation", 1979 von mir begründet und seitdem über viele Jahre mit dem Verhaltenstherapeuten *Klaus Grawe* und dem Psychoanalytiker *Eckart Wiesenhütter* herausgeben (heute mit anderen; siehe dieses Buch, Titelei), in der auch dieses Werk erscheint. Sie war mir die liebste Publikationsmöglichkeit, weil hier dezidiert schulen- und richtungsübergreifend Themen nachgegangen werden konnte, die für das gesamte Feld psychosozialer Hilfeleistung und Psychotherapie von Bedeutung waren, auch wenn sie bislang bei PsychotherapeutInnen nur wenig Beachtung fanden. Es seien nur die Doppelbände „Sinn, Sinnerfahrung, Lebenssinn" (*Petzold, Orth* 2005) oder „Der Wille, die Neurowissenschaften und die Psychotherapie" (*Petzold, Sieper* 2008) genannt oder Gesamtübersichten wie „Die Menschenbilder in der Psychotherapie. Interdisziplinäre Perspektiven und die Modelle der Therapieschulen" (2012f) oder „Mythen, Macht und Psychotherapie" zum Thema „kritischer Kulturarbeit" (*Petzold, Orth, Sieper* 2014a). Wichtige Themen aus der **„Dritten Welle der Integrativen Therapie"** (seit 2000, *Petzold, Sieper, Orth* 2002; *Petzold* 2002a; *Sieper* 2000) konnten in dieser Reihe bearbeitet werden.

reichen Materialfundus zu den Themen „Meditation und Achtsamkeit“ zurück, die ich für kommende Artikel über „Green Meditation“ und „komplexe Achtsamkeit“ (*Petzold, Moser, Orth*, dieses Buch S. 232f.) im Vorrat habe, Ansätze, die über vierzig Jahre lang von mir im Integrativen Verfahren entwickelt und praktiziert wurden (*Sieper, Petzold* 1975), und die ich anfüge, um den Hintergrund zu verdeutlichen, auf dem ich hier über **Grüne Meditation** (**GM**) schreibe, die ja auch zu den naturtherapeutischen *WEGEN* gehört, und wie dieser *WEG* mir bei „Überwindungserfahrungen“ (*Petzold* 2001m) in einem *„critical life event“*, einer sehr belastenden Lebenssituation, ein wenig geholfen hat.

2. Belastendes bricht herein – ein Erfahrungsbericht

„Naturerfahrung ist immer auch Selbsterfahrung“
(*Petzold* 2018j)

Unser Buch ist kurz vor der Fertigstellung. Die Einführung steht im Rohbau, das Einführungskapitel (es wird von mir immer am Schluss geschrieben) braucht noch etwas „streaming“, ein Schlagwortverzeichnis ist vorbereitet. Also schnell noch acht, zehn Tage Arbeitsurlaub im beginnenden Herbst. So ist es geplant. Ich will noch kurz bei einer HNO-Praxis vorbeischauen („mein“ Doc ist im Urlaub). Die Mandel schmerzt etwas. Sehr heiße Tage, ich hatte Zug auf Bahnhöfen – die üblichen Anschlussprobleme der DB. Man soll mir vielleicht etwas zum Lutschen aufschreiben. Antibiotika will ich möglichst nicht. – Freitag, ich habe noch einen „schnellen Termin“ bekommen. Eine sehr nette und zugewandte Ärztin schaut mir in Hals und Rachen und wird ernst. „Das sieht nicht gut aus“, meint sie. Sie lässt mich mit auf das Ultraschallbild schauen, die Mandel groß, vergrößerte Lymphknoten. „Sie müssen auf die Klinik, möglichst sofort, wär' gut zu meinem ehemaligen Chef. Der ist der beste! Ich kriege da einen Termin für Sie.“

Ich kann von der Praxis mit dem Taxi unmittelbar zur Klinik in die Nachbarstadt fahren. Zwei Stunden später habe ich nach nochmaliger gründlicher Untersuchung die zweite Meinung beim Chefstellvertreter (der „Professor“ ist noch im Urlaub, kommt in drei Tagen zurück). Ein Karzinom des Oropharynx (Tonsille/Mandel). „Das muss schnell operiert werden!“ – „Ist da zuvor nicht noch eine Urlaubswoche drin?“, frage ich zaghaft. „Das kann ich überhaupt nicht empfehlen“. Ich sehe das ein. Ich bin ja von diesem Oberarzt sehr gut, kollegial, sachlich und umfänglich aufgeklärt worden. Altes Anatomie- und Studienwissen kam hoch. Ich weiß ungefähr, was auf mich zukommt: Pharynektomie, mit Deckelung des Deffektes durch ein Transplantat vom Unterarm links und Entfernung der gesamten Lymphknoten (radikale Neckdissektion), ein Achtstunden-OP-Tag für ein Team.

„In fünf, sechs Tagen könnten wir einen OP-Termin mit dem Chef machen, Montag können Sie sich bei ihm vorstellen. Donnerstag oder Freitag wäre dann die OP.“

Ich habe sechs Tage. Ich war an diesem ganzen – eigentlich hektischen und unverhofften – Untersuchungstag sehr ruhig. Morgen wollte ich reisen. „Das ist es dann. So ist es", war in mir, und ich fahre nach Hause. Ich wohne nicht weit, eine halbe Stunde von der Klinik. Ich setze mich zuerst einmal in meinem Arbeitszimmer an den Schreibtisch mit dem Blick ins Grüne, auf die großen Rhododendren unter dem Fenster, die Wiese, die alten Bäume, der Wald – alles ist grün. Ich bin allein im Haus, *gebe mir Zeit.* Nein, ich „nehme" sie mir nicht, ich *gebe* sie mir!

Die ***Grüne Meditation*** kommt von selbst in mir auf. Sie gehört zu meiner Lebenspraxis.

In meinem sehr arbeits- und ereignisreichen Leben wäre ich ohne die Möglichkeit und Fähigkeit, meditativ zu ***Besinnung***, auslotend zur ***Betrachtung*** und weiter vertiefend in ***Versunkenheit*** zu kommen – so im integrativen Verständnis der Dreischritt der Meditation (*Petzold* 1983e, 2015c) – nicht gut klargekommen. Ich hätte nicht die innere Ruhe und Klarheit gehabt, die für meine Arbeit mit Menschen, insbesondere in Therapie- und Selbsterfahrungsprozessen, notwendig sind, und die mir immer wieder zurückgemeldet werden. Ich hätte nicht die Dichte und Konzentriertheit generieren können, mit der ich meine großen Vorträge stets frei halte.

Meditation muss man üben, *Grüne Meditation ist davon nicht ausgenommen.*

Ich bemerke, wie ich, am Schreibtisch sitzend, in ein *meditatives Betrachten* gefallen bin. Und jetzt greift ein kurzes Reflektieren aus dem Abstand ein. Eigentlich eine schlimme Diagnose, die man nicht „wegmeditieren" sollte, so eine kritische innere Stimme. Aber ich habe nicht das Gefühl zu *dissoziieren*, überhaupt nicht.[3] Im Gegenteil, die kurze spontane Meditationszeit hat mich klarer gemacht. Natürlich eine schlimme Diagnose, das war mir bewusst. Aber ich war nicht unvorbereitet, denn ich habe mit der Möglichkeit von Schicksalsschlägen – ich reise, fahre, fliege ja viel – immer wieder einmal gerechnet, sie überdacht, meditiert. **Grüne Meditation** hatte mich dabei stets gelassen werden lassen. In ihr lässt man sich vom „Grün einer Umgebung, einer Landschaft, eines Ökotops" ergreifen[4] oder von inneren Grünerinnerungen, Naturbildern (und natürlich müssen die nicht immer „grün" sein), um Ruhe und Entlastung zu erhalten. Deshalb ist es auch notwendig, das Zulassen dieses „Aufkommens" zu üben, damit es zur Wirkung kommen kann.

---

3 Vgl. *Briere* 2006; *Sachse* 2013. Ich habe über viele Jahre TraumapatientInnen behandelt und mich mit dem Thema Dissoziation intensiv beschäftigt (*Petzold* 1986b, 2000g; *Petzold, Wolf* et al. 2000, 2002; *Hübner, Petzold* 2012/2018). Sie ist ursprünglich und prinzipiell ein sinnvoller Abwehr-/Bewältigungsmechanismus, der dysfunktional werden kann – nicht muss – etwa durch Generalisierung oder Vereinseitigung. Sein positives Potential, das man stärken und so dysfunktionale Entgleisungen verhindern kann, wird heute oft übersehen.

4 *Hermann Schmitz,* dieses Buch.

2.1 Exkurs – Meditationsschritte: Besinnung, Betrachtung, Versunkenheit

Im Meditieren macht man sich offen dafür, was aus den *abskonditiven Tiefen des „Leibgedächtnisses“* hochkommt[5], und das ist oft eine Fülle. Das Werk von *Marcel Proust* „Auf der Suche nach der verlorenen Zeit“ zeigt an hunderten von Stellen[6], wie Erinnerungen, angeregt durch Erleben in Kontexten, aufkommen, wenn man offen ist für Materialien der Gedächtnisarchive (*Markowitsch, Welzer* 2005; *Petzold* 1993a; *Swanton* 2010). In unserer dreischrittigen **Green Meditation** bieten die beiden ersten Meditationsschritte ***Besinnung*** (*introspectio*) und ***Betrachtung*** (*contemplatio*) vertiefende und erweiternde Erfahrungsmöglichkeiten. Es gibt dadurch nämlich nicht nur *Tiefe*, sondern es kommen noch „laterale Perspektiven“ hinzu, die erlebniskonkret in die *Breite* und transversal in die *Weite* greifen, Horizonte öffnen, alles prozessual im Zeitkontinuum – auch das ist in unserem Verständnis eine Dimension von Meditation und sie ist dabei mehr als ein nur kognitiver Ansatz breiterer Reflexivität (*broad mindedness*). Es ist die meditative Seite „transversaler Vernunft“ (*Welsch* 1996; *Petzold, Orth, Sieper* 2013b), einer Vernunft, die Grenzen überschreitet, eine „philosophische Kontemplation“ (*Russel* 1964, 138), die sich in den Bereich der Natur ausdehnen lässt, wie *Coccia* (2016, 2018) zeigt, und die einen dritten Schritt, ***Versunkenheit,*** zu ermöglichen vermag durch ein „Sich-hinein-Versenken“: in sich Selbst, in den Leib, die Welt, in das Sein ... in ein persönlich und mundanologisch *Abskonditives,* ein *Unergründliches* (lat. *absconditus* = verborgen, tiefgründig). Solche „Versunkenheit“ ist aus der gegenstandslosen Meditation östlicher Meditationstraditionen – etwa des Zen-Buddhismus – bekannt. In einen aktuellen, abendländischen Kontext gebracht, sprechen wir von „ontologischen Erfahrungen“ (*Albert* 1972; *Orth, Petzold* 2015/1993; *Sieper, Petzold* 2000) oder auch von Erfahrungen im „abskonditiven Milieu“, aus dem viel an Heilsamem und Stabilisierendem *aufkommen* kann – manchmal auch Beunruhigendes und Bedrückendes, denn Lebensgeschichte ist nicht konfliktfrei (*Petzold* 2016f), und dann bedarf es der Hilfe durch einen Begleiter (Meditationslehrer, Therapeutin), der die Fähigkeiten *„transversaler Vernunft“* schult und kräftigt. *Welsch* (1996, 934) sagt von solcher Vernunft, sie bedeute „die Fähigkeit, sich inmitten einer Vielfältigkeit in Übergängen bewegen zu können“. Sie will „Ausgrenzungen überschreiten, sich erweitern und die Unterschiede ihrer selbst und des anderen sich vor Augen bringen“ (ibid. 940), bereit, „Dissense“ auszutragen (ibid. 938) und auszuhalten. Man gewinnt dadurch „mentale Resilienz“ (*Petzold* 2012b, 2016n).

Was wird in mir aufkommen? – Oft kommen bei mir unter Belastungen spontan gute Kindheitserinnerungen in der Natur auf oder beeindruckende Landschaftserlebnisse. Ich habe das auch bei vielen meiner PatientInnen und MeditationsschülerInnen gesehen. Einige berichteten, dass sie auch absichtsvoll/intentional „innere/verinnerlichte Naturerfahrungen“ (Grünerfahrungen) aus dem Gedächtnis aufrufen können, die wohltuend waren (eine Landschaft, einen Baum, eine Pflanze, ein Blatt, einen Kristall).

---

5 Wir nehmen hier auf das Konzept des *„homo absconditus“* von *Helmut Plessner* (1983, 2001; *Ebke* 2004; *Zyber* 2007) Bezug, eine Kernidee seiner Philosophie. Man schenkt *Plessner* seit Beginn des Millenniums endlich wieder mehr Beachtung (*Petzold, Orth* 2017b, 143f.).

6 Dazu ausführlich *Petzold* 1996r, und *Petzold, Orth* 2017b, 944ff.: „5.2 Sinnliche Sprache, Erlebnisaktivierung, dichte Beschreibungen, Rilke- und Proust-Effekte“. *Proust* hatte das aus seiner Psychotherapie 1905 beim dem *Charcot*-Schüler *Paul Sollier* (*Bogousslavsky, Walusinski* 2009, 2011) übernommen und literarisch entwickelt.

Will man solche heilsamen Bilder als Krisenhilfe nutzen, muss das *geübt* sein, damit ein leichtes, gleichsam spontanes Aufkommen möglich wird und das Bild und seine Atmosphäre aufsteigen, hervorgleiten kann. Grün beruhigt, entlastet, stellt Verdüsterung helle Qualitäten entgegen. Übt man Grünimaginationen, entstehen zuweilen Gebilde der Vorstellungskraft, die in *kreativen, meditativen Betrachtungen* oder *Versunkenheiten* aufgekommen sind. Waren sie besonders beruhigend oder beglückend, kann man sie festhalten, versuchen, sie wieder zu evozieren, ja *einzuüben*, z. B. eine *„green flame“*, ein grünes Licht, etwa ein Polarlicht oder das Sonnenlicht im Birkengrün. Mit jeder Evokation einer Grünerfahrung bahnt sie sich, wird vertrauter, zugänglicher. Man „lernt“ sie und deshalb ist jede Form meditativer Praxis an übende Lernerfahrungen gebunden, die sich neurozerebral auswirken, wie sowohl die Forschungsliteratur zur Meditationspraxis[7] als auch die Berichte bedeutender Meditationslehrer wie *Matthieu Ricard* zeigen.

Soweit diese Zusammenstellung aus meinen Materialien für den Exkurs zu den Hintergründen für meine meditative Praxis bzw. zu „grüner Meditation“ in der integrativen Naturtherapie (Weiteres unter 5). Ich komme zu meinem Erfahrungsbericht zurück.

2.2 Verknappte Zeit meditativ aufdehnen

Ich habe noch sechs Tage. Das ist nur wenig Zeit bis zur OP. Ich wundere mich etwas über meine Ruhe. Aber ein Dissoziieren von Beunruhigung habe ich geprüft und bin mir sehr klar darüber: Nein, das ist es nicht. Es sind meine Lebenserfahrungen, mein professionelles Wissen, die Sterbebegleitungen und meine Meditationserfahrungen, die mir zugutekommen. Natürlich ist mir *Freud* eingefallen, ein notorischer Zigarrenraucher, der Anfang der 1920er Jahre seine erste Krebsoperation im Rachenraum hatte, die er stoisch aufnahm.[8] Sein Verhalten ändern konnte oder wollte er nicht. Ich erlebe mich weder stoisch-gleichgültig noch irgendwie zuversichtlich in der liebenswerten „kölschen Art“[9]. Ich spüre eine gute Gelassenheit, die ich aber nicht als „abgeklärt“ empfinde, ganz und gar nicht: „Es kommt, wie es kommt. Ich habe ein reiches Leben gehabt und meist ein nützliches“. Das ist sehr stark in mir, und dabei spüre ich das Grün da draußen in seiner ganzen Intensität, verbunden mit einer Liebe zum Leben. Es bleibt auch in mir, wenn ich die Augen schließe, nicht nur als Nachhall der Farbe, nein, ein inneres Grün kommt hinzu. Ich kenne es, wenn ich an meine

---

7 *Hölzel* et al. 2011; *Ott* 2015; *Singer, Ricard* 2008.

8 „Seine erste Krebsoperation, im April 1923, überstand er mit stoischem Gleichmut. ‚Es geht mir nicht sehr nahe‘, schrieb er, damals 66, ‚man wird sich eine Weile mit den Mitteln der modernen Medizin wehren und sich dann der Mahnung von Bernard Shaw erinnern: ‚Don't try to live forever, you will not succeed.‘ Doch da hatte *Freuds* Martyrium gerade erst begonnen; es sollte 16 Jahre dauern. Mehr als 30 durchweg qualvolle Eingriffe standen ihm noch bevor.“ Seine Rauchleidenschaft bzw. seine Sucht konnte er nicht aufgeben. (Krankengeschichten prominenter Krebsopfer. In: *Der Spiegel* 29.06.1987, 27, 44-45. http://www.spiegel.de/spiegel/print/d-13525912.html).

9 „Et hätt noch immer jot jejange“ (*de Nuys* 2001).

Meditationslandschaften denke. Manchmal kommen meditative Erfahrungen aus früherem Meditationserleben spontan auf so wie jetzt.

Und dann kommt doch eine Unruhe auf. Zeitdruck. Was ist alles noch zu tun? Ich mache eine „To-do-Liste“, rufe die nächsten Menschen an. Der Zeitdruck wächst. Die Reise wird abgesagt. Vorbereitungen müssen getroffen werden. Testament! „Ich muss ein aktuelles Testament machen“, denke ich, und der Druck steigt. Ich rufe unsere Notarin an und habe Glück, sie ist noch zu sprechen. Ich schildere ihr die Situation und sie gibt mir einen Termin für den nächsten Tag, um einen Entwurf zu besprechen. Es ist alles doch komplexer, als ich dachte, und es sind noch viele Gespräche zu führen. Vieles, was geregelt werden muss, ist noch zu überdenken, Verpflichtungen müssen abgesagt werden, Vertretungen müssen arrangiert werden. Was wem *wie* sagen? Das könnte mir alles gleichgültig sein, ist es aber nicht. Ich spüre – ganz „unstoisch“ – eine Last der Verantwortung, die mich gleichsam komprimiert, mich beengt. Ich spüre das und setze mich erst einmal hin. Ich will die Zeit „aufdehnen“, will keinen Druck weitergeben, und richte mich auf eine „grüne Weite“, Mittelgebirgshügel kommen da auf – meine „Beruhigungslandschaften“ – und der Druck fällt ab.

Ich habe ein sehr zuverlässiges Sekretariat, langjährige Mitarbeiterinnen. Bei denen wird viel Arbeit liegen und natürlich beim Leitungsgremium, bei *Ilse Orth,* Mitbegründerin der Akademie, deren wissenschaftlicher Leiter ich bin, und bei *Bettina Ellerbrock,* leitende Bildungsreferentin und Geschäftsführerin. Bei ihnen weiß ich alles in guten Händen. Es bleibt die Frage: *Wie* soll ich die Information dosieren, streuen? Das muss besprochen und beschlossen werden, da mache ich keinen Alleingang. – Und das Buch, wie soll das gehen? Mich fliegt eine kurze Panik an. „Die Einleitung musst Du noch schaffen. Aber wie soll das neben all dem anderen gehen?“ Und da sind noch zwei fast fertige, wichtige Artikel, grundlegend für die Integrative Therapie, die liegen im Gepäck und sollten auch noch im Kurzurlaub fertiggestellt werden. Es wird mir deutlich – wieder einmal – wie wichtig mir diese „Integrative Therapie“ ist, nicht, weil sie „von mir“ ist (sie ist ohnehin ein Gemeinschaftswerk, *Orth, Petzold, Sieper*[10]). Ich bin vielmehr von ihrem breiten, menschen- und naturgerechten Ansatz einer „**biopsychosozialökologischen Humantherapie**“ mit einer **welt- bzw. naturgerechten Grundausrichtung** überzeugt und von ihrem weitgreifenden, reichen und effektiven Methodenspektrum, ihren nützlichen „Bündeln von Maßnahmen“ für viele Aufgaben und Probleme.[11] Will man den Menschen und seine Probleme verstehen, so muss man ihn *ökologisch* verstehen (*Petzold* 2006p; *Meinberg* 1995; *Fleury-Bahi* et al. 2017).

Es ist inzwischen tief in der Nacht. Ich mache den Rechner noch einmal auf, gehe ins Buch und treffe auf meinen Aufsatz „Gärten und Landschaften – euthyme Orte für persönliche Entwicklungen und Lebens-Kontext-Interventionen“,

10 Vgl. *Orth, Petzold, Sieper* 2017.

11 *Petzold* 2014i; *Petzold, Orth* 2008.

2011 geschrieben. Und da ist die Ruhe wieder da. Ich sehe das Bild der Platane von Trsteno an der dalmatinischen Küste, 500/600 Jahre alt.[12] Ich habe sie 1964 das erste Mal gesehen und seitdem immer wieder besucht[13], entlaubt im Winter, in voller Blätterpracht im Sommer. Einer meiner ältesten „Baumfreunde" – und ich habe da einige.

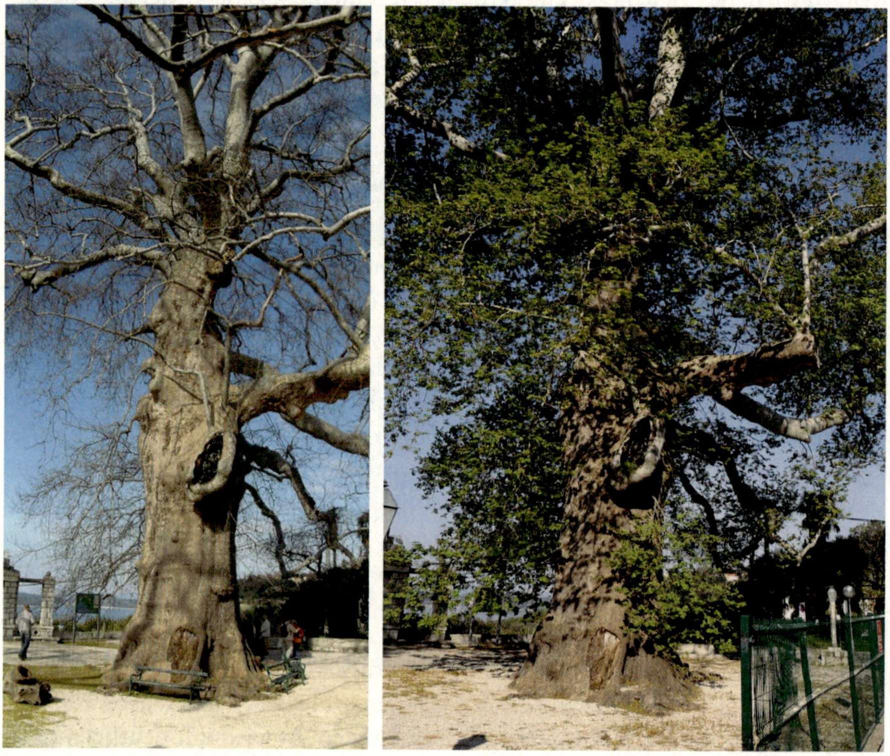

Die Platane am Marktplatz von Trsteno, Kroatien

Ich sehe diesen Baum durch die Jahreszeiten und Jahre vor meinen inneren Augen und werde von einem Gefühl des Friedens erfüllt. „Welch lange Zeit kenne ich Dich" – 1964 bis 2018. Ich beschließe, die Zeit bis zur OP ohne Hektik zu nutzen und fahre den Rechner herunter. Es gibt viel zu besprechen, was Zeit und Besonnenheit braucht, und Hektik beschleunigt nichts, und mit dieser immer wieder in Meditationen erfahrenen Erkenntnis beginnt sich für mich die Zeit aufzudehnen, sie wird weiträumiger. Das kennzeichnet die „psychologische Zeit", über die ich so viel nachgedacht und geschrieben habe.[14]

12 Siehe dieses Buch S. 718 Abb. 4.

13 *Sieper, Petzold* 1975.

14 *Petzold* 1981h, 1986g, 1991o, 2016l.

Ich entscheide mich, mit meiner Erkrankung und der Diagnose offen umzugehen. Auch die Trsteno-Platane zeigt ihre Läsionen (Abb.)! Ich habe die stigmatisierenden Zuschreibungen an Krebskranke in einer gewissen Psycho- und Esoszene immer abgelehnt und konfrontiert („Ja, ja, der hat sich eben doch seinem Karma nicht gestellt und von einem gesunden Lebensstil …“ Nein, ich habe nie geraucht und halte überdies dafür, dass man die Karma-Idee in Indien lassen sollte, was schon mein Vater mit guten abendländisch-christlichen Gründen meinte[15]).

Ich habe selbst über lange Jahre mit Krebskranken und mit Sterbenden gearbeitet und mache bis in die Gegenwart in diesem Bereich Supervision.[16] Ich weiß, was geschehen kann. Viel zu wissen, kann gefasst machen, muss es aber nicht. Doch es bleibt nur, das Faktum der Unabänderlichkeit eines letztlichen Ausgeliefertseins an Unfälle, Krankheit, Leiden, Sterben und Tod anzunehmen. Hier folge ich *Marc Aurel* und *Seneca* und das ist kein cooler Neostoizismus, das ist meine Grundhaltung, denn es kann in der Tat *jedem* widerfahren, was *einem* Menschen widerfahren kann. „*Cuis potest accidere quod cuiquam potest*!“ – so sei *Seneca*[17] nochmals zitiert. Und deshalb, so sein Rat, gilt es, *vorbereitet zu sein*, auf mögliche Zukunft zu schauen, denn das „entzieht dem Uebel, wenn es da ist, seine Kraft. […] Was man lange vorher [in Gedanken] durchlaufen hat, überfällt Einen nicht so plötzlich […] *Wer hat je seine Habe angeblickt, als ob er sterben werde?* wer von Euch hat je an Verbannung, an Armuth, an Todesfälle zu denken gewagt“[18]. Ja, ich kenne diese Texte der Trostbriefe gut. Ich habe viel zum Trostthema gearbeitet, das Konzept der „**Trostarbeit**“[19] in die Psychotherapie eingeführt. Die Texte kommen mir jetzt in den Sinn. – Ich habe diese Themen wirklich nicht vermieden, kann ich mir sagen, und das fühlt sich gut an.

Ich gehe die nächsten Tage meine Arbeit an. Viel Zeit ist ja nicht, aber die Zeit ist aufgedehnt, ist weiträumig. Mit einigen „Spätschichten“ mache ich die beiden erwähnten wichtigen Artikel, die als Arbeitspapiere schon kursierten und seit längerem der Veröffentlichung harrten, als „Werkstattversionen“ unlektoriert netzfertig[20] und dabei bin ich großzügig – auf die Inhalte kommt es an. Eigentlich müsste ich die Vielzahl fast fertiger Manuskripte, darunter vier größere Bücher, „nachlassfertig machen“. Sie sind auf dem Rechner und in der Cloud – aber keine Chance. Mir kommt in den Sinn, dass *Paul Ricœur* am Schluss seines Opus Magnum „*La mémoire, l'histoire, l'oubli*“ geschrieben hat, die letzte Wahrheit sei „**Unvollendetheit**“. Ich stelle dieses Thema „Nachlassschriften“ deshalb an die Seite. Ist es wirklich so wichtig? Einige KollegInnen

15 Vgl. *Hugo Petzold* 1934.

16 *Petzold* 1980a, 1996b, 1999l; *Spiegel-Rösing, Petzold* 1984; *Varevic, Petzold* 2005.

17 Ad Marciam IX, 3; http://www.thelatinlibrary.com/sen/sen.consolatione2.shtml.

18 http://www.zeno.org/Philosophie/M/Seneca,+Lucius+Annaeus/Trostschrift+an+Marcia, meine Kursive.

19 *Petzold* 2004l, 2005d, 2007r, 2008e, 2012b u.a.; *Adam* 2018.

20 *Petzold* 2016n; *Petzold, Orth* 2017a.

tun sich eh mit Weiterentwicklungen schwer, aber Erkenntnisse vergestrigen. Anderen passt die mundanologische Orientierung nicht, wieder andere finden genau das gut. Vielleicht bin ich ihnen auch zu schnell. Ich arbeite sehr stetig und systematisch an den notwendigen Vertiefungen.[21] Aber es bleibt „work in progress". Ich entscheide mich, mir jetzt lieber Zeit zu *geben* für Grüne Meditation, auch zum Thema eines möglichen Abschied-Nehmens. – Und wieder ist da eine tiefe Dankbarkeit dem Leben und lieben Menschen gegenüber und auch Bedauern über nicht Gelungenes und Trauer über Verfehltes und Schuld.[22] Ich bin froh, dass das so ist. Aber da ist auch eine andere, stark aufsteigende Traurigkeit, wenn ich an die Zerstörung der Natur denke.

Mit einer Frühschicht am OP-Tag kann ich zwei Stunden, bevor es „heruntergeht" auf den Tisch, die ausstehenden Texte, Einführung und Übersichtsartikel, zur Weiterleitung an den Verlag senden. Mit mehr Zeit wären sie anders geworden, so aber sind sie, wie sie sind, und hoffentlich *„good enough"*.

3. Erfahrungen mit Grüner Meditation im postoperativen Kontext

Ich nehme mir vor, Grüne Meditation als Hilfe zu nutzen, ganz unspezifisch, ohne Programm. Ich weiß, sie kann mir helfen. Auf der Klinik habe ich ein großes Zimmer in einer der höheren Etagen mit einem sehr großen Fenster und einem weiten Blick über grüne Bäume – welch ein Glück.

Ich bin gut aufgeklärt, weiß, dass ich ein passageres Tracheostoma erhalte, also durch die Luftröhre atmen werde, und einige Tage nicht werde sprechen können. Mein linker Unterarm, von dem das Radialislappentransplantat entnommen wird, wird Wochen geschient sein. Ich werde ihn nicht gebrauchen können. Der Unterarmhebedefekt wird mit einem Spalthauttransplantat vom Oberschenkel gedeckt werden. Also einige Baustellen, heftige. Ich weiß das alles. Dennoch bin ich nicht unruhig. Ich habe Vertrauen in den Chirurgen, der mich sehr differenziert und zugewandt informiert hat, und in sein Team. Was geschieht, geschieht. So ist das. Ich weiß, ich werde bei der Narkose sofort einschlafen. Die acht Stunden sind einfach nicht da, werden vielleicht nie mehr da sein – „Staub, der über die Felder weht, Staub, der in der Sonne tanzt – der Staub des Kosmos"[23].

---

21 Vgl. *Petzold* (2007h/2018). Man muss die Gesamtarchitektur eines Verfahrens verstanden haben, um zu sehen, was zu entwickeln ist, wo noch „weiße Flecken" sind oder Begründungen schwach ausfallen, und man muss die Entwicklungen dann auch verfolgen. Das geschieht leider bei vielen PraktikerInnen nicht hinreichend, was schon *Grawe* (1992) beklagt hatte.

22 Vgl. *Petzold* (2003d): Unrecht und Gerechtigkeit, Schuld und Schuldfähigkeit, Menschenwürde.

23 Das schrieb ich 1982 in meinen Theateraphorismen über den „Letzten Akt" (*Petzold* 1982g) und *Fitzgeralds Omar Khayyam* (1048-1131) nickte mir zu und schob mir Rubaiyat XXVIII herüber (erschienen 1937: http://www.gutenberg.org/files/35260/35260-h/35260-h.htm#QUATRAIN_XLI), vgl. *Simidchieva* 2011; *Seyed-Gohrab* 2012.

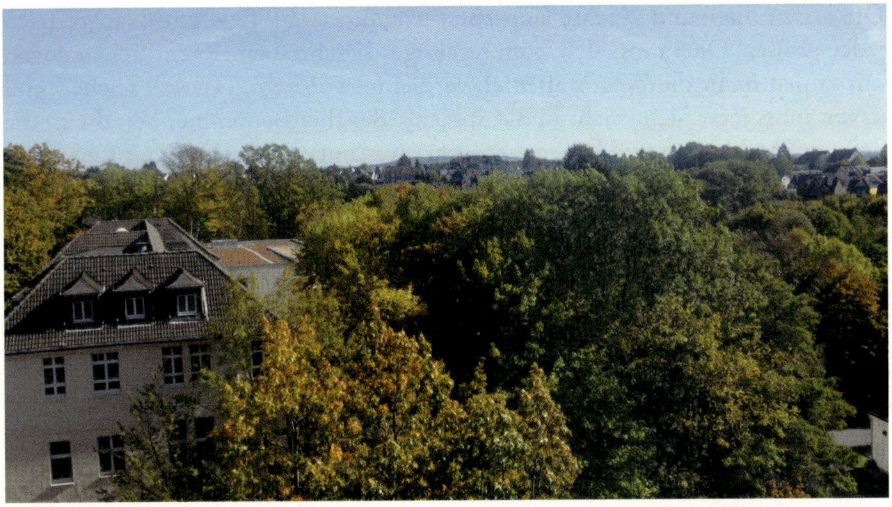

Blick aus dem Krankenzimmer

Als ich aufwache, spüre ich tiefes Atmen. *Ich* atme, es ist *mein* Atmen, aber nicht, wie ich es kenne. Es ist gut zu atmen, tief und gleichmäßig. Keine Schmerzen. Der (linke) Arm ist fest an mir eingepackt. Alles sehr warm. Im Aufwachraum grünes Licht. Unwirklich, wabernd. Wie Nordlicht, aber beruhigend zu dem tiefen Atmen. Ich schlafe wieder.

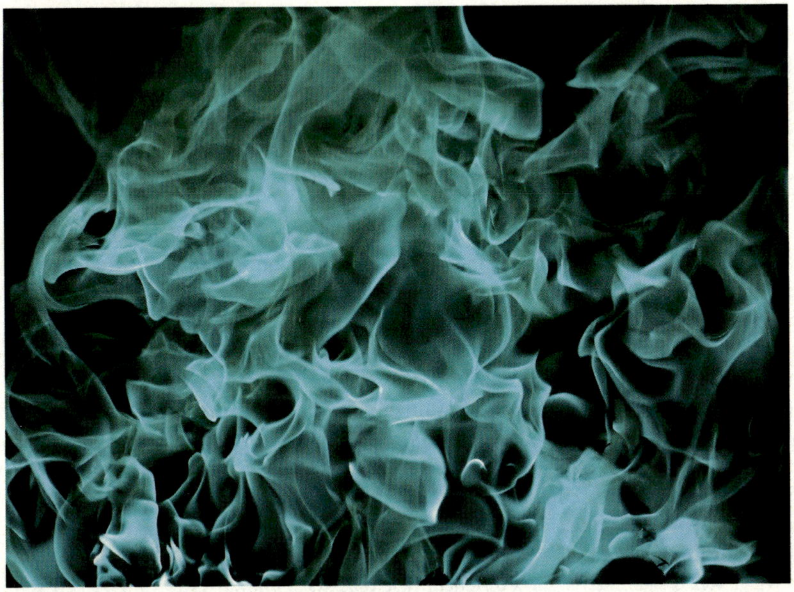

Green Flames I

Die ersten Tage und Nächte sind eben wie die ersten Tage und Nächte nach jeder großen Operation. Ich könnte einiges beschreiben. Recht genau sogar, mir fehlen nicht die Worte, aber ich verdichte: ***mühsam***. Das soll reichen und davon muss jetzt nicht mehr in die Sprache. Bei aller Benommenheit durch die Schmerzmedikation will ich „mitkriegen", was mit mir ist. Die Zeit fließt zäh. Atmen ist schwer und klingt fremd, das Liegen ist mühevoll, ein Zugang am Fuß tut weh .... Die gedämpften Schmerzen im Mund, Rachen, Hals machen den Körper *unvertraut*. Immer wieder kommen grüne Schleier und mit ihnen Schlaf. Die Atmung schleimt zu. Muss abgesaugt werden, immer wieder. Höchst unangenehm. Ich versuche dann bewusst, wohltuende Landschaften zu erinnern und das gelingt ... ist gut eingeübt. Ja, ich hatte das oft geübt. „Ökologische Erinnerungsarbeit ist nicht weniger wichtig als das Erinnern von zwischenmenschlichen Erfahrungen"[24], hatten wir mal geschrieben – stimmt, finde ich jetzt, und hole mir die Trsteno-Platane her, aber dann steigen weite Landschaften, Hügel, Felder auf, Erinnerungsbilder, Bilder aus frühester Kindheit, die die Platane überblenden ... die grünblauen Hügel des Westerwaldes, die leuchtend grünen Weinhänge von Rilly la Montagne bei Reims, Landschaften aus meinen ersten sechs Lebensjahren, die zu meinen frühesten Erinnerungen zählen, Erinnerungen an die „Heimaten". Es kommen noch Wiesen und Weiden am Niederrhein hinzu, wo ich oft in Ferien war und auch Anmutungen an die russischen Sehnsuchtsbilder aus den Erzählungen meines Vaters, seine „dichten Beschreibungen"[25] von unendlichen Weiten Russlands, die er in *seiner* Kindheit erlebte, später im Krieg wieder. Das kommt jetzt auf bei mir – seltsam.[26] Ein „Fluss von Bildern" zieht vorbei, ***„a flow of green***"[27].

24 *Sieper, Petzold* 1975.

25 So unser Fachbegriff (*Petzold* 2010f). – Es können in einer eindrücklichen Erzählkultur auch Naturbezüge und Landschaftserlebnisse wichtiger Nahraumpersonen an Kinder weitergegeben werden. Ich konnte das bei Kindern von Heimatvertriebenen beobachten, die nie in der Heimat der Herkunftsfamilie waren und dennoch Heimatgefühle, ja Heimweh nach Landschaften hatten, die von ihnen nie gesehen wurden, deren Atmosphären sie dennoch spüren und deren Heimatlieder (Ostpreußenlied z. B.) sie mit Inbrunst singen.

26 Ja, ich kenne dieses *Poljuschko-polje*-Gefühl der „weiten Felder" gut, die dieses Lied einfängt. Es ist ja ursprünglich kein Volkslied (1933 von *Lew Knipper* geschrieben), aber es vermittelt eine Qualität, die uns mein Vater und seine Mutter, meine Großmutter, mitgegeben haben. Ganz ähnlich ist es mit dem Lied „Das Pferd – конь", vgl. https://www.youtube.com/watch?v=6OrPOFJFHVA&index=2&list=RDQqkguRQcjcE; https://www.youtube.com/watch?v=QqkguRQcjcE.

27 Es ist in der Tat eine Art „Flow-Erleben", wie es *Csíkszentmihályi* (1975, 2010) beschrieben hat.

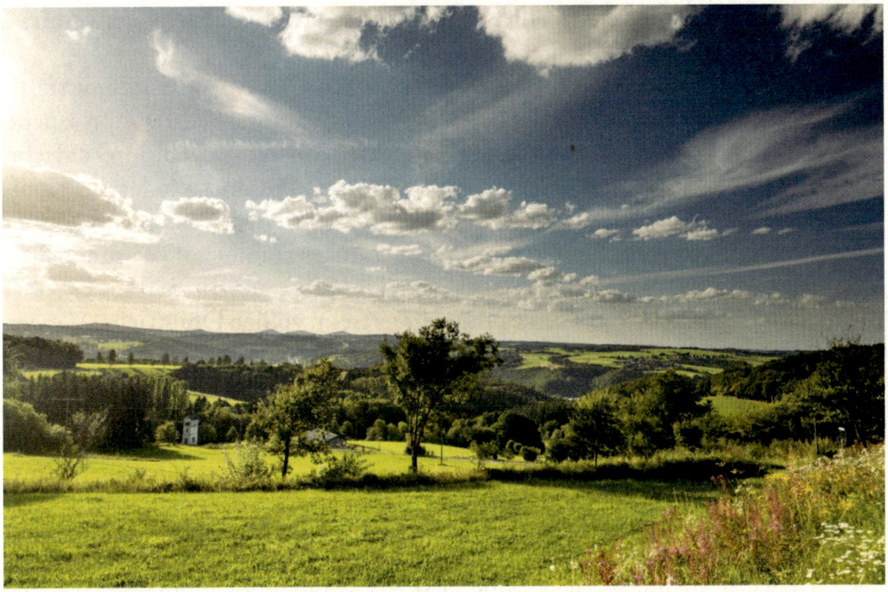

Die Höhen des Westerwaldes

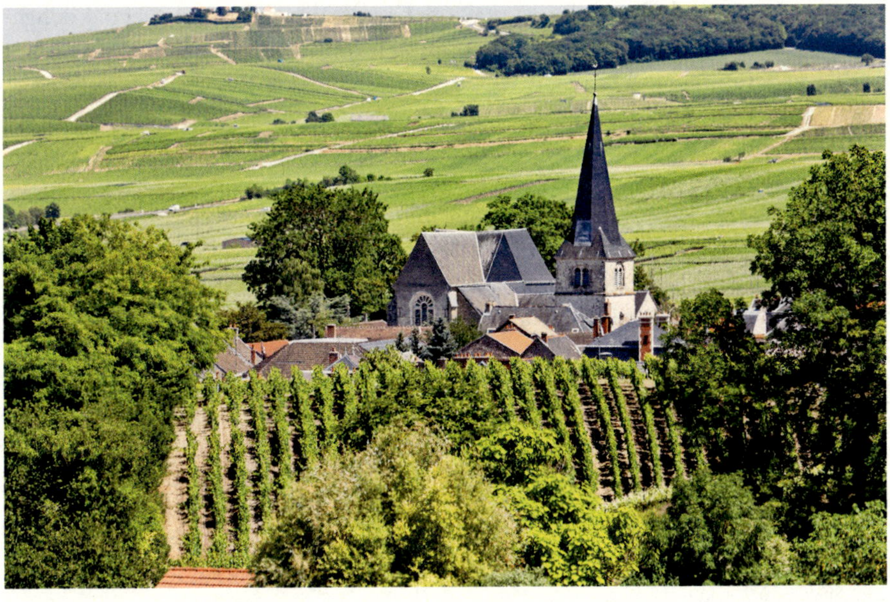

Rilly-la-Montagne – Weinhügel

Die Bilder bleiben nicht lange, fließen ineinander, ein „Conflux“[28], der verblasst und mich erneut in Schlaf fallen lässt.

Am zweiten Tag entdeckt die Oberärztin während der Abendvisite eine starke Einblutung. Ich komme runter in den OP, wieder Narkose, Halsrevision, operative Blutstillung. Ich wache auf der Anästhesiestation auf. Es geht mir schlecht. Niemand ist da. Eine Schwester kommt. Sie trägt eine Burka, oder ein Kopftuch? Sie spricht nicht mit mir, wendet sich ab, geht wieder. Niemand kommt vorbei. Ich finde den Rufknopf nicht. Massive Angst kommt auf. Warum halten die mich hier fest? Wo bin ich eigentlich? Ich klopfe an den Bettkasten, aber niemand scheint zu hören. Totales Ausgeliefertsein, völlige Ohnmacht. Wer ich bin …? Das ist mir klar, aber warum bin ich hier? Warum ist niemand von meinen Leuten da? Die müssen mich doch vermissen? Plötzlich weiß ich: Ich habe wohl ein Durchgangssyndrom, ein postoperatives Delir.[29] Ich hatte das schon bei Patienten gesehen, meist im Gerontobereich. Das geht vorbei, weiß ich, denke ich. Du musst ruhig werden, nur keine Panik, das macht es schlimmer. Ich beginne in Gedanken, meine Reisen der letzten Monate aufzuzählen, mich mir zu bestätigen. Es ist wichtig, zu wissen, wer man ist[30], im Kopf, denn das Spüren des Körpers ist so anders. Die Uhr oben an der Wand ist zu sehen und ich zähle die Stunden … alle zehn Minuten. Ich beginne, mich bewusst „in Geduld zu üben“, und versuche, „Grün“ herzuholen. Es kommt sehr matt, erreicht mich nicht wirklich. Der Raum … gedämpftes Licht – unbestimmbar. Im Hintergrund Menschenstimmen vom Nachbarraum. Schwestern huschen vorbei in Burkas. Ich weiß, das kann nicht sein. Ich denke an meinen großen Burka-Aufsatz[31]: „Neuropsychologie der Burka“ oder so ähnlich. Das wird jetzt hochgeschwemmt, denke ich, und werde benommen müde, mehr „Grün“ kommt auf – Rheinwiesen in kaltem, nächtlichem Mondlicht? Elmsfeuer? *Unruhig ruhig,* aber dann nicht mehr beängstigend. Green-Flame-Bilder kommen offenbar aus meinem Gedächtnis, Schülerexperimente mit Borax und Methanol, wie war das noch …?

Ich finde mich am nächsten Tag auf meinem Zimmer wieder und kann aus dem großen Fenster sehen über die Wipfel, und das aktiviert Green-Meditation-Erlebnisse. Refresher-Effekte gibt es also, denke ich. Das ist wichtig zu wissen. Während der Visite versuche ich, meine Erfahrung mit der Oberärztin zu teilen,

---

28 Wir sprachen schon vor *Csíkszentmihályis* Flow-Konzept von „***conflux***“ in unseren multi- und intermedialen Theaterexperimenten in den Zeiten des „Fluxus“ (*Becker, Vostell* 1965) als Begriff für das *Zusammenfließen* von Impulsen – *intrapsychisch* im Mentalen, *interpsychisch* in gruppalen Interaktionen (*Petzold* 1998a, 269ff.), *kreativ* in intermedialen Projekten (*Petzold, Orth* 2017b, 953; *Petzold* 1972e). Ökologisch herrscht Conflux in Tier-/Pflanzengemeinschaften, Bio-/Ökotopen. *Pädagogisch* wurde von „confluent education“ gesprochen (*Phillips* 1978; *Petzold, Brown* 1977).

29 *Muhl* 2006.

30 *Lumma* et al. 2017; *Petzold* 2010q.

31 *Petzold* 2016q.

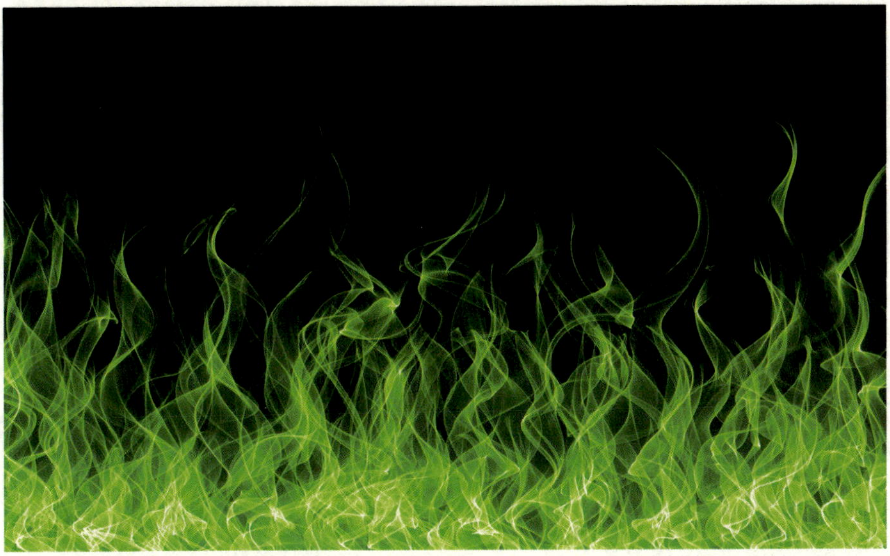

Green Flames II

die die operative Intervention gemacht hat. Ich muss schreiben, kann ja nicht sprechen. Sie versteht dennoch etwas, eine tolle Frau, die sich viel Zeit nimmt. Ich bleibe noch ein wenig verwirrt in der kommenden Nacht, so erlebe ich mich, und muss mich beim Aufwachen immer etwas länger orientieren.

3.1 Interozeptionen und verändertes Selbsterleben

Mir „fehlt“ der geschiente Arm, das richtige Schlucken fehlt, die Sonde, an der Nase angenäht, stört. Mir kommt die Interozeptionsforschung in den Sinn, die durch die Arbeiten von *Bud Craig* und von Neuromotorikern heute Beachtung findet und über die auch ich schreibe.[32] Wir hatten dem „viszeralen Gedächtnis“[33], dem Körpergedächtnis, schon in unserer frühen, körperorientierten (thymopraktischen) Arbeit Bedeutung zugemessen. Wir „verkörpern“ ja unsere Umgebungseindrücke und die Eindrücke aus dem Binnenleibbereich – *embodiments,* die den „informierten Leib“[34] beständig mit Strömen des „eigenleiblichen Spürens“ fluten. So hatte ich das benannt, beschrieben. Damit haben wir 1975 schon gearbeitet, lange vor allen anderen. *Das war richtig,* wird mir jetzt sehr klar, es wird mir vom eigenen Leibe klargemacht! „Was verkörpere ich hier, jetzt, auf dem Krankenlager?“, schießt es mir durch den Kopf. Was senden

32 *Craig* 2002, 2010; *Calsius* et al. 2016; *Petzold, Orth* 2017a, b; *Wolpert* 2018.

33 *Petzold* 1975m, 119-122; *Petzold* 2002j.

34 *Petzold* 1988n, 2009c; *Petzold, Sieper* 2012; *Tschachter, Storch* 2012.

mir mein Leib und seine viszeralen Wahrnehmungsorgane? Mein Atmen, meine Mund-Rachen-Propriozeptionen, meine Pulmonozeptionen, mein ganzer **interozeptiver** Wahrnehmungs- bzw. Informationsstrom ist verändert, sendet mir Unvertrautes, plus der Schmerzen und der Schmerzmedikation! *Deshalb* fühle ich mich so fremd, deshalb ...! Und das Bett, an das ich gefesselt bin, und das Noch-nicht-aufstehen-Können und ... Trivial, denke ich, und doch beeindruckend, die Interozeptionstheorie am eigenen Leibe zu erleben. Und was kann ich da tun für mich, um zu entlasten, zu lindern? Andere Leiberfahrungen evozieren? Ich versuche das und es gelingt mir „Frische" zu evozieren und Zerschlagenheit zu verringern, strömende Wärme in dem abgestorbenen Unterschenkel zu aktivieren.[35] Diese Gedanken waren Momente der Luzidität, unterbrochen von Schleimhusten, grauslich. Ich klingele fürs Absaugen. Ich muss das aufschreiben, kritzele Stichworte auf den Schreibblock und dämmere wieder weg. Ich muss Grün herholen, denke ich noch. Und da flutet es schon heran: Birkenwälder, Birken, Norwegen ... In der Nacht wache ich oft auf, der Nachtpfleger sieht nach mir. Thrombosespritze. Mund so trocken. Husten, Schleim absaugen.

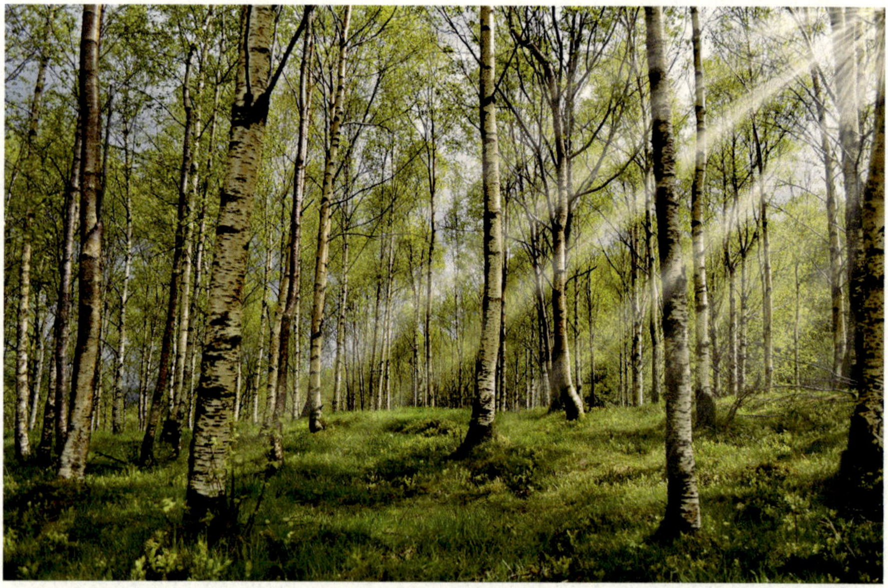

Birken in Norwegen[36]

35 Die moderne Interozeptionsforschung stützt diese Art der mentalen Praxis. Vgl. grundlegend und breit informierend *Farb* et al. 2015; *Calsius* et al. 2016.

36 Die Bilder in diesem Text können, wenn sie ansprechen, als Green-Meditation-Bilder genommen werden – man kann auch Fotos aus Naturbildbänden nehmen – oder sie können Anregungen für eigene Bildsuche geben.

Es ist wieder dunkel im Raum. Grüne Nordlichter, mit lichtgrünen Birken wechselnd, geht eigentlich nicht ... Verbunden ist das mit Empfindungen von Kühle, Frische. Ich spüre Schnee unter meinen Füßen, Birkenrinde unter meinen Händen – *multisensorische* Erinnerungen, *synästhetisches* Erleben ...

Seit 1972 bin ich in meinen norwegischen Weiterbildungsgruppen in allen Regionen Norwegens gewesen. Seit den Achtzigern gibt es eine Integrative Gesellschaft dort. Jetzt im Frühjahr 2018 hatte ich das letzte Seminar dort. Ich liebe Nordlicht, ich liebe Birken, ich liebe Norwegen ... und dämmere weg in a ***flow of green.***

Ich merke, wie das Krankenhaus nach mir greift: Schlafen, geweckt werden, Pflege – sehr freundlich, wirklich sehr, ... wieder schlafen, in die Ambulanz runtergefahren werden zur Untersuchung und zum Verbandswechsel, wieder hoch auf die Station, natürlich Besuch. Der ist sehr, sehr wichtig. Die wichtigsten Menschen sind eben die wichtigsten Menschen. Aber es ist dann schlimm, wenn man nicht sprechen kann. Ich muss einiges noch nachbesprechen, denke ich: die Erfahrung der Ohnmacht und des totalen Ausgeliefertseins auf der Anästhesie.

Ich spüre die Fremdbestimmtheit, die sich dehnende Zeit. Lesen geht auch schlecht. Denken geht immer besser. Ich mache isometrische Übungen im Bett, kombiniert mit „mentalem Training“. Ich habe das ja vielfach beschrieben, angewendet, beforscht – eine Sache des Willens.[37] „Das mindert den Muskelverlust ein wenig und motiviert“, haben wir gefunden[38], und ich denke mir: „Das verändert auch die Interozeptionen hin zum vertrauten Empfinden. Fein, wenn man solche Sachen in petto hat“. Ich denke auch über die Green Meditation nach. Jetzt am fünften Tag nach der OP merke ich, wie ich reflexiver werde, mich selbst und die Umgebung, das Geschehen beobachte. Ich beginne zu realisieren, was ich durchgemacht habe und worin ich noch stehe, was ich noch vor mir habe. Ich realisiere auch, wie mich meine Ärzte betrachten, mich informieren. Ihr „ärztlicher Blick“ hilft mir, mich selbst besser in einigem Abstand zu betrachten, und ich erlebe zugleich, dass es ein Blick des „Sorgetragens“ ist – eine gute, sehr gute Erfahrung, denn ich habe auch anderes erlebt. Das ist eine „klinische“ Haltung der rechten Art, denke ich, denn „klinisch“ heißt ja nicht *aseptisch*. Es kommt von griechisch *klínein* und das heißt hinzuwenden, liebevoll zuwenden.[39]

Ich beginne vom sechsten/siebten Tag an auch damit, täglich eine Meditationszeit „*as usual*“ anzusetzen, in störungsarmen Zeitfenstern, um mich zunächst für ca. eine viertel bis halbe Stunde absichtslos auf die *innere Achtsamkeit* zu richten (*gegenstandsloser Ansatz*) oder *anregungszentriert* mit dem Blick aus dem Fenster über die Baumwipfel die Natur zu mir sprechen zu lassen (*kontemplativer Ansatz*). Störungen waren natürlich immer wieder da. Die Pflege kommt unversehens herein, Visiten, Reinigungsdienst usw., aber die Unterbrechungen

37 *Petzold, Sieper* 2008c, 566-573.

38 *Boschker* 2001; *Mei, Petzold, Bosscher* 1997.

39 Zu dem κλινικός, *klinikós*, dem ‚Bettlägerigen‘, auf der κλίνη, *klinē*, dem Bette/Lager.

waren bald nicht mehr wirklich störend, der meditative *Flow* hat seine eigene zeiterfüllte Zeitlosigkeit und kam unmittelbar nach einer Unterbrechung wieder ins Fließen. Der *anregungszentrierte* Ansatz (durch die Natureindrücke) war *für mich* in dieser Situation störanfälliger. Mir ist klar: Das muss nicht immer gelten.

3.2 Nebenreflexionen – „Meditation als Weg der Freiheit"

Nebenreflexionen gehen mir durch den Sinn. – Ich reagiere dabei seit langem nicht mehr mit Zensurierungen wie: „Intellektualisieren, Rationalisieren", rufe mich meist nicht mehr zur „Disziplin" (was auch einmal notwendig sein kann). Was aufkommt, kommt auf. Nach- und Zwischengedanken gehören mit zur GM. Jetzt sind es Meditationswissen und Meditationserfahrungen aus anderen Settings, die mir in den Sinn kommen. Ich weiß, dass grüne Meditationsgegenstände (Blätter, Blüten etc.), aber auch Mandalabilder, Mantren/Texte, Klänge/Musik durchaus starke Tiefungen auslösen bzw. ermöglichen können (auch bei mir). Die Zielsetzungen des eigenen Meditierens spielen dabei eine große Rolle, und die können sich über das Leben hin verändern – auch und gerade durch die Meditation. Insgesamt geht es in sehr vielen Meditationsansätzen darum, eine achtsame, ausgeglichene Lebensführung zu erreichen. Da helfen Mantren. Bei einigen Ansätzen ist ein „Lebensstil der Achtsamkeit" oder auch ein „meditativer Lebensstil" das Ziel. Es hängt vielfach von der persönlichen Lebenssituation ab, wohin man neigt. Ich selbst favorisiere für mich einen *„achtsamen, gelassenen und dennoch wachen, kreativen Lebensstil*[40]*, der kulturkritisch für das Leben/das Lebendige engagiert"* ist. Besonnene „Wachheit und Nüchternheit" (*nepsis*, νῆψις) ist ein zentraler Begriff der ostkirchlichen Meditationspraxis des hesychastischen Weges, wie er in der „Philokalie" – eine Sammlung von Texten ostkirchlicher Mönchsväter – gelehrt wird.[41] Wachheit und Nüchternheit *säkular* verstanden (z. B. mit Blick auf Menschen- und Naturrechte) ist in unseren sich zunehmend chaotisierenden Zeiten und Weltverhältnissen eine durchaus angesagte, wichtige Qualität für besonnene „Weltbürger" (*Petzold, Orth* 2004b). Wir haben in unserem „kulturtheoretischen Manifest" den TherapeutInnen und Sozialberufen eine solche *„kritische Wächterfunktion"* zugeschrieben[42], denn sie sehen als Erste die Auswirkungen von Belastungen auf die Menschen. Für die Belastungen der Natur müssen die TherapeutInnen sich allerdings noch erheblich sensibilisieren. Einen besonnenen, engagierten, kulturkritischen und naturschützenden **Lebensstil**, so unsere Position, gilt es zu „verkörpern" (*embodiment*) – als einen **Habitus** zu realisieren, so würde

40 Lebensstil- und Lebensstilgestaltung/-veränderung gehört zu den Kernkonzepten der Integrativen Therapie (*Petzold* 2012q).

41 Die Textsammlung der Philokalie (*Φιλοκαλία, russ.* Добротолюбие, vgl. *Ware, Sherrad* 1979) trägt den Nepsis-Begriff im Titel und hat die Kerngedanken der ostkrichlichen Mystagogie und Spiritualität zusammengetragen (*Lossky* 1976; *Vlachos* 2004).

42 *Petzold, Orth, Sieper* 2013a, 2.

Bourdieu[43] sagen. Er muss jedoch ausgebildet werden, und das erfordert „Übung im Alltag“ (*Dürckheim*). Bei solchem Üben sind regelhafte, intendierte, spezifische Meditationszeiten nur *ein* Element, wenngleich ein wichtiges. Für große traditionelle Richtungen in Asien ist ein „Satori“, das „große Erwachen“, die „Buddha-Natur“[44] das Ziel, dem sie nachstreben. Für den ostkirchlichen Bereich ist es die Θεωσις („*theosis*“ = Vergöttlichung, Teilhabe am Leben Gottes)[45], die die Lebensführung und das meditative Gebet bestimmt.

Wir sehen „**Meditation als einen Weg der Freiheit**“, der für uns durch starre ideologische, religiöse bzw. theologische Zielvorgaben eingeschränkt wird. Meditation sollte die „Freiheit des Zweifelns“ haben. Bezweifeltes muss man meditieren können (*Petzold* 2014e, f). Mit dieser „Chance des Wegs der Freiheit“ kann ja durchaus die Entscheidung zu einem der traditionellen Wege der Spiritualität gefunden werden – oder auch nicht. *Nikolai Berdjajew* sah die Freiheit als „mäontoisch“, als noch jenseits des Seins.[46] Das ist eine Position, die man meditieren kann, und es gibt noch viele andere. Besonders wenn man Meditation als „*WEG*“ betrachtet, bedarf es einer Kontinuität in der Übung. An die werde ich wieder Anschluss finden. Das ist mir in sehr h e l l e r Weise klar.[47]

Intentionale Meditation kostet mich derzeit viel Kraft, stelle ich fest. Mich zu sammeln ist anstrengend, auch muss ich direkt aufkommende Grünbilder „abwehren“, die in mir offenbar wie ein Coping-Reflex anfluten und eine Beruhigung bringen, aber auch eine Mattigkeit – eine interessante Beobachtung, eigentlich eine sehr nützliche. Aber **Green Meditation** ist nicht nur oder primär Beruhigung, geschweige denn Ruhigstellung. Sie ist in Bewegung, ***a flow of green***. So spüre ich das heute wieder und so habe ich **Green Meditation** stets gesehen. Das wurde und ist auch meine Erfahrung auf diesem meditativen *WEG*, den ich so weitergehen werde.

Ich beende meinen Erfahrungsbericht hier – er ist ein Stück *WEG*-Erfahrung und ein Versuch, etwas davon so mitzuteilen, dass man daraus Anregungen gewinnen kann, (natur)meditative Übung in belastenden Situationen zu nutzen. Es ist mir durchaus klar, dass jeden Tag viele Menschen weltweit solche Operationen und schlimmere durchstehen und durchleben müssen. Unter einer solchen Perspektive verliert eine Erfahrung wie die geschilderte den Charakter des Besonderen. Auch das muss man sich bewusst machen. Es ist wirklich eine Frage der Perspektive bzw. der **Mehrperspektivität**. Green Meditation will **Breitenperspektiven** öffnen. Mir ist dabei wieder einmal bewusst geworden, dass die

---

43 *Bourdieu* 2011; *Krais, Gebauer* 2002; *Petzold, Orth* 2017a.

44 Auf *zazen* zentriert in der Sōtō-Schule *Dōgen*s oder auf *kōans* zentriert wie in der Rinzai-Schule (*Suzuki* 1975; *Heine* 2004).

45 Grundlegend *Vlachos* (2004).

46 *Berdjajew* 1911/1930, 1954, 2001; *Petzold* 1971IIa.

47 Es gibt schlichte Erkenntnisse, blasse oder auch dumpfe und auch solche, die von einer hohen Luzidität gekennzeichnet sind. Vgl. das integrative Konzept des „Klarbewusstseins“ (*Petzold* 1988a, m).

Mehrzahl der Menschen nicht das Privileg hat, unter den Optimalbedingungen unserer Erste-Welt-Hochleistungsmedizin behandelt zu werden. Das ist für mich ein Grund zur Dankbarkeit und ein Impetus, Drittweltmedizin zu unterstützen. Schon kleine Spenden sind wichtig.[48]

4. Anschließende Überlegungen und Materialien zu Nachreflexionen

Ich bin wieder zu Hause und bereite mich auf die kommenden Wochen der Bestrahlung vor, fahre zum Verbandswechsel alle zwei, drei Tage in die Klinik und habe noch eine lange Strecke vor mir, um wieder „auf die Beine" zu kommen. Die Zeit im Krankenhaus war wichtig. Sie ist es noch, hat **Nach-wirkungen**. Ich bin recht bewusst wieder „auf dem *WEG*" und muss diesen Strom von Erfahrungen sichten, ordnen, diese Vielfalt von Überlegungen, die mir bei der Selbstbeobachtung besonders in der letzten Krankenhauswoche durch den Kopf gingen, Gedanken, von denen ich noch einige in loser Assoziation mitteilen möchte, verbunden mit einigen Materialien zur **Green Meditation**.

4.1 Meditation als sinnstiftende Weg-erfahrung

Meine Überlegungen führten mich natürlich auch zu den Fragen: „Wie weit bin ich auf meinem *WEG* gekommen? Wie stehe ich hier und heute auf dem *WEG,* meinem Lebensweg. In welche Richtung will ich gehen?"

Diese Fragen sind für mich Anregung, das *WEG*-Thema, das in der Integrativen Therapie mit ihrer „**Philosophie des Weges**"[49] so zentral ist, – wieder einmal – über eine gewisse Zeitstrecke hin zu meditieren. Ich war schon sehr oft bei dieser Thematik, habe viele Texte geschrieben „auf dem Wege zu ...". Man braucht Zeit für dieses Thema, zumal man die Fragen nach *WEGEN* (Plural!) in der GM nicht ausblenden kann. Schon in den Krankenhaustagen waren sie mir in der **Besinnung** (introspectio) und **Betrachtung** (contemplatio) aufgekommen, aber ich hatte sie nicht aufgenommen, anderes war im Vordergrund. Auch in der **Versunkenheit** stellte sich nichts ein als ein unbestimmter Nachhall von *„unterwegs"*, *„in via"*. Ich war einfach „in den *WEG* versunken". Klarer wurde mir dabei die Frage: „Was kann ich aus dieser *Er-fahrung in* mir, *von* mir, *für*

48 Ich war lange in der Hospizbewegung aktiv, in Österreich an den Anfängen der Bewegung (*Müller* 2008). In meinen Jubiläumsvorträgen habe ich mich dafür eingesetzt, Patenschaftshospize in der Dritten Welt einzurichten (*Petzold* 2003j).

49 Vgl. zum Grundgedanken der *„Philosophie des Weges"* in der Integrativen Therapie *Petzold, Orth* (2004b); *Petzold* (2005t, 2006u). Sie ist wissenschaftlich entwicklungspsychobiologisch durch den longitudinalen „life span developmental approach" (*Baltes* 1999; *Petzold* 1999b; *Sieper* 2007b) sowie durch ihre Orientierung an der Evolutionstheorie (*Petzold* 2009a) abgesichert.

mich *ausloten*?“[50] Das ist aber, das wurde mir dann deutlich, eine Frage nach dem *WEG*, nach dem Weitergehen, vielleicht nach der Art des Weitergehens – mir kommt das Buch meines philosophischen Lehrers *Gabriel Marcel* in den Sinn: „Homo Viator. Philosophie der Hoffnung“, geschrieben in einer Zeit der Katastrophe, dem Zweiten Weltkrieg. So lange ein Weg da ist, gibt es Hoffnung.

Ich hatte in der letzten Krankenhauswoche auch begonnen, meine eigenen Verhaltensweisen, etwa bei der Pflege, zu den Pflegekräften genauer in den Blick zu nehmen, meine Coping-Strategien zu betrachten (***Besinnung***). Das alles waren Versuche, „Exzentrizität“ zur Krankenhaussituation zu gewinnen. Auch mein grünes Meditationsverhalten habe ich mir angesehen und in diesen Reflexionen festgestellt: „Ja, **Green Meditation** hat mir geholfen, hat mich entlastet, stabilisiert“. Sie ist oft *spontan angeflutet,* ohne dass ich sie „gerufen“ hätte. Ich wollte ja GM nutzen, aber das hatte ich so nicht erwartet – eine Frucht meiner Übung? Wahrscheinlich. Ergebnis von vielen Jahren? Eher nein, denn ich kenne das aus der Arbeit mit KlientInnen, die eifrig und regelmäßig üben. Sie berichten nach einigen Monaten von solchen Anflutungen, dem Hochkommen von tiefer Ruhe und von Frieden, besonders bei meditativen Spaziergängen, zu denen wir raten. Könnte hier das Risiko einer Vereinseitigung der Meditationsprozesse liegen, unter belastenden Bedingungen zumal, wenn das Moment der Ruhe so stark in den Vordergrund tritt? Ich will dem nachgehen. „Innere Ruhe“ ist ja keineswegs nur etwas Stilles, Ausgewogenes, Passives gar. Meditation kann etwas sehr Lebendiges sein, *wu wei*, eine mühelose Mühe, ein nicht-handelndes Handeln. Dieses daoistische Prinzip ist für Naturmeditationen zentral.[51] Es ist der Natur abgelauscht, ein Verändern ohne Veränderungen. Grüne Meditation in dieser Qualität lässt den Puls des Lebens spüren im „Conflux mit der Welt“. *Merleau-Ponty* sprach in seiner Spätphilosophie vom *„chair du monde“*, vom „Fleisch der Welt“[52], dem wir durch unsere „Leiblichkeit“ zugehören. Und Fleisch (*chair*) ist lebendig, pulsiert, ist nicht *viande* (Geschlachtetes). 1945 schrieb er, dass wir Menschen als „auf die Welt Gerichtete“ („être-*au-monde*“[53]) zu sehen seien. Das Implikat einer solchen Sicht war für mich immer, dass wir „bei der Welt ankommen müssen“ und wir uns auf „diesem *WEG*“ zu ihr hin befinden, einem Weg, mit dem wir in ihr Sinngewebe eingebettet (*embedded*) sind. Feinspürige Menschen erleben ihren „Lebens*weg*“ (*Petzold, Orth* 2004b) als einen Prozess, dem **„vielfältiger Sinn“** (*Petzold* 2001k) entfließt. Die sich in allen Kulturen findenden Pilgerkulturen oder Formen der Wanderaskese sind Ausdruck der Idee eines *„semper in via“*: immer auf dem Wege zu sein und dabei

50 **Ausloten** der Archive des „Informierten Leibes“ ist eine wichtige Technik im Integrativen Ansatz der Therapie und Meditation (*Petzold, Orth* 2017a, b; *Petzold, Klempnauer, Leeser* 2017, 144ff., 900f.).

51 Vgl. *Creel* 1970; *Loy* 1985; *Slingerland* 2014.

52 *Merlau-Ponty* 1964; vgl. *Bischlager* 2016; *Dupont* 2001; *Nita* 2008.

53 Das „être-*au-monde*“ gründet durch die Leiblichkeit in *„intercorporalité“* (*Merleau-Ponty* 1945, vgl. *Müller* 1975).

Sinn zu finden. Im christlichen Wandermönchtum[54] oder in den Wallfahrten finden sich Formen meditativer Wanderschaft hin zur himmlischen *patria*. Darin liegt ihr **Sinn**. Die buddhistischen Wandermönche – seit hundert Jahren gibt es in Thailand mit den Waldmönchen wieder eine starke Bewegung[55], die auch im Westen zunehmend Anhängerschaft findet – suchen in den Wanderungen durch den Urwald das Nirvana. Darin liegt ihr S i n n. Die hinduistischen, daoistischen, islamischen Pilgertraditionen sind durchaus lebendig und haben wiederum ihre spezifischen religiösen Sinnfolien. Auch die Jakobswege haben, nachdem der Europarat 1987 die Wege der Jakobspilger in ganz Europa zur europäischen Kulturroute erklärte, unverminderten Zuspruch, durchaus auch von säkular ausgerichteten Menschen mit vielfältigen ***Sinn***suchen und ***Sinn***orientierungen. Nicht zuletzt sind es *meditative Natur- und Kulturerfahrungen*, die in Menschen spontan „auf dem Wege" aufkommen, anfluten und heute auch Agnostiker faszinieren. Ich erinnere mich an solche Anflutungs-Phänomene auf meditativen Wanderungen in meiner Jugendzeit.

Es ist nützlich, sich zu vergegenwärtigen: die Worte „Sinn" und „sinnen" kommen etymologisch von „ahd. sinnan ‚gehen, reisen, wandern, streben, verlangen' (9. Jh.), mhd. sinnen ‚gehen, reisen, wahrnehmen, merken, verstehen, seine Gedanken oder Begierden auf etw. richten', mnd. sinnen ‚erstreben, denken, nachsinnen', nl. (aus dem Dt.) zinnen, aengl. sinnan, auch ‚achthaben, sorgen'. [...] ahd. sind ‚Weg, Richtung, Seite' (8. Jh.), mhd. sint, auch ‚Reise, Fahrt', asächs. sīð, aengl. sīþ ‚Weg, Gang, Reise', anord. sinn ‚Mal, Gang', got. sinþs ‚Gang'."[56]

Fährt man dahin auf der „Lebensstraße", mittelhochdeutsch *sint*, sammelt man Er*fahrun*gen „mit allen Sinnen" des Leibes (gerät auch zuweilen in Ge*fahr*, gut, wenn man dann Gefährten hat, im Gesinde ist). Und aus solcher leibhaftiger, sinnenhafter Welterfahrung mit ihren *emotionalen* und *kognitiven* „Resonanzen" auf die Welt/Natur wird Welt „verkörpert" (*embodiment, Petzold* 2009c; *Petzold, Orth* 2017a) und wird „**vielfältiger S i n n**" gewonnen – so das integrative Sinn-Konzept (*Petzold* 2001k; *Petzold, Orth* 2004b), das horizontale und vertikale, laterale und transversale Sinndimensionen zu erschließen sucht. In der Meditation wird ein Ausloten leiblicher Resonanz möglich (→ **tiefer** Sinn) und kann ein Vernetzen mit anderen Sinnbezügen erfolgen (⇒ w e i t e r Sinn). Das ist evolutionär in der Hominisation geschehen im Erkunden, Erwandern, Erfahren der Welt/Natur und ihrer Landschaften, und das geschieht in der Entwicklung eines jeden Kindes in seiner Ökologisation aufs Neue (*Louv* 2011). Und genau in dieses *primordiale Milieu* sinnermöglichender Naturerfahrung will Grüne Meditation führen. Der menschliche Leib ist mit seinen Sinnes- und Handlungsvermögen dafür ausgerüstet, Natur/Welt im „Mesokosmos" (*Vollmer*

54 *Campenhausen* 1930; *Kötting* 1950.

55 *Bhikku* 2010; *Tiyavanich* 1997.

56 https://www.dwds.de/wb/sinnen. Vgl. auch *Kluge* 2012.

1975) auf Menschenweise zu erfassen und zu verinnerlichen, d. h. leiblich aufzunehmen und zu behalten. Vor vierzig Jahren hatte ich schon ein Konzept von „Leibgedächtnis“ und zu neuronalem Lernen – auch von Emotionen[57] – entwickelt. Aber inzwischen haben wir durch die Forschung sehr viel dazugelernt und auch meine eigene „**Sinnwahrnehmungs-**, **Sinnerfassungs-** und **Sinnverarbeitungs-** und **Sinnschöpfungskapazität**“ ist gewachsen, nicht zuletzt durch Meditation und philosophische Kontemplation (*Russel* 1964; *Petzold* 2017f, 22ff.). **Sinn** – das soll noch einmal unterstrichen werden – kommt von den **Sinnen**, entspringt sinnenhafter *extero-* und *interozeptiver* Wahrnehmungsinformation auf den *WEGEN* des Lebens und ihrer neurozerebralen Verarbeitung (*Petzold* 2001k; *Petzold, Orth* 2017a), die durch die meditative Praxis auf der Ebene der **Besinnung** und **Betrachtung** geschult werden kann. Der Mensch als „informierter Leib“ mit der Welt wird dadurch reicher und gewinnt an Souveränität und Freiheit (*Petzold, Orth* 2014).

Im Blick auf meine Klinikerfahrung wird mir deutlich, wie wichtig die Archive des Leibgedächtnisses sind, denn ich habe nicht nur *intentional* Grünerfahrungen als Erinnerungs*bilder* an grüne (und auch andere) Reallandschaften hergerufen, Bilder, die mir gut getan hatten, sondern besonders stark kamen positive Kindheitslandschaften auf. Ich habe auch unbeabsichtigt, gleichsam spontan und aus freier „Sinnschöpfungskapazität“ entlastende Phantasie*bilder* „geschaffen“, die aber die Materialien in meinen Gedächtnisspeichern nutzen konnten. Ich muss hier eigentlich besser und präzisierend von „Phantasie*gebilden*“ sprechen, denn es waren nicht nur Phänomene auf der **Bildebene** (*Imaginationen*), sondern auch Phänomene auf der **Leibebene** des „eigenleiblichen Spürens“ (*Perzeptionen*): Empfindungen der Entspanntheit und Weite, wo zuvor Verspanntheit und Engung war, oder bei denen sich „Frische“ ausbreitete, wo ich zuvor *Atmosphären* der Erschöpfung und Zerschlagenheit erlebt hatte.[58] Ich bemerkte dabei, dass ich diese Phänomene mit Kategorien von *Hermann Schmitz*[59] aus seiner „neuen Phänomenologie“ reflektiert habe, die ich aus der Theoriearbeit übernehmen konnte. Ja, ich bin überwiegend, wenngleich nicht vollends, auf der *imaginalen* Ebene geblieben. Das scheint bei vielen Meditationsrichtungen eine starke Tendenz zu sein und vielleicht kommt es ja auch nicht von ungefähr, dass Meditations- und Weisheitslehrer wie *Vladimir Antonov* oder *Matthieu Ricard*[60] Fotografie und Film als eine Möglichkeit ihrer meditativen Erfahrung und besonderen „Schau“ gewählt haben und sie diese Medien auch zur Vermittlung solcher Erfahrungen einsetzen. Das alles gibt mir Anregungen, weiter über GM im Kontext von Selbstbetroffenheit nachzusinnen, und ich hoffe, dass das „self disclosure“ dieses Erfahrungsberichtes andere Meditierende anregt, über

57 *Petzold* 1975e, 1977n, 1988n.

58 *Petzold* 2010b.

59 *Schmitz* 1990, 2015.

60 Vgl. *V. Antonov*: Spiritual Art on the Web. http://www.spiritual-art.info/spiritual_films.html; *M. Ricards* Bildbände (1999, 2015a, b).

ihre Meditationserfahrungen in Belastungssituationen („*in face of adversity*") zu berichten.[61]

4.2 Grüne Meditation als Weg multisensorischen und multimnestischen Erkundungs- und Erfahrungsgewinns

In unserem Ansatz gehen wir immer wieder über das rein visuelle „Anschauen" hinaus. Wir bleiben zuweilen bewusst bei „Klängen" – der Natur „draußen" oder beim Tönen eines Gongs im Raum oder bei „inneren Klängen" oder beim „Ton der Stille"[62]. Wir gehen aber auch mit Gesten und Bewegungen in die Meditation, wie sie in Mudras oder der Bewegungsmeditation oder in den Katas, den Formen der „inneren Stile" der Kampfkünste, konkret vollzogen werden.[63] Man kann alles, was der Mensch, das „multisensorische Wesen", aufnimmt, meditieren: **Exterozeptives**, z. B. etwas, was im „*aktiven Wahrnehmungsmodus*" angeschaut wurde – eine Blüte – oder was im „*rezeptiven Wahrnehmungsmodus*" dem Schauenden „ins Auge fiel". Beides wird im *visuellen Gedächtnis* festgehalten. Vielleicht aber auch der Duft, den man tief eingesogen hat (*aktiver Modus*) oder den man *en passant* aufgenommen hat (*rezeptiver Modus*) und der im *olfaktorischen Gedächtnis* gespeichert wird. Und genauso steht es mit den **Propriozeptionen** und **Interozeptionen** – Atemerleben, Hautempfindungen, Herzensgefühle – all das kann man meditieren, denn das *multisensorische* Wesen Mensch ist zugleich ein *multimnestisches,* hat vielfältige Gedächtnisareale. Aus ihnen können in Meditationen dann auch spontan einstmalige Eindrücke als Vorstellungen aufkommen, wie ich es bei Empfindungen der Kühle und Frische in den ersten nachoperativen Tagen erlebt habe und wie ich es auch sonst aus meiner Meditationspraxis kenne. Ich werde das wieder vermehrt pflegen, nehme ich mir vor. Man sollte keinen Sinnes- und Empfindungsbereich vernachlässigen, besonders die „sanften" Empfindungen und Gefühle nicht.[64] Heiterkeit, Sanftheit, Friede, Gelassenheit ... man kann jede Emotion meditieren – allerdings auch die dunklen Gefühle (Zorn, Hass, Furcht etc.), um sich mit ihnen auseinanderzusetzen. Ich hatte mir vorgenommen, die von mir erfahrene Ohnmacht später noch einmal meditierend zu explorieren, in ihr zu **loten**. Das bleibt mir als Aufgabe, aber dafür werde ich mehr Kraft brauchen und eine gute Begleitung.

---

61 Vgl. den Erfahrungsbericht von *Wenk-Kolb* 2002/2016.

62 Vgl. *Dürckheim* 1983; *Petzold* 1989g.

63 *Saunders* 1985. Zur Praxis *Kreidner-Salahshour* 2011; *Petzold, Bloem, Moget* 2004. Mudras haben auch in bestimmte Stile der Kampfkünste Eingang gefunden und sind als Heilungsgesten popularisiert worden (*Gonikman* 2003; *Köhne* 2000). Die Zuschreibung bestimmter Wirkungen ist – jenseits der ursprünglichen Kultur- und Symbolräume – kaum sinnvoll. Wir lassen mit bestimmten Gesten/Mudras experimentieren, um zu sehen, ob und welche persönliche Resonanz im „eigenleiblichen Spüren" gefunden und ggf. genutzt werden kann.

64 *Petzold* 2010k; *Petzold, Sieper* 2012e.

4.3 Grüne Meditation als „Weg zum Wissen“, zum Ausloten von Destruktivem und zu ko-kreativer Neugestaltung

In der Grünen Meditation suchen wir nicht nur **Harmonie**, wir suchen **Wissen**, **Souveränität**, **Freiheit**, wollen Phänomene verstehen, ihre Hinter- und Untergründe erkunden, **ausloten**. Auch in der Naturmeditation blicken wir keineswegs nur auf Schönheit, wir gehen auch an Orte verletzter, beschädigter, zerstörter Natur, um sie zu meditieren. *Nature needs compassion*! Ja, **Mitleid**, man leidet an dem vermüllten Bach *mit*. Das geht ans „eigene Fleisch“. Vielleicht muss man solche Verletzungen der Natur nah an sich heranlassen, um aktiv zu werden und zu handeln. Vielen Naturzerstörern geht das, was sie anrichten, einfach nicht nahe genug – ich denke an die Halal-Schlachtungen und überhaupt an die Schlachthöfe[65] der Welt. Von den „Verbrauchern“ werden die Verletzungen und Grausamkeiten offenbar dissoziiert, anders ist ihr Nicht-Handeln nicht erklärbar. Das Thema *Mitleid* und *Mitgefühl* – beides ist durchaus zu differenzieren – muss für den Kontext Naturmeditation neu reflektiert werden. Die sozialen Neurowissenschaften müssen hier berücksichtigt werden.[66] Das Thema Naturempathie und Mitgefühl muss nicht nur kognitiv verstanden werden, es bedarf der Meditation als einer Ebene konkreter Erfahrung und der Konkretisierung im praktischen Handeln. Sind Mitfühlen mit der Natur und Selbst-Mitgefühl[67] zu verbinden – sind sie überhaupt kompatibel? Ist Selbst-Mitgefühl überhaupt zu entwickeln ohne die **Interiosierung** – sie geht über bloße **Internalisierung** hinaus – von erlebter liebevoller Fremdempathie?[68] Wohl kaum, besonders im Frühbereich der Entwicklung geht das nicht. Ein *self-parenting* ohne schon entwickelte elterliche Qualitäten kann nicht gelingen. Im Hintergrund stehen die höchst unterschiedlichen kulturellen Erlösungsvisionen der christlichen und buddhistischen Tradition (*Böhme* 1985). Hier sind viele kritische Fragen zu stellen, zu reflektieren und meditieren, denn auch Prospektionen, Lösungprojekte können meditiert werden.

Was mir in diesem Überdenken meiner Erfahrungen deutlich wurde, ist, dass ich zuweilen Bilder aus früheren Meditationserfahrungen „wiedererschaffen“ habe, Bilder, die mich emotional aufzufangen vermochten, wenn es mir nicht gut ging und auf die ich in diesen belastenden Tagen zurückgegriffen habe. Ich

---

65 Man denke an die Halal-Schlachtung in der islamischen Welt, Beispiel Schlachthof Kairo: https://koptisch.wordpress.com/2012/10/06/warnung-video-so-grausam-ist-halal-schlachtung/, aber auch an die Schlachthofskandale hierzulande: http://vgt.at/actionalert/schlachthofskandal/filme.php; vgl. *Hofreiter* 2016.

66 *Singer, Ricard* 2015; *Decety, Fotopoulou* 2015.

67 *Van der Brink, Koster* 2013. Die Selbst-Mitgefühl-Welle steht natürlich in der Gefahr des „Me first“, das zutiefst unökologisch ist.

68 Ein Kind muss getröstet worden sein, um durch die Interiorisierung der tröstenden Nahraumperson **Selbst-Tröstung** zu erlernen (Mutters „Du musst da nicht traurig sein, es wird alles wieder gut“ wird dann zum selbst-verbalisierten „Ich muss da nicht traurig sein, es wird wieder gut“).

habe aber auch Vorstellungen (Bilder oder Empfindungen) neu erschaffen aus einer „**meditativen Kreativität**" bzw. „**Ko-Kreativität**", die wir in der Grünen Meditation schätzen und sogar schulen und die dann in Werken der „Land Art" oder „Forest Art" oder in innovativen Projekten Ausdruck finden können.[69] Ja, man kann mit solchen Imaginationen „psychologische Medikamente" (*Janet* 1919) schaffen, heilsame Vorstellungen, die mit dem Patienten und für ihn entwickelt und eingeübt werden.[70]

4.4 Meditation, Imagination, komplexes katathymes Erleben – zum differentiellen Einsatz von Meditationsformen

Klar ist, ich habe mit „evozierten Grünerfahrungen", mit grünen Meditationsphantasien bzw. meditativer „Imaginationsarbeit" auch meine physische Not bekämpft, ohne dass das von mir systematisch vorbereitet worden wäre. Dazu hatte ich keine Zeit. Ich habe intuitiv auf vorhandenes Erfahrungswissen zurückgegriffen. Das Arbeiten mit **Meditation** und **Imagination** hatte ich ursprünglich für andere Kontexte entwickelt: einerseits als Methode in der Drogentherapie (*Petzold* 1971c) – hier in der Kombination mit Bewegungselementen aus den Kampfkünsten (idem 1974b, 32ff., 45ff.), um eine Alternative für den „chemischen Traum" (*Walter, Großmann* 1971) zu bieten, und andererseits als Hilfen für die „Krisenintervention" (*Petzold* 1975m; *Petzold, van Wijnen* 2010), um mit memorierten und imaginierten „Orten der Kraft" (Garten, Baum, Waldlichtung, Quelle usw.) Stabilisierungen zu erreichen. Später hatten wir das als Formen des „mentalen Trainings" ausgebaut (*Petzold, Sieper* 2008c). Es war mir schon in meinen Zwischenreflexionen im Krankenhaus klar geworden, dass ich offenbar „im Geschehen" spontan auf meine Erfahrungen mit „mentalem Training" und mit der Imaginationsarbeit aus der französischen Tradition von *Pierre Janet, Robert Desoille* (1945) u. a. zurückgegriffen hatte, besonders auf die Erfahrungen in den 1960er Jahren mit der Arbeit von *André Virell* (*Fretigny, Virell* 1968) sowie aus der Praxis mit Gong-Meditationen (*Petzold* 1987b, 1989c). Das alles sind ja auch Einflüsse, die in die Methodik der Green Meditation eingegangen sind, zusammen mit unserem Ansatz der **Biographiearbeit** (*C. Petzold* 1972b; *Petzold* 2016l), denn es ist ein Charakteristikum unserer Arbeit, die Meditationserfahrungen auch im biographischen Kontext zu reflektieren. Im Rahmen unserer Meditationstheorie und -praxeologie mit dem Dreischritt „Besinnung, Betrachtung, Versenken" befindet man sich mit dem imaginativen Vorgehen auf den ersten beiden Stufen und die haben natürlich die persönliche Lebensgeschichte als Hintergrund, für die man einen theoretisch praxeologisch ausgearbeiteten Ansatz der „Biographiearbeit" braucht, mit dem man *unterschiedliche Effekte* der Meditationspraxis bearbeiten kann.

69 *Schweiger* 2018; *Böckmann* 2018.

70 *Petzold, Orth* 2008; *Petzold, Sieper* 2008c.

„Das ist natürlich keine ‚Meditation', das ist ja bloße Autosuggestion", höre ich einige Leute aus der Meditationsszene sagen. And so what? Wenn's geholfen hat? Und wer bestimmt, was Meditation ist?

Blickt man in die Traditionen und in die Literatur über die Traditionen, so stellt man bald fest: es gibt kein übergreifendes, einheitliches Verständnis von Meditation. Es gibt viele Wege und Praxen, und das ist auch gut so. Man muss deshalb den gewählten Ansatz gut beschreiben und seine jeweils gewählte Praxis transparent machen und ohne Guru-Gehabe gut begründen. Man muss sie, wo immer möglich, komplex untersuchen, was heute methodisch aufwendig und schwierig ist. Bislang zeigt sich, dass alle konsistenten Ansätze Wirkungen haben. Auch die neuere Psychotherapieforschung hat gezeigt (*Wampold* et al. 2018; *Wyl* et al. 2016), dass sich die einzelnen Therapieformen in den *Grundwirkungen* (Beruhigung, Ruhe, Entspannung, Entlastung, Klärung, Selbstregulationsfähigkeit, Versicherung, Ermutigung, Distanzgewinn, Neuorientierung) nicht viel geben, auch wenn die Dogmatiker der Schulen anderes behaupten. Ähnlich steht es wohl auch mit Blick auf die Meditationsformen. Jedoch gibt es hier gleichfalls dogmatische Positionen. Die Meditationsforschung hat gezeigt, dass unterschiedliche Meditationspraktiken neben vergleichbaren generellen Wirkungen durchaus auch unterschiedliche Effekte haben können und auch unterschiedliche zerebrale Regionen aktivieren. Die Forschungslage ist indes noch recht unzureichend, besonders was Zielgruppen-, Alters-, Gender- und vor allem *Störungsspezifität* anbelangt. Das könnte Möglichkeiten bieten, für spezifische Indikationen und Anwendungen auch spezifisch auf unterschiedliche Ansätze zurückgreifen zu können. Forschungsgestützt ist das noch nicht möglich. Man ist im Moment noch auf die klinische Erfahrung *psychotherapeutisch* u n d *meditativ* arbeitender KollegInnen verwiesen und darauf, dass sie ihre Erfahrungen weitergeben, Erfahrungen, die dann durch Forschung überprüft werden müssen.

In der Green Meditation kann man also auf der Ebene der **Besinnung**, der **Betrachtung** und **Versunkenheit** arbeiten. **Das alles ist Meditation**, so unsere Position, die damit Möglichkeiten ***differentieller Praxis*** eröffnet.

Wenn ich zwölf Tage nach der OP begonnen habe, einige erläuternde Gedanken zusammenzustellen, und diese Arbeit dann über zwei weitere Wochen der Krankenhauszeit fortgesetzt habe und danach nochmals zehn Tage bis zum Abschluss dieses Textes, so ist das natürlich keine Rückschau aus „hinreichender Distanz". Aber der „frische Eindruck" hat ja auch einen Wert, und eine Zwischenbilanz ist ebenso von Nutzen, denn ich habe noch sechs Wochen Bestrahlung vor mir – keine leichte Sache – und möchte natürlich die Green Meditation auch dafür weiter nutzen.

Ich hatte schon früh in meiner Praxis eine Arbeitsform entwickelt, die ich als „**komplexes katathymes Erleben**" bezeichnet habe (*Petzold* 1972f, 1990w). Sie führt Arbeiten von *Virell* und *Hanscarl Leuner* (1970, 1981), dem Begründer des „katathymen **Bild**erlebens" (KB, heute „Katathym-Imaginative Psychotherapie"), zusammen. Bei *Leuner* hatte ich auch Seminare besucht. Durch meine

Verwurzelung in der Budo- und Bewegungspraxis (*Petzold* 1974k; *Petzold, Bloem, Moget* 2004) auch „out door" habe ich nämlich immer wieder festgestellt, dass bei der Evokation von Bildern, etwa der „Grünen Wiese" im KB, ich auch Tau an meinen Füßen spürte, feuchtes Gras, *Perzeptionen*, die im Gespür persistent blieben, auch wenn ich die Wiese als Bild ausblendete. Auch *Leuner* kannte das Phänomen vielfältiger Sinnesmodalitäten, experimentierte mit Musik usw. (*Nerenz* 1969), entwickelte diese Seite der Imagination aber nicht. Wir haben aber gezielt mit der Evokation von *exterozeptiven, propriozeptiven* bzw. *interozeptiven Wahrnehmungen* bzw. *Vorstellungen* gearbeitet (Vorstellungen sind Erinnerungen an Wahrnehmungen, wir differenzieren das). Bewegungsmeditation ***„out door"*** in der Natur führt genau dahin. Wenn man sie ***„in door"*** wieder evoziert, kommt zu es zu *multiplen Vorstellungen* zu den erfahrenen Wahrnehmungen. Wir haben deshalb Tasterfahrungen, Propriozeptionen, Kinästhesien insgesamt als „katathyme" Phänomene verstanden und multimnestisch genutzt oder auch olfaktorische, gustatorische, auditive Gedächtnisaufzeichnungen und sind so zum *„komplexem katathymen Erleben"* auf der Tagtraumebene gekommen. Von Nachtträumen ist das ja den meisten Menschen bekannt. In der Green Meditation verwenden wir deshalb auch auf den Ebenen der *Besinnung* und *Betrachtung* Fokussierungen, die auf nicht-bildliches Erleben gerichtet sind (einen Lufthauch auf den Lippen, einen Tannenzapfen in den Händen, das Moos unter den Füßen etc.). Bei den meisten Menschen sind starke Tendenzen zum Bildlichen zu finden: Hören und Sehen, aber auch Hören (Apfelabbiss) und Schmecken (Apfelsäure, Speichelfluss) oder Tasten (Tannenzweig) und Sehen (Grün der Nadeln). Der haptisch-optische, gustatorisch-haptische, optisch-olfaktorische Transfer sind keine Schwierigkeit für den ***„multisensorischen*** Menschen", weil er damit zugleich auch ein ***multimnestisches*** Wesen ist (zu jedem Sinnesbereich gehört auch ein Gedächtnisbereich, *Petzold, Orth-Petzold* 2017a, b) und weil er natürlich auch ***multiexpressives*** Wesen ist. Zu jedem sensorischen Bereich gibt es Ausdrucksvermögen: Gehör/*Gesang*, Visuelles/*Malerei,* Getast/*Plastik* etc. (*Orth, Petzold* 1993c/2015) und jede multiexpressive Performanz schafft wiederum vielfältige Wahrnehmungen und Erinnerungen. Das Leben und Bewegen in der **Natur** in all ihrer Mannigfaltigkeit hat uns für diese Vielfalt ausgerüstet. Sie gehört zu **unserer Natur**, zur Natur des *„human animal"*, die durch unsere spätmodernen, radikalurbanen Lebensformen und durch die Zeit, die wir und Kinder zunehmend in virtuellen Welten verbringen, geschwächt, ja geschädigt werden (vgl. *Petzold, Orth-Petzold,* dieses Buch S. 298ff.; *Spitzer*, dieses Buch S. 397ff.). Und genau deshalb lohnt es sich, auch die anderen Sinnesmodalitäten und zugehörigen Gedächtnisareale zu nutzen und durch **„multiple Stimulierung"** ggf. kompensatorische Wirkungen zu erzielen (*Petzold* 1988f, dieses Buch S. 227).

4.5 Grüne Meditation lernen, heißt einen *WEG* beschreiten

In meinem Erfahrungsbericht und diesen Nachgedanken ist, so hoffe ich, deutlich geworden, dass für **Green Meditation** und letztlich für jede Form der Meditation die Arbeit am eigenen **Leib** der Ausgangspunkt meditativer Praxis ist. Der **Leib** ist die Grundlage und der Anfang und – mit dem Blick auf den eigenen Tod – das Ende jeder Meditation. Er ist in dieser Welt „Anfang und Ende meiner Existenz“ (*V.N. Iljine* 1974, in *Petzold* 1974j, 4). Der lebendige Körper mit seinem *neuroplastischen* Gehirn (*Jäncke* 2013; *Ott* 2015), Basis des Leib-Subjektes, der mit seiner über die „Lebensspanne“ ausgebildeten Personalität (*Petzold* 1999b, 2012q; *Sieper* 2007b) in die Welt eingebettet ist, wird Ort der Übung, möglichst an „grünen Orten der Natur“. Ein Meditationsverfahren zu erlernen, bedeutet in „komplexe Lernprozesse“ (*Sieper, Petzold* 2002) eintreten, in Zusammenhänge des Lehrens und Lernens[71] vor dem Hintergrund der eigenen biographischen Lerngeschichte „autobiographischen Lernens“[72]. Dessen beide wichtigsten Prozess sind: „**Selbstlernen**“, d. h. sein „Selbst“ zu werden lernen und eine „Identität“ zu gewinnen (*Petzold* 2012q; *Swanton* 2010), und „**Weltlernen**“, d. h. die Welt kennen und sich in ihr regulieren zu lernen (*Petzold, Leeser, Klempnauer* 2018, 164ff., 356f.). Das eine geht nicht ohne das andere. Eine solche Sicht wird eindrücklich unterstützt durch neurowissenschaftliche Untersuchungen (*Davidson, Lutz* 2008; *Ott* 2015[73]), die Lerneffekte meditativer Praxis nachweisen konnten. Das ist ein Geschehen, in dem eine permanente, lebenslange Entwicklungsarbeit zum Tragen kommt, ein „life span developmental approach“[74], der durch Bildungsangebote einer *éducation permanente* unterstützt wird, die ein „*life long learning*“ ermöglichen (*Sieper, Petzold* 1993/2011). Zu diesen Angeboten gehören in einer modernen Erwachsenenbildung auch Formen meditativer Selbsterfahrung und Selbstentwicklung (*Petzold* 1983a, 2015c; *Kabat Zinn* 2004, 2007).

Meditation „lernen“ wird im Integrativen Ansatz der „GREEN MEDITATION“ als ein „*WEG*“ verstanden: ein *WEG* zu sich selbst, ein *WEG* zu den Mitmenschen, zur Natur als Welt des Lebendigen und ein *WEG* der Ausrichtung auf die Unendlichkeit des Kosmos/Multiversums[75] (*Carr* 2007; *Deutsch* 1998, 2012). Dazu ist es zuerst einmal notwendig, seine „subjektive Theorie“

---

71 *Heffels, Petzold* 2011; *Lukesch, Petzold* 2011.

72 *Conway* 1990; *Markowitsch, Welzer* 2006.

73 *Lutz* et al. 2004; *Brefczynski-Lewis* et al. 2007.

74 *Baltes* 1999; *Baltes* et al. 2006; *Petzold* 1992e; *Sieper* 2007b.

75 Hier verstanden in der Sicht von *David Deutsch* als Wirklichkeit, die unter quantenmechanischer Betrachtung „must have a great deal more structure than merely a collection of entities each resembling the universe of classical physics“ (*Deutsch* 2001, 1). Er sieht Multiversum als unendliche Gesamtheit aller möglichen Aufteilungen physikalischer Systeme. Die Multiversum-Theorie ist in der Diskussion (*Carr*, 2007; *Kaku* 2007, 2018). Das Universum war stets Gegenstand der philosophischen Reflexion und Meditation.

über Meditation zu klären, die Fragen: „Was ist Meditation für mich?" – „Welche Ziele habe ich mit ihr?" – „Was fehlt mir?" – „Welche Vision habe ich vom Leben und von der Welt?" Und die können ja weit streuen. Es seien nur die so unterschiedlichen Visionen wie die größten Optimismus ausstrahlende des Astrophysikers *Michio Kaku* (2000, 2011, 2018) „*The Future of Humanity: Terraforming Mars, Interstellar Travel, Immortality, and Our Destiny Beyond Earth*" genannt oder die deutlich gedämpfte des Historikers *Yuval Noah Harari* (2018) „*21 Lektionen für das 21. Jahrhundert*" oder die sehr realistische und dennoch bei der vorherrschenden „Me first-Mentalität" immer noch utopische Sicht des Soziologen und Aktivisten *Jean Ziegler* (2015) „Ändere die Welt! Warum wir die kannibalische Weltordnung stürzen müssen" (*Lindermann* 2016; vgl. auch *Todorow* 1989 und *Trojanow* 2013).

Es ist gut, sich vorab mit den eigenen Globalzielen zu befassen und für sie Klarheit zu gewinnen (z. B. mich selbst zu erkennen; Frieden zu finden; gesund zu werden; meine Gottesbeziehung zu vertiefen; besser ohne Gott zu leben; den „Weg als Ziel" zu begreifen ... was auch immer). Ist es dem Lernenden in der Meditation klar, dass es ein *WEG* ist, auf den er sich macht? Dann ist ein Blick ins soziale Netzwerk wichtig: „Wer geht mit mir?" Es kommt dann zu der Frage: Was hindert mich, mich „auf den Weg" zu machen und was bedeutet dieser Weg?

Er bedeutet, sich theoretisch mit dem Thema „Meditation" so weit auseinandergesetzt zu haben, dass man sagen kann: Das wäre ein Weg für mich, denn ... und da müssen gute Gründe da sein, die genügend Motivation unterstützen, einen solchen *WEG* zu gehen, denn der braucht Übung und Übung und Einsatz und bringt nicht immer Faszination. Der *WEG* einer Naturmeditation ist allerdings besonders geeignet, weil Natur die meisten Menschen anspricht und weil die Fähigkeit der Menschen zur Meditation auch in der Natur und durch die Natur entstanden ist.

Wir lehren Grüne Meditation in Europa – deshalb auch der englische Term „Green Meditation" – in einem Kurssystem mit Grund- und Oberstufe von jeweils vier mal drei Tagen über zwei Jahre verteilt.

Will man wirklich zu einer meditativen Praxis als Teil des persönlichen Lebensstils kommen, in der auch auf der neurozerebralen Ebene nachhaltiges Lernen, also Veränderung, geschieht, ist tägliches Üben von 35-60 Minuten über die ersten vier Monate erforderlich, damit kommt es nämlich zu Neubahnungen. Übt man nur jeden zweiten Tag, verlängert sich der Prozess einer Habitusbildung (sensu *Bourdieu* 2011) um etwa ein halbes Jahr. Gut eingeübt, ist man dann mit dreimal wöchentlich 40 Minuten gut unterwegs und man beginnt alles im eigenen Rhythmus zu regulieren. Jeden Tag geht man zwei-, dreimal für 5 bis 10 Minuten auf die erste Meditationsebene der „**Besinnung**" (1) und/oder die zweite der „**Betrachtung**" (2), die mit einer leichten „meditativen Trance" verbunden sind. Die schnell – und auch in unruhigen Kontexten – zu erreichen ist wichtig. Die dritte Ebene der **Versunkenheit** (3) stellt sich ein oder muss spezifisch erarbeitet werden. Kontrollfragen im Prozess sind: „Wo sind Hindernisse, Blockierungen, Barrieren?“ Diese müssen ggf. beraten werden vom Meditationslehrer oder in einer Art Co-Counselling von Mit-Meditierenden, Co-Meditators. Man kann das Ganze auch viel extensiver angehen und trotzdem einen großen Gewinn haben, so dass meditative Qualitäten die „Quality of Life“ insgesamt ***grüner*** – d. h. gelassener, entspannter, heiterer, freundlicher, zugewandter, zuversichtlicher, lebendiger – machen.

5. Zu einer integrativen und säkularen Praxis von Grüner Meditation als Unterstützung einer besonnenen und engagierten Lebensführung „pro natura“

Naturmeditation habe ich bei meinen Eltern und ihrem Freundeskreis erlebt. Dort wurde Meditation aus indischen (*yoga*) und russisch-orthodoxen Traditionen (*hesychia*), aber auch aus anderen Quellen, dem *Zen* (*zazen*) und dem daoistischen *Qigong*, praktiziert. Von ihnen habe ich die ersten Schritte meditativer Praxis erlernt: dieses Einsinken in eine Landschaft, dieses still werden, „zur Stille werden“ und sich an die Landschaft hingeben, sich von ihr ergreifen lassen, bis man *„mit ihr eins“* wird. *Vladimir Antonov* (2012a, b) pflegt als Meditationssatz anzubieten: *„Ich und der Wald sind eins“*. Das ist ein Einstieg. Ich bevorzuge einen anderen, den der Hingabe an den Wald (die Hügel, den Strom): *„Der Wald und ich sind eins“*. Die Landschaft, der Wald, der Fluss, das Meer waren vor mir.

»Wir haben mit der Familie Haine und uralte Baumriesen besucht, andächtig unter ihnen verweilt, und unser Vater lehrte uns Bewegungsübungen des „Kolo“, der Kampf-, Meditations- und Heilpraxis der russischen Waldbauern – Wissen aus seiner Familientradition. Ich habe dann ein Leben lang Kampfkunst und Bewegungsmeditation in verschiedenen Stilen gelernt, praktiziert, gelehrt, therapeutisch eingesetzt, beforscht – wo immer es ging „out door“ (*Petzold, Bloem, Moget* 2004). Der Vater erzählte uns auch von der Weisheit der russischen Waldmönche, der „Starzen“ (ста́рец, *Smolitsch* 1936, 1953), von Wald und Landschaft als Quellen geistigen Lebens. Später begleiteten mich die „Gedichte vom kalten Berg“ des Mönchs *Hanshan* (7./8. Jh. 1985; *Wu Chi-yu* 1957) – bis heute, eine Herzenslektüre für Naturmeditierende (*Hanshan* 1974; *Han Shan* 2014)« (*Petzold* 2015c).

Ich hatte noch zwei andere Vorbilder für das Meditieren der Natur, einen Nennonkel, der Niederrheinmaler *Otto Marx* (1887-1963, *Jung* 1962), ein Pleinairist, neben dem ich als Junge viele Stunden in der Landschaft saß (*Petzold* 1969IIf), währenddessen er meditierend die Altwasser, das Licht auf den Wellen und den Weidenblättern, das Schilf und die Wolken auf „die Leinwand fließen“ ließ und so die lebendige, ruhig-bewegte Stille festhielt.

Eine Freundin meiner Mutter, *Hetty Kraemer*, die Westerwald-Landschaften malte und mich mit zu ihren „Mal- und Schau-ins-Land-Plätzen“ nahm. Sie lehrte mich Landschaften sehen und „betrachten“. „Man muss die Landschaft auf sich zukommen lassen und sehen, wie sie sich in jedem Augenblick verändert. Das ist ‚betrachten‘. Damit fängt das Malen an, dass man ganz von der Natur erfüllt ist“. Bilder der beiden hängen noch in meiner Bibliothek.

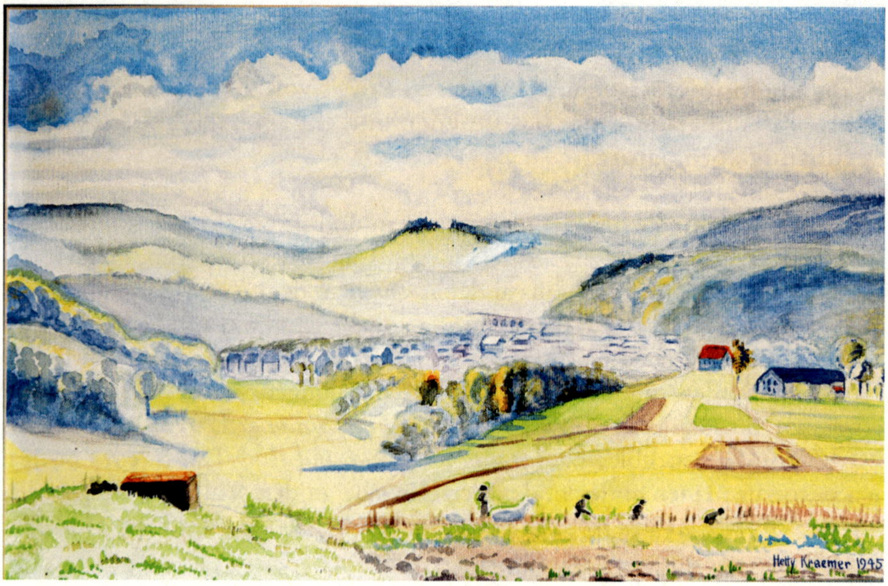

Westerwaldlandschaft (*Hetty Kraemer* 1945)

Ich hatte als Jugendlicher begonnen, mich mit Meditation zu befassen, angeregt von den Wushu- und Budo-Künsten, deren Formen (*kata*) ich übte (und über ein Leben geübt habe, *Petzold, Bloem, Moget* 2004) – im Garten, am Waldrand, im Morgennebel in den Rheinauen, wenn ich die Kühe nach dem Melken herausgebracht hatte. Ich machte mit sechzehn eine Landwirtschaftslehre.

... Schon als Schüler und in den frühen Studienjahren Anfang der 1960er Jahre habe ich mich in die Schriften der Wüstenväter, der Mönche des byzantinischen und russischen Hesychasmus vertieft, die sich mit der Theologie und Mystik der Seelenruhe und des Herzensgebets befasst haben (*Küpper* 1983; *Petzold* 1969II l; *Vlachos* 2007) und mit der Schau des Tabor-Lichtes. Die „Philokalie“ und die „Aufrichtigen Erzählungen eines russischen Pilgers“ lagen auf meinem Bücherstapel neben *Jean Meyendorffs* (1959) Buch über *Gregor von Palama* und dem „Essai sur la théologie mystique de l’Église d’Orient“ von *Vladimir Lossky* (1944), dem Gründungsdekan des Instituts St. Denis, an dem ich dann in Paris orthodoxe Theologie studierte. Auch *Hugo Balls* (1923) „Byzantinisches

Christentum" über den *Areopagiten, Johannes Klimakos* und den *Styliten Simeon* – alles aus der Bibliothek meiner Eltern – gehörte zur Lektüre – später schrieb ich selbst über die „heiligen Narren" (*saloi*) und die „Styliten" (*Petzold* 1968IIa, 1972IIb) und ihre extremen Formen mystischer und meditativer Praxis. In den Theorien der Wüstenväter, wie sie in der „Philokalie" gesammelt worden sind, und in der hesychastischen Mystik mit ihren meditativen Übungen, insbesondere in der *mantrischen* Gebetsform des „Herzensgebets" (*Jungclaussen* 2003), sind vordergründig durchaus Berührungspunkte mit fernöstlichen Meditationsformen zu finden wie dem *yoga* und dem *Zen* (so schon *Enomiya-Lassalle* 1986). *Alfons Rosenberg* (1955), der neben *Franz Jalics* (1994) u. a. dazu beitrug, das Herzensgebet im Westen bekannt zu machen, sprach von „Mystik und Yoga der Ostkirche". Das sei ein tiefgreifendes Fehlverstehen, schreibt Metropolit *Hierotheos Vlachos* (2004), und da hat er Recht, denn es gehe um nicht weniger als um das Einswerden mit Gott, das unterscheide den Hesychasmus von allen anderen Meditationsformen. Es kann auf diese komplexe meditative Gebetsform und Kernpraxis ostkirchlicher Mystik (*Hausherr* 1966, 1980) an dieser Stelle nicht vertiefend eingegangen werden. Sie wird hier nur als Beispiel dafür erwähnt, wie *genuin religiöse Praktiken* – nicht nur aus dem Buddhismus und Daoismus – heute wieder Interesse finden und in den Bereich des Therapeutischen hineindringen. Benediktinerabt *Emmanuel Jungclaussen* (2003) empfahl 1996 auf den 46. Lindauer Psychotherapiewochen diese Gebetsweise als unterstützende Maßnahme bei Psychotherapien. Man solle das Jesusgebet als therapeutische Maßnahme entwickeln. So manche Autoren meinen im hesychastischen Herzensgebet therapeutisch wirksame oder gesundheitsfördernde Momente zu finden. Aus der Ökopsychologie hören wir das von *Vladimir Antonov* (2012a, b), aus der Psychiatrie und Psychotherapie vertritt das der emeritierte Zürcher Leiter der Psychiatrischen Universitätsklinik, *Daniel Hell* (2002). Aus Sicht orthodoxer Seelsorge ist für *Metropolit Hierotheos Vlachos* (1993, 1994) orthodoxes Christentum und hesychastische Lebens- und Gebetspraxis ohnehin **der** Weg zur Heilung des Leibes und der Seele. Er steht mit dieser Sicht offenbar nicht allein. In der evangelischen und katholischen Kirche entstehen Angebote und Zentren für geistliche Übung und Meditation, in denen versucht wird, Spirituelles und Therapeutisches zu verbinden: „Jesus war ein Heiler, und das Christentum ist seinem Wesen nach eine therapeutische Religion. Schließlich geht es darum, heil zu werden an Leib, Seele und Geist", so *Andreas Ebert,* der als evangelischer Pfarrer das Jesusgebet in einem solchen Zentrum lehrt neben anderen Angeboten „psychologischer Selbstfindung" (*Gatterburg* 2013). Pater *Franz Jalics* SJ (1994), der selbst in Argentinien durch Verfolgung und Folter gehen musste, entwickelte *„Kontemplative Exerzitien"* zur Ausbildung einer kontemplativen Lebenshaltung mit dem Jesusgebet als zentralem Moment. Es hatte ihm in seinen dunklen Stunden geholfen. Die evangelische Theologieprofessorin *Sabine Bobert* (2011) hat das Konzept eines *„Mentalen Turning Point"* (MTP) für Menschen an Weichenstellungen des Lebens entwickelt, um mit

Sinnfragen umzugehen, in Überlastungen Hilfe zu bekommen, und sie bietet ihnen in ihrem MTP *„Mystik und Coaching“* an, auch das „mantrische Jesusgebet“ zu nutzen – ein völliges Missverstehen! Diese Bewegung hin zu spirituellen Erfahrungen, diese Suche „nach einer höheren Wahrheit“, nach innerer Klarheit und Ruhe durch ritualisierte Gebetspraxis oder durch besondere Meditationsformen scheint viele moderne Menschen umzutreiben in Zeiten zunehmender „multipler Entfremdung“ (*Petzold* 1987d) und einem „Zeitgeist subtiler Beunruhigung“ (ders. 2016l). Wir sind diesen Phänomenen, die immer stärker in den Bereich der Psychotherapie und Beratung eingedrungen sind und auch unter dem Namen „Transpersonale Psychologie und Psychotherapie“ Verbreitung gefunden haben (*Grof* 1987; *Walch* 2016) nachgegangen, haben uns intensiv und interdisziplinär mit den Themen Sinn, Lebenssinn, Werte, Spiritualität auseinandergesetzt (*Petzold* 1972c, 1983e; *Petzold, Orth* 2005, *Petzold, Orth, Sieper* 2010a) und uns entschieden, diese Themen für die PatientInnenarbeit und den klinischen Kontext in einer strikt *säkularen Grundorientierung* anzugehen (schon *Petzold* 1972c), einerseits, um aus Respekt vor den Glaubensüberzeugungen von Menschen nicht in den Arbeits- und Aufgabenbereich der Seelsorge einzudringen, andererseits, weil wir meinen, dass seelische Erkrankungen und Störungen mit Konzepten und Methoden behandelt werden sollten, die auf natur- und sozialwissenschaftlichem Boden stehen (*Petzold, Orth, Sieper* 2009), was auch der heilkunderechtlichen Situation hierzulande entspricht (ders. 2017m). Weiterhin ist es gerade in der gegenwärtigen Situation wesentlich, nicht in Fundamentalismusprobleme zu geraten (*Petzold* 2015l, 2016q), und das spricht dafür, die Arbeitsbereiche klar zu trennen. Und schließlich sind wir der Auffassung, dass es auch säkulare Formen der Spiritualität gibt – wir sprechen dabei lieber von „geistlichem Leben“, und das ist immer auch politisch für Menschen und die Natur/Welt engagiert (*Petzold, Orth, Sieper* 2013b; *Neuenschwander, Sieper, Petzold* 2018). Solche Formen müssen in säkularen Zeiten auch für säkulare Menschen (und natürlich nicht nur für sie) entwickelt werden.

In den Bereich der Psychotherapie haben solche Arbeitsformen neuerlich auch Eingang gefunden durch die aus der buddhistischen Achtsamkeitspraxis kommenden „Mindfulness-Bewegung“, die ihre Konzepte und Praxeologie von dem religiösen Hintergrund des Buddhismus weitgehend abgelöst zu haben glaubt. Was nicht zutrifft. Man kann die aus der Praxis des Buddhismus hervorgegangenen Methoden nicht völlig funktionalisieren und übernimmt immer auch implizierte anthropologische Grundannahmen – weitgehend unüberprüft oder unverständig. Aber es gibt Wirkungen und das hat seit einiger Zeit zu einer großen Akzeptanz solcher meditativer Ansätze in der modernen Psychotherapie, nicht zuletzt in der neueren Verhaltenstherapie geführt (*Heidenreich, Michalak* 2004). Durch empirische Studien, z. T. mit bildgebenden Verfahren, konnten gute Effekte der Achtsamkeitsmeditation in vielen Bereichen nachgewiesen werden (*Davidson, Kabat-Zinn* et al. 2003; *Keng* et al. 2011; *Perestelo-Perez* et al. 2017; *Tomlinson* et al. 2018 usw.), besonders in Verbindung mit kognitiver Therapie (*Gu* et al. 2015): Mindfulness Interventions zur Stressminderung, zur Depressions- und BPS-Behandlung, zur Prävention etc. (*Creswell* 2017; *Williams* et al. 2009; *Zarbock* et al. 2012). Es gibt eine Fülle von Forschungsergebnissen (*Mundt* 2013; *Ott* 2015). Nicht zuletzt durch die Arbeiten und Aktivitäten von *John Kabat-Zinn* (2004, 2009), die einen weitgreifenden Anspruch vorantragen – „Healing ourselves and the world through mindfulness“ (ders. 2005) –, ist es geradezu zu einer internationalen Achtsamkeitsbewegung gekommen. Der *Dalai Lama* (2005) hat dazu einen Teil beigetragen (*Kabat-Zinn, Davidson* 2012), auch wenn Gründe vorgebracht wurden, seine Rolle zwiespältig zu sehen (*Trimodi, Trimodi* 1999), aber was ist ohne Schatten? Die Mindfulness-Bewegung wirkt in breiter Weise auch in gesellschaftliche Räume hinein (*Walsh, Shapiro* 2006; *Wilson* 2014). – Das alles hat für uns die meditativen Ansätze, die wir seit den 1970er Jahren in der Integrativen Therapie als „**Nootherapie**“ entwickelt und gepflegt hatten (*Petzold* 1983d, e), in positiver Weise gestützt: die Natur- und Bewegungsmeditation, die Bild- und Textmeditation mit „**komplexer Achtsamkeit**“ (*Petzold, Moser, Orth*, dieses Buch S. 234ff.) in dreifachem Fokus: 1. für die eigene Leibbefindlichkeit und Seelenlage, 2. für das Wohlergehen und soziale Sicherheit anderer Menschen, 3. für die Situation der Ökologie/Natur (der Pflanzen, nicht-humaner Tiere, des Waldes, der Gewässer usw., vgl. *Grube-Korth* 2018; *Petzold* 2017d; *Petzold, Orth-Petzold, Orth* 2013). Unsere Ausrichtung ist da weiter greifend als die der meisten *klinischen* Achtsamkeits- bzw. Achtsamkeitstherapiemethoden. Aber es ist auch viel geschehen durch die erneute Beachtung der buddhistischen Tugend des „Mitgefühls“ – *Karuna* (*Suzuki* 1989) – in den Mindfulness-Bewegungen (*Davidson, Harrington* 2001), und zwar in einer weitgehend säkularen Form, besonders durch das beeindruckende Projekt von *Singer* und *Bolz* (2013) „Mitgefühl. In Alltag und Forschung“. Man kann und sollte Mitgefühl „üben“, das wird vertreten, weil es Wirkungen auf der Ebene des Gehirns zeitigt (*Leung* et al. 2013), die *kognitive* und *emotionale* Empathie fördert (*Eres* et al. 2015), wie die moderne Empathieforschung in der Social Neuroscience nachweisen konnte (*Decety, Meyer* 2008; *Decety, Fotopoulou* 2015). Das hat durchaus Konsequenzen für die Praxis von Therapie und Weiterbildung (*Petzold, Orth* 2017a, b).

Wir hatten zu unserer frühen Meditationsarbeit u. a. Anregungen aus der Bewusstseinsforschung erhalten (*Ornstein* 1976), erarbeiteten ein eigenes therapie- und meditationsrelevantes Bewusstseinsmodell, das „Bewusstseinsspektrum“ (*Petzold* 1988a, m; *Grund* et al. 2004), erhielten Inspirationen für die Psychotherapie aus verschiedenen Meditationsansätzen (*Goleman* 1988; *Naranjo, Ornstein* 1971; *Shapiro, Walsh* 1984). Aufgrund unserer anthropologischen und mundanologischen Sicht hatten wir immer auch neben der „**Leiblichkeit**“ und damit verbunden der „**Natur/Welt**“ die Dimension des „**Geistes**“ und der „**Weisheit**“ (*Petzold, Orth, Sieper* 2010a) und die Themen des „geistigen Lebens“, der „Sinnerfahrungen“ und des „**Sinnes**“ (*Petzold, Orth* 2004b, 2005a) sowie der **praktischen Hilfeleistung** (*Leitner, Petzold* 2010) im Blick, indes *in primär säkularer Orientierung*. „Worte sind nur Schatten der Tat" (*Demokrit* fr. 145), man muss auch konkret etwas tun. Das sind unsere Positionen (*Petzold, Orth, Sieper* 2017).

Klinische Professionalität ist für uns, das sei nochmals unterstrichen, *s ä k u l a r* ausgerichtet (*Petzold, Orth, Sieper* 2009; *Petzold* 2017m), was aber nicht ausschließt, dass es durchaus auch Formen „säkularer Mystik" geben kann (*Orth* 1993; *Petzold* 1993e; *Neuenschwander* 2011, 2013). Sie haben in einer naturzentrierten Meditation – z. B. der Green Meditation – ein zentrales Werkzeug und in der naturbezogenen Kunst, Philosophie, Wissenschaft und Technik herausragende Ausdrucksmöglichkeiten und Handlungsfelder. Dem gesamten Themenbereich haben wir große Bedeutung zugemessen und ihn durch meditative Übung, insbesondere durch Meditationen in der Natur – *Leib, Geist und Welt verbindend* –, in unsere therapeutische und unsere Weiterbildungspraxis einbezogen (*Orth* 1993; *Petzold* 1983e; *Sieper, Petzold* 1975).

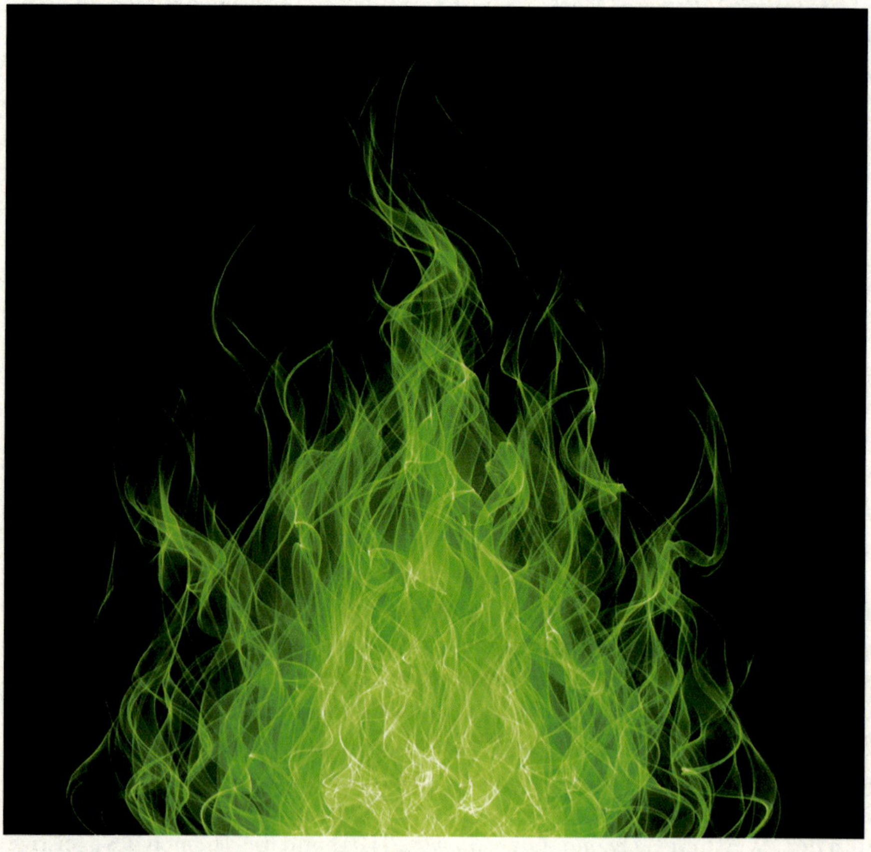

Green Flames III

Das ist auch als Hinweis auf eine *Lebenspraxis* zu verstehen, in der **„Friedensarbeit"** (*Petzold* 1986a), **„Altruismus"** (*Petzold, Sieper* 2011), Eintreten für **„Gerechtigkeit"** (just therapy, *Petzold* 2006o; *Neuenschwander* et al. 2018) und „Ökophilie" (Tier-, Menschen-, Naturliebe) wichtig sind, wie das auch *Matthieu Ricard* (2015c), der buddhistische Mönch, Weisheitslehrer und Molekularbiologe, betont. Wir sprechen von „transversaler", Grenzen öffnender, „integrativer Kulturarbeit" (*Petzold, Orth, Sieper* 2013a; *Leitner, Petzold* 2010), und die gilt es zu leisten, damit – jedweder Widrigkeit zum Trotz – „Überwindungserfahrungen" (idem 2001m) auf individuellen und kollektiven Ebenen möglich werden. Dann kann in einem „we shall overcome" alles in lebendigem Grün aufleuchten.

Literatur

Adam , A. (2018): Integrative Poesie- und Bibliotherapie und Biographiearbeit in der Trauer- und Trostarbeit. In: Heilkraft der Sprache 16/2018. https://www.fpi-publikation.de/heilkraft-der-sprache/heilkraft-der-sprache/index.php

Albert, K. (1972): Die ontologische Erfahrung. Heidelberg: Academia.

Antonov, V. (2012a): Ecopsychology. Scotts Valley, Ca.: CreateSpace Independent Publishing Platform.

Antonov, V. (2012b): Practice of the Modern hesychasm. http://www.new-ecopsychology.org/en/books/ecopsychology/practice-of-hesychasm.ht

Ball, H. (1923): Byzantinisches Christentum. Drei Heiligenleben. München: Duncker & Humblot.

Baltes, P.N. (1999): Alter und Altern als unvollendete Architektur der Humanontogenese. In: Nova Acta Leopoldina, Neue Folge 81, 379-403.

Baltes, P., Lindenberger, U., Staudinger, U. (2006): Life span theory in developmental psychology. In: *Damon, W., Lerner, R.*, Handbook of child psychology: Theoretical models of human development. New Jersey: John Wiley & Sons, 569-595.

Becker, J., Vostell, W. (1965): Happenings, Fluxus, Pop Art, Nouveau Realisme. Eine Dokumentation. Reinbek: Rowohlt.

Berdjajew, N. (1930): Die Philosophie des freien Geistes. Darmstadt/Genf: Holle.

Berdjajew, N. (1954): Von des Menschen Knechtschaft und Freiheit. Versuch einer personalistischen Philosophie. Darmstadt: Holle.

Berdjajew, N. (2001): Versuch einer eschatologischen Metaphysik: Schöpfertum und Objektivation [1947]. Kamen: Spenner.

Bhikkhu, T. (2010): „The Customs of the Noble Ones". Access to Insight (BCBS Edition), 7 June 2010. http://www.accesstoinsight.org/lib/authors/thanissaro/customs.html .

Bischlager, H. (2016): Die Öffnung der blockierten Wahrnehmung. Merleau-Pontys radikale Reflexion. Bielefeld: Aisthesis.

Bobert, S. (2011): Mystik und Coaching mit MTP – Mental Turning Point. „Urban MystiX" Bd. 2. Münsterschwarzach: Vier Türme.

Bogousslavsky, J., Walusinski, O. (2009): Marcel Proust et Paul Sollier: La connexion de la mémoire involontaire. In: Archives suisses de neurologie et de psychiatrie 4, 130-136.

Bogousslavsky, J., Walusinski, O. (2011): Paul Sollier: The First Clinical Neuropsychologist. In: Monographs in neural sciences 29, 105-114.

Böckmann, B. (2018): Green Meditation und Land Art – zur Unterstützung auf dem Weg der Lebenskunst auf der Basis des Integrativen Verfahrens. In: Grüne Texte 16/2018. http://www.

fpi-publikation.de/images/stories/downloads/grueneTexte/boeckmann-green-meditation-land-art-zur-unterstuetzung-weg-der-lebenskunst-gruene-texte-16-2018pdf.pdf

Böhme, G. (1985): Anthropologie in pragmatischer Hinsicht. Darmstädter Vorlesungen. Frankfurt am Main: Suhrkamp.

Boschker, M. S. C. (2001): Action-Based Imagery. On the Nature of Mentally Imagined Motor Actions. Enschede/Amsterdam: PrintPartners Iskamp.

Bourdieu, P. (2011): Zur Genese der Begriffe Habitus und Feld. In: ders., Der Tote packt den Lebenden. Hamburg: VSA.

Briere, J. (2006): Dissociative symptoms and trauma exposure: specificity, affect dysregulation, and posttraumatic stress. In: The Journal of nervous and mental disease 2, 78-82.

Brink, E. van den, Koster, F. (2013): Mitfühlend leben: Mit Selbst-Mitgefühl und Achtsamkeit die seelische Gesundheit stärken: Mindfulness-Based Compassionate Living – MBCL. München: Kösel.

Calsius, J., De Bie, J., Hertogen, R., Meesen, R. (2016): Touching the Lived Body in Patients with Medically Unexplained Symptoms. How an Integration of Hands-on Bodywork and Body Awareness in Psychotherapy may Help People with Alexithymia. In: Front. Psychol. Vol. 7, Art. 553, 1-10.

Campenhausen, H. von (1930): Die asketische Heimatlosigkeit im altkirchlichen und frühmittelalterlichen Mönchtum (= Sammlung gemeinverständlicher Vorträge und Schriften aus dem Gebiet der Theologie und Religionsgeschichte). Tübingen: Mohr.

Carr, B. (2007): Universe or Multiverse? Cambridge: Cambridge University Press.

Coccia, E. (2016): La Vie des Plantes. Paris: Rivages.

Coccia, E. (2018): Die Wurzeln der Welt: Eine Philosophie der Pflanzen. München: Hanser.

Conway, M. A. (1990): Autobiographical memory. An introduction. Philadelphia: Open University Press.

Craig, A. D. (2002): How do you feel? Interoception: the sense of the physiological condition of the body. In: Nat. Rev. Neurosci. 3, 655-666.

Craig, A. D. (2003): Interoception: the sense of the physiological condition of the body. In: Curr. Opin. Neurobiol. 13, 500-505.

Craig, A. D. (2010): The sentient self. In: Brain Struct. Funct. 214, 563-577.

Creel, H. G. (1970): What is Taoism? and Other Studies in Cultural History. Chicago: University of Chicago Press.

Creswell J. D. (2017): Mindfulness Interventions. In: Annual Review of Psychology 68, 491-516.

Csíkszentmihályi, M. (1975): Beyond Boredom and Anxiety. The Experience of Play in Work and Games, San Francisco: Jossey-Bass. (Dtsch.: Das Flow-Erlebnis. Jenseits von Angst und Langeweile im Tun aufgehen. 8. Aufl. Stuttgart: Klett 2000).

Csikszentmihalyi, M. (2010): Flow – der Weg zum Glück. Der Entdecker des Flow-Prinzips erklärt seine Lebensphilosophie. Freiburg: Herder.

Dalai Lama XIV (2005): Die Essenz der Meditation. Praktische Erklärungen zum Herzstück buddhistischer Spiritualität. München: Heyne.

Davidson, R. J., Harrington, A. (2001): Visions of Compassion: Western Scientists and Tibetan Buddhists Examine Human Nature. New York: Oxford University Press.

Davidson, R. J., Kabat-Zinn, J. et al. (2003): Alterations in brain and immune function produced by mindfulness meditation. In: Psychosom Med. 4, 564-70.

Decety J., Meyer M. (2008): From emotion resonance to empathic understanding: A social developmental neuroscience account. In: Development and Psychopathology 4, 1053-1080.

Decety, J., Cacioppo, J. T. (2011): Handbook of Social Neuroscience. New York: Oxford University Press.

Decety, J., Fotopoulou, A. (2015): Why empathy has a beneficial impact on others in medicine: unifying theories. In: Front. Behav. Neurosci. 8, 457.

Desoille, R. (1945): Le rêve éveillé en psychothérapie. Paris: P. U. F.

Deutsch, D. (1998): Physik der Welterkenntnis. München: dtv.

Deutsch, D. (2012): The Beginning of Infinity: Explanations That Transform. London: Penguin.

Dürckheim, K. (1964): Der Alltag als Übung. Bern: Huber.

Dürckheim, K. (1983): Die Wendung zur Initiatischen Therapie. Ton der Stille. In: *Petzold* (1983d), 9-25.

Dürckheim, K. (2012): Hara: Die energetische Mitte des Menschen. München: Barth.

Ebke, T. (2004): Homo absconditus. Das Motiv der unergründlichen Person in den Schriften von Friedrich Heinrich Jacobi, Emmanuel Lévinas und Helmuth Plessner. München: Grinn.

Enomiya-Lassalle, H. (1986): Zen und christliche Mystik. 3. Aufl. Freiburg i. Br.: Aurum.

Eres, R., Decety, J., Louis, W. R., Molenberghs, P. (2015): Individual differences in local gray matter density are associated with differences in affective and cognitive empathy. In: NeuroImage 117, 305-310.

Farb, N., Daubenmier, J., Price, C. J. et al. (2015): Interoception, contemplative practice, and health. In: Front. Psychol. 6,763. DOI: 10.3389/fpsyg.2015.00763.

Filipp, S. H., Aymanns, P. (2010): Kritische Lebensereignisse und Lebenskrisen. Vom Umgang mit den Schattenseiten des Lebens. Stuttgart: Kohlhammer.

Fleury-Bahi, G., Pol, E., Navarro, O. (2017): Handbook of Environmental Psychology and Quality of Life Research. New York: Springer.

Frétigny, R., Virell, A. (1968): L'imagerie mentale. Introduction à l'onirothérapie. Lausanne: Editions du Mont-Blanc.

Gatterburg, A. (2013): Heil werden an Leib und Seele. In: Spiegel Wissen 2/2013. http://www.spiegel.de/spiegel/spiegelwissen/d-93934595.html

Goleman, D. (1988): The meditative mind: The varieties of meditative experience. New York: Tarcher.

Gonikman, E. I. (2003): Taoist Healing Gestures. New York: YBK Publishers.

Grawe, K. (1992): Therapeuten: unprofessionelle Psychospieler? In: Psychologie Heute 6, 22-28.

Grof, S. (1987): Das Abenteuer der Selbstentdeckung. München: Kösel.

Grube-Korth, C. (2018): Wasser – das verbindende Element analog zur Wirkung der Integrativen Therapie. In: Grüne Texte 3/2018. ww.fpi-publikation.de/artikel/gruene-texte/03-2018-grube-korth-c-wasser-das-verbindende-element-analog-zur-wirkung-der-integrativen.html

Gu, J., Strauss, C., Bond, R., Cavanagh, K. (2015): How do mindfulness-based cognitive therapy and mindfulness-based stress reduction improve mental health and wellbeing? A systematic review and meta-analysis of mediation studies. In: Clinical Psychology Review 37, 1-12.

Hanshan (1974): 150 Gedichte vom Kalten Berg. Übers. *S. Schuhmacher*. Düsseldorf: Diederichs.

Hanshan (1985): Le mangeur de brumes. Übers. *P. Carré*. Paris: éditions Phébus.

Hanshan (2001): Gedichte vom Kalten Berg: Das Lob des Lebens im Geist des Zen. Freiburg: Arbor.

Han Shan (2014): Weißer Wolken Weg. 68 Gedichte vom Kalten Berg. Nachdichtung und Grafiken Christoph Plum. Düsseldorf: b222 media. http://www.b222.de/han-shan/hanshan_2014_ch_plum.pdf

Harari, Y. N. (2018): 21 Lektionen für das 21. Jahrhundert. München: C. H. Beck.

Hausherr, I. (1952): Philautie de la tendresse pour soi à la charité selon Saint Maxime le Confesseur. Rom: Pont. Inst. Orientalium Studiorum.

Hausherr, I. (1966): Hésychasme et prière, Rom: Orientalia Christiana Analecta 176.

Hausherr, I. (1980): Solitude et vie contemplative d'après l'hésychasme. Bégrolles: Editions de Bellefontaine.

Heidenreich, T., Michalak, J. (2004): Achtsamkeit und Akzeptanz in der Psychotherapie. Ein Handbuch. Tübingen: dgvt.

Heine, S. (2004). The Zen canon: understanding the classic texts. Oxford, UK: Oxford University Press.

Heiser, P., Kurrat, C. (2012): Pilgern gestern und heute. Soziologische Beiträge zur religiösen Praxis auf dem Jakobsweg. Münster: Lit.

Hell, D. (2002): Die Sprache der Seele verstehen. Die Wüstenväter als Therapeuten. Freiburg i. Brsg.: Herder.

Hölzel, B. K., Carmody, J. et al. (2011): Mindfulness practice leads to increases in regional brain density Matter. In: Psychiatry Res. 1, 36-43.

Hofreiter, A, (2016): Fleischfabrik Deutschland. München: Goldmann.

Jalics, F. (1994): Kontemplative Exerzitien – Eine Einführung in die kontemplative Lebenshaltung und in das Jesusgebet. 16. Aufl. Würzburg: Echter.

Janet, P. (1919): Les médications psychologiques. 3 Bde. Paris: Alcan.

Janet, P. (1924): La medicine psychologique. Paris: Flammarion.

Jäncke, L. (2013): Lehrbuch Kognitive Neurowissenschaften. Bern: Huber.

Jung, H. (1962): Landschaft am Niederrhein. Otto Marx, Gemälde. Duisburg: Carl Lange.

Jungclaussen, E. (2002): Unterweisung im Herzensgebet. St. Otilien: EOS.

Kabat-Zinn, J. (2004): Die heilende Kraft der Achtsamkeit. Freiamt: Arbor.

Kabat-Zinn, J. (2005): Coming to our senses: Healing ourselves and the world through mindfulness. New York: Hyperion. (Dtsch.: Zur Besinnung kommen. Die Weisheit der Sinne und der Sinn der Achtsamkeit in einer aus den Fugen geratenen Welt. Freiamt: Arbor 2006).

Kabat-Zinn, J. (2007): Im Alltag Ruhe finden. Das umfassende praktische Meditationsprogramm. 7. Aufl. Freiburg i. Brsg.: Herder.

Kabat-Zinn, J., Davidson, R. (2012): The Mind's Own Physician: A Scientific Dialogue with the Dalai Lama on the Healing Power of Meditation. Oakland: New Harbinger Publ.

Kaku, M. (2000): Zukunftsvisionen: wie Wissenschaft und Technik des 21. Jahrhunderts unser Leben revolutionieren. München: Droemer Knaur.

Kaku, M. (2005): Im Paralleluniversum. Reinbek: Rowohlt.

Kaku, M. (2011): Physics of the Future. How Science Will Shape Human Destiny and our Daily Lives. London: Penguin.

Kaku, M. (2018): The Future of Humanity: Terraforming Mars, Interstellar Travel, Immortality, and Our Destiny Beyond Earth. New York: Doubleday.

Keng, S.-L., Smoski, M.J., Robins, C.J. (2011): Effects of mindfulness on psychological health: A review of empirical studies. In: Clinical Psychology Review 6, 1041-1056.

Kluge, F. (2012): Etymologisches Wörterbuch der deutschen Sprache. 25. aktualis. u. erw. Aufl. Berlin: De Gruyter.

Köhne, M. (2000): Mudras. Gesund und ausgeglichen durch Finger-Yoga. Niedernhausen: Falken.

Kötting, B. (1950): Peregrinatio religiosa. Wallfahrt und Pilgerwesen in Antike und alter Kirche. Münster: Regensberg.

Krais, B., Gebauer, G. (2002): Habitus. Bielefeld: transcript.

Kreidner-Salahshour, K. (2011): „Medizin für die Hosentasche" – Emotionale Umstimmung über Gesten und Mudras in der Integrativen Bewegungs- und Leibtherapie mit konfliktscheuen psychisch kranken Straftätern. In: POLYLOGE 17/2011. http://www.fpi-publikation.de/polyloge/alle-ausgaben/17-2011-kreidner-salahshour-k-medizin-fuer-die-hosentasche--psychisch-kranken-straftaetern.html

Küpper, M. (1983): Psychologie und Meditation im Hesychasmus. In: *Petzold, H. G.* (1983d), Psychotherapie, Meditation, Gestalt. Paderborn: Junfermann, 311-344.
Leuner, H. (1970): Katathymes Bilderleben: Unterstufe. Einführung in die Psychotherapie mit der Tagtraumtechnik. Ein Seminar. Stuttgart: Thieme.
Leuner, H. (1981): Katathymes Bilderleben. Einführung in d. Psychotherapie mit der Tagtraumtechnik. 2., überarb. u. erw. Aufl. Stuttgart: Thieme.
Leung, M.-K., Chan, C. C. H., Yin, J., Lee, C.-F., So, K.-F., Lee, T. M. C. (2013): Increased gray matter volume in the right angular and posterior parahippocampal gyri in loving-kindness meditators. In: Soc Cogn Affect Neurosci 1, 34-39.
Lindermann, N. (2016): Globalisierung, Gewissen und Supervision. Perspektiven Jean Zieglers und des Integrativen Ansatzes. In: POLYLOGE 15/2016. http://www.fpi-publikation.de/polyloge/alle-ausgaben/15-2016-lindermann-n-globalisierung-gewissen-und-supervision-perspektiven-jean-zieglers.html
Lossky, V. (1944): Essai sur la théologie mystique de l'Église d'Orient. Paris: Cerf.
Louv, R. (2011): Das Letzte Kind im Wald. Weinheim: Beltz. (Orig.: Last Child in the Woods. New York: Algonquin Books 2005).
Loy, D. (1985): Wei-wu-wei: Nondual action. In: Philosophy East and West 1, 73-87.
Lumma, A.-L., Böckler, A., Vrticka, P., Singer, T. (2017): Who am I? Differential effects of three contemplative mental trainings on emotional word use in selfdescriptions. In: Self and Identity 16:5, 607-628. DOI: 10.1080/15298868.2017.1294107.
Marcel, G. (1945): Homo viator. Prolégomènes à une métaphysique de l'espérance, Paris: Aubier. (Dtsch.: Homo Viator. Philosophie der Hoffnung. Düsseldorf: Bastion 1949).
Markowitsch, H. J., Welzer, H. (2005): Das autobiographische Gedächtnis: Hirnorganische Grundlagen und biosoziale Entwicklung. Stuttgart: Klett-Cotta.
Meinberg, E. (1995): Homo oecologicus. Das neue Menschenbild im Zeichen der ökologischen Krise. Darmstadt: Wissenschaftliche Buchgesellschaft.
Meyendorff, J. (1959): Saint Grégoire Palamas et la mystique orthodoxe. Paris: Éditions du Seuil.
Muhl, E. (2006): Delir und Durchgangssyndrom. In: Der Chirurg 5, 463-472.
Müller, E. (1975): Être-au-monde. Grundlinien einer philosophischen Anthropologie bei Maurice Merleau-Ponty. Bonn: Bouvier.
Müller, L. (2008): Engagiert für alte Menschen – Hilarion G. Petzold und die Gerontotherapie. 30 Jahre gerontologischer Weiterbildung, Supervision und Forschung in Österreich. In: Psychologische Medizin 1, 29-41. Auch in: POLYLOGE 32/2008. http://www.fpi-publikation.de/polyloge/alle-ausgaben/32-2008-mueller-lotti-engagiert-fuer-alte-menschen-hilarion-g.html
Mundt, R. (2013): Wissenschaftliche Studien über Meditation. http://www.achtsamkeit-hd.de
Naranjo, C., Ornstein, R. E. (1971): On the Psychology of Meditation. New York: Viking.
Nerenz, K. (1969): Das musikalische Symboldrama als Hilfsmethode in der Psychotherapie. In: Z. Psychother. med. psychol. 19, 28-33.
Neuenschwander, B. (2011): Mystik in der Lebenskunst – Ein Weg der Integration. In: POLYLOGE 7/2011. http://www.fpi-publikation.de/images/stories/downloads/polyloge/neuenschwander-mystik_in_der_lebenskunst_ein_weg_der_integration-polyloge-07-2011.pdf
Neuenschwander, B. (2013): Das Geheimnis des Herzens. Ein Plädoyer für eine Mystik der Freiheit. http://www.fpi-publikation.de/images/stories/downloads/polyloge/neuenschwander-das-geheimnis-des-herzens-plaedoyer-fuereine-mystik-der-freiheit-polyloge-11-2013.pdf
Newberg, A. (1999): The Mystical Mind. Minneapolis: Augsburg Fortress.
Nita, A. (2008): La chair du monde chez Merleau-Ponty. In: Sammelpunkt. http://sammelpunkt.philo.at:8080/2191/1/nita.pdf
Nuys, C. de (2001): 2000 Jahre Köln: Es hätt noch immer jot jejange! Köln: Sutton.

Omar Khayyam (1937): Rubaiyat of Omar Khayyam. Translated into English Verse by *Edward Fitzgerald*. New York: Garden City Publ. http://www.gutenberg.org/files/35260/35260-h/35260-h.htm#QUATRAIN_XLI

Ornstein, R. E. (1976): Die Psychologie des Bewusstseins. Frankfurt am Main: Fischer.

Ornstein, R. E. (1989): Multimind. Ein neues Modell des menschlichen Geistes. Ergebnisse der Humanwissenschaften für Erziehung, Therapie und Management. Hrsg. *H. G. Petzold*. Paderborn: Junfermann.

Orth, I. (1993): „Zum Thema Integration" – Integration als persönliche Lebensaufgabe und „Leben als Integrationsprozess und die Grenzen des Integrierens"! (*H. G. Petzold*). In: *Petzold, Sieper* (1993a) und in: POLYLOGE 10/2015. http://www.fpi-publikation.de/polyloge/alle-ausgaben/10-2015-orth-i-petzold-h-g-zum-thema-integration-persoenliche-lebensaufgabe-grenzen.html

Orth, I. (2018): Freude am Schöpferischen. Collagierende Überlegungen zu Ko-kreativität, persönlicher Lebenskunst, Lebens- und Weltgestaltung. In: POLYLOGE 18/2018. http://www.fpi-publikation.de/polyloge/alle-ausgaben/18-2018-orth-i-freude-am-schoepferischen-collagierende-ueberlegungen-zu-ko-kreativitaet.html

Ott, U. (2015): Meditation für Skeptiker. Ein Wissenschaftler erklärt den Weg zum Selbst. München: O. W. Barth.

Perestelo-Perez, L. et al. (2017): Mindfulness-based interventions for the treatment of depressive rumination: Systematic review and meta-analysis. In: International Journal of Clinical and Health Psychology 3, 282-295.

Petzold, Christa (1972b): Lebendige Geschichte – alte Menschen berichten. Anleitung zur Arbeit mit Biographie und biographischen Erfahrungen nach Hilarion G. Petzold. Büttgen: VHS Büttgen. http://www.fpi-publikation.de/artikel/textarchiv-h-g-petzold-et-al-/index.php

Petzold, Hugo (1934): Erlösung durch Christus oder durch das Zwillingsgesetz Ursache und Wirkung und Wiederverkörperung? In: Rosenkreuzer-Zeitschrift. Strahlen vom Rosenkreuz 7. https://www.fpi-publikation.de/artikel/textarchiv-h-g-petzold-et-al-/petzold-hugo-1934-erloesung-durch-christus-oder-durch-das-zwillingsgesetz-ursache-und.html

Phillips, M. (1978): Confluent Education als Integrative Pädagogik. Die Anwendung von Gestaltprinzipien im Unterricht. In: *Brown, G., Petzold, H. G.* (Hrsg.)(1978): Gefühl und Aktion. Frankfurt am Main: Werner Flach, 13-31.

Plessner, H. (1983): Homo absconditus. In: ders., Gesammelte Schriften VIII. Frankfurt am Main: Suhrkamp, 353-366.

Proust, M. (1953-1961): Auf der Suche nach der verlorenen Zeit. Frankfurt am Main: Suhrkamp.

Proust, M. (1925): Journées de Lecture. Pastiches et Melanges. Paris: Gallimard. (Dtsch.: Tage des Lesens. Frankfurt am Main: Suhrkamp 1963).

Ricard, M. (1999): Moines danseurs du Tibet. Paris: Éd. Albin Michel.

Ricard, M. (2009): Glück. München: Knaur.

Ricard, M. (2011): Meditation. München: Knaur.

Ricard, M. (2013): Plaidoyer pour l'altruisme. Paris: Éd. Nil.

Ricard, M. (2014): Plaidoyer pour les animaux. Paris: Allary Éditions. (Dtsch.: Plädoyer für die Tiere. München: Nymphenburger 2015).

Ricard, M. (2015a): Hymne à la Beauté. Paris: Martinière.

Ricard, M. (2015b): Visages de Paix, Terres de Sérénité. Paris: La Martinière.

Ricard, M. (2015c): Vers une société altruiste. Paris: Allary Éditions.

Ricard, M. (2017): Un demi-siècle dans l'Himalaya. Paris: La Martinière.

Ricard, M., Singer, W. (2017): Beyond the Self: Conversations between Buddhism and Neuroscience. Cambridge (USA): MIT Press.

Ricœur, P. (2003): La mémoire, l'histoire, l'oubli. Paris: Seuil. (Dtsch.: Gedächtnis, Geschichte, Vergessen. Paderborn: Fink 2004).

Rosenberg, A. (1955): Das Herzensgebet. Mystik und Yoga der Ostkirche. Die Centurie der Mönche Kallistus und Ignatius. München/Planegg: O. W. Barth.

Russel, B. (1964): Probleme der Philosophie. Frankfurt am Main: Suhrkamp.

Sachsse, U. (2013): Hinterlassen seelische Schädigungen in der Kindheit neurobiologische Spuren im erwachsenen Gehirn? In: Praxis der Kinderpsychologie und Kinderpsychiatrie 10, 778-792.

Saunders, E. D. (1985): Mudrā: A Study of Symbolic Gestures in Japanese Buddhist Sculpture. Princeton: Princeton University Press.

Schmitz, H. (1990): Der unerschöpfliche Gegenstand. Grundzüge der Philosophie. Bonn: Bouvier.

Schmitz, H. (2014): Atmosphären. Freiburg i. Brsg.: Alber.

Schweiger. M. (2018): Nature & Arts – die eigenen Gestaltungskräfte wecken in der Green Meditation* und durch Integrative Naturtherapie. In: Grüne Texte. http://www.fpi-publikation.de/artikel/gruene-texte/04-2018-schweiger-m-nature-art-die-eigenen-gestaltungskraefte-wecken-in-der-green-meditation.html

Seiler, B. (2018): Wirkfaktoren menschlicher Veränderungsprozesse. Das ModiV in allgemeiner und kunstbezogener Beratung, Psychotherapie und Pädagogik. Wiesbaden: Springer.

Seyed-Gohrab, A. A. (2012): The Great Umar Khayyam: A Global Reception of the Rubaiyat. Leiden: Leiden University Press.

Shapiro, D. A., Walsh, R. (1984): Meditation: Classical and contemporary perspectives. New York: Aldine.

Sieper, J. (2000): Ein neuer „POLYLOG“ und eine „Dritte Welle“ im „herakliteischen Fluß“ der INTEGRATIVEN THERAPIE – Transgressionen III. In: POLYLOGE 3/2000. http://www.fpi-publikation.de/polyloge/alle-ausgaben/03-2000-sieper-j-ein-neuer-polylog-und-eine-dritte-welle-im-herakliteischen-fluss.html

Sieper, J. (2007b/2011): Integrative Therapie als „Life Span Developmental Therapy“ und „klinische Entwicklungspsychologie der Bezogenheit“ mit Säuglingen, Kindern, Adoleszenten, Erwachsenen und alten Menschen. In: Gestalt & Integration 60, 14-21 (Teil I), 61 (2008), 11-21 (Teil II). Update 2011 in: POLYLOGE 5/2011. http://www.fpi-publikation.de/downloads/download-polyloge/download-nr-05-2011-sieper-johanna.html

Simidchieva, M. (2011): FitzGerald's Rubáiyát and Agnosticism. In: *Poole, A., Van Ruymbeke, C., Martin, W.*: FitzGerald's Rubáiyát of Omar Khayyám: Popularity and Neglect. London: Anthem Press, 55-72.

Singer, T., Bolz, M. (2013): Mitgefühl. In Alltag und Forschung. München: Max-Planck-Gesellschaft zur Förderung der Wissenschaften e. V. E-book. http://www.compassion-training.org/

Singer, W., Ricard, M. (2008): Hirnforschung und Meditation: Ein Dialog. Frankfurt: Suhrkamp.

Singer, W., Ricard, M. (2008): Mitgefühl in der Wirtschaft: Ein bahnbrechender Forschungsbericht. München: Albrecht Knaus.

Slingerland, E. (2014): Wie wir mehr erreichen, wenn wir weniger wollen – Das Wu-Wei-Prinzip. Berlin: Berlin Verlag.

Smolitsch, I. (2004): Leben und Lehre der Starzen: Die spirituellen Meister der russisch-orthodoxen Kirche. Freiburg i. Brsg.: Herder. (Erstausgabe: Leben und Lehre der Starzen: Der Weg zum vollkommenen Leben. Freiburg i. Brsg.: Herder 1988).

Sollier, P. (1900): Le problème de la mémoire: essai de psycho-mécanique. Leçons faites à l'Université nouvelle de Bruxelles, 1898-99. Paris: F. Alcan.

Swanton, H. (2010): „Die Bedeutung von Biographie in der Integrativen Supervision“. Ein prozessgeleiteter theorieverschränkter Praxisbericht. In: Supervision 10/2010. http://www.fpi-publikation.de/downloads/downloadsupervision/download -10-2010-swanton-helga.html

Suzuki, D. T. (1975): Mysticism, Christian and Buddhist. Westport: Greenwood Press.

Suzuki, D. T. (1989): Karuna. Bern: O. W. Barth.

Tiyavanich, K. (1997): Forest Recollections: Wandering Monks in Twentieth-Century Thailand. Honolulu: University of Hawaii Press.

Tomlinson, E. R. et al. (2018): Dispositional mindfulness and psychological health: a systematic review. In: Mindfulness 1, 23-43.

Todorow, Z. (1989): Nous et les autres, La reflexion française sur la diversité humaine. Paris: Éd. du Seuil.

Trojanow, I. (2013): Der überflüssige Mensch. St. Pölten: Residenz.

Tschachter, W., Storch, M. (2012): Die Bedeutung von Embodiment für Psychologie und Psychotherapie. In: Psychotherapie 2, 259-267.

Vlachos, H. (1993): The Illness and Cure of the Soul in the Orthodox Tradition. Levadia: Birth of the Theotokos Monastery Press.

Vlachos, H. (1994): Orthodox Psychotherapy: The Science of the Fathers. Levadia: Birth of the Theotokos Monastery Press.

Vlachos, H. (2004): Orthodoxe Spiritualität. Eine kurze Einführung. In: Der Schmale Pfad 7, März/April 2004. https://www.orthlit.de/45.html

Vlachos, H. (2007): Hesychia and Theology: The Context for Man's Healing in the Orthodox Church. Levadia: Birth of the Theotokos Monastery Press.

Vollmer, G. (1975): Evolutionäre Erkenntnistheorie. Stuttgart: Hirzel.

Walch, S. (2012): Vom Ego zum Selbst. Grundlagen eines spirituellen Menschenbildes. 2. Aufl. München: Drömer, Knaur.

Walch, S. (2016): Die ganze Fülle deines Lebens. Ein spiritueller Begleiter zu den Kräften der Seele. 2. Aufl. Munderfing: Fischer & Gann.

Walsh, R., Shapiro, S. L. (2006): The meeting of meditative disciplines and western psychology: A mutually enriching dialogue. In: American Psychologist 3, 227-239.

Walter, K. K., Großmann, S. (1971): Der chemische Traum – Die Droge, Herausforderung an die Kirchen. Schloß Craheim: Rolf Kühne.

Wampold, B., Imel, B. Flückiger, C. (2018): Die Psychotherapie-Debatte. Göttingen: Hogrefe.

Ware, K., Sherrard, P. (1979): The Philokalia: the complete text. London: Faber. (Eine deutsche Übersetzung aus dem Griechischen: Philokalie der Väter der heiligen Nüchternheit. 5 Bde. Beuron: Beuroner Kunstverlag 2016. Orig.: Φιλοκαλία τῶν νηπτικῶν συνερανισθεῖσα παρὰ τῶν ἁγίων καὶ θεοφόρων πατέρων ἡμῶν. Venedig 1782. 5 Bde. Athen: Astir 1982).

Welsch, W. (1996): Vernunft. Frankfurt am Main: Suhrkamp.

Wenk-Kolb, P. (2016): Aus meinem Weg erzählt ... Hingabe an das Leben als persönliche Lebensaufgabe. Ein Erfahrungsbericht unter Einbeziehung der Integrativen Therapie. In: POLYOLGE 7/2016. http://www.fpi-publikation.de/heilkraft-der-sprache/heilkraft-der-sprache/07-2016-wenk-kolb-p-aus-meinem-weg-erzaehlt-hingabe-an-das-leben-als-persoenliche.html

Williams, M., *Teasdale, J.* et al. (2009): Der achtsame Weg durch die Depression. Freiamt: Arbor.

Wilson, J. (2014): Mindful America: The Mutual Transformation of Buddhist Meditation and American Culture. Oxford University Press.

Wu Chi-yu (1957): A study of Han-shan. In: T'oung Pao XLV, 392-450.

Wyl, A. von, Tschuschke, V. et al. (2016): Was wirkt in der Psychotherapie? Ergebnisse der Praxisstudie zu 10 unterschiedlichen Verfahren. Gießen: Psychosozial.

Zarbock, G., *Ammann, A., Ringer, S.* (2012): Achtsamkeit für Psychotherapeuten und Berater. Weinheim: Beltz.

Ziegler, J. (2015): Ändere die Welt! Warum wird die kannibalische Weltordnung stürzen müssen. Gütersloh: C. Bertelsmann.

Zyber, E. (2007): Homo absconditus. In: Homo Utopicus. Die Utopie im Lichte der philosophischen Anthropologie. Würzburg: Königshausen & Neumann.

Literaturgesamtverzeichnis der Beiträge von Petzold und MitarbeiterInnen in diesem Band

Bloem, J., Moget, P., Petzold, H. G. (2004): Budo, Aggressionsreduktion und psychosoziale Effekte: Faktum oder Fiktion? – Forschungsergebnisse, Modelle, psychologische und neurobiologische Konzepte. In: Integrative Therapie 1-2, 101-149. http://www.fpi-publikation.de/images/stories/downloads/textarchiv-petzold/bloem-moget-petzold-2004-budo-forschungsergebnisse-psychologische-neurobiologische-konzepte-modelle.pdf

Brown, G., Petzold, H. G. (1978): Gefühl und Aktion – Gestaltmethoden im integrativen Unterricht. Frankfurt am Main: W. Flach.

Brühlmann-Jecklin, E., Petzold, H. G. (2004): Die Konzepte „social network" und „social world" und ihre Bedeutung für Theorie und Praxis der Supervision im Integrativen Modell. In: SUPERVISION 5/2005. http://www.fpi-publikation.de/supervision/alle-ausgaben/05-2005-bruehlmann-jecklin-e-petzold-h-g-die-konzepte-social-network-und-social-world.html

Chudy, M., Petzold, H. G. (2011): „Komplexes Lernen" und Supervision – Integrative Perspektiven. In: SUPERVISION 3/2011. http://www.fpi-publikation.de/downloads/download-supervision/download-03-2011-chudy-m-petzold-h-g.html

Eichert, H.-Ch., Petzold, H. G. (2003a): Supervision und innerinstitutionelle Schweigepflicht. Vrije Universiteit Amsterdam Faculteit der Bewegingswetenschappen – Postgradualer Studiengang Supervision Amsterdam. In: SUPERVISION 11/2003. http://www.fpi-publikation.de/supervision/alle-ausgaben/11-2003-2003a-eichert-h-c-petzold-h-g-supervision-und-innerinstitutionelle-schweigepflicht.html

Ellerbrock, B., Petzold, H. G. (2014): Traumatisierte Kinder. Einsatz der Traumapädagogik in der Kita. In: Kindergarten Heute 9, 8-14.

Grund, O., Richter, K., Schwedland-Schulte, G., Petzold, H. G. (2004): Das Modell „komplexen Bewusstseins" der Integrativen Therapie. Beispiele der Anwendung in verschiedenen Tätigkeitsfeldern. In: POLYLOGE 14/2004 und in: Integrative Therapie 3, 327-341. http://www.fpi-publikation.de/downloads/download-polyloge/download-14-2004-grund-o-richter-k-schwedland-schulte-g-petzold-h-g.html

Hartz, P., Petzold, H. G. (2013): Wege aus der Arbeitslosigkeit. MINIPRENEURE – Chancen für Menschen, die ihr Leben neu gestalten wollen. Wiesbaden: Springer VS.

Hass, W., Petzold, H. G. (1999/2011): Die Bedeutung der Forschung über soziale Netzwerke, Netzwerktherapie und soziale Unterstützung für die Psychotherapie – diagnostische und therapeutische Perspektiven. In: *Petzold, H. G., Märtens, M.* (Hrsg.)(1999a): Wege zu effektiven Psychotherapien. Psychotherapieforschung und Praxis. Modelle, Konzepte, Settings. Opladen: Leske + Budrich, 193-272. http://www.fpi-publikation.de/artikel/textarchiv-h-g-petzold-et-al-/hass-w-petzold-h-g-1999-neueinst-2011-die-bedeutung-der-forschung-ueber-soziale-netzwerke.html

Hecht, A., Petzold, H. G., Scheiblich, W. (2014): Theorie und Praxis differentieller und integrativer, niedrigschwelliger Arbeit (DINA) – die „engagierte Perspektive" Integrativer Suchthilfe. In: POLYLOGE 13/2014. http://www.fpi-publikation.de/polyloge/alle-ausgaben/13-2014-hecht-a-petzold-h-scheiblich-w-theorie-praxis-dina-integrative-suchthilfe.html

Heffels, L., Petzold, H. G. (2006/2011): Zur Weiterbildungsfunktion der Supervision am Beispiel der Supervision für Lehrer. In: SUPERVISION 2/20011. http://www.fpi-publikation.de/supervision/alle-ausgaben/02-2011-heffels-l-petzold-h-g-weiterbildungsfunktion-der-supervision-lehrer-int-perspektiven.html

Heuring, M., Petzold, H. G. (2005): Rollentheorien, Rollenkonflikte, Identität, Attributionen – Integrative und differentielle Perspektiven zur Bedeutung sozialpsychologischer Konzepte für die Praxis der Supervision. In: SUPERVISION 12/2005. http://www.fpi-publikati-on.de/images/stories/downloads/supervision/HeuringPetzoldRollentheorieSupervision-12-2005.pdf

Hömberg, R., Petzold, H. G. (2017): Waldmedizin / Forest Medicine – Integrative Perspektiven. In: Grüne Texte 8/2017. http://www.fpi-publikation.de/images/stories/downloads/grueneTexte/hoemberg-petzold-waldmedizin-forest-medicine-integrative-perspektiven-gruene-texte-08-2017.pdf

Hübner, L., Petzold, H. G. (2012): Leibrepräsentationen durch Körperbilder bei der Behandlung von Traumapatienten in der Psychosomatik mit Integrativer Leib- und Bewegungstherapie. Überarb. in: POLYLOGE 23/2018. http://www.fpi-publikation.de/polyloge/alle-ausgaben/23-2018-huebner-l-petzold-h-g-2001-2017--integrative-bewegungs-therapie-und-koerperbilder.html

Hüther, G., Petzold, H. G. (2012): Auf der Suche nach einem neurowissenschaftlich begründeten Menschenbild. In: *Petzold, H. G.* (Hrsg.)(2012f): Die Menschenbilder in der Psychotherapie. Interdisziplinäre Perspektiven und die Modelle der Therapieschulen. Wien: Krammer, 207-242. http://www.fpi-publikation.de/downloads/download-polyloge/download-nr-18-2013-gerald-huether-hilarion-g-petzold.html

Klein, C., Petzold, H. G. (2017): Der Integrative Ansatz der Humantherapie – Konzept und Praxis einer „Integrativen Tier- und Pferdegestützten Therapie". Mit einem Geleitwort von Hilarion G. Petzold. In: Grüne Texte 9/2017. http://www.fpi-publikation.de/artikel/gruene-texte/09-2017-klein-ch-humantherapie-konzept-praxis-integrativetier-u-pferdegestuetzte-therapie.html

Krüskemper, S., Petzold, H. G. (2017): Integrative Gartentherapie in der Arbeit mit biographisch belasteten Menschen am Beispiel einer Klientin – ein kommentiertes Behandlungsjournal mit einem Vorwort von Hilarion G. Petzold. In: Grüne Texte 18/2017. http://www.fpi-publikation.de/images/stories/downloads/grueneTexte/krueskemper-integrative-gartentherapie-biographisch-belasteter-mensch-gruene-texte-18-2017.pdf

Leitner, E., Petzold, H. G. (2005/2010): Dazwischengehen – wo Unrecht geschieht, Integrität gefährdet ist, Würde verletzt wird. Ein Interview mit Hilarion Petzold zum Thema „Engagement und Psychotherapie" und Integrativen Positionen. Hückeswagen: Europäische Akademie für psychosoziale Gesundheit. Erw. in: *Petzold, Orth, Sieper* (2010), 279-366 und in: POLYLOGE 10/2010. http://www.fpi-publikation.de/polyloge/alle-ausgaben/10-2010-leitneri-e-c-petzold-h-g-ein-interview-dazwischengehen.html

Leitner, A., Petzold, H. G. (2009): Sigmund Freud heute. Der Vater der Psychoanalyse im Blick der Wissenschaft und der psychotherapeutischen Schulen. Wien: Krammer.

Linz, S., Ostermann, D., Petzold, H. G. (2008): „Qualitätssicherung und Dokumentation von Supervisionsprozessen" – Metahermeneutisch fundiertes Erfassen von Supervisionsverläufen mit einem strukturierten „Supervisionsjournal" in der „Integrativen Supervision". In: SUPERVISION 11/2008. http://www.fpi-publikation.de/downloads/download-supervision/download-11-2008-linz-s-ostermann-d-petzold-h-g.html

Lukesch B., Petzold, H. G. (2011): Lernen und Lehren in der Supervision – ein komplexes, kokreatives Geschehen. In: POLYLOGE 5/2011. http://www.fpi-publikation.de/images/stories/downloads/supervision/lukesch-petzold-lernen_in_der_supervision-supervision-05-2011.pdf

Mei, S. H. van der, Petzold, H. G., Bosscher, R. J. (1997): Runningtherapie, Streß, Depression – ein übungszentrierter Ansatz in der Integrativen leib- und bewegungsorientierten Psychotherapie. In: Integrative Therapie 3, 374-428.

Moser, J., Petzold, H. G. (2003/2007): Supervision und Ethik – Theorien, Konzepte, Praxis. In: SUPERVISION 3/2007. http://www.fpi-publikation.de/downloads/download-supervision/download-03-2007-josef-moser-hilarion-g-petzold.html

Neuenschwander, B., Sieper, J., Petzold, H. G. (2018): Gerechtigkeit in der Integrativen Therapie – Gerechtigkeit für das Lebendige. In: POLYLOGE 25/2018. http://www.fpi-publikation.de/polyloge/alle-ausgaben/25-2018-neuenschwander-b-sieper-j-petzold-h-g-gerechtigkeit-in-der-integrativen-therapie.html

Orth, I., Petzold, H. G. (1991): Metamorphosen – Prozesse der Wandlung in der intermedialen Arbeit der Integrativen Therapie. In: Die neuen Kreativitätstherapien. Handbuch der Kunsttherapie. Band II. Paderborn: Junfermann.

Orth, I., Petzold, H. G. (1993c/2015): Zur „Anthropologie des schöpferischen Menschen". In: *Petzold, H. G., Sieper, J.* (1993a): Integration und Kreation. 2 Bde. Paderborn: Junfermann, 93-116. http://www.fpi-publikation.de/polyloge/alle-ausgaben/04-2015-orth-i-petzold-h-g-1993c-zur-anthropologie-des-schoepferischen-menschen.html

Orth, I., Petzold, H. G. (1995b): Gruppenprozessanalyse – ein heuristisches Modell für Integrative Arbeit in und mit Gruppen. In: Integrative Therapie 2, 197-212.

Orth, I., Petzold, H. G. (1998a): Heilende Bewegung – die Perspektive der Integrativen Leib- und Bewegungstherapie. In: *Illi, U. Breithecker, D., Mundigler, S.* (Hrsg.)(1998): Bewegte Schule. Gesunde Schule. Zürich: Internationales Forum für Bewegung (IFB), 183-199. Auch in: POLYLOGE 2/2009. http://www.fpi-publikation.de/polyloge/alle-ausgaben/04-2009-orth-i-petzold-h-g-heilende-bewegung.html

Orth, I., Petzold, H. G. (2000): Integrative Therapie: Das „biopsychosoziale" Modell kritischer Humantherapie. In: Integrative Therapie 2/3, 131-144. http://www.fpi-publikation.de/polyloge/alle-ausgaben/08-2000-orth-i-petzold-h-g-2000-integrative-therapie-das-biopsychosoziale-modell.html

Orth, I., Petzold, H. G. (2004): Theoriearbeit, Praxeologie und „Therapeutische Grundregel". Zum transversalen Theoriegebrauch, kreativen Medien und methodischer und „sinnlicher Reflexivität" in der Integrativen Therapie mit suchtkranken Menschen. In: *Petzold, H. G., Schay, P., Ebert, W.* (2004): Integrative Suchttherapie: Theorie, Methoden, Praxis, Forschung. Bd. 1. Wiesbaden: VS.

Orth, I., Petzold, H. G. (2008): Leib und Sprache. Über die Poiesis integrativer und kreativer Psychotherapie – Zur Heilkraft von „Poesietherapie" und „kreativen Medien". In: Integrative Therapie 1, 99-132.

Orth, I., Petzold, H. G. (2011): Kunsttherapie. In: *Stumm, G.*, Psychotherapie. Schulen und Methoden. Wien: Falter, 375-380.

Orth, I., Petzold, H. G. (2018): „Integrative Poesie- & Bibliotherapie" – Ein „Lernendes Verfahren" für „lernfreudige Menschen". Materialien zur Einarbeitung in die Integrative THEORIE, PRAXEOLOGIE und PRAXIS für die curriculare Weiterbildung. In: Heilkraft der Sprache und Kulturarbeit 11/2018. http://www.fpi-publikation.de/heilkraft-der-sprache/heilkraft-der-sprache/11-2018-orth-i-petzold-h-g-lernen-in-der-poesie-bibliotherapie.html

Orth, I., Sieper, J., Petzold, H. G. (2014): Klinische Theorien und Praxeologie der Integrativen Therapie. Praxis der „Dritten Welle" methodischer Weiterentwicklung. In: *Eberwein, W., Thielen, M.* (Hrsg.): Humanistische Psychotherapie. Theorien, Methoden, Wirksamkeit. Gießen: Psychosozial, 279-314. http://www.fpi-publikation.de/images/stories/downloads/textarchiv-petzold/orth-sieper-petzold-integrative-therapie-als-methodenuebergreifende-humantherapie-2014c-2014d.pdf

Patel, A., Petzold, H. G., Orth-Petzold, S. (2010): Von der Abhängigkeit in die Souveränität. Über Professionalisierung in der Psychotherapie durch reflektierte und dokumentierte Praxis / Prozessdokumentation. In: POLYLOGE 17/2010. http://www.fpi-publikation.de/images/

stories/downloads/polyloge/petzold_orth_patel-von_der_abhaengkeit_in_die_souveraenitaet-17-2010a.pdf

Petzold, H. G. (1961IIa): Gräser im Schatten des Sambucus racemosa. Landwirtschaftsschule Neuss. November 1961.

Petzold, H. G. (1965): Géragogie – nouvelle approche de l'éducation pour la vieillesse et dans la vieillesse. Publications de L'Institut St. Denis 1, 1-19. http://www.fpi-publikation.de/images/stories/downloads/textarchiv-petzold/petzold-1965-gragogie-nouvelle-approche-de-lducation-pour-la-vieillesse-et-dans-la-vieillesse.pdf (Dtsch. (1972i): Geragogik – ein neuer Weg der Bildungsarbeit für das Alter und im Alter, als Vortragsversion von idem 1965 auf dem „Studientag Marie Juchacz", 2. Mai 1972. Fachhochschule für Sozialarbeit, Düsseldorf Eller, Altenheim Eller. In: *Petzold, H. G.* (1985a), Mit alten Menschen arbeiten. Bildungsarbeit, Psychotherapie, Soziotherapie. München: Pfeiffer, 11-30; erw. Neuaufl. Pfeiffer, Klett-Cotta 2004a, 86-107. http://www.fpi-publikation.de/images/stories/downloads/textarchiv-petzold/petzold-1985b-angewandte-gerontologie-als-bewaeltigungshilfe-fuer-das-altwerden-das-alter-im-alter.pdf).

Petzold, H. G. (1967): Das neue Drogenproblem und die Therapie süchtiger Jugendlicher mit einer Integrativen Therapie: „Vier Schritte". Behandlungsmodell und -konzept für die therapeutische Gemeinschaft „Die vier Schritte". Seminar Prof. Dr. Iljine, Institut St. Denis, Paris. (Teilweise dtsch. in: *Petzold, H. G.* (1974b): Drogentherapie – Methoden, Modelle, Erfahrungen. Paderborn: Junfermann/Hoheneck (3. Aufl. Frankfurt a. M.: D. Klotz 1983, 4. Aufl. 2003), 524-529).

Petzold, H. G. (1967IIc): Der heilige Baum. In: Quatember 1, 1967/68, 2-6.

Petzold, H. G. (1968IIa): Gottes heilige Narren. In: Hochland 2, 97-109.

Petzold, H. G. (1968b): Arbeitspsychologische und soziologische Bemerkungen zum Gastarbeiterproblem in der BRD. In: Zeitschrift f. Prakt. Psychol. 7, 331-360.

Petzold, H. G. (1969IIf): Ein „Mörike des Pinsels". Leben und Werk von Otto Marx (1887-1963). Gedanken zum „Pleinair" am Niederrhein. In: Das Tor 10, Düsseldorf, 203-213.

Petzold, H. G. (1969II l): Die Bedeutung des Herzens und der Herzenserkenntnis für die Seelsorge aus der Sicht ostkirchlicher Anthropologie und Pastoraltheologie. In: *Petzold, H. G., Zenkovsky, B.* (1969): Das Bild des Menschen im Lichte der orthodoxen Anthropologie. Marburg: R. F. Edel, 77-139.

Petzold, H. G. (1969b): L'analyse progressive en psychodrame analytique. Seminar Psychol. Prof. Vladimir Iljine, Inst. St. Denis, Paris, mimeogr. (Auszugsweise deutsch (1988o) in: Progredierende Analyse – Kinderanalyse mit psychodramatischen und bewegungstherapeutischen Mitteln. In: *Petzold, H. G.* (1988n), Bd. I/2, 455-491 und in: *Petzold, H. G.* (1996a), 455-491).

Petzold, H. G. (1969c): Les Quatre Pas. Concept d'une communauté thérapeutique. Inst. St. Denis, Semin. Psychol. Prof. Vladimir Iljine Paris. mimeogr. (Teilweise dtsch. in: *Petzold, H. G.* (1974b): Drogentherapie – Methoden, Modelle, Erfahrungen. Paderborn: Junfermann/Hoheneck (3. Aufl. Frankfurt a. M.: D. Klotz 1983, 4. Aufl. 2003), 524-529).

Petzold, H. G. (1971IIa): Bruchstücke eines unveröffentlichten Briefwechsels von Nikolaj Berdjaev. In: Kyrios 1, 21-50.

Petzold, H. G. (1971c): Möglichkeiten der Psychotherapie bei drogenabhängigen Jugendlichen. In: *Birdwood, G.*, Willige Opfer. Rosenheim: Rosenheimer, 212-245.

Petzold, H. G. (1971): Behaviourdrama, eine verhaltenstherapeutische Variante des Psychodramas. Ref. auf der I. Tagung der Europäischen Gesellschaft für die Modifikation und Therapie des Verhaltens, München 20.-23. Juli. Proceedings. Und in: Samenspel 6/7 (1975), 139-146.

Petzold, H. G. (1972IIb): Zum Frömmigkeitsbild der heiligen Säulensteher. In: Kleronomia 2, 251-266.

Petzold, H. G. (1972c): Psychodrama als Instrument der Pastoraltherapie, der religiösen Selbsterfahrung und der Seelsorge. In: Wege zum Menschen 2/3, 41-56. Erweiterte Fassung in: *Petzold, H. G.* (1972a), 265-283: Angewandtes Psychodrama in Therapie, Pädagogik, Theater und Wirtschaft. Paderborn: Junfermann. (2. überarb. u. erw. Aufl. 1977h).

Petzold, H. G. (1972e): Komplexes Kreativitätstraining mit Vorschulkindern. In: Schule und Psychologie 3, 146-157.

Petzold, H. G. (1972f): Methoden in der Behandlung Drogenabhängiger. Vierstufentherapie. Komplexes katathymes Erleben, Psychosynthesis, Gestalttherapie, Psychodrama. Kassel: Nicol.

Petzold, H. G. (1974b): Drogentherapie – Methoden, Modelle, Erfahrungen. Paderborn: Junfermann/Hoheneck (3. Aufl. Frankfurt am Main: Fachbuchhandlung für Psychologie D. Klotz 1983).

Petzold, H. G. (1974j): Psychotherapie und Körperdynamik. Paderborn: Junfermann.

Petzold, H. G. (1974k/1994): Integrative Bewegungstherapie. In: *Petzold, H. G.* (Hrsg.)(1974j), Psychotherapie und Körperdynamik. 7. Aufl. Paderborn: Junfermann 1994, 285-404. Revid. in *Petzold, H. G.* (1996a): Integrative Bewegungs- und Leibtherapie. Ein ganzheitlicher Weg leibbezogener Psychotherapie. Ausgewählte Werke Bd. I, 1 und Bd. I, 2 (3. rev. u. überarb. Aufl. von 1988n). Paderborn: Junfermann, 59-172.

Petzold, H. G. (1975a): Integrative Therapie. Zeitschrift für Verfahren Humanistischer Psychologie und Pädagogik. Begründet von *Charlotte Bühler* und *Hilarion Petzold* 1975 ff.; ab 1991 mit dem geänderten Untertitel: Zeitschrift für vergleichende Psychotherapie und Methodenintegration.

Petzold, H. G. (1975e): Thymopraktik als körperbezogene Arbeit in der Integrativen Therapie. In: Integrative Therapie 2/3, 115-145; erweiterte Fassung in: *Petzold* 1977n; revid. Bd. I, 2 (1996a, 341-406).

Petzold, H. G. (1975h): Integrative Therapie ist kreative Therapie. Fritz Perls Institut, Düsseldorf.

Petzold, H. G. (1975m): Ein Kriseninterventionsseminar – Techniken beziehungsgestützter Krisenintervention, Aufbau eines „guten Konvois", „innerer Beistände" und „protektiver Erfahrungen" in Integrativer Bewegungstherapie (IBT), Integrativer Therapie (IT), Gestalttherapie (GT). http://www.fpi-publikation.de/artikel/textarchiv-h-g-petzold-et-al-/index.php

Petzold, H. G. (1977c/2012): Die Rolle der Medien in der integrativen Pädagogik. In: *Petzold, H. G., Brown, G. I.* (Hrsg.)(1977), Gestaltpädagogik. Konzepte der integrativen Erziehung. München: Pfeiffer, 101-123. http://www.fpi-publikation.de/polyloge/alle-ausgaben/19-2012-petzold-h-g-1977c-2012-die-medien-in-der-integrativen-paedagogik-und-therapie.html

Petzold, H. G. (1977d): Confluent education als integrative Erwachsenenbildung. Gruppendynamik in der Schule. In: Beiheft 1 zu Gruppendynamik im Bildungsbereich, 190-201.

Petzold, H. G.(1977n): Die neuen Körpertherapien. Paderborn: Junfermann. (Gekürzte 2. Aufl. München: dtv 1992s, 3. Aufl. 1993).

Petzold, H. G. (1978c): Das Ko-respondenzmodell in der Integrativen Agogik. In: Integrative Therapie 1, 21-58. Revid. und erw. in 2003a, 93-140.

Petzold, H. G. (1979c): Zur Veränderung der sozialen Mikrostruktur im Alter – eine Untersuchung von 40 „sozialen Atomen" alter Menschen. In: Integrative Therapie 1/2, 51-78.

Petzold, H. G. (1980a): Integrative Arbeit mit einem Sterbenden mit Gestalttherapie, Ton, Poesietherapie und kreativen Medien. In: Integrative Therapie 2/3, 181-193. (Engl.: Gestalt Therapy with the dying patient. In: Death Education 6 (1982), 246-264). http://www.fpi-publikation.de/artikel/textarchiv-h-g-petzold-et-al-/petzold-h-g-1980a-integrative-arbeit-mit-einem-sterbenden-mit-gestalttherapie-ton.html

Petzold, H. G. (1980g): Die Rolle des Therapeuten und die therapeutische Beziehung in der integrativen Therapie. In: *Petzold, H. G.* (1980f): Die Rolle des Therapeuten und die therapeutische Beziehung. Paderborn: Junfermann, 223-290. http://www.fpi-publikation.de/images/stories/downloads/textarchiv-petzold/petzold-1980g-rolle-therapeut-therapeutische-beziehung-in-der-integrativen-therapie.pdf

Petzold, H. G. (1981h): Leibzeit. In: Integrative Therapie 2/3, 167-178; auch in: *Kamper, D., Wulf, Ch.* (1982), Die Wiederkehr des Körpers. Frankfurt am Main: Suhrkamp, 68-81. http://www.fpi-publikation.de/polyloge/alle-ausgaben/20-2012-petzold-hilarion-g-1981h-leibzeit.html

Petzold, H. G. (1981k): Vorsorge – ein Feigenblatt der Inhumanität. Prävention, Zukunftsbewußtsein und Entfremdung. In: Zeitschrift für Humanistische Psychologie 3/4, 82-90. Auch in: Gestalt-Bulletin 2/3 (1980), 94-105.

Petzold, H. G. (1982): Methodenintegration in der Psychotherapie. Paderborn: Junfermann.

Petzold, H. G. (1982a): Dramatische Therapie. Neue Wege der Behandlung durch Psychodrama, Rollenspiel, therapeutisches Theater. Stuttgart: Hippokrates.

Petzold, H. G. (1982c): Entwicklungspsychologie über die Lebensspanne, rekursive Sprach- und Sozialentwicklung als Grundlage einer integrativen Entwicklungspsychotherapie im Lebensverlauf: Life Span Developmental Therapy. Vortrag auf der Arbeitstagung „Psychomotoric and life span development", 24.03.1982, Interfaculty of Human Movement Sciences, Free University of Amsterdam, Amsterdam.

Petzold, H. G. (1982d): Kranke lassen sich nicht „recyclen". In: Zeitschrift für Humanistische Psychologie 1-2, 21-33.

Petzold, H. G. (1982g): Theater – oder das Spiel des Lebens. Frankfurt am Main: W. Flach.

Petzold, H. G. (1983a): Puppen und Puppenspiel in der Psychotherapie. München: Pfeiffer.

Petzold, H. G. (1983d): Psychotherapie, Meditation, Gestalt. Paderborn: Junfermann.

Petzold, H. G. (1983e): Nootherapie und „säkulare Mystik" in der Integrativen Therapie. In: *Petzold, H. G.* (1983d): Psychotherapie, Meditation, Gestalt. Paderborn: Junfermann, 53-100.

Petzold, H. G. (1983j): Humanisierung des Krankenhauses. Schwerpunktheft II. In: Zeitschrift für Humanistische Psychologie 3/4, 4-12.

Petzold, H. G. (1984a): Wege zum Menschen. Methoden und Persönlichkeiten moderner Psychotherapie. Ein Handbuch. 2 Bde. Paderborn: Junfermann.

Petzold, H. G. (1985a): Mit alten Menschen arbeiten. Bildungsarbeit, Psychotherapie, Soziotherapie. München: Pfeiffer.

Petzold, H. G. (1985g): Leiblichkeit. Philosophische, gesellschaftliche und therapeutische Perspektiven. Paderborn: Junfermann.

Petzold, H. G. (1985m): Neue Körpertherapien für den bedrohten Körper. Leiblichkeit, Zeitlichkeit und Entfremdung. In: *Petzold, H. G., Scharfe, H.* (Hrsg.)(1985): Kreative Aggression. Festschrift für George Bach. Paderborn: Junfermann, 131-158. Auch in (1986a), 223-250.

Petzold, H. G. (Hrsg.)(1986a): Psychotherapie und Friedensarbeit. Paderborn: Junfermann.

Petzold, H. G. (1986b): Was nicht mehr vergessen werden kann. Psychotherapie mit politisch Verfolgten und Gefolterten. In: Integrative Therapie 3/4, 268-280. Und in: Heilkraft der Sprache 18/2017. http://www.fpi-publikation.de/images/stories/downloads/HeilkraftSprache/petzold-1986b-2017-nicht-vergessen-psychotherapie-politisch-verfolgte-gefolterte-heilkraft-sprache-18-2017.pdf

Petzold, H. G. (1986g): Zeit und Psychotherapie. In: Integrative Therapie 3, 155-162. http://www.fpi-publikation.de/artikel/textarchiv-h-g-petzold-et-al-/hilarion-g-petzold-1986g-editorial-zeit-und-psychotherapie.html

Petzold, H. G. (1986h/2016): Zur Psychodynamik der Devolution. In: Gestalt-Bulletin 1, 75-101. Auch in: POLYLOGE 1/2017. http://www.fpi-publikation.de/artikel/gruene-texte/14-2017-petzold-h-g-1986h-2016-zur-psychodynamik-der-devolution-26-april-1986.html

Petzold, H. G. (1987b/2017): Gong-Singen, Gong-Bilder und Resonanzbewegung als „Sound Healing". Intermediale Prozesse in der Integrativen Therapie. In: Integrative Therapie 2/3, 194-234; repr. (1989c). In: Die Heilkraft der Sprache Jg. 2017. http://www.fpi-publikation.de/heilkraft-der-sprache/heilkraft-der-sprache/index.php

Petzold, H. G. (1987d/2017): Kunsttherapie und Arbeit mit kreativen Medien – Wege gegen die „multiple Entfremdung" in einer verdinglichenden Welt. Gekürzt in: *Richter, K.* (Hrsg.), Psychotherapie und soziale Kulturarbeit – eine unheilige Allianz? Remscheid, 38-95. Auch in: *Matthies, K.* (1988): Sinnliche Erfahrung, Kunst, Therapie. Bremer Hochschulschriften. Bremen: Univ. Druckerei. Erw. in: POLYLOGE 6/2017. http://www.fpi-publikation.de/images/stories/downloads/polyloge/petzold-1987d-2017-kunsttherapie-kreative-medien-gegen-multiple-entfremdung-polyloge-06-2017.pdf

Petzold, H. G. (1988): Integrative Leib- und Bewegungstherapie, Bd. I und Bd. II. Paderborn: Junfermann. Ersch. online bei FPI-Publikationen, Winter 2018: http://www.fpi-publikation.de/

Petzold, H. G. (1988a): Integrative Therapie als intersubjektive Hermeneutik bewusster und unbewusster Lebenswirklichkeit, Fritz Perls Institut, Düsseldorf; repr. Integrative Therapie, Paderborn: Junfermann Bd. II, 1 (1991a), 153-332; 2. Aufl. (2003a), 181-298.

Petzold, H. G. (1988b): Zur Hermeneutik des sprachlichen und nichtsprachlichen Ausdrucks in der Integrativen Therapie. Düsseldorf: Fritz Perls Institut. Revid. in: Idem (1991a), 98-152.

Petzold, H. G. (1988f): „Multiple Stimulierung" und „Erlebnisaktivierung". In: *Petzold, H. G., Stöckler, M.* (Hrsg.), Aktivierung und Lebenshilfen für alte Menschen. Aufgaben und Möglichkeiten des Helfers. Integrative Therapie, Beiheft 13. Paderborn: Junfermann, 65-86. Auch in: Grüne Texte 17/2018. http://www.fpi-publikation.de/artikel/gruene-texte/17-2018-petzold-h-g-1988f-multiple-stimulierung-erlebnisaktivierung-alte-menschen.html

Petzold, H. G. (1988g): Bewegungsaktivierung in der Arbeit bei alten Menschen. In: *Petzold, Stöckler* (1988), 87-96. http://www.fpi-publikation.de/artikel/textarchiv-h-g-petzold-et-al-/index.php

Petzold, H. G. (1988h): Grundfragen der menschlichen Kommunikation im Lebensverlauf. In: *Petzold, Stöckler* (1988), 47-64; repr. von (1981f). http://www.fpi-publikation.de/artikel/textarchiv-h-g-petzold-et-al-/index.php

Petzold, H. G. (1988m): Das Bewußtseinsspektrum und das Konzept „komplexen Bewußtseins". In: Integrative Therapie 4 und in: Integrative Leib und Bewegungstherapie (1996). Bd. I, 1. Paderborn: Junfermann, 278-281, und in: Integrative Therapie (2003a). Bd. I, 256.

Petzold, H. G. (1988n/1996a): Integrative Bewegungs- und Leibtherapie. Ausgewählte Werke Bd. I, 1 und I, 2. (3. revid. und überarb. Aufl. 1996a). Paderborn: Junfermann. Ersch. online bei FPI-Publikationen, Winter 2018: http://www.fpi-publikation.de/

Petzold, H. G. (1988t): Methoden des therapeutischen Umgangs mit Symbolen und Symbolisierungsprozessen – Überlegungen zu Kernqualitäten des Menschenwesens. Vortrag auf dem 7. Deutschen Symposium für Kunsttherapie, 27.-30.11.1988, EAG, Akademie, Hückeswagen, Symposiumsdokumentation.

Petzold, H. G. (1989a): Gestalt und Rhizom – Marginalien zu Einheit und Vielfalt. In: Gestalt und Integration, Gestalt-Bulletin 1, 34-50, und in: idem (1991a), Bd. II, 1, 397- 411 und (2003a), 341-349.

Petzold, H. G. (1989c): Heilende Klänge. Der Gong in Therapie, Meditation und Sound Healing. Paderborn: Junfermann. (Neuaufl.: Schüttorf: Peter Hess 2006).

Petzold, H. G. (1989d): Die „Brille von vorgestern" – Vergangenheitsprojektion und Zeitreisen in der Erinnerungs- und Antizipationsarbeit der Integrativen Therapie. In: Gestalt und Integration 2, 44-52. Auch in: Heilkraft der Sprache 4/2017. http://www.fpi-publikation.de/images/stories/downloads/HeilkraftSprache/petzold-1989d-1958ii-vergangenheitsprojektion-antizipationsarbeit-kaeuzchen-heilraft-sprache-04-2017.pdf

Petzold, H. G. (1989f/2016): Zeitgeist als Sozialisationsklima – zu übergreifenden Einflüssen auf die individuelle Biographie. In: Gestalt und Integration 2, 140-150. http://www.fpi-publikation.de/polyloge/alle-ausgaben/30-2016-petzold-h-g-2016l-1989f-zeitgeist-kollektive-beunruhigung-krankheitsursache.html

Petzold, H. G. (1990b): „Form und Metamorphose" als fundierende Konzepte für die Integrative Therapie mit kreativen Medien – Wege intermedialer Kunstpsychotherapie. In: *Petzold, Orth* (1990a) II, 639-720 (gänzlich überarbeitet und ergänzt von 1987k). http://www.fpi-publikation.de/images/stories/downloads/polyloge/petzold-1987k-1990b-form-metamorphose-integrative-therapie-kunstpsychotherapie-polyloge-11-2017.pdf

Petzold, H. G. (1990g): Vorlesungen zur Sozialgerontologie 1: Nonverbale Interaktion, 2 Prinzipien der Organisationsentwicklung im Heimwesen, Vorlesungen auf dem Studientag von Prosenecture Österreich 7.12. 1990, Batschuns, Vorarlberg.

Petzold, H. G. (1990i): Selbsthilfe und Professionelle – Gesundheit und Krankheit. Überlegungen zu einem „erweiterten Gesundheitsbegriff". Vortrag auf der Arbeitstagung „Zukunftsperspektiven der Selbsthilfe", 8.-10. Juni 1990, Dokumentation, Düsseldorf, auch in: *Petzold, H. G., Schobert, R.* (1991): Selbsthilfe und Psychosomatik. Paderborn: Junfermann, 17-28. http://www.fpi-publikation.de/artikel/textarchiv-h-g-petzold-et-al-/petzold-h-g-schobert-r-schulz-a-1991-anleitung-zu-wechselseitiger-hilfe-die.html

Petzold, H. G. (1990w): „Komplexes katathymes Erleben" – Arbeit zwischen Imagination und Aktion. Vorlesungsnachschrift von N. Katz-Bernstein. In: *Petzold, H. G., Orth, I.* (1990a), Bd. II, 908-912.

Petzold, H. G. (1991a): Integrative Therapie. Ausgewählte Werke Bd. II, 1: Klinische Philosophie. Paderborn: Junfermann. (Überarb. Neuaufl. 2003a).

Petzold, H. G. (1991e): Das Ko-respondenzmodell als Grundlage der Integrativen Therapie und Agogik. Überarb. und erw. von (1978c). In: (1991a), 19-90, und in: (2003a), 93-140. http://www.fpi-publikation.de/supervision/alle-ausgaben/07-2017-petzold-h-g-1978c-1991e-2017-das-ko-respondenzmodell-als-grundlage-integrativer.html

Petzold, H. G. (1991k): Der „Tree of Science" als metahermeneutische Folie für Theorie und Praxis der Integrativen Therapie. In: *Petzold, H. G.* (2003): Integrative Therapie. Modelle, Theorien und Methoden einer schulenübergreifenden Psychotherapie. Bd.2. Paderborn: Junfermann, 383-514.

Petzold, H. G. (1991o): Zeit, Zeitqualitäten, Identitätsarbeit und biographische Narration – Chronosophische Überlegungen. In: Integrative Therapie (1991a), 333-395, und in: (2003a), 299-340.

Petzold, H. G. (1992a): Integrative Therapie. Ausgewählte Werke Bd. II, 2: Klinische Theorie. Paderborn: Junfermann. (Überarb. Neuaufl. 2003a).

Petzold, H. G. (1992e): Integrative Therapie in der Lebensspanne. Erw. von (1990e). In: Integrative Therapie (1992a), 649-788, und in: (2003a), 515-606.

Petzold, H. G. (1992g): Das „neue" Integrationsparadigma in Psychotherapie und klinischer Psychologie und die „Schulen des Integrierens" in einer „pluralen therapeutischen Kultur". In: (1992a), 927-1040, und in: (2003a), 701-1037.

Petzold, H. G. (1992m): Die heilende Kraft des Schöpferischen. In: Orff-Schulwerk-Informationen 50, 6-9, und in: Integrative Bewegungstherapie 1/1993, 10-14.

Petzold, H. G. (1993): Integrative Therapie. Ausgewählte Werke Bd. II, 3: Klinische Praxeologie. Paderborn: Junfermann. (Überarb. Neuaufl. 2003a).

Petzold, H. G. (1993a): Integrative Therapie. Modelle, Theorien und Methoden für eine Schulen übergreifende Psychotherapie. Paderborn: Junfermann. (Überarb. Neuaufl. 2003a).

Petzold, H. G. (1993g): Die Krisen der Helfer. In: *Schnyder, U., Sauvant, Ch.* (Hrsg.): Krisenintervention in der Psychiatrie. Bern: Huber, 157-196.

Petzold, H. G. (1993h): Grundorientierungen, Verfahren, Methoden – berufspolitische, konzeptuelle und praxeologische Anmerkungen zu Strukturfragen des psychotherapeutischen Feldes und psychotherapeutischer Verfahren aus integrativer Perspektive. In: Integrative Therapie 4, 341-379, und in: *Hermer, M.* (Hrsg.)(1994): Psychologische Beiträge. Lengerich: Pabst Science Publishers, 248-285. http://www.fpi-publikation.de/polyloge/alle-ausgaben/05-2012-petzold-hilarion-grundorientierungen-verfahren-methoden.html

Petzold, H. G. (1993p): Integrative fokale Kurzzeittherapie (IFK) und Fokaldiagnostik – Prinzipien, Methoden, Techniken. In: *Petzold, H. G., Sieper, J.* (1993a), 267-340, und in: (2003a), 985-1050. http://www.fpi-publikation.de/images/stories/downloads/textarchiv-petzold/petzold-1993p-integrative-fokale-kurzzeittherapie-ifk-fokaldiagnostik-prinzipien-methode-techniken.pdf

Petzold, H. G. (1994c/2015): Metapraxis: Die „Ursachen hinter den Ursachen" oder das „doppelte Warum" – Skizzen zum Konzept „multipler Entfremdung" und einer „anthropologischen Krankheitslehre" gegen eine individualisierende Psychotherapie. In: *Hermer, M.* (Hrsg.) (1995): Die Gesellschaft der Patienten. Tübingen: dgvt, 143-174. http://www.fpi-publikation.de/images/stories/downloads/polyloge/petzold-1994c-metapraxis-ursachen-hinter-den-ursachen-doppelte-warum-entfremdung-polyloge-13-2015.pdf

Petzold, H. G. (1994g): Unterwegs zu einer allgemeinen Psychotherapiewissenschaft: „Integrative Therapie" und ihre Heuristik der „14 healing factors" – theoriegeschichtliche, persönliche und konzeptuelle Perspektiven und Materialien. http://www.fpi-publikation.de/artikel/textarchiv-h-g-petzold-et-al-/index.php

Petzold, H. G. (1994h): Therapieforschung und die Praxis der Suchtkrankenarbeit – programmatische Überlegungen. In: Drogalkohol 3, 144-158.

Petzold, H. G. (1994j): Die Kraft liebevoller Blicke. Psychotherapie und Babyforschung Bd. 2. Paderborn: Junfermann.

Petzold, H. G. (1995a): Weggeleit und Schutzschild: Arbeit mit protektiven Prozessen und sozioökologische Modellierungen in einer entwicklungsorientierten Kindertherapie. In: *Metzmacher, B., Petzold, H. G., Zaepfel, H.* (1995): Therapeutische Zugänge zu den Erfahrungswelten des Kindes. Integrative Kindertherapie in Theorie und Praxis Bd. 1. Paderborn: Junfermann, 169-280. http://www.fpi-publikation.de/artikel/textarchiv-h-g-petzold-et-al-/petzold-h-g-1995a-weggeleit-schutzschild-und-kokreative-gestaltung-von-lebenswelt.html

Petzold, H. G. (1995b): Integrative Kindertherapie als sozialökologische Praxis beziehungszentrierter und netzwerkorientierter Entwicklungsförderung, Teil II. In: *Metzmacher, B., Petzold, H. G., Zaepfel, H.* (1996), 143-188. http://www.fpi-publikation.de/artikel/textarchiv-h-g-petzold-et-al-/petzold-h-g-1995b-integrative-kindertherapie-als-sozialoekologische-praxis.html (aufgerufen am 10.04.2018).

Petzold, H. G. (1996): Integrative Bewegungs- und Leibtherapie: Ein ganzheitlicher Weg leibbezogener Psychotherapie. Ausgewählte Werke Bd. I, 1 und Bd. I,2,3. Revid. und überarb. Aufl. von 1988n. Paderborn: Junfermann.

Petzold, H. G. (1996b): Ganzheitlicher leben lernen – die Behandlung krebskranker Menschen als integrative und kreative Arbeit für die Neugestaltung des Lebens. In: Freundeskreis Sonnenberg-Klinik 23, 17-22.

Petzold, H. G. (1996f): Krankheitsursachen im Erwachsenenleben. Perspektiven für Diagnostik, Therapie und Lebenshilfe aus integrativtherapeutischer Sicht. In: Integrative Therapie 2-3/96, 288-318. http://www.fpi-publikation.de/polyloge/alle-ausgaben/02-2013-petzold-h-g-1996f-krankheitsursachen-im-erwachsenenleben-perspektiven-fuer.html

Petzold, H. G. (1996j): Identitätsvernichtung, Identitätsarbeit, „Kulturarbeit" – Werkstattbericht mit persönlichen und prinzipiellen Überlegungen aus Anlaß der Tagebücher von Victor Klemperer, dem hundertsten Geburtstag von Wilhelm Reich und anderer Anstöße. In: Integrative

Therapie 4, 371-450. http://www.fpi-publikation.de/artikel/textarchiv-h-g-petzold-et-al-/petzold-hilarion-g-1996j-identitaetsvernichtung-identitaetsarbeit-kulturarbeit.html

Petzold, H. G. (1996k): Der „Andere" – das Fremde und das Selbst. Tentative, grundsätzliche und persönliche Überlegungen für die Psychotherapie anläßlich des Todes von Emmanuel Lévinas (1906-1995). In: Integrative Therapie 2-3, 319-349. http://www.fpi-publikation.de/images/stories/downloads/textarchiv-petzold/petzold-1996k-der-andere-das-fremde-das-selbst-tentative-persoenliche-ueberlegungen-emmanuel-lvinas.pdf (aufgerufen am 10.04.2018), und in: *Petzold, H. G., Orth, I.* (1999a): Die Mythen der Psychotherapie. Ideologien, Machtstrukturen und Wege kritischer Praxis. Paderborn: Junfermann, 337-360. (2. erw. Aufl.: *Petzold, H. G., Orth, I., Sieper, J.* (2013). Bielefeld: Aisthesis).

Petzold, H. G. (1996r): Die eigene Lebensgeschichte verstehen lernen. Vortrag mit der Volkshochschule München. In: Dokumentation der 10. Münchner Gestalttage. Prozeß und Diagnose – Gestalttherapie und Gestaltpädagogik in Praxis, Theorie und Wissenschaft. Eurasburg: GFE, 25-50. http://www.fpi-publikation.de/images/stories/downloads/textarchiv-petzold/petzold-1996r-die-eigene-lebensgeschichte-verstehen-lernen.pdf

Petzold, H. G. (1997d): Eine Entmythologisierung der Mythen (Rezension von: Norbert Bischof, Das Kraftfeld der Mythen). In: Psychologie Heute 4, 70-71.

Petzold, H. G. (1997m): Integrative Musiktherapie – eine Ausbildung mit klinischer, ästhetischer und psychotherapeutischer Schwerpunktbildung. In: *Müller, L., Petzold, H. G.* (Hrsg.)(1997): Musiktherapie in der klinischen Arbeit: Integrative Modelle und Methoden. Stuttgart u. a.: Gustav Fischer, 278-295.

Petzold, H. G. (1997p): Das Ressourcenkonzept in der sozialinterventiven Praxeologie und Systemberatung. In: Integrative Therapie 4, 435-471. http://www.fpi-publikation.de/artikel/textarchiv-h-g-petzold-et-al-/petzold-h-g-1997p-das-ressourcenkonzept-in-der-sozialinterventiven-praxeologie-und-system.html

Petzold, H. G. (1998a): Integrative Supervision, Meta-Consulting & Organisationsentwicklung. Modelle und Methoden reflexiver Praxis. Paderborn: Junfermann. (2. erw. Aufl. Wiesbaden: VS 2007a).

Petzold, H. G. (1999b): Psychotherapie in der Lebensspanne. In: Gestalt (Schweiz) 34, 43-46. http://www.fpi-publikation.de/images/stories/downloads/polyloge/petzold-1999b-psychotherapie-in-der-lebensspanne-polyloge-23-2016.pdf

Petzold, H. G. (1999f): Die Behandlung krebskranker Menschen als integrative und kreative Arbeit für die Neugestaltung des Lebens. In: Orff Schulwerk Informationen, Heft 62, 32-37.

Petzold, H. G. (1999l): Psychotherapeutische Begleitung von Sterbenden – ein integratives Konzept für die Thanatotherapie. Vortrag im Rahmen der Vortragsreihe „Umgang mit Sterbenden heute" (17.11.1997, Universität Mainz). Schriftenreihe zur Thanatologie, Universität Mainz. Erw. in: Psychologische Medizin (Graz) 2(2000), 20-35 und erw. in: POLYLOGE: 5/2004. http://www.fpi-publikation.de/downloads/download-polyloge/download-05-2004-1998-update-2004-pezold-h-g.html; http://psycho.sowi.uni-mainz.de/abteil/soz/thanatologie/Literatur/Heft16.pdf

Petzold, H. G. (1999p): Psychotherapie der Zukunft – Reflexionen zur Zukunft und Kultur einer kor- respondierenden und evidenzbasierten Humantherapie. In: Integrative Therapie 4, 338-393. http://www.fpi-publikation.de/images/stories/downloads/textarchiv-petzold/petzold-1999p-psychotherapie-der-zukunft-reflexionen-zur-zukunft-und-kultur.pdf

Petzold, H. G. (1999q): Das Selbst als Künstler und Kunstwerk – Rezeptive Kunsttherapie und die heilende Kraft „ästhetischer Erfahrung". In: Kunst & Therapie 1-2/1999, 105-145. Und in: Integrative Therapie 3/2004, 267-299; auch in: POLYLOGE 7/2001. https://www.fpi-publikation.de/images/stories/downloads/polyloge/Petzold-Selbst-Kuenstler-Polyloge-07-2001.pdf

Petzold, H. G. (2000g): Integrative Traumatherapie: Integrierende und Differentielle Regulation (IDR-T) für posttraumatische Belastungsstörungen – „quenching" the trauma physiology. In: POLYLOGE. http://www.fpi-publikation.de/images/stories/downloads/textarchiv-petzold/petzold-2000g-integrative-traumatherapie-integrierende-differentielle-regulation-idr-t-postraumatische-belastungsstoerungen.pdf

Petzold, H. G. (2000h): Wissenschaftsbegriff, Erkenntnistheorie und Theorienbildung der „Integrativen Therapie" und ihrer biopsychosozialen Praxis für „Komplexe Lebenslagen" (Chartacolloquium). Düsseldorf/Hückeswagen: Europäische Akademie für Psychosoziale Gesundheit. Überarbeitet in: POLYLOGE 1/2002. https://www.fpi-publikation.de/images/stories/downloads/textarchiv-petzold/petzold-2002h-2011i-klinische-philosophie-menschen-zugewandtes-lebenswissen-textarchiv-2011.pdf

Petzold, H. G. (2001a): Integrative Therapie – Das „biopsychosoziale" Modell kritischer Humantherapie und Kulturarbeit. Ein „lifespan developmental approach". Paderborn: Junfermann.

Petzold, H. G. „et al." (2001b): „Lebensgeschichten verstehen, Selbstverstehen, Andere verstehen lernen" – Polyloge collagierender Hermeneutik und narrative „Biographiearbeit" bei Traumabelastungen und Behinderungen. In: POLYLOGE 4/2001; auch in: Integrative Therapie 4/2002, 332-416 und in: *Petzold, H. G.* (2003g): Lebensgeschichten erzählen. Biographiearbeit, narrative Therapie, Identität. Paderborn: Junfermann, 332-416.

Petzold, H. G. (2001k): Sinnfindung über die Lebensspanne: Collagierte Gedanken über Sinn, Sinnlosigkeit, Abersinn – integrative und differentielle Perspektiven zu transversalem, polylogischem Sinn. In: POLYLOGE 3/2001. http://www.fpi-publikation.de/downloads/download-polyloge/download-2001k-03-2001-petzold-h-g.html; erg. in: *Petzold, Orth* (2005a), 265-374. http://www.fpi-publikation.de/polyloge/alle-ausgaben/14-2012-petzold-h-g-2005b-sinnfindung-ueber-die-lebensspanne-collagierte-gedanken-ueber-sinn.html

Petzold, H. G. (2001p/2004): „Transversale Identität und Identitätsarbeit". Die Integrative Identitätstheorie als Grundlage für eine entwicklungspsychologisch und sozialisationstheoretisch begründete Persönlichkeitstheorie und Psychotherapie – Perspektiven „klinischer Sozialpsychologie". In: POLYLOGE 10/2001. http://www.fpi-publikation.de/polyloge/alle-ausgaben/10-2001-2001p-petzold-h-g-transversale-identitaet-und-identitaetsarbeit.html, Update 2004 in: Integrative Therapie 4/2004, 395-422; 4/2005, 374-397. Erw. in: *Petzold, H. G.* (2012q).

Petzold, H. G. (2002a): Integrative Therapie in Kontext und Kontinuum – Beginn einer „Dritten Welle" der Entwicklung. In: POLYLOGE 11/2002. http://www.fpi-publikation.de/polyloge/alle-ausgaben/11-2002-petzold-h-g-2002a-integrative-therapie-in-kontext-und-kontinuum-beginn-einer.html; als „Einführung" in: *Petzold, H. G.* (2003a): Integrative Therapie. 3 Bde. Paderborn: Junfermann *(überarb. und ergänzte Neua*uflage von 1991a/1992a/1993a), 25-85.

Petzold, H. G. (2002b/2006/2011e): Zentrale Modelle und KERNKONZEPTE der „INTEGRATIVEN THERAPIE". In: POLYLOGE 2/2002. http://www.fpi-publikation.de/images/stories/downloads/polyloge/Petzold-Kernkonzepte-Polyloge-02-2002.pdf; überarbeitete Version: Kernkonzepte II (2006/2011e) http://www.fpi-publikation.de/downloads/download-polyloge/download-nr-01-2011-petzold-h-g-upd-2011e.html; http://www.fpi-publikation.de/downloads/download-polyloge/download-2002b-update-2006-02-2002-petzold-h-g.html

Petzold, H. G. (2002c): POLYLOGE: die Dialogzentrierung in der Psychotherapie überschreiten. Perspektiven „Integrativer Therapie" und „klinischer Philosophie". Hommage an Mikhail Bakhtin. In: POLYLOGE 4/2002. http://www.fpi-publikation.de/images/stories/downloads/polyloge/Petzold- Dialog-Polylog-Polyloge-04-2002.pdf

Petzold, H. G. (2002g): Coaching als „soziale Repräsentation" – sozialpsychologische Reflexionen. Untersuchungsergebnisse zu einer modernen Beratungsform. In: SUPERVISION

2/2002, und in: POLYLOGE 5/2002. http://www.fpi-publikation.de/supervision/alle-ausgaben/02-2002-2002g-update-2004-petzold-h-g-coaching-als-soziale-repraesentation.html

Petzold, H. G. (2002j): Der „informierte Leib" – „embodied and embedded" – Leibgedächtnis und performative Synchronisationen. In: POLYLOGE 7/2002. http://www.fpi-publikation.de/polyloge/alle-ausgaben/07-2002-petzold-h-g-der-informierte-leib.html Auch in: *Petzold, H. G.* (2003): Integrative Therapie, Modelle, Theorien und Methoden einer schulenübergreifenden Psychotherapie. Bd. 3. Paderborn: Junfermann, 1051-1092.

Petzold, H. G. (2002r): Embodied and embedded. Über die Verschränkung von Geist, Gefühl, Körper und Kontext als Grundlage einer ökopsychosomatischen Therapie. Tonträger. Müllheim: Auditorium Netzwerk.

Petzold, H. G. (2003a): Integrative Therapie: Modelle, Theorien und Methoden für eine schulenübergreifende Psychotherapie. 3 Bde. Paderborn: Junfermann. (Überarb. Neuaufl. von 1992a).

Petzold, H. G. (2003b): Integrative Beratung, differentielle Konflikttheorie und „komplexe soziale Repräsentationen". In: SUPERVISION 1/2003. http://www.fpi-publikation.de/downloads/download-supervision/download-2003b-01-2003-petzold-h-g.html

Petzold, H. G. (2003d/2006i). Unrecht und Gerechtigkeit, Schuld und Schuld-fähigkeit, Menschenwürde – der „Polylog" klinischer Philosophie zu vernachlässigten Themen in der Psychotherapie. In: Integrative Therapie 1 (2003), 27-64. Und in: POLYLOGE 2006i. http://www.fpi-publikation.de/polyloge/alle-ausgaben/14-2006-petzold-h-g-2003b-updating-2006i-unrecht-und-gerechtigkeit.html

Petzold, H. G. (2003e): Menschenbilder und Praxeologie. 30 Jahre Theorie- und Praxisentwicklung am „Fritz Perls Institut für Integrative Therapie, Gestalttherapie und Kreativitätsförderung". Updating 2006k als: Integrative Therapie als „angewandte Anthropologie" in einer „transversalen Moderne" – Menschenbild und Praxeologie. In: POLYLOGE 2/2011. http://www.fpi-publikation.de/polyloge/alle-ausgaben/02-2011-petzold-h-g-2006k-update2011-integrative-therapie-anthropologie-menschenbild-u.html

Petzold, H. G. (2003j): Der Hospizgedanke – ein Weg zur Verwirklichung von Hominität und Humanität ... nicht nur am Lebensende. In: POLYLOGE 7/2003. http://www.fpi-publikation.de/images/stories/downloads/polyloge/petzold_2003j_hospizgedanke_pol_07_2003.pdf; auch in: *Petzold, H. G.* (2005a), 347-353.

Petzold, H. G. (2003g): Lebensgeschichten erzählen. Biographiearbeit, narrative Therapie, Identität. Paderborn: Junfermann.

Petzold, H. G. (2004l): INTEGRATIVE TRAUMATHERAPIE UND „TROSTARBEIT" – ein nicht-exponierender, leibtherapeutischer und lebenssinnorientierter Ansatz risikobewusster Behandlung. In: POLYLOGE 3/2004. Gekürzt in: *Remmel, A., Kernberg, O., Vollmoeller, W., Strauß, B.* (2006): Handbuch Körper und Persönlichkeit: Entwicklungspsychologie, Neurobiologie und Therapie von Persönlichkeitsstörungen. Stuttgart/New York: Schattauer, 427-475. http://www.fpi-publikation.de/polyloge/alle-ausgaben/03-2004-2004l-pezold-h-g-integrative-traumatherapie-und-trostarbeit.html

Petzold, H. G. (2004m): KERNKONZEPTE UND ZENTRALE MODELLE DER „INTEGRATIVEN THERAPIE" II – Ein „biopsychosozialökologischer" Ansatz. Überarbeitet in: POLYLOGE 4/2014. http://www.fpi-publikation.de/polyloge/alle-ausgaben/index.php

Petzold, H. G. (2004t): Drogenabhängigkeit als Krankheit. In: *Petzold, H. G., Schay, P., Ebert, W.* (Hrsg.). 2. Aufl. Wiesbaden: Verlag für Sozialwissenschaften, 513-532.

Petzold, H. G. (2005a): Mit alten Menschen arbeiten. Bd. 2: Psychotherapie – Lebenshilfe – Integrationsarbeit. Stuttgart: Pfeiffer bei Klett-Cotta.

Petzold, H. G. (2005d/1997): Psychotherapeutische Begleitung und „Trostarbeit" bei Sterbenden – ein integratives Konzept für die Thanatotherapie. In: *Petzold* (2005a), 295-346 und in: POLYLOGE 5/2004. http://www.fpi-publikation.de/downloads/download-polyloge/download-05-2004-1998-update-2004-pezold-h-g.html

Petzold, H. G. (2005m): Materialien zur Geschichte der Körperpsychotherapie. In: Integrative Bewegungstherapie 1, 28-42. Und in: *Petzold, H. G.* (2005r/2010). http://www.fpi-publikation.de/artikel/textarchiv-h-g-petzold-et-al-/petzold-hilarion-g-2005m-materialien-zur-geschichte-der-koerperpsychotherapie.html

Petzold, H. G. (2005r/2010): Entwicklungen in der Integrativen Therapie als „biopsychosoziales" Modell und „Arbeit am Menschlichen". Überlegungen zu Hintergründen und proaktiven Perspektiven. Integrative Therapie 40 Jahre in „transversaler Suche" auf dem Wege. In: POLYLOGE 4/2010. https://www.fpi-publikation.de/images/stories/downloads/polyloge/petzold_2005r_neue_wege_einer_humantherapie_polyloge_4-2010a.pdf

Petzold, H. G. (2005s): Qualität in Therapie, Selbsterfahrung, Ausbildung. Ergebnisse einer Ausbildungsevaluation (n = 7068) und Instrumente der Qualitätsdokumentation: EAG-Stundenbegleitbogen, IT-Checkliste, IT-Therapieprozessdokumentation. In: *Integrative Therapie* 3 (2005) 294-326. Auch in: http://www.fpi-publikation.de/images/stories/downloads/polyloge/petzold_qualitaetssicherung_polyloge-22-2008c.pdf

Petzold, H. G. (2005t): Homo migrans. Der „bewegte Mensch" – Frauen und Männer in Bewegung durch die Zeit. Transversale Überlegungen zur Anthropologie aus der Sicht Integrativer Therapie. Hommage an Simone de Beauvoir. In: POLYLOGE 5/2005; auch in: *Willke, E.* (2006): Forum Tanztherapie. Sonderausgabe Jubiläumskongress. Pulheim: Deutsche Gesellschaft für Tanztherapie, 33-116. http://www.fpi-publikation.de/downloads/download-polyloge/download-nr-05-2005-petzold-h-g-2005t.html

Petzold, H. G. (2005ö): Definitionen und Kondensate von Kernkonzepten der Integrativen Therapie. In: Gestalt (Schweiz) 25, 17-60. Und in: POLYLOGE 5/2006. http://www.fpi-publikation.de/images/stories/downloads/polyloge/Petzold-Kernkonzepte-Polyoge-05-2006.pdf

Petzold, H. G. (2006h): Aggressionsnarrative, Ideologie und Friedensarbeit. Integrative Perspektiven. In: *Staemmler, F. M., Merten, R.* (Hrsg.): Aggression, Zivilcourage. Köln: Edition Humanistische Psychologie, 39-72. http://www.fpi-publikation.de/images/stories/downloads/grueneTexte/petzold-2006h-aggressionsnarrative-ideologie-friedensarbeit-integrative-perspektiven-gruene-texte-22-2017.pdf

Petzold, H. G. (2006i): Unrecht und Gerechtigkeit, Schuld und Schuldfähigkeit, Menschenwürde – der „Polylog" klinischer Philosophie zu Humanessentialien und vernachlässigten Themen in der Psychotherapie. (Update von 2003d). In: POLYLOGE 14/2006. http://www.fpi-publikation.de/polyloge/alle-ausgaben/14-2006-petzold-h-g-2003b-updating-2006i-unrecht-und-gerechtigkeit.html

Petzold, H. G. (2006j): Evolutionspsychologie und Menschenbilder – neue Perspektiven für die Psychotherapie und eine Ökopsychosomatik. Editorial. In: Integrative Therapie 32, Heft 1/2, 7-23. http://www.fpi-publikation.de/images/stories/downloads/polyloge/petzold-2006j-2016-evolutionspsychologie-menschenbilder-neue-perspektiven-_oekopsychosomatik-polyl-11-2016.pdf

Petzold, H. G. (2006o): Psychotherapie, die Menschen „gerecht" wird? – Kritische Überlegungen zu Therapie und Gerechtigkeit, „Just therapy" und „PatientInnenwürde". (Updating von 2003i). In: POLYLOGE 12/2009. http://www.fpi-publikation.de/downloads/download-polyloge/download-nr-12-2009-petzold-h-g-2003i.html

Petzold, H. G. (2006p): Ökosophie, Ökophilie, Ökopsychosomatik. Materialien zu ökologischem Stress- und Heilungspotential. In: POLYLOGE 16/2006 und in: Integrative Therapie 32, Heft 1/2, 62-99. http://www.fpi-publikation.de/downloads/download-polyloge/download-nr-16-2006-petzold-hilarion-g.html

Petzold, H. G. (2006r): Therapieforschung und die Praxis der Suchtkrankenarbeit. In: *Petzold, H. G., Schay, P., Scheiblich, W.* (2006): Integrative Suchtarbeit. Wiesbaden: Verlag für Sozialwissenschaften, 357-391.

Petzold, H. G. (2006u): Der Mensch „auf dem Wege" – Altern als „Weg-Erfahrung" des menschlichen Lebens. Festvortrag 20 Jahre Pro Senectute Österreich. In: Thema Pro Senectute 1, 40-57. http://www.fpi-publikation.de/images/stories/downloads/textarchiv-petzold/petzold-2006u-der-mensch-auf-dem-wege-altern-als-weg-erfahrung-des-menschlichen-lebens-festvortrag.pdf

Petzold, H. G. (2006v): Mentalisierung und die Arbeit mit der „Familie im Kopf". Die „repräsentationale Familie" als Grundlage integrativer sozialpädagogischer und familientherapeutischer Praxis. In: POLYLOGE 6/2006. Überarb. und wesentlich erw. (2009h), In: Integrative Therapie 2/2010, 161-250. http://www.fpi-publikation.de/images/stories/downloads/textarchiv-petzold/petzold-2009h-mentalisierung-und-arbeit-mit-der-familie-im-kopf-integrativ-systemische-humantherapie.pdf

Petzold, H. G. (2007a): Integrative Supervision, Meta-Consulting und Organisationsentwicklung. 2. erw. Aufl. Wiesbaden: VS.

Petzold, H. G. (2007b): Pierre Janet (1855-1947) – Ideengeber für Freud, Referenztheoretiker der Integrativen Therapie. In: Integrative Therapie 1, 59-86 und erw. in: *Leitner, A., Petzold, H. G.* (2009): Sigmund Freud heute. Der Vater der Psychoanalyse im Blick der Wissenschaft und der psychotherapeutischen Schulen. Wien: Krammer, 369-397. http://www.fpi-publikation.de/artikel/textarchiv-h-g-petzold-et-al-/petzold-h-g-2007b-2009-pierre-janet-1855-1947-ideengeber-fuer-freud-referenz.html

Petzold, H. G. (2007d): „Mit Jugendlichen auf dem WEG ...". Biopsychosoziale, entwicklungspsychologische und evolutionspsychologische Konzepte für „integrative sozialpädagogische Modelleinrichtungen". In: POLYLOGE 9/2007. Ergänzt auch in: Integrative Therapie 35 (2009), Heft 2/3 (2009); und in: *Petzold, H. G., Feuchtner, C., König, G.* (Hrsg.)(2009): Für Kinder engagiert – mit Jugendlichen auf dem Weg. integrativ-systemische Arbeit mit Kindern. Biopsychosoziale Therapie mit Jugendlichen. Gesellschaftliches Engagement in Zeiten des Umbruchs. Wien: Krammer. http://www.fpi-publikation.de/polyloge/alle-ausgaben/09-2007-petzold-h-g-mit-jugendlichen-auf-dem-weg.html

Petzold, H. G. (2007r): Trost/Trostarbeit und Trauer/Trauerarbeit – Konzepte, Modelle, Kontexte – Materialien aus der Integrativen Therapie. In: Thema Pro Senectute (Wien, Graz): Heft 3, 40-49. http://www.fpi-publikation.de/artikel/textarchiv-h-g-petzold-et-al-/petzold-h-g-2007r-upd-2010-trost-trostarbeit-u-trauer-trauerarbeit.html

Petzold, H. G. (2007s): „Polyloge" in Europa – Auf dem Wege zu einer „transversalen europäischen Kultur". Die „Europäische Akademie für psychosoziale Gesundheit und Kreativitätsförderung" (EAG) – als eine „europäische Idee" und als ein Ort der Gespräche und der Konvivialität zwischen Europäern. In: *Sieper, J., Orth, I., Schuch, H. W.* (Hrsg.)(2007): Neue Wege Integrativer Therapie. Klinische Wissenschaft, Humantherapie, Kulturarbeit – Polyloge – 40 Jahre Integrative Therapie, 25 Jahre EAG – Festschrift für Hilarion G. Petzold. Bielefeld: Edition Sirius im Aisthesis Verlag, 651-670. http://www.fpi-publikation.de/images/stories/downloads/polyloge/Petzold-Polyloge-Europa-Polyloge-12-2003.pdf

Petzold, H. G. (2008b): „Mentalisierung" an den Schnittflächen von Leiblichkeit, Gehirn, Sozialität: „Biopsychosoziale Kulturprozesse". Geschichtsbewusste Reflexionsarbeit zu „dunklen Zeiten" und zu „proaktivem Friedensstreben" – ein Essay. In: POLYLOGE 28/2008. http://www.fpi-publikation.de/polyloge/alle-ausgaben/28-2008-petzold-h-g-mentalisierung-an-den-schnittflaechen-von-leiblichkeit-gehirn-sozialitaet.html und in: Thema. Pro Senectute Österreich, Geschichtsbewusstsein und Friedensarbeit – eine intergenerationale Aufgabe.

Festschrift für Prof. Dr. Erika Horn. Wien/Graz, 54-200. Umfassend überarb. und erw. in: *Petzold, Orth, Sieper* (2014a).

Petzold, H. G. (2008d): Qualitätssicherung in der Integrativen Therapie. Stundenbegleitbögen, IT-Checkliste, Zielkartierung, Willendiagnostisches Interview als Instrumente für die Praxis. In: POLYLOGE 22/2008. http://www.fpi-publikation.de/images/stories/downloads/polyloge/petzold_qualitaetssicherung_polyloge-22-2008c.pdf

Petzold, H. G. (2008e): Trauma und Beunruhigung, Trauer und Trostarbeit. Über Katastrophen, kollektive Gedächtnisdynamik, heftige und sanfte Gefühle – Kulturtheoretische Überlegungen der Integrativen Therapie. In: POLYLOGE 29/2008. http://www.fpi-publikation.de/polyloge/alle-ausgaben/29-2008-petzold-h-g-2008e-trauma-und-beunruhigung-trauer-und-trostarbeit.html

Petzold, H. G. (2008f): Multi- und Interdisziplinarität, Metahermeneutik und „dichte Beschreibungen" für eine Ethik und Praxis „melioristischer Humantherapie und Kulturarbeit" – Transversale Erkenntnisprozesse der Integrativen Therapie. In: POLYLOGE 22/2009. https://www.fpi-publikation.de/images/stories/downloads/polyloge/petzold-evolutionaeres-denken-und-entwicklungsdynamiken-im-feld-der-psychotherapie-polyloge-22-2009.pdf

Petzold, H. G. (2008i): Hochaltrigkeit als Aufgabe bio-psychosozialer Betreuung. Festvortrag zur Ehrung von Prof. Dr. Erika Horn auf der Tagung „Hochaltrigkeit als gesellschaftliche Herausforderung". Aula der Karl-Franzens-Universität Graz. 28. Juni 2008. Tagungsbericht in POLYLOGE. Erw. in: *Petzold, H. G., Horn, E., Müller, L.*: Hochaltrigkeit. Wiesbaden: VS 2010, 279-324. http://www.fpi-publikation.de/polyloge/alle-ausgaben/26-2008-petzold-h-g-der-wille-fuer-ein-gelingendes-hochbetagtsein.html

Petzold, H. G. (2009a): Evolutionäres Denken und Entwicklungsdynamiken im Feld der Psychotherapie – integrative Beiträge durch inter- und transtheoretisches Konzeptualisieren. Hommage an Charles R. Darwin. In: POLYLOGE 22/2009. http://www.fpi-publikation.de/downloads/download-polyloge/download-nr-22-2009-petzold-h-g.html

Petzold, H. G. (2009b): Integrative Therapy with adolescents – a biopsychosocial developmental approach. In: POLYLOGE 2/2009. https://www.fpi-publikation.de/images/stories/downloads/polyloge/petzold-evolutionaeres-denken-und-entwicklungsdynamiken-im-feld-der-psychotherapie-polyloge-22-2009.pdf

Petzold, H. G. (2009c): Körper-Seele-Geist-Welt-Verhältnisse in der Integrativen Therapie. Der „Informierte Leib", das „psychophysische Problem" und die Praxis. In: Psychologische Medizin 1 (Graz), 20-33. http://www.fpi-publikation.de/artikel/textarchiv-h-g-petzold-et-al-/petzold-h-g-2009c-koerper-seele-geist-welt-verhaeltnisse-der-informierte-leib-das-psychoph.html

Petzold, H. G. (2009d): Macht", „Supervisorenmacht" und „potentialorientiertes Engagement". Überlegungen zu vermiedenen Themen im Feld der Supervision und Therapie verbunden mit einem Plädoyer für eine Kultur „transversaler und säkular-melioristischer Verantwortung". In: SUPERVISION 4/2009. http://www.fpi-publikationen.de/supervision

Petzold, H. G. (2009e): Zur Wissensstruktur der Integrativen Therapie – für PsychotherapiekollegInnen. In: POLYLOGE 3/2009. http://www.fpi-publikation.de/polyloge/alle-ausgaben/03-2009-petzold-h-g-zur-wissensstruktur-der-integrativen-therapie-fuer-psychotherapiekolleginnen.html

Petzold, H. G. (2009f): „Gewissensarbeit und Psychotherapie". Perspektiven der Integrativen Therapie zu „kritischem Bewusstsein", „komplexer Achtsamkeit" und „melioristischer Praxis". In: POLYLOGE 23/ 2009. http://www.fpi-publikation.de/polyloge/alle-ausgaben/23-2009-petzold-h-g-2009f-gewissensarbeit-und-weisheitstherapie-als-praxis-perspektiven.html und in: Integrative Therapie 4/2009 und erw. in *Petzold, H. G., Orth, I., Sieper, J.* (2010):

Gewissensarbeit, Weisheitstherapie, Geistiges Leben als Themen moderner Psychotherapie. Wien: Krammer, 115-188. (Neuaufl. Bielefeld: Aisthesis 2015).

Petzold, H. G. (2009k/2011): Transversale Erkenntnisprozesse der Integrativen Therapie für eine Ethik und Praxis „melioristischer Humantherapie und Kulturarbeit" durch Multi- und Interdisziplinarität, Metahermeneutik und „dichte Beschreibungen". In: POLYLOGE 15/2009. http://www.fpi-publikation.de/images/stories/downloads/polyloge/petzold-transversale-erkenntnisprozesse-integrativen-therapie-altruistische-ethik-polyloge-15-2009.pdf und erg. in: *Petzold, H. G., Sieper, J.* (2011): Menschenliebe heilt. Altruismus und Engagement. Potentialorientierte Psychotherapie. Die Aktualität des HENRY DUNANT 1828-1910. Wien: Krammer, 137-244.

Petzold, H. G. (2010b): Gesundheit, Frische, Leistungsfähigkeit – Potentialentwicklung in der Lebensspanne durch „integratives Gesundheitscoaching". In: *Ostermann, D.* (Hrsg.): Gesundheitscoaching. Wiesbaden: VS, 9-26 und in: POLYLOGE 11/2010. http://www.fpi-publikation.de/artikel/textarchiv-h-g-petzold-et-al-/petzold-h-g-2010b-gesundheit-frische-leistungsfaehigkeit.html

Petzold, H. G. (2010f): Sprache, Gemeinschaft, Leiblichkeit und Therapie. Materialien zu polylogischen Reflexionen, intertextuellen Collagierungen und melioristischer Kulturarbeit – Hermeneutica. In: POLYLOGE 7/2010. http://www.fpi-publikation.de/downloads/download-polyloge/download-nr-07-2010-petzold-h-g-2010f.html

Petzold, H. G. (Hrsg.)(2010g): Integrativ-systemische Arbeit mit Familien. Integrativ-systemische Entwicklungs- und Netzwerktherapie. In: Integrative Therapie, Schwerpunktheft 3/2010. Wien: Krammer.

Petzold, H. G. (2010k): Was uns „am Herzen liegt" in der Integrativen Therapie und in der therapeutischen Seelsorge. – Über sanfte und heftige Gefühle, „leibhaftiges geistiges Leben" und mitmenschliches Engagement. http://www.fpi-publikation.de/artikel/textarchiv-h-g-petzold-et-al-/index.php

Petzold, H. G. (2010p): „Brain wizards", Hochbegabungen – Chance und Schicksal. Über Neugier, poietische Gestaltungskraft, „creating styles". Überlegungen aus der Integrativen Kindertherapie. In: Integrative Therapie 2-3/2010, 325-380. http://www.fpi-publikation.de/images/stories/downloads/textarchiv-petzold/petzold-2010p-brain-wizards-_hochbegabte-kinder-chance-integrativ-systemische-kindertherapie.pdf

Petzold, H. G. (2011e): INTEGRATIVE THERAPIE KOMPAKT 2011 – Definitionen und Kondensate von Kernkonzepten der Integrativen Therapie – Materialien zu „Klinischer Wissenschaft" und „Sprachtheorie". In: POLYLOGE 1/2011. http://www.fpi-publikation.de/downloads/download-polyloge/download-nr-01-2011-petzold-h-g-upd-2011e.html

Petzold, H. G. (2011g): Going Green: Die heilende Kraft der Landschaft. Integrative Naturtherapie, Green Exercises. In: Integrative Therapie, Schwerpunktheft 3. Wien: Krammer.

Petzold, H. G. (2011h): Heilende Gärten. Integrative Gartentherapie und Euthyme Praxis – Heilkunst und Gesundheitsförderung. In: Integrative Therapie, Schwerpunktheft 4. Wien: Krammer.

Petzold, H. G. (2011i): „Klinische Philosophie" – Menschen zugewandtes Lebenswissen von Natur und Kultur in der Integrativen Therapie. Collagierte Materialien zu einer „intellektuellen Biographie". (Update von 2002h). http://www.fpi-publikation.de/artikel/textarchiv-h-g-petzold-et-al-/index.php

Petzold, H. G. (2011j): „Lust auf Erkenntnis". ReferenztheoretikerInnen der Integrativen Therapie. Polyloge und Reverenzen – Collagierte Materialien zu meiner intellektuellen Biographie und zu 45 Jahren „transversaler Suche und ko-kreativer Konnektivierung" (1965-2010). (Erstversion 2002p, erw. 2004b, Updating 2006e). http://www.fpi-publi-kation.de/artikel/textarchiv-h-g-petzold-et-al-/index.php

Petzold, H. G. (2011k): Editorial. GOING GREEN. In: Integrative Therapie 3/2011, 213-214.

Petzold, H. G. (2011l): Editorial. Die heilende Kraft der Gärten. Integrative Gartentherapie, seelisches Wohlbefinden, angewandte Ökopsychosomatik. In: Integrative Therapie 4/2011, 363-366.

Petzold, H. G. (2011m): Die heilende Kraft der Landschaft. Integrative Naturtherapie, Green Activity & Green Meditation. In: Integrative Therapie 3/2011, 313-353. http://www.fpi-publikation.de/images/stories/downloads/integrative%20therapie/2011-3-going-green-heildende-kraft-landschaft-integrative-naturtherapie.pdf

Petzold, H. G. (2011o): Gärten und Landschaften – euthyme Orte für persönliche Entwicklungen und „Lebens-Kontext-Interventionen". In: Integrative Therapie 4/2011, 367-406. Auch in: POLYLOGE 17/2013. http://www.fpi-publikation.de/images/stories/downloads/polyloge/petzold-2011o-gaerten-landschaften-euthyme-orte-persoenliche-entwicklungen-polyloge-17-2013.pdf

Petzold, H. G. (Hrsg.)(2012a): Identität. Ein Kernthema moderner Psychotherapie. Wiesbaden: VS.

Petzold, H. G. (2012b): „Natürliche Resilienz" – Wieder aufstehen nach Schicksalsschlägen. In: *Bonanno, G.*, Die andere Seite der Trauer. Bielefeld: Edition Sirius im Aisthesis Verlag. http://www.fpi-publikation.de/artikel/textarchiv-h-g-petzold-et-al-/petzold-hilarion-g-2012b-natuerliche-resilienz-und-bonannos-trauerforschung.html

Petzold, H. G. (2012c): Psychotherapie – Arbeitsbündnis oder „Sprache der Zärtlichkeit" und gelebte Konvivialität? Intersubjektive Nahraumbeziehungen als Prozesse affilialer „Angrenzung" statt abgrenzender „Arbeitsbeziehungen". In: Integrative Therapie 1/2012. http://www.fpi-publikation.de/artikel/textarchiv-h-g-petzold-et-al-/index.php

Petzold, H. G. (2012d): Die Psychotherapie der Zukunft, Netzwerke oder Neurobabble, ein Interview mit Heiko Ernst, In: Psychologie Heute. Juni 2012, 60-65. http://www.fpi-publikation.de/images/stories/downloads/textarchiv-petzold/petzold-2012-zukunft-psychotherapie-und-psychotherapie-der-zukunft-interview.pdf

Petzold, H. G. (2012f): Die Menschenbilder in der Psychotherapie. Interdisziplinäre Perspektiven und die Modelle der Therapieschulen. Wien: Krammer.

Petzold, H. G. (2012h): Integrative Therapie – Transversalität zwischen Innovation und Vertiefung. Die „Vier WEGE der Heilung und Förderung" und die „14 Wirkfaktoren" als Prinzipien gesundheitsbewusster und entwicklungsfördernder Lebensführung – Komplexe Humantherapie III. http://www.fpi-publikation.de/images/stories/downloads/textarchiv-petzold/petzold-2012h-integrative-therapietransversalitaet-innovation-vertiefung-vier-wege-14-wirkfaktoren.pdf

Petzold, H. G. (2012q): „Transversale Identität und Identitätsarbeit". Die Integrative Identitätstheorie als Grundlage für eine entwicklungspsychologisch und sozialisationstheoretisch begründete Persönlichkeitstheorie und Psychotherapie – Perspektiven „klinischer Sozialpsychologie". In: *Petzold, H. G.* (2012a): Identität. Ein Kernthema moderner Psychotherapie – interdisziplinäre Perspektiven. Wiesbaden: Springer VS, 407-605. http://www.fpi-publikation.de/images/stories/downloads/textarchiv-petzold/petzold-2012q-transversale-identitaet-integrative-identitaetstheorie-persoenlichkeitstheorie.pdf

Petzold, H. G. (2013e): „Die heilende Kraft der Natur: Natur-, Garten-, Wilderness-Therapie". Vortrag auf der Fachtagung „Natur heilt Sucht – Naturnahe Therapie in der medizinischen Rehabilitation von Suchtkranken". 12.09.2013, Fachkrankenhaus Vielbach in Kooperation mit der Europäischen Akademie für bio-psycho-soziale Gesundheit EAG, Vielbach/Westerwald.

Petzold, H. G. (2013f): Grün, duftend, wachsend: Erholung in der Natur. Interview mit Hilarion Petzold. In: Report-Psychologie 9, 339f.

Petzold, H. G. (2013g): Naturtherapie in der „Dritten Welle“ Integrativer Therapie – ein „Bündel“ tiergestützter, garten- und landschaftstherapeutischer Interventionen. In: POLYLOGE 15/2013. http://www.fpi-publikation.de/images/stories/downloads/polyloge/petzold-2013g-naturtherapie-dritte-welle-integrative-therapie-buendel-tiere-garten-polyloge-25-2013.pdf

Petzold, H. G. (2014a): Wissenschaftliche Gesamtbibliographie Hilarion G. Petzold 1958-2013. In: POLYLOGE 1/2014. http://www.fpi-publikation.de/images/stories/downloads/polyloge/petzold-2014-wissenschaftliche-gesamtbibliographie-1958-2014-polyloge-01-2014-pdf.pdf

Petzold, H. G. (2014d): „Integrative Therapie“ als methodenübergreifende Humantherapie – Teil 1: Einige Bemerkungen zur Metatheorie und übergreifenden Wissensstruktur. http://www.fpi-publikation.de/artikel/textarchiv-h-g-petzold-et-al-/index.php

Petzold, H. G. (2014e): Zweifel I – Marginalien zu Zweifel-Zyklen, Kritik und Parrhesie. In: POLYLOGE 2/2014. http://www.fpi-publikation.de/images/stories/downloads/polyloge/petzold-2014e-zweifel-1-marginalien-zu-zweifel-zyklen-kritik-und-parrhesie-polyloge-02-2014pdf.pdf

Petzold, H. G. (2014f): Zweifel II – Impulse zum Thema Zweifel und Zweifeln. In: POLYLOGE 3/2014. http://www.fpi-publikation.de/polyloge/alle-ausgaben/03-2014-petzold-h-g-2014f-zweifel-ii-impulse-zum-thema-zweifel-und-zweifeln.html

Petzold, H. G. (2014g): „Integrative Interiorisierung und Mentalisierung“ als Kernkonzepte der „Dritten Welle“ Integrativer Therapie. Ein konnektivierendes Arbeitspapier zu Sprachverwirrungen um Internalisierung, Introjektion, TäterInnen-Introjekte und zu komplexer Praxis. In: POLYLOGE.

Petzold, H. G. (2014h): Depression ist grau – Therapie grün! Die „neuen Naturtherapien“ in der Depressionsbehandlung. In: Green Care 4/2014, 2-4. http://www.fpi-publikation.de/images/stories/downloads/textarchiv-petzold/petzold-2014h-depression-ist-grau-therapie-gruen-neue-naturtherapien-in-der-depressionsbehandlung.pdf

Petzold, H. G. (2014i): Integrative Depressionsbehandlung auf neurowissenschaftlicher Grundlage – Veränderung des „depressiven Lebensstils“ mit „Bündeln“ komplexer Maßnahmen in der „Dritten Welle“ Integrativer Therapie. http://www.fpi-publikation.de/artikel/textarchiv-h-g-petzold-et-al-/index.php

Petzold, H. G. (2014m): „Grüne Therapie gegen graue Depression“ – Die „Neuen Naturtherapien“ für alternative „Ökologisation“, ökologische Bewusstheitsarbeit und eine aktivierende Behandlung bei Dysthymien und Depressionen. In: POLYLOGE 10/2014. http://www.fpi-publikation.de/polyloge/alle-ausgaben/10-2014-petzold-h-g-gruene-therapie-gegen-graue-depression-die-neuen-naturtherapien.html

Petzold, H. G. (2014n): „In Japan geht man zum Waldbaden“. Naturtherapie gegen Stress und Depressionen In: Tagesanzeiger Zürich, 22.08.2014. http://www.fpi-publikation.de/artikel/textarchiv-h-g-petzold-et-al-/index.php

Petzold, H. G. (2014q): Es geht um eine Begrünung der Seele. Der Psychotherapeut und Therapieforscher Hilarion Petzold über Naturtherapien und eine „ökologische Wende“ in der Psychotherapie. In: Psychologie Heute 12, 60-65. http://www.fpi-publikation.de/artikel/textarchiv-h-g-petzold-et-al-/index.php und http://www.fpi-publikation.de/artikel/gruene-texte/01-2015-petzold-h-g-2014q-es-geht-um-eine-begruenung-der-seele-der-psychotherapeut.html

Petzold, H. G. (2014u): Jugend hat ein „Recht auf Zukunft“. Referat europatriates – Kongress gegen Jugendarbeitslosigkeit vom 23. bis 25. Juni 2014 in Saarbrücken. In: *Hartz, P., Petzold, H. G.* (2015): Gegen Jugendarbeitslosigkeit. Innovative Ideen, Modelle, Strategien. Bielefeld: Aisthesis. http://www.fpi-publikation.de/images/stories/downloads/polyloge/petzold-2014u-jugend-hat-ein-recht-auf-zukunft-polyloge-15-2015.pdf

Petzold, H. G. (2014s): Green Care – Manifesto for Green Care Empowerment. Erarbeitet für die Fachtagung „Heilsame Natur. Die neuen Naturtherapien", SEAG, Psychiatrische Univ. Klinik Zürich 22.-23.08.2014, Zürich. http://www.fpi-publikation.de/artikel/textarchiv-h-g-petzold-et-al-/index.php

Petzold, H. G. (2014v): Infernalisches Schreien von „Rechts" – Mythotrophe und mythopathische Dimensionen des „National Socialist Black Metal", des „Black Metal" and „Death Metal". In: *Petzold, H. G., Orth, I., Sieper, J.* (2014a): „Mythen, Macht und Psychotherapie". Therapie als Praxis kritischer Kulturarbeit. Bielefeld: Aisthesis, 619-670. http://www.fpi-publikation.de/images/stories/downloads/textarchiv-petzold/petzold-2014v-infernalisches-schreien-rechtsextreme-musikszene-mythotroph-mythopathisch-death-metal.pdf

Petzold, H. G. (2015a): GREEN CARE – Plädoyer für eine ökologisch fundierte Gesundheit. Manifest für „GREEN CARE Empowerment" – Transdisziplinäre Überlegungen zu einer Ökologie der Verbundenheit. http://www.fpi-publikation.de/images/stories/downloads/textarchiv-petzold/petzold-2015c-green-care-plaedoyer-fuer-eine-oekologisch-fundierte-gesundheit-transdisziplinaer.pdf

Petzold, H. G. (2015b): „Green Meditation" – Ruhe, Kraft, Lebensfreude. Ergänzte Fassung in: POLYLOGE 5/2015. http://www.fpi-publikation.de/images/stories/downloads/polyloge/petzold-2015b-green-meditation-ruhe-kraft-lebensfreude-polyloge-05-2015.pdf

Petzold, H. G. (2015c): Plädoyer für eine ökologisch fundierte Gesundheit. Manifest für „GREEN CARE Empowerment" – Transdisziplinäre Überlegungen zu einer Ökologie der Verbundenheit. In: Psychologische Medizin 2/2015, 56-68. http://www.fpi-publikation.de/images/stories/downloads/textarchiv-petzold/petzold-2015c-green-care-plaedoyer-fuer-eine-oekologisch-fundierte-gesundheit-transdisziplinaer.pdf

Petzold, H. G. (2015d): Ökosophie, Ökophilie, Ökopsychosomatik. Materialien zu ökologischen Stress- und Heilungspotentialen – die Sicht der Integrativen Therapie. In: POLYLOGE 5/2015. http://www.fpi-publikation.de/images/stories/downloads/sonstiges/petzold-2006p-oekosophie-oekophilie-oekopsychosomatik-stress-heilungspotential-gruene-texte-04-2015.pdf

Petzold, H. G. (2015e): Welttheater. (Neueinst. von 1982o). In: POLYLOGE 17/2015. http://www.fpi-publikation.de/images/stories/downloads/polyloge/petzold-1982o-neueinstellung-2015-welttheater-polyloge-17-2015.pdf

Petzold, H. G. (2015k): Integrative Therapie aktuell 2000-2015. Transversale und mundane Hominität. Den Menschen „von der Welt und der Natur her" denken – Klinische Kompetenz & soziales Engagement, ökologischer Naturbezug & kritische Kulturarbeit. http://www.fpi-publikation.de/downloads/download-polyloge/download-nr-20-2015-hilarion-g-petzold.html

Petzold, H. G. (2015l): Wie gefährlich sind Religionen und wie riskant sind ihre Fundamentalismuspotentiale? In: POLYLOGE 21/2015. http://www.fpi-publikation.de/images/stories/downloads/polyloge/petzold-2015l-wie-gefaehrlich-religionen-wie-riskant-fundamentalismuspotentiale-polyloge-21-2015.pdf

Petzold, H. G. (2016b): Die „Neuen Naturtherapien", „engagiertes Green Care", „Waldtherapie" – mit „komplexer Achtsamkeit" und „konkreter Ökophilie" gegen die Bedrohung der Biosphäre. In: Grüne Texte 1/2016. http://www.fpi-publikation.de/artikel/gruene-texte/index.php

Petzold, H. G. (2016d): Praxeologisches Lernen in der tiergestützten und gartentherapeutischen Praxis der „Neuen Naturtherapien". In: Grüne Texte 4/2016. http://www.fpi-publikation.de/artikel/gruene-texte/04-2016-petzold-h-g-praxeologisches-lernen-in-der-tiergestuetzten-und-gartentherapeutischen.html

Petzold, H. G. (2016e): ÖKOLOGISATION: LERNEN und LEHREN in den „NEUEN NATURTHERAPIEN" (tiergestützte, garten- und waldgestützte Therapie). Hückeswagen: Europäische Akademie für biopsychosoziale Gesundheit.

Petzold, H. G. „et al." (2016f): NARRATIVE BIOGRAPHIEARBEIT & BIOGRAPHIEERARBEITUNG in der Integrativen Therapie, Integrativen Poesie- & Bibliotherapie und in Schreibwerkstätten mit „kreativem Schreiben". In: Heilkraft der Sprache 2/2016. http://www.fpi-publikation.de/images/stories/downloads/sonstiges/petzold-2016f-narrative-biographie-arbeit-biographieerarbeitung-2017-heilkraft-sprache-02-2016.pdf

Petzold, H. G. (2016h): Menschen sind keine „Fälle" – prekäre Implikationen für den systemischen Diskurs. In: Systemmagazin 2/2016. http://systemagazin.com/menschen-sind-keine-faelle-prekaere-implikationen-fuer-den-systemischen-diskurs/ und unter: http://www.fpi-publikation.de/artikel/textarchiv-h-g-petzold-et-al-/petzold-hilarion-g-2016h-menschen-sind-keine-faelle-prekaere-implikationen-fuer-den.html

Petzold, H. G. (2016i): Die „Neuen Naturtherapien", engagiertes „Green Care", waldtherapeutische Praxis. In: *Altner, N.* (Hrsg.)(2016): Rieche das Feuer, spür den Wind. Wie Achtsamsein in der Natur uns und die lebendige Welt stärkt. Essen: KVC. Netzversion des Artikels: http://www.fpi-publikation.de/images/stories/downloads/grueneTexte/petzold-2016i-neue-naturtherapien-engagiertes-green-care-waldtherapeutische-praxis-gruene-texte-25-2016.pdf

Petzold, H. G. (2016l): Zeitgeist und kollektive Beunruhigung als Krankheitsursache – therapeutische Arbeit mit Atmosphären und Zeitgeisteinflüssen. In: POLYLOGE 30/2016. http://www.fpi-publikation.de/images/stories/downloads/polyloge/petzold-2016l-1989f-zeitgeist-kollektive-beunruhigung-krankheitsursachen-sozialisationsklima-polyl-30-2016.pdf

Petzold, H. G. (2016n/2018): „14 plus 3" – Wege des Integrierens und Einflussfaktoren im Entwicklungsgeschehen: Belastungs-, Schutz-, Resilienzfaktoren bzw. -prozesse und die Wirk- und Heilfaktoren/-prozesse der Integrativen Therapie. In: POLYLOGE 2018. http://www.fpi-publikation.de/polyloge/alle-ausgabeni.html

Petzold, H. G. (2016p): Bemerkungen zur Bedeutung frühkindlicher Gedächtnisentwicklung für die Theorie der Pathogenese und die Praxis regressionsorientierter Leib- und Psychotherapie – Säuglingsgedächtnis und Therapie. In: POLYLOGE 14/2016. http://www.fpi-publikation.de/polyloge/alle-ausgaben/14-2016-petzold-h-g-1992c-fruehkindliche-gedaechtnisentwicklung-leib-und-psychotherapie.htm

Petzold, H. G. (2016q): Kulturtheoretische und neuropsychologische Überlegungen zu Fundamentalismusproblemen, Migration und prekärer Identitätsbildung in „unruhigen Zeiten" am Beispiel dysfunktionaler neurozerebraler Habitualisierung durch Burka, Niqab, Genital Mutilation. In: POLYLOGE 21/2016. http://www.fpi-publikation.de/polyloge/alle-ausgaben/21-2016-petzold-h-g-2016q-kulturtheoretische-und-neuropsychologische-ueberlegungen-zu.html

Petzold, H. G. (2017c): Let's talk about ageing – Alter, Altern und die „life span developmental perspective" der Integrativen Therapie; mit einem Beitrag von Peter Hartz. In: POLYLOGE 2/2017. http://www.fpi-publikation.de/images/stories/downloads/polyloge/petzold-2017c-talk-about-ageing-alter-altern-life-span-developmental-perspective-polyloge-02-2017.pdf

Petzold, H. G. (2017d): Die Rolle des „Menschentieres" in der „tiergestützten Therapie". In: Grüne Texte 13/2017. http://www.fpi-publikation.de/artikel/gruene-texte/2.html

Petzold, H. G. (2017e): WALDTHERAPIE: eine ökopsychosomatische, ökosalutogene und humanökologische Methode der „Neuen Naturtherapien" – Perspektiven Integrativer Therapie. In: Grüne Texte. http://www.fpi-publikation.de/artikel/gruene-texte/2.html

Petzold, H. G. (2017f): Intersubjektive, „konnektivierende Hermeneutik", Transversale Metahermeneutik, „multiple Resonanzen" und die „komplexe Achtsamkeit" der Integrativen Therapie und Kulturarbeit. In: POLYOGE 19/2017. http://www.fpi-publikation.de/polyloge/

alle-ausgaben/19-2017-petzold-h-g-2017f-intersubjektive-konnektivierende-hermeneutik-transversale.html

Petzold, H. G. (2017m): Was hat „religiöse Spiritualität" in professioneller Beratungsarbeit und Therapie zu suchen? In: Psychotherapeutische Medizin 1, 1-58 und in: Supervision 12/2017. http://www.fpi-publikation.de/supervision/alle-ausgaben/12-2017-petzold-h-g-2017m-was-hat-religioese-spiritualitaet-in-professioneller-beratung.html

Petzold, H. G. (2017q): Therapeutische Puppenarbeit als „komplexe Intervention der Entwicklungsförderung". In: Heilkraft der Sprache und Kulturarbeit 27/2017. http://www.fpi-publikation.de/images/stories/downloads/HeilkraftSprache/petzold-koch-2013-puppenspiel-therapie-kulturarbeit-mensch-multisensorisches-wesen-heilkraft-sprache-27-2017.pdf

Petzold, H. G. (2017r): Geleitwort zu: *Klein, C.*, Der Integrative Ansatz der Humantherapie. Konzept und Praxis einer „Integrativen Tier- und Pferdegestützten Therapie" In: Grüne Texte 9/2017. http://www.fpi-publikation.de/images/stories/downloads/grueneTexte/klein-humantherapie-konzept-praxis-integrative-tier-und-pferdegestuetzte-therapie-gruene-texte-09-2017.pdf

Petzold, H. G. (2018b): Новые природные терапии. Лесная терапевтическая практика. In: ПСИХОТЕРАПИЯ 7 (187), 56-82.

Petzold, H. G. (2018c): Ökopsychosomatik und ökologische Neurowissenschaften – Integrative Perspektiven für die „Neuen Naturtherapien" und das Engagement „Pro Natura!" In: Grüne Texte 2/2018. https://www.fpi-publikation.de/images/stories/downloads/grueneTexte/petzold-2018c-oekopsychosomatik-oekologische-neurowissenschaften-pro-natura-gruene-texte-02-2018.pdf

Petzold, H. G. (2018e): Naturtherapeutische Überlegungen zu offenen Fragen in der „tiergestützten Therapie": Mensch-Hund-Beziehung, Menschenbild, Tierbild und andere Entwicklungsaufgaben. In: Grüne Texte Jg. 2018. http://www.fpi-publikation.de/artikel/gruene-texte/2.html

Petzold, H. G. (2018j): Naturerfahrung ist immer auch Selbsterfahrung". In: Psychologie Heute Compact 54, 66-71.

Petzold, H. G., Beek, Y. van, Hoek, A. M. van der (1994a): Grundlagen und Grundmuster „intimer Kommunikation und Interaktion" – „Intuitive Parenting" und „Sensitive Caregiving" von der Säuglingszeit über die Lebensspanne. In: *Petzold, H. G.* (Hrsg.)(1994j): Die Kraft liebevoller Blicke. Psychotherapie und Babyforschung Bd. 2. Paderborn: Junfermann, 491-646.

Petzold, H. G., Bloem, J., Moget, P. C. M. (2004): Budokünste als „Weg" und therapeutisches Mittel in der körper- und bewegungsorientierten Psychotherapie, Gesundheitsförderung und Persönlichkeitsentwicklung – transversale und integrative Perspektiven. In: Integrative Therapie 1-2, 24-100. http://www.fpi-publikation.de/artikel/textarchiv-h-g-petzold-et-al-/petzold-h-g-bloem-j-moget-p-c-m-2004-budokuenste-als-weg-und-therapeutisches.html

Petzold, H. G., Bubolz, E. (1976a): Bildungsarbeit mit alten Menschen. Stuttgart: Klett.

Petzold, H. G., Bubolz, E. (1979): Psychotherapie mit alten Menschen. Paderborn: Junfermann.

Petzold, H. G., Brühlmann-Jecklin, E., Orth, I., Sieper, J. (2007): „Methodenintegrativ" und „multimodal" – ko-kreative Strategien in den Konfluxprozessen der „Integrativen Therapie". Zur Geschichte und Bedeutung der Begriffe. In: Mitgliederrundbrief der Deutschen Gesellschaft für Integrative Therapie 2, 24-36. http://www.fpi-publikation.de/downloads/download-polyloge/download-nr-33-2008-petzold-bru-hlmann-jecklin-orth-sieper.html

Petzold, H. G., Ebert, W., Sieper, J. (1999/2001/2011): Kritische Diskurse und supervisorische Kultur. Supervision: Konzeptionen, Begriffe, Qualität. Probleme in der supervisorischen „Feldentwicklung" – transdisziplinäre, parrhesiastische und integrative Perspektiven. Düsseldorf/Hückeswagen: FPI/EAG. Erw. und überarb. in: SUPERVISION 1/2001. Neueinstellung: http://www.fpi-publikation.de/artikel/textarchiv-h-g- petzold-et-al-/

petzold-ebert-sieper-1999-2001-update-2010-beitraege-zur-feldentwicklung-im-feld- der-supervision.html

Petzold, H. G., Ellerbrock, B. (2017): Du Mensch – Ich Tier? „Gefährtenschaft" und „Begegnungsevidenz" in der ‚Tiergestützten Therapie im Integrativen Verfahren' (ITGT). In: GREEN CARE 3/2017, und in: Grüne Texte 29/2017. http://www.fpi-publikation.de/artikel/gruene-texte/29-2017-petzold-h-g-ellerbrock-b-2017-du-mensch-ich-tier-gefaehrtenschaft-tgt.html

Petzold, H. G., Feuchtner, C., König, G. (2009): Für Kinder engagiert – mit Jugendlichen auf dem Weg. Wien: Krammer.

Petzold, H. G., Frank, R., Ellerbrock, B. (2011): GOING GREEN IS HEALTH ENRICHMENT: Die EAG-Gesundheitsakademie und ihre „grünen" Weiterbildungen Green Power Training, Garten- und Landschaftstherapie, Tiergestützte Therapie. In: Integrative Therapie 3, 291-312.

Petzold, H. G., Goffin, J. J. M., Oudhof, J. (1993): Protektive Faktoren und Prozesse – die „positive" Perspektive in der longitudinalen, „klinischen Entwicklungspsychologie" und ihre Umsetzung in die Praxis der Integrativen Therapie. In: *Petzold, H. G.* (1993c): Frühe Schäden, späte Folgen? Psychotherapie und Babyforschung, Bd. I. Paderborn: Junfermann. Und in: *Petzold, H. G., Sieper, J.*(1993a): Integration und Kreation. 2 Bde. Paderborn: Junfermann, 173-266. (2. Aufl. 1996).

Petzold, H. G., Hartz, P. (2014): Wege aus der Arbeitslosigkeit. MINIPRENEURE. Chancen, um das Leben neu zu gestalten – Zur Bewältigung von Langzeitarbeitslosigkeit. Wiesbaden: Springer VS.

Petzold, H. G., Hass, W., Jakob, S., Märtens, M., Merten, P. (1995): Evaluation in der Psychotherapieausbildung: Ein Beitrag zur Qualitätssicherung in der Integrativen Therapie. In: *Petzold, H. G., Orth, I., Sieper, J.* (Hrsg.)(1995a): Qualitätssicherung und Didaktik in der therapeutischen Aus- und Weiterbildung. Auch in: Sonderausgabe Gestalt und Integration. Düsseldorf: FPI-Publikationen, 180-223.

Petzold, H. G., Hass, W., Märtens, M. (1998a): Qualitätssicherung durch Evaluation in der Psychotherapieausbildung. Ein Beitrag aus dem Bereich der Integrativen Therapie. In: *Laireiter, A., Vogel, H.* (Hrsg.)(1998): Qualitätssicherung in der Psychotherapie. Ein Werkstattbuch. *Tübingen*: DGVT, 683-711.

Petzold, H. G., Hass, W., Märtens, M., Steffan, A. (2000): Wirksamkeit Integrativer Therapie in der Praxis – Ergebnisse einer Evaluationsstudie im ambulanten Setting. In: Integrative Therapie 2 (3), 277-354.

Petzold, H. G., Heinl, H. (1980a): Körper- und Leibtherapie. In: Gestalt-Bulletin 2/3, 13-18.

Petzold, H. G., Heinl, H. (1980b): Gestalttherapeutische Fokaldiagnose und Fokalintervention bei Störungen aus der Arbeitswelt. In: Integrative Therapie 1, 20-57; auch in: *Petzold, Heinl* (1983).

Petzold, H. G., Heinl, H. (1981b): Körpertherapie. In: *Bastine, R.* et al., Grundbegriffe der Psychotherapie. Weinheim: edition psychologie, 209-211.

Petzold, H. G., Heinl, H. (1983): Psychotherapie und Arbeitswelt. Paderborn: Junfermann.

Petzold, H. G., Hentschel, U. (1991): Niedrigschwellige und karrierebegleitende Drogenarbeit als Elemente einer Gesamtstrategie der Drogenhilfe. In: Wiener Zeitschrift für Suchtforschung 1, 11-19 und in: *Scheiblich, W.* (1994), Sucht aus der Sicht psychotherapeutischer Schulen. Freiburg: Lambertus, 89-105. http://www.fpi-publikation.de/images/stories/downloads/textarchiv-petzold/petzold-hentschel-1991-niedrigschwellige-karrierebegleitende-drogenarbeit-elemente-gesamtstrategie.pdf

Petzold, H. G., Hentschel, U., Schay, P. (2004): Niedrigschwellige Drogenarbeit und „intermittierende Karrierebegleitung" als Elemente einer Gesamtstrategie der Drogenhilfe. In: *Petzold,*

H. G., Schay, P. Ebert, W. (Hrsg.): Integrative Suchttherapie. Theorien, Modelle, Praxis, Forschung. Wiesbaden: VS, 79-108.

Petzold, H. G., Hömberg, R. (2015): Naturtherapie – tiergestützte, garten- und landschaftstherapeutische Interventionen. In: Psychologische Medizin 2, 40-48. Und in: POLYLOGE 11/2014. http://www.fpi-publikation.de/downloads/download-polyloge/download-nr-11-2014-hilarion-g-petzold-ralf-hoemberg.html

Petzold, H. G., Hömberg, R. (2017): Ökopsychosomatik – ein integratives Kernkonzept in den „Neuen Naturtherapien". In: POLYLOGE 7/2017. http://www.fpi-publikation.de/images/stories/downloads/sonstiges/petzold-hoemberg-oekopsychosomatik-integratives-kernkonzept-neue-naturtherapien-gruene-texte-07-2017.pdf

Petzold, H. G., Horn, E., Müller, L. (2010): HOCHALTRIGKEIT – Herausforderung für persönliche Lebensführung und biopsychosoziale Arbeit. Wiesbaden: VS.

Petzold, H. G., Josić, Z., Ehrhardt, J. (2006): Integrative Familientherapie als „Netzwerkintervention" bei Traumabelastungen und Suchtproblemen. (Erw. von dies. 2003). In: *Petzold, H. G., Schay, P., Scheiblich, W.* (2006): Integrative Suchtarbeit. Wiesbaden: VS, 119-157.

Petzold, H. G., Koch, K. (2013): Der Mensch als multisensorisches Wesen – Puppenspiel als Therapie und Kulturarbeit. In: POLYLOGE Jg. 2013. http://www.fpi-publikation.de/artikel/textarchiv-h-g-petzold-et-al-/petzold-h-g-2013-puppenspiel-als-therapie-und-kulturarbeit-der-mensch-als.html

Petzold, H. G., Leeser, B., Klempnauer, E. (2017): Wenn Sprache heilt. Handbuch für Poesie- und Bibliotherapie, Biographiearbeit, Kreatives Schreiben. Festschrift für Ilse Orth. Bielefeld: Aisthesis.

Petzold, H. G., Leitner, A. (2014): Unterwegs zu einer Integrativen Humantherapie – Ein Interview von Anton Leitner mit Hilarion Gottfried Petzold. In: Resonanzen 1/2014. http://www.resonanzen-journal.org/index.php/resonanzen/article/view/273

Petzold, H. G., Lemke, J., Rodriguez-Petzold, F. (1994/2015): Die Ausbildung von Lehrsupervisoren. Überlegungen zur Feldentwicklung, Zielsetzung und didaktischen Konzeption aus Integrativer Perspektive. In: Gestalt und Integration 2/1994, 298-349. http://www.fpi-publikation.de/supervision/alle-ausgaben/01-2015-petzold-h-lemke-j-rodriguez-petzold-f-1993-2015-feldentwicklung-lehrsupervisoren.html

Petzold, H. G., Leuenberger, R., Steffan, A. (1998): Ziele in der Integrativen Therapie. In: *Ambühl, H., Strauß, B.* (Hrsg.), Therapieziele. Göttingen: Hogrefe. Und erweitert in: *Petzold, H. G.* (Hrsg.)(1998): Identität und Genderfragen in Psychotherapie, Soziotherapie und Gesundheitsförderung. Bd. 1 und 2. Auch in: Sonderausgabe von Gestalt und Integration. Düsseldorf: FPI-Publikationen, 142-188. http://www.fpi-publikation.de/artikel/textarchiv-h-g-petzold-et-al-/h-g-petzold-r-leuenberger-a-steffan-1998-ziele-in-der-integrativen-therapie.html

Petzold, H. G., Mathias, U. (1983): Rollenentwicklung und Identität. Die sozialpsychiatrische Rollentheorie von J. L. Moreno. Paderborn: Junfermann.

Petzold, H. G., Michailowa, N. (2008a): Alexander Lurija – Neurowissenschaft und Psychotherapie. Integrative und biopsychosoziale Modelle. Wien: Krammer.

Petzold, H. G., Moser, S., Orth, I. (2012): Euthyme Therapie – Heilkunst und Gesundheitsförderung in asklepiadischer Tradition: ein integrativer und behavioraler Behandlungsansatz „multipler Stimulierung" und „Lebensstilveränderung". In: Psychologische Medizin, Heft 3, 18-36 und Heft 4, 42-59. http://www.fpi-publikation.de/images/stories/downloads/textarchiv-petzold/petzold- moser-orth-2012-euthyme-therapie-heilkunst-asklepiadische-tradition-integrativ-behavioral.pdf

Petzold, H. G., Müller, L. (2004a): Biographiearbeit mit alten Menschen – Erarbeiten und Teilen biographischer Erfahrung. In: POLYLOGE 2/2004. Auch in: *Petzold, H. G.* (2004a): Mit alten Menschen arbeiten. Erweiterte und überarbeitete Neuausgabe von 1985a in zwei

Bänden. Bd. I: Konzepte und Methoden sozialgerontologischer Praxis. München: Pfeiffer, Klett-Cotta, 249-262.

Petzold, H. G., Müller, L. (2004b): „Alter Wein in neuen Schläuchen?" Moderne Alternsforschung, „Philosophische Therapeutik" und „Lebenskunst" in einer „gerontothrophen" Gesellschaft. Überlegungen mit Cicero über die „kompetenten Alten" für die „Arbeit mit alten Menschen. In: *Petzold, H. G.* (2004a): Mit alten Menschen arbeiten. Erweiterte und überarbeitete Neuausgabe von 1985a in zwei Bänden. Bd. I: Konzepte und Methoden sozialgerontologischer Praxis. München: Pfeiffer, Klett-Cotta, 17-85.

Petzold, H. G., Müller, L. (2004c): Integrative Kinder- und Jugendlichenpsychotherapie – Protektive Faktoren und Resilienzen in der diagnostischen und therapeutischen Praxis. In: Psychotherapie Forum 4, 185-196.

Petzold, H. G., Müller, L. (2004d): Resilienz und protektive Faktoren im Alter und ihre Bedeutung für den Social Support und die Psychotherapie bei älteren Menschen. In: *Petzold, H. G.* (2004a): Mit alten Menschen arbeiten. Erweiterte und überarbeitete Neuausgabe von 1985a in zwei Bänden. Bd. I: Konzepte und Methoden sozialgerontologischer Praxis. München: Pfeiffer, Klett-Cotta, 108-154.

Petzold, H. G., Müller, M. (2005/2007). Modalitäten der Relationalität – Affiliation, Reaktanz, Übertragung, Beziehung, Bindung – in einer „klinischen Sozialpsychologie" für die Integrative Supervision und Therapie. In: *Petzold, H. G.* (Hrsg.)(2007a), Integrative Supervision. 2. Aufl. Wiesbaden: VS, 367-431.

Petzold, H. G., Müller, L., Horn, E., Leitner, A. (2005): Der permanente Skandal – Gefährliche Pflege, sozialtoxische Kontexte, maligner Burnout. Verletzte Menschenwürde und dehumanisierende Heimsituationen – in Tirol und allüberall. Eine sozialwissenschaftliche und supervisorische Felderkundung. In: Integrative Therapie 1/2, 28-117 und in: *Petzold, H. G., Müller, L.* (2005a): Supervision in der Altenarbeit, Pflege, Gerontotherapie: Brisante Themen – Konzepte – Praxis, Integrative Perspektiven. Paderborn: Junfermann.

Petzold, H. G., Orth, I. (1985a): Poesie und Therapie. Über die Heilkraft der Sprache. Poesietherapie, Bibliotherapie, Literarische Werkstätten. Paderborn: Junfermann. (Neuausgabe Bielefeld: Edition Sirius im Aisthesis Verlag 2005).

Petzold, H. G., Orth, I. (1988b): „Grünkraft und Licht": Wald, Wiesen, Wasser, Luft und Wolken als Heilfaktoren einer „*Ökopsychosomatik*". Vortrag auf dem Arbeitstreffen „Die Landschaft am Beversee als heilsame Erfahrung", 28. 5. 1988. Europäische Akademie für Psychosoziale Gesundheit, Hückeswagen.

Petzold, H. G., Orth, I. (1990a/2007): Die neuen Kreativitätstherapien. Handbuch der Kunsttherapie. 2 Bde. Paderborn: Junfermann. (3. Aufl. Bielefeld: Aisthesis).

Petzold, H. G., Orth, I. (1993a): Therapietagebücher, Lebenspanorama, Gesundheits-/Krankheitspanorama als Instrumente der Symbolisierung, karrierebezogenen Patientenarbeit und Lehranalyse in der Integrativen Therapie. In: Integrative Therapie 1/2 (1993), 95-153; auch in: *Petzold, Sieper* (1993a), 125-171.

Petzold, H. G., Orth, I. (1993d): Integrative Kunstpsychotherapie und Arbeit mit „kreativen Medien" an der Europäischen Akademie für psychosoziale Gesundheit. In: *Petzold, H. G., Sieper, J.* (1993a), 559-574.

Petzold, H. G., Orth, I. (1994a): Kreative Persönlichkeitsdiagnostik durch „mediengestützte Techniken" in der Integrativen Therapie und Beratung. In: Integrative Therapie 4, 340-391. http://www.fpi-publikation.de/polyloge/alle-ausgaben/03-2012-petzold-h-orth-i-1994a-kreative-persoenlichkeitsdi- agnostik-durch-mediengestuetzte.html

Petzold, H. G., Orth, I. (1994b): Weiterbildung von Lehrtherapeuten – ein Muß für die Qualitätssicherung in der Ausbildung von Psychotherapeuten. Konzepte für die Mitarbeiterfortbildung an FPI und EAG. In: *Petzold, H. G., Orth, I., Sieper, J.* (1995a), 30-66.

Petzold, H. G., Orth, I. (1998a): Wege zu „fundierter Kollegialität" – innerer Ort und äußerer Raum der Souveränität. In: Report Psychologie 3/1998, 234-239. Erw. und ergänzt in: *Slembek, E., Geissner, H.* (1998): Feedback. Das Selbstbild im Spiegel der Fremdbilder. St. Ingbert: Röhrig Universitätsverlag, 107-126.

Petzold, H. G., Orth, I. (1997a): Integrative body and movement therapy: A multimodal approach to the „bodysubject". In: *Vermeer, A., Bosscher, R.J., Broadhead, G.D.* (Hrsg.)(1997): Movement Therapy across the Life-Span. Amsterdam: VU University Press, 163-190.

Petzold, H. G., Orth, I. (1998b): Ökopsychosomatik – die heilende Kraft der Landschaft. Düsseldorf: FPI/EAG.

Petzold, H. G., Orth, I. (1999a): Die Mythen der Psychotherapie. Ideologien, Machtstrukturen und Wege kritischer Praxis. Paderborn: Junfermann.

Petzold, H. G., Orth, I. (2001): Die neuen Kreativitätstherapien. Bd. I und Bd. II. Paderborn: Junfermann.

Petzold, H. G., Orth, I. (2004b): „Unterwegs zum Selbst" und zur „Weltbürgergesellschaft" – „Wegcharakter" und „Sinndimension" des menschlichen Lebens – Perspektiven Integrativer „Kulturarbeit" – Hommage an Kant. Europäische Akademie für Psychosoziale Gesundheit, Hückeswagen. Auch in: *Petzold, H. G., Orth, I.* (2005a): Sinn, Sinnerfahrung, Lebenssinn in Psychologie und Psychotherapie. 2 Bde. Bielefeld: Edition Sirius im Aisthesis Verlag, 689-791. http://www.fpi-publikation.de/polyloge/alle-ausgaben/09-2009-orth-i-petzold-h-g-2004b-unterwegs-zum-selbst-und-zur-weltbuergergesellschaft.html

Petzold, H. G., Orth, I. (Hrsg.)(2005): Poesie und Therapie. Über die Heilkraft der Sprache. Bielefeld: Edition Sirius im Aisthesis Verlag.

Petzold, H. G., Orth, I. (2005a): Sinn, Sinnerfahrung, Lebenssinn in Psychologie und Psychotherapie. 2 Bde. Bielefeld, Locarno: Edition Sirius im Aisthesis Verlag.

Petzold, H. G., Orth, I. (2007): Sinn, Sinnerfahrung, Lebenssinn in Psychologie und Psychotherapie. 2 Bde. 2. Aufl. Bielefeld, Locarno: Edition Sirius im Aisthesis Verlag.

Petzold, H. G., Orth, I. (2008): Der „Schiefe Turm" fällt nicht – Salutogenetische Arbeit mit Neuromentalisierungen und kreativen Medien in der Integrativen Therapie. In: *Petzold, H. G., Sieper, J.* (2008a): Der Wille, die Neurowissenschaften und die Psychotherapie. 2 Bde. Bielefeld: Edition Sirius im Aisthesis Verlag, 593-653. http://www.fpi-publikation.de/artikel/textarchiv-h-g-petzold-et-al-/petzold-h-g-orth-i-2008a-der-schiefe-turm-faellt-nicht--weil-ich-das-w-i-l-l.html

Petzold, H. G., Orth, I. (2011): „Genderintegrität" – ein neues Leitparadigma für Supervision und Coaching in vielfältigen Kontexten. In: *Abdul-Hussain, S.* (2011): Genderkompetente Supervision. Mit einem Beitrag von Ilse Orth und Hilarion Petzold zu „Genderintegrität". Wiesbaden: Springer VS, 195-299. http://www.fpi-publikation.de/supervision/alle-ausgaben/04-2014-petzold-h-g-orth-i-genderintegritaet-als-neues-leitparadigma-fuer-supervision.html und http://ir.nmu.org.ua/bitstream/handle/123456789/139284/1a13e1be241ccadc33b5974071dc6504.pdf?sequence=1

Petzold, H. G. Orth, I. (2013a): Coaching als Beratungsdisziplin: Problematisierungen – Ethik – Altruismus. In: SUPERVISION 2/2013. http://www.fpi-publikation.de/downloads/download-supervision/download-nr-02-2013-hilarion-g-petzold-ilse-orth-2013.html und in: *Petzold, H. G., Orth, I., Frambach, L., Hänsel, M.* (2014): Altruismus zwischen Angrenzung und Abgrenzung. Espelkamp: Deutsche Gesellschaft für Coaching.

Petzold, H. G., Orth, I. (2014): Wege zum „Inneren Ort persönlicher Souveränität" – „Fundierte Kollegialität". In: SUPERVISION 6/2014. http://www.fpi-publikation.de/supervision/alle-ausgaben/06-2014-petzold-h-g-orth-i-1998-2014-wege-zum-inneren- ort-persoenlicher-souveraenitaet.html

Petzold, H. G., Orth, I. (2017a): Interozeptivität/Eigenleibliches Spüren, Körperbilder/Body Charts – der „Informierte Leib" öffnet seine Archive: „Komplexe Resonanzen" aus der Lebensspanne des „body-mind-world-subject". In: POLYLOGE Jg. 2017. http://www.fpi-publikation.de/polyloge/alle-ausgaben/index.php

Petzold, H. G., Orth, I. (2017b): Epitome. POLYLOGE IN DER INTEGRATIVEN THERAPIE: „Mentalisierungen und Empathie", „Verkörperungen und Interozeption" – Grundkonzepte für „komplexes Lernen" in einem intermethodischen Verfahren „ko-kreativen Denkens und Schreibens". In: *Petzold, H. G., Leeser, B., Klempnauer, E.* (2017): Wenn Sprache heilt. Handbuch für Poesie- und Bibliotherapie, Biographiearbeit, Kreatives Schreiben. Festschrift für Ilse Orth. Bielefeld: Aisthesis, 885-971. Auch in: POLYLOGE 31/2017. http://www.fpi-publikation.de/polyloge/alle-ausgaben/31-2017-petzold-h-g-orth-i-2017b-epitome-polyloge-in-der-integrativen-therapie.html

Petzold, H. G., Orth, I., Orth-Petzold, S. (2009): Integrative Leib- und Bewegungstherapie – ein humanökologischer Ansatz. Das „erweiterte biopsychosoziale Modell" und seine erlebnisaktivierenden Praxismodalitäten: therapeutisches Laufen, Landschaftstherapie, Green Exercises. In: Integrative Bewegungstherapie 1, 4-48. http://www.fpi-publikation.de/images/stories/downloads/textarchiv-petzold/petzold-orth-orth-petzold-2009-integrative-leib-und-bewegungstherapie-humanoekologischer-ansatz.pdf

Petzold, H. G., Orth, I., Sieper, J. (Hrsg.)(1995a): Qualitätssicherung und Didaktik in der therapeutischen Aus- und Weiterbildung. In: Sonderausgabe Gestalt und Integration. Düsseldorf: FPI-Publikationen.

Petzold, H. G., Orth, I., Sieper, J. (2000): Transgressionen I – das Prinzip narrativierender Selbst- und Konzeptentwicklung durch „Überschreitung" in der Integrativen Therapie. http://www.fpi-publikation.de/polyloge/alle-ausgaben/07-2000-petzold-h-g-orth-i-sieper-j-2000a-transgressionen-i-das-prinzip-narrativierender.html

Petzold, H. G., Orth, I., Sieper, J. (2008a): Der lebendige „Leib in Bewegung" auf dem WEG des Lebens – Chronotopos. Über Positionen, Feste, Entwicklungen in vielfältigen Lebensprozessen. Zum Jubiläum: 25 Jahre EAG – 40 Jahre Integrative Therapie. In: Integrative Therapie 3/2008, 255-313. http://www.fpi-publikation.de/artikel/textarchiv-h-g-petzold-et-al-/petzold-h-g-orth-i-sieper-j-2008a-der-lebendige-leib-in-bewegung-auf-dem-weg-des-lebens.html

Petzold, H. G., Orth, I., Sieper, J. (2008b): KREATIVE MEDIEN in der „INTEGRATIVEN THERAPIE". Begriff, Konzept und Methodologien 1965-2008. Hückeswagen: Europäische Akademie für psychosoziale Gesundheit.

Petzold, H. G., Orth, I., Sieper, J. (2009): Psychotherapie und „spirituelle Interventionen"? – Differentielle Antworten aus integrativer Sicht für eine moderne psychotherapeutische Praxeologie auf „zivilgesellschaftlichem" und „emergent-materialistisch monistischem" Boden. In: Integrative Therapie 1, 87-122. http://www.fpi-publikation.de/polyloge/alle-ausgaben/24-2010-petzold-h-g-sieper-j-orth-i-psychotherapie-und-spirituelle-interventionen.html

Petzold, H. G., Orth, I., Sieper, J. (2010a): Gewissensarbeit, Weisheitstherapie, Geistiges Leben als Themen moderner Psychotherapie. Wien: Krammer.

Petzold, H. G., Orth, I., Sieper, J. (2011i): „Klinische Philosophie" – Menschen zugewandtes Lebenswissen von Natur und Kultur in der Integrativen Therapie. Collagierte Materialien (I) zu einer „intellektuellen Biographie". In: POLYLOGE. http://www.fpi-publikation.de/images/stories/downloads/textarchiv-petzold/petzold-2002h-2011i-klinische-philosophie-menschen-zugewandtes-lebenswissen-textarchiv-2011.pdf

Petzold, H. G., Orth, I., Sieper, J. (2013a): Manifest der Integrativen Kulturarbeit 2013. In: POLYLOGE 24/2013. http://www.fpi-publikation.de/images/stories/downloads/polyloge/petzold-orth-sieper-2013a-manifest-der-integrativen-kulturarbeit-2013-polyloge-24-2013.

pdf und in: *Petzold, H. G., Orth, I., Sieper, J.* (2014): Mythen, Macht und Psychotherapie. Therapie als Praxis kritischer Kulturarbeit. Bielefeld: Aisthesis, 671-688.

Petzold, H. G., Orth, I., Sieper, J. (2013b): TRANSVERSALE VERNUNFT. Fritz Perls, Salomo Friedlaender und die Gestalttherapie – einige therapiegeschichtliche Überlegungen zu Quellen, Bezügen, Legendenbildungen und Weiterführungen als Beitrag zu einer „allgemeinen Theorie der Psychotherapie". (Erweiterte Fassung von Petzold 2013c). In: POLYLOGE 16/2013. http://www.fpi-publikation.de/polyloge/alle-ausgaben/16-2013-petzold-h-g-sieper-j-orth-i-2013b-transversale-vernunft-fritz-perls-salomo.html

Petzold, H. G., Orth, I., Sieper, J. (2014a): „Mythen, Macht und Psychotherapie". Therapie als Praxis kritischer Kulturarbeit. Bielefeld: Aisthesis.

Petzold, H. G., Orth, I., Sieper, J. (2014b): Einführung für: Die „Dritte Welle". Neue Wege der Psychotherapie. Integrative Therapie, Humantherapie, Multimodale Praxis. Wiesbaden: Springer VS.

Petzold, H. G., Orth, I., Sieper, J. (2014d): Die „Neuen Naturtherapien". Going Green in der Integrativen Therapie – Ökologische Bewusstheitsarbeit „hin zur Natur": salutogenes Naturerleben, Landschafts-, Garten- und tiergestützte Therapie. Hückeswagen: EAG. Erw. in: Grüne Texte 6/2015. http://www.fpi-publikation.de/artikel/gruene-texte/06-2015-petzold-h-g-orth-i-sieper-j-die-neuen-naturtherapien--going-green-in-der.html

Petzold, H. G., Orth, I., Sieper, J. (2015a): Die „Neuen Naturtherapien". Going Green in der Integrativen Therapie – Ökologische Bewusstheitsarbeit „hin zur Natur": salutogenes Naturerleben, Landschafts-, Garten- und tiergestützte Therapie. In: Grüne Texte 6/2015. http://www.fpi-publikation.de/images/stories/downloads/sonstiges/petzold-orth-sieper-2014d-naturtherapien-going-green-oekologische_bewusstheitsarbeit-gruene-texte-06-2015.pdf

Petzold, H. G., Orth, I., Sieper, J. (2017): POSITIONEN – 50 Jahre Integrative Therapie und transversale Kulturarbeit. Einige Überlegungen zu „Hominität, Integrität und Engagement" zum Jahreswechsel 2016/2017. In: POLYLOGE 1/2017. https://www.eag-fpi.com/wp-content/uploads/2016/12/Weihnachtsbrief.pdf

Petzold, H. G., Orth-Petzold, S. (2009): Probleme des Freud'schen Paradigmas – „kritische Diskurse" mit der Psychoanalyse und ihrem Begründer als Aufgabe moderner „Kulturarbeit" – Überlegungen aus Integrativer Perspektive. In: *Petzold, H. G., Leitner, A.* (2009): Sigmund Freud heute. Wien: Krammer, 261-308. http://www.fpi-publikation.de/images/stories/downloads/textarchiv-petzold/petzold-orth-petzold-2009-probleme-freudschen-paradigmas-kritische-diskurse-kulturarbeit-integrativ.pdf

Petzold, H. G., Orth-Petzold, S. (2013): Narrative Biographieerarbeitung und dokumentierte Praxeologie statt arbiträrer Kasuistik. In: *Salahshour* et al. (2013), 2-17. Und in: POLYLOGE. http://www.fpi-publikation.de/images/stories/downloads/textarchiv-petzold/kreidner-salahshour-petzold-orth-petzold-2012-langzeittherapeutische-psychosebehandlung.pdf

Petzold, H. G., Orth-Petzold, S., Orth, I. (2013): Freude am Lebendigen und weiser Umgang mit Natur. Die Frische, Kraft und Weisheit integrativer Garten- und Landschaftstherapie – Naturtherapeutische Gedanken, „Green Meditation", „Therapeutic Guerilla Gardening". In: POLYLOGE 20/2013. http://www.fpi-publikation.de/polyloge/alle-ausgaben/20-2013-petzold-h-orth-petzold-s-orth-i-2013a-freude-am-lebendigen-umgang-mit-natur.html

Petzold, H. G., Orth-Petzold, S., Patel, A. (2010): Von der Abhängigkeit in die Souveränität. Über Professionalisierung in der Psychotherapie durch reflektierte und dokumentierte Praxis. In: POLYLOGE 17/2010. http://www.fpi-publikation.de/polyloge/alle-ausgaben/17-2010-petzold-h-g-orth-p-s-i-patel-a-ii-souveraenitaet-profession-prozessdokumentation.html

Petzold, H. G., Orth-Petzold, S., Ratz, C. (2011): DAS SUPERVISIONSJOURNAL – Ein methodisches Konzept zur Sicherung und Entwicklung von Qualität in Supervision und klientenbezogener Arbeit. In: SUPERVISION 1/2011. http://www.fpi-publikation.de/

downloads/download-supervision/download-01-2011-petzold-h-g-orth-petzold-s-ratz-c.html

Petzold, H. G., Orth-Petzold, S., Sieper, J. (2016): Theoriegeleitete Arbeit und Prozesstransparenz im „biopsychosozialökologischen“ Ansatz der „Integrativen Supervision“ – Perspektiven für SupervisorInnen zum „Transparenzdilemma“ (nicht nur) im Kontext „Sozialtherapie Sucht“. In: SUPERVISION 1/2016. http://www.fpi-publikation.de/images/stories/downloads/supervision/petzold-orth-petzold-sieper-theoriegeleitete-arbeit-prozesstransparenz-transparenzdilemma-sup-01-2016.pdf

Petzold, H. G., Osten, P. (1998): Diagnostik und mehrperspektivische Prozeßanalyse in der Integrativen Therapie. In: *Laireiter, A.* (Hrsg.)(1998): Diagnostik in der Psychotherapie. Wien: Springer. Erweitert in: *Petzold, H. G.* (Hrsg.)(1998h): Identität und Genderfragen in Psychotherapie, Soziotherapie und Gesundheitsförderung. Bd. 1 und 2, und in: Sonderausgabe von Gestalt und Integration. Düsseldorf: FPI-Publikationen, 118-141. http://www.fpi-publikation.de/artikel/textarchiv-h-g-petzold-et-al-/petzold-h-g-osten-p-1998-diagnostik-und-mehrperspektivische-prozessanalyse-in-der.html

Petzold, H. G., Osterhues, U. J. (1972b): Zur Verhaltenstherapeutischen Verwendung von gelenkter katathymer Imagination und Behaviourdrama in einem Lebenshilfezentrum. In: *Petzold, H. G.* (1972a), Angewandtes Psychodrama in Therapie, Pädagogik, Theater und Wirtschaft. Paderborn: Junfermann, 232-241.

Petzold, H. G., Petzold, Ch. (1991a): Lebenswelten alter Menschen. Hannover: Vincentz.

Petzold, H. G., Rainals, J., Sieper, J., Leitner, A. (2006): Qualitätssicherung und Evaluationskultur in der Ausbildung von Sozialtherapeuten – eine Evaluation der VDR-anerkannten Ausbildung an EAG/FPI. In: *Petzold, H. G., Schay, P., Scheiblich, W.* (2006): Integrative Suchtarbeit. Wiesbaden: VS, 533-588.

Petzold, H. G., Rodriguez-Petzold, F. (1996): Geht es nur um Schweigepflicht oder um praktische Ethik? Eine Stellungnahme und empirische Erkundung zur Weitergabe von Geheimnissen und zur Anonymisierung in der Supervision. In: Organisationsberatung Supervision Clinical Management (OSC) 3, 277-288. Erw. in: Familiendynamik 3/1997, 289-311 und in: *Petzold, H. G.* (1998a), 191-211 und in: *Petzold, H. G.* (2007a).

Petzold, H. G., Schay, P., Ebert, W. (Hrsg.)(2004): Integrative Suchttherapie. Wiesbaden: VS. (2. Aufl. 2007).

Petzold, H. G., Schay, P., Scheiblich, W. (Hrsg.)(2006a): Integrative Suchtarbeit. Innovative Modelle, Praxisstrategien, Evaluation. Wiesbaden: VS.

Petzold, H. G., Scheiblich, W., Thomas, G. (2006): Drogentherapie – Entwicklung, Formen, Methoden, Wirkungen und der „Integrative Ansatz“. In: *Petzold, H. G., Schay, P., Scheiblich, W.* (Hrsg.)(2006): Integrative Suchtarbeit. Innovative Modelle, Praxisstrategien und Evaluation. Wiesbaden: VS, 41-94.

Petzold, H. G., Schobert, R. (1991): Selbsthilfe und Psychosomatik. Paderborn: Junfermann.

Petzold, H. G., Schuch, W. (1991): Grundzüge des Krankheitsbegriffes im Entwurf der Integrativen Therapie. In: *Pritz, A., Petzold, H. G.* (Hrsg.), Der Krankheitsbegriff in der modernen Psychotherapie. Paderborn: Junfermann, 371-486.

Petzold, H. G., Sieper, J. (1970): Zur Verwendung des Psychodramas in der Erwachsenenbildung. In: Zeitschrift für praktische Psychologie 8, 392-447. http://www.fpi-publikation.de/images/stories/downloads/textarchiv-petzold/petzold-sieper-1970-1972-psychodrama-in-der-erwachsenenbildung.pdf

Petzold, H. G., Sieper, J. (1988b): Die FPI-Spirale – Symbol des „heraklitischen Weges“. Gestalttherapie & Integration. In: Gestalt-Bulletin 2, 5-33. Auch in: *Petzold, H. G.* (2003a), 351-374. http://www.fpi-publikation.de/downloads/download-polyloge/download-nr-24-2017-petzold-h-g-sieper-j.html

Petzold, H. G., Sieper, J., (1990b): Die neuen – alten – Kreativitätstherapien. Marginalien zur Psychotherapie mit kreativen Medien. In: *Petzold, H. G., Orth, I.* (1990), 519-548.

Petzold, H. G., Sieper, J. (1993a): Integration und Kreation. 2 Bde. Paderborn: Junfermann. Ersch. online bei FPI-Publikationen, Winter 2018/19: http://www.fpi-publikation.de/

Petzold, H. G., Sieper, J. (2003c): Der Wille und das Wollen, Volition und Kovolition – Überlegungen, Konzepte und Perspektiven aus Sicht der Integrativen Therapie. In: POLYLOGE 4/2003.

Petzold, H. G., Sieper, J. (2005): Lev Vygotskij – ein Referenztheoretiker der integrativen Therapie. In: *Stumm, G.* et al. (2005): Personenlexikon der Psychotherapie. Wien: Springer, 488-491.

Petzold, H. G., Sieper, J. (2007g): Interkulturalität und Kulturarbeit in Europa: 25 Jahre „Europäische Akademie für psychosoziale Gesundheit und Kreativitätsförderung". In: Integrative Therapie 4/2007, 529-542. http://www.fpi-publikation.de/images/stories/downloads/integrative%20therapie/it-2007-4-alexander-romanowitsch-lurija-neuropsychologie-biopsychosoziale-therapie-integrative-ansaetze.pdf

Petzold, H. G., Sieper, J. (2008a): Der Wille, die Neurowissenschaften und die Psychotherapie. 2 Bde. Bielefeld: Edition Sirius im Aisthesis Verlag.

Petzold, H. G., Sieper J. (2008b): Integrative Soziotherapie – zwischen Sozialarbeit, Agogik und Psychotherapie. Zur Konnektivierung von Modellen der Hilfeleistung und Entwicklungsförderung für optimale Prozessbegleitung. In: POLYLOGE 19/2008, 553-596. http://www.fpi-publikation.de/polyloge/alle-ausgaben/19-2008-petzold-h-g-sieper-johanna-integrative-soziotherapie.html

Petzold, H. G., Sieper, J. (2008c): Integrative Willenstherapie. Perspektiven zur Praxis des diagnostischen und therapeutischen Umgangs mit Wille und Wollen. In: *Petzold, H. G., Sieper, J.* (2008a), 473-592. http://www.fpi-publikation.de/images/stories/downloads/textarchiv-petzold/petzold_sieper_2008_integrative_willenstherapie_teil2.pdf

Petzold, H. G., Sieper, J. (2011a): Menschenliebe heilt. Altruismus und Engagement. Potentialorientierte Psychotherapie – Die Aktualität des HENRY DUNANT 1828-1910. Wien: Krammer.

Petzold, H. G., Sieper, J. (2012a): „Leiblichkeit" als „Informierter Leib" embodied and embedded – Körper-Seele-Geist-Welt-Verhältnisse in der Integrativen Therapie. Quellen und Konzepte zum „psychophysischen Problem" und zur leibtherapeutischen Praxis. In: *Petzold, H. G.* (2012f), Die Menschenbilder in der Psychotherapie. Interdisziplinäre Perspektiven und die Modelle der Therapieschulen. Wien: Krammer, 243-321. http://www.fpi-publikation.de/images/stories/downloads/polyloge/petzold-sieper-2012a-leiblichkeit-informierter-leib-embodied-embedded-konzepte-polyloge-21-2012.pdf

Petzold, H. G., Sieper, J. (2012e): Über sanfte Gefühle, Herzensregungen, „euthyme Erfahrungen" und „komplexe Achtsamkeit" in der „Integrativen Therapie". In: POLYLOGE 28/2012. http://www.fpi-publikation.de/polyloge/alle-ausgaben/28-2012-petzold-h-sieper-j-2012e-ueber-sanfte-gefuehle-herzensregungen-euthyme-erfahrung.html

Petzold, H. G., Sieper, J., Orth, I. (2002): Eine „Dritte Welle" der Integrativen Therapie im neuen Millennium – vertiefende Projekte und ko-kreative Polyloge zu Natur, Kunst/Kultur und Ökologie integrativ-humantherapeutischer Theorie und Praxis – Transgressionen II. In: POLYLOGE 5/2002. http://www.fpi-publikation.de/polyloge/alle-ausgaben/05-2002-petzold-h-g-sieper-j-orth-i-2002-eine-dritte-welle-der-integrativen-therapie-im.html

Petzold, H. G., Sieper, J., Orth, I. (2005): Erkenntniskritische, entwicklungspsychologische, neurobiologische und agogische Positionen der „Integrativen Therapie" als „Entwicklungstherapie". Grundlagen für Selbsterfahrung in therapeutischer Weiterbildung, Supervision und Therapie – Theorie, Methodik, Forschung. In: POLYLOGE: 2/2005. http://www.fpi-publikation.de/polyloge/

alle-ausgaben/02-2005-petzold-h-g-sieper-j-orth-i-erkenntniskritische-entwicklungspsychologische.html und in: *Petzold, H. G., Schay, P., Scheiblich, W.* (2006): Integrative Suchttherapie. Bd. II. Wiesbaden: VS, 627-765.

Petzold, H. G., Steffan, A. (1999a): Selbsterfahrung in der Ausbildung von PsychotherapeutInnen – empirische Perspektiven aus der Sicht der Integrativen Therapie. In: *Laireiter, A.-R.* (1999), Selbsterfahrung in Psychotherapie und Verhaltenstherapie – Empirische Befunde. Tübingen: dgvt. http://www.fpi-publikation.de/polyloge/alle-ausgaben/14-2017-petzold-h-g-steffan-a-1999a-2017-selbsterfahrung-ausbildung-psychotherapeutinnen.html

Petzold, H. G., Steffan, A. (1999b): Ausbildung, Selbsterfahrung und Selbstmodelle in der Integrativen Therapie – Hintergründe, Konzepte und Forschungsergebnisse zu einer „transversalen" Weiterbildungskultur. In: Gestalt (Schweiz) 37 (Februar 2000), 25-65. Und in: POLYLOGE 15/2017. http://www.fpi-publikation.de/polyloge/alle-ausgaben/15-2017-petzold-h-g-steffan-a-1999b-2017-ausbildung-selbstmodelle-forschungsergebnisse.html

Petzold, H. G., Steffan, A. (2000b): Ausbildungsevaluation und Qualitätssicherung in der Integrativen Therapie – das EAG-Qualitätssicherungssystem. In: Integrative Therapie 2/3, 355-366.

Petzold, H. G., Steffan, A., Zdunek, K. (2000b): Qualitätssicherung in der Ausbildung von Integrativer Psychotherapie an FPI/EAG – Dargestellt an Ergebnissen einer Veranstaltungsevaluation im EAG-Qualitätssystem. In: Integrative Therapie 1, 96-117.

Petzold, H. G., van Wijnen, H. (2010): Stress, Burnout, Krisen – Materialien für supervisorische Unterstützung und Krisenintervention. In: SUPERVISION 11/2010. http://www.fpi-publikation.de/images/stories/downloads/supervision/petzold-van-wijnen-stress_burnout_krisen.-supervision-11-2010.pdf

Petzold, H.G., Vormann, G. (1980): Therapeutische Wohngemeinschaften. Erfahrungen – Modelle – Supervision. München: Pfeiffer.

Petzold, H. G., Wolff, U., Landgrebe, B., Josić, Z., Steffan, A. (2000): Integrative Traumatherapie – Modelle und Konzepte für die Behandlung von Patienten mit „posttraumatischer Belastungsstörung". Erweiterte deutsche Ausgabe. Paderborn: Junfermann.

Petzold, H. G, Wolff, H.-U., Landgrebe, B., Josić, Z. (2002): Das Trauma überwinden. Integrative Modelle der Traumatherapie. Paderborn: Junfermann.

Pritz, A., Petzold, H. G. (1991): Der Krankheitsbegriff in der modernen Psychotherapie. Paderborn: Junfermann. (2. Aufl. 1996).

Salahshour, K., Petzold, H. G., Orth-Petzold, S. (2013): Einleitung: Narrative Biographieerarbeitung und dokumentierte Praxeologie statt arbiträrer Kasuistik (Petzold/Orth-Petzold). Kreidner-Salahshour: Integrative Bewegungs- und Leibtherapie als Teil der multiprofessionellen Behandlung im Integrierten Maßregelvollzug mit einem psychotischen Patienten als langzeittherapeutischer Prozess – ein Behandlungsjournal narrativer Biographieerarbeitung. In: Integrative Therapie 3-4/2013. http://www.fpi-publikation.de/artikel/textarchiv-h-g-petzold-et-al-/kreidner-salahshour-k-petzold-h-g-orth-petzold-s-2012-langzeittherapeutische-psychose.html

Scheiblich, A., Petzold, H. G., Orth-Petzold, S., Sieper, J. (2016): Integrative Behandlung eines Mannes mit einer Mehrfachabhängigkeit und hohem Gewaltpotential im Rahmen einer ambulanten Rehabilitation unter Substitution. In: POLYLOGE 4/2016. http://www.fpi-publikation.de/images/stories/downloads/polyloge/scheiblich-andrea-petzold-h-orth-petzold-mehrfachabhaeangig-prozesstransparenz-polyloge-04-2016.pdf

Sieper, J., Orth, I., Petzold, H. G. (2009): Zweifel an der „psychoanalytischen Wahrheit" – Psychoanalyse zwischen Wissenschaft, Ideologie und Mythologie. In: *Leitner, A., Petzold, H. G.* (2009): Sigmund Freud heute. Der Vater der Psychoanalyse im Blick der Wissenschaft und der psychotherapeutischen Schulen. Wien: Krammer, 573-635. http://www.fpi-publikation.de/images/stories/downloads/textarchiv-petzold/sieper-orth-petzold-2009-nachgedanken-zweifel-psychoanalytische-wahrheit-wissenschaft-ideologie.pdf

Sieper, J., Orth, I., Petzold, H. G. (2010): Warum die „Sorge um Integrität" uns in der Integrativen Therapie wichtig ist – Überlegungen zu Humanität, Menschenwürde und Tugend in der Psychotherapie. In: *Petzold, H. G., Orth, I., Sieper, J.* (2010a): Gewissensarbeit, Weisheitstherapie, Geistiges Leben – Themen und Werte moderner Psychotherapie. Wien: Krammer, 367-460. http://www.fpi-publikation.de/images/stories/downloads/textarchiv-petzold/sieper-orth-petzold_sorge-um-integritaet_2010.pdf

Sieper, J., Petzold, H. G. (1975/2017): Über die Platane des Hippokrates und Baumerlebnisse als „korrektive ökologische" Erfahrungen in einer integrativen Ökopsychosomatik und Naturtherapie. Eine Nachlese zum Gestalt-Kibbuz Dugi-Otok 1975. Düsseldorf: Fritz Perls Institut. http://www.fpi-publikation.de/artikel/textarchiv-h-g-petzold-et-al-/index.php und in: Grüne Texte 35/2017. https://www.fpi-publikation.de/images/stories/downloads/grueneTexte/sieper-petzold-1975-platane-hippokrates-korrektive-oekologische-erfahrungen-gruene-texte-35-2017.pdf

Sieper, J., Petzold, H. G. (1993c/2011): Integrative Agogik – ein kreativer Weg des Lehrens und Lernens. In: *Petzold, H. G., Sieper, J.* (1993a), 359-370. http://www.fpi-publikation.de/downloads/download-supervision/download-nr-06-2011-sieper-j-petzold-h-g.html

Sieper, J., Petzold, H. G. (2002/2011): Der Begriff des „Komplexen Lernens" und seine neurowissenschaftlichen und psychologischen Grundlagen – Dimensionen eines „behavioralen Paradigmas" in der Integrativen Therapie. Lernen und Performanzorientierung, Behaviourdrama, Imaginationstechniken und Transfertraining. In: POLYLOGE 10/2002. http://www.fpi-publikation.de/supervision/alle-ausgaben/04-2011-sieper-j-petzold-h-g-komplexes-lernen-in-der-integrativen-therapie-und-supervision.html. Gekürzt in: *Leitner, A.* (2003): Entwicklungsdynamiken der Psychotherapie. Wien: Krammer, 183-251.

Sieper, J., Petzold, H. G. (2011): Soziotherapie/Sozialtherapie – ein unverzichtbares Instrument gegen soziale Exklusion und für die psychosoziale Hilfeleistung in „prekären Lebenslagen". In: POLYLOGE 3/2011. http://www.fpi-publikation.de/downloads/download-polyloge/download-nr-03-2011-sieper-j- petzold-h-g-2011a.html

Sieper, J., Petzold, H. G. et al. (2014): FREUDIANA – Materialien, Überlegungen, Buchbesprechungen zu Freud und seiner Psychoanalyse aus der Sicht der „Integrativen Humantherapie" in der „Dritten Welle" moderner Psychotherapie. In: POLYLOGE 12/2014. http://www.fpi-publikation.de/images/stories/downloads/polyloge/sieper-petzold-et-al-freudiana-freud-psychoanalyseintegrative-humantherapie-dritte-welle-12-2014.pdf

Spiegel-Rösing, I., Petzold, H. G. (1984): Die Begleitung Sterbender – Theorie und Praxis der Thanatotherapie. Ein Handbuch. Paderborn: Junfermann.

Steffan, A., Petzold, H. G. (2001b): Das Verhältnis von Theorie, Forschung und Qualitätsentwicklung in der Integrativen Therapie. (Charta-Colloquium IV). In: Integrative Therapie 1, 63-104 und in: *Leitner, A.* (2001): Strukturen der Psychotherapie. Wien: Krammer, 447-491. Auch in: POLYLOGE 12/2010. http://www.fpi-publikation.de/images/stories/downloads/polyloge/steffan_petzold-verhaeltnis_von_theorie-polylogege_12_2010.pdf

Szczygiel, M., Floren, M., Hüther, G., Petzold, H. G. (2015): Integrative Perspektiven für die „klinische Sozialarbeit" am Beispiel körperorientierter Interventionen für die Arbeit mit Jugendlichen: annotierte Experten-Interviews mit Gerald Hüther & Hilarion G. Petzold. In: POLYLOGE 16/2015. http://www.fpi-publikation.de/downloads/download-polyloge/download-nr-16-2015-maja-szczygiel-miriam-floren-gerald-huether-hilarion-g-petzold.html

Van der Mei, S., Petzold, H. G., Bosscher, R. (1997): Runningtherapie, Streß, Depression – ein übungszentrierter Ansatz in der Integrativen leib- und bewegungsorientierten Psychotherapie. In: Integrative Therapie 3, 374-428. http://www.fpi-publikation.de/images/stories/downloads/textarchiv-petzold/mei-petzold-bosscher-1997-runningtherapie-integrative-leib-und-bewegungsorientierte-psychotherapiepdf.pdf

Varevics, P., Petzold, H. G. (2005): Leben und Tod, Altern und Sterben, Leid, Trost, Sinn – Hilfen für therapeutische, beraterische und supervisorische Suchbewegungen in der Lebensspanne. In: Integrative Therapie 1-2, 129-161 und in: *Petzold, H. G., Müller, L.* (2005). http://www.fpi-publikation.de/polyloge/alle-ausgaben/07-2018-varevics-p-petzold-h-g-2005-leben-und-tod-altern-und-sterben-leid-trost-sinn.html

Waibel, M., Petzold, H. G. (2009): Integrative Ausdauertherapie bei depressiven Erkrankungen. In: *Waibel, M., Jakob-Krieger, C.* (2009), Integrative Bewegungstherapie. Stuttgart: Schattauer, 81-97.

Waibel, J. M., Petzold, H. G., Orth, I., Jakob-Krieger, C. (2009): Grundlegende Konzepte der Integrativen Leib- und Bewegungstherapie (IBT). In: *Waibel, J. M., Jakob-Krieger, C.* (2009): Integrative Bewegungstherapie. Stuttgart: Schattauer. 1-20.

Willke, E., Hölter, G., Petzold, H. G. (1991): Tanztherapie – Theorie und Praxis. Ein Handbuch. Paderborn: Junfermann. (Überarb. Neuaufl. Wiesbaden: Reichert 2013).

Zdunek, K., Petzold, H. G. (1999): Feldexploration, Professionalisierung, Qualitätsentwicklung und Forschung. In: Kunst & Therapie 1-2, 156-178.

Bildnachweise

Andrea Wasolua 512, 513, 533, 534, 536, 543, 553, 557, 559
Archiv EAG 14, 610, 728, 826, 830, 844, 846, 850, 855, 868, 912, 1007
Carola Otterstedt 140
Gabriele Ramin/Peter Genkel 792, 793, 794, 795, 797, 798, 799
John Kellerman (Alamy Stock Foto) 909 (unten)
Konrad Neuberger 450, 463, 473, 487, 496, 498
Manfred Spitzer 291, 293, 294 (oben)
Privatbesitz 298
Privatbesitz Hilarion G. Petzold 713, 714, 716, 718, 724, 725, 728, 729, 904, 907 (oben), 928
Quing Li 274, 275
Shutterstock 30, 34, 51, 60, 70, 82, 100, 130, 158, 178, 188, 256, 272, 288, 326, 343, 385, 412, 448, 510, 564, 582, 631, 688, 702, 740, 762, 790, 804, 896, 907 (unten), 909 (oben), 911, 932
Susanne Heule 764, 767, 771, 775, 780
Susanne Krüskemper 611, 612, 615, 617
Wikimedia Commons 294 (unten), 300

Biographische Kurznotizen zu den AutorInnen

Beetz, Andrea M., Diplom-Psychologin, Dr. phil. habil., Privatdozentin; Studium der Psychologie sowie Promotion an der Universität Erlangen; Studium und Postdoc-Forschung an der University of California, Davis, und der Utah State University, Logan, USA sowie der University of Cambridge, UK. Habilitation in Sonderpädagogik an der Universität Rostock; wissenschaftliche Mitarbeiterin am Department Verhaltensbiologie der Universität Wien. Seit über 20 Jahren in der Mensch-Tier-Forschung aktiv, mit den Schwerpunkten tiergestützte Pädagogik und Therapie; seit 2002 tätig im Bereich Klinische Hypnose und Hypnotherapie. Anschrift: Schillerstr. 28, 91054 Erlangen.

Bethlehem, Rainer, Fachgesundheits- und Krankenpfleger für psychiatrische Pflege, Garten- und Landschaftstherapie im integrativen Verfahren (IGLT) an der „Europäischen Akademie für biopsychosoziale Gesundheit, Naturtherapie und Kreativitätsförderung" (EAG); tätig als Fachgesundheits- und Krankenpfleger für psychiatrische Pflege in der psychiatrischen Klinik Gilead IV des EvKB, Suchtbereich; Projektinitiator des Faba-Naturprojektes, einem Garten- und Landschaftstherapeutischen Unterstützungsangebot für Gütersloher Kinder in Familien mit einer Belastung durch eine Sucht- und/oder psychische Erkrankung, zehnjährige Erfahrung im Faba-Naturprojekt Familien in Balance. Publikationen: zus. mit *Renate Bethlehem* (2011), faba-Naturprojekt – Familien in Balance. Unterstützungsangebot für Familien mit Sucht- oder psychischen Erkrankungen, in: Bundesarbeitsgemeinschaft der Kinderschutz-Zentren e. V. (Hrsg.), Kindheit mit psychisch belasteten und süchtigen Eltern. Kinderschutz durch interdisziplinäre Kooperation, Köln; zus. mit *Kordula Marzinzik* und *Renate Bethlehem* (2014), Vom Ort der 100.000 Apfelbäume. Abschlussbericht der in 2013 durchgeführten Projektevaluation, Hrsg. Deutscher Kinderschutzbund Kreisverband Gütersloh e. V., Gütersloh.

Blumberg, Jacqueline, M. A. (Erziehungs- und Musikwissenschaftlerin); wissenschaftliche Mitarbeit an der EAG. Publikationen zur Weiterbildungsforschung. Kontakt: Jacqueline.Blumberg@gmx.de.

Egger, Josef Wilhelm, Univ.-Prof. Dr., Medizinpsychologe, Psychotherapeut (integrative Verhaltenstherapie), em. Professor für *Biopsychosoziale Medizin* an der Med. Univ. Graz, Habilitationen für Medizinische Psychologie und für Klinische Psychologie, langjähriger Leiter der Forschungseinheit für *Verhaltensmedizin, Gesundheitspsychologie und empirische Psychosomatik* sowie der Teaching Unit *Kommunikation-Supervision-Reflexion* an der Med. Univ. Graz, Herausgeber der Fachzeitschrift „Psychologische Medizin" (Facultas Wien). Publikationen: Integrative Verhaltenstherapie und psychotherapeutische Medizin – ein biopsychosoziales Modell. Wiesbaden: Springer 2015. Anschrift: Univ.-Klinik f. Med. Psychologie u. Psychotherapie, Villa Hahnhof, Univ.-Klinikum Graz, Roseggerweg 50, A-8036 Graz

Ellerbrock, Bettina, Dipl. Soz. Pädagogin, Erlaubnis nach dem Heilpraktikergesetz (HPG), langjährig tätig als Sozialpolitische Referentin im Kuratorium Deutsche Altershilfe Köln KDA – Schwerpunkt Bildung im Alter. Seit 17 Jahren Geschäftsführerin der „Europäischen Akademie für biopsychosoziale Gesundheit, Naturtherapie und Kreativitätsförderung“ (EAG), seit 4 Jahren Fachbereichsleiterin für Neue Naturtherapien EAG. Vorstand Deutsche Gesellschaft für Naturtherapie und Waldmedizin DGN e. V. Div. Weiterbildungen u.a. in Integrativer Beratung FPI/EAG, Lehrbeauftragte in Integrativer Waldtherapie und Gesundheitsberatung EAG. Veröffentlichung div. naturtherapeutischer Fachartikel. Als Förstertochter im Wald (Mittelgebirge Deister) aufgewachsen, fühle ich mich seit frühester Kindheit mit dem Wald, meinem Garten und meinen (Haus-)tieren, kurz der Natur, intensiv verbunden.

Günther, Rudolf, Dr. phil. habil., Privatdozent am Fachbereich Psychologie der Universität in Tübingen und freiberuflicher Leiter einer selbständigen Forschungsgruppe, Reutlingen. Diplom 1968 nach Studium der Psychologie mit Nebenfächern Mathematik und Philosophie in Münster/W., München, Tübingen. Vorsitzender der Sektion Gesundheits-, Umwelt-, Schriftpsychologie des Berufsverbandes Deutscher Psycholog/-innen (BDP), dort langjähriger Koordinator der Umweltpsychologie. Forschungsaufträge zu Entwicklung und Evaluation von sozial-ökologischen Interventionen, u. a. zu bundesweiten Programmen (Verkehrssicherheit und Radfahrausbildung von Kindern; Organisationsentwicklung für stationäre Jugendhilfe). Publikationen: zus. mit *M. Kraft*, Stand der Radfahrausbildung an Schulen und die motorischen Voraussetzungen bei Kindern (BASt-Forschungsbericht 2015). Auszeichnungen u. a.: 1998 renommierter Verkehrssicherheitspreis des VdM.

Haubenhofer, Dorit, Mag. Dr., (verh. van Meel), Biologin; seit 2010 an der Hochschule für Agrar- und Umweltpädagogik in Wien in den Bereichen der Lehre, Forschung und studentischen Betreuung; Chefredakteurin der Zeitschrift GREEN CARE; Dozentin an der Universität Wien (Department für Lebenswissenschaften); fachlicher Schwerpunkt: Green Care (u.a. Garten- und Schulpädagogik, soziale Landwirtschaft, tiergestützte Interventionen); Anschrift: Hochschule für Agrar- und Umweltpädagogik, Angermayergasse 1, A-1130 Wien.

Heule, Susanne, Psych. FH und lic. rer. publ. HSG, Weiterbildung in Integrativer Psychotherapie an der „Europäischen Akademie für biopsychosoziale Gesundheit, Naturtherapie und Kreativitätsförderung“ (EAG/FPI), naturtherapeutische Weiterbildung an der Wildnisschule/Plano Alto, langjährige Erfahrung in stationärer Suchttherapie und aufsuchender Familienarbeit, derzeit in eigener psychotherapeutischer Praxis tätig, Stiftungsratsmitglied SEAG, sowohl privat wie auch beruflich nutzt sie gerne die wohltuende und anregende Wirkung der Natur, insbesondere der Berge. Publikationen: *Integrative Therapie in und mit der Natur – Vom Tanz mit erlebbaren Metaphern*. Gradierungsarbeit FPI, Zürich 2007. Anschrift: Appenzellerstrasse 11, CH-8049 Zürich.

Hömberg, Ralf, Dr. med.; gelernter Bankkaufmann; Humanmedizinstudium in Budapest, Würzburg und Münster; Facharzt für Psychosomatische Medizin und Psychotherapie (Tiefenpsychologie/Verhaltenstherapie/Entspannungs-, Aktivierungs- und Regulationsverfahren/Integrative Therapie) sowie Naturheilverfahren in eigener Praxis. Supervisor, Berater, Coach und Organisationsentwickler. Natur- und Umweltfreund, Agenda21 Arbeit, eigener Hund, Garten, Naturexkursionen, Bergwaldprojektarbeit, Waldmedizin.

Krüskemper, Susanne, gelernte Handwerksmeisterin, Weiterbildung zur Garten- und Landschaftstherapeutin im Integrativen Verfahren an der „Europäischen Akademie für biopsychosoziale Gesundheit, Naturtherapie und Kreativitätsförderung" (EAG); arbeitet in einem Heilpädagogischen Zentrum als Gartentherapeutin. Anschrift: Susanne Krüskemper, Wiesental 5, 46244 Bottrop.

Li, Qing, MD, PhD, Physician, Nippon Medical School Hospital, 1-1-5 Sendagi, Bunkyo-ku, Tokyo, Japan; President of the Japanese Society of Forest Medicine, Vice-President and Secretary General of International Society of Nature and Forest Medicine (INFOM), Research interests: Forest Medicine, Environmental Immunology, Environmental Medicine. Publikationen: Forest Medicine. Nova Science Publishers, Inc., NY, 2012, 1-316; Li et al. Visiting a forest, but not a city, increases human natural killer activity and expression of anti-cancer proteins. Int J Immunopathol Pharmacol. 2008;21:117-27.

Moser, Sabine, Dr., Psychologin (Klinische- und Gesundheitspsychologie, Notfallpsychologie), Psychotherapeutin (Verhaltenstherapie, Traumaspezifische Psychotherapie, Integrative Kunsttherapie, EAG), Master Life Coach, aktueller Arbeitsbereich: Psychiatrischer Dienst in Bozen (Südtirol), Euthyme Therapie im Rahmen der Tätigkeit im psychiatrischen Rehabilitationszentrum. Wohnort: Bozen.

Neuberger, Konrad, M. A., Studium der Kinder- und Jugendpsychiatrie, Ethnologie sowie Kommunikation und Beratung in Göttingen; Gärtnerlehre; Soziotherapie an FPI/EAG; arbeitet seit über dreißig Jahren mit Patienten in und aus der Psychiatrie; publiziert seit vielen Jahren zum Thema Gartentherapie; Vorträge bei nationalen und internationalen Tagungen; Vorstand der GGuT und Vorstandsmitglied der IGGT. Anschrift: Neusser Weg 61, 40474 Düsseldorf.

Niepel, Andreas, registrierter Gartentherapeut nach IGGT, system. Coach, Phytotherapeut und Entspannungstrainer, seit 1992 Leiter der Abteilung Garten/Gartentherapie an der HELIOS Klinik Hattingen, einer Fachklinik für neurologische und neurochirurgische Rehabilitation. Inhaber des auf therapeutische Gartenprojekte spezialisierten Planungs- und Beratungsbüros Andreas Niepel Grünplanung. Mitglied er Arbeitsgruppe „Gärten helfen Leben", Organisator der jährlichen Gartentherapietage und u.a. lehrend tätig in den Studiengängen Gartentherapie und Green Care (Österreich) sowie dem CAS Gartentherapie (Schweiz). Seit 2009 Präsident des Dachverbandes der Gartentherapie, der Internationalen Gesellschaft Garten Therapie (IGGT). Publikationen: Garten und Therapie-Wege zur Barrierefreiheit, Ulmer Verlag; Gartentherapie, Hrsg. Deutscher Verband der Ergotherapeuten; Praxisbuch Gartentherapie, beide Verlag Schulz-Kirchner.

Orth, Ilse, MSc. Dipl.-Sup., Studium Germanistik, Pädagogik, Philosophie in Bonn, Heidelberg, Wien, Paris (Staatsexamen), weiterhin der Psychotherapie (MSc. DUK Krems) und Supervision (Diplom FU Amsterdam). Psychotherapeutin und Supervisorin in eigener Praxis, seit den 1960er Jahren zentriert auf die Arbeit mit kreativen Medien unter Einbezug naturtherapeutischer Kontexte. Ausbildungen in Integrativer Therapie, körperorientierter Psychotherapie (Malcom Brown), Initiatischer Therapie (Graf Dürckheim, Maria Hippius), Supervision. Mitbegründerin der Integrativen Therapie und Integrativen Poesie- und Bibliotherapie, Protagonistin der Bewegung der künstlerischen Therapieformen in den deutschsprachigen Ländern, langjährige Vorstandsarbeit in Fachgesellschaften, internationale Lehrtätigkeit an verschiedenen Universitäten und Institutionen in Europa. Zahlreiche Veröffentlichungen. Seit mehr als vierzig Jahren im Leitungsgremium der „Europäischen Akademie für biopsychosoziale Gesundheit, Naturtherapie und Kreativitätsförderung" (EAG).

Orth-Petzold, Susanne, Dr. med., Dipl.-Sup., MSc. Studium der Medizin in Düsseldorf und Hamburg, Forschungsarbeit in der Transplantationsmedizin, Studium der Supervision Freie Universität Amsterdam (Dipl.-Sup.), Ausbildung in Integrativer Therapie an der „Europäischen Akademie für biopsychosoziale Gesundheit, Naturtherapie und Kreativitätsförderung" (EAG) und der Donau-Universität Krems (MSc. Psychotherapie). Spezialisierung in Ernährungswissenschaften und Ernährungsberatung u.a. in Projekten mit Langzeitarbeitslosen. Lehrbeauftragte und Mitglied des Prüfungsausschusses der EAG.

Petzold, Hilarion G., Prof., Dr. mult., emer. Prof. für Psychologie FU Amsterdam, v. Prof. für Supervision, Donau-Univ. Krems. Approb. Psychotherapeut und K&J-Psychotherapeut, wissenschaftlicher Leiter der „Europäischen Akademie für biopsychosoziale Gesundheit, Naturtherapien und Kreativitätsförderung" (EAG), staatlich anerkannte Einrichtung der beruflichen Bildung, Begründer

der Integrativen Therapie, Mitinitiator der neuen „Integrationsbewegung in der Psychotherapie“ (*Petzold* 1975m, 1982), der Bewegung der „Neuen Körpertherapien“ (*Petzold* 1974j, 1977n), der „Neuen Kreativitätstherapien“ (*Petzold, Orth* 1990a), der Bewegung der „Neuen Naturtherapien“ (*Petzold* 2014h, m; *Petzold, Ellerbrock, Hömberg* 2017). Zahlreiche wissenschaftliche Veröffentlichungen (siehe POLYLOGE 1/2014, https://www.fpi-publikation.de/polyloge/alle-ausgaben/01-2014-petzold-h-g-2014-wissenschaftliche-gesamtbibliographie-1958-2014.html).

Ramin, Gabriele, Dr. med., FÄ f. psychosomatisch-psychotherapeutische Medizin in eigener Praxis, Hamburg. Vorher Kinderärztin bis 1979. Gestaltpsychotherapeutische Ausbildungen u. a. in den USA bei E. und M. Polster. Tiefenpsychol.-fundierte Weiterbildung, Fortbildung in Körpertherapie und Psychoanalyse. Lehrtherapeutin am Fritz Perls Institut und der „Europäischen Akademie für biopsychosoziale Gesundheit, Naturtherapie und Kreativitätsförderung“ (EAG). Dozentin und Supervisorin am APH-Institut (für Integrative Psychoanalyse, Psychotherapie und Psychosomatik Hamburg) und des IfP (Institut für Psychotherapie der Universität Hamburg). Weiterbildungsermächtigt ÄK Hamburg. Zahlreiche Reisen weltweit mit prägenden Natureindrücken. Meditationsschülerin seit 1984. Publikationen: Hrsg. zus. mit *H. G. Petzold*, Schulen der Kindertherapie, Junfermann 1987; Inzest und Sexueller Missbrauch – ein Handbuch, Junfermann 1994; div. Artikel in Zeitschriften und Filmbüchern (*T. Piegler*, Das Fremde im Film, Psychosozial Verlag).

Röttjer, Patricia, Studium der Deutschen Philologie und Sinologie, M. A., Ausbildungen: Kursleiterin für Integrative Poesie- und Bibliotherapie (Grundstufe), Integrative Therapie, Klinische Kunsttherapie mit Vertiefungsschwerpunkt Poesie- und Bibliotherapie an der „Europäischen Akademie für biopsychosoziale Gesundheit, Naturtherapie und Kreativitätsförderung“ (EAG). Arbeit als pädagogische Mitarbeiterin und Bildungsbegleiterin bei Bildungsträgern. Anschrift: Delmestraße 59, 28199 Bremen, p.roettjer@gmx.de.

Schmitz, Hermann, Prof. Dr., Studium der Philosophie an der Universität Bonn, Habilitation an der Universität Kiel, 1988-1993 Leiter des philosophischen Seminars der Universität Kiel, Begründer der sogenannten Neuen Phänomenologie, der Begriff des Leibes ist theoretischer Kernbegriff seiner Philosophie. Publikationen: System der Philosophie (Bd. 1-10), Bouvier 1964-1980; Neue Phänomenologie, Bouvier 1980; Kurze Einführung in die Neue Phänomenologie, Alber 2009, [3]2012; *Wozu philosophieren?* Alber 2018.

Spitzer, Manfred, Prof. Dr. Dr., studierte in Freiburg Medizin, Psychologie und Philosophie; nach seiner Promotion in Medizin und Philosophie und seiner Habilitation für das Fach Psychiatrie war er als Oberarzt an der psychiatrischen

Universitätsklinik Heidelberg tätig; drei Forschungsaufenthalte in den USA an der Harvard University und der University of Oregon prägten sein weiteres wissenschaftliches Werk an der Schnittstelle von Neurobiologie, Psychologie und Psychiatrie. Seit 1997 Ärztlicher Direktor der Psychiatrischen Universitätsklinik in Ulm. 2004 gründete er das Transferzentrum für Neurowissenschaften und Lernen (ZNL), das im Bildungsbereich sowohl Grundlagenforschung betreibt als auch Bildungseinrichtungen evaluiert und sie bei der Weiterentwicklung ihrer pädagogischen Arbeit begleitet. Autor zahlreicher Bestseller. Anschrift: Universitätsklinikum Ulm, Klinik für Psychiatrie und Psychotherapie III, Leimgrubenweg 12, 89075 Ulm.

Steg, Linda, professor in environmental psychology at the University of Groningen; she studies factors influencing environmental behaviour, the effects and acceptability of strategies promoting pro-environmental behaviour, and how and why acting pro-environmentally affects wellbeing; she is scientific director of the Kurt Lewin Institute, and past president of Division 4 ‚Environmental Psychology' of the International Association of Applied Psychology (IAAP). Publikationen: Steg, L. (2016). Values, norms and intrinsic motivation to act proenvironmentally. In: Annual Review of Environment and Resources 41, 4.1-4.16. DOI: 10.1146/annurev-environ-110615-085947; Venhoeven, L. A., Bolderdijk, J. W., Steg, L. (2013). Explaining the paradox: How pro-environmental behaviour can both thwart and foster well-being. In: Sustainability 5, 1372-1386. DOI:10.3390/su5041372. Anschrift: University of Groningen, Department of Psychology, Grote Kruisstraat 2/I, NL-9712 TS Groningen.

Venhoeven, Leonie, PhD student in environmental psychology at the University of Groningen; in her dissertation, she examines whether and why engaging in environmentally-friendly behavior can contribute to well-being; she specifically focuses on the role of meaning; when is pro-environmental action perceived to be meaningful? And why does meaningful behavior feel good to engage in? Publikationen: Venhoeven, L. A., Bolderdijk, J. W., Steg, L. (2013). Explaining the paradox: How pro-environmental behaviour can both thwart and foster well-being. In: Sustainability 5, 1372-1386. DOI:10.3390/su5041372. Anschrift: University of Groningen, Department of Psychology, Grote Kruisstraat 2/I, NL-9712 TS Groningen.

Vollmer, Alfred, M.A., Studium der Pädagogik, Sozialwissenschaften, Sozialpsychologie, Referent stationäre Altenhilfe und Altenpflegeausbildung beim Diözesan- Caritasverband für das Erzbistum Köln e.V., Beratung der stationären Einrichtungen der Altenhilfe; verantwortlich für die Weiterbildung „Gärten helfen Leben"; Vorstandsmitglied in der Internationalen Gesellschaft für Gartentherapie (IGGT). Publikationen: Das 3 Welten-Modell für Menschen mit

Demenz in der Altenpflege, in: Green Care; Ethik in der Hauswirtschaft, in: neue caritas. Anschrift: Steinbergstr. 30, 50226 Frechen.

Wasolua, Andrea, 1997 Ausbildung zur Gärtnerin ökol. Gemüsebau; anschließend als Gärtnerin in einer Behinderteneinrichtung tätig; Zusatzausbildung in Heilkräuterkunde und Ritualarbeit; Fachanleiterin Gemüsebau und Betreuung von Menschen in Wiedereingliederungsmaßnahmen; 2013 Gartentherapieausbildung an der „Europäischen Akademie für biopsychosoziale Gesundheit, Naturtherapie und Kreativitätsförderung“ (EAG), im Anschluss betreutes Gärtnern im Behindertenbereich sowie Durchführung der entwicklungsfördernden Gartenprojekte im Kindergarten; meine Liebe zur Natur, bereits in früher Kindheit angelegt, bildet die Basis meiner Arbeit mit Pflanzen und Menschen. Anschrift: Löbersgasse 17, 36341 Lauterbach.

Welsch, Wolfgang, Prof. Dr., emeritierter Professor der Philosophie. Lehrtätigkeit u. a. in Berlin, Jena und Stanford. Max-Planck-Forschungspreis 1992, Premio Internazionale d'Estetica 2016. Publikationen: Mensch und Welt – Philosophie in evolutionärer Perspektive (2012); Homo mundanus – Jenseits der anthropischen Denkform der Moderne (2012, ^{2}2015); Ästhetische Welterfahrung – Zeitgenössische Kunst zwischen Natur und Kultur (2016). Anschrift: Röntgenstraße 4, 10587 Berlin.

Schlagwortverzeichnis

Wichtige Konzepte der Neuen Naturtherapien und der Integrativen Therapie sind in **Fettdruck** gesetzt, Seitenzahlen in **Fettdruck** weisen auf Definitionen oder vertiefende Ausführungen zum Schlagwort hin.

abskonditiv 823, 901
Aceso 204
Achtsamkeit 232, 241, 243, 365, 464f., 845, 913, 930
Achtsamkeit, komplexe **11**, 45, 52, 190, 202, **231f.**, **235f.**, **237**, **239**, 241, 258, 261, 348, 358, 465, 617, 757, **847**, 876, **931**, **945**
Achtsamkeit, ökologische 706
Ackerbau 35f., 712, 828
ADHS 392, 414, 525, 527, 766
Adiponektin 273, 280
Adoleszenz 381, 404, 409
Adrenalin 273, 277, 280, 284, 395
Ästhetik der Existenz 338
Affiliation 352f., 363, 421, 574, 691, 845, 852
Affiliation, ökologische 195
Affordance 102, 108, 258, 379, 399, 520, 522, 850
affordance ↔ effectivity 379, 399
Aggressionsbereitschaft 110, 241, 289, 313, 315, 649
Aglaia 204, 690
Agogik 204, 206, 208, 232, 264, 360, 367, 386f., 834, 849, 869, 875
Agrarchemie 361
Agrarlandschaften 107
Ahnenerbe 20
Aikido 233
ailing planet 259, 340
Aktivierung, multisensorisch 43f., 189, **203ff.**, **211f.**, 213, 817
Aktivität, körperliche 111, 113, 171ff., 207, 310, 708
Allergien 33, 163, 752
Allnatur 371
Alp/Alm 765, 768, 772, 774, 776ff., 786
Alpinismus 770f., 775
Altenpflege 583ff., 597, 599
Altruismus 216, 933
American Dream 198, 401
America-First-Mentalität 330, 401
Andersheit des Anderen 228, 354
Angstlust 136, **405**
animal assisted therapy **41**
animal empathy 39
Anorexie 224
anthropisches Prinzip 71-76
Anthropologie **10**, 15, 38, 208, 213, **219**
Anthropologie des schöpferischen Menschen 204, 213, **219**, 727, 873
anthropologische Grundformel 15, 38, 264, 472, 516, **618**, 809
Anthropomorphismus 141, 146, 383
Anthropophilie 836, 843
Anthropoplastik 204
Anthroposophie 22, 535
Anthropozän 9, 31, 339, 342, 372, 381
Antike 23, 50, 75, 85, 203-207, 213ff., 217-221, 231, 243f., 263, 295, 335, 338, 369f., 374, 378, 460, 689f., 705f., 711, 717, 809, 828f., 858
Antonov, Vladimir 9f., 17, 264, 832, 919, 927, 929
Antonovsky, Aaron 102, 144, 597, 746, 765, 874
Antrieb, vitaler 86ff.
Apfelanbau 33
Appraisal 212
Arbeitstherapie 53, 467, 501f., 708
Arbeitstiere 852
Arboretum, s. a. Baumgarten **713ff.**, 718, 722
Architektur, moderne 74
Architekturpsychologie 107
Aristoteles 76, 84f., 183, 231, 295, 705, 851
ars medicinae (Heilkunst) 191, 690
Artamanen 22
Artengefährdung 32, 350

Artenschutz 566, 568, 571, 579, 705, 840, 953
asklepiadisch 189, **230ff.**, 220, 689
Asklepios 203f., 207, 263, 689f., 717
Assertiveness-Training 53
Atem- und Bewegungstherapie 44, 507
Atemübung 241, 652, 663, 873
Athambie (furchtlose Seelenruhe) 205, 215
Atmosphäre 671, 754, 769, 919
Atmosphäre, euthyme 691
Attention-Deficit 109
Attention Restoration Theory 166f.
Attraktionsgebiet 366
Attribution 627, 636, 649, 856
Aufmerksamkeitsstörungen (ADHS) 113, 289, 392, 414, 525, 527, 766
Ausbildungsforschung, s. a. Weiterbildungsforschung 692
Ausdauertherapie 40
Ausleibung 86, 88ff., 90f., 94f., 96f.
Ausleibung in Landschaft 90f., 94f., 96f.
Ausloten, s. a. Loten 240, 246, 346, 839, 900, **917f.**, **920f.**
Awareness 211f., **234**, 239f., 378, 464, 730, 753, 834
Bauerngarten 720
Bauernhofpädagogik 165
Baum 294, 490f., 713ff., 743
Baumgarten, s. a. Arboretum 710, **713ff.**, 722
Baum/Mensch 715f.
Baummythen 715f.
Bedarfsanalysen 692
Bedrohung, ökologische 10, 368, 954
Bedürfnis- und Motivationsanalyse 639f.
Bedürfnispyramide 133f.
Begegnung 46, 113, 134, 302, 456, 478, 508, 561, 566, 572-575, 620, 635, 644, 647, **648**, 654, 666, 681, 683, 690, 749, 776f., 782, 786, 813, 823, 836, 869
Begrünung 104f., 107f., 292, 297, 311ff., 391, 843
Behandlungsjournal 613, 615, **632ff.**, 697
Belohnungseffekt 396
Belohnungssystem 396f., 399, 413f., 419ff., 423, 598
Belohnungssystem, ökologisch 419
Bergbach 768, 779
Bergsee 769
Bergtourismus 764, 767, 769f., 771
Berufe, helfende 329, 357, 873
Berufsgruppen, grüne 52f., 872, 876
Berufsgruppen, weiße 52f.
Beschleunigung (dysfunktionale) 31, 190, **191**, 192, 196, 200, 330, 335, 339, 345, 754
Beschreibung, dichte 238, 901, 908
Besinnung, Betrachtung, Versenkung 52, 755, 842, 900, 901, 916, 922, 926
Beunruhigung, subtile 335, 930
Bevölkerungsexplosion 132, 138, 337
Bewegungsarmut 334, 393, 741
Bewegungssystem 376
Bewusstseinsfeld 468, 755
Bewusstseinsspektrum 931
Beziehung 22, 48, 54, 56, 134, 144, 146-149, 153, 166, 168f., 172, 217, 229, 232, 302, 314, 319, 347, 370, 376, 388, 413, 420f., 458, 470, 472, 476, 478, 480f., 483, 486, 489, 491, 498ff., 514, 520f., 526, 566f., 571, 573-576, 586, 594, 597, 600f., 617, 620ff., 625, 628f., 635f., 644, 647, 655, 660f., 663ff., 668f., 672, 677, 681-684, 691, 697, 709, 719, 742, 744, 764, 769, 777, 782, 785, 791, 813, 830, 839, 852, 855, 869, 926, 953
Beziehung, agogische **41**, 48, 52, 526
Beziehung, therapeutische **41**, 48, 52, 55, 57f., 142f., 152, 201, 223, 232, 353, 476, 561, 618, 620, 625, 639, 644, **647-650**, 656, 658, 682, 709, 782, 808, 852, **855**
Beziehungsanalyse 643f., 639, 643
Beziehung/Verhältnis 94ff.
Bienen 34, 258, 365f., 568, 571f., 830
Bilderleben, katathym 923
Bildungsprozesse 869
Bindungstheorie 148f.
Biodiversität 32, 74, 110, 171, 180, 847
Biographie 191, 209, 214, 218, 227, 239, 243, 260, 267, 352f., 356, 516, 621, 625, 632, 640, 643, 651f., 680, 694, 722, 925
Biographiearbeit **226**, 353, 586, 594, 596, 597, 618, 694, 850, 874, **922**
Biologismus 20, 238, 378
Biophilie **102f.**, 116, 141, **144f.**, 151, 166, 264, **375**, 382, **384**, 846
Biophilie, Kritik 103, 151, 375, 382, **384, 846f.**

biopsychosomatisches Konzept 709f.
biopsychosoziales Modell, erweitertes 213, 260, 744f., 809, **870**
biopsychosozialökologisch 18, 264-267, 331, 335, 355, 420, 462, 516, 521, 590, 607, 744, 809, 833, 848, 871, 945
Biosodie 352f., 356
Biosphäre 18, 40, 43, 358, 377, 407, 568, 705, 845, 869, 952, 954
BLIKK-Medien 2017 395, 403, 425
Blue Space 101, 108, 310
Blutdruck 144, 228, 273, 276, **277f.**, **284**, **310**, 311ff., 747, 756
Blutdruck/Adrenalinspiegel 273, 277f.
Blutzucker 110, 284
„Blut und Boden"-Ideologie 21ff.
Boaden-and-build-Theorie 183
Bodhibaum 717
Bootcamp 416f.
Borderline-Störung 225, 471, 479
Botanischer Garten 713, 724, 725
Breitenperspektive 915
Brights 841
Brückenfunktion 59, 118, 870
Buddhismus 717, 841, 901, 930
Budo 190, 208, **233**, 238, 260, 419, 873, 924, 928
Bulimie 224
Bündel von (therapeutischen) Maßnahmen/ bundlings 36, 46, 49, **58f.**, 265, 335, 394,413, 415, 418, 422, 612, 684, 709
Burnout 161, 201, 331, 741, 808
CaixaForum, Madrid 292f.
Care farming 164, 851
Care for it 419
Caring for life, caring for people 47, 101, 118, 261, **267**, 751
Caring for nature, caring for people **267**, 333, 339, 372, 386, 389, 407, 870
Casework 413
chair du monde, s. a. Fleisch der Welt 375, 843, 917
Christentum 75, 198, 534, 781, 841, 905, 918, 921, 929
Chronotopostheorie 710, 721
clinical wisdom 38
Club of Rome 103
cognitive-experiential self-theory of personality 150
Computerspiele 317, 390f., 410f.
Conflux 218f., 910
Conflux-Methode 219
Consciousness 212, 730, 834
Coping 210, 353f., 399, 415, 462, 522, 915, 917
Corpus hippocraticum 206, 828
Cortisol 144, 273, 280, 284, 313, 395, 756
CO2-Emissionen/BIP-Einheit 180
Creating 210, 399
Creative Writing 35, 421, 806
crossspecies communication 40
Cyborgisierung 200f.
DAK-Studie 2018 391f., 394f.
Dark-MINT 349, 360f.
Darwin, Charles 38, 40, 296, 352, 355, 381, **399**, 705
Dauerwald 751
Deep ecology 705, 842
Defaunation 350, 358
Defizite 59, 214, 260, 316f., 462, 464, 489, 516, 537ff., 544f., 562f., 584, 621f., 641f., 647, 667
Defizitgenese 209
Dekontextualisierung 831
Demenz 113, 583, 585, 587, 591, 592-595, 597, 600-607
Demenzwohngemeinschaft 602
Demokrit 85, 199, 205f., 214-217, 222, 229, 237f., 243, 263, 374, 407, 414, 690, 705, 932
Depression 113, 143, 167, 224, 305, 312, 392, 393, 741, 832
Deprivation, multiple 203
Desertifikation 195, 349
Destruktion 9, 191, 193, 235, 348, 372, 844
Destruktivität 342, 366, 407, 844
Deutscher Kinderschutzbund 567, 576f., 580
Devolution 32, 46, 328, 342, 384, 407, 844
Diabetes mellitus 280, 284, 390, 592, 618
Diagnostik, prozessuale 418, 463, 638f.
Diderot, Denis 71f., 74f.
Defizit an Natur, s. a. Naturdefizite 828
Digitalisierung der Schule 401
Diskurse, anonyme 23
Diskurse, kritische 103, 841
Dissoziationen 32, 637, 900
Dodo-Bird-Verdikt 55f.

Doing social 327, 336, 340f., 356
Domestikation 400
Dominium terrae 840
Dopamin 214, 277, 395f., 409, 423, 598
Doppeltes warum 840
Doppeltes wozu 840
Drei-Welten-Modell 604-607
Drill 416
Dritte-Person-Perspektive 340, 346
Dritte Welle 37, 46, 262, 330, 335, 742, 870
Dritter Weg der Heilung und Förderung **59**, 214, 622, 681
„Drittes Reich" 21f., 707
Drogenabhängige 37, 46, 260, 394, 407, 415f., 456, 783, 831, 848
Drogenarbeit, niedrigschwellig (s. a. Suchtarbeit) 400
Drogentherapie 417f., 691, 897, 922
DSM V 15, 353, 391, 393, 413, 418, 848
Du 855f.
Dualismus **75**, 76-79, 211
Du-Evidenz 88, 852, **855**
Durchgangssyndrom 910
Dysregulation 201, 394
Eco Care 22, 47, 165, 339
ecological awareness & consciousness 730, 834
ecological environments 369
ecological evolutionary developmental biology 371, 399
Eco-Psychology 9, 264, 832, 843
eco-psychosomatics, s. a. Ökopsychosomatik 264
Ecotherapy 730, 809, 832
Effectivities 258, 399
Ego-State-Therapie 55, 56, 652
Ehrfurcht/Empathie 315ff.
Ehrfurcht vor dem Leben 42, 387, 847, 952
Eid des Hippokrates **207**, 410
eigenleibliches Spüren 194, 224, 234, 514, 728, 919
Einleibung 86-91, 94, 96f.
Einleibung, wechselseitige 87f.
Einstellung, umweltsensible 111, 118
Eltern 147, 172, 214, 299, 308f., 347, 352, 359, 380, 383, 392f., 395, 403, 406f., 413ff., 417, 471, 537f., 545, 562, 566, 570ff., 574, 576-579, 588, 613f., 619, 628, 633f., 636f., 641, 643, 645, 651, 653, 664, 680, 723, 725, 766, 842, 845, 848
Embeddedness 10, 38f., 45, 50, 189, 211, 232, 234, 264f., 267, 345, 353, 355, 378, 400, 450, 508, 834, 869, 917, 925
embodied cognitive science 359, 399
embodied – embedded 10, 38, 45, 211, 234, 264f., 267, 345, 352f., 355, 400, 508, 834, 869, 917f.
Embodiment 10, 16, 38, 40, 45, 197, 211, 234, 236, 264f., 267, 334, 345, 352, 355, 398, 637, 834, 869, **870**, 875, 911, 914, 918
EMDR 57
Emotion 40, 135, 148ff., 173, 183, 201, 242, 289, 296f., 312, 319, 347, 421, 462, 489, 522f., 625, 640, 642, 748, 783, 919f.
emotionale Erfahrung 261, 352, 382, 621f., 624
Emotionen, sanfte 756, 920
Emergenz 77, 265, 419, 857
Empathie 38f., 49, 143, 171f., 232, 293, 315, 317, 362f., 383, 522, 561, 563, 624, 642, 647f., 650, 674, 586, 921
Empathie, emotionale 383, 420, 931
Empathie, wechselseitige 39, 49, 202, 232, **363**, 522, 618, 620, 648
Empathie des Klienten/Therapeuten 39, 55, 58
Empathieforschung 39, 362, 383, 931
Empathisches Verstehen 383
Empörung 235, 239, 242, 329, 408
Empowerment 41, 238, 348, 353f., 373, 658, 662, 665, 669, 672, 677, 774, 952ff.
Endothelin-1-Plasma 280
éducation **permanente** **387**, 925
Engung 86, 88, 94, 97, 919
Enlargement 41, 238, 348, 353f.
Enrichment 41, 61, 238, 263, 348, 353f., 954
Ensemble 243, 352, **842**
Entfremdung 331, 340, 368, 620, 727, 873
Entfremdung, multiple 203, 267, 333, 422, 423, 813, **844**, 930
Enkulturation 238, **261**, 353, 372, **374**, 419, 857
Entgrenzung 197, 379
Entschleunigung 478, 484f., 772f., 783, 786
Entwicklung, kognitiv 110, 392, 619

Entwicklung persönlicher Potentiale 42
Entwicklungsaufgaben 353f., 367, 399, 414
Entwicklungsprozesse 41, 45, 232, 371, 400, 482, 507, 514, 516, 520f., 525, 573, 746, 857f.
Entwicklungspsychologie 11, 24f., 237, 368f., 404, 833, 849
Entwicklungspsychologie, ökologische 368f., 619, 832
Entwicklungspsychologie in der **Lebensspanne** 11, 24f., 237, 369, 618f., 849
Entwicklungsstörungen 153, 395, 486, 491
Environmental Psychology 263, 347
Environmental and Conservation Psychology 258
Epigenetik 243, 341, 393, 400
Epiktet 12, 203, 205, 214, 243, 746, 827
Erderwärmung 32, 349f.
Erfahrung, ästhetische 43, 691, 706, 728, 828, 853
Erfahrung, alternative 59, 214, 260, 850
Erfahrung, korrigierende 647, 850
Erfahrung, ontologische 469, 727, 853, 901
Erfahrungsbericht 41, 388, 589, 899, 902, 915, 919f., 925
Ergotherapie 47, 49, 52, 142, 153, 162f., 334, 456f., 468, 496, 502, 708
Erholung durch Landschaft 94, 106-109, 112, 134, 166f., 274, 295, 339, 469, 500, 741ff., 747f., 751, 810, 844
Erholungsgarten 569, 651, 706f., 712f.
Erholungsgesellschaften 706
Erinnerungsarbeit, ökologische 908
Erkenntnistheorie 18, 870
Erkenntnistheorie, evolutionäre 133
Erleben, menschliches 134, 468
Erlebnisaktivierung 37, 514, 517, 532, 539, 540, 550f., 559f., 813
Erlebnisinseln, kontemplative 755
Erlebnispädagogik 373
Erlebnisresonanz 366
Ernährung, fleischlose 341
Erosion der Empathiefähigkeit 362
Erregungstheorie 167
Erschöpfungszustand, psychischer 113, 200
Erste-Person-Perspektive 340, 346
Erwachsene 25, 38, 41, 45, 113, 170, 260, 302, 307f., 346, 387, 394, 404, 409, 419f., 456, 485, 507, 518, 520, 534, 537, 575, 613, 619, 715, 743, 749, 925
Erwachsenenalter 307, 380, 394, 632, 743, 875
Esoterik 20, 807, 853, 873
Essen 134, 172, 193, 228, 309, 365, 367, 375, 450, 605, 651, 678, 723, 794, 801
Ethik, humanitäre 357, 359
Ethik, konviviale 336, 354, 357, 413, 870
Ethikkonzeption 359
Ethologie 24, 574f., 833, 871
Ethos 216
être-au-monde 355, 767, 777, 917
Eubios (gutes Leben) 189, 205, 220, 242, 690
Eudämonie 104, 181, 215, 223, 690
Euesto (Wohlsein) 190, 201, 215f., 232, 691, 711, 829
Europäische Akademie für biopsychosoziale Gesundheit, Naturtherapie und Kreativitätsförderung 27, 334, 496, 695, 727, 742, 830, 845, 871, 879ff.
Eustatheia 215
Euthymie **189ff.**, 215, **221ff.**, 226ff., 229ff., **239ff.**, **242**, 243, **690**, **704**
Evaluation 576, 577, 579
Evaluationsergebnisse 879-894
Evaluationsforschung 894
Evidenz, vitale 352, **387**, **621f.**, 757
Evolution 9, 76, 77, 295ff., 369, 399f.
Evolution, kulturelle 9, 77, 199
evolutionary developmental biology (evo-devo) 371, 399f., 423
evolutionary narratives 401
Evolutionstheorie 44f., 399f., 419, 508, 745, 827, 916
exchange learning/exchange helping 574, 839
Explorative Neugier 352, 380, 569, 727, 845
Exterozeptionen 379, 400, 451, 920
Exzentrische Positionalität 192, 378
Exzentrizität 191f., 340, 378-381, 386, 621f., 722, 841, 875, 917
Facebook 202, 361, 408f., 813
Fälle 697
Fallbericht 693f., 697
Fallgeschichten 693f.
Fallsupervision 697
Falschernährung 334, 390, 393, 741

Familie 20, 38, 95, 147, 171, 194, 196, 203, 239, 243, 312, 341, 345, 348, 369f., 383f., 393f., 398f., 402ff., 406, 413ff., 417, 420, 463, 471, 483, 565, 567, 570, 572-577, 579, 591, 603, 613f., 626, 633, 635f., 641, 643ff., 647, 650ff., 664, 674, 678, 704, 723f., 742f., 765, 806, 830, 845, 856, 908, 927
Familiendynamik 393
Familientherapie 47, 54, 415, 418, 614
Farmtier 142
Feldbegriff, kampanaler 704
Feldentwicklung 15, 693, 869
Feldtheorie 459, 832
Ferenczi, Sándor 40, 208, 260f., 457, 482, 745
Fettsucht 280
Feuerbach, Ludwig Andreas 327, 370, 375f., 378
Fitness 45, 145f., 205, 207, 223, 242, 307, 384, 507, 585, 682, 690, 746, 752, 823
Fledermaus 342
Fleisch 337, 376, 854, 917, 921
Fleisch der Welt, s. a. chair du monde 236, 346, 357, 375, 704, 727, 843, 917
Fleischindustrie 197, 341, 384
Flow 96f., 406, 573, 910, 914
flow of green 897, 908, 913, 915
Flow-Zustände 96, 219, 395, 406, 573, 908
Fluxus 219, 910
Folgen nach den Folgen 33, 329, 351, 360, 840
Forest art 9, 40, 50, 365, 870, 922
Forest bathing, s. a. shinrin-yoku, s. a. Waldbaden 49, 274, 279, 313, 741, 879
Forest-School 388
Forêt de Rambouillet 46, 260, 704, 831
Forscherkiste 361, 363
Forschung 16f., 22, 24f., 37, 39, 41f., 45, 47, 53f., 56f., 61, 102, 104-118, 144f., 152, 159, 163, 165, 172, 174, 179, 182ff., 194, 208, 216, 220f., 224, 232, 243f., 258, 263, 266, 292, 328, 344f., 347, 351, 359, 367, 376, 381, 384, 388, 390, 392f., 402f., 409, 411, 413, 416, 421f., 469, 499f., 508, 580, 597, 624f., 692-695, 697, 707, 712, 715, 742, 744, 747, 749, 832f., 840, 844, 849, 851f., 856, 869f., 872, 874, 894, 898, 902, 911f., 919, 923, 931, 952
Forschung, naturwissenschaftlich 9, 31, 61, 705
Forschungsbedarf 57, 894
Forschungsqualität 695
Foucault, Michel 23, 199, 205, 234, 338, 353f., 413, 874
Freiheit 173, 189, 192, 198, 318, 378, 387, 649, 663, 742, 764, 766, 771, 773, 779, 781, 796, 820-823, 853, 914f., 919, 921
Fremdbezug 856
Fremdwahrnehmung 486, 562, 586
Freud, Siegmund 54, 141, 190, 242, 335, 370, 693, 703, 745, 902
Freude 36, 87, 89, 131, 136, 167, 217, 234, 267, 305, 319, 339, 456, 502, 514, 516, 525, 527, 532, 542, 547-550, 554-558, 560ff., 640, 661, 664, 666, 669, 674, 691f., 706, 718, 720, 746, 770f., 774, 776, 780, 783f., 787, 806, 815f., 818, 822, 828, 838, 845f., 849, 853
Freude am Lebendigen 11, 42, 46, 338, 373, 508, 514, 516, 525, 532, 540, 550, 561, 566, 616, 730, 743, 836, 839, 844f., 870, 872, 952
Freude am Mitmenschen 46, 508, 566
Freude am Schöpferischen 11, 46, 524, 717, 839, 870
Freude an sich selbst 46, 230f., 508, 566, 836
Friedensarbeit 194, **933**
friendly companionship 353
Frische 47, **223,** 218, 267, 516, 839, 849, 873
Fukushima 196
Funktionsräume 692
Fußabdruck 330, 380, 389
Fußabdruck, kultureller 302f.
Fußabdruck, ökologischer **193**
Gärten, heilsame 164, 172f., 473, 691, 704, 706, 710, 720, 726
Gärtnern, Reflexivität 473f.
Gärtnern, sozial-therapeutisches 163, 466f.
Gaia-Hypothese 32, 844
Game-Addiction 54, 331, 391f., 402, 414, 418, 422
Game-Balancer 405
Game-Industrie 405, 409f.
Garten, biographischer 601
Garten, vertikaler 292f.
Garten als Prozess 524, 599

Garten als sicherer Ort 520, 522, 561, 722
Garten als therapeutisches Medium 583, 585, 587, 601, 616,
Garten als Zeit-Raum-Prozess 710, 722
Gartenarbeit 46, 169, 218, 334, 450, 453ff., 470f., 475, 487f., 490ff., 496, 508, 517, 526, 532, 535, 545, 566, 616ff., 645, 651, 654, 656, 660ff., 689, 691f., 719
Gartenbiographie 587, 589f., 594, 606
Garten Eden, s. a. Paradies 712
Garten/Mensch 168f., 314, 716f.
Gartenkultur, Geschichte der 703ff., 710ff., 716f.
Gartenpädagogik 163f., 173
Gartentherapie, s. a. Integrative Garten- und Landschaftstherapie 24, 36, 39, 46, 53, 59, 159-167, 170, 173f., 449, 452, 454-457, 460, 463, 467, 469, 472, 475f., 483f., 486, 488f., 496f., 499f., 507f., 511f., 514f., 519, 531, 539, 562f., 566f., 571, 583-587, 589-593, 595-607, 611, 613, **615f.**, 617, 624, 638, 656, 658f., 662, 664ff., 669ff., 689, 691f., 697f., 707-710, 726, 730, 830, 837f., 850
Gartentherapie, Geschichte 452ff., 617
Gartentherapie, gesprächstherapeutische Anwendungen 464, 470
Gartentherapie, Metaphern 487f., 491f.
Gartentherapie, Mitgliederorganisationen 496f.
Gartentherapie, Modalitäten 653f.
Gartentherapie, Organisation 475
Gartentherapie, Studien 173f., 498-502
Gartentherapie, Wirkung 159, 166, 170f., 467f., 476f., 684, 721f.
Gartentherapie, Wissenschaft 159, 174, 496ff.
Gartentherapeuten 36, 461, 467f., 470ff., 474ff., 482f., 496, 498, 512, 519, 532, 542, 562, 586, 600, 603, 606f., 613, 632, 638, 650, 653, 659
Gartenträume 720
Gartenverstehen 720
Gebäudefassade, Begrünung 105, 292
Geborgenheit 591, 593, 598, 606
Gedächtnisarchiv 238, 901
Gefährdungspotential 410f.
Gefährtenschaft, differentielle **856**
Gefühle, sanfte 851, 874
Gegenübertragungsresonanzen (konkordant – komplementär – reziprok) 650
Gehen 94, 240, 479f., 773, 829
Gehirn 83, 147, 151, 206, 227, 258, 275f., 279, 305, 333, 408f., 420, 694, 818, 846, 931
Gehirn, neuroplastisches 50, 219, 396, 403, 405, 414, 420, 925
Gehirn als Beziehungsorgan 151, 232, 420
Geist, Emergenzprodukt 77, 265, 419
Geistigkeit, mundane 76
Gemeinschaft 46, 49, 171f., 191, 197, 207, 236, 239, 289, 306ff., 314-319, 353f., 356, 360, 387, 492, 494, 742, 508, 511, 536, 552, 566, 620, 622, 681, 684, 690f., 710, 721, 742, 744, 770, 838f., 852
Gemeinschaft, therapeutische 830f.
Gemeinschaftsgärten 164, 170, 590
Gemeinschaftsgefühl 838, 849
Gemeinschaftsraum 553, 691f.
Gemüsegarten 556, 569, 606, 657, 663, 692, 712, 720
Gender 55f., 198f., 228, 388, 392, 418, 574, 619, 729f., 748, 923, 953
Generalized Internet Addiction 415
Genomik, ökologische 399
Genusstherapie 192, 194, 221, 224ff., 230f.
Gerechtigkeit 906, 933
Geröllhalde 769, 778
Gerontologie 708
Gerontotherapie 219, 583-607, 624
Gesamtbelastung lebendiger Organismen 259
Geschichte des deutschen Waldes 23
Gesellschaft 32, 133, 182f., 190f., 197, 199f., 202, 235, 242, 259, 307, 316f., 319, 331f., 345, 347, 372f., 377f., 381, 411, 584, 586, 602, 617, 690, 706, 741, 771, 835
Gestalttherapie 55, 208, 211, 464, 470, 500, 567, 745, 828, 842
Gestaltung 46, 106f., 111, 133, 135f., 205, 207, 210, 338, 352, 380f., 495, 508, 513, 523, 526, 566, 626, 661, 665, 668, 672, 677, 691, 704, 708, 711, 713f., 716, 720, 723, 726ff., 730, 766, 784, 834, 836, 846, 849, 851, 870, 874, 921
Gesten 470, 476, 480, 920
Gesundheit 37, 59, 101f., 289, 689, 741, 743

Gesundheit und Krankheit 36, 56, 163, 189, 209, **221f.**, 262, **266f.**, 602, 690, **744f.**, 746, **752ff.**, 873
Gesundheitsförderung 25, 200, **203**, 204, 585, 592, 595f., 703
Gesundheitskultur 17, 220
Gewalt 116, 132, 198, 289, 315, 380, 391f., 395, 403, 406, 450, 456, 570, 622, 633, 641, 646, 816
Gibson, James J. 102, 108, 258, 368, 379f., 399, 419, 459, 746, 831f., 851, 873
Gilgamesch 712
Gindler-Ehrenfried-Selver-Arbeit 208, **234**, 378, 464
Gipfel 305, 768, 770, 774, 776f., 781f., 784, 853
Glauben 9, 11, 54, 184, 854, 930
Gletscher 769
Global Footprint 330
Glück (happiness) 48, 61, 96f., 180, 184, 189, 200f., 205, 207, 214ff., 223, 231, 244, 267, 289f., 307, 312, 314, 318f., 338, 347, 353, 406, 560, 573, 598f., 640, 690, 704, 716f., 730, 757, 765, 776, 780f., 805, 822, 828f., 834, 836, 852, 872, 876, 902
Glück, Streben nach 183f., 318f.
Goethe, Johann Wolfgang 88f., 205, 703, 705, 707, 718f., 723, **724ff.**, 730, 732f., 829
Going green 327, 336, 340, 347, 356, 364, 366f., 727
Google 303, 408f.
Granulysin 281f.
Greenery 706, 843, 852
Green Activity 827, 832, 835, 845
Green Care 18, 101, 111, 159, 164ff., 262f., 266, **267**, 603, 757, 851, 945
Green Care Manifesto 22, 261, **339**, 358, **945**
Green Exercises 260, 421, 728, 809, 821
Green flame 853, 902, 907, 910f., 932
Green-Gym-Training 36, 44, 48, 507, 721
Green Learning 328, **344**, 345ff., **352**, 354, **355ff.**, 358, **366ff.**, **380**, **386**, 389, **869**, 870, 875f.
Green Meditation, s. a. Grüne Meditation 31, 36, 38, 45, 48, **50f.**, 237, 260, 266, 367, 378, 406, 728, 742, 755, **839**, **843**, **845**, 854, 871, 879, 932
Greenpeace 349
Green Power Training 266, 721, 836, 852
Green Prescriptions 33, 849
Green Space 310
Green Turn 328, 339, 341, 345, 372, 389, 407, 411, 876
Green Writing 44, 337f., 365, 367, 421, 423
Grenzen 191, 196, 402, 522, 531, 537f., 541, 563, 606, 640, 678, 683, 766, 774, 785, 795, 811, 814, 901, 933
Grenzen des Wachstums 103, 331, 401
Grenzsetzung 414
Grün **339**, **353**, **388**, **829**, **843**, 853
Grüne Bilder, imaginäre 52, 915
Grüne Meditation, s. a. Green Meditation 24, 843, 899f., 906, 917f., 920f., 925f.
Grünerfahrungen 33, 389, 901f., 919, 922
Grüne Texte 335, 835, 871
Grünes Band der Natur 11, 1005
Grünfläche 104-107, 132, 311, 313f., 365
Grünkraft 525, 532, 817, 823, 853, **854**, 873
Grünraum, öffentlich 105
Grundantriebe **352**, 356, 380, 539, 727, 845, 849
Grundorientierung 109, 834, 930
Gruppendynamik 540f., 546, 551, 555, 558, 562, 885
Habermas-Luhmann-Debatte 196
Habitat 377, 379, 383f.
Habitus **362**, 398, 458, 914, 926
Haine, heilige 689, 712
Haltung 362, 367, 372, 413, 458, 526, 562, 575, 599, 614, 626, 637, 647, 683f., 756, 845f., 913, 929, 952f.
Halal-Schlachtung 921
Han-Shan 50
Handlungskontrolle 396
Hard core gamers 397
hard-to-reach 37, **41ff.**
harm reduction 410
Hausaufgaben 218f., 227, 230, 754f.
Hausdach, Bepflanzung 105
Hausgarten 104f., 713
Haushund 41, 142, 147, 335, 342, 383, 394, 400, 411, 421, 855f.
Haustiere 115, 382, 852, 856
Healthy landscapes 744
Hedonismus 104, 181, 190, 215, 220, 745

Heilfaktoren, s. a. Vierzehn Heilfaktoren 54, 571, 618, **624ff.**, 709, 807, 810ff., 823
Heilkraft der Berge 763-787
Heilkraft der Natur 746, 828, 872
Heilkraft des Waldes 273-284, 741-757
Heilkunst 17, 189, 203-207, 219, 690, 854
Heilung 16, 24, 36, 41, 45, 48, 204, 207, 210, 214, 222, 244, 267, 353, 363, 423, 478, 484, 507, 514, 517, 521, 618, 621, 627, 666, 689, 691, 706, 713, 741, 743, 756, 810, 831, 898, 920, 929
Heilung und Förderung, vier Wege der 211, 517, 523, 618, **621ff.**, **623**, 681
Heimat 21, 23, 134, 195, 366, 382, 398, 588, 756, 777, 786, 836, 855, 908
Heimatschutz 22
Heiterkeit 214, 746, 756, 781, 818, 838, 849, 920
herakliteisch 10, 849
Hermeneutik 208, 241, 355, 361f., 364, 374, 482, 630, 721, 874
Hermeneutik, ökologische 258
Hermeneutische Spirale (wahrnehmen, erfassen, verstehen, erklären) 461, 514, 517, 562, **630f.**, 659, 705
Herodicus 206, 263
Herzensgebet 928f.
Herzfrequenz 144, 273, 276f.
Hesychia (innere Ruhe, Ausgeglichenheit) 260, 264, 914, 928, 929
high risk environment 711
Hiking-Therapie 43
Hildegard von Bingen 339, 746, 817, 853f., 873
Hilflosigkeit, erlernte 42, 224
Hippokratische Medizin 205ff., 809
Hippotherapie 141
Hitler, Adolf 21
Hochschule für Agrar- und Umweltpädagogik, Wien 165
Hofgarten 706, 723
Hoftiere 566, 568f., 571f.
Holismus 651, 842
Hominisation 340, 344, 369, 384, 419, 918
Hominität 192
homo absconditus 901
homo migrans 711, 772, 849
homo mundanus 267
homo oecologicus 267, 344
homo viator 772, 849, 917
Hormonsystem/Waldbaden **280f.**
Humanempathie 383
Humanistische Psychotherapie 58, 242
Humanität 11, 192, 197, 358
Humanökologie 213, 260, 372, 823
Humanökologisation, basale 374, 379
Humantherapie, biopsychosozialökologische 903
Humanwelt 368
Hund, mind reading 38
Hygieia 203f., 214, 689
Hyperaktivität 395
Hyperexzentrizität 841
Hypothalamus-Hypophysen-Nebennierenrinden-Achse 144, **275f.**
Iaso 204
ICD-10/11 15, 200, 353, 393, 418, 637f., 848
ICF-Assessment 15, 353, 393, 637f.
Ich, poröses 376
Identität 88, 95, 169, 197, 213, 243, 261, **347ff.**, 357, 387f.,457, 461f., **516**, 523, 587, 591, 597, **627**, **634f.**, 639, 648, **682ff.**, 694, 744, 925
Identität, Fünf Säulen der 461, 516 , **634ff.**, **682ff.**
Identitätsstile 347
Ideologie des unendlichen Wachstums 195f., 401
Ideologien 32, 841
IDR (Integrative und differentielle Regulation) 406
Imagination 192, 219, 230, 236, 240f., 378, 654, 708, 718, 722, 786, 902, 919, 922ff.
Immunisierung 360, 522
Immunsystem 281ff., **283,** 743, 747
Impulskontrollverlust 414
Individuum und seine Welt 837
Indoor Greenery 391, 852
Information-Processing-Theory 168
Innenerfühlung 240
Innenwelt 398, 838
Insektensterben 259, 341, 350
Instinktgesichert 378
Institut für Medizinische Klimatologie 810
Integration 203, 233, 237, 411, **457**, 618, 630, 654, 746, 749, 798, 818, 835
Integrationsparadigma, neues 17, 618, 870

Integrationstheorie 870
Integrative Agogik 360, 367, **387**, 834
Integrative fokale Kurzzeittherapie **218**
Integrative Garten- und Landschaftstherapie 31, **43ff., 45f., 238, 463, 507f.,** 514ff., 566ff., 616, **618**, 709, 742, **836, 852,** 879
Integrative Humantherapie **10**, 15, 208, 243, 423
Integrative Körperpsychotherapie 263
Integrative Kreativtherapie 16, 17, 35ff., 44, 704
Integrative Kulturarbeit 15, 231f., 329, 358, 834, 869, 933
Integrative Leib- und Bewegungstherapie 35, 218, 260
Integrative Naturtherapie 10, 31, **35ff.**, 38f., 263, 827, 876, 902, 1005
Integrative Ökopsychosomatik 264f., 423
Integrative Psychotherapie 142, 263
Integrative Ressourcentheorie **210**, 266
Integratives Gesundheitsmodell **223, 744ff.**
Integrative Sinntheorie 874
Integrative supportive Kurzzeittherapie **218**
Integrative Therapie 35, 41, 45, **208ff.**, 260, 335, 370, 399, 423, 457f., 618f., 830, 833, 848, 855, 879ff., 903
Integrative tiergestützte Therapie 31, **40ff.**, 742, 879
Integrative Waldtherapie **46ff.**, 107, **741ff.**, 879, 894
Integrative Willenstherapie **219**
Integrität 9, 19, 35, 194, 197, **198ff.**, 228, 238., **357, 387**, 697, 727, **840**, 847f.
Integrität der Natur 35, **356**
Integritätstheorie 874
Intense-Audio/Visio/Sensio **240f.**
Intensivprogramme 416
Intentionalität, fungierende 372
Intentionalität, geteilte 236
Interaktionsanalyse 647
Interaktionsmatrix Mensch<->Hund, Hund<-> Mensch **855f.**
Interanimal Ansatz 40
Interdisziplinarität 18, 24, 40, 101, 117, 159f., 267, 273, 591
Interiorisierung 40, 223, 241, 261, 265, 362, **398, 710,** 727, 921
Intermediärobjekt 717
Intermedialität 35, 218f., 421, 824, 910
Internalisierung 398, 627, 643, 649, 921
International Association of Human-Aminal Interaction Organisations (IAHAIO) 142
Internet 33, 290f., 299, 317, 335, 391, 394, 396, 403f., 409, 415f., 420, 496, 645, 813, 835, 871
Internet-Addicition/Internetabhängigkeit/Sucht 33, 54, 327, 331, 333f., 360, 389ff., 394f., 407, 410, 413, 415-418, 420, 422f., 871
Internetbezogene Störungen 54, 331, 390f., 397, 410, 413, 422f.
Interozeptionen 16, **264f.**, 356, 364, 376, 379, 400, 849, 870, **911f.**, 913, 920, 924
Intersubjektivität 363, 387, 648, 658, 855
Interventionen, intermittierende 417
Interventionen, naturorientierte 336
Jahreszeit 134, 169, 511, 527ff., 594, 691, 704, 715, 722, 751, 691f., 845, 904
Jugendalter 214, 222, 306f., 316, 380, 500, 521, 566, 584, 593, 619, 649, 723, 805, 817, 833, 875f., 918
Jugendliche 25, 37f., 45f., 108, 143, 170f., 194, 260, 298f., 307f., 316, 331, 333, 335f., 345, 362, 373, 381, 386, 390, 393f., 397, 400, 402f., 405, 407, 409, 415ff., 419f., 422, 456, 507, 565f., 613, 711, 749, 809, 846, 875
Jugendlichentherapie 141f., 160, 389f., 417, 567, 577, 614
Jugendschutz 308, 403, 409, 417, 579f., 617, 633f., 744
Jungen 307f., 312, 351, 391, 396f., 417, 420, 570
Kant, Immanuel 72f., 75, 133, 192, 198, 315f., 374, 727
Kartoffelanbau mit Kindern 513, 536ff., 554, 560
Kasuistik 693, 695
Katalysator-Effekt, sozialer 143
Katastrophe, ökologische 387, 840
Katathymes Erleben, komplexes 189, **219**, 227, 922, 923f.
Katze 40, 142, 144, 335, 572
Kinder 363, 373, 387, 390, 393, 405
Kinder-Garten **518f., 531ff.**
Kleintiere 41, 142, 529

Klimatherapie 50
Klimawandel 297, 328, 341, 372
klinisch 205, 363, 913
Koalitionen der Besonnenen 841
Koevolution 401
Koexistenzaxiom 356, 620
Kognition 173, 242, 347, **420f.**, 523, 624, 661, 665, 669, 672, 677, 684
Kognitive Verhaltenstherapie **55f.**, 415, 418, 931
Kognitive Empathie 39, 383, 420
Kognitives Wissen 382
Kohärenz 296, 593, 745, 765
Ko-Kreativität 219, 566, 618, 728, 922
Kommunikation, leibliche 85f., 88, 90, 96
Komorbidität 334, 392f., 414
Kompetenz, s. a. Performanz 201, 359, 382f., 397, 522, 602, 831, 857
Kompetenz, didaktische 882, 892f.
Kompetenzbegriff 404
Kompetenzen, naturempathische 383, 389, 406f., 413
Kompetenzen, soziale 49, 522, 538, 557, 617, 679, 749, 890, 892
Kompetenzmodell 410
Komplexitätsreduktion 196
Kompostarbeit 492f., 523, 528, 530, 536, 541, 551f., 669, 671f., 721
Konflikte 217, 225f., 522, 641, 643, 850
Konfrontationspraxis in vivo 53
Konnektivierung, multiple 857
Konsum, globaler **193**
Kontakt 37, 42, 46f., 113, 117, 134, 143f., 147ff., 173, 202, 207, 211, 233f., 240, 369, 393, 456, 463, 466, 476ff., 483, 492, 526, 538, 541, 547f., 569, 574f., 597, 616, 629, 632f., 635f., 642-645, 647f., 652ff., 656-659, 662, 666, 679ff., 683, 704f., 747, 772, 776, 778, 813, 869
Kontemplation, philosophische 841f., 901, 919
Kontext-Bewusstsein 43, **234-242**, 358, 568, 952
Kontexttheorie 832f.
Kontextualisierung 831
Kontext und Kontinuum 594, 618, 646, 710, 721, 809, 832, **837**
Konvivialität 265, 340, 341, 370, 382, 575, 620, 690, 750, 776f., 786, **839**
Konvivialität mit der Natur 340, 364
Konvivialitätsräume 341, 353, 520, 574, 691, 750, 839
Konzentration 45, 89, 96, 143, 151, 312, 404, 451, 507, 524f., 527, 531f., 537, 543, 545, 548, 553, 635f., 667, 669, 774
Ko-respondenzprozess **457**, 474, 561, 575, 618, 620, 812, 823
Körper 15, 38, 50, 75, 85ff., 167, 210, 217, 234, 236, 261f., 275, 297, 305, 309, 326, 340, 450f., 458, 467f., 470, 473f., 482, 618, 648, 651, 663, 678, 689, 746, 765, 781, 792, 799, 812ff., 818, 827, 829, 908, 910, 925
Körpergedächtnis 911
Körper-Seele-Geist-Welt-Problem **38**, 211, 261f., **265**, 461, 463, 472, 514, 516, 618f., 635, 745, 809, 833
Körpertherapien, s. a. Neue Körpertherapien **16f.**, 57, 208, 211, 234, 262f., 356, 422, 730, 833, 897
korrektive ökologische und soziale Erfahrung/ Wirkung **260f.**, 263, 265
Kraft, heilende der Natur **741-744, 827**
Krankheitsbilder, psychosomatische 224
Kräutergarten 569, 712
Kräuterpädagogik 164, 493ff.
Kräuterwanderungen 164
Kreativierung 421
Kreativität, meditative (s. a. Ko-Kreativität) 922
Krebserkrankung 281, 284, 898
Krise, globale 239, 840
Krisenhilfe 902
Krisenintervention 578, 718, 922
Kritik der reinen Vernunft 72, 727
Küchengarten 712
Kultur 73, 77, 197, 296, 301f., 328, 358, 368, 377, 401, 419, 574, 726, 779, 844
Kulturarbeit 15, 19, 21, 37, 50, 190, 210, 232, 329, 357-360, 368, 380, 402, 726, 834, 869, 875f., 898, 933
Kulturlandschaft 132, 292, 294, 743, 952
Kultur/Natur 20, 131-139, 289, 304, 331, 389, 702, 706, 779, 844, 849, 876
Kultur/Zivilisation 131f., 342
Kung Fu 233
Kynopädagogik 413
Lamas 41

Land-Art 36, 338, 870, 922
Landesmedienzentrum 404f.
Landschaft, s. a. Erholung durch Landschaft 102, 107, 296f., **827, 834, 842, 851,** 853, 927
Landschaft, Evolution 295-298
Landschaft, heilende Kraft 91, 807, 809f., 813f., 822
Landschaft, Kulturgeschichte 296f.
Landschaft, Nutzung 768
Landschaft als Wahrnehmungsweise 83-97
Landschaftsästhetik 111, 295ff.
Landschaftsarchitektur 296, 499
Landschaftsdichtung 719, 852
Landschaftserleben 43, 46, 566, 723, 836
Landschaftsformen/Mensch 136, 168
Landschaftsgärtnerei, englische 93, 702, 720
Landschaftsgarten 93, 710, 713
Landschaftsgestaltung 720, 723, 726, 836
Landschaftsmalerei 293, 719, 852
Landschaftstherapie, s. a. Integrative Garten- und Landschaftstherapie 15, 24, 43ff., 218, 225, 257, 260, 413, 512, 527, 568ff., 577f., 613, 693, 697f., 703, 708ff., 715, 717, 721, 726, 742, 831, 833-839, 844, 851f., 873, 879
Landschafts- und Gartentherapie, rezeptive 592f., 721
Landwirtschaft, soziale 164, 603
Laudato si 841
Lauftherapie 44, 262f., 507, 654, 709, 817, 832, 835
Leben 9, 11, 19, 238
Leben, geistiges 9f., 841, 927, 931
Leben des Lebendigen 705
Lebendigkeit 79, 86, 203, 491, 493, 525, 527, 538f., 554, 596, 719, 743, 746, 776-779, 822f., 829, 838f.
Lebensführung 10, 49, 57, 161, 205, 210, 215, 217, 220f., 223, 242, 262, 264, 266, 274, 329, 338, 341, 348, 689, 914f., 927
Lebenskontext 19, 191, 197, 266, 353, 372, 621, 703
Lebens-Kontext-Interventionen, s. a. Life Context Intervention 703, **709**, 903
Lebenskraft (fitness) 36, 216, 519, 527, 530, 690, 707, 715, 854
Lebenskunst 42, 205, 220, 354, 746, **413,** 849, 874
Lebensmittelverschwendung 194, 196
Lebensqualität 347, 591, 593, 690
Lebensraum 21, 45, 131, 135, 137f., 194, 260, 296, 311, 341, 344, 347, 353f., 357, 374, 377, 379, 502, 508, 520, 523f., 566, 573, 618, 691, 706, 716, 727, 730, 744, 748, 750, 753, 795, 834, 836, 845, 847f., 874, 952
Lebensspanne 24f., 516, 601, 849, 873ff., 925
Lebensstil 196, 220, **243,** 353, 840, 914
Lebensstil, bewegungsaktiv 421, 772f., 776, 778, 784f., 832
Lebensstil, depressiver 58, 334
Lebensstil, dysfunktionaler 197, 201, 239, 616, 684
Lebensstil, grüner 348, **349,** 386, 413, 423, 875
Lebensstil, maligner 25, **196f.**, 220, 242, 243, 741
Lebensstil, ökologiebewusster 165
Lebensstilveränderungen 59, 189, **242**
Lebens- und Naturkompetenz 406f., 413
Lebensunsicherheit, generalisierte 335
LebensWEGE 237, 586, 587
Lebenswelt 10, 195, 234, 265, 344, 356, 378, 833, 847
Lehren und Lernen (komplexes) 360, 363, 373, 522, 618, 874
Lehrendes Kind 362
LehrerInnen 362, 367, 393
Leib 10, 50, 95f., 204, 263ff., 340, 400, 451, 516, 566, **619,** 727, 783,812, 813, 869, 925
Leib, expressiver 204, 213, 218, 489
Leib, informierter 45, 208, **211**, 213 265, 267, 352, **355**f., 372, 419, 451, 458f., 507, 516, 521, 635, 727, 776, 834, 855, 873, 911, 917, 919
Leib, memorativer 204, 213, 525
Leib, perzeptiver 204, 218, 489, 817
Leib, reflexiver 214, 622
Leibbegriff, komplexer 355
Leibesinsel 86, 88
Leibfunktionsanalyse 639ff.
Leiblichkeit 363, 420, 514, 517, 765f., 931
Leib/Natur/Welt **332, 334**, 376
Leibphilosophie 355
Leibselbst 238, 376, **875**

Leibsubjekt 265, 340, 420, 517, 618f., 809, 855, 869
Leibtheorie 45, **356**, 508, 873
Leib und Sprache 360
Leistungsfähigkeit, motorische 110
Lernebenen 360, 389
Lernen 151, 360, **362, 380,** 404, 431
Lernen, evolutionäres 874
Lernen, fungierendes (implizites) 360, 362, 372
Lernen, grünes 329, 364, 373, 379, 384, 524
Lernen, komplexes 351, 360, 522, 524, **870,** 925
Lernen, lebenslanges, Lifelong Learning 346, **372,** 925
Lernen, ökologisch 170, 258, 360, 386, 388, 524, 598, 831, 874, **875**
Lernen, wechselseitiges 363
Lernen in der Praxis 871
Lerngeschichte 874, 925
Lern- und Verhaltensbegriff, erweiterter 44, 220
Liebe zum Lebendigen 40, 47, 730, 822f.
Liebe zur Natur 50, 367f., 373, 516, 525, 670, 713, 744, 766, 843ff., 952
Lichtung 48, 711, 728, 752, **755f.**, 842
Life Context Intervention, s. a. Lebens-Kontext-Interventionen **709**
lifelong ecologization 380, 875
Life span developement 267, 491, 521, **619f.**, 832
Lifestyle, s. a. Lebensstil 221, **347f.**, 856
lifestyle communities 347f.
Lifestyle Diseases 197, 334, 741
Lifestyle medication 200ff.
Locus amoenus 711, 829
Locus terribilis 829
Longitudinalstudie 32, 259, 341, 363, 420
Lorenz, Konrad 76, 352, 368f., 401, 833
Löschung, retrograde 404
lost generation 422
Loten, s. a. Ausloten **920**
Lovelock, James 20, 32, 259, 267, 329, 338ff., 340, 346, 349, 373, 407, 705, 844
Luftqualität Innenräume 107
Luftverschmutzung 266, 341, 388
Lustgarten 691f., 706
Mädchen 308, 312, 351, 383, 391, 396f., 417, 420, 495, 542, 570, 749
Märchen 531f., 555, 743, 778, 831
Märchenwald 769, 779
Magnetresonanztomografie, funktionelle 305
Malerei 36, 238, 293, 829, 924
Man made desaster 840
Manipulation durch Medien 408
Mark Aurel 205f., 214, 222, 374, 756, 905
Massentierhaltung 265, 384
Materialmedien 44, 507
Media-Addiction 408
Mediatisierung 298ff.
Medien, digitale 364, 403, 405
Medien, neue 333, 389, 401, 403, 744
Medienabstinenz 403, 405
Medienbildung 405
Mediengebrauch 334, 390, 392, 395, 402ff.
Medienindustrie 402f., 405, 407f.
Medienkompetenz 395, 401-407
Medienpädagogik 402f., 405
Mediensozialisation 406
Mediensucht 54, 389f., 393f., 400-403, 405, 409, 414
Meditation 52, 96, 233, 240, 465, 708, 752, 755, 780, 785, 842f., 899-904, 916-922, **923,** 924f., **926**, 927-932
Meditation als Weg der Freiheit 914ff.
Meditationsgarten 691f.
Meditationsstufen 755
Medizin, riskante 199f.
Meer, Bedeutungsraum 808
Meer, heilende Kraft 805ff., 807, 808, 810f., 812f.
me first 401, 921, 926
Megadeponien 400
Mega-Metaanalysen 362
Megametropolen 33, 380, 400
Mehrebenenreflexion 839, 841
Mehrgenerationenprojekte 602
Mehrperspektivität 18, 192, 337, 378, 619ff. 622, 682, 915
Mehr-Zeitpunkt-Erhebung 109
Meliorismus 198, **199**, 235, 239, 241f., 622
Mensch, evolutionäre Dimension 78, 135f., 263
Mensch, Geistwesen 75, 79
Mensch, Grenzüberschreiter 192, 378f.
Mensch, holobiontische Dimension 78
Mensch, kulturelle Dimension 78f.

Mensch, naturaffin 77
Mensch, Naturwesen 77, 266, 514, 590, 606, 954
Mensch, Selbstbegrenzer 192
Menschenarbeiter 329
Menschenbild 15, 18, 24, 344, 462, 590, 618, 729, 730, 833
Menschenrechte 198, 848
Mensch-Hund-Beziehung 855
Mensch-Mensch-Beziehung 855
Mensch-Natur-Bezug 40, 132, 135ff., 166f., 295f., 413, 576, 601, 764f., 778f.
Mensch-Natur-Interaktion 583, 590, 597
Mensch-Tier-Interaktion 141, 143ff., 337, 413, 852, 855
Mensch-Tier-Kontext-Prozesse 41, 855
Mensch <-> Umwelt 262f., 750
Mensch-Welt-Verhältnis 75-78, 211, 370
Mentalisierung (mentalization) 267, 353, 869, **870**, 875
Merleau-Ponty, Maurice 9,78, 235, 264, 370, 372, 375f., 457, 704f., 717, 721, 727
Mesokosmos 401, 918
Metaanalyse 55, 102f., 106f., 115, 314, 362
Metabolismus 280, 375, 390
Metahermeneutik 18f., **362**, 841, 874
Metareflexivität 19, 378f., 622, 855
Methode 45, 507f., 618, **834**, 835f.
Methodenvermittlung 882
Mikroökologie 391, 416, 856
Mikroplastik 259, 350, 358, 366
Mikroplastik im Trinkwasser 259
Mindfulness 190, 930f.
MINT-Disziplinen 349f., 360f., 870
MINT-Frühpädagogik 364
MINT-Plus 62, **344**, 351, 359f.,363f., 367, 389, 870
Minus-Milieu 203, 711
Mitgefühl 39, 289, 317, 363, 624, 664, 921, 931
Mitgeschöpfe 575, 838f.
Mitleiden 339, 921
Mit-Sein 19, **356**, 375, **620**, 757, 838, 847, 875
Mitsubjekt 630, 855
Mitwelt 478, 833, 838
Modalität, aktive/rezeptive/rezeptiv-produktive 708, 710, 836
Moderne, akzelerierte 189, 196, 200
Moderne, transversale 32, 331, 381
Möglichkeitsräume 210f., 353, 523, 745
Monismus, emergenter 265
Moscovici, Serge 370, 373, 377f.
Motivation 150f., 318f., 774, 784
Müdigkeitsgesellschaft 201
Müll 32, 137, 259, 358, 365f., 380f., 400, 671, 711, 921
Müllhalden 380
Müllmenschen 711
Multiexpressivität 44, 203, 419, 420, 727, 924
Multikausalität 414
Multimethodik 44, 54, 507, 619
Multimnestik 419, **920, 924**
Multimodalität 37, 47, 53f., 59, 423, 628, 653, **708**
Multisensorik 376, 419, 517, 727, **920, 924**
Mundanologie **10**, 18, 267, 371
Mutualität 39
Mystik, säkulare 236f., 843, 854, 932
Nachbarschaftsnetzwerk 110
Nachhaltigkeit 172, 180, 195, 289, 331, 351, 388f., 750
Nachsozialisation (2. Weg der Heilung und Förderung) 260, 464, 517, 539, 621, 658, 661, 665, 668, 672, 676, 681
Nachwelt 838
Nahraumerfahrung 380, 875
Nahraumperson 383, 398, 908, 921
Narrativ 352, 385, 401, 785, 857
National Child Development Study 307
National Fund for Forest Greenery and Waters 61
National Trust Fund 301
Nationalsozialismus 21, 23
Natur **17, 19**, 20f., 102, 346f., 368f., **373,** 382, 388, **402**, 703, 827, 830, 842, 848, 852, 869, **875**, 924
Natur, Bedürfnis nach 290
Natur, geistaffine 77
Natur, Kräfte der 17, 521, 689
Natur, Reflexivität 76
Natur, therapeutisches Medium 583, 585, 784ff.
Natura sanat 31, **61f., 828**
Natural rewards 396, 402, 406, 420, 421
Naturbezug 11, 38, 48, 115, 331, 346, 373, 422, 628, 715, 871, 908

Naturdefizite 265, 316f., 345f., 393, 828
Naturdenkmal 138
Nature Deficit Disorder 301, 314, 345, 847f.
Nature first 330
Nature competence 389, 406f., 413
Naturempathie 39, **328, 363ff.**, 367, **373, 382,** 383, 389, 413, 839, 921
Naturentfremdung 260, 266, 298ff., 328, 334, 345, 373, 714, 875
Naturerfahrung 37, 115ff., 188, 260, 263, 265, 346, 380, 389, 421, 459, 464, 468f., 523, 566, 576, 741, 757, 849, 871, 875, 899, 901, 918, 953
Naturerholungsforschung 167
Naturerkenntnis 364, **374**, 386, 704, 875
Naturerleben 18, 44, 48, 61, 131, 136, 178, 260, 264, **289f.**, **293**, 295, 298, 301, 305ff., 310, 314, 319f., 345, 347, 358, 375, 386, 406, 463, 469, 507, 526, 571, 576, 590, 592, 597, 602, 606, 704, 764, 727, 743, 756, 777f., 827, 830, 839, 843f., 847, 873, 875, 879, 952f.
Naturerleben, Kreativität 309f., 596, 728
Naturerleben, Sozialverhalten 48, 317-319
Naturerleben, Studien zu Effekten 311
nature running 421
Nature Turn 332, 336f., 339, 342, 344f., 348, 372, 386, 840
Nature Writing 337
Naturferne 59, 260, 344f.
Natur gemäß 203, 205, 215, 369, 828
Natur/Gesellschaft 377
Naturgöttinnen 689
Naturideologien 23
Natur im Wortschatz 301-304
Naturkatastrophen 57, 116, 132, 295, 297
Naturkontakte 107, 110, 115f.
Naturkontakte, Forschung 104ff., 109ff., 115f.
Naturkontakte, virtuell vermittelt 101, 106, 108f.
Natur/Kultur 20, 131-139, 289, 304, 331, 389, 702, 706, 779, 844, 849, 876
Naturlandschaft, kultivierte 292, 297
Naturliebe 365, 382, 830, 846
Naturmeditation 15, 50, 237, 260, 346, 842, 872, 917, 921, 926f.
Naturobjekte 111
Naturpädagogik 376, 568, 874
Naturpark Bergisches Land 37, 727, 742
Naturpflege 101, 952
Naturreligion, moderne 20, 136f.
Naturreservate 138, 296, 744
Naturschutz 50, 137, 296, 332, 382, 576, 744, 846, 848, 870, 914, 952f.
NaturtherapeutInnen 11, 52, 332, 334, 342, 400, 413, 876
Naturtherapie 36, 37, 42, **44**, 116, 179ff., 273ff., 376, 413, 422, 705, 726, 830, 855, 876
Naturtourismus 112
Naturverbundenheit 112, 364, **743, 757,** 849
Naturverständnis 17-20, 78f., 168, 707, 725
Naturverstehen 344, 413, 704, 720
Natur/Welt 35, **332,** 338, 344, 376, 407
Natur-/Weltlernen 386, 875
Natur-Wissen 10, 61, 110, 379f., 386, 398, 875
Naturwissenschaften 18ff., 31f., 45, 61, **76ff., 83ff.,** .171, 206, 243, 296, 315, **337f.**, 346, 349, 352, 363, 374, 705, 719, 724, 833, 870
Naturzerstörung 32, 136f., 328, 367, 373, 381, 844
Naturzugang, Recht auf 607
Neanderthalkulturen 206
Nebenwirkungen 202, 403, 692
Neo-Druidentum 20
Neoschamanismus 17
Nepsis (Wachheit) 234, 260, 914
Netzwerkarbeit 578, 628, 709
Netzwerk- und Lebensweltanalyse 644
Neue Körpertherapien **16**, 234, 356, 422, 729, 897
Neue Kreativitätstherapien **17**, 422
Neue Medien 333, 389, 401, 403, 744
Neue Naturtherapien 17, 31ff., 35, 52ff., 101, 104, 111, 266, 373, 386, 422, 423, 618, 696, 869, 872, 894
Neuökologisierung 332, 342, 379, 389, 394
Neurodidaktik 372
Neurohermeneutik 362, 874
Neuromotorik 218, 376, 873, 911
Neuronale Neubahnungen 45, 212, 219, 508, 851
Neurophänomenologie 362, 874

Neuroplastizität 50, 396, 403, 414, 419f., 423, 925
Neuropsychologie 33, 208, 258, 910
Neurowissenschaften 39, 45, 208, 361, 376, 387, 397, 401, 406, 409, 420, 457, 473, 508, 693, 835, 872, 876, 898, 921, 925
Neurowissenschaften, ökologische 36, 257-267, 399, 873
Neusozialisation 621, 831
Nietzsche, Friedrich 72f., 75, 90, 94f., 97, 205, 773, 777, 780
NK-Zellen 273, 281ff., 747
non-human animals 35, 337, 839
Noosphäre 9, 32, 39, 40, 342, 358
Nootherapie 241, 730, 842, **931**
Notmigration 195
Nous 15, 217
Nutzgarten 691f., 713
Nutztiere 165, 852, 871
Obrich, Erhard 11, 140, 166, 830, 948
Obstgarten 712
Odinismus 20
Ödland, innerstädtisch 106
Ökofaschismus 22
Ökologie 459f., 729, 833f., 843
Ökologie, klinische 47f., 263f., 266f.
Ökologie, mundane **20**, 379, 389, 841, 847
Ökologien, beschädigte 339
Ökologisation 100, 261, 328, 336, 353, 368, **369, 374, 401,** 406, 423, 525, 723, 830, 874, **875**
Ökologisation, fungierende/intentionale 371f.
Ökologisation, offensive 373
Ökologisation, ontogenetische 369, 380, 875
Ökologisation, primäre/sekundäre/tertiäre 374, 380f., 875
ökologische Neuropsychologie 258
Ökologisches Lernen 170, 258, 360, 386, 524, 874f.
ökologischer Imperativ, (erweiterter) 9, 43, **47, 339, 348, 358, 569, 847**
Ökologismus 841, 848
Ökologizität 267, 338, 368, 370f., 375, 377, **379, 381,** 384, 386, 389, 407, **423,** 757
Ökophilie 10, 50, **384**, 516, 525, 743, 757, 766, 786, 831, 836, 843, **845,** 846f., 933
Ökopsychologie 809, 929
Ökopsychosomatik 36, 49, 117, **257**, 257ff., 260, **261ff.,** 331, 333, 345f., 379, 391, **400,** 523, **618,** 703, 831, 870, 873
ökopsychosomatische Effekte 257, 260, 710, 730, 830
Ökosophie 40, 47, 258, 382, 524, 743, 757, 830f., **839, 842, 845,** 871
ökosophische Grundhaltung 258, 413
Ökotherapie 730, 809, 833
Oikeiosis 369, 370f., 375
One-Health-Gedanke 153
Onlinesucht 390, 422
Ontologie des Organischen 79
Optimal Quality System 696
Ora et labora 471, 478, 719
Orangerie 720
Ort der Gefahr 711
Ort der Schande 711
Ort der Schönheit 711
Ort des Heils 711
Ort des Wohlseins 711
Orte, euthyme 691, 703, 903
Outdoor 36, 171, 363, 383f., 388f., 402, 692, 832, 852, 924, 927, 953
Outdoorpädagogik 164
Oxfam-Armutsbericht 350
Oxytocin 141, 146ff., 363, 756
Paideia 203f., 206
Palastgarten 712
Panakeia 204, 207, 689
Paradies 711f.
Pariser Umweltkonferenz 2015 179
Parkanlagen 53, 106, 111, 314, 490, 707, 713, 721-724, 726
Partizipation 347, 690, 721
Passung 212, 226, 242, 262, 266, 344, 378f., 384, **286**, 401, 831, 851
Pathogenese 54, 56, 164, 205, 209, 221, 354, 628, 746, 772, 835
PatientInnengerechtigkeit 57
PatientInnenintegrität 697
PatientInnensicherheit 57, 697
Perforin 281f.
Performanz 201, 241, 359, **383**, 397, 413, 522f., 625, 636, 682, 766, 776, 831, **857,** 887, 892f., 924
Persönlichkeitsbildung 387, 413, 743
Person-Umwelt-Konflikte 267
Pestizidbelastung 32f., 259

Petzold, Eduard 490, 715, 722ff., 726
Pfadfinder 306ff.
Pferde 40f., 87, 94, 142, 401, 421, 533, 652, 680, 712f., 908
Pflanze als Medium 476f., 514, 587
Pflanzen 107, 114, 163, 169, 310, 365, 382f., 455, 458f., 466, 468, 474, 476, 486, 493, 508, 548, 587, 616
Pflanzen/Mensch 169f., 514f., 855
Pflege 574f.
Pflege, gefährliche 199f.
Pflegeheim 515, 604
Phänomenologie 45, 85, 208, 238, 318, 355, 361f., 364, 374, 459, 598, 721, 756, 835, 873f., 919
Pharmakonzerne 361
Philautie 398, 836, 843
Philia 145, 382
Philokalie 914, 928f.
Philosophie 24, 73, 77, 85, 205, 327, 355, 370, 375f., 421, 618, 690, 725, 750, 829, 842, **849**, 875, 916f., 932
Philosophie, klinische 214, 327
Philosophie der Leiblichkeit 375
Philosophie der Natur 375, 725
Philosophie der Sinnlichkeit 375
Philosophie des WEGES 237, 756, 849, 876, 916
Phytonzide 720
Phytoresonanz 460, 464, 468, 500, 523
Phytozönon 842
Pisa-Studien 351
Place-Identity-Theorie 168
Plastikmüll im Meer 259
Platane **216f.**, 717, 743, 828, **904**, 908
Platane von Trsteno 713f., 716, 904, 908
Platon 85, 114, 809, 828
Playstation 391, 397
Poesie- und Bibliotherapie 35, 337f., 805f.
Poietisches Gestalten 352, 727, 728, 845
Politik 74, 332, 348ff., 357, 360, 380, 384, 402, 409f., 417, 584, 840f., 875
Polyloge 19, 20, **236f.**
Polymorphismen 400
Pornographie 395, 403
Positionen auf Zeit 331
Post-Occupancy evaluation 103, 105
Posttraumatische Belastungsstörung 109, 113, 153, 643
Potentiale 209, 208ff., 210f., 523,
Prävention 47, 52, 173, 220, 236, 408, 461, 567-570, 576, 585, 635, 931
Präventivmedizin 273
Praxeologie 25, 44f., 61, 208, 221, 258f., 330f., 353, 376, 452, 618, 653, 698, 707, 752, 834, 848, 874, 922, 930
Praxisdokumentation 698
Prekarität, ökologisches 31ff., 46, 367
Prinzip Natur 741
Probleme-Ressourcen-Potentiale 418, 654
Problem- und Konfliktanalyse 639, 641ff.
professional community 871
Profile-of-mood-States-Tests 274, 279f.
pro natura 257ff., 259, 267, 328, 330, 332, 346, 357, 364, 373, 389, **840,** 927
Pro-natura-Haltung 333, 338, 340
Propriozeptionen **211f.**, 379, 451, 514, 753, 912, 920, 929, 924
Prospect-Refuge Theorie 168, 297
protective events 417
Proteine, krebshemmende 273, 281, 283
protektive Faktoren 39, 212ff., 223, 421, 521ff., 526, 540, 562
Prozessbericht 697
Prozessdokumentation 693, 695f.
Psyche 15, 217, 501, 616, 808, 817
Psychiatrie 452f., 707f.
Psychoanalyse 208, 232, 482, 693f., 745, 828, 834, 898
Psychoevolutionäre Theorie 167
Psychologie 44, 127, **133**, 834
Psychologie, klinische 44, 61
Psychologie, ökologische 258, 261, 368, 469, 746, 832, 873
psychoneuroendokrinoimmunologisches Netzwerk **275ff.**, 284
Psychotherapie 413, 695, 703f., 709, 730, 797, 827, 872
Psychotherapie, Datenlage **56,** 923
Public-Health-Strategie 744
Pückler-Muskau, Fürst Hermann von 490, 720ff., 724
Qualia 342, **856**
Qualitätsmanagement 894
Qualitätspflege 894
Qualitätssicherung 160, 456, 579, 689, 871, 879, 894
Qualitätssicherung, Modell zur 695f.

Qualitätsverpflichtung 689
Quality of Life Debatte 263, 347, 690, 927
Quergänge, intermediale 824
Rasse, arische 23
Rationalität 73, 75f.
Raumorientierung 258
Reaktanz 649
Recht auf Leben 198, 407
reflecting team 471
Regulation 45, 142, 148f., 152, 207, **209**, **212**, 242, 312, 370, 382, 406, 507, 522, 626, 662, 680, 708, **852**, 873, 923
Regulation, dynamische 45, 212, 382, 507, 708, 851, **857f.**, 873
Regulationskompetenz 45, 242, 507, 857
Regulationsperformanz 857
Regulationssystem 857
Reichsforstamt 21
Reil, Johann Christian 23, 36, 206f., 218, 452, 689, 706f.
Reizdarbietung 227, 232
Reize, exterozeptive 211f., 265, 356, 400, 514, 753, 920, 924
Reize, interozeptive 265, 356, 400, 912, 919, 924
Reize, propriozeptive 211f.
Relationaliät (Kontakt-Begegnung-Beziehung-Bindung) 478, 620, **647ff.**
Reökologisierung 333, 342
Repräsentation, mentale 148, 856
Repräsentation, soziale 574, 835, 839
res cogitans 75
res extensa 75
Resilienz 201, 209, 220, 223, 394, 417, 520f., 570f., 597, 711
Resonanzen 39, 212, 367, 376, 468, 754, 777-781, 812, 918
Resonanz-Konzept 366
Ressourcen **208ff.**, 210, **219f.**, 419, 586, 593, 596f., 645f.
Reward-Systeme **396**, 402, 406, 420f.
Rhizom 365f., 577, 842
Risk prevention 410
Romantik 336, 338, 770
Rousseau, Jean Jacques 336, 344, 359
Ruderalpflanzen **364ff.**, 366, 692
Runners-High 395
Säkular 9, 11, 17, 50, 198, 236-239, 241, 719, 775, 840, 843, 854, 873, 914, 918, 927, 930ff.
Sahelzone 195, 371
Salutogenese 56, 109, 144, 261, 354, 597, 618, 746
Salutotherapie 44, 220f.
Savannen-Hypothese 168, 297
Scaffolding 359
Schamanismus 17, 206, 832
Schizophrenie 153, 225, 314
Schlachthof 921
Schlafbeschwerden 113, 224, 748
Schlosspark 533, 706, 726
Schmerzbehandlung 113
Schmerzstörungen, somatoforme 224
Schönheit **11,** 778f., 780, 786, 836, 843, 847, 852
Schönheit des Lebendigen 387
Schrebergarten 170, 720
Schule 171f., 218, 298f., 336, 345, 360, 365f., 373f., 380, 383, 388, 393f., 401, 403, 406f., 415, 515, 568, 576, 580, 617, 626, 633, 636, 645, 669
Schulgarten 112, 170ff., 336, 342, 345, 372f., 388f., 406, 411
Schulhund 153, 342, 345, 366f., 372, 388f., 391f., 404, 406, 411, 413
Schulkinder 299, 364, 388, 404, 542, 570, 766
Schulleistung 171f., 391, 393
Schutzschild 394
Schutzzone 372, 953
Schweitzer, Albert 42, 836, 847
secundum naturam 206, 369f.
Seebäder 810
Seele 38, 93, 203, 205, 214-217, 219, 235f., 239, 326, 345, 370, 391, 450, 459, 502, 514, 523, 590, 618, 651, 689, 711, 727, 770f., 777f., 781, 792f., 799, 808, 810, 814, 817, 819, 821, 823, 827-830, 834, 836, 843, 851, 854, 928f., 931, 955
Seele, dunkle Seite 216, 237
Seelsorge 939f.
Sehen, gerahmtes 91-94
Sein ist Mit-Sein 356, 375, 847, **875**
Selbst, poröses 376
Selbstaneignung 370f.
Selbstbeobachtung 898, 916

Selbstbezug 76f., 79, 234, 856, 871
Selbst-Erfahrung 346, 871, 874
Selbsterleben 231, 345, 386, 597, 723, 755, 875, 911
Selbstfürsorge 220, 229, 479, 657, 663f., 666, 671
Selbstgestaltung 706, 721, 723
Selbstkontrolle 409
Selbstlernen 353, 356, 386, 875, 952
Selbstlernen (Selbsterkenntnis) 386, 704, 706, 875, 925
Selbst-Mitgefühl 522, 624, 921
Selbstorganisation 9, 76, 692, 857f.
Selbstreflexivität 372, 470, 669
Selbstregulation 312, 370, 462, 522, 626, 661, 665, 668, 672, 677, 680, 857f., 923
Selbstverstehen 344, 380, 413, 830
Selbstverwirklichung 134, 169, 173, 348, 467, 627, 713, 721, 746
Selbstwahrnehmung 172, 370, 586, 682f.
Selbstwirksamkeit 11, 210, 373, 486, 500, 514, 517f., 523, 525f., 537, 541, 544f., 547, 570, 573, 585, 596, 600f., 606, 651, 679, 703f., 709, 720, 774, 784
Self-Discovery Camps 416
Seminarleitung 883, 885-888, 892
Seneca 203, 205f., 214, 369, 374, 690, 897, 905
Sensory awareness 234, 239f., 378, 464, 753
Serotonin-Wiederaufnahmehemmer (SSRI) 200f.
Setting-Konzept 102
shallow personality syndrome 202, 238
shinrin-yoku, s. a. Forest bathing, s. a. Waldbaden **274, 312f.**, 720, 879
Shooter-Games 395
Sicherheitserleben 116
Sicherheitsgefühl, erhöhtes 110
Siedlungsraum im Osten 22
significant caring adult 526
Sinn 11, 19f., 35, 38, 43, 74, 135, 169, 173, 180f., 184, 216, 223, 226, 235, 243f., 318, 338, **357**, 481f., 517, 541, 621, 625, 637, 647, 681, 710, 719, 756, 775, 843, 845, **851**, 898, 916f., **918f.**, 930f.
Sinne, fünf (exterozeptive) 211f., 265, 356, 400, 451, 478, 514, 753, 920, 924
Sinne, sieben (s. a. Propriozeptionen, s. a. Interozeptionen) 211f., 451, 753, 924
Sinnesgarten 603
Sinnverlust 331
Skotomisierung 221, 330
small woods 749
Social Media 391f., 394, 397, 404, 408, 420
Social Media Disorder 54, 391ff., 396f., 413
Social Neuroscience 931
Sokrates 203, 205, 222, 703, 712, 828
Sorge um das Lebendige 47, 239, 338
Sorge um den Menschen 25, 31, 47, 267, 751, 877
Sorge um die Natur 9, 18, 22, 25, 31, 42, 47, 161, 165, 169, 261, 267, 330, 333, 338f., 349, 372, 386, 389, 407, 751, 757, 870, 877
Souveränität 11, 52, 109, 210, 229, **238**, 407, 627, 661ff., 874
Sozialbeziehungen, fehlende 59, 202
Sozialdarwinismus 23, 847
sozialer Vergleich 395
Sozialisation 10, 133, 261, 353, 369, 374, 399
Sozialisation/Enkulturation 238, 374, **875**
Sozialisationstheorie 368
Sozialität 377
Sozialwelt 234, 374, 459
Sozialwissenschaften 18f., 24, 45, 61, 208, 354, 363, 368, 378, 508, 872, 930
Soziobiologie 371, 375, 847
Soziotherapie 15, 25, 37f., 46f., 58, 243, 456, 613, 693, 695, 697, 704, 730, 834, 869, 874
Spatial cognition 258
Spaziergang, multisensorisch 727, 728
Spaziergang, ritualisiert 595, 606
Spiegelneuronen 145, 228, 752
Spiele, digitale 409, 411
Spieleindustrie 405
Spielfläche, naturnah gestaltet 110
Spiritualität 9, 20, 79, 110, 173, 235, 264, 306, 469, 705, 769, 771, 781, 815, 832f., 842, 854, 873, 914f., 919, 929f.
Spiritualität des Konkreten 841
Sport 16, 52, 108, 143, 206f., 218f., 244, 306, 396, 415, 419, 421, 477, 571, 573, 578, 635, 682, 691, 749, 768f., 771, 775, 832, 869, 953
Spürarbeit 378

Stadt 20, 22, 33, 36, 74, 97, 105f., 110f., 133ff., 258, 260f., 266, 277f., 282f., 290, 292, 298, 305, 310f., 314, 316, 318f., 341, 345, 347, 365, 368, 372, 379, 453, 537f., 566, 586, 588f., 684, 698, 703f., 706, 711, 715, 721ff., 742f., 747, 749, 754, 773, 793, 795, 801, 814, 823, 828ff., 856, 875
Standardmortalitätsrate/Waldflächen im Wohnumfeld 283f.
Starzen 927
Sternenhimmel 315f., 769, 794, 801
Sternenstaub 9, 11
Stiftung „Haus der kleinen Forscher“ 351, 359
Stimulierung, multiple 48, 258, 367, 402, 420, 484, 594, 691, 707f., 850, 857, 858, 873, 924
Stimulierung, ökologisch pathogen/salutogen 262, 266, 765
Stimulierung, sensorische 48, 258, 367, 691, 708, 873
Stoa, stoisch 214, 233, **369ff.**, 375, 828, 902
Störungen 16, 36f., 44, 47ff., 53, 55ff., 59, 117, 153, 160, 210, 223, 243, 262ff., 266, 311, 314, 331, 333f., 337, 353, 390, 392, 394f., 410, 413f., 423, 463f., 475, 507, 521, 554, 574, 591, 598, 601, 605, 625f., 641, **642**, 646, 744, 871, 930, 953
Störungsbilder, chronifizierte 16, 37, 41f., 49, 53f., 58, 117
Stoff der Welt 375
Straßenbäume 105, 110, 314
Straßenrandbegrünung 105
Stress, pathogener 160, 265, 284, 335, 743, 754
Stress, ökologischer 110, 114, 116, 262, 266f., 831, 953
Stress, schulischer 393
Stressabbau 48, 52, 108f., 114, 144f., 147ff., 152, 167, 171, 173, 180, 262, 266, 273, 280, 283f., 289f., 305, 310, 312f., 388, 465, 500, 523, 743, 746ff., 753, 756, 814, 838, 849, 931, 953
Streuobstwiese 568f.
Studien, Regionalverteilung 113f.
Studien zur Wirkung von Alltagsnatur 104-117
Substanzen, körpereigene 395
Sucht 225, 391ff., 397, 407f., 410, 570, 809
Sucht, substanzungebundene 395
Suchtarbeit, s. a. Drogenarbeit 781-784
Suchtdruck 402
Suchtentstehung 404
Suchtgedächtnis 396
Suchttherapie 47, 415, 418, 616, 624, 783f., 894
Supervision 263, 578, 695
Supervisionsforschung 697
Sympathicus und Parasympathicus 273, **276f.**, 305
Synergie 684, 717, 858
Synergetik 858
System, biologisches 419, 858
System, komplexes 102, 857
System, verbal-symbolisches 150
Tagespflege 602f.
Tempelgärten 712
Tempelkrankenhäuser 203
Temperament 393
Tetradisches Modell 225, 618, **628ff.**
Thalassotherapie 50, 810
Theaterarbeit 219
Theorie der sozialen Unterstützung 149
Theorie-Praxis-Verschränkung 871, 874, 889, 894
Theorievermittlung 883, 892f.
theory of mind **38**, **840**, 856
theory of my mind **38f.**, **839**, 856
Therapeia 205, 460, 690
Therapeutischer Prozess, Modalitäten 653f.
Therapeutischer Prozess, vier Phasen des **539**, 561, 628
Therapieforschung 16f., 53, 56f., 61, 413, 693, 695, 709, 923
Therapiegärten 105, 160, 601, **691**, 692
Therapiehunde 372
Therapieschulen 15ff., 54f., 57, 208, 215, 242, 709, 730, 841, 870, 898, 923
Therapietagebuch 218
Therapie und Agogik 204, 208, 386, 849, 875
Therapieziele 654ff., 697
Theosis (Vergöttlichung) 915
THRIVE 454f., 497
Thymopraktik 189, **217ff.**, 227, 237f.
Tierbesuchsdienst 141f.
Tierbild 24
Tiere 382f., 421

Tierethik 41f.
Tiergefährten 852
Tiergestützte Intervention 141ff., **142**, 153, 165, 394
Tiergestützte Pädagogik 142, 388, 413, 613f.
Tiergestützte Therapie **142**, 400, 709
Tieridentität 337
Tierkontakte, positive Effekte 115, 142ff., 756
Tierperspektive 337
traditional healing 57
Training, mentales 219, 708, 913, 922
Transdisziplinarität 19f., 117
Transgressionen 192, 196, 329
Transparenzdilemma 697
Transversalität 189, **191f.**, 197, 849
Traumata 151, 217, 464, 501, 621, 641ff.
Traumatherapie 53, 57, 871
Triade 232, 464, 472, 488, 647, 726
Triplexreflexion 841
Trost 48, 55, 131, 134ff., 138, 398, 624, 653, 706, 711, 905, 921
Trostbriefe 905
Trsteno-Park 713f., 716, 718, 729, 904f., 908
Twitter 408, 813
Übertragung 649
Übung, im Alltag 915, 926
Umwelt 266, 833, 838
Umwelt, informierende 262, 266
Umwelt, vermüllte 711
Umwelt-Nachhaltigkeitsindex 180
Umweltmedizin 259, 262, 264, 273
Umweltpädagogik 386, 388, 413
Umweltpsychologie 101ff., 179ff., 263, 368, 764, 848, 875
Umweltschutz 22, 101, 105, 111, 333, 348, 568, 580
Umweltstressor 110, 114
Umweltzerstörung 841
Universalnatur 370
Untersuchungen, kulturspezifische 148
urban forestry 749
Urban Gardening 59, 164, 170
Urbanisierung 135, 298f., 711
Ursachen hinter den Ursachen **33**, 329, 360, 840
Urzellen 9
use it or loose it 397, 401, 419
Valuation 212, 627
Verantwortung 362, 409, 524, 847, 848
Verantwortung, komplexe 338
Verantwortung der Lehrenden 362
Verbaltherapien 54
Verbundenheit 11, 31, 77, 90, 146, 315, 320, 344, 421, 516, 745, 750, 756, 781, 822, 838f., 842, 848, 851, 875,
Vereinseitigung 397, 403, 420, 900, 917
Verfahren 35, 45, 507f., 618, **834ff.**, 869, 876, 879
Verfahren, bildgebende 362, 383, 390, 397, 930
Verfahren, lernendes 869
Verhalten 41, 44, 78, 94, 110ff., 133, 142, 145f., 148f., 151ff., 166f., 170, 172, 195, 210f., 216, 223, 229, 231, 239, 258, 261f., 306f., 317, 319, 334, 340f., 346f., 349, 368, 370f., 379, 382, 384, 386, 390ff., 396f., 399f., 410, 414ff., 420, 422f., 456, 463, 472, 479f., 494, 507, 522, 524f., 537f., 540, 544, 552, 555, 575, 584, 591, 598, 604f., 624, 629f., 637, 639f., 644, 648ff., 652, 655, 680-683, 705, 709, 766, 776, 840, 848, 850, 857, 874, 890, 902, 917
Verhalten, umweltfreundliches 179-184
Verhaltenstherapie 37, 53, 55, 56, 59, 208, 220f., 415, 418, 754, 834, 898, 930
Verkörperung, s. a. embodiment 40, 345, 869
Verleugnungen, kollektive 32
Vermüllung der Meere 32, 822
Vernadskij, Vladimir I. 9, 40, 703, 705
Vernunft, transversale 192, 199, 315, **351**, **901**
Verschränktheit, bio-psycho-sozial-ökologische 33
Verstädterung 134
Verstehen 38ff., 346, 359, 361, 378, 381, 399, 461, 545, 624, 655, 658, 661, 665, 668, 672, 676, 717, 720, 722, 830, 839, 855, 870, 929f.
Versunkenheit, s. a. Besinnung, Betrachtung, Versunkenheit 52, 88, 90, 94, 236, 728, 755, 842, **900**ff., 916
Versunkenheit in Ausleibung 90, 95
Versunkenheit in Landschaft 90f., 94f.
Vertrauen, primordiales 485
Vielfalt von Aktivitäten 398

Vierzehn Heilfaktoren 54, 618, **624ff.**, 709, 807, 810ff., 823
Viriditas 746, 817, 829, 853f.
virtual environments 401
Vitalität 24, 36, 210, 218, 267, 311, 313, 516, 567, 745, 816f., 853, 953f.
Volition 45, 209f., 212, 239, 260f., 347, 360, 365, 404, 416, 418, 421, 508, 524, 621, 850, 857
Volksgarten 691, 706
Vollerhebung 879
Vorstellung 11, 18, 53, 86, 132, 135ff., 146, 168, 184, 219, 224, 227f., 231, 244, 318, 336, 371, 402, 404, 410, 466, 574, 584, 602, 613, 668, 708, 716, 787, 798, 902, 920, 922, 924, 924
Vorwelt 838
Vulnerabilität 393, 396, 409
Vygotskij, Lev 40, 223, 265, 457
Wachheit 235, 530, 622, 626, 746, 817, 838, 919
WachkomapatientInnen 161
Wachstum 15, 42, 102, 192, 197, 221, 318, 353, 452, 457, 483, 485, 491, 501, 518, 532
Wahrheit, historisch 694
Wahrheit, narrativ 694
Wahrnehmung 46, 83ff., 380, 517
Wahrnehmung, naturwissenschaftlich 83-85
Wahrnehmungsmodalitäten 753ff., 779, 920
Wahrnehmungstheorie, ökologische 832, 851
Wald, Ambivalenz 743, 749, 752
Wald, ewiger 23
Wald, Gesundheitseffekte 741-757
Waldatmen 406
Waldbaden, s. a. Forest bathing, s. a. shinrin-yoku 114, **274**f., 278, 283f., 312f., 406, 720, 742, 747
Walderfahrungen 46, 618, 754f., 831
Waldesruh 48, 257, 746, 753f.
Waldesstille 754
Waldgarten 750f.
Waldkindergarten 336, 374, 388, 398, 525, 744
Waldlauf 40, 406, 831, 872
Waldmedizin (Forest Medicine) 47ff., 61, 262, 264, 266, 273-284, 741-757, 879
Waldorfkindergarten 512, 520, 533ff.
Waldrand 48, 292f., 748, 752f., 792, 842, 845, 854, 928
Waldschule 336, 374, 388
Waldtherapie 46, **47ff.**, 107, 164, 264, 274, 334, 697f., 741f., 746, 831, 876, 879, 894, 944
Waldtherapie, Effekte 741-757
Waldtherapie, praxeologisch 752ff.
WaldtherapeutInnen 47ff., 49f., 752
Waldweg 752, 754ff., 850
Walking 421, 651, 727
Wandern 772f., 775, 783f., 786
Wandervögel 306, 308
Wasser 805, 815f.
Wasserbaum von Hierro 715
Wassererfahrungen 831
Wattenmeer 811
way finding 258
WEG, s. a. Philosophie des WEGES 50f., 54, 237, 353, 610, 726, 754, 756, 849, 876, 899, 915ff., 919, 925f.
WEG, daoistisch 50, 233
WEGE der Behandlung 24, **54**, 423
Wege der Heilung und Förderung 16, 37, 59, 204, 207, 211, 213f., 260, 353, 423, 464, 517, 523, **539**, 618, **621ff.**, 658, 665ff., **681f.**
Wegerfahrung 756, 897f., 916
Weil, Simone 192, 234ff.
Weisheit 827, 931
Weisheit der Natur 842
Weisheitsweg zu Wesentlichem 233
Weite 791,792f., 805, 820f.
Weiterbildungen 24, 869, 872
Weiterbildungsforschung **879ff.**
Weitung 86, 88f., 94, 97, 755
Welt, modalzeitlich 84
Weltaneignung 370
Weltbevölkerung 336f., 384
Weltbild 9, 15, 18, 24, 35, 344
Weltbürger 198, 369f., 914
Weltbürgergesellschaft 202, 370, 374
Welt des Lebendigen 827, 840
Weltenesche 715
Welterschöpfungstag 330
Weltgestalter 356
Welt/Leib 376
Weltlernen 353, 356, 386, 875, 925, 952
Welt/Natur 32, **332, 344,** 354, 376, 379

Weltoffenheit 378, 381
Weltrisikogesellschaft 192
Weltschätzung 235
Welt spüren 190, **234ff.**
Weltverstehen 344, 380
Werte 210, 215, 230, 243, 295, 297, 308, 315f., 347, 349, 363, 411, 420, 461, 463, 516, 571, 591, 626ff., 634, 637, 647, 658, 661, 665, 668, 672, 677, 684, 781, 855, 930
Wertevermittlung 362
Widerstand 482, 520, 522, 570, 614, 649, 774, 782
Wiener Kreis 73
Wilde Ecke 692
Wilderness 106, 309, 767, 778, 855, 952
Wilderness-Therapie 43, 61, 507, 809, 835
Wildtiere 138, 382, 573, 752, 852, 871
Willensentwicklung 402, 783f.
Willensperformanz 393
Willenssozialisation 402
Wilson, Edward O. 103, 145, 166f., 264, 375, 382, 846f.
Wind 89, 97, 303, 593, 785, 795-799, 805ff., 811-816, 818f., 822, 848, 851
Wirkfaktoren, unspezifische **55**, 163, 692
Wirksamkeit von Therapiemethoden **57**, **709**, 747
Wirksamkeitsbedingungen, sensorische 114
Wissen 10, 20, 24, 37ff., 41, 45, 49, 110, 136, 153, 159, 170-174, 191f., 196, 205, 227, 243, 299, 330, 334, 349-352, 359-362, 364, 366, 368, 371, 373f., 380f., 383, 389, 398, 400, 404, 413, 464, 474, 508, 524, 562, 569, 571, 584, 587f., 693f., 717, 720, 724, 743f., 752, 764, 812, 828, 835, 845, 870, 874, 889f., 898, 902, 921, 927
Wohlbefinden (wellbeing) 102, 111, 179ff., 180f., 593, 690
Wohngemeinschaften, therapeutische 142, 417, 831
Wohnumwelten 133f., 501
Wolf 400
Wolken 805ff., 810, 813ff., 818ff., 822ff., 927
Work-Out Bereich 692
World of Warcraft **390, 411**
Würde der Natur **356f.**
Würde des Menschen 235, 357
Wüstenväter 928f.
Wushu 208, 260, 928
WWF **192f.**, 328, 349, 350, 368
Zähmung von Silberfüchsen 400
Zeit, psychologische 904
Zeitgeistphänomene 334, 345, 691, 847, 930
Zellbiologie 267
Zen-Tradition 50, 927, 929
Zentrizität 340, 378f.
Zerebrum 267
Zerstörung 132, 135f., 234, 267, 332, 337, 340f., 346, 354, 361, 372, 378, 381, 714, 839, 843, 906, 953
Zerstörung, anthropogene 341
Zertifikat 497f., 876
Ziergärten 713, 723
Zivilgesellschaft 10, 359, 374, 416, 711, 953f.
Zivilisationskrankheiten 49, 266, 274, 284, 334, 390, 394f., 741
Zone der nächsten Entwicklung 359, 832
Zugehörigkeit 202, 267, 375, 379, 727, 836, 848, 851, 873
Zukunftsräume 381
Zwischenleiblichkeit 39, 363f., 647, 777, 813
Zytokine 275f.

Zum Abschluss und Neuanfang

„Green Care Manifesto“ und „Ökologischer Imperativ“

Der „**Ökologische Imperativ**“:
„Handle so, dass durch deine Lebensweise keine Gefährdungen der Biosphäre eintreten können. Sei mit ‚*Kontext-Bewusstsein*‘ und ‚*komplexer Achtsamkeit*‘ wachsam für schädigendes Handeln, das den Fortbestand des Lebens und die Funktion der Ökosysteme auf dieser Welt bedrohen könnte. Trete ein, wo solches Handeln durch Menschen in der Noosphäre sichtbar wird, und versuche, es zu verhindern. Pflege eine ökosophische Lebenspraxis, bewahre und schütze die Natur!“ (*Petzold, Orth* 1988b; *Petzold, Orth-Petzold, Orth* 2013).

GREEN CARE
Manifesto for Green Care Empowerment

Unter dem Oberbegriff GREEN CARE werden vielfältige „b i o p s y c h o s o z i a l ö k o l o g i s c h e“ Maßnahmen der Förderung der menschlichen Gesundheit und Lebensqualität durch Natur und Naturerleben verstanden, aber auch zur Bewahrung der Unversehrtheit von Lebensräumen, d. h. Biozönosen, Biomen und Ökosystemen durch ökologiebewusste Naturpflege, Tier- und Naturschutz, ja Rettung bedrohter Natur. Es geht um Maßnahmen, die auf dem Boden von multidisziplinärer und interdisziplinärer Grundlagen- und Anwendungsforschung eine verantwortliche und weitsichtige Umweltpolitik verfolgen, mit der Belastungen der Biosphäre vermieden werden.

Hier sind nicht nur die heilsamen Erfahrungen für Menschen und den artgerechten Umgang mit Tieren das Ziel, sondern es geht auch um das Vermitteln **naturästhetischen Erlebens** in Wildnis und Kulturlandschaft wie Parks und Gartenanlagen und eines ö k o s o p h i s c h e n Umgangs mit Lebensräumen, Bio- und Ökotopen durch eine Haltung „**komplexer Achtsamkeit**“. Diese steht auf dem Boden einer „**Liebe zur Natur**“, einer „**Freude am Lebendigen**“, einer „**Ehrfurcht vor dem Leben**“, die im Sinne eines „ökologischen Imperativs“ unmittelbar zu einem „**Caring für das Leben**“ führt, zu einem „**engagierten Eintreten**“ für gefährdete und schon geschädigte Natur. Das wird gestützt durch die Ergebnisse der „**life sciences**“, d. h. der „**biologischen, ökologischen und humanwissenschaftlichen Forschung**“, aber auch durch Untersuchung ökonomischer und wirtschaftspolitischer Interessen, Planungen und ihrer Risikopotentiale. All diese Erkenntnisse kommen in Bildungsveranstaltungen, Projekten zum Tragen und werden umgesetzt in Aktionen, durch Öffentlichkeitsarbeit, ökopolitische Initiativen und konkrete Maßnahmen, die Schäden verhindern, beseitigen und ökologisch ameliorative Ziele verfolgen.

GREEN CARE bringt mit „**salutogenetischer, ressourcen-** und **potentialorientierter**" Zielsetzung Ansätze a k t i v e r Naturerfahrung (Wandern, Outdoor-Activity, Green Power Training etc.) zum Einsatz oder des r e z e p t i v e n Naturerlebens (Naturbetrachtung, Green Exercises, Green Meditation), um Gesundheit, Wohlbefinden, Vitalität und Lebensglück, d.h. insgesamt die Lebensqualität von Menschen zu fördern. Dazu werden für die Bevölkerung – gendersensibel für Frauen und Männer und generationensensibel „in der Lebensspanne" für alte und junge Menschen – **präventive** und **rekreative** Angebote in den Bereichen Stressreduktion, Entspannung, Erholung, Frische, Aktivierung, Kreativität geschaffen. Weiterhin werden **ko-kreative** Aktionsfelder ***in der, mit der und durch die Natur*** bereitgestellt, um **Probleme** zu lösen oder **Ressourcen** und **Potentiale** zu entwickeln. Es sind immer zugleich Projekte ***für die Menschen*** und ***für die Natur***, denn beides ist untrennbar verbunden. Es sind immer wieder auch Projekte für andere Lebewesen, ***für Bäume, Pflanzen, Tiere*** – z.B. durch Schutzzonen, Artenschutz, artgerechte Haltung usw.

GREEN CARE umfasst mit „**klinisch-kurativer** und **rehabilitativer**" Zielsetzung h u m a n t h e r a p e u t i s c h e Maßnahmen z.B. in Psycho-, Sozio-, Bewegungs-, Sport-, Ergotherapie und selbstverständlich in Formen der Naturtherapie: Garten-, Landschafts-, Wald- und Tiergestützte Therapie , sowie Green Meditation® und Green Running®. Sie sind einerseits durch das **„Grüne Band der Natur"** verbunden und andererseits durch die übergreifende Theorie und Praxeologie des „**Integrativen Ansatzes**" (*Petzold* 1993a/2003a) in unserer **„Integrativen Naturtherapie"**(EAG), wie sie in unseren Beiträgen und denen unserer MitarbeiterInnen in diesem Band und anderen Orts dargestellt wurden (*Petzold* 2006p, 2011m, o; *Petzold, Orth-Petzold, Orth* 2013). Sie dienen Menschen bzw. PatientInnen, die unter akutem oder chronischem körperlichem, seelischem, sozialem und ökologischem **Stress** (z.B. Lärm, Elektrosmog) stehen, die von psychosozialen **Problemen** belastet sind oder an komplexen Störungen leiden, z.B. ökopsychosomatischen Beschwerden und chronischen Erkrankungen. Es geht darum, **für sie** und **mit ihnen** in therapeutischen und mitmenschlichen Beziehungen oder auch durch Tier- und Pflanzenkontakte die heilsamen und gesundheitsförderlichen Potentiale der Natur zu erschließen und sie zu nutzen.

GREEN CARE bietet weiterhin mit „ökophiler und ökopolitischer" Zielsetzung BürgerInnen Möglichkeiten der ehrenamtlichen Mitwirkung an natur- und landschaftspflegerischen Aufgaben in Projekten naturbezogener, b i o p s y c h o s o z i a l ö k o l o g i s c h e r Arbeit. Durch Bereitstellung von Foren ökologischer Öffentlichkeitsarbeit und in ökopolitischen Aktionen aus zivilgesellschaftlichem Engagement für Natur und gegen Naturzerstörung wird an einer „**komplexen Achtsamkeit**" für naturverträgliche Lebensstile, an einer Grundhaltung des „ökophilen **Carings**" und an einem „**proaktiven ökologischen**

Empowerment" für Bewahrung, Schutz, Pflege, ja „**Rettung von gefährdeter Natur/Ökologie**" (salvaging of nature/ecology at risk) gearbeitet. – Caring ist oft nicht mehr genug. Zuviel wurde schon verloren und zerstört, was Reökologisierung, Rückbauprojekte, Sanierung usw. erfordert. Manche Zerstörung ist schon geplant (z. B. Fracking- oder riskante Off-Shore-Projekte), wo ein robuster, prospektiver und ökonomisch abgesicherter Naturschutz, gestützt auf naturfreundliche Gesetze, Haushaltsmittel und Rechtsprechung, aber auch auf die „Wächterfunktion" des Bürgerengagements, intervenieren muss, um irreversible Schäden zu verhindern.

GREEN CARE nutzt die **N a t u r** und ihre Möglichkeiten für das „**Naturwesen Mensch**" mit spezifischen Strategien zur Lösung von ***Problemen (P),*** zur Generierung von ***Ressourcen (R),*** um heilende, protektive und resilienzbildende Prozesse zu fördern und darüber hinaus zum Eröffnen von ***Potentialen (P)*** des *„health enrichment",* der *„Naturfürsorge"*, des „ökosophischen *Handelns*" und für all dieses zu einem **GREEN CARE EMPOWEMENT** anzuregen. Die ***PRP***-Strategien des GREEN CARE dienen der Bereicherung von Gesundheit und eines Lebensgefühls der Vitalität, Frische und Zuversicht. Für das „**Kulturwesen Mensch**" fördern die ***PRP***-Strategien „persönliche Souveränität", „ökologisches Bewusstsein" und „aktives Eintreten für die Natur", ein duales *„empowerment for health and nature"* – beides lässt sich nicht trennen. Es geht darum, einen starken und unbeirrbaren Willen zu einem selbstbestimmten, gesundheitsbewussten und ökologisch engagierten **Lebensstil** aufzubauen – individuell und kollektiv, regional und global, denn: ***Das Eintreten für das Leben dieses grünen Planeten und seine Biosphäre ist ein „Caring" für unser eigenes Leben***, mit dem wir „***Teil der Natur***" sind. Deshalb ist angesichts der globalen ökologischen Bedrohung ein **Empowerment** für **GREEN CARE** eine zivilgesellschaftliche Aufgabe von eminenter Bedeutung.

Das sind keine so neuen Gedanken. Schon *Mark Aurel* meinte, es gebe nichts Wichtigeres, als die Menschen zu lieben (Lib. VII, 31) und ein Gutes auf das andere zu häufen, so dass keine Kluft und kein Leerraum bleibt (Lib. XII, 28). Das ist manchmal schwer zu verwirklichen. Immer wieder kann man daran scheitern. So ist es auch mir gegangen. Aber dann muss man es stets erneut versuchen und dann gelingt auch Vieles (*Leitner, Petzold* 2005/2010).

Hilarion G. Petzold (vgl. 2014m)

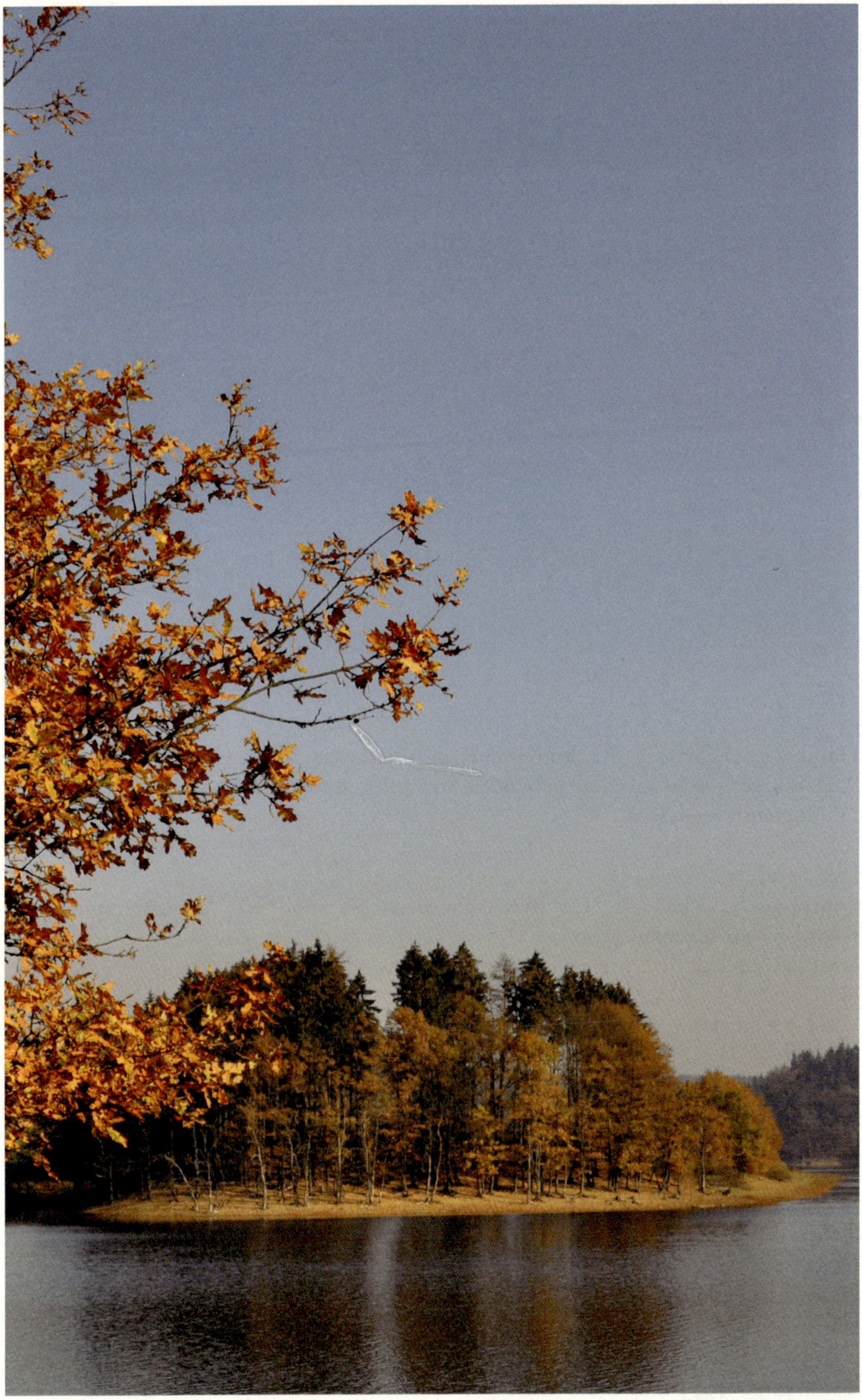

„Herbst – Zeit, die Seele zu vergolden". Ufer der Akademie am Beversee

Hand- und Lehrbuch für Studierende der Naturtherapien, NaturtherapeutInnen, Angehörige psychosozialer, helfender und pflegender Berufe und für Natur- und Ökologieinteressierte.

Herausgegeben von:
„Europäische Akademie für Biopsychosoziale Gesundheit, Naturtherapien und Kreativitätsförderung“ (EAG)
Staatlich anerkannte Einrichtung der beruflichen Bildung, NRW
Wefelsen 5
D-42499 Hückeswagen

Telefon 02192-858-14
Fax 02192-858-22
E-Mail: info@eag-fpi.de
Homepage: www.eag-fpi.com

Siehe auch die Open-Access-Zeitschrift der EAG:
Grüne Texte. Die NEUEN NATURTHERAPIEN – Internetzeitschrift für Garten-, Landschafts-, Waldtherapie, tiergestützte Therapie, Green Care, Ökologische Gesundheit, Ökopsychosomatik.
(Hrsg.: Univ.-Prof. Dr. mult. Hilarion G. Petzold (EAG), ISSN 2511-2759).
http://www.fpi-publikation.de/artikel/gruene-texte/index.php